儿科神经影像学

第四版

[美] A. James Barkovich 著

肖江喜 袁新宇 译
蒋学祥 周元春 审校

中国科学技术出版社
·北京·

图书在版编目(CIP)数据

儿科神经影像学/(美)巴科维奇(A. James Barkovich)著；肖江喜，袁新宇译. —4版. —北京：中国科学技术出版社，2009.3
ISBN 978-7-5046-4891-4

Ⅰ. 儿… Ⅱ. ①巴…②肖…③袁… Ⅲ. 小儿疾病：神经系统疾病－影像诊断 Ⅳ. R748.04

中国版本图书馆CIP数据核字(2008)第096390号

自2006年4月起本社图书封面均贴有防伪标志，未贴防伪标志的为盗版图书。

2005 © by Lippincott Williams & Wilkins. All rights reserved. This book is protected by copyright.
The translation is published by arrangement with Lippincott Williams & Wilkins.

著作权合同登记号　01-2004-4942

本书由美国Lippincott Williams & Wilkins出版公司授权中国科学技术出版社在中国独家出版，未经出版者书面许可任何人不得以任何方式抄袭、复制或节录书中内容和图片

版权所有　侵权必究

责任编辑：单　亭
责任校对：林　华
责任印制：李春利

中国科学技术出版社出版
北京市海淀区中关村南大街16号　邮政编码：100081
电话：010-62103210　传真：010-62183872
http://www.kjpbooks.com.cn
科学普及出版社发行部发行
北京华联印刷有限公司承印
*
开本：889毫米×1194毫米　1/16　印张：42.75　字数：1390千字
2009年3月第1版　2009年3月第1次印刷
印数：1—3000册　定价：329.00元
ISBN 978-7-5046-4891-4/R・748

（凡购买本社的图书，如有缺页、倒页、脱页者，本社发行部负责调换）

中文版序

儿科脑和脊柱疾病的诊断技术在过去25年中取得了飞速发展，CT、超声和磁共振成像为儿科中枢神经系统病变的诊断开辟了新视窗。通过使用这些影像学方法，人们加深了对儿科脑组织疾病的理解。尽管新方法和技术丰富了我们的概念，但关于这些方法在儿科中实际应用的书籍仍较缺乏。本书的原作者詹姆斯·巴科维奇（A. James Barkovich）是国际著名的儿科神经影像专家，具有深厚的理论造诣和实践经验。他所编写的这部儿科神经影像专著《儿科神经影像学》(Pediatric Neuroimaging) 填补了儿科神经影像领域中的某些空白，在该领域引起巨大反响。本书特别强调CT和MRI在儿科神经诊断中的应用，还阐述了最先进的影像技术和影像诊断中的重要概念，讲解了胚胎学、正常发育和病理生理学知识。全书图片清晰，文字流畅，内容实用。对放射专业医师、技师、儿内外科医师均有指导意义，也可用于继续教育的进修教材。

北京大学第一医院肖江喜教授和首都儿科研究所附属儿童医院袁新宇教授从事儿科影像诊断，特别是儿科神经影像诊断工作多年，具有丰富的临床经验。他们共同努力将《儿科神经影像学》第四版（最新版本）翻译成中文，奉献给国内同行，为中国儿科影像事业做出了有益的工作。祝愿本书成为国内儿科放射学界有价值的参考书。

2008.12.8

主译　肖江喜　北京大学第一医院
　　　袁新宇　首都儿科研究所附属儿童医院
审校　蒋学祥　周元春

其他参加翻译的人员
（按拼音顺序排列）

白振华　郭雪梅　李飞宇
邱建星　宋　莉　孙晓伟
武鸿坤　谢　晟　许玉峰

前 言

15年前，当这部教科书的第一版正式出版时，儿科神经影像在许多方面还仅限于采用经颅超声检查新生儿脑组织以及X线、CT检查头颅增大和出现进行性神经异常的患儿。今天，磁共振已成为儿童中枢神经系统检查最常见的方法，广泛应用于儿童发育延迟、脑积水、中枢神经系统感染、内分泌功能低下、视觉和眼部异常以及新生儿脑病或各种畸形的研究中。另一个巨大的变化是，解剖图像（标准T1和T2图像）仅成为磁共振检查中的一部分。目前，磁共振可在获得解剖图像的同时，通过质子波谱技术、扩散张量技术和灌注加权敏感技术帮助医生发现代谢异常、大脑细微结构异常以及血流异常。在许多病例中，这种可提供更多信息的潜力大大提高了诊断特异性。但是，神经影像的基础还是解剖，任何生理资料（包括从波谱、扩散或灌注中得到的）都应结合解剖神经影像以及患儿病史、临床检查和实验室的资料进行说明。本书强调临床、解剖和生理资料的重要性，并在展示疾病影像资料的同时提供了高质量的神经解剖图像。

神经影像技术的显著进步以及由此增加的儿童脑、头颈部和脊柱疾病的分子生物学、代谢遗传学方面的知识，促使我们对本书进行更新。第一章、第二章中加入了解剖和生理图像的新技术，内容包括采用各种新技术反映儿童脑组织、头颈部和脊柱正常发育变化的图表。第三章中增加了许多代谢性疾病以及大量应用弥散图像和质子波谱提高诊断的内容。有关脑损害（第四章）的章节中，增添了许多影响新生儿脑组织并引起新生儿脑病的疾患，对在不同年龄发生的各种疾病所应采用的检查方法进行了讨论。脑、头颅畸形章节中，我们增加了一些新的病种，并根据胚胎学、基因学和神经影像学方面的新知识对某些疾病进行了重新分类，其中还特别增加了对各种小脑疾病的介绍。根据WHO的新标准，本书对第七章中的许多脑肿瘤进行了重新分类、增加了新内容。另外，还描述了灌注和波谱在诊断中的应用。读者还将发现斑痣性错构瘤、脑积水和感染章节中的新内容。我们对所有章节的参考文献和图像均进行了更新。

除了本版中增加的内容外，读者还可注意到该书的原理仍保持未变。书中对大量疾病进行了讨论和图示，因为看图比单纯阅读图像特点更容易认识疾病。书中对疾病的病因（已知的）、主要临床特征、病理生理或胚胎遗传基础进行了介绍，读者掌握这些知识比仅仅了解影像特点更容易理解疾病。书中所提供的有关疾病的全面知识有助于读者认识并记住病症。

为了方便读者，有些疾病在书中不止一次被介绍。这一切都是作者为了讨论某些疾病的不同方面，或者为不使读者翻遍全书才能发现所要寻找的疾病而有意识安排的。例如，朗格罕细胞组织细胞增生症（LCH）和生殖细胞瘤可在多部位发生（LCH可累及后颅窝、颅盖和幕上；生殖细胞瘤可发生于幕上、岩骨尖和大脑半球），所以这两种疾病在第七章中多次被讨论。如果患儿出现幕上肿瘤，读者希望在本书中幕上肿瘤部分找到它，而不是在颅盖岩尖肿瘤的章节。与此相同，Chiari Ⅱ畸形作为一种脑组织畸形在第五章中介绍，而在第九章中的脊髓脑膜膨出部分也进行了介绍，因为两种畸形共同存在于这种疾病中。许多其他疾病也不止在一个章节中被论述。

我希望《儿科神经影像学》能够作为一本教科书继续服务于对此领域感兴趣的住院医师、住院总医师以及实习医师，同时成为临床医生日常工作中一本有用的参考书。

目 录

中文版序

前　言

第一章　儿科神经影像学的技术与方法　1

第二章　新生儿和婴儿脑、颅骨和脊柱的正常发育　13

第三章　中毒性和代谢性脑病　57

第四章　婴儿期和儿童期的颅脑及脊柱损伤　139

第五章　脑和脊柱的先天畸形　215

第六章　斑痣性错构瘤病　321

第七章　儿童颅内、眼眶和颈部肿瘤　369

第八章　脑积水　483

第九章　脊柱先天畸形　517

第十章　脊柱肿瘤　571

第十一章　神经系统感染　591

第十二章　脑血管畸形：诊断和介入治疗　643

第一章

儿科神经影像学的技术与方法

镇静 1

监控 2

早产儿影像检查的特殊问题 3

对比剂 3

CT 扫描的适应证与技术 3

MR 常规成像序列 4
　颅脑 4
　脊柱 5

特殊技术 6
　磁共振血管成像(MRA)和计算机断层血管成像(CTA) 6
　脑脊液流动成像 7
　磁共振神经图像 7
　磁化转移 7
　灌注成像 7
　弥散张量成像 8
　磁共振质子波谱 9
　脑功能成像 9

MR 成像线圈 10
　相控阵表面线圈的应用 10

小结 11

现代影像技术（如计算机断层[CT]与磁共振[MR]）极大地促进了人们对中枢神经系统疾病的认识和诊断。为了最大程度从这些检查中获取信息，必须获得高质量的图像。现代 CT 技术使常规扫描设备的扫描时间缩短，螺旋扫描以亚秒速度成像，且能进行高质量的二维和三维重建。因此，扫描中运动伪影被降至最低，并可快速获取高质量图像。尽管使用部分 K 空间技术、"快速扫描"技术和平面回波技术的应用减少了 MR 的成像时间，但如镇静不充分，患儿的运动有时仍为问题。此外，由于成人标准成像序列未考虑脑发育过程中的化学成分变化，故取得儿科高质量图像的成像参数不同于成人。本章简要介绍安全地获得儿科检查高质量图像的技术。另外，笔者还将对目前所有 CT 和 MR 成像技术在婴幼儿中的应用做出描述。本书以后章节将提及这些技术。

镇静

对儿童来说，获得高质量 MR 图像最重要的就是充分镇静。如镇静不充分，运动伪影将会掩盖重要的诊断信息。一般来说，应用先进 CT 扫描设备进行扫描无需镇静。事实上，一项最新的研究发现，在进行螺旋 CT 扫描的 219 例患儿中，仅 1.4% 需要镇静。对年幼患儿进行适当固定，年长儿长时间保持身体不动即可使 CT 扫描达到满意效果。技术人员应在 CT 检查过程中观察患儿，并在患儿安静时进行扫描。新图像重建时间加快将弱化原始扫描中的运动伪影。对于那些需要镇静的患儿，本节介绍了一些切实可行的方法。在一些需要镇静的困难情况下，可以使用本节中所给出的序列。但是，总的来讲，螺旋 CT 的应用已使 CT 扫描很少需要镇静。

虽然大多数 8 岁以下患儿进行 MR 检查时必须镇静，但新的 MR 快速成像技术（如半傅立叶单次激发快速获得弛豫增强[RARE]序列[厂商称为 SSFSE 或 HASTE]以及螺旋桨技术[被称为 PROPELLER 或 PROP]）均能迅速（<1 分钟）完成患儿整个颅脑扫描。这些技术常适用于巨脑室／分流失败的诊断，但不适于寻找更细微的病变（如畸形、先天性代谢异常或肿瘤进展）。

并非所有儿科 MR 常规序列扫描均需镇静。使新生儿在检查前吃饱并保暖，同时使用耳罩或耳塞以降低噪音，常无需镇静即可直接扫描；如应用与 MR 设备兼容的视听系统，则仅有少数年长儿需要镇静。我们发现，对于大多数 8 岁以上患儿，甚至一些 7 岁左右的患儿而言，当他们完全陶醉于电影的情景中，就能在 MR 检查过程中保持身体不动。Harned 和 Strain 发现，在 3～10 岁和 10 岁以上两组患儿中，MR检查中应用视听系统后需要镇静的例数分别减少了25%和50%。他们还发现，没有进行镇静而完成检查的患儿在MR检查室滞留的时间减少了17%。

许多药物可被用于儿科镇静，而且十分安全。笔者在这里并不想介绍详细的用法或列举所有可被应用的镇静药。本书只列出了几种安全性已被证实的药物使用方法。然而，读者必须遵守的一个原则是，使用镇静药时必须与当地的麻醉师或具有儿科镇静经验的儿科医师讨论并经允许。此外，放射科人员应与麻醉师或有经验的儿科医师保持密切联系，他们对疑难病例的会诊会有很大帮助。

镇静给药的途径包括：口服、灌肠、肌肉注射（IM）或静脉注射（IV）。口服、灌肠和肌肉注射三种途径的优势在于不需要特殊技能，缺点是镇静剂通过肌肉和胃肠道吸收效果不确定；而且，患儿出现并发症时往往已经摄入大量药物。美国儿科学会建议婴幼儿在深度镇静之前至少要禁食（NPO）4小时，稍大一些的患儿则要禁食6小时。

戊巴比妥钠虽然在肝病或代谢性疾病患儿中禁用，但仍是儿科患儿口服、肌注或灌肠镇静中很有效的药物。戊巴比妥钠肌注常用量为体重15kg以内者6mg/kg，超过15kg则增加5mg/kg，但总量不超过200mg。在检查前35~45分钟给药。

本书旧版所述儿童镇静最安全的药物为水合氯醛。其他文献也报道，水合氯醛对18个月以下婴幼儿，甚至4岁左右患儿，都是安全有效的。然而最近有人提出，这种药物可能具有导致基因突变的潜在危险。在本书出版时，该问题还未得到完全解答。许多医生使用水合氯醛而未发生意外，但患儿出现嗜睡（>4小时）、清醒后头晕和过度兴奋的现象却时有发生。这些症状迫使患儿必须在影像中心逗留并观察一段时间。除此之外，最近的研究表明，口服戊巴比妥钠并发症发生率较水合氯醛低。尤其是偶发低氧饱和度，口服戊巴比妥钠对于婴幼儿同样安全有效。如使用水合氯醛，其剂量为：体重10kg以下者，50~75mg/kg；超过10kg者，则增加50mg/kg。如患儿20分钟以后还未睡熟，应追加给药，但总剂量不得超过2000mg。

在口服、灌肠或肌注镇静以后，可将患儿转移到安静而黑暗的房间，以免候诊室内的噪音和其他人的活动影响患儿睡眠。睡眠剥夺也有助于患儿镇静。如影像检查将在早晨进行，就在前一天晚上使患儿晚睡几个小时，而在检查当天早晨使患儿早些醒来；如安排在下午检查，就要取消患儿午睡。在到达MR检查室之前不能让患儿睡觉。为了使患儿有安全感，可以允许一个家长陪同患儿进入检查室。用屏蔽将家长隔开，其身体就不会对影像产生影响。

静脉给药镇静较之其他途径给药具有很多优点，如静脉通路一旦建立，镇静药物就会迅速起效；很容易追加镇静药物剂量而无需惊扰患儿；最后，药物副作用（如反应迟钝）也能够迅速消退。

静脉注射方式镇静最常用的药物是戊巴比妥钠，可用下列方法给药。大约按2.5mg/kg在30~40秒注入，同时注意观察患儿。如患儿在60秒内没有进入睡眠，第二次给药的剂量为1.0mg/kg。如患儿仍然清醒，第三次和第四次给药允许剂量为1mg/kg，但总量应低于6mg/kg。为使患儿在检查过程保持镇静状态，需要重复给药的剂量为1~1.25mg/kg。四肢轻微动作常为镇静作用减弱的表现。

在UCSF，我们的儿科麻醉师们通常将戊巴比妥钠与吗啡硫酸盐联合使用，因为这两种药物有协同作用。两种药物的配方为最初先给1~2mg/kg的戊巴比妥钠，随后再给0.05mg/kg的吗啡，然后按这种顺序重复给药，直到患儿完全镇静。如出现镇静减退表现，应追加给药。

在某些研究中，使用Propofol替代戊巴比妥钠进行静脉镇静也取得成功。Propofol起效非常迅速且效果显著，它的代谢速度较快，可使患儿在检查结束后快速苏醒。Propofol的缺点在于，在美国只能由麻醉师或麻醉护士使用。因此，那些希望利用Propofol快速起效、快速消退特点的医师需要与麻醉师或麻醉护士联系，由他们对患儿实施镇静。目前，在UCSF也是如此。读者应该注意到，使用100%氧化Propofol会产生伪影，使脑沟和脑池中脑脊液出现异常高信号。如在已镇静的患儿FLAIR序列中出现脑池内脑脊液高信号，应仔细研究镇静中所使用的试剂以及给氧的浓度是否可引起以上异常。采用低浓度给氧（50%~60%）可消除这种伪影。

监控

美国儿科学会和美国麻醉师学会建议对所有镇静婴幼儿及儿童在以下几方面进行监测：心律和呼吸频率、血压以及动脉血氧饱和度。在CT检查中对患儿进行监测相对比较容易；由于电流和顺磁性物质可引起磁场变化，MR检查中对患儿的监控则较困难。可使用由非磁性物质（如铝）和用塑料制造的设备进行监测。把带有长管的塑料听诊器粘附在患儿胸部即可在磁体外监测到心律。如有必要，心电监护仪的导联线还可在患儿下面穿过，同时要注意尽可能远离身体成像部分。一种对二氧化碳敏感的呼吸暂停监视器还可通过小口径细长管与患儿相联，该仪器可完成对呼吸状态的动态观察，同时在患儿呼吸暂停时出现音频和视频报警，而它不会影响影像质量。适合患儿的一次性鼻饲管也可被利用。非常幸运的是，许多设备制造商正在提供适合患儿并可与 MR 兼容的监视设备。

一般规律而言，CT 适用于大多数可治疗的、生命垂危的不稳定患儿。虽然很少见，但某些病情不稳定的患儿也需要 MR 检查。所以，尽管一些低场 MR 和一些屏蔽设施允许生命支持设备非常靠近患儿，但大多数高场 MR 需要进行必要的改进以便对患儿进行监控。在 MR 检查室，需要准备由铝或塑料制成的氧气管道。如不具备这些设备，则那些依赖氧气的患儿只能人工给氧。如患儿情况非常不稳定，医生或护士有时需爬入磁体内并以一种极不舒适的姿势观察患儿，直至检查结束。

早产儿影像检查的特殊问题

早产儿遇到的特殊问题是患儿的身体太小以及如何维持体温。一般来说，早产儿最基本的影像检查应是新生儿监护病房的超声检查。由于简单廉价（不用离开新生儿监护病房就可进行），头颅超声已成为早产儿的首选检查。此外，经囟门超声检查在显示早产儿血管病变、深部脑梗塞和大部分中枢神经系统病变的定位（见第四章）以及了解脑积水的发展进程等方面均非常有效。然而，MR 有助于发现超声检查不能显示的异常。如有必要进行 MR 检查，就要采取一些特殊措施以确保新生儿的安全。在转运至 MR 检查室的途中及检查过程中，最好取得新生儿医生和护士的帮助，因为他们对维持新生儿身体状态经验丰富。如不经常进行早产儿 MR 检查，可将患儿放在暖箱中或使用热毛巾包维持体温，还可使用装有化学混合物的毯子，通过混合物化学反应产生的热量来维持患儿 37℃ 体温。另外，针织帽子能够防止经头部散热，耳罩能够保暖并降低噪音强度。在尽可能不打扰患儿的情况下，掌握患儿生命体征非常重要。在 UCSF，我们使用一种可与 MR 兼容的原装暖箱和一套红外线视频系统，在暖箱的壁上预留一个小窗口以便使用监视设备观察患儿。除非发生问题，否则整个扫描过程都不要打扰患儿，这一点是比较重要。一种类似的系统已经商业化生产。我们发现，当婴儿不受打扰时，约 60% 早产儿无需镇静即可完成 MR 检查。应在使用镇静前尝试一下这种方法。

对比剂

儿童初次 CT 扫描不应使用对比剂。如平扫可疑异常而又不能及时进行 MR 检查，就应进行增强扫描。最好使用非离子型对比剂，因为这种对比剂比较安全，患儿很少出现不适感。碘离子对比剂的确切类型并不重要，重要的是保证浓度约为 300mg/ml。推荐的使用剂量为 3ml/kg，总剂量低于 120ml。在注入对比剂后，要尽快完成扫描。儿科人群出现碘对比剂副作用少见，低龄患儿最罕见。急性反应一般集中在体重为 24～40kg 的患儿。哮喘及以前出现过不良反应是对比剂急性反应的危险因素。

已经证实，顺磁性 MR 对比剂有助于原发或转移性颅脑肿瘤（尤其是脑外肿瘤）、感染（脑炎和脑膜炎）以及脊髓和椎管肿瘤的确诊和观察。市场上销售的不同顺磁性对比剂之间无显著差别。所有对比剂均经静脉给药。标准剂量为 0.1mmol/kg。注入对比剂后，仅能采用自旋回波（SE）T1 加权像、经梯度扰相的三维傅立叶转换（3DFT）梯度回波（GE）像（如 SPGR 或 MP RAGE 像）及 FLAIR 序列。T2 加权像在这种情况下无价值。似乎对比剂剂量越高（0.3mmol/kg），对强化病变的显示敏感度也越高，特别是对脑肿瘤经脑脊液发生的转移灶更是如此。高剂量引起的其他情况尚不明了。

CT 扫描的适应证与技术

由于幼儿发生与辐射相关疾病和发育损伤的几率更大，所以在儿科放射学中必须考虑辐射剂量问题。但是，低剂量会使信噪比减低，从而降低了图像的诊断质量。所以，在决定采用什么技术前，先应考虑是否适合进行 CT 检查。另外，也应考虑 MR 扫描或超声检查是否更合适，这样既避免了辐射危险，又可得到相同甚至更多诊断信息。例如，经 CT 扫描初步诊断的急性脑病患儿又出现了新的神经系统症状或体征，我们就应进行 MR 检查。如患儿不适合或无法进行 MR 检查，则就应进行高质量 CT 扫描，以避免重复扫描或其他类型检查。与此相反，如患儿因急性外伤而进行 CT 检查，我们所关注的是有无骨折、气脑以及占位性血肿，目的是快速诊断。因此，不必进行高分辨率检查，可使用低剂量扫描。初步诊断后，患儿情况如更稳定且需要对颅脑损伤程度进一步评估，则应进行 MR 检查。与此相似，如仅仅为了观察脑积水患儿放置脑室导管后脑室大小（此类患儿通常会做多次 CT 扫描），则也不应进行高剂量扫描，操作者可考虑使用低千伏或低毫安的 CT 扫描技术，或者也可使用快速 MR 成像序列（例如单次激发半傅立叶转换的 RARE 或 PROPELLER 技术）。

在仔细考虑之后，如仍选用 CT 扫描，则年长患儿与成人 CT 扫描技术相同。轴位像平行于听眦线，层厚 2.5～5mm。由于 CT 扫描变得更快，在短时间内即可获得更多有意义信息的薄层图像。如层厚超过 5mm，则会显得太厚了。通过对轴位像的重建而获得所需的冠位像就避免了额外扫描产生的辐射。如需获得高清晰冠位像，非镇静的受检患儿可采取俯卧或仰卧位，但镇静患儿最好采取仰卧位以避免气道阻塞。

扫描平面最好与蝶骨平面垂直。

儿科 CT 成像中的特殊位置还包括对颅面畸形或颅缝早闭患儿扫描时所进行的一些技术改进。这些患儿的扫描层厚为 3mm 甚至更薄，层厚过大将导致更多容积效应，使细节显示不清。应采用可清晰显示骨骼细节的程序检查颅骨畸形，这些序列通常可在较低放射剂量下获得较好图像。如无法进行 MR 扫描，则应通过软组织算法获得 CT 图像以评估潜在的脑组织异常；三维重建可去除不必要的数据，故可利用厂家提供的软件进行颜面颅骨三维重建。三维重建对于开放伤口缝合和制定外科手术重建计划非常有价值（见第五章）。

由于新生儿脑组织水分含量高，采用适当窗宽和窗位对于分析脑部病变非常重要。一般来说，新生儿脑部 CT 影像的窗宽为 60Hu，窗位为 20Hu。使用正常成人脑部的窗宽和窗位容易漏诊病变。

MR 常规成像序列

颅脑

应对所有患儿进行矢状位 T1 加权像扫描，该序列可用于评价先天颅脑畸形中常见的中线结构异常，矢状位图像最适于观察胼胝体、垂体、下丘脑和小脑，还可显示大脑半球侧面，特别是大脑侧裂；矢状位图像还可用于轴位和冠位扫描的定位。在 1.5T 磁共振设备上，该序列标准参数为重复时间（TR）500～600ms，回波时间（TE）尽可能短（20ms 或更低），层厚 3～4mm（1mm 间隔），192×256 成像矩阵，一次激励；大多数颅脑结构可在此参数设置下被显示出来。如在相位编码方向上不能采用 192 矩阵，也可用 128 或 256，但采用 128 会降低空间分辨率，而采用 256 矩阵则会增加成像时间并降低信噪比。如只要求观察中线结构则可采用短 TR 以节省扫描时间，但却降低了信噪比，而且可能会丢失大脑外侧区域（除非使用部分 K 空间技术或使用矩形扫描野）。

获得矢状位影像后，小于 18 个月的患儿都要进行轴位 T1 加权和 T2 加权序列扫描，而对于 18 个月以上的患儿，T2 加权序列是最基本的成像序列，但发育迟缓或癫痫患儿通常进行 T1 加权序列（反转恢复自旋回波或 3DFT 梯度回波序列）扫描。对年幼儿必须进行 T1 加权和 T2 加权序列扫描的理由如下，从出生到生后 6 个月，T1 加权像最适于观察婴儿脑组织成熟情况；从 6 至 8 个月一直到 18 个月（MR 显示，这段时期是儿童脑部发育成熟的重要阶段），T2 加权像则非常有助于评价婴儿脑发育状况。脑白质发育过程中，一段时期内灰质和皮层下白质在 MR 影像上表现为等信号，这种等信号导致脑结构细节模糊（见第二章）。生后 6 个月内（此时在 T1 加权像上可见脑白质逐渐成熟），T2 加权像可清晰显示大脑沟回形态。同样，由于主要通过 T2 加权像观察 8 至 18 个月婴儿脑白质的成熟情况，T1 加权像则主要用于显示脑结构异常。

不同扫描设备的最佳成像参数不同。虽然反转恢复序列提供的 T1 信息比任何自旋回波序列都好，但 1.5T 磁共振常将 SE（TR600/最小 TE）序列（类似于扫描矢状位图像）作为获得 T1 加权像的常规序列。使用该序列可获得高质量图像；而且，成像时间比绝大多数反转恢复序列都短，还很少出现运动伪影。现在，虽然一些厂商使用一种新的"快速"反转恢复成像技术已能相对缩短反转恢复扫描的时间，但利用自旋回波序列获得 T1 图像的速度仍然要快一些。目前大多数 MR 设备都能进行 T1FLAIR（fluid-attenuated inversion recovery）序列扫描（通常采用 20ms 以内的短回波时间和 750ms 的反转时间）以能获得出色的 T1 加权像，但成像时间和信噪比并未优于常规自旋回波序列。采用梯度脉冲扰相的三维梯度回波技术（SPGR，3D-FLASH，CE-FEE-T1，T1-FAST）也可获得 T1 加权像，这些技术可产生连续薄层（≤1mm）的脑部图像，同时成像时间相对缩短。扰相梯度回波技术非常有助于观察细微的皮层结构异常（见第五章）以及新生儿和婴幼儿脑损伤后微小的短 T1 区域（见第四章）。此外，采用这种技术后，仅依据一个 T1 加权序列就可进行任意平面（矢状面、轴位面、冠状面以及任意斜面）重建。综上所述，我们对于所有新生儿、发育迟缓以及癫痫患儿常规进行三维梯度回波容积序列成像，具体参数为 TR = 40ms，最小 TE（通常 3 或 4ms），翻转角为 30°，间隔 1cm 或 2mm（通常用 1.5mm），矩阵 =192×256。我们研究所常采用神经导航技术观察脑肿瘤，这需要进行 T1 加权像容积扫描。由于对这些患儿来说，病变的增强表现很重要，所以我们采用的参数稍有不同，TR = 34ms，最小 TE，翻转角 = 70°，间隔 3mm。自旋回波 T2 加权像的具体参数为层厚为 4～5mm（间隔 2～2.5mm），TR = 2500～3000ms，TE = 30～60ms（第一次回波），70～120ms（第二次回波），成像矩阵 = 192×256，0.75～1 次激励。由于婴幼儿脑部含水量较年长儿和成人明显增多，故对一岁以内患儿强烈推荐使用重 T2 加权像，对这些患儿我们常规使用 TR = 3000ms，TE = 60ms 或 120ms（一次或二次回波）。虽然有人在婴幼儿中使用快速自旋回波（FSE，也称作 TSE 或 RARE）序列似乎也能比较清晰地显示髓鞘化，但我们对于商品化 FSE 序列所表现的灰白质对比仍不满意。由于婴儿脑组织灰白质以及正常和病变组织间的对比均较年长儿和成人差，因此必须调整成像序列参数以最大程度增加图像对比度。另外，尽管漏掉一个脑白质的单发小病灶对成人来讲并不重要，但同样的病变在儿童中则可能就是进行正确诊断的唯一线索。所以，对那些非特异性发育延迟的患儿，我们仍然常规采用自旋回波序列，而将RARE（FSE，TSE）序列作为常规标准成像序列的补充，对于出现局部神经症状和体征的患儿进行这些序列扫描所获得的T2加权图像有助于先天异常或肿瘤的诊断。典型RARE序列的参数为TR＝2500～3000ms（一岁以内患儿可以到4000ms），有效TE＝17～100ms，回波链（ETL）为8。我们有时也使用3D RARE序列观察皮质与皮层下白质呈等信号的婴儿（通常是3～8个月的婴儿）中细微的皮层病变。该序列常使用TR＝4000ms，TE＝85ms，ETL＝16，间隔1.5mm，成像矩阵为192×256。

中场和低场磁共振采用标准自旋回波技术常不能获得令人满意的T1加权图像。造成这种低质量图像的原因有两点。首先，T1弛豫时间随磁场强度的增加而增加；在相同参数下，高场比低场磁共振可获得更多T1权重。第二，一般来说，低场设备不能达到高场设备的短回波时间。这种双重作用造成大多数中、低场磁共振设备对婴儿扫描不能获得令人满意的自旋回波T1加权图像。取而代之的是反转恢复序列或梯度回波3D FT序列。

目前已经出现了一种全新的、快速成像MR技术，它可有选择地应用于某些未经镇静患儿。这些技术包括半傅立叶单次激发RARE序列（也被厂家称为SSFSE或HASTE）以及PROPELLER或PROP技术，它们普遍用于粗略地观察脑积水患儿脑室大小和脑外积液病例的复查。PROP技术具有良好信噪比，并可通过对所获得图像进行回顾性校正来消除运动伪影（被称为"blade"）；同时，它也有缺点，如敏感性伪影较大和成像时间较长。我们使用半傅立叶单次激发RARE序列的参数为TR＝20000ms，TE＝90ms，0.5次激励，扫描野为24cm，成像矩阵＝256×256，层厚＝4mm。对于PROPELLER并增强重建RARE序列来讲，参数为TR＝4000ms，TE＝83ms，2次激励，扫描野为24cm，成像矩阵为224×224，层厚为4～5mm。

一些作者提倡使用FLAIR序列观察异常长T2信号区。从我们和其他一些人的经验来看，FLAIR序列对新生儿或婴儿脑部病变并不敏感，但对于那些髓鞘化完成或接近完成的年长儿还是有用处的。我们未将其作为首选序列，但可作为显示病变特点的次要序列。Sargent和Poskitt发现，FLAIR序列可为T2加权序列的补充，他们发现快速自旋回波FLAIR序列较平面回波FLAIR序列可更有效地抑制脑脊液信号并使灰-白质间的对比更加明显。我们有时对那些出现局限性神经缺陷的患儿同时进行FLAIR序列和常规标准序列扫描，FLAIR序列对大脑皮层和脑室周围白质细小病变非常敏感。我们使用的年长儿FLAIR序列的标准参数为TR＝10000ms，TE＝100ms，反转时间（TI）＝2200ms，层厚＝3mm，频率编码为192。

除了矢状位和轴位图像，冠状位图像同样有助于进一步详细了解某些患儿的病变，特别对小脑、颞叶和颅底病变有所帮助，对观察肿瘤与周围脑组织和硬膜的关系（对于外科医生非常重要），冠状位图像也具有重要价值。我们主要使用前文所述3D FT容积梯度回波序列获得冠状位图像。我们还使用RARE技术作为冠状图像的补充，对于脑白质与灰质在T1加权像上区分不清的3～8个月患儿，我们将3D RARE序列作为冠状位图像的首选序列。

有时梯度回波T2*加权图像有助于儿科寻找因可疑外伤或血管畸形所引起的陈旧性出血。梯度回波T1加权像参数为大翻转角＝60°～90°，短TR＝20～100ms，短TE＜15ms。梯度回波T2加权像参数为小翻转角＝5°～20°，短TR＝50～500ms，长TE＝20～100ms。由于梯度回波T2加权像对磁场敏感度变化和因血细胞降解产物引起的局部磁场不均匀性十分敏感，有助于发现血管病变和出血。在出现血细胞降解产物的区域可见明显的信号丢失现象（见第四章和第十二章）。

脊柱

MRI是检查神经功能缺陷患儿脊柱的首选方法。CT则是检查无神经系统功能缺陷性急性损伤的有效方法，它还有助于观察椎体病变。但是，如出现神经系统缺陷，CT检查只有在髓鞘内注射对比剂后才发挥作用，而这种操作为有创性操作且实施困难。正常超声检查足以除外许多新生儿和婴儿发育性脊柱病变，但由于脊柱骨性成分的不断骨化，超声检查对幼儿和年长儿失去作用（见第九章）。而且，即使脊髓圆锥位于正常水平，超声检查还是不能清楚地显示脂肪终丝。另外，即便超声诊断了脊柱发育异常，MRI还能在20%的病例中发现其他病变。

脊柱的影像检查应根据不同临床情况采取不同技术。如患儿可疑或确诊为脊柱神经管闭合不全，首先应获得层厚为3mm的矢状位T1加权像（TR600ms，

TE≤20ms），轴位图像则要针对矢状位图像中异常或可疑异常的区域进行扫描。我们需要获得轴位T1加权像和RARE T2加权像。由于T1加权像没有T2加权像中常出现的流动伪影，故用以观察脊髓并能出色地显示伴发的脂肪瘤。T2（RARE）加权像则可清晰地显示马尾、终丝和某些粘连（如脑脊膜不完全膨出）（见第九章），以及任何骨性或纤维性分隔。另外还可进行三维RARE容积扫描观察脊柱病变。Weinberger等建议，使用TR=500ms，TEeff=21ms，ETL=8，回波间隔为21ms，成像矩阵256×256，FOV20～32cm，间隔1mm，带宽16KHz，1次激励。他们常将每一区域分为32分层（最小4个层块）。

脊柱侧弯患儿是个难题。首先，要获得冠状位T1或T2加权像，以此评价脊柱异常并观察脊髓分裂畸形（见第九章），然后进行斜矢状位和斜轴位扫描以获得最佳信息。如发现脊髓分裂畸形，应对整个分裂段进行梯度回波T2*加权像轴位扫描以寻找纤维或软骨分隔。另外，如前所述，还可采集三维RARE图像，经过处理后可清晰显示每一段脊柱。

对于无神经管闭合不全的脊髓病患儿，在获得矢状位T1加权像和轴位像后，还应对整个脊柱进行3mm的矢状位RARE T2加权序列扫描（TR=3500ms，TEeff=102ms）。轴位GE或RARE（TSE，FSE）序列可对脊髓内异常长T2区进行定位。由于颈段和中、上胸段椎管内脑脊液快速流动可在轴位FSE图像上产生明显伪影，故笔者喜欢在这些部位采用GE序列（TR=600ms，TE=25ms）扫描。轴位RARE图像则在下胸段和腰段效果比较好。静脉注射顺磁性对比剂后的T1加权像非常有助于发现脊髓内病变，特别是可疑肿瘤。标准二维自旋回波像最常用于注入对比剂后，然而，增强后的多平面重建3D FT梯度回波图像对肿瘤脑脊液播散的小病灶更敏感。

与成人相比，儿童脑部血管的快速搏动可引起附近脑脊液相位差，从而增加了移动质子信号的空间配准不良。因此，对儿童采用流动补偿技术是非常必要的。现在，大多数MRI设备都具有了流动补偿技术且常规应用于长TR图像。

特殊技术

磁共振血管成像（MRA）和计算机断层血管成像（CTA）

采用MOTSA技术的三维傅立叶转换时间飞跃法（3D TOF）对颅内血管磁共振研究非常有效。对于3D TOF来讲，GE45/min（TR/TR）序列参数应为翻转角20°，分层厚度为0.9mm，共128层块。应用上饱和带。在频率和相位编码方向使用流体补偿技术。获得数据并对每层块进行重建后，设定感兴趣的循环区域（右颈内动脉、左颈内动脉及基底环）并利用Laub和Kaiser所介绍的方法进行最大强度投影（MIP）处理，可分别得到这些循环血管的MRA图像。为了减少血管交叉重叠和伪影的影响，应分别进行每个循环区域的最大强度投影（MIP）处理。读者还应该记住，MIP技术可产生大量伪影，因此对MRA或MRV中每一层块图像均须仔细观察。有时在判断血管病变方面，层块图像的多向重建较MIP更有效。

二维傅立叶转换时间飞跃法（2D TOF）是显示颈动脉和椎动脉的最佳方法。3D TOF MOTSA序列常用于特定区域的高分辨扫描。尽管2D TOF序列主要用于颈部血管成像，如患儿不自主运动导致3D TOF成像模糊时，也可使用2D TOF序列显示颅内血管。我们采用GE 4.5/min（TR/TE）的2D TOF序列获取55幅轴位连续图像，参数为层厚=1.5mm，翻转角为60°，应用双相梯度进行流动补偿。在轴位图像的头侧设定上饱和脉冲带以消除静脉血流向颈静脉回流引发的信号。在多个方向上重建右颈动脉/椎循环和左颈动脉/椎循环的MIP图像。

对于成人（患者），团注对比剂的3D TOF MRA可以产生消除了饱和效应和去相位伪影的高分辨MRA图像。虽然目前尚缺乏有关儿童CE-MRA的研究报道，但其结果可能与成人相似。

相位对比法成像对于慢速血流显影、分析血流方向、确定流量以及减少因流速缓慢引起的饱和效应均可产生作用。在儿科神经影像学中，由于多层二维相位对比法（2D PC）较三维PC明显缩短了成像时间，所以常用于确定血流方向。2D PC采用GE27/4.5序列，成像矩阵为192×256，层厚=5mm，翻转角=20°，15次激励。采用预饱和带技术。采用编码速度（Venc）（即相位在180°之间变化的速度）为80cm/s来观察动脉；30cm/s来观察静脉。

最好采用2D TOF观察硬脑膜静脉窦。冠状位2D TOF静脉血管成像可避免血液水平方向流动在横窦产生的饱和效应。层厚为1.5mm的GE 45/6.9成像序列使用的翻转角为60°，成像矩阵=256×128，1次激励。应在冠状位观察区后方设定饱和带。由于同时出现动脉血管显像，在这些血流复杂的去相位区域使用增强后扫描有时可获得更好效果。

多排螺旋CT的出现使计算机断层血管造影（CTA）

成为有效手段。高质量CTA要求通过大口径静脉导管（通常使用高压注射器）团注碘对比剂，并且要在恰当时机采集到感兴趣区图像。为了在对比剂进入动脉而尚未进入静脉的时刻获得图像，操作者必须做预试验，即先注射少量对比剂，然后在同一层平面采集图像，直到显示强化。观察对比剂到达时间以决定在对比剂注入多长时间后开始进行扫描。使用小扫描野（通常10～15cm，可根据患儿确定）薄层（通常1mm）采集图像，随后进行的二维和三维重建图像可清晰地显示感兴趣血管。CTA和MRA均为简便易行且表现准确的影像学方法，均能清晰显示颈部血管、硬脑膜静脉窦和Willis环。使用哪种成像方法需从两方面考虑，对于年长儿，由于MR成像过程中需要镇静以保持不动，所以成像速度较快且无需镇静的CTA就成为首选。然而对于幼儿来讲，特别是新生儿和婴儿，两种成像方法均需镇静，因MR无电离辐射且不需要注射对比剂，故以其安全、方便而成为首选方法。

脑脊液流动成像

使用相位对比法可以显示脑脊液（CSF）并作出定量分析。MR成像是观察正常脑脊液流动中断的最佳方式。特别是对考虑存在枕骨大孔压迫的Chiari畸形Ⅰ型和Ⅱ型患儿（见第五章），我们常应用这种检查方法。当需要对CSF进行定量研究时，常采用相位对比矢状位成像。当观察Chiari畸形患儿时，图像应以枕骨大孔为中心。使用的参数为Venc = 10cm/s，TR = 27ms，TE = 11.7ms，翻转角为30°，22cm的扫描野，128 × 256成像矩阵，2次激发。采用外周门控技术。

如仅需要有关CSF流动定性的信息，也可利用对流动敏感的其他成像序列完成。采用三维傅立叶转换技术的稳态自由步进序列（FLSP或SSFP）对显示非稳态快速流动的CSF非常有效，CSF显示为低信号。其参数为TR = 30ms，TE = 14ms，翻转角为40°，相位编码为200。应用18cm观察野并将其按每层1.4mm分为128层块。由于是三维数据，故可对数据进行任意平面重建。FSE和FLAIR序列对运动比较敏感，因此也可用于CSF流动的定性研究。

磁共振神经图像

FSE和STIR序列可用以显示诸如臂丛、上肢、下肢以及颈部神经丛。无论哪种序列均需采用长TR（4000～5000ms）和长TE（100～110ms）并在扫描范围四周设定饱和带（抑制流进方向产生的高信号）。如使用FSE序列，最好在感兴趣区域应用脂肪抑制脉冲。一般而言，由于脂肪抑制很少受到容积磁化率影响，因此STIR序列用于颈部和上臂效果较好，可避免压脂和压水不均匀的问题。如在颈部和上臂应用FSE序列，使用水囊、油囊以及厂家提供的颈垫都有助于减少伪影。参数为无层间距的3～4mm层厚，成像矩阵应大于256 × 256，如可能要应用512 × 512。神经束在图像中显示为纵向高信号带。这些序列能够很好地显示外周神经内在病变。

磁化转移

磁化转移对比（MTC）技术用于观察髓鞘形成和脱髓鞘改变。MTC成像依赖于自由水和结合水的弛豫性质不同，该技术的产生基于以下事实，即与大分子（如那些构成髓鞘的分子）结合的水质子的T1和T2弛豫时间极短，不能产生MR图像信号。然而，自由水和结合水含量经常发生转换。施加初始射频脉冲时与大分子结合，而在应用频率梯度前与之分离的水分子中的质子T1和T2弛豫时间较其他自由水分子中的质子弛豫时间短。水质子的总弛豫时间变短，这个过程即为磁化转移。磁化转移的数量取决于可与自由水结合的大分子数量以及两种水分子间的转换率。

如射频（RF）脉冲（5～10kHz）稍微偏离自由水共振峰值，将使具有很宽吸收峰值的结合水质子饱和，而对自由水质子影响轻微。所以，应用偏振射频脉冲可完全消除结合水质子对T1和T2弛豫时间及对MR成像的贡献，如减去偏振射频饱和脉冲图像可显示结合水质子的作用，即磁化转移量。磁化转移可被定量。

采用两套扰相梯度回波扫描即可获得磁化转移图像。获得最佳图像的参数为TR = 300ms，TE = 7ms，翻转角为20°层间隔为3mm，观察野为12cm，采用三维傅立叶转换重建技术。在与自由水共振频率相差5kHz的第二个扫描中应用射频饱和带可使结合水质子饱和。两次射频之间的数据相减构成磁化转移图像。通过脑组织不同感兴趣区的测定值推算出这些区域的磁化转移量，这些磁化转移量又可直接反映脑部不同区域的髓鞘形成情况（MTR=[M0−Ms]/ M0，MTR为磁化转移率，M0是偏频射频脉冲饱和前的信号大小，Ms为实施饱和后组织信号的大小）。

灌注成像

对婴幼儿实施灌注成像较为困难，其困难在于不易建立近端静脉通路而只能使用细小的静脉导管（降低了注射速率并延长注射时间），使用对比剂剂量低以及易出现运动伪影。如这些困难得以解决，灌注成像则可能为我们提供有用信息（特别是在年长儿中）。

随着螺旋CT的普遍应用，CT灌注成像已成为切实可行并广泛应用于成人的方法。由于前述的局限性和辐射原因，在撰写本书时 CT 灌注还未在儿童中应用。

注射对比剂后，可采用多种方法实现 MR 动态成像。一种方法为快速翻转预脉冲梯度回波序列，该序列可在 1 秒内获得重 T1 加权图像。顺磁性对比剂强化可显示为图像中脑组织信号强度增加；也可选择 T2*加权脉冲序列。因平面回波成像可在单次团注对比剂后获得多水平图像，如有条件，可使用该序列。梯度回波序列对大、中血管比较敏感，对比剂首次通过期间可见较明显的信号下降，所以梯度回波序列可替代自旋回波序列。尽管易于出现磁敏感性伪影，梯度回波序列对血容量细小变化也比较敏感。因此大量文献推荐采用梯度回波序列观察脑肿瘤血容量。如不能应用平面回波技术，也可使用标准梯度回波序列，但要求其回波时间够长。顺磁性对比剂首次通过脑部时，T2*缩短将导致信号强度丢失。根据图像顺序测量感兴趣区域信号强度可获得一条曲线（该曲线称为 ΔR2* 曲线），ΔR2* 为随时间变化的函数图（见第七章）。从 ΔR2* 曲线可推算出平均通过时间、相对血容量以及相对血流量。我们和其他作者的经验表明，T2*加权序列图像的信噪比高，故常使用该序列成像来判断脑缺血、在某些情况下观察肿瘤（见第七章绪论部分）。ΔR2* 曲线常用于区分实质内、外肿瘤，以及实质内肿瘤与脓肿和脱髓鞘斑块的鉴别。

通过静脉团注对比剂可获得灌注影像。对于平面回波成像技术，我们采用单次激发梯度回波，TR＝1250ms，TE＝54ms，带宽为 178kHz，FOV＝26×26cm，层厚为 4mm，成像矩阵 256×128，一次激励。该序列在两分钟之内可从 7 个层块中得到 70 幅图像。标准梯度回波序列成像的参数为 TR＝35ms，TE＝25ms，翻转角为 10°，一次激励，层厚＝10mm，成像矩阵＝256×64；此序列可每 2 秒获得一幅图像，连续采集 30s 以上。由于脑部血循环（包括动脉期、毛细血管期和静脉期）时间在 7~9s 之间，所以 30s 已提供了足够的时间。数据分析可提供局部血容量、局部血流量近似值以及灌注延迟测量。

也可将血液作为内源性示踪剂进行灌注成像，这种技术涉及自旋标记、动脉自旋标记以及黑血技术，完全无创且从理论上将可获得良好的图像质量。自旋标记是指流入质子的自旋在颈动脉水平发生反转，随后得到一系列脑血流图像，由于流入质子具有反向自旋，故图像显示该平面组织纯磁化度发生变化，这种磁化度变化是该平面组织灌注的功能表现。虽然这种技术采用了自旋回波技术，但组织灌注引起的信号强度变化很小，头部晃动或仪器不稳定均可干扰测量结果。最好应用平面回波完成自旋标记技术，通过减少仪器移动和头部晃动得出更可靠的结果。

另一种动脉自旋标记技术是连续动脉自旋标记，指动脉自旋被连续标记，并在脑实质内测定其稳定状态，该方法会受到不需要的磁化转移效应和来自微血管的"噪音"影响。最近，有一种新技术，它在进行连续动脉自旋记录的同时判断磁化转移的变化程度，该技术克服了磁化转移效应并可在 5~10 分钟内进行无创的脑灌注的定量研究。虽然检查持续时间对于儿童仍然有些长，但它在使用非对比剂定量研究的 MR 灌注技术发展上已迈出了一大步。

弥散张量成像

MR 扫描中非常强烈、快速的梯度变化可用以测定脑内水分子的净运动。这种运动主要来源于弥散，但也可来源于毛细血管内血流或细胞内大分子中水分子的动态转换。这些运动共同引起强梯度场下的信号丢失，信号丢失可被测量并被称为表观弥散系数（ADC）。在各个方向上的大梯度野中可测量各方向 ADC 值。获得一系列不同强度的梯度图像可定量 ADC 值。虽然在理论上弥散成像可应用标准自旋回波或梯度回波技术完成，但由于弥散成像灵敏度很高，即使极其微小的运动也会导致该技术应用失败。所以，总是应用平面回波成像技术完成弥散成像。在 UCSF，我们采用单次激发技术，TR＝1000ms，最小的 TE，采集矩阵＝256×128，带宽为 166.7MHz，FOV＝36×27cm，层厚为 3~5mm，一次激励。强梯度（适用"b"值[81]）是获得高质量弥散图像的关键。患儿的年龄决定"b"值大小。早产儿 b 值为 $600s/mm^2$，足月儿 b 值为 $700 s/mm^2$，年长儿 b 值为 $1000 s/mm^2$。必须在最少三个互相垂直的平面均施加弥散梯度以获得对质子弥散变化的高灵敏性（弥散张量成像一般在 6 个平面进行，见下述部分）。保证一致性对于弥散梯度是非常重要的，特别是在计算 ADC 时尤为重要。ADC 值随所用 b 值的不同而变化。

20 世纪 90 年代中期 Basser 等的工作使弥散成像中一种更精密的方法（弥散张量成像，DTI）被广泛应用于临床。弥散张量成像是一种真正对体素内水分子运动进行的数学描述（张量）。除了获得一幅无弥散加权（b＝0）的图像外，还需要得到至少 6 个不同方向中的弥散加权像，才能测定弥散张量。一旦得出每个体素的弥散张量，就可以计算平均弥散度（Dav 或 ADC）以及各体素中水分子运动的变异程度（水分子弥散的不同程度）。由于图像难以显示张量数据，所以常应用"弥散椭圆体"概念。该椭圆体是指在特定时间（Td）内对单一体素中水分子平均运行距离和方向的三维描述。椭圆体的轴是由三个互相垂直的特征向量（v_1、v_2和v_3，弥散定位的主要因素）所确定，其矢量长度也由相应的特征向量（λ_1，主要特征向量；λ_2，中间特征向量；λ_3，次要特征向量）所标定。由于椭圆体概念及其特征向量的应用，简化了有关弥散变异性的讨论。弥散变异性表示为相对各向异性值（relative anisotropy，RA）、部分各向异性值（fractional anisotropy，FA）或特征向量的变异系数（coefficient of variation，A σ）。这些参数的相对优缺点正在探讨中。但是，当异向性较低时，FA对脑白质束轻微变化更敏感（例如婴儿及早产儿），且较RA信噪比高，所以我们在早产儿和婴儿检查中使用FA。虽然大多数放射学家和MR研究人员普遍使用RA、FA或A描述异向性，但重要的是要认识到，合并单个特征值而算出的数值将导致信息重叠丢失，所以，如有可能，最好在获得DTI数据后计算和分析单个独立的特征向量值。DTI的详细解释已经超出本书范围，对此感兴趣的读者可参看由Le Bihan等人编著的、2002年11～12月出版的《NMR in Biomedicine》一书。

弥散张量成像的三个特征对于儿科神经影像学具有很大应用价值。首先，因水分子弥散率和水分子弥散异向性可随脑白质和皮质的不断成熟而变化，弥散特性常用于判断和评价脑组织的成熟程度。在早产儿，脑皮质中的水分子运动呈放射状（垂直于皮质的表面）多于水平方向（平行于皮质表面），这种异向性随脑的不断成熟而消失（见第二章）。在白质中，平行于神经束的弥散率较垂直于神经束者快。虽然髓鞘化可增强这种异向性，但有趣的是，在髓鞘形成之前就已经出现这种异向性。ADC和变异性测量均有助于评价脑成熟和脑损伤。另外，与联络性相关的张量信息计算可勾画出脑内轴索束图像；虽然该方法目前仅为一种研究手段，但弥散"束图"对确定儿童神经病变的原因具有很大潜力。最后，弥散特点可用来区分胎儿和早产儿发育中脑实质的不同层次。例如，发育中的脑皮质的弥散特点就不同于皮质下层（皮质下层是指皮层下的一种暂时性组织，对于形成颅脑内永久性神经节非常重要），而发育中脑皮质和皮质下层与中间带（在皮质下层和生发基质间的组织层，其中包含发育中的轴突和神经胶质）的弥散特点也不相同。影像学具有区分这些组织层次的能力对于了解早产儿发育障碍的病因至关重要。

在儿科神经影像学中，弥散成像另一个比较重要的方面是，与发育正常的患儿相比，不明原因所致的发育迟缓患儿体内水分子弥散具有更大的随意性（亦即高扩散性和低异向性）。虽然该发现的全部意义并未被完全阐明，但其应用已经说明，形成异常或结构异常的脑白质不具有正常脑白质可通过脑组织完成传导的功能。

在儿科神经影像学中，弥散成像的第三方面价值为，显示脑外伤、代谢病或中毒性损伤急性期脑病变区域的弥散减低。其原因尚未完全明了。损伤将导致脑受累区水分子运动（ADC下降）急剧减少，由于这种功能，所谓"痕量"（即在三个垂直平面方向上ADC的平均水平），成为最有用的信息（注意，ADC中的"痕量"对异向性差异不敏感）。ADC急剧下降提示急性脑损伤。

磁共振质子波谱

磁共振质子波谱（PMRS）可为新生儿脑病诊断、先天性代谢性疾病的发现和诊断、对发育延迟以及颅内肿瘤疗效的评价提供巨大帮助。单一体素波谱来源于约6cm^{3}的容积，但目前大多数厂商的二维和三维波谱可从1cm^{3}甚至更小容积中波谱。体素来源于检查同时所获得的MR图像。为了定位和抑制水分子，化学位移选择性脉冲与被激励的回波序列相结合，并在三个截面选择性脉冲的交汇点得到感兴趣区的信号。目前，绝大多数磁共振扫描设备通过"推进开关"波谱序列执行磁场调整和压水。采用128均值可获得良好的信噪比。短回波时间波谱（TR=2.0s，TE=20～25ms，TM=10.7ms）可观察多种代谢物的峰值，最有助于儿童先天性代谢性疾病的诊断。长回波时间波谱（TR=2.0s，TE=272～288ms）在脑损伤中具有价值，可清晰显示和定量评价乳酸峰及NAA峰值，还可定量评价肿瘤中的胆碱峰、肌酸峰和NAA峰。虽然使用特别设计的儿科线圈或表面线圈可提高信噪比和分辨率，但通常采用标准成像正交头部线圈。

脑功能成像

目前，人们利用多种不同技术来描述认知状态下神经元活动的时空分布，包括磁脑电图（如在MR扫描仪上完成者被称为磁源图像[MSI]）、脑电图、正电子发射体层摄影（PET）以及功能磁共振成像（fMRI）。其中，fMRI较具优势。例如，fMRI具有较高时间和空间分辨率，无电离辐射，无需注射对比剂等，需要有快速、灵活的实验程序。最后，fMRI还能在一次检查中同时完成功能和结构成像；这些图像易于融合而形成可清晰显示功能和解剖关系的图像。功能MR数据依赖于脑局部血容量、局部脑血流量（灌注，如前所述）或血氧饱和度。由于依赖血氧饱和度的技术应用非常广泛，在此将简要介绍。

正常静息状态下大脑皮层周围血管网中毛细血管和静脉血脱氧血红蛋白浓度较高。当皮层活动时，局部代谢增加引起血流量一过性升高，导致血红蛋白浓度升高而脱氧血红蛋白浓度下降。局部脱氧血红蛋白浓度下降造成局部信号强度增加。皮层活动期图像信息减去皮层静息期图像信息即可（间接）显示皮层的局部活动。这种技术即为众所周知的血氧水平依赖（BOLD）图像，是功能MR的主要技术。由于较高场强对氧合血红蛋白与脱氧血红蛋白比率变化的敏感性较大，故BOLD成像技术可能随着3T和4T MR扫描仪的投入使用，其应用范围更广。

年长儿进行fMRI检查的方法与成人相同（115～117）。以1.5T磁共振设备为例，我们采用单次激发自旋回波平面回波成像技术，TR = 2000ms，TE = 60ms，成像矩阵256×128，层厚为10mm，1次激励次数。我们选择自旋回波平面回波成像技术的原因为，该技术对毛细血管和静脉产生的信号具有高度敏感性；而梯度回波平面回波成像技术则对大血管更敏感，可能产生较大的空间错位。另外，自旋回波序列几乎没有与磁化率相关的伪影（而磁化率是BOLD成像技术的优势）。平面回波序列对儿童检查至关重要，因为运动伪影是儿童检查有别于成人的重要问题。争取患儿合作（特别小于8岁或发育延迟及智力障碍的儿童）非常关键，对于这类患儿，通过模拟检查情景训练患儿可使操作人员在实验工作中节省很多检查时间。儿科fMRI在儿童语言障碍性疾病的诊断中显示出特别价值。

MR成像线圈

对被检查部位使用适当线圈是做好检查的关键。最近五年，许多厂商都在开发专用于儿科成像的线圈。应尽可能使用这些线圈，特别是对婴幼儿，因为他们身体太小，使用标准成人线圈无法获得最佳图像。如没有儿科专用线圈，对小婴儿（特别是4～5个月以内的患儿）采用四肢线圈也可获得较好效果。与绝大部分仅能接收射频能量脉冲的表面线圈不同，四肢线圈一般均具有接收和发射功能。这种双重功能可提高磁场均匀度和信噪比。信噪比的改善可使操作者在1次激励或部分激励后使用256×256或256×192采集矩阵，在提高空间分辨率的同时减少了成像时间和运动伪影。虽然使用表面线圈（特别是很多厂商提供的相控阵表面线圈）更好，但四肢线圈也可用于小婴儿脊柱成像。如既不能使用表面线圈，也不能使用四肢线圈，或四肢线圈对患儿太小，则也可使用标准成人头部线圈。

相控阵表面线圈的应用

对于必须获得脑部（特别是脑皮质）高分辨率图像的患儿，我们使用相控阵表面线圈。我们发现，表面线圈最适于显示难治性癫痫患儿的大脑皮质。为了最大限度地发挥表面线圈的优势，应将其与自动强度矫正系统联合使用。大多数厂家目前均可提供多通道相控阵线圈以快速采集高分辨率图像。下述成像序列被应用于相控阵表面线圈：

线圈测试序列

该序列是相控阵检查的首要序列，它确保所有线圈在有效联接前均能独立运行。在开始长时间成像前，应保证控制电路功能正常，它能有效避免故障后线圈过热，这在镇静患儿实施检查时尤为重要。应用单层快速2D SPGR（TR/TE = 100/min，翻转角为40°，层厚 = 10mm，采集矩阵为256×128，一次激励）可以获得来自于每个接收器的图像以及来源于4个接收器共同使用产生的图像。该序列几乎不在组织内沉积能量，而且，可评价来源于每个接收器的图像以确保每个线圈功能正常。

T1加权像序列

为了在最短时间内获得最高分辨率的T1加权图像，应使用3D SPGR成像序列（TR/TE = 32/m，flip = 35，层厚为0.7～1.0mm，采集矩阵为256×256×224，NEX = 0.75）。相控阵阵图像SNR的改善可使FOV减小到16～18cm，矩阵可从192提高至224，层厚可从1.5mm减少到1.0mm，甚至更薄。所以，使用相控阵线圈显著增加了SNR，并将图像空间分辨率提高了三倍。由于大脑灰白质SNR均增加，使图像对比度得到改善。

T2加权像序列

因具有高空间分辨率以及成像时间短的特点，T2加权RARE成像序列常被应用（TR/TE = 4000/102，层厚 = 2～3mm，层间距 = 0.5mm，矩阵为512×384或512×512，NEX = 2～3）。相控阵图像SNR的提高使我们能够通过增加回波链长度（从8增加到16）来改善T2对比。采用16～18cm的FOV和2～3mm的层厚，可获得极好的空间分辨率。其他T2序列（如FLAIR）SNR较低，虽然有助于区分CSF容积效应和真正的T2异常，但由于该序列几乎不能提供新信息，故我们很少使用。

其他的标准序列

首先，任何可应用于正交头部线圈的成像序列均可应用于相控阵设计，但要求带宽长度应在四个独立接收器中速度最慢的接收范围之内。因此，所有标准序列（包括磁共振动静脉成像序列）均可被应用。然而，因矫正线圈接收轮廓可引起信号强度变化，所以速度定量非常复杂。在 Willis 环区域，我们目前设计的相控阵图像 SNR 与正交头部线圈图像相差无几。然而，为了使用 MRA 筛选该区域的脑动脉瘤，有必要进行相控阵设计优化实验。

波谱学

与成像过程一样，使用相控阵线圈可提高磁共振波谱图像的 SNR。应用波谱成像技术所得到的数据同样需要修正以对线圈接收轮廓的不一致进行补偿。应用相控阵可得到空间分辨率为 0.175cc 的波谱数据。一般来讲，根据所要观察的脑区域不同，相控阵技术所获得的空间分辨率范围在 0.18cc～0.4cc 之间。提高空间分辨率（与头颅线圈相比提高 5 倍）有助于更准确地发现脑肿瘤患儿中小病灶的波谱特征。临床上，波谱中代谢物分辨率的改善可更准确地区分微小肿瘤与小坏死区及正常脑组织。

小结

总而言之，儿童与成人神经系统间诸多差别要求采用不同的成像方式。镇静是获得儿童诊断图像的关键。对比剂的剂量也必须适当调整。必须根据组织含水量和儿童颅脑大小的不同对成像程序进行修改。医院必须安装适合于儿童的磁共振检查生命支持设备以保证不稳定患儿的 MR 成像。如考虑到这些因素并进行了正确处理，神经影像技术将提供更多有价值的诊断信息，并有助于儿童神经系统疾病的诊疗。

第二章

新生儿和婴儿脑、颅骨和脊柱的正常发育

概论 13

出生前的正常脑发育 13
胚胎学 13
未成熟儿和胎儿的脑部影像 14
早产儿脑的成熟等级 17

出生后的正常脑发育 19
胚胎学 19
出生后脑发育的磁共振自旋回波图像 19
终末区 25
标志区 28
与髓鞘化相关的T1、T2时间缩短的可能原因 32
观察脑发育的其他磁共振方法 32

出生后胼胝体正常发育的磁共振表现 33

垂体发育的正常磁共振表现 33

颅骨和副鼻窦的正常发育 34
颅骨 34
囟门和颅缝 37
副鼻窦 38

大脑铁质发育的正常磁共振表现 38

脊柱的正常发育 39
胚胎学 39
脊柱发育的CT表现 39
脊柱发育的MR表现 41

应用MR新技术评价脑发育 42
MR波谱 42
弥散张量成像 47
磁化转移成像 54

概论

脑组织的成熟与新生儿或婴儿在不同发育阶段的功能密切相关,并以一种有序的、预定的方式进行。在现代神经影像技术发展之前,分析活体的正常脑发育是不可能的。利用神经影像学可从多方面观察脑成熟过程,包括脑沟的发育、髓鞘化、脑化学组成的变化、自由水弥散的改变、血流速度的变化、特定部位脑活动的改变等。虽然经颅超声、CT和磁共振成像都能显示成熟过程中脑的大体形态改变,但磁共振成像提供的信息最丰富。磁共振成像可高度敏感地观察灰、白质的成熟过程,以及微小结构的变化,包括继发于髓鞘化的改变。髓鞘化是脑成熟过程的重要组成部分,因为它促进了神经冲动在中枢神经系统中的传送。可采用多种方法研究髓鞘化过程:脑组织T1、T2弛豫时间的改变、磁化转移的改变或通过评价脑内水分子的微观运动程度和方向(弥散)来间接研究。磁共振波谱可分析脑发育过程中一些化学成分的改变。最后,由于脑活动可造成局部脑血氧含量改变,可通过血氧水平依赖(BOLD)的图像,判断脑活动区域的改变。本章将描述正常脑发育过程中上述改变的相关影像。

出生前的正常脑发育

胚胎学

双侧脑泡大约出现于胚胎35天,为来源于孟氏孔区的端脑囊袋,此结构将形成大脑半球。此时,脑泡壁均变薄,并在中线处由终板相连。终板并不生长,而脑泡则向外侧、喙侧、腹侧及尾侧明显扩张。在脑泡扩张过程中,脑泡壁内的细胞层发育形成生发层基质,从生发层中最终形成脑细胞。生发层基质最初仅由一个单细胞带构成(侧脑室带),随着更外侧的侧脑室下生发层基质的发育,侧脑室旁纤维基质带将二者分开。很长时间内人们确信,绝大多数大脑皮层神经元来自于侧脑室带,而胶质细胞则主要来源于侧脑室下生发带。然而,近期的研究发现,侧脑室下生发层基质内也存在

γ-氨基丁酸能（GABA）中间神经元，它们来源于内侧神经节隆突（medial ganglionic eminence）（位于第三脑室壁内）。这些神经元在沿放射状纤维移行到大脑皮层之前，先移行至侧脑室壁。血管区形成于每侧脑泡的背内侧，侧脑室脉络丛的原始细胞也在此出现。大脑半球发育的细节将在第五章中详细描述。为了使读者更易理解以下内容，应了解枕极在胚胎43天开始发育、颞极在胚胎50天开始发育。在怀孕的前几周，大脑半球表面是光滑的。胎儿的脑沟有规律地顺序出现：种系发生古老的脑沟首先出现，较新的脑沟出现较晚。主要的脑沟、脑回形成了人大脑皮层的特征性形态，可在足月新生儿中观察到（表2-1）。原始的外侧裂是最早形成的胎儿脑沟，可于胚胎4个月时在胎儿的影像中显示。接下来，胚胎5个月时（20～22周）出现距状沟、顶枕沟和扣带沟。胚胎6个月末时（25周）出现中央沟、顶间沟和颞上沟。中央前沟、中央后沟、额上沟和颞中沟出现于胚胎7个月（24～28周）（图2-1和表2-1）。由于在孕期中脑沟形成很晚，影像学检查显示未成熟儿的脑沟较浅、数目较少。因此，在评价脑沟形态以前，了解小儿的胎龄是非常重要的。否则可能会做出无脑回畸形的错误诊断。

Van der Knaap等发明了一种方法，将脑回发育分为5个阶段：① 32周以前；② 33～34周；③ 35～37周；④ 38～41周；⑤ 41周以上。通过测量脑回宽度和脑沟深度来确定脑回的成熟程度。根据7个不同区域脑回的成熟程度来确定脑回的发育阶段。Bittin和Rooss等依据脑沟、脑回的宽度和深度比提出了一种估价脑沟发育的方法。感觉运动和视觉通路区域的脑回发育最快。该区是髓鞘化发生最早的区域，也是葡萄糖摄取量最早增加的区域，相对脑血流灌注最早增加的区域和脑皮层的微小结构和脑化学成分成熟最快的区域。脑回发育在额叶基底、额极和颞叶前区最慢，而这些区域髓鞘化和代谢成熟最慢的区域。

未成熟儿和胎儿的脑部影像

如前所述，影像学检查可评估脑发育的特征。如果前囟足够大，超声可像CT、MRI一样清晰显示脑沟、脑回的发育，但它不能提供脑髓鞘化的信息。CT可提供脑沟发育的信息和部分髓鞘发育的信息（然而因其对比分辨率低，故对髓鞘化的评估较差）。MRI是评价髓鞘化和脑沟发育的优秀方法，也可评价脑组织化学成分的成熟。**由于CT存在电离辐射，且不能较B超和MRI提供更多的信息，因此，我们不推荐CT为未成熟儿和胎儿的脑部影像检查方法。**由于我们不再用CT观察未成熟儿且CT所见的脑改变（仅限于进行性脑沟的增加）在MRI上可显示更好，故本章节中不再描述未成熟儿的CT所见，而是重点介绍脑成熟过程中的MRI改变。

很多医学中心已成功进行胎儿MR成像。随着表面线圈技术（多通道相控阵线圈的应用）和脉冲序列的进步，MRI的图像质量不断提高。研究显示胎脑的脑沟发育过程与早产儿相似，脑沟随校正胎龄增加而增多。然而，脑沟的出现在宫内较宫外早，换而言之，胎儿宫内脑沟出现的时间早于校正胎龄相同的早产婴儿。造成这种差别的原因尚不清楚，且不清楚两者间的确切时间差。

在孕24周以前，除了垂直走行的宽大外侧裂，大脑基本没有脑回。大脑非常小且皮层菲薄，故必须采用薄层（≤3mm）扫描。MR成像显示，在T1加权像上皮质相对于白质呈明显高信号；在T2加权像，皮质相

表2-1

脑沟发育的时间表（5-7）

部位	脑沟形成时间
脑内侧表面	
胼胝体沟	14周
顶-枕沟	16周
矩状沟	16周
扣带沟	18～24周
第二扣带沟	32～33周
第二枕沟	34周
腹侧表面	
侧副沟	23～26周
枕颞沟	30～33周
外侧表面	
额上沟	25～29周
额下沟	28～29周
颞上沟	23～27周
颞下沟	30～33周
顶间沟	26～28周
岛沟	34周
中央沟	20～26周
中央前沟	24～27周
中央后沟	25～28周

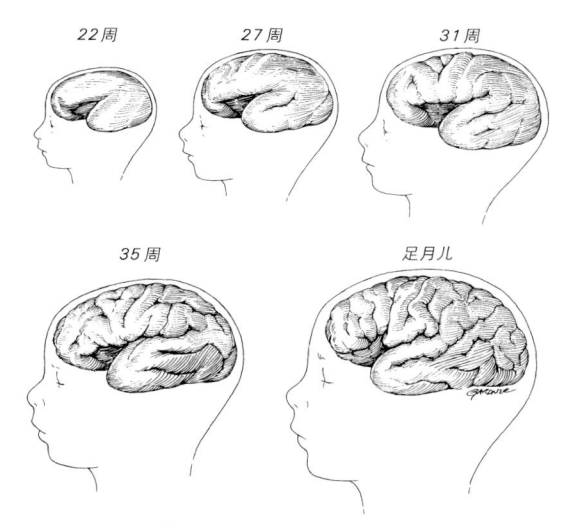

第二章 新生儿和婴儿脑、颅骨和脊柱的正常发育　　15

图2-1 胎儿脑正常发育示意图。在孕期的前几周，大脑半球是平滑的。最早出现的胎儿脑沟是外侧裂，出现于妊娠第5个月。大约孕27周可见中央沟、顶间沟和颞上沟。孕期最后两个月，第二和第三脑沟发育。由于早产儿与足月儿的脑表现不同，在评价儿童脑结构以前了解其孕龄是十分重要的。

对于白质呈明显低信号（图2-2和图2-3）。生发基质层还没有退化，呈带状位于侧脑室壁内，在T1和T2加权像上与皮层灰质等信号（图2-2）。胎儿早期生发基质层（18～20周）较厚，以后逐渐变薄且发育停滞（图2-3）。生发基质层在尾状核头区域最厚（基质最后退化的区域，也称为神经节隆起），不应误认为生发基质层出血。活体影像无法区别侧脑室带中央区与相邻的侧脑室下带。MR图像上可显示一个中等信号带，将外周的大脑皮层与内侧的生发基质层分开（图2-3 C～E）。过去认为这个中等信号带为胶质细胞移行区，最近证实为中间带或发育中的胎儿脑白质。投射和连合轴突存在于且胶质细胞移行时通过该区。紧邻中间带外侧和皮质深面有一个长T1和长T2区，称为下板（subplate），该区有大量丘脑-皮层传入轴突积聚，等待进入皮层板形成终末突触。胎儿早期（18～20周）上述区域最明显，妊娠23～24周时，这些区域仍可看见

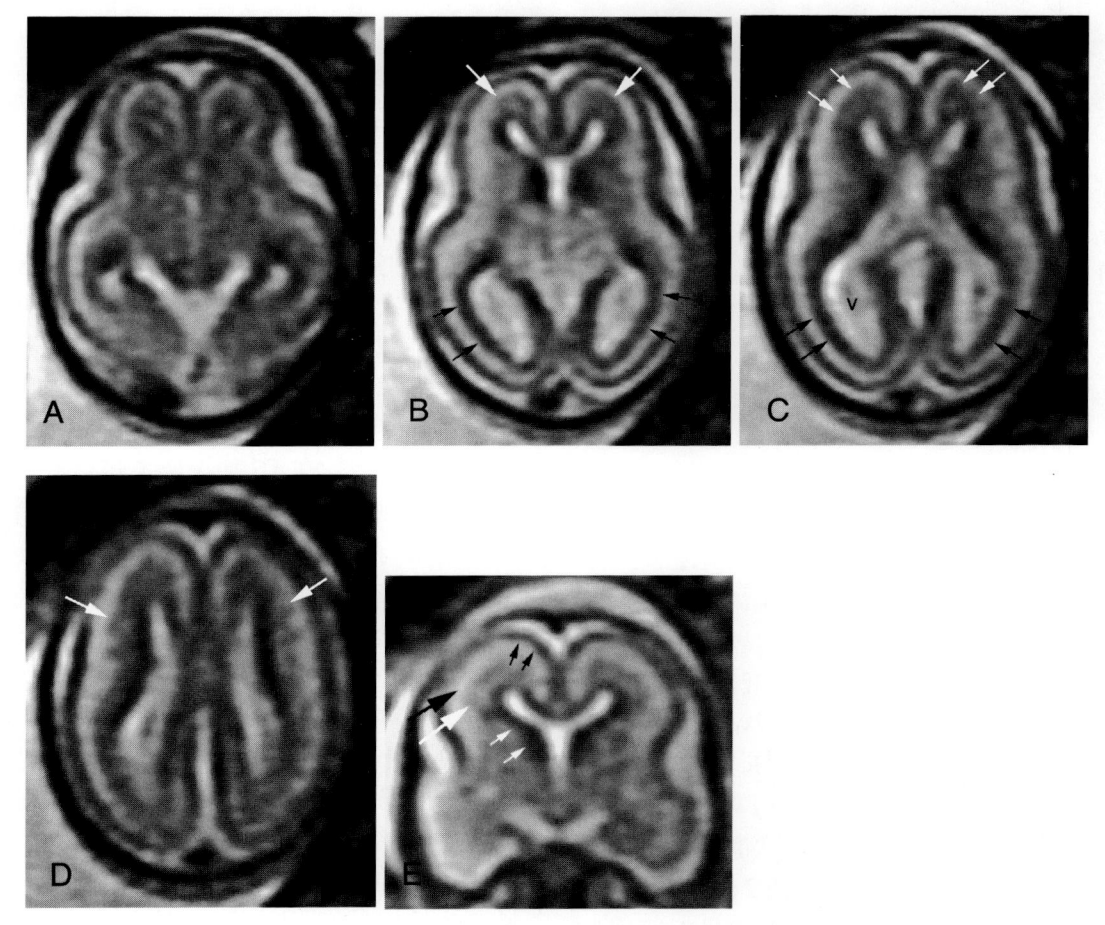

图2-2 胎龄20周（胎儿脑的MR图像）。A～D：轴位图像显示此时侧脑室(V)和生发层基质层（围绕侧脑室的低信号带，小黑箭号）相对较大，在较高层面上可清晰显示中间带（大白箭头）(C和D)。E：冠状位可清楚显示生发层基质层（非常低信号带，小黑箭号）、中间带（中等信号，大白箭号）、下板（高信号，大黑箭号）和大脑皮层（低信号类似生发层基质层，小黑箭号）。

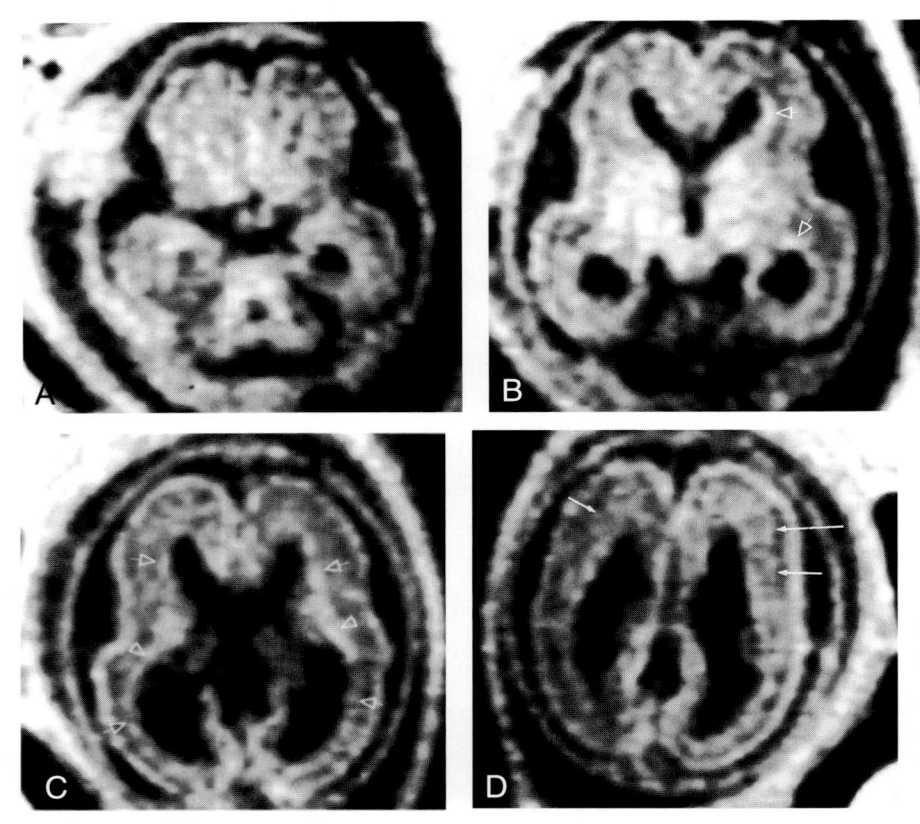

图2-3 胎龄23周胎儿脑的MR图像。A~D：轴位T1加权像显示距状沟和顶枕裂形成。围绕侧脑室的高信号（空心箭号）为生发层基质。注意脑白质内的移行细胞层（实心箭号），在图C、D中显示最佳；一般认为这代表移行的胶质细胞。同时，注意此时小脑体积较小。（图像由Nadine Girard博士提供）

但不明显了。在这个阶段，出现侧脑室和环绕脑干、小脑的脑池，且较足月儿明显，这些结构在23～24周时（图2-3）较18～20周（图2-2）小一些。除非扫描层厚很薄，否则难于发现第三、四脑室，此时脑的体积太小了。

妊娠24～28周间，脑皮层可见发育较浅的脑沟，包括中央沟、矩状沟、胼胝体周/胼胝体额上沟、顶间沟和颞上沟（图2-4和图2-5）。某些胎儿中，还可见中央前沟、中央后沟、额上沟和颞中沟。同时，脑干的一些结构也可见白质髓鞘化，包括中纵束（MIF，25周T1WI为高信号，29周T2WI为低信号）、外侧丘系（26周T1WI为高信号，28周T2WI为低信号）、内侧丘系（27周T1WI为高信号，30周T2WI为低信号）和小脑上下脚（28周T1WI为高信号，29周T2WI为低信号）。此时，MR更可清晰显示丘脑和基底节，在T1WI和T2WI上信号类似于大脑皮层，尽管T1WI信号不高，T2WI信号不低（图2-4 E~H）。丘脑腹外侧核与丘脑的其他部分相比，大约25周表现为T2低信号，27～28周表现为T1高信号。侧脑室，特别是侧脑室三角和枕角，不及22～23周时显著。可能为脑白质生长和距状沟发育所致。

妊娠31～32周，早产儿大脑皮层可见脑回增多和脑沟增深（图2-5）。虽然可观察到岛盖有点发育，但外侧裂仍保持不成熟外观。此时环绕脑干和小脑的脑池仍较大。虽然半球间裂的大小差异较大，但枕部和大脑半球间裂的脑脊液间隙仍很显著。透明隔间腔和Verga室（第六脑室）显著，并在校正胎龄40周以前一直保持这种状态。背侧脑干（在T1加权像上相对高信号，在T2加权像上相对低信号）与未髓鞘化的腹侧脑桥形成对比（图2-5 A和E）。丘脑和苍白球与未髓鞘化的内囊（在T1加权像上相对低信号，在T2加权像上相对高信号）形成对比（图2-5 B和F）。此时，T1和T2加权像上整个大脑皮质的信号强度一致。生发基质层大部分消失，仅在侧脑室额角尖部可见散在的残余部分（图2-5 C和G）。脑干背侧和小脑上、下脚在T1加权像上呈高信号，而小脑中脚仍未髓鞘化，与大脑白质等信号。背侧脑干（主要为内纵束，内、外侧丘系）、小脑上脚、下脚、下丘核、壳核外侧和腹外侧丘脑核在T2加权像上均显示为低信号（图2-5）。大脑白质仍未开始髓鞘化。

34～36周，大脑皮层进一步增厚并形成更多脑沟。孕32～36周内，脑白质信号强度几乎无变化。在T1加

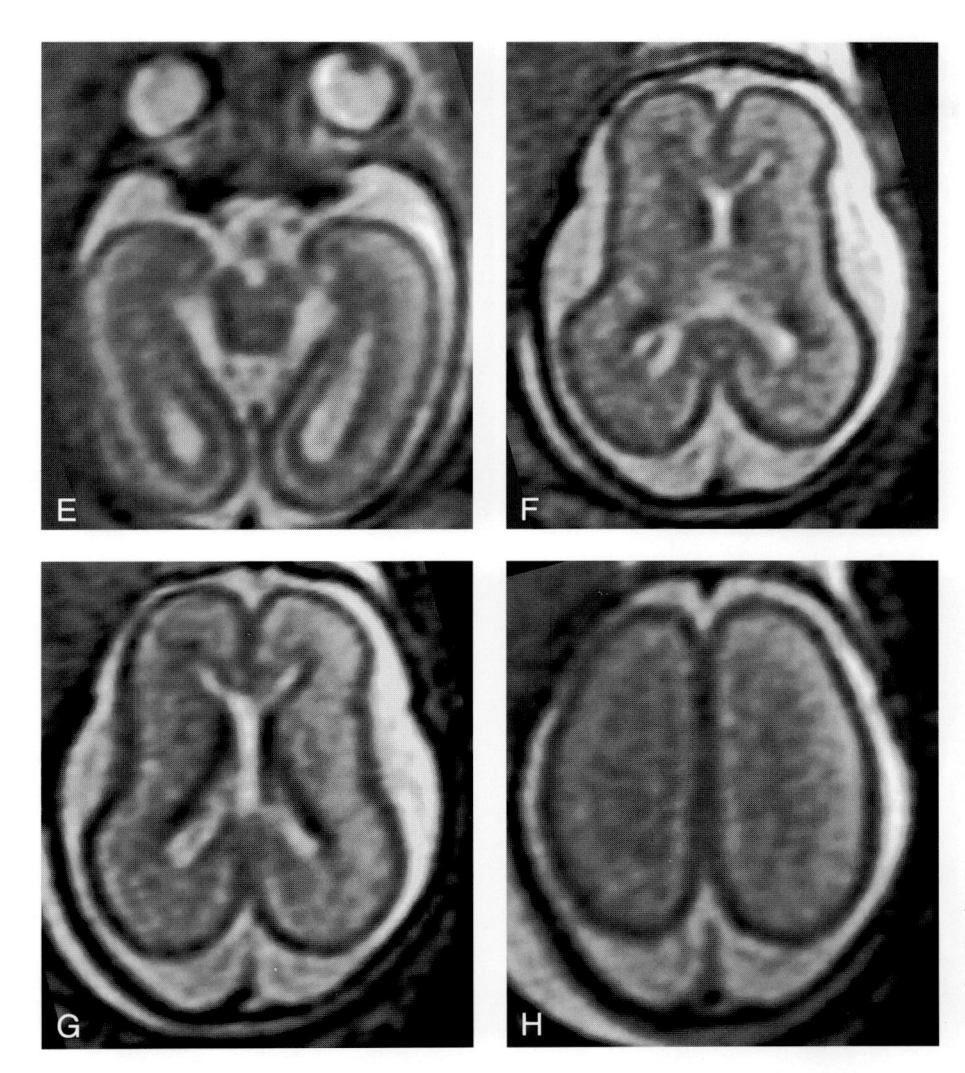

图 2-3 E~H：相同层面的轴位单次激发半傅立叶 RARE 图像显示同样特征。注意，此时脑白质未见髓鞘化，孕 20 周时较图 2-2 所示的生发基质层要小。虽可见下板和中间带，但较孕 20 周时模糊。

权像上，内囊后肢与豆状核相比仍为低信号（图 2-6 H 和 I），39 周时，某些胎儿内囊后肢出现 T1W 点状高信号；在 T2 加权像上，内囊后肢相比仍为高信号，与周围结构相比（图 2-6 O）。外侧裂虽稍见变窄，但和靠近枕极的脑脊液间隙一样仍较显著（图 2-6 J,K,P 和 Q）。此时，脑成熟度变化不一，一些婴儿的脑回结构接近足月儿，而另一些则显得相当幼稚（图 2-6）。

38~40 周，脑沟形态已接近正常成人（图 2-7）；脑沟已形成，并在数周内进一步加深。在 T1 加权像上，脑干背侧、内囊后肢后部和放射冠中央部分皮质脊髓束与其他脑组织相比呈高信号。在 T2 加权像上，脑干背侧呈低信号；39~40 周时，在低信号丘脑外侧核的外侧以及内囊后肢可见特征性低信号斑点。足月新生儿头部 CT 表现与婴儿区别不大。与灰质相比，额叶和顶枕叶白质密度仍较低（图 2-7A），可能是由于新生儿脑中水含量较高，且缺乏髓鞘化。然而，新生儿脑的 MR 表现与年长儿童有显著区别，这将在以后的章节中讨论。出生时，婴儿外侧裂仍很显著；且枕部脑脊液间隙在生后数月内仍较大。出生时，Vergae 脑室和透明隔间腔通常存在；以后随着隔膜融合而迅速消失。

小脑延髓上池和基底池在婴儿期相对较大。这种脑池增大在 MR 上非常明显，但由于 CT 只能得到轴位图像，且射线硬化伪影常会使基底池区模糊，所以脑池增大不明显。

早产儿脑的成熟等级

Childs 等提出了一个评价早产儿脑成熟程度的评分系统。这套评分系统包括脑白质髓鞘化程度、脑沟形成状况、侧脑室生发基质的退化数量及脑白质内移行细胞带（如果存在）的特征。该方法在评估新生儿脑发育是否正常方面具有较大潜力。但是，必须建立正常胎儿脑发育程度标准及标准差，且其对脑发育异常的评估是否敏感和特异尚需证实。

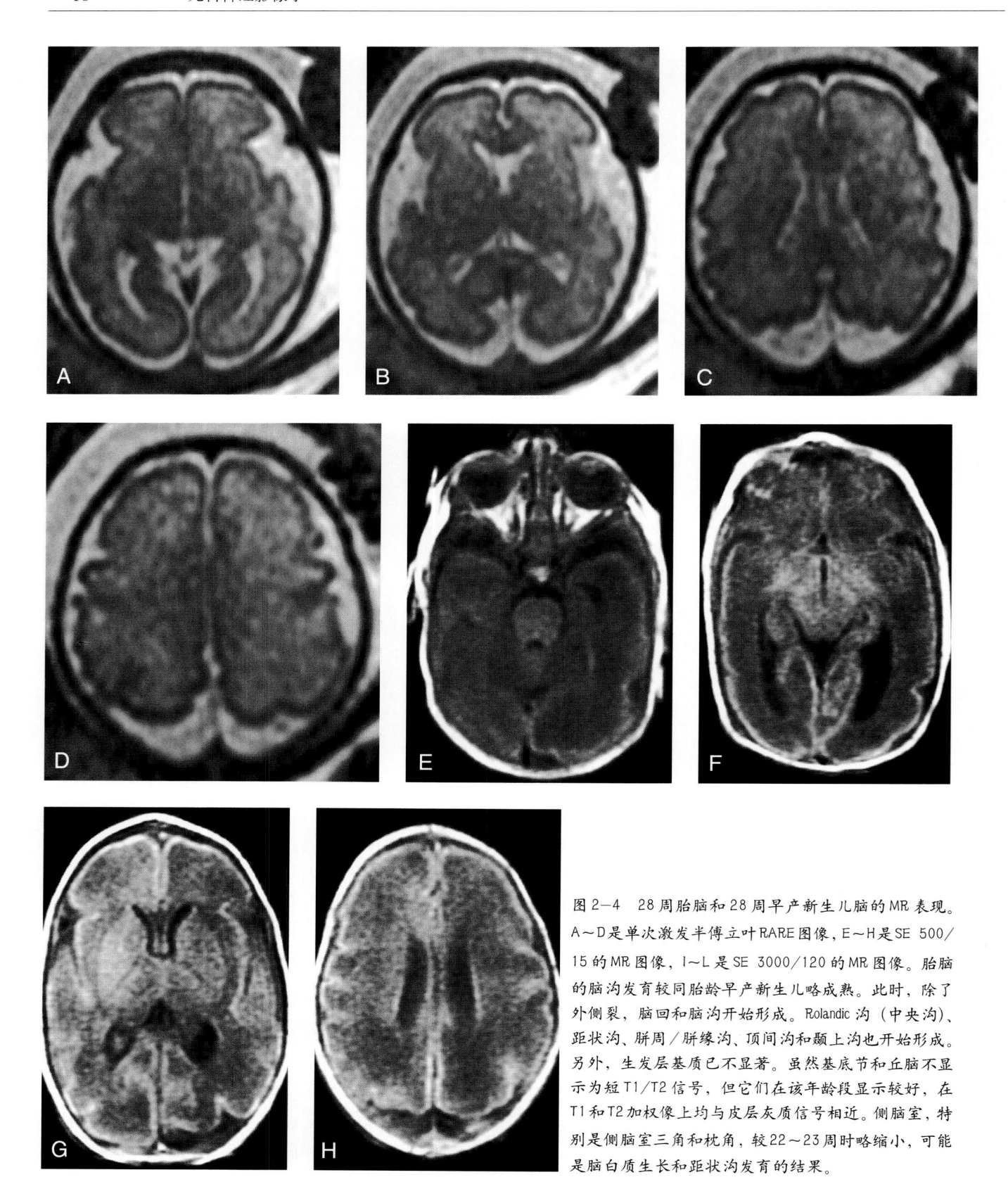

图2-4 28周胎脑和28周早产新生儿脑的MR表现。A~D是单次激发半傅立叶RARE图像，E~H是SE 500/15的MR图像，I~L是SE 3000/120的MR图像。胎脑的脑沟发育较同胎龄早产新生儿略成熟。此时，除了外侧裂，脑回和脑沟开始形成。Rolandic沟（中央沟）、距状沟、胼周/胼缘沟、顶间沟和颞上沟也开始形成。另外，生发层基质已不显著。虽然基底节和丘脑不显示为短T1/T2信号，但它们在该年龄段显示较好，在T1和T2加权像上均与皮层灰质信号相近。侧脑室，特别是侧脑室三角和枕角，较22~23周时略缩小，可能是脑白质生长和距状沟发育的结果。

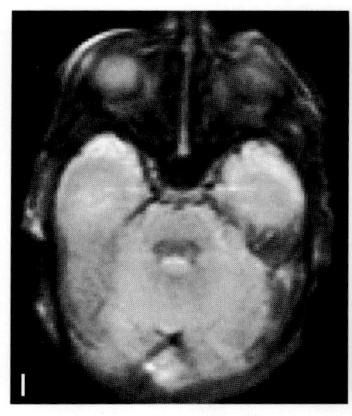

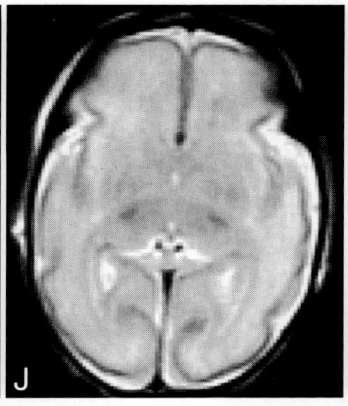

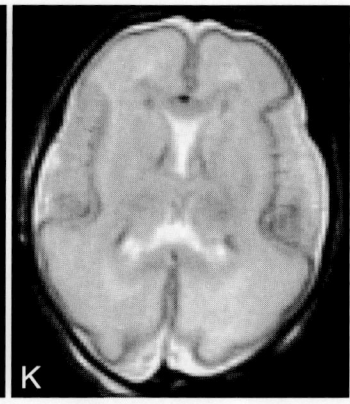

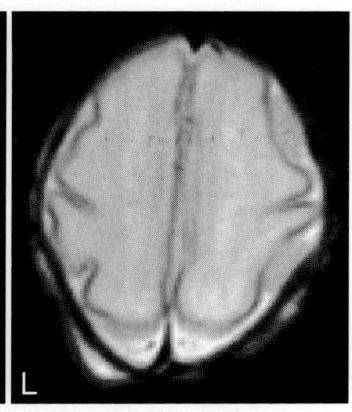

图 2-4 (I~L 见前页)

出生后的正常脑发育

胚胎学

从影像角度讲，出生后脑发育主要包括髓鞘化过程所致的信号强度改变。脑髓鞘化始于胎儿第五个月，颅神经首先出现髓鞘化并持续终生。总的来说，髓鞘化过程遵循从尾到头、从背侧到腹侧的规律。因此，脑干髓鞘化早于小脑和基底节，小脑和基底节髓鞘化早于大脑半球。另一个规律是，在脑的任何特定部位，总是后部先开始髓鞘化。因此，包含内侧丘系和内侧纵束的背侧脑干髓鞘化早于包含皮质脊髓束的腹侧脑干。同样，大脑半球的枕叶髓鞘化较早，额叶髓鞘化较晚。

另一个脑成熟的总趋势是，生命早期用到的功能系统较年长儿才用到的系统髓鞘化快。因此，脑干内传导前庭、听觉、触觉和本体感觉的内侧纵束、外侧丘系、内侧丘系、小脑上下脚，在出生时已经髓鞘化，而将运动冲动传导入小脑的小脑中脚髓鞘化则较晚且缓慢。同样，大脑膝状体和距状沟区（视觉）、中央后回（身体感觉）和中央前回（脊髓运动）区域髓鞘化较早；而整合感觉体验的联系区域——顶后区、颞区和额区髓鞘化较晚。Yakovlev 和 Lecours 用 Weigert 染色显示大脑髓磷脂发现 2 岁以前髓鞘化过程迅速，2 岁后髓鞘化过程明显减慢，30~40 岁时进出大脑联系区域的纤维仍在持续髓鞘化。

出生后脑发育的磁共振自旋回波表现

总的来说，T1 加权像最适于显示出生后 6~8 个月中脑白质成熟变化而出生后 6~18 个月期间的改变则在 T2W 第二回波上显示最好。一般认为，用 T2W 评价脑干和小脑的成熟更为敏感。我们采集了该年龄组患儿的常规自旋回波序列 T1 和 T2 加权轴位图像。我们的成像参数是：T1 加权像 TR 500~600ms，TE 11~15ms，T2 加权像 TR 3000ms，TE 60ms（第一回波）、120ms（第二回波）。也进行了能提供重 T1、重 T2 图像的成像序列扫描。例如，虽然较常规自旋回波序列显示髓鞘化程度稍重，快速自旋回波序列 T2 加权像也可显示髓鞘化改变。我们倾向于使用常规自旋回波序列，因为该序列具有更好的对比分辨率，且第一个回波对于新生儿和婴儿的脑损伤更为敏感。第一章解释了上述序列和几个推荐使用的待选序列的基本原理。虽然肉眼观察到的脑白质信号改变似乎在 2 岁时已完成，但弛豫率的测量表明，白质和灰质的 T1 时间缩短一直延续到青春期，可能为髓鞘化继续及其所引起的脑水含量减少的结果。我们无法在常规自旋回波序列上观察到这种持续改变，可能反映了这样的事实：灰质和白质的弛豫率成比例变化；因此，无法观察到它们之间的相对变化。

T1 加权像

在不同速率和时间的 T1 加权像上观察脑白质成熟较 T2 加权像更直观。新生儿脑 T1 加权像表现与成人脑 T2 加权图像大致相同，即白质信号低于灰质。随着脑白质的发育，直到白质信号逐渐较灰质高。

新生儿出生时，后颅凹结构即显示为高信号的区域，包括内侧丘系、外侧丘系、内侧纵束、下丘臂和小脑上下脚（图 2-7）。出生后一个月末，小脑深部白质信号开始升高并稳步增加；到第三个月，小脑叶皮层下白质出现高信号。出生后三个月，小脑的外观在轴位和矢状位上均与成人相似。脑桥基底部（腹侧脑桥）信号强度增加较慢，发生于生后 3~6 个月。

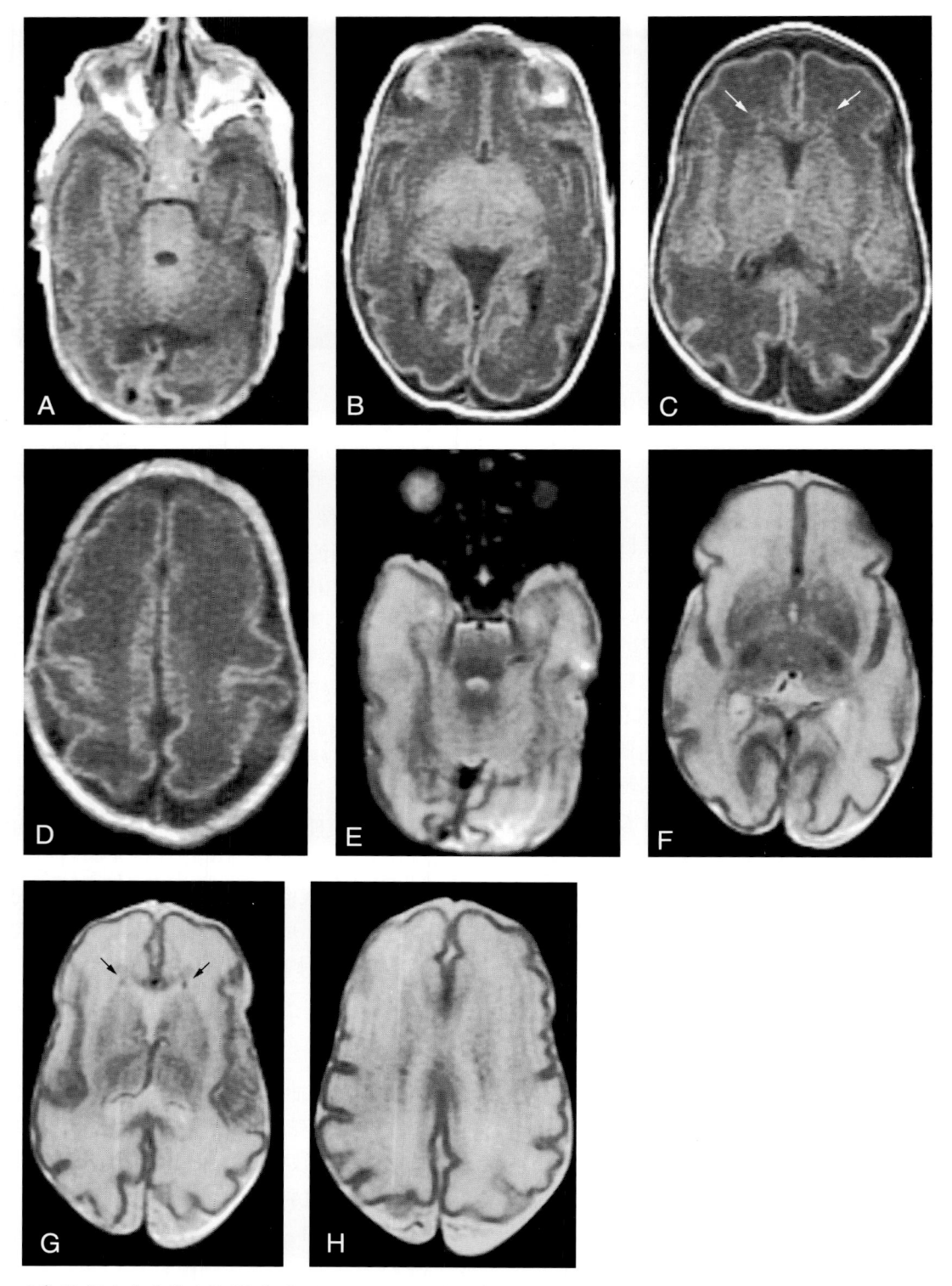

图2-5 正常31周未成熟婴儿的MR表现。A~D: SE 600/11的MR图像, E~H: SE 3000/120的MR图像。该阶段可见, 更多脑沟形成, 但仍很浅。已髓鞘化的背侧脑干与未髓鞘化的腹侧脑桥形成对比 (A和E), 丘脑和苍白球与完全未髓鞘化的内囊形成对比 (B、C、F和G)。生发层基质已明显退化, 但沿侧脑室外壁仍可见少许灰质信号残留, 以侧脑室额角顶端最为明显 (C和G, 箭号), 这种改变一直要持续到孕44周。枕部脑池仍较大 (C、G和H)。该年龄段T1和T2加权像中大脑皮层信号强度都是均匀的。侧脑室额角顶端可见少些灰质信号灶 (C, 箭号), 代表残留的灶状生发层基质。背侧脑干、小脑上下脚、壳核外侧区和丘脑腹外侧核可见T1/T2信号。大脑白质仍未髓鞘化。

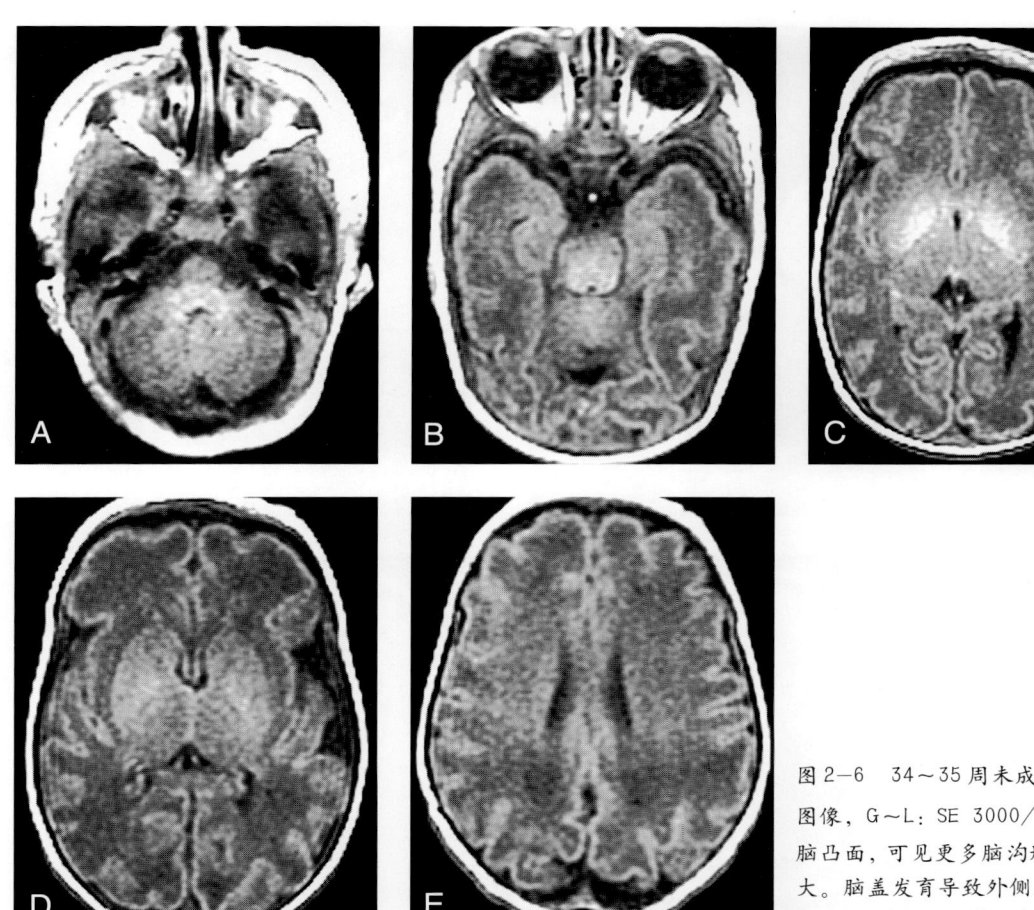

图 2-6 34~35 周未成熟婴儿。A~F：SE 550/15 的 MR 图像，G~L：SE 3000/120 的 MR 图像。沿半球间裂和大脑凸面，可见更多脑沟形成。该年龄段，脑沟发育差异较大。脑盖发育导致外侧裂明显缩小。注意，轴位T1加权像上背侧脑干和苍白球信号增高（A~F）。

在幕上区，小脑上脚交叉、丘脑腹外侧区、苍白球、内囊后肢后部及半卵圆中心的中部（皮质脊髓束）出生时即为高信号（图 2-7）。另外，足月新生儿和早产儿侧脑室额角尖部的前方可见小灶状灰质信号区。这些代表生发层基质灶状区在妊娠 44 周后消失，从下向上沿皮质脊髓束从脑桥到大脑脚、内囊后肢和半卵圆中心的中部逐渐出现高信号。生后 1 个月左右中央前回后回白质与周围皮层相比呈高信号（图 2-7）。皮层下运动纤维在生后 3 个月时才完全变为高信号。小于 1 个月的婴儿，视交叉和视束呈高信号；到 3 个月时，围绕距状裂的枕叶白质呈高信号。内囊后肢后部出生时即为高信号；到生后 2~3 个月，内囊前肢才变为高信号。生后 4 个月时，所有婴儿的胼胝体压部均呈高信号（图 2-8）。然后，从后向前信号强度逐渐增加，胼胝体膝部到 6 个月时呈高信号（图 2-9）。4~5 个月时，多数胼胝体压部呈高信号，膝部呈低信号。皮层下白质在生后 3 个月时开始成熟，与视觉和运动区域不同。深部白质的改变遵循从后向前的顺序，深部枕叶白质最早成熟，额叶和颞叶白质成熟最晚。枕叶皮层下白质继续向外周扩张且信号强度持续增加直到约 7 个月时，而额叶和颞叶，则持续到 8~11 个月（图 2-10）。8 个月后，T1 加权像上只能观察到细微改变，包括额叶前部、颞叶前部、最外区域及周围白质信号增加。

T2 加权像

新生儿脑 T2 加权像总体表现近似成人 T1 加权图像，即白质信号强度高于灰质。在 T2 加权像上，白质成熟表现为信号强度降低。如前所述，评价小脑和脑干成熟时，T2 加权像可能优于 T1 加权像。

出生时，小脑上下脚和颅神经核团（特别是第Ⅵ、Ⅶ、Ⅷ颅神经）呈低信号。早产儿和足月新生儿侧脑室额角尖部前方可见小灶状灰质信号，如前所述，T1 加权像上的这些代表残留生发层基质的部分，一般在妊娠 44 周后消失。此时小脑蚓部（图 2-7K）和小脑小叶也呈低信号。在生后第 5 个月时，脑干腹侧变与背侧均匀低信号。生后第 2 个月内，小脑中脚信号强度开始减低，到第 3 个月时成为均匀低信号。第 4 个月时，大脑脚变为低信号；第 5 个月时，红核变为低信号。第 5~8 个月时，小脑小叶的皮层下白质变为低信号；大约 18

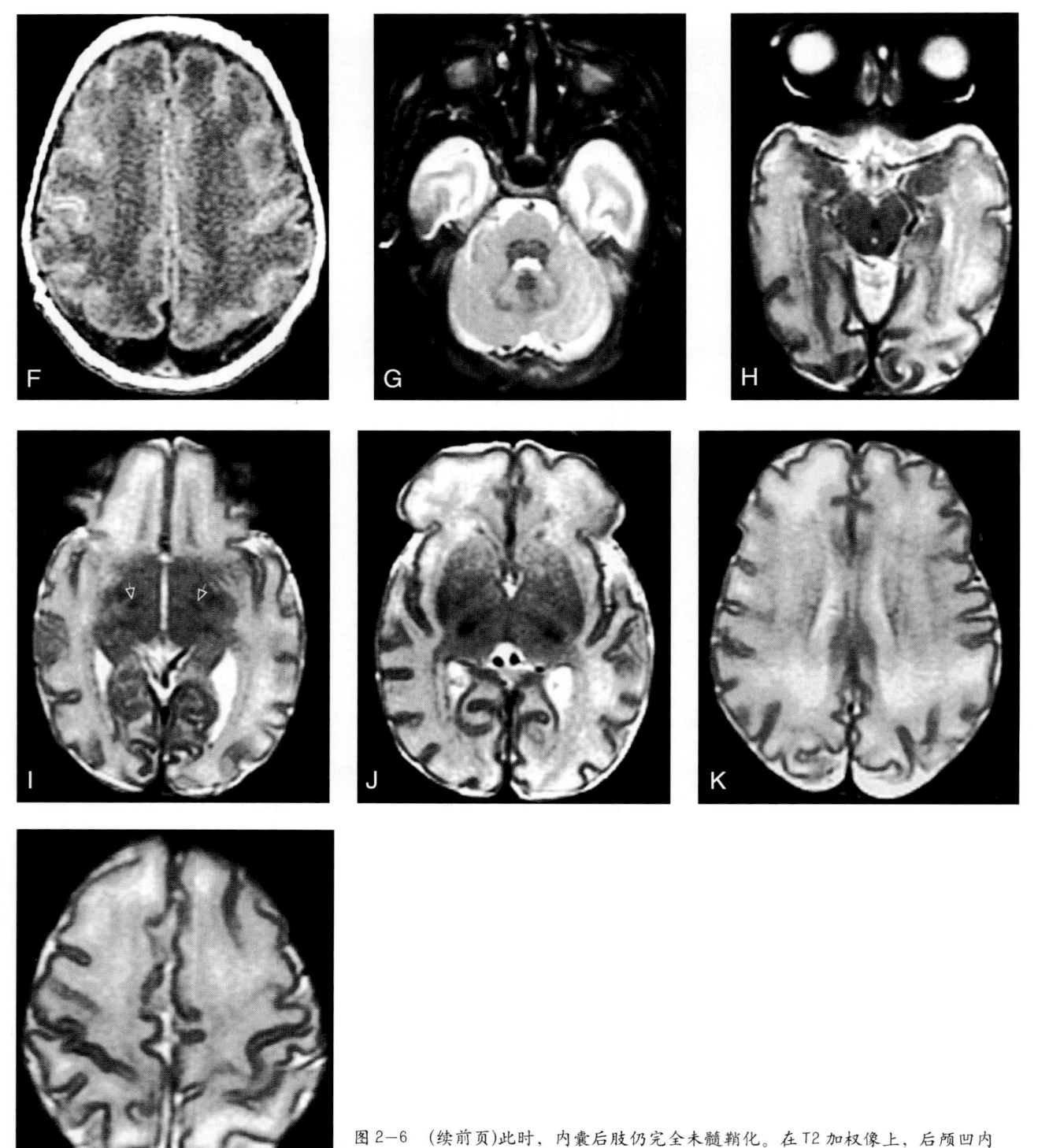

图2-6 （续前页）此时，内囊后肢仍完全未髓鞘化。在T2加权像上，后颅凹内的脑干核团、小脑齿状核边缘和小脑蚓部呈相对低信号（G，H）。丘脑下部核团（I，箭号）变为低信号。

个月时，小脑达到正常成人的外观。

出生时呈低信号的幕上结构包括小脑上脚交叉、内侧及外侧膝状体、下丘脑核、丘脑腹侧区、内囊后肢后部的一小部分和外侧壳核的小线状区域。生后一个月内，中央前后回皮层信号较周围结构低（图2-7）。两个月时，半卵圆中心的中部可见斑片状低信号，但由于周围脑回和皮层下白质信号减低，中央旁回更不易识别。4个月时，中央旁回信号强度与周围脑回一致

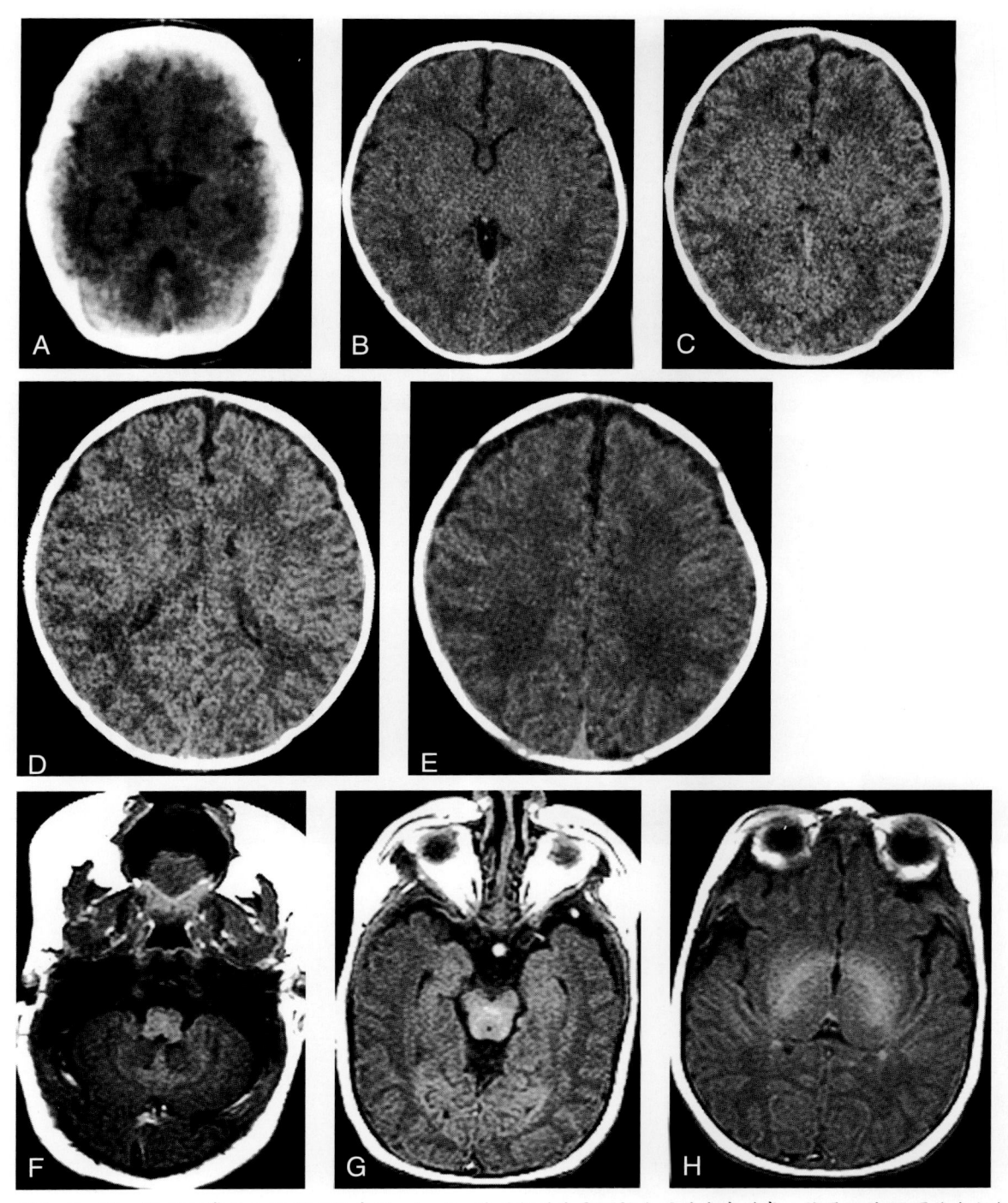

图 2-7 38~40周正常婴儿的CT/MR表现。A~E：除了额叶和颞顶枕白质透亮度增高，该婴儿的CT图像与任何出生一年内正常婴儿的图像近似。脑沟形态接近成熟。此时，透明隔间腔常显著。F~C：SE 550/15MR图像，背侧脑干、小脑上脚交叉、视束、内囊后肢、外侧丘脑、视放射和放射冠中部显示为高信号。中央回和中央旁回信号也有增加，与这些脑回内白质在出生后短期内的髓鞘化相对应。

（图 2-8）。某些婴儿即可见视束呈低信号，而绝大部分婴儿则在生后一个月时才出现这种现象；在随后的两个月里，信号强度沿视放射向后逐渐降低；4个月时，距状裂区呈低信号。

生后6~12个月内，绝大多数大脑深部白质纤维束信号减低（图2-9到图 2-12）。内囊成熟过程遵循由后到前的顺序。生后7个月左右，内囊后肢前部可见细带状低信号；该区域逐渐增宽直到10个以上。正

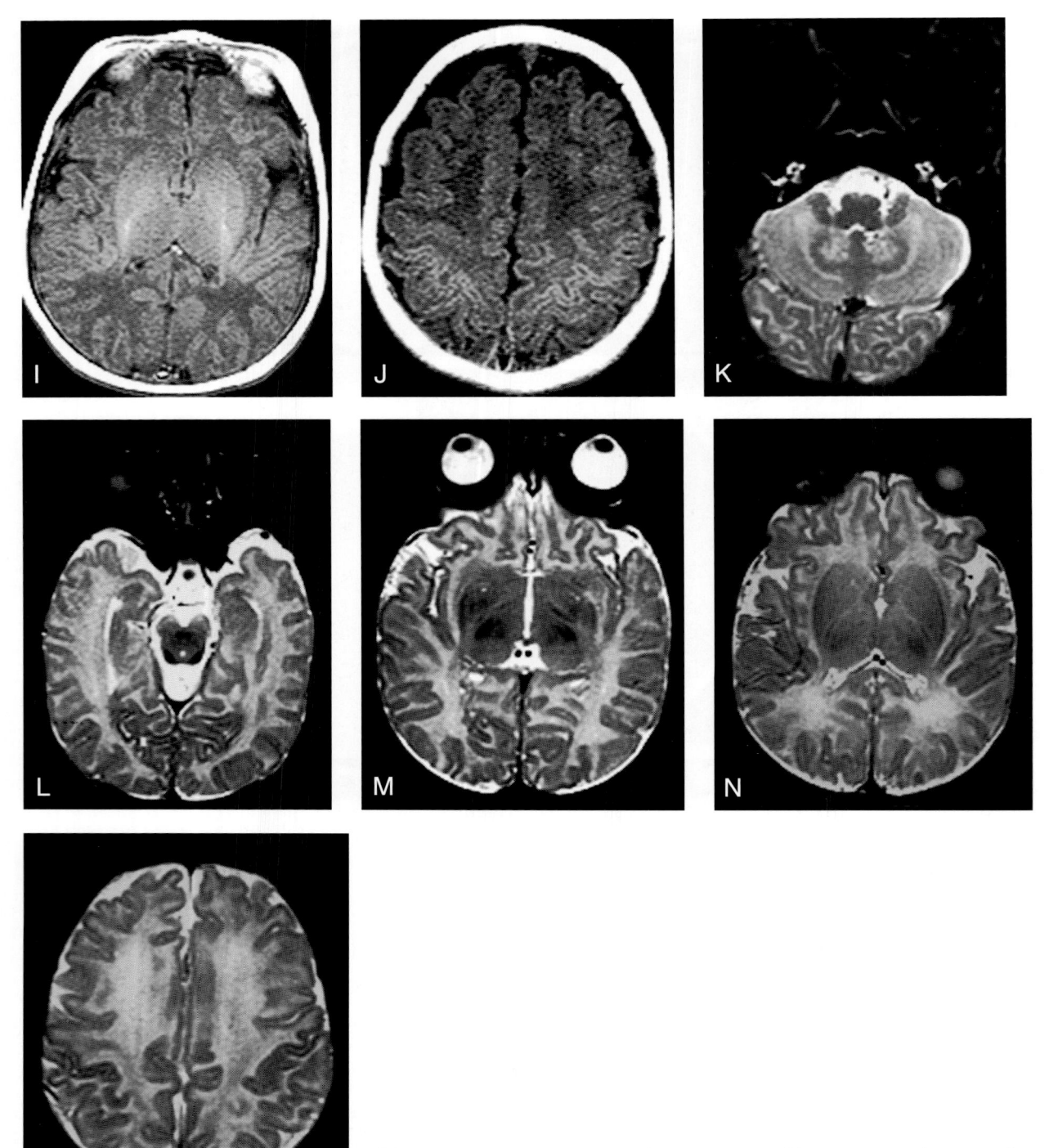

图2-7 K~O: SE 3000/120 的 MR 图像，小脑蚓部、背侧脑干、内囊后肢后部、腹侧丘脑和皮层中央旁回显示为低信号。T2 加权像更符合活组化染色技术证实的脑髓鞘化的时间顺序。

常婴儿生后 11 个月时，内囊前肢完全呈低信号；虽然某些婴儿最早可在生后 7 个月时，某些婴儿观察到内束前时高信号，但总晚于内束后支低信号的出现。胼胝体由后到前逐渐成熟；6 个月时，胼胝体压部呈低信号，8 个月时胼胝体膝部呈低信号（图 2-9 和图 2-10）。生后 7 个月基底节信号与皮层下白质信号开始减低成比例。周围脑组织髓鞘化引起信号减低，使上述表现不明显。生后 10 个月左右，基底节与皮层下白质等信号（图 2-11）。10 岁左右，相比周围白质将再次显示低信号；这种信号减低源于

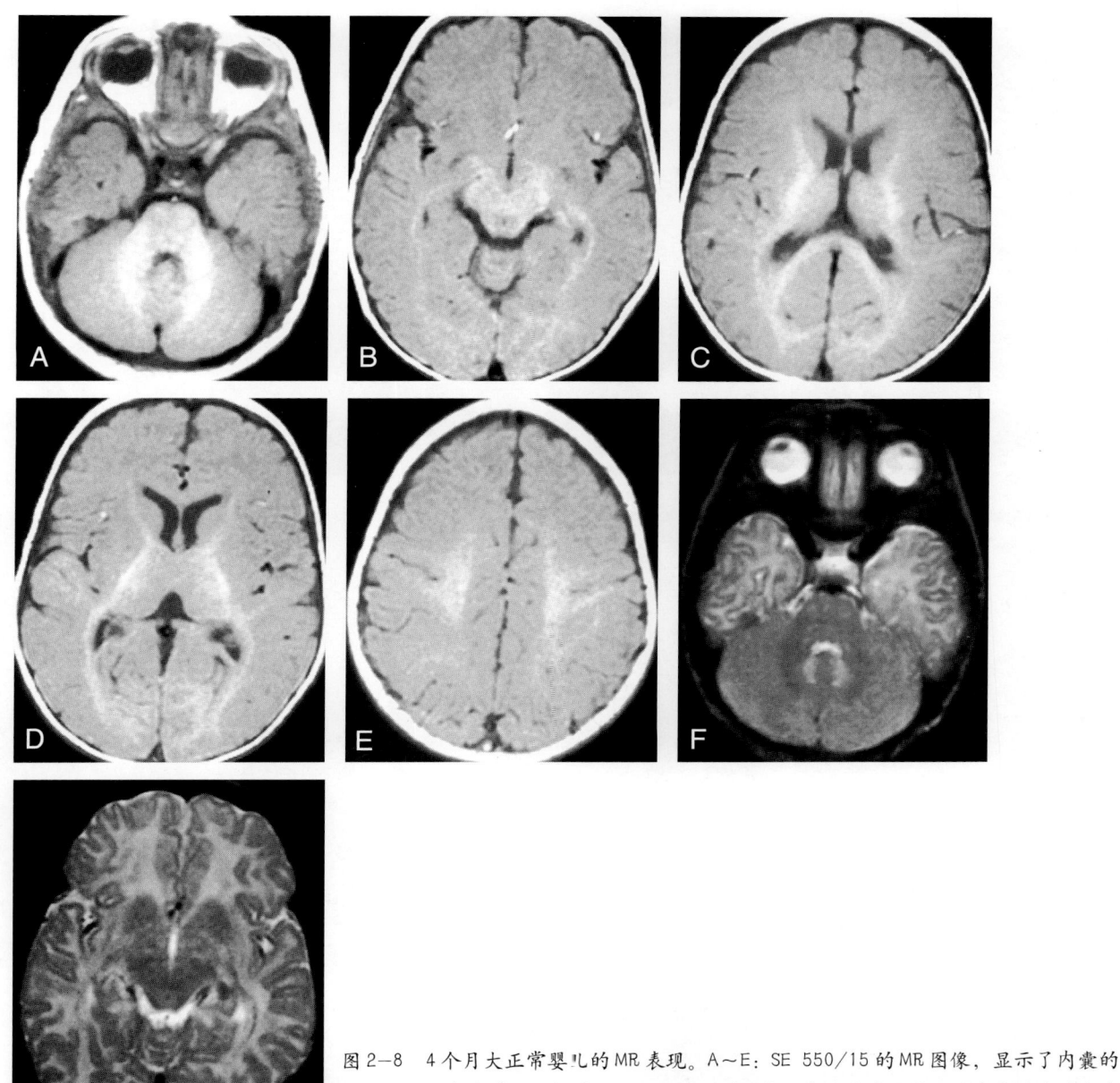

图 2-8 4 个月大正常婴儿的 MR 表现。A~E：SE 550/15 的 MR 图像，显示了内囊的成熟过程；内囊前肢已经髓鞘化。此时，胼胝体压部应为高信号。注意皮层灰质和皮层下白质等信号，此时很难从 T1 加权像上观察到结构异常。F~G：注意，T2 加权像与新生儿差异不大（见图 2-7）。

铁质沉积，将在本章后面讨论。

皮层下白质成熟最晚（除了距状区和 Rolandic 区），从枕区开始向前到额叶和颞叶完成。9~12 个月时枕叶开始，额叶则开始于 11~14 个月（图 2-12 和图 2-13）；颞叶白质成熟最晚。低信号向外延伸，1 岁左右时到达皮层下的层，生后第 22~24 个月时基本完成（图 2-14）。这样，除所谓"终末区"（见下一节），MR 观察到的白质成熟在两岁末完成。脑白质周边部位低信号扩展的同时，皮层灰质逐渐变薄，皮层下白质信号通常欠均匀。

终末区

当半卵圆中心不断成熟时，几乎所有个体侧脑室体部外侧白质内均持续存在的 T2 高信号区域，尤以侧脑室三角区的背上方显著（图 2-15），虽然某些患者中该区域呈斑片状但绝大多数信号均匀。它们在长 TR 序列的第一回波上较难辨认（与第二回波相比），在质子密度像上表现与周围白质的等信号。纤维束髓鞘化延迟是形成高信号的主要原因，主要是及顶叶后下部与颞叶后部皮层的联系区。血管周围间隙扩张也可造成

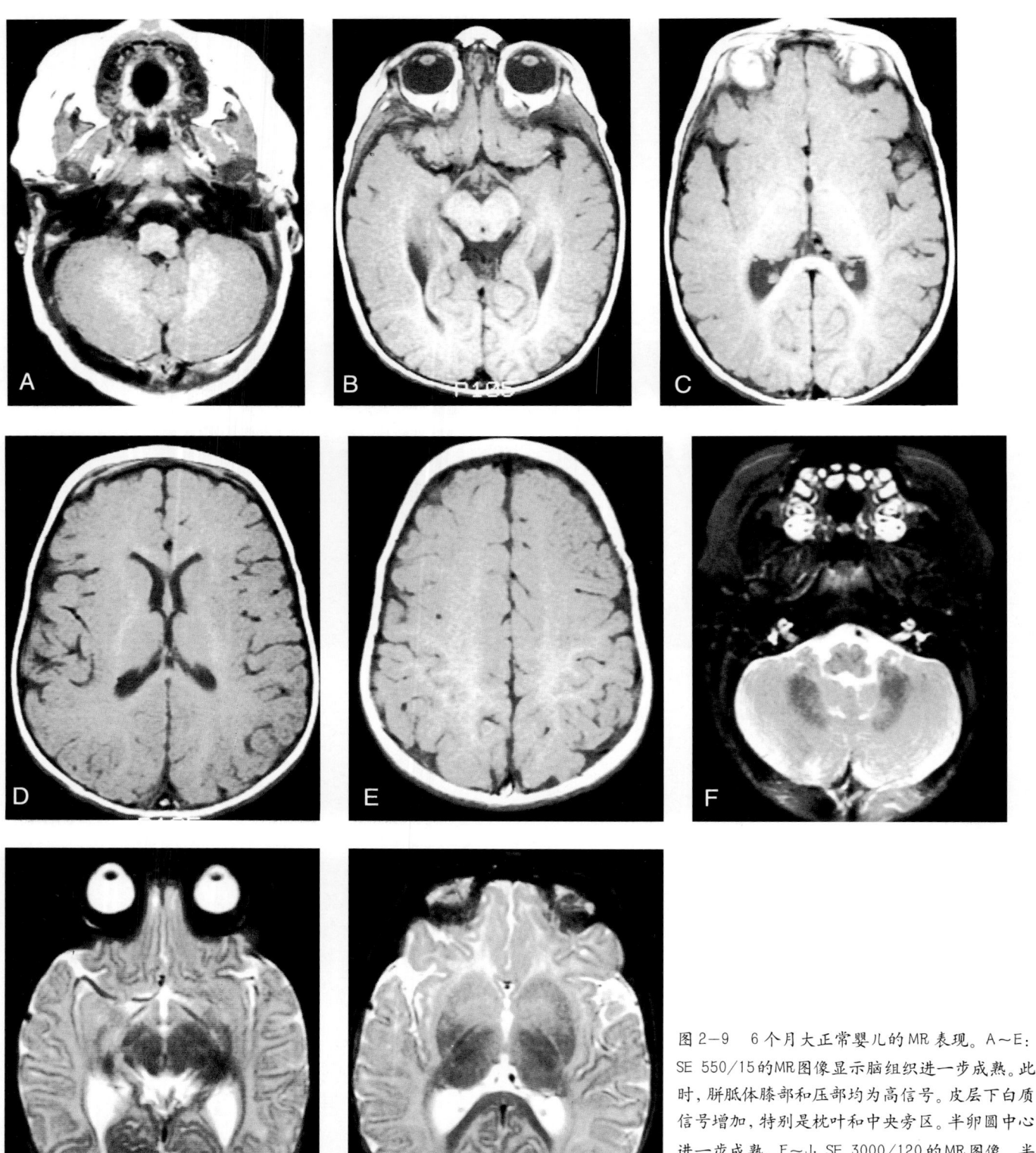

图2-9 6个月大正常婴儿的MR表现。A~E: SE 550/15的MR图像显示脑组织进一步成熟。此时，胼胝体膝部和压部均为高信号。皮层下白质信号增加，特别是枕叶和中央旁区。半卵圆中心进一步成熟。F~J: SE 3000/120的MR图像，半卵圆中心内信号减低。另外，基底节与周围脑组织相比，信号较低。这时，胼胝体压部呈低信号，胼胝体膝部内可见斑片状低信号。

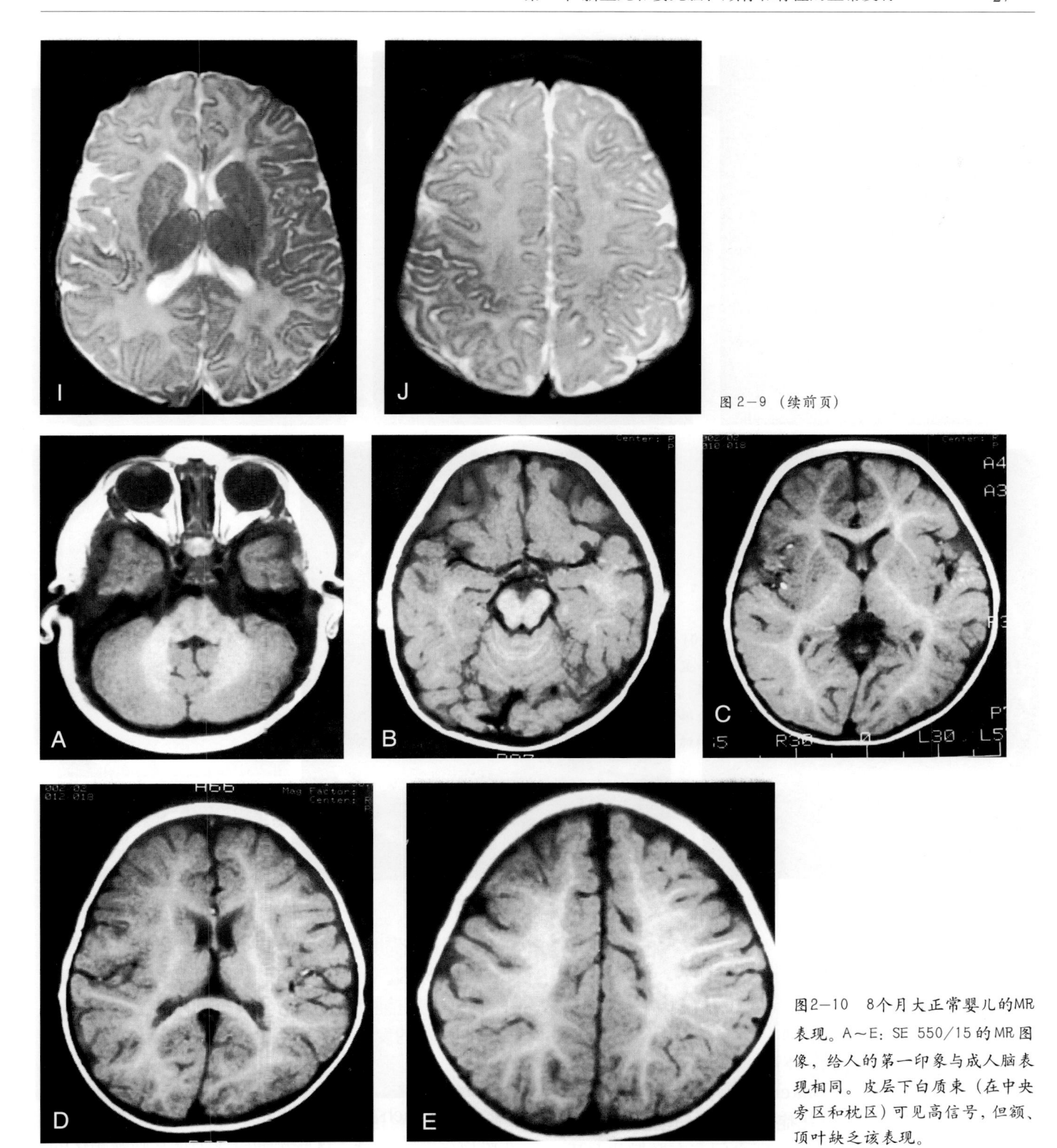

图2-10 8个月大正常婴儿的MR表现。A～E：SE 550/15 的MR图像，给人的第一印象与成人脑表现相同。皮层下白质束（在中央旁区和枕区）可见高信号，但额、顶叶缺乏该表现。

高信号，特别是在三角区周围（见本章的后一节）。Yakovlev 和 Lecours 将此区域称为"终末区"，因为该区域内的一些轴突直到40岁才完成髓鞘化。这些区域的高信号可在10岁以内持续存在。在某些患者则可持续到20岁。

区别脑白质损伤（"脑室旁白质软化症"见第四章）与终末区十分重要，前者也显示为侧脑室三角区旁T2弛豫时间延长。一般而言，脑室旁白质软化症病灶边

图2-13 15个月正常儿童的SE 2500/80MR表现。生后12个月起，深部白质呈现发育显著。大脑大部分区域的皮层下白质已呈低信号，虽然有些还可见斑片状高信号灶。额叶和顶叶脑白质成熟最慢。

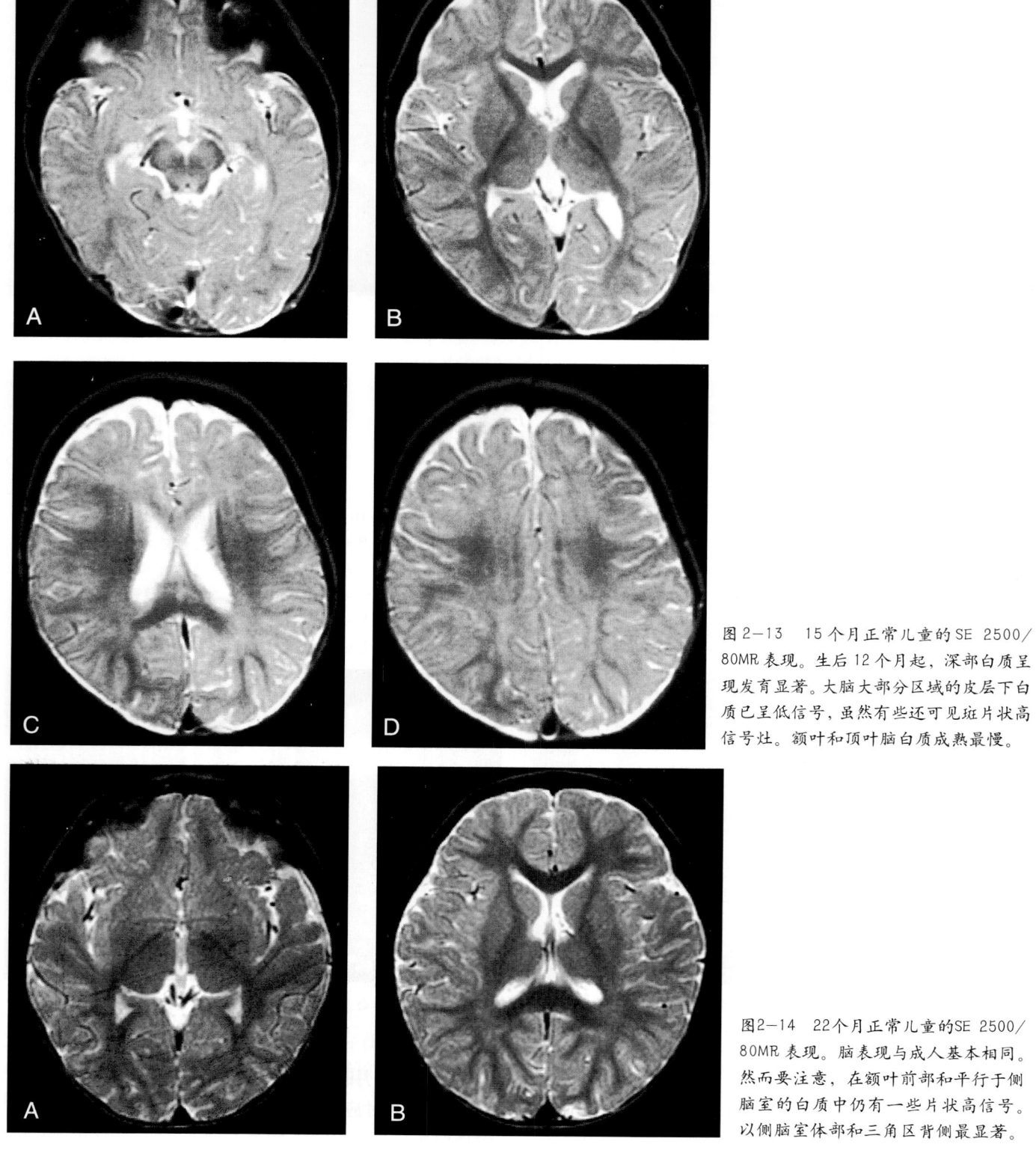

图2-14 22个月正常儿童的SE 2500/80MR表现。脑表现与成人基本相同。然而要注意，在额叶前部和平行于侧脑室的白质中仍有一些片状高信号。以侧脑室体部和三角区背侧最显著。

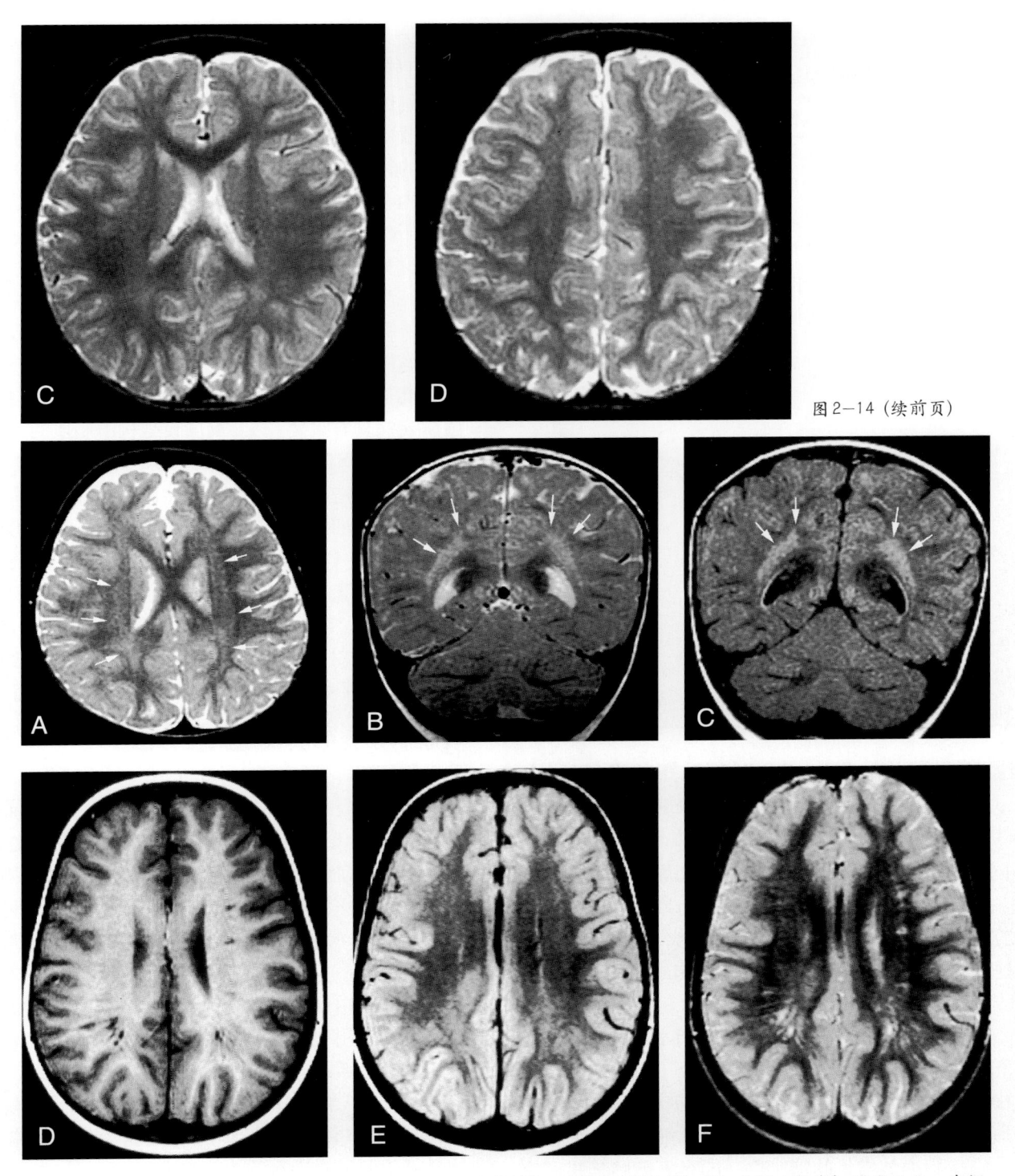

图2-15 终末区和血管间隙扩大。A～C：轴位SE 2500/80(A)、冠状位2500/80 (B) 和FLAIR (C) 图像显示，在侧脑室外、上和后部持续存在的高信号区（箭头），特别是三角区。这些区域可能代表了已知的脑髓鞘化延迟（有时称为"终末区"），不应误诊为缺血或脑损伤。这种改变从6个月至10岁均可看到。D～F：T1加权像（C）、T2加权第一（D）、第二（E）回波像显示，脑室周围可见多发曲线状区域，在所有成像序列中均与脑脊液等信号。此为血管周围间隙的典型表现。

表 2-2
髓鞘化表现改变的年龄段

解剖部位	T1 加权像	T2 加权像
小脑上脚	胚胎 28 周	胚胎 27 周
内侧纵束	胚胎 25 周	胚胎 29 周
内侧丘系	胚胎 27 周	胚胎 30 周
外侧丘系	胚胎 26 周	胚胎 27 周
大脑白质	出生时至 4 个月	3～5 个月
小脑中脚	出生时	出生时至 2 个月
内囊后肢		
前部	出生第一个月	4～7 个月
后部	胚胎 36 周	胚胎 40 周
内囊前肢	2～3 个月	7～11 个月
胼胝体膝部	4～6 个月	5～8 个月
胼胝体压部	3～4 个月	4～6 个月
枕叶白质	中央 3～5 个月	9～14 个月
周边	4～7 个月	11～15 个月
额叶白质		
中央	3～6 个月	11～16 个月
周边	7～11 个月	14～18 个月
半卵圆中心	2～4 个月	7～11 个月

与髓鞘化相关的 T1、T2 时间缩短的可能原因

有意思的是在 SE T1 加权像、SE T2 加权像和短 TI 时间的反转恢复序列上（STIR），脑成熟表现出不同的速率和时间。这种差异的确切原因尚未完全清楚。目前已知，影响 MR 信号的脑白质内水分为两个独立部分。第一部分为髓磷脂内的水，可以缩短 T1、T2 弛豫时间。第二部分为轴突和细胞外的水，可延长 T1、T2 弛豫时间。

在典型 T1 值时间范围内，髓磷脂水可弥散通过轴突和髓磷脂膜，并与其他部分的水分子相互作用。发育中脑白质 T1 时间缩短与胆固醇和糖脂的增加相关，而后者则来源于形成髓鞘的少突胶质细胞的轴突。另外，髓磷脂中最常见的糖脂之一的半乳糖脑苷脂可使 T1 弛豫时间明显缩短，并在活体中使含盐溶液发生磁化转移。少突胶质细胞的突触开始包绕白质轴突时，细胞突触内含有大量半乳糖脑苷脂。因此，脑白质发育过程中，髓磷脂双层膜结构上的胆固醇和半乳糖脑苷脂内水分子间相互作用可能是导致早期 T1 时间缩短的原因。

因为对新生儿采集 T2 加权像通常使用较长回波时间，可能只有轴突和细胞外水影响 MR 信号。进一步讲，脑成熟过程中 T2 加权像持续信号减低与髓磷脂鞘化学成分改变在时间上相对应，特别是螺旋形环绕轴突的髓磷脂的密集排列（与髓磷脂蛋白构形改变有关）和髓磷脂膜内多不饱和脂肪酸的饱和状态。如果 T2 信号完全来源于细胞外水和轴突内水，可能反映质子密度的减低。这种质子密度的减低可能与以下因素有关：髓磷脂进一步化学成熟微管或微丝生成、引起的轴突内水减少或所引起的细胞外自由水减少白质内胶质及胶质突触加工髓磷脂生成。

其他因素也可能很重要，其中一些对我们理解脑白质疾病具有重要意义。双层膜结构中脂质的正确分布对于髓磷脂鞘的稳定性至关重要；活体内，不正确的脂质分布会造成 T2 弛豫时间缩短。另外，脂质分布改变使 T2 弛豫时间延长，在先天性代谢异常的影像诊断中十分重要（见第三章）。胆固醇、糖脂和髓磷脂鞘的蛋白成分是亲水的；也就是说，它们与水分子氢键结合紧密。因此，自由水以氢键与半乳糖脑苷酯（可能还有胆固醇和蛋白质）表面结合使得脑中结合水含量增加（自由水含量减少），造成 MR 成像上下时间缩短。

观察脑发育的其他磁共振方法

根据 T1、T2 弛豫时间的改变，人们采用多种方法对脑成熟进行分级。一些作者主要对方法进行描述，另一些尝试量化髓鞘化程度，并制定正常髓鞘化的标志区，从而明确髓鞘化延迟。Dietrich 等根据 T2 加权像的脑表现将正常脑成熟分为三个阶段：①婴儿期（出生至 6 个月）；②等信号期（8～12 个月）；③早期成人期（10 个月以后）。在婴儿期，大脑白质信号较于灰质高，而成人大脑白质呈低信号。发育迟缓患儿等信号期和成人早期表现出现延迟。Staudt 等提出了一个类似，但更复杂的分级系统，他们将脑发育分为五个阶段。Bird 等发现 4 个月大时的 T1 加权像、9～10 个月大时的 T2 加权像上，灰、白质为等信号。他们认为灰白质等信号时间是评价脑发育迟缓的重要标准。还有一些作者分析了足月儿的影像表现，并以此作为正常发育的基本表现，试图评估脑成熟和发育迟缓的程度。我们选择应用上述的正常标志区来评估脑组织成熟程度，该方法简捷可靠且无须复杂的图像数据后处理。当然，上面所述的任何一种方法都是简便和可靠的。

一些研究假定存在一个时间窗，在此时间窗内 MR

成像可评估白质髓鞘化延迟。该时间窗似乎为4个月到2岁之间。只有髓鞘化延迟非常严重时，才能在大于2岁的患儿中观察到。

弥散张量成像技术使我们能够对脑发育成熟进行量化观察，包括计算脑发育中脑局部水的扩散和扩散异向性。这是极其有用的方法，但它不是儿童脑MRI常规检查的基本序列。弥散张量成像技术将在本章节的后面详细讨论。

出生后胼胝体正常发育的磁共振表现

胼胝体的胚胎学发育过程将在第五章讨论。简而言之，胼胝体轴突沿着大脑皮层到达中线，引导大脑半球发育。胼胝体轴突最初在孟氏孔附近穿过中线，此处最终成为胼胝体膝部和体部的交界点。轴突最先成胼胝体膝后部，然后是体部、压部和膝部前部，最后是胼胝体嘴。孕8～16周时，胼胝纤维生长床形成，如半球间裂内未出现固有层，轴突则不会穿过中线。轴突穿过中线最早发生于孕12周，于孕18～20周结束。虽然孕20周时胼胝体各部分均已形成，但其结构生长远未结束。从孕20周到足月，胼胝体长度增加25%；体部厚度增加30%；膝部厚度增加270%。由于所有胼胝体轴突在出生时均已存在，故出生后胼胝体的生长可直接反映轴突髓鞘化。MR和经囟门超声容易评价胼胝体，故了解出生后胼胝体正常发育的影像学表现非常重要。

胎儿、早产儿胼胝体的形态和足月儿明显不同，足月新生儿、婴儿与成人也不同。生后8～10个月，胼胝体缓慢发育为成人形态。胎儿和早产新生儿胼胝体（在T1WI上）与皮层灰质相比呈低信号，在T2WI上与周围脑结构呈等信号，且非常菲薄，大小一致，在常规矢状位图像上可能观察不到（图2-16 A~C）特别是在小于24周妊娠的胎儿。在接近足月和足月新生儿，通常可见胼胝体，T1加权像上信号强度接近皮层灰质。此时，胼胝体既薄又扁；成人胼胝体膝部和压部的球状膨大尚未形成（图2-16 D和E）。虽然发生时间不尽相同，生后的第一个改变是胼胝体膝部增厚，一般发生在生后第2个月或第3个月。DeLacoste等认为，穿过胼胝体膝部的轴突来源于下额叶和前下顶叶区域。因此，胼胝体膝部的增大可能与中央前、后回下部的半球间联合纤维的髓鞘化有关；这些区域发育较早，与基本运动及感觉功能有关。

出生时，胼胝体压部的大小介于体部和膝部之间。生后第4个月或第5个月以前，压部增大缓慢，此后，压部体积迅速增大（图2-16 F和G）。第7个月末，压部体积与膝部相同；第一年的后几个月里，压部与膝部和其他脑组织成比例增大（77）（图2-16 G和H）。到第9～10个月，胼胝体的外观与成人外观相似（图2-16 I）。压部轴突来自视觉及视觉联系区域的皮层。因此，胼胝体压部在第4~6个月时的快速发育与视觉形成在时间上相关也就毫不奇怪了。在此期间，婴儿形成了双眼视力、视调节并开始辨认物体。双眼视力和物体辨认都依赖于半球间联合。因此，在儿童视觉发育过程中，胼胝体压部的增大可能与视皮层间联系纤维的髓鞘化有关。

胼胝体体部在儿童期持续增大，速度均一。除了体部和压部交界处常可见局限性变薄处，体部大小相对均匀（图2-16 H）；Raybaud将此部位称为胼胝体"峡部"。这个局限性变薄在成人中也存在。McLeod等观察了450位随机选取的病人，发现22%患者存在峡部。这种正常变异不应被误认为局部发育不良。

与膝部和压部相比，胼胝体体部并没有明显的增大，可能与这些纤维的原始解剖结构和大脑的种系发生有关。在所有动物中，感觉和视觉功能在生命早期都是十分重要的。因此，管理这些功能的脑区最早髓鞘化，胼胝体内连接相应区域的纤维也发育最早，所以胼胝体体部的渐进性发育可能反映了在生命早期和低级动物中，颞叶和顶叶联系区域（神经纤维起源的区域）相对不重要。来源于联系区域的神经纤维髓鞘化较晚的事实（颞叶髓鞘化很晚，侧脑室三角区上方和背侧可见持续长T2区域）也进一步证明了这个猜想。

生后第一年内，胼胝体长度改变缓慢且无规律。胼胝体长度似乎与头颅大小和形态更相关，而不是与年龄相关。可能生后一年内，正常婴儿头颅大小和形状的改变比头颅增大更显著。这个猜想注意以下事实支持：胼胝体长度与头颅前后径的比例在生后一年内保持恒定。有些作者研究了胼胝体面积与成熟的关系。尽管在正中矢状位上分析胼胝体的面积是定量观察脑白质发育成熟的一种准确方法，但该方法耗时尚未得到临床的广泛认同。胼胝体长度不是正常发育的敏感指标，胼胝体形状和信号强度（见正常髓鞘化的章节）是判断胼胝体发育以及正常脑发育的有效指标。

垂体发育的正常磁共振表现

婴儿和新生儿垂体上表面呈弧形突出，与大脑其他部位相比T1弛豫时间较短（在T1加权像上信号强度较高）（图2-17 A）。到出生后2个月左右，垂体体积和信号强度逐渐减低（图2-17 B），此时，垂体逐渐变为年长儿垂体的外观，即上缘平直、在自旋回波T1加权像上与正常灰质信号相等。儿童期，垂体在各个方向上缓慢生长，上缘保持平直或轻度突出，在矢状层面上高度保持为2～6 mm。虽然尚未确定发育中垂体柄的正常大小。但已明确的成人垂体柄的大小对儿童也非常有用。在MR冠、矢状层面上最粗不超过2.6 mm，超过者则提示病理性侵润。相对于大脑体积，垂体柄的大小是固定的，在轴位图像上不应大于基底动脉。

随着青春期的到来，垂体体积明显增大，垂体上缘呈明显弧形突出（指女孩，不是男孩）（图2-18）。女孩垂体高度可达10 mm，男孩可达7～8 mm。在随后的5～8年中，垂体外观逐渐接近成人。

颅骨和副鼻窦的正常发育

颅骨

出生时，相对于脑组织和蝶枕软骨联合而言，斜坡和颅盖板障内的骨髓呈低信号（图2-19A）。一般认为红骨髓（有造血活性）的存在导致了低信号。2岁末，鸡冠和额骨鼻突内骨髓在T1加权像上转变为高信号（图2-19 B）。3岁时，T1加权像中可见，斜坡内出现斑片状高信号（图2-19 C）。这些短T1信号灶可最早出现于枕骨基底或蝶骨基底。在以后的3～4年间，这些短T1灶缓慢增大并融合（图2-19 C～E）。10岁时，

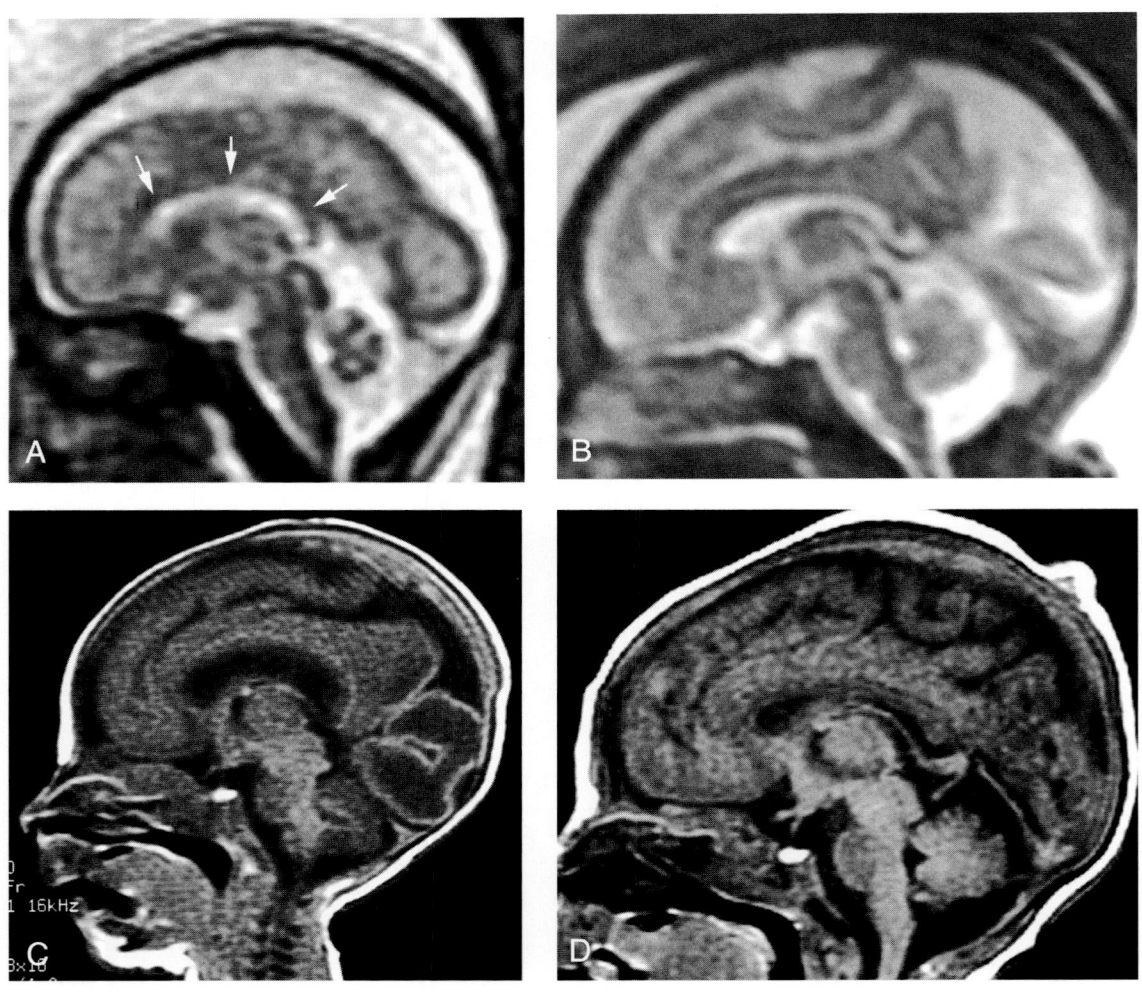

图2-16 正常胼胝体发育。A：中线矢状位单次激发半傅立叶RARE图像，孕23周的胎脑显示胼胝体(箭号)很薄，且与周边脑组织呈等信号。故有时难于与周围大脑区别。B：孕28周胎脑胼胝体。胼胝体仍然很薄，与周边呈等信号，但较容易观察到。C：校正胎龄29周的早产新生儿，在SE 500/11的MR图像上，胼胝体与大脑灰质相比呈信号很低且菲薄，需根据其上方的扣带回和脑沟推断其存在。D：校正胎龄34周的早产儿脑胼胝体，在SE 500/11的MR图像上，胼胝体与大脑灰质相比呈稍低信号，且菲薄，胼胝体仅可辨认。注意，此时小脑仍非常小。

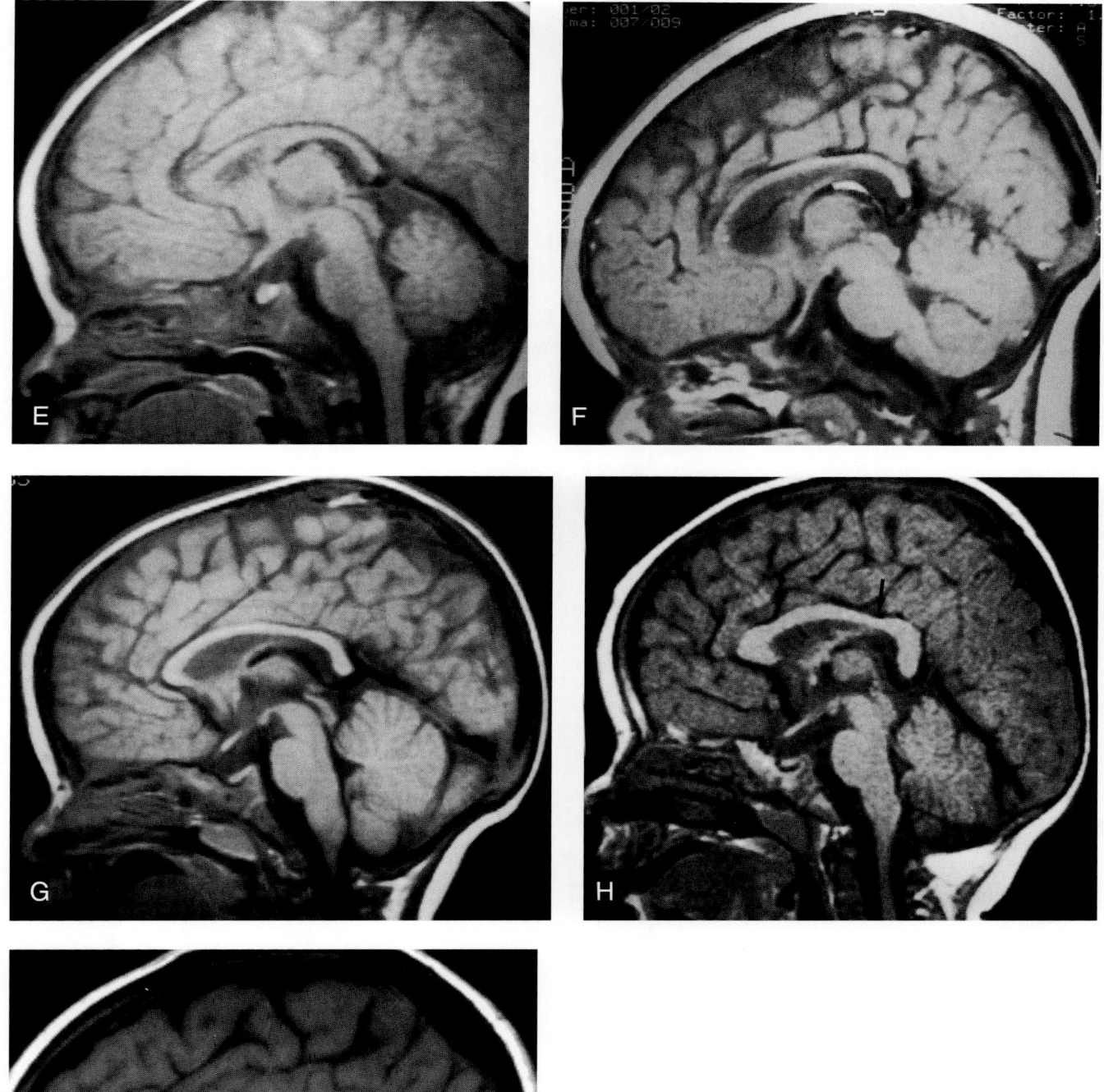

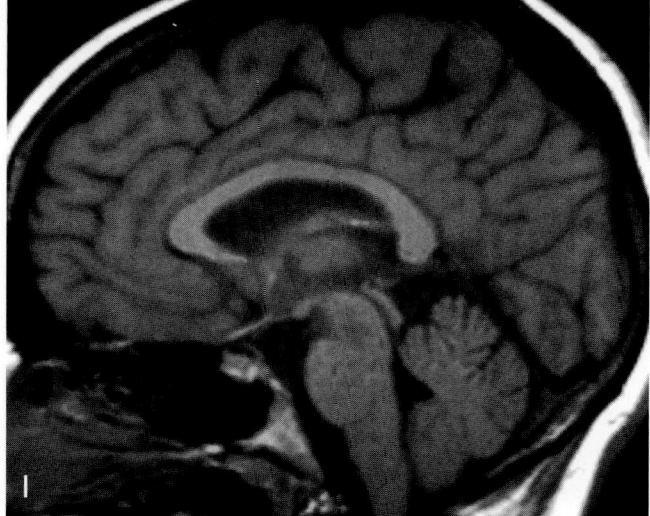

图2-16 E：正常1个月的婴儿。在SE 600/20的MR图像上，胼胝体与大脑其他结构呈等信号，此时胼胝体均匀且薄，膝部和压部无正常球形膨大，胼胝体膝部、体部和压部厚度相同。F：正常4个月大婴儿。在3~4个月时，胼胝体压部体积增大，在SE 600/20的MR图像上，与其他脑组织相比信号强度开始增加，可能是源于视觉联系纤维的髓鞘化过程所致。G：正常7个月大婴儿。第6~7个月，胼胝体较周围脑组织，呈均匀高信号。膝部和压部较体部大。胼胝体仍相对较薄。H：正常10个月的婴儿。第8~9个月，胼胝体膝部和压部（箭号）开始增厚，接近成人外观。体部后方和压部之间的局限性变薄是正常变异，无病理意义。I：19岁正常儿童成熟的胼胝体。

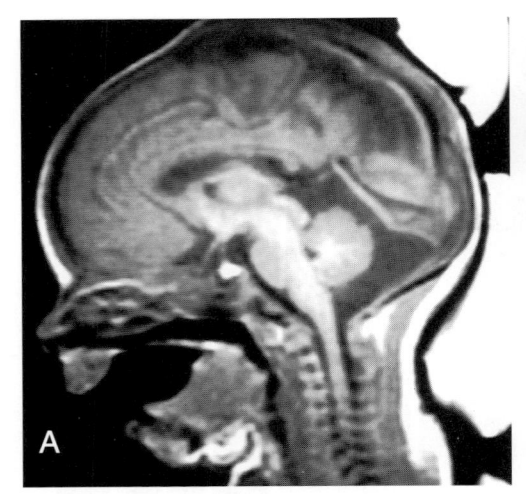

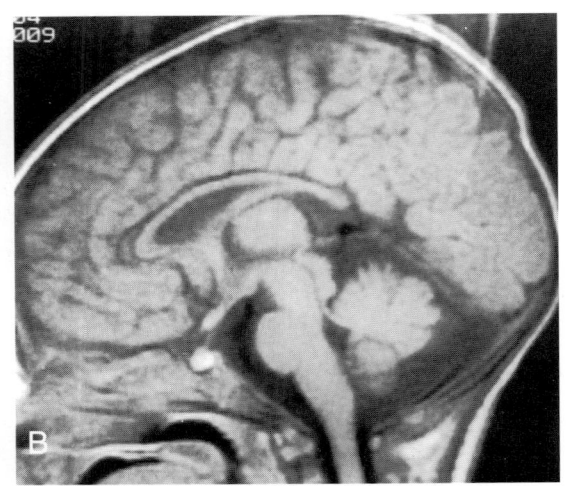

图2-17 正常垂体发育。A：正常新生儿垂体。垂体上缘弧形突出，在T1加权像上呈均匀高信号。B：正常婴儿垂体。2~3个月时，T1加权像上，腺垂体（垂体前部）失去高信号，高信号的神经垂体（垂体后部）清晰显示，看似一独立结构。

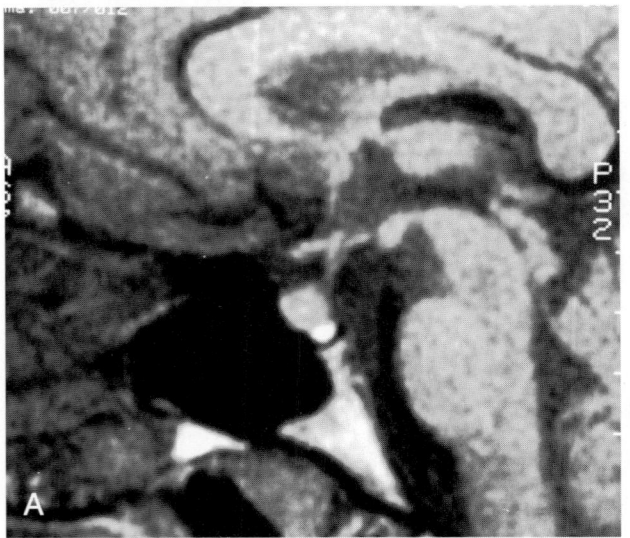

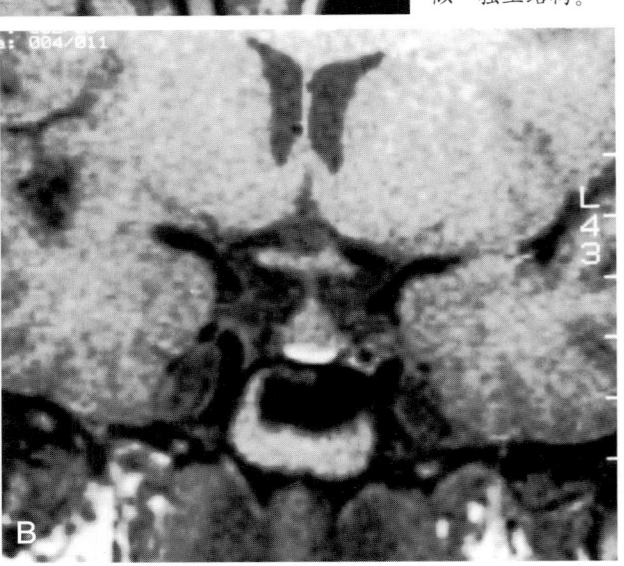

图2-18 初潮时的垂体。SE 600/16 的MR图像，进入青春期的儿童垂体增大，且女孩大于男孩。

几乎所有儿童的骨髓在T1加权像上，均呈高信号（图2-19 F）。但仍可有小灶状低信号残留至20岁。

静脉注射顺磁性对比剂后，婴儿和年幼儿不成熟颅骨和颅底可见不同程度强化。上述强化很可能是因婴儿颅盖板障和颅底内造血骨髓血管化所致。强化程度与年龄相关，年幼儿不成熟骨髓信号均匀，强化较显著，年长儿骨髓信号不均，强化较轻。应用压脂序列后，年长儿的强化程度尚不清楚。婴儿骨髓正常强化在白血病和神经母细胞瘤的患儿中始终是个难题；仅凭MR图像，无法区分正常造血骨髓和神经母细胞瘤转移，除非骨骼出现膨胀性改变或骨表面骨膜翘起。结合CT和放射性核素检查很有必要。

在蝶鞍气化之前，在蝶骨体前部出现明显高信号区（图2-19 C）。这个高信号（一般认为是脂肪变）出现于7个月至2岁之间，直到2岁蝶窦气化时，高信号才消失（图2-19 D~G）。部分儿童中高信号可持续至10~20岁。

颅盖板障几乎与斜坡同时成熟。T1加权像高信号灶3岁左右板障内出现，合并在随后的性内逐渐增多。7岁左右时，板障呈均匀的高信号。板障强化程度与斜坡一致。

在MR图像上，蝶枕软骨联合在整个儿童期十分显著，直到20~30岁仍清晰可见。MR图像可持续显示软骨联合与CT表现截然不同。在CT上，蝶枕软骨联合直到8岁时仍可被显示，这时骨化中心出现。男孩骨化中心单发且首先出现于中线，而女孩骨化中心则出现于双侧中线旁区。根据Okamoto等报道CT扫描可见蝶骨基底和枕骨基底的融合在13岁时完成；此后，蝶枕软骨联合消失。Madeline 和 Elster 发现95%的女孩16岁以前蝶枕软骨联合完全融合，而95%的男孩

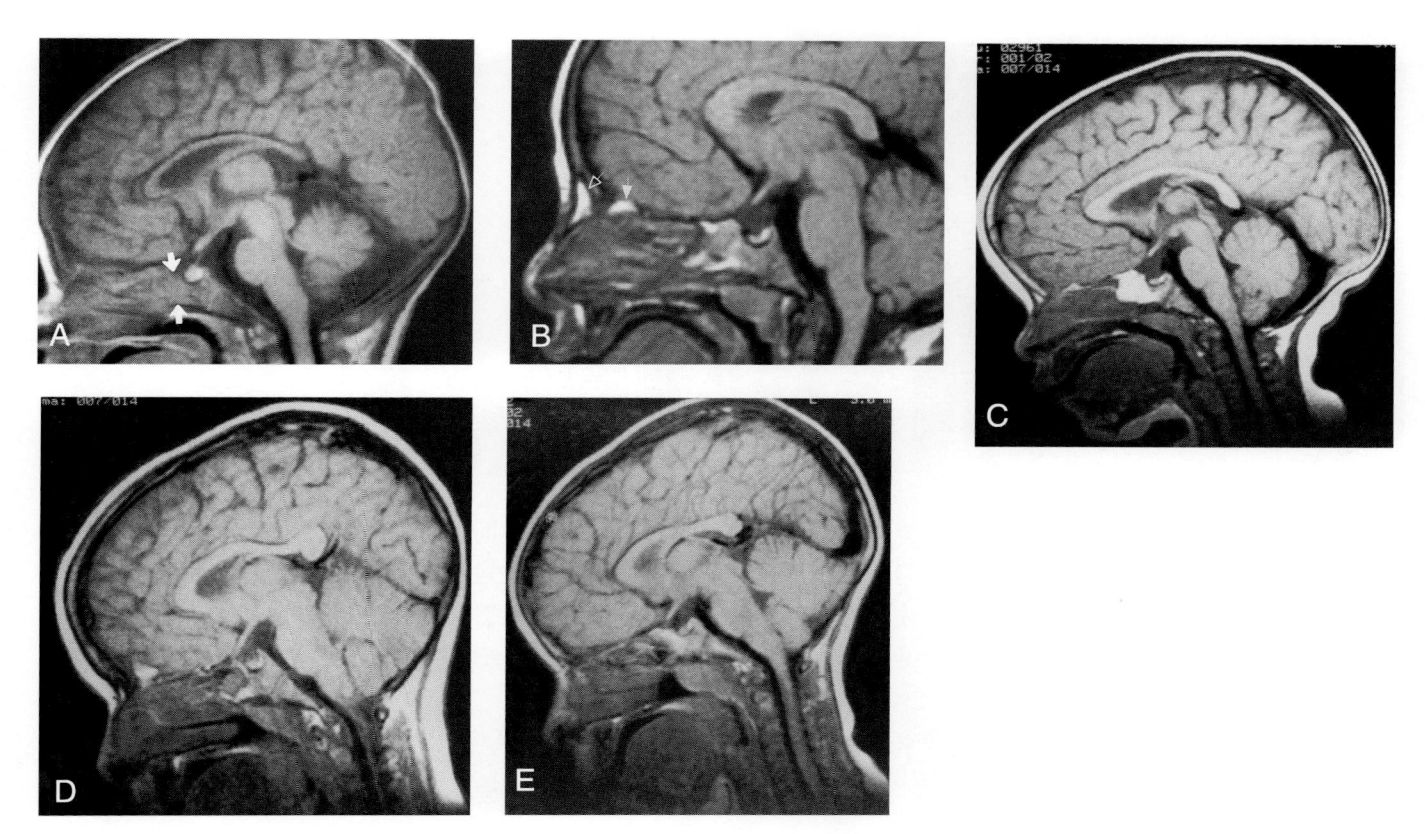

图 2-19　T1WI上斜坡正常骨髓发育。A：3个月婴儿的斜坡。蝶骨基底和枕骨基底骨髓呈低信号，与蝶-枕软骨联合相似。蝶骨的前蝶部与蝶骨基底等信号。B：12个月的正常婴儿。在2岁时，鸡冠（实心箭号）和额骨鼻突（空心箭号）骨髓呈高信号。C：正常18个月的婴儿。在6个月到2岁之间，蝶骨的前蝶部出现脂肪变，而蝶骨基底和枕骨基底的骨髓仍保持均匀低信号。D：正常4岁儿童。当气腔形成时，蝶骨的前蝶部脂肪变开始退缩。蝶骨基底和枕骨基底骨髓内可见斑片状高信号，表明正常黄骨髓开始出现。E：正常5岁儿童。蝶骨基底和枕骨基底内的高信号区更加明显，并逐渐融合。

18岁以前完成。

了解颅骨成熟的正常时间顺序，对于评价全身性疾病患儿非常重要。例如，多种疾病可引起骨髓异常造血。特别是慢性贫血状态，如镰状细胞病和地中海贫血，会引起骨髓翻转为不成熟骨髓的低信号。其他疾病（如白血病）可浸润骨髓；浸润灶取代了骨髓中脂肪组织，导致T1弛豫时间延长。如4岁以上儿童的斜坡呈弥漫性低信号，则应寻找贫血或全身性浸润性疾病。

囟门和颅缝

新生儿颅骨由数块分离的小骨组成，它们之间有结缔组织（颅缝）和软骨（软骨联合）相连。某些区域骨缝更宽，且由不规则片状结缔组织分隔，称为囟门。婴儿出生过程中，这些柔韧而有弹性的结缔组织适于颅骨塑型，同时适于出生后两年内脑细胞快速生长。许多教科书上有关于囟门和颅缝的描述，我们在这里不再重复。简单地说，颅顶共有六条颅缝（包括病理状态），它们分别是：两块额骨间的额缝（来源希腊词metopon，意思是前额）；两条冠状缝分别位于双侧额、顶骨间（来源拉丁词corona，意思是王冠）；两条人字缝位于顶、枕骨之间（似希腊语字母lambdia的人字形）；一条正中矢状缝分隔双侧顶骨（来源拉丁词sagitta，意思是箭）。另外，新生儿有一个主囟门和五个副囟门，它们的重要作用在于为超声检查的提供透声窗。前囟门（额囟）位于前部的额缝、矢状缝和冠状缝交汇处；一对前外侧囟门（蝶囟）位于鳞状骨和冠状缝交汇处，一对后外侧囟门（乳突囟）位于乳突和人字缝交汇处，而单个后囟门（枕囟）位于人字缝和矢状缝交汇处。

囟门和颅缝的正常闭合时间很重要，早闭则需要外科矫正，或者为潜在综合征或代谢病的一个征象（见

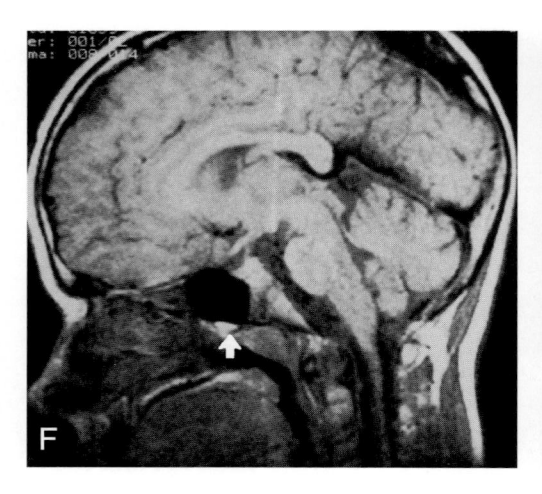

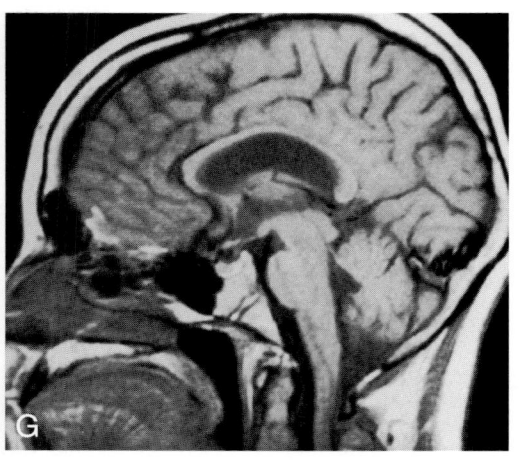

图2-19 F：正常10岁儿童。此时，蝶窦已接近完全气化，只有少量脂肪信号残留于蝶骨前下部（箭号）。蝶骨基底和枕骨基底主要由黄色脂肪组成；斜坡与软骨联合相比主要为高信号，后者仍残留一部分片状低信号。G：16岁儿童的成熟斜坡。枕骨基底和蝶骨基底呈均匀高信号。

第五章）。囟门首先闭合，后囟门（枕囟）闭合时间约为第8周，前外侧囟门约在第3个月，前囟门约在第15~18个月，后外侧囟门约在第24个月。首先闭合的主颅缝是额缝，在3D-CT重建图像上，额缝开始闭合的时间最早出现于第3个月，9个月之前完全闭合。其他颅缝的准确时间闭合还未确定，有些颅缝至青少年期还未完全闭合。然而，有一条基本规律，即出生后一年内额缝、冠状缝和矢状缝不会闭合。

副鼻窦

第一个发育的副鼻窦是上颌窦。副鼻窦位于眼眶内侧，出生时尚未发育，通常为部分致密或完全致密的。儿童期鼻窦生长迅速，纵径生长速率达到2mm/年，前后径2mm/年。生长保持至青春期，此时面部生长也停止了。以下为有价值的标志：

(1) 1岁末时，鼻窦外侧缘投影于眶内壁的下方。
(2) 4岁时，鼻窦向外扩展，超过眶下管。
(3) 9岁时，鼻窦达到上颌骨和硬腭平面。

出生时，筛窦前部发育较后部好。6岁左右，仍可见部分后组筛窦未气化。气化由后向前进行，后组气房增大。气化末期，后组气房较前组气房大而数量少。筛窦气化末期包括筛前区的壁外气房、鼻堤、Haller气房和泡状鼻甲发育。

胎儿蝶窦为发育中蝶骨内的一个狭小腔隙（蝶骨甲窦）。出生后不久，蝶骨甲窦与蝶骨融合并开始气化。高分辨率CT早在2岁时即可显示蝶窦气化。气化过程向下、向后、向外进行，前组蝶窦最先发育，随后为蝶骨基底部、蝶骨大翼和翼状突。要注意的是，不要将气化以前的正常脂肪改变误认为出血、蛋白性液体或肿瘤。

额窦是副鼻窦中最后发育的。它源于筛窦前部气房的延伸。出生时，额窦的部位是含有红骨髓的正常骨结构。其气化过程与筛窦相同，即：气化之前转化为黄（脂肪）骨髓。气化最早始于2岁左右的额骨眶突。4岁时，气化到达鼻根，8岁时到达眶顶，10岁时到达额骨垂直部。生长持续至青春期末。额窦发育程度的个体差异很大。

大脑铁质发育的正常磁共振表现

成人大脑的某些特定部位在自旋回波和梯度回波T2加权像上信号明显减低，特别是高场强扫描时；这些信号减低在快速自旋回波图像上则不明显。虽然因果关系尚有争议，但一般认为，这种T2弛豫时间缩短是因这些部位含有较多铁质造成的。其中最显著的部位是基底节（特别是苍白球）、黑质（大部分在网状结构内侧）、红核和小脑齿状核。

出生时，大脑任何部位都不出现T2弛豫时间明显缩短（图2-20）。约生后6个月时，基底节T2信号较大脑皮质低，此时，苍白球和壳核信号相等，均低于内囊。一般认为，T2加权像上这种最初信号强度减低是豆状核内轴突髓鞘化引起的。实际上大脑白质开始髓鞘化后，在T2加权像上，基底节较周围白质即开始显示为高信号。9~10岁时，苍白球、黑质和红核第二阶段的开始T2时间缩短（图2-21）。此时，这些区域的信号强度与周围白质相等，甚至稍低；15岁时，约90%的儿童，苍白球与周围脑组织相比呈低信号（图2-22）。10~20岁间，T2信号强度持续降低，此后信号强度缓慢降低，并持续终生。

小脑齿状核开始显示低信号稍晚，15岁左右开始出现显著变化（图2-21）。这种信号减低缓慢而持续终生；但是，与大脑其他含铁区域相比，齿状核铁质

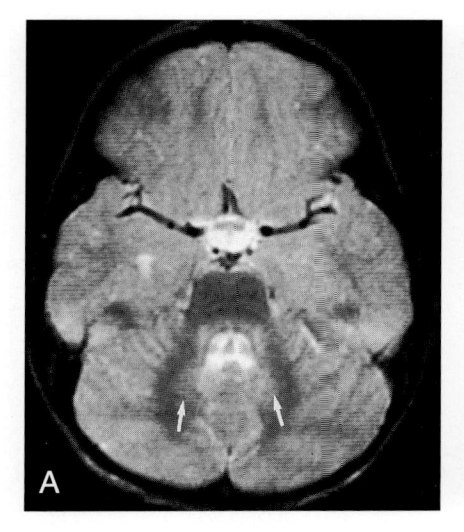

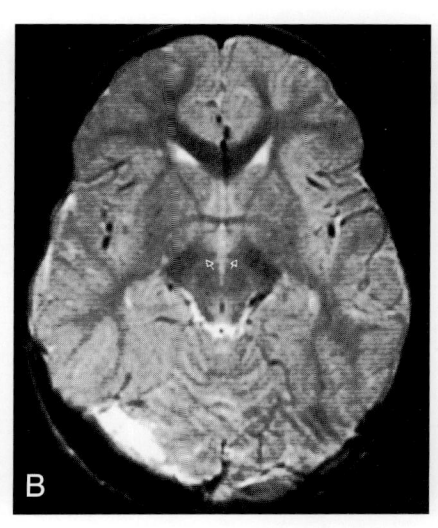

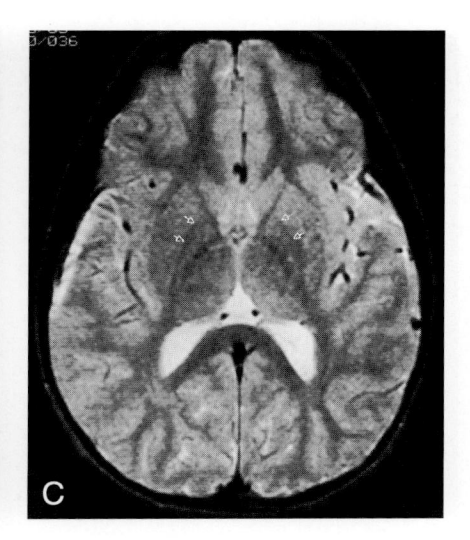

图 2-20 大脑铁质的不成熟状态。A~C：正常 4 岁儿童，苍白球、红核、黑质网状部和小脑齿状核较正常大脑白质为高信号（箭号）。10 岁以前，苍白球、黑质和红核通常变为与脑白质等信号。小脑齿状核的改变发生较晚，且个体差异较大。

含量较少。25 岁时，仅 30% 的青年可见齿状核较周围小脑组织信号低。

脊柱的正常发育

胚胎学

妊娠第二周末，正常人胚胎呈双层结构，第一层是邻近羊膜的平坦细胞层，为上胚母细胞层（epiblast），第二层则邻近卵黄囊，为内胚母细胞层（hypoblast）。下母细胞层最终将被内胚层（endoderm）取代，一般认为后者是上母细胞层的衍生物。此后不久，胚胎尾端中线的细胞增生，形成了原结（primitive knot）（也就是 Hensen's 结）及其尾端的原条。胚胎第 16 天左右，原条开始退化，原结喙唇细胞在上母细胞层和下母细胞层之间移行，形成脊索突，来自原结的细胞添加于脊索突的尾端，使其延长；管空化后，尾端部分即为脊索。脊索诱导周围的中胚层-轴旁中胚叶，源于原条）形成成对的体节。体节最终发育为肌节，后者将形成脊柱旁肌肉和覆盖其上的皮肤和生骨节。生骨节将形成软骨、骨和脊椎韧带。

妊娠第 4 周或第 5 周，生骨节开始重新分段，最终形成椎体。重新分段过程中，每个生骨节尾侧半细胞与头侧半（同一生骨节）细胞在生骨节板裂处分离，并与下节生骨节的头侧半融合（图 2-23），形成一个新的原始椎体。因此，节间动脉被包含在新椎体中心。与此同时，新形成的椎体内脊索节段分解，而椎间内脊索节段增生并转化为髓核。妊娠第 40~60 天由间叶细胞形成的椎体开始软骨化，在椎体内形成特定的软骨骨化中心。最后，四个骨化中心（两个在椎体内，另两个在椎弓两侧）开始骨化过程。骨化过程持续至出生后。

新生儿椎体有一个膜性中心成分，以及骨化中心和透明软骨终板（位于其上下方）。每个终板的体积约为椎体中心成分的一半。与成人相比，新生儿椎体和软骨终板具有更丰富的血液供应。椎体含有造血骨髓，大血管湖以及缺乏血脑屏障的窦状隙和巨大细胞外间隙。软骨终板由椎体边缘血管和腰椎动脉分支供应。

脊柱发育的 CT 表现

CT 观察到的主要脊柱发育过程是骨化中心间软骨联合的骨化。婴儿和儿童期软骨联合的持续存在为解读 CT 图像带动难题。因此，了解软骨联合的正常闭合时间十分重要（表 2-3）。除第二颈椎外，其他椎体均有 3 个原始骨化中心：体（前内侧）和两个神经弓（后外侧）。第一颈椎的前骨化中心形成前弓。第二颈椎与其他颈椎的区别为，它具有四个骨化中心：体（前内侧），两个神经弓（后外侧）和齿突。齿突来源于胚胎期两个独立的内侧骨化中心，约在胚胎 7 个月时在中线融合，婴儿期可见，这两个骨化中心间的软骨联合，须与骨折线区别。

出生时，第一颈椎前弓、后弓内和前后弓之间可见未骨化的软骨联合。前弓软骨联合在 8~12 个月时骨化，后弓 1~7 岁时骨化，两弓之间则在 7~9 岁时骨化。4~7 岁时，第二颈椎后部两个骨化中心之间的软骨联合开始骨化，而第二颈椎体部与齿状突基底部则在

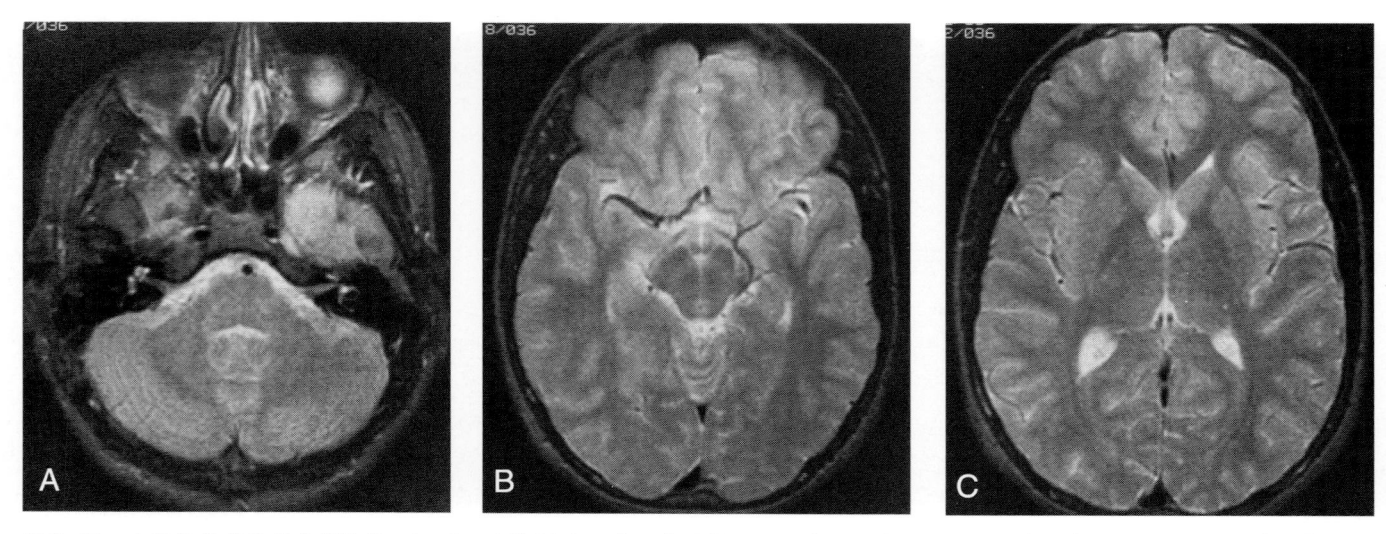

图2-21 大脑铁质成熟的中间阶段。A~C：正常13岁儿童，大脑铁沉积区域与白质呈等信号。苍白球铁质沉积较大脑其他部位快，15岁时，90%的儿童苍白球与周围脑组织相比呈低信号，20岁时，50%的青年黑质和红核与大脑白质相比呈低信号。

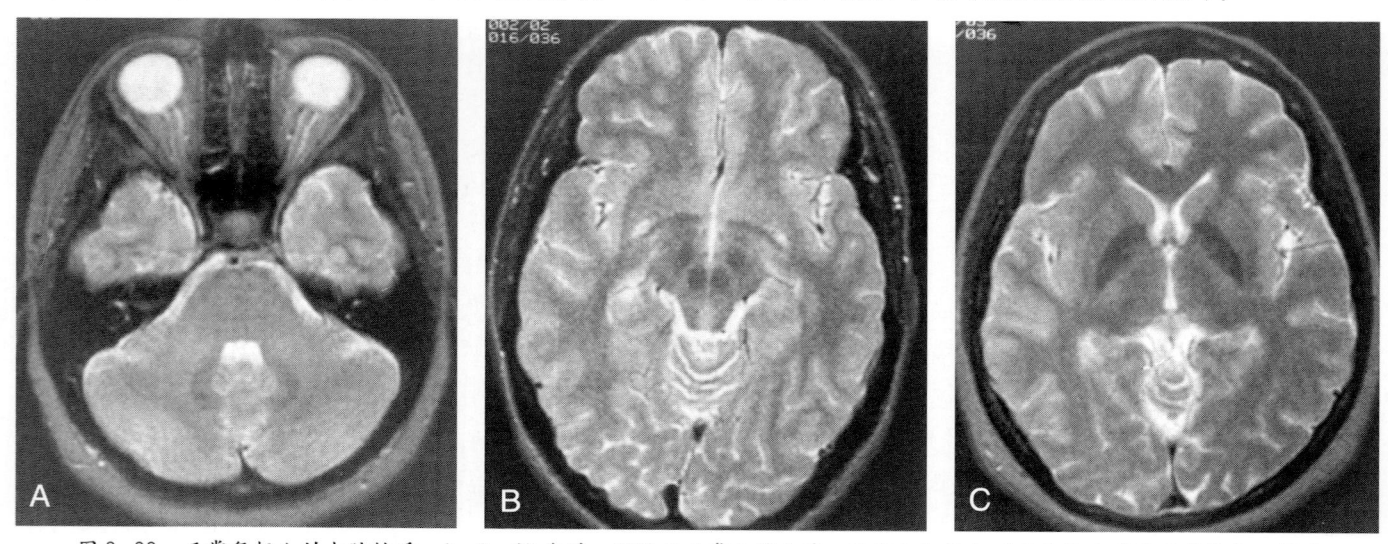

图2-22 正常年轻人的大脑铁质。A~C：25岁时，80%的正常人苍白球、黑质和红核相对于大脑白质显示低信号。然而，25岁正常人群中，仅30%的人齿状核显示低信号，后者铁质沉积较其他部位慢，且个体差异大。

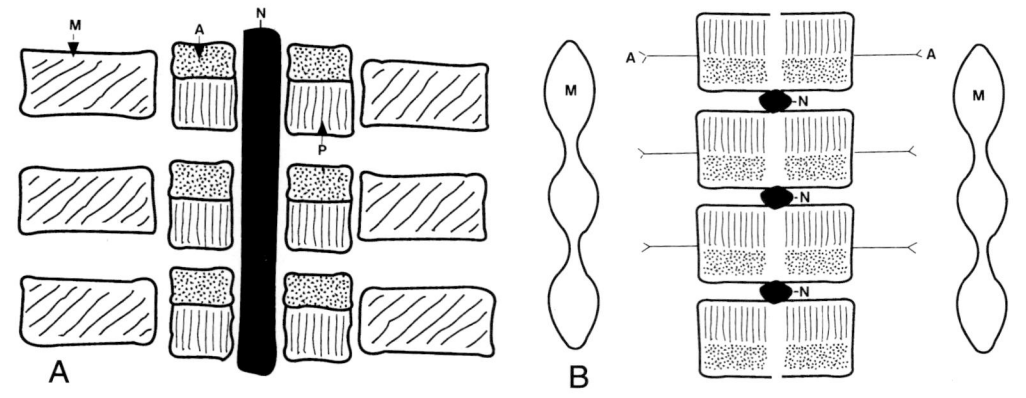

图2-23 椎体形成示意图。A：每个体节包括两个部分：细胞排列疏松的头侧部分（前体节，A，点状区域）和细胞排列紧密的尾侧部分（后体节，P，竖线部分）。体节与脊索（N）和肌节（M，斜线区域）关系密切。B：一个体节尾侧的致密细胞团与其尾侧邻近体节的头侧疏松细胞团融合，形成一个含有相邻部分体节的结构（椎体的中心部）。脊索退化，残余部分（N）将形成髓核。肌节发育成脊椎旁肌肉（M）。注意，节段间动脉与椎体和体节的关系。

3~7岁时骨化。CT上，齿状突上部骨化中心出现于2~6岁间，11~12岁时与齿状突融合。第二颈椎以下，椎体包含一个前部骨化中心和两个后侧部骨化中心（图2-24）。第三颈椎及以下椎本的软骨联合骨化基本恒定。后部软骨联合在4~7岁时骨化，椎体和后部骨化中心间软骨联合在3~7岁时骨化。

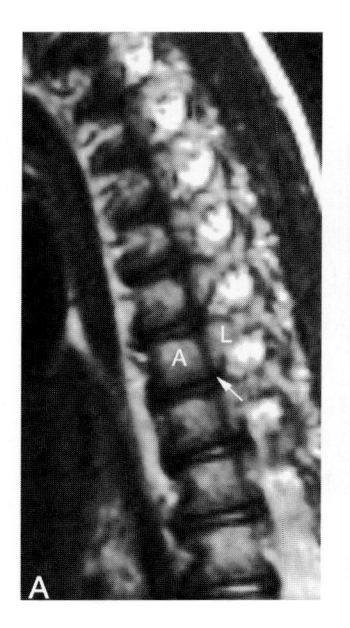

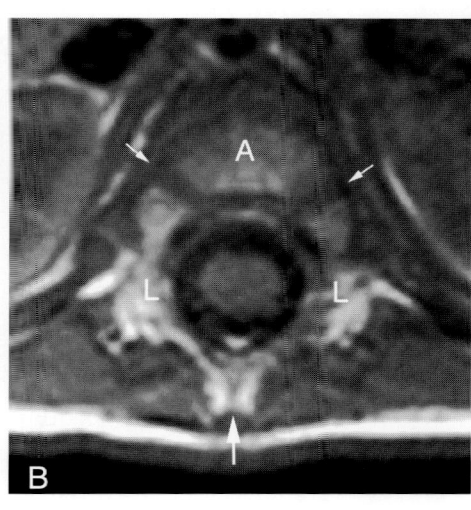

表 2-3
颈椎软骨联合的闭合时间

软骨联合	骨化年龄
第一颈椎前弓	8~12个月
第一颈椎后弓	1~7岁（通常4岁以前）
第一颈椎侧块	7~9岁
颈2椎体—齿状突	3~7岁
齿状突上部骨化中心	
出现	2~6岁
融合	11~12岁
第二颈椎后部软骨联合	4~7岁
颈2水平以下	
后部软骨联合	4~7岁
椎体—后部骨化中心	3~7岁

脊柱发育的 MR 表现

与CT一样，MRI能清晰显示椎体和神经弓间的软骨联合，在T1WI和T2WI上呈线样低信号，矢状位可见低信号线从上终板区到下终板区，轴位可见斜行低信号线。婴儿期可见这些线状影，推测为致密的皮质骨加上软骨。软骨联合在MR上的消失时间与CT和平片不一致，表明MR和CT观察到软骨联合演变过程的不同方面。在MR上，这条位于上下终板中部的线从外侧开始消失，在中下段颈椎软骨联合线完全消失终始于6岁，腰椎约在11~14岁，胸椎上段为10岁，胸椎中段为15~16岁。

婴儿脊柱的MR表现分为三个发育阶段。第一阶段，从出生到生后一个月，以椎体的双凹外形为特征，在短TR图像上，椎体与肌肉相比呈明显低信号。椎体中心可见一横行带状高信号，可能代表了椎静脉丛。此时，椎体软骨终板体积约为骨化椎体的一半，与肌肉相比呈中度高信号，与中央骨化部分相比呈明显高信号（图2-26）。T2加权像显示骨化中心呈明显低信号，终板与肌肉相比呈中度高信号。此时注射顺磁性造影剂，可见椎体和软骨终板中—高度强化。儿童期椎间盘信号强度改变不明显，T1加权像

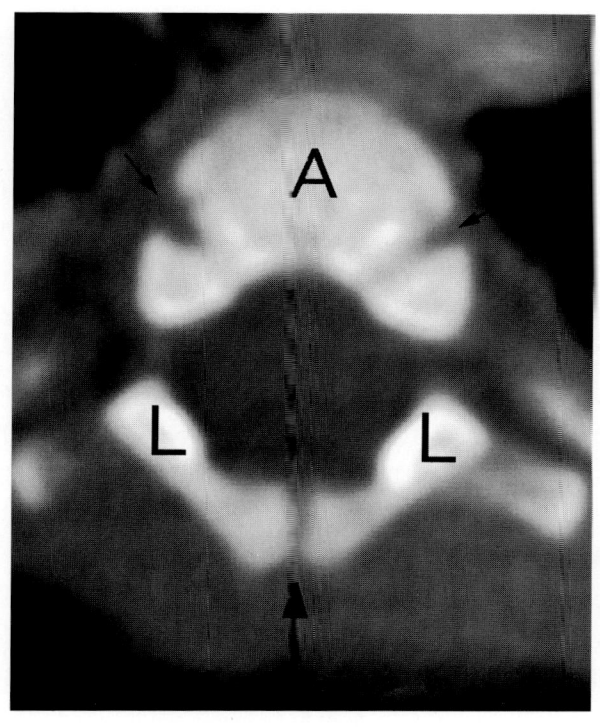

图2-24 未成熟椎体的CT图像显示，前部骨化中心（A）和两个后部骨化中心（L）。小箭号显示前部软骨联合，大箭号指示后部软骨联合。

图2-25 未成熟椎体的MR图像。矢状位SE 600/11（A），轴位SE 600/11和轴位RARE 3500/102图像显示位于前骨化中心（A）和后外骨化中心（L）之间的软骨联合（箭号）呈线状低信号。

低信号，T2加权像高信号，可轻度强化或不强化。

第二阶段（图2-27），出生后1～6个月，以椎体的T1时间缩短为特征，T1缩短从椎体上下缘开始，并向中心扩展，最后遍及整个椎体。T2加权像也显示椎体上下部信号强度增加；在3个月左右，椎体逐渐与终板等信号。第二阶段椎体和终板的强化形式与第一阶段无明显不同。

第三阶段（图2-27）开始于第7个月。在此阶段，T1加权像椎体与软骨终板和周围的肌肉相比呈高信号。软骨终板逐渐骨化并与椎体融合，使椎体在2岁左右变为长方形。T2加权像显示椎体与软骨终板呈均匀等信号，与周围肌肉相比呈中度高信号。直到9岁或10岁时，大部分儿童的终板和椎体仍可见不同程度的均匀强化。在此阶段，造血骨髓逐渐被转换。

应用MR新技术评价脑发育

MR波谱

正常MR波谱

应用MR波谱成像评价脑发育仍处于起步阶段。在详细叙述脑发育在MR波谱上的特殊改变之前，需要讨论两个重要概念，首先是MRS观察到的谱线随获得数据的回波时间（Echo Time, TE）不同而改变，正如第一章所述，短TE（20～30ms）波谱较中等TE（135～144ms）和长TE（270～288ms）波谱可获得更多波峰，造成这种差别的原因是，被激励质子受周围化学环境（T2弛豫）影响，产生不同速率失相位。被激励质子一旦失相位，相对应MRS峰宽和振幅即下降。通常，短TE MRS应用于怀疑代谢性疾病而需要观察多个波峰及寻找新的波峰。而长TE波谱仅能获得四个波峰（NAA, Cr, Cho, Lac），但是，容易定量分析，我们正常用长TE波谱估价脑外伤和脑肿瘤。

另外一个重要的概念是脑不同区域的代谢物浓度有轻微差别。例如，小脑与大脑、基底节和大脑白质及丘脑和壳核的波谱有差别。此外，每个丘脑核团间也有轻度差异。关于脑成熟波谱的变化，婴儿脑内的Cho和肌醇（myo-inositol）的含量高，而NAA和Cr峰相对较低。而且，波谱还造成熟波而变化。婴儿脑中Cho和肌醇峰较多而NAA峰和Cr峰较低，随着婴儿脑发育，Cho和肌醇（myo-inositol）波峰下降，而NAA和Cr峰升高。为了建立一个量化的婴儿脑各部位正常波谱，正常标准获取应基于大样本量正常婴儿及采用小体素波谱，这项工作需要数年完成。同时，波谱能提供脑不同部位波峰升高的类型和比值，从而判断是否存在大体病变。在讨论这些异常波形之前，首先讨论1HMRS（图2-28）所见不同波峰、信号来源及其差别。在了解了信号来源后，讨论脑发育过程中波谱的主要改变。

脑MR波谱成像所见代谢物

N-乙酰天冬氨酸（NAA）是质子谱中最明显的波峰，被视为化学位移定位的参考物（2.01ppm）。这个波峰实际上包含了NAA、N-乙酰谷氨酸、糖蛋白和氨基酸肽残余等多种物质；因此，将该波峰命名为"N-乙酰族群"也许更恰当。人们认为，NAA在成人脑中至少有两个功能：①它是脑脂质的前体；②它参与了辅酶A的相互作用。另一些人认为，NAA是一个渗压指示计（一种无代谢活性的成分其功能只是在细胞外渗透压出现代谢性失衡的情况下保护神经组织），或认为它是一种神经递质／神经调节物的前体；或认为它是天(门)冬氨酸盐的自由存储结构。成人脑大脑皮层NAA的浓度高于白质，因为绝大部分NAA位于神经元及其分支内。乙酰-辅酶A-L-天(门)冬氨酸盐是NAA的合成酶，存在于线粒体内，天(门)冬氨酸盐和乙酰-辅酶在此合成NAA。乙酰天冬氨酸酶是NAA的降解酶，主要存在于星形细胞内；因此，NAA降解首先发生于胶质细胞，可以成熟胶质细胞内NAA的含量较低。因为NAA几乎都存在于神经元和轴突内，并且大部分神经变性过程不影响胶质细胞，故多数神经变性过程中NAA含量降低。动物实验已证明，NAA降低与神经元坏死相关。因此，NAA波峰绝对或相对（相对于肌酸）降低被认为是神经元或轴突损伤的指征。然而，由于NAA在线粒体中合成，能量损耗不会造成永久性神经元损伤，但可能造成NAA暂时性降低，故在线粒体疾病、癫痫和进行抗病毒治疗的AIDS患儿中，可见NAA波峰恢复。婴儿期大脑灰、白质中NAA含量相似。未成熟白质中NAA含量相对较高，一般归因于活跃的脂质合成；对于未成熟脑的研究证明，少突胶质细胞前体的NAA含量是未成熟神经元的两倍。因此，NAA水平可作为少突胶质细胞发育的指示物。

吸收峰位于3.21ppm的胆碱峰（有时也称三甲铵）是由下列成分组成，胆碱、三甲铵乙内酯和肉(毒)碱中的三甲铵（$-N(CH_3)^{3+}$）的质子、加上肌醇和氨基乙磺酸

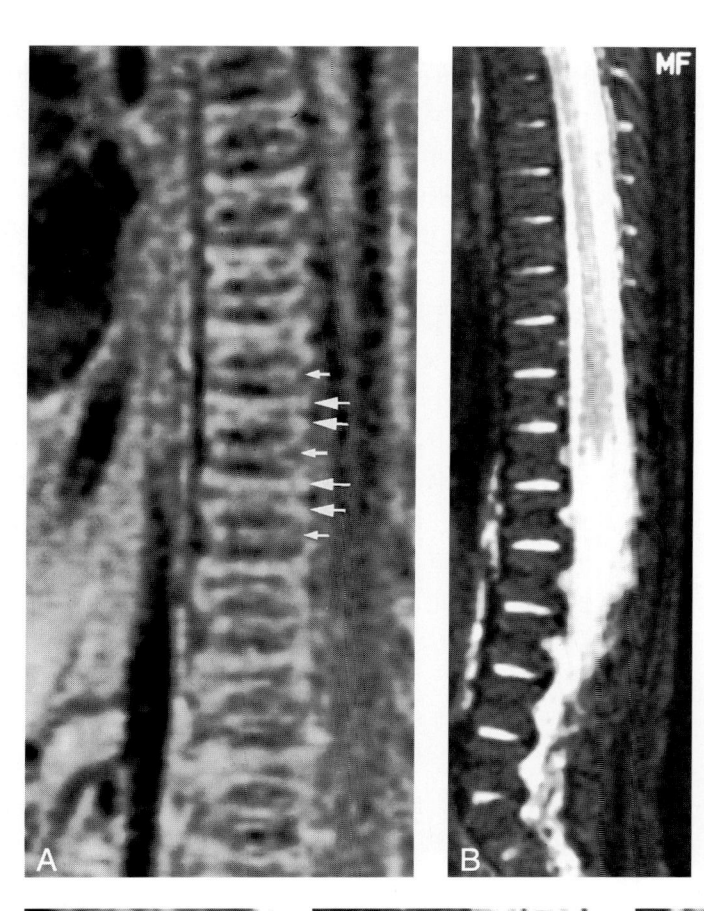

图2-26 新生儿脊柱。第一阶段。A：T1加权像显示了椎体中心的横行高信号带（小白箭号），可能代表了椎基静脉丛。此时，椎体软骨终板（大白箭号）的体积约为骨化椎体的一半，与肌肉相比呈中度高信号，与中央骨化部分相比呈明显高信号。B：T2加权像显示骨化中心呈明显低信号，终板与肌肉相比呈中度高信号。椎间盘呈明显高信号。

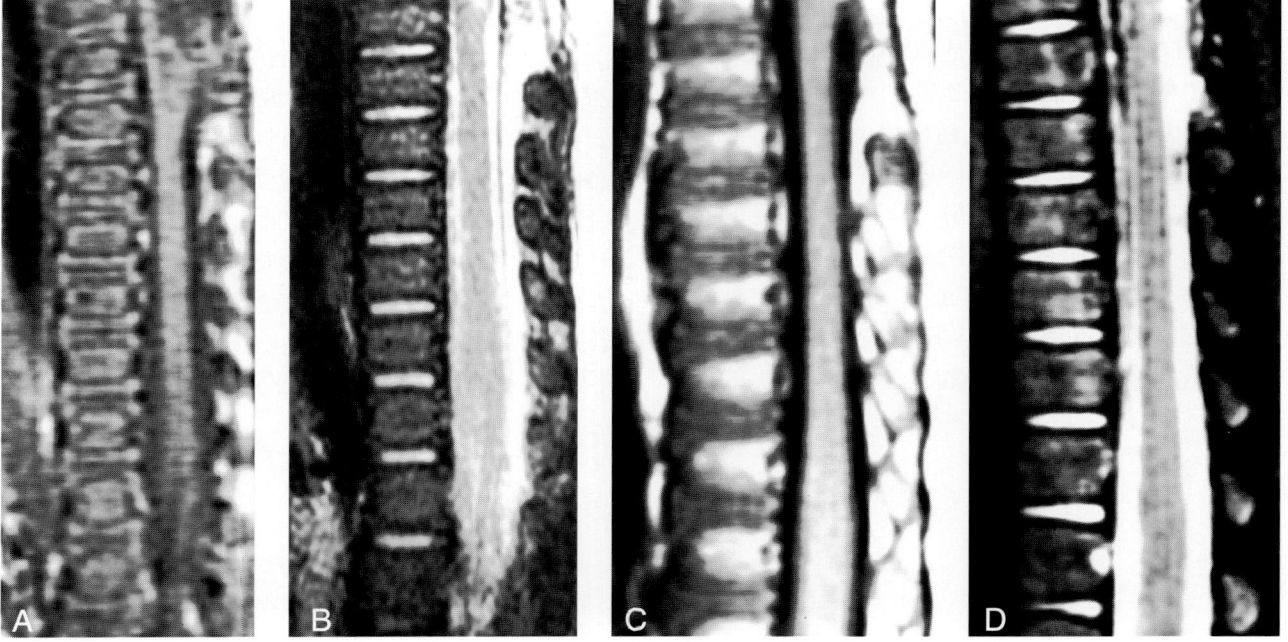

图2-27 4个月时的脊柱（第二阶段）和14个月时的脊柱（第三阶段）。A：4个月时SE 500/11矢状位图像。椎体上下边缘开始出现T1缩短，并向中心延伸。B：T2加权像显示椎体上下高信号强度增加，逐渐与终板呈等信号。C：SE 500/16矢状位图像显示，椎体与软骨终板和周围肌肉相比呈高信号。软骨终板逐渐骨化并与椎体融合，使其更趋向于长方形。到24个月时，椎体将完全呈长方形。D：T2加权像显示椎体与软骨终板相比呈均匀等信号，与周围肌肉相比呈中度高信号。

的H5质子。"胆碱"峰是由数个与胆碱一起构成细胞膜磷脂极性端的含有胆碱成分的物质信号总和（如磷酸胆碱、磷酸乙醇胺、甘油磷酰乙醇胺、甘油磷酸胆碱和游离胆碱），新生儿期，波谱中胆碱峰以磷酸乙醇胺为主，磷酸胆碱随年龄增大而下降。与细胞膜结合的胆碱化合物在MR图像上可能不被显示。然而，当疾病过程中细胞膜被破坏，结合的胆碱释放出来时，即可被观察到。胆碱反映了细胞膜的结构成分，特别是髓磷脂鞘。这样，高细胞代谢过程中的胆碱峰趋于增大，如高分化肿瘤和神经变性疾病。局部炎症，可造成局部细胞增生显著和细胞膜破坏明显，即可形成高大胆碱峰。成熟儿脑大脑白质的Cho浓度高于脑皮层，丘脑和小脑高于大脑皮层或白质。

吸收峰位于3.03ppm的肌酐峰由肌酸和磷酸肌酸的甲基质子加上少量γ-氨基丁酸、赖氨酸和谷胱甘肽组成的；第二个峰较小，吸收峰位于3.94ppm。磷酸肌酸是维持全脑细胞能量依赖系统的至关紧要的分子，在小脑中浓度最高，其次为丘脑、基底节、皮层灰质及白质。通常认为，肌酸总水平在多数情况下是稳定的；因此，肌酸可作为与其他代谢物比较的参照物。

吸收峰位于3.56和4.06（双峰）的肌醇，是许多激素系统和中枢神经系统酶调节作用的第二信使，一般认为是细胞膜结构磷酸肌醇的储备。它是重要的生长因子，是磷脂酰肌醇的前体，是磷脂膜结构的组成成分。肌醇主要位于胶质细胞内，因此，可能是胶质细胞的一个特异性标记物。肌醇的其他作用可能包括：渗透调节、细胞营养和解毒。3.56ppm峰中一个较小的信号来源于氨基乙酸和1-磷酸肌醇。异肌醇是肌醇的非代谢性异构体，可能会抑制肌醇传输和整合入磷脂膜的过程。大部分专家认为，3.35ppm处的单峰来自异肌醇中环醇的六个相同的次甲基质子，而非来自牛磺酸。上述推论的根据如下：精确的化学位移、共振的单峰特性、与生化浓度水平的一致性、与肌醇水平的联系、在体和离体哺乳动物脑组织1H波谱中除外了其他代谢物。在短TE质子谱中可观察到大脑葡萄糖显示为位于3.43ppm的单峰。这个单峰下面积可用于粗略估计大脑中的葡萄糖浓度。

乳酸在1H波谱中表现为特异性的位于1.3ppm的双峰（峰尖位于1.26和1.36ppm），在符合孕龄的足月新生儿脑中可见微量乳酸（见第三章）。通常认为，在一定程度上出现大于微量的乳酸是脑损伤的指征，特别在出生后数小时内。然而，在不成熟胎儿和成熟新生儿的脑脊液中，乳酸浓度可高达2.7mm/L，并于出生后数月内逐渐消失。了解脑脊液内正常存在乳酸非常重要，如果在脑实质波谱体素内包括有较大体积的三脑室或侧脑室，则可能造成缺血性无氧糖酵解的假阳性诊断。因此，应用MR波谱观察新生儿是否存在脑病时，排除CSF的影响至关重要。

了解丙醛-1，2-二醇非常重要，它是一种用于新生儿抗惊厥药的注射用溶剂，它的波谱表现与乳酸相同。丙醛-1，2-二醇显示为中心位于1.1ppm的双峰（图2-29）。因此，如果在脑病患儿的脂肪族区域（1~1.1ppm）出现双峰，应首先确定双峰化学位移的准确位置，再判断是否为乳酸峰。

当应用短回波时间采集质子谱时，在2.1~2.4 ppm区间可见数个小峰，代表谷氨酸盐和谷氨酸酯质子。在3.75ppm区域可出现第二个波峰，来源于α-CH的共振信号。谷氨酸盐是神经兴奋性递质，由兴奋性轴突释放到突触，与突触后谷氨酸盐受体结合。部分释放的谷氨酸盐被转运到邻近的胶质细胞轴突，剩余部分被突触前后的神经元轴突吸收。胶质细胞内谷氨酸盐在谷氨酸盐合成酶作用下转化为谷氨酸酯，或代谢为氧戊二酸和天(门)冬氨酸盐。谷氨酸盐是脑损伤（由低氧缺血，癫痫或外伤引起）的一个重要因子。不幸的是，在可应用

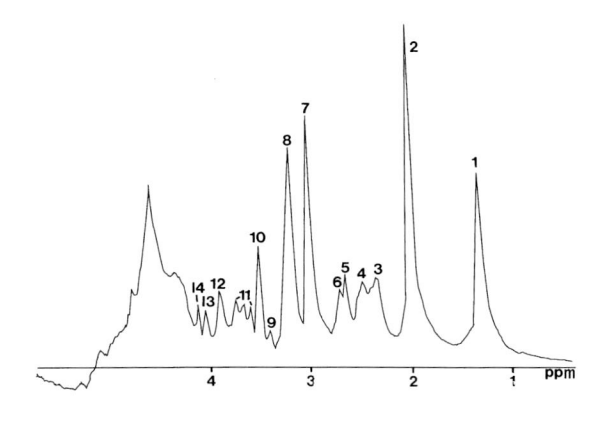

图2-28 H1波谱的波峰表现(短TE)。1. 乳酸的CH3基团。2. NAA和N-乙酰谷氨酸酯的CH3，谷氨酸盐和谷氨酸酯的C-2 CH2，γ-氨基丁酸(GABA)的C-3 CH2。3. 谷氨酸酯的C-4 CH2和GABA的C-2 CH2。4. 谷氨酸盐的C-4 CH2和NAA的C-3 CH2。5、6. NAA的C-3 CH2。7. 肌酸的CH3和GABA的C-4 CH2。8. 胆碱的CH3。9. 牛磺酸的C-1 CH2。10. 肌醇的C-1和C-3 CH，氨基乙酸的C-2 CH2。11. 谷氨酸盐和谷氨酸酯的C-2 CH，肌醇的C-4和C-6 CH。12. 肌酸的C-2 CH2。13. 胆碱的CH2。14. 乳酸的C-2 CH。

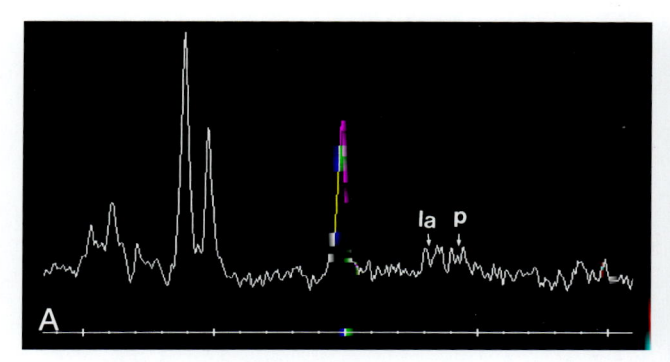

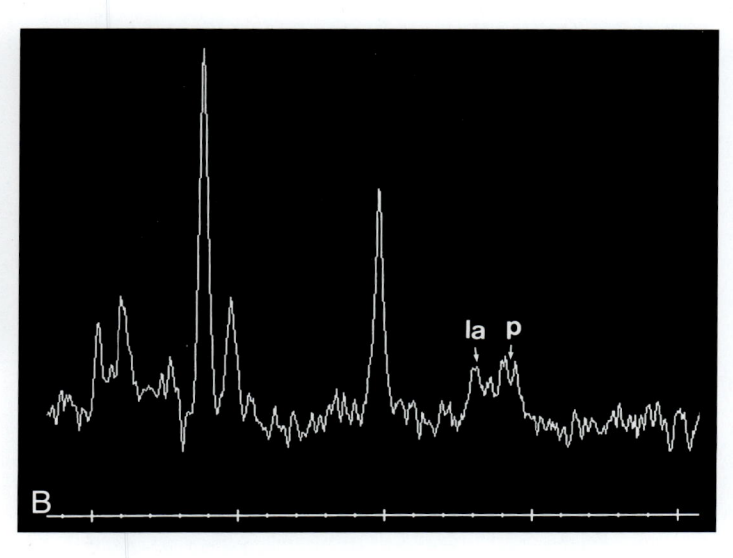

图2-29 新生儿脑波谱中的丙醛-1,2-二醇。A：基底节的质子谱（TE=270 ms）。B：额叶分水岭白质的质子谱。注意，存在两个双峰，一个位于1.1 ppm（p），代表丙醛-1,2-二醇，另一个位于1.3 ppm（la），代表乳酸。

的临床磁场强度下，位于2.1~2.4ppm峰相互重叠，不能与NAA峰清晰区分，而位于3.75ppm的峰与位于3.9ppm的肌酸峰无法分辨。而在更高磁场强度下，有可能分辨和评价这些峰。如果更高磁场强度的成像设备能应用于临床，分析这些峰就可能成为评价细胞毒性脑损伤的重要手段。细胞毒性脑损伤是由谷氨酸盐介导的。

典型的婴儿短TE波谱有两个宽大的波峰，一个位于0.5~1.0ppm之间，另一个位于1.0~1.6ppm之间。他们被认为是大分子峰，主要由各种各样的脂质烃和氨基酸中的甲基（中心为0.9ppm）和亚甲基（中心1.3ppm)质子构成。这些波峰只有升高到NAA峰高的一半时才有临床意义。当它们明显升高时，提示有退变过程。这些波峰增高更常见于先天代谢异常和受虐儿童。（个人联系，Dr. William Ball）

现在，人们认为，脂质代谢造成的磷酸单酯进行性降低和磷酸二酯代偿性增加，是31P谱中脑发育的最佳指标。与足月新生儿相比，早产儿波谱显示磷酸单酯共振增加，磷酸二酯信号相对较低。虽然磷酸二酯产生于磷脂的降解产物，且磷脂在婴儿和成人脑中呈进行性增加，但磷酸单酯的信号强度几乎没有下降（后者主要是磷脂的前体）。然而，磷酸单酯信号的化学位移和波谱宽度在婴儿和成人之间有所不同，提示磷酸单酯的组成成分发生了改变。这可能是因为磷酸乙醇胺、磷酸胆碱、甘油磷酰乙醇胺和甘油磷酰乙醇胆碱的浓度比例发生了改变。另外，新生儿31P MR谱与神经系统检查（神经反射、运动功能、感觉功能检查）的关系显示磷酸肌酸、无机磷酸和磷酸二酯的指数性增加（此时磷酸肌酸和无机磷酸的比值恒定），早于神经系统检查中发现的发育性改变。人们假定，这种波谱的演化形式是由线粒体内腺苷-三磷酸循环的增加造成的。

脑区的波谱变异

脑质子波谱图所获得的波谱随着体素的位置不同而不同，不同区域大脑皮层的组织结构不同，这一点怎么强调也不过分。成熟脑的额叶波谱与顶叶不同，而两者与海马区的波谱也不同，丘脑的波谱与纹状体不同。我们不可能显示每个年龄组脑不同区域的波谱。然而，却可描绘一些基本类型，如不同脑区的NAA峰高的差异，脑干和小脑NAA/Cr的比值低于大脑半球，基底节（丘脑、尾状核、壳核）较大脑白质低。另外，Cho和Cr比值随大脑内不同结构而异，白质内Cho通常高于Cr，而脑灰质内Cr则多高于Cho。

脑成熟过程中波谱的改变

活体脑成熟过程中MR波谱表现随扫描技术的不同而不同。如前所述，短回波时间波谱成像（图2-31）与长回波时间波谱成像（图2-32）表现不同，因为T2弛豫和J偶联会造成波峰增宽和高度降低。短回波时间可获得最多信息，而长回波时间波谱成像则较易获得稳定的基线，其波峰的量化也较为容易。

反映脑成熟过程的MR波谱表现包括：31P谱上磷酸单酯峰相对降低、磷酸肌酸峰和磷酸二酯峰相对增高，1H谱上大NAA峰（化学位移2.01ppm）相对于胆碱峰（化学位移3.21ppm）和肌酸-磷酸肌酸峰（化学位移3.03ppm）增高（图2-31和图2-32）。这种类

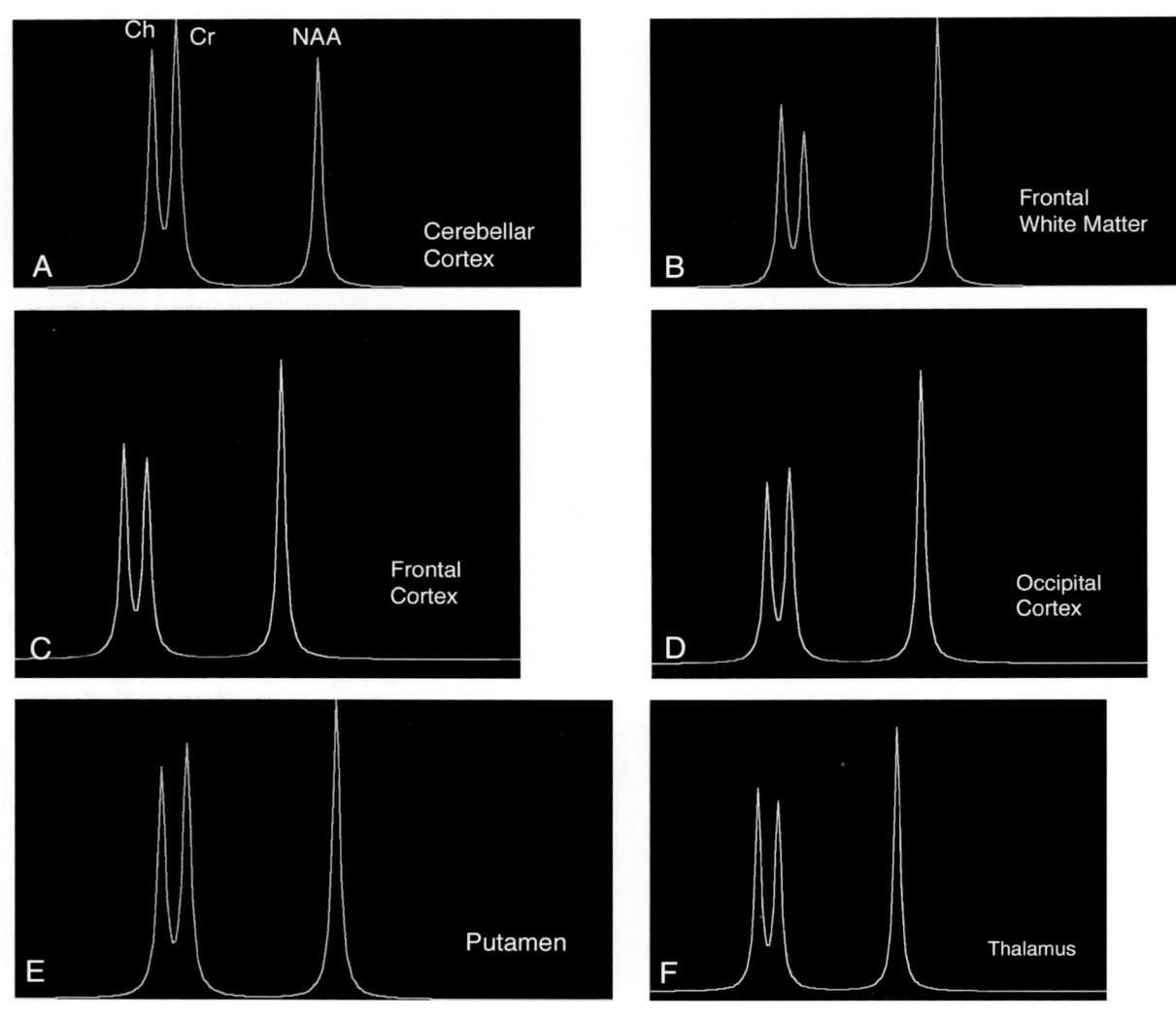

图 2-30　成熟脑（3岁）的局部 1H 波谱变化（TE=288 ms）。A：小脑皮质波谱显示胆碱峰（Cho）和肌酸/磷酸肌酸（Cr）峰高于 NAA 峰。B～F：额叶白质（B）、额叶灰质（C）、枕叶皮质（D）、壳核（E）和丘脑（F）的 Cho、Cr 和 NAA 比值有轻度不同。

型的演变也见于胚胎期和早产婴儿，以及足月儿和幼儿。另外，新生儿波谱可见一个大的肌醇峰（化学位移3.56ppm），此峰在生后一年内逐渐降低（图2-31）。新生儿波谱中鲨肝肌醇峰最高。

活体 MR 波谱成像很难测定代谢物的绝对浓度。因此，一般通过波峰之间的相互比较和计算峰高比值来表达大部分代谢物随时间的变化过程。例如，与肌酸相比，成熟过程中胆碱（胆碱/肌酸，Cho/Cr）和肌醇（肌醇/肌酸，MI/Cr）降低；而胆碱与肌醇的比例不变。另外，生后二年内，白质中 Cho/Cr 的比率几乎保持恒定，而在灰质中 Cho/Cr 的比率升高。

在质子 MR 波谱上定量测量特定成分非常困难，因为每个波峰的信号强度决定于其浓度、质子饱和效应和 T2 弛豫时间。在重建任何准确数据之前，必须考虑上述因素。因此，人们已经可以准确计算峰下面积，由于这种方法更具可重复性且更加可靠，故已经成为波谱分析的标准方法[141, 143, 172]。然而，即使应用这些"绝对值"测量，不同研究小组得出的数值也不完全相同。造成差异的一个原因是，他们所测量的脑组织部位不同、脑发育阶段的不同、个体间脑发育的速度也不同（图2-32 A～D）。也就是说，由于某些部位的脑组织髓鞘化早于其他部位（见本章前部），其生化成熟发生得也较早。例如，基底节、感觉运动系统和视觉系统的成熟早于前额和颞叶皮层，在质子谱上，较成熟区域的波谱与幼稚区域相比，肌醇峰较低、NAA 峰较高。在磷谱上，成熟区域波谱表现为磷酸单酯峰较低、

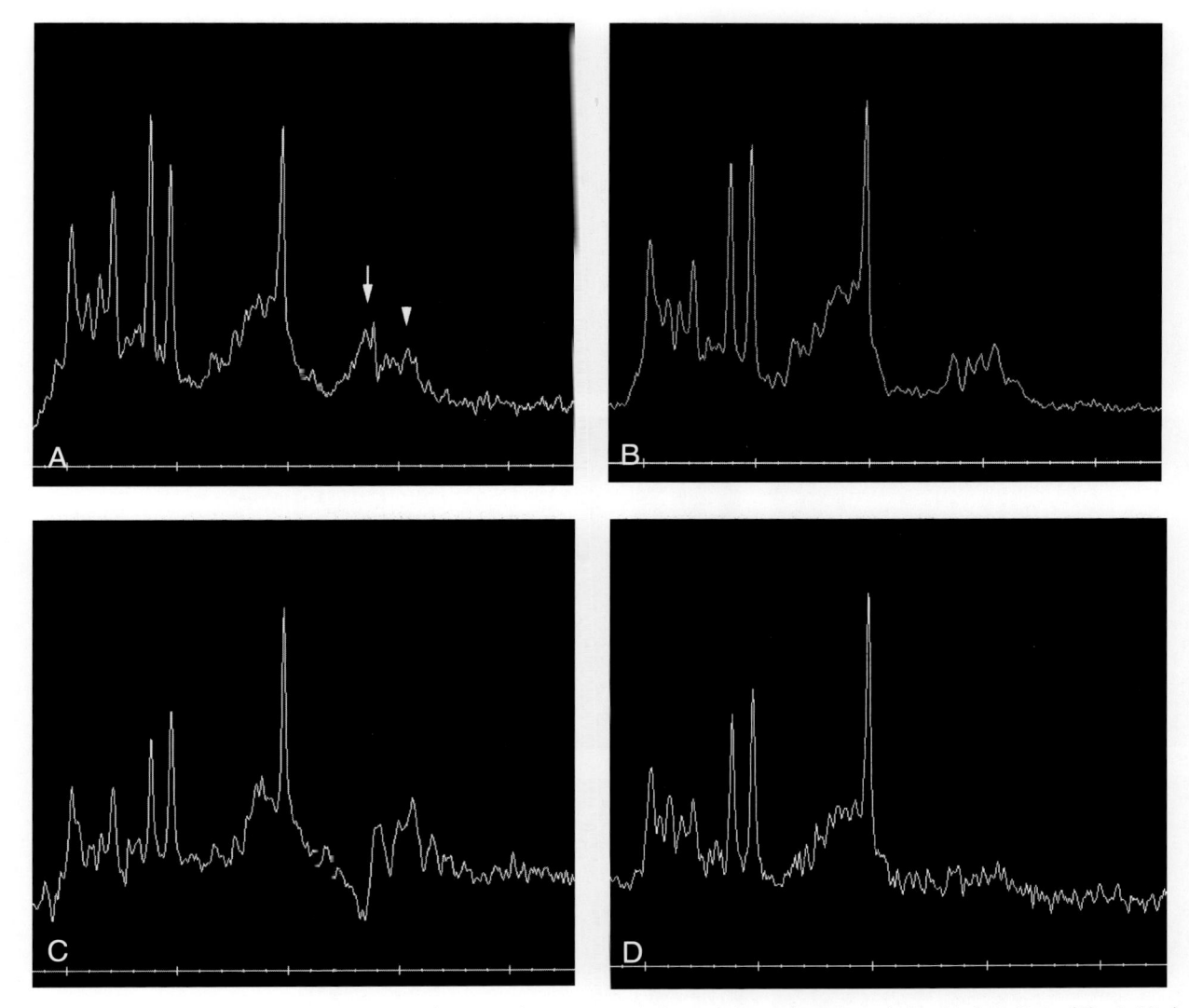

图 2-31 脑成熟过程中的短回波（26 ms）1H波谱改变。5天新生儿（A）、3个月婴儿（B）、14个月婴儿（C）和22个月婴儿（D）的基底节的波谱。新生儿脑中的主峰是肌醇和Cho。稍大的婴儿脑中的主峰是胆碱和肌酸。较大儿童和成人脑中的主峰是N-乙酰群组。较大儿童和成人脑的白质内Cho峰较大，而皮质内Cr峰较大。

磷酸二酯、磷酸肌酸和三磷酸腺苷（ATP）峰较高。应用绝对值测量方法，新生儿的主峰是肌醇，浓度为10~12 mmol/kg。大婴儿的主峰是胆碱，浓度为2.5~3.5 mmol/kg。新生儿肌酸和N-乙酰群的浓度分别为5~6 mmol/kg和4~5 mmol/kg；而成人浓度则分别为7~10 mmol/kg和9~10 mmol/kg；也就是说，成人质子谱的主峰是肌酸和N-乙酰群峰。而且，年长儿和成人波谱中，肌醇峰显著降低，成人肌醇浓度可降至6 mmol/kg。

弥散张量成像

如第一章所述，开始于20世纪60年代的新技术使MR成像可测量脑内水分子的弥散程度和方向。脑内自由水的弥散运动程度似乎与脑白质的成熟过程紧密相关。但成熟脑组织内水分子的运动总和［(表观弥散系数（apparent diffusion coefficient，ADC）见第一章)］下降，可能为脑白质通路复杂性和髓鞘化增加所致。

正常脑成熟的弥散图像

依MR成像设备生产厂家的不同，弥散信息可显示为多种不同形式。最常见的形式为弥散加权图像。弥散加权图像包含T2信息和弥散信息以及表观弥散系数图（ADC图），ADC图的图像对比只决定于每个体素内的水运动程度。由于水弥散运动的信息可评价新生儿和婴儿脑损伤或代谢紊乱，故了解不同年龄正常儿

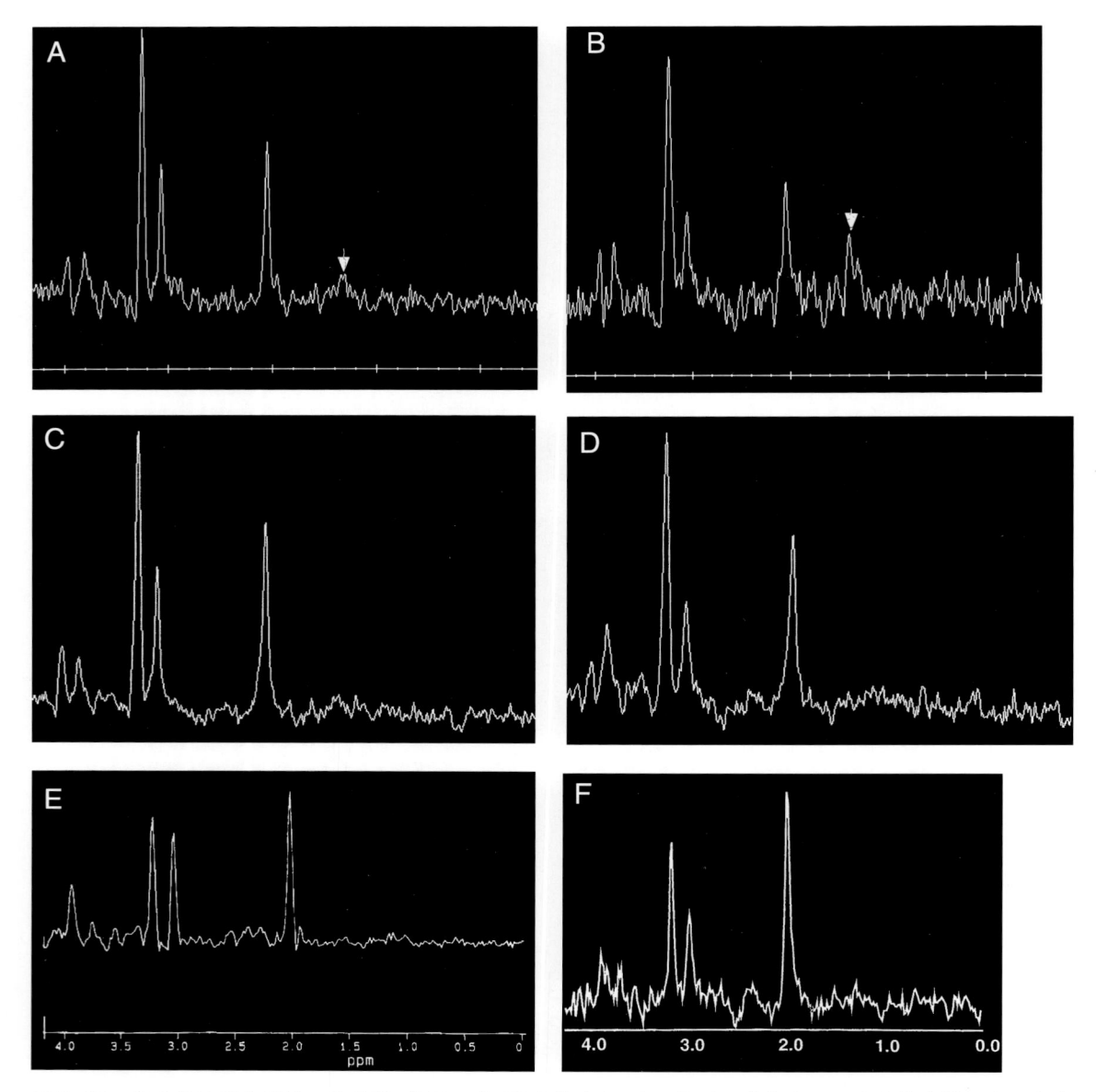

图2-32 脑成熟过程中的长回波时间（288 ms）1H波谱改变。A：35周正常新生儿。基底节波谱可见胆碱峰显著，NAA峰和肌酸／磷酸肌酸峰相对较小。B：35周正常新生儿。额叶白质波谱，成熟程度稍差于基底节。相对于（A），与胆碱和肌醇峰相比，NAA峰和肌酸／磷酸肌酸峰较小。在此阶段，脑白质中出现少量乳酸（A和B中的箭头）是正常的。C：足月正常新生儿。此时，与胆碱相比，NAA相对丰富。乳酸基本消失。D：足月正常新生儿额叶白质波谱，成熟程度稍差于基底节，但比35周婴儿额叶白质成熟（B）。与基底节相比，NAA峰和肌酸／磷酸肌酸峰较胆碱和肌醇峰相对小一些（C），但NAA峰比35周时相对增高。E：12个月正常婴儿。与胆碱峰相比，NAA峰和肌酸／磷酸肌酸峰相对增高。同时，肌醇峰仍清晰可见。F：24个月正常婴儿。波谱开始接近成人表现，即NAA峰显著，肌酸／磷酸肌酸峰和胆碱峰相对较小。

童的弥散图像表现至关重要。因此，当出现脑内弥漫性损伤时，除脑内弥散度弥漫性降低外，DWI和ADC图可为正常。在这些病例中，计算ADC值并与已获取的同年龄组相同部位正常值进行对照非常重要。

弥散加权图像包含来自T2弛豫和弥散的双重信息。早产儿中，弥散效应占主要成分，使几乎全部白质与皮层灰质相比呈低信号（图2-33 A～D）。内囊后肢是例外，与皮层灰质相比。为等到轻度高信号（图2-33，A和B）。足月新生儿（图2-31 E～H），中央旁白质较早产儿信号轻度增高，与覆盖其上的灰质基本等信号，内囊后肢与周围结构呈等信号（图2-33D）。3个月时（图2-33 E和F），中央白质与外层灰质相比呈等信号到相对低信号，可能是因T2效应所占比重渐强于弥散效应所致。额叶白质持续发育成熟，相对表面的

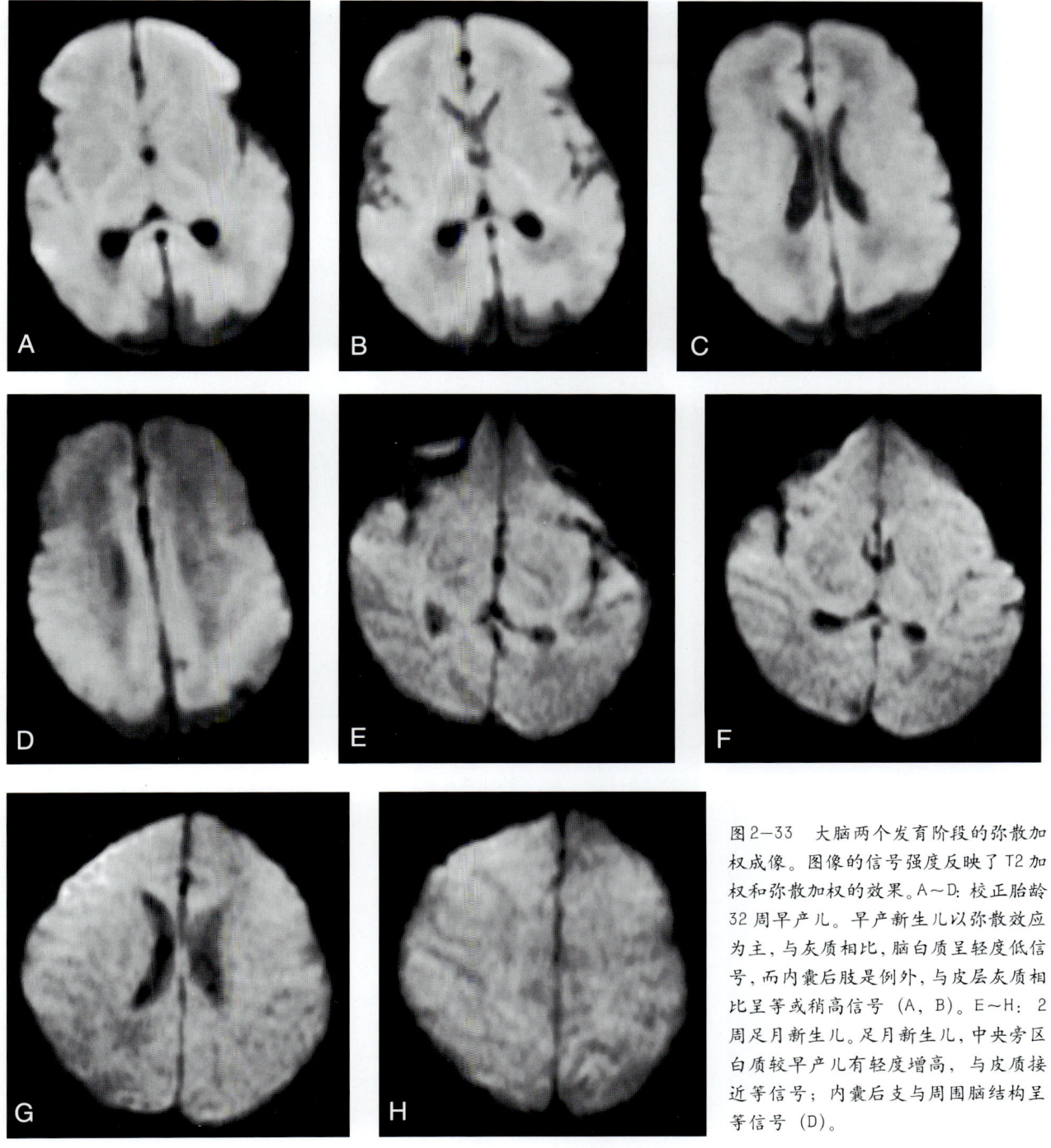

第二章 新生儿和婴儿脑、颅骨和脊柱的正常发育　49

图2-33 大脑两个发育阶段的弥散加权成像。图像的信号强度反映了T2加权和弥散加权的效果。A～D：校正胎龄32周早产儿。早产新生儿以弥散效应为主，与灰质相比，脑白质呈轻度低信号，而内囊后肢是例外，与皮层灰质相比呈等或稍高信号（A，B）。E～H：2周足月新生儿。足月新生儿，中央旁区白质较早产儿有轻度增高，与皮质接近等信号；内囊后支与周围脑结构呈等信号（D）。

皮层保持高信号（图2-33 I～L）。3～9个月之间，大脑前部白质和后部白质与外层皮质相比，信号也进一步降低（图2-33 P～M）。生后最初仅几个月，内囊信号进行性减低，内囊后肢在第3～4个月时（图2-33 X）内囊前肢在第20个月时显示成熟表现（低信号）。大约9个月以后（图2-33 Q～X），大脑白质较外层灰质呈低信号，这种状态可保持至成人后期，退变出现之前。

在ADC图上，信号强度只与水弥散程度成正比，与T2信息无关。如第一章所述，弥散图像中，弥散减低区较正常组织明亮，而ADC图上弥散减低区则较正常组织暗。早产儿和足月新生儿未髓鞘化脑组织内含水较多，导致白质呈明显长T1、T2信号，运用ADC图观察轻微损伤较DWI更敏感。图2-24显示一组正常发育的脑组织ADC图。早产儿和足月新生儿ADC图上，低信号灰质和高信号白质间可形成显著对比（图2-34 A～H）。这种对比在早产儿中（图2-34 E～

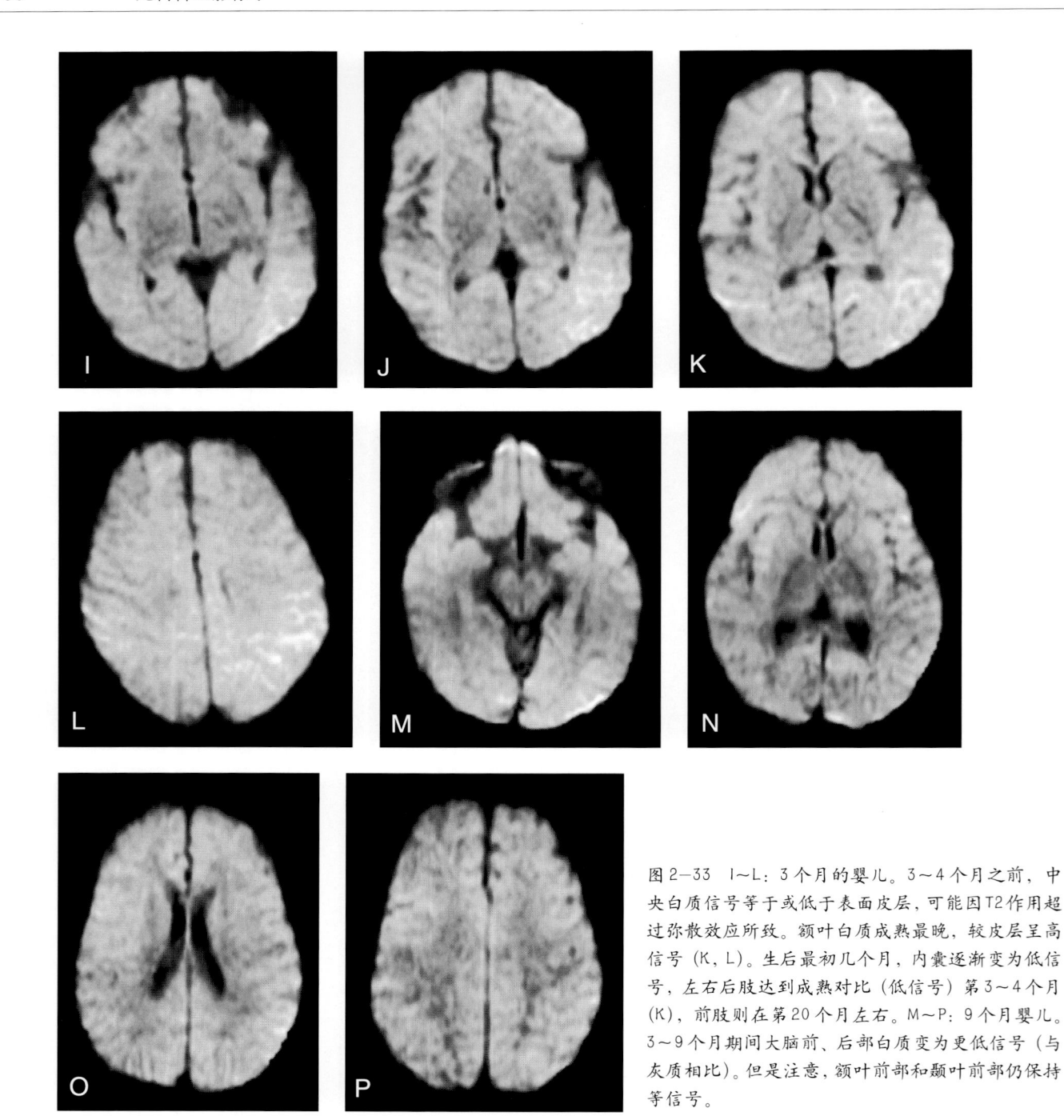

图 2-33 I~L：3个月的婴儿。3~4个月之前，中央白质信号等于或低于表面皮层，可能因T2作用超过弥散效应所致。额叶白质成熟最晚，较皮层呈高信号（K，L）。生后最初几个月，内囊逐渐变为低信号，左右后肢达到成熟对比（低信号）第3~4个月（K），前肢则在第20个月左右。M~P：9个月婴儿。3~9个月期间大脑前、后部白质变为更低信号（与灰质相比）。但是注意，额叶前部和颞叶前部仍保持等信号。

H）较足月新生儿（图 2-34 A~D）更明显。如果生殖基质残余存在，其在 ADC 图上的改变类似皮层（图 2-34 B 和 C）。内囊后肢髓鞘化早，轴突紧密，因而脑白质弥散度下降明显（低信号，图 2-34 B 和 C）。脑发育的第一年，大脑灰质和白质对比逐渐下降（图 2-34 I~P），约第 9 个月时两者呈等信号。早期发育的白质通路（如感觉运动通路在9个月前）较脑皮层呈低信号；而发育较晚的白质通路，如额叶前部和顶叶，较脑皮层则呈高信号（图 2-34 M~P）。1 岁以后，大脑皮层和白质大部分呈等信号（图 2-34 Q~X），三角旁区和额叶皮层下区显示为持续高信号，且一直延续至 2 岁末。

正常脑成熟的弥散张量图像

如第一章所述，弥散测量可用于计算弥散的各向异性。有几种计算弥散各向异性的方法，其中，各向异性分数（fractional anisotropy，FA）是表述弥散各向异性的最敏感方法，它可以获得最佳信噪比；体积比率

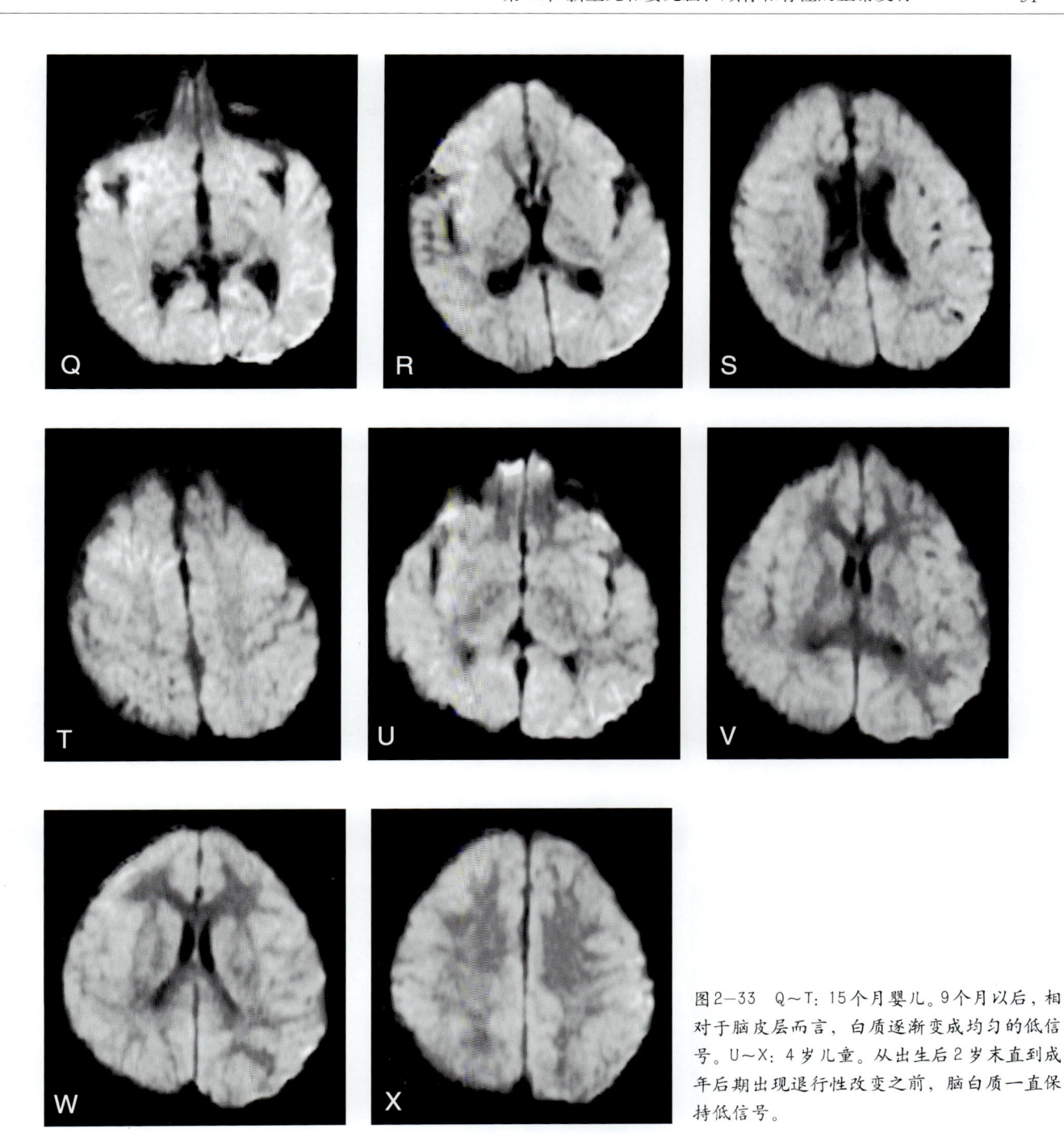

图2-33 Q~T: 15个月婴儿。9个月以后，相对于脑皮层而言，白质逐渐变成均匀的低信号。U~X: 4岁儿童。从出生后2岁末直到成年后期出现退行性改变之前，脑白质一直保持低信号。

(volume ratio, VR) 可提供各向异性高低区域间最大对比。但是，信噪比的升高将轻度降低各向异性区间的对比；相对各向异性 (relative anisotropy) 介于前两者之间。弥散信息可用数字或图像显示。关于脑发育的 ADC 和弥散各向异性的计算已有一些报道。有时，放射学家对数据的解释与图像一样对临床是有很大帮助，特别需要对新生儿患儿和儿童作出快速诊断时。

如果弥散张量图像信噪比足够大，则可观察到脑白质内各向异性运动的水分子，甚至在未髓鞘化的早产儿脑中也能看到。任何区域的弥散各向异性变化均与体素大小和信噪比有关，胼胝体、内囊、脑干和小脑脚的各向异性移体最高，所有粗大白质纤维束均具有不同程度的弥散各向异性在脑发育过程中。（在脑发育的整个过程中，白质的最大本征值与最大弥散方向上的确化相对应）大于灰质，相反，新生儿期，脑白质中度和最小本征值大于灰质，但是，随着髓鞘化的进展，它

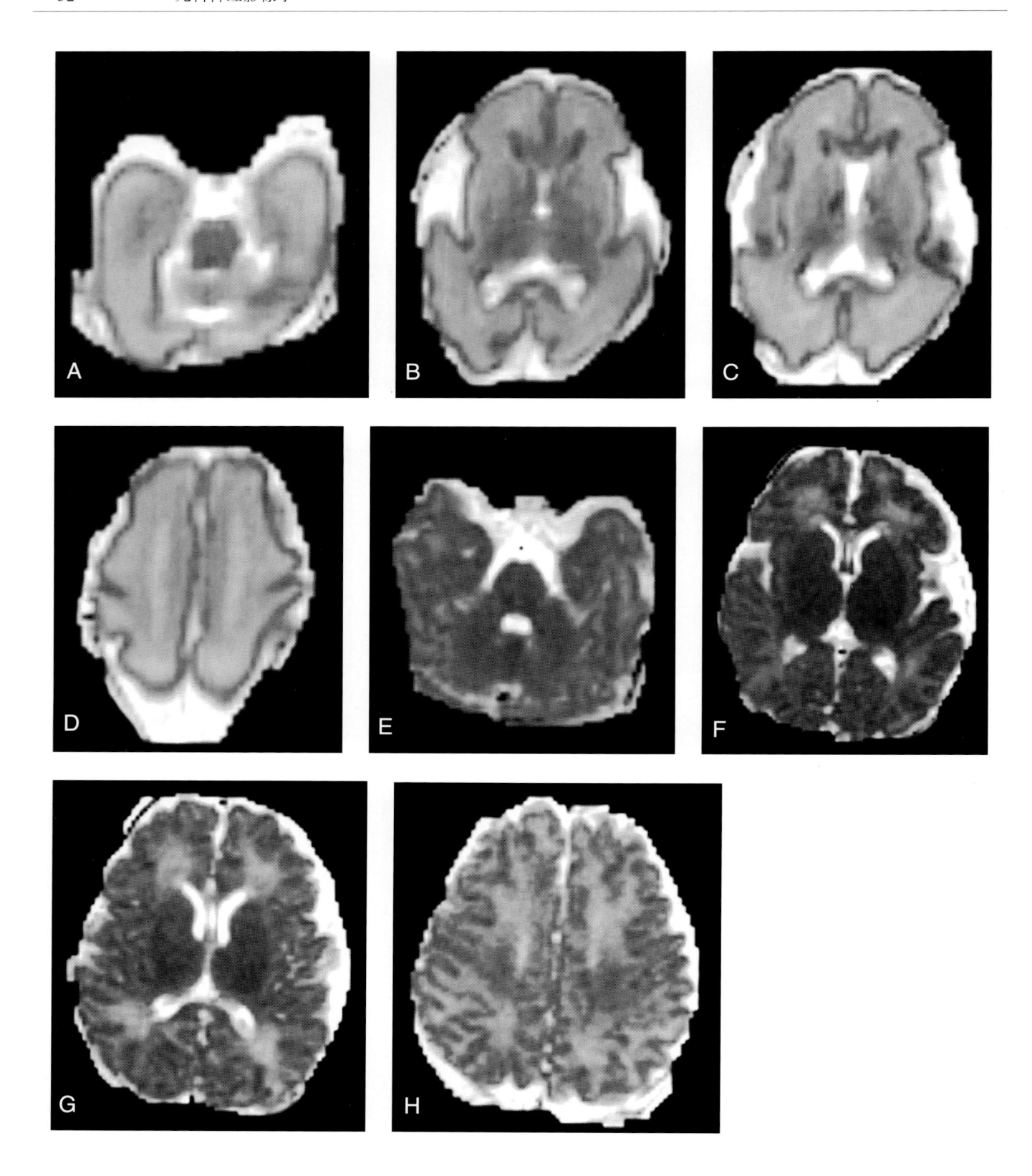

图2-34 大脑发育的ADC图像。在这些图像上,高信号反映了大量自由水运动,低信号则代表自由水运动较少。A~D:早产儿(28周)的弥散图像。与皮层和深部灰质相比,白质信号很高。注意侧脑室壁的正常生殖基质的低信号区。内囊信号较中央白质更低。E~H:足月新生儿。除放射冠内皮质脊髓束内的一些代表水运动减低的低信号(H)外,图像表现与早产儿基本相似。

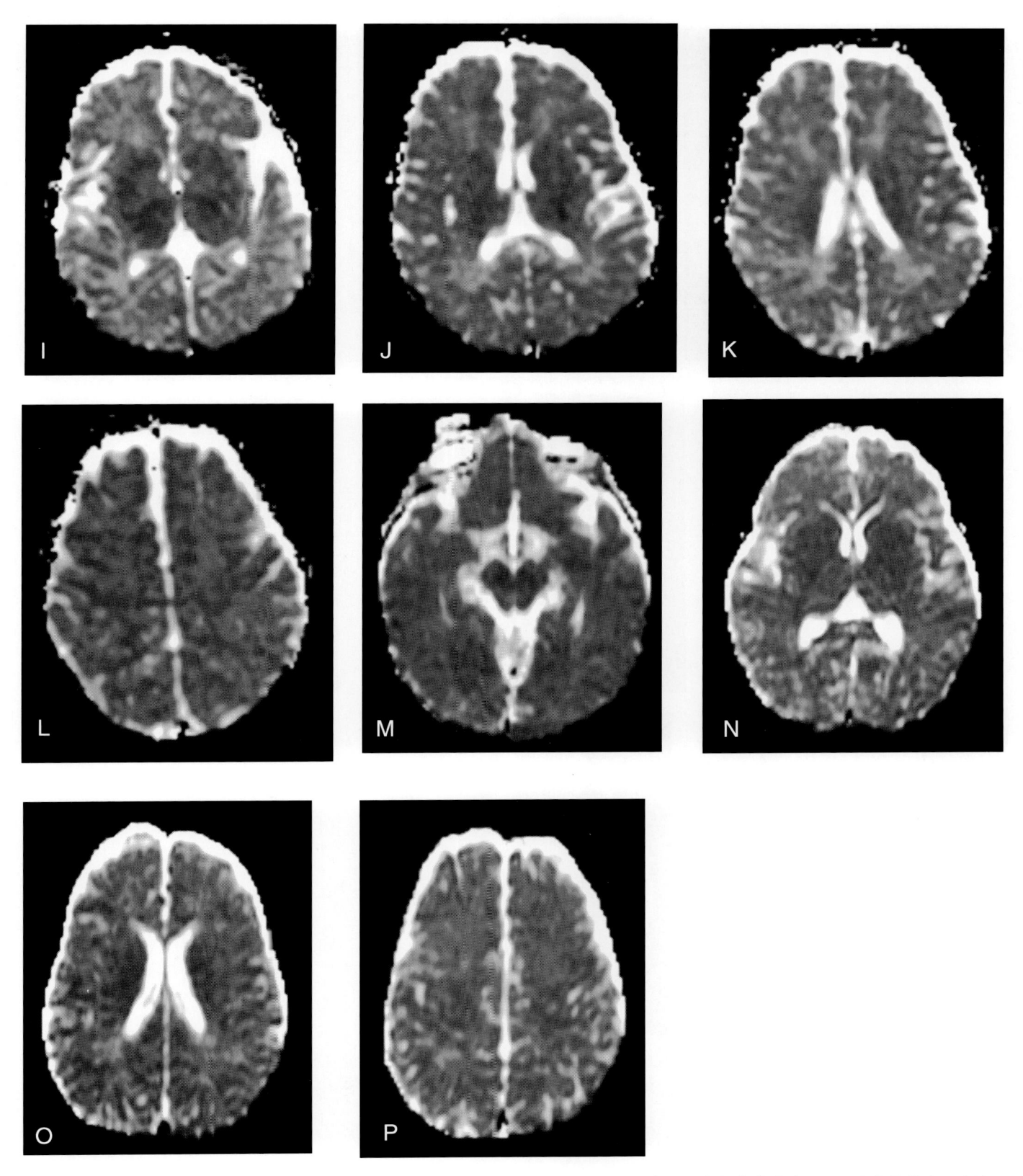

第二章 新生儿和婴儿脑、颅骨和脊柱的正常发育 53

图 2-34 （续前页）I-L：3 个月婴儿。3 个月时，感觉运动通路白质与灰质等信号。深部灰质为轻度高信号。M-P：9 个月婴儿。此时，绝大多数脑白质与灰质等信号。成熟较晚的额前部和顶叶白质仍为轻度高信号（P）。

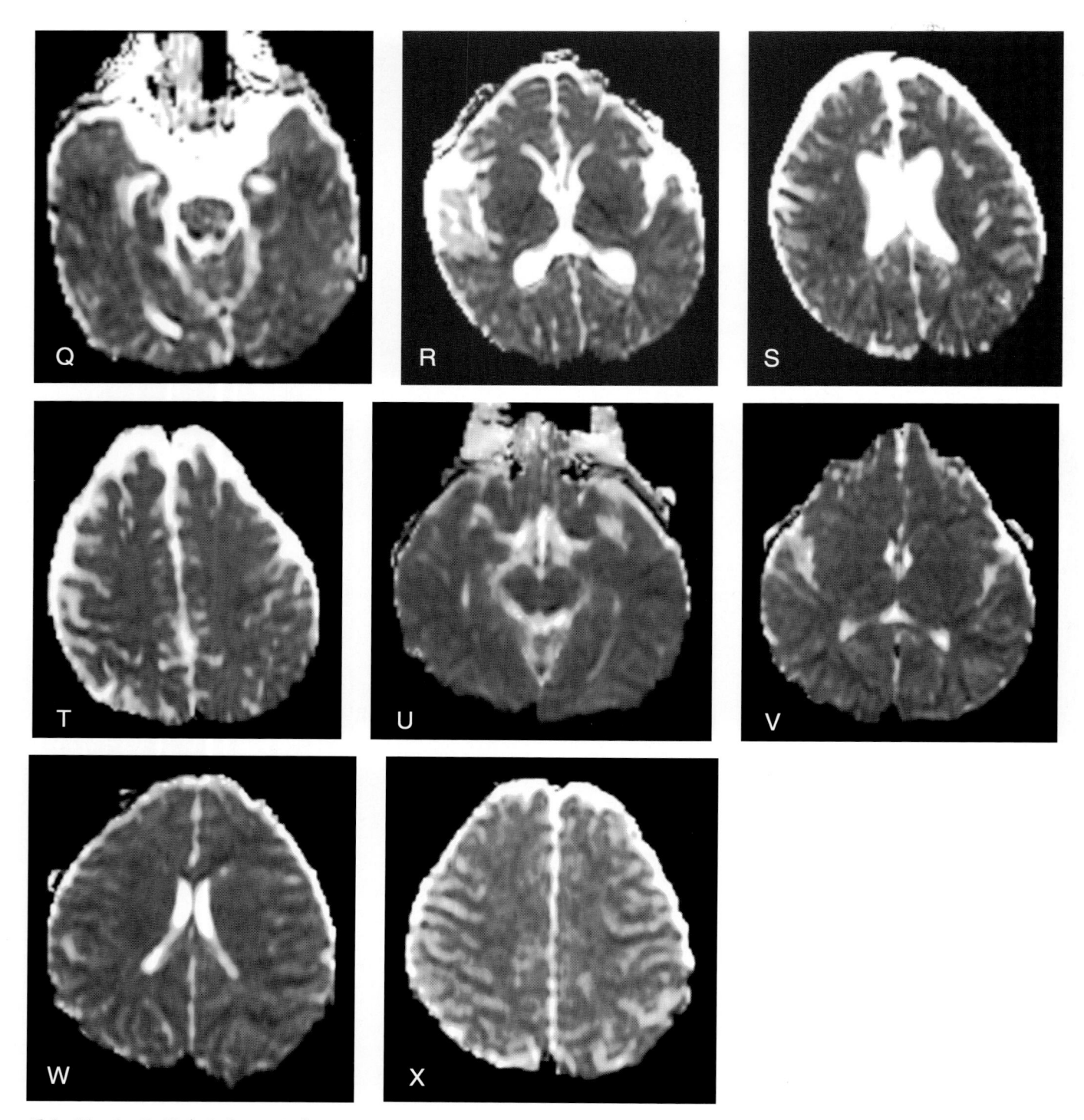

图 2-34　Q~T: 15 个月婴儿。此时，绝大多数脑白质与灰质等信号，感觉运动白质较皮层的信号轻度降低。U~X: 4 岁儿童。成熟脑显示脑白质低信号，轻度低于皮层灰质，但侧脑室三角区后上方仍为斑片状高信号（W）。

们逐渐小于灰质。脑发育成熟后，所有脑白质区均可见各向异性的水分子运动，包括皮层下联络轴突。

磁化转移成像

用于评价脑发育的另一项技术是磁化转移。在髓鞘化过程中，脑内磁化转移量逐渐增加。另外，组织学证明，磁化转移与髓鞘化过程平行。如第一章所说，脑内几乎全部磁化转移均由下列因素造成，即自由水与髓磷脂成分的相互作用，特别是胆固醇中羟基和胺的

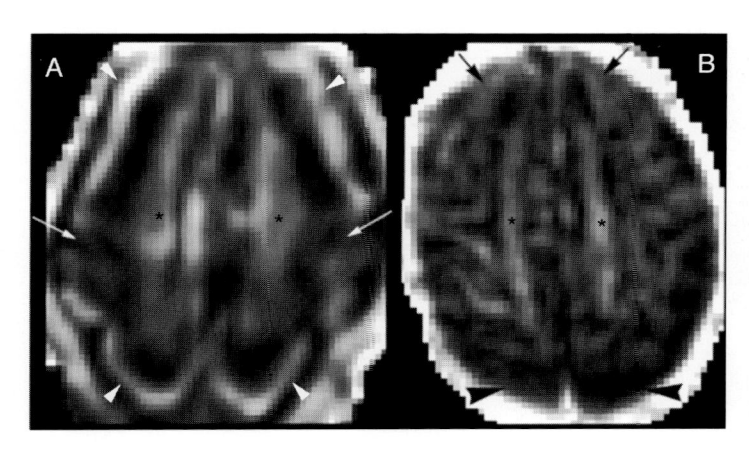

图2-35 早产儿脑皮层的弥散各向异性。A：28周早产新生儿的各向异性分数图（FA）。注意，高信号区（白箭头）表示皮层各向异性增高。脑皮层最成熟区，如感觉运动区（白箭号）呈低信号，表示各向异性低。B：37周早产新生儿的FA图，绝大部分的皮层为低信号（黑箭头），表明各向异性低，额叶皮层仍为低信号（黑箭号），表明在成熟晚的区域各向异性高。中央高信号区域（星号）为发育中的脑白质通路的各向异性。

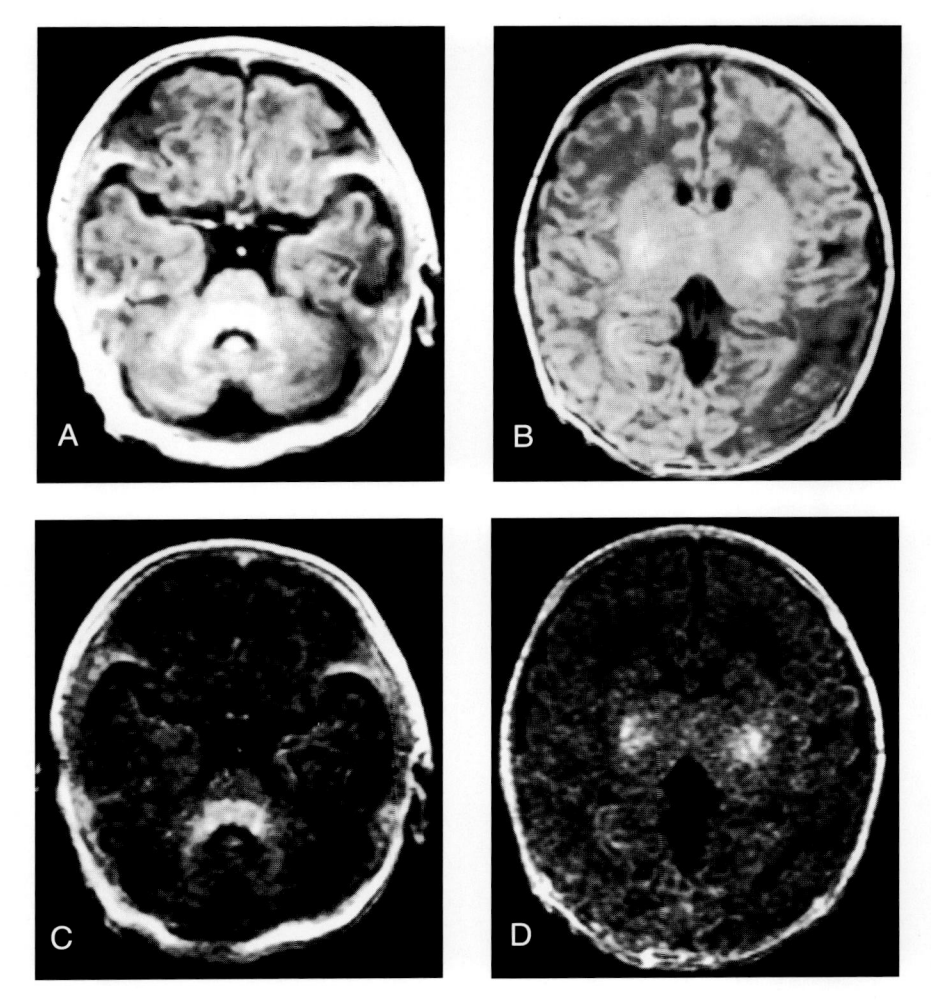

图2-36 新生儿的磁化转移图。A和B：SE 550/15图像显示背侧脑干、内囊后肢／外侧丘脑的T1缩短。C和D：磁化转移图像显示，T1加权像上T1时间缩短的区域可见相当多量的磁化转移，而其他部位没有。

部分、髓磷脂表面的甘油脑酐脂。髓磷脂损毁可造成磁化转移率降低。进一步讲，T1加权像上髓鞘化早期所见的T1缩短与磁化转移在时间上和分布上相关（图2-36）。因此，SE图像上T1缩短是髓磷脂分子表面的甘油脑酐脂和胆固醇与脑内自由水之间磁化转移作用的结果。应用磁化转移序列可计算磁化转移率，故完全可以应用磁化转移的增加对脑发育进行量化研究。人们可通过现实脑组织局部磁化转移变化或全脑磁化转移变化完成这项研究，但具体哪种办法对细微的髓鞘化更好或尚需待定。

第三章　中毒性和代谢性脑病

概论 57

代谢性疾病的成像技术 58

认识代谢性疾病的简单方法 59
灰质与白质 59
灰质病变 60
白质病变 60
灰质和白质均受累的病变 61

灰质和白质病变的深入分析 61
累及白质的病变 61
主要累及灰质的代谢性疾病 91
同时累及灰质和白质的代谢性疾病 101

原发小脑的疾病 133
发育不全与小脑萎缩的鉴别 133
小脑萎缩 133
小脑发育不全 136

概论

先天性代谢异常为一组特定的脑疾病，通常由基因突变所导致的一个或多个新陈代谢途径发生生化改变而引起。无论是正常生化物质生成缺乏、还是对脑实质具有毒性作用的异常生化物质聚集，均可导致脑损伤并引发相应的临床症状。有时，异常生化物质可影响脑组织正常发育，引起先天畸形（但并不常见）。由于无论是内源性（先天代谢异常导致）还是外源性（摄取或吸入）毒物均可导致相似的脑损伤，故在本章中一起讨论。自体免疫性疾病累及脑、脱髓鞘病变以及放疗或化疗损伤也具有相似改变，故也纳入本章讨论。

本章所讨论的病变诊断无论对临床医师，还是放射科医师来说常常是一个挑战。病人所表现的症状通常缺乏特异性，多表现为癫痫、强直、共济失调、运动异常或脑标志区发育延迟等。而影像表现也仅为一些非特异性变化。生化检查和基因分析常为阴性。因此，除一些研究较深入的疾病外，至少60%的患儿从未获得特异性诊断。由于存在多种不同的分类方法，关于这些病的分类也出现争论。代谢性病变的分类依据包括以下几种情况：（a）临床症状，（b）细胞特征性组织化学染色，（c）生化检查结果，（d）生化代谢过程破坏的细胞器以及（e）潜在的基因突变部位和类型——如果能够发现的话。目前尚缺乏运用影像学进行分类的系统。

依据影像表现进行分类的方法无论对放射医师，还是对临床医师都是有帮助的，它们能缩小鉴别诊断范围，简化临床工作。人们将根据潜在的基因突变最终对先天性代谢病进行诊断、分类和治疗。然而，由于同一个蛋白质不同部位具有不同生化功能，故不同临床表型可由同一个基因的不同突变所引起。另外，相同临床表型也可由完全不同的基因突变引起，特别是基因产物作用于同样的生化途径时。因此，还需经过长时间努力才能对获得这些疾病进行有效基因分类。所以，通过影像缩小鉴别诊断范围即缩短了生化及基因检查的时间和费用。

本章根据脑受累的最初部位对代谢性疾病进行分类。根据影像上脑最初受累部位的不同，可以将许多具有相似临床表现的疾病区别开来。许多代谢性疾病在病变晚期具有相似的影像表现，鉴别它们非常重要。因此，应在病变早期对先天性代谢性疾病进行影像检查。

本章第一部分仅根据代谢性疾病的影像特点对其进行了排列，对那些仅需要根据脑受累的特殊表现进行该部分鉴别诊断的人有所帮助，在阅读第一部分时，请参考表3-1至表3-3。本章第二部分将对上述病变进行更详细、更深入的讨论，包括一些基因、生化和临床知识，为那些有兴趣深入了解这些疾病的人提供参考。应该引起注意的是，第二部分遵循本书目录中所列病变列表的顺序，而未按照表3-1至表3-3中病变顺序叙述。还应记住的是，本书所述只是病变的相关要点，先天性代谢异常的详尽论述显然超出了本书范围。有兴趣的读者请查阅相关书籍，包括van der Knaap与Valk或Scriver等人的著作。

表 3-1
仅累及灰质的病变

A．皮层灰质
  1．神经元蜡样脂褐质沉积症
  2．神经元粘脂贮积病Ⅰ型
B．深部灰质
  1．纹状体长 T2 信号
    a．Leigh 综合征
    b．青少年型 Huntington 病
    c．MELAS（伴有乳酸性酸中毒和中风样发作的线粒体脑病）
    d．有机酸病
    e．缺氧缺血性脑病（幼儿、青少年和成人）
    f．低血糖性脑损伤（幼儿、青少年和成人）
  2．苍白球短 T2 信号
    a．Hallervorden-Spatz 病（哈勒沃登-施帕茨病，短 T2 信号中央出现长 T2 信号）
    b．眼-趾-齿发育不良
  3．苍白球长 T2 信号
    a．甲基丙二酸血症
    b．中毒（一氧化碳、锰、氰中毒也可累及小脑）
    c．核黄疸
    d．琥珀酸半醛脱氢酶缺乏
    e．胍基乙酸转甲基酶缺乏
    f．异戊酸血症

代谢性疾病的成像技术

磁共振成像（MR）在检出脑组织细微病变方面远优于 CT 和 US，本章将主要讨论 MR。CT 能检测到病变的钙化，书中会适当提及。MRS 可提供某些病变（如 Canavan's 病）诊断信息，SPECT 和 PET 有时也会有所帮助（尤其在灰质病变的诊断上），在用到这些方法时也会加以讨论。

当代谢病患儿进行 MR 扫描时，T2WI 常常比 T1WI 更有用。FLAIR 序列在检测 2 岁以上儿童幕上脑白质病时效果极佳（髓鞘化已基本完成）；即便如此，在第一次 MR 检查时也至少应同时行标准 T2WI 扫描。否则，将会漏诊轻度皮质畸形，因为轻度皮质畸形有助于先天性感染（巨细胞病毒感染见第十一章）、先天性肌营养不良（见第五章）或泛化的过氧化物酶的疾病的诊断提供帮助。FLAIR 对后颅凹的病变也会漏诊。FSE（也称 RARE，turbo SE）T2WI 显示皮质和白质良好，但是会漏诊铁沉积或钙化；因此，在 FSE 或 FLAIR 作为首选扫描序列时，应加扫长 TE 的梯度回波序列。本

表 3-2
仅累及白质的病变

A．皮层下白质（U 纤维）早期受累
  1．巨头畸形
    a．巨头型脑白质病合并囊变（van der Knaap 病）—皮层下囊肿
    b．Alexander's 病—额叶受累，MRS 上 NAA 峰窄小
  2．头颅大小正常—半乳糖血症、Salla 病
  3．4-羟基丁酸尿症-还可见小脑萎缩
B．深部白质早期受累
  1．丘脑钙化或短 T1 信号
    a．Krabbe 病
    b．GM_1、GM_2 神经苷脂沉积症
  2．丘脑正常
    a．脑桥／延髓皮质脊髓束受累—X-连锁肾上腺脑白质营养不良，Krabbe 病
    b．非特异性脑干纤维束受累
      i 异染性脑白质营养不良
      ii 苯丙酮尿症
      iii 枫树浆尿病（还可见小脑和大脑脚受累）
      iv Lowe's 病（深部白质囊变）
      v Sjogren-Larsson 综合征
      vi 高半胱胺酸血症（5,10-亚甲基四氢叶酸还原酶缺乏或钴胺素<维生素 B_{12}>代谢异常）
      vii 放射治疗或化学治疗损伤
      viii 伴有中枢神经系统弥漫性髓鞘发育不良的儿童共济失调（病变白质空泡形成）
      ix 分层蛋白缺乏性先天肌营养不良（伴有桥脑变小，有时可见蚓部变小）
    c．脑干受累
      i 槭糖尿病（脑干背侧和皮层脊髓束受累）
      ii 齿状核红核和苍白球丘脑下部核萎缩症（脑干背侧和小脑萎缩）
C．髓鞘形成缺乏
  1．Pelizaeus-Merzbacher 丘脑下部核病
  2．毛发硫营养障碍症
  3．18q 缺失综合征
  4．Salla 病
D．非特异性白质受累（弥漫性，单侧或双侧和不对称性）
  1．非酮性高甘氨酸血症
  2．3-羟基-3-甲基戊二酰辅酶 A 裂解酶缺乏
  3．尿素循环疾病
  4．胶原血管病
  5．脱髓鞘病
  6．病毒感染
  7．任何白质病变的终末期

表 3-3
同时累及灰质和白质的病变

A. 仅累及皮层灰质
  1. 骨骼正常
     a. 皮质发育不良
        i 先天性巨细胞病毒感染
        ii Fukuyama 先天性肌萎缩
        iii Walker-Warburg 综合征
        iv 肌-眼-脑综合征
        v 其他先天性肌萎缩
     b. 无皮质发育不良
        i Alpers 病
        ii Menkes 病
  2. 骨骼异常
     a. 粘多糖贮积病
     b. 脂质贮积病
     c. 过氧化物酶体病
B. 深部灰质受累
  1. 首先累及丘脑
     a. Krabbe 病
     b. GM_2 神经结苷脂沉积症
     c. GM_1 神经结苷脂沉积症
     d. Wilson 病
     e. 重度新生儿低血压性脑病
  2. 首先累及苍白球
     a. Canavan 病（MRS 上出现宽大 NAA 峰，丘脑受累）
     b. Kearns-Sayre 综合征（皮层下白质受累）
     c. 甲基丙二酸血症（深部白质受累）
     d. 中毒（一氧化碳和氰化物）
     e. 枫树浆尿病（脑干背侧受累）
     f. L-2-羟基戊氨酸尿症（皮层下白质和小脑齿状核受累）
     g. 齿状核红核和苍白球丘脑下部核体萎缩症
     h. 尿素循环疾病（岛叶受累）
     i. Cree 脑白质病伴脑干背侧受累
  3. 首先累及纹状体
     a. Leigh 综合征
     b. MELAS
     c. Wilson 病
     d. 乙基丙二酸血症
     e. 丙酸血症
     f. 戊二酸尿症 I 型（戊二酸-辅酶 A 脱氢酶缺乏）——前颞叶发育不良
     g. 钼辅助因子缺乏症
     h. 腺粒体三磷酸腺苷合成酶缺乏症
     i. 3-甲基戊烯二酸尿症
     j. β-酮脂酰 CoA 硫解酶缺乏症
     k. 丙二酸血症
     l. α-酮戊二酸尿症
     m. 3-酮硫解酶缺乏症
     n. 生物素酰胺酶缺乏症
     o. 中毒
     p. 年长儿或成人缺氧缺血性脑病
     q. 年长儿或成人低血糖性脑损伤
     r. Cockayne 病

第三章 中毒性和代谢性脑病

章所讨论的 MR 改变大多数是关于 T2WI 上的表现，这些表现适用于 FLAIR、FSE 及常规 SE 序列。弥散成像在区分急性受累部分（弥散降低）与那些既往受累病变（正常或弥散增高）时会有用处。书中将会有一些弥散成像在这方面的应用的一些病例。

认识代谢性疾病的简单方法

放射学家常对代谢性脑病的诊断感到困惑。脑白质异常可为原发或继发。脑室和脑沟常增大，伴或不伴基底神经核团（丘脑和基底神经结）受累。在本章中，我提出了一种系统方法，根据脑受累的表现来分析这些疾病（参见表 3-1、表 3-2 和表 3-3）。需要注意的是，这种方法是一种简化方法，因为许多代谢性脑病在不同阶段的影像表现不同。因此，该病变早期阶段方法最有用。病变仅在晚期阶段，则多数病变具有非常相似的改变，表现为脑组织减少和剩余组织的含水量增高。容易导致错误的另一个原因是，不同病变（如不同酶缺乏所引起的疾病）可导致血清或脑脊液中出现相同的化学物聚集，造成完全不同的疾病有时被划分为同一类病变。因此，一些病变的影像表现"不典型"也就不足为奇了！最后，许多病变的分类也将随着我们知识和经验的增多而有所改变。即便如此，这个系统方法在多数情况下还可有助于读者快速作出诊断。

灰质与白质

最重要的是，判断病变首先累及灰质，还是首先累及白质，抑或二者同时受累。通常情况下，首先累及皮层灰质者以脑沟增宽为主。多数首先累及深部灰质的病变在急性期表现为肿胀、弥散度降低，在 CT 上表现为低密度，MR 上表现为 T1 及 T2 时间延长；慢性期则表现为受累部位萎缩及弥散度增高。灰质病变常出现白质异常，则轴索华勒氏变性可导致脑白质容积减少，出现白质 CT 值减低以及 T2 弛豫时间（MR）轻至中度延长。病变早期进行影像检查，则这些白质异常可与原发性脑白质病变区别开来。首先累及白质的病变，通常在脑实质容积显著减少之前出现 CT 值显著减低以及 T1/T2 时间（MR）延长。事实上，某些脑白质病变（如 Canavan's 病）的早期，脑白质可因髓鞘膨胀（海绵状脑白质病）而增大，以后才出现退变。另外一些脑白质病变，如肾上腺脑白质营养不良，病变早期为炎性反应，炎症导致水肿并对邻近脑沟产生占位效应，还可见血脑屏障破坏后出现的强化。此外，许多脑白质病变始于局部（如Alexander's病首先发病在额叶）而后逐渐临近区域发展。多数脑白质病可见受累区域破坏、脑实质坏死、空泡形成以及脑室显著扩张，而脑灰质病变中较少表现严重的白质损伤。最后，脑皮层灰质病变患儿的临床表现（包括早期出现癫痫发作、视觉缺失及痴呆等）与深部灰质病变者的舞蹈症、手足徐动症及肌张力异常等不同；而脑白质病变者的临床表现与前二者均不相同（包括痉挛、反射亢进及共济失调等）。临床资料在正确诊断时非常关键，因此，影像医师与相关医师（多数为遗传学者或神经学家）会诊对正确治疗至关重要。

灰质病变（表3-1）

一旦被诊断为原发灰质病变，下一步就是确定是皮层灰质先受累还是深部灰质。该问题可通过观察深部灰质核团在CT上是否出现密度异常或MR的T2弛豫时间是否异常，而得到解决。尽管FLAIR正常而弥散异常并不常见，但MRS及弥散成像有时也可为明确以上问题提供帮助。应仔细寻找脑沟消失、皮质水肿、弥散度下降（急性期）或因皮层变薄而引起的脑沟扩大（慢性期）以及皮质信号异常等征象，它们对确定皮质是否受累极有意义。

如果影像表现提示为首先病变累及皮质（皮质变薄合并局部脑沟扩大），则应考虑到神经元蜡样脂褐质沉积症或糖原贮积症等一类疾病。

如果仅见深部灰质受累，则受累结构部位及信号强度就显得至关重要。纹状体（尾状核和壳核）受累见于线粒体疾病，（主要有Leigh综合征、MELAS综合征[线粒体脑病、乳酸性酸中毒和中风样症状]）、戊二酸尿症、许多有机酸血症、青年性Huntington病、窒息（幼儿和成人，参考第四章）和低血糖（较大儿童和成人，参考第四章），其中多种疾病同时出现白质损伤；如果病变仅限于苍白球受累，出现短T2或周边短T2中央长T2信号时，则提示Hallervorden-Spatz病或眼齿指发育不良综合征，临床检查较易进行鉴别。如果为孤立性苍白球受累且表现为长T2信号，则应考虑甲基丙二酸血症、琥珀酸半醛脱氢酶缺乏症、L-2-羟基谷氨酸尿症、中毒（CO或氰化物）或脑核性黄疸（参考第四章）。如新生儿或婴儿苍白球显示T1WI高信号，且岛叶皮层出现同样改变，则提示尿素循环异常。

白质病变（表3-2）

如果影像异常局限于脑白质区，则应仔细分析皮层下白质U形纤维是否受累，还应该注意观察患者是否具有巨头畸形。双侧、对称性额叶脑白质U形纤维受累及巨头畸形是Alexander病相对特异性的表现，双侧脑室前角末端周围脑组织强化和T2高信号延伸至尾状核头则是典型改变；弥漫性皮层下T2高信号延伸至内囊和外囊提示Canavan病（根据苍白球受累和HMRS可见宽大NAA峰而得到确诊），（van der knaap病）巨头合并脑白质病和皮层下囊肿以及退化性脑白质病（儿童共济失调合并弥漫性中枢神经系统髓鞘化不良）。双侧、对称性皮层下白质受累不合并巨头畸形时应高度怀疑半乳糖血症或早期Kearns-Sayre综合征（后者常有苍白球受累）。许多线粒体病和一些有机酸病早期可见皮层下白质病变，但几乎总伴有深部灰质核团同时受累。

如果早期病变仅局限于深部白质，则应特别注意丘脑改变。双侧丘脑出现CT高密度或MR短T2信号提示Krabbe病、GM_1或GM_2神经节苷脂沉积症。如丘脑信号正常，应细致观察脑干的特殊传导束（尤其是皮质脊髓束）是否受累。如脑桥和延髓的特殊传导束发生变化（尤其是皮质脊髓束受累）则提示X-连锁肾上腺脑白质营养不良；Krabbe病也可见皮质脊髓束受累，但多数同时累及丘脑和小脑齿状核。如果不是上述疾病，则应考虑到异染性脑白质营养不良、苯丙酮尿症、Lowe综合征（眼-脑-肾综合征）、Merosin缺陷型先天性肌营养不良症，如果有相应的临床病史还应考虑放/化疗后损伤。新生儿出现内囊、大脑脚、脑桥背侧和小脑白质受累，则应考虑为枫树浆尿病。

髓鞘形成不良（不同于髓鞘损伤或破坏）可见于Pelizaeus-Merzbacher病、Salla病合并毛发硫营养不良的脑白质营养不良症。偶尔，某些氨基的和有机酸病也可出现类似表现。

非特异性脑白质病变包括累及浅表白质和深部白质的病变、单侧白质受累的病变、弥漫性白质受累及双侧白质不对称受累等多种病变。胶原血管病，如系统性红斑狼疮多为双侧不对称性脑白质病变和脱髓鞘病变，如多发性硬化和急性播散性脑脊髓炎，双侧脑白质不对称受累，且多累及深部灰质核团）。先天性和获得性感染（特别是病毒感染）也会导致非特异性白质病变，应在具有临床病史时予以考虑（参见第十一章）。任何原因导致的脑白质病在终末期均因表现为双侧弥漫性（浅表和深部）脑病变而毫无特异性。

灰质和白质均受累的病变（表3-3）

灰白质均受累的病变可分为仅有皮层灰质受累和深部灰质受累（合并或不合并皮层受累）两种情况。又有皮层灰质受累者又可根据是否合并长管状骨及脊柱畸形进一步分为两类。如骨质正常，应仔细寻找灰质是否存在巨脑回和多小脑回畸形。若髓鞘形成缺乏合并脑灰质畸形，则鉴别诊断应包括广义过氧化物酶病如Zellweger综合征、先天性巨细胞病毒感染（参见第十一章）、合并脑部受累的先天性肌营养不良（Fukuyama先天性肌营养不良、Walker-Warburg综合征、肌-眼-脑综合征等，参见第五章）。如未见皮层发育不良，应考虑Alpers'病和Menkes'病，两者均导致脑显著破坏。如脑病合并长管状骨及脊柱畸形，则主要为贮积病，如粘多糖贮积症、粘脂质病和其他脂质贮积病等。

若深部灰质受累，鉴别诊断则依赖于最初受累核团的差别。先累及丘脑的病变包括Krabbe's病、GM_1和GM_2神经结苷脂沉积病（表现为CT高密度及MR短T2信号）Wilson's病及新生儿重度窒息（患者几乎均出现丘脑外侧损害及壳核后部受累）。首先累及苍白球的病变应考虑Canavan's病、Kearns-Sayre综合征、甲基丙二酸血症、槭糖浆尿病、L-2-羟基谷氨酸尿症或中毒（最常见一氧化碳和氰化物）。Kearns-Sayre综合征和Canavan's病经常在深部灰质受累的基础上出现皮层下白质受累。槭糖浆尿病典型表现为内囊、大脑脚、脑桥后部及小脑白质受累。首先累及纹状体（壳核和尾状核）则提示Leigh病、MELAS综合征、一些有机酸血症（其中一些列于表3-3）、Wilson病、中毒、儿童窒息或儿童低血糖症。Cockayne's病可见纹状体钙化，伴有特征性面容及其他症状。

灰质和白质病变的深入分析

区分先天性代谢病最简单的方法是将那些首先累及灰质的病变（如灰质萎缩）与仅仅局限于白质受累的病变（称为白质萎缩）分开。灰质病变患者通常表现为癫痫、痴呆、视觉缺失等，而白质病变患者则表现为运动功能丧失，特别是强直、反射亢进和共济失调。但仅依据临床标准来区分这些病变较难。此外，应在病程早期对临床情况进行评估，因为所有疾病晚期的症状和体征几乎相同。

累及白质的病变

最初累及侧脑室旁白质的病变

关于分类的一些说明

儿童脑白质病习惯上被分为髓鞘形成障碍和脱髓鞘性疾病。尽管我在此提及这种分类方法，但我并不认为它对临床诊断有所帮助。许多白质病变是由于炎性浸润或先天性代谢异常引起的毒素聚集所引起的，这些疾病被归于以上哪一类都不很合适。髓鞘形成障碍性疾病是由于遗传性酶缺乏，从而导致髓鞘形成异常或破坏增加所致。髓鞘形成障碍性疾病中髓鞘异常区多为对称性、中心性（病变早期，皮层下U形纤维不受累）分布，大脑和小脑白质均受累且病变边界不清楚。脱髓鞘性疾病是对正常髓鞘完整性的破坏，病因包括外源性或内源性毒素、感染、化疗、辐射和自身免疫性疾病（如多发性硬化）等。脱髓鞘病特征性表现为病灶边缘锐利、分布不对称、小脑白质常不受累，病变早期即可累及皮层下U形纤维。不幸的是，这些特征并非绝对而常有例外。在随后的章节中，我们将按照白质病变最初累及的部位进行阐述。

许多文献依据细胞内异常酶所在的细胞器不同对脑白质病进行分类，例如，异染性脑白质营养不良因缺陷酶位于溶酶体内而划为溶酶体病，而X-连锁肾上腺脑白质营养不良的酶缺陷位于过氧化物酶体内而归为过氧化物酶体病。然而，脑部的阳性表现（如是灰质受累还是白质受累）更多地依赖特定代谢通路而非酶所在的细胞器。一些酶在某个细胞器内合成，却在另外的细胞器发挥功能。因此，依据细胞器进行分类对影像来说是不切实际的。即便如此，了解细胞器分类法对阅读和理解文献还是必要的。所以，应知道溶酶体是一个细胞内细胞器，包含一种帮助吞噬无用分子和粒子的水解酶。特异溶菌酶功能异常可引起一系列影响脑组织的疾病，那些涉及少突细胞的疾病可导致脑白质病；也应该知道，过氧化物酶体是一种0.2~1.0μm大小的小细胞器，有单层细胞膜并包含极少量生成过氧化氢的氧化酶和分解过氧化氢的过氧化氢酶。尽管过氧化物酶体内含有多种酶，但本章讨论的最重要功能包括：①缩醛磷脂合成（etherphospholipid），缩醛磷脂是组成髓鞘细胞膜磷脂的主要成分；②极长链脂肪酸（超过26C）、2,3-羟基胆固醇酸、降植烷酸和长链二羟酸的β-氧化以及③胆固醇的生物合成。β-氧化过程导致过氧化氢的合成，缩醛磷脂、长链脂肪酸和胆固醇是髓鞘的重要成分。若这些成分不能正常合成，将导致髓鞘结构不稳定并很容易被体内正常代谢过程所破坏。另外，若长链脂肪酸不能正常生成，髓鞘内崩解的脂原则引起白质 T2 弛豫时间异常。

异染性脑白质营养不良

异染性脑白质营养不良导致大脑半球弥漫性髓鞘异常，其影像表现多种多样。所有改变均是由于芳香硫酶 A 或其协同因子（saposin B）活性降低引起的，导致硫酸半乳糖神经酰胺不能降解为半乳糖脑苷脂和硫酸。相应的基因（ARSA）位于第 22 号染色体长臂（22q13.33）。芳香硫酶 A 活性降低导致中枢神经系统和外周神经系统髓鞘崩解和再利用障碍。而且神经酰胺硫苷脂在巨噬细胞和雪旺细胞聚集削弱了这些细胞的功能。

异染性脑白质营养不良最常见的临床类型为晚发婴儿变异型，典型表现为早期出现步态异常和斜视（2 岁以前），以后逐渐出现言语障碍、痉挛状态和智力减退。病变进展稳定，通常在出现症状后 4 年内死亡。青少年型略少见，5～7 岁出现明显神经系统症状并缓慢进展，患儿常表现为学习退步。成年型少见，患者表现为器质性精神症状和进行性皮质脊髓束、皮质延髓束、小脑或锥体外系症状。

异染性脑白质营养不良缺乏特异性影像表现。CT 扫描表现为进行性脑萎缩和中央白质区弥漫性低密度改变，增强扫描无增强。MR 扫描表现为对称分布的深部脑白质内进行性长 T1/T2 信号影，直到病程晚期才可见外周白质受累。高分辨率图像则显示，正常和异常髓鞘从侧脑室表面到外周呈条纹状交错排列。我个人认为，此征象更有特异性。病变早期常最先累及侧脑室体后部及三角区周围的脑白质，小脑白质也可在早期受累（图 3-1）。一半以上患儿最终可见胼胝体和内囊受累。随着病变的进展，可见大脑半球脑组织呈渐进性丢失。

DWI 显示病变区内水分子运动下降。高分辨率 DWI 图像上也可观察到异常和正常髓鞘交错呈水平条纹状，正常髓鞘区内水分子弥散正常，而异常髓鞘区内水分子运动增加（与 Dr.Zoltan palay 联系）。HMRS 显示胆碱峰下降。

球形细胞脑白质营养不良（Krabbe's 病）

Krabbe's 病，又称作球形细胞脑白质营养不良，典型表现为 3～6 个月时急性起病，出现哭闹不安、易怒、间歇热、喂养困难、反射亢进和发育迟延等。常可见视神经萎缩和听觉过敏。婴儿最终出现软瘫和延髓症状；患儿在生后几年内死亡。本病的根本原因在于溶酶体中半乳糖脑苷脂酶缺乏，该酶是髓鞘合成和分解代谢通路的关键酶。该酶缺乏可导致半乳糖基鞘氨醇积聚，对神经元、少突胶质细胞和雪旺细胞产生毒性作用。半乳糖脑苷脂酶的基因位于第 14 号染色体长臂，该区可发现大量导致 Krabbe's 病临床症状的突变。对于那些既给成人也给儿童看病的医生而言，重要的是要认识到该病可发生于不同年龄，且具有不同的临床和影像表现，而这些表现与基因突变的特定部位和类型有关。

病理检查显示，脑白质被质韧、有弹性的透明物质取代；侧脑室额角旁和胼胝体可见假性囊肿形成。显微镜下，小脑皮层、丘脑、小脑齿状核和下橄榄核可见神经元丢失。整个中枢神经系统白质内均出现严重的髓

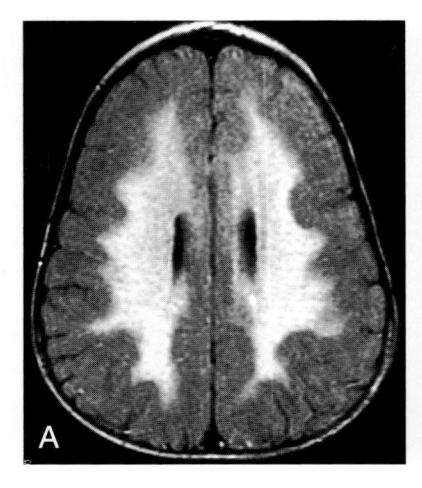

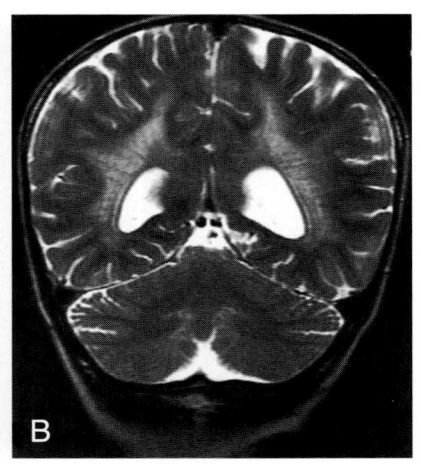

图 3-1 异染性脑白质病。A：FLAIR 像（10002/2200/133）显示，大脑半球皮层下脑白质弥漫性长 T2 信号。B：通过侧脑室三角区的冠状位 FSE（4000/960）图像显示，脑室周围区的异常长 T2 信号，皮层下 U 形纤维正常。

鞘和轴突破坏及少突胶质细胞减少，以放射冠、胼胝体和小脑脚最重。

尽管本病的诊断有赖于血液中白细胞或皮肤纤维原细胞中β-半乳糖苷酶的测定，但有时CT改变也非常有用。病变早期可在双侧丘脑（图3-2）、尾状核、放射冠和小脑齿状核发现对称性高密度，这种高密度可先于或与脑白质内低密度改变同时出现。随着病变进展，可见弥漫性脑白质萎缩，该阶段Krabbe's病的CT表现与其他髓鞘形成障碍性病变的晚期表现相类似。Krabbe's病在MRI上表现为深部脑白质、小脑白质及小脑核团非特异性的长T1/T2信号；婴儿生后头几个月可见小脑白质、内囊后支及小脑核团异常长T2信号。婴儿出生后第一年后期可见大脑深部白质长T2信号，常见于顶叶（图3-2），并可扩展至胼胝体压部或内囊后肢。皮层下白质在病程早期不受累。丘脑可表现正常或T1、T2弛豫时间缩短。MRI仅在病程后期才显示丘脑受累。生物顺磁性造影剂增强扫描，可见颅神经和马尾强化，这可能是继发于髓鞘破坏及炎症反应的一种表现。这种强化是一种常见征象。

病变早期，DWI图像显示弥散度下降，特别是皮层下白质、尾状核头和内囊前支。随着病变的进展，脑白质出现均匀性弥散增高。

关于Krabbe's病的MRS研究有少量报道。婴儿型Krabbe's病患儿，脑白质内的胆碱和肌醇峰明显增高，肌酸峰中度增高，NAA峰呈中到重度下降，而乳酸峰不成比例增高；灰质改变不明显。这种改变源于神经胶质膜成分改变及磷脂膜合成中微胶质活动改变。青少年型改变较轻，主要表现为白质内肌醇峰增高，而灰质波谱正常。成年型则表现为NAA峰轻度下降，胆碱、肌醇峰及肌酸峰轻度增高。

经典型 X-连锁肾上腺脑白质营养不良／肾上腺髓质神经根病／酰基辅酶A氧化酶缺陷

经典的X-连锁肾上腺脑白质营养不良（ALD）是因ALD基因突变造成的，该基因位于Xq28染色体，编码过氧化物酶的膜蛋白质，蛋白质异常削弱了极长链脂肪酸向过氧化物酶体内的转运，而正常状态下这些极长链脂肪酸在过氧化物体内分解为较短链脂肪酸，并在细胞质内合成脂质复合体和酰基蛋白。到目前为止，文献报道有超过300种不同的ALD基因突变类型，但没有明确证据证明突变位置与病变表型之间的联系。本病根据其病生理特征分为两类：即以中央白质严重炎症性脱髓鞘为主型和以后颅窝和脊髓轴突退变为主型。受累的大脑白质分为三个不同区域，在影像学上表现不同。中央区（也称A区）为完全脱髓鞘的疤痕区，仅由星形胶质细胞增生构成；炎症反应区（也称B区）紧邻中央区外缘，有脱髓鞘和血管周围炎性细胞浸润，但轴突存在；紧邻B区外缘为C区，为活动性脱髓鞘区，仅有髓鞘破坏而无炎症反应。有作者提出潜在脱髓鞘区（也称D区）的概念，D区紧邻C区外缘，在^{1}H-MRS上该区可见NAA波峰下降。

尽管已有多种不同ALD临床类型的报道（表3-4），但最常见的是儿童脑型，它也是最受关注的儿童疾病之一，主要特征为大脑白质炎性脱髓鞘。受累患儿几乎全是男孩，通常在5～12岁之间发病（平均7.2岁）。许

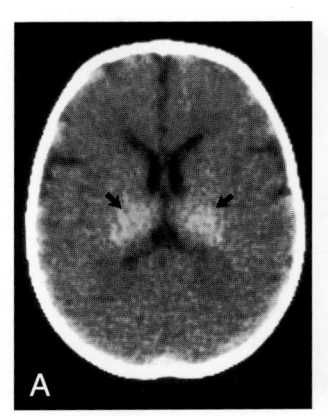

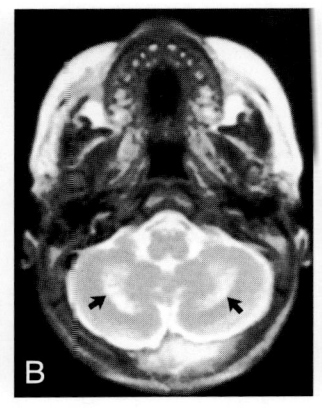

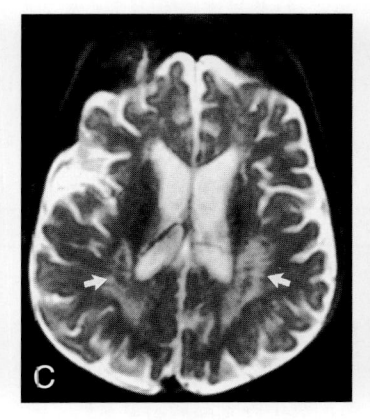

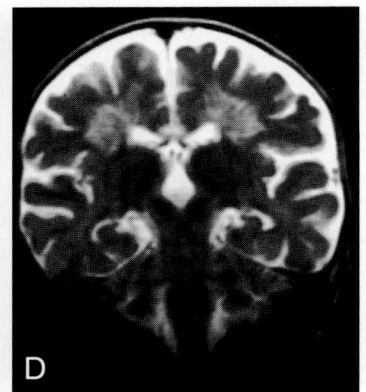

图3-2 Krabbe病。A：轴位CT显示丘脑钙化（箭号）。B：轴位SE 2500/70图像显示，小脑脑白质内的异常高信号（箭号）。C：轴位SE 2500/70图像显示，顶叶白质内异常高信号（箭号）。D：冠状位SE 2500/70图像显示，脑室旁区域内高信号，皮层下白质正常。

多儿童最初表现为在学校学习困难而被诊断为注意力不集中反应过度性疾病。本病的其他早期表现还包括视空间敏度受损、渐进性步态异常及轻度智力减退等。皮肤色素异常沉着或其他肾上腺功能不全的症状和体征有时先于神经系统症状出现，有些病例则始终缺乏肾上腺相关的症状。约10%病人急性起病，表现为癫痫、急性肾上腺危象、急性脑白质病或昏迷。疾病进展非常迅速，相继出现肌张力减退、癫痫发作、视力受损和吞咽困难等症状。可见脊髓和外周神经受累而无中枢神经系统症状，极少数情况下还可见仅表现出肾上腺功能不全而没有神经症状。

该病的另一种主要类型为肾上腺髓质神经根病，特征性为脑干和脊髓轴突变性。该型疾病多见于青年人（平均年龄28岁），表现为尿失禁、进行性轻度截瘫或小脑功能障碍。病人可在任何年龄出现炎性脱髓鞘，高峰年龄为40～50岁。另外，尽管本病是X-连锁性疾病并好发于男性，仍有约20%的女性杂合子出现类似肾上腺髓质神经根病的神经障碍，但发病较晚（平均年龄43岁，范围为8～75岁）且较男性患者症状轻。同样的基因突变却出现不同临床表现的原因尚未明确，女性病例可能是X染色体的灭活不同所致。

确诊ALD需要有染色体检测和在血浆、红细胞或人工培养皮肤成胶原纤维细胞中出现极长链脂肪酸异常聚集。女性杂合子患者中约15%可见假阴性结果。因此，对于怀疑本病的女性患者需要做基因分析。

影像学检查可显示一些特征性改变，80%病人出现后部白质受累。CT显示枕叶深部白质低密度延伸至胼胝体压部（对应于前面所述的A区）；病程极早期，病变可仅局限于胼胝体压部。低密度病变前缘常出现免疫介导的炎性所致的强化，（相当于B区）（图3-3）。MR扫描可清晰显示受累区域显著的长T1/T2信号（图3-3），弥散增高和弥散各向异性下降，注入顺磁性造影剂后，病灶边缘炎性脱髓鞘区域出现强化（相当于B区）。出现强化提示病变影像学和临床状态恶化。病变早期，常规序列显示外周白质正常（图3-3），但在弥散张量成像上可见水分子弥散轻度增加以及各向异性下

表 3-4

X-ALD携带者的临床表型

表型	表现	发病概率
男性X-ALD携带者		
儿童大脑型	3～10岁发病，进行性行为、智能和神经功能缺陷。通常3年内致残。炎症性脱髓鞘	31%～35%
青少年型	与儿童型相似。11～21岁发病，进展较缓慢	4%～7%
肾上腺脊髓病	28±9岁发病，病程进展超过10年，主要累及脊髓，伴或不伴轻微炎症。40%病例累及大脑，有不同程度的炎症反应	40%～46%
成人大脑型	痴呆，行为异常，有时出现局限性缺陷。白质炎性反应。病程进展与儿童大脑型相似	2%～5%
橄榄体桥脑小脑型	在青少年和成人期出现小脑/脑干受累	1%～2%
单纯Addison病	肾上腺功能不全而无神经症状。通常在7.5岁前发病。绝大多数发展为肾上腺脊髓病	随年龄变化，儿童期可达50%
无症状型	生化和基因异常，但没有明确的肾上腺或神经功能缺陷	常见<4岁，罕见>40岁
女性X-ALD携带者		
无症状型	无神经或肾上腺病变	随年龄发病下降。绝大多数女性患者<30岁
轻度脊髓病	深肌腱反射增高和下肢远端感觉改变	随年龄发病增高。大约50%女性患者>40岁
中、重度脊髓病	类似肾上腺脊髓病，但发病更晚，症状更轻	随年龄发病增高。大约15%女性患者>40岁
大脑受累	儿童期少见，较常见于儿童中期或后期	约2%
临床明显肾上腺功能不全	少见（任何年龄）	约1%

降。脑桥和延髓的皮质脑桥束和皮质脊髓束常出现长T2信号（图3-3D和E）和强化。正中矢状位T1W上，胼胝体压部信号减低，慢性期则表现为变小和萎缩。更少见的征象包括顶-枕区钙化。

第二个最常见的类型为额叶受累为主，约见于15%的病例（图3-4）。病变主要累及额叶白质、胼胝体膝部、内囊前支和膝部，偶尔也可以小脑白质受累为主。增强扫描与枕叶型改变相似，表现为病灶边缘强化（相当于B区）。其他类型包括局限一侧半球受累型、额叶和枕叶同时受累型及病变局限于内囊膝部型。

虽然女性杂合子患者MR表现通常正常，但许多也与男性患者改变相似，出现顶-枕叶白质和皮质脊髓束病变。

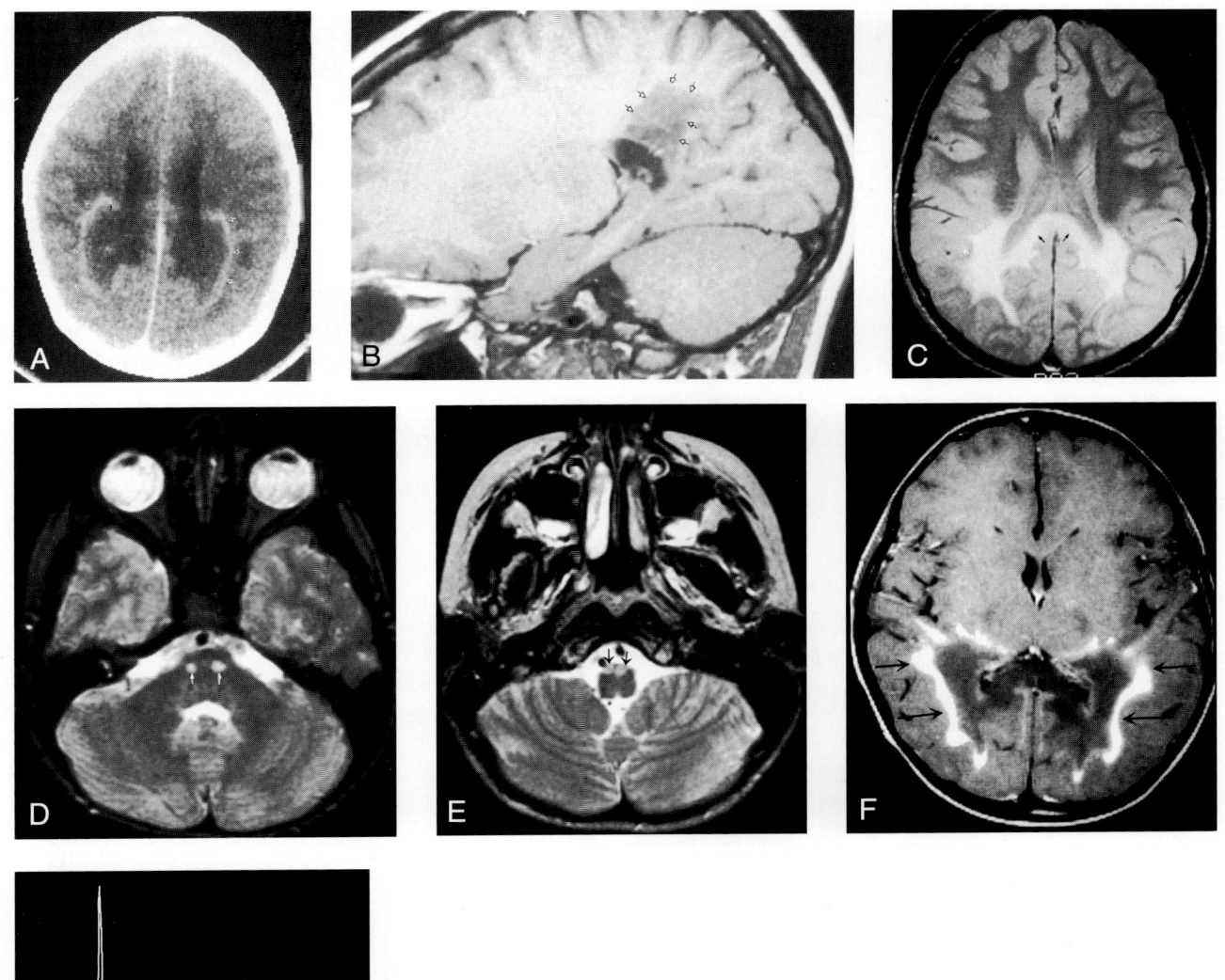

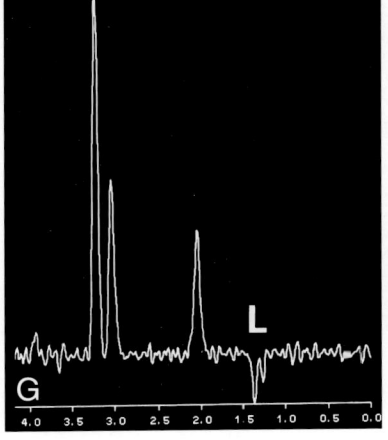

图3-3 X-连锁肾上腺脑白质病。A：轴位增强CT显示顶枕部白质内低密度改变，前外侧边缘线状强化（空心箭号）。B：旁矢状位SE 600/20显示顶叶白质内的低信号（箭号）。C：轴位SE PD2500/30显示枕部脑白质内高信号（空心白箭号），胼胝体受累（黑箭号），外周白质正常。D和E：轴位SE T1W2500/70显示脑桥（D）和延髓（E）内皮质脊髓束高信号（箭号）。F：增强MR显示，炎性反应前沿显著强化（箭号）。G：质子MRS（TE = 135）显示受累区域NAA峰显著减低和出现乳酸峰（L）。

质子 MRS（图 3-3G）显示 NAA 峰减低，Cho、谷氨酰胺、谷氨酸峰增高，肌醇峰降低，乳酸峰增高。有些患儿 MRS 在 MRI 出现病变之前即显示异常表现，长 T2 信号和强化区周围表现正常的白质（这个区域对应 C 区）的 MRS 也可显示出异常。当 NAA/Cr 比值低于 5 时，提示病变在未来 2～3 年内将进展。因此，每个 ALD 患儿都要进行 MR 检查，特别是那些 MR 检查正常的患儿及他们的同胞兄弟，这些人有 ALD 基因突变但无临床症状。与正常对照组相比，女性杂合子患者双侧大脑半球和内囊的 NAA/Cr 和 NAA/Cho 比值下降，顶-枕叶白质 NAA/Cho 比值下降。

肾上腺髓质神经根病较典型儿童型 ALD 而言，边缘饱和的大脑受累少见，更多为小脑白质和脑干皮质脊髓束。病变内无炎症反应，因而无强化。

典型 ALD 在影像学上的鉴别诊断不多。其他过氧化物酶疾病（如酰基 CoA 氧化酶缺陷）有相似的影像学表现，早期累及桥脑-延髓皮质脊髓束和小脑白质，而后可见胼胝体压部和顶-枕叶深部白质受累。但它们的临床表现截然不同，后者在男孩和女孩中均可发病，常常伴有智力运动发育落后，3 岁时出现发育倒退。

合并弥漫性中枢神经系统髓鞘形成不良的儿童共济失调（消散性脑白质病）

儿童共济失调合并弥漫性中枢神经系统髓鞘形成不良（CACH），表现患儿早期发育正常，以后出现进行性共济失调和痉挛性双瘫，复发和缓解交替出现，直到 20 岁左右死亡。儿童期至成年早期发病。极少数病例在新生儿或婴儿期发病，病变进展迅速且致命。以后可出现延髓症状、视神经萎缩及癫痫。外伤或感染后患儿病情可出现恶化的趋势。CSF、血清或尿液检查可见甘氨酸水平升高。该病有家族性，基因定位于染色体 3q27，该位点为真核转运启动因子 eIF2B 的 β 亚单位。（有意思的是，该位点也是 Cree 脑白质病的基因反应位点。因此，认为这两种病为同一种病的两个不同表型，[参见灰质和白质疾病章节]）。该亚因子的 5 个单位中任何一个发生突变都会引起本病。基因突变对蛋白质功能的影响决定了疾病的严重程度。van der Knaap 等提出该病的诊断标准包括：①患儿早期精神运动发育正常或轻度延迟。②神经系统症状恶化呈慢性进展和发作性病程，轻微感染和头部损伤后病变进一步恶化，可导致昏睡和昏迷。③神经系统症状主要为小脑共济失调和僵直状态。也可出现视神经萎缩或癫痫，均不是主要的特异性症状；智力可受影响但与运动功能异常不平行。④MR 扫描显示双侧大脑半球脑白质对称性受累，部分或全部脑白质与脑脊液信号强度相等（在 T1W、T2W 和 FLAIR 像上）；小脑轻度到严重萎缩，主要累及小脑蚓部。MRS 可为诊断提供更多信息（见下面）。

少数病例的病理检查显示，深部白质内出现轴突丧失、髓鞘形成不良、脱髓鞘及神经胶质增生；而皮层下 U 纤维、胼胝体和内囊不受累。桥脑腹侧可见边缘饱和的，对称性分布的横纤维脱髓鞘后，而桥脑核仍保持完整，桥脑背侧的顶盖中央束和中央上核可见对称性脱髓鞘。近来有些研究提示，该病最初为轴突病变，髓鞘病变为继发性；另外一些作者认为，原发

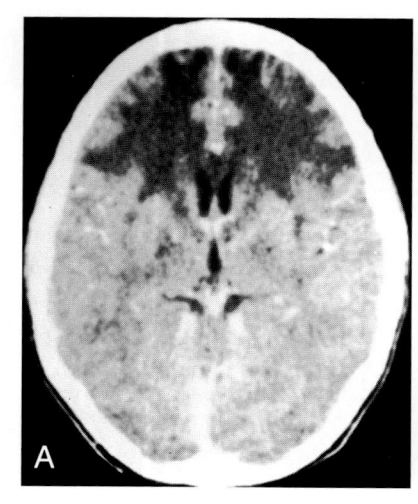

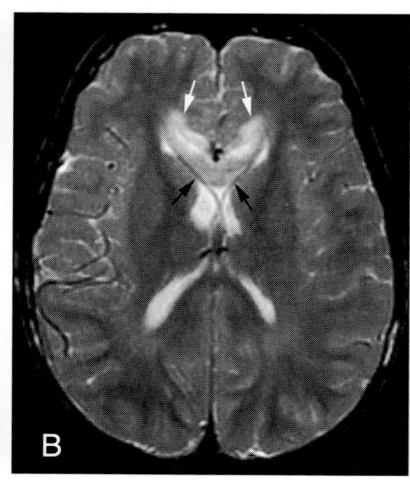

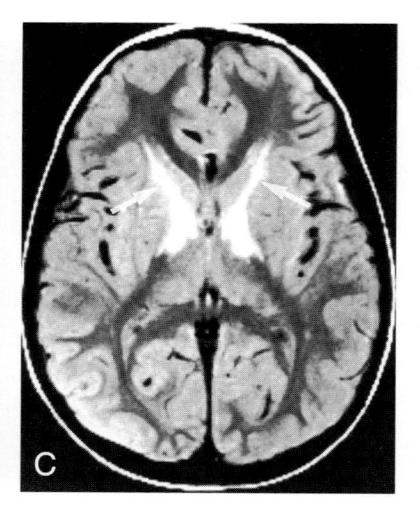

图 3-4 不典型肾上腺脑白质营养不良，造成这种不典型表现的原因尚不清楚。A：轴位 CT 显示主要为额叶白质病变。B：轴位 SE 2500/70 图像显示，胼胝体膝部（黑箭号）及周围白质内长 T2 信号（白箭号）。C：质子密度像显示，限于内囊前肢的高信号（箭号）。

性少突胶质细胞病变导致少突胶质细胞加速凋亡而引发轴突变性。

MR扫描显示广泛脑白质信号异常，并在T1WI和T2WI上最终与脑脊液信号相同（图3-5）。皮层下白质早期即可受累且病变严重（图3-5B）。变性至脑脊液样信号首先从中央白质开始（图3-5D），逐渐累及全部大脑白质，此时仅存的脑室旁白质呈线状影（图3-16D），而髓鞘信号改变仅见于纹状体和小脑。小脑从轻度到严重萎缩，主要累及小脑蚓部。脑干异常高信号最早出现于桥脑中央背盖束，但最终也将累及桥脑腹侧（图3-5）。在新生儿期，脑白质表现为异常T1低信号和T2高信号；在FLAIR和PD像，病变区白质显示较正常白质信号低，可能为白质稀疏或即将发生的囊性退变所致。足月时未见白质髓鞘化迹象。脑沟轻度增宽，表明脑沟发育延迟或白质轻度肿胀。

质子MRS表现为NAA峰、Choline和Creative峰显著降低，某些病例可见lactate和糖峰轻度升高。更具特征性的脑白质波谱是"正常"信号明显降低或完全消失，而乳酸和糖峰在其他代谢物峰降低的背景下显得很突出。在损伤较轻的区域，NAA/Cr，myo-inositol/Cr比值较正常下降30%~40%。皮层波谱除NAA下降和Lac不同程度增高外，其显示大致正常。

巨大轴索神经病

巨大轴索神经病为一组细胞浆中间丝异常所致的疾病，患者体内各种细胞均可见卵圆形聚集物。该病的基因位点为染色体16q24，编码一种称为巨轴索蛋白的广泛表达的蛋白质。患儿早期特征表现为外周神经病

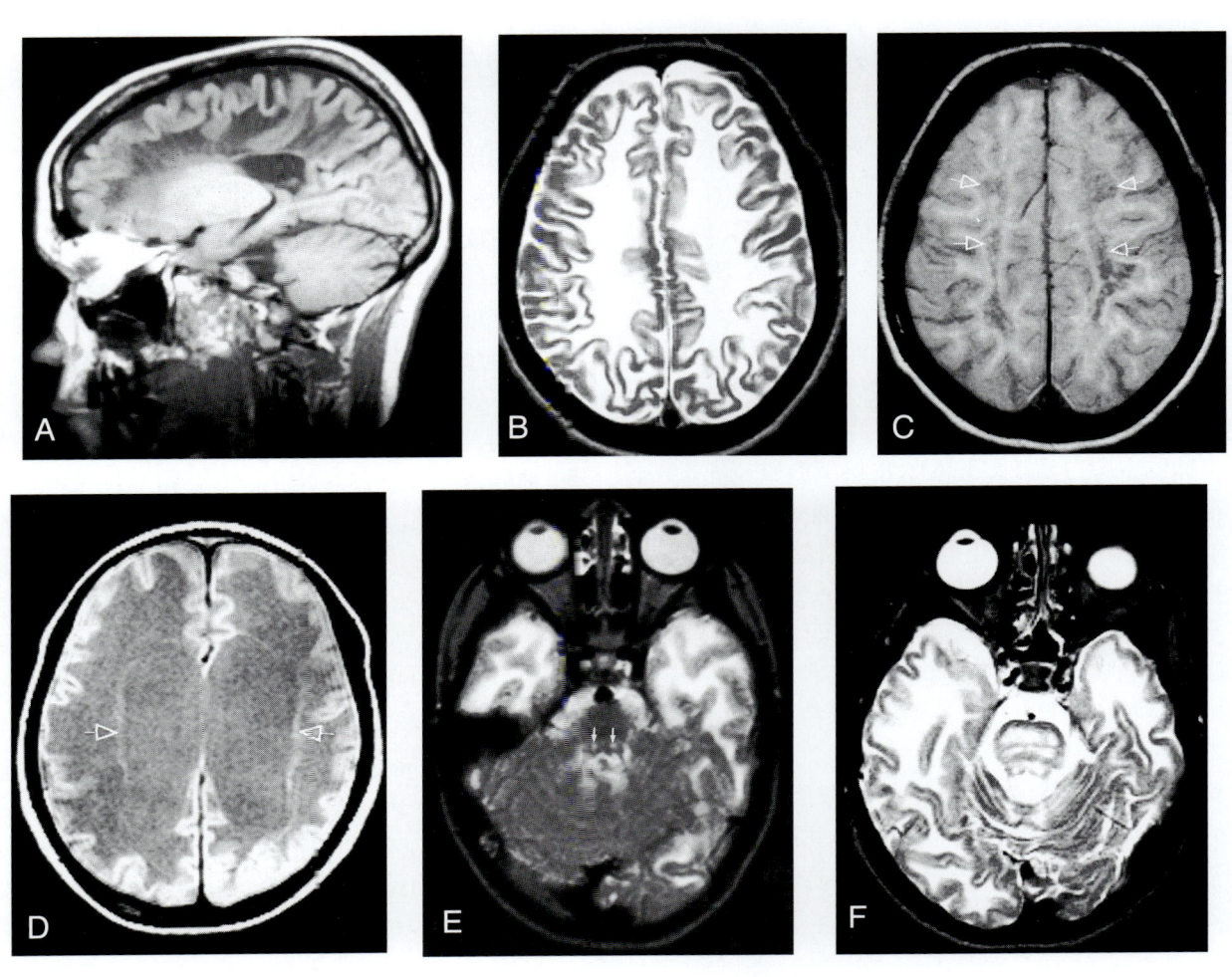

图3-5 合并弥漫性中枢神经系统髓鞘形成不良的儿童共济失调(消散性脑白质病)。A和B：矢状位T1W和轴位T2W显示大脑白质弥漫性长T1、T2信号，累及皮层下白质。C：PD像显示中央区白质与CSF等信号（空心箭号）。D：PD像，病变的末期，几乎所有的大脑白质与CSF等信号，仅残留侧脑室旁白质（箭号）。E：T2W显示桥脑背侧的中央顶盖束受累（箭号）。F：病变末期T2WI，显示桥脑基部也受累（图A、B、C来自参考文献72，图D、E来自参考文献78）。

和明显卷发。然而，中枢神经系统病变是本病的重要组成部分。典型临床表现为早期出现肌张力低下，而后逐渐出现运动发育落后。患儿也许可以行走，但表现为共济失调和步幅大，并逐渐倒退直至完全丧失行走能力。最后，体检可见肌张力低下，肌无力和废用，腱反射消失和肌挛缩。视盘苍白和视敏度下降。

影像表现无特异性，显示为大脑和小脑白质的长T1/T2信号，但皮层下U形纤维正常。MRS上显示NAA和肌醇波峰下降，Cr波峰大致正常。

苯丙酮尿症

苯丙酮尿症是一种常染色体隐性遗传病。尽管其他生化物质缺乏也可引起本症，因位于12q22-24.1的基因突变造成苯丙氨酸羟化酶缺乏（PAH）所致者最常见。已经确认的PAH基因突变超过400种，部分突变可引起临床、生化和影像学表现显著异常。苯丙氨酸羟化酶的缺乏造成化合物产物（包括苯丙酮酸、苯乙酸和苯乙酰谷氨酰胺等）堆积，对发育中的大脑产生毒性作用。未经治疗患儿的特征性临床表现为生长延迟、大脑发育落后、湿疹性皮炎、皮肤色素脱失以及尿液、皮肤及毛发散发出特殊的霉味。治疗包括饮食控制，偶尔进行饮食补充。食疗的效果差异较大，也可能与本病的异质性有关。

影像表现主要为脑白质内异常信号，反映出脑白质髓鞘化延迟和缺乏。年龄较大患儿可见脑白质退变引起脑室扩张。早期在MR上长T2信号改变最早见于大脑半球脑室旁白质（图3-6），皮层下白质表现正常。急性期，病变区脑白质弥散下降，可能与髓鞘肿胀有关。有报道提出，白质病变范围似乎与该病的生化控制水平相关。目前未见出现强化的报道。

在少数因双氢喋啶还原酶不足或四氢生物喋呤合成障碍导致的病例中，可见额叶皮层、枕叶皮层、皮层下白质及豆状核受累。CT常可见豆状核、额部或枕部皮层下钙化。

质子MRS于7.37ppm处显示苯丙氨酸峰升高，该峰的高度可用来监测疗效。MRS上其他化合物峰大致正常。脑内病变区域在弥散成像上表现为水分子扩散运动下降。

枫树浆尿病

枫树浆尿病是由于支链氨基酸、亮氨酸、异亮氨酸和缬氨酸的氧化脱羧作用异常引起的一组不同类型的遗传病。临床上分为五种表型，与剩余酶的活性水平相

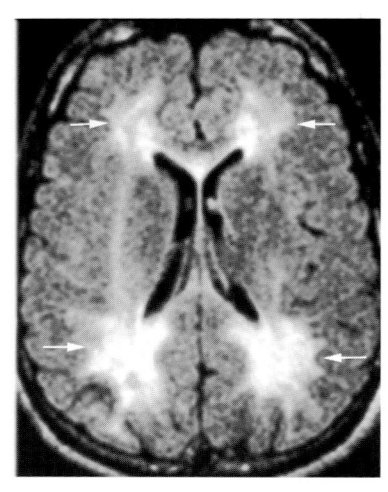

图3-6 苯丙酮尿症。轴位FLAIR像显示，深部白质长T2信号，特别是侧脑室额角顶部和三角区周围白质（箭号）。皮层下白质正常。

关。经典型枫树浆尿病，在生后第一周内出现临床症状和体征，表现为哺乳困难、呕吐、肌张力障碍、角弓反张和癫痫发作。若不能及时诊断和处理，婴儿即出现颅内压增高症状，甚至昏迷，并可在数周内死亡。神经后遗症的严重程度与新生儿期急性中毒时间长短密切相关。少数剩余酶活性较高的轻型患儿可在儿童后期出现代谢危象，引起嗜睡、惊厥、恶心和呕吐，进一步发展至木僵或昏迷。

生后最初数天内影像检查表现正常。因为经典型枫树浆尿病在新生儿期发病，故它是少数几个可由经颅超声作出诊断的代谢性疾病之一。在出现症状时的急性期，经颅超声表现为双侧对称性脑室旁白质、基底神经核和丘脑回声增强。CT和MR表现具有特征性，小脑深部白质、脑干背侧、大脑脚、内囊后肢、旁运动区白质及苍白球（偶尔）出现明显的局灶性水肿，在CT上表现为低密度，在MRI上呈长T1/T2信号（图3-7）。病变区与出生时已髓鞘化和正在形成髓鞘的区域相符合。大脑半球广泛水肿可与局灶性病变相重叠。DWI在该病急性期有较高诊断价值，特别是出生后头几周内，MSUD水肿区（小脑深部白质、脑干背侧、大脑脚、内囊后肢、旁运动区白质及苍白球）显示弥散下降，ADC较正常下降20%~30%（图3-7）。急性期过后DWI恢复正常。根据治疗是否及时，患者将残留不同程度脑损害。

婴儿晚期或幼儿早期出现失代偿的轻型患儿主要表现为髓鞘化严重缺失，与脑干背侧、小脑白质、内囊和苍白球的损伤区一致。生后早期出现危象者，病变区域与经典型患儿相同。

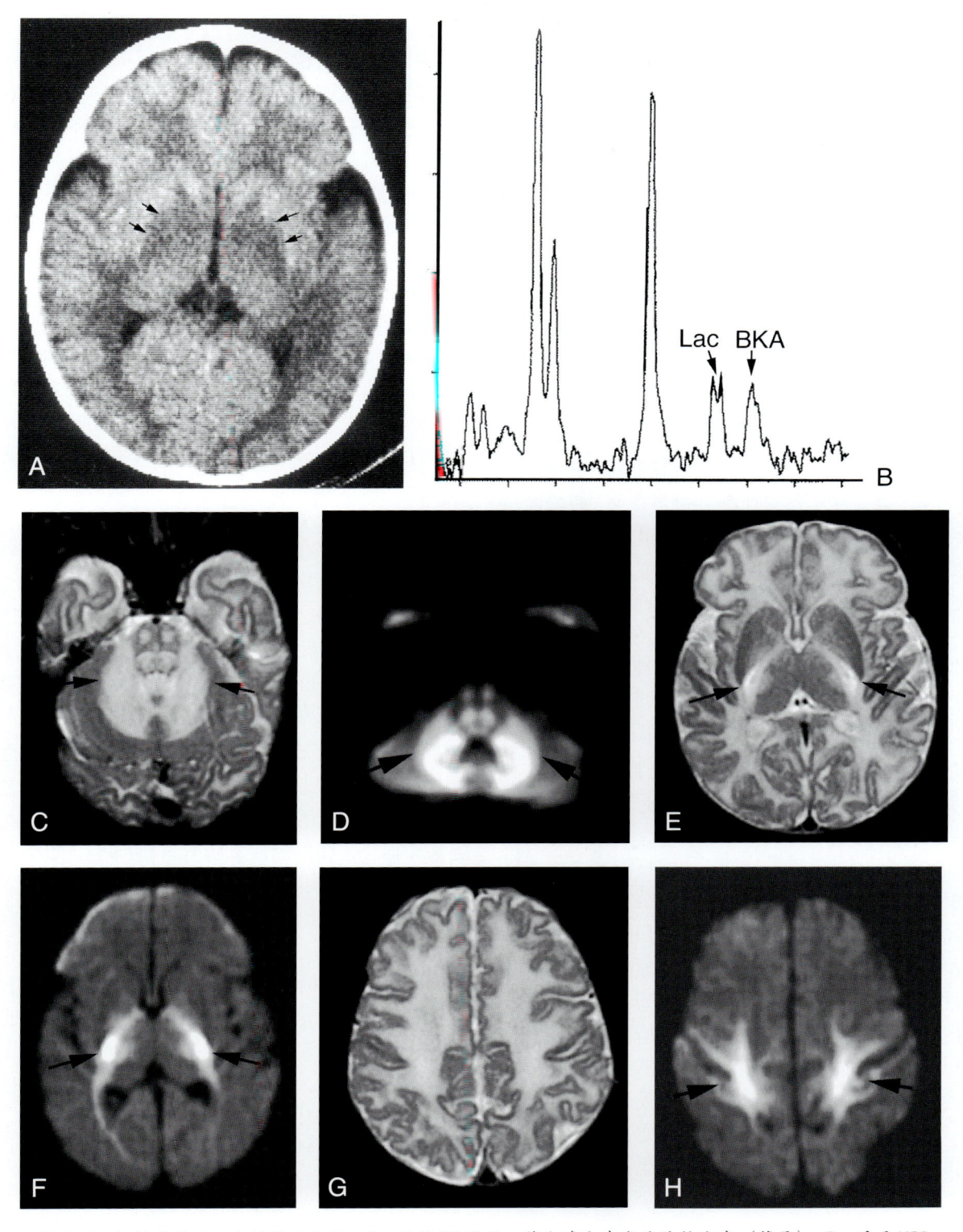

图 3-7 枫树浆尿病，急性新生儿期。A：轴位 CT 显示，苍白球和内囊后肢低密度（箭号）。B：质子 MRS（TE=288ms）在 0.9ppm（BKA）处可见支链氨基酸和支链 α-酮酸峰，在 1.33ppm 处可见异常乳酸峰。C、E 和 G：轴位 SE 3000/120 显示，脑干、小脑白质、内囊后支和半卵圆中心呈异常长 T2 信号（箭号）。D、F 和 H：轴位 DWI (b=700) 显示的高信号区代表长 T2 信号区弥散下降；注意半卵圆中心的弥散异常比长 T2 区更明显。

急性期质子MRS显示NAA轻度下降，Lac轻度升高；在0.9ppm处出现一个相对特异的宽峰（图3-7B）。这些异常经适当治疗后可消失。0.9ppm处异常宽峰被认为是由于亮氨酸、异亮氨酸和缬氨酸氧化脱羧作用异常所造成的支链氨基酸和支链α酮酸上甲基质子聚集的共振所致。采用长回波MRS（TE=270ms）可以与在短回波MRS上出现在0.9ppm处"大分子"峰相鉴别。

高胱氨酸血症（以前称为同型胱氨酸尿症）

至少有四种独立的生化异常可导致高胱氨酸血症，以前也称作同型胱氨酸尿症。

胱硫醚β-合酶缺乏症

胱硫醚β-合酶缺乏导致血管内膜不规则，引起儿童和青壮年动脉硬化、动脉血栓和静脉血栓。如果高半胱氨酸过剩，就会产生超氧化物和过氧化氢，导致凝血因子水平变化，阻止小动脉扩张（血管阻力增加），从而引起动脉壁平滑肌细胞增生。患者特征性临床表现包括晶状体脱位、骨质疏松和长管状骨细长。半数未治疗患者将在30岁之前罹患中风。另外，还可见智力减退、癫痫发作和肌张力障碍。大多数患者神经影像学检查显示为全脑内多发不同阶段的小梗塞灶。极少数病例出现脱髓鞘、脑白质内空泡形成和海绵样退变。

5,10-亚甲基四氢叶酸还原酶缺乏症

5,10-亚甲基四氢叶酸还原酶缺乏症是由于1p36.3基因位点突变所致，出现高半胱氨酸尿症和低蛋氨酸血症(hypomethioninemia)。到目前为止，有14种基因突变可引起本病。与胱硫醚β-合酶缺乏症相比，本症较少出现显著的血管性病变和脑梗塞。纤维母细胞内的5,10-亚甲基四氢叶酸还原酶的活性与临床严重程度一致。患者最常见的表现为儿童期出现步态异常、癫痫发作和不同严重程度的精神运动发育迟缓。婴儿也可受累，表现为肌张力低下、进行性昏睡、反复呼吸暂停和癫痫；逐渐出现呼吸衰竭、昏迷和死亡。某些突变（如677C-T位点突变）可能是神经管缺陷的高危因素，因为它影响叶酸代谢（见第九章，叶酸有防止神经管缺陷的作用）。

脑和脊髓白质脱髓鞘是最常见的病理改变。脱髓鞘开始表现为血管旁灶性海绵状改变，如髓鞘层分离。少数可见脊髓背柱和侧柱脱髓鞘改变。

MR T2WI扫描显示，白质异常从小灶性的高信号（主要累及内侧及双侧额叶）到更弥漫、广泛的白质高信号。质子MRS表现为脑白质内NAA峰减低。

钴胺代谢过程错误

在钴胺代谢过程错误的病变中，尽管常常存在血管内膜增厚和纤维化但尚没有大脑梗塞和血管栓塞的报道，患者临床表现多变。一些患者表现为婴儿期喂养困难、肌张力低下、癫痫、发育停滞、小头畸形、巨幼红细胞性贫血或智力发育迟缓。部分则出现溶血尿毒症。另一些患者表现为青少年或成人期出现痴呆、进行性步态失调、急性神经功能异常或脊髓病。诊断依据为尿液内代谢物增加，包括甲基丙二酸、甲基枸橼酸（methylcitric acid）、高胱氨酸；血浆内的甲基丙二酸和游离的二硫同型胱氨酸增加，及低蛋氨酸血症(hypomethioninemia)。细胞内钴胺代谢缺陷可通过培养的纤维母细胞分析得到证实。治疗包括维生素B_{12}，氰钴胺、甜菜碱和肉毒碱，但治疗效果和预后差异很大。典型病理改变为脑白质海绵状脱髓鞘。

神经影像学检查在病程早期显示正常，特别是成年期发病者。在MR上表现为深部白质异常长T2信号和白质容积减少，而内囊、外周白质和皮层下U形纤维表现正常。在我们学院仅有的一例，青年钴胺素C缺乏患者行MR扫描，可见皮层脑沟扩大、侧脑室轻度扩大和侧脑室三角区周围模糊的长T2信号改变。

甲硫氨酸腺苷三磷酸钴胺素腺苷转移酶缺乏症

甲硫氨酸腺苷三磷酸钴胺素腺苷转移酶Ⅰ/Ⅲ仅在肝内表达，催化甲硫氨酸合成S-腺苷甲硫氨酸。甲硫氨酸腺苷三磷酸钴胺素腺苷转移酶Ⅰ/Ⅲ缺陷症是由于MAT1A基因突变所致，特征性改变为孤立的持续高蛋氨酸血症(hypermethioninemia)。临床症状变化多样且很难解释，MATⅠ/Ⅲ的活性中度受损无临床症状，而严重受损时才出现临床症状和体征。MR上表现为脑白质异常信号。血浆内甲硫氨酸水平极明显升高，同时伴有血浆内高半胱氨酸总水平呈轻度到中度升高者，易误诊为由于胱硫醚β-合酶缺乏症所致的高半胱氨酸尿症。

影像学上，MAT Ⅰ/Ⅲ患者脑白质呈现长T1/T2信号，但皮层下U形纤维不受累（图3-8A）；DWI表现为弥散度下降（图3-8B），MRS改变尚未见报道。

眼脑肾综合征（Lowe综合征）

Lowe综合征（眼脑肾综合征）是一种X-连锁隐性遗传性疾病，主要累及男性。除神经系统外，还累及晶体和肾脏。该病的致病基因为OCRL1，位于

Xq26.1m 位点，它编码高尔基复合体内的磷脂酰肌醇-4,5-双磷酸-5 磷酸酶(phosphatidylinositol-4, 5-biphosphate-5 phosphatase)。主要临床表现包括先天性白内障、青光眼、智力延迟、肾小管功能障碍（Fanconi's 综合征）及代谢性骨病引起的关节病等。

影像学表现颇具特征。CT 扫描可见脑白质区非特异性低密度。MR 显示两种截然不同的病变（图 3-9）：①深部白质和皮层下白质区内多发小病灶，信号与脑脊液样信号相似；②长 T1/T2 信号融合病灶在病变早期不累及皮层下 U 形纤维。在质子 MRS 上，有些病人在 3.56ppm 区出现轻到中度的波峰增高（该区为肌醇峰所在区），推测本病在该区的波峰升高代表磷脂酰肌醇-4,5-双磷酸的聚集，这并不代表退变，也许是疾病损伤后反应性星形胶质细胞增生。然而，不是所有患者都有肌醇峰增高。推测 3.56ppm 区的波峰增高程度与酶缺乏严重程度相关。

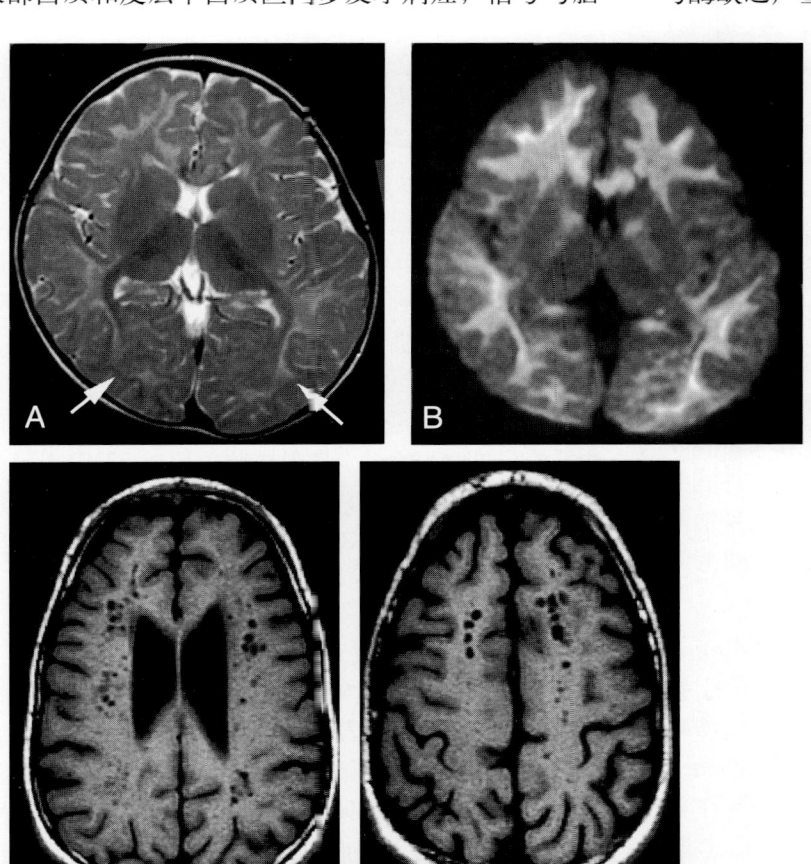

图 3-8 甲硫氨腺苷三磷酸钴胺素腺苷转移酶I/III缺乏症，3 岁男孩。A：轴位 SE 2500/80 显示，大脑白质异常长 T2 信号，皮层下 U 纤维正常（箭号）。B：轴位 DWI 显示病变白质呈高信号区代表局部弥散下降。(Dr Junichi Takanashi 提供图片)

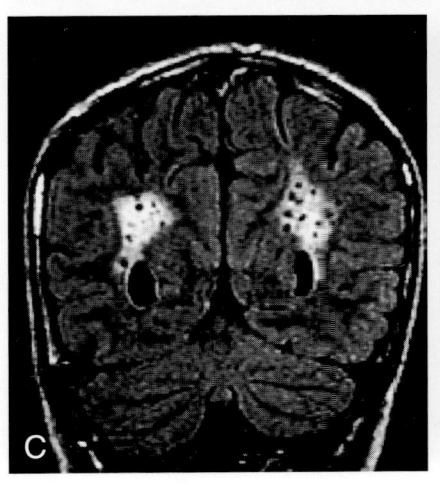

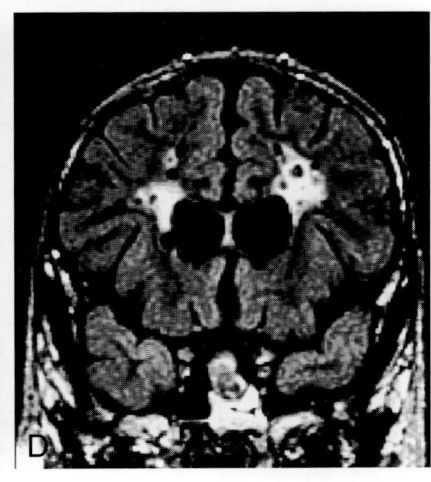

图 3-9 Lowe 眼脑肾综合征。A 和 B：轴位 SE 600/15 显示，脑室旁白质内多发脑脊液样信号的囊性灶，脑室和脑沟增宽。C 和 D：冠状位 FLAIR 10002/2200/162 显示，囊变在脑室旁长 T2 信号区内。

伴分层蛋白缺陷的先天性肌营养不良症

先天性肌营养不良（CMDs）是一组不同种类的疾病，以肌张力减退、无力及经常出现的先天性肌肉挛缩为特征，肌肉活检证实了肌肉营养不良性改变的存在。几十年来，人们一直认为某些CMD患者的异常最初仅局限于肌肉（所谓单纯性肌营养不良），而另一些患者同时还有脑和眼的异常改变。以后，许多"单纯性"CMD患者会出现智力低下，CT上表现为脑白质区出现低密度改变。因此，有人建议将"单纯性"分为"经典"型（无中枢神经系统受累）和"欧美"型或分层蛋白缺陷型（有中枢神经系统受累）。近来，更多的研究显示，约半数"单纯性"肌营养不良患者可见分层蛋白缺陷型表现，各组间存在很大重叠，而且分层蛋白阳性组还可进一步分为亚型。因此，CMD目前可分为以下三种情况：①脑MRI正常且无中枢神经系统症状和体征；②有中枢神经系统症状和体征，影像上可见脑白质区异常的脱髓鞘性改变而大脑和小脑皮层正常（几乎所有该类患者肌肉活检均可见分层蛋白肌纤维基膜上的一种分子成分缺乏）；③有中枢神经系统症状和体征，影像学检查显示相应区域脑皮质畸形。第一种病变不在本书讨论范围，本章讨论第二种情况，第三种情况在本书第五章关于神经元移行异常继发的皮层畸形的部分中讨论。

分层蛋白缺陷型CMD似乎为隐性遗传，是板层-α基因（LAMA2）突变的结果，位于染色体6q22-23。患者出生后出现肌张力减退和疲软。由于在宫内活动减少，出生时即可能合并关节挛缩。由于肌张力减退而出现深肌腱反射减少和运动发育落后。患儿智力常在正常范围，但也可轻度减低。癫痫发作并不常见。血浆肌酸激酶中度升高，常接近或超过1000U/L。

神经影像检查应首选MR。患者典型表现为中央脑白质区髓鞘化延迟或髓鞘形成不良（图3-10）。脑桥和小脑蚓部轻度发育不良，如果存在则可提示该病。确诊应根据肌肉活检、脑MR表现和临床检查综合判断得出。

粘脂贮积病Ⅳ型

粘脂贮积病Ⅳ型为常染色体隐形遗传性溶酶体贮积性疾病，最常见于德系犹太人，是MCOLN1基因位于染色体19p13.2-12.3突变的结果。该基因编码MLN1蛋白。MLN1蛋白在钙离子转运、规律性胞外分泌及其他与内涵体和溶酶体转运有关的现象中起重要作用。通常，患者最先出现的临床表现是进行性视觉障碍。儿童期出现明显的精神运动延迟，包括运动或语言发育延迟，可表现为稳定性或进行性发展。极少出现癫痫发作。检查角膜浑浊、渐进性视网膜病和肌张力减退，并进一步发展为肌强直。未见巨大器官症的报道。

影像检查可见胼胝体明显发育不良（图3-11A）。整个胼胝体明显变细，嘴部和压部可阙如。大脑半球脑白质容量明显减少，少量中央脑白质在T2WI表现为高信号（图3-11B），皮层下U形纤维信号正常。年龄较大的患者可出现小脑或大脑（极少情况下）萎缩性改变。

Sjogren-Larsson 综合征

Sjogren-Larsson综合征是一种常染色体隐性遗传病，特征性临床表现为先天性鱼鳞癣、智能倒退和进行性痉挛性四肢瘫。该病病因为脂肪乙醛脱氢酶（fatty aldehyde dehydrogenase, FALDH）活性受损，导致体内长链脂肪乙醇堆积。由于FALDH催化

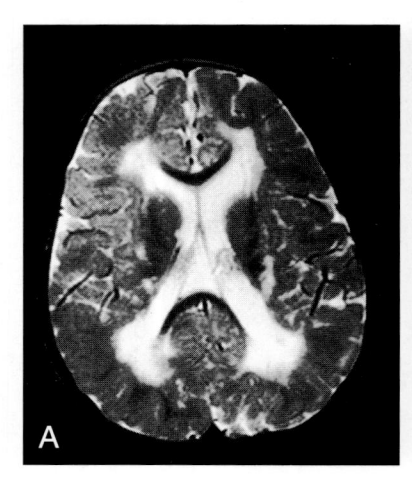

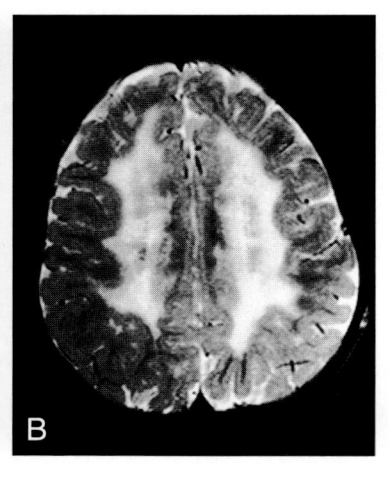

图3-10 伴分层蛋白缺陷的先天性肌营养不良症，17个月大的婴儿。A和B：轴位SE 2500/90显示中央脑白质内长T2信号改变，皮层下U形纤维正常。

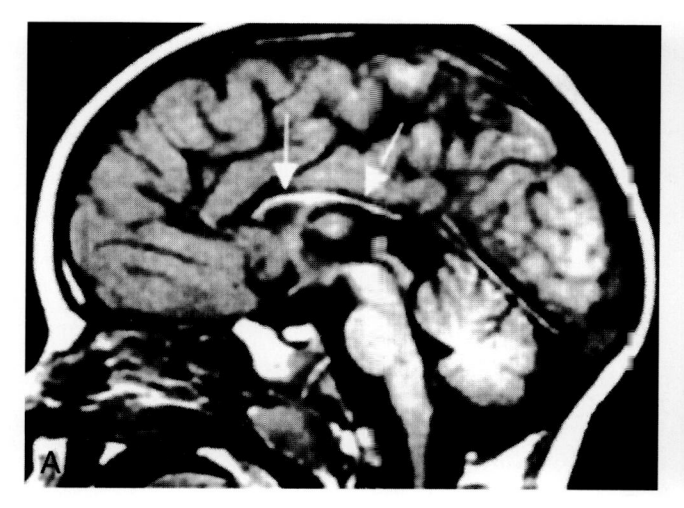

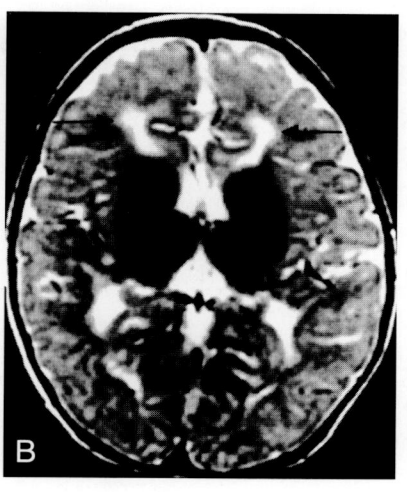

图 3-11 粘多糖症Ⅳ型，4岁儿童。A：矢状位 SE T1W (500/16 ms) 显示极度变细的胼胝体（箭号）伴有喙部阙如。B：轴位 SE 2500/90ms 显示大脑半球白质明显减少。侧脑室额角旁脑白质出现明显长T2信号（箭号）。注意脑沟增深几乎到达侧脑室壁。后部的皮层下脑白质相对正常。

脂肪乙醛氧化为相应的脂肪醇。基因谱位于17p11.2，有许多不同的乙醛脱氢酶基因突变可导致本综合征。本病确诊需发现基因突变或自细胞和培养的纤维母细胞内脂肪乙醇-NAD+氧化还原酶活性缺乏。出生前诊断可经培养的羊水细胞和胎儿皮肤的酶测定而做出。

病人的脑病理检查发现，受累的白质变性区有髓鞘气球样变，巨噬细胞和组织细胞脂肪变。大脑深部白质、脑干和脊髓的皮质脊髓束出现髓鞘脱失。

影像学上表现为出生后第一年脑白质髓鞘化延迟。后期的MR检查显示侧脑室后边白质长T2信号，特别是在侧脑室三角区和额角，但白质容积减少不明显。皮层下白质内的小灶性髓鞘化不完全区可保持多年，甚至到成年期。大多数大于10岁的患儿可见轻度脑萎缩。质子MRS上出现特征改变，在0.9 ppm 和 1.3 ppm 处可见窄峰（1.3 ppm峰更有特征），也可见于TE=135 ms，有别于宽大巨大分子峰（可分别来源于甲基和亚甲基的共振），这种化学位移常见于婴儿期。这些波峰在脑内其他区域较小，但不在灰质内出现。推测这些波峰与体内长链脂肪乙醇堆积有关。白质内胆碱、肌酸和肌醇峰轻度增高。尚未见关于弥散特点的报道。

假性 TORCH 综合征

假性 TORCH 综合征是一组不同种类的疾病，出生时表现为小头、运动和智能发育落后、长束征（反射亢进、张力亢进、阵挛、Babinski 征）及出生后1年内常出现癫痫。先天性感染检查为阴性。许多患儿的同胞兄弟或姐妹出现同样表现，据报道，1/3患儿的父母亲也可见患儿表现，因此认为本病为常染色体隐性遗传。

影像学显示继发于脑白质容积明显减少的侧脑室扩大，大脑内钙化主要分布在侧脑室旁，也可累及基底节、脑干和小脑。脑干和小脑发育小。一定要记住，如果影像学显示为TORCH综合征表现，也可能为遗传/代谢性疾病。因此，如果TORCH综合征的检验结果为阴性，遗传学咨询可以提示为常染色体遗传。

放疗和化疗后脑损伤

放疗和化疗引起的脑损伤的病理生理机制尚不完全清楚。最新研究显示，血管内皮损伤是放疗和化疗反应的最重要作用之一，损伤的机制为缺血。损伤程度与放疗总剂量、放射野大小、分割剂量大小、放疗频率、生存时间、治疗开始时患儿年龄、特殊的化疗制剂以及是否单独化疗/放疗或联合放化疗等因素有关。

脑白质损伤

除一些特殊情况外，儿童放疗或化疗后造成的脑白质损伤的临床和影像学表现与成人并无明显不同。脑的放射性损伤通常分为以下三组：①急性脑损伤（照射后1~6周），②早期晚发脑损伤（照射后3周至数月），③晚期迟发脑损伤（照射后数月至数年）。

急性脑损伤和早期晚发脑损伤表现轻微，常常无症状且为自限性疾病，包括轻度局灶性水肿（一过性血管扩张伴有毛细血管通透性不同程度增加）、也可能有暂时性的髓鞘损伤。在CT上显示为轻度密度减低，MR上为T1、T2时间延长而无明显占位效应和对比增强。

晚期迟发脑损伤是由于血管永久性损伤引起的改变，这种改变可以出现在治疗结束后的早期（3~4个月）或晚期（数年）。毛细血管内皮损伤导致血脑屏障破坏和纤维蛋白从血管腔内渗出。最终，内皮透明样变性和增生共同压迫血管腔使之变窄，局部脑血流减少，进而继发脑白质梗塞。病理表现为脑白质内区域性坏死、髓鞘脱失和碎裂以及细胞崩裂。患者可出现局灶性神经系统损伤或弛缓症状。

影像检查显示多种多样的损伤改变，可从单一、局灶性病变到弥漫性脑白质异常。信号异常反映了水肿和髓鞘脱失，表现为CT上的低密度影或MR上的长T1/T2信号改变（图3-12）。常见强化但持续时间短，可为短暂性增强区。可见显著的占位效应。病变中央区坏死在儿童不常见。斑点状出血表现为水肿信号内多灶性短T1/T2信号。因为损伤局限于照射野内，所以了解放疗区域和植入物部位对正确诊断非常重要（图3-13）。

初步研究结果显示，弥散张量成像可以发现和定量诊断放射诱导的脑损伤。与正常年龄匹配的对照组相比，接受放化疗的儿童的脑白质ＦＡ值下降15%～20%（甚至影像表现正常的白质区亦是如此），在小于5岁儿童、治疗后间隔时间长（>5年）和学习成绩下降的患儿中这种表现更明显。

放疗后的出血性血管病

照射后儿童的脑白质内可见出血性病灶，这种损害的准确原因尚未探明，毛细血管受损是可能的原因。影像学和手术证实为隐性血管畸形或海绵状血管瘤（参见第十二章）。患儿最长可于放疗后19年（平均8.1年，最早2～3年）出现。病人出现头痛、癫痫或局部神经症状和体征，也可无症状。据Young Poussaint等人的研究，致病性放射剂量的范围较宽，可从1800～6000cG不等。放射剂量与出现放射脑损伤的对应关系不清楚。病理学检查可见局部血管异常。若病变出现症状或已引起症状性出血，通常仅予以手术切除。

放疗后的闭塞性血管病

儿童Willis环大血管对放射性损伤较成人更加敏感。虽然因蝶鞍、鞍上及鞍旁肿瘤而接受大剂量放疗的4岁以下儿童患病概率最大；但因脑肿瘤（如髓母细胞瘤）行全脑放疗也能引起本病。尽管放疗后血管病最常见于放疗后数年，但极少数病人可早在放疗后15个月就出现病变。患者早期出现动脉外膜增生和纤维增厚，导致颈内动脉鞍上段、大脑前和中动脉近端进行性狭窄（图3-14），进一步发展为Moyamoya血管病（参见第12章）。临床上，患者表现为反复性生长倒退、认知缺陷、一过性缺血性发作、脑梗死或由于慢性脑缺血导致的发育延迟等。影像学表现为多发小梗塞，呈长T2或坏死囊变灶（图3-14）。

放疗后继发肿瘤

偶尔，可在放疗后很长一段时间发生肿瘤，这种情况很罕见且很难证实其致病因素。文献报道的放疗所致脑肿瘤中70%为脑膜瘤（图3-14D）、20%为胶质瘤、10%为各种肉瘤。自然发生肿瘤和放疗导致的肿瘤间鉴别包括后者发病年龄轻、为多发性胶质瘤、幕上多见（59例/76例发生于幕上）、发生于年轻人的恶性胶质瘤（61例/76例为高度恶性）以及放射剂量与放射诱导肿瘤的组织类型之间的相关性等。放射诱导的肿瘤与其他非放射相关性肿瘤影像表现无区别，脑肿瘤的影像表现将在第七章讨论。

放疗对垂体的影响

已知下丘脑－垂体功能可因鞍区和鞍旁肿瘤的照射而受影响。在MR图像上可表现为垂体径线缩小。已

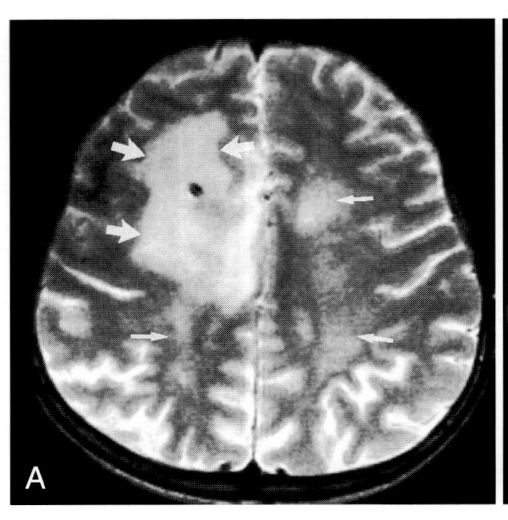

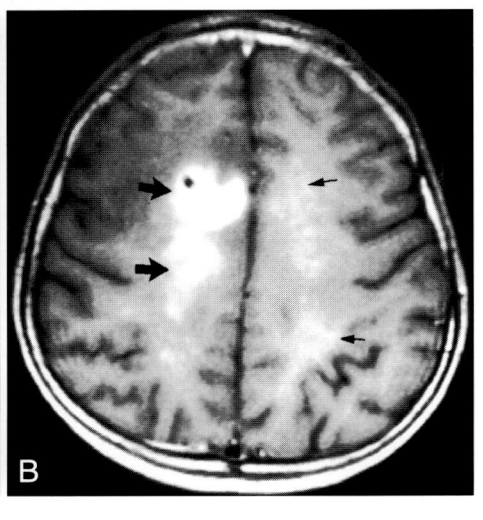

图3-12 放疗和化疗后脑白质损伤。该患者曾行鞘内氨甲喋呤注射和右侧额叶放疗。A: 轴位SE 2500/70ms图像显示，脑室旁白质内弥漫性的轻度高信号（推测是由于化疗所致，小箭号）和右侧额叶更显著的高信号（推测是由于放疗所致，大箭号）。B: 增强扫描轴位SE 600/20ms显示（A）中所示的许多高信号区域内出现强化（箭号）。

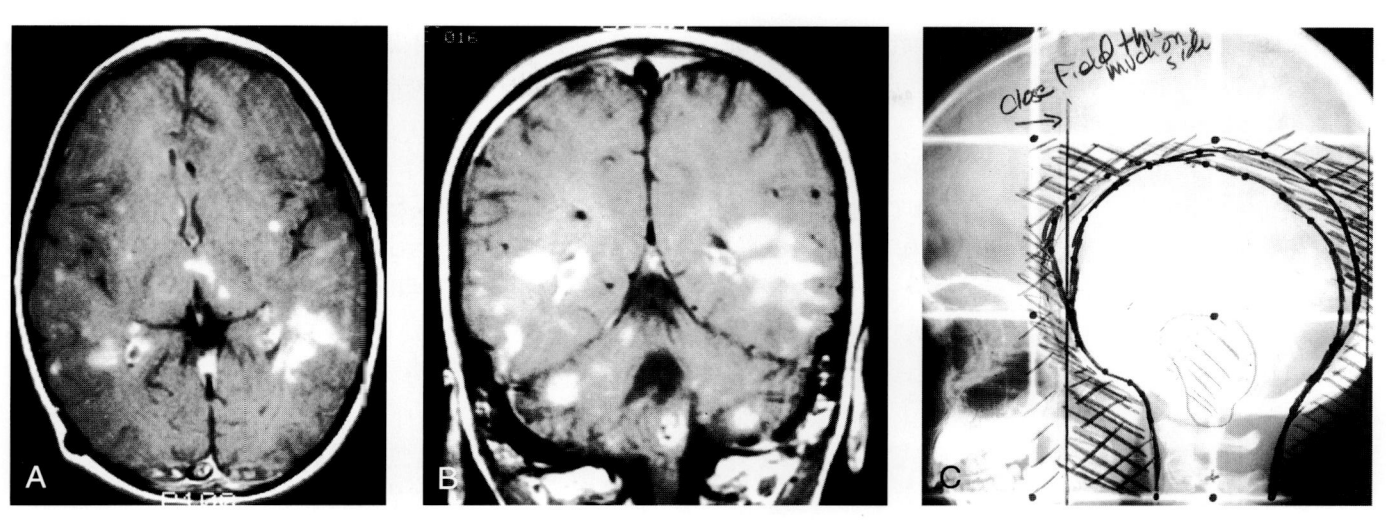

图3-13 放射性脑损伤，儿童脑干胶质瘤放疗后。A：轴位增强SE 600/20 ms图像显示（A）中所示的脑中部许多强化区，但前额和枕部正常。B：冠状位增强SE 600/20 ms显示，大脑上半部未受累。C：放疗计划图，显示病灶的位置，放疗野的范围。

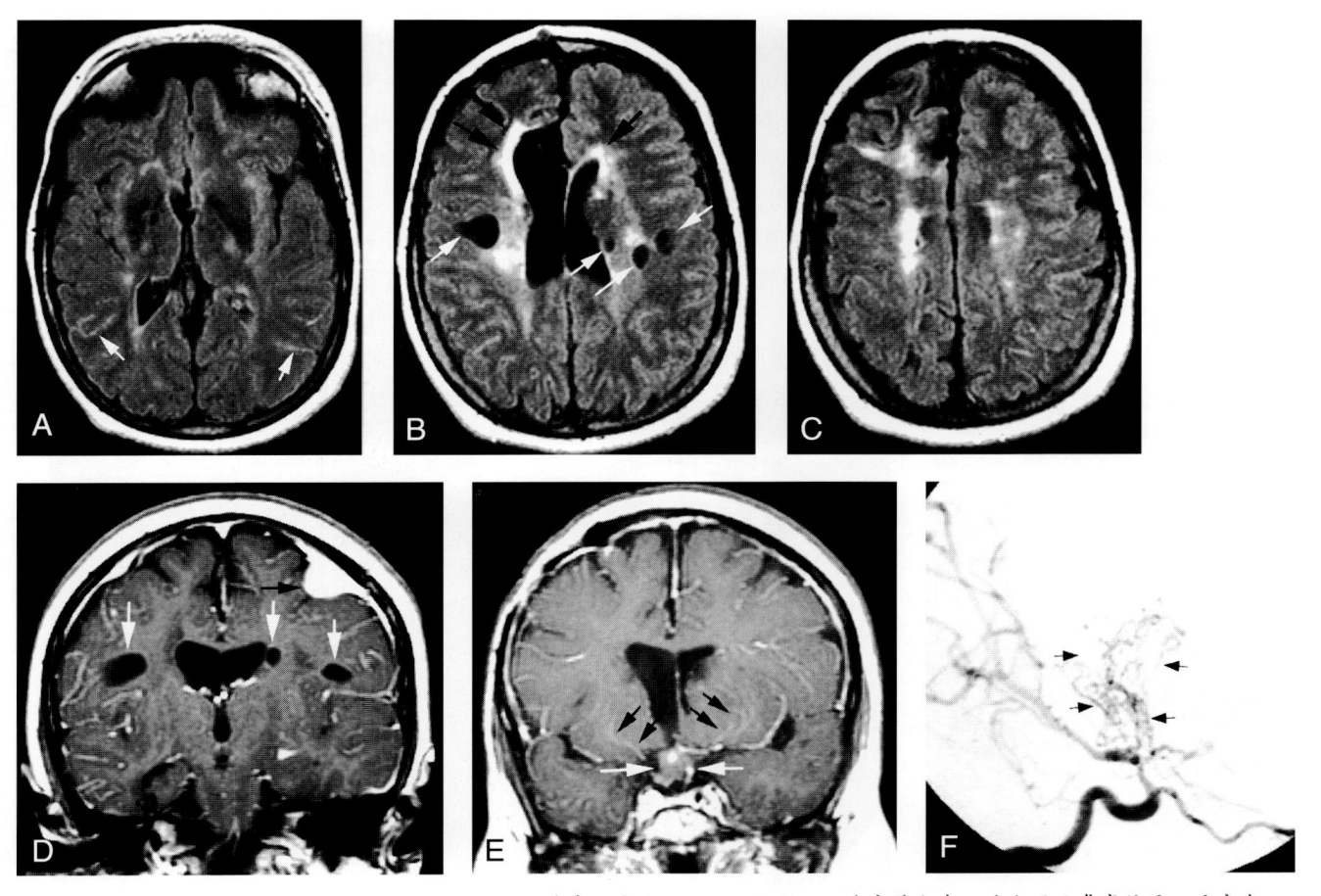

图3-14 放疗诱导的血管病。18岁女孩，鞍上肿瘤放疗后。A：FLAIR像显示基底节和内、外囊区异常高信号。注意在软脑膜也有高信号（白箭号），提示有床突上血管病。B和C：轴位FLAIR，可见侧脑室旁白质内多发小灶性长T2信号（黑箭号）和坏死囊变区（白箭号）。D和E：增强SE 600/20 ms图像可见基底节区呈曲线样强化，代表豆纹动脉增宽（E中小黑箭号），D中实心白箭号指向坏死囊变区。E中实心白箭号为残余的颅咽管瘤。D中小黑箭号为放疗诱导的血管病。F：左侧大脑中动脉造影动脉期显示，左侧颈内动脉床突上段闭塞及moyamoya病样侧支血管（箭号）。

经证实，垂体下降程度与功能障碍程度之间并无明确的对应关系。

放疗后的骨髓改变

儿童骨髓还具有活动性的造血活性，影像学检查在颅骨和脊柱很容易地观察到这种表现（参加第二章）。众所周知，有丝分裂细胞对辐射性损伤较非分裂细胞更为敏感。因此，儿童骨髓将出现短暂性放射损伤，造血细胞被脂肪细胞所代替。这种现象在 MR 上表现为放疗后 6 周之内，在颅底和椎体出现均匀的短 T1 信号改变（由于脂肪替代了骨髓）。半数以上接受放射剂量在 16～36Gy 的患者的骨髓信号将会恢复正常，最多有可能达到 90%。骨髓再生呈板状，首先出现在富含血管的终板区。MRI 显示椎体边缘呈 T1 低信号，慢慢向椎体中央发展。目前已知，骨髓造血细胞的重新长入造成了这种信号改变。

化疗后的白质损伤

脑白质的异常改变也可因应用化疗药物引起。引起脑白质病的最常见药物包括有氨甲蝶呤、顺铂、阿糖胞苷、卡氮芥和噻替派。脑白质异常可为暂时性或永久性，合并或不合并相应的临床症状。若为急性损伤，患者典型表现为神经系统症状。这种情况下，常规扫描序列的表现可能很轻微（图 3-15）。弥散成像显示受累区域弥散受限有助于病变的识别（图 3-15C）。与放射性和急性化疗脑白质损伤不同，慢性化疗所致的脑白质内长 T1/T2 信号更趋向于对称、广泛受累并常为弥漫性改变（图 3-12A 和 图 3-16）。长 T2 信号主要位于中央白质和脑室旁白质，相应的皮层下 U 形纤维不受累。偶尔可见灶性短 T2 信号（T2WI 呈低信号）。胼胝体、前联合和海马联合常不受累。注入对比剂后，可在半卵圆中心的深部白质出现多灶性强化区。增强灶和短 T2 信号灶提示弥漫性坏死性脑白质病（见前面章节）。在化疗引起的白质病变早期，质子 MRS 表现正常，提示长 T2 信号是髓鞘改变所引起的，而非神经元损伤。Chu 等报道的代谢异常在治疗后一年左右消失。

放疗和化疗联合性白质病

一个重要的概念是，化疗和放疗联合性白质损伤较单独化疗或放疗性损伤严重得多。两者合用会导致放疗区域严重水肿、强化和占位效应。通常在治疗后 5～13 个月（平均 10 个月）出现。与肿瘤复发难于鉴别，此问题将在第七章详细讨论。通常情况下，损伤较肿瘤复发出现的时间晚，且常为多发并多位于肿瘤切除部位数厘米以外，甚至发生于对侧。van Tassel 等人的研究显示，病变多位于胼胝体和皮髓质交界处。复发的肿瘤更常为单发并紧邻手术区域。病变部位与放疗野相对应是正确诊断的关键。

弥漫坏死性脑白质病

当接受放疗和化疗的患者临床上开始出现迅速恶化并伴有弥漫性脑白质损伤时，即称为弥漫性坏死性脑白质病。这种脑白质病与其他形式的脑白质病不同，

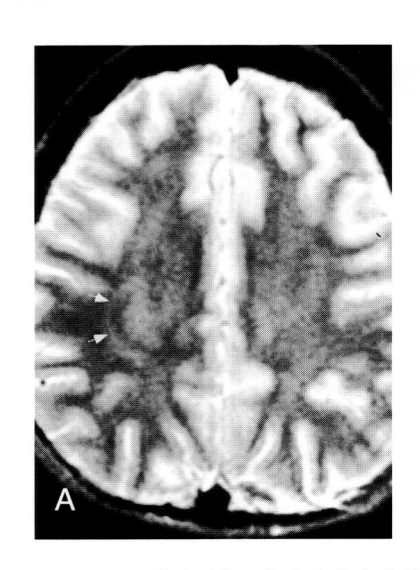

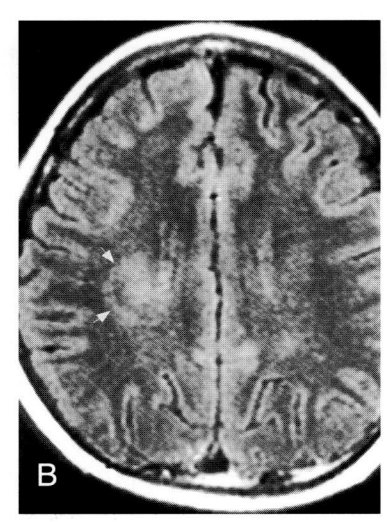

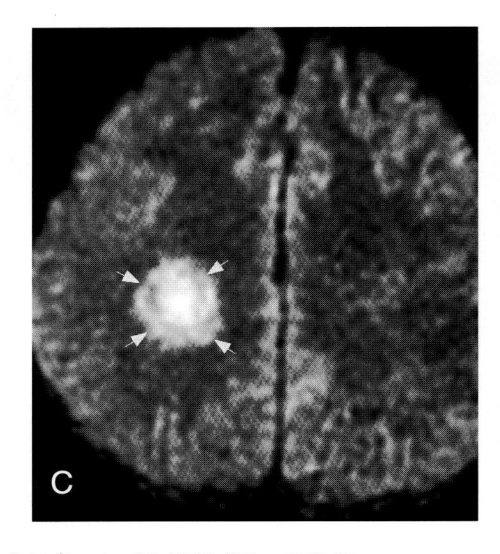

图 3-15 氨甲喋呤造成的急性损伤。9 岁女孩，出现急性左侧偏身轻瘫。A：SE 2500/90ms 图像显示，右侧额－顶部白质内轻度长 T2 信号改变（箭号）。B：FLAIR 10002/2200/160ms 图像显示病变（箭号）更清楚。C：DWI（b＝1000）显示受累区域的弥散显著减低（箭号）。

第三章 中毒性和代谢性脑病 77

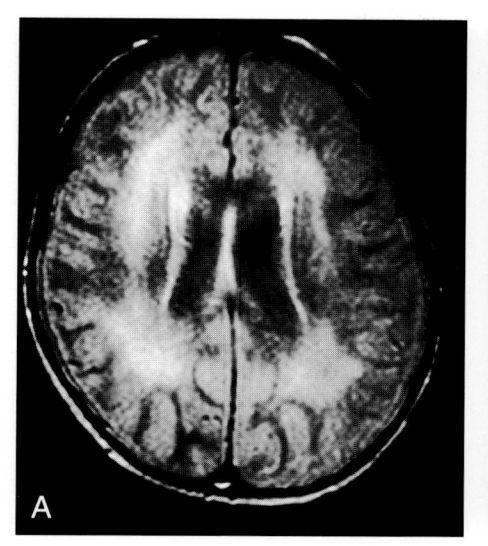

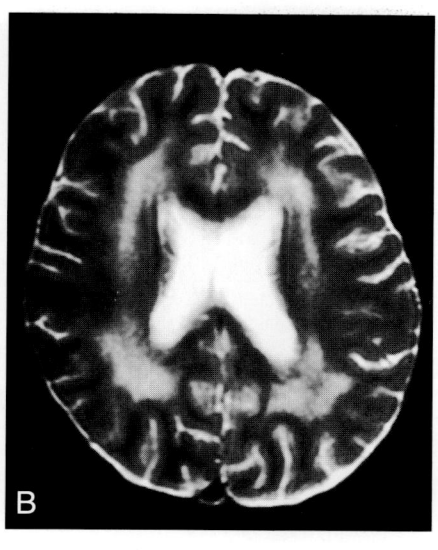

图 3-16 化疗所致的慢性脑白质病。轴位 PD (A) 和 T2WI (B) 显示中央白质区的长 T2 信号，皮层下 U 形纤维正常。

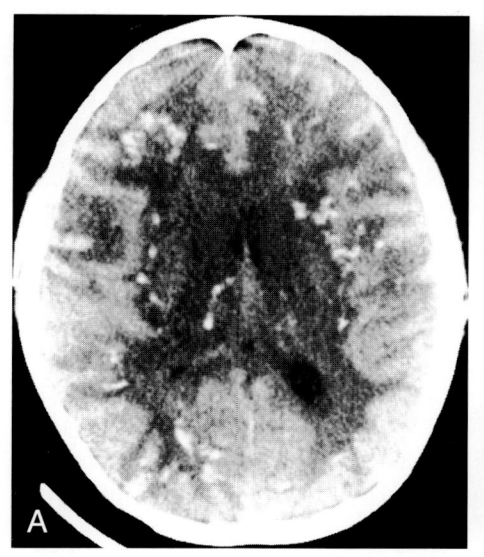

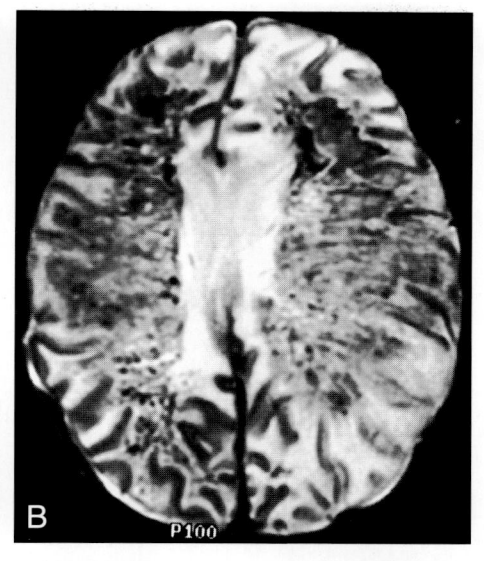

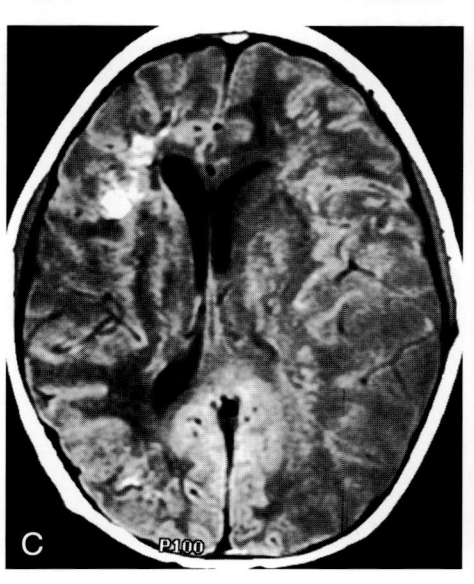

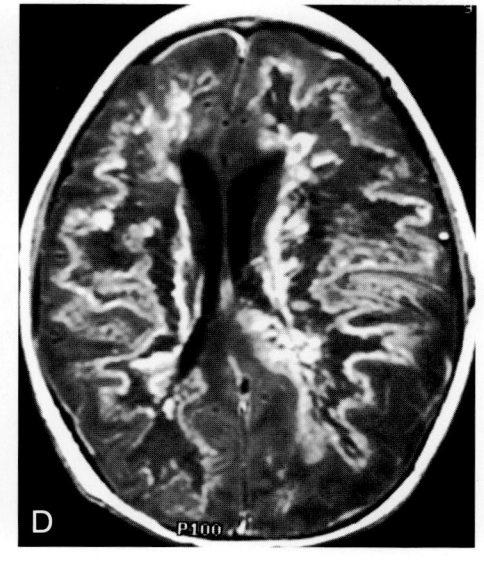

图 3-17 弥漫性坏死性脑白质病。A: CT 扫描。症状出现后不久，显示脑白质内水肿及多发灶性钙化。B: SE 2500/80ms 图像显示，病程数月后，白质萎缩合并水肿、钙化和坏死造成的长 T2 和短 T2 混杂信号改变。左侧大脑半球的占位效应导致中线移位。C 和 D: 增强前后 T1WI 显示，血脑屏障破坏导致显著的弥漫性增强。

表现为更大范围的白质坏死。影像上坏死表现为T1和T2时间缩短（图3-17）。血脑屏障的破坏导致显著的对比增强。若患者得以存活，坏死区域会回缩变小、钙化（图3-17）和脑白质容量减少。白质的影像表现并不总是与临床的严重程度相一致。

最早累及皮层下白质的脑白质病变

合并囊肿的巨头性脑白质病

合并囊肿的巨头性脑白质病（MLC）也称为合并大头畸形和临床轻症型脑白质病，或van der Knaap病，是一种常染色体隐性遗传病，为MLC1基因的22qtel位点突变所致，该基因编码一种假定的膜蛋白。典型表现为神经系统症状和体征相对较轻，而影像学改变却非常明显。病人可在一岁以内显示大头畸形。最常见的表现为在第二年出现发育延迟。神经系统发育出现缓慢倒退，随后逐渐出现构音障碍和共济失调。头围在第一年后趋于稳定，此后与正常径线相平行。尽管少数病人在12~13岁时可借助支持物进行短距离行走，但大多数在未来8~10年内须依靠轮椅代步。癫痫发作通常对药物治疗敏感，少数患儿会继续进展。可见年长儿出现认知功能缓慢减退的报道。

病理学研究显示，髓鞘外层呈空泡状髓鞘病，而髓鞘内层不受累；神经元正常。

神经影像检查典型表现为皮层下区域髓鞘几乎完全缺失；中央白质不受累，特别是胼胝体和枕叶白质。外周白质表现为肿胀，受累区域脑回增大。特征性改变为，在额叶和颞叶后部出现皮层下囊肿（图3-18）。小脑白质比大脑白质受累少，但大多数患儿小脑白质内可见T2高信号。轻度小脑萎缩多见。弥散成像显示大脑白质内弥散增加，表现为DWI呈低信号，ADC图呈高信号。MRS上NAA峰显著降低，NAA/Cr比值也降低。

该病影像表现与Canavan's病极为相似。鉴别诊断要点包括临床诊断标准（Canavan's病在一岁内发病，而van der Knaap在第二年发病），苍白球和丘脑不受累（图3-18B，而在Canavan's病则几乎均会出现两者的受累），存在皮层下囊肿（在Canavan's病则没有），MRS改变（Canavan's病有高大NAA峰，而本病NAA峰降低），以及弥散特征（在Canavan's病弥散下降，而本病弥散增高）。

Pelizaeus-Merzbacher病

Pelizaeus-Merrzbacher病（PMD）病用来描述五种不同类型的嗜苏丹型脑白质营养不良，各亚型都有相似的临床症状和解剖学改变，但各型的发病年龄、进展情况及基因表达等不相同。有作者将佩-梅氏病仅限于经典型和婴儿型；我这里将按后者进行阐述。经典型佩-梅氏病表现为X-连锁隐性遗传。病人在早期表现为眼球震颤样运动及运动发育缓慢，随后出现不随意运动和痉挛状态。病变进程迁延，极易被错认为稳定状态而误诊为"脑瘫"。本病患儿常在青少年后期或成年早期死亡。婴儿型佩-梅氏病人表现为常染色体或X-连锁隐性遗传，女孩和男孩同样可以受累。患儿在出生时或幼儿早期出现症状，除了眼球震颤样运动及锥体外系功能亢进外，还会在早期出现痉挛状态、视神经萎缩、癫痫发作等症状。病情进展相当迅速，常于儿童早期死亡。

各型病变是由于蛋白脂质蛋白（PLP1）基因位于Xq22位点的异常（复制或缺失）所致，它编码蛋白脂质蛋白1和它的异构重整体（DM20）——髓鞘的两种主要成分。由于包含完整PLP1的基因组断片复制，使大多数PMD患者的PLP1增高。这种基因复制引起经典型PMD。该型患儿的PLP在内质网内聚集，同时DM20将PLP转运到细胞表面；因此，可合成部分髓鞘分子。而其他患儿发生PLP1位点突变的疾病更严重所导致。婴儿型患者的PLP和DM20蛋白均陷落于内质网内，故髓鞘形成障碍也更严重。

值得一提的是，一些患儿的临床表现与PMD一样，但脑白质活检和MR表现正常。这些"Pelizaeus-Merzbacher"样表现的患儿在X染色体上不同位点发生了变异。

CT扫描表现为白质内低密度合并进行性白质萎缩，这与大多数其他类型的白质病不能区别。MR表现为髓鞘形成障碍，无白质破坏征象。影像表现保持新生儿脑的外观；T1WI上，仅在内囊、视放射和放射冠近端出现高信号；在T2WI上，幕上区几乎完全缺乏低信号（图3-19）。随着时间推移，髓鞘化数量慢慢减少。病变后期或很严重的病例，可见髓鞘完全缺失。大脑半球白质容积也随时间慢慢减少，小脑可能会显著萎缩，脑沟缓慢进行性扩大。没有证据表明，MR上显示的髓鞘形成程度与病情进展或临床严重程度之间有相关性。然而，经典型PMD MRI所见的白质髓鞘化，在婴儿型PMD中不出现。

质子MRS的结果报道有争议。这些结果来源于有PLP基因突变的病人（PMD）或没有基因突变的病例

(类PMD)，因此，结果的一致性差。有些作者报道，病变早期长回波质子MRS表现正常，病变后期表现为NAA峰降低和Cho峰升高。两例婴儿型PMD的结果显示Cho下降。Takanashi报道，与正常对照组相比，PMD患者的NAA、Cr和MI增高（图3-19c）。值得注意的是，本组病例为单一的PLP1基因复制病例，其结果对该亚型应该是正确的。NAA增高的原因可能为神经元周围髓鞘丢失导致单位体积内神经元密度增加，或者反映少支胶质细胞前体的活性增加。Cr和MI增高则可能与胶质增生有关。对PLP1基因点突变患儿的研究显示，长回波质子MRS表现上NAA下降，而Cr和Cho增高。

甲基丙二酸／高胱氨酸尿症的合并症

甲基丙二酸和高胱氨酸尿症的组合（MMA/HC）是由于饮食来源的VitB$_{12}$（氰钴铵）的代谢转化机制受损，导致VitB12无法转化为它的两种代谢活性产物——甲钴胺和腺苷钴胺素。这两种成分的下降导致甲基丙二酸和高胱氨酸在体内聚集和尿内分泌增加。本病与单纯的甲基丙二酸尿症或高胱氨酸尿症不同，有不同生化、基因和临床——神经放射特征。MMA/HC患者在婴儿期发病，消化系统症状有喂养困难、无饥饿感、呕吐、舌炎和腹泻；血液系统检查可见巨幼红细胞贫血、血小板下降和溶血性尿毒性综合征；神经系统症状包括肌张力低、癫痫、共济失调和腱反射亢进。早期影像检查显示幕上下白质弥漫性T2高信号，代表髓鞘病和继发白质水肿。随着病情进展，T2高信号区消失，出现脑白质容积减少，后部较前部明显。其余的白质区出现异常高信号，因神经元或髓鞘损伤所致。

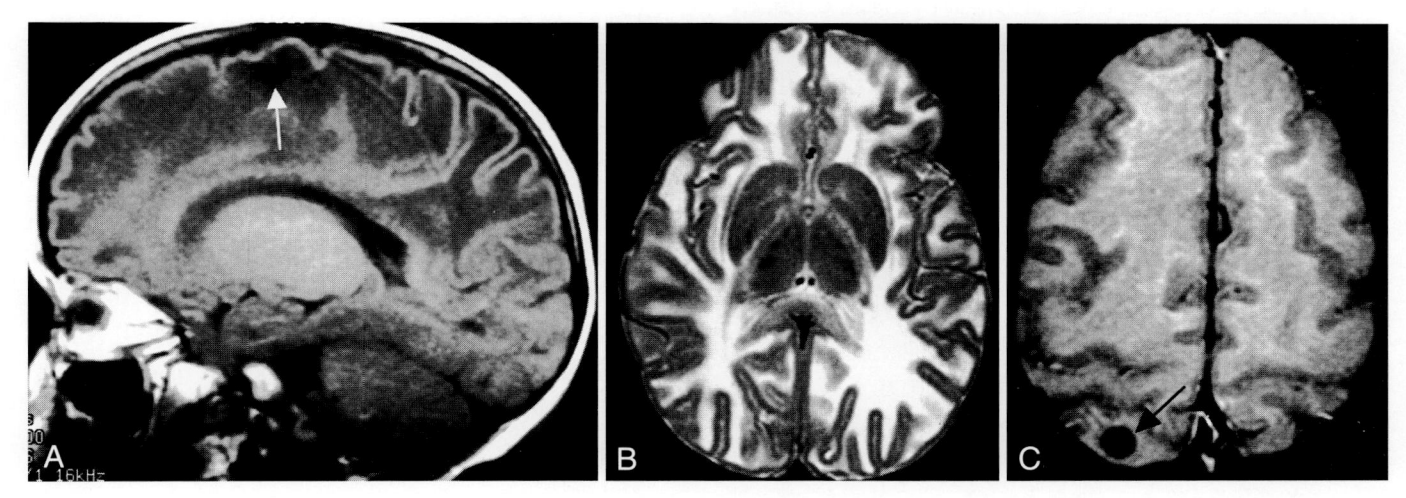

图3-18 合并囊肿的巨头性脑白质病（van der Knaap病），患者22个月大。A：矢状位SE 550/16ms图像显示，额叶后部皮层下囊肿（箭号）。B：轴位SE 3000/120ms图像显示，苍白球正常。C：FLAIR（10002/2200/163ms）图像显示，右侧顶部皮层下囊肿（箭号）。

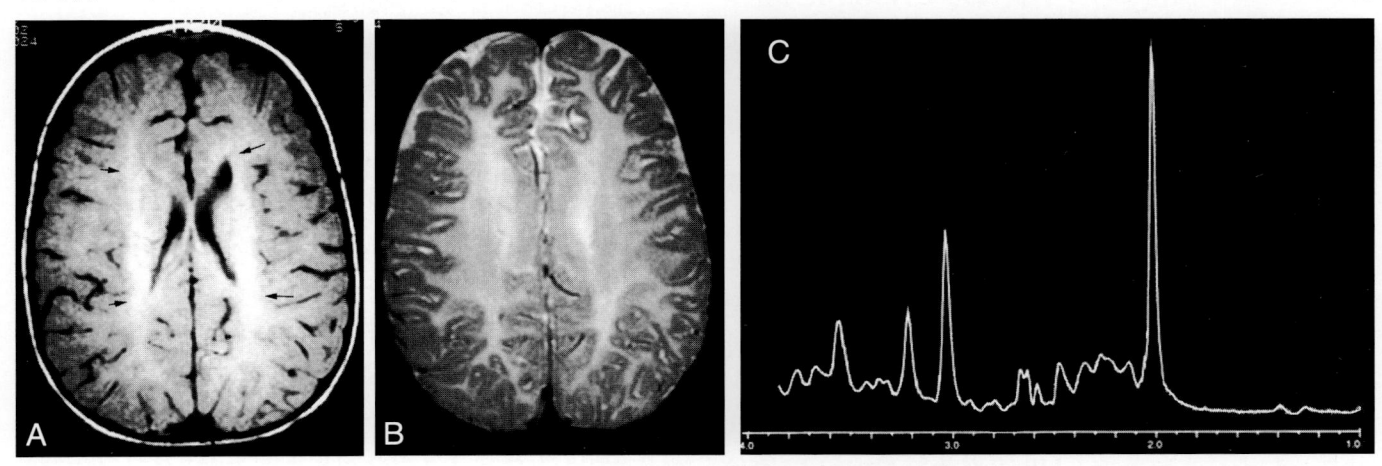

图3-19 佩-梅氏病，5岁患儿。A：轴位SE 600/16ms图像显示，仅在放射冠中部出现髓鞘化（箭号）。B：轴位SE 2500/70 ms图像显示，较高层面未见髓鞘化低信号改变。C：质子MRS显示，NAA和Cr峰增高。

毛发低硫营养不良性脑白质病

毛发硫营养障碍症（脆性硫缺乏性毛发）是一种包括神经表现和智力减退的常染色体隐性遗传性神经皮肤综合征。至少报道了六种合并毛发硫营养障碍的综合征。大多数患者出现鱼鳞病、脆性硫缺乏性毛发、智力落后、生育能力下降（部分病例）和身材矮小。其他表现还包括指甲和牙齿发育不良、视网膜萎缩、白内障、易感染和骨质硬化。神经症状主要为智力减退、合并锥体系症状的痉挛状态、反射亢进、脊髓小脑症状（如眼球震颤、构音困难、震颤及共济失调）、外周神经病变和听觉损害。

文献报道了四种类型的MR表现，均表现为弥漫性髓鞘形成不良（图3-20），与佩-梅氏病表现非常相似。髓鞘形成不良在一例PIBI（D）Sb综合征（光过敏、鱼鳞病、脆性硫缺乏性毛发、智力落后、生育能力下降和身材矮小）患者的尸检中得到证实。我们的一例病人表现为脑室扩大。有作者报道MRS显示Cho降低和MI升高。

18q综合征和其他18号染色体突变

18q综合征是近来发现的一种由于18号染色体长臂缺失造成的病变。患者表现为多种不同的表型。相对固定的症状包括智力减退、发育延迟、生长不足、颅面畸形（中面部发育不良、额部隆起、鱼唇）、肢体异常、眼球运动异常和生殖器发育不良等。神经病学表现可能与位于18号染色体长臂上的某种髓鞘基本蛋白基因有关，且本症的缺失几乎总是包含该片断。毫无疑问，其他18号染色体突变同样表现为髓鞘化不良。

MR检查表现为非特异性髓鞘化延迟和髓鞘形成不良。有些病例在T2WI上表现为大脑灰白质分界不清，可能髓鞘为异常所致；应该强调的是，在T1WI上本症表现正常。也有的报道（垂体前叶发育小）。

Cockayne's综合征

Cockayne's综合征是一种常染色体隐性遗传性疾病，特征性表现为皮肤光过敏、身材矮小、视神经萎缩、白内障和进行性神经系统功能障碍。患者典型表现为6~12个月内出现精神运动落后。病人发育和生长呈进行性降低，还可见严重胸椎后凸、腰椎前凸以及特征性面容。

CT扫描显示颅内钙化（最常见于基底节和小脑齿状核）和大、小脑萎缩。MR表现为脑萎缩和T2高信号。最初出现在脑室旁白质、基底神经节和小脑齿状核。皮层下U形纤维可在病变早期受累，但更多见于病

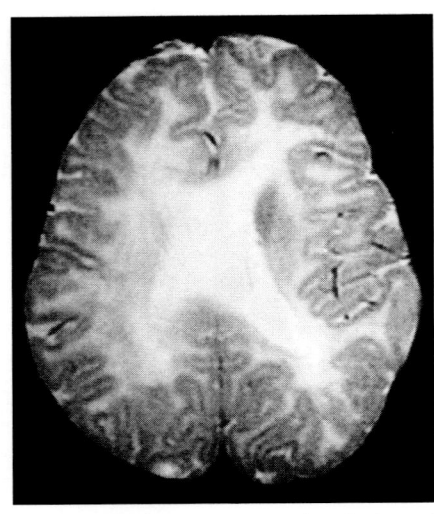

图3-20 毛发硫营养障碍症，7岁儿童。轴位SE 2500/70 ms 图像未见髓鞘化迹象。

变后期。梯度回波（有时在自旋回波）会显示大脑和小脑深部神经核钙化引起的低信号（图3-21）。

其他合并脑内钙化和髓鞘形成异常的疾病

许多其他疾病均可见脑内钙化和髓鞘形成异常。包括假性TORCH综合征、Aicardi-Goutieres综合征、结节性硬化（见第六章）、先天性巨细胞病毒感染、先天性弓形体病、先天性风疹病毒感染、先天性获得性免疫功能缺陷综合征（AIDS，在第十一章讨论）及许多其他疾病。有些病与Cockayne's综合征有相似影像表现，但缺少后者的特征性临床表现。有兴趣的读者可参考相关疾病。

半乳糖血症

半乳糖血症是一种常染色体隐性遗传性疾病，是由于半乳糖转化为葡萄糖的代谢通道上多种酶缺陷所致，尽管文献报道有许多其他原因，但最常见原因仍为半乳糖-1-磷酸尿苷酰转化酶缺乏。患者表现为新生儿和婴幼儿期出现颅内压增高和呕吐。若不经处理，患者可见严重肝脏病变、显著智力减退、癫痫和手足徐动症。治疗方法为严格限制半乳糖摄入；然而，即使治疗有效的患者也表现出神经病学和神经心理学异常。

CT扫描表现为非特异性脑白质内广泛低信号。MR似乎较CT有特异性，T2WI上表现为皮层下白质髓鞘化延迟（持续高信号），而在T1WI上相应区显示发育正常。年长患者可见大脑和小脑萎缩，有时可见局灶性白质病变，但并不常见。

有质子MR频谱表现正常的报道。

第三章 中毒性和代谢性脑病　81

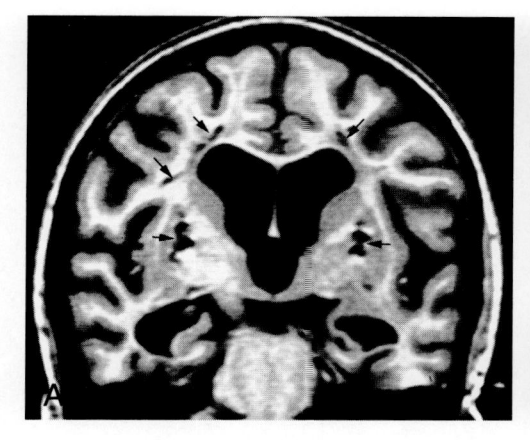

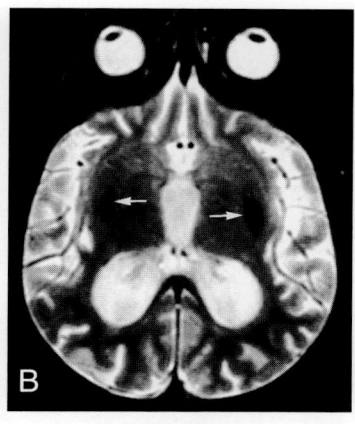

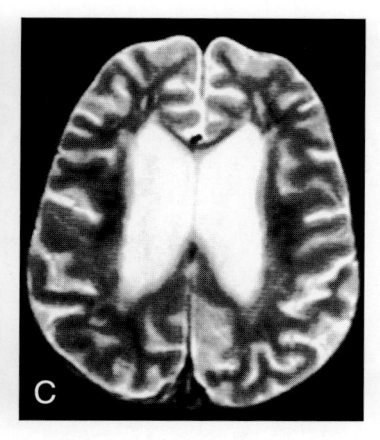

图 3-21　Cockayne 综合征。A：冠状位扰相梯度回波像，显示基底节和白质内多发钙化灶引起的磁敏感性伪影（箭号）。B：轴位 SE 2500/70 ms 图像显示，基底节钙化引起的低信号（箭号）和脑脊液间隙增宽。C：较高层面轴位 SE 2500/70 ms 图像显示，白质容积减少、脑脊液间隙明显增大及白质内的异常高信号，后者可能是髓鞘脱失的结果。

Salla 病

Salla 病是一种常染色体隐性遗传病，因唾液酸（N-乙酰神经氨酸）代谢异常引起；基因位点在6号染色体长臂。由于唾液酸转运机制缺陷，导致游离唾液酸在各种组织的溶酶体内堆积。患儿在3～6个月时出现症状，表现为肌张力低、共济失调和眼球震颤。头围正常。随后出现明显发育落后。病变呈缓慢进展，大多数患儿能走路，而且会简单地对话，仅在20～30岁开始出现倒退。

Salla 病的 MRI 表现为大脑白质容积减少和髓鞘化程度明显减低，类似（Pelizaeus-Merzbacher）。胼胝体极细小且未髓鞘化。较轻微病例中可见侧脑室大小正常，内囊后支和三角区旁白质内可见少量髓鞘化；皮层下白质无髓鞘化。较严重病例则出现侧脑室和蛛网膜下腔扩大。有些病例中小脑白质也受累。基底节无异常。由于本病进展缓慢，很难确定脑白质异常和 CSF 间隙扩大是否随病情进展而进展。

Salla 病的 MRS 结果显示，白质内 Cr 和 NAA 峰增高，Cho 峰下降；与正常对照组相比，基底节区出现大 Cr 峰，而 NAA 峰和 Cho 峰正常。NAA 峰增高是由于来自 N-乙酰神经氨酸的乙酰基蛋白与来自 N-乙酰天门冬氨酸的乙酰基蛋白具有相同的共振频率。

线粒体疾病

尽管线粒体脑病也会导致脱髓鞘改变，但是脑灰质几乎均受累。因此，线粒体脑病放入"灰质和白质均受累的代谢性疾病"一节内讨论。

非特异型脑白质病

非酮性高甘氨酸血征

非酮性高甘氨酸血征是一种氨基酸代谢障碍的常染色体隐性遗传性疾病，患者出现甘氨酸分解障碍造成的甘氨酸在血浆、尿液和脑脊液内大量聚集，尽管有临床表现轻微的报道，绝大多数临床表现首发于婴儿期早期（70%发生于生后4天内），主要为癫痫、张力障碍、显著的发育延迟。

CT 检查显示大脑和小脑体积减小并脑室旁脑白质内低密度。早期 MR 检查显示髓鞘化延迟、白质水肿、额叶脑皮质和皮层下白质容积普遍减少（图3-22）。局部脑软化为围产期损伤的后遗症（图3-22）。胼胝体和大脑皮层畸形少见（图3-22）。病程后期显示非特异性脑白质容积减少和 T2 高信号，继发胼胝体变细（图3-23）。

1H MR 频谱表现为3.56 ppm 处出现一个异常峰，被认为是甘氨酸峰（图3-22D）。频谱异常可在 MR 影像表现正常的患者中出现。此外，与血浆或脑脊液中甘氨酸浓度相比，患者临床病程似乎与 MRS 探及的甘氨酸水平相关性更高些。为了区分甘氨酸峰和肌醇峰（两者具有相似的化学位移），应采用长回波时间采集频谱。肌醇峰 T2 弛豫时间短，在长回波时间中会消失。如果应用得当，MR 频谱则成为非酮性高甘氨酸血症患者有效的检查方法。

二氢嘧啶脱氢酶缺陷

二氢嘧啶脱氢酶缺陷（DPD）主要为欧洲和土耳

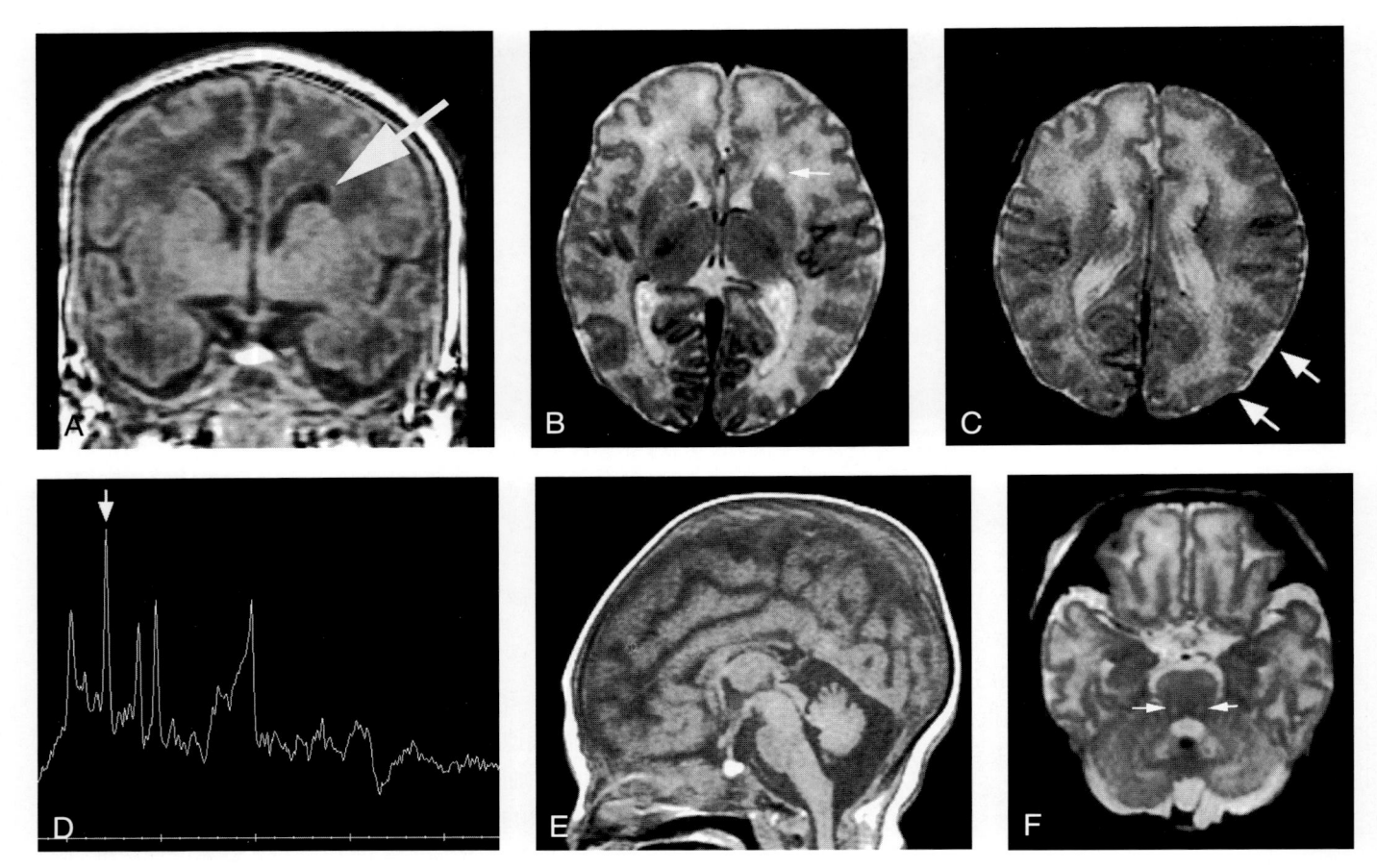

图 3-22 非酮症高甘氨酸血症，新生儿。A：冠状位 3D GR 像（35/7ms）显示继发于围产期损伤的左侧额角（箭号）扩大。B：轴位 SE 550/11 图像显示，侧脑室额角旁病变（箭号）和内囊后支无正常髓鞘化。C：轴位 SE 3000/120 ms 图像显示，左顶叶皮层（箭号）发育异常。D：MRS（TE=26ms）显示在 2.6ppm 处有异常的甘氨酸峰（箭号）。E：矢状位 SE 500/11ms 图像显示，另外一个病例，胼胝体极细小。F：与 E 同一病例，轴位 SE 3000/120 ms 图像显示桥脑背侧（箭号）异常高信号。

其裔的患者，有多种不同的临床亚型，从神经系统不受累到有严重病变。因为有不受累的个体存在（包括某些无症状的同胞兄弟），其生化和分子改变与本症患者相似；因此，虽然本症患者必定存在 PDP 缺陷，但 PDP 缺陷尚不适宜成为确认依据，出现临床异常才是先决条件。癫痫和精神运动倒退是常见的临床症状，约占 45%；眼睛异常（23%）、自闭症（18%）、发育倒退（18%）、小头畸形（14%）和轻度恐惧症（14%）也较常见。眼科检查可发现巨角膜、视萎缩、虹膜和脉络膜缺损及基底部色素缺乏。DPD 引起神经系统损伤的机制尚不清楚，神经转运因子 β-丙氨酸水平下降和中枢神经系统内尿嘧啶和/或胸腺嘧啶增高可能为本病的致病因素。

文献报道，脑组织的影像表现包括胼胝体部分发育不良、颅内出血、髓鞘化明显延迟所致的长 T2 信号、轻度白质高信号、"灰白质对比增强"和弥漫性大脑萎缩。另外，潜伏期患者接受 5-FU 化疗后可出现严重副反应，包括多灶性炎性脑白质病，病灶在 T2WI 呈高信号。轴位 T2WI 显示脑脊液间隙明显扩张，长 T2 信号出现于侧脑室周围白质内。此外，我见过一例患者出现脑干长 T2 信号，局限于内侧丘系和中纵束的桥-延髓段和下橄榄核。延髓腹侧浅表网状区和桥脑小细胞性网状区也可受累（图 3-24）。

3-羟基-3-甲基戊二酰辅酶 A 分解酶缺乏

3-羟基-3-甲基戊二酰辅酶分解酶缺乏是因亮氨酸代谢紊乱染色体 1pter-p33 上 HMGCL 基因突变引起的。表现为反复性严重代谢紊乱，包括低血糖症、代谢性酸中毒，有时出现高氨血症。患者通常在新生儿期或婴儿早期出现首次代谢紊乱危象。尿筛查有机酸异常应考虑本病，但确诊依据应为白细胞或培养的纤维母细胞内 3-羟基-3-甲基戊二酰辅酶分解酶的活性缺乏。

第三章 中毒性和代谢性脑病 | 83

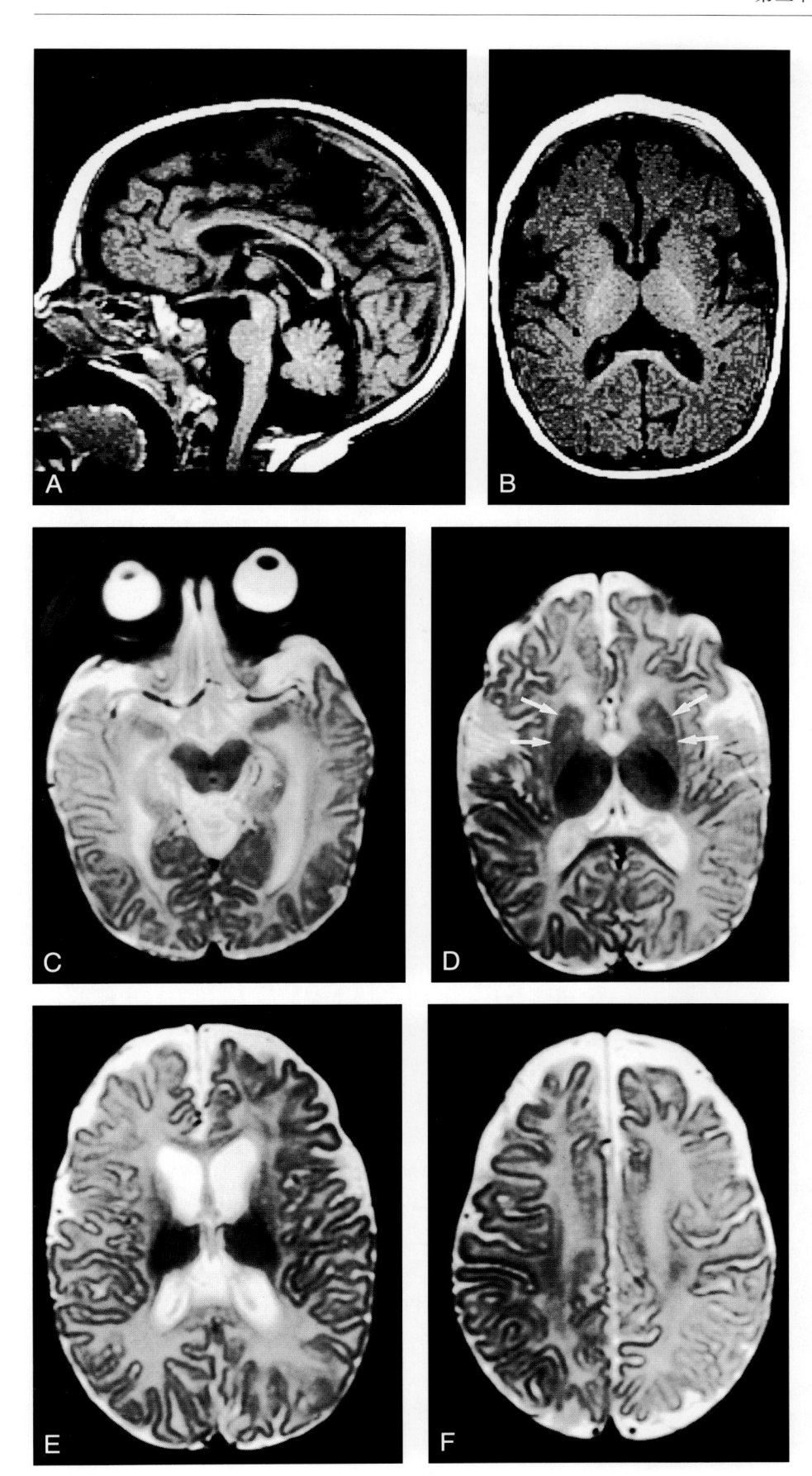

图 3-23 非酮性高甘氨酸血症，7个月男孩 A：矢状位 SE 550/11 图像显示，胼胝体异常变薄及桥脑荃底部变小。B：轴位 SE 550/11 图像显示，髓鞘化延迟，内束前肢或大脑半球白质未见高信号改变。蛛网膜下腔间隙增宽，C～F 轴位 SE 3000/120 图像显示，脑白质呈异常高信号且容积减少，蛛网膜下腔间隙扩大。基底节皱缩（箭号）。

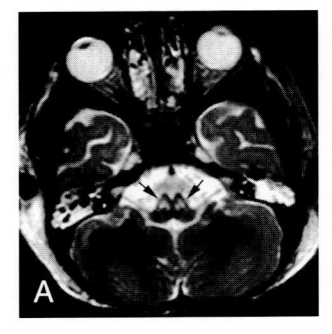

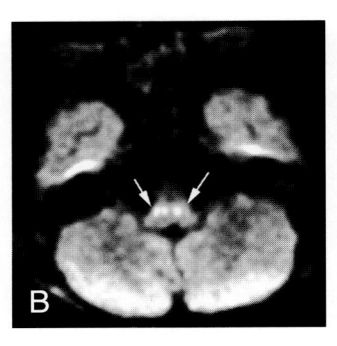

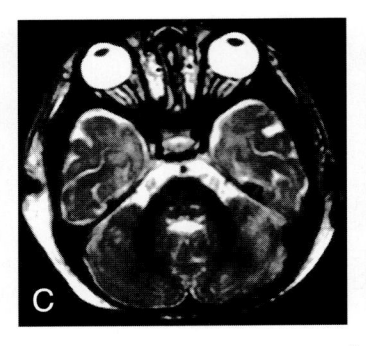

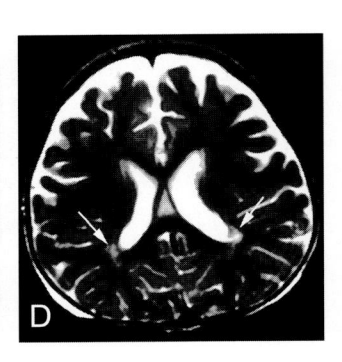

图3-24 二氢嘧啶脱氢酶缺陷 A：轴位FSE 4000/113图像显示，延髓的橄榄/网状激动系统区异常信号。B：轴位DWI与A同层面，显示病变区弥散下降（箭号）。C：轴位FSE 4000/113图像显示，桥脑水平的内侧丘系和内纵束呈高信号。D：FSE 4000/113图像，侧脑室水平显示侧脑室和蛛网膜下腔扩大，侧脑室旁白质高信号（箭号）。（Dr. Greg Enns 提供病例）

CT显示脑白质弥漫性低密度。MR上表现为白质T2高信号，病灶从斑片状到大片融合病变，且T2WI上病灶的范围大于T1WI。文献报道的大多数病例显示皮层下白质不受累（图3-25），但有些病例的皮层下轴突也可受累。有严重低血糖症发作的病例，神经影像上表现为典型的低血糖性脑损伤（参见第四章），该征象可作为3-羟基-3-甲基戊二酰辅酶分解酶缺乏的基本影像特征。

3-羟基-3-甲基戊二酰辅酶A分解酶缺乏患者的质子MR波谱检查表现为NAA/Cr降低，Cho/Cr增高，MI/1Cr比值升高，提示患者细胞膜转运功能增强和脑白质胶质增生。

累及脑白质的自身免疫性和感染性疾病

多发性硬化

尽管本症（MS）通常被认为是一种成人疾病，但症状可在儿童期开始出现。据估计约0.3%~2%的MS患者在儿童期出现症状。然而，近来报道5岁前发病的文献报道数量增加，提示儿童MS病例数报告可能过低。本病在儿童早期的临床表现多样，可仅仅表现为学习障碍和感觉异常，也可出现明显的症状如脑水肿性弥漫性脑病、假性脑脊膜炎和意识损害。

来自国际专家委员会的最新MS诊疗指南中强调了磁共振在MS诊断中的重要性，特别是MR能记录病灶在时间和空间上进展的信息，这些标准已应用于成人，虽然还未涉及儿童。但这些标准是目前最好的。MR显示病变部位和大小的标准在儿童患者中应用比较困难，因为它需要满足下列条件中的三个：①1个增强病灶或9个长T2信号病灶；②至少1个幕下病灶；③至少1个近皮质病灶；④至少3个侧脑室旁病灶。MR显示病变随时间变化的标准依照第一次扫描时临床症状出现的时间不同有不同，分为3个月内、3个月或大于3个月。如果第一次扫描时间为临床症状出现小于3个月，则第二次扫描时间应在临床症状3个月以后，必须有一个新的增强病灶或T2WI高信号灶。如果第一次扫描时间为临床症状出现3个月或大于3个月，在原临床症状相关病灶区之外出现一个增强的病灶就足够了；如果没有强化病灶，建议3~6个月以后再复查MRI；复查时出现新的长T2信号或强化病灶说明病变随时间发展。

儿童型MS的影像表现与成人型无显著差异（图3-26），但肿胀性斑块（图3-27和图3-28）和后颅凹斑块的发生率较成人稍高。病灶通常为类圆形，呈长T1/T2信号。在T2WI上，病灶中央呈明显高信号，而周边区呈中等高信号；病灶可以强化或不强化，与病灶的活动性有关，新病灶的强化时间平均3周（中位时

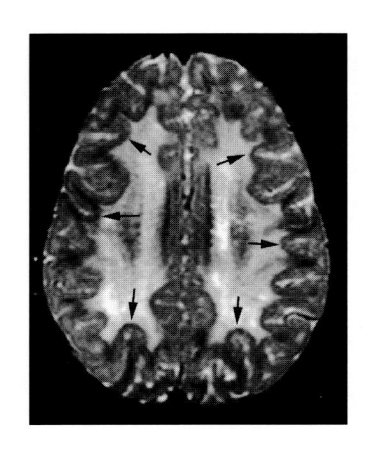

图3-25 3-羟基-3-甲基戊二酰辅酶分解酶缺乏。轴位SE 2500/70 ms图像显示，半卵圆中心的大部区域呈异常高信号，而皮层下白质不受累（箭号）。

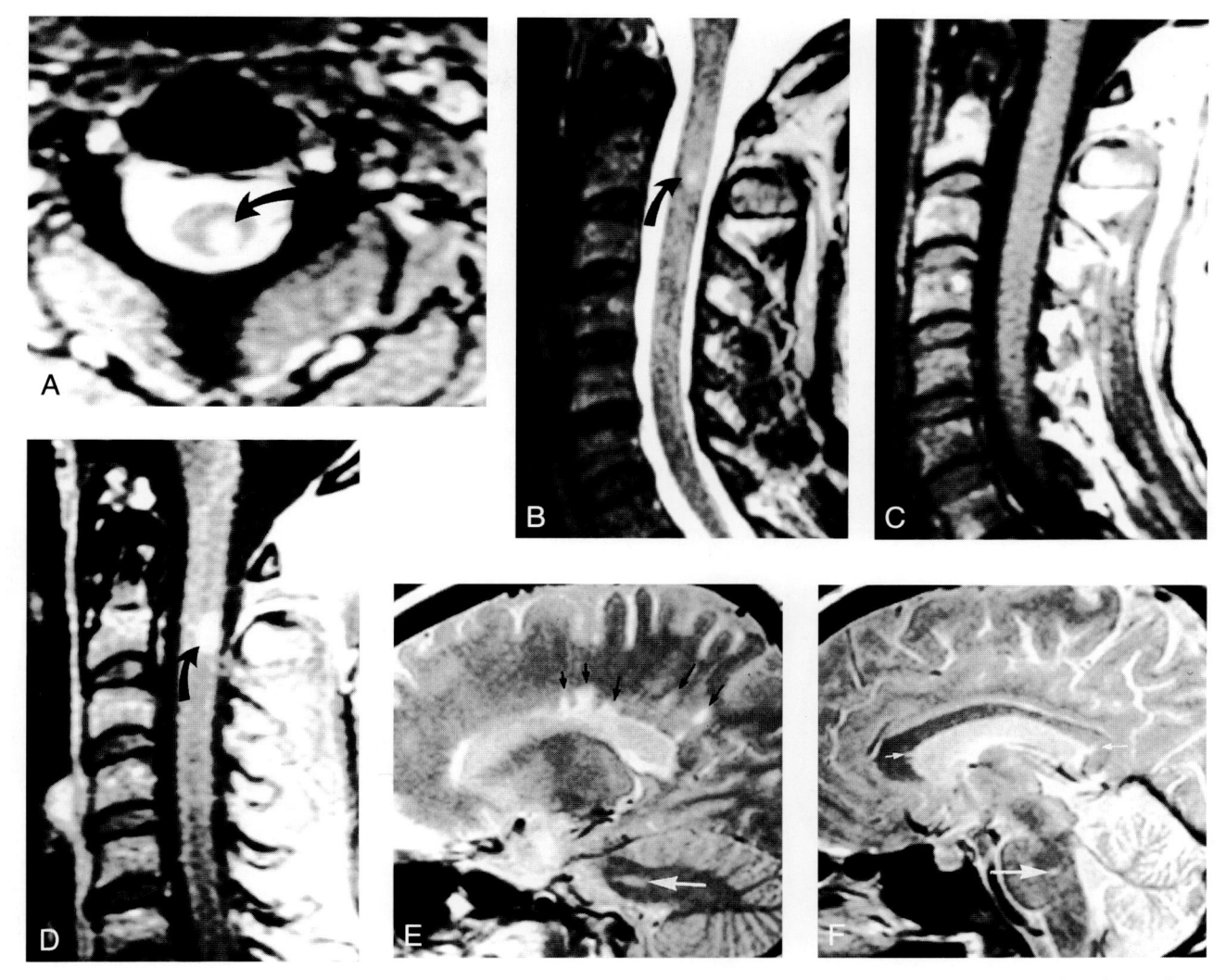

图 3-26 儿童多发性硬化与成人相似，A 和 B：轴位 GE 600/20 和矢状位 FSE 3000/102 图像显示，C-2 水平颈髓可见高信号灶（箭号）。C 和 D：增强前（C）和增强后（D）SE 600/20 图像显示，病灶强化。E 和 F：矢状位 3000/102 图像显示，胼胝体（小白箭号），后颅窝（大白箭号）和脑室白质（黑箭号）多发高信号灶。

间 2 周）。儿童脑干和脊髓病灶可能伴广泛肿胀，MR 信号改变提示为肿瘤。肿胀性斑块有时可通过其他征象与肿瘤相鉴别，包括更具有斑块特点、无占位效应、病变靠近脑室以及增强仅限于病灶一侧等；与之相比，肿瘤病灶增强呈完整环形（图 3-27）。进一步寻找其他斑块、多种临床和影像检查对于儿童 MS 的确诊是必要的。有关 MS 影像表现更深入内容，请查阅任何标准的成人神经学或神经放射学教科书。

脑白质多发长 T2 信号病灶（有强化或无强化）的影像学鉴别包括：多发小腔梗（如磷脂抗体综合征、红斑狼疮、Takayasu 病或动脉夹层）、单相脱髓鞘病（如急性播散性脑脊髓炎或横断性脊髓炎）和感染（如 Lyme 病）。如果为单个病灶，最需要鉴别的是肿瘤，动态灌注技术是鉴别这两者的最有用技术（参见第七章）。

不同的 MR 技术对 MS 患者的确诊均有帮助。磁化转移技术通过抑制髓鞘 T1 缩短效应而提高 MS 病变增强效果。然而，由于某些 MS 病变在 T1WI 上表现为高信号，如应用磁化转移技术则必须同时采集增强前、后的图像。磁化转移、弥散张量成像（DTI）和 FLAIR 技术似乎还可在常规 MR 图像表现正常时显示出异常改变，而快速 FLAIR 技术和弥散张量成像显示后颅凹和脊髓病变的作用有限。磁化转移技术也有助于鉴别 MS 相关炎症改变和急性脱髓鞘病变，MS 的磁化转移下降较少，而急性脱髓鞘病变的磁化转移下降非常明显。急性期病变的磁化转移率下降更迅速，继发进展型 MS 的磁化转移率低于复发－缓解型 MS；这些发现表明，这些类型的MS具有不同特征。

与年龄相当的正常儿童相比，MS患儿脑白质内斑块病变的质子波谱表现为NAA峰和Cr峰减低、Ch峰和MI峰升高。病灶周围脑白质表现正常，但毗邻的脑皮层灰质的NAA峰减低。这些改变与成人MS报道相同，急性MS斑块Cho峰增高和NAA峰正常提示存在炎症反应而无细胞消亡，而慢性病变Cho峰和NAA峰减低提示炎症消退但却造成了神经元或轴突的消亡。NAA峰下降和Lac增高可见于急性病灶（图3-28）。NAA峰下降与轴突损伤有关，Ch峰升高与局部炎症和反应性胶质增生有关，而Lac增高与继发炎症有关。值得注意的是，肿胀性MS斑块的MRS改变与肿瘤相似，因此，需要结合解剖特征和其他技术明确诊断（见第七章），如在动态灌注成像（高级别脑实质肿瘤的CBV增高，而脱髓鞘斑块的CBV下降）。

急性播散性脑脊髓炎

儿童可在病毒性疾病或接种疫苗后的晚些时候出现急性脑炎，少数病例还可在细菌性感染（特别是支原体感染）或服药后出现脑炎，这类疾病称作急性播散性脑脊髓炎（ADEM）或类感染性脑脊髓炎。最常见的临床表现为，病毒感染后几天到几周内出现局部神经症状。较少的爆发性病例表现为头痛、发热、易激怒、昏睡或呕吐，常可见颈强直。神经系统症状持续数周后缓解。麻疹、腮腺炎、水痘、风疹和百日咳是该病最常见

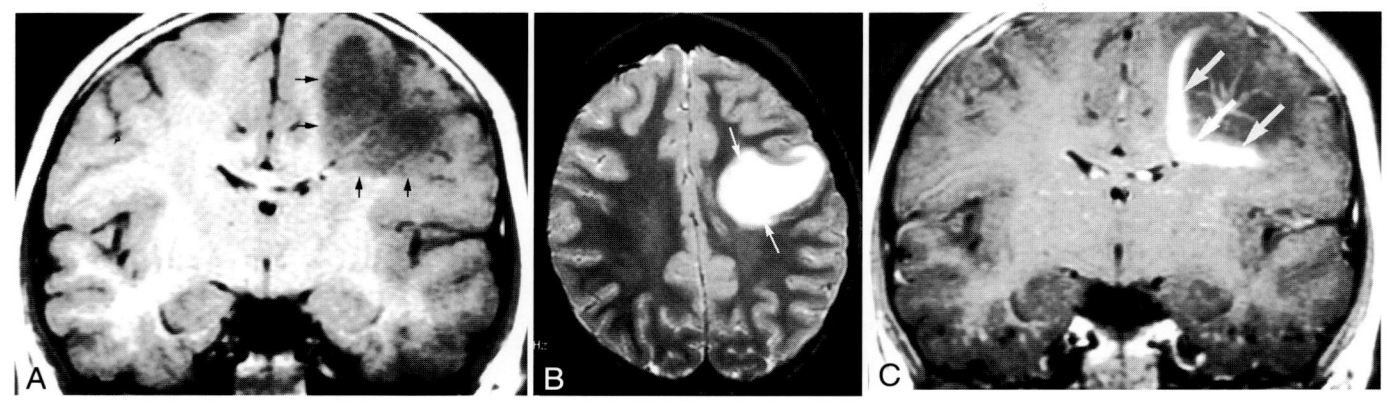

图3-27 肿胀型多发性硬化，9岁女孩。A和B：矢状位SE 600/16和轴位SE 2500/70图像显示，左额叶长T1/T2信号，病灶靠近侧脑室，但无占位效应。C：增强冠状位SE 600/16图像显示，增强信号只在病变一侧出现（箭号），提示其不是肿瘤。

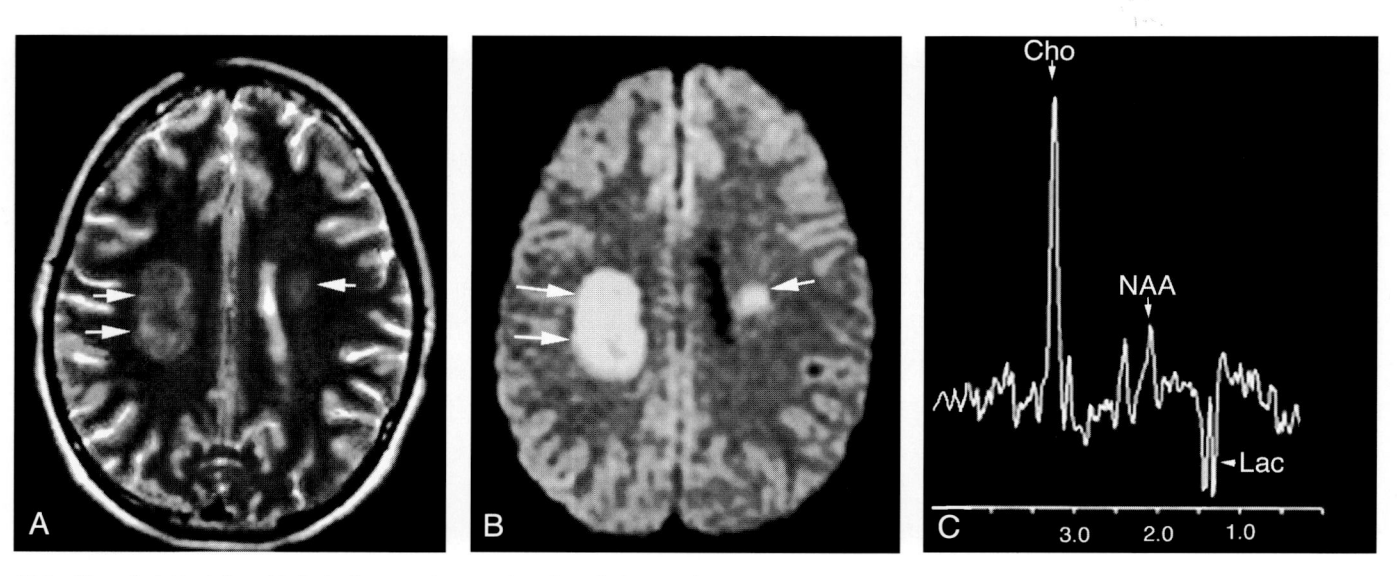

图3-28 多发性硬化，12岁女孩；DWI和MRS显示急性多发性硬斑块。A：轴位SE 3000/102图像显示，左（单箭号）、右半球（两个箭号）不明显的长T2信号区。B：轴位DWI（b=1000）显示双侧病灶呈高信号，提示弥散下降。C：MRS（TE=144ms）显示Cho升高，NAA下降和Lac升高。

的致病性病毒感染；然而，许多病例看起来似乎是"自发地"或在非特异性感染之后发病。多数患儿可完全好转而不遗留任何神经系统后遗症，约10%~30%的患儿会遗留永久性神经系统损害。

有时，病变在数月内出现反复，这些被认为可能为单相免疫过程的病例，有时也称为*"多相播散性脑脊髓炎"*或*"复发性播散性脑脊髓炎"*。另外一些最初诊断为ADEM的患者，最终诊断为多发硬化。初次发病年龄在10岁或大于10岁的患儿再次出现脑髓鞘的机会更高，这些患儿的首次MR图像中可出现提示MS的征象或视神经病变。有脊髓炎脊髓受累症状或精神状态改变的患儿再次发病机会低。

ADEM有可能是由于自体免疫性原因引起的，有人推测疾病的沉淀物诱导产生了针对CNS抗原自身抗体的免疫反应。ADEM与实验性变应性脑炎（实验产生针对髓鞘的自身免疫抗体反应）的病理学和组织学改变存在惊人的相似，从而支持了该假说的正确性。在病理上，弥漫性血管周围炎症过程会导致斑片状脱髓鞘区相互融合。皮层和深部灰质也受累，但较白质轻。

影像学表现为一侧或双侧大脑半球受累（常为不对称性），呈中到大片皮层下白质脱髓鞘，CT表现为低密度，MR则为长T1/T2信号（图3-29）。约50%的患儿可见病变累及侧脑室旁白质，而MS患儿侧脑室旁白质和胼胝体受累超过90%，因此，MS患儿中央白质受累明显高于ADEM，这种特征在鉴别ADEM和初发MS时具有较大价值。MR显示，约50%病例可见大脑深部核团受累（图3-30）。脑干（图3-31）、脊髓和小脑白质受累约占30%~50%。在亚急性期，病变可表现为多种增强形态。无论是急性期还是亚急性期，弥散成像均显示脱髓鞘病灶的弥散增加，这个特点有助于与血管炎相鉴别，因为血管炎的急性期弥散下降。值得注意的是，与临床症状一样，病灶在T2WI的信号改变随时间而变化。所以，尽管临床症状好转但随伤MR仍可显示病灶进展。正如先前提及ADEM可复发，在此情况下临床检查和CSF分析对疾病进程的评估较MR随伤结果更有价值。

其他疾病也可出现与ADEM相似的神经症状和影像表现，包括病毒性脑炎、胶原血管病、Whipple病和MS。当患者表现为急性神经损伤以及影像表现和ADEM相一致时，必须要时刻考虑到这些病变的可能性。

急性出血性脑脊髓炎

急性出血性脑脊髓炎是ADEM的一个变型，病变区域出现出血性坏死。患儿常常进展迅速出现谵妄和昏迷，多数在发病数天至一周内死亡。极少数患儿存活下来，遗留严重的神经系统后遗症。除了病灶较大、出血及伴随水肿和占位效应外，影像表现与ADEM相类似。

进行性多灶性白质脑炎

进行性多灶性白质脑炎是由于感染乳头状病毒而引起的一种罕见的脱髓鞘病，几乎所有患儿均有免疫功能不全。病灶呈孤立的和融合成片的长T2信号区，主要位于白质区内，占位效应和强化轻微。更详细讨论见第十一章。

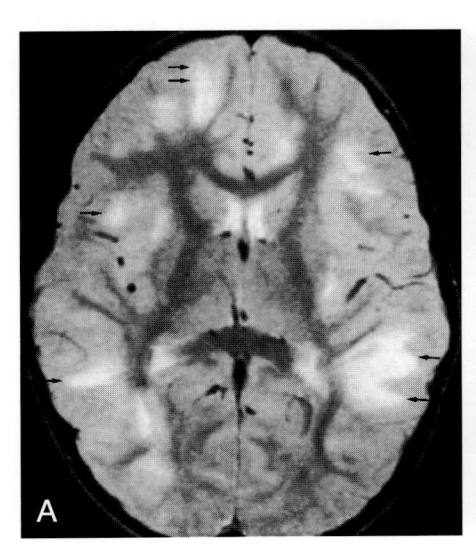

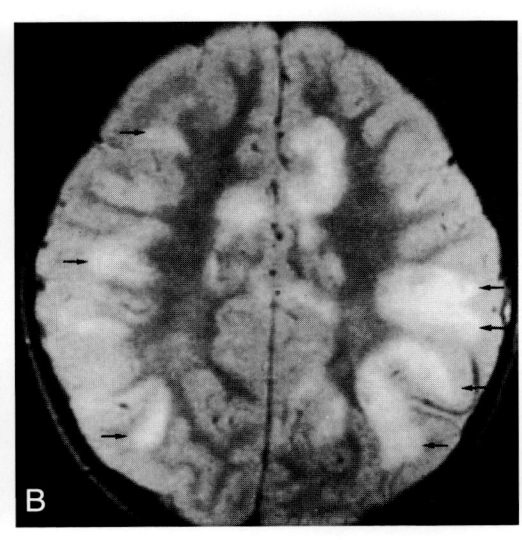

图3-29 急性播散性脑脊髓炎。轴位SE 2500/70图像显示，双侧大脑灰白质交界处、不对称性的多灶性长T2信号（箭号）。

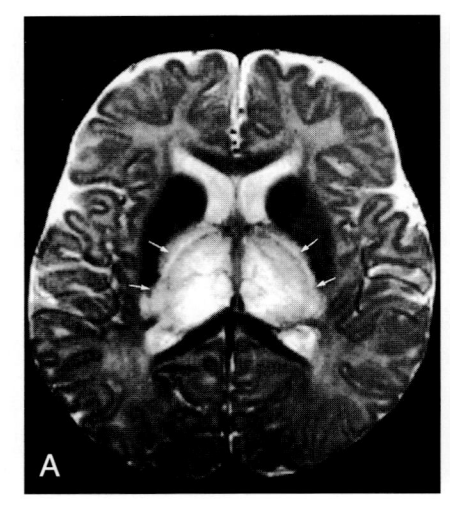

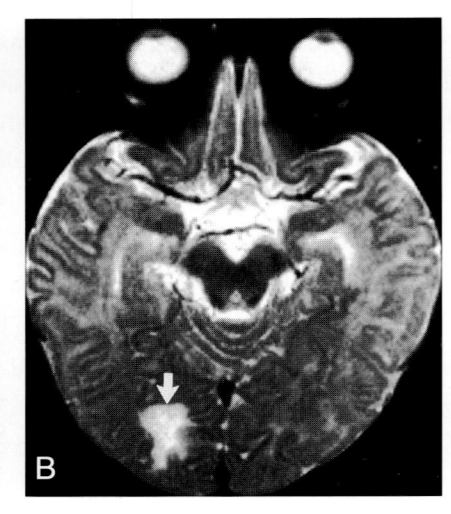

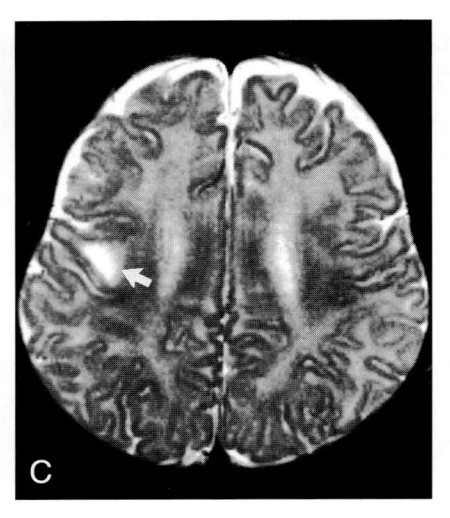

图3-30 急性播散性脑脊髓炎。A：轴位SE 2500/70图像显示，丘脑异常高信号（箭号）。B和C：右侧半球灰白质交界处的皮层下灶性脱髓鞘（箭号）。

亚急性硬化性全脑炎

亚急性硬化性全脑炎是一种缓慢的中枢神经系统病毒感染性疾病，继发于麻疹病毒感染。影像表现为非特异性脑白质区水分增多，一些病例合并局灶性皮质病变。更详细讨论见第十一章。

胶原血管病

胶原血管病是免疫介导的综合征，抗原－抗体复合物沉积于身体内多种组织，导致多器官功能障碍。本类疾病中，最常引起儿童和青少年出现神经系统症状和体征的疾病是系统性红斑狼疮（SLE）。

儿童期系统性红斑狼疮

儿童期患者诊断为SLE的平均年龄为13岁，但最早可在8岁出现症状。女孩更易受累，女男比例为3:1。13%～45%的SLE患者会出现神经系统症状，首次出现神经系统症状的平均年龄为14岁。32%～47%的患者出现神经系统症状可先于或同步于SLE的诊断，30%则在SLE诊断后1年内出现。因此，首次行神经影像检查时可能尚不知SLE的诊断。神经系统体征和症状包括：40%～48%的患者出现神经精神症状（最常见抑郁，也可见注意力和记忆力下降甚至出现精神病），22%～64%出现头痛，20%癫痫发作（通常为全身性强直痉挛发作），15%～28%发生缺血意外，3%～28%舞蹈病，12%视力丧失，5%外周神经病变，8%颅神经病变，4%眩晕及脊髓病变。尽管神经系统症状常见于SLE患者，却由于这些症状与治疗、感染、合并症或潜在病变等原因有关而经常难于确定。已发现多种神经系统病理改变存在于SLE患者，包括脑萎缩、栓塞导致的脑梗塞、血管炎、点状出血和脱髓鞘。所有这些改变被认为是不同成分和抗原性细胞毒性抗体攻击中枢神经系统的不同易损部位所引起的。

影像学检查因检查目的不同而使结果缺乏特异性。有神经精神症状的患者，CT和MR常表现正常或仅见脑脊液间隙扩大。癫痫发作的患儿，MR和CT可显示局灶性损害（占25%），也可表现正常。局灶性损害的典型表现为大脑、小脑、脑干或脊髓白质区出现大、小不等的片状低密度改变（CT）或长T1/T2信号（MR）（图3-32和图3-33），脊髓病变可伴随中度占位效应

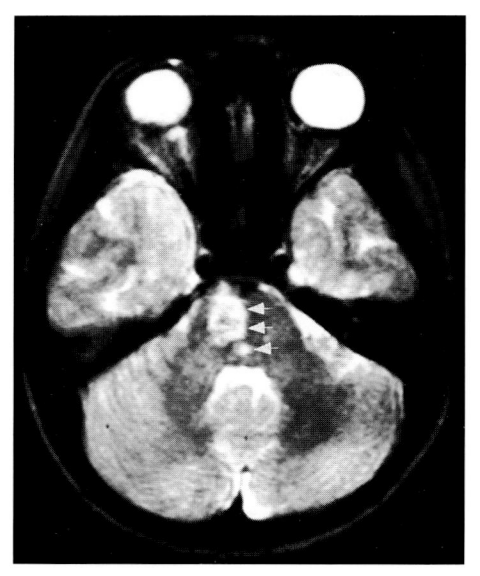

图3-31 急性播散性脑脊髓炎累及脑桥。轴位SE 2700/80图像显示，脑桥内边界清楚的长T2信号区（箭号）。

和水肿。这些病变可能为自身免疫性脑炎或髓鞘炎，实质病变继发于小血管炎。依病程不同，弥散成像可表现正常（图3-32）或弥散下降。亚急性病变可见病灶周围增强（图3-32）。当病灶位于大脑半球时，病变区域的皮层下白质受累，其表面皮层有或没有受累（图3-32和图3-33），病变也可在随访中转为正常。当病变位于旁中线时，不清楚这些病灶是由SLE的血管炎或脑炎所引起，还是继发于近期的高血压或癫痫，SLE患者常有这两种病变。这种改变常被称为"后循环可复性脑白质病综合征"。通常，继发于高血压或癫痫的病变表现为双侧对称性和位于旁中线，同时累及皮层和皮层下白质，多发生在脑后部（枕叶和顶叶较额叶常见）。尽管这些病变大多数可恢复，但有时也可遗留永久性脑损害。这些病例进行弥散成像非常有价值，弥散成像显示弥散正常或升高预示该区域可完全恢复；相反，弥散下降则提示会遗留永久损害或萎缩。SLE的其他影像表现包括继发于血管炎的脑梗死，可同时累及表浅灰质和深部灰质，常不对称，这一点有利于与高血压或癫痫继发的病变鉴别。急性期病变在弥散成像上显示弥散下降。血管成像有助于显示血管炎或静脉闭塞及局部梗死。显然，梗死组织将不能在复查中恢复正常。质子波谱发现，相对于症状轻的患者，那些有明显症状（如癫痫和精神症状）的患者的基底节区NAA/Cr比值下降。

儿童脑桥中央髓鞘溶解症

在成人，脑桥中央髓鞘溶解症最多见于长期酗酒且营养状况较差的人。营养状况不好和快速纠正严重低钠性脱水似乎均容易引起脑桥中央区域渗透性髓鞘破坏。其他严重营养失调和水电解质失衡患者也是易患人群。然而，准确的病因和发病机理尚不确定，但许多作者认为渗透性漂移是诱因。在儿童，据报道脑桥中央髓鞘溶解症可发生于多种不同疾病，包括暴发性肝炎、肝移植、长期虚弱和营养不良，常常合并有严重的水电解质失衡。影像表现与成人所见相同，在脑桥中央出现局灶性低密度改变（CT）和长T1/T2信号（MR）（图3-34A），特征性地表现为皮质脊髓束不受累。病变区的弥散下降（图3-34B）。在经过缓慢地纠正水、电解质紊乱和营养不良的处理后，病人情况和MR表现均可恢复正常。应该记住，脑桥中央髓鞘溶解症可发生在桥脑以外其他部位（包括基底节、大脑皮层和小脑中脚）。

中毒

一些外毒素会引起脱髓鞘。许多此类中毒将导致海绵状脑白质病，首先累及外周白质，包括皮层下U形纤维。引起脱髓鞘的毒性物质有三乙基锡、六氯酚、二环己酮缩草酰双腙、放线菌素D和异烟肼等。吞食海洛因后有类似改变。所有这类疾病均出现双侧脑白质对称性损伤，在临床病程早期即出现皮层下U形纤维受累。

铅中毒性脑病

在这里必须特别提出铅中毒性脑病。铅中毒典型的临床表现为腹部绞痛、恶心和呕吐。神经系统体征和症状从轻度行为异常到明显迟钝，有时合并共济失调、失语或精神障碍。罕见小脑局灶性水肿导致的脑积水，并有后颅凹占位效应。CT和MR扫描（图3-33）显示局限性脑

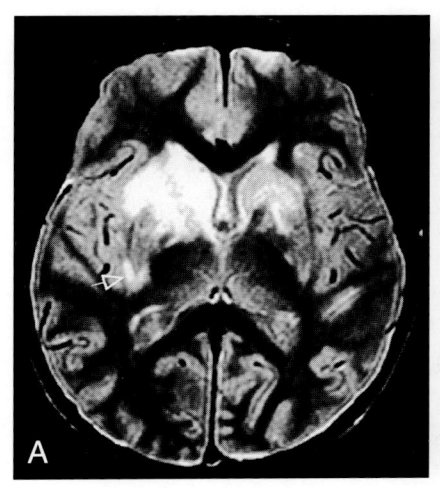

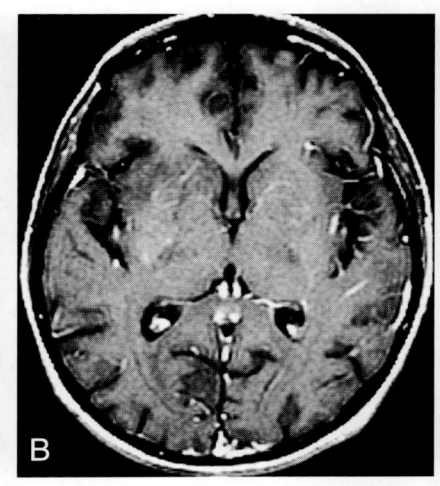

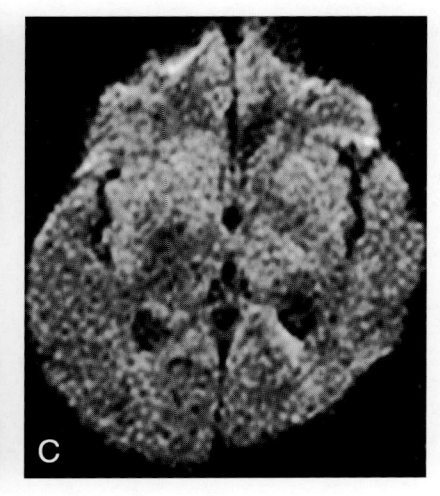

图3-32 系统性红斑狼疮，10岁女孩。A：轴位SE 2500/80图像显示，尾状核、豆状核前部、内囊前肢和右侧豆状核后部（箭号）出现异常高信号。在复查时这些区域恢复正常。B：增强扫描SE 600/16图像可见一些曲线状明显强化信号，推测可能是血管。C：弥散成像未见水分子运动异常。

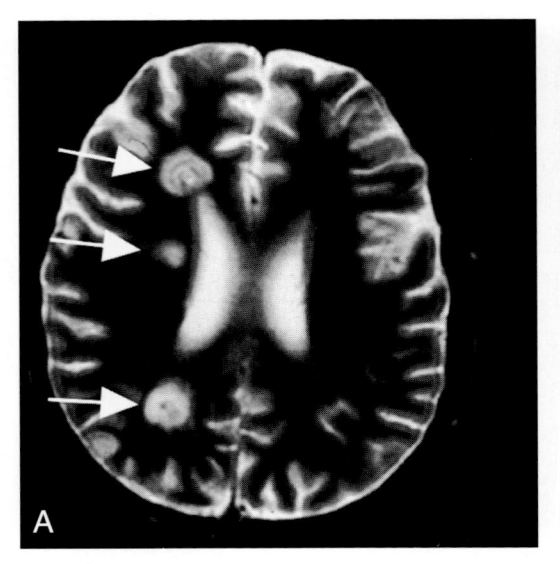

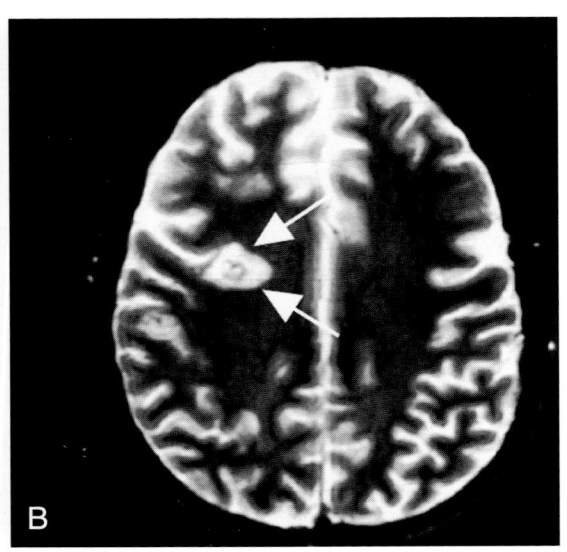

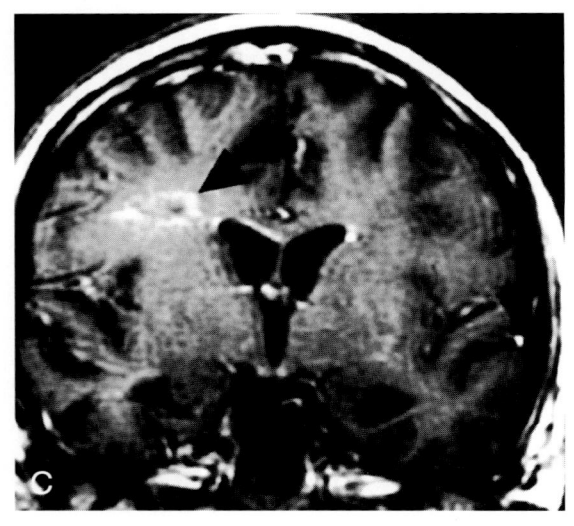

图3-33 系统性红斑狼疮，14岁女孩。A和B：轴位SE 2500/80 图像显示，右侧大脑半球白质内多灶性不规则长T2信号（箭号）。C：增强冠状位SE 600/16 图像见一些病变的前部周边增强（箭号）。

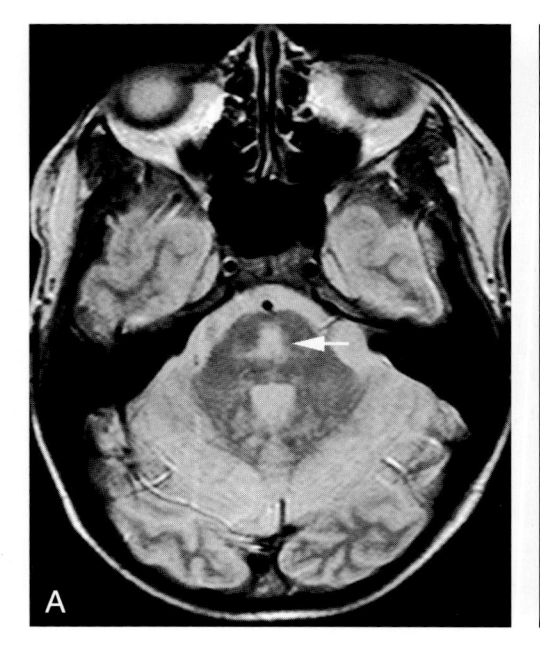

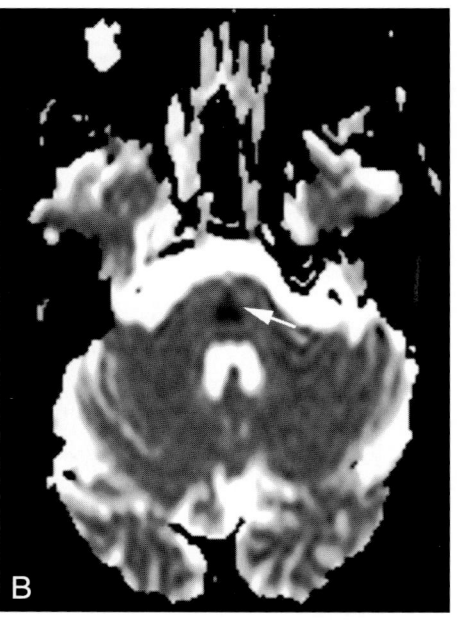

图3-34 桥脑中央溶解症，儿童淋巴瘤患者。A：轴位SE 2500/30 图像显示，桥脑中央长T2信号（箭号）。B：ADC图显示病变区ADC值下降，提示水分子弥散下降。

水肿，伴占位效应和轻度强化（图3-35），其表现与急性病毒性小脑炎完全相同（参见第十一章）。

溶剂滥用

溶剂滥用在一些国家是一种非常严重的问题，特别是在青少年和年轻成人中尤为突出。甲苯和其他一些有机物吸入体内后迅速进入血液，通过血脑屏障对中枢神经系统产生影响。患者可表现为急性脑病或慢性精神和神经系统退化。失眠、嗅觉缺失、健忘及耳鸣是常见症状。神经系统体查发现50%存在小脑共济失调，35%出现四肢振颤，25%出现深腱反射亢进以及25%可见痉挛。患者脑部病理检查结果显示神经元和轴突丧失伴脱髓鞘，包括大脑和小脑脑白质弥漫性脱髓鞘，长纤维束升支和降支、外周神经和胼胝体轴突变性和胶质增生，以及大脑和小脑广泛脑萎缩。MR显示灰白质分界不清、大脑和小脑脑白质轻度弥漫性长T2信号，常有壳核T2信号缩短，以及大脑和小脑弥漫性萎缩。严重病例短T2信号改变可见于丘脑、黑质和大脑皮层。

主要累及灰质的代谢性疾病

除先天性代谢缺陷外，相当数量的儿科中枢神经系统病变会累及灰质，包括缺血、感染、畸形和损伤等，许多灰质病变的影像表现不特异。某些疾病（如粘脂贮积病、Gaucher's病和Niemann-Pick病）的一些亚型，脑影像表现正常；而另一些疾病会出现大脑皮层变薄，脑白质容量减少并出现低密度（CT）和长T1/T2信号改变（MR）。灰质病变中的脑白质T2信号并不像脑白质营养不良中的那么明显（图3-1、图3-2和图3-3），大概是由于白质异常更多是轴突华勒氏变性的结果，而非炎症应答或活动性破坏所致。本节中，我将详述一些具有典型特征的灰质疾病。

泛酸酯激酶相关的神经变性病（Hallervorden-Spatz病，哈勒沃登-施帕茨病）

泛酸酯激酶相关的神经变性病（PKAN）是一种罕见的代谢紊乱性疾病，典型的临床表现为进行性步态异常、逐渐出现的四肢强直、随意运动缓慢、舞蹈样手足徐动、构音障碍和智力减退。尽管患者发病年龄范围相当大，但大多数在6~15岁前开始出现一定程度的神经系统退化征象。另外，可能本病是由多个基因异常所致不是所有PKAN患者均出现本病的全部临床表现。在一个多种族背景的家族成员身上发现染色体20p12.3-p13有突变，该基因被证实为新的泛酸酯激酶基因（PANK2）。运用这些新的信息，Hayflick等将PANK分为经典型和不典型两类。经典型在10岁以前发病（平均3.4±3），95%以上出现椎体外系症状（如张力障碍、构音障碍及舞蹈手足徐动症），25%出现椎体束征（包括痉挛、反射亢进和伸趾征），29%出现认知减退及视网膜病（68%）。该型是因PANK2突变造成的（356）。不典型者发病年龄稍晚于经典型，平均为13.7±3岁。与经典型相比，其临床症状少（73%）、程度轻、椎体外系症状进展慢、视网膜病少见（20%），但椎体束征相仿（18%）；PANK2基因突变的比例少于经典型。

患者的大体病理呈特征性改变，即在苍白球和黑质的网状部呈棕红色，局部铁质浓度增高，并存在大量星形细胞、小胶质细胞和神经元。推测为铁质沉积的结果，有作者报道苍白球（特别是内侧）和黑质为对称性破坏。

影像学表现反映病理改变。CT扫描表现为苍白球局灶性的低或高密度改变。尽管这种差异的原因尚未得到病理学证实，但有可能低密度病变反映了组织破坏、而高密度则是继发营养不良性钙化的结果。MRT2WI上表现为苍白球低信号改变（较正常十几岁儿童所见的低信号更显著，参见第二章），为铁质沉积所致。这种改变早于临床症状出现。即使采用梯度回波技术，这种低信号改变在低场磁共振中也不明显。在苍白球短T2信号（低信号）区内可出现大小不等的灶性长T2信号（高信号），代表苍白球破坏和胶质增生（图3-36）。这种影像特征也称为"虎眼征"，这种征象与PANK2基因突变有很强的对应关系，或者说仅出现于这类疾

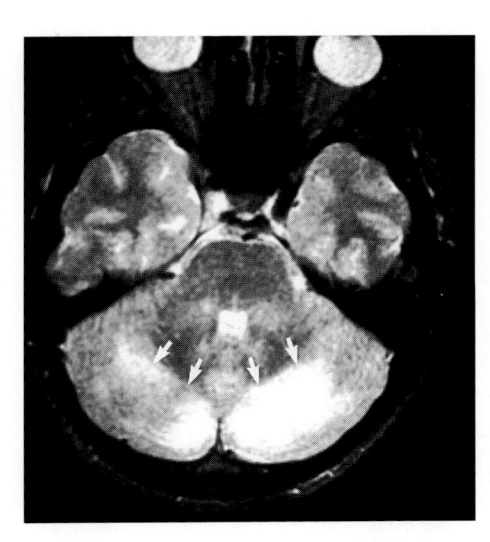

图3-35 铅毒性脑病。轴位SE 2500/70图像显示，小脑白质水肿（箭号）。类似的小脑水肿可见于病毒性和类感染性小脑炎（见第十一章和图11-42）。

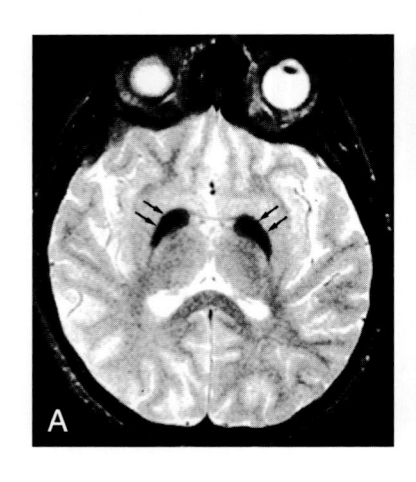

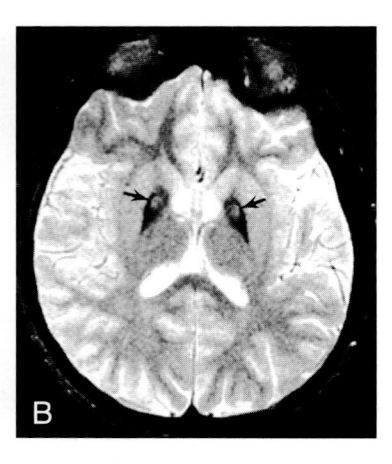

图3-36 哈勒沃登-施帕茨病，14岁患儿。A：轴位SE T2W2800/70图像显示，苍白球后部显著低信号（箭号），较正常14岁儿童更低的信号。B：(A)所示上方7.5mm层面，显示较高信号区域（箭号），可能因低信号苍白球内组织破坏所致。

病。没有PANK2基因突变的患者苍白球可见短T2信号（低信号），但中间无灶性长T2信号（高信号）。尽管眼-趾-齿不良存在与Hallervorden-Spatz病相似的苍白球改变，根据前者伴随的脑白质改变和其他明显的身体征象可很容易地将两者区分开来。因此，10~20岁时发现苍白球短T2信号改变应高度怀疑PANK，而非其他累及基底神经节的儿童疾病变（表3-5、表3-6和表3-7）。

青少年型Huntington病

Huntington病是一种慢性、进行性退行性疾病，特征性改变为舞蹈样运动和智力减退，是一种常染色体显性遗传性疾病。该疾病的基因缺陷位于4号染色体短臂上的Huntington基因的第一外显子，是一个膨大且不稳定的含有重复CAG的DNA片段。CAG在基因中的扩展传给子代时不稳定，并有进一步膨大的倾向，特别是在精子生成期间。重复CAG碱基对的片段越大，其临床症状出现越早；青少年型Huntington病的重复CAG碱基对的片段有80~100个CAG碱基对。不足6%的患者在14岁前发病。青少年型HD的临床表现为运动功能减退、肌肉强直、癫痫发作和智力减退；很少在疾病初期即表现出舞蹈样症状。影像检查在病程早期表现正常。然而，随着病变进展，在纹状体出现长T2信号；尾状核头部萎缩导致特征性侧脑室前角扩大，向两侧凸出呈凸透镜样改变（图3-37）。壳核萎缩程度与尾状核相当或更严重，MR较CT更易观察。额叶皮层萎缩最显著。18F-FDG PET扫描在CT出现阳性结果前就显示纹状体葡萄糖的摄取减少。尚未见比较PET和MR对检测该病变敏感性的报道。

神经元蜡样脂褐质沉积症

神经元蜡样脂褐质沉积症（NCL）是最常见的儿童期进行性脑病之一；全世界均有报道，发病率约为活产儿的1/25000。临床报道分八型：婴儿型(Santavuori-Haltia病)、晚婴型（经典Jansky-Bielschowsky型，变异型和芬兰变异型）、少年型(Batten病或Spichneyer-Vogt病)、早期少年型、成年显型、成年隐性型和伴有精神倒退的进行性癫痫型（北部癫痫综合征）。下列各型的基因位点已确定，婴儿型为染色体1p32（CLN1），经典晚婴型为染色体11q15.5（CLN2），晚婴变异型为染色体15q21-q23（CLN6），芬兰变异型为染色体13q21-q23（CLN5），少年型为染色体16p12.1（CLN3），伴有精神倒退的进行性癫痫型为染色体8pter-p22（CLN8）。NCL的不同分型几乎肯定地表

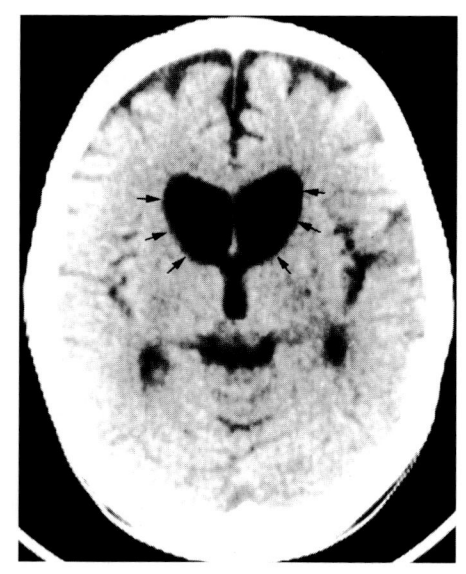

图3-37 少年型Huntington病。轴位CT显示侧脑室额角扩大（箭号），继发于尾状核头部和壳核萎缩。

表 3-5
儿童期累及基底节的疾病

急性
缺氧
低血糖
中毒（一氧化碳、氰化物）
溶血性尿毒综合征
渗透性髓鞘溶解
脑炎
类感染性脑脊髓炎
卡马西平毒性作用

慢性
先天性代谢紊乱
线粒体病
Canavan's 病
戊二酸尿 I 型和 II 型
甲基丙二酸血症
乙基丙二酸血症
丙酸血症
琥珀酸半醛脱氢酶缺乏
胍基乙酸转甲基酶缺乏
异戊酸血症
钼辅助因子缺乏
线粒体三磷酸腺苷合成酶缺乏
3- 甲基戊烯二酸尿
β - 酮脂酰 CoA 硫解酶缺乏
丙二酸血症
α - 酮戊二酸尿
3- 酮脂酰 CoA 硫解酶缺乏
生物素酰胺酶缺乏症
L-2- 羟基谷氨酸尿
枫浆尿病
Wilson 病
Hallervorden-Spatz 病
齿状红核苍白球丘脑下部核萎缩

变性类疾病
少年型 Huntington 病
急性损伤后遗症
基底节钙化综合征（即 Cockayne 综合征）

其他疾病
神经纤维瘤病 I 型
任何原因导致的慢性肝病

表 3-6
引起基底神经核钙化的疾病

内分泌性
甲状旁腺功能减退
假性甲状旁腺功能减退症
假性假甲状旁腺功能减退症
甲状旁腺功能亢进
甲状腺功能减退

代谢性
线粒体病
Aicardi-Gouteres 综合征
Fahr 病（家族性脑血管铁钙质沉着症）
Hallervorden-Spatz 病
碳酸酐酶缺乏 II 型
Wernicke's 脑病
Griscelli 病（常染色体隐性的类白化病）

先天性或发育性
家族特发系统性基底节钙化
Hastings-James 综合征
Cockayne 综合征
类脂质蛋白质沉积症（皮肤透明变性）
神经纤维瘤病
结节性硬化
眼脑体病
正铁血红蛋白病
Down 综合征

炎性
弓形体病
先天性风疹
巨细胞病毒
麻疹
水痘
百日咳
柯萨奇病毒 B
囊虫病
系统性红斑狼疮
AIDS

中毒
缺氧
心血管意外
一氧化碳中毒
铅中毒
放疗
氨甲喋呤治疗
肾病综合征

现为不同疾病。将其归为一组是因为他们存在相似的病理改变和临床表现。首先出现的症状常为视力障碍，进而出现进行性痴呆、癫痫发作和进行性语言和运动功能受损。确诊需要基因分析或外周血淋巴细胞电子镜检查，显微镜下特征性表现为溶酶体内曲线状、颗粒状（"指纹"）沉积物。

影像检查表现缺乏特异性（图 3-38 和图 3-39）。

表 3-7
一些累及基底节病变的解剖分布

诊断	苍白球	尾状核	壳核	脑白质
急性				
缺氧缺血－新生儿	+	−	+	+/−
缺氧缺血－年长儿	+	++	++	+
低血糖－新生儿	+/−	−	−	++
低血糖－年长儿	+	+	+	+
氰化物中毒	++	−	+	+
一氧化碳中毒	++	+	+	+
溶血性尿毒症综合征	+	+	+	+
渗透性髓鞘溶解症	+	+	+	++ 脑桥
脑炎	+	+	+	+
慢性				
Leigh's 综合征	+	+	++	+
Canavan 病	+	−	−	++
GM₂ 神经节苷质病	−	++		
少年型 Huntington 病	−	++	++	
Wilson 病	++	+	++	
戊二酸尿 I 型		++	++	++
戊二酸尿 II 型			+	
钼辅助因子缺乏	−	++	++	
甲基丙二酸血症	+	−	−	+
Hallervorden-Spatz 病	++	−	−	
琥珀酸半醛脱氢酶缺乏	++			
胍基乙酸转甲基酶缺乏	++			
丙酸血症	++			
L-2-羟基谷氨酸尿	++			++
Huntingto 病	+	++	++	+

++，经常受累；+，有时受累，−，不受累。

主要表现为T2WI上不同程度的大脑和小脑萎缩，伴脑室旁高信号带及丘脑和苍白球低信号。T2信号改变似乎与原因不明的髓鞘丢失和胶质增生有关。丘脑萎缩则提示丘脑T2信号改变是原发而非继发。婴儿型脑萎缩程度较晚婴型进展更快、而晚婴型较少年型又更早发生。晚婴型和伴有精神倒退的进行性癫痫型患者早期即出现小脑萎缩，因此，此类病人常有继发于小脑萎缩的运动迟缓；而其他类型中大脑和小脑萎缩的发生率相近。

据报道，质子MRS在婴儿型表现为灰白质NAA峰完全丧失、Cr和Cho峰显著减低以及MI和Lac峰升高；晚婴型患者，灰、白质内均可见NAA峰减低，而白质内出现MI、Lac和Cho峰的升高（图3-39D）。有报道认为，在短TE波谱中MI峰升高水平与病变程度一致。一些患者可出现Lac峰升高。少年型NCLMR波谱表现正常。然而，迄今为止报道的波谱检查结果均为不同病程阶段表现。因此，MRS结果的差别可能更多地反映了检查时病变阶段的不同（脑结构破坏的数量），而非疾病本身之间的区别。

PET和SPECT对诊断NCL有帮助。18F-FDG PET检查显示，全部皮层和皮层下组织代谢严重减低；局部分析显示，双侧性代谢显著减低，尤以双侧距状回、枕叶外侧、颞叶皮层和丘脑为剧。在婴儿型NCL患儿中，SPECT ^{99m}Tc－六甲基丙二基胺肟（^{99m}Tc-hexamethylpropyleneamineoxime）显相提示，双侧前额叶、颞顶叶后部和枕叶血流灌注不足。病变早期，低灌注区呈局限对称性分布，而MR上所见的脑萎缩则更多地为弥漫性改变。小脑低灌注和萎缩出现时间稍晚。尽管在MR上可见明显的萎缩改变，深部灰质神经核团直至病变终末期仍显示灌注良好。在少年型NCL患儿中，SPECT显示弥漫性低灌注，以颞叶最严重，而顶叶、枕叶和小脑较轻。有趣

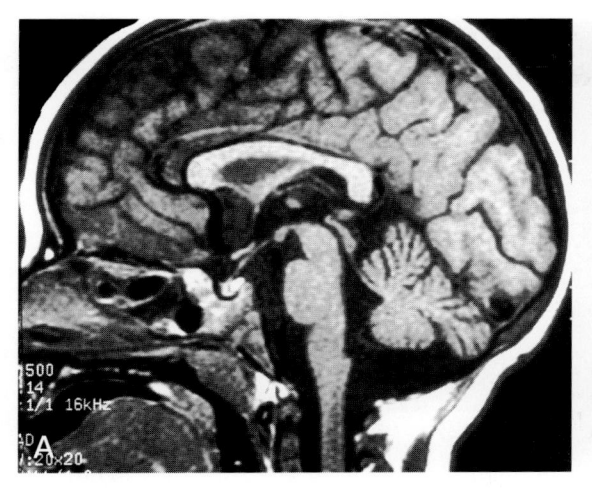

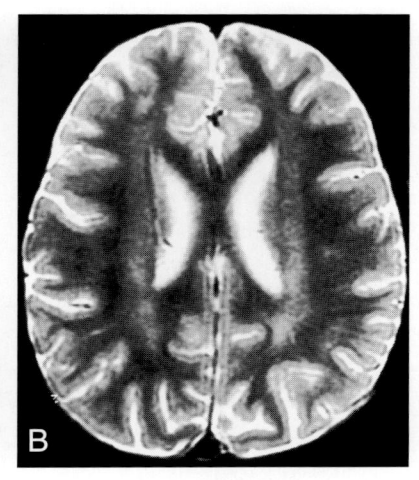

图3-38 神经元蜡样脂褐质沉积症，晚婴型，3岁。A：矢状位SE 500/14图像显示，小脑中度萎缩。注意，脑叶缩小和脑沟增大。B：轴位SE 2200/80图像显示，大脑半球脑白质较正常同龄儿童信号高，但又不像典型的脑白质营养不良那么高（与图3-1、图3-2和图3-3相比）。还应注意的是，在病变该阶段大脑萎缩不及小脑萎缩（如A所示）明显。

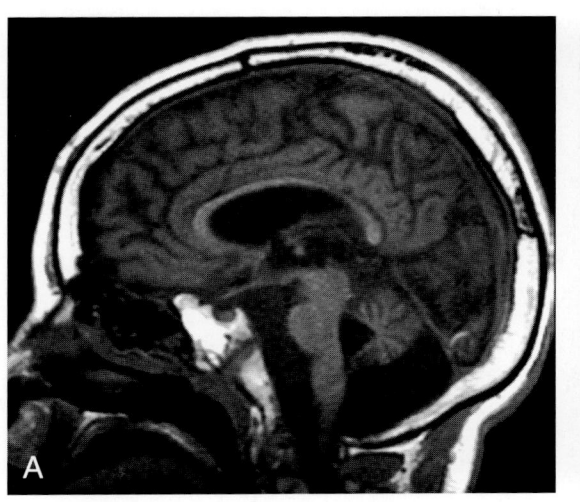

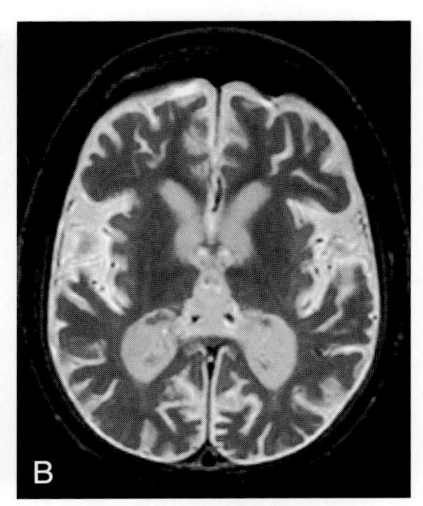

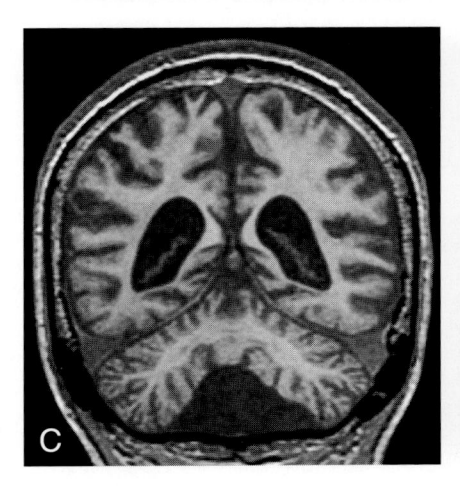

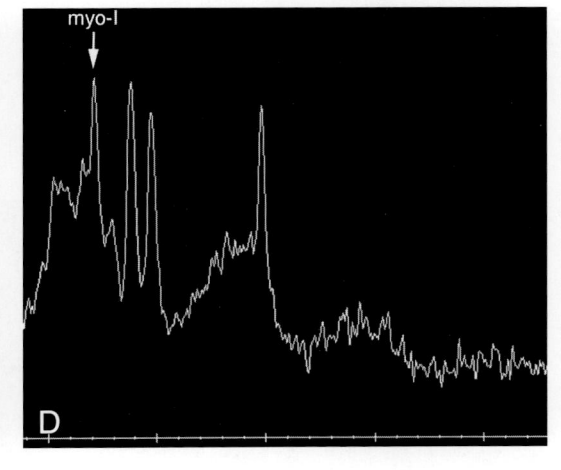

图3-39 神经元蜡样脂褐质沉积症，晚婴型，7岁。该病例较图3-38所示病例严重。A：矢状位SE 500/25图像显示，小脑中度到重度萎缩和胼胝体变薄。B：轴位SE 2500/70图像显示，脑室和脑沟扩大，大脑白质弥漫性轻度高信号。C：轴位3D GR像（35/7）显示，脑脊液间隙扩张和小脑明显萎缩。D：单体素质子MRS（TE=25ms）显示，额叶白质NAA峰变小和MI峰异常增高（箭号）。

的是，癫痫与SPECT以示受累脑区并无明确相关。

琥珀酸半醛脱氢酶缺乏

也称为4-羟(基)丁酸尿症，是一种γ-氨基丁酸(GABA)降解路径的异常，为少见常染色体隐性遗传病。致病基因为6p22。患者CSF内γ-氨基丁酸水平增高，尿内4-羟(基)丁酸水平增高。患儿表现为慢性进行性脑病，特征性临床表现为运动功能发育延迟、语言功能发育延迟或缺乏及精神发育不全。同时伴有不同程度共济失调、癫痫、张力低下、行为异常、自闭征象、幻觉和舞蹈手足徐动症。EEG显示脑内弥漫和局限性癫痫样放电、光过敏和背景慢波。MR表现为特征

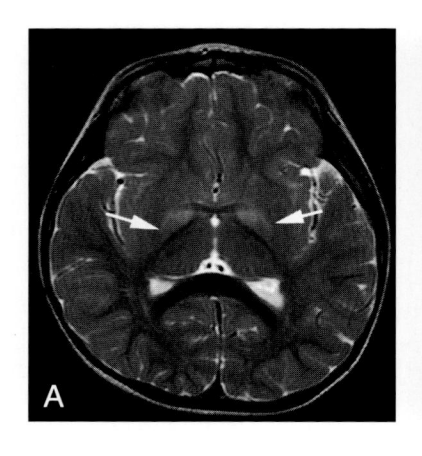

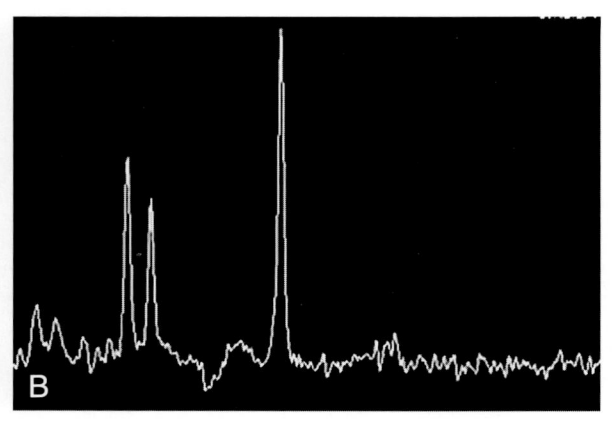

图3-40 琥珀酸半醛脱氢酶缺乏，2岁，出现语言发育落后。A：轴位SE 2500/70图像显示，双侧苍白球高信号（箭号）。B：质子MRS（TE=288ms）显示基底节区正常。

性苍白球T2高信号（图3-40A），有时小脑齿状核也呈T2高信号。MRS上NAA、Cho和Cr峰正常，而更应关注的是GABA和Glu峰是否有异常。

肌酸缺乏综合征

MRS发现某些综合征患儿脑内肌酸浓度下降。胍乙酸转甲基酶（GAMT）缺乏是第一种被报道的肌酸缺乏综合征，它是一种先天性肌酸合成缺陷。肌酸和磷酸肌酸是脑和肌肉内磷酸负荷能量转运和储存的基础，它们分解为肌酸。为保持体内肌酸水平的平衡，每天从尿中丢失的肌酸必须通过内源性合成和食物摄取来补充。胍乙酸转甲基酶（GAMT）缺乏导致体内肌酸合成减少。患者出现发育延迟，随后倒退，椎体外系运动异常，肌张力低下和顽固性癫痫。通过饮食补充肌酸，这些症状可部分或完全恢复，这一点对诊断至关重要。

结合MRI和MRS表现可对本病的诊断提供很大帮助。在长TE MRS上最早出现的改变为肌酸峰明显下降或消失（图3-41）。另外，在短TE MRS上，3.78ppm处可见宽大的胍乙酸峰。经过补充肌酸治疗后，肌酸峰可再出现而其他峰消失。MRI可表现正常，但有些病例表现为双侧苍白球T2高信号，白质发育轻度落后或小脑白质T2高信号（图3-41A）。

关于其他肌酸缺乏综合征的报道也出现过，在这些综合征中，患儿发育障碍且MRS可见肌酸峰下降或消失。L-精氨酸/甘氨酸脒基转移酶缺乏就是其中之一，L-精氨酸/甘氨酸脒基转移酶（AGAT）是肌酸生物合成的另外一个重要酶。我们有限的病例显示，AGAT病人MRI正常，而MRS显示GAMT缺乏。肌酸转运蛋白缺乏是另一种肌酸缺乏综合征，基因位于Xq28。后者可见全脑发育延迟、语言发育严重缺陷，且对肌酸治疗无效；血浆和尿内肌酸水平增高而胍乙酸水平正常，有助将本病与GAMT缺乏和AGAT缺乏的鉴别。

异戊酸血症

异戊酸血症又称为异戊酸辅酶A脱氢酶缺乏症，是一种常染色体隐性遗传病，因位于染色体15q14-15

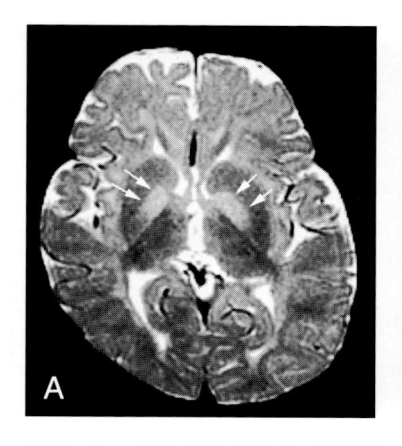

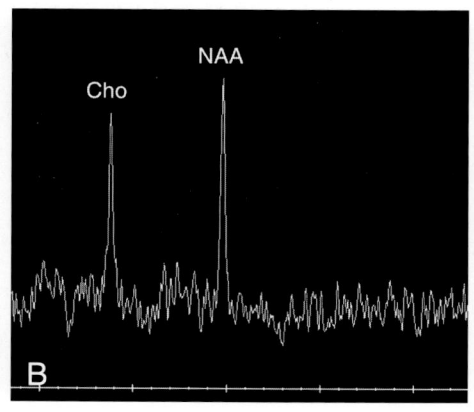

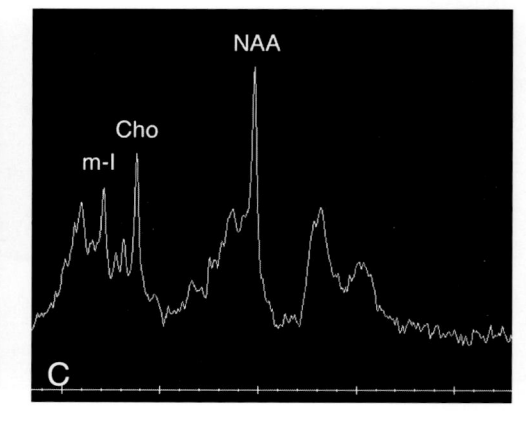

图3-41 胍乙酸转甲基酶（GAMT）缺乏，8个月婴儿。A：轴位SE 3000/180图像显示，双侧苍白球高信号（箭头）。B：单体素质子MRS（TE=288ms）显示，基底节区Cho和NAA正常，而Cr峰阙如。C：单体素质子MRS（TE=26ms）也显示基底节区Cr峰阙如，由于基线不稳和波峰数量增加导致这种改变在短TE上较轻，在3.78ppm处发现异常波峰。

上的异戊酸辅酶A脱氢酶（IVD）基因突变所致。本病分为两个临床型：急性新生儿型和慢性型。急性新生儿型患儿出生后因持续呕吐、脱水和烦乱不安导致严重的代谢性酸中毒，很快死亡。慢性型表现为周期性酮症酸中毒发作（感染诱导）和缓解。这种异常因异戊酸堆积对中枢神经系统毒性作用所致。

有限的病例报道神经影像改变为双侧苍白球低密度（CT）和长T1/T2信号（MRI）。

Aicardi-Goutieres综合征

本病是一种少见的综合征，可能为常染色体隐性遗传。基因研究显示本病的基因为多样性，其中一个位于染色体3q21。绝大多数患者出生时正常，呈进行性小头和脑病（包括痉挛、张力障碍、视觉不集中、眼运动异常和认知发育落后）。癫痫不常见。尽管大多数患者的症状在出生后一年内快速进展，但某些患者也呈缓慢发展过程，主要症状包括张力障碍、运动障碍或认知发育落后。本病现行的诊断标准包括：① 一岁以内发病，神经系统病变呈进行性；② 出生时头围正常；③ 钙化累及基底节，有时白质内也可见钙化；④ 脑脊液细胞（淋巴）增多（>5个/ml）；⑤ TORCH检查结果阴性。

脑脊液分析显示淋巴细胞增多和α-干扰素水平增高，故认为本病病因是病毒感染；然而，尚未找到病毒感染的证据。尸检结果显示为微血管病特征，这好像是脑病的病因之一。

影像学上主要表现为壳核小斑点状钙化，有时在皮层下白质也可见钙化。程度不同进行性脑萎缩，尽管白质髓鞘化延迟，但缺乏脑白质病的明显征象。MRS的改变尚未见报道。影像学鉴别诊断包括假性TORCH综合征（见深部白质病）和先天性感染（斑点状钙化，见第十一章）。

天冬氨酰葡糖胺尿症

天冬氨酰葡糖胺尿症为一种遗传性溶酶体病，是由于天冬氨酰基葡糖脱氨基酶（aspartylglycosiminidase，AGA）在身体各种组织和体液内活性缺乏所致。AGA基因在染色体4q32-33位点被复制成功，若干种突变可导致天冬氨酰葡糖胺尿症。神经系统特征性表现为进行性智能倒退、语言发育落后、运动功能亢进、运动笨拙和轻度躯干共济失调。智能倒退常常在10~20岁出现，大约在40岁左右死亡。

MRI显示脑内灰白质分界不清，源于皮层下白质T2信号下降。经过骨髓移植治疗后脑白质异常信号可恢复。随着病人的脑发育成熟，灰白质分界提高，但出现脑萎缩，表现为脑回皱缩和脑沟增宽。

韦尼克脑病

韦尼克脑病是一种慢性硫胺素缺乏（Vit B$_1$）引起的神经变性病。尽管有典型的临床三联征，即眼球运动异常、精神状态改变和共济失调；但很少出现完全的三联征。80%以上儿童患者表现为精神状态改变，出现下列其中征象之一：意识错乱、瞌睡、木僵或昏迷。2/3可见眼征（眼肌麻痹或眼球震颤），但共济失调不常见（20%）。患儿有营养不良，最常见原因为恶性肿瘤、消化道疾病或食物过敏。近期常常有胃肠道外营养性碳水化合物负荷实验的病史。

病理检查显示对称性出血，为中脑水管、三脑室和四脑室周围的灰质内的毛细血管增生和扩张所致。在成年患者，最常见的影像表现为丘脑内侧和乳头体长T2信号和萎缩，增强扫描可见强化。少数作者报道，儿童韦尼克脑病可累及壳核、尾状核头和额颞叶皮层，CT呈低密度，MRI为长T2信号；随后出现快速脑萎缩。

婴儿期神经轴性营养不良

婴儿型神经轴性营养不良患儿通常在生后第一年末或第二年出现症状。患者出现自发运动缺乏，进而出现眼球震颤和姿势、步态、说话（若已能说话）以及视力的进行性恶化。体查可见肌张力低和小脑病理征。患者逐渐出现视神经萎缩、失明、肌萎缩、严重痴呆和运动功能完全丧失。一些患者还可见舞蹈样手足徐动症和癫痫。

病理检查表现为小脑和大脑皮质萎缩，受累区域内伴有明显星形胶质增生、广泛轴突水肿和轴（索）浆气球样变。MR扫描显示，大、小脑沟显著增宽、大脑白质减少以及小脑皮质显著长T2信号（图3-42）。随访复查显示，大多数病人的小脑进行性萎缩。有些病人出现视神经和视交叉变细。MRS显示基底节区NAA峰进行性消失和LAC峰轻度增高。

类脂组织细胞增多症（Niemann-Pick病）

Niemann-Pick病是一种常染色体隐性遗传性疾病，以进行性肝脾大、淋巴结病、水肿为特征，一些患者还出现神经系统退化表现。根本原因是由于鞘磷脂酶缺乏导致脂质（包括鞘磷脂、胆固醇和溶血二磷脂酸）堆积于整个网状内皮系统内，一些亚型还堆积于脑内。临床上将本病分为六种类型（A~F）。A、C和D三型有神经系统症状，主要表现为运动和智力功能丧失。A型的变异型以婴儿期早期发病并迅速恶化为特征，为

SMPD1 基因突变所致，基因位点为染色体 11q15.1-4。C 型和 D 型在早期少年期发病，进展缓慢，二者均为 NPC1 基因突变所致，基因位点为染色体 18q11-12。

影像检查所见（图 3-43）反映了非特异性、进行性灰质萎缩的病理特征。脑沟和脑室扩大。胼胝体变细。深部脑白质呈弥漫性、雾状长 T2/T1 信号，程度较轻。质子 MRS 表现为进行性 NAA 减少。

进行性大脑灰质营养不良（Alpers 病）

该病在"线粒体病"一节内讨论。

毛鬈灰质营养不良（Menkes 病）

该病在"线粒体病"一节内讨论。

Rett 综合征

Rett 综合征是 1983 年确立的一种国际性综合征候群。是一种进行性神经发育性疾病，以孤独症样行为、共济失调步态、手自主运动丧失合并刻板运动、不规则样呼吸、癫痫发作、痴呆和小头畸形为特征性改变。该病散在发病，据报道，女孩发病率约为 1/10000。最近的研究显示，该病为 X 染色体上的甲基-CPG-结合蛋白 2 基因（MECP2）突变所致。尽管该基因突变对男孩是致命的，但也有因体细胞镶嵌所引起的男孩 Rett 综合征的报道，这些患儿中仅有部分细胞发生基因突变。

患儿围产期无异常，但生后第一年的后半年出现进行性发育倒退。常表现为用手能力、认知功能、语言和沟通技能进行性退化。在 2~4 个月时出现头颅发育速度下降，至第四年时不足 3%。到 3 岁时，呈现严重的智力低下，并出现手的固定位置的刻板运动。随后，智力低下相对稳定而运动功能进一步恶化。高达 80% 的患儿出现癫痫。病理检查显示普遍性神经元

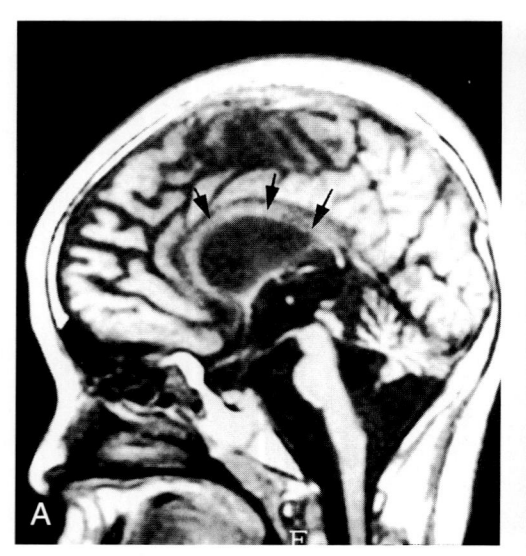

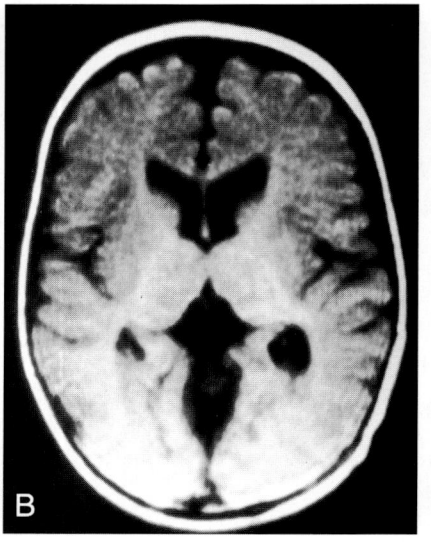

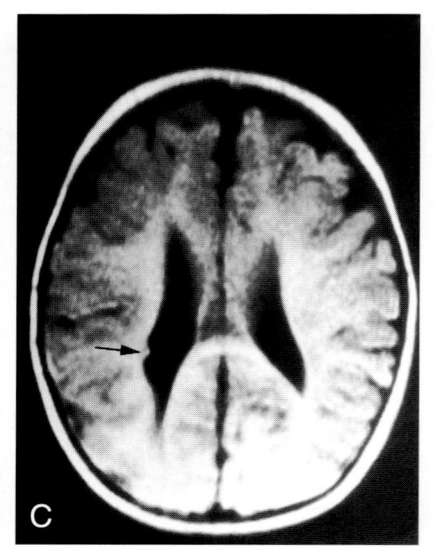

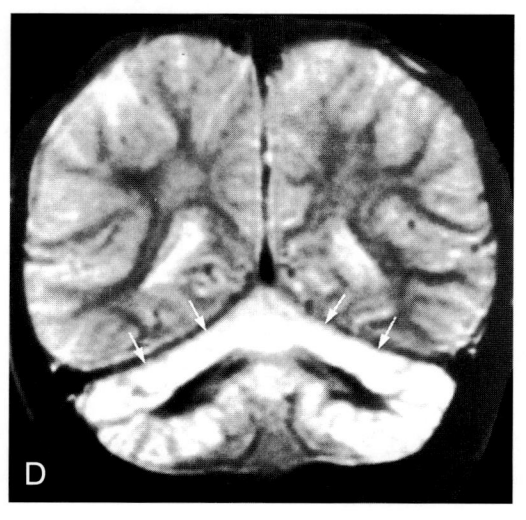

图 3-42 神经轴性营养不良。A：矢状位 SE 500/25 图像显示，大脑和小脑萎缩和胼胝体极度变细（箭号）。B 和 C：轴位 SE 500/25 图像显示，大脑脑白质减少和髓鞘形成不良。偶然发现室管膜下灰质异位（箭号）。D：冠状位 SE 2000/80 图像显示，小脑皮质异常高信号（箭号）。

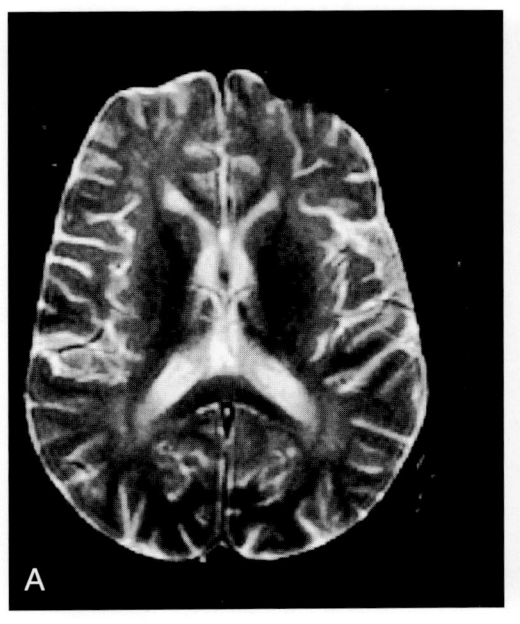

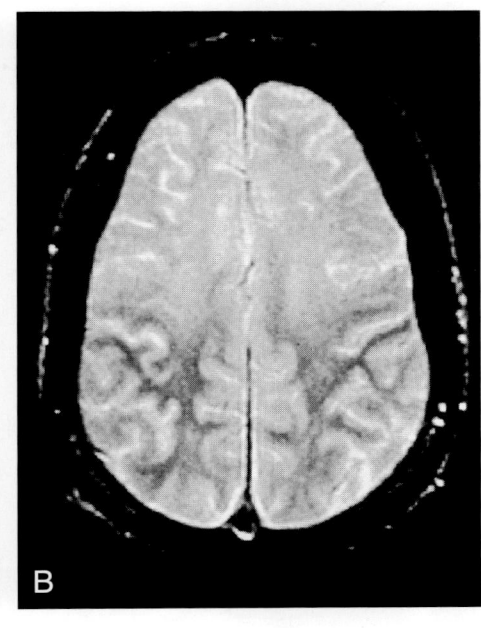

图3-43 Niemann-Pick 病 C 型，18 岁青年患者。A和B：轴位SE 2500/80 图像显示，脑室和蛛网膜下腔扩大，弥漫性大脑白质变模糊，这是灰质病变的特征性表现。

体积减小伴细胞密度增加，黑质致密部大神经元内黑色素减少。

男孩Rett综合征极少见，他们具有典型的Rett综合征临床表现（参见由体细胞的镶嵌或X-失活的XXY染色体组型）。或者，出现严重脑病或严重精神倒退伴进行性痉挛。一例表现为新生儿脑病的MECP2小片段缺失的患儿尸检结果显示，双侧侧裂池周围可见多小脑回畸形。

尽管女性Rett综合征的定性神经影像学检查表现正常或仅见轻度弥漫性脑萎缩，定量神经影像学检查却表现为全部灰质和白质容积减少，以前额叶、后额叶和前颞叶皮层以及尾状核部位最严重。全脑脑白质容积均匀减少。质子MRS表现为NAA降低，NAA降低在灰质较白质更明显，同时伴谷胺酸/谷酸胺比率下降。

桥脑外髓鞘溶解症

"桥脑外髓鞘溶解症"一词是指脑桥以外区域的渗透性髓鞘溶解症，与脑桥中央髓鞘溶解症的病因相似。患者在快速输入液体后出现症状。患儿可表现为多种不同的神经系统体征和症状，包括，运动功能丧失、共济失调、紧张症、舞蹈症、僵硬、构音障碍、肌张力障碍、情绪不稳定、缄默症、肌阵挛、肌纤维颤搐、帕金森症和震颤。影像的异常表现包括屏状核和壳核出现长T2信号（图3-44）。本症可合并或不合并脑桥中央髓鞘溶解。

溶血性尿毒性综合征

溶血性尿毒性综合征（HUS）是一种多系统受累的疾病，特征性表现为肾衰、血小板减少和微血管病性溶血性贫血。20%～50%的患者出现中枢神经系统受累，最常见的症状包括精神状态改变、个性改变、癫痫发作、长束征和视觉丧失。该症候群被认为是感染革兰氏阴性菌（通常是大肠杆菌）的后果。幼儿和青少年是主要的受累人群，多数患儿发病时不足5岁。病理学检查显示，基底神经核、丘脑、海马和大脑皮层出现水肿、

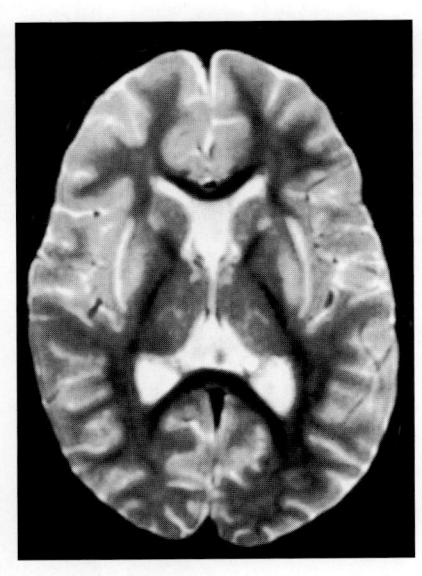

图3-44 桥脑外型髓鞘溶解症，3岁女孩。轴位SE 2500/80图像显示，双侧屏状核和外侧壳核长T2信号。经缓慢纠正电解质紊乱后上述异常信号区恢复正常。

出血和缺血性损害。中枢神经系统损害的原因尚不清楚，微小血管栓塞和代谢紊乱被认为是造成损害的可能原因。

影像学特征为大多数患者大脑深部核团受累，大脑皮层受累见于严重病例。CT表现为基底节区出现异常低或高密度改变，可出现皮层低密度改变。MR T1WI可在基底节出现高信号改变（图3-45）（这种改变是微小血栓引起的凝固性坏死的结果，这种坏死不伴有出血或钙化）；T2WI表现为受累深部灰质核团（特别是壳核）和大脑皮层出现高信号（图3-45）。当仅有皮层受累时，也出现同样的信号特征。灰质受累区邻近的白质也可受累，如壳核受累病例的内、外囊也出现改变，皮层病变也累及皮层下白质。病变急性期的弥散成像提示病变区的弥散减低。

Sydenham 舞蹈病

又称为小舞蹈症、St. Vitus舞蹈症或风湿性脑炎，是链球菌感染引起的免疫反应。患儿可见肌张力低和运动过多综合征，典型临床特征包括无意的和不协调的运动、肌力弱、易跌倒、构音障碍、注意力不集中、书写困难、说话不清和情感障碍，常伴有心肌炎和关节炎。绝大多数病人的症状在2年内消失，但可以复发。可出现精神问题，包括注意力不集中、侵袭性行为、焦虑和抑郁。神经病理研究显示，在大脑皮层、基底节和

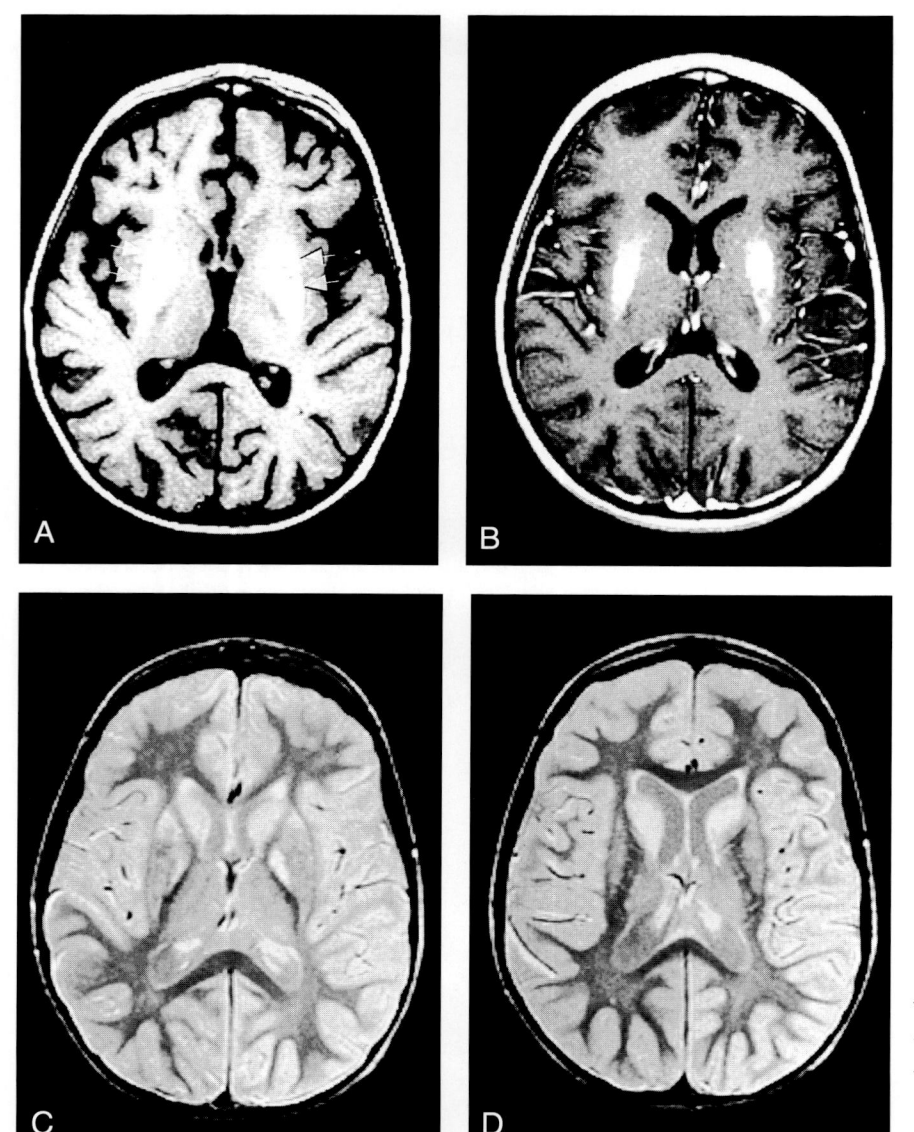

图3-45 溶血性尿毒综合征，6岁男孩。A：平扫SE 600/16图像显示，双侧壳核呈均匀高信号（箭头）。B：增强扫描SE 600/11图像显示，壳核前部局灶性强化。C和D：轴位SE PD (2500/30) 图像显示，双侧苍白球和尾状核头呈长T2信号。

小脑可见神经元变性和血管改变。

影像学改变与预后呈对应关系。基底节和小脑白质是最常见的受累部位(特别是尾状核、壳核),在CT上表现为局灶性低密度,而MR上则为长T2信号。这种改变不持久,通常在数周或数月内消失。当MR上异常信号持续存在时,提示临床病程延长和神经损害复发。容积研究显示,基底节体积减少,即使MRI正常的病人也如此。

慢性肝病

像成人一样,慢性肝病患儿的苍白球、大脑脚、小脑上脚和垂体可出现T1高信号,此改变可见于任何原因导致的肝功能衰竭,如Crigler-Naijar病2型、先天性肝纤维化、病毒性肝炎、硬化性胆管炎、Byler病、胆管发育不良、Alagille综合征或铜中毒。

中毒

某些毒物主要累及灰质。因此,儿童(特别是青少年)出现急性神经系统症状和双侧对称性灰质受累时均应该考虑到接触毒素的可能。一氧化碳中毒(图3-46)、氰化物中毒、吸毒(如ecstasy)和有机溶剂均可导致深部灰质损害,有时也会出现大脑和小脑皮质损害,尤其是在氰化物中毒时(图3-47)。脑白质迟发损伤("缺氧后脑病"),的原因不清楚。

同时累及灰质和白质的代谢性疾病

天门冬酰基酶缺乏,海绵样脑白质营养不良

Canavan's病是一种常染色体隐性遗传性疾病,最多见于北欧犹太人,是由于缺乏天冬氨酸酰酶造成的,生化异常导致NAA酸尿症。ASPA基因已被复制,

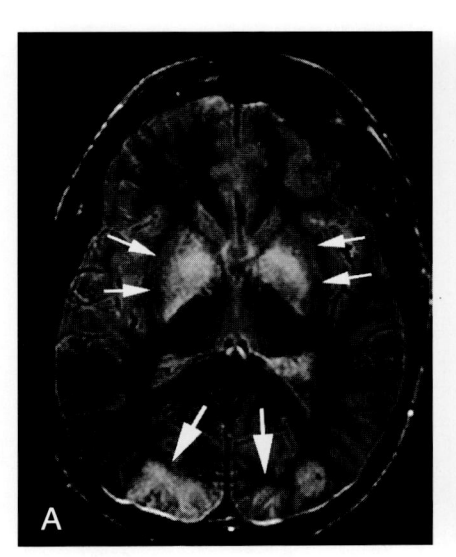

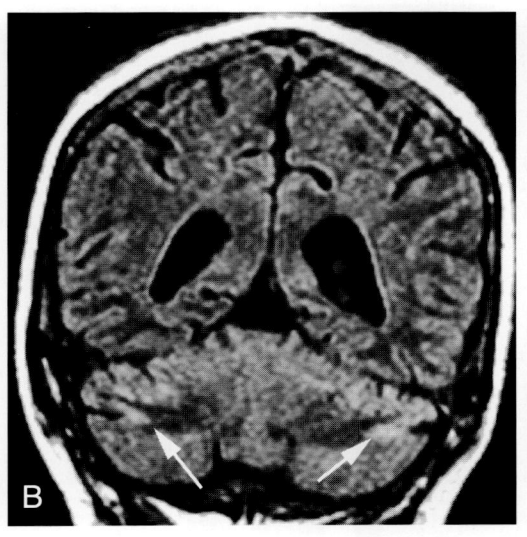

图3-46 一氧化碳中毒。A:轴位SE 2800/80图像显示,双侧苍白球(短白箭号)和枕部皮质(长白箭号)长T2信号。B:冠状位FLAIR图像显示,小脑皮层少许高信号(箭号)。

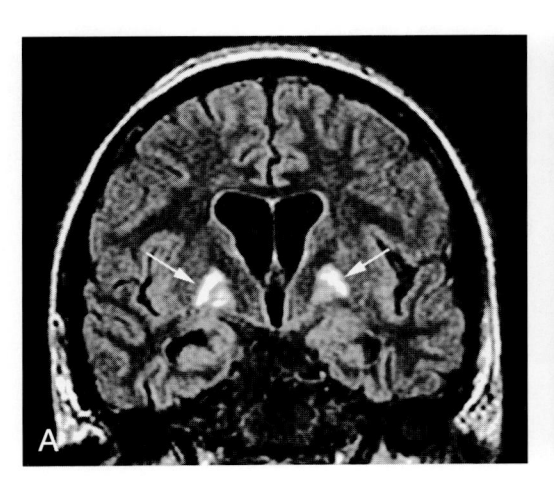

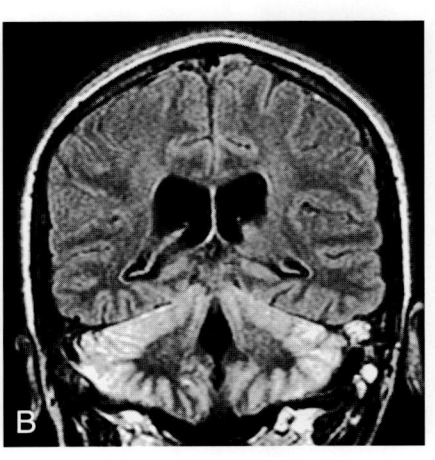

图3-47 氰化物中毒。冠状位FLAIR像显示,苍白球异常高信号(A),小脑皮层广泛严重的水肿和高信号(B)。

位于17号染色体的短臂上。在啮齿动物，天冬氨酰酶的活性表达仅在少枝胶质细胞内，所以，推测天冬氨酸酰酶缺乏导致NAA在少枝胶质细胞堆积，引发髓鞘内水肿、空泡变及少枝胶质细胞功能丧失，在人类改变也相似。

生后最初数周内，患儿可表现为显著的肌张力低下和严重的头颅发育迟缓。不久，出现大头畸形和癫痫发作。精神运动也发育迟缓。随着病程的进展，出现痉挛状态、智力丧失和视神经萎缩。患儿常在生后第二年内死亡，但有些病例的临床病程更长。

CT和MR扫描显示弥漫性、对称性大脑白质内异常信号改变。CT表现为大脑和小脑白质弥漫性低密度改变，MR则为T1和T2弛豫时间延长，呈T1低信号和T2高信号改变（图3-48）。在病变早期，外周白质受累（与Krabbe's病和异染性脑白质营养不良不同）并可表现为白质肿胀。尚无对比增强的报道。苍白球几乎均受累，而邻近的壳核常不受累。丘脑也常常受累。小脑齿状核可受累。作者还遇到一例中脑（图3-48E）和脑桥背侧受累的病例。随着病变进展会出现弥漫性脑白质和大脑皮层萎缩。质子MRS（图3-48D）可见NAA峰显著升高，是本病特征性表现。

纤维蛋白样脑白质营养不良　（Alexander's病）

婴儿型Alexander's病是最常见的，也称为纤维蛋白样脑白质营养不良。典型表现为生后第一年发病，有时可在生后几周内发病。最常见的早期表现为大头畸形（病变初期不明显）和发育指标落后。进行性精神运动显著阻滞，随后将于婴儿或少儿期死亡。致病原因为神经胶质细胞内纤丝酸性蛋白（GFAP）基因突变，这种中间丝蛋白是星形胶质细胞内特有的基因，位

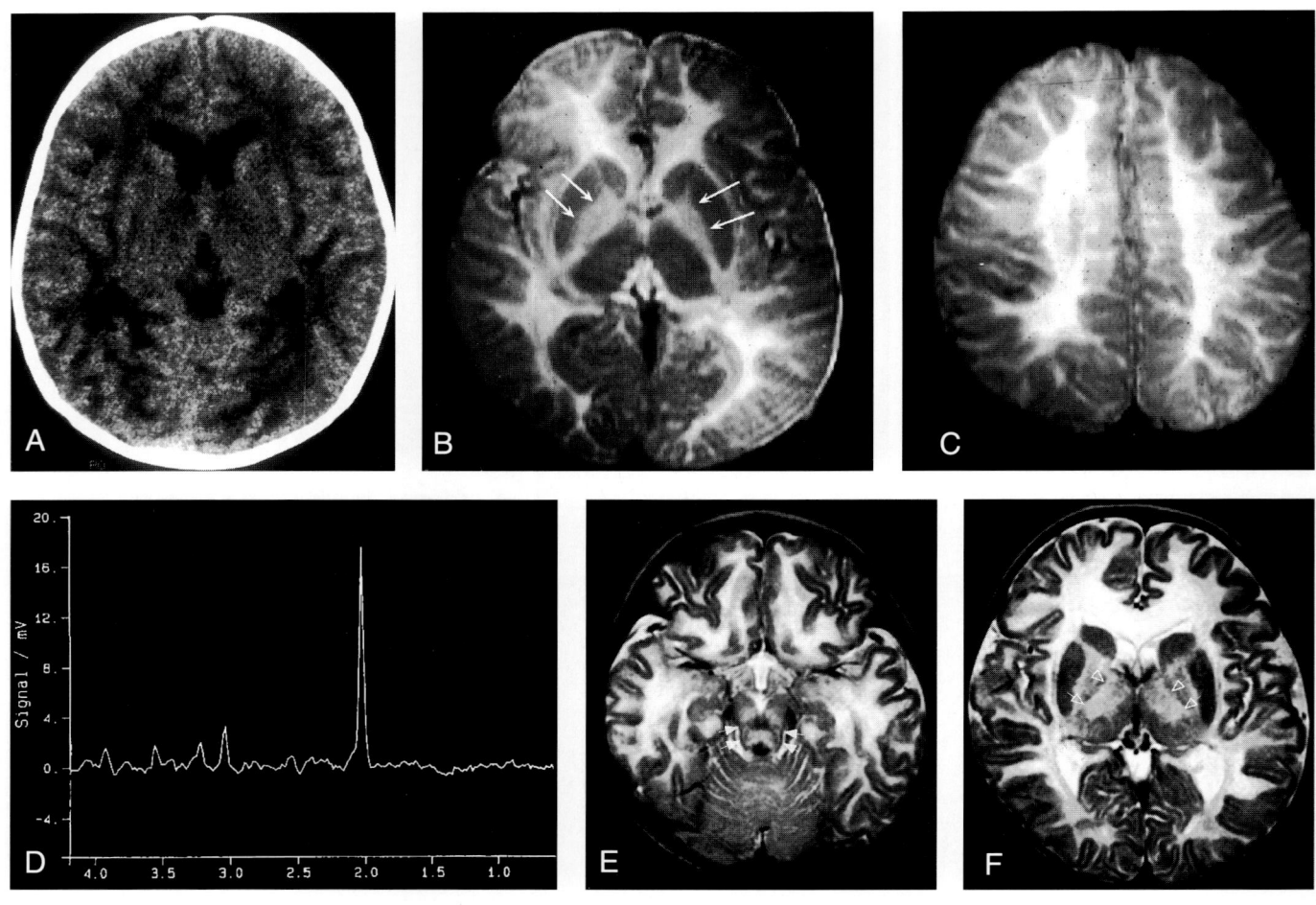

图3-48 Canavan病。A：轴位CT显示脑白质弥漫性低密度改变。B和C：轴位SE、T2WI显示脑白质内弥漫性长T1长T2信号，包括内、外囊和皮层下U形纤维。注意苍白球受累（箭号）有助于与合并大头畸形和临床进程缓慢的脑白质病（图3-17）相鉴别。D：1H MRS显示NAA峰显著增高。E和F：另一例患者的轴位SE T2 3000/120图像显示，除苍白球和大脑白质外，还在中脑（E中的实白箭号）和丘脑（F中的空白箭号）出现异常长T2信号。

于染色体17q21。GFAP基因的某些区域突变导致GFAP过度表达，引起细胞质内出现蛋白质聚合体。中间丝蛋白与其他细胞成分包括结构蛋白相连接，导致细胞功能异常。到目前为止，确诊本病需要脑活检，在星形胶质细胞内发现Rosenthal纤维（GFAP蛋白积聚体在胞浆内形成的异常包涵物）。但是，随着影像分子生物技术进步，综合大头畸形、早期发病、影像学表现和GFAP基因分析可作出诊断。

其他类型的Alexander's病也有报道，包括青少年型和成年型，但这些类型之间的差别尚不确定。这些类型病人的典型临床表现包括共济失调、延髓征和痉挛，病程进展较缓慢。神经发言异常征象出现之前罕见巨头。有人推测，这类病人的GFAP基因突变较少影响到细胞功能。最近，Springer等报道了一个新生儿型，出生后一个月内发病，进展迅速，于2岁内死亡，早期出现癫痫、严重的运动和精神倒退（无共济失调和痉挛）、颅内压增高和CSF内蛋白增高，影像学表现为基底节和小脑异常，以及白质受累（以额叶为著）和侧脑室周边强化。

CT扫描显示额叶脑白质内低密度改变并逐渐向后延伸至顶叶和内囊，尾状核头也可见低密度。在病变早期常可于侧脑室额角旁出现强化（图3-49A）。常可见透明隔腔扩大，临床意义不明。

根据van der Knaap等的报道，Alexander's病的MR诊断有以下5条标准：①广泛的白质病变，以额叶为主；②侧脑室周边环状病变，呈T1低信号和T2高信号；③基底节和丘脑信号异常；④脑干异常；⑤灰、白质结构的对比增强。MR表现为始于额叶白质的T1、T2弛豫时间延长，向后发展至顶叶白质、内囊和外囊（图3-49）；皮层下白质可在病变早期受累，侧脑室周边存在环状短T1、T2信号，增强扫描见侧脑室三角区室管膜出现强化（图3-49D）。基底节区常受累（特别是尾状核头和壳核前部），在病程早期出现水肿并有强化（图3-49）；苍白球和丘脑较少受累；脑干，特别是导水管周围和延髓背侧可出现T2高信号和强化。病变后期在受累区域内出现囊肿或囊变。受累区出现水分子弥散增加（图3-49E，DWI呈低信号，ADC呈高信号）。MRS显示病变区NAA下降，有时可见MI增高（图3-49F）。

Cree 脑白质病

Cree 脑白质病是一种罕见和致命的疾病，局限于加拿大魁北克和曼尼托巴的土著人，主要为Cree族血统和语言近似Cree族的个体。因EIF2B基因的3q27位点突变所致，同样的基因突变可引起儿童共济失调伴弥漫性脑白质发育不良（参见脑白质病）。目前尚不清楚，是否由于该基因严重突变所导致Cree 脑白质病，还是有其他基因参与。Cree 脑白质病患儿典型表现为6个月左右出现声调异常（张力过低或痉挛），随后出现癫痫、姿势异常，并在数月内死亡。

病理检查发现，大脑、小脑和脑干内髓鞘明显脱失，伴有胶质增生但无炎症反应。影像学检查显示大、小脑白质、苍白球、脑干背侧及丘脑（约30%）内髓鞘完全阙如，并伴弥漫性水含量增加，CT为低密度，MR为长T1/T2信号。皮层下白质早期受累和苍白球异常类似于Canavan's病的表现；然而，患儿的种族、脑干背侧受累和MRS缺乏NAA峰增高有助于与Canavan's病鉴别。

粘多糖贮积病

粘多糖贮积病是由于缺乏特异性降解粘多糖（氨基葡聚糖）的溶酶体酶导致溶酶体贮积病症。粘多糖在溶酶体内沉积妨碍了其他大分子的降解，导致溶酶体内除了粘多糖之外的其他物质沉积。不完全降解的粘多糖在组织内聚集并以硫酸皮肤素、硫酸乙酰肝素和硫酸角质素的形式从尿中排出。诊断需结合临床表现和特征性尿内粘多糖。

表3-8列出了各种粘多糖贮积病的主要遗传和生化异常类型。该病的临床症状多种多样。大多数患者出现大头畸形。发育迟缓是粘多糖贮积病Ⅰ型、Ⅱ型、Ⅲ型和Ⅶ型的显著特征，可能是溶酶体内粘多糖沉积导致的神经损害造成的。Ⅳ型和Ⅵ型患者临床主要表现为骨骼受累，多为椎体半脱位所造成，最多见于环枢关节。

患者在出现脑积水或脊髓受压症状时需行影像学检查。CT和MR表现包括髓鞘化延迟、脑萎缩、不同程度的脑积水和脑白质异常。脑白质异常在CT上表现为大脑半球脑白质弥漫性低密度改变，而MR则表现为弥漫性长T1/T2信号（图3-50和图3-51）。Hurle综合征（Ⅱ型）、少数Hunter综合征（Ⅱ型）和Sanfillipo综合征（Ⅲa型）表现为胼胝体、基底节以及大脑白质内边界清楚的局灶性病灶，在所有序列上与脑脊液信号相同（图3-51），为充满了粘多糖或脑脊液的扩大的血管周围间隙（如病理教科书上所述）。随着病变的进

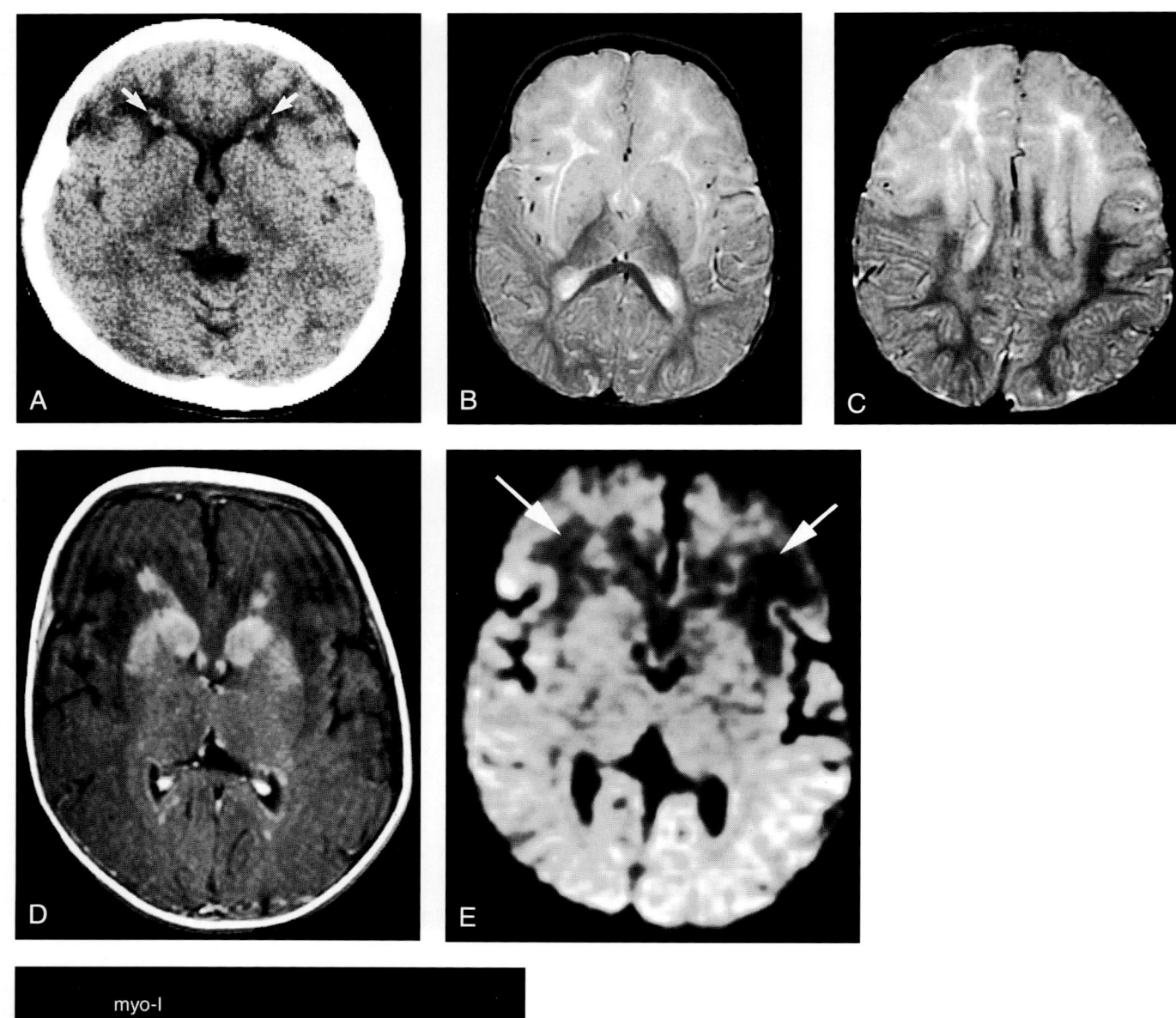

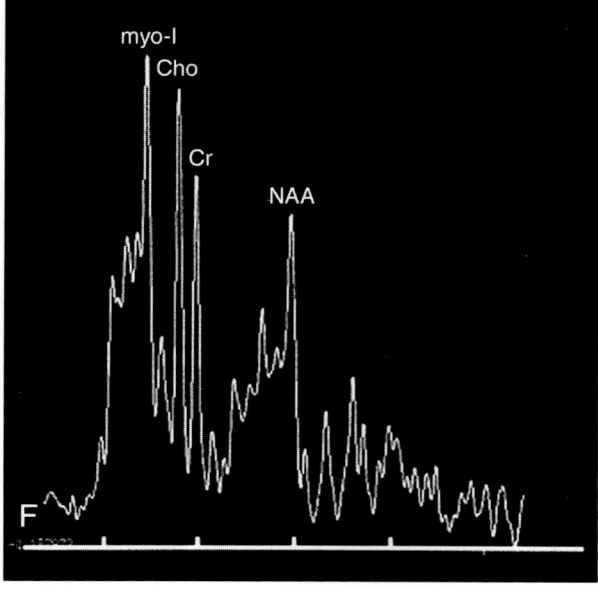

图3-49 亚力山大病。A:增强轴位CT图像显示,双侧额叶脑白质低密度,侧脑室额角顶端见强化(箭号)。B和C:轴位SE 2500/80图像显示,额叶脑白质和基底节呈高信号,注意,皮层下白质受累。D:增强轴位SE 600/16图像显示,额角和基底节白质强化。额角室管膜和基底节亦强化。E:DWI显示额叶白质低信号(箭号),提示病变区水分子扩散增高。F:质子MRS(TE=26ms)显示,额叶白质NAA峰下降和MI峰增高。(图D-F由Dr. Tchoyoson Lim提供)

表 3-8
粘多糖贮积病

基因	类型	命名	遗传特性	酶缺陷	尿内氨基葡聚糖类型	神经病学体征
MPS1 4p16.3	IH	Hurler	常隐	α-L-左旋艾杜糖酶	硫酸皮肤素	显著
MPS2 Xq28	II	Hunter	X-连锁隐形遗传	左旋艾杜糖硫酸脂酶	硫酸皮肤素或硫酸乙酰肝素	轻到中度
MPS3A 17q25.3	III	Sanfillipo A-D	常隐	硫酸乙酰肝素硫酸脂酶	硫酸乙酰肝素	智力减退
MPS3B 17q21	III	Sanfillipo A-D	常隐	N-乙酰-α-D-葡萄糖胺酶、α-葡萄糖胺-N-乙酰转移酶、N-乙酰葡萄糖胺-6-硫酸硫酸脂酶	硫酸乙酰肝素	智力减退
MPS4A 16q24.3	IV	Morquio A-D（B 是轻型）	常隐	N-乙酰半乳糖胺-6-硫酸硫酸脂酶、β-半乳糖苷酶	硫酸角质素	无
MPS6 15q11-1.3	IS(V) VI	Scheie Maroteau Lamy	常隐	α-艾杜糖苷酸酶 芳香基硫酸酯酶B	硫酸乙酰肝素 硫酸皮肤素	无 无
	VII	sly	常隐	β-葡糖醛酸糖苷酶	硫酸皮肤素 硫酸乙酰肝素	多变

展，病灶变得更大和更弥漫，类似于脑白质病，反映了梗死和脱髓鞘的形成（图3-50D）。这些病变在骨髓移植后缩小。在ⅠH型、Ⅱ型和Ⅲ型患者，T2WI出现弥漫性白质结构模糊，导致大脑皮层和皮层下白质对比减低（图3-50）。脑萎缩和脑白质改变可在Ⅰ型、Ⅱ型、Ⅲ型和Ⅶ型病变的早期出现，通常在生后几年内出现显著征象。在Ⅳ型和Ⅵ型患者中，脑白质改变和脑萎缩直到十几岁时可能仍不明显，这些患者的典型表现为智力正常，多因运动耐力减低和脊髓病来就诊。患者常表现为巨头，可能是脑积水合并粘多糖在脑内、脑膜和颅骨内沉积而造成的。颅内蛛网膜囊肿发生率高，也可能会造成巨头。

脊柱异常包括特征性椎体异常，在儿科放射和肌肉骨骼放射学教科书中有很详细的阐述。患者行脊柱影像检查的目的通常是为了确定脊髓压迫的位置和原因，最多见于Ⅳ型和Ⅵ型患者。脊髓压迫最常见的位置为环枢关节（C-1 – C-2）。患者可因横韧带松弛、齿状突发育不全或阙如而出现环枢关节半脱位（图3-52）。弯曲/伸展位影像对于证实横向的齿状突韧带松弛常是必要的。环枢关节长期半脱位可造成韧带肥大（图3-52），从而导致高位颈段脊髓进一步受压。患者头颈交界处MR检查显示齿状突缩短合并一个大小不同的软组织肿块影。软组织肿块影在T1WI呈中等信号强度，在T2WI上呈低信号，可能为非骨化的纤维软骨和反应性改变。可能有小块齿状突骨存在。前方的软组织包块后压和后方的C-1后弓向前突会导致椎管狭窄并压迫脊髓。软组织肿块不强化。硬脊膜内胶原和粘多糖沉积造成的硬脊膜增厚是C-1至C-2水平脊髓受压的另一个原因，影像检查可见齿状突后方软组织增厚导致相应水平蛛网膜下腔变窄。该类患者脊髓受压的最后一个原因是下页胸椎水平形成驼背，因椎体变形（图3-53）造成的，最常见于Morquio病（粘多糖贮积病Ⅳ型）。在ⅠH型和Ⅱ型患者，脑脊膜增厚可导致囊肿形成。

已有一些关于粘多糖贮积病的质子MRS表现的报道。Sanfilippo综合征（Ⅲa型）患者表现为NAA/Cho比率降低和谷氨酸、谷胺酸和肌醇峰升高。Hurler's综合征患者可见NAA/Cho减低和大于正常的肌醇及谷氨酸/谷胺酸峰。

过氧化物酶体病

过氧化物酶体是一些小的细胞器，包含多种正常生长和发育所必需的复合物。过氧化物酶体内的生化功能包括特定脂肪酸及其衍生物的β-氧化、醚磷脂

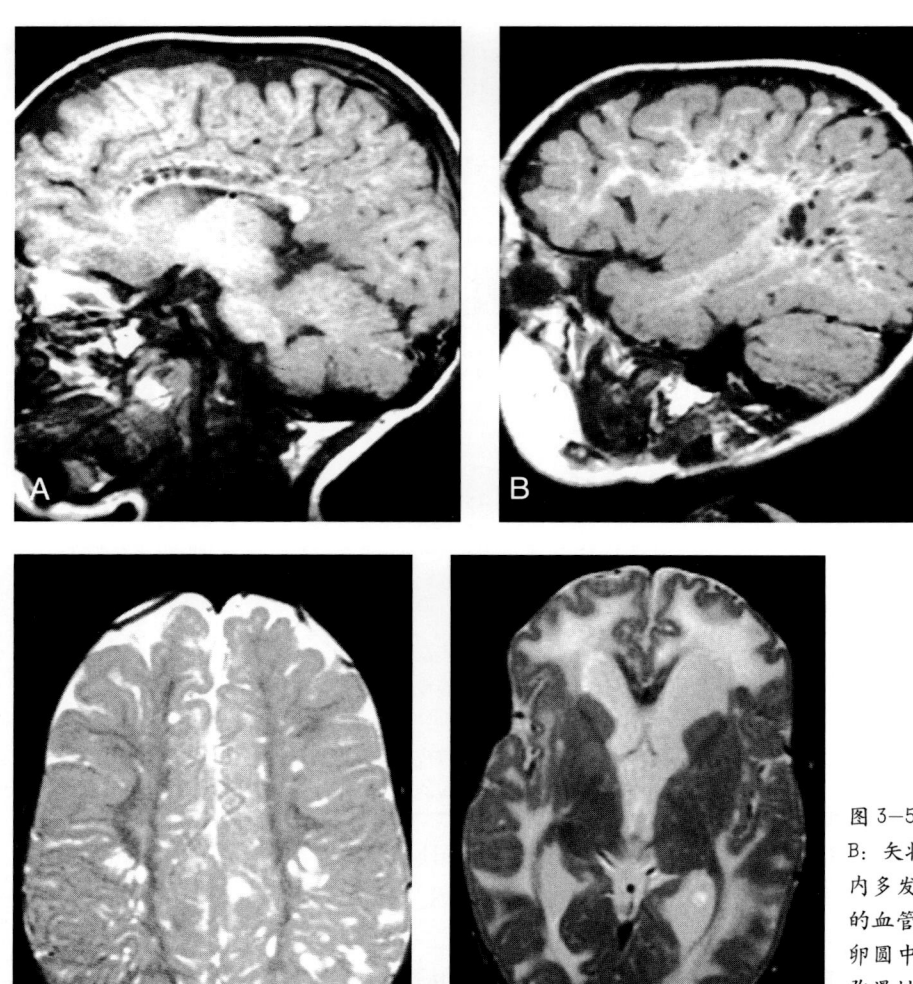

图3-50 粘多糖贮积病1H型（Hurler综合征）。A和B：矢状位SE 600/16图像显示，大脑白质和胼胝体内多发边界清楚的低信号病灶，可能是充满粘多糖的血管周围间隙。C：轴位SE 2800/70图像显示，半卵圆中心区边界清楚的高信号病灶重叠在淡淡的、弥漫性高信号背景上。D：随着病情进展，病灶增大而且更弥漫，反映了白质脱髓鞘和梗塞形成。

和缩醛磷脂的合成、植烷酸的α-氧化和胆固醇的生物合成。有些作者基于过氧化物酶功能障碍的程度将过氧化物酶体病分为三类（表3-9）。另外一些作者则将其分为二类，即过氧化物酶体内生物源缺乏（包括表3-9中的一、二类）和单一的过氧化物酶体蛋白缺乏（相当第三类）。经典的X-连锁肾上腺脑白质营养不良（ALD），病变严格限于白质内，已在中央白质受累的白质病变中讨论过了。与X-连锁ALD相对比，一些过氧化物酶体病患者，特别是那些过氧化物酶功能完全丧失的患者，几乎出生后即出现异常表现。在此对一些疾病将加以简要的讨论，主要讨论其影像表现特征。感兴趣的读者可通过儿童神经病学或代谢病的综述文献或文章进一步了解。

过氧化物酶体生物源性疾病

某些过氧化物酶体疾病是生物源性缺乏所引起，包括Zellwege综合征、新生儿Refsum病和新生儿肾上腺脑白质营养不良。这三种疾病通常表现为肝病，伴有不同程度的神经系统发育落后、视网膜病和感知性耳聋。患儿常在出生后一个月内发病。这类疾病为常染色体隐性遗传。已知本病的基因突变在过氧化物酶体的生物源基因，该基因编码过氧化物酶体内必需的结构蛋白。基因突变造成蛋白质功能完全丧失则引起严重表型（如Zellwege综合征）；反之，如果蛋白质功能部分存在则部分过氧化物酶体形成，引起的临床表型较轻（新生儿Refsum病和新生儿肾上腺脑白质营养不良）。

Zellweger综合征是因过氧化物酶体完全阙如，造成的广泛生化异常性疾病，其中包括极长链脂肪酸、胆酸中间产物、降值烷酸、植烷酸和哌可酸分解代谢异常以及合成障碍造成的缩醛磷脂低水平。该综合征可能为与过氧化物酶体相关的多组生物源基因中的任何基

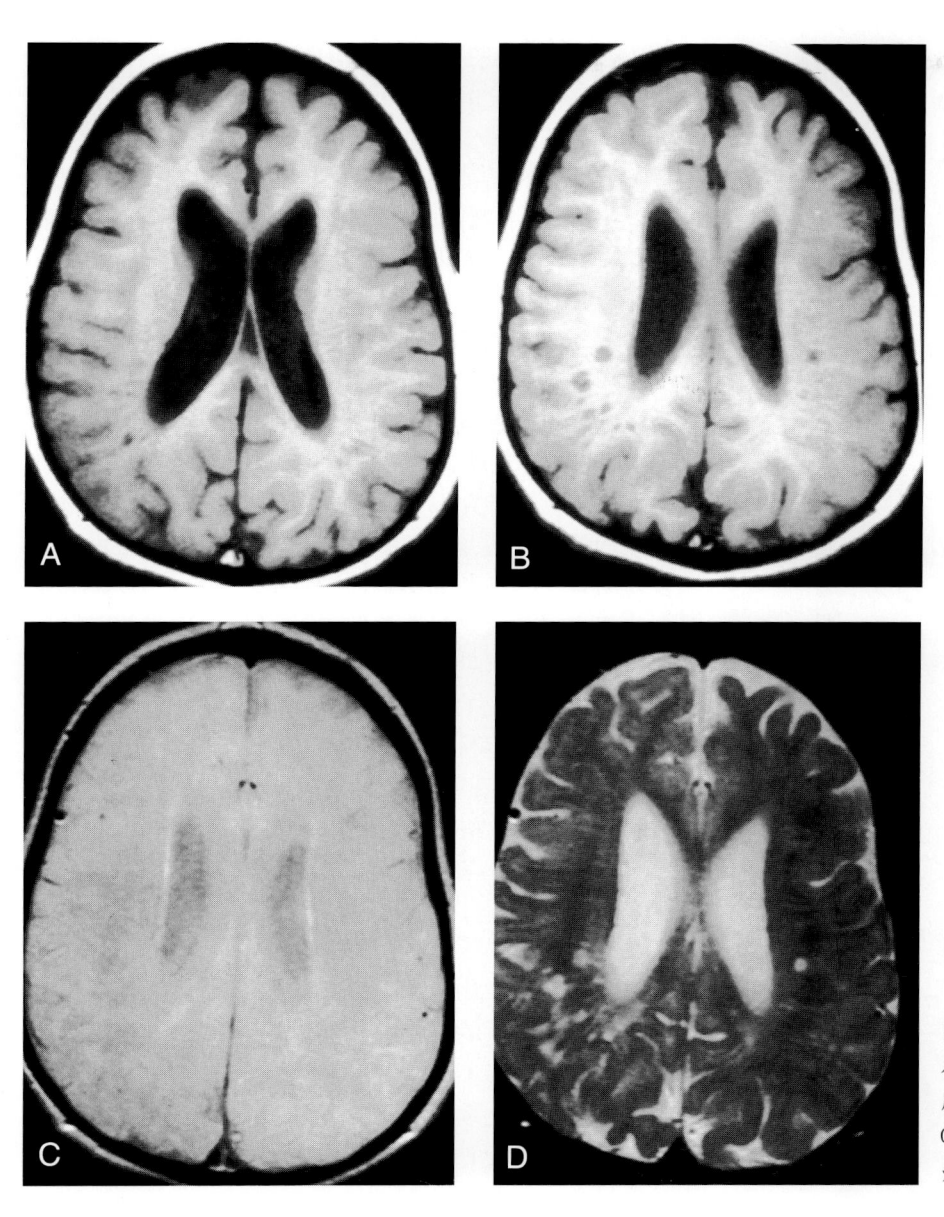

图3-51 粘多糖贮积病Ⅱ型（Hunter综合征）。A和B：轴位SE 600/20图像显示，侧脑室扩大和大脑白质内边界清楚的低信号。C和D：双回波T2序列显示，边界清楚的病灶，在两个序列上与脑脊液呈等信号。

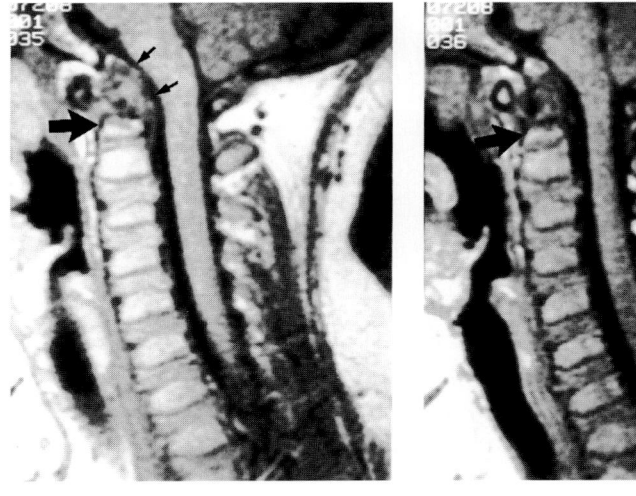

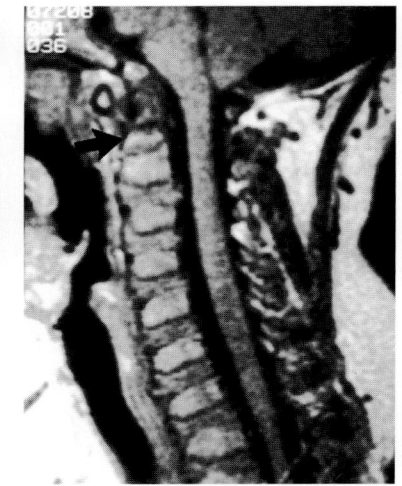

图3-52 粘多糖贮积病Ⅳ型（Morquio综合征）。矢状位SE 550/15图像显示，特征性椎体畸形合并椎间盘增厚。齿状突（大箭号）形成不良。齿状突韧带肥大形成假肿瘤（小箭号），压迫上颈段脊髓。

表 3-9
过氧化物酶体病分类

A组：过氧化物酶体生物源性疾病合并过氧化物酶体多重功能丧失（显微镜下未见过氧化物酶体）
1. 脑肝肾（Zellweger）综合征
2. 新生儿肾上腺脑白质营养不良（NALD）
3. 婴儿 Refsum 病
4. 高哌啶酸血症

B组：过氧化物酶体生物源性疾病合并至少两种过氧化物酶体功能丧失（显微镜下可见过氧化物酶体）
1. 肢根性斑点状软骨发育异
2. Zellweger 综合征
3. 未分类过氧化物酶体病

C组：单一过氧化物酶体功能丧失（显微镜下可见过氧化物酶体）
1. X-连锁肾上腺脑白质营养不良和变异型
2. 酰基 CoA 氧化酶缺乏（假 NALD）
3. 双功能酶缺陷
4. 过氧化物酶体乙酰辅酶 A 乙酰基转移酶缺乏（假 Zell-weger）
5. 磷酸二羟丙酮酰基转移酶缺乏
6. 烷基二羟丙酮磷酸合酶缺乏
7. 二羟基粪甾烷酸和三羟基粪甾烷酸血症
8. 戊二酰 CoA 氧化酶缺乏（戊二酸尿 III 型）
9. 高草酸尿 I 型
10. 乏过氧化氢酶血症
11. 典型 Refsum 病（植烷酸-CoA 水解酶缺乏）

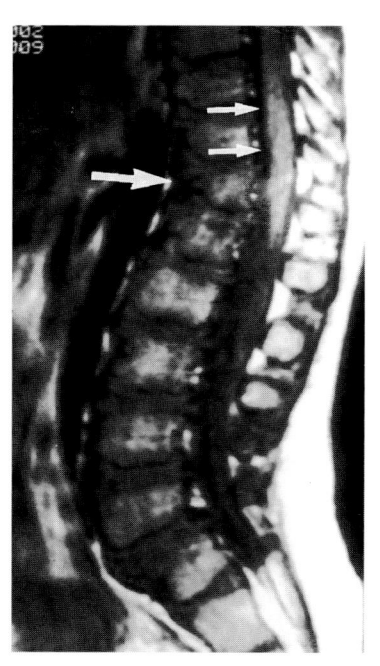

图3-53 粘多糖贮积病IV型（Morquio综合征）。腰1椎体前缘变窄（大箭号）导致轻度驼背畸形，最终导致脊髓圆锥受压（小箭号）。

因突变所引起，这些基因包括7q21（PEX1）、8q（PEX2）、6q（PEX3）、12（PEX5）和6p（PEX6）；另外，有一个Zellweger综合征基因位点在7q11，怀疑为染色体基部畸变。患儿出生时可见肌力低下和虚弱，也可见严重的精神运动发育迟缓、异常面部特征、肌张力低下、癫痫发作，特别是肝功能受损伴钙化和肝肿大，患儿常在1岁内死亡。

Zellweger综合征的影像表现反映了其病理特征。患者出现显著髓鞘形成不良（图3-54）、脑皮层畸形和室管膜下生殖基层退化囊肿。脑回畸形主要包括过多、过小和过宽的脑回，这种改变并不表现为真正的多小脑回，而仅仅表现为过多脑回伴有脑沟变浅。多小脑回主要出现在额叶和颞叶前部（图3-55A），也可延伸大脑凸面的运动皮层旁区，该区域的皮层异常在影像上表现为真正的多畸形小脑回的特征（图3-55B）。另外，一些患者在侧裂旁区和运动皮层旁区出现类似巨脑回样的畸形改变（见第5章），在变薄皮层下出现一层厚的神经元细胞层（图3-54D）。室管膜下生殖基层退化囊肿最常见于尾状核丘脑切迹处（图3-54A），通过矢状位和冠状位T1W上最易识别。Zellweger综合征的质子MRS无特异性，NAA波峰明显降低，甚至在新生儿期就出现；在TE为270~280ms的序列上可见乳酸和脂肪峰。

新生儿肾上腺脑白质营养不良（NALD）无论是放射学还是临床学均与X-连锁 ALD完全不同，对该病的命名是不合适的且易引起混淆。NALD和Zellweger综合征的区别尚不清楚。实际上，很多作者认为这两种疾病是同一个连续群的不同部分，只是Zellweger综合征患者存在着更严重的皮质畸形、更严重的临床病程并更早死亡。临床表型较轻表明尚有部分过氧化物酶体功能存在。患者出生时出现肌张力低下并伴有癫痫，婴儿期出现脑发育落后。颅中线发育不良导致轻度脑部畸形。随着时间推移，出现震颤、共济失调、反射亢进、感觉缺失和进行性视觉和听觉丧失。大脑半球白质的髓鞘几乎完全缺失，导致脑白质容积严重减少。可出现轻度多小脑回畸形。头颅径线小。脑白质萎缩导致胼胝体极度萎缩。患儿通常在婴儿后期死亡。

婴儿型Refsum病是第三种常见的过氧化物酶体生物源性疾病。该病具有Zellweger综合征的外貌特征（如扁鼻梁、内眦赘皮褶皱和低位耳），但缺乏神经元移行异常和进行性白质病；可见脑白质容积下降。患儿认知和运动发育出现不同程度异常，从严重的全脑残

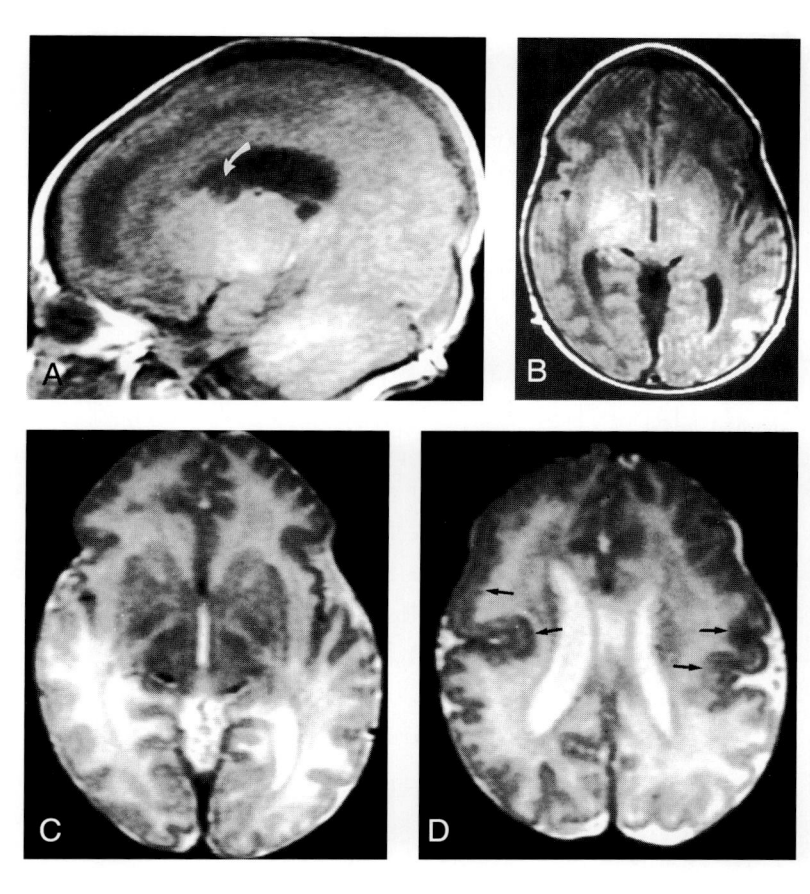

图 3-54 Zellweger 综合征。A：矢状位 550/15 图像显示，尾状核丘脑切迹处出现特征性生殖基质囊肿（弯箭号）。B：轴位 SE 600/20 图像显示，髓鞘化几乎完全缺乏。注意内囊后肢与相邻的丘脑和壳核相比呈低信号。C：轴位 SE 3000/120 图像显示，内囊后肢正常的灶性低信号缺乏。D：轴位 SE T1W600/20 图像显示，双侧大脑半球皮层增厚（箭号），类似巨脑回样改变。

障至学习困难伴有耳聋和视网膜病引起的视觉损害。生存时间不等，大多数患儿可存活到儿童期，少数可到成年。过氧化物酶体生物源性疾病之间的临床鉴别尚不明确。MRI 表现为侧脑室周围白质、小脑白质、胼胝体、皮质脊髓束和齿状核长 T2 信号。影像学改变类似 X 连锁 ALD，但发病年龄较早（儿童早期发病，X 连锁 ALD 在头 10 年的后 2/3 发病），男孩和女孩均可发病，生化异常包括植烷酸和降植烷酸升高；另外，极长链脂肪酸也增高。

Zellweger 综合征和新生儿肾上腺脑白质营养不良的鉴别诊断

在进行 Zellweger 综合征和 NALD 影像学的鉴别诊断时应考虑到如下几个疾病：过氧化物酶体的双相功能酶缺陷、酰基-CoA 氧化酶缺乏（假性 NALD）和乙酰辅酶 A 乙酰基转移酶缺乏（假性 Zellweger 综合征），这些疾病具有与 Zellweger 综合征相似的新生儿期病程和表型。过氧化物酶体的双相功能酶缺陷患儿出现髓鞘形成不良和双侧对称性的运动皮层旁区和侧裂周围区皮质畸形，因此，其影像表现与 Zellweger 综合征极其相似。尽管只有少量病例的脑部影像学报道，假性-Zellweger 和假性-NALD 却似乎具有正常的皮质表现。其他需从神经影像学上进行鉴别的疾病包括先天性肌营养不良（见第五章）和先天性巨细胞病毒感染（见第十一章）。所有这些疾病均可见髓鞘形成不良伴皮质畸形。鉴别诊断主要根据脑回畸形部位的不同：Zellweger 综合征的脑回畸形出现在运动皮层旁区，先天性肌营养不良主要在枕部，而先天性巨细胞病毒感染则呈多样性，最常见为弥漫性或多灶性皮层畸形。

肢根斑点状软骨发育异常

肢根斑点状软骨发育异常是一种因过氧化物酶体生物源性缺乏引起的常染色体隐性遗传性疾病，主要的生化异常为缩醛磷脂的生物合成缺乏。该病有不少变异，特征性表现为一些过氧化物酶体蛋白缺乏，包括植烷基-CoA 羟化酶、烷基-DHAP-合成酶 3-酮脂酰-CoA 硫解酶和磷酸二羟丙酮酰基转移酶（DHAP-AT）的缺乏（515）。DHAP-AT 缺乏的患者存在 PEX7 基因突变，该基因位于 6q22-24 号染色体。患者体形矮小，四肢近心端不成比例缩短。特殊面容表现为额部隆起、鼻梁平坦、小鼻孔，合并小头畸形。运动和认知迟缓发育为其发育特点。平片显示长管状骨严重缩短，干骺端呈杯口状并向两侧展开，肱骨和股骨骨化障碍，合并点状骨骺改变。颅脑MR可见斑片状长T2信号和室管膜下灰质异位（图3-56）。MRS显示活动的脂肪峰增高，可见醋酸盐和其他酮体峰，特征性出现在1.99ppm处，刚好在NAA峰的前方。

非肢根性斑点状软骨发育异常

非肢根性斑点状软骨发育异常是由于单一性DHAP-AT缺乏造成的。患者出现发育停滞和小头畸形，随后发现轴性肌张力减退合并四肢痉挛状态、长人中和薄嘴唇。几乎所有病例均出现癫痫，通常在生后的最初几年内始发于热性癫痫。骨骼放射学检查表现为非肢根性的斑点状软骨发育（四肢近心端不成比例缩短）。颅脑MR检查表现为斑片点状长T2信号改变，主要发生于深部白质。

其他过氧化物酶体病

一些其他类型过氧化物酶体病的影像表现已有描述，包括Refsum's病和婴儿型Refsum's病。主要表现为深部白质和脑干白质束的长T1/T2信号。除婴儿型Refsum's病患儿出现双侧小脑齿状核受累外，无其他显著的特征性表现。

Wilson's病

Wilson's病，又称作肝豆状核变性，是一种常染色体隐性遗传性疾病，为先天性铜代谢缺陷病，致病基因为ATP7B，位于13q4.3-21号染色体。损伤机制可能为线粒体内铜沉积介导的自由基和氧化损伤。儿童期常以肝功能衰竭为首发症状（黄疸或门脉高压）。以神经系统症状为主多者在10岁或20岁出现，且病程较肝型进展缓慢。最常见的症状为构音困难和吞咽困难，也可出现智能障碍和情绪紊乱。常通过角膜发现绿色色素沉着环（K-F环）得以确诊。然而，当患者表现为肝型症状时，则可能不出现K-F环。

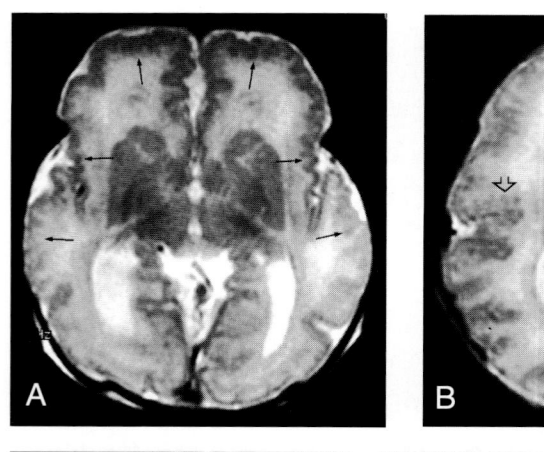

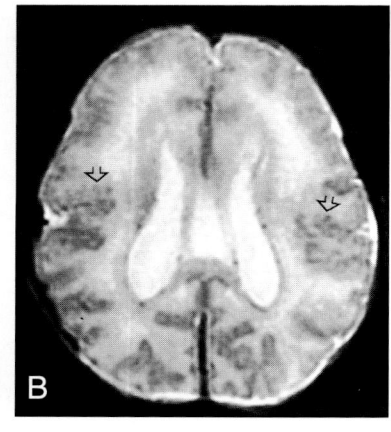

图3-55 Zellweger综合征。A：轴位SE 3000/120图像显示，额叶和颞叶呈多小脑回（箭号）改变。B：某些患者在运动皮层区出现多小脑回（空箭号）而非巨脑回。

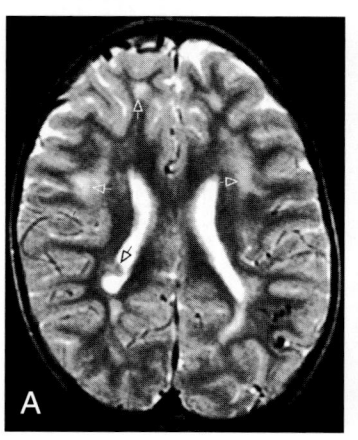

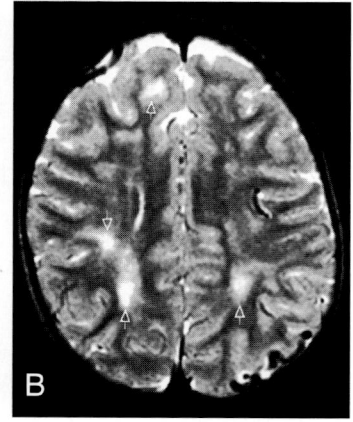

图3-56 肢根性斑点状软骨发育异常。A：轴位SE 2500/80图像显示，皮层下斑片状长T2信号（空白箭号）和室管膜下灰质异位（空黑箭号）。B：轴位SE 2500/80较高层面显示，不对称性脑白质内高信号（箭号）。在左顶部见静脉血管畸形。（该病例得到了Curtis Sutton博士的允许）

CT 表现包括基底神经核低密度改变和不同程度脑白质萎缩。多数患儿在儿童期出现肝衰竭。由于肝衰竭和门体分流而在 MR 上表现为双侧苍白球（图 3-57A，B）、中脑背侧对称性短 T1 信号（T1WI 像上的高信号改变）。青少年或年轻成人患者的 MR 表现为双侧苍白球、中脑背侧、丘脑、大脑脚、小脑上脚和屏状核出现长 T1/T2 信号（图 3-57）。依据作者经验，屏状核和丘脑外侧在病程早期即可受累。常常出现脑白质萎缩，有时可在大脑半球白质内出现局灶性长 T1/T2 信号，以额叶和颞叶多见。尽管双侧大脑对称性受累最常见，也可出现不对称性或单侧病变。治疗后患者的 MRS 表现正常。未治疗患者的 MRS 显示所有代谢产物均轻度下降，NAA/Ch 和 NAA/Cr 比值较正常对照组下降（图 3-57F）。

线粒体病（呼吸链的疾病）

线粒体病（表 3-10）也称为呼吸链疾病，是一组以线粒体功能紊乱为特征的疾病，线粒体功能紊乱导致下列后果：①细胞内 NADH/NAD+ 的比值升高；②细胞内三磷酸腺苷生成受损；③超氧化性自由基增加；④ 大量的代谢途径功能受损。线粒体病是儿童时期比较常见的代谢性疾病，瑞典的一组学龄前儿童研究显示，该病的发生率为 1/11000。单一器官或多脏器受累，包括脑、心脏、肌肉、肾脏、肝脏、内分泌腺和骨髓，横纹肌和脑最常受累。当患者出现无法解释的神经肌肉和/或非神经肌肉症状，病情呈进展性，并累及表面上看不相关的器官或组织时，应该怀疑为线粒体病。病情严重的新生儿，如出现下列情况也应怀疑为线粒体病：缺乏明确的周产期低氧缺血性

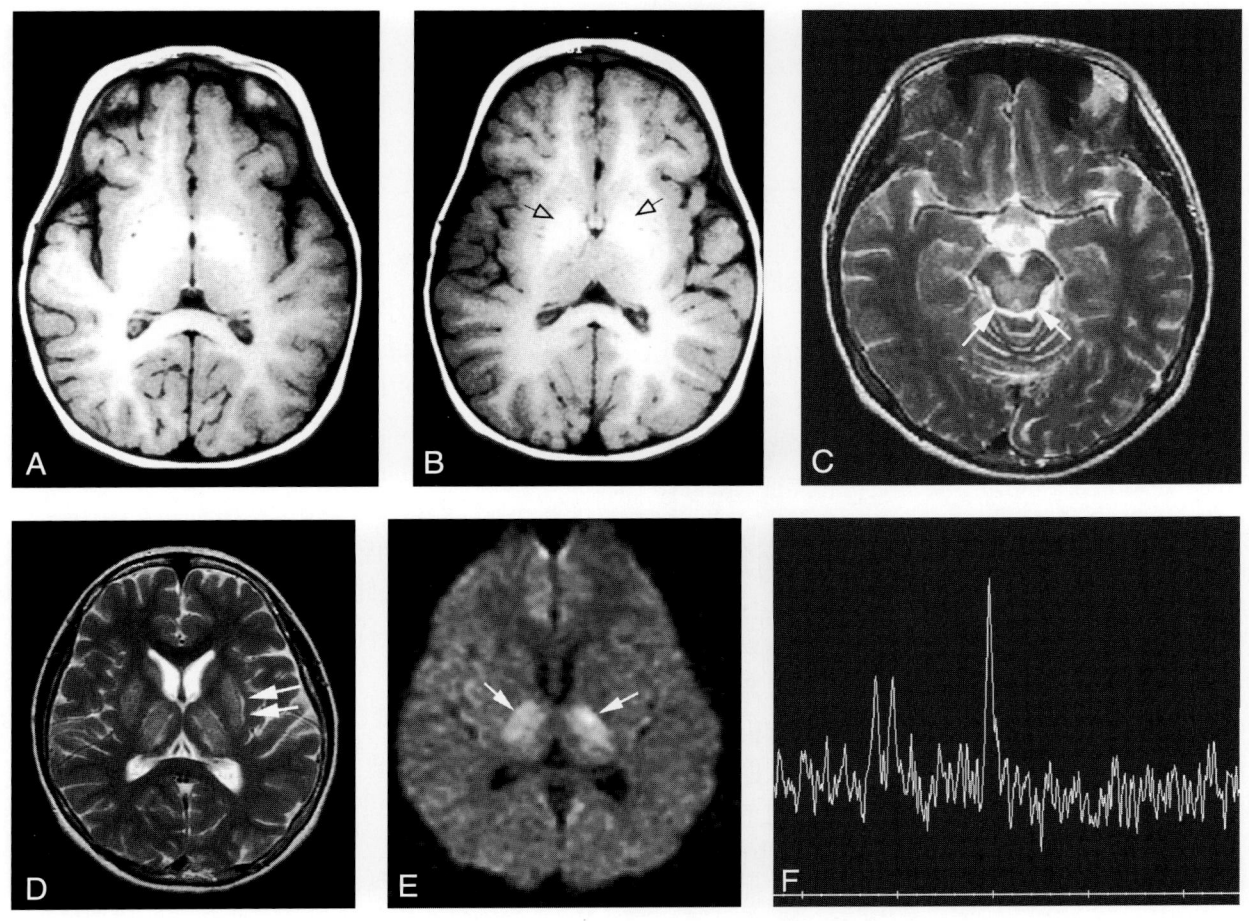

图 3-57 Wilson 病。A 和 B：轴位 SE 600/15 图像显示，Wilson 病早期，继发于肝功衰竭的苍白球短 T1 信号（箭号）。C 和 D：轴位 SE 2500/80 中脑和基底节水平图像显示，脑干背侧（C 白箭号）、丘脑、壳核和尾状核的异常高信号。屏状核也受累（D 白箭号）；大脑白质呈高信号。D：另一例患者轴位 SE 2500/80 图像显示，外侧丘脑受累（箭号）。E：DWI（b=1000）显示丘脑外侧弥散下降（箭号）。F：质子 MRS（TE=288ms）显示 Cho 和 Cr 峰轻度下降。

表 3-10
线粒体病

Ⅰ.只有肌肉受累或肌肉受累为主
　A．致命性婴儿肌病
　B．良性婴儿肌病
Ⅱ.脑受累为主
　A．亚急性坏死性脑脊髓病（Leigh's综合征）
　　1.丙酮酸脱氢酶复合体
　　2.呼吸链复合体（细胞色素C氧化酶）
　　3.复合体V的腺苷三磷酸酶的6亚单位
　B．Alpers病
　C．肌阵挛性癫痫和破碎样红纤维（MERRF）
　D．毛发灰白营养不良（Menkes病）
　E．线粒体脑肌病并乳酸样酸中毒及中风样发作（MELAS）
　F．戊二酸尿Ⅰ型和Ⅱ型
　G．家族性线粒体脑病并大头畸形、心肌病和复合体Ⅰ缺乏
Ⅲ.其他
　A．进行性眼外肌麻痹
　　1.孤立性
　　2.合并色素性视网膜炎或其他器官受累（Kearns-Sayre综合征）
　　3.成人脑肌病
　　4.肌-神经-胃肠性脑病

损伤的征象，或MR改变不是常见的低氧缺血性损伤的特征。有学者提出了本病的主要和次要诊断标准，但尚未形成统一的意见。

该病的特征性临床表现包括癫痫、身材矮小、智力衰退、肌无力、心肌病、运动不耐受和感觉神经性听力丧失。具有典型症状，则线粒体病的诊断就相对容易些。然而，患者常常表现为不典型症状和体征，使得诊断特定线粒体综合征变得困难。模糊的综合征症候群导致对线粒体病分类的长期争论。一些人认为，某些患者的特异性临床特征足以对其进行分型，也有助于患者治疗。另外一些则认为，不同类型线粒体病之间临床特征重叠太大，导致临床分型的实用性降低。他们更期待一个生化/分子遗传学分型。然而，许多有机酸代谢病和脂肪酸代谢病会导致线粒体功能异常，也导致神经变性病，这些疾病是否也应归入线粒体病，正是应该归入，目前成为难题。希望通过基因和细胞生化诊断，使分期更为明确。到目前为止，线粒体病和其他代谢病并不是总能被清楚地区分开，两者之间存在明显重叠。

尽管笔者将在本节中讨论线粒体"综合征"，但读者还应明白，这类综合征与其他代谢病之间并不总能明确区分。此外，影像表现也无法鉴别。一些患者可能仅仅表现为髓鞘化延迟或在脑白质内出现非特异性长T2信号改变。然而，一些影像学特征也导致线粒体"综合征"需要与其他病变鉴别。需要记住的重要的一点是，任何有深部灰质异常的婴儿和儿童患者均应该考虑到该病，特别是同时伴有脑白质病变时。脑实质或CSF内的乳酸增高也可能是线粒体病。MRS探测CSF的乳酸峰较脑实质敏感，因为乳酸在进入循环系统之前，先由脑实质缓慢分泌到CSF内。

有些线粒体病，如MERRF和Leber遗传性视神经病主要在成人发病，因此不在本书内讨论。

线粒体脑肌病伴乳酸中毒和卒中样发作（MELAS）

MELAS是一组导致发作性恶心、呕吐、永久或可复性脑卒中样发作（偏盲症和轻偏瘫）以及一些全身性线粒体病症状和体征的疾病。患者可在任何年龄发病，最多见于10-20岁间发病。发病时血清和脑脊液内乳酸水平常升高。患者可能有线粒体DNA的缺失。最常见的基因突变在tRNALeu基因。中风样发作的原因不清楚，机理可能包括小动脉平滑肌细胞内功能异常的线粒体增殖导致局部脑血流下降，和神经元的兴奋性过度伴细胞无力产生更多的能量来补偿能量增多的需要。

急性期影像检查表现为，受累脑组织肿胀和长T1/T2信号，主要在顶叶、枕叶和基底节，也可发生于任何其他的皮层区（图3-58）。随访复查可显示异常区域消退和再发生。随后，病变皮层出现T1缩短（高信号），提示皮层永久性损伤，很快会发生萎缩。病变不限定于某一特定的血管分布区，这有助于MELAS与梗塞和血栓形成鉴别。MRS表现为受累脑区域出现乳酸峰增高。然而，任何原因引起的梗塞似乎均会造成局部乳酸峰升高；因此，急性期皮层病变区出现乳酸峰对MELAS来说并非特异性改变。短回波时间（TE）MRS在出现有乳酸峰，T2WI或DWI正常的脑皮层区，提示为线粒体病可能性更大。短TEMRS显示葡萄糖峰增高和NAA、Glu及Cr峰明显降低。关于MELAS的DWI改变，文献报道尚有争议，一些作者报道受累区弥散下降，而另一些作者报道增高。这些差异可能反映了疾病的敏感度或严重程度不同。在这种情况下，DWI的结果不能作为MELAS与其他原因所致皮层损伤的鉴别依据。有意思的是，DWI异常程度在随后几周内会增加，这种病变的进展方式和血管交界区分布的特点有助于MELAS与梗塞或血栓形成的鉴别。急

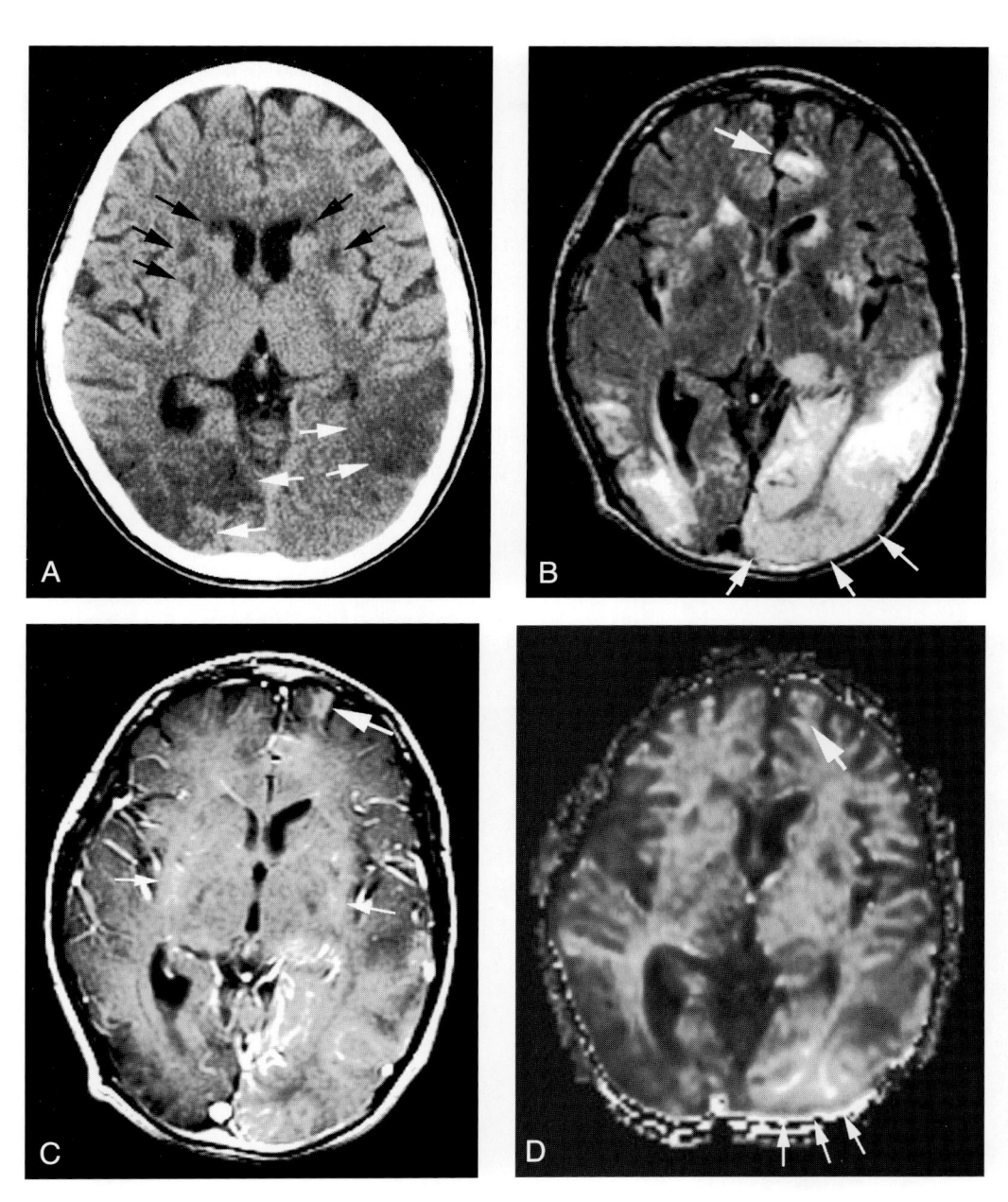

图 3-58 线粒体脑病合并乳酸酸中毒和中风样发作（MELAS）。青春期女孩，身材矮小和发育落后伴有急性失明。A：轴位平扫 CT 显示枕叶低密度（白箭号），纹状体区也见有低密度（黑箭号）。B：轴位 FLAIR 像复查显示，左枕极（小白箭号）和左扣带回（大白箭号）出现新病灶（高信号区）。注意，枕叶病变跨血管分布区，这是 MELAS 的皮层病变特征。C：增强轴位 SE600/160 图像显示，左枕叶和左扣带回皮层强化，左额上回（大白箭号）和壳核后部（小白箭号）也强化。D：DWI（b=1000）显示，左枕极（小白箭号）和左扣带回（大白箭号）的水分子扩散下降（高信号）。

性期 PET 和氙气 CT（Xe-CT）检查显示，受累脑组织局部血流增加，但葡萄糖摄取率和氧摄取分数显著的减低。

家族性线粒体脑病伴大头畸形、心肌病和复合体 I 型缺乏

患者表现为生后第二月内出现进行性大头畸形（超过正常 2 倍标准差，尽管在出生时头围正常）、激惹和四肢张力增高。随后，逐渐出现癫痫发作和颅神经病变。可见酸中毒和血清乳酸升高。病理学显示为大脑半球、小脑半球、脑干背盖和大脑脚出现对称性多囊性退行性变。影像检查显示局灶性皮质水肿和更弥漫性脑白质水肿。笔者认为脑改变是因微小血管氧化磷酸化受损造成的，类似于 MELAS。

Kearns-Sayre 综合征／眼肌麻痹合并症

将 Kearns-Sayre 综合征和眼肌麻痹合并症放在一起讨论，是由于两者均是以进行性外眼肌麻痹伴心脏和视网膜异常为特征的线粒体脑病。要确立 Kearns-Sayre 综合征的诊断，患儿最少必须具备眼外肌麻痹、色素性视网膜炎以及在 20 岁之前出现神经系统或肌肉功能障碍。有些作者要求在临床诊断标准中增加脑脊

液蛋白增高、心脏传导阻滞或小脑共济失调。患者还可出现痴呆、身材矮小、感觉神经性听觉丧失、内分泌异常、血清和脑脊液乳酸增加和肌无力。眼肌麻痹合并症患者可见运动诱导性或持久性轻瘫、进行性眼外肌麻痹、外周神经病、听觉减退、锥体系和锥体外系症状、小脑综合征和痴呆。

Kearns-Sayre综合征和眼肌麻痹合并症的影像表现似乎相同。CT扫描显示脑皮层和白质萎缩，大脑和小脑白质出现低密度以及大、小脑深部神经核团不同程度低密度或钙化。尚不清楚这种钙化是原发异常，还是因该病伴发的甲状旁腺功能减退所致。MR扫描（图3-59和图3-60）显示脑白质内呈斑片状长T2信号（以皮层下白质为主）。皮层下U形纤维早期即受累（图3-59），而脑室旁白质早期表现正常。后期累及深部灰质核团，特别是中脑背部、丘脑和苍白球，均呈长T2信号（高信号）改变（图3-60）。受累脑白质区弥撒下降（图3-59）。质子波谱显示受累区域的乳酸峰增高和NAA峰降低。

导致亚急性坏死性脑脊髓病综合征的疾病

Leigh's综合征是指一组特征相似的征候群，但却有多种临床和病理学表现。患儿（婴儿和儿童）通常在生后第一年末出现肌张力减弱和精神运动倒退。接着出现共济失调、眼肌麻痹、眼睑下垂、张力减弱和吞咽困难。特征性病理改变为中脑、基底节和小脑齿状核出现微囊样空泡、血管增生、神经元丧失和髓鞘脱失，这些改变偶尔也可见于大脑白质。

尽管已知某些生物化学和遗传因素可导致Leigh's综合征，但直至最近才阐明了不同的遗传原因。本病病因很多，其中任何一种均可导致终末氧化代谢缺乏而引起能量产生不足，最终致病，本病绝大多数病例的症状由四组主要缺陷引起。

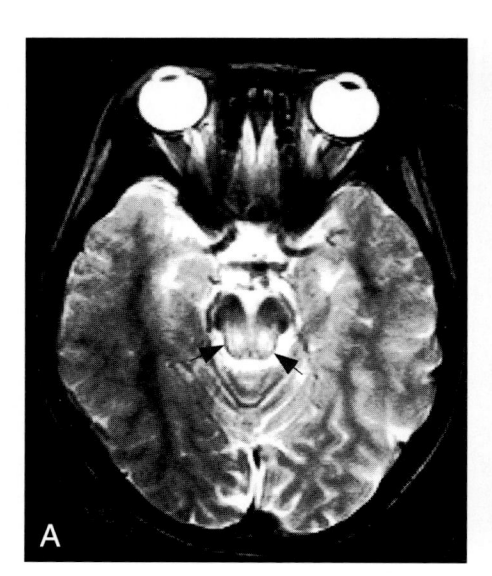

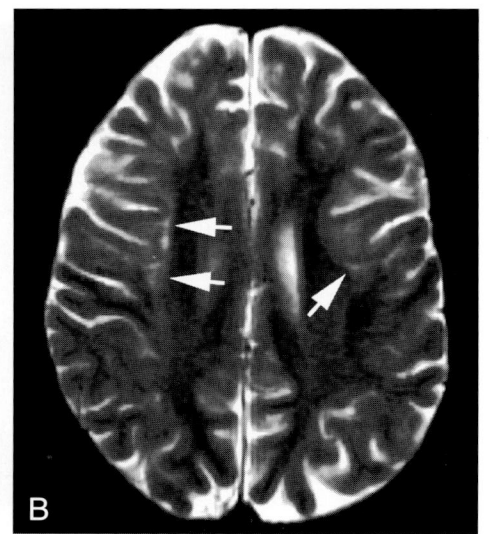

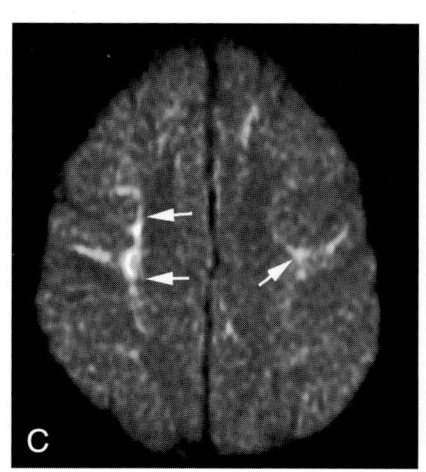

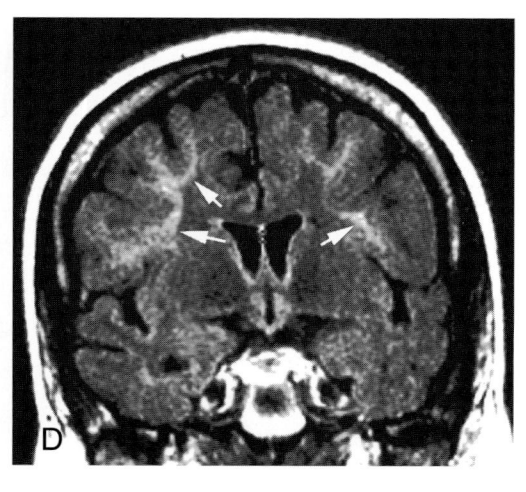

图3-59 Kearns-Sayre综合征。A：轴位SE T2W（2800/70）显示中脑背侧高信号（黑箭号）。B：轴位SE T2W（2800/700）较高层面显示轻度皮层下白质高信号（白箭号）；注意皮层下U形纤维在早期受累。C：DWI（b=1000）显示皮层下白质的弥散下降（高信号，箭号）。D：冠状位FLAIR也显示皮层下白质受累，而侧脑室旁白质不受累。注意在疾病的这个时期苍白球不受累。

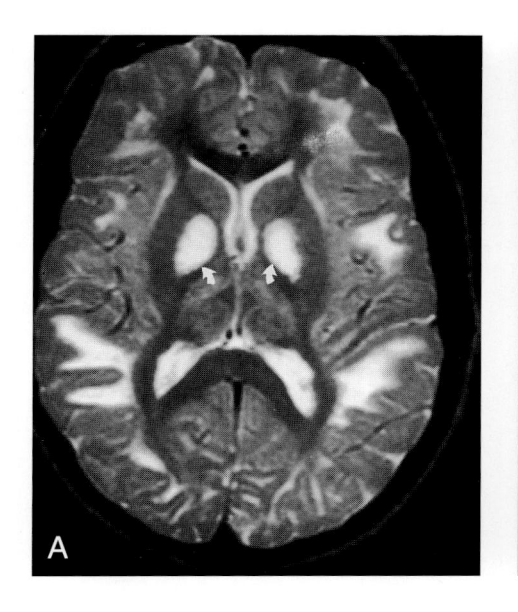

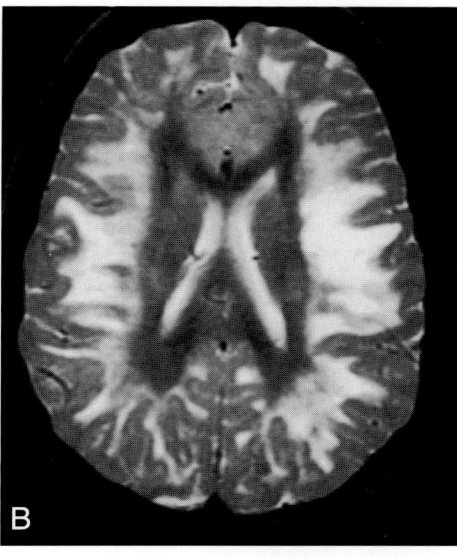

图3-60 Kearns-Sayre综合征。A：轴位SE T2W（2500/80）显示苍白球和外周白质呈异常的长T2信号（箭号）。B：更高层面显示外周白质受累，包括皮层下U纤维，侧脑室旁白质不受累显示更清楚。

第一组是丙酮酸脱氢酶复合物缺陷，该缺陷可为酶复合体内三种催化亚基中的任何一个或丙酮酸脱氢磷酸酶对酶复合体的激活缺陷。丙酮酸脱氢酶缺陷的典型影像学表现为，纹状体（尾状核和壳核）长T1/T2信号，同时伴有脑白质髓鞘化延迟（图3-61和图3-62，参见后面的丙酮酸脱氢酶缺陷的章节）；质子波谱显示，病变区出现乳酸峰和NAA峰变小。DWI在急性病变区表现为水分子弥散下降，而慢性区增高，提示明显的囊性变（图3-63）。然而，也可见脑发育不全，特别是E1α亚单位缺陷患者，该酶缺陷是PDH缺陷中最常见的一种。为X-连锁疾病，可见胼胝体发育不良、延髓内锥体束缺乏、橄榄核异位、小脑齿状核发育不良、皮层下灰质异位和多小脑回畸形。

第二组为细胞色素氧化酶缺乏（COX，呼吸链酶复合体Ⅳ）。细胞色素氧化酶复合体是由13个结构亚单位组成；其中，一部分由线粒体DNA编码，一部分由线粒体tRNA基因编码，另外还有些由核DNA编码。本病为常染色体隐性遗传性缺陷，由于9q34号染色体上的SURF1基因突变引起，该基因在保持细胞色素氧化酶的活性方面非常重要，该基因的突变是本型疾病最常见的原因。患儿通常在1岁左右发病，主要临床表现为进行性脑白质病、肌力低下、共济失调、眼运动异常、吞咽困难和中枢性呼吸异常。关于SURF1基因突变伴有细胞色素氧化酶缺乏的影像学特征已有大量报道。几乎在所有病例均出现下列结构受累，包括丘脑亚核、延髓、小脑下脚、延髓下橄榄核和孤束核、脑桥背侧中央顶盖束和网状部及中脑导水管周围的灰质，表现为T1低信号和T2高信号（图3-64）。黑质、红核和小脑齿状核受累较少见，而有些病例偶见丘脑内侧受累。急性病变区的弥散下降（图3-64D）。根据我们的经验，该类型疾病的MRS无Lac峰。

第三组突变表现为母系遗传，是三磷酸腺苷酶基因6（ATPase 6）突变引起的（复合体Ⅴ）。这种家族性的突变也引起临床轻型Leigh's综合征，如双侧纹状体坏死和NARP（神经病、共济失调和色素性视网膜炎）。本组的一致性不如SURF1基因突变组，有限的病例报道显示，病变累及壳核前部、中脑背侧和桥脑背侧（图3-65）。

第四组为复合体Ⅰ缺乏，是一大组患者。有少量病例报道脑白质内可见广泛空腔形成，但缺乏神经影像学表现的报道。尽管某些特殊类型的特异性放射学和临床特征需进一步研究，但由于多数病例已被分类，故目前已经了解了较多特异性的现象。

总之，Leigh's综合征的损伤类型随基因突变的不同而异，参见表3-11。弥散和波谱特征因疾病程度而不同。在疾病急性期，线粒体功能急性受损，ATP产生急剧减少，水分子弥散运动下降。如果没有永久性损伤，则弥散可恢复正常；相反，如损伤区出现胶质反应和坏死，弥散将增高。MRS表现为NAA降低和乳酸峰升高，乳酸峰升高出现在线粒体功能急性受损和影像表现为受累严重的区域。其他累及基底节的非线粒体病无基底节乳酸峰升高。因此，特征性影像学表现伴有乳酸峰的病人应考虑Leigh病。联合应用MR和MRS可监测治疗效果。

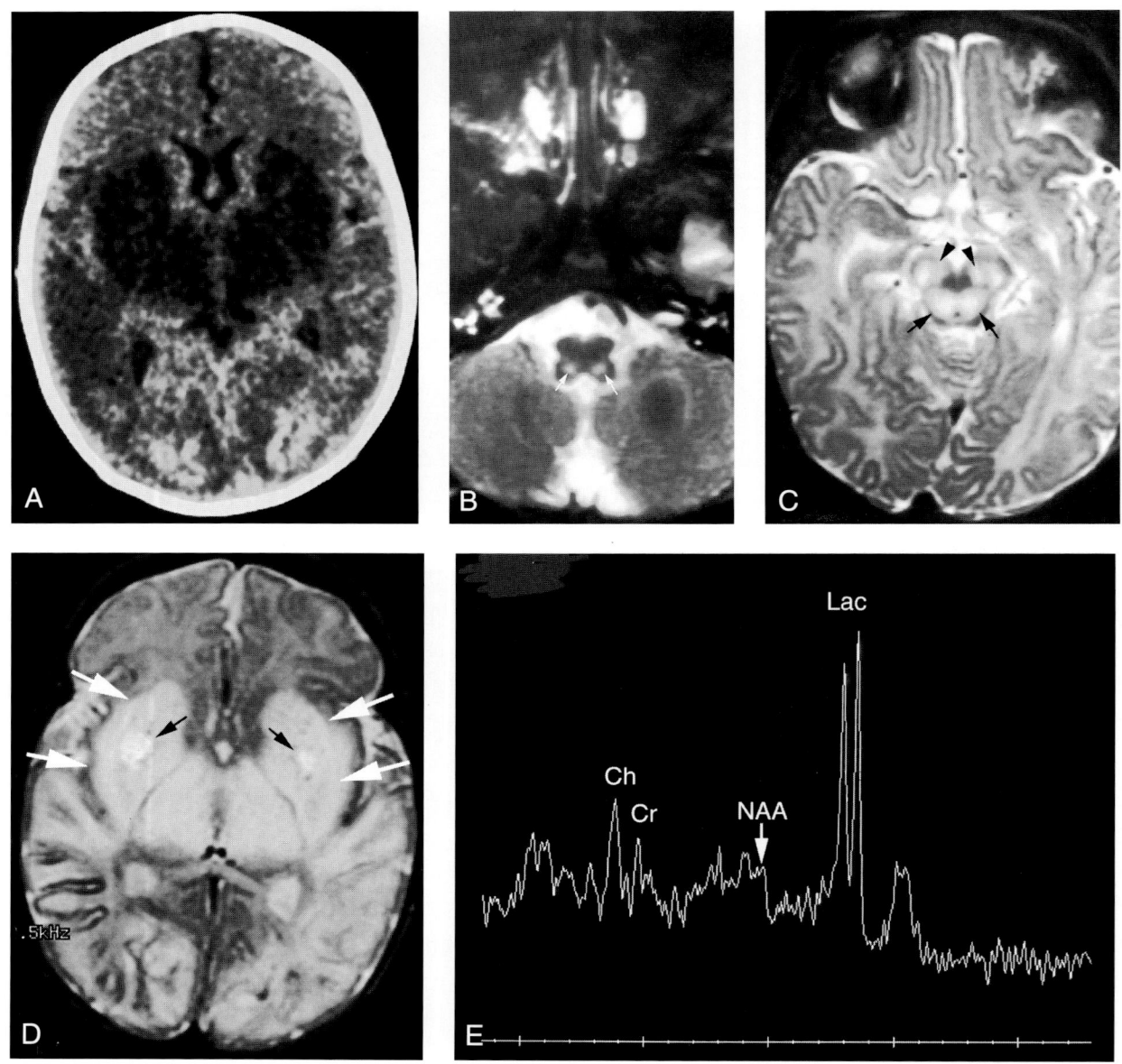

图3-61 Leigh's综合征，继发丙酮酸脱氢酶缺陷，2个月婴儿。A：轴位CT显示基底节、丘脑和大部分皮层低密度。B和C：轴位SE 3000/120图像显示，延髓背侧（白箭号）、中脑背侧（黑箭号）和大脑脚（黑箭号）呈高信号。D：轴位SE 3000/120图像显示，双侧基底节、丘脑、颞叶后部和枕叶可见水肿和高信号（大白信号）基底节内可见少量中心坏死（小黑箭号）。E：质子MRS（TE=288ms）显示，额叶出现大乳酸双峰（1.33ppm），NAA峰明显下降。

表3-11	
Leigh's综合征的病因和临床特征	
病因	影像特征
丙酮酸脱氢酶复合体	累及纹状体和丘脑(婴儿)，白质空腔形成
细胞色素氧化酶缺乏伴SURF1突变	下丘脑核、导水管周围灰质、中央顶盖束、小脑核、小脑脚、小橄榄核
复合体V缺乏伴腺苷三磷酸酶6亚单位突变	壳核前部、苍白球、中脑和脑桥背侧
复合体I缺乏	不清楚

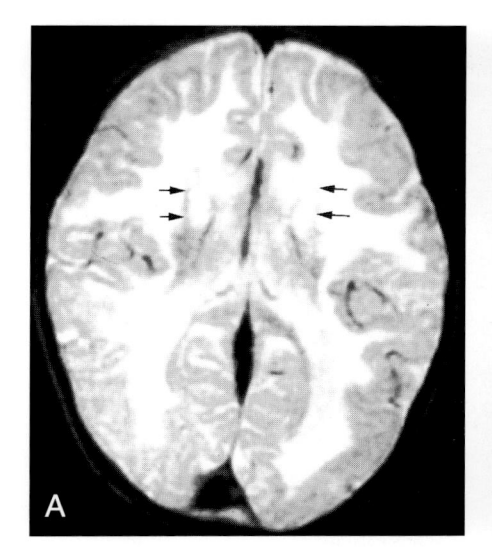

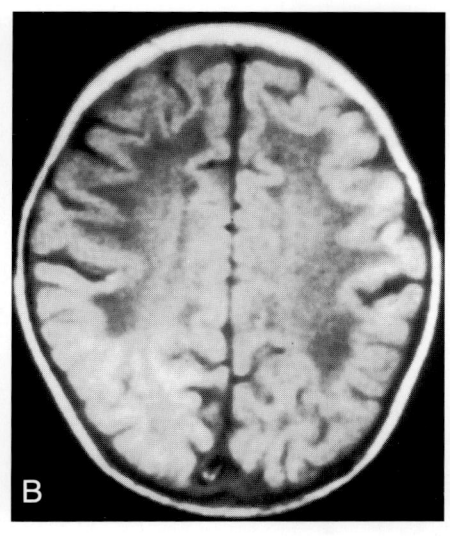

第三章 中毒性和代谢性脑病　117

图 3-62 Leigh's 综合征，11 个月婴儿伴脱髓鞘。A：轴位 SE PD2000/35 图像显示，壳核（箭号）和大脑白质高信号。B：轴位 SE 600/20 图像显示，大脑白质髓鞘完全缺乏。

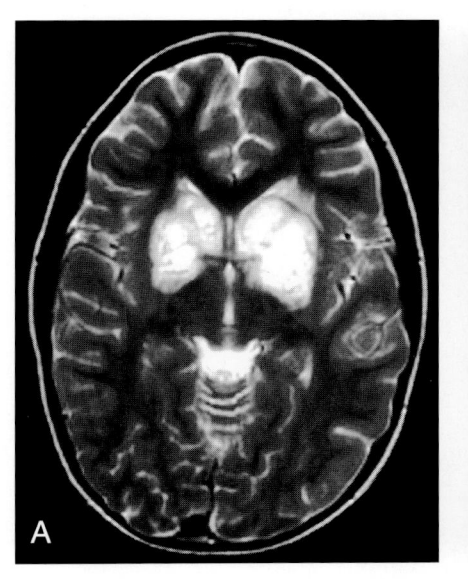

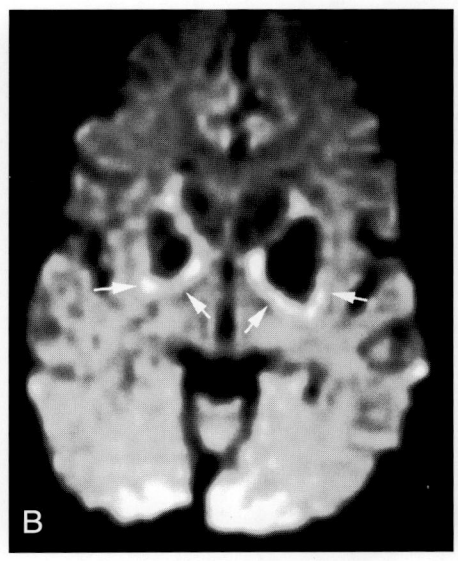

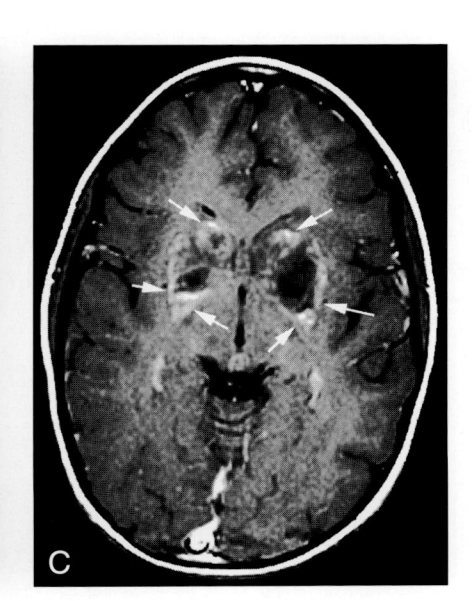

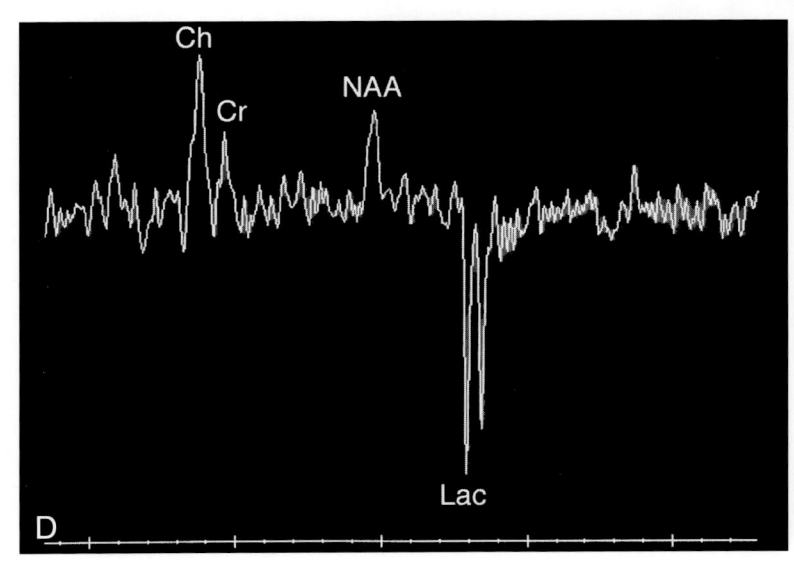

图 3-63 Leigh's 综合征，继发丙酮酸脱氢酶缺陷，患儿 3 岁。A：轴位 FSE 4000/112 图像显示，双侧纹状体异常高信号。B：DWI 显示壳核中央区水分子弥散增高（低信号取），而周边急性区弥散下降（高信号）。C：增强轴位 SE 600/160 图像显示，壳核和尾状核头病灶中央囊变区不强化，而周边急性区可见强化（白箭号）。D：质子 MRS（TE=144ms）显示基底节区出现大乳酸峰（L）和 NAA 峰降低。注意，乳酸峰在中等回波时间为倒置峰。

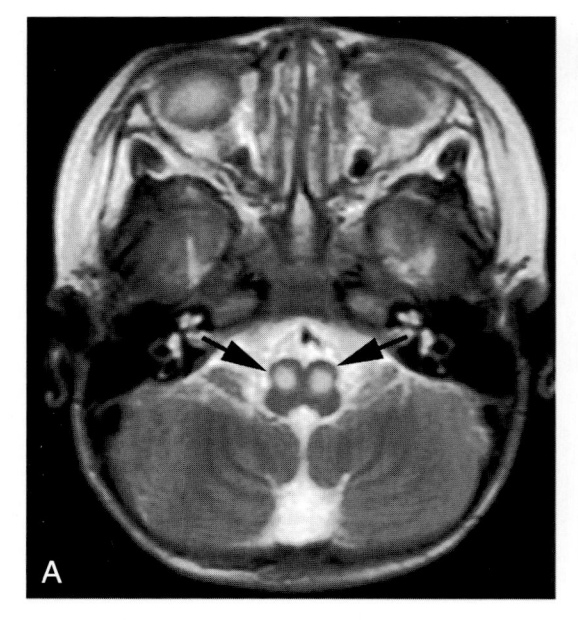

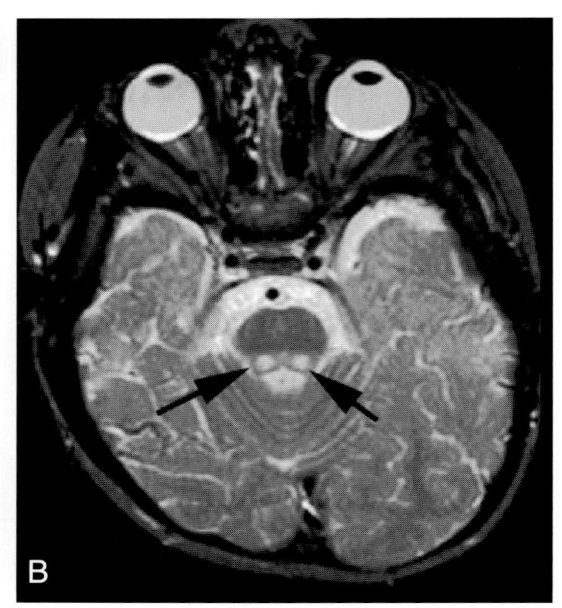

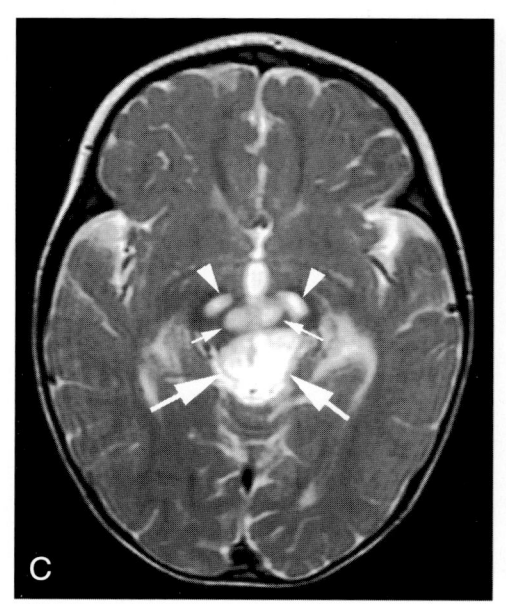

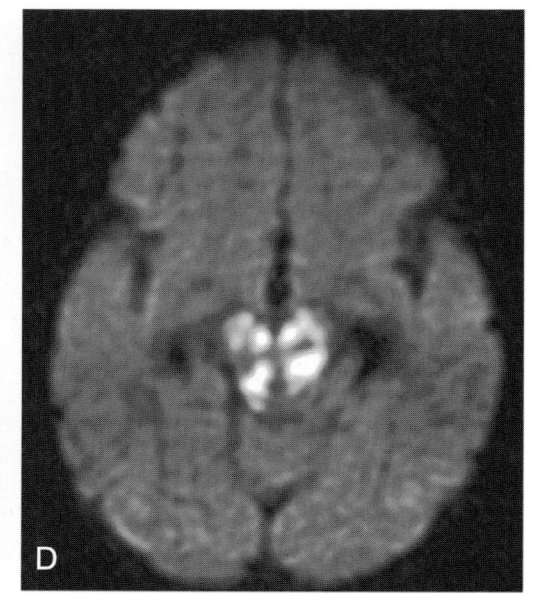

图3-64 Leigh's综合征，继发于SURF1基因突变，患儿15个月大。A-C：轴位SE 2500/80图像显示，病变累及下橄榄体（A大黑箭号）、中央顶盖束（B黑箭号）、中脑背侧（C大白箭号）、红核（C小白箭号）和黑质（C白箭号）。D：轴位DWI（b=1000）显示，中脑绝大部分病变区弥散下降（高信号）。

Alpers 病

Alpers病是一种罕见的多系统受累疾病，特征性表现为大脑灰质和肝脏受累。可能为线粒体DNA多聚酶的γ亚单位突变所引起。患者典型表现为顽固性癫痫，特别肌阵挛性抽搐，早期发生发育延迟或停滞。诊断依靠临床四联征（顽固性癫痫、阵发性精神运动倒退、皮质盲和肝病）及伴发线粒体危象。常在生后最初数年内发病，最早可在生后数周内出现。肝脏病变的表现多种多样，但病程早期即可提出肝生化异常。病理学表现为脑皮质海绵状萎缩（最多见于枕部区域），基底节核团（尤其是丘脑和苍白球）可见萎缩。

Alpers病患者的影像学报道很少见。CT表现包括灰质和白质内局灶性低密度及随后出现的弥漫性脑萎缩。其他一些学者提到脑白质减少、髓鞘化延迟和皮质变薄等，以额叶、颞叶后部和枕叶的改变最为严重。尚未见到Alpers病MRS的报道。

Menkes 病

Menkes病是一种X-连锁隐性线粒体疾病，是因肠道对铜的吸收障碍而导致线粒体内细胞色素氧化酶活性降低而造成的（细胞色素c包含有两个铜原子）。

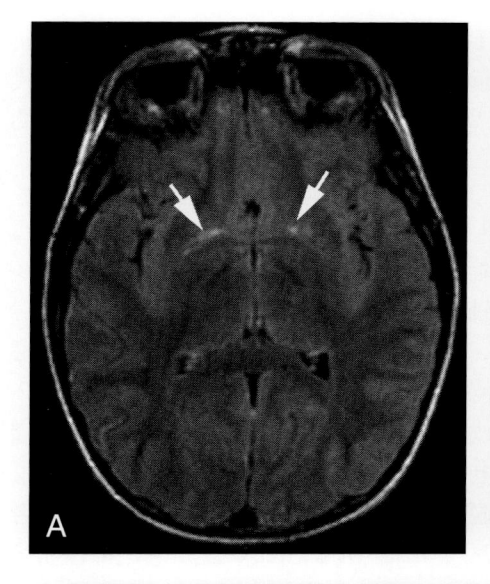

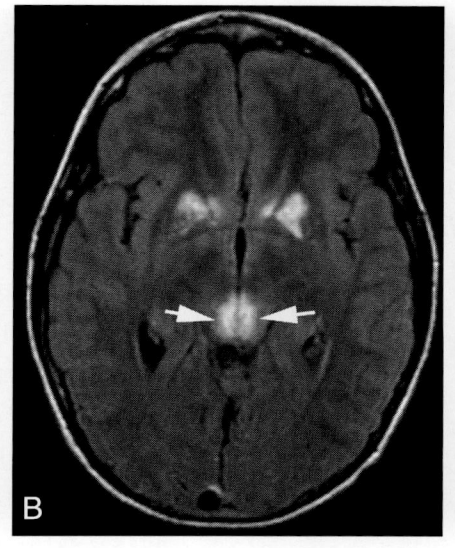

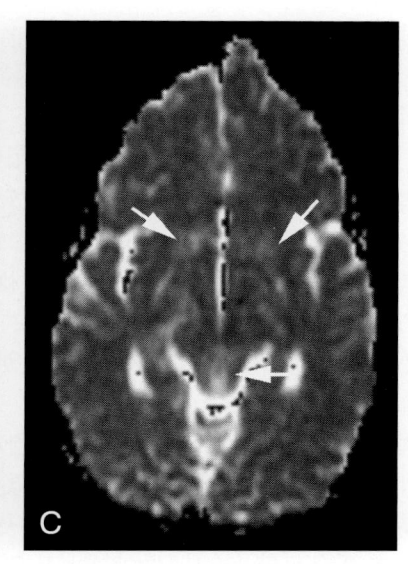

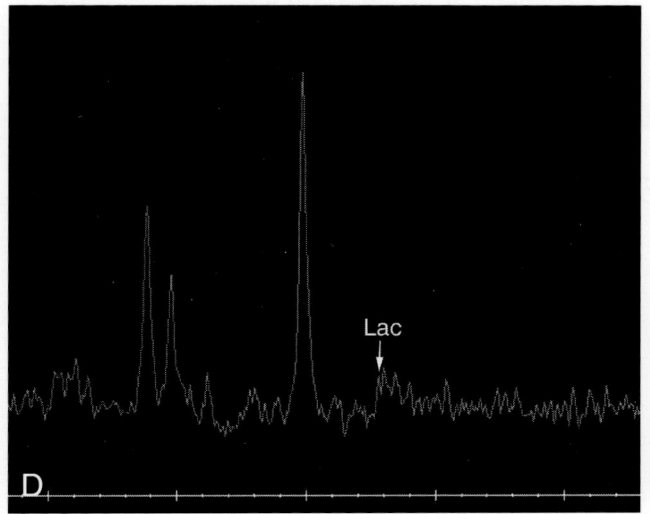

图3-65 Leigh's综合征，NARP（神经病、共济失调和色素性视网膜炎）型。A：7岁时轴位FLAIR像显示，苍白球内侧轻度高信号（白箭号）。B：轴位FLAIR像（2年后复查）显示，苍白球内侧信号增高，在中脑背侧出现新的高信号区（白箭号）。C：ADC图显示病变区高信号(箭号)，提示水分子弥散增高。D：质子MRS（TE=288ms）显示基底节区出现小乳酸峰（Lac）。

这种MNK基因表达铜转运腺苷三磷酸酶（ATP7A），基因缺陷被定位于Xq13.3。患者常常早产，典型表现为婴儿期出现躯干张力过弱、低体温、发育停滞和癫痫发作。出生时头围可能正常或缩小，但很快表现为发育减低。患者毛发粗糙、僵硬、毛发稀疏易断裂、扭结和末梢磨损，因此该病又称作"毛发扭结病"。患者皮肤色素减低且过度松弛，关节活动度增大。大多数患者在两年内死亡。病理学检查显示大脑和小脑半球弥漫性萎缩合并大脑动脉扭曲、管壁变薄。显微镜下可见广泛的灰质海绵样变性，有时表现为空泡形成。脑白质容量减少且髓鞘形成不良。

放射学检查表现不特异但有特征性。骨骼检查可见长骨骨质疏松和干骺端张开、肋骨骨质以及颅骨间的缝间骨。可见继发于硬膜下血肿形成的快速进展的脑萎缩和大脑皮层短T1短T2信号改变，（图3-66）。大脑动脉迂曲和扩张（图3-66C）。要记住的重要的一点是，快速进行性脑萎缩合并巨大双侧硬膜下血肿和皮层表面出血并非一定是窒息或外伤的表现。

戊二酸尿症I型

戊二酸尿症I型是一种常染色体隐性遗传病，为戊二酰-CoA脱氢酶缺乏所引起，该酶位于线粒体内与L-赖氨酸，L-羟赖氨酸和L-色氨酸代谢有关。致病基因GCDH位于19号染色体的短臂上（19p13.2）。患儿可表现为急性脑病、巨头或渐进性神经系统退化，包括张力减退、进行性张力障碍、舞蹈手足徐动症以及四肢瘫痪。大多数患儿会在12个月左右（从2-37个月不等）出现急性脑病危象。急性病例随访发现，大多数运动技能已经丧失并表现为严重的张力障碍。病理学上除了出现大脑白质海绵样变性之外，还表现为基底节神经元丢失和星形胶质细胞增生。

神经影像检查可对疾病诊断和生化分析提供线索，表现为额-颞部脑脊液间隙扩大和双侧外侧裂前部/颞极蛛网膜囊肿（图3-67）。基底节（最多见于壳核，其次为尾状核，而苍白球罕见）和脑室周围白质内的长T2信号改变（图3-67），脑白质的改变在病程早期可不出现。髓鞘化延迟。随着病程进展，出现基底节萎缩和脑沟扩大。Hoffman等曾报道，20%-30%的患者有慢性硬膜下血肿，典型表现常于相对轻微外伤后出现，并且常常合并有视网膜出血。这类病人须排除儿童虐待；还应该记住，蛛网膜下腔扩大或巨大蛛网膜囊肿患者更有可能在较轻微外伤时出现硬膜下血肿（见第四章）。最终，患者发展为弥漫性脑萎缩。

戊二酸尿Ⅰ型患者的FDG PET扫描表现为基底节、丘脑、脑岛和颞盖皮层区葡萄糖摄取减低。尚不清楚代谢区活性减低与大脑外侧裂和中颅窝前部扩大之间的关系。

戊二酸尿症Ⅱ型

戊二酸尿症Ⅱ型，又称为多酰基-CoA脱氢酶缺乏，是因线粒体内辅酶Q电子传递链缺陷所引起的。与戊二酸尿Ⅰ型不同，多酰基-CoA脱氢酶缺乏不仅大量分泌戊二酸，还分泌乳酸、乙基丙二酸、丁酸、异丁酸、2-甲基丁酸和异戊酸。该病可由线粒体内辅酶Q电子传递链中3个分子电子传递黄素蛋白的α或β亚单位及电子传递黄素蛋白脱氢酶的任何一个缺乏所引起。也有学者将其分为戊二酸尿Ⅱa、Ⅱb和Ⅱc型。患儿可在新生儿或婴儿期出现症状，常表现为低血糖症、肌张力减退

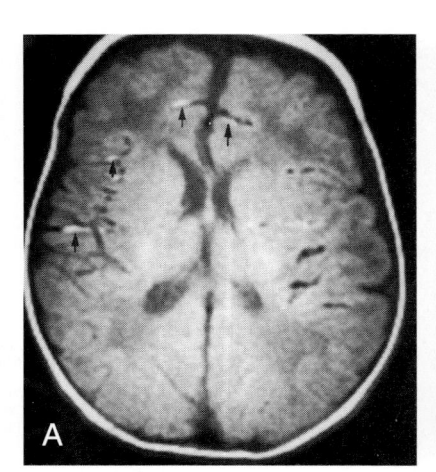

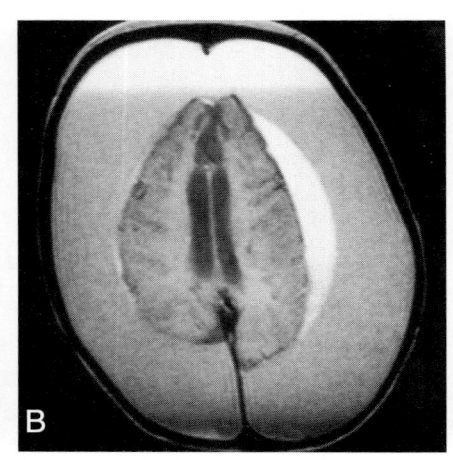

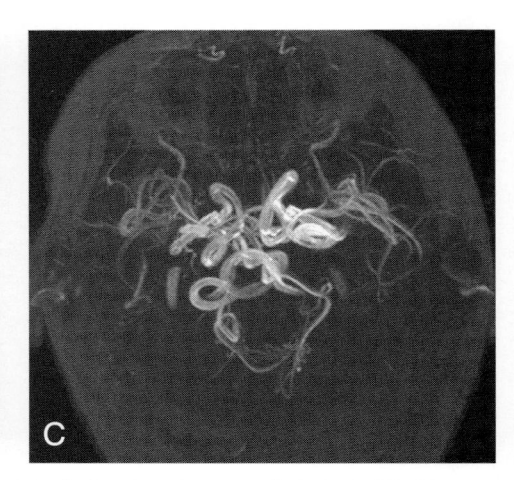

图3-66 Menkes'卷毛病。A：1个月大的婴儿轴位 SE 600/20 图像显示，大脑皮层的一些区域可见异常高信号（箭号）。B：5个月时复查，轴位 SE 600/20 图像显示，重度脑萎缩合并严重双侧硬膜下血肿。C：不同患儿的 TOF MRA 显示，颅内血管扭曲、延长。

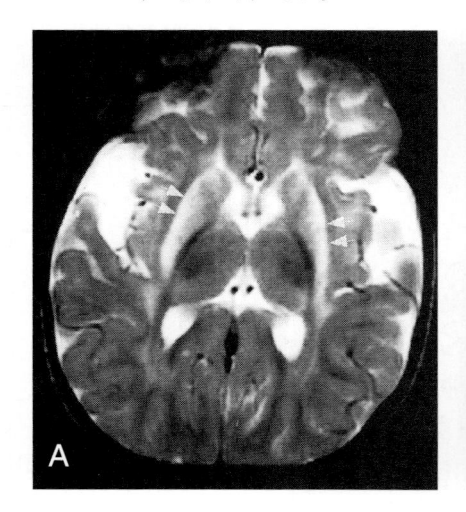

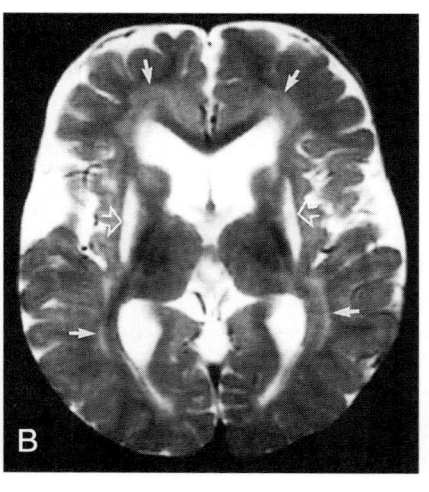

图3-67 戊二酸尿Ⅰ型患儿为15个月大的女孩。A：轴位 SE 2500/80 图像显示，外侧裂扩大以及基底节长T2信号（箭号）。B：患儿为20个月大的男孩轴位 SE 2500/80 图像显示，基底节体积缩小并呈高信号（空白箭号），侧脑室旁白质高信号（小白箭号）。额角更明显，侧脑室扩大继发于白质萎缩。外侧裂它也扩大。

和酸中毒。婴儿患者存活很少超过数周时间。婴儿期发病较晚的患者尝试用饮食疗法来控制病变进展。也有一些青春期和成年发病的报道，这些年长病人常出现运动失调。

影像检查表现为基底节受累。笔者见到过一例确诊患者的脑MRI，在尾状核头、壳核后部和大脑半球脑白质出现长T2信号改变（图3-68）。另一例在动脉周围脑白质、大脑脚中脚、胼胝体压部和纹状体出现长T2信号；弥散成像显示，仅在白质部位出现弥散减低而纹状体弥散正常（图3-69）。质子MRS显示乳酸峰以及胆碱／肌酸比值升高（提示髓鞘形成障碍）。

弗雷德里希共济失调

弗雷德里希共济失调将在小脑疾病中讨论。

非特异性线粒体病

一些伴随线粒体功能障碍的脑疾病并不适合于上面所述的综合征。这些非特异性线粒体疾病可出现于从新生儿至成年人的任何年龄，所表现的症状和体征也多种多样。与线粒体疾病相似，最常见的表现为癫痫发作、身材矮小、智力减退、肌无力、运动不耐受和感觉神经性听觉丧失等。

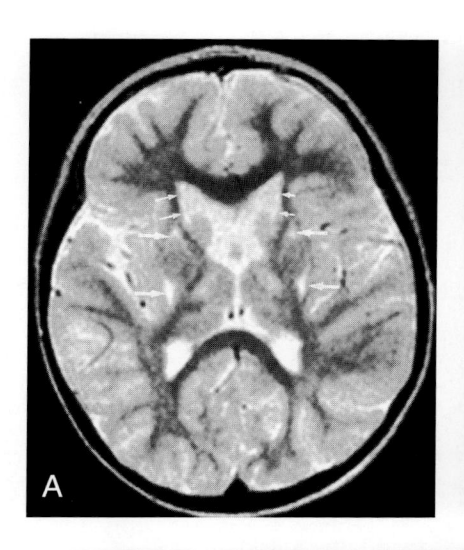

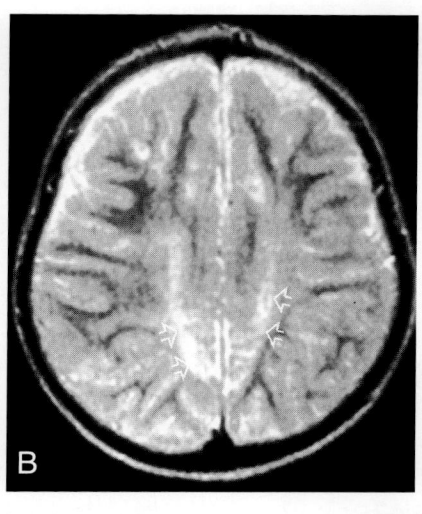

图3-68 戊二酸尿Ⅱ型。轴位SE 2500/80图像显示出现于尾状核头（小实箭号）、壳核（大实箭号）核大脑白质（空心箭号）的异常高信号。

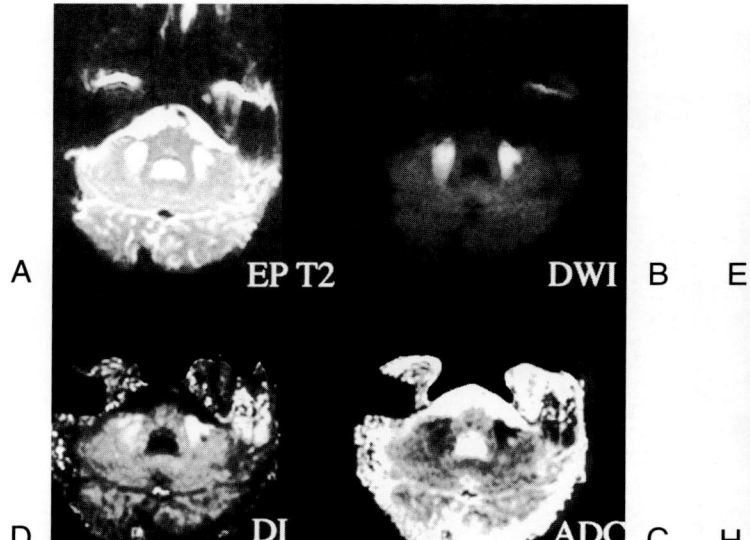

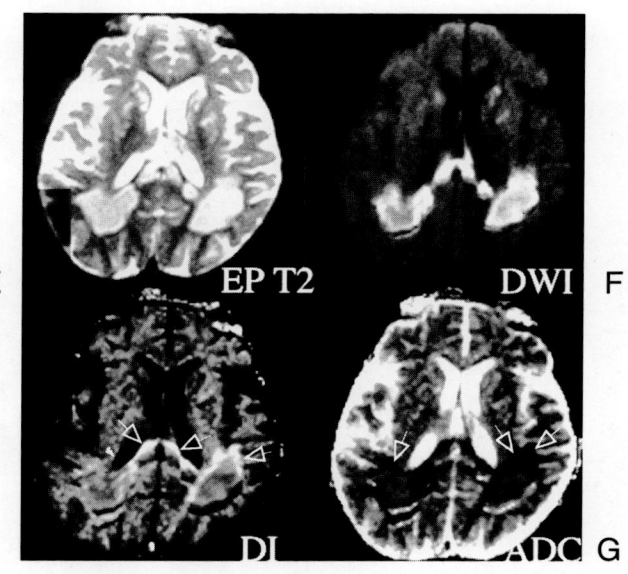

图3-69 戊二酸尿Ⅱ型。运用弥散成像来探测病变的灵敏度。A-D：从左上方开始顺时针方向分别为EP-T2、DWI、ADC和DI图，显示双侧脑桥外侧长T2信号和弥散降低。E-H：侧脑室水平的EP-T2、DWI、ADC和DI图显示基底节、脑室旁白质和胼胝体压部的长T2信号。可是，只有在白质病变的边缘（箭号）出现弥散降低（ADC上的黑色区域、DI上的高亮区），提示长T2信号区的大部分为慢性期而非急性期。

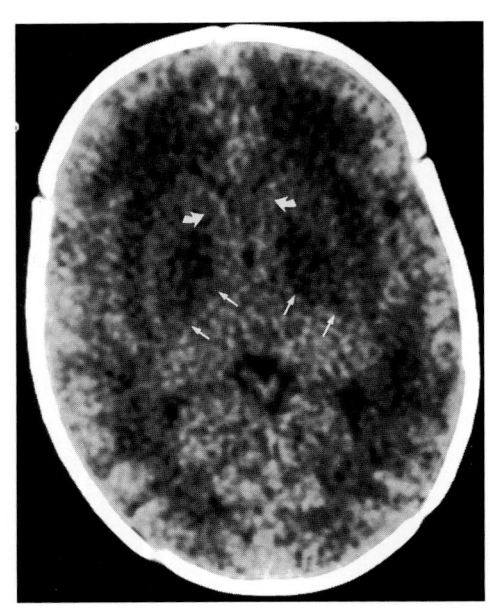

图 3-70 非特异性线粒体病，新生儿。轴位 CT 显示，豆状核（直箭号）、尾状核头（弯箭号）及大脑白质的低密度改变。

影像表现为非特异性深部灰质核团及大脑白质水分增加，CT 显示为低密度，MR 则呈长 T1/T2 信号（图 3-70 至图 3-73）。应该记住，线粒体疾病的表现多种多样，从孤立性脑干受累到孤立性小脑萎缩，以及孤立性脑白质受累（可为小囊肿）。弥散成像和波谱对鉴别急性与亚急性、慢性代谢损伤可能有帮助。

丙酮酸脱氢酶缺乏症

丙酮酸脱氢酶复合体是一个大的多酶复合体，在线粒体内催化丙酮酸氧化脱羧生成乙酰 CoA。该复合体由 5 个酶组成，包含 3 个主亚单位（E1，E2 和 E3），每个均有更小的亚单位。到目前为止，已知 E1 的 α 亚单位突变是人类代谢异常的最常见原因，位于 x 染色体长臂上（Xp22.1）。然而，本症临床表现差异很大，与突变类型及其对酶的功能影响程度以及女性患者受累 X 染色体失活程度有关。总之，临床症状与酶复合体的残余活性具有明显相关性。丙酮酸脱氢酶复合体中 E3 结合蛋白成分的突变也可导致本病，但不常见。如前面章节所述，丙酮酸脱氢酶缺乏与呼吸链上其他复合体突变一样是 Leigh's 综合征的常见原因。根据酶复合体的残余活性将临床表型分为三个主要类型，即新生儿型、婴儿型和良性型。一些患者会出现危及生命的先天性乳酸酸中毒。另一些则出现良性的综合征，如间歇性无力或共济失调等，也有一些表现为非特异性症状和体征，如发育停滞、肌张力减退或发育延迟。绝大多数情况下，患儿发育缓慢，甚至发育停滞。可出现继发性小头畸形或癫痫。临床症状出现时的典型表现为乳酸性酸中毒。

约半数患者的 MR 检查表现为典型的 Leigh 病改变（参见线粒体病）。其余患者在 MR 上表现为不同程度大脑和小脑萎缩，或罕见的广泛脑畸形（最常见为胼胝体发育不良）。丙酮酸脱氢酶缺乏是少见的先天代谢错误引起脑畸形的疾病之一。目前尚未见到有关基因缺陷和神经影像对应关系的报道。患儿可见髓鞘化延迟及脑白质营养不良。一些患者首先表现为累及小脑、

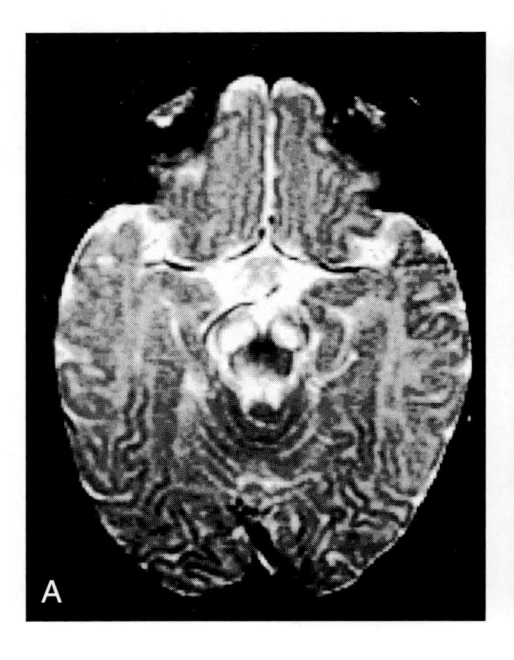

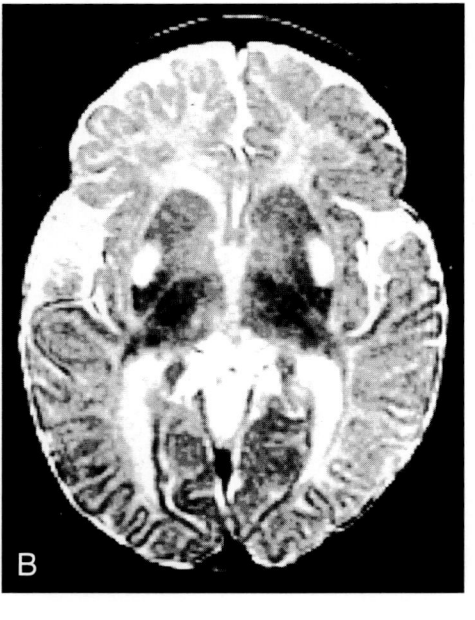

图 3-71 非特异性线粒体病，4 个月大的婴儿。轴位 SE 3000/120 图像显示大脑脚、中脑背侧和壳核的后外侧呈长 T2 信号。

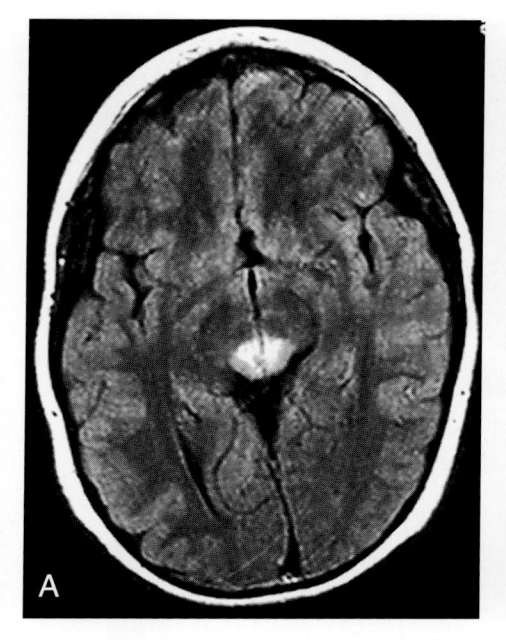

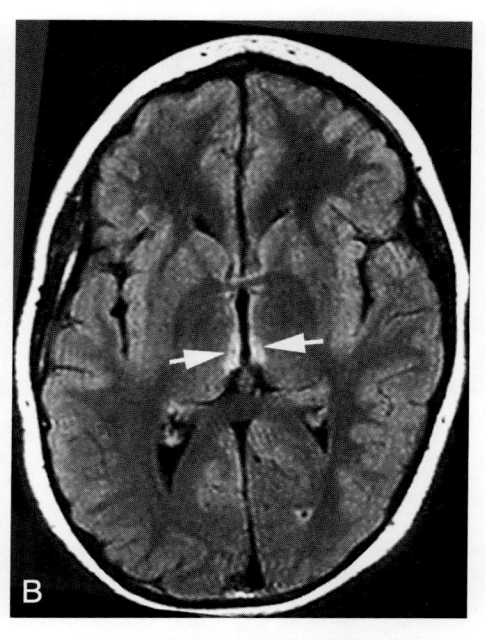

图3-72 非特异性线粒体病，3岁。轴位 FLAIR 10002/2200/163 图像显示，中脑背侧（A箭号）和丘脑内侧（B箭号）长T2信号。

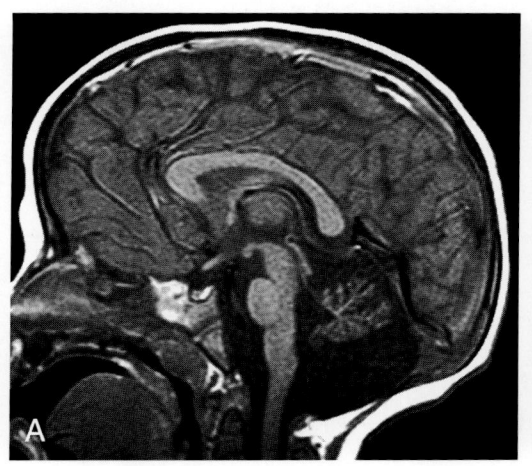

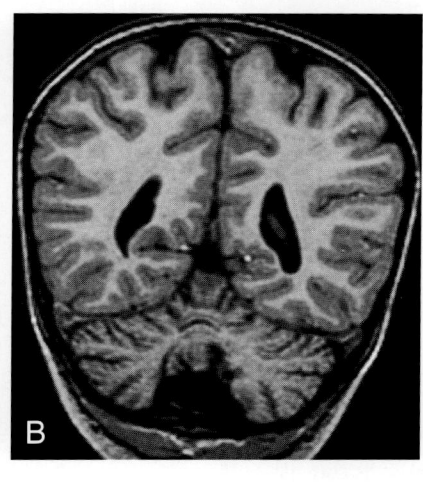

图3-73 线粒体病导致孤立性小脑萎缩。矢状位（A）和冠状位（B）T1W像显示小脑皮层萎缩，脑沟增宽。

内囊后肢和枕部的脑白质病，另外一些患者表现为大脑白质内多囊性改变，可能为出生前后损伤的结果。质子MRS几乎总是表现为乳酸峰升高，在2.36ppm处可见小的丙酮酸。因此，当患者出现胼胝体发育不良，同时伴有严重的乳酸性酸中毒时，应该考虑丙酮酸脱氢酶缺乏的诊断。

尿素循环和氨代谢的疾病

尿素循环疾病包括鸟氨酸氨甲酰基转移酶缺乏（OCTD）、氨甲酰基磷酸合成酶缺乏（CPSD）、精氨（基）琥珀酸尿症（精氨（基）琥珀酸裂解酶缺乏）、瓜氨酸血症（精氨（基）琥珀酸合成酶缺乏）和高精氨（基）琥珀酸血症（精氨酸酶缺乏）。所有高氨血症患者由于高蛋白的摄取或疾病导致病情加重。鉴别诊断依靠生化（表3-12）检查。发病时间依分子缺陷的特性和病人对氮分解产物清除能力而异。当酶分子功能严重失调时，患者可在新生儿期发病，表现为出生后几天内出现昏睡和癫痫。而那些酶分子功能对较好的患者则在儿童、青少年期或成年发病，典型表现为周期性神经功能异常，如运动异常、共济失调、昏睡或昏迷。OCTD为X-连锁显性异常，女性患者表现轻重不一，但男孩表现总是很严重。

根据我们的经验，鸟氨酸氨甲酰基转移酶缺乏、氨甲酰基磷酸合成酶缺乏和瓜氨酸血症的脑损伤类型相似，精氨（基）琥珀酸尿症和高氨血症可能也有相似改变。CT的表现不特异，早期表现为弥漫脑水肿，特别是婴儿患者，为高氨血症所致（图3-74）；病程晚期表现为局限和弥漫性低密度。MR表现更特异，出现大脑

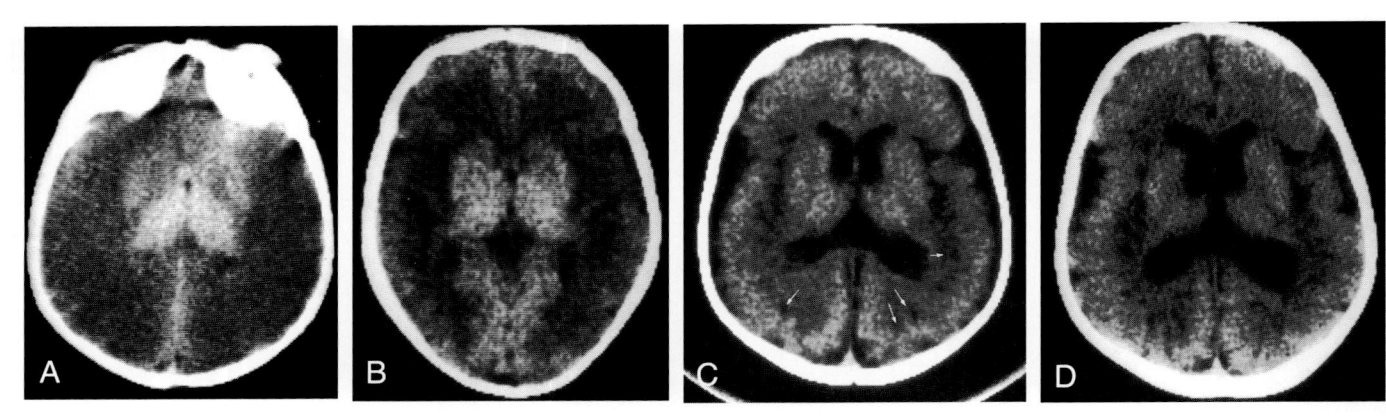

图3-74 瓜氨酸血症。A：轴位CT显示出生2天的新生儿出现广泛大脑水肿，包括大脑皮层、白质和基底节。B：治疗后2周复查，可见基底节和部分皮层水肿吸收。C：6个月复查，见脑脊液间隙轻度扩大，白质内有散在低密度灶（箭号）。D：3岁复查，脑白质进行性萎缩导致侧脑室扩大。

表3-12
尿素循环疾病的鉴别

疾病	基因/位点	酶缺陷	生化特征
氨甲酰基磷酸合成酶缺乏	CPS1 2q35	肉碱棕榈基转移酶	血浆内没有瓜氨酸，没有乳清酸尿症
鸟氨酸氨甲酰基转移酶缺乏	OTC Xp21.1	鸟氨酸转氨甲酰酶	乳清酸尿症，血浆内没有瓜氨酸
瓜氨酸血症	CTLN1 9q34	精氨(基)琥珀酸合成酶	血浆内高浓度瓜氨酸
精氨(基)琥珀酸尿症	ASL 7cen-q11.2	精氯(基)琥珀酸裂解酶	血浆内高浓度精氨(基)琥珀酸，血浆内中度瓜氨酸
高精氨(基)琥珀酸血症	ARG1 6q23	精氨酸酶	血浆内精氨酸升高

皮层和深部灰质长T1/T2信号，特别在皮质运动区、岛叶皮层（后部重于前部）和基底节（特别苍白球）早期即可出现T2高信号和水肿（图3-75，图3-76）。新生儿患者在出生后数天内出现灰质T1高信号（T1缩短）（图3-75）。应该注意，不要把这类病人误诊为缺氧缺血性损伤，鉴别要点为尿素循环疾病主要累及壳核和苍白球，而缺氧缺血性损伤主要累及丘脑。较大的患儿，急性期表现为皮层肿胀和T2高信号（图3-76），岛叶和扣带回最常受累，额叶通常较顶叶、颞叶或枕叶更常见。皮质运动皮层区和枕叶皮层不受累可能更有特征性。随着病程进展，出现严重的萎缩，也可见多囊性软化。脑内受累中两个有价值的征象为：①皮层下U-纤维受累——皮层下白质特征性受累；②大脑受累表现为轻度不对称。尿素循环和氨代谢疾病的急性或慢性期质子MRS均出现乳酸峰（在1.33ppm处有双峰）和谷氨酰胺/谷氨酸盐峰升高，谷氨酰胺/谷氨酸盐峰位于2.2~2.6ppm，紧邻NAA峰；在3.75ppm处也有谷氨酰胺峰。由于谷氨酰胺/谷氨酸盐为短T2回波时间，因此，在短TE（20~40ms）激励回波序列（STEAM）MRS上观察更好。

钼辅助因子缺乏

钼辅助因子缺乏是一种常染色体隐性遗传疾病，为三种酶缺乏的结果。第一种为亚硫酸氧化酶，它催化亚硫酸盐氧化为硫酸盐，该酶缺乏导致脑脊液、血清和尿液中亚硫酸盐、牛黄酸、S-磺酸半胱胺酸和硫代硫酸盐水平升高。第二种为黄嘌呤氧化酶，该酶催化黄嘌呤分解为尿酸；黄嘌呤氧化酶缺乏会导致尿酸水平降低和黄嘌呤水平升高。第三种为醛脱氢酶，催化次黄嘌呤合成黄嘌呤，同时也是细胞内总的解毒系统的一部分。有证据表明，钼辅助因子缺乏是由钼辅助因子结构中两个独立片段中的任何一个突变所引起。这两组的临床表型已被确定。第三个表型（即C型）是由位于5号染色体短臂（5q11）上的膜相关蛋白基因（GEPH, gephyrin gene）突变所致。

患者表现为生后最初数天内出现严重的神经病学症状和体征，该新生儿脑病类似缺血缺氧性脑病表现，主要症状为抗药性癫痫合并脑电图暴发性抑制改变。

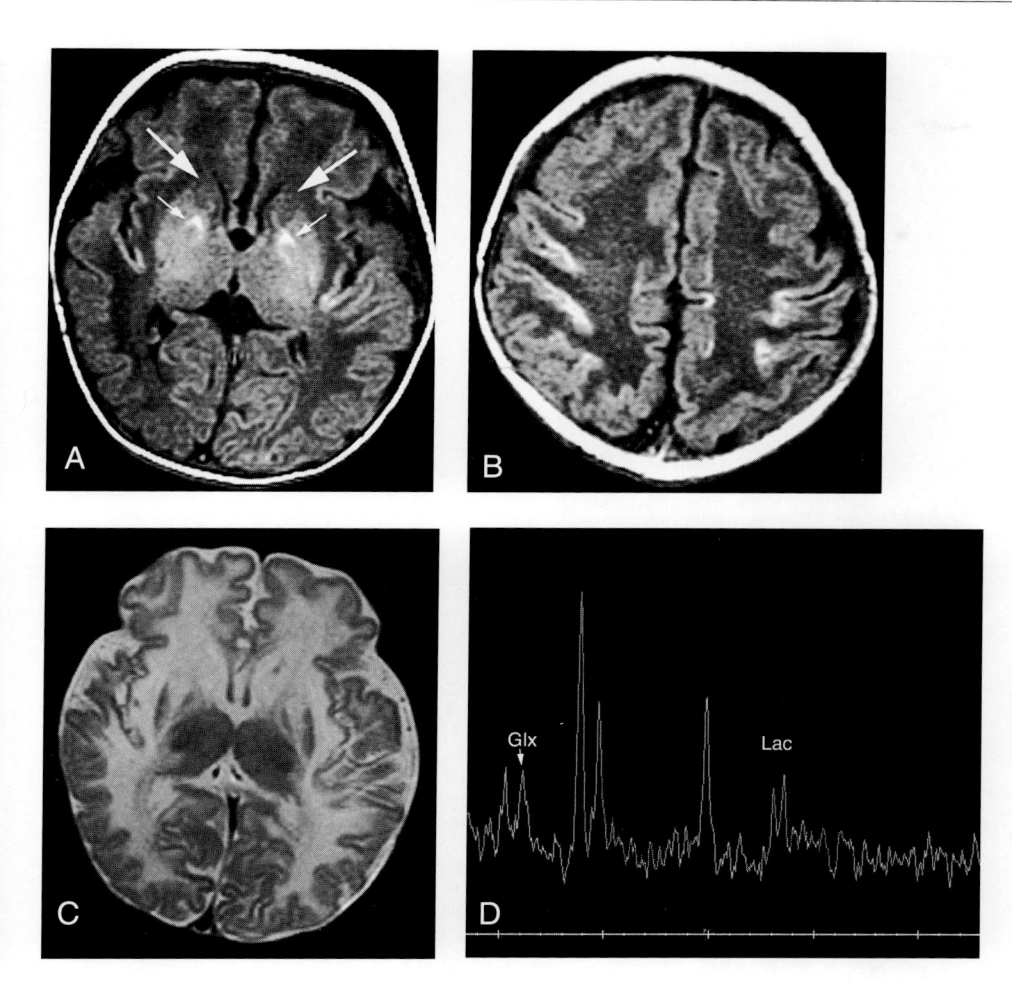

图3-75 鸟氨酸氨甲酰基转移酶缺乏，新生儿。A和B：SE 550/16图像显示，豆状核，特别是苍白球（小白箭号），岛叶皮层和运动皮层高信号，另外，尾状核头也呈高信号（大白箭号）。C：轴位 SE 3000/120图像显示，脑白质和基底节弥漫高信号（类似脑脊液），提示弥漫水肿。D：质子MRS（TE=288ms）显示异常的Lac峰和Glx峰。

病理检查显示严重弥漫性脑萎缩，合并弥漫性髓鞘脱失、皮层和中央神经元丢失、神经胶质增生和囊变，上述改变以基底节最为严重。

在新生儿期，神经影像显示为脑白质和尾状核密度减低（CT）和长T2信号（MR）改变，提示水肿存在。在病变亚急性期，基底节可表现为短T1和短T2信号，类似新生儿窒息（见第四章）和尿素循环疾病的表现。当病变进展至慢性期时，尾状核和豆状核出现显著的体积缩小（图3-77），脑白质长T1/T2信号变成囊状改变。Graf等已经报道一例主要为苍白球受累的患者。与严重新生儿缺血缺氧性损伤的区别为，后者出现丘脑受累而本病没有（见第四章）。

甲基丙二酸和丙酸血症

甲基丙二酸和丙酸血症均是常染色体隐性遗传疾病，表现为酮症酸中毒和尿中甲基丙二酸或丙酸分泌增多。丙酸血症是由于编码丙酸-CoA羧化酶的基因突变（PCCA，PCCB），该基因位于13号染色体短臂上（PCCA 13q32，PCCB 13q21-23）。甲基丙二酸血症是由于编码甲基丙二酸-CoA变位酶的基因突变（MCM），该基因位于6号染色体长臂上（6p21）。两者均表现为生后早期出现发作性代谢性酸中毒、呕吐、呼吸急促、嗜睡和癫痫发作，常导致昏迷和死亡。存活者典型表现为身材矮小伴小头，四肢轻瘫、运动障碍和精神运动性迟滞，合并发作性呕吐、酮症和昏迷。另外一些患者可见不同程度的中枢性张力过低，有时伴有运动异常或张力障碍。神经检查发现中枢性肌张力减退，在危象时伴有椎体束征的体征和症状，基底节受累时常出现张力障碍和舞蹈手足徐动症。

MR和CT扫描常显示局部水分增加（分别表现为长T1/T2信号和低密度改变）（图3-78），甲基丙二酸血症患者最常累及苍白球，而丙酸血症患者则出现在壳核和尾状核（图3-79）。异常低密度改变（CT）和长T2信号（MR）有时出现在脑室旁白质区。病变早期即表现为髓鞘化延迟，病变后期出现脑容量减少。急

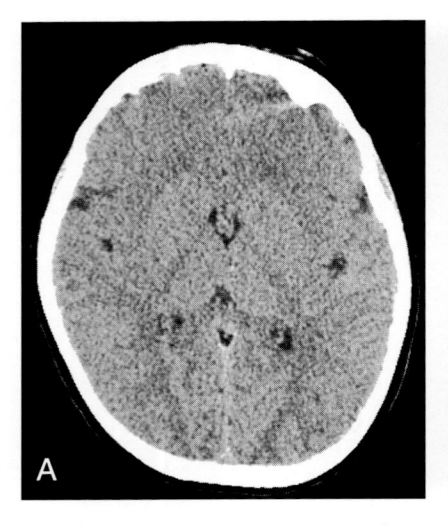

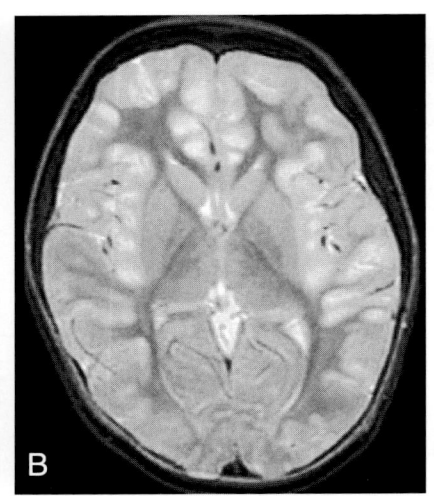

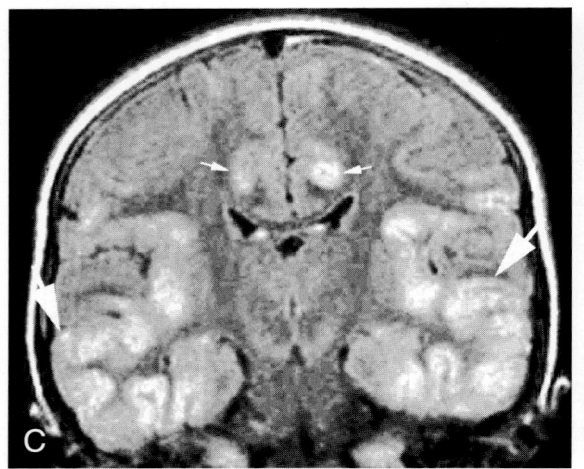

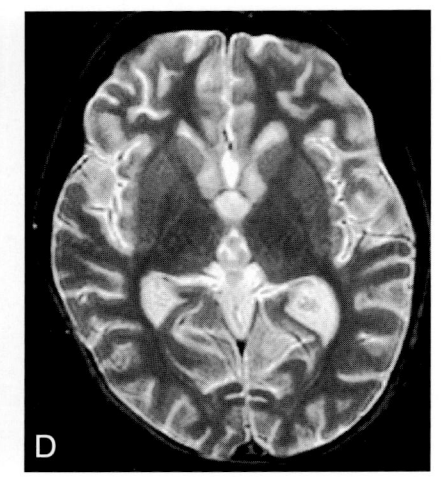

图3-76 鸟氨酸氨甲酰基转移酶缺乏，7岁。A：轴位平扫CT显示大脑广泛水肿，脑沟消失，皮层低密度导致灰白质对比消失。B：轴位SE 2500/70图像显示，额叶和岛叶皮层高信号（水肿）。C：冠状位FLAIR像也显示岛叶、颞叶皮层（大白箭号）和扣带回（小白箭号）高信号。D：随访复查显示广泛大脑萎缩。

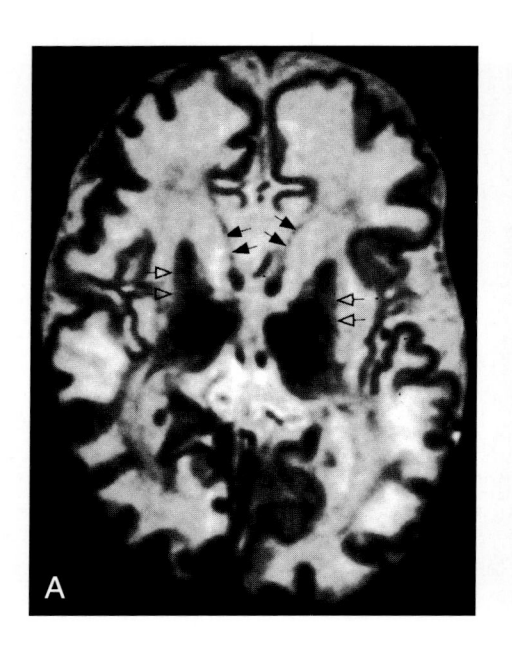

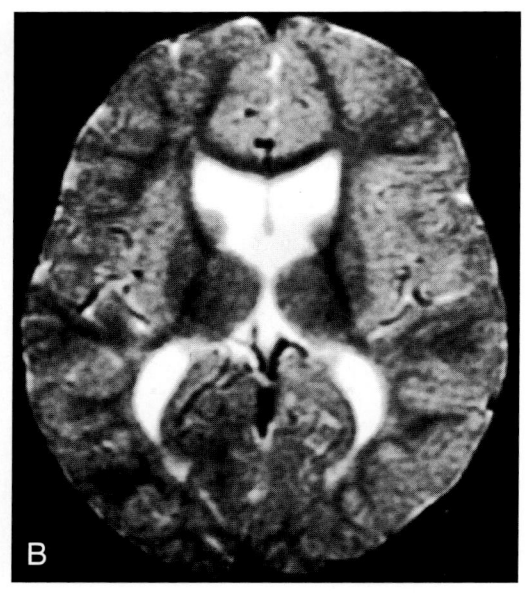

图3-77 钼辅助因子缺乏。A：亚急性期，轴位SE 3000/120图像显示，尾状核头（实心黑箭号）和白质呈高信号。同时，在萎缩的豆状核（空心黑箭号）和丘脑也可见高信号。B：慢性期，轴位SE 2500/80图像显示基底节体积缩小。

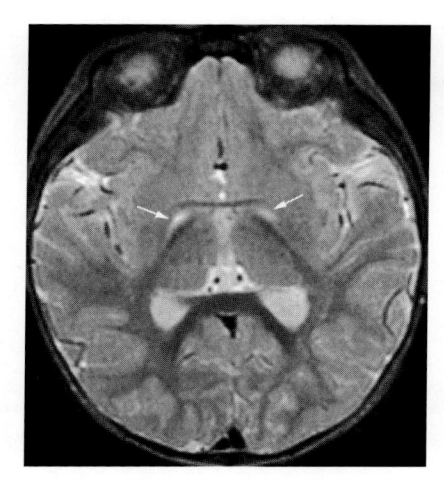

图 3-78 甲基丙二酸血症。轴位 SE 2500/80 图像显示，苍白球高信号（箭号）。

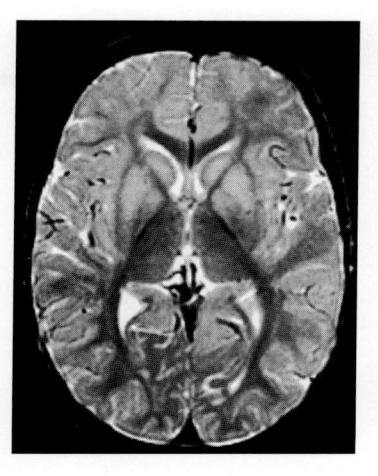

图 3-79 丙酸血症，22 个月婴儿。轴位 SE 2500/70 图像显示，尾状核头和壳核高信号，大脑白质髓鞘化程度减低。

性期在临床失代偿情况下，受累区域水分子弥散下降，与线粒体功能异常的结果相似。

报道的丙酸血症 MRS 表现为基底节 NAA 和肌醇峰减低和谷氨酸盐/谷氨酰胺升高。个案报道有乳酸峰。PET 检查显示病程早期（第一年）18F-2-2-脱氧葡萄糖摄取增加；病程后期（第二、三年）基底节摄取下降。

GM_1 和 GM_2（Tay-Sachs 病和 Sandhoff 病）神经节苷脂沉积病

GM_1 神经节苷脂沉积病是一种罕见的溶酶体贮积病，以溶酶体 β-半乳糖活性不足为特征。结果导致 GM_1 神经节苷脂和缺乏唾液酸基的-GA1（asialo-GA1）在脑内聚集以及低聚糖在腹腔内脏聚集。该病分为 3 型，为 GLB1 基因突变的结果，该基因位于 3 号染色体长臂上（3p21.33）。最常见的婴儿型表现为面容异常、骨结构不良、肝脾大、肌张力低下、精神发育迟缓和癫痫。婴儿/青少年型患者在幼童期出现进行性精神运动迟滞（多数在 1~5 岁），继而出现癫痫发作、痉挛状态和运动失调，而后在几年内死亡。慢性儿童或成人型患者呈慢性进行性肌张力障碍、构音障碍、共济失调、肌阵挛和锥体外束征。晚发婴儿型和慢性型无面部畸形、肝脾大和骨发育不全。

GM_2 神经节苷脂沉积病是常染色体隐性遗传疾病，是为己糖胺酶缺乏而导致神经鞘脂类的贮积。GM_2 神经节苷脂降解为 GM_3 神经节苷脂需要溶酶体内的 N-乙酰氨基己糖苷酶，该酶有两种主要的同功酶 A 和 B。同功酶 A 缺乏导致 Tay-Sachs 病，同功酶 A 由 15 号染色体短臂上的 HEXB 基因编码（15q23-24）；反之，同时两种酶的 β 亚单位（由 15 号染色体短臂上的 HEXB 基因编码（15q13））缺乏导致 Sandhoff 病。两者均由于己糖胺酶缺陷引起的代谢障碍而导致神经元细胞浆内 GM_2 异常蓄积，进而引起广泛神经元丧失和白质变性，最终引起脑萎缩。两种病变的临床和影像表现相似。患者出现精神运动迟滞和肌张力不全，在生后 6-12 个月内出现神经病学恶化。随后出现进行性无力、痉挛状态、张力障碍、舞蹈样运动、失明、巨头畸形和癫痫。随后的 3-10 年间，出现卧床不起和痴呆。

GM_1 神经节苷脂沉积病、Tay-Sachs 和 Sandhoff 病的神经影像学表现几乎完全相同，仅有一些轻微差异。CT 检查在病变早期显示丘脑高密度改变（图 3-80A）和脑白质低密度，在病程晚期出现大脑和小脑萎缩。MR 检查在丘脑出现一些短 T1 信号改变。Tay-Sachs 病在纹状体（图 3-81）和丘脑后内部出现长 T2 信号。GM_2 神经节苷脂沉积病在基底节出现的长 T2 信号使其与周围脑白质呈等信号改变（图 3-81），与有机酸血症和线粒体病在基底节出现明显的高信号形成鲜明对比。Tay-Sachs 病在丘脑腹侧核出现短 T2 信号和弥散减低，也可作为一个与其他疾病鉴别的特征（图 3-81）。脑白质内弥漫性、缓慢进展的长 T2 信号（图 3-80B 和图 3-80C、图 3-81）在 Tay-Sachs 和 Sandhoff 病均可出现。年长的 Sandhoff 病人可见丘脑短 T2 信号和萎缩。最后，出现大脑和小脑萎缩。

岩藻糖苷贮积病

岩藻糖苷贮积病是一种溶酶体疾病，因 γ-L-岩

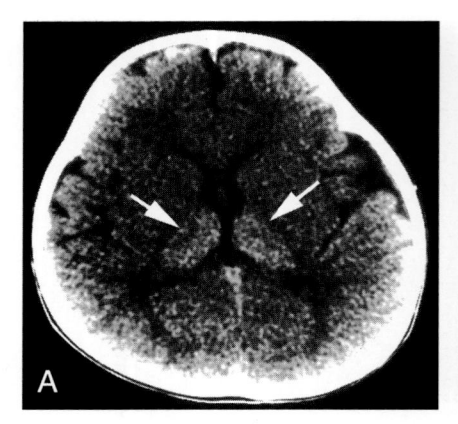

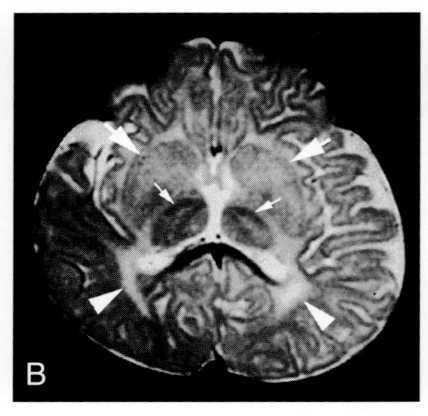

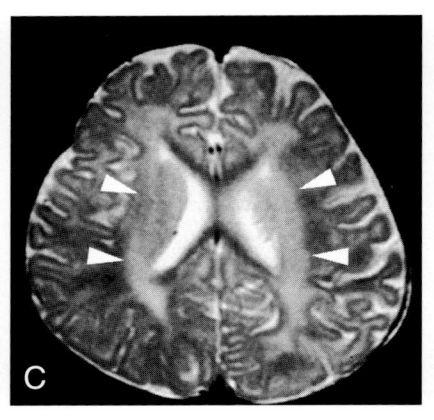

图 3-80 GM₂ 神经结苷脂沉积病（Sandhoff 病）。A：轴位 CT 显示丘脑（箭号）异常高信号。注意，基底节正常的灰质密度消失。B 和 C：轴位 SE 2500/70 图像显示，丘脑（箭号）与大脑皮层相比呈轻度低信号，基底节有斑片状高信号（大箭号）和脑室旁白质内高信号（箭头）。

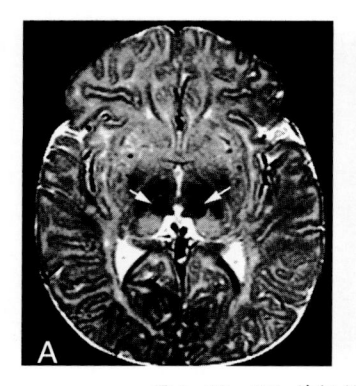

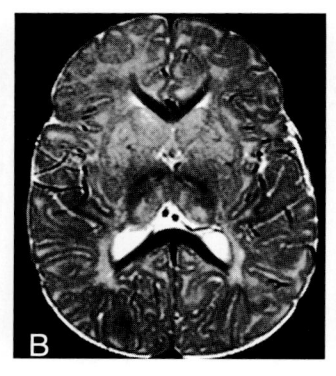

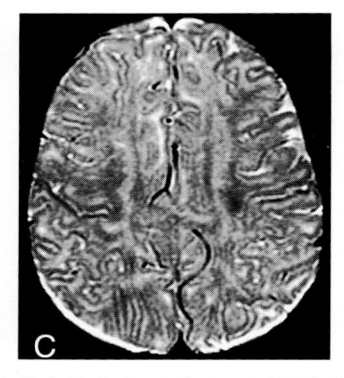

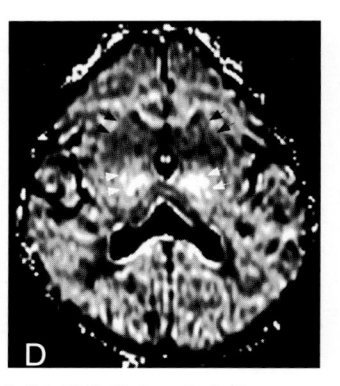

图 3-81 GM₂ 神经结苷脂沉积病（Tay-Sachs 病），14 个月大的患儿。A 和 B：轴位 SE 2500/80 图像显示，基底节和丘脑高信号，除腹侧丘脑内圆形区域（箭号）低信号外。C：轴位 SE 2500/80 图像显示，半卵圆中心水平层面缺乏该年龄应该出现的髓鞘化形成的正常低信号。D：与 A 图相同水平的弥散成像显示，多数深部灰质核团弥散异常增高（黑箭号），但在（A）图所示的丘脑前部低信号区弥散降低（白箭号）。

藻糖苷酶缺乏而引起，该酶可水解由糖脂和糖蛋白产生的岩藻糖。本病被归类于糖蛋白疾病。酶缺乏导致许多器官（如肝脏、脾脏、皮肤、心脏、胰腺、胸腺、甲状腺、肾脏和脑）内贮积大量富含 γ-L-岩藻糖的产物。γ-L-岩藻糖苷酶的基因定位为 1p34.1-36.1，且被命名为 FUCA1。临床上，虽然可发生于任何年龄，但依据酶缺乏的程度，可将本病分为 2 型——婴儿型（Ⅰ型）和青少年型（Ⅱ型）。患儿最初可在躯干发现躯体弥漫性血管角化瘤，为紫色或红色突起于皮肤的小病灶，伴有非进展性肝脏增大（40%）和脾脏增大（25%）。骨骼改变为多发性骨发育障碍，脊柱、盆腔和髋关节出现特征性改变。病理检查显示灰质神经元明显丢失，特别是丘脑、下丘脑、大脑皮层、浦肯野细胞和小脑齿状核。

影像学检查可见特征性弥漫性灰质减少。CT 扫描可见白质及苍白球萎缩和低密度。磁共振报告则提示多种表现。婴儿晚期和儿童早期患者磁共振 T2 加权序列和 FLAIR 序列显示脑白质异常高信号。同样的长 T2 信号还可见于壳核以及苍白球内外侧的髓状层。下丘脑亦可见高信号。这些表现与 GM₂ 神经结苷脂贮积症有些相似。病史更长的患者中，磁共振显示弥漫性脑萎缩伴脑室旁白质非特异性高信号以及苍白球短 T1/T2 信号。这种表现几乎可以确定为神经元蜡样脂褐质沉积症。

L-2-羟基戊二酸尿症

L-2-羟基戊二酸尿是一种常染色体隐性遗传疾病，患者在生后第一年内表现为缓慢进展的中度运动延迟（主要表现为共济失调）、巨头和偶见发热性癫痫。患者在生后第二年内显示不同程度心理缺陷，有时出现张力失常和锥体束征。罕见病例呈暴发性病程并导致婴儿期死亡。患者脑部病理学检查表现为大脑和小脑白质海绵状变性。

影像检查显示皮层下白质、苍白球及小脑齿状核（近乎经常发生）水分增加，CT 为低密度，MR 呈长 T2 信号改变（图 3-82），脑室旁白质通常不受累（图 3-82）。病变白质区水分子弥散下降。本病的苍白球萎缩不同于 Kearns-Sayre 综合征时的肿胀，以此可作为两者鉴别的特征。长 T2 信号也可见于尾状核和壳核。对新生儿患者而言，CT 检查可在生后最初几天内表现为小脑低密度改变，最终将会进展为轻至重度小脑萎缩，小脑蚓部受累显著。脑组织大部分区域水分子扩散正常，仅在受累皮层下白质区轻度增高。短 TEMRS 上除 NAA 轻度下降外，余均正常。

急性坏死性脑炎

急性坏死性脑炎（ANE）一词指的是一种发生于婴儿和儿童的双侧丘脑-被盖受累的急性脑病，6-18 个月的婴儿最常受累。90% 以上患者有着轻度前驱疾病史（包括发热和上呼吸道感染）。然后，在 0.5-3 天后患者出现急性惊厥发作（40%）、意识损害（28%）或呕吐（20%），常在发病 24 小时内出现昏迷。生化检查，82% 患者出现天冬氨酸转氨酶的升高，70% 出现丙氨酸转氨酶升高以及 77% 出现乳酸脱氢酶升高。脑脊液检查显示脑压升高和蛋白质含量升高，细胞计数不增高。尽管一些报道认为人类疱疹病毒 6 和流感 A 和 B 病毒与该病有关，现在仍认为最可能的病因为免疫介导性或代谢性原因。我们见到 3 个同胞兄弟患本病，均有基底节钙化，支持上述观点。

病理学检验显示丘脑、脑干被盖和小脑齿状核出现水肿、神经元和神经胶质坏死。脑实质内小血管周围见明显点状出血。大脑和小脑实质内也可见非出血性脑白质病变。除了一些外渗的白细胞外，无炎性细胞侵润可与急性播散性脑脊髓炎和急性出血性脑脊髓炎相鉴别。

神经影像检查表现为双侧丘脑损害，与相邻的壳核、外囊/最外囊的病变相连续（图 3-83），这些病灶几乎均会囊变（图 3-83）和出血（图 3-84），尤其在病灶的中心区。数天后增强扫描可见出血灶周边环状强化。壳核前部通常不受累。大多数检查还会显示脑干背盖和小脑核团以及深部白质呈低密度或长 T2 信号改变。半数患儿的大脑半球可受累，通常表现为斑片状长 T2 信号和低密度（图 3-84）；大脑内某些病灶可囊变，但无出血。文献报道，发病后头几天脑干、小脑和丘脑病灶在 DWI 上表现为弥散下降。然而，由于本病迅速出现坏死，故发病后一周可见 DWI 上弥散增高（图 3-83）。

伴有基底节和小脑萎缩的脑白质髓鞘形成不良

伴有基底节和小脑萎缩的脑白质髓鞘形成不良是一种原因不明的新命名的疾病。临床表现依病变严重程度不同而异，绝大多数患儿早期表现为学习行走困难，随后出现运动倒退，包括痉挛状态、共济失调和椎体外系运动障碍（张力障碍、舞蹈徐动症和强直）。一

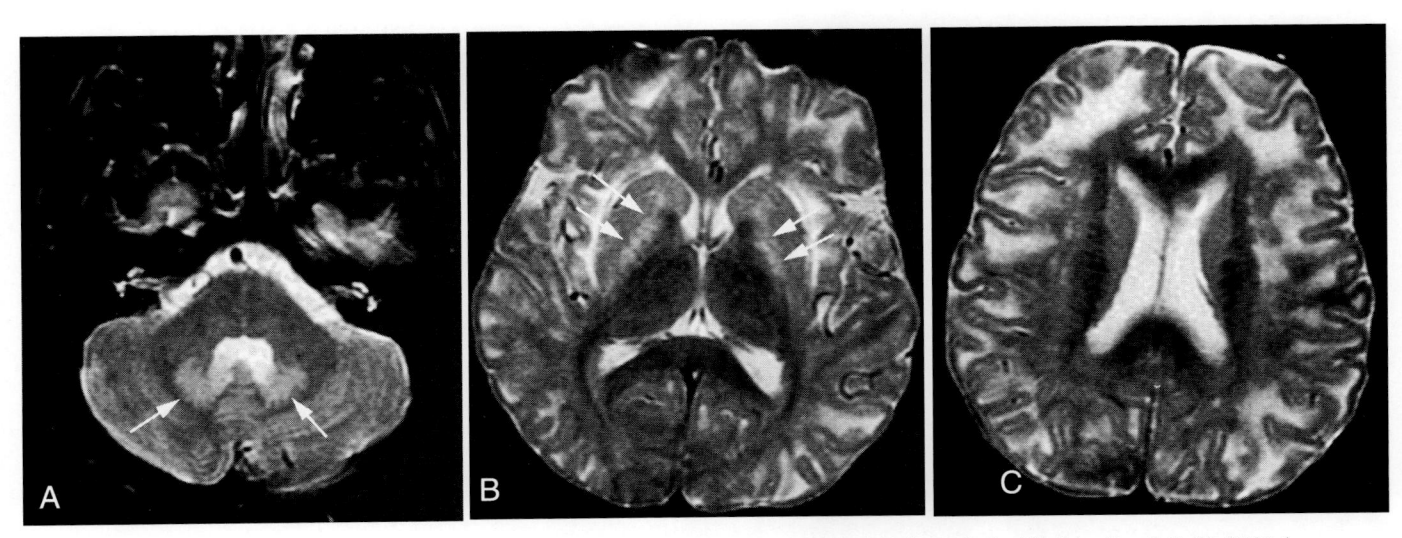

图 3-82 L-2-羟基戊二酸尿。A：轴位 SE 2500/80 图像显示，小脑齿状核长 T2 信号（箭号）。B：轴位 SE 2500/80 图像显示，苍白球（箭号）萎缩和长 T2 信号，以及脑白质显著长 T2 信号。C：半卵圆中心水平轴位 SE 2500/80 图像显示，中央白质正常而外周白质受累。

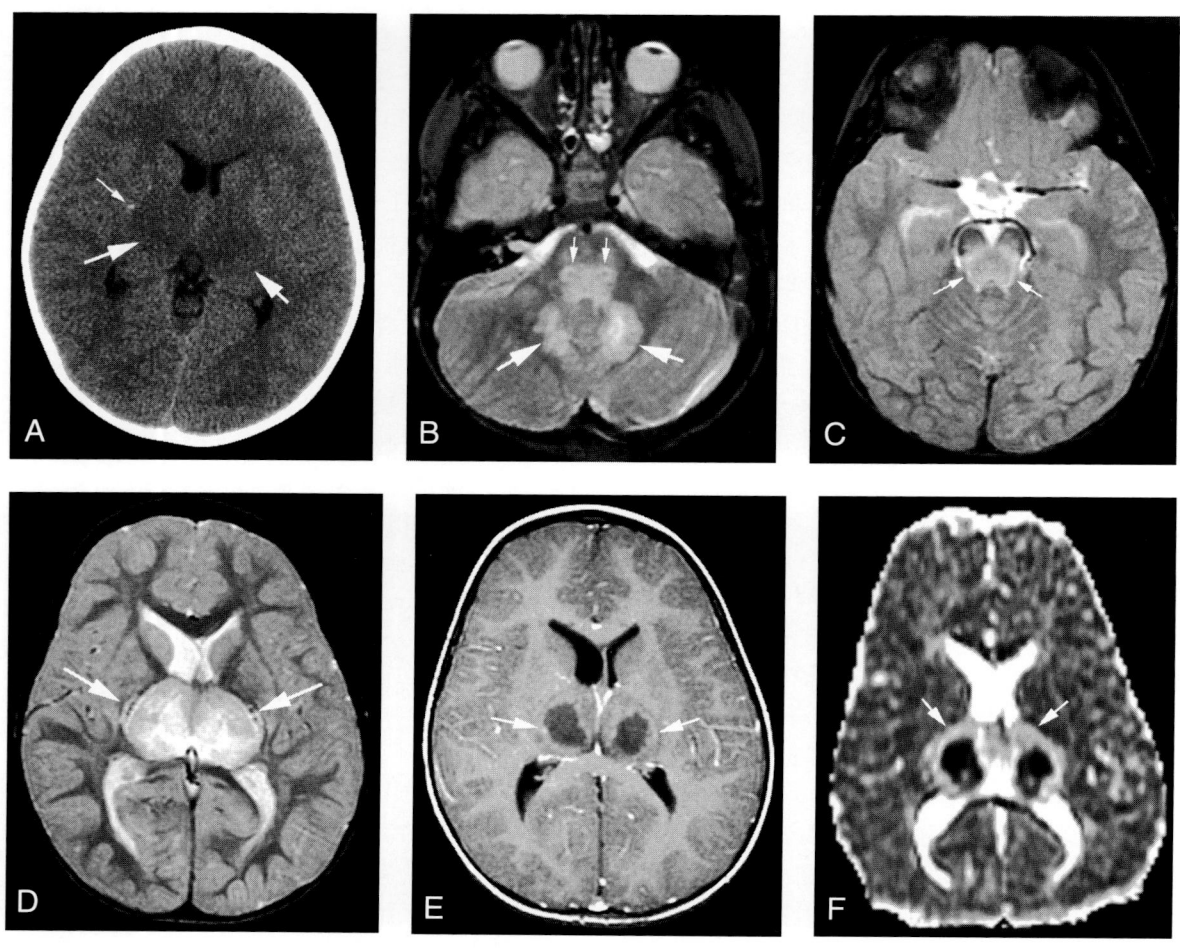

图 3-83 急性坏死性脑炎，2岁儿童。A：轴位平扫 CT，病程早期显示丘脑异常低密度（大箭号）。注意，在低密度的外方有钙化灶（小箭号）。B：随后复查轴位 SE 2500/80 图像显示，脑桥背侧（小白箭号）和小脑核团（大白箭号）异常高信号。C 和 D：中脑和脑桥水平轴位 SE 2500/80 图像显示，中脑背侧（小白箭号）和丘脑异常高信号，并向内囊后支扩展（大箭号）。注意，颞角轻度扩大，提示继发于丘脑水肿的早期积水。E：增强轴位 SE 550/16 图像显示，丘脑囊性变，周边可见细小环状强化（白箭号）。F：ADC 图像显示亚急性期（发病5-6天）信号增高，提示弥撒增高累及病灶大部分区。文献报道发病后的头几天有弥散下降。丘脑囊性区呈低信号，可能是出血导致的磁敏感效应。

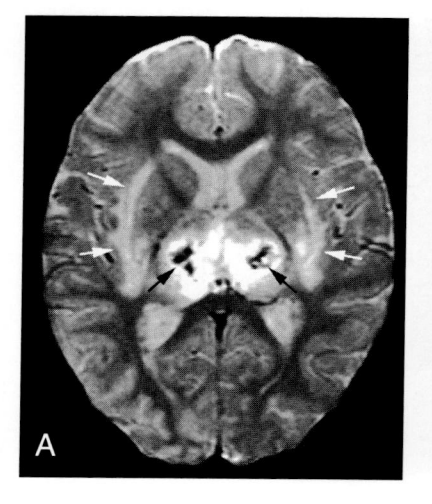

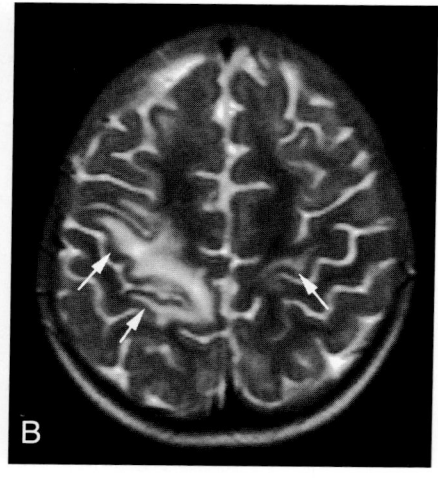

图 3-84 急性坏死性脑炎伴出血性囊变。A：SE 2500/70 图像显示，水肿扩展至内囊后支、外囊和最外囊（白箭号）。注意，丘脑内的低信号区（黑箭号）为出血性囊变。B：轴位 SE 2500/80 图像显示更高的层面的高信号扩展到运动皮层下白质。

些严重的病例在出生后几个月内有视觉减退和运动发育停滞。所有患儿均可见学习困难并需要特殊教育。EEG 显示大脑的背景波活动减慢。

MRI 表现为弥漫性脑白质髓鞘形成不良，T2WI 上白质的信号高于灰质，内囊后支前部可见轻度低信号。皮质脊髓束受累严重，在脑桥和中脑水平出现明显高信号（相对周围高信号结构）。另外，壳核和尾状核较小，随访复查呈进行性萎缩；小脑也出现进行性萎缩，小脑蚓部重于小脑半球。质子波谱显示皮层正常，而白质内肌酸和肌醇峰增高，基底节改变与白质相同。有关 DWI 在本病的应用尚未见报道。

齿状红核和苍白球丘脑下核萎缩

齿状红核和苍白球丘脑下核萎缩是一种常染色体显性遗传疾病，是由于 12 号染色体长臂 12p13.31 上 DRPLA 基因的 CAG 三核苷酸不稳定性扩展引起的病变。CAG 重复的数量越多，患者发病年龄就越早，病情也就越严重。患者的发病年龄从 10 岁至 70 岁不等。临床症状多变，其至在同一个发病家系中也不尽相同。大多数儿童期发病的患者表现为进行性肌阵挛性癫痫和智能倒退。成人发病型患者常出现小脑共济失调、舞蹈手足徐动症和痴呆，因此可被误诊为亨廷顿病。

青少年型患者的神经影像学表现为苍白球长 T2 信号及轻度大脑、小脑和中脑萎缩。然而，按照 Miyazaki 等人的描述，儿童期发病型患者的特征性 MR 表现为脑干被盖萎缩（特别是中脑和脑桥上部）、小脑萎缩（包括齿状核）和脑室旁或深部白质内长 T2 信号。值得注意的是，该报道中未见苍白球、丘脑下核和红核受累。

3-甲基戊烯二酸尿症

按照临床和实验室的结果将本病分为4个类型。仅有常染色体隐性I型患者出现典型的神经系统症状和体征。基因突变位点在 9 号染色体的 AUH 基因，该基因编码 3-甲基戊烯二酸-CoA 水解酶。临床表型的表现变异较大，有些患者表现为语言发育落后和高氯血症酸中毒，并伴有胃肠道返流；另外一些更严重的表型表现为癫痫、小脑症状和基底节萎缩。

影像学表现相当特异，尾状核头和壳核前部呈 T2 高信号，同时伴有不同程度的脑白质发育落后（图 3-85）。

孤立性亚硫酸氧化酶缺乏

孤立性亚硫酸氧化酶缺乏是一种罕见的常染色体隐性遗传病，导致早期出现神经系统症状恶化和早期

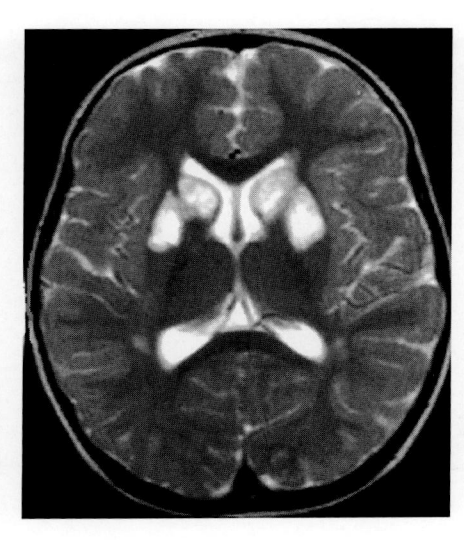

图 3-85 3-甲基戊烯二酸尿，I 型。轴位 SE 2500/80 图像显示，尾状核头和壳核前半部呈高信号。孤立性亚硫酸氧化酶缺乏。

死亡。致病基因为 SUOX，位于 12 号染色体的短臂上。亚硫酸氧化酶是一种线粒体内可溶性酶，位于膜中间腔内，催化内源和外源性亚硫酸氧化成硫酸盐，亚硫酸氧化是含硫氨基酸分解代谢的最后一步。患者典型表现为进食困难、频繁呕吐、昏睡及出生后数天内发生癫痫。EEG 显示脑内波幅普遍降低，有时可见双侧弥漫性癫痫波。本病的诊断依靠尿内亚硫酸和 S-硫基半胱氨酸增高和血浆内半胱氨酸下降。培养的纤维母细胞内亚硫酸氧化酶活性下降。分子学分析显示线粒体基因组缺陷。如果患儿能存活，则表现为进行性小头畸形，伴有长束征、头部控制差、躯干张力低和四肢痉挛。

神经病理发现脑白质呈囊性脑软化并有明显胶质化、皮质萎缩和基底节萎缩和胶质化。

影像学显示病程早期出现大脑皮层、白质和基底节水肿。海马相对正常（图 3-86）。灰-白质交界处和基底节的 T1 缩短（T1WI 呈高信号），头一个月内随访可发现基底节萎缩和白质多囊性软化。数周后，脑退变为囊性脑软化。

毒素摄入

应该记住，先天性代谢障碍是内源性毒素接触。因此，其损伤与外源性毒素(如药物)损伤的模式是相似的。图 3-87 和图 3-88 是摄入有毒性作用物质的脑损伤的实例。注意，在该病中灰质和白质均受累，均具有先天性代谢障碍病的影像特征。在任何情况下疾病表现或发病不典型时，特别是先前健康的儿童和青少年突发神经系统症状和体征时，均应该考虑到毒素接触的可能。

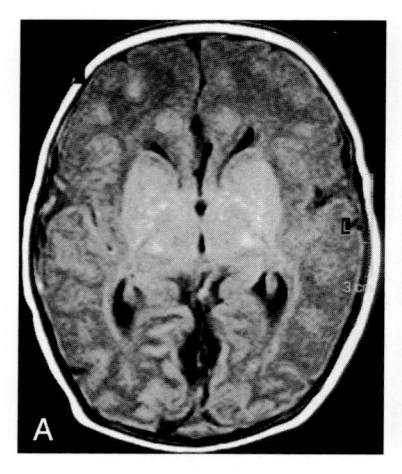

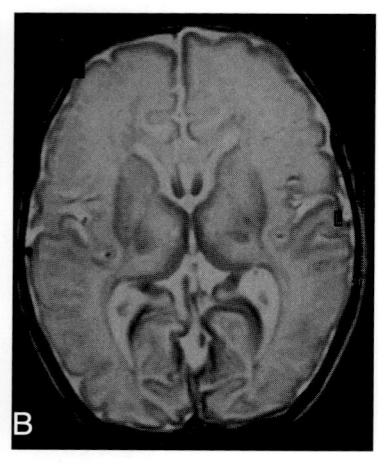

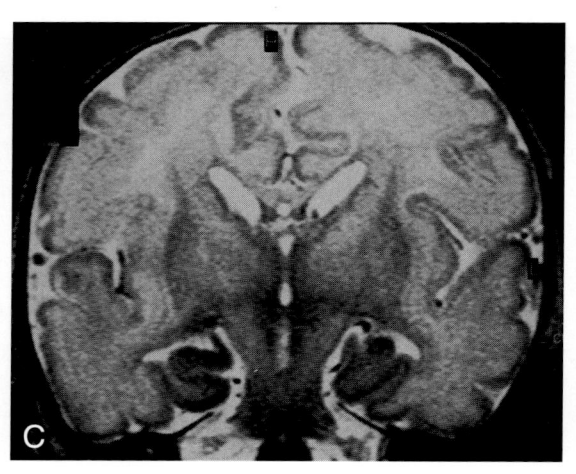

图 3-86 孤立性亚硫酸氧化酶缺乏。A：轴位 SE 600/11 图像显示，基底节、丘脑腹侧、大脑皮层和灰-白质交界处短 T1 信号（高信号）。B：轴位 TSE 3500/112 图像显示，皮层、白质和基底节明显水肿。C：冠状位 TSE 3500/115 图像显示颞叶内侧结构正常。

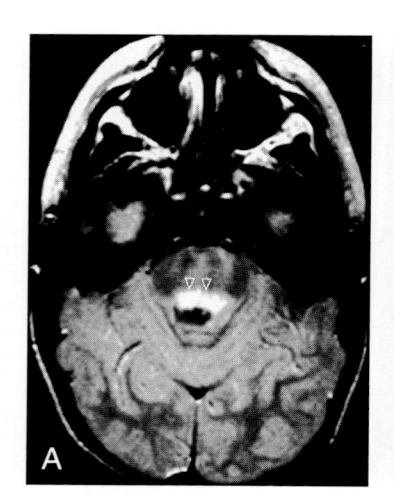

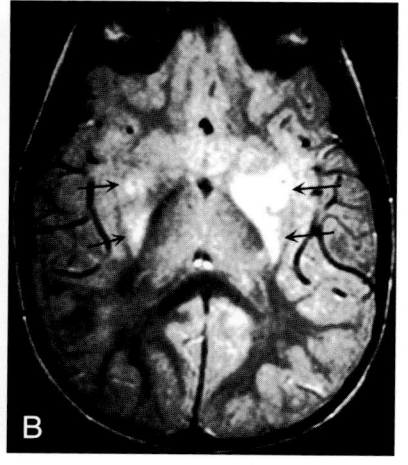

图 3-87 卡马西平中毒，5 岁患儿。卡马西平停药后上述病变消失。A：轴位 SE 2500/80 图像显示，脑桥背侧长 T2 信号（空心箭号）。B：基底节水平轴位 SE 2500/80 图像显示，双侧豆状核后 2/3 出现长 T2 信号。

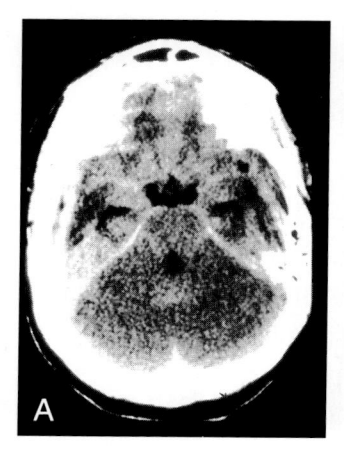

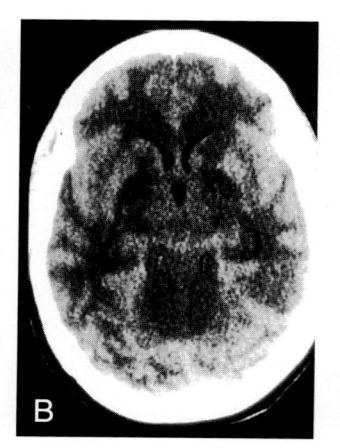

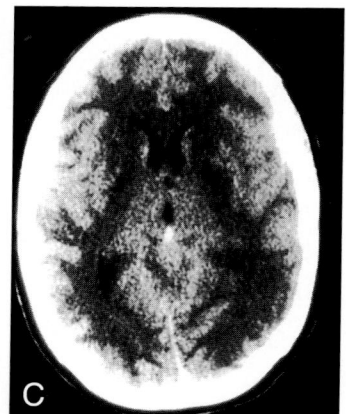

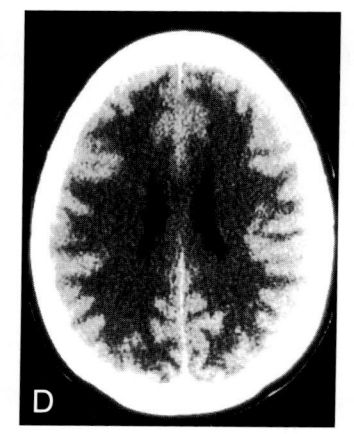

图 3-88 10 岁女孩服用多种药物后。轴位 CT 平扫（A-D）显示小脑、苍白球和大脑白质包括皮层下 U 形纤维显著低密度和肿胀。存在早期脑积水。

原发小脑的疾病

发育不全与小脑萎缩的鉴别

多种代谢性疾病可影响小脑，但极少数病变以小脑为主（表3-13）。在本章中，我将简要讨论一些在儿童期累及小脑的疾病。然而，在讨论特定疾病之前，详述小脑萎缩和小脑发育不全影像表现的区别是非常必要的。若存在小脑体积小且小脑裂扩大（图3-89）或出现进行性小脑体积丧失，则定义为小脑萎缩。而小脑体积小但小脑裂与脑叶相比大小正常者（图3-90），为小脑发育不全。

小脑萎缩

Friedreich 共济失调

Friedreich 共济失调是遗传性共济失调最常见的类型，患病率为 2.1×10^{-5}，为常染色体隐性遗传疾病。基因位点位于9号染色体短臂（9q13-21.1），没有遗传异质性的证据。该基因编码的蛋白（称为frataxin）功能尚不清楚，frataxin位于线粒体内膜，该基因突变触发铁-硫聚簇包涵酶缺乏（如线粒体呼吸链酶复合体Ⅰ到Ⅲ）。因此，Friedreich 共济失调被认为是一种线粒体疾病。然而，该病表现复杂多样，发病年龄、进展速度、严重度和病变累及范围存在显著差异。尽管可在任何年龄发病，但10岁之前发病者占35%-40%。步态和姿势共济失调、下肢反射消失为肯定出现的症状。辨距不良、构音障碍、巴氏征、脊柱侧突和振动觉减退出现于大多数患者，肥厚性心肌病见于近半数患者。儿童发病型患者糖尿病高发病率（25%）。MR 表现可正常或出现小脑上蚓部和脊髓萎缩，偶见脑干萎缩。

伴有选择性维生素E缺乏的共济失调

共济失调并选择性维生素E缺乏是一种常染色体

表 3-13
明显累及小脑的病变

A. 小脑萎缩
　1．Friedreich 共济失调
　2．选择性维生素E缺乏的小脑共济失调
　3．糖基化1a的先天性疾病
　4．婴儿神经轴索营养不良
　5．婴儿橄榄体脑桥小脑萎缩
　6．婴儿期发作性脊髓小脑共济失调
　7．小脑性共济失调Ⅰ型
　8．先天性肌营养不良症并小脑萎缩
　9．伴有水肿、高度节律失调和视神经萎缩的进行性脑病
　10．甲羟戊酸激酶缺乏
　11．辅酶Q10缺乏
　12．Wolfram 综合征
　13．脊髓小脑共济失调
　14．神经元蜡样脂褐质沉积症（所有类型，小脑改变在晚婴型最显著）
　15．GM_2 神经结苷脂沉积病（Tay-Sachs 和 Sandhoff 病）
　16．伴有基底节和小脑萎缩的髓鞘形成不良
　17．线粒体疾病（特别是呼吸链复合体Ⅰ的疾病）

B. 小脑发育不良
　1．脑桥小脑发育不全
　2．腺苷酸琥珀酸酶缺乏
　3．Marinesco-Sjogren 综合征
　4．X-连锁非进行性先天性小脑发育不全
　5．Hφyeraal-Hreidarsson 综合征

隐性遗传疾病，其临床表型等同于Friedreich 共济失调。患者在6-18岁间出现共济失调、构音障碍、反射消失、跖伸肌反射、本体感觉丧失、弓形足和脊柱侧凸。致病基因定位于8号染色体短臂，编码α-维生素E转运蛋白（TTPA）。该病可通过维生素E或染色体测定与Friedreich 共济失调进行区分。

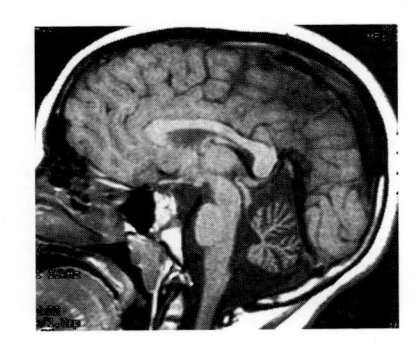

图 3-89　小脑萎缩。矢状位 SE 550/11 图像显示小脑脑叶明显萎缩，脑沟扩大明显。

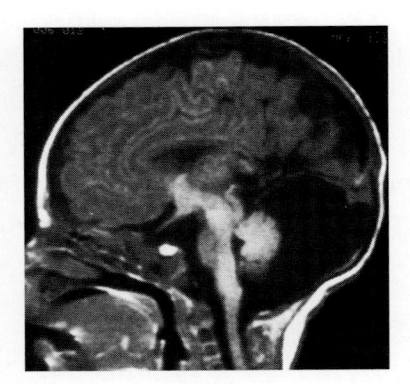

图 3-90　小脑发育不良。矢状位 SE 550/11 图像显示，小脑非常小。然而，所有小脑脑叶均形成，且脑叶与脑沟的比例正常。

糖基化先天性异常

本病是 N-连锁糖基化通道上 9 个基因缺陷所致，是一组疾病，分为两大组和若干亚组（数量不断在增加），其中许多疾病越来越为人所知。大多数不累积小脑的疾病将不在此讨论。

到目前为止，糖基化先天性异常中最常见的类型为 1a 型，即先前称为碳水化合物缺乏糖蛋白综合征。它是一种常染色体隐性遗传病，特征性临床表现为发育停滞、乳头内翻、皮下脂肪分布异常、肝大、反复性腹水和心包积液。婴儿患者通常表现为肌张力减弱，年长儿可见共济失调、外周神经病和中度精神发育迟缓。约 20% 的患者在出生后一年内死于严重感染、肝功能衰竭、心衰或癫痫持续状态。那些幸存患者则出现运动和智能落后（文献报道常在 4～5 月大时出现）。存在小脑、锥体外系和外周神经功能异常时会加重运动功能损害，导致轴性张力过低、肌无力（特别下肢）、运动障碍、共济失调、辨距困难和震颤。80% 的患者出现进行性小头和视网膜病。生化缺陷导致磷酸甘露糖变位酶活性下降，使甘露糖-6-磷酸向甘露糖-1-磷酸转化的过程受影响，而后者是合成多萜醇-焦磷酸低聚糖的基本成分。磷酸甘露糖变位酶的基因位于 16 号染色体长臂上。本病诊断依靠血清转铁蛋白的等电聚焦，发现乏唾液酸基-和 disialo-转铁蛋白增高，而 4-和 5-disialo-转铁蛋白明显下降。

神经影像学表现为小脑半球明显发育不良合并萎缩（图 3-91），在婴儿呈进展性，但速度相对恒定。小脑蚓的前部更严重。其他影像特征包括脑干发育不良、桥脑发育不良和幕上白质发育不良或萎缩。

婴儿期发病型脊髓小脑性共济失调

婴儿期发病型脊髓小脑性共济失调是一种常染色体隐性遗传疾病，基因缺陷定位于 10 号染色体短臂 10q24 上的 IOSCA 基因。出现症状通常在 1 岁左右，患者出现共济失调、外周感觉神经病、手足徐动症、癫痫、耳聋、眼肌麻痹、视神经萎缩和原发性性腺机能减退（在女孩出现）。病变初期影像学表现正常。然而，小脑萎缩约在 6 岁时变得明显，随后可见进行性小脑和脑干萎缩。

小脑共济失调 I 型

小脑共济失调 I 型先前称为小脑颗粒层原发性变性和 Norman 型小脑发育不良，是一种常染色体隐性

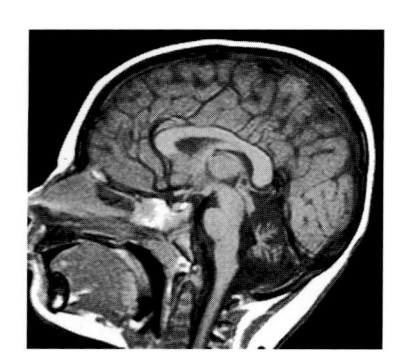

图 3-91 糖基化的先天性疾病，1a 型。矢状位 SE T1W 像（550/11）显示小脑蚓部非常小，小脑半球缩小和脑裂增宽。

遗传疾病，因位于 9 号染色体短臂（9q34-qter）上的 CLA1 基因突变所致。在生后最初数月内发病，出现肌张力减退和运动发育延迟。最终患者出现语言和精神发育迟缓。一些患者很早就出现小头畸形、癫痫发作和重度精神发育迟缓。神经影像学检查显示婴儿小脑体积小及进行性小脑萎缩。

先天性肌营养不良症并小脑萎缩

非常罕见，患者出现先天性肌营养不良伴有小脑萎缩。与所有先天性肌营养不良症一样，这些患者出现先天性全身肌张力减退和肌肉无力，均具有显著的运动发育延迟。另外一些患者出现显著的共济失调伴辨距不良性运动、眼球震颤和构音障碍性言语，大多数有中度精神发育迟缓。血清肌酸激酶显著升高。矢状位 MR 扫描显示小脑显著萎缩，有时可见大脑白质 T2 信号轻度延长。

甲羟戊酸激酶缺乏（甲羟戊酸尿）

甲羟戊酸激酶缺乏症是导致的胆固醇生物合成异常性疾病，（甲羟戊酸激酶缺乏）该酶为胆固醇和非甾醇异戊二酸生物合成中 3-羟-3-甲基戊二酰辅酶 A 还原酶后的第一个酶。编码甲羟戊酸激酶的 MVK 基因位于 12 号染色体短臂上，迄今为止认为突变聚簇在蛋白质末端 C 的终端。患者表现为不同严重程度的临床病症，似乎与酶活性水平并无直接关系。所有患者均表现为反复临床危象，包括发烧、肝脾大、淋巴结病、呕吐、腹泻、关节痛和麻疹样疹，以上症状因或染诱发。严重患者有同质异形特征，包括不规则囟门、耳低位和后旋、白内障、肝脾大、淋巴结病和贫血。患者可见严重发育延迟并可为死产或在婴儿时死亡。较轻患者有精神运动减退、肌张力减退、肌病和共济失调。神经影像学检查显示选择性和进行性小脑萎缩。

伴有水肿、高度节律失调和视神经萎缩的进行性脑病

伴有水肿、高度节律失调和视神经萎缩的进行性脑病（PEHO）综合征是一种隐性遗传病，最早由芬兰人描述，此后在全世界均有报道。本病通常在婴儿期发病，表现为张力过低、小头、语言和运动发育落后。1岁以内出现婴儿痉挛。病初出现深腱反射下降，逐渐发展为活跃（如四肢痉挛性瘫痪）。患儿无明显视觉对比，眼科检查可见视神经萎缩。面颅畸形包括大耳垂、牙龈发育不良和面部、手脚背侧水肿。

病理上，大脑和小脑萎缩，以小脑明显。病变主要在小脑皮层和视神经，在小脑的内颗粒细胞层显示严重的神经元丢失。尽管Purkinje细胞的体积减小、变形和不重合（树突沿水平方向行走），但其数量基本正常。分子层的体积减小，视神经萎缩。髓鞘化正常。

神经影像显示小脑白质容积减少和进行性小脑萎缩，累及整个小脑。由于胼胝体变薄而使大脑白质容积下降。尽管不能排除出生前发病的可能，出生后的影像随访有助于对疾病的病程观察。

辅酶Q缺乏

在婴儿和儿童进行性小脑共济失调患者的骨骼肌中发现辅酶Q10（泛醌）缺乏；有一组报道，在未确诊的小脑共济失调和萎缩患者中有13%存在此酶缺乏。早期症状有肌张力低下和运动发育迟缓、共济失调或癫痫；所有患者均在10岁以内发病，影响躯干、肢体和语言发育。半数病人有长束征，包括反射亢进、巴氏征和痉挛状态，其他征象有肌阵挛和眼肌麻痹。文献报道，一个肌病类型表现为运动不耐受和发作性肌红蛋白尿，伴有中枢神经系统症状，包括共济失调、癫痫和发育落后。影像学表现为进行性小脑蚓部和半球萎缩。

婴儿橄榄体脑桥小脑萎缩

本病是一种常染色体显性遗传病，儿童期发病，大多数进展缓慢。婴儿橄榄体脑桥小脑萎缩极其罕见，以快速退变、并在发病后数月或数年内死亡为特征。MR或CT的神经影像学检查的典型表现为小脑和脑桥变小、并小脑中脚显著缩小。关于这类病的准确定义尚不清楚；实际上，将一些病例归入碳水化合物缺乏糖蛋白综合征更合适；另外一些则可归入新命名的性连锁先天性小脑共济失调。

神经元腊样脂质沉积症

本病已在灰质疾病中讨论过了。应该记住，小脑萎缩是神经元腊样脂质沉积症的重要征象，更重要的是这些小脑萎缩的类型，特别是晚期婴儿型（CLN2）和进行性癫痫伴精神倒退型（CLN8）及其征象（包括临床和影像）。

线粒体疾病

线粒体疾病已在灰质和白质疾病中讨论过了。如上所述，线粒体疾病是一个综合体，有许多不同的表现。在加州大学旧金山分校，有一些线粒体疾病，特别是呼吸链复合体I型缺乏的患者表现为单纯小脑综合征，影像学上仅见小脑萎缩。

脊髓小脑萎缩

脊髓小脑萎缩是一组表型和基因型多样的显性遗传疾病。截至写本书时，在人类孟德尔(氏)遗传网（OMIM）上至少有21种表型和基因型的报道。大多数患者为成年人，所以仅在这里列表说明（表3-14）。一些特征性的影像表现列于该表中。感兴趣的读者可参阅相关著作。

遗传性少年型糖尿病Wolfram综合征

Wolfram综合征最初被描述为糖尿病和双侧视神经萎缩联合存在。后来又称作DIDMOAD，主要表现为尿崩症、糖尿病、视神经萎缩和耳聋等。90%以上病例因WFS1基因突变而引起，该基因位于4号染色体长臂上（4p16.1），第二个位点（WFS2）在4号染色体短臂上（4q）。患者还可出现嗅觉丧失、共济失调和中枢性窒息。病理上显示视神经、视交叉和视束严重退变，同时有外侧膝状体、脑桥腹侧、下丘脑的侧脑室旁和视上核严重神经元丢失。另外，在桥小脑束、视放射、海马穹窿和深部白质有广泛的营养不良伴水肿。一个关于Wolfram综合征的MR报道显示除显著的小脑和脑干萎缩外，还有下丘脑和视觉系统的萎缩。这种差异是否反映疾病的不同或者仅仅反映疾病的不同分期尚不清楚。

常染色体隐性遗传性痉挛性共济失调

该病最初由Queber提出，但很快就有大量报道。分子基因学分析致病基因位于13号染色体短臂上（13q11-12），被命名为SACS。该基因的蛋白产物被认为与蛋白质褶有关，在中枢神经系统的许多区域表达，包括大脑皮层、小脑颗粒细胞层和海马。本病通常

表 3-14
脊髓小脑共济失调

类型	基因位点	病理/影像表现	症状/体征
SCA1	6p23	病理：Purkinje细胞、齿状核神经元、下橄榄体神经元及 CN Ⅸ、Ⅹ和Ⅻ细胞核丢失 影像：脑桥、小脑和下橄榄萎缩	共济失调步态、构音障碍、眼球震颤、反射亢进和凝视麻痹
SCA2	12q23-24	病理：脑桥基部、小脑中脚、小脑半球和下橄榄体萎缩 影像：脑桥本部、小脑中脚、小脑半球和下橄榄体萎缩	共济失调、构音障碍、震颤、缓慢跳阅、眼肌麻痹和上肢反射减低
SCA3	14q24.3~32.1	没有报道，推测与Machado-Joseph病相似	进行性共济失调、肌萎缩、突眼肌强直和张力障碍
Machado-Joseph病	14q32.1	病理：小脑脚、背柱、基底节和黑质退变 影像：脑桥被盖严重萎缩，小脑皮层轻度萎缩	进行性共济失调、外周性肌萎缩、非中心性外眼肌麻痹、突眼、面容/舌自发性收缩、张力障碍、肌萎缩、张力障碍和痉挛状态
SCA4	16号染色体长臂	没有报道	共济失调、感觉神经轴突神经病
SCA5	11p11-q11	小脑萎缩，脑桥正常	单纯性小脑共济失调、构音障碍
SCA6	19p13	病理 Purkinje细胞丢失，特别在蚓部背侧，继发橄榄体萎缩 影像：孤立的小脑萎缩	共济失调、痴呆
SCA7	3p14-21.1	小脑和橄榄体严重萎缩，橄榄体、外侧膝状体和黑质出现神经元包涵体	共济失调、黄斑营养不良、色素性视网膜变性

在 3-4 岁时发病，表现为行走缓慢伴步态不稳。后期表现为痉挛性共济失调、语言急促不清、深腱反射增高、跖肌反射异常、眼球震颤和（常有）追逐运动异常。肌电图显示神经元性神经病，伴有感觉活动电位缺乏和运动传导轻度下降，智能通常正常。影像学显示小脑萎缩伴大脑白质容积减少和胼胝体变薄。

小脑发育不全

脑桥小脑发育不良

小脑发育不全常合并脑桥发育不良，可能因为构成脑桥腹侧核团的神经元和构成小脑颗粒细胞层的神经元均来源于菱唇。另外，许多小脑核团和脑桥腹侧核团之间有轴突连接，反之亦然。所以，在胚胎分化后期，菱唇或小脑发育异常会导致脑桥和小脑同时发育不良。因此，小脑发育不全是由不同种类疾病组成的病变，绝大多数病因为遗传性。已经报道两个特殊临床综合征具有脑桥和小脑发育不良，被命名为脑桥小脑发育不良Ⅰ、Ⅱ型。这类疾病将在第五章中描述，在此讨论是因为该病的临床病程呈进行性发展。

Ⅰ型患者的典型表现为进行性小头畸形、中枢性肌张力减弱、视力缺损、异常眼运动和精神运动发育延迟。本病常出现脊髓前角细胞受累性肌病，婴儿出生时就可能显示肢体挛缩。其他常见的伴发畸形有大脑皮层和胼胝体异常。

Ⅱ型是一种常染色体隐性遗传病，患者的典型表现为进行性小头畸形、癫痫和严重的神经系统征象，包括锥体外系运动障碍并呈进行性发展。脑桥较小但腹侧却轻度膨出。

Marinesco-Sjogren 综合征

Marinesco-Sjogren综合征是一种罕见的常染色体隐性遗传疾病，临床的典型表现为先天性白内障、小脑性共济失调、性腺发育不全和精神发育迟缓。基因定位于5号染色体短臂。另外一种相似的疾病，基因定位于18号染色体短臂，临床表现包括先天性白内障、面部畸形和神经病或CCFDN。小脑共济失调和儿童期白内障是该综合征最常见的征象，肌肉病变也很常见。MR典型表现为后颅凹狭小，其中小脑体积非常小，但这不是固定改变。

X-连锁非进行性先天性小脑发育不良

X-连锁非进行性先天性小脑发育不良是一种X-连锁性疾病，缺陷基因定位于X染色体长臂间隔（Xp11.21-q24）。患病男孩初次发病表现为显著的早期运动发育延迟。在5-7岁时神经病学综合征候群表现明显，包括小脑性共济失调、构音障碍和外眼肌麻痹，无智力发育减退、痉挛性下肢轻瘫或感觉缺失的症状。神经影像学检查显示，小脑半球和小脑蚓部发育不全。病变在儿童早期后不再进展。

Hφyeraal-Hreidarsson 综合征

Hφyeraal-Hreidarsson 综合征是累及男性的多系统疾病。患者在出生前即有生长不足，出生后早期出现精神运动落后、小头、共济失调、痉挛状态、免疫缺陷和血小板减少，并进展为全血细胞减少症。该病是由于X染色体短臂（Xq28）上的DKC1基因突变引起的，同样的基因突变导致X-连锁先天性运动障碍症。神经病理学发现小脑颗粒细胞层发育不良，但无蒲肯野细胞丢失和髓鞘发育延迟。影像学表现为小脑发育小（有轻度脑裂增宽但不进展）、脑桥小、大脑白质容积减少、胼胝体细小和白质髓鞘化落后。

第四章

婴儿期和儿童期的颅脑及脊柱损伤

概述 139

颅脑损伤的基本表现 139
脑穿通畸形 139
积水性无脑畸形 140
脑软化 141

缺氧缺血性脑损伤 142
局部梗塞 142
弥漫性脑缺血损伤 150

多胎妊娠的中枢神经系统损伤 185
多胎妊娠的缺血性脑损伤 185

新生儿低血糖 185

胆红素性脑病（核黄疸） 186

与先天性心脏病相关的脑损伤 187

高钠性脱水 187

婴儿期和儿童期的中枢神经系统创伤 187
分娩创伤 188
出生后创伤 195

儿童后背疼痛 212

概述

本章节将讨论颅脑的破坏性损伤。严格意义上说，本章节讨论的颅脑损伤很难与第三章中提及的许多颅脑损害区别开来，许多代谢性和脱髓鞘病变，事实上就是脑细胞受损造成的。然而，先天性代谢性脑病、中毒性脑病和特发性（自身免疫性）脑病通常为进行性病程，而那些源于物理因素、缺氧缺血、低血糖和高胆红素血症的颅脑损伤通常有一个或两个确定的病因，病程常处于静止状态。因此，从理论上讲，将这些疾病分开在两个章节里讨论，是有道理的，并且可以保证章节的合理长度。

颅脑损伤的基本表现

在论及由于特定因素造成的特定类型颅脑损伤前，认识新生儿和婴儿弥漫性颅脑损伤导致的影像学表现是非常有用的。弥漫性颅脑损伤导致广泛损害，根据受损时颅脑的成熟程度和损伤的严重程度，出现不同的影像学和病理学表现。颅脑损伤后急性和亚急性期的影像学表现将在后面的章节中讨论。特定的终末期损伤后组织反应性改变分为脑穿通畸形、多囊性脑软化和积水性无脑畸形。对这些定义的理解对于以后章节中论述颅脑损伤是很有帮助的。

在论述任何一种特定的颅脑损伤类型前，有必要首先理解发育中的脑组织对损伤的反应方式。不成熟脑组织对于损伤的反应与成熟脑组织的反应是不同的。胎儿脑中星形细胞的反应能力有限；因此，坏死组织被完全重新吸收（液化性坏死）。最终产生一个周壁光滑充满液体的囊腔（脑穿通性囊肿）。与此相反，成熟脑组织对伤的反应表现为明显的星形细胞增生；最终形成的病灶包括含有胶质细胞的松软脑组织（"脑软化"）和由反应性星形细胞构成的不规则囊壁。新生儿和婴儿脑组织对损伤的反应处于上述两者之间。在妊娠中期三个月（第4、5、6个月）末或末期3个月（第7、8、9个月）初的某个时期，星形细胞开始出现对损伤的反应，而且呈进行性发展；新生儿脑组织对损伤的星形细胞反应程度为成熟脑组织的15%。因此，颅脑损伤后残余病灶随脑成熟程度的不同而有所改变，妊娠中期3个月胎儿表现为单纯囊性变，妊娠最后一个月的胎儿表现为含有星形胶质间隔的囊，而新生儿期的成熟脑组织表现为无明显囊性成分的单纯星形胶质增生灶。

脑穿通畸形

脑穿通畸形这个名词有许多不同的定义。病理学家用它描述具有光滑囊壁的局限性空腔病灶，周围围绕少量胶质反应改变。这些空腔病灶是妊娠约26周前局部脑组织受损的结果，周围可见发育不良的脑灰质构成的边界，并伴有局部皮层异常，常见如多小脑回。就这种意义来说，脑穿通畸形本质上与脑裂畸形意义相同，脑裂畸形是指大脑半球完全形成之前，由于生发层基质部分和周围脑组织损伤所产生的畸形（见第五章）。另一些学者将发生于妊娠中期3个月后期损伤所致的病灶定义为破坏性脑穿通畸形，以此区别于发育不全性脑穿通畸形（脑裂畸形）和囊性脑软化（参看下文论述）。囊性脑软化是指由于妊娠后期、围产期或生后损伤导致的空腔壁不规则且有较多胶质反应的特征性改变。

在影像学中，（破坏性脑穿通畸形）表现为囊壁光滑的空腔，在所有序列中，囊液信号与脑脊液（CSF）相同（图4-1和图4-2）。这些空腔病灶没有内在结构，其周围脑组织为正常信号强度。许多病灶（图4-1）与继发于脑组织完全液化、周围白质吸收的侧脑室扩大无法鉴别。

积水性无脑畸形

积水性无脑畸形是指大部分脑背盖组织（大脑皮质板和大脑半球白质）被破坏、液化及吸收的情况；这种情况可以看作近似全脑的脑穿通畸形。大脑半球大部分为含有脑脊液（CSF）的薄壁囊腔所替代。囊腔的膜包括两层，外层为软脑膜结缔组织，而内层为残余的皮质和白质。虽然有的学者认为积水性无脑畸形是一种先天性异常，却仍安排在本章（破坏性病变）中进行讨论，是因为残余的大脑半球组织清楚地显示了脑组织的破坏过程。造成这种病变的损伤原因还不是完全清楚，病人之间有很大不同。通过动物试验，在子宫内阻塞胚胎双侧颈动脉可引发类似的病理改变。因此，一些病例很有可能是血管病变产生的。然而经过证实，现在至少有一些积水性无脑畸形的病例是由于弓形体病和巨细胞病毒感染造成的，在其他病例中是否有感染性因素还不完全清楚。在脑组织对损伤反应表现为液

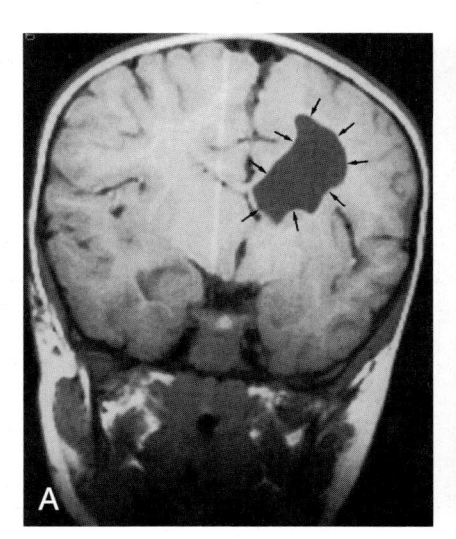

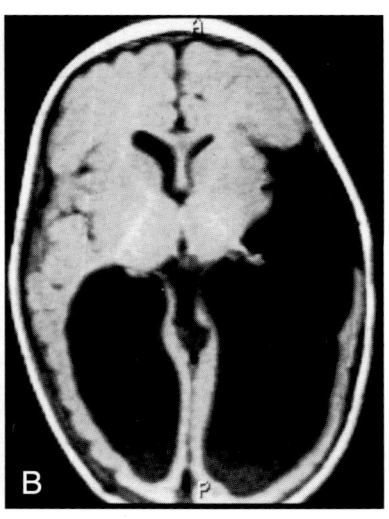

图4-1 早产儿脑室旁出血性梗塞所致的脑穿通畸形。A 经侧脑室额角的冠状位SE600/20图像显示，左侧额角旁且包括额角的一个巨大的、边缘光滑的囊腔（箭号）。囊腔内未见胶质间隔。该病灶与牵拉性侧脑室额角扩张很难鉴别。B：轴位SE500/TE20图像显示，颞叶内左侧脑室颞角旁可见一个巨大的、边缘光滑的囊腔。

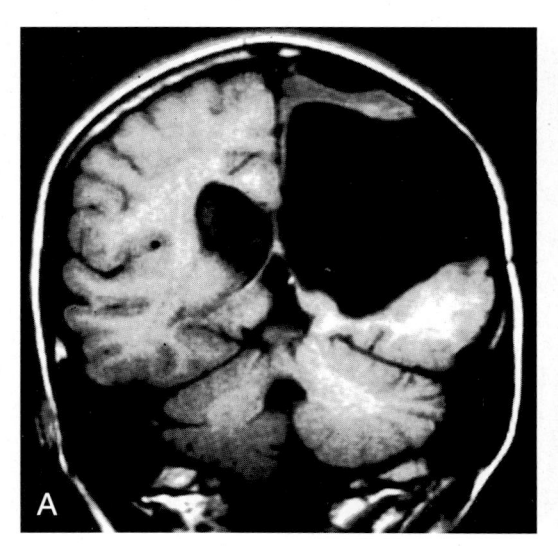

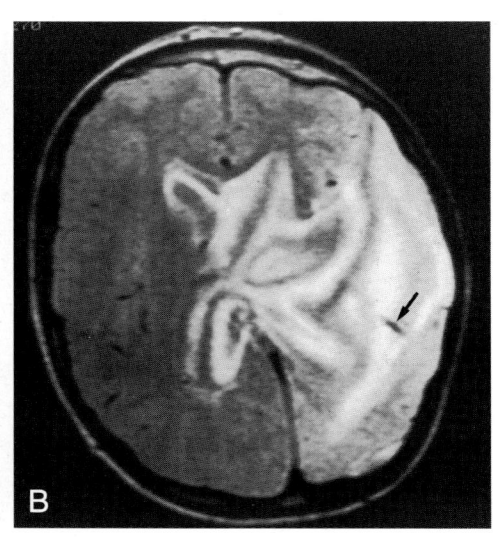

图4-2 脑穿通畸形。A：冠状位SE600/20图像显示，自左侧脑室向蛛网膜下腔延伸的一个巨大囊腔。囊腔内未见间隔组织。囊腔周围可见大脑半球白质而未见灰质，该特点可将其与脑裂畸形鉴别（见第5章）。B：轴位SE2500/70图像显示，囊腔内多发波纹状影，证明了囊腔内液体可以自由流动且囊内没有间隔结构。箭号处为用于治疗患者脑积水的脑室造瘘管。

化坏死的时期,对发育中脑组织的任何一种弥漫性损伤,都可能导致积水性无脑畸形。此外,一些病例可能是遗传性的,因为这些病例存在巨大双侧开唇型脑裂畸形(见第五章)与积水性无脑畸形非常相似;这两种病变事实上可能是一个疾病的两种发展结局。从临床角度讲,依据患儿脑积水是否出现及其程度可能出现小头畸形、头围正常或大头畸形等情况。由于大脑皮层组织几乎完全阙如,这些患儿在年龄很小时就显示出发育延迟。

积水性无脑畸形的影像学表现为整个大脑半球几乎完全被脑脊液取代。丘脑通常存在。额叶和颞叶的下内部分通常也存在(图4-3)。脑干常见萎缩;小脑则几乎总是正常的。

有时用CT扫描鉴别积水性无脑畸形和严重的脑积水是非常困难的。两者的鉴别具有重要意义,因为一些脑积水患儿即使症状非常严重,只要早期进行脑脊液引流术,其脑脊液的转运恢复很好,可使认知和运动功能发育良好。相反,积水性无脑畸形患儿在脑脊液引流术后其智力水平也不会得到改善。从影像学角度来说,脑积水表现为脑室扩张及其周围薄层脑组织由灰、白层构成。由于上方颅盖骨造成的伪影,脑室边缘组织在CT扫描中无法显示,尤其在儿科检查中,常使用低剂量CT,伪影更加明显。由于不会产生如此严重的射线硬化伪影,磁共振成像能够显示这种薄层皮髓质边缘,从而鉴别两种病理情况。事实上,鉴别这两种病变仅存在纯理论意义,因为两种情况的治疗相同,都需要进行脑脊液引流。虽然脑脊液回流的改善并不会提高积水性无脑畸形患儿的智力水平,但能够防止由于颅内压增加导致的头围过大。保持正常头围大小有助于患者的治疗。当无头围异常增大时,可除外脑积水的诊断,不需进行脑脊液引流,由此可证明脑室增大是由破坏或发育障碍造成的。鉴别严重的巨脑室与积水性无脑畸形仅存在语义学的意义。

脑软化

较之脑穿通畸形和积水性无脑畸形,脑软化具有星形胶质细胞增生及在大脑受损区域出现间隔的特征性病理改变。反应性的胶质增生和组织损伤在MR成像上表现为长T1/T2信号(图4-4)。在婴儿期,损伤后的亚急性期进行磁共振扫描,常表现为受损皮层和白质T1和T2时间缩短(图4-5)。由于固有对比分辨率的限制,CT在鉴别脑穿通畸形和脑软化的可靠程度是有限的。超声对于显示胶质间隔具有最佳的敏感性,但在全脑评估时用处有限。

多囊性脑软化是妊娠后期、分娩过程中或出生后大脑受到弥漫损伤的结果。大小不等的多发囊状空腔,中间以胶质组织分隔,形成了坏死区域(图4-4至图4-7)。损伤种类不同的病灶位置也各不相同,如果病变由血栓或栓子栓塞所致(图4-6),受累区域将位于大脑主要动脉的分布区内。相反,由于轻度至中度低血压导致的损伤则位于皮质及外围白质,主要分布于血管供血交界区("分水岭",图4-5)。当出现严重病变时,只有脑室周围的白质不受累(图4-4至图4-7)。严重低血压会导致深部大脑神经核团及皮质不同程度的损伤;病灶的确切分布因妊娠后的损伤年龄的不同而不同。当出现感染因素导致的损伤时,脑软化部位无特异性,与大脑受感染的区域一致。除了病变部位,影像学表现并不能反映出致病原因。在足月婴儿,损伤后2~5天内

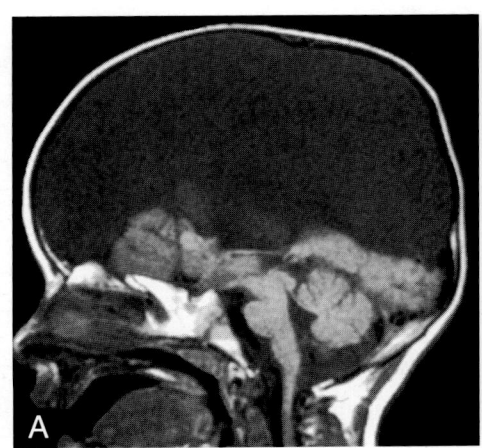

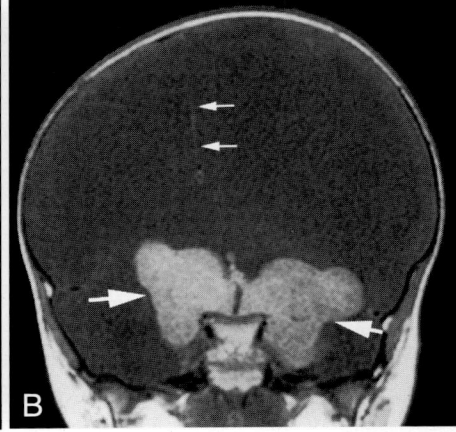

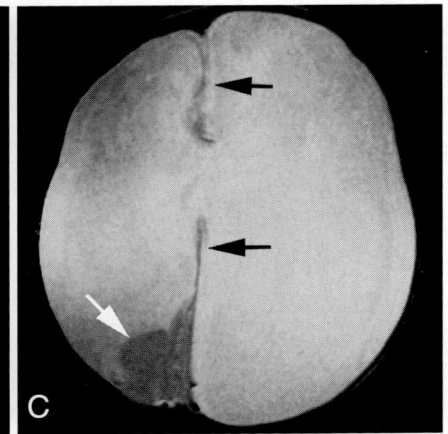

图4-3 积水性无脑畸形。A:轴位SE600/16图像显示,大脑结构几乎完全消失,仅可见部分额叶前下部和枕叶残留。B:冠状位SE600/20图像显示,除了丘脑及少量颞叶中部结构以外,所有大脑半球结构完全消失(大白箭号)。大脑镰(小白箭号)仍然可见。C:轴位SE3000/120图像显示,大脑镰存在(黑箭号)及残存的一些枕叶内侧部分(白箭号)。

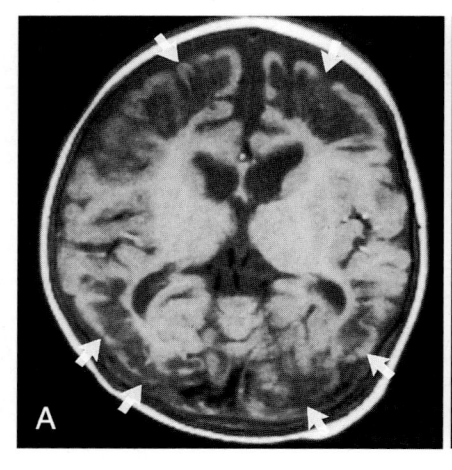

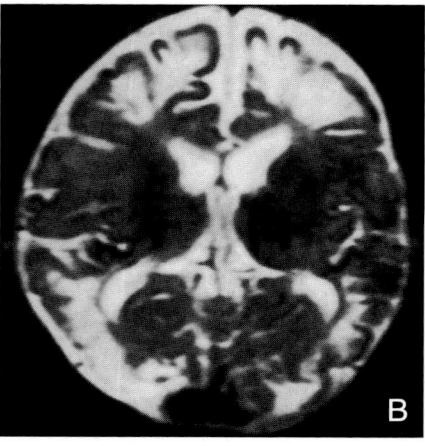

图4-4 继发于脑缺血性损伤的脑软化。A：轴位SE600/20图像显示，额叶及颞枕叶皮层变薄（箭号）。其下方的白质呈低密度，伴条带状高密度影（胶质间隔）。B：轴位SE3000/120图像显示受累区域皮层变薄，信号不均匀升高。

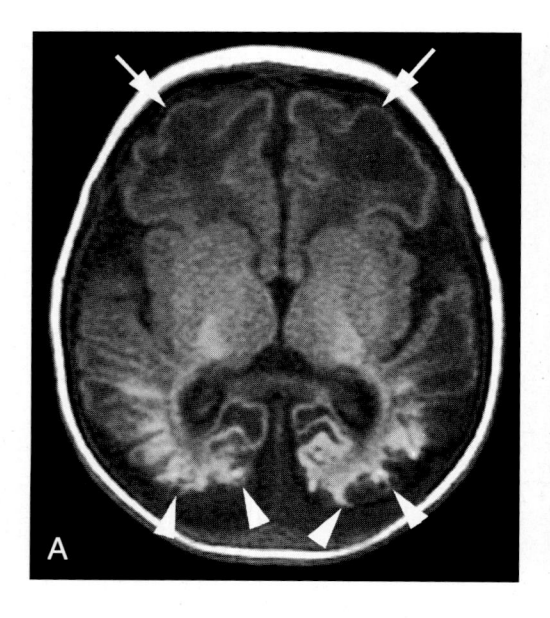

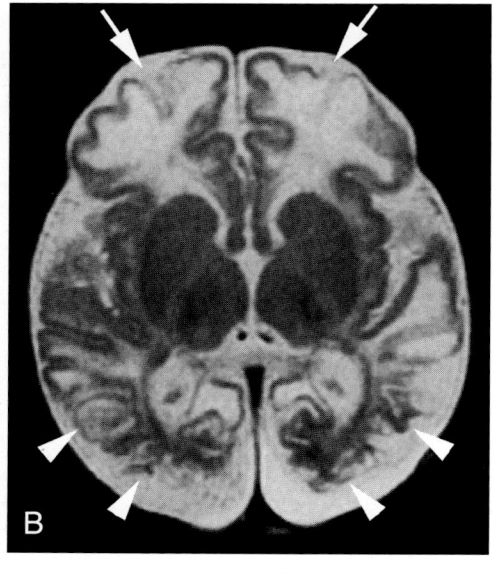

图4-5 继发于中度低血压的脑软化。轴位SE550/16（A）和轴位SE3000/120（B）图像显示，额叶分水岭区皮层变薄（白箭号）合并长T1/T2异常信号，枕叶体积缩小合并一些短T1/T2异常信号（白箭头）。外侧丘脑可见短T1信号。

超声可显示回声增强区，损伤后7~30天出现囊性退行性改变。形成空腔的时间大概与损伤的严重程度有关系。CT最初表现为大脑病变区域的弥漫低密度；病灶最后发展为大小不等的含有囊腔的低密度组织（图4-8）。受损区域常可见分隔并可出现钙化。在磁共振成像中，受累区域表现为轮廓不清的长T1/T2信号区，其内含有局灶性液体（图4-6和图4-7）。有时可有一些不均质信号，是由大小不等的胶质间隔和病灶内脑脊液共同组成的。这种不均匀性通常在液体衰减反转恢复（FLAIR）序列或T2加权像的第一回波上显示最清楚，胶质间隔与脑脊液间隙相比表现为高信号区，脑脊液间隙的信号与脑室内的脑脊液相似。MR及超声对于胶质间隔的显示要优于CT。

缺氧缺血性脑损伤

局部梗塞

脑卒中是儿童期致病及致死的重要原因。实际上，它是儿童十大致死原因之一。虽然有这些惊人的数字，却一直流行着一种错误的观念，即脑卒中在儿童期是罕见而相对不重要的疾病。幸运的是，医务工作者已开始越来越关注这种疾病及其在儿童保健中的重要性。

儿童脑梗塞的表现和原因

局灶性缺血性梗塞在儿童人群有不同的表现。病人所表现的体征和症状因大脑受累区域和梗塞年龄而有所不同。新生儿的典型表现为癫痫发作、肌张力减低、或是淡漠嗜睡，考虑到这些，记住以下事实非常重要，

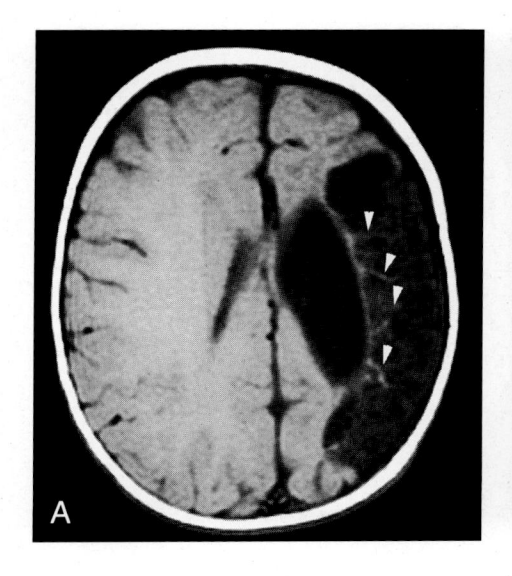

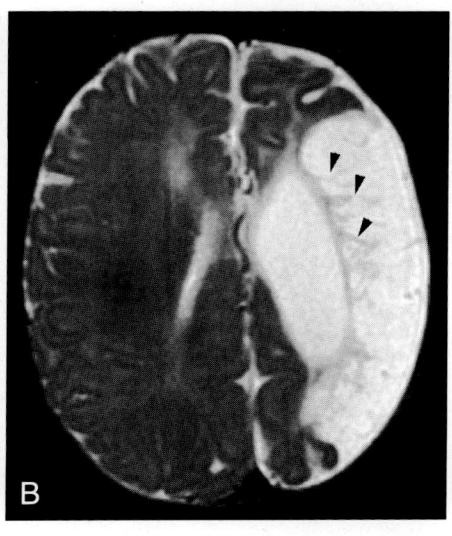

图4-6 继发于梗塞的多囊性脑软化。轴位SE550/16（A）和2500/70（B）图像显示，左大脑中动脉分布区边缘清晰的长T1/T2病灶。囊腔内可见菲薄的间隔（箭头）。

5%以上患脑病的新生儿的症状是由急性局限性脑梗塞造成的。然而，当新生儿脑梗塞在临床上较为隐蔽，或梗塞发生在子宫内时，主要征象可能是婴儿期提早出现优势手（婴儿在1岁前通常不会表现出右利手或左利手）。稍大的婴儿及儿童则和成人相似，表现为突发的神经缺陷。由于新生儿和婴儿脑卒中的临床表现很不明显，影像学检查常成为诊断过程中最重要的组成部分。

约50%儿童局灶性脑梗塞为"特发性"，这意味着梗塞的原因不明。以我们的经验，这个百分比在新生儿脑梗塞中更高。Ganesan等最近的一项研究表明，40%的儿童脑卒中患者有贫血，21%的患者或有血浆总同型半胱氨酸增高，或是亚甲基四氢呋喃还原酶突变的纯合子。在没有潜在代谢异常的患者中，创伤和先前的带状疱疹感染则更加常见。另外发现，以下两种情况之间具有明显的关联，大脑动脉异常与收缩压高于正常90个百分点，并已认识到，上述情况与前一年内发生疱疹有关联的趋势。由先天性或获得性因素造成的血栓形成倾向，是导致脑卒中发生的少见原因。发生局灶性脑梗塞且无其他潜在异常的患儿的远期预后与梗塞部位和损伤发生时患儿的年龄有关。大面积梗塞或是梗塞累及大脑皮质重要区域的患儿出现后遗缺陷较梗塞面积较小、累及大脑皮质重要区域较少的患儿明显增多。在梗塞灶大小及分布相似的患儿中，年龄较小者产生的缺陷也较少。与成人相比，预后通常较好，因为无体力劳动的患者不太可能发生第二次梗塞，而且小儿脑组织具有明显的可塑性。因此，许多受损脑区应执行的功能被其他未受损脑区所替代。Marseilles所作的一项研究中随访了大量新生儿和婴儿期发生脑梗塞的儿童，结果表明28%的患儿没有后遗功能缺陷，48%的患儿存在轻至中度后遗功能缺陷，仅24%患儿因严重功能缺陷需要长期的细心照顾。然而，与成人相比，儿童发生基底节脑

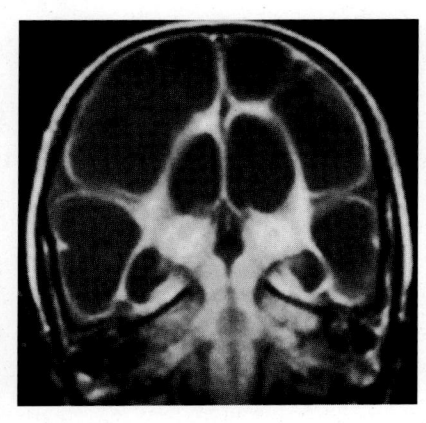

图4-7 严重巨囊型脑软化。冠状位SE600/20图像显示，脑皮质、白质内大囊状空腔，仅有少量脑室周围白质残留。大囊间由胶质间隔分隔。

梗塞后，似乎肌张力异常的发生率更高，在缺血性梗塞后，发生癫痫的比例较高。

在新生儿脑卒中病例，可能会发现凝血功能异常，包括蛋白C和S缺陷、Leiden第五因子缺陷，或存在抗心磷脂抗体。其他病因列于表4-1和4-2。

儿童卒中的影像学选择

影像学检查方法的选择依赖于患儿年龄。由于新生儿的症状缺乏特异性，通常将超声列为首选检查。然而，超声对于发现较小的白质内梗塞、大脑凸面梗塞或后颅凹梗塞不十分敏感。因此，我们通常以磁共振扫描（MRI）和磁共振动脉成像（MRA）或磁共振静脉成像（MRV）辅助声像图诊断，MRI可发现全脑缺血和出血病灶，并能很好地显示大脑前部及后部的血液循环。其实，即使超声能发现梗塞灶，MRI通常能发现附近的间质病变，而MRA/MRV能发现血管栓子和严重的血管病变。年长儿在条件允许的情况下，应以MRI合用MRA或MRV为首选检查。我们不主张对儿童进行

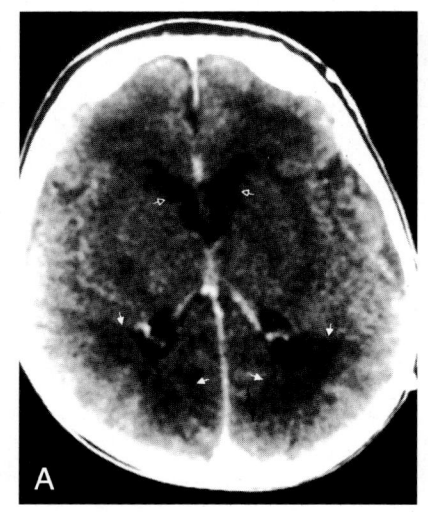

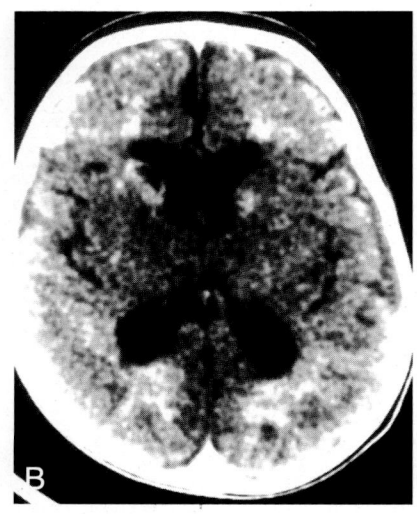

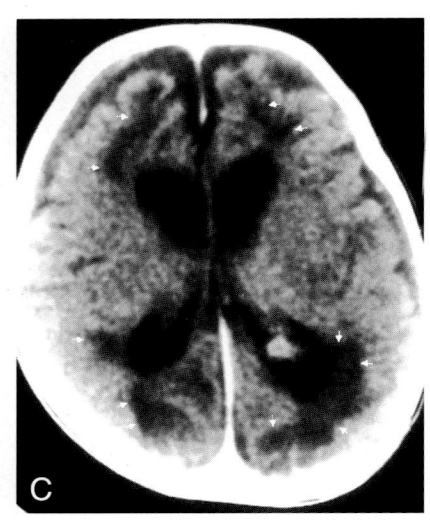

图 4-8　继发于中度低血压的脑软化。A：急性期增强 CT 扫描显示额叶、颞枕叶白质（实心箭号）和尾状核头（空心箭号）低密度。B：亚急性期（损伤后 1 周）显示，损伤部位出现强化。C：慢性期（损伤后 2 个月）显示，大脑皮层萎缩并与颅盖骨分离，导致实质外液体量增多。白质和尾状核头萎缩导致脑室扩大。额叶和颞枕叶白质的异常透亮区（箭号）表示脑软化。

CT 检查，因为 CT 存在电离辐射，且在血管成像时需要静脉内注射造影剂；另外，新生儿和婴儿的血液密度较高，常规 CT 检查显示静脉血栓形成可能比较困难。如果梗塞的原因不能通过实验室检查或影像学检查确诊，可进行经导管动脉造影，这种检查对于中小血管的病变更加敏感。然而，必须注意的是，即使是高分辨率经导管动脉造影，细小血管的血管炎也有可能显示为正常，如系统性红斑狼疮。在我们医院，灌注成像仅用于那些已知血管病变的患者，如烟雾病（见第十二章），通常对这些患者要进行外科手术治疗，如搭桥或血管融合术。

表 4-1
儿童脑卒中的部分发病原因

心脏因素
先天性紫绀性心脏病
心肌病
血管夹层动脉瘤
二尖瓣脱垂

血栓栓塞性疾病
红细胞增多症
创伤
血管性病变（镰状细胞病，烟雾病，川崎病，纤维肌性病变，神经纤维瘤病，自发性动脉夹层
感染（病毒性、细菌性脑膜炎，免疫抑制时可有曲霉菌性感染）
凝血障碍性病变（蛋白 C 或蛋白 S 缺陷、Leiden 第五因子缺陷，亚甲基四氢呋喃还原酶，脂蛋白（a），或存在抗磷脂抗体）
母源性的药物滥用
偏头痛

代谢性疾病（见表 4-2）

血管畸形

中枢神经系统肿瘤压迫血管

表 4-2
儿童期脑卒中的代谢性因素（同时参考第三章）

器质性酸尿
高同型半胱胺酸血症
丙酸尿
甲基丙二酸尿
同戊酸血症
Ⅰ 型戊二酸尿
Ⅱ 型戊二酸尿
3-甲基环丁烷-辅酶 A 羧化酶缺乏
3-羟基-3-甲基谷胱甘肽-辅酶 A 裂解酶缺乏

线粒体病
线粒体肌病
Leigh 病
MELAS 综合征
细胞色素氧化酶缺失症

溶酶体储备异常
Fabry 病
胱氨酸贮积症
尿素循环缺陷
鸟氨酸氨甲酰基转移酶缺失症
氨基甲酰磷酸合成酶缺失症

其他

早老症
亚硫酸盐氧化酶缺失症
高脂蛋白血症
磷酸甘油酸酯激酶缺失症
糖基化先天异常
L-肉毒碱缺乏
胆固醇和甘油三酯代谢异常

儿童动脉梗塞的影像学表现

尽管脑梗塞的影像学表现与导致梗塞的原因无关,但某些类型脑梗塞常见于大脑的某个特定区域。了解梗塞发生的这种倾向性有助于缩小梗塞原因的鉴别诊断范围。例如,儿童很少发生大脑后动脉循环区域的梗塞,如该区域出现梗塞则提示椎基底动脉环出现外伤性损伤,也提示继发于偏头痛的血管痉挛,还有一种较小的可能(如果病灶不是严格按血管走行区分布)是伴有乳酸酸中毒和中风样症状的线粒体脑病(MELAS)(见第三章)。丘脑梗塞则特征性地继发于脑膜炎(感染性血管炎),先天性心脏病,偏头痛或是外伤。

头颅超声检查发现新生儿和婴儿缺氧缺血性脑损伤的敏感性不及CT及MR。脑梗塞在头颅超声中最常见的表现是边缘模糊的高回声区(图4-9和图4-10),发病数天后病变范围缓慢扩大。鉴别出血和无出血性脑梗塞较困难;然而在回声区中心出现更高回声则提示可能出血。脑梗塞部位在2~4周内出现进行性囊性变合并同侧脑室扩大。颈内动脉或大脑中动脉主干闭塞导致的深部灰质核团梗塞和大面积脑梗塞灶要比局限于脑皮质的小梗塞灶更容易检出。使用彩色多普勒和能量多普勒超声图能显示梗塞后局灶性脑血流改变,提高了超声图的敏感性。

新生儿脑梗塞的CT表现与年长儿和成人相似。当梗塞累及大脑皮质时,CT成像表现为位于大脑动脉分布区内的,累及大脑皮质和皮质下白质的边界清晰且常为楔形的低密度灶(图4-11)。然而,婴儿期颞叶后部和枕叶皮层部分正常区域在CT上也可表现为低密度,此时评价困难。在CT平扫时,出血灶表现为密度高于正常脑实质的边缘模糊的病灶。梗塞发生5日后增强扫描可见脑皮质梗死区域出现强化,这种病灶强化在梗塞发生后4~6周逐渐消失。

MR成像中诊断超急性期脑梗塞最好的方法是使用扩散成像(图4-9至图4-11),扩散成像可清晰显示梗塞发生数小时内病灶中水分子的扩散程度减低。急性梗塞灶在扩散加权图像(DWI)上表现为高信号;在计算出的表观扩散系数(ADC)图上表现为低信号;这些异常表现易于识别,与成人急性脑梗塞的表现一致。扩散成像可在儿童出现临床脑卒中症状1小时内显示急性脑梗塞的位置,而对于成人则可在3小时内显示病灶位置。另外,在急性期观察大脑脚内的皮质脊髓束,可发现Wallerian变性的早期证据(表现为扩散受限),可以预测运动障碍的持续时间。因此,在条件允许的情况下,对于发生不明原因的急性神经系统功能障碍的儿童和不明原因癫痫的婴儿都应进行扩散成像扫描。如果发生神经系统障碍已经超过24小时,扩散成像就显得不那么重要了,因为这时CT和MR扫描都能进行诊断。与CT成像相比,新生儿非出血性脑梗塞的MR自旋回波和FLAIR序列表现与年长儿有很明显的区别,新生儿的病灶非常微小(图4-9至图4-11)。对新生儿来说,梗塞的大脑皮质出现急性水肿,在常规自旋回波序列中表现为与病灶下方未髓鞘化的白质呈等信号的区域。我曾试图在T2加权像上通过确认大脑皮质周围

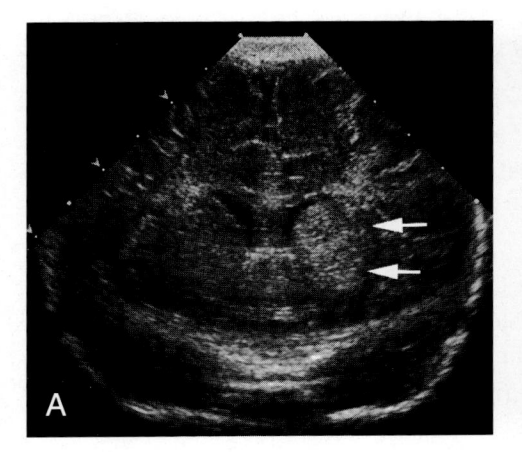

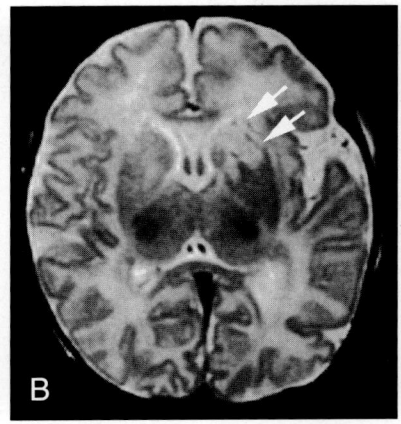

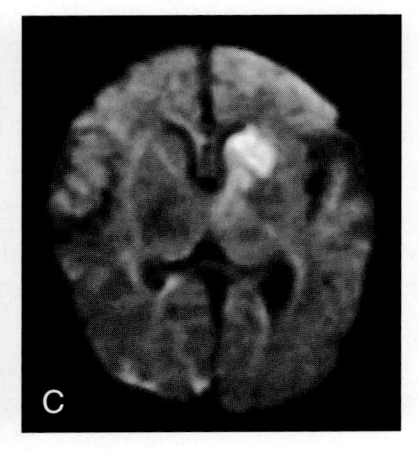

图4-9 先天性心脏病新生儿的基底节梗塞。A:经前囟超声检查,显示左侧纹状体回声增高(箭号)。B:轴位SE 3000/120图像显示,左侧尾状核头和左侧壳核前部高信号(箭号)。C:周围扩散加权像(b=700s/mm²)显示,梗塞部位高信号,提示扩散受限。

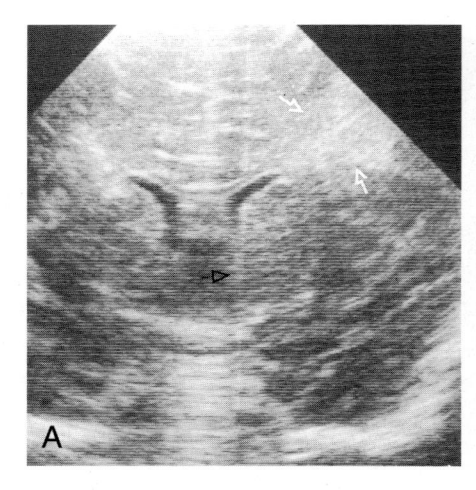

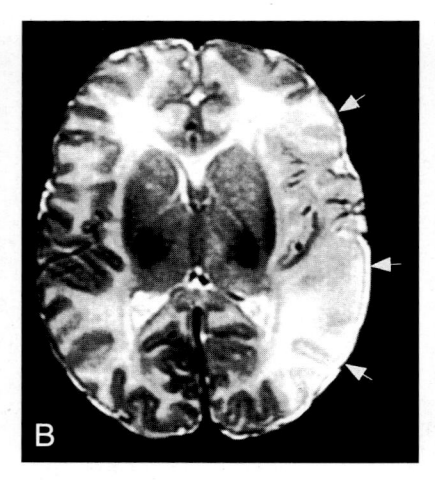

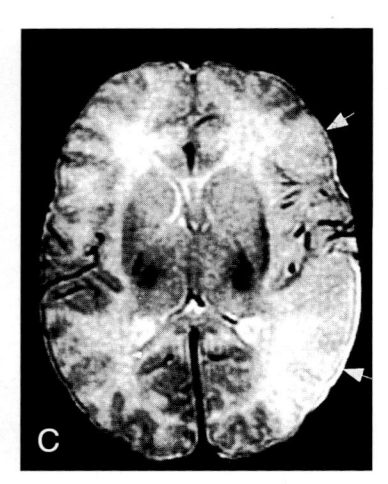

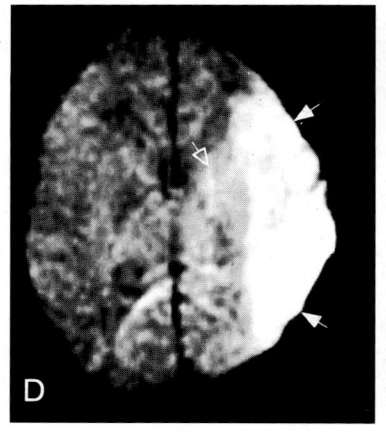

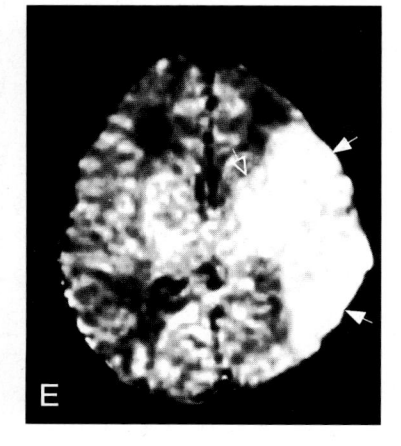

图4-10 大脑中动脉脑梗塞。A：冠状扫描声像图显示，左侧侧脑室前角旁白质的轻度强回声灶（空心白箭号）。注意，左侧基底节回声轻度增强（空心黑箭号），符合早期梗塞的改变。B和C：MR轴位SE3000/120（左）和3000/60（右）图像显示大脑皮质局部梗死（箭号），病灶信号高于周围灰质，与其下方的白质等信号。D和E：轴位扩散加权（b=700s/mm², 左）和扩散成像（右）示，大脑中动脉分布区梗塞灶高信号（实心箭号）。注意，受累的豆状核（空心箭号）在T2加权像（B和C）上未见显示。

所有结构来寻找梗塞灶。如果大脑皮质的某一节段"消失"，则提示可能有局灶性梗塞（"皮质消失征"，该征象在图4-11中显示清晰）。需要注意的是，FLAIR像对于这类病变的诊断没有帮助，通常不能显示梗塞灶（图4-11D）。在亚急性期，可能由于斑点状出血、髓磷脂的释放或钙化，发生梗塞的部位表现为T1加权像高信号而T2加权像低信号的病灶（图4-12）。对于稍大的婴儿，脑梗塞早期征象是皮质白质交界区的长T2信号带，相应在T1加权像表现为灰白质交界区的信号模糊灶（图4-13）。与这种带状病灶相关的确切病理学基础还不清楚，可能是大脑皮层层状坏死的表现。年长儿脑梗塞及任何年龄儿童梗塞灶出血的MR表现与成人类似损伤的表现相同。经静脉注射顺磁性造影剂（图4-12）后病灶出现强化，病灶的发展过程与前段所述CT成像相近。

发生于新生儿和小婴儿的深层灰质核团梗塞在超声成像中表现为微小的高回声灶。虽然有报道认为，只有在梗塞发生1或2周后病灶高回声表现得明显时深层梗塞才能被超声成像检出，但在损伤发生后的最初几天，使用高分辨超声成像就能发现一些微小的改变（图4-9A）。基底节梗塞在CT成像中显得较微小，特别是当梗塞发生在双侧基底核且合并脑水肿的时候。这种表现将在本章后面的"重度低血压"一节中进行讨论和图文说明。应着重强调的一点是，除非放射科医师特别注意深层灰质的回声或密度，否则新生儿基底神经节缺血性损伤可能被漏诊。

基底神经节梗塞的MR表现依据所采用的MR扫描序列、梗塞的时期及出血量而不同。依据扩散成像中按血管走行分布的高信号区或ADC图上的低信号区很容易诊断梗塞（图4-9C）。在自旋回波成像中，除非出现梗塞后出血（通常不出现在急性期），急性期基底神经节梗塞一般表现为与周围白质相同的等信号区。然而，在基底节梗塞灶中可能出现特征性的出血、钙化或是髓磷脂退化，在T1和T2加权像中表现为混杂信号病灶（图4-12）。在常规T1和T2加权像中，8～12小时内的梗塞灶是不可能或很难被发现的。FLAIR像无助于婴儿基底节梗塞和皮层梗塞的诊断。

通过静脉内团注造影剂或使用动脉自旋标记技术（EPISTAR）对成人患者进行灌注成像，可以发现一些明显征象，这些征象对于判断通过介入治疗所能够挽救的脑组织数量有一定意义。还没有证据表明，灌注成像

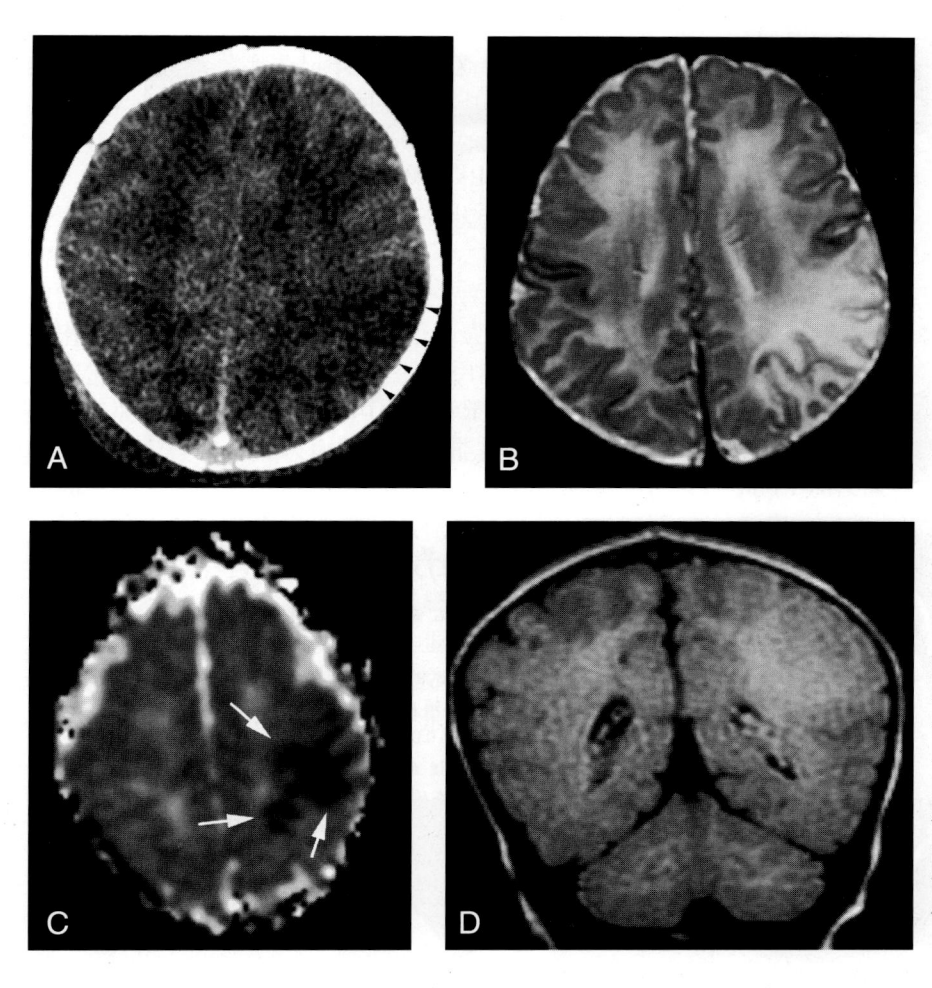

图4-11 新生儿脑梗塞中，应用CT和MR的FLAIR像显示"皮质缺失征"。A：轴位CT扫描显示，左顶叶低密度灶（黑色箭号）。B：轴位SE3000/120图像显示，梗塞区域正常的皮质低信号消失。在新生儿或婴儿发现皮质缺失区域，提示皮质损伤。C：计算得出的表观扩散系数图显示，梗塞区域扩散减低（低信号灶，白箭号）。D：通过梗塞灶的冠状位FLAIR像显示，轻微的梗塞灶。我们一般不用FLAIR检查生后1年内的儿童。

有助于儿童脑梗塞的评估。另外，我们发现，对于小婴儿和新生儿来讲，经静脉团注足够剂量的造影剂非常困难。因此，目前灌注成像在UCSF尚未用于儿童中风的诊断。

判读婴儿或儿童的脑梗塞MR扫描图像时，仔细观察脑血管是非常重要的。MRI或MRA通常可显示血管损伤。因为儿童缺血性脑梗塞中，64%~74%的动脉损伤位于颈内动脉岩上段或大脑中动脉近段（M1段）。因此，如果在临床上或在解剖图像的基础上怀疑脑梗塞，就应进行MR血管成像，仔细观察血管，寻找夹层、血栓、狭窄或发育不良等的证据（相关扫描技术已在第一章内描述）。实际上，在儿童脑卒中病例中，动脉夹层的发生率远比以前认为的要多。动脉夹层由于腔壁内含有正铁血红蛋白，在MRI的T1加权像上显示为高信号而易于识别；在MRA上显示为血管内膜不光滑、双腔、假性动脉瘤、逐渐狭窄的动脉闭塞，或是血管较长范围的僵直、不规则、逐渐狭窄或闭塞。对于大多数病例，动脉导管造影不再是必需的。当怀疑存在血管分支的微细异常或中小动脉血管炎时，动脉导管造影仍是必要的；然而，儿童血管病变很少发生于这些部位。附加脂肪抑制的T1加权像颅底扫描非常有助于动脉夹层的诊断。血管壁内新月形的正铁血红蛋白（高信号）具有诊断意义。

MR质子波谱成像（MRS）可能是评估缺血性脑损伤的一种有效技术。脑缺血导致输送至神经元的基质（葡萄糖和氧）减少，发生无氧代谢产生乳酸。乳酸是四种具有长T2弛豫时间的化学物质之一（其他是N-乙酰天门冬胺酸、胆碱和肌酸或磷酸肌酸），因此在长回波时间MR质子波谱成像中可见较大的波峰（见第二章）。在脑缺血性损伤发生后最初几个小时乳酸水平升高；梗塞发生后24小时后出现乳酸是判断永久性脑损伤的一个良好指标。不幸的是，乳酸并不是特异性出现于缺血性损伤中，它也见于头颅外伤、脑肿瘤和先天性代谢异常等病变中。到目前为止，没有证据支持应该对儿童急性脑梗塞进行MR质子波谱成像。MR波谱成像更多应用于发生弥漫性缺血性损伤（将在下一血。增强扫描常可见低密度区表B出现线状或圆形的脑回强化。在MRI上，早期静脉梗塞可显示为特定区域内的长T1/T2病灶（多位于额顶叶旁矢状区（图4-14）和颞叶（图4-15））。另一个早期征象为深部髓质静脉内血栓（图4-16），常提示深浅静脉系统内均有血栓形成。需注意的是，在静脉梗塞区域的弥散成像可显示为水分子运动受限、水分子运动正常、水分子运动增加或混合表现。这可能是因为静脉窦闭塞最初造成静脉血流减低，进而出现间质（"血管源性"）水肿，而使弥散增加。如果没有建立足够的同侧静脉侧支循环，将发生非出血性静脉性梗塞。病变区域内的纯扩散特性实际上是综合结果；因此，弥散特性取决于以下两点，由间质水肿造成的水分子运动增加和继发于梗塞的水分子运动减低。由于经常存在出血，血液的顺磁性效应使表观扩散系数（ADC）值缺乏可信性，也可能是造成弥散信号强度不均质的原因之一。50%~70%的静脉性梗塞为出血性，影像表现可为皮层下巨大血肿，也可为水肿脑实质内的点状出血（图4-14和图4-15）。出血多在皮层下，多中心，边缘不规则。偶尔也可呈线状，分布于静脉内和静脉周围，这种表现是很有特异性的。

最后，虽然CT静脉造影可确定诊断，我们认为对于婴儿，MR是首选的影像学检查方法，因为MR不存在电离辐射；MRV尤其有助于诊断。静脉窦血栓形成在本章后面的章节"继发于静脉血栓形成的缺血"和第十一章的"脑膜炎合并证"会进一步讨论。

弥漫性脑缺血损伤

婴儿和新生儿的弥漫性脑损伤原因很多，包括代谢性疾病、出生前期合并症、生产时合并症和感染。本节将讨论产生缺血的各种疾病。描述新生儿弥漫性缺血缺氧性脑损伤的名词很多，包括围产期窒息、缺氧缺血性脑病和窒息性新生儿硬肿症。这类损伤的原因已广为讨论。虽然一些作者认为母体因素最为重要，但大部分作者对这种假设提出了质疑，他们认为出生前和围生期感染、胎盘异常或潜在的代谢异常可能更为重要。这些因素应进一步研究，直到找到脐带断裂或心脏循环骤停等疾病的原因。

窒息导致的颅脑损伤的病生理过程非常复杂且并不完全明了。窒息的定义是氧气和二氧化碳交换机能受损，导致血液中的氧含量减低（低氧血症）而二氧化碳含量增加（高碳酸血症），出现酸中毒和机体血压降低。低氧血症和高碳酸血症使足月新生儿大脑血管丧失了正常的自动调节能力，导致所谓被动性压迫血流。（在无合并症的足月新生儿，当血压升高时脑血管收缩；而血压降低时脑血管则扩张。这一过程即为自动调节，可维持稳定的脑血流量。失去自动调节就会出现被动性压迫血流。在早产儿中，即使没有窒息或其他疾病，也会存在被动性压迫血流）。血压下降和血管自动调节能力的丧失共同导致了脑灌注量降低，可能引起足月新生儿缺血性损伤，以及早产儿生发层基质出血或白质损伤。在脑血流量正常的情况下，由于葡萄糖和其他能量物质特别是酮体的存在减少或防止了脑组织受损，新生儿的大脑对于缺氧有很强的抵抗能力。因此，几乎所有的新生儿窒息性脑损伤都是由脑灌注量降低造成的。

脑低灌注状态持续的时间是决定其是否会损伤脑组织的关键性因素。新生儿医生和产科医生发现，短时间低血压不会对新生儿产生长期损害。我对一些个案的临床经验也支持上述观点，发生呼吸或心跳骤停的新生儿和儿童被迅速复苏后，随访的影像学检查无异常发现。动物模型也支持上述观点。在新生羊窒息试验中，只有在脑灌注停止10分钟后才会出现选择性神经系统坏死，对于猴子来说只有在脑灌注停止7分钟后才会出现脑组织损伤。虽然在大部分病例，心脏骤停的确切时间难以

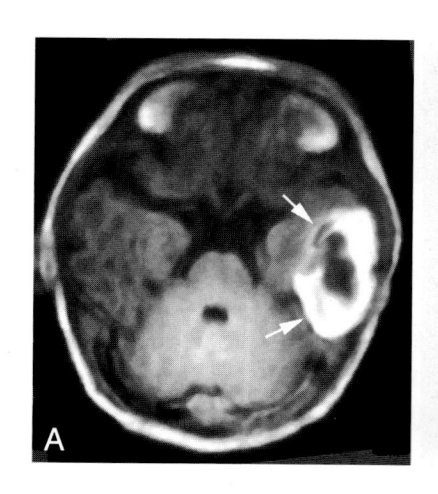

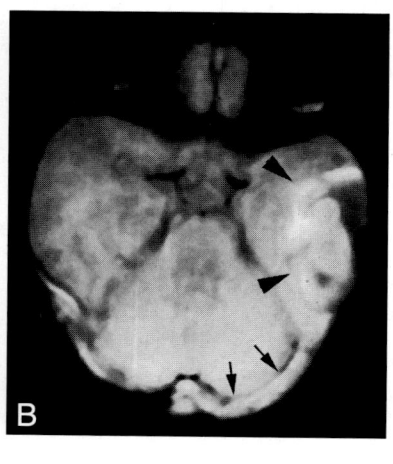

图4-15 继发于横窦血栓形成的颞叶出血性静脉梗塞。A：轴位SE600/20图像显示，左颞叶内血肿（箭号）。B：轴位SE3000/120图像显示，血肿（箭头）和左侧横窦内血流缺失（箭号）。

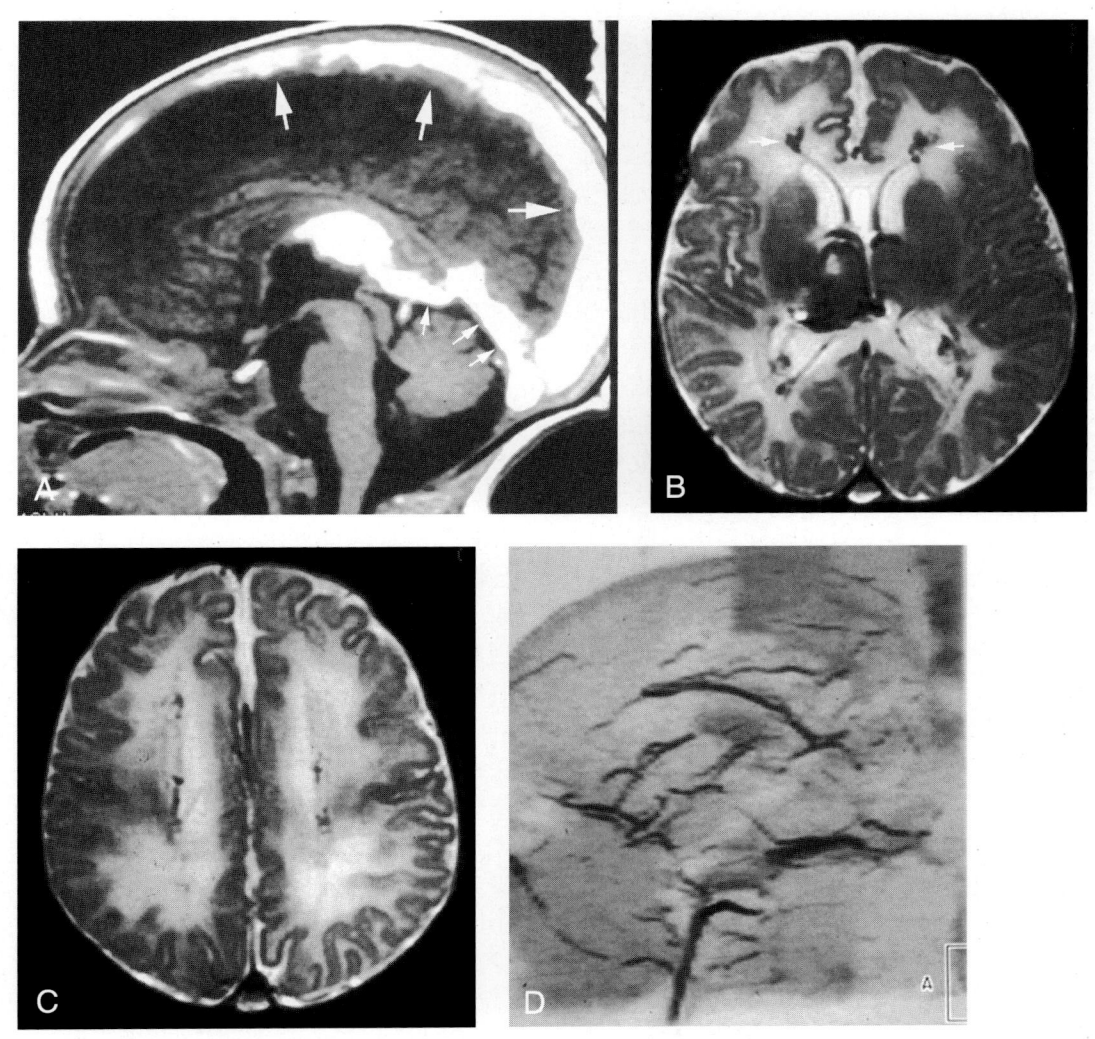

图4-16 全部深浅静脉窦血栓形成。A：矢状位SE550/16图像显示，上矢状窦（大白箭号）和Galen/直窦（小白箭号）内高信号，提示亚急性出血（正铁血红蛋白）。B和C：轴位SE3000/160图像显示，由侧脑室壁（小箭号）向外侧辐射状延伸的低信号，提示为深部髓内静脉血栓。D：相位对比MR静脉成像，显示上矢状窦和直窦内移动质子缺失（无流动）。

确定，我对一些个案的经验提示，如果脑灌注停止的时间更长，例如15~20分钟，通常会出现脑组织损伤。如果脑组织出现严重的低灌注状态，脑组织血流量严重降低，几乎所有灰质都将受损伤，包括大脑皮层、基底节、丘脑、海马和上小脑。相反，较小范围的严重低灌注仅引起大脑皮层和皮层下白质血供丰富区域的损伤，而不累及深部结构（在后面的段落中对这些不同的缺血类型会作出更多的解释）。在对动物的研究中也得出了类似的时间相关性，研究表明缺血30分钟动物出现了弥漫的大脑皮层损伤并出现层状坏死。

尽管低灌注是造成新生窒息性脑损伤的首要因素，缺氧也在脑损伤过程中扮演了重要角色。缺氧除了影响自动调节过程外，也降低了心收缩力/心输出量，同时也改变了毛细血管的通透性。脆弱的毛细血管再次出现血液灌注（特别对于那些早产儿的生发层基质，生发层基质的毛细血管在结构上要比未成熟脑组织其他区域的毛细血管脆弱得多），将导致脑血管破裂并出现颅内或脑室内出血。

弥漫缺血缺氧性脑损伤的分类

发生在新生儿、婴儿及儿童由缺血缺氧所导致的脑损伤有许多不同的类型。这么多的类型如果按照三类主要因素来解释就很容易理解了，这三类原因包括：①低血压的严重程度；②损伤发生时大脑的成熟度；③缺血缺氧持续的时间。

低血压的严重程度

当供应大脑的血流量轻度或中度减低（轻度或中度大脑低血压导致的自动调节受损），血流通过由前向后的循环分流以维持脑干、小脑和基底节的充足的血液供应，其结果就是损伤仅局限于大脑皮层和大脑半球的血液供应交界区（图4-17）。然而，当脑血流量严重减低时（发生严重大脑低血压），导致脑血流完全或近似完全终止，血液分流无法继续保证深层组织免受损伤。当发生严重大脑低血压时，损伤部位几乎都位于大脑深层神经核团（丘脑和基底节）、脑干和大脑皮层最为活跃的区域（感觉运动区域）。其余脑皮质和白质损伤仅发生在大脑低血压过程的后期。损伤部位可能与损伤时大脑不同部位能量需求不同有关，这种因素可能和大脑的成熟程度有关。对成熟过程中大脑的糖原摄取进行正电子发射断层显像（PET）能够反映出脑组织的代谢活力，单光子发射计算机断层显像（SPECT）能够显示相关局部的灌注情况，质子波谱可反映生化的成熟过程。这些研究都表明，脑损伤与髓鞘化状态具有良好对应关系。因为髓鞘化完成最早的区域脑血流灌注量就最大，代谢最成熟，葡萄糖摄取量也最大，这些区域因损伤所致缺少葡萄糖和氧气引发损伤的危险性越高（葡萄糖和氧气都是为脑细胞提供能量的物质）。事实上，对脑组织血压极度降低的新生儿进行的脑MR成像提示，脑组织损伤类型与发生损伤时脑组织的髓鞘化程度、血流灌注量和葡萄糖摄取水平具有良好相关性。这些相关性表明脑组织中代谢最旺盛区域也是最成熟的区域，也是最早发生髓鞘化、生化成分最多、灌注量最大且葡萄糖摄取最多的区域。当脑血流灌注几乎完全停止时，这些区域的脑组织也是最先受损伤的。

脑组织的成熟程度

继发于轻度至中度低血压的脑组织损伤形式与那些继发于重度低血压的损伤形式都随着儿童妊娠年龄而变化。

未成熟婴儿在轻到中度低血压情况下，典型表现为脑室旁白质受损，而不损伤皮层下白质和脑皮质。相反，足月婴儿在相同程度低血压情况下表现为脑皮质分水岭区域、皮层下和脑室旁白质受损。一般认为这种损伤形式的变化是由于血管交界区（分水岭区域）位置变化所致。Van den Bergh, Takashima和 Tanaka，以及 deReuck提出这样的假设，可能是脑室周围血管（这些血管由脑室内或脑室周围区域延伸至大脑实质）在妊娠前6个月中发育较差。因此几乎所有供应脑白质和皮质的血液都是由大脑表面向内发出脑室袢状血管（图4-14）。这种解释和脑室周围血管的存在已经引起了争议。另外，一些新的信息更好地解释了观察到的现象。未成熟婴儿的脑血管扩张能力也比较有限，导致脑组织无法耐受脑血流量的增加；这种血管扩张能力的限制加剧了脑组织缺血。脑血流量持续减低，同时，未成熟婴儿脑室旁白质在髓鞘化前出现少突胶质细胞增生。由于缺氧，这些区域内发育中的脑白质开始进行无氧糖酵解，这种无效的糖原代谢机制使高能磷酸盐丧失，并产生局部酸中毒。少突胶质细胞的晚期原体对于因缺氧缺血造成的酸中毒耐受力很差。在胎儿脑中，少突胶质细胞的晚期原体的出现正好与脑室周围白质最易受损期一致。因此，由于发育中脑组织的不成熟状态和血供特点，当自动调节受损时，脑室周围区域受累的危险性最大。故发育中脑白质的损伤（有时称为脑室旁白质软化）是一种可使早产儿出现异常神经体征的

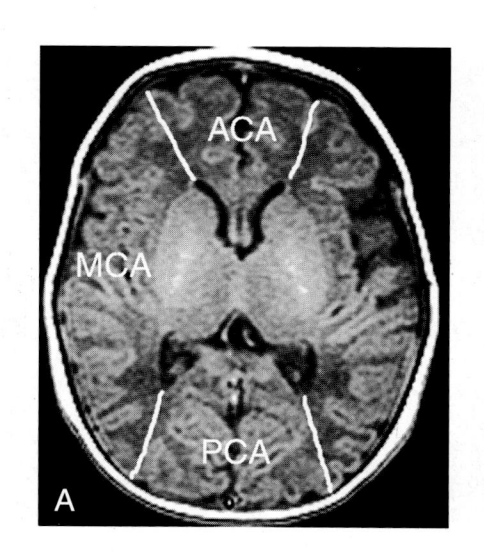

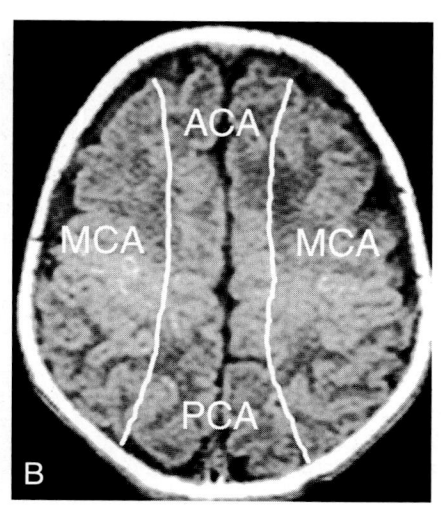

图4-17 大脑血供分布区域。轴位SE600/16（A和B）图像显示，位于前部的大脑前动脉（ACA）与大脑中动脉（MCA）分布区的交界部位和位于后部的大脑后动脉（PCA）与MCA的交界部位。

损伤。当透明膜病、产前胎盘破裂、低碳酸血症、双胎、败血症或分娩过程中发生缺血时，特别容易出现上述现象。可能是由于脑组织及其血管系统的成熟过程，妊娠后34~36周内，脑损伤的形式发生了变化，受损伤危险程度最高的区域向周围延伸包括了皮层下白质以及位于动脉血液供应交界区脑皮质。如果在妊娠36周后出现轻度至中度低血压，那些所谓的分水岭区域几乎都将受累。在一些患者中，损伤从分水岭区向内、外侧延伸，累及大脑的更大面积。

脑桥钩回坏死，选择性累及海马回、海马梳齿和腹侧脑桥，几乎全部发生于早产儿，特别是伴有低碳酸血症和高氧血症时。虽然确切的病因尚不清楚，由于脑桥钩回坏死几乎总是合并脑室周围白质软化，证明海马梳齿出现了细胞死亡。上述证据提示，低碳酸血症和高氧血症加重了早产儿缺氧缺血对脑桥和海马的细胞损伤。

严重的低血压所造成的脑损伤形式因大脑成熟度有所不同。大脑中一些区域比其他区域成熟较早；这种成熟度差异表现为相对血流量（图4-18）、葡萄糖摄取程度，脑代谢物的成熟程度和髓鞘化程度的不同。在妊娠第7个月，丘脑和脑干的代谢最为旺盛；从妊娠第8个月中期到妊娠40周时，脑干、丘脑、基底节和Rolandic旁区是代谢最旺盛的区域。生后第一个月末时（相当于妊娠后44周），视觉皮层成为代谢较为旺盛的区域。在生后3或4月时，其余的大脑皮层和基底节代谢活性持续增加，容易受损的区域由丘脑和中央沟旁皮层转移至基底节和整个大脑皮层。

损伤持续的时间

发生窒息的婴儿影像学研究中另一个关键性因素是缺血持续的时间。在大多数病例，要获得准确的缺血时间是不可能的，特别是新生儿可能在出生前就存在低血压。而且，不同婴儿的脑组织对于能量物质供给减少的

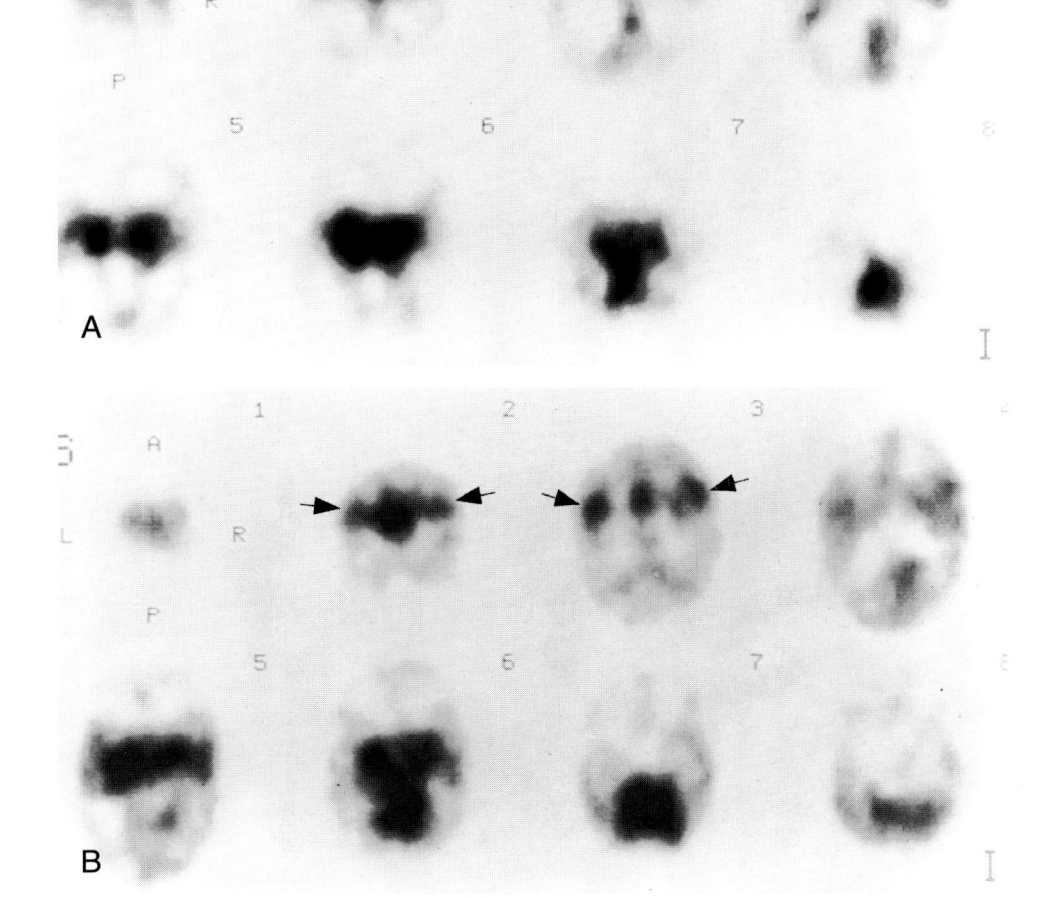

图4-18 133LMP的SPECT扫描，显示新生儿和婴儿变化的相对脑血流量。几乎与18FDG的PET扫描图像表现一致。左上方图像（1）位于头顶部，右下方图像（2）位于颅底。A：34周早产儿，基底节、丘脑、脑干和小脑的血流量相对最高。中央沟旁区（箭号）的血流量较其他部位脑皮质低。B：40周的足月新生儿，中央沟旁脑皮质（箭号）相对血流量逐渐增高。

耐受力肯定有所差异。然而，正如本节之前讨论的，短时间低血压不会造成脑损伤；这在动物试验中也得到证实。另外，轻度低血压常可由血管的自动调节进行代偿。然而，在被动压迫性血流或非常严重的低血压超过了自动调节能力时，低血压持续的时间越长，越有可能造成脑损伤，脑损伤的范围越广泛。

早产儿的脑损伤

早产儿缺血缺氧性脑损伤的神经系统后遗症

由于早产儿数量虽然（占2000年美国总出生率的11%）和极低体重儿（<1500g）的生存率明显提高，但是存活婴儿的神经系统发育仍存在高度危险性，故早产儿神经影像学检查的重要性也不断提升。实际上，90%出生时小于等于25周的婴儿为死胎或在医院救治前已死亡。半数幸存者可出现神经发育异常，其中一半存在严重的异常。到他们成年时，极低体重儿（出生时体重小于1500g）完成高中学业的几率较小，平均智商较低，学习成绩较差，神经感觉异常的几率较大，且体重低于正常。从另一个角度看这些数据，出生时体重低于2500g的婴儿占美国总出生数的11%，却占新生儿死亡的90%，那些体重在500~1500g之间的婴儿占出生总数的1%，却占全部新生儿死亡的60%。

许多因素都能导致早产儿脑损伤，但其中最常见的原因为局限或弥漫性缺血。前面章节中论及的所有原因导致的脑缺血性损伤中，早产儿的发生部位与足月儿均不同。早产儿常缺乏自动调节功能。由于肺发育不全发生率相对较高（结果导致低氧血症）、动脉导管未闭和败血症等病症的机会更高。轻度脑血流灌注减低较常见。由于脑白质是该时期对缺血损伤最为敏感的区域，故脑白质是最常见的损伤部位。

通过脑白质的运动和视觉通路常受累；因此，脑室旁白质受损时最常见的神经系统后遗症是运动和视觉

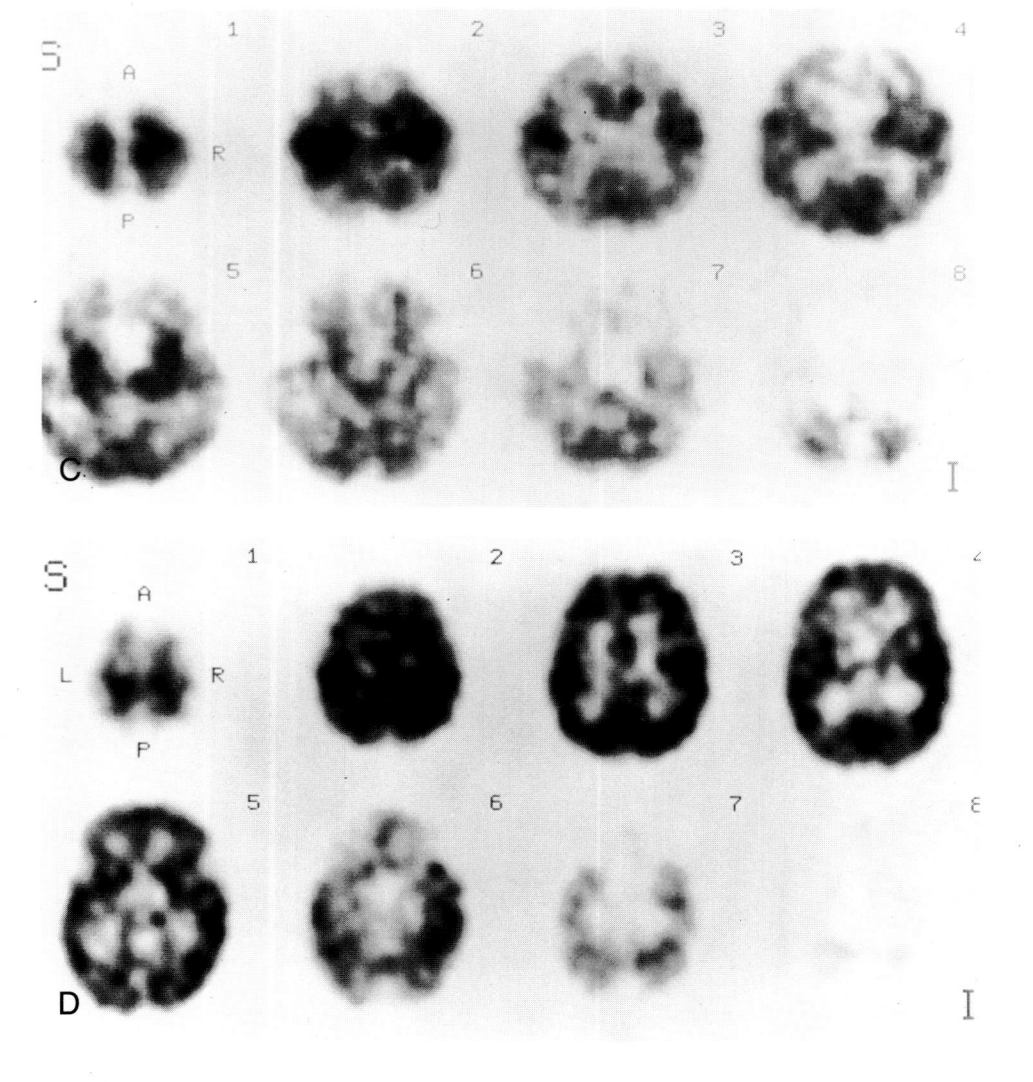

图4-18 （继续）C 婴儿3个月时，丘脑、脑干和小脑的相对脑血流量较基底节和脑皮质降低。在脑皮质中，中央沟旁区仍是灌注量最高的，但其他部位脑皮质灌注量也有显著的提高。D：婴儿8个月时，丘脑、脑干和小脑的灌注量显著降低。脑皮质相对灌注量均匀增高，与基底节相同（与壳核更一致）。

功能受损。因为下肢运动神经元分布于上肢运动神经元的内侧，它们在发生脑室旁损伤时更容易受累，故下肢运动功能受损相应较上肢为重。这种称为"痉挛性双侧肢体瘫痪"的现象发生率为5%~15%，是早产儿脑损伤最常见的神经系统合并症。发生痉挛性双侧肢体瘫痪的早产儿常见视觉功能损伤，发生率高达70%。这种相关性可能与膝距束（视放射）和视觉联系通路在侧脑室后方白质中穿行的结构特点有关；因此，可引发运动障碍的侧脑室旁脑白质损伤也可损伤视觉功能。实际上，视觉损害的存在与超声检查中发现的侧脑室旁白质软化相关性很强。这种视觉功能受损表现为视力低下、视野缺损、凝视障碍、异常眼球运动、动眼肌功能紊乱；视觉-空间感知能力也受到损害。

即使是神经系统正常的早产儿（妊娠＜33周），在8岁进行检查时发现认知功能障碍的几率也较高。超声检查正常的早产儿中，约50%被认为有轻度认知障碍，有明显功能缺损的不到5%。如果超声显像提示脑积水或脑实质组织较少，患儿发生严重认知功能障碍的几率将明显增加。认知功能障碍被认为是连合纤维束特别是胼胝体后部受损的结果，因为这些连合纤维束的作用就是传送认知信息。

早产儿脑损伤的类型

脑损伤的几种类型可能继发于早产儿血流动力学改变，包括白质损伤、生发基质出血、脑室内出血、脑室旁出血性梗塞以及小脑梗塞和萎缩。如前所述，当缺血组织出现再灌注特别是出现静脉压持续升高时，原本脆弱的毛细血管可能破裂，最终导致出血。这种出血最常见于生发基质，分布于脑室壁且包含了大量将来发育成为成熟脑组织的细胞。（因为40%的出血发生在出生后5小时以内，90%发生在出生后4天内）一般认为，与出生过程相关的血流动力学波动与生发层出血有关，生发基质血管极度丰富，但管壁菲薄，对于氧供和血流改变极其敏感。生发带在妊娠8~28周内代谢最为旺盛；最先出现的细胞是神经元细胞，而胶质细胞是在生发带发育的后期出现。妊娠第6个月后期，生发带的生长活力减低并开始退化；室管膜下出血的几率也随之逐渐降低。生发带中最后退化的区域是位于尾状核头附近被称为神经节隆起的部分；由于神经节隆起保持代谢旺盛的时间最长，因此也最易发生出血。妊娠34周后，生发基质出血几率就降低了。受生发基质出血的影响，早产儿的脉络丛也经常发生出血。

根据严重程度，早产儿脑室周围和脑室内出血共分成四个等级。Ⅰ级出血是指生发基质出血，脑室内没有出血或仅有少量出血。Ⅱ级出血是指室管膜下出血破入侧脑室，但侧脑室体积正常。Ⅲ级出血是指脑室内出血合并侧脑室扩张（图4-16至图4-18），这种脑室扩张可能是脑实质受损伤的结果（牵拉性脑室扩张），某些病例可能是交通性脑积水造成的。Ⅳ级出血（图4-19）曾认为是指生发层出血破入周围脑实质。最近认为，这是静脉梗塞的结果，因此命名为脑室周围出血性脑梗塞（PVHI）。约15%发生脑室内出血的婴儿将发展为脑室周围出血性脑梗塞，其中80%~90%发生在出生后96小时之内。

Ⅲ级脑出血中，脑室扩张通常是脑室周围组织受损的结果；因此，脑室扩张对神经系统后遗症具有很好的短期和长期预测效果。在一项包括了484个婴儿的大样本研究中发现，Ⅲ级和Ⅳ级脑出血患儿中，仅26%能够存活；而Ⅰ级和Ⅱ级脑出血患儿中，67%能够存活。轻度出血而脑室大小正常的患儿发生长期神经系统后遗症者不足10%。50%脑室内出血合并脑室扩张的患儿会发生神经系统后遗症。脑室周围出血性梗塞与严重永久性脑损伤明显相关，其中50%~90%会出现严重的神经系统后遗症，神经系统损伤的严重程度与脑实质损伤的位置和累及范围有关。

另一类常见的早产儿损伤是不成熟白质损伤。虽然这种损伤更常被称为脑室旁白质软化（PVL），但可发生于任何部位的白质。以我们的经验，最常受累的部位是大脑半球深部白质，与脑室壁有一定距离。另外，应用PVL这个术语来描述早产儿的白质损伤，使很多人得出了一个明显错误的推论，即所有脑室旁白质损害都是由早产儿缺氧缺血损伤造成的。感染、代谢性疾病、脑积水等均可造成脑室旁白质损伤。为了避免这种误区和困惑，本章中应用"不成熟白质损伤"来代替脑室旁白质软化。20年前，经病理证实，出生体重900~2200g、存活时间超过6天的婴儿中，85%出现白质损伤；随着新生儿科学的发展，白质损伤的发生率明显降低。虽然超声检查发现，PVL的发生率约为5%~10%之间，但活检及MR检查发现，近50%新生儿有脑白质损伤；也就是说，超声检查对于未囊变的白质损伤病灶并不敏感，会低估这类损伤的发生率。白质损伤的发生率与多种因素相关，包括宫内感染、胎膜早破、母体胎膜炎以及低血压引发血液循环自动调节机制受损等。如前所述，最近的证据表明，这种损伤可能是由晚期少突细胞原体或亚板神经元缺血受损造成的，晚期少突细胞原体对低氧缺血性损伤尤为敏感，而亚板神经元是皮层深部的暂时性结构，是最终连接永久皮层的轴索的中继站。并且，晚期少突细胞原体和亚板神经元在脑中出现的时期正好与婴儿脑不成熟白质对损伤的敏感期相吻合。脑室周围损伤表现为特征性演变过程，即受损局部出现坏死继而形成空洞，最后空洞萎陷导致相邻脑室扩张。最容易发生脑室旁白质软化症的两个部位是侧脑室后角旁白质及邻近莫氏孔的额叶白质。白质损伤的发生率随着妊娠期的缩短而增加。最近的一项前瞻性超声研究表明，在极不成熟新生儿（24周）中，PVL的发病率为25%；而26～27周不成熟新生儿的发病率为5%。另一项研究显示，在802名孕24～32周内出生的早产儿中，脑白质损伤的发病率为9.2%。超声检查对非囊变脑白质损伤的敏感性不高，虽然这些数值并不高，但发病的趋势还是很明显的。

一个重要的概念是，在早产儿中描述的任何一类损伤均可在相同孕周的胎儿中出现。以我们对胎儿进行超声和MR检查的经验，已经见到生发层基质出血、脑室内出血、白质损伤和脑室周围白质出血性梗塞。文献中也有类似报道。其实，在de Vries等的研究中，16%的PVHI在出生时已经存在，另有3%在出生时已发展成脑穿通性囊腔。Takanashi等发现，PVHI是足月儿先天性偏瘫的常见病因，也支持出生前的损伤是致病原因。

早产儿的影像学表现

由上述讨论可知，早产儿缺血缺氧性损伤病理后遗改变主要累及大脑的深层区域。例如，生发基质出血最常见于尾状核头，而脑实质损伤大部分局限于脑组织深部区域。此外，侧脑室扩大程度也非常有助于判断预后。这些病变区域都能采用超声评估前后囟门的超声成像已应用于新生儿ICU。对于这些婴儿来说，维持体温至关重要，而在新生儿ICU以外的区域维持患儿体温并加以监测是很困难的，除非使用特制的MR暖箱。因此，虽然MR检查对此类病变更为敏感，但对这些婴儿的首选影像学检查仍为超声。

生发基质出血在声像图上表现为局部回声增强。冠状面成像可以显示邻近脑室壁边缘的清晰的高回声区。最常见部位是位于额角下壁下方的尾状核丘脑切迹（图4-19和图4-20）。矢状面成像有助于鉴别生发基质出血和脉络丛高回声信号，脉络丛不会延伸至莫氏孔前方，而尾状核头及相邻神经节隆起出血正好位于莫氏孔前方。生发层基质出血在MR T2加权像上表现为圆形或卵圆形低信号区（图4-19和图4-21）。亚急性期时，在T1加权像上为高信号（图4-19和图4-21）。MR还经常可以显示小脑内大小不等的出血，这是由出血进入临时外颗粒层造成的，后者是小脑皮质的生发区。小脑出血与幕上生发层出血表现相同（图4-22），但不会引起脑积水。

当出血严重时，可发生小脑萎缩（图4-22C和图4-22D）。

脑室内出血导致部分甚至整个脑室系统充满了高回声物质。急性期脑室内出血表现为强回声信号（图4-19），可能与正常脉络丛回声信号很难鉴别。使用能量多普勒可显示脉络丛中的血管，而血凝块中没有血流信号，这有助于二者的鉴别。在发生急性出血后的最初几周内，脑室内血凝块机化，演变为边界清楚的低回声灶。此时病变表现为侧脑室内相对无回声的团块，通常位于体部或前庭部。这时血凝块的回声丘脑较相邻的脉络丛低（图4-20）。CT也可发现出血灶。急性期出血表现为高密度灶，出血后7～10天变成等密度灶。新生儿脑室出血应选择MR常规自旋回波序列和梯度回波序列。新生儿急性期（3天内）脑实质内血肿在T1加权像上表现为等信号或稍低信号，而在T2及T2*加权像上表现为明显低信号灶，在随后的3～7天内，T1加权像信号逐渐增高（而在T2及T2*加权像上仍表现为低信号）（图4-19和图4-21），7～14天，血肿在T2加权像上的信号逐渐增高，并呈持续高信号，而以后数月内在T1加权像上缓慢的转变为与脑脊液信号相同。

在脑室内出血后的急性期，出血产生的微小颗粒阻碍了脑脊液循环通路，导致脑室扩张；这种急性脑积水通常都会缓解而不产生后遗症。然而，严重出血常导致闭塞性蛛网膜炎，多发生于基底池。蛛网膜粘连阻断了正常的脑脊液流动，因此有必要进行永久性脑室-腹膜脑脊液分流术。出血后脑室扩大的患者除了会发生这种继发性脑积水外，发生脑室周围白质损伤、脑桥钩回损伤和橄榄小脑损伤的几率也增高。继发于囊变性白质损伤的组织缺失在发病后第二周后期可导致脑室扩大。由于发生牵拉性脑室扩张的患者无须行脑脊液分流术，故在对这些患儿作出交通性脑积水诊断前，应了解婴儿头围并寻找脑积水征象（如第三脑室前隐窝的扩张，见第八章）。无论任何原因造成早产儿继发性脑室扩张，都提示预后发育不良。经囟门超声成像可清晰显示这种脑室扩张（图4-20C）；患儿应首次出血发生后1周内进行超声扫描以排除继发性脑室扩张。

脑室周围出血性梗塞是指合并出血的缺血性脑损伤，特征性发生于侧脑室旁深层白质内。出血灶在超声成像中表现为圆形、新月形或扇形高低混杂回声区（图4-23）。但是仅依靠超声成像无法判断出血量的多少。CT表现为脑室旁大面积低密度，其内通常伴有高密度出血灶。实际上，MR成像可显示出血区域（在T2加权像上呈低信号），周围经常围绕非出血性静脉梗塞（在T2加权像上呈高信号）。病灶随时间延长而改变，血液氧化成为正铁血红蛋白（图4-24），进而被吸收，导致梗塞区域液化。最终，受累脑区形成较大的单房性脑

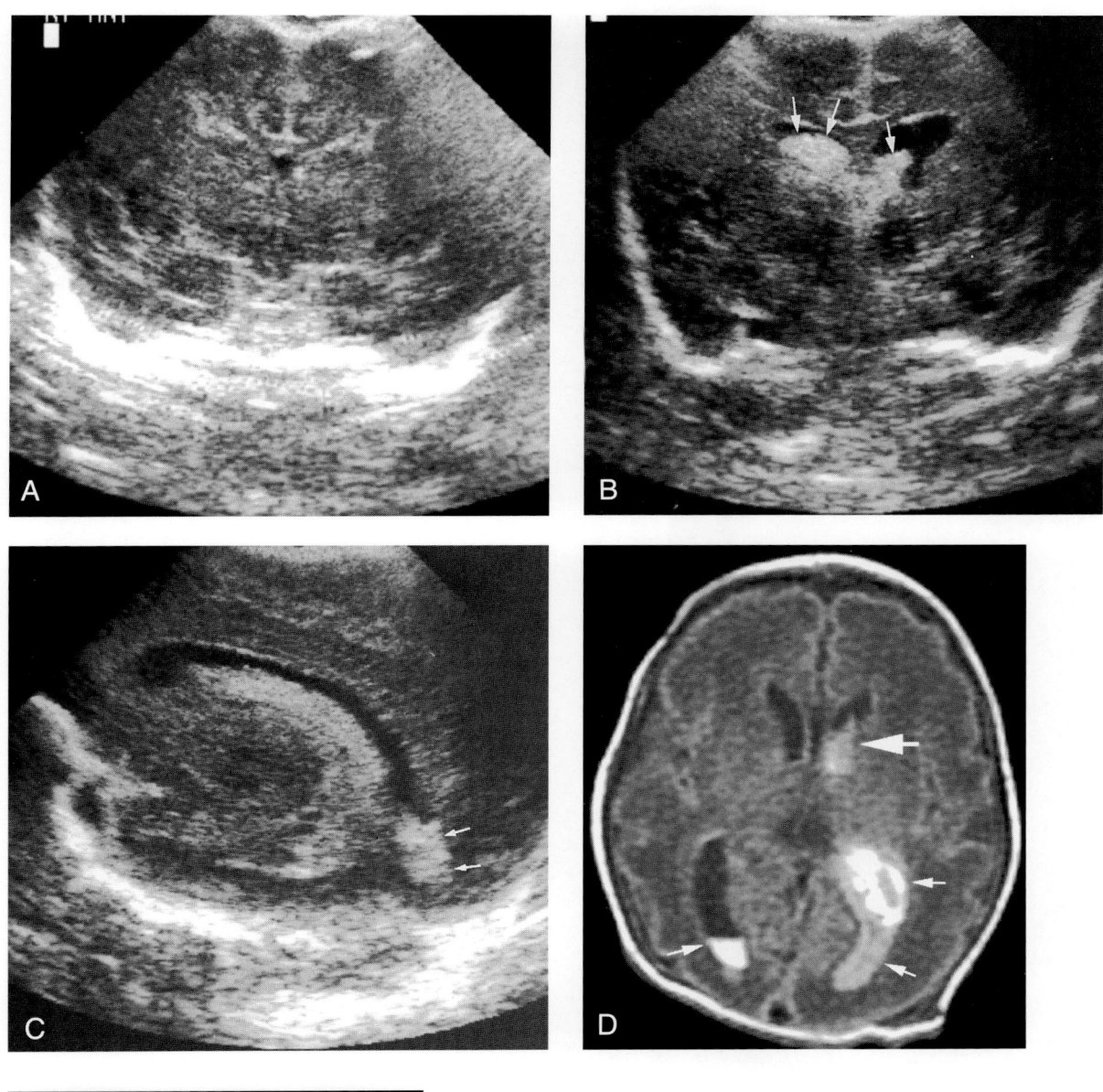

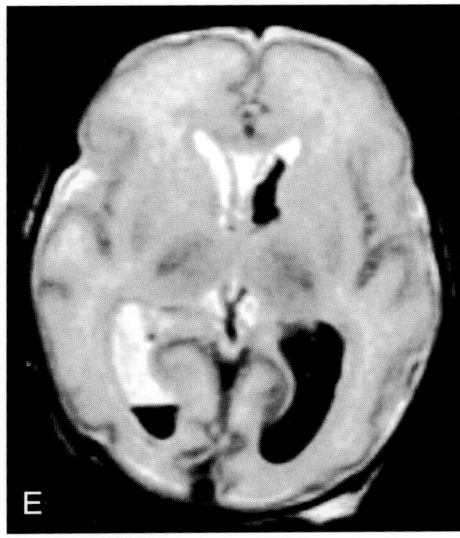

图4-19 脑室内出血。A：冠状面扫查声像图显示脑水肿，表现为侧脑室缩小。B：脑室内出血表现为扩大的侧脑室额角内高回声区（箭号）。C：矢状面扫查声像图显示沉积于侧脑室枕角内的出血（箭号）。D：与A、B、C不同患者的MR轴位SE600/16图像显示，出血表现为左侧尾状核头旁高信号（出血的部位，大白箭号）及侧脑室三角区及枕角内高信号（小白箭号）。E：MR轴位SE3000/120图像显示，出血表现为低信号。

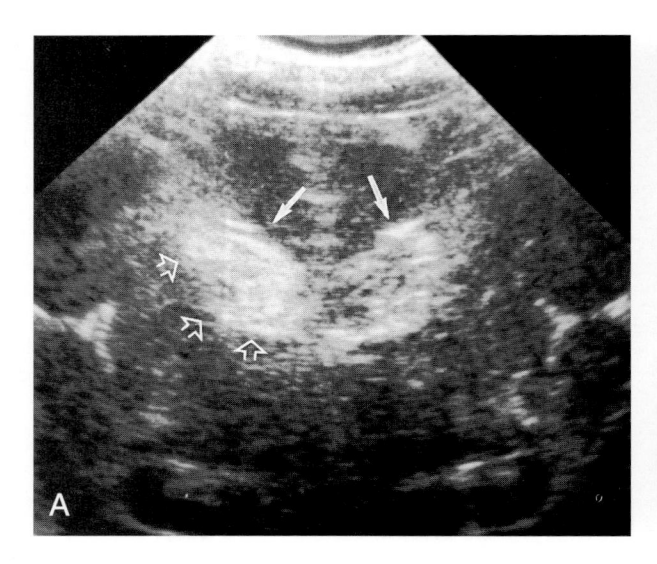

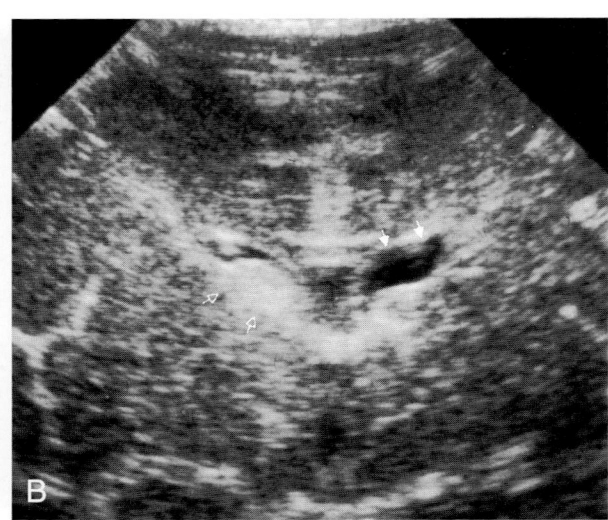

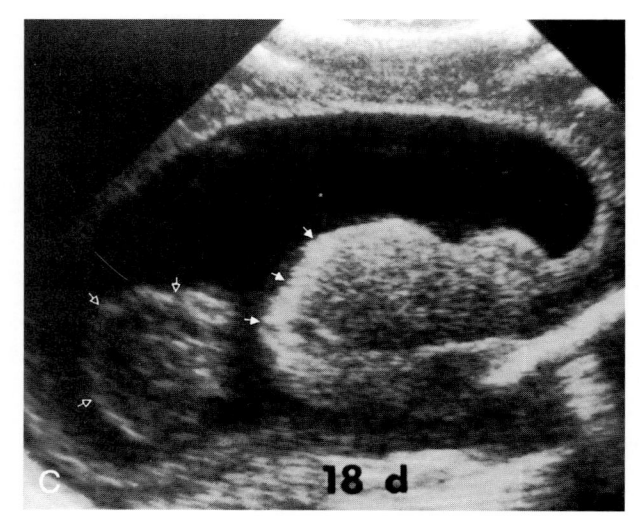

图 4-20 生发基质出血扩散至脑室并导致脑积水。A：冠状面超声图像显示，尾状核区的强回声灶（空心箭号），邻近的侧脑室额角受压（实心箭号）。B：1 周后，尾状核头的出血灶（空心箭号）吸收，但脑室（实心箭号）开始扩大。C：婴儿 18 天时的矢状面超声图像显示脑室明显扩张。侧脑室三角区可见正在吸收的凝血块（空心箭号）。凝血块位于脉络丛后方，前者较后者回声略低（实心箭号）。

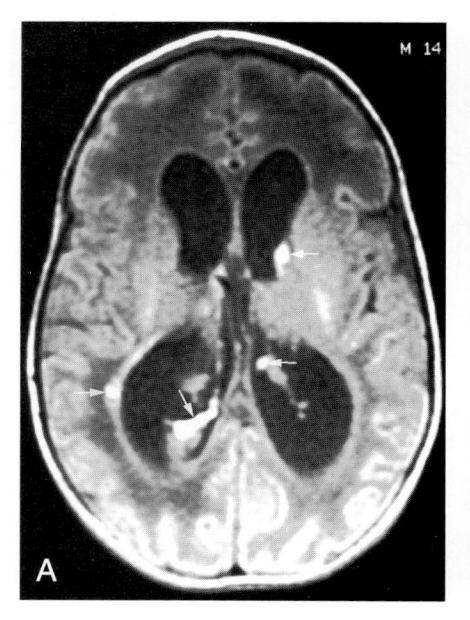

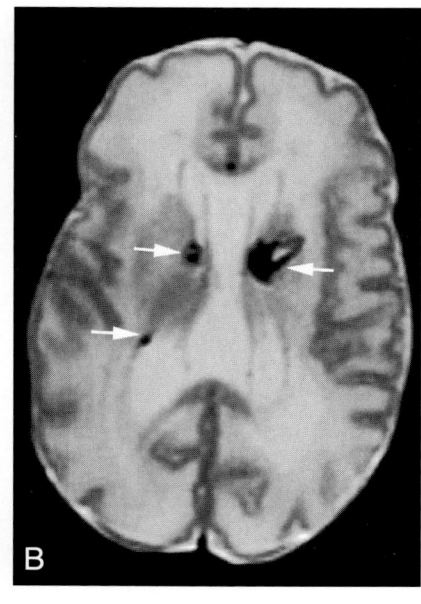

图 4-21 生发基质出血吸收期的 MR 成像。A：轴位 SE600/12 图像显示，位于生发层基质和脉络丛内的局灶性高铁血红蛋白（箭号），并可见轻度脑积水。B：与 A 不同患者的轴位 SE3000/120 图像显示，侧脑室壁内的 3 个低信号灶（白箭号），代表生发层出血。

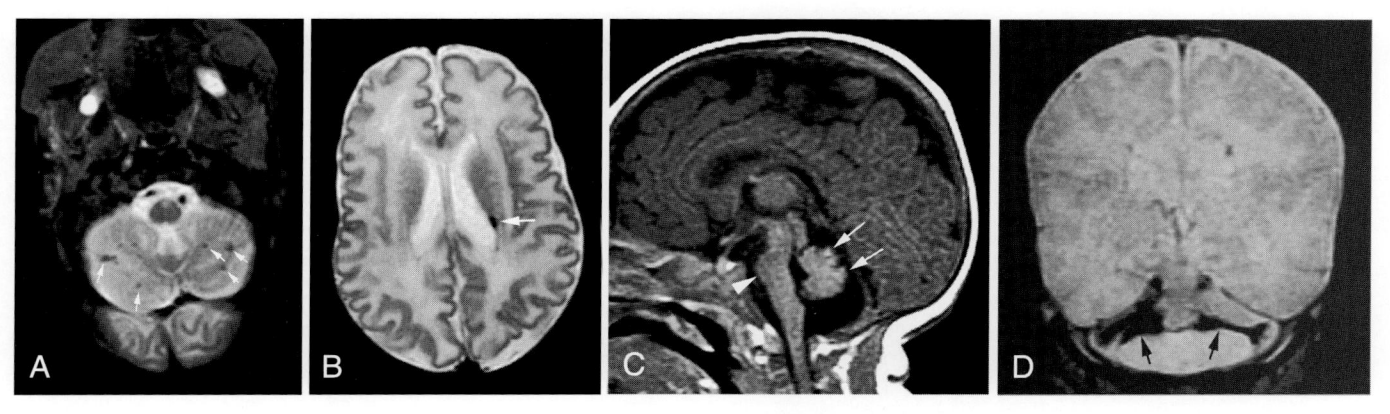

图 4-22 小脑生发层基质出血。A：轴位 SE 3000/120 图像显示，由外颗粒层出血导致的小脑皮层多发低信号灶（白箭号）。B：侧脑室水平轴位 SE 3000/120 图像显示，生发层基质微小出血（白箭号）。C：不同患者。矢状位 SE 550/16（B）图像显示，小脑蚓部缩小，伴点状短 T1 病灶（白箭号），脑桥缩小（白色箭号）。D：冠状位梯度回波 MR 500/35 图像显示，广泛生发层基质出血导致的小脑半球外围含铁血黄素沉积，表现为明显低信号（黑箭号）。

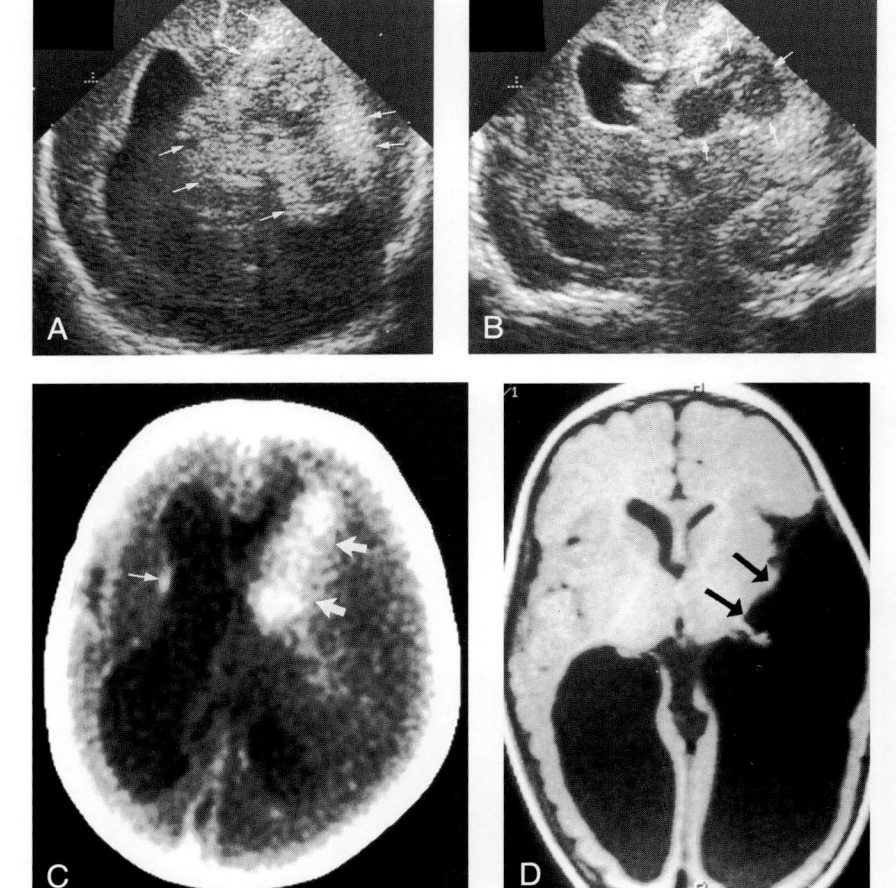

图 4-23 脑室周围出血性梗塞。A：侧脑室三角区水平的冠状面超声图像显示，左侧脑室三角区旁高回声区（箭号）并向脑室内延伸。B：在侧脑室额角水平的较大高回声带内可见低回声区（箭号），可能是急性出血。C：CT 图像显示左侧额角旁出血（大箭号），且周围可见异常低密度组织（可能是梗塞）。对侧大脑半球可见生发带出血（小箭号）。D：既往曾患 IV 级脑出血的另一患者。在原出血区可见巨大囊腔（箭号）。

实质内囊腔（脑穿通性囊腔），这种囊腔常与侧脑室相通（图 4-23D）；不同于脑室旁白质软化症中典型的多发小囊肿。对这些出血灶行彩色多普勒超声检查，可发现受累区域引流入侧脑室的静脉（典型表现为前面的丘纹上静脉，窦旁区的侧窦静脉和颞角的脑室下静脉）几乎完全闭塞，种种迹象表明这是一种静脉性梗死。

在超声检查中发现脑室周围回声增强区域，应该怀疑有不成熟脑白质损伤的可能；然而，水肿也可引起局部回声增强，但是水肿恢复后不会遗留任何脑实质损伤（图 4-25）。此外，该区域在没有 PVL 或水肿的情况下有时也可出现局部回声增强，可能是正常白质镜像反射造成的。另外，有报道称，后来活检证实为脑白质损伤的患儿的超声检查未发现异常。因此，仅依靠超声成像的高回声本身并不足以作出脑白质损伤的诊断。脑室旁脑白质损伤最好的早期超声征象是脑室旁的"火焰征"，即表现为局部缺乏正常且有规则间隙的脑实质回声（正常的脑组织结构）；相反，受损组织表现为模糊的圆形病灶（图4-26）。除了正常组织结构消失外，受损组织表现为与脉络丛等回声或更高回声。如果脑室旁的火焰征持续存在（>2周），痉挛性双侧瘫或四肢瘫的发生率则为50%。然而，火焰征对于脑白质损伤的敏感性和阳性预期值均较低。超声成像对脑室旁白质软化症的最终诊断需发现空洞或出血（称为不均匀火焰征），以及由受损白质液化形成的实质囊腔（图4-26）。损伤后2~6周（通常<3周）发生空洞化，囊腔的大小和囊变时间均取决于损伤的严重程度；较为严重的损伤形成囊腔较大。当周围组织进一步囊变，最初的小囊变逐渐增大，表现为一个正在融合的囊。有研究表明，脑室周围出现大囊肿（直径>5mm）的患儿较囊肿小者运动功能受损更严重。但应该记住，随着空洞的大小随时间变化，损伤组织不断坏死，囊腔融合（这造成囊腔扩大），随后囊腔萎缩（造成收缩）；因此，不能过度依赖囊肿直径的测量来判断预后。

根据脑室周围白质的超声成像特点可对白质损伤进行分级。Ⅰ级是指脑室旁白质回声增强，出现时间达7天或更长（脑室旁长期病变）。Ⅱ级是指脑室旁白质回声增强演变为额顶叶小囊状病灶。Ⅲ级是指脑室旁白质回声增强演变为广泛的脑室旁囊性病灶，包含枕叶及额顶叶白质。Dammann提出，Ⅰ级脑白质损伤可进一步分为"短暂病变"即病变在6天内消退，"中间病变"即病变在6~13天内消退，和"长期病变"即病灶在14天后消退。同样，Sie等提出，"不均匀火焰征"预后最差，应归为1b级（1a级为均匀性火焰征）。后二种分类方法的实用性尚未得到确认。

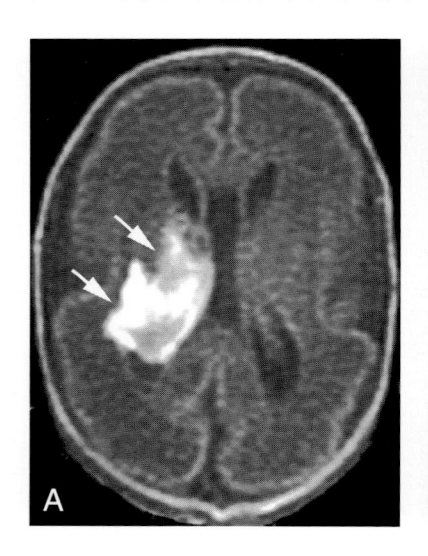

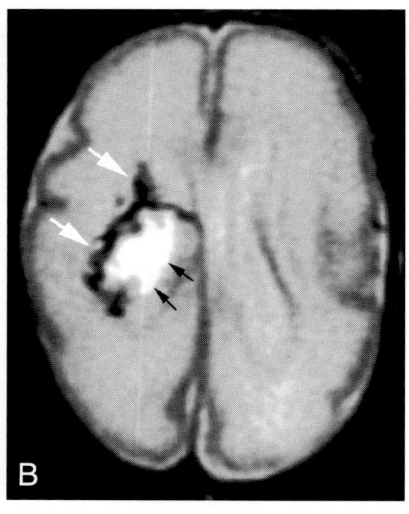

图4-24 亚急性脑室旁出血性梗塞的MR表现。A：轴位SE600/16图像显示，邻近右侧脑室的高信号出血灶（白箭号）。出血中央部分信号略低，提示部分吸收。B：较高层面的轴位SE3000/120图像显示，梗塞组织外围的含铁血黄素环（大白箭号）和内部的高信号区（小黑箭号）。

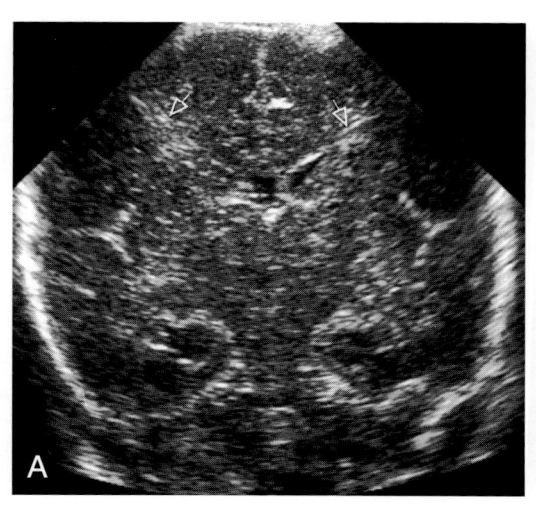

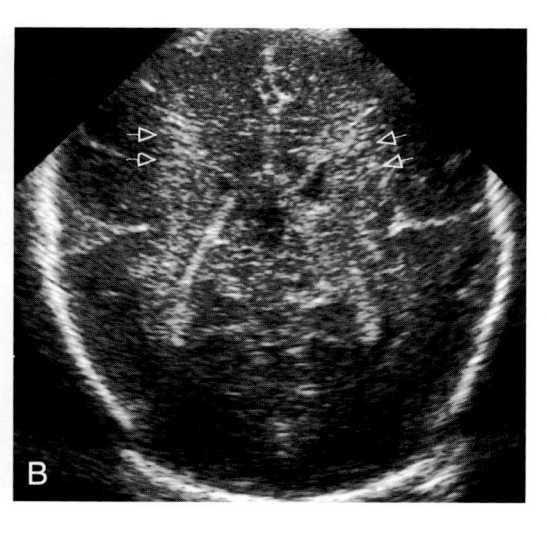

图4-25 一位无神经系统后遗症患者的脑室旁高回声区（箭号）。注意脑组织的回声结构仍然正常。这些图像强调了，不是所有脑室旁高回声区都是脑室旁白质软化。

然而，白质损伤发生囊变的可能性较小，且还在逐渐减少。MR 可发现 50% 早产儿中存在非囊变性白质损伤，表现为 T1 缩短的小病灶（T1 加权像上呈高信号）。由于患病早产儿的运送和护理等问题，CT 和 MR 在大多数医院，并未常规用于早产儿白质损伤的早期诊断。然而，如果行 MR 成像，在损伤早期即可显示脑室旁白质的许多异常信号区，其中大部分病例在超声检查时未发现与 MR 对应的异常。在我们的临床实践中发现，在出生后 3～4 天内即可出现大片状长 T2 异常信号区，其内可见点状短 T1 异常信号区（图 4－27），出

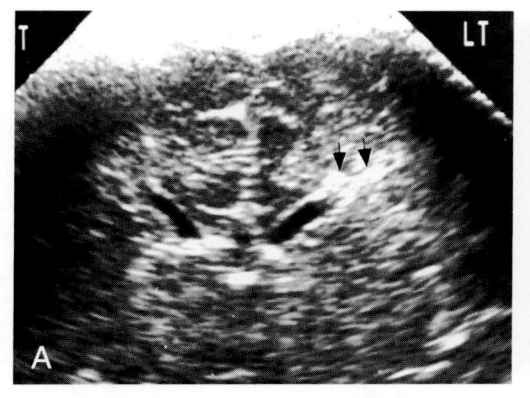

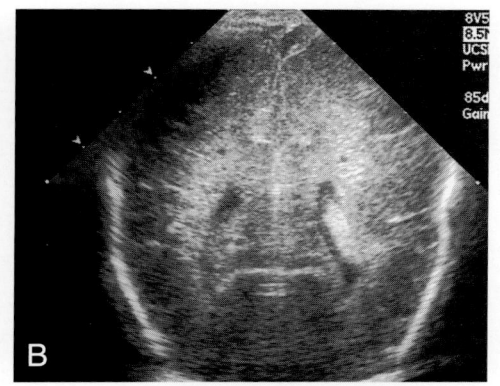

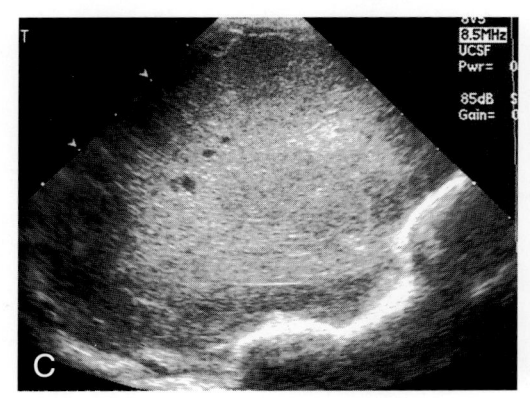

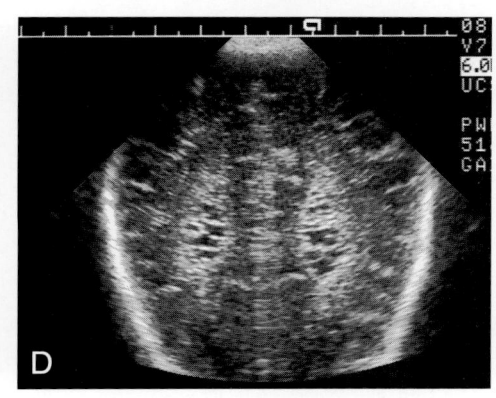

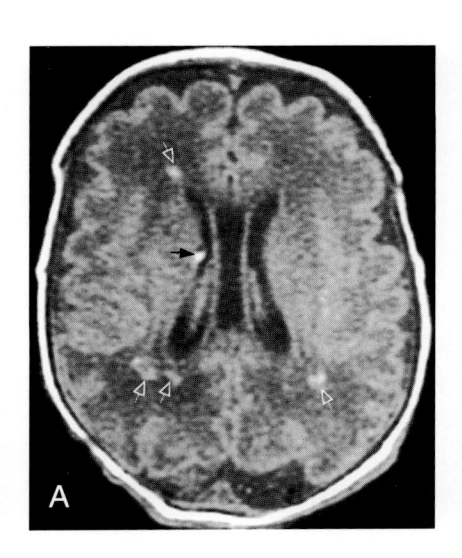

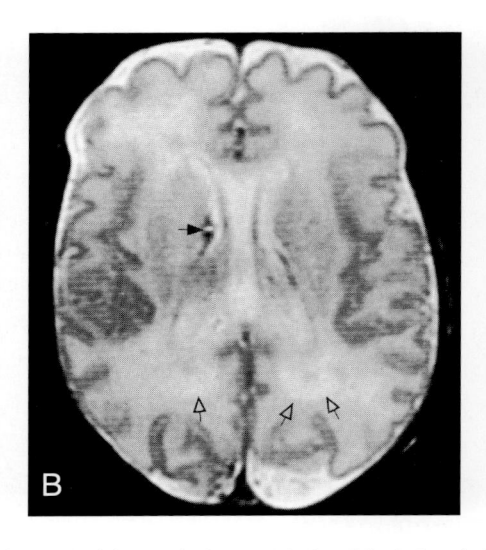

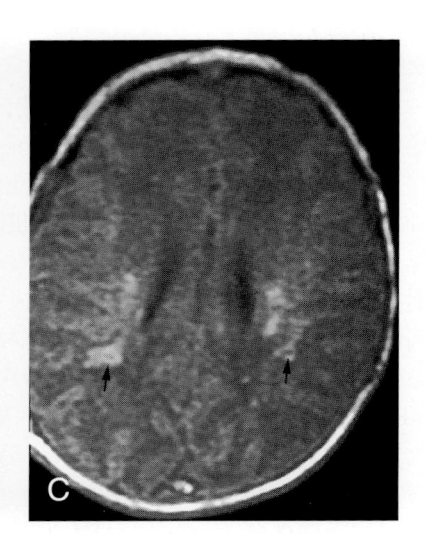

图 4－26 超声显示脑室旁白质软化的进展。A：患儿 1 周时的冠状位超声成像显示，脑室旁白质高回声且失去正常回声结构（箭号）。B 和 C：婴儿在第 17 天的冠状位和旁矢状位超声图像显示，双侧脑室旁延长的闪耀区（高回声区）和闪耀区内的早期空洞形成（小的低回声区）。D：婴儿在第 24 天的冠状位超声图像显示双侧明确的空洞形成。

图 4－27 MR 成像显示脑白质损伤。A：非空洞性白质损伤。轴位 SE550/9 图像显示，脑白质内灶状短 T1 病灶（空心白箭号）。B：与 A 为同一患者。轴位 SE3000/120 图像显示，脑室旁白质高信号（空心箭号）。在 A 中表现为 T1 缩短的区域可见轻微的 T2 缩短。另外，还可见少量生发层基质出血（实心黑箭号）。C：另一患者的 SE600/16 图像显示，在短 T1 区域内可见小灶状低信号（小黑箭号），代表囊变灶。

生后6～7天可出现中度短T2异常信号。T1和T2异常信号似乎代表活跃的星形胶质细胞增生；可在损伤后数周至数月内出现（图4-28）。这种异常应与出血鉴别，由于出血T2弛豫时间更短，故在T2加权像和磁敏感加权像信号更低（图4-21B）。某些患者受累组织逐渐坏死，导致白质囊腔形成（图4-27和图4-29A），在T1加权像上显示最佳，表现为短T1（高信号）病灶内或病灶周围出现边缘清晰的长T1病灶（低信号）（图4-27C）。由于3～4周后囊肿最终萎缩（图4-29），原异常信号区越来越接近脑室壁（图4-28）直至信号最终消失。最后，大脑半球脑白质体积缩小，表现为所谓的特征性"脑室旁白质软化终末期"。

对于早产儿的脑组织评价，弥散成像和质子波谱分析的价值尚未确定，但一些研究结果显示有一定价值。发病数天内，在超声和常规MR检查无异常时，弥散成像即可显示脑室旁白质弥散减低（图4-30），但这种改变很快即恢复正常（通常在5天内）。有一点非常重要，由于新生儿脑组织的T2时间非常长，扩散加权图像可能会表现为假阴性（要记住，扩散和T2效应均对扩散加权图像的信号有所贡献），所以新生儿扩散成像时，注意查看ADC图或计算出ADC值是非常重要的。由扩散张量成像获得部分各向异性，也有助于白质损伤的评价，但需要特殊成像序列。已发现，无白质损伤的早产儿在扩散张量成像中，脑白质各向异性逐渐增加，但有白质损伤的早产儿各向异性恒定或降低；这种各向异性的改变对于判断远期预后的意义尚不清楚。波谱分析也有助于脑白质损伤的早期评价，在常规序列显示异常以前，可出现乳酸峰增高、N-乙酰天门冬氨酸（NAA）峰降低。

对于囟门已闭的年龄较大患儿，MR和CT扫描对晚期白质损伤的诊断很有帮助。而一些轻度白质损伤的病例中，超声仅能发现非特异性脑室扩大，CT和MR也有助于作出明确诊断。晚期白质损伤的CT表现为①脑室扩大，侧脑室体部及三角区外形不规则；②白质数量减少，多见于侧脑室三角区，但严重病例可累及全部半卵圆中心；③脑沟加深且显著，脑沟与脑室紧密相邻，其间可见少量白质或无白质成分。MR成像能够显示同样的改变（图4-28E和F，图4-31）。此外，磁共振T2加权像可显示脑室旁白质异常信号增强灶，病灶多见于双侧脑室三角区旁（图4-31），病变部位髓鞘化延迟。总之，妊娠期越短导致的髓鞘化缺失越严重。由于穿越胼胝体的神经纤维退变，MR正中矢状位图像通常显示胼胝体变薄，多见于胼胝体体部后侧和压部（图4-31A）。MR体积测量显示，脑白质损伤的终末期表现为质体积缩小、脑室增大。扩散张量成像（DTI）研究表明，水分子运动增加，皮质脊髓束体积较小，皮质脊髓束内各向异性减低。然而，如仅要诊断，无须进行如此复杂的技术检查。

白质损伤终末期（脑室旁白质软化终末期）与侧脑室三角区背部和上方的正常的髓鞘化延迟区表现相似（见第二章和图4-32），但后者胼胝体压部及被盖部未髓鞘化的正常白质与脑室壁之间被一条细带状髓鞘化白质所分隔，而PVL的异常信号与脑室壁直接相贴。冠状位T2加权像可清晰区分这些结构，而轴位图像则不能显示。此外，正常人MR扫描不会发现脑白质容积减少，且脑室轮廓光滑、规则。

关于婴儿和儿童的脑室旁异常信号，还有最后一项内容需要讨论。对于不成熟白质损伤的诊断，FLAIR像或T2加权像上发现的脑室旁高信号和白质容积减少并无特异性。事实上，许多疾病都能导致脑室周围组织损伤，如脑室炎（婴儿脑膜炎常见的一种后遗症，见第十一章），先天性代谢异常（见第三章），脑积水（见第八章）和子宫内病变。最好能结合临床病史作出诊断。

早产儿重度低血压或循环停滞

早产儿由于重度低血压或心血管循环停滞会出现不同类型的脑损伤。在这些婴儿中，尽管脑室旁白质受损和生发基质出血也可能出现，但损伤主要位于深层灰质核团和脑干核团（这些是发育最成熟且代谢最旺盛的区域，图4-18）。脑干背侧、小脑蚓部前部和丘脑是最常见的受累部位，但是豆状核（苍白球和壳核，特别是壳核后部）和中央前、后回也可能受损。大脑皮层其他部位常不受累及。这种损伤形式产生的基本原理在前面章节中已经讨论过了。最初1～2天超声检查可能是正常的；然而，第二第三天时基底节和丘脑可能探及高回声区（图4-33）。CT可显示丘脑和基底节低密度灶（图4-33），病灶密度与白质呈等密度而低于灰质密度。若有出血则呈高密度灶。在损伤后最初两天MR成像将显示扩散减低及T2加权像的丘脑高信号区（图4-34）。然而，弥漫性损伤的弥散成像可能表现正常；因此，在怀疑脑损伤的病例，应计算ADC值或生成ADC图，并与年龄相同的正常人相比较。损伤后第二或第三天，T1加权像显示受损部位弥漫高信号影（图4-35）。直到损伤后一周末，T2时间逐渐缩短。至第二周中期，位于脑干背部（如果受累）、丘脑侧腹部和豆状核后部病灶的T1时间缩短且逐渐局限变成圆形（图4-36）。对于约在妊娠后30周受到损伤的患儿来讲，基底节的损

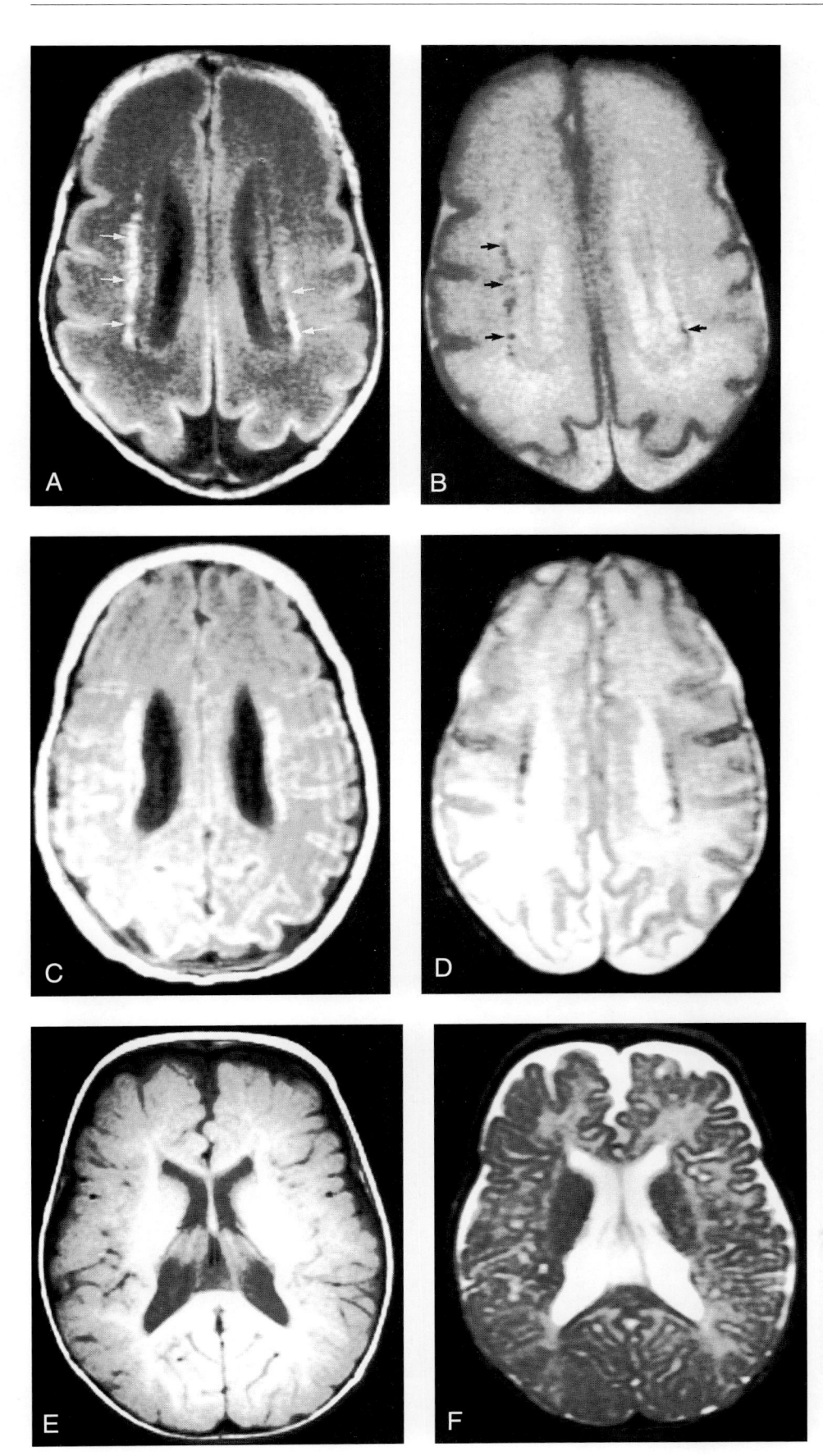

图 4-28 MR 成像显示白质损伤的演变。A 和 B：3 周患儿的 T1 和 T2 加权 MR 图像显示，脑室旁短 T1、短 T2 异常信号区（箭号），考虑为出血性坏死的继发改变。C 和 D：8 周患儿的 T1 和 T2 加权 MR 图像显示，脑室旁白质脱失。注意，脑室旁长 T1 和长 T2 异常信号区，较 A 和 B 更接近脑室表面。E 和 F：7 个月患儿的 T1 和 T2 加权 MR 图像显示，脑白质损伤终末期的影像改变。脑室不规则增大，大脑半球白质容积减小，脑皮质几乎毗邻脑室表面。

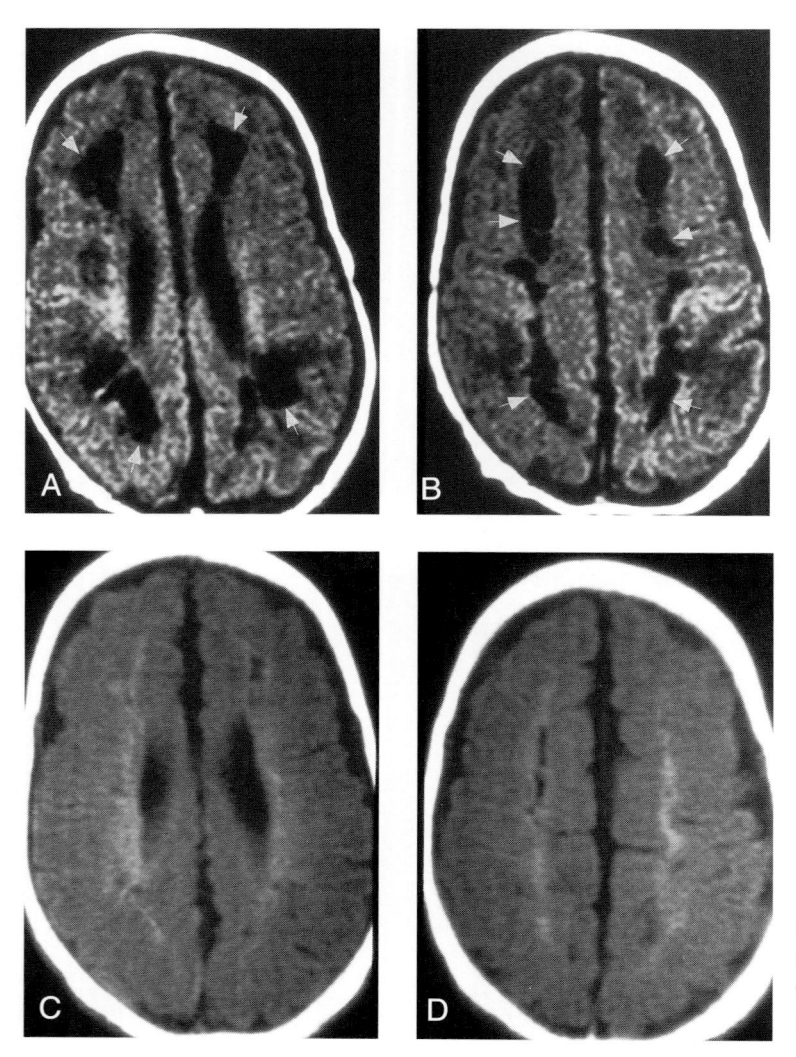

图4-29 脑室旁白质软化囊腔的萎缩。A 和 B：4 周患儿的轴位 SE550/15 图像显示，脑室旁多发较大囊腔（箭号）。C 和 D：8 周时轴位 SE550/11 图像显示，囊腔已明显萎缩。病变部位仅有极少量的脑白质。

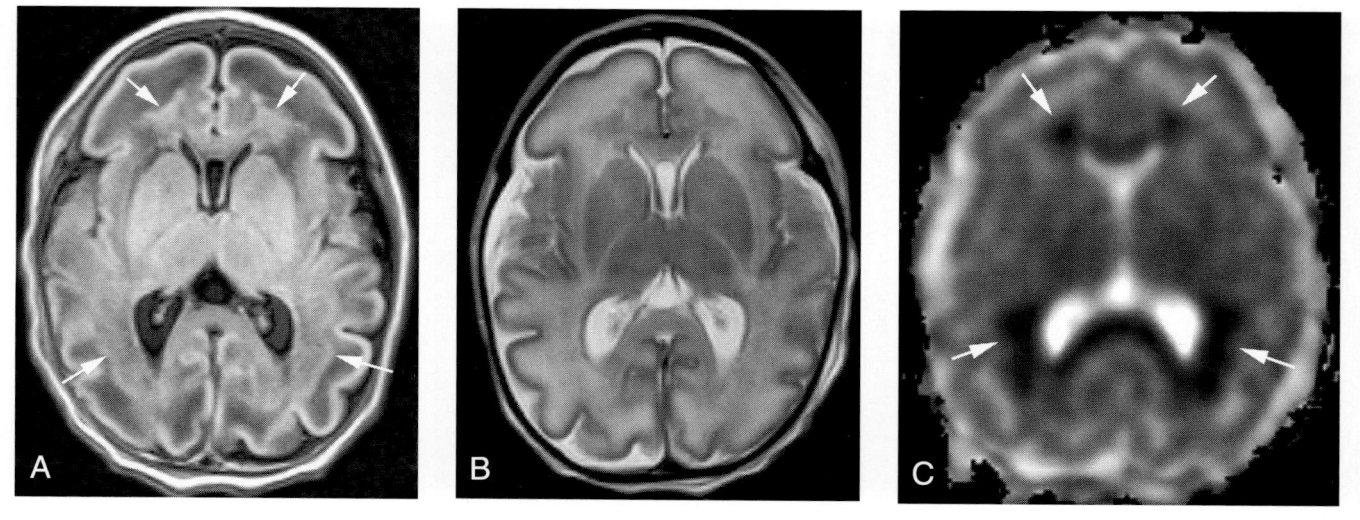

图4-30 孕龄28周早产儿出生后 4 天的急性白质损伤。A：轴位 SE600/16 图像显示，深部白质高信号（箭号）。B：轴位 SE3000/120 图像未见明显异常。C：轴位 ADC 图显示，深部白质弥散减低（箭号）。（本例图像来自 Dr. Joel Cure.）

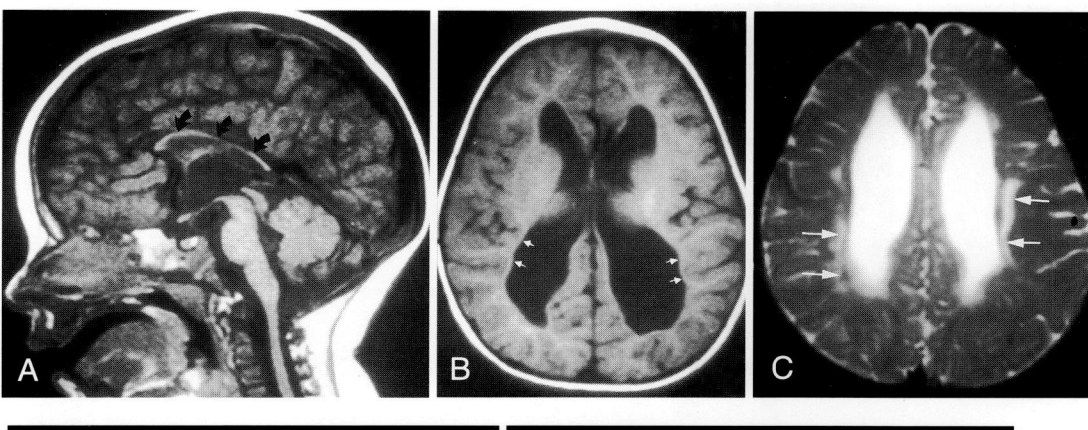

图 4-31 终末期脑白质损伤。A：矢状位 SE550/16 图像显示，胼胝体明显变薄（箭号）。B：轴位 SE600/20 图像显示，脑室扩张且边缘不规则（箭号）。由于脑白质容积减少，脑皮质接近脑室表面。C：轴位 SE3000/120 图像显示，除了 B 所示晚期 PVL 影像特点外，还可见脑室旁长 T2 信号（箭号）。

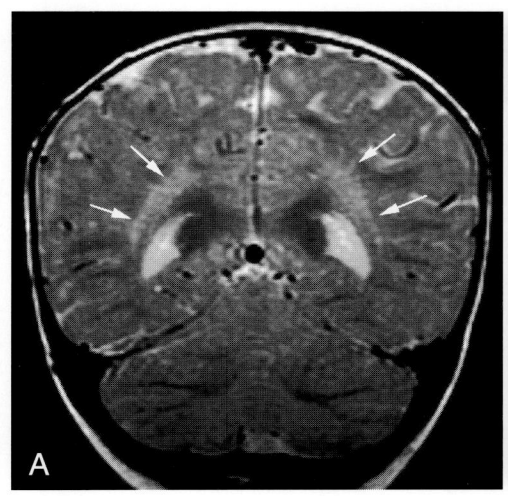

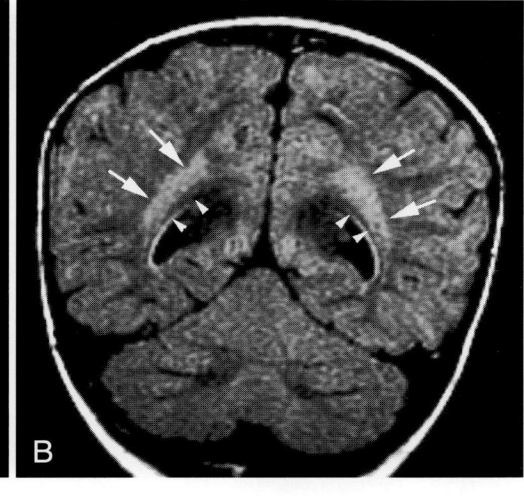

图 4-32 正常未成熟的脑室旁白质。SE2500/70（A）和 FLAIR 图像（B）显示，脑室旁白质为长 T2 信号（大箭号），脑白质容量正常。紧邻脑室旁区，可见条纹状正常髓鞘化的白质（B 中的小箭号）。

伤可能导致局部液化；随访扫描可显示豆状核囊性改变（图 4-37）。受损组织经过液化和胶质增生等改变进入慢性期，此时影像学检查表现为丘脑体积减小、萎缩并常出现钙化灶（图 4-38），脑干和小脑体积减小，基底节体积减小或消失，以及脑白质容积减少。一般认为，脑白质减少是丘脑皮质束、皮质丘脑束及皮质豆状核束缺失所致。

一个重要的概念是低氧缺血和缺氧停滞都可能在宫内发生（表 4-3 和图 4-39）。从影像学的角度看，婴儿在宫内受损导致的大脑损伤形式与相同孕龄的婴儿是一致的。

早产儿的小脑损伤

这在之前已经讨论过，并见图 4-22。研究表明，出现局部或弥散性小脑损伤的早产儿虽然数量较少，但具有统计学意义（占研究患儿 8%）。从开展经后囟门超声（这种方法可提高对小脑的显示效果）以来，我们注意到，早产儿小脑出血的发生率约是 2%~3%。由于前囟门至小脑的距离太长，经前囟门超声无法探测到的上述病变。这些出血中只有半数合并幕上出血（图 4-22A 和 B），且在临床上均无症状。MR 检查发现出血的比例更高（约 20%），表现为小脑周边明显短 T2 病灶，常为多发（图 4-22A）。在那些有中至大量出血的患儿，随访 MR 检查可发现局灶性或弥漫性小脑萎缩。因此，源于生发基质（外颗粒细胞层）的小脑出血可能导致部分早产儿局灶性小脑损伤。

早产儿影像学检查方法的选择

早产儿血流动力学常处于一种不稳定状态，因此移动他们就可能存在危险性。经前囟超声检查在新生儿重症监护室就可以进行，而无须搬动婴儿，因此超声对于所有确诊或疑诊为神经系统损伤的新生儿是首选影像学检查方法。随着彩色多普勒技术和定量超声扫描特点分析等技术的使用，超声对于实质损伤的评估能力提高了，而无须使用其他影像技术。然而，现在超声对于评估非出血性、非囊变性实质损伤并不十分敏感。所以，当患儿神经系统症状无法用超声检查结果解释时，通常需要进行其他影像学检查。根据我们的实践经验，CT 评估早产儿非出血性脑损伤的敏感性并不明

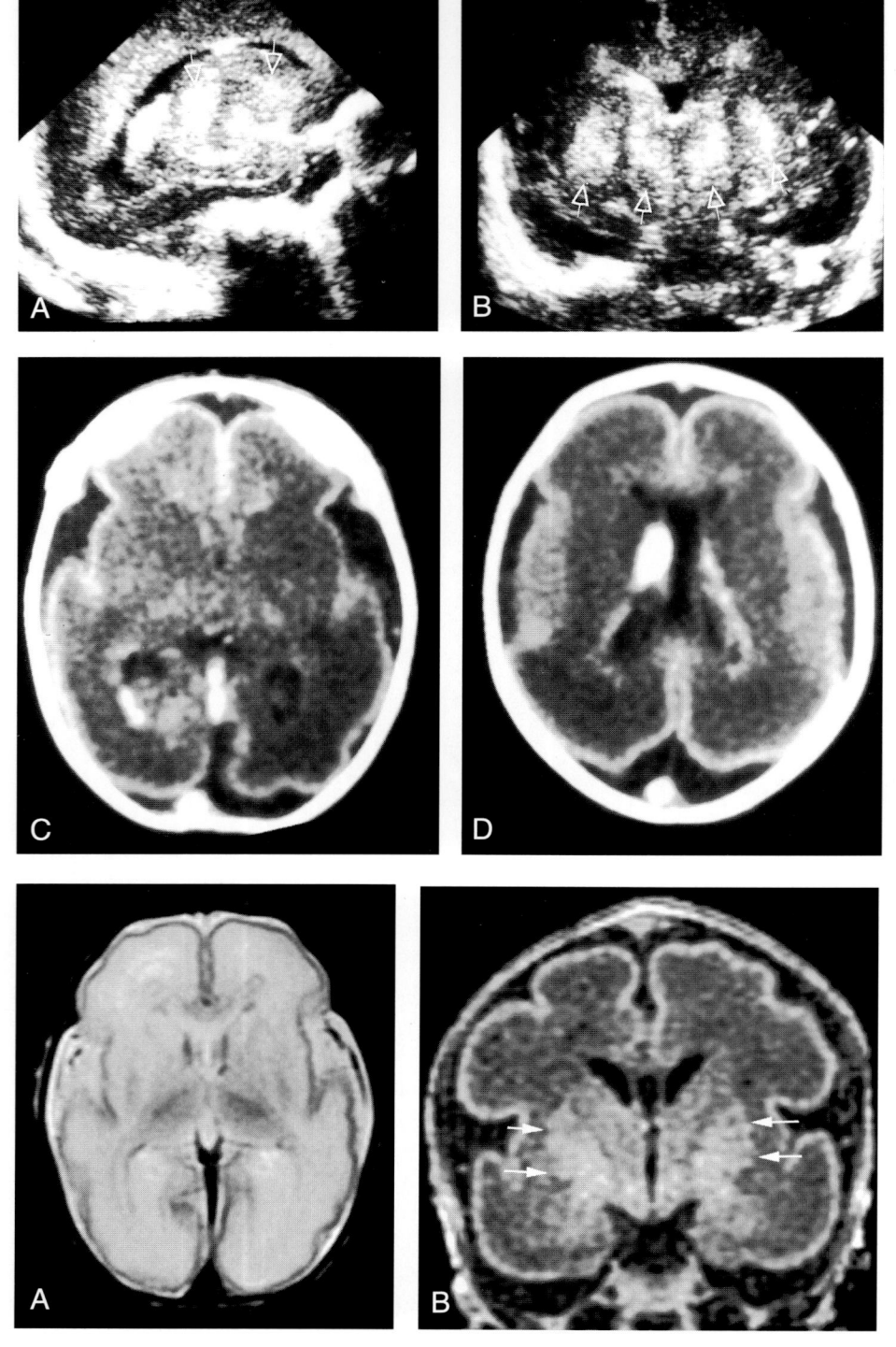

图4-33 出现严重低血压损伤的妊娠28周早产儿超声和CT表现。A和B：出生后4天的矢状位（A）和冠状位（B）超声图像显示，丘脑和基底节的明显高回声区（空心箭号）。C和D：出生后5天的CT平扫轴位图像显示，基底节正常灰质密度消失。注意右侧脑室壁可见少量生发基质出血灶。

图4-34 严重低血压损伤的妊娠28周早产儿2天时的MR表现。A：矢状位SE3000/120图像显示，基底节、丘脑和白质的异常高信号。B：冠状位3DGE35/7图像显示，壳核的异常高信号（白箭号）。

显的高于超声。由于CT成像的低对比度和未成熟脑组织含水量较多，CT无法对未成熟的白质损伤（早产儿最为常见的脑损伤形式）做出明确诊断。另外，如果可能的话，对于儿童，特别是新生儿，最好能避免进行电离辐射检查。正因为CT存在局限性，我们在超声检查后通常采用MR进行神经影像学研究。标准的MRI具备更高的对比分辨率，在损伤后2～3天内就能检测出脑损伤（表现为损伤脑实质T1时间缩短）。损伤后数小时内，质子波谱就可显示异常病灶。弥散成像如在损伤后数小时内进行，有可能漏诊病变，如在损伤后24

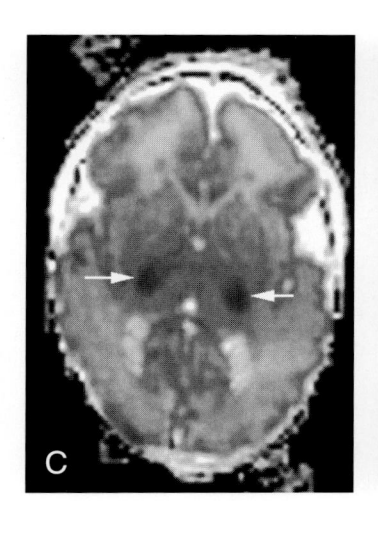

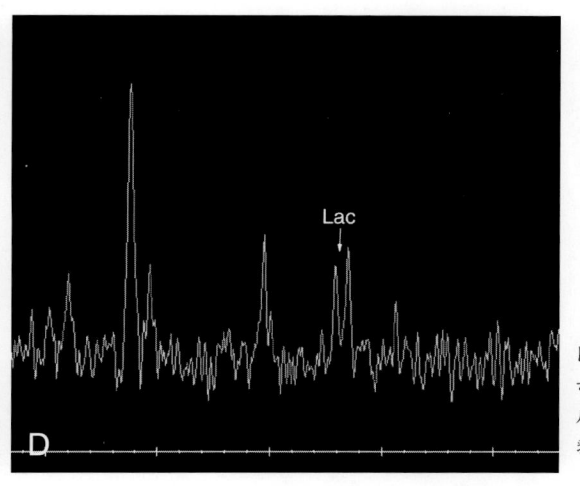

图4-34C 轴位ADC图 (b=1000s/mm²) 显示，外侧丘脑扩散减低（白箭号）。D：基底节区质子MR波谱分析（TE=288ms），显示乳酸（Lac）水平异常增高。

小时以内进行，将会低估损伤的范围，但弥散成像在损伤后2~5天非常敏感。此外，如果能使用化纤毛毯或MR特制的暖箱（在市场上已有成品出售）维持患儿体温并保症患儿无磁性物品或使用恰当的防护装置，MR检查是安全的（见第一章）。

足月儿的脑损伤

足月新生儿脑病是患儿护理所面临的重要问题，也带来了医疗和法律方面的问题。尽管在分娩过程中常出现一定程度的缺氧或缺血，但继发于缺血缺氧损伤的脑病发生率似乎在降低，近期统计表明，存活足月儿的发病率约为1/1000~3/1000。大约0.3/1000的存活足月儿（占脑病患儿的15%~30%）出现明显的神经系统后遗症。总之，患者最终可能会发生运动障碍（约8%~15%脑瘫是由围产期缺氧缺血性脑损伤造成的）、发育延迟，智力发育迟缓或视觉障碍。因此，了解这些部位的病理生理改变和病理过程都是非常重要的。另外，人们正在进行大量工作致力于发现治疗窒息新生儿的方法，因此，对于脑核伤患儿的早期确认就显得尤为重要了。

轻至中度低血压

如前所述，随着婴儿的成熟，大脑最可能发生缺氧

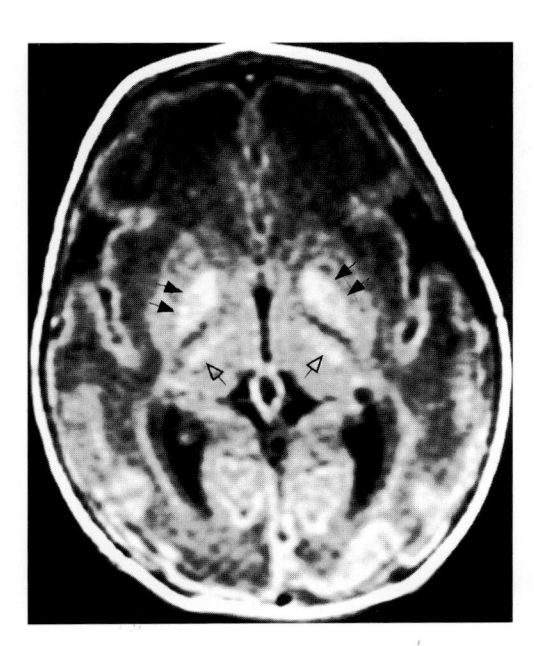

图4-35 出现严重低血压的妊娠31周新生儿。出生后7天的轴位SE550/16图像显示，苍白球（实心箭号）和外侧丘脑（空心箭号）的短T1信号。

表4-3

导致胎儿脑灌注衰竭的原因

母源性因素
　　母源性休克
　　母源性缺氧
　　母源性血栓性静脉炎
　　母源性腹部外伤
　　母源性低血压或高血压
　　胎儿-母体输血

胎儿因素
　　胎儿感染（动脉炎，低血压）
　　胎儿水肿
　　胎儿动脉栓塞（胎盘，其他器官）
　　胎儿间输血

胎盘源性因素
　　胎盘早剥
　　胎盘梗死

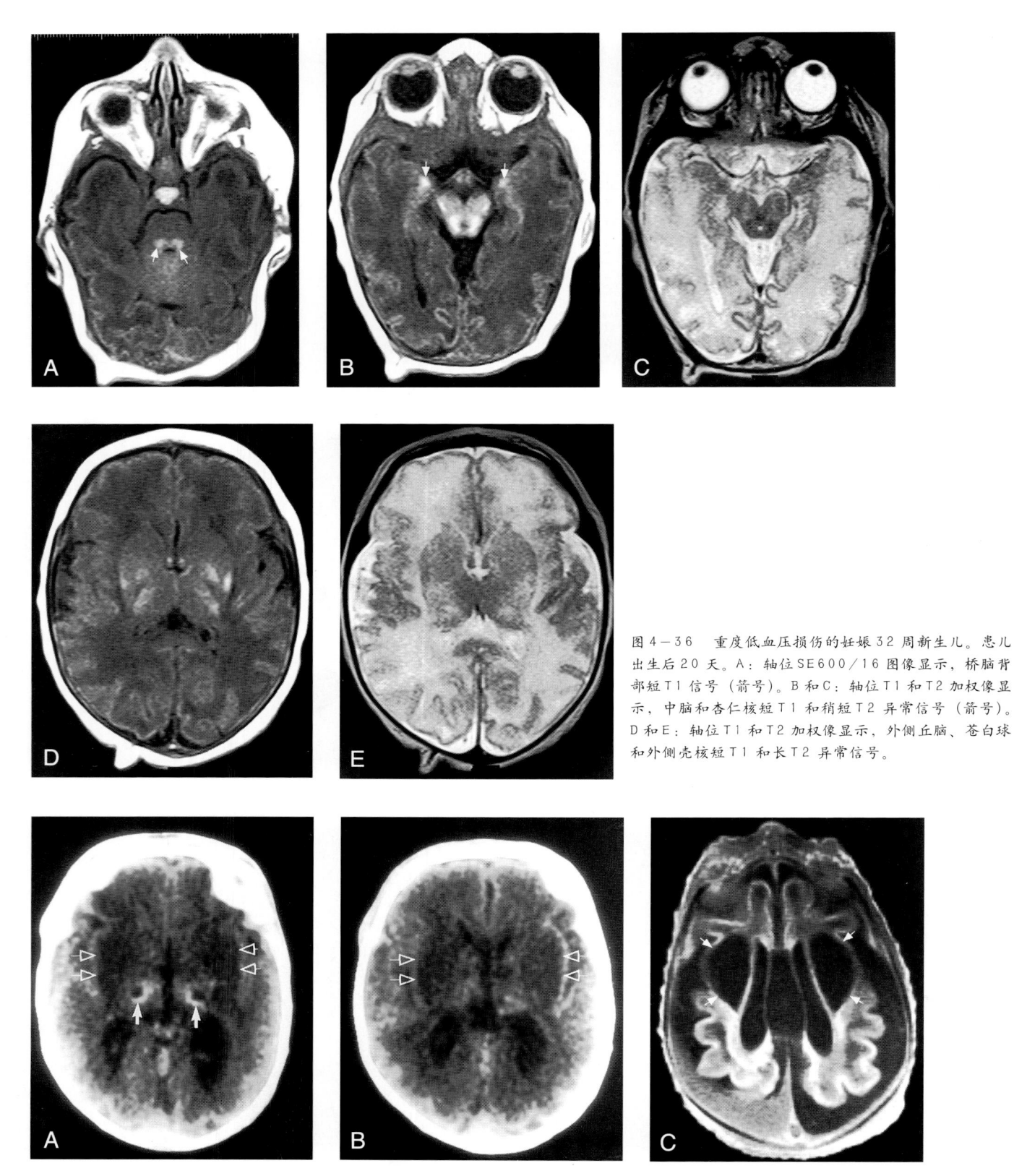

图 4-36 重度低血压损伤的妊娠 32 周新生儿。患儿出生后 20 天。A：轴位 SE600/16 图像显示，桥脑背部短 T1 信号（箭号）。B 和 C：轴位 T1 和 T2 加权像显示，中脑和杏仁核短 T1 和稍短 T2 异常信号（箭号）。D 和 E：轴位 T1 和 T2 加权像显示，外侧丘脑、苍白球和外侧壳核短 T1 和长 T2 异常信号。

图 4-37 胎儿妊娠 28 周时重度宫内低血压。A 和 B：损伤后 3 周的头颅轴位 CT 图像显示，丘脑的囊腔（实心箭号），周围可见出血或钙化。基底节（空心箭号）明显低密度。C：另一患儿损伤后 3 周的图像。轴位 SE T1 加权像显示基底节的囊腔（箭号）。

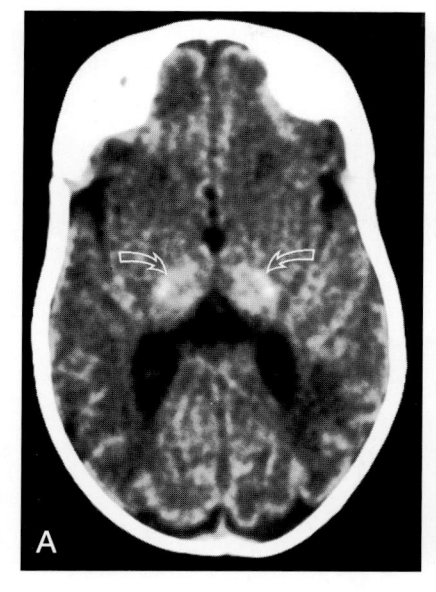

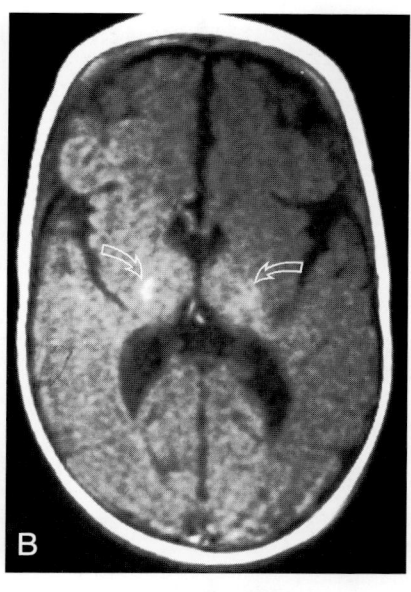

第四章 婴儿期和儿童期的颅脑及脊柱损伤　169

图 4-38　妊娠 28 周重度低血压，亚急性至慢性期。A：出生后 3 周轴位 CT 图像显示，双侧丘脑高密度灶（箭号），可能为出血或钙化灶。豆状核的正常灰质密度影消失。B：出生后 2 个月轴位 SE600/15 图像显示，外侧丘脑异常斑点状高密度灶（箭号）。

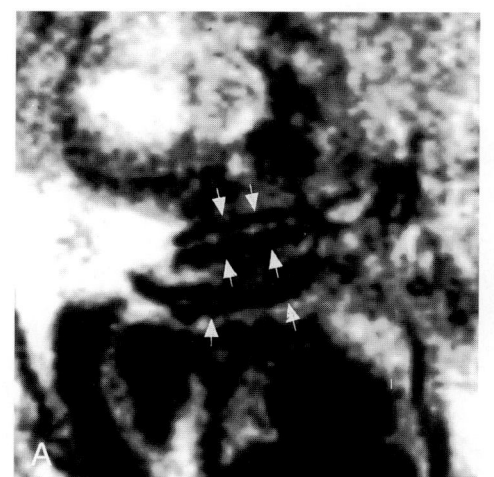

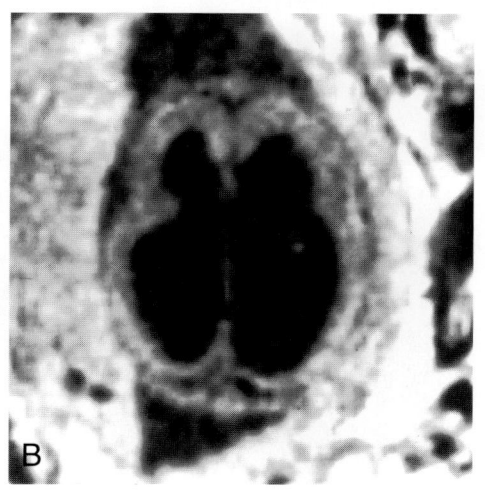

图 4-39　缺血性损伤胎儿出生前的 MR 影像。（感谢 Nadine Girard 医生和 Charles Raybaud 医生提供图像。）A：注意脐带中的血液流空信号，脐带已经绕颈数周。B：轴位 T1 加权像，示继发于慢性脑缺血的脑室重度扩张。

缺血性损伤的部位也在变化。在足月儿中，轻至中度低血压最终会导致脑皮质，特别是血管分布交界区（分水岭）的损伤，即大脑前、中动脉供血交界区和大脑中、后动脉供血交界区。微细血管分布区被称为旁矢状线区（这里是分水岭区的同义词）。发生于妊娠 6~7 个月的另一种婴儿脑改变是损伤后胶质反应。妊娠 4~6 个月的胎儿脑损伤后，损伤组织出现液化和再吸收，但一般不合并神经胶质细胞增生；足月儿脑组织更加成熟，则会出现神经胶质反应性增生，而形成组织疤痕，虽然足月新生儿的组织疤痕形成仍比成熟脑组织的疤痕形成少。分水岭损伤的患儿可能合并癫痫或低血压，或同时发生。神经系统体检逐渐出现近端肢体力弱和痉挛。认知障碍发生率各有不同，额叶分水岭损伤时则较为严重；我们的数据表明，随着儿童的发育成熟，这种认知障碍越来越明显。

在病理上，大多数发生于足月儿的长时间轻至中度低血压会导致大血管供血交界区的散在梗塞，常表现为多发囊性变。这种缺血性病变通常在大脑额叶和顶枕叶内最为明显。分水岭皮质及其下方的白质通常均受累及。由于受累脑组织靠近中线旁的颅骨内板，探头很难显示这些病变区域，超声很难评估分水岭区域的缺血性损伤。由于正常新生儿额叶和顶枕叶白质在 CT 影像上表现为低密度（见第二章），而且覆盖皮质的颅盖骨产生放射状硬化伪影也会影响皮质的显示，所以急性期病变用 CT 诊断也是很困难的。虽然使用新型 CT 扫描仪可消除硬化伪影，但为获得皮层较好图像质量而付出的代价是高电离辐射。最后，甚至旁矢状位皮质出现水肿，也不一定就意味着出现永久损伤。因此，用

MR 进行评估是最为合理的。

如果在出生后最初 24 小时能进行 MR 成像，质子波谱是识别脑损伤最为敏感的 MR 成像技术，可显示乳酸增加，在一些病例，可见脑皮质内（在分水岭区最为显著）和皮层下白质 NAA 降低，NAA 降低比深部灰质明显（图4-40）。如果在损伤后数小时内进行检查，扩散成像可出现假阴性结果，如果在损伤后 24 小时内进行，将低估损伤程度。分析计算得出的 ADC 图或它们的 ADC 值，可以增加敏感性。扩散加权成像和 ADC 图显示血管交界区域的皮层及皮层下白质 ADC 值降低（图4-40）。在损伤后 24 小时到 5 天内，应选择扩散成像、长重复时间的 T2 加权自旋回波图像或反转回复／扰相梯度回波 T1 加权序列检查大脑损伤（基本原理参看第一章）。同相邻的正常脑皮质比较，受损脑皮质表

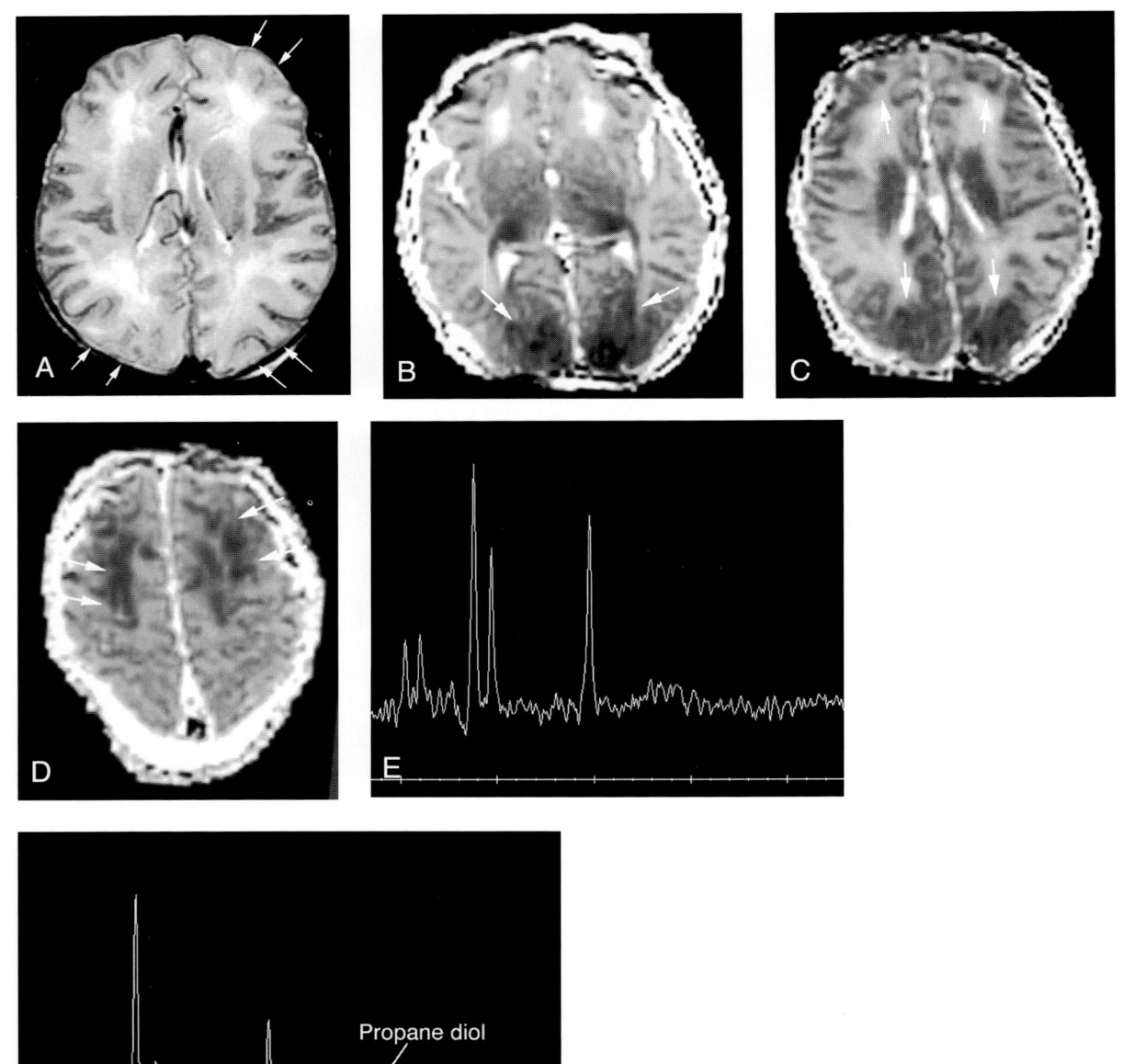

图4-40 足月新生儿出生2天后的分水岭损伤。A：轴位SE3000/120图像显示，血管分布区之间的皮层高信号（白箭号）。皮层信号增高，与下方的白质等信号。B、C和D：轴位ADC图（b=700s/mm²），示在分水岭区出现扩散减低灶（低信号，白箭号）。E：基底节区域的质子波谱（TE=288ms）基本上是正常的。F：额部分水岭区域的质子波谱（TE=288ms）显示存在乳酸（Lac）（位于1.33ppm），提示存在细胞损伤和无氧代谢。注意位于1.11ppm的双峰结构，是1,3-二醇丙烷。

现为高信号（图4-40）。在损伤后的最初两天内，T2加权像的第一回波（60ms）常较第二回波（120ms）更敏感地显示水肿。在T1加权像上，大脑水肿时脑皮质和相邻脑白质表现为较正常白质更低的信号；最明显的表现是灰白质交界消失。由于同髓鞘化产生的高信号存在明显对比（T1加权像较T2加权像可更早显示髓鞘化改变，见第二章），所以T1加权像较T2加权像可更清晰显示白质水肿。MR的多平面成像能力也有助于缺血性脑损伤的检查；冠状位和矢状位图像能清晰显示大脑凸面的病灶。

损伤最终导致旁矢状位血供交界区脑皮质变薄及其下白质容积减少（图4-41）。邻近侧脑室出现牵拉性扩张，特别是侧脑室三角区和枕角。尽管白质异常信号直到第一年末才变得明显（此时髓鞘化使白质T2时间缩短），但旁矢状位白质已显示T2弛豫时间明显异常延长。

脑皮质损伤的严重程度和患儿最终痉挛性麻痹和认知障碍的严重程度间存在相关性。当患儿深层脑回损伤程度重于浅层时，萎缩的脑皮质表现为一种特殊形态即蕈伞状脑回，称为瘢痕性脑回。这些特殊的脑回形态是因胎儿大脑由特殊血管供血所致。Takashima和Tanaka指出，新生儿脑回尖部的血液灌注量大于位于脑沟深部的皮质。因此，当出现缺氧缺血时，脑沟深部的组织损失更多，最终产生了特征性的蕈伞状外形。依据特征性脑回形态及其下层的组织损失和胶质增生，MR可以对瘢痕性脑回作出明确诊断（图4-42）。识别瘢痕性脑回最重要意义是和多小脑回鉴别，后者是一种神经系统先天畸形，可发生于多种遗传性综合征。多小脑回（见第

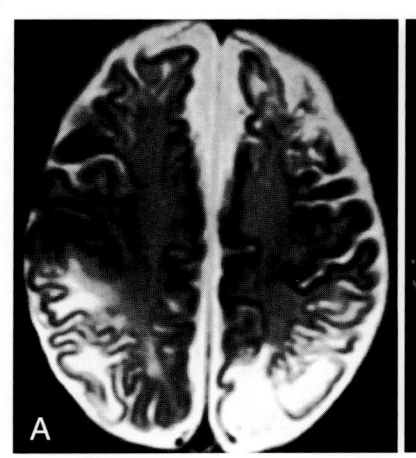

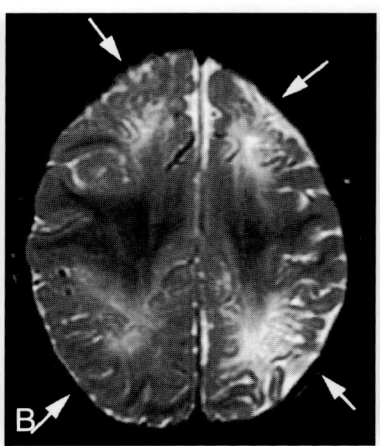

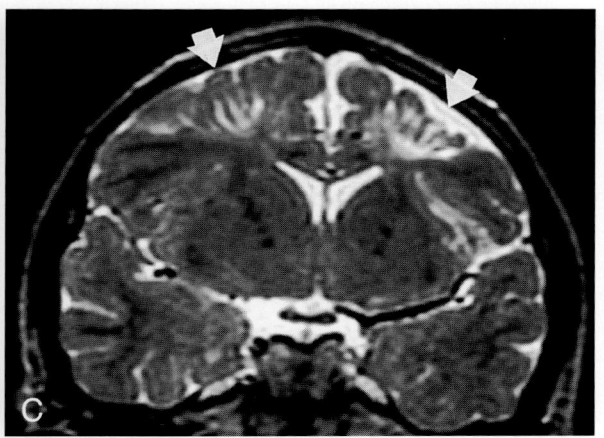

图4-41 慢性分水岭损伤。A：生后1个月时，轴位SE3000/120图像显示，损伤区域的组织明显缺失。B和C：生后2年时，轴位和冠状位SE2500/80图像显示，双侧分水岭区皮质收缩、白质减少、T2时间延长（箭号）。

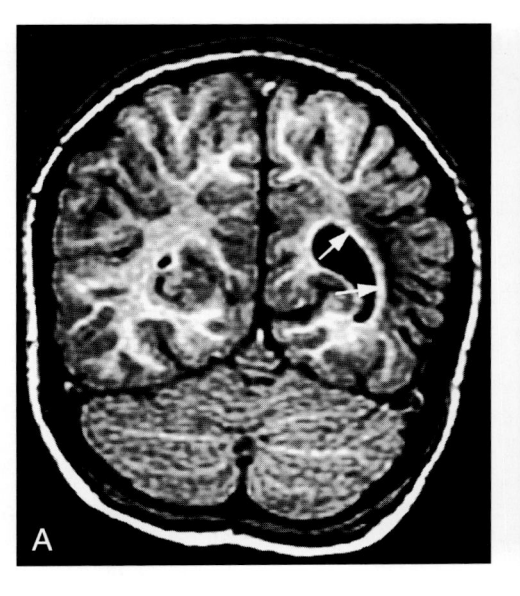

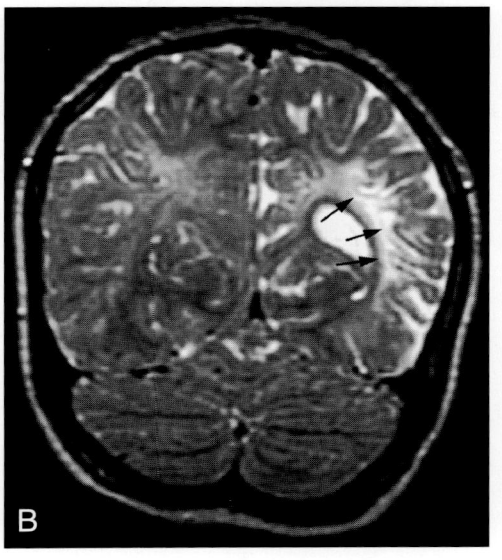

图4-42 瘢痕性脑回。A：冠状位SE像（TR600/TE9）示左顶叶皮质萎缩并可见其下方白质低信号区（白箭号）和同侧脑室扩张。病变白质上方的脑回萎缩，深层脑回的萎缩程度要比浅层脑回严重得多。B：冠状位SE像（TR2500/TE80）示顶枕叶白质的异常高信号区且脑沟增深（黑箭号），反映该处部位脑组织损伤。需要注意的是表浅的皮质仅少量受累及，导致脑回表现为蕈伞状。

五章）MR成像表现为局部脑皮质增厚，皮质白质交界区不规则，通常可见光滑的软脑膜。这种病变与围产期脑损伤或新生儿脑病无关。

重度低血压

如前所述，相对于轻度或中度缺氧或低血压，新生儿发生重度低血压或心血管循环停滞时导致另一种形式的脑损伤（表4-4）。这组患儿头颅MR成像主要表现为发生于外侧丘脑、豆状核后部、海马和皮质脊髓束的损伤，发病部位都是出生时大脑代谢最为旺盛，突触结构最为复杂的区域。此外，部分患者还表现为外侧膝状体和视放射损伤。除了中央沟旁的脑回，相邻的大脑皮质很少受累。最严重的患者出现脑干核团损伤；大多数患者在进行影像检查之前就可能已经死亡，所以，本病在病理学文献中比放射学文献讨论得更多。

同中度缺氧/低血压性的患者相比，重度低血压患儿表现为不同类型的新生儿表现和神经系统缺陷。损伤严重的患儿出生1分钟时Apgar评分较低，通常小于等于3，或出生后发生心跳循环骤停。临床表现与损伤严重程度有关。严重脑损伤患儿通常在婴儿期死亡。除了四肢瘫痪、严重癫痫、小头和智力发育迟缓外，严重脑损伤的幸存患儿还易出现手足徐动。中度损伤患儿几乎总是引起痉挛和失张力性运动障碍。轻度损伤患儿在发生轻度新生儿脑病后可能初期发育正常或仅有轻度延迟；然而，重要的是应记住，多数舞蹈手足徐动症患儿直到出生后1年才出现锥体外系症状。大多数患儿在1~4岁发展成为舞蹈手足徐动症；部分患儿最迟到7~14岁才出现异常运动。此外，其中近一半患儿在锥体外系症状和体征出现前，神经系统发育都是正常的。还有许多1~2岁时表现正常的患儿在学龄期出现认知障碍和学习困难。因此，即使是轻度影像学异常，也有可能出现显著的远期后遗症。

病理检查发现海马、壳核、中脑中央灰质和丘脑的腹外侧核存在中度至重度组织破坏。足徐动性脑瘫患儿PET成像显示皮质代谢正常，而丘脑和豆状核出现代谢减低灶，符合MR所见和病理检查结果。

发现影像学异常的时间与选择的成像方法有关（表4-5）。在重度低血压发生后最初2~3天内，超声检查可见丘脑、苍白球、壳核和脑室旁白质的高回声区（图4-43）。如果超声检查者不是有意识地寻找，这些高回声病灶很容易被忽视；丘脑高回声提示严重神经系统后遗。损伤后最初数天的经颅多普勒检查似乎显示患儿脑血管的阻力系数下降，可能是自动调节机能受损所致（颅内主要血管的正常阻力系数[收缩峰值容积减舒张末期容积的差值除以收缩峰值容积]在0.71~0.75，标准差0.07~0.08）。CT显示丘脑和基底节低密度灶（图4-43C），但由于这些密度减低的灰质与周围白质呈等密度，故这些病灶也容易被忽视；大脑皮层（特别是中央沟旁区）和小脑上蚓也可出现低密度。因此有必要特别对丘脑和基底节进行观察，以明确这些部位的密度确与其周围灰质结构相似。出生后2~4天丘脑出现低密度灶高度预示严重神经系统后遗症。出生当天的标准MR成像一般表现正常。然而质子波谱分析在出生后数小时内即可发现乳酸增高（图4-44），记住如下规律非常重要，乳酸水平升高将基本恢复正常，而在此后24小时继发于二次能量衰竭而再次降低。某些患者出生后24小时内可见NAA水平降低。扩散成像在出生后24小时内显示外侧丘脑扩散程度降低（图4-44）。然而，扩散成像在出生后数小时内可出现假阴性结果，在出生后24小时内还可能低估损伤的程度。利用ADC图或ADC值替代单纯观察未处理的扩散加权图像，可在一定程度上避免假阴性。应注意的是，扩散图像（和ADC值）在出生第五或第六天时恢复正常。这对于诊断不成问题，因为在生后第二或第三天，T1和T2加权像将会出现轻微的阳性发现。在生后2天，T2加权像显示基底核团，特别是丘脑后部与白质等信号（而

表4-4

弥漫缺氧缺血性损伤的类型

患儿年龄	轻至中度低血压	重度低血压
早产新生儿（妊娠34周以上）	脑室旁白质损伤	丘脑、基底节和脑干损伤
足月新生儿（妊娠后36~56周）	旁矢状位分水岭区域损伤	脑干背部、小脑蚓腹侧、丘脑、基底节和中央沟旁皮质损伤
较大的儿童（出生后4~6月以上）	旁矢状位分水岭区域损伤	基底节和弥漫皮质损伤

表 4-5

对于围产期缺氧缺血损伤，各种影像学检查的有效时间

技术	表现	时间
超声	回声增强	2~10天
CT	低密度	1~7天
MRS	乳酸增加	1~15天
	NAA峰降低	第3天后
DWI	扩散减弱	1~5天
解剖 MRI	T2时间延长	24小时
T1 时间缩短		2~3天至数月
T2 时间缩短		6~7天至数月
组织缺失		10~14天

CT，X 线计算机断层成像；MRS，磁共振质子波谱分析；DWI，扩散加权成像；MRI，磁共振成像。

不是正常的较低信号）；这种高信号在第一回波（60ms）显示最佳（图4-45）。在第3~5天，扩散成像异常最为明显；扩散加权像/ADC图和T1加权像均显示外侧丘脑和壳核后部（图4-46）以及沿皮质脊髓束上行至中央沟旁区的异常信号。弥漫性皮质损伤的神经系统预后极差。T2加权像的第二个回波序列可表现正常或仅显示双侧内囊后肢正常高信号对称性消失。当发生严重脑损伤时，基底节T2时间延长，信号强度与白质相等。

损伤后7~10天，超声检查显示，原高回声区边缘更加清晰，同时水肿吸收引起脑室一定程度扩张。CT成像亦显示水肿吸收，受损灰质核团可能出现高密度，可能代表出血或钙化灶。在MR成像中，深部灰质在T1加权像的异常高信号逐渐变成混杂信号，前联合与苍白球连接部旁（图4-47，4-48A和4-49）、丘脑腹外

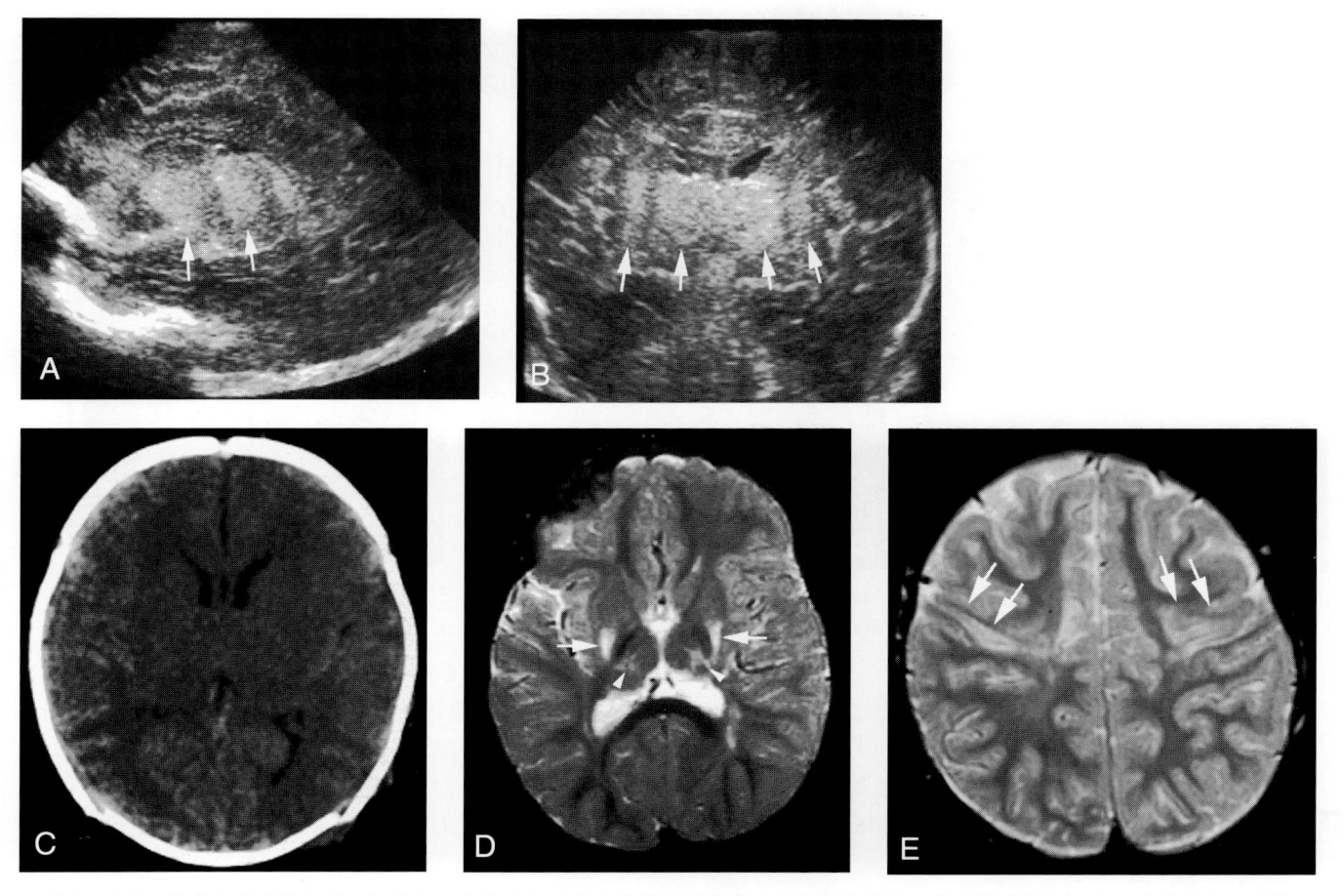

图 4-43 新生儿重度低血压。A 和 B：出生后 2 天旁矢状位和冠状位头颅超声示丘脑回声增强（箭号）。C：出生后 4 天的轴位 CT 图像示基底节和丘脑密度减低。D 和 E：患儿 2 岁时轴位 SE 2500/80 图像显示，外侧丘脑（白色箭号）、壳核后部（D 的水平白箭号）和中央沟旁区（E 的斜行白箭号）的 T2 时间延长并萎缩。

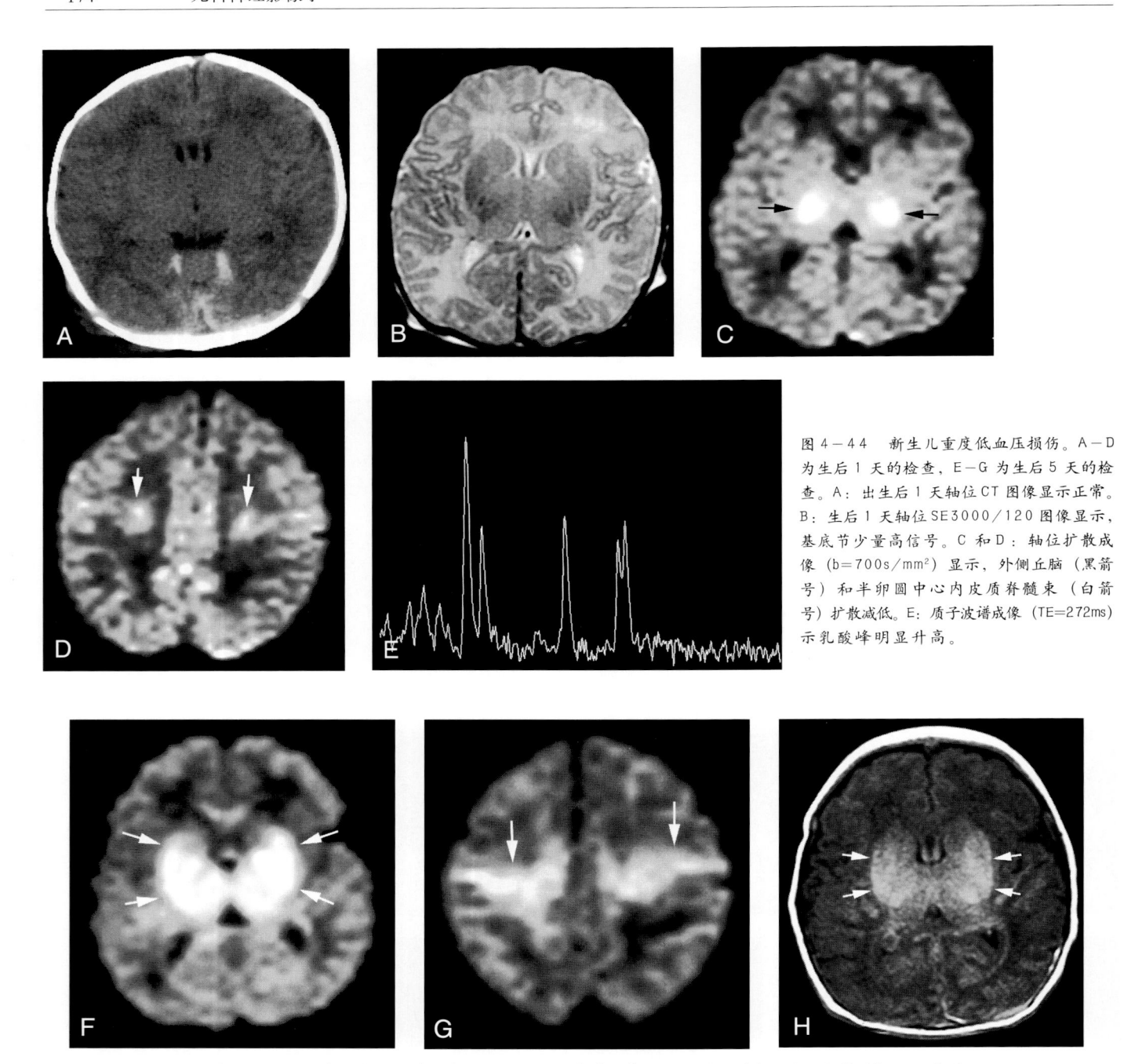

图4-44 新生儿重度低血压损伤。A-D 为生后1天的检查，E-G 为生后5天的检查。A：出生后1天轴位CT图像显示正常。B：生后1天轴位SE3000/120图像显示，基底节少量高信号。C和D：轴位扩散成像（b=700s/mm²）显示，外侧丘脑（黑箭号）和半卵圆中心内皮质脊髓束（白箭号）扩散减低。E：质子波谱成像（TE=272ms）示乳酸峰明显升高。

图4-44 F和G轴位扩散加权成像显示，扩散受限部位明显增大（高信号，白箭号）。H：轴位SE600/9图像显示，豆状核和外侧丘脑短T1信号（箭号）。（本病例由Kaye Westmark医生提供。）

侧核和壳核后部出现小的局灶性高信号灶。T2加权像示基底节出现高低混杂信号（图4-47）；T2低信号可能是矿物质沉积的结果。损伤范围随程度不同而异，损伤轻微患儿的病灶局限于外侧丘脑和壳核后部，随损伤严重程度增加，受损部位逐渐累及中央沟旁脑皮质、海马、小脑上蚓、深部灰质核团的其余部位、中脑中部和大脑皮层的其余部位。损伤最为严重患儿的整个大脑皮层、所有深层灰质核团及许多脑干核团均受累及。脑损伤累及范围与低血压持续的时间和严重程度关系密切。损伤后6~10周，随着受损组织的萎缩和髓鞘化，其在MR成像中短T1短T2信号缓慢消失（图4-49）。

脑损伤慢性期与正常髓鞘化的脑组织相比，大脑受累部分萎缩且T2时间延长；异常信号最常见于丘脑腹外侧核、壳核后部、从内囊上行至中央沟旁皮层的皮质脊髓束；约半数患者的小脑蚓前部受累（图4-50）。如前所述，损伤越严重则受累范围越广，损伤最严重的

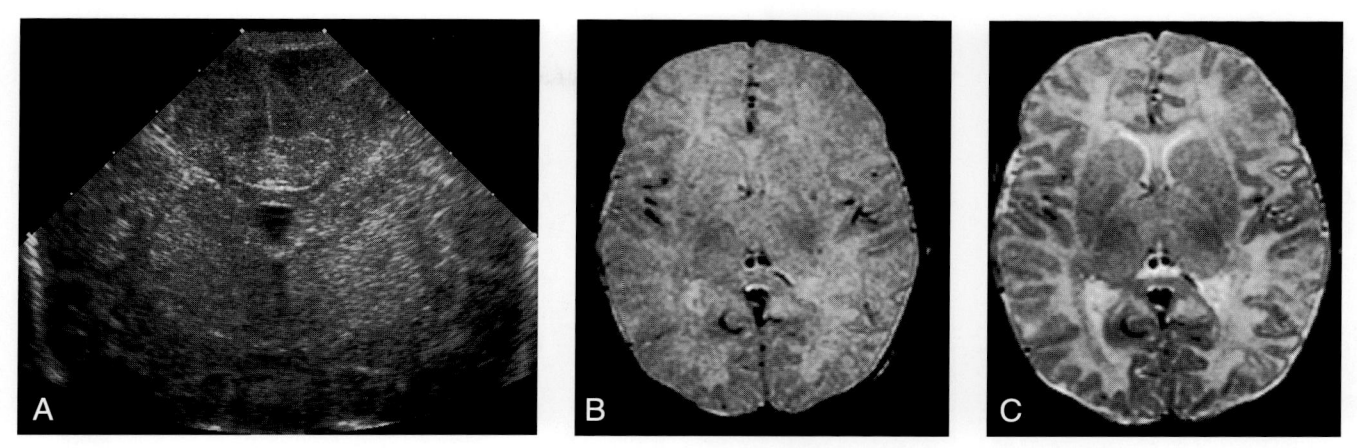

第四章 婴儿期和儿童期的颅脑及脊柱损伤　175

图4-45　新生儿重度低血压，生后2天。A：冠状位声像图显示全脑异常高回声，特别是深部核团。B和C：灰质内可见异常高信号。虽然在第二回波序列上（B）深部灰质核团可见高信号，而在第一回波（60ms）上（A）更加明显，灰白质接近等信号。

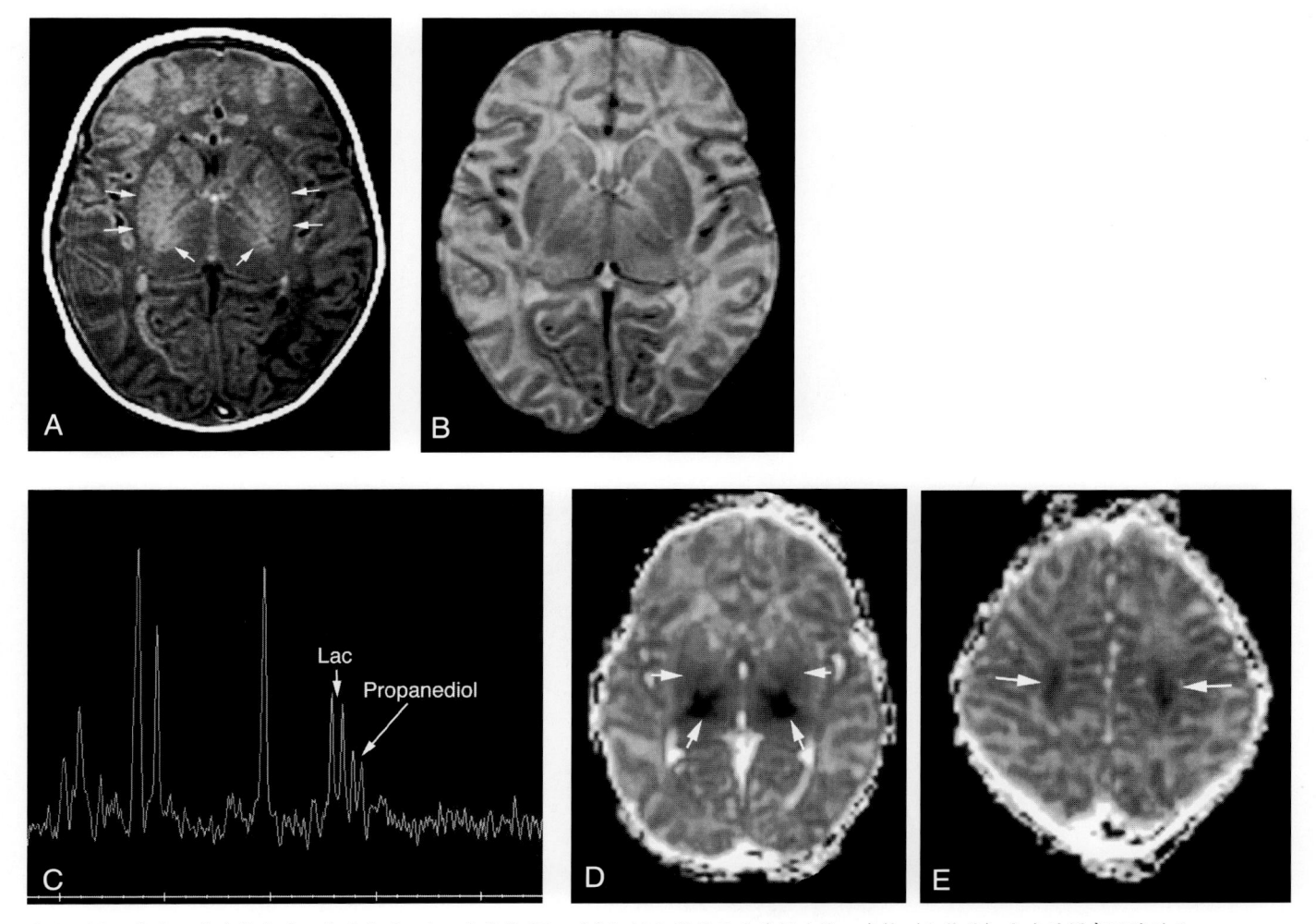

图4-46　新生儿重度低血压，生后4天。A：矢状位SE 600/11图像显示外侧丘脑、壳核（白箭号）和皮质深部区域的异常高信号。B：轴位SE 3000/120图像显示腹内侧丘脑异常高信号。C：质子波谱成像（TE=288ms）示异常乳酸峰（Lac）和一个来自二醇丙烷的波峰，后者为治疗癫痫药物的溶媒。D和E：ADC图（b=700s/mm²）显示外侧丘脑、壳核后部和皮质脊髓束扩散减低（低信号，箭号）。

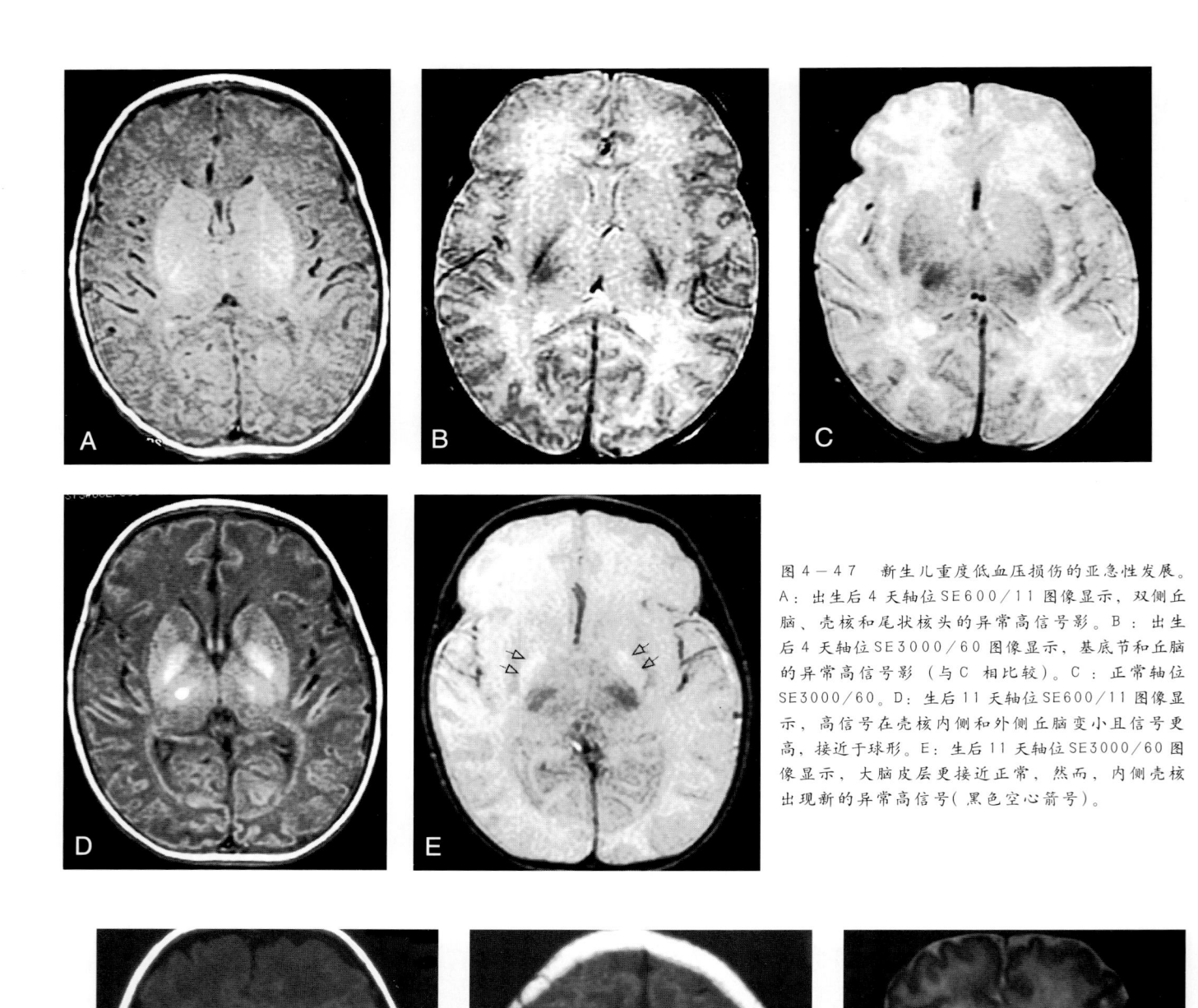

图4-47 新生儿重度低血压损伤的亚急性发展。A：出生后4天轴位SE600/11图像显示，双侧丘脑、壳核和尾状核头的异常高信号影。B：出生后4天轴位SE3000/60图像显示，基底节和丘脑的异常高信号影（与C相比较）。C：正常轴位SE3000/60。D：生后11天轴位SE600/11图像显示，高信号在壳核内侧和外侧丘脑变小且信号更高，接近于球形。E：生后11天轴位SE3000/60图像显示，大脑皮层更接近正常，然而，内侧壳核出现新的异常高信号（黑色空心箭号）。

图4-48 严重新生儿低血压损伤，亚急性期。A：出生后8天轴位SE500/12图像显示，外侧丘脑、苍白球和壳核后外侧斑片状高信号。内囊后肢正常高信号消失。B：额顶部大脑凸面水平的轴位SE500/12图像显示，中央沟深部可见异常高信号（箭号）。C：轴位SE3000/120图像未见异常。

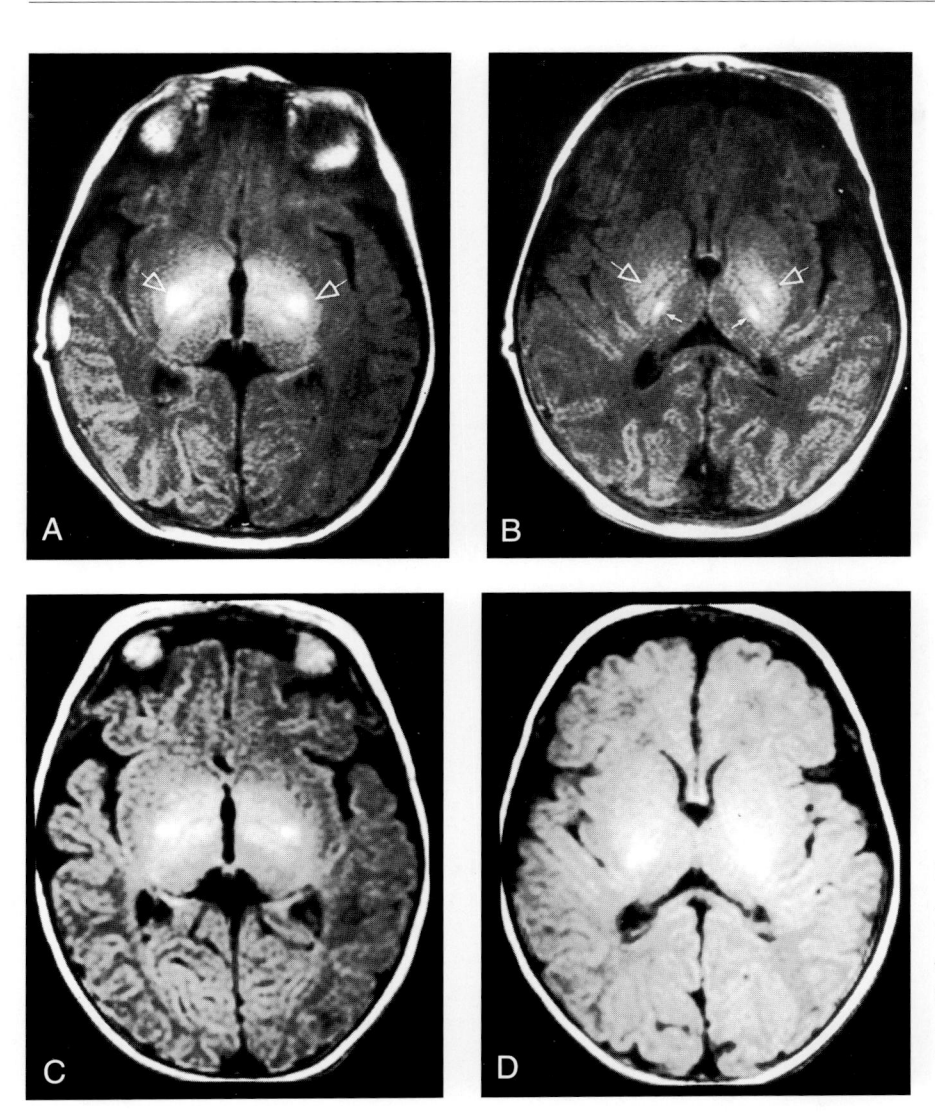

图4-49 严重新生儿低血压损伤在MR图像上的进展。A和B：出生后10天轴位SE600/15图像显示，豆状核后内侧（空心箭号）及外侧丘脑（实心小箭号）局灶性类圆形高信号影。C和D：出生后6周的轴位SE600/15图像显示，高信号影仍然存在，但是病灶变得更小且更加局限。

患者可见多囊性脑软化几乎累及全脑（图4-51）。直到髓鞘化完全后，脑白质T2时间延长才变得明显。依据相应的髓鞘化时间延迟，这种表现最早出现于婴儿8个月时而最迟出现于婴儿生后13～14个月时。MR对于诊断深层大脑核团和皮质脊髓束损伤以及几乎总是伴随弥漫性缺血性脑损伤的髓鞘化延迟要比CT敏感得多。

MR 波谱成像在足月儿窒息诊断中的价值

新生儿脑病的MR波谱研究早期大多集中在^{31}P谱上。然而由于能进行^{31}P谱扫描的仪器很少，且绝大多数临床MR仪采集^{31}P谱的时间很长，同时质子波谱技术有了很大进步，使得质子波谱成为评价新生儿脑病的关键序列。事实上，我们在新生儿脑病的早期诊断中最依赖的MR序列就是质子波谱。质子波谱对评价出生第一天的新生儿最有帮助（图4-44），因为此时的影像学检查尚未出现异常，而扩散成像结果的可信度较低。当继发于线粒体功能障碍的无氧糖酵解出现时，会造成乳酸升高，这在长回波时间的质子波谱中很容易识别，乳酸峰是中心位于1.33ppm的特征性双峰（两个尖锐的波峰）（图4-40和图4-44）。在出生后4～8小时即可用质子波谱观察到乳酸升高，远早于其他影像学检查出现异常的时间。

最初的乳酸浓度升高（损伤后最初数小时内）可能是氧输送量减少导致无氧性糖酵解的结果。这以后48小时内乳酸浓度常常减低至正常水平。对于损伤更严重的新生儿，乳酸水平持续高水平，并在损伤后24小时继续升高；这种乳酸浓度的延迟升高被认为与线粒体受损有关，并可能提示出现严重的远期后遗症。Hanrahan等人发现，乳酸/肌酐比值（Lac/Cr）与^{31}P谱提示的高能磷酸盐减少及新生儿损伤程度有良好

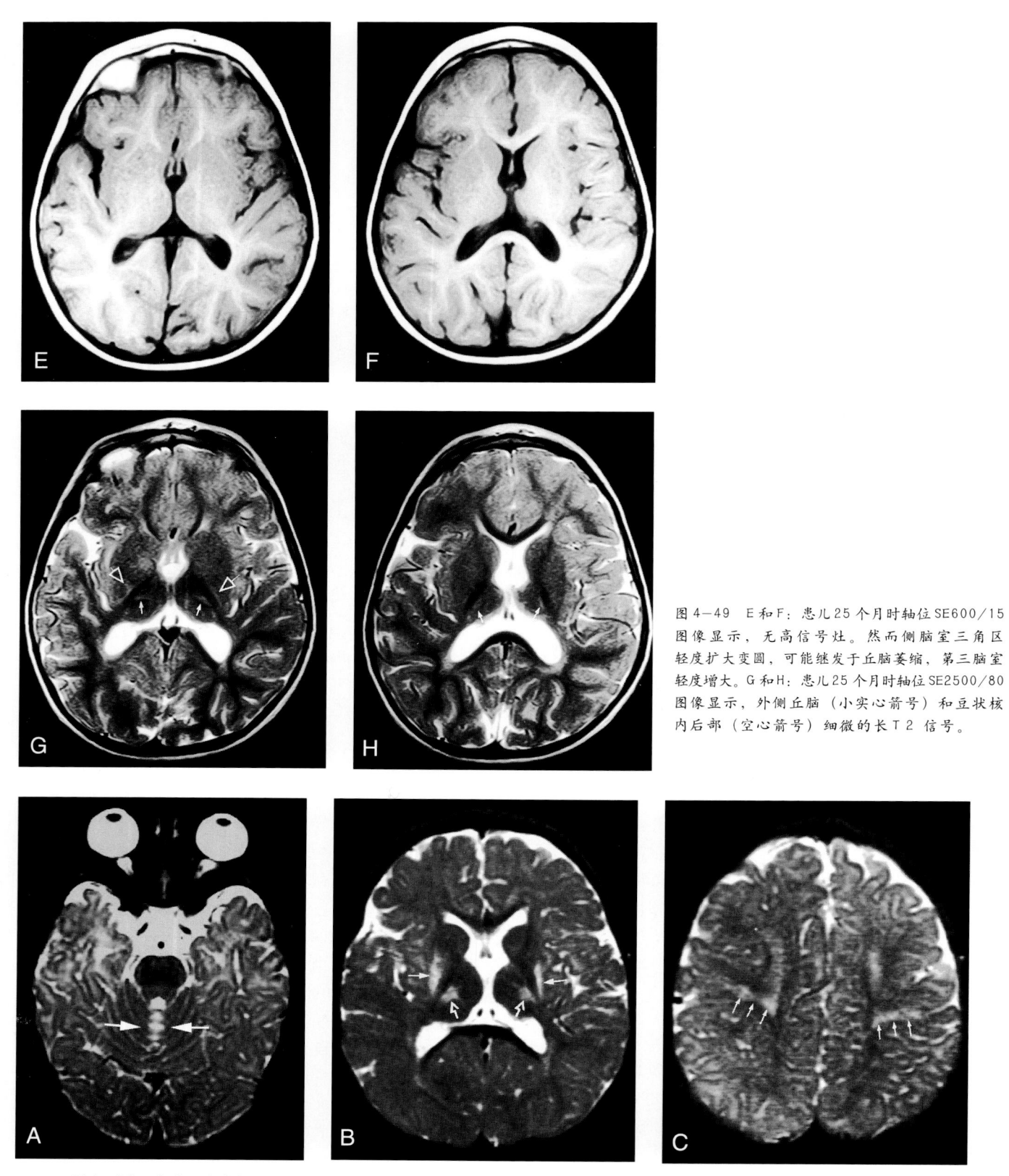

图 4-49 E 和 F：患儿 25 个月时轴位 SE600/15 图像显示，无高信号灶。然而侧脑室三角区轻度扩大变圆，可能继发于丘脑萎缩、第三脑室轻度增大。G 和 H：患儿 25 个月时轴位 SE2500/80 图像显示，外侧丘脑（小实心箭号）和豆状核内后部（空心箭号）细微的长 T2 信号。

图 4-50 新生儿重度低血压损伤，慢性期。A：轴位 SE2800/70 图像显示，小脑蚓部长 T2 信号且脑沟增宽（白箭号）。B：轴位 SE2800/70 图像显示，基底节萎缩、丘脑（空心箭号）和壳核（实心箭号）出现高信号影。C：额顶叶大脑凸面水平的图像示中央沟旁异常高信号影（箭号）。（B 和 C 经授权翻印）

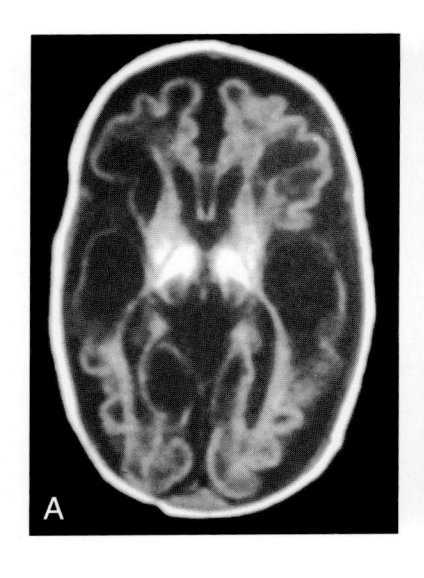

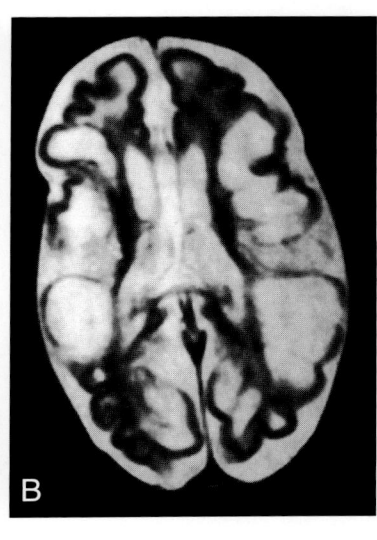

图4-51 新生儿持续重度低血压伴大部分脑组织严重囊性脑软化，4个月大的婴儿。A：基底节水平轴位SE600/16图像显示，脑体积弥漫性缩小，基底节萎缩且信号增高。白质体积明显缩小伴多发大小不等的囊腔。B：较高层面的轴位SE3000/120图像显示，异常高信号的白质体积缩小，伴大小不等的多发囊腔。

相关性。他们发现，出生后18小时内乳酸／肌酐比值大于1，对于新生儿死亡或生存到12个月时的神经系统后遗症有很高的预期值（87%）。Amess等发现，以丘脑的Lac/NAA高于新生儿平均值的2个标准差来预测第12个月时的后遗症，特异性为93%，阳性预期值为92%。根据他们的数据，Lac/NAA比Lac/Cr或Lac/胆碱（Cho）更有意义。Barkovich等发现，基底节Lac/Cho对于预测第12个月时的后遗症更有意义。Penrice等人发现正常对照组新生儿丘脑的Lac/NAA比值低于0.3，但是新生儿窒息时该比值通常高于0.4，严重受损的婴儿该比值高于0.5。他们还发现，Lac/NAA比值的升高与长期预后有很好的相关性。其他研究者也发现，生后最初几天内的脑组织乳酸浓度与神经系统预后的密切相关。总的来说，生后最初几天内乳酸峰的出现是提示存在明显脑损伤，预示患儿将出现神经系统功能障碍，乳酸峰越高，预后越差（注意：正常新生儿的脑脊液中存在乳酸。因此，采集波谱时必须确定感兴趣区内不包含脑脊液）。在随后数天至数周内，NAA和肌酐浓度降低亦证明严重脑损伤，也意味着患儿预后极差。Van der Grond等人曾经报道，神经系统和影像学检查均正常的儿童在生后第一周内，NAA/Cr比值可大于1且没有乳酸峰。严重窒息患儿的NAA/Cr比值通常小于0.7且NAA/Lac的比值小于2.0。中度窒息患儿的NAA/Cr比值为0.7～1.0，无乳酸峰。然而，重要的是应该认识到，在不成熟白质内出现乳酸峰是正常的（见第二章），而且大脑中NAA的浓度因脑组织的成熟程度而有所不同。此外，不同区域脑组织的成熟速度也不相同（见第二章）。因此，在描述波谱谱线时了解婴儿的妊娠龄和脑波谱检查的具体位置至关重要。

一些作者研究了谷氨酸酯水平在诊断围产期窒息时的重要性，谷氨酸盐水平可由质子波谱在活体中测得。用1.9T磁共振仪检查新生儿脑病时，他们注意到，较为严重的患儿（Sarnat评分较高）与脑病较轻患儿相比，位于3.75ppm（对应于谷氨酸酯和谷氨酸盐的α质子）的谷氨酸酯／谷氨酸盐波峰增高。然而，这与后遗症的发生没有相关性。另外，在1.5T时，分辨位于3.75ppm的谷氨酸酯／谷氨酸盐峰与位于3.9ppm的肌醇的C4和C6质子峰和肌醇的α CH2峰比较困难。在我们的1.5T磁共振仪上，未能分离这些峰。

应用波谱评估新生儿脑病另一个重要细节是仔细确定乳酸双峰的化学位移位置。乳酸的甲基质子在1.33ppm上产生共振。1,2-二醇丙烷是一种溶媒，用于注射苯巴比妥和二酚海因，可帮助药物穿透血脑屏障并在脑组织中聚集。1,2-二醇丙烷的甲基质子在1.15ppm上有两个峰（见第二章，图4-40和图4-46），正好位于乳酸峰前方。仔细评估各个峰的化学位移很重要，避免将1,2-二醇丙烷的双峰与乳酸峰相混淆；大脑中乳酸聚集意味着预后不良，而1,2-二醇丙烷的聚集则无明显意义。

足月儿的脑实质和脑室内出血

未成熟儿生发层基质脑出血常进入侧脑室，而足月儿的脑室内出血并不常见。文献报道该年龄段脑室内出血的来源包括脉络丛、残余的生发层基质、血管畸形、肿瘤、出血性脑梗塞的蔓延（通常为丘脑）和凝血障碍。区分新生儿出血不同来源的重要原因是①脉络丛和丘脑出血多见于应激状态的婴儿，②丘脑出血患儿出现神经系统后遗症的几率较大，如痉挛性下肢瘫痪、脑水肿和癫痫发作，③凝血障碍（如自身免疫性血小板减少性紫癜）患儿经积极治疗，预后较好。无论什么原因引发颅内出血导致了第四脑室扩张，其神经系统预后都很差。

静脉血栓形成是导致新生儿丘脑（直窦血栓形成，图4-52）、脉络丛（直窦血栓形成）、旁矢状位（上矢状窦血栓形成，图4-53）和颞叶（Labbe静脉、横窦或乙状窦血栓形成，图4-54）出血最常见的原因，可能是生产过程中颅骨位置改变损伤了不成熟的新生儿静脉系统造成的。静脉性梗塞已在本章前面的部分讨论过。新生儿脑的许多部位可见脑叶出血。导致大脑叶出血的原因很多，而大部分新生儿的病因无法确定。总的来说，不明原因所致的新生儿大脑出血预后较好；合并Apgar评分低、围产期缺氧缺血或呼吸窘迫时，患儿大脑出血预后较差。

胎儿或新生儿大量脑实质内出血的另一个病因是自身免疫性血小板减少性紫癜。发生这种疾病时，携带由父方产生抗原的胎儿血小板通过胎盘进入母体血循环，刺激母体产生了抗体。当这些母体产生的抗体通过胎盘进入胎儿血循环后，胎儿血小板被破坏，血小板功能受损。患儿于出生后数小时内出现典型的弥漫分布的瘀斑或紫癜。约30%患儿合并颅内出血，其中半数发生于出生前。检查出母体抗父方血小板抗原的抗体即可作出诊断。患儿母亲在以后的怀孕中，复发率很高。影像可准确显示大量实质内出血或脉络丛出血，也可发生硬膜下出血，出血区域随后发生液化。如果在亚急性期末或慢性期进行影像学检查，可发现大囊样脑穿通畸形或巨囊性脑软化，通常伴有邻近脑室牵拉性增大。

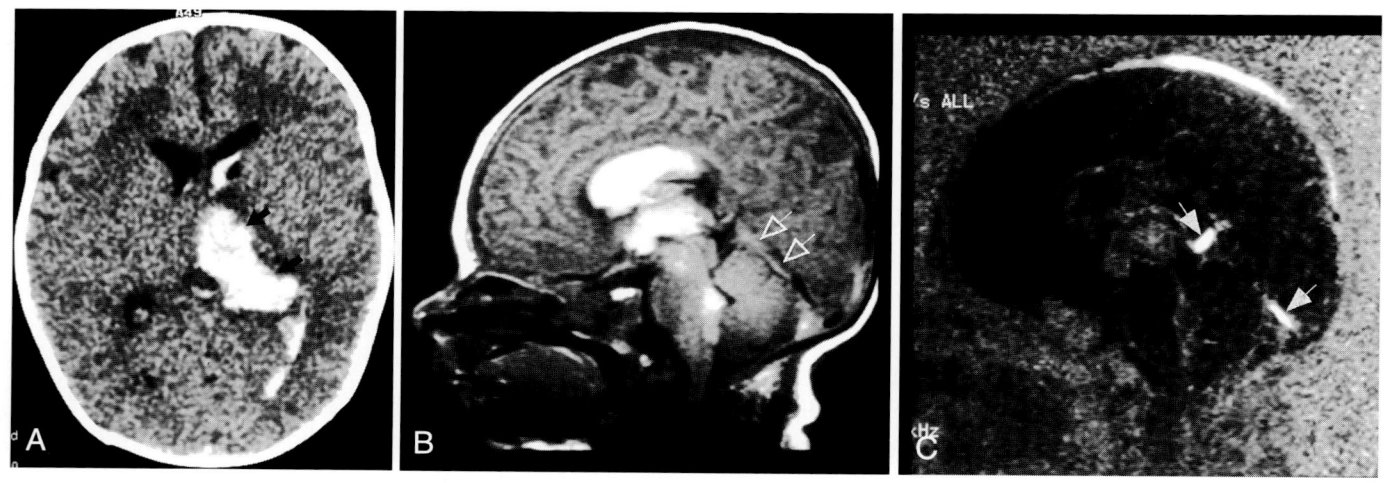

图4-52 新生儿丘脑出血。A：轴位CT平扫图像示左侧丘脑出血（箭号）并向脑室内扩散。B：矢状位SE550/11图像显示，侧脑室、第三及第四脑室的亚急性出血。直窦近侧可见高信号影（空心白箭号），可能是血栓。C：相位对比MR静脉成像（静脉流速＝20cm/s）示大脑大静脉和直窦远端的血流（高信号，实心白箭号），但在B所示血栓形成的直窦近端血流梗阻。

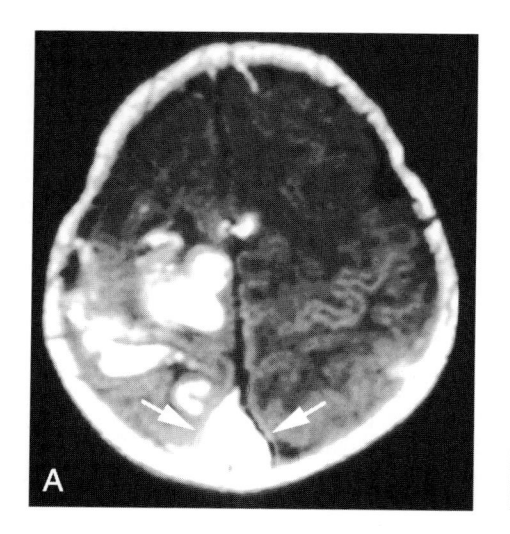

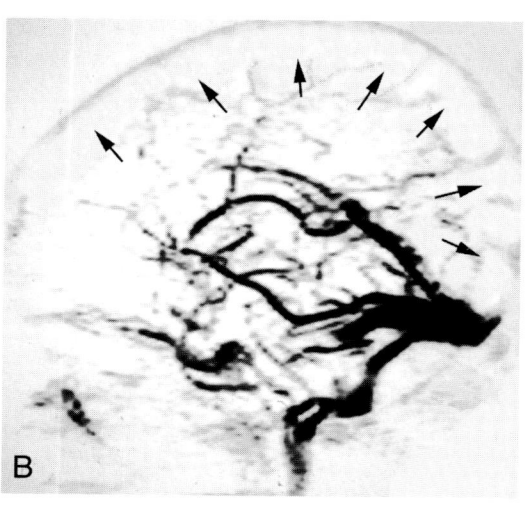

图4-53 继发于矢状窦血栓形成的左额叶出血性梗塞。A：轴位SE600/16图像显示，左额叶复杂性血肿。注意上矢状窦内的高信号正铁血红蛋白（白箭号）。B：由二维TOF血管成像重组的矢状最大密度投影，显示上矢状窦内流动相关的强化消失（黑箭号）。

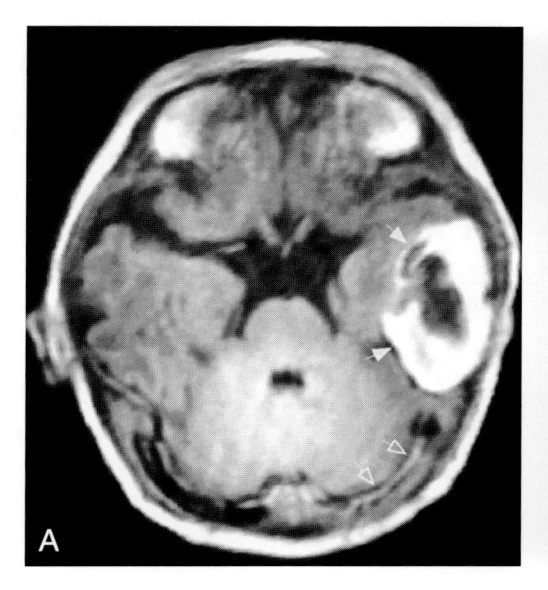

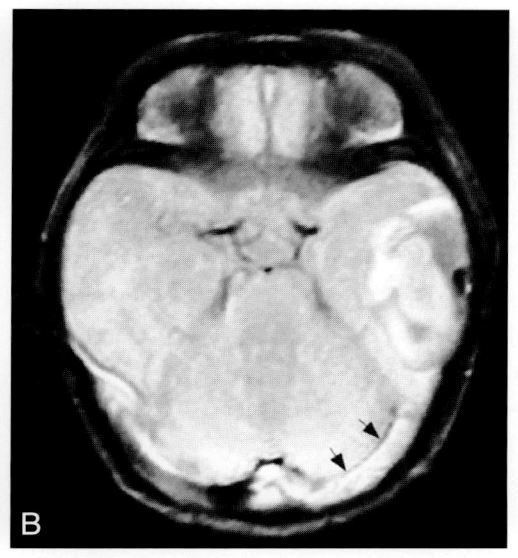

图4-54 新生儿急性颞叶出血。A：轴位SE600/15图像显示，左侧颞叶急性及亚急性出血灶（实心白箭号）。左侧横窦内的高信号（空心白箭号）提示血栓。B：轴位SE2800/50图像更好地显示了左侧横窦内的血栓（黑箭号）。出血灶是高信号影且没有空间移位。

脑室内出血的影像学表现已经在有关早产儿的章节中介绍了。

足月儿影像学检查的选择

评价足月儿脑病时，通常以超声检查作为首次检查方式。出现特征性"无特征脑"（灰白质分界不清且脑沟消失）和脑实质回声增强，提示弥漫性脑水肿，可能存在脑损伤。特别是出现基底节回声增强或脑白质囊状萎缩，提示预后较差。然而，50%缺血缺氧性脑病患儿的神经系统声像图表现为正常。因此，阳性超声检查有临床意义，而阴性超声检查无意义。由于大脑前、中动脉阻力指数减低是诊断脑损伤的有力证据，且预示预后较差，因此头颅多普勒的应用提高了超声检查的敏感性和特异性。超声检查受到操作者水平的限制，而实际情况是超声检查的操作者通常仅是技术员，其对新生儿脑损伤的病生理表现并不熟悉。如果超声操作不当，即使是更有经验的医师会诊阅片也不会得出更好的结果。

对患病新生儿进行CT扫描需要运送患儿这是不利因素。CT扫描，特别是先进的螺旋CT扫描，成像仅需1分钟或更短时间，故患儿不需要预先镇静。在CT扫描过程中，监测和护理新生儿要相对简单。CT可显示窒息新生儿受累灰质，如丘脑、基底节或脑皮质的低密度灶。如果生后2~4天在丘脑出现低密度灶，提示预后较差；然而，即使丘脑未出现低密度灶，患儿也可能出现神经系统异常。因此，和超声检查类似，CT扫描得出的阳性结果是有意义的，而阴性结果意义不大。

MR成像的缺点是需要动员新生儿ICU和放射科人员以保证扫描患儿的安全（见第一章）。一些特殊适用于MR室的装备是必不可少的，这些装备用于患儿的监测并给患儿注射药物。然而，如果新生儿病房和放射科能够作出必要的努力，MR成像可在生后早期提供最多的关于新生儿脑损伤严重程度的信息。生后第1天，扩散加权成像和T2加权像的第一回波可发现异常，均提示患儿预后较差。然而，在生后第一天使用这些技术，有可能低估脑损伤的程度（图4-43）。因此，对于早期诊断（生后第一天），我们主要依赖质子波谱分析，以自旋回波和扩散成像为波谱的辅助。乳酸浓度升高也提示患儿预后较差，且在出生后数小时即可在质子波谱成像中观察到。最后，通过生后最初几天的MR成像得到的T1和T2加权像的变化可以明确脑损伤的时间；这种时间分布具有重要的医学和法律学意义。

总之，对于新生儿窒息将超声作为首选的检查手段是谨慎的。然而，如果临床发展过程或神经系统检查与超声检查结果不符合，则应尽可能进行MR检查。

年龄较大儿童的脑损伤

当年长儿童出现缺氧、缺血或是循环骤停时（如溺水后），CT是首选的影像学检查方法，因为CT检查对不安定患儿的检测比较简单。最早的CT成像（<24小时）显示基底节和岛叶皮质轻度低密度灶；有时，中

脑周围脑池消失。随后的CT成像（24~72小时）显示弥漫性脑水肿，合并灰白质分界模糊，脑沟和脑池消失，基底节和皮质密度减低（图4-55）。损伤后4~6天，基底节或皮质出血灶可能变得更加明显。当大脑半球白质密度高于皮质密度时称为"反转征"，这种征象是一种不良预兆（图4-56）。反转征被认为是静脉回流受阻导致白质区静脉和毛细血管内血液积聚的结果。出现该征象的患儿通常预后不良。

如果早期进行MR检查，应选择扩散成像和质子波谱。在损伤后24小时内，扩散成像可以显示大脑皮层和纹状体水分子运动减低（图4-57），如果采用短回波序列，波谱分析显示谷氨酸盐和谷氨酸酯浓度升高；而不一定有乳酸升高。如果MRS发现异常，则有助于评价患者的预后。乳酸峰的出现或NAA、Cr或NAA/Cr降低（变化多于或等于25%）与较差的预后相关性很强。然而，损伤后数天内NAA水平可保持正常，如果在损伤后3天内进行检查，应用上述标准可能会出现假阴性诊断。儿童窒息发生后24~72小时内，标准MR成像的异常表现比较细微，包括基底节和岛叶皮层轻微肿胀，伴T1、T2时间轻度延长以及灰白质交界模糊。在自旋回波T2加权像，一个非常有助于诊断的早期征象是，皮质、白质交界处出现弧线形长T2病灶，特别是在分水岭区的脑沟深部，这与T1加权像上的灰白质交界模糊相对应（图4-58）。这个征象，可能代表了皮层的层状坏死，提示存在严重的皮质损伤。Christophe等发现，当在出生后3天内进行影像学检查，这些征象既很敏感也很特异，对于较差预后的阳性预期值为82%。

较大婴儿和儿童因缺氧缺血所致的脑损伤形式与新生儿期不同，导致这种差别的原因尚未明确，但极有可能与脑组织成熟过程中发生的生理和生化改变有关；这种变化导致了成熟过程中不同部位脑组织在不同年龄段的局部活性不同（图4-18，在本章的前面）。儿童与婴儿因轻度至中度低血压造成的脑损伤形式相差不多，紧贴脑室旁的白质并不受累。当发生重度低血压时，损伤形式的差异变得更加明显；较大婴儿和儿童表现为基底节受累而并不累及丘脑，皮质病变显著而中央沟旁区域通常不受累及（图4-57和图4-59）。慢性期出现严重的大脑萎缩（图4-58C和D）。

年龄较大儿童的影像学检查方法选择

年长儿童前囟已经闭合，故超声检查是不适宜的。由于脑组织已经完全髓鞘化，白质内含水分减少；因此CT成像对于急性脑水肿比较敏感，可以作为首选检查手段。如果CT改变不能解释患儿的临床症状，应在患儿情况稳定后尽早进行MR扫描。损伤第二天，损伤区域的扩散减低，并至少可持续至第五天。如前所述，标准MR成像的异常改变比较细微，但在损伤24小时后有阳性改变，且阳性预期值很高。在损伤后3~4天，常规MR成像的异常变化非常明显，这一时期的MR成像对预后诊断很有帮助。如前所述，如患儿的治疗要求更多的影像学信息，MR质子波谱成像将对预后判断很有

图4-55 儿童严重低血压损伤。损伤发生后36小时的CT影像，示基底节和脑皮质的低密度水肿灶。

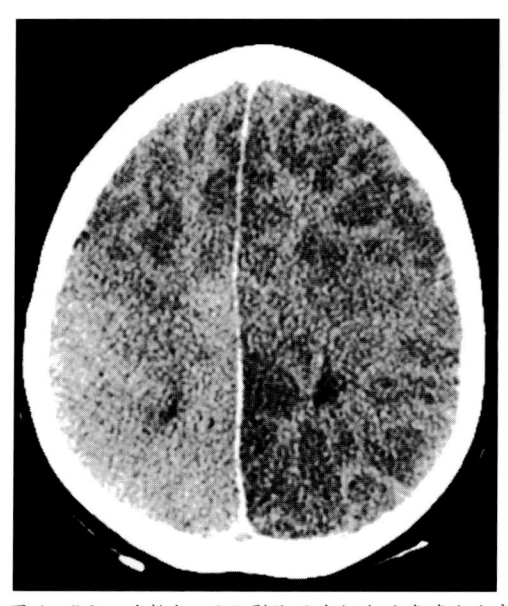

图4-56 反转征。CT影像示左侧大脑半球和大部分右侧半球脑白质与皮层灰质相比，密度更高。

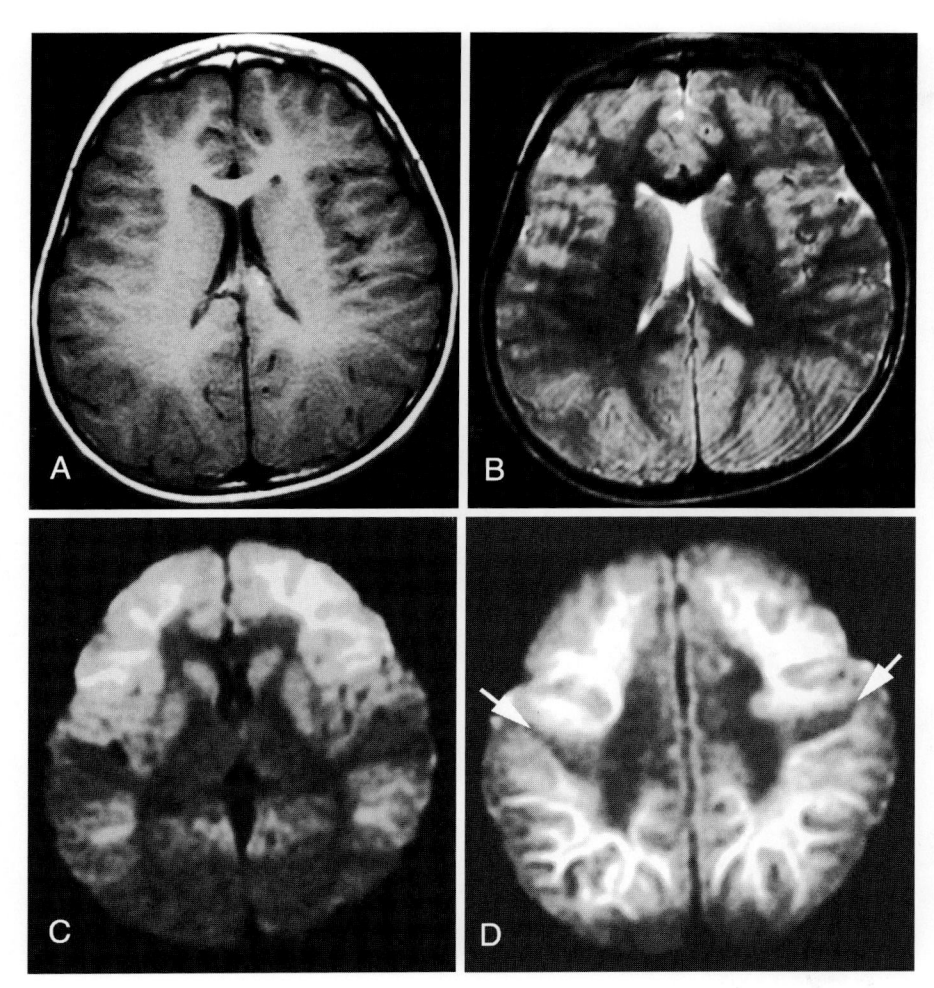

图 4-57 4岁男孩淹溺。A：轴位 SE600/9 图像显示，枕叶皮层－白质交界处模糊。B：轴位 SE2500/70 图像显示，虽然存在运动伪影，仍可见额叶及顶枕叶高信号。C 和 D：轴位扩散加权图像（b=1000s/mm²）显示纹状体（尾状核和壳核）以及除了中央旁区以外（白箭号）的大部分大脑皮质和白质水分子扩散减低。

检查的时机

缺氧缺血脑损伤后影像学检查的最佳时机值得特别关注。由于最近神经影像学的发展，特别是质子波谱成像和扩散成像临床适用性的提高，已经改变了我们对于最佳检查时机的概念。过去，由于我们依靠血管源性水肿来确定是否存在脑组织损伤，我们总担心在窒息患儿损伤后进行影像学检查过早（在超急期，<24 小时）。然而扩散成像和质子波谱成像能够在损伤后几小时内显示损伤。依据我们的临床经验，在扩散成像中扩散程度减低或在波谱成像中乳酸峰升高几乎总预示严重的脑损伤。然而，要注意的是，扩散成像在新生儿窒息损伤后数小时内可出现假阴性，即使有阳性改变，也可能低估脑损伤的程度。这个临床经验与动物试验的发现一致，提示扩散减低可能为短暂双期性异常（异常后短期恢复正常，然后再次出现永久性异常），也可能为严重而永久的异常。动物试验说明，扩散的短暂性降

低与选择性神经元死亡有关，不管是双期异常还是永久异常都与非出血性脑梗塞相关。缺氧缺血急性期（24～72小时）神经影像学检查可见水肿。这时，扩散成像、波谱质子成像和常规 MR 成像均有特征性阳性发现。CT 显示受损区域弥漫低密度灶，MR 则显示受累灰白质为长 T2 信号（T2 加权像第一回波显示最佳），两种检查都显示脑室体积缩小、脑沟变浅。在急性期，除非出现其他征象如出血等，否则常规影像学检查无法判定脑损伤及神经系统后遗症严重与否。正是由于存在这样的不确定性，一般在出生后一周复查头颅 CT 以观察是否存在明显脑组织损伤。选择这样的检查时间是因为患儿临床症状通常在一周后趋于稳定且神经科医生更愿意在这个时候将患儿送去接受影像学检查。然而，发病一周后可能是最不适合进行复查的时间，此时脑组织水肿已经消失，但还未出现明显的脑组织缺失；因此尽管可能已经发生了严重的脑损伤，但在一周后复查 CT 的影像学表现可能是正常的，如果将影像判读为正常，可能会使临床医生和患儿父母误以为患儿

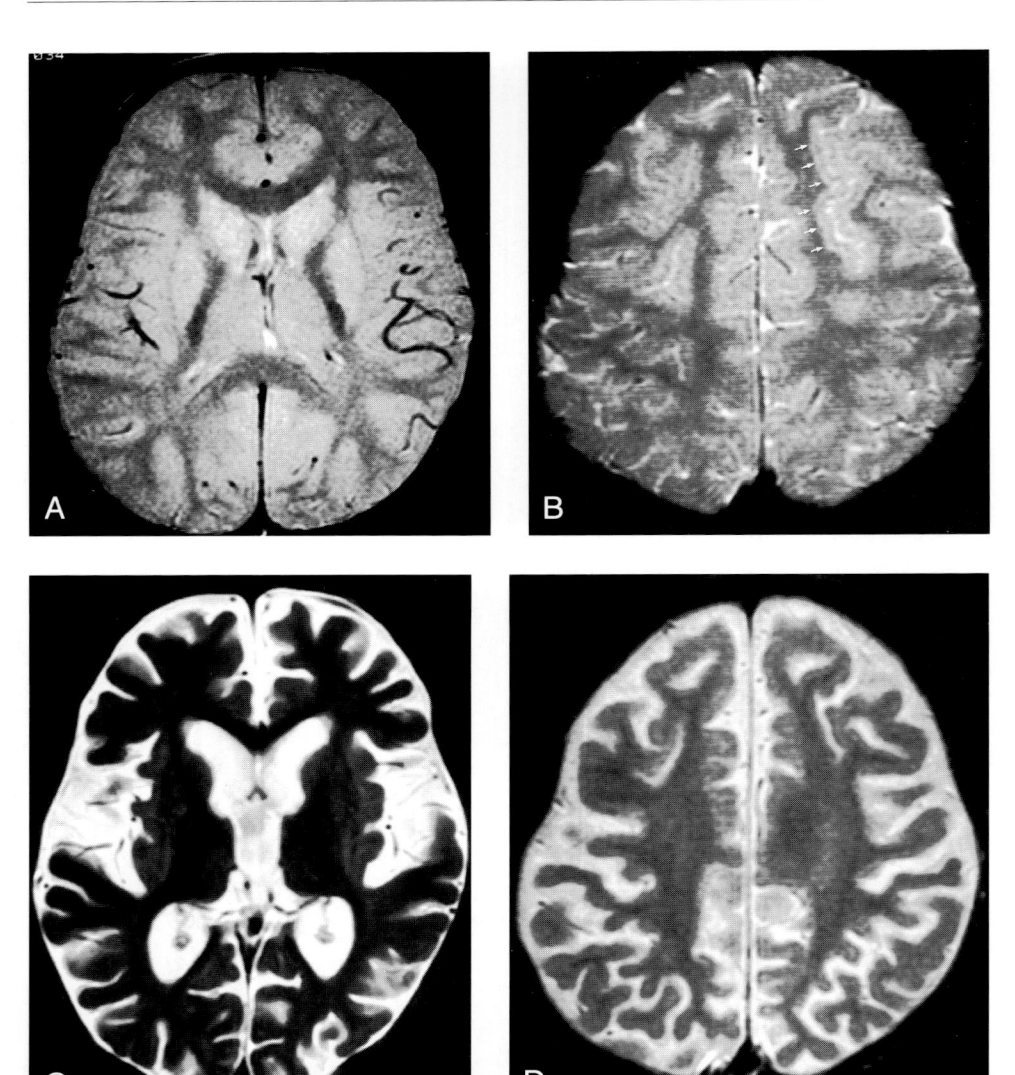

图4-58 2岁儿童的重度低血压损伤。急性期和慢性期影像。A：轴位SE2500/30图像显示，壳核及尾状核信号强度高于丘脑。皮质白质交界区变得模糊不清。B：轴位SE2500/70图像显示，皮质与其下方白质间的条状高信号影（箭号）。这种表现在损伤后最初数天内对评估儿童窒息是一种有意义的征象。C和D：同一患儿3岁时的MR随访影像。大脑出现明显且弥漫性萎缩。

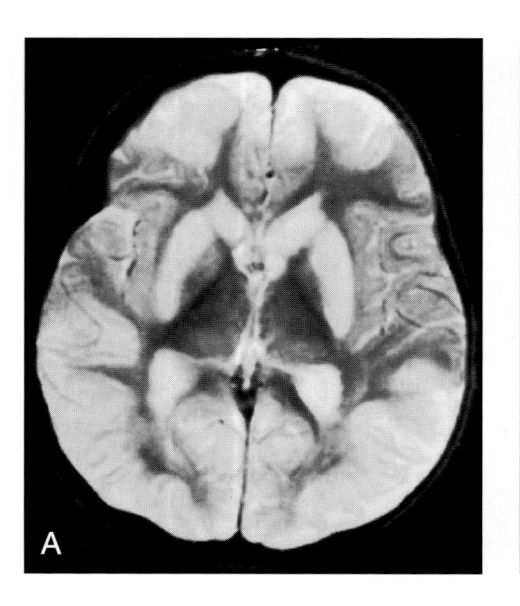

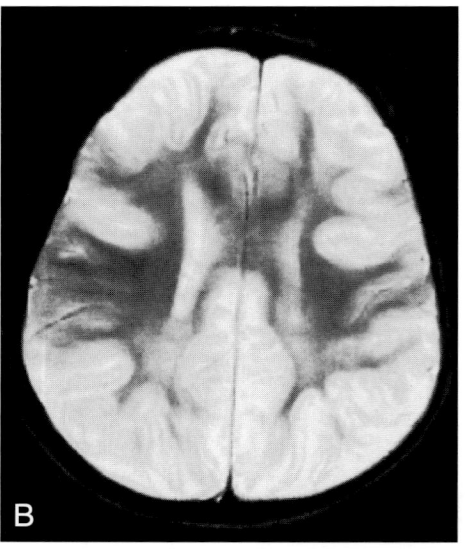

图4-59 3岁儿童的重度低血压损伤。亚急性期。A和B：轴位SE2500/80图像显示，尾状核、壳核及脑皮质异常长T2信号。患者在幼儿期后，皮质病变呈现特征性分布，即累及除中央沟旁及Sylvian裂旁的所有脑皮质。

大脑并没有受到严重损伤。因此，随访CT扫描至少应安排在脑损伤发生3周后。重复扫描（最好是MR，MR对发现脑损伤要敏感得多）对于那些缺氧相对较轻的患儿可显示脑组织已经回复至接近正常，然而，如果发现脑实质囊变或出血加重并进行性萎缩，患儿预后则较差。在4个月大时进行影像学检查将显示全部脑组织损伤。

多胎妊娠的中枢神经系统损伤

发生于双胎妊娠的缺血性脑损伤是一项重要的课题且值得进行讨论。形成多胎妊娠的机理有两种。单卵（同卵）双胞胎是由一个受精卵分裂成两个或多个胚胎形成的。这两个胚胎可能是共用同一个羊膜囊和绒毛膜（单羊膜囊单绒毛膜），也可能是共用一个胎盘但拥有各自的羊膜囊（双羊膜囊单绒毛膜），或是每个胚胎拥有各自的羊膜囊和胎盘（双羊膜囊双绒毛膜；这种胎儿的位置与双卵双胞胎相同）。当出现超过一个的卵子时，每个卵子由不同的精子受精，结果形成了双卵双胞胎。这时每个胎盘在各自的绒毛膜和胎盘上生长；他们不比由同一对父母所生的其他兄弟姐妹更为相像。

多胎妊娠的缺血性脑损伤

双胎妊娠的产前死亡率较高；80%以上在妊娠最初三个月内属常规超声检查诊断的双胎妊娠在分娩时仅剩一个胎儿，幸存的一个婴儿存在神经系统损伤的几率为1/5。双胎妊娠中脑损伤的发病率也相对较高，估计在单绒毛膜双胎中发病率是30%（比相同年龄正常对照组高出十倍），相比之下，双绒毛膜双胎的发病率约为3%。造成缺血性脑损伤高发病率的主要原因是胎盘血管吻合（动脉至静脉或静脉至动脉），这种状况几乎都见于单绒毛膜双胎；这一过程被称为"双胎－双胎输血"。缺血性脑损伤的类型是由双向输血发生时胎儿的孕龄决定的。在妊娠后半期发生的脑损伤包括局部脑梗塞（单发或多发）、脑穿通畸形、积水性无脑畸形、多囊性脑软化和脑室旁白质软化。已经阐述的损伤机理包括：①已死胎儿的促凝血酶原激活物所致的弥漫性血管内凝血，②源自已死胎儿或胎盘的血栓栓塞，③存活胎儿向已死胎儿输血所致严重低血压或脑缺血，④胎盘血液循环停滞所致脐带血流受阻或血栓形成。其中胎盘血液循环停滞目前被认为是最常见机理。Norman等人认为，单羊膜双胎特别容易发生脐带缠绕。双生胎儿在宫内损伤后出现继发性梗塞、脑穿通畸形、积水性无脑畸形、多囊性脑软化和脑室旁白质软化，损伤的形式与同时间发生于单胎的形式一样。

新生儿低血糖

许多低血糖患儿缺乏低血糖的常见症状，（如昏迷、神经过敏和癫痫）或症状不明显，故新生儿低血糖可能会被忽视；因此，可能直到婴儿出现癫痫才发现低血糖症。婴儿低血糖的定义随婴儿的成熟程度而有所不同，成熟度低的婴儿对低血糖的耐受能力低于较成熟婴儿，婴儿对低血糖的耐受能力低于年长儿童和成人，因此婴儿低血糖的定义依其成熟度差异而有所不同。现在已得到广泛接受的新生儿明显低血糖的诊断标准是，出生24小时以内，血糖浓度低于30~35mg/dL，足月儿出生24小时以后血糖浓度低于40~45mg/dL。Volpe认为，血糖水平的绝对数值意义不大，因为除低血糖，其他因素，如脑血流率、大脑葡萄糖利用率以及低血糖的持续时间，都会对是否发生脑损伤产生作用。实际上，使用这一标准时，有超过8%的低危险度婴儿被诊断为低血糖症，特别是出生后3~4小时婴儿。婴儿对低血糖耐受的原因包括：①新生儿脑细胞具有使用乳酸作为能量物质的能力，②神经系统活动水平较低导致未成熟神经细胞的能量需求较低，③低血糖对新生儿心血管功能的影响相对较小，④中度低血糖即可使脑血流量明显增加。

Volpe介绍了导致新生儿低血糖的四个主要原因。过渡性－适应性低血糖是指一种异质性的、较常见的低血糖状态，这种低血糖发生在生后早期、持续时间短、程度轻且对葡萄糖敏感。这组疾病包括糖尿病母亲生产的婴儿、幼红细胞增多症患儿、缺血缺氧的早产儿。这组婴儿很少出现症状；继发性－相关性低血糖是指婴儿低血糖继发于相关疾病，如缺血缺氧、颅内出血、脓血症和先天性疾病。患儿的典型表现出现在生后第一天末，低血糖持续时间短、程度比较轻微且对葡萄糖治疗敏感。这类低血糖患儿约有半数表现出神经系统症状；经典短暂新生儿低血糖主要包括由于宫内营养不良导致的足月小于胎龄儿；这类患儿较前两类要少见得多。多数患儿都有临床症状且典型症状直到出生一天以后才出现。这类低血糖的程度相对严重，持续时间较长，治疗时需要大量葡萄糖；重度复发性低血糖是最后也是最少见的一种类型，这类患儿大多数都有原发葡萄糖代谢紊乱。病因包括Beckwith-Wiedemann综合征、β细胞胰母细胞增殖症、β细胞增生、内分泌特异酶缺乏和先天性代谢紊乱。依据我们在UCSF(旧金山加州大学)的临床实践，这种继发于新生儿低血糖且可被神经系统影像学显示的脑损伤最主要的形成原因是继发于先天性胰岛β细胞肿瘤或胰岛

β细胞增生的高胰岛素血症。

围产期低血糖症患儿脑损伤的影像学表现反映了弥漫脑损伤的病理变化，最严重的损伤主要位于大脑顶叶和枕叶皮质及其下方白质。病变急性期可见脑皮质及其下方脑白质水肿及扩散减低（图4-60）；受累皮层的T1、T2时间延长造成T1和T2加权像上灰白质分界不清（图4-60）。亚急性期头颅MR成像显示皮质呈短T1和短T2信号。慢性期（图4-60）脑皮质和下方脑白质出现囊性脑软化，最终萎缩。

胆红素性脑病（核黄疸）

尽管非结合胆红素的血浆水平与脑损伤之间的关系复杂，持续的或严重的新生儿高胆红素血症最终可导致脑损伤的概念已经得到了广泛支持。有许多诱发因素可能导致高胆红素血症。红细胞性溶血（继发于血型不匹配、红细胞膜或血红蛋白的自身缺陷、血肿形成后血液分解）是最常见的诱因。其他诱因包括红细胞增多症、遗传性或获得性胆红素结合障碍、胃肠物质运输紊乱和激素水平紊乱。

胆红素脑病患儿在出生后最初几天表现为昏迷和肌张力减低；少数患儿会出现抽搐。到了生后第一周中期，肌张力减低进一步发展，出现颈部或背部向后呈弓状弯曲。在出生后一年内发育迟缓逐渐明显。患儿1岁后出现的典型症状是锥体外束体征（特别是手足徐动症）、垂直和水平凝视、听力障碍。

胆红素进入大脑的机理还不清楚，看来胆红素能够通过完整的血脑屏障；当然，在高渗透压血症、高碳酸血症、缺血缺氧或酸中毒时血脑屏障破坏，使得胆红素的运送更加容易。胆红素一旦进入脑组织，特别是新生儿脑组织，就会引发神经系统损伤。此外，大脑某些特定部位的神经元对胆红素损伤特别敏感。对慢性胆红素脑病患儿的病理学研究证实，苍白球、下丘脑核团和海马的CA2和CA3区受损。有趣的是，一些患病的、酸中毒的和水肿的新生儿会有血浆白蛋白水平低下，他们的血浆胆红素水平即使在临床正常范围内，也可因为胆红素脑病而造成苍白球损伤和听力丧失，这可能是由于血脑屏障尚不成熟，也可能是血浆白蛋白水平低下使游离胆红素浓度增高的结果。

胆红素脑病在CT和超声检查都没有特异性改变的报道。以我们的经验，超声检查有时可以显示苍白球回声增强（图4-61A）。MR成像中，急性胆红素脑病患儿表现为受累部位短T1长T2信号（图4-61B和C）。磁共振质子波谱显示NAA降低，但无乳酸峰。在慢性期，苍白球、下丘脑核团和海马T2时间延长及萎缩（图4-50）。

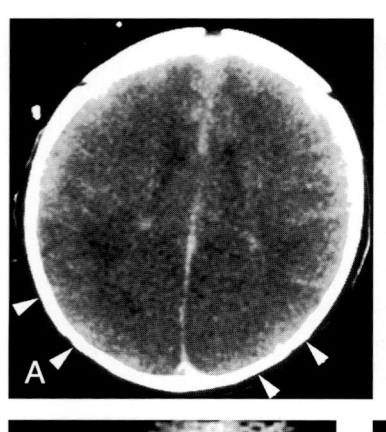

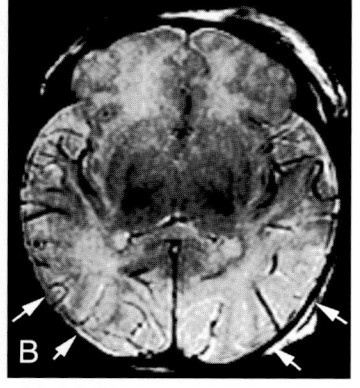

图4-60 新生儿低血糖症。A：轴位CT图像显示顶叶水肿（箭号）。注意，白质的低密度区似乎与颅骨内板相连。B：轴位SE3000/120图像显示，大脑皮质的异常高信号影主要分布于顶叶和枕叶（箭号）。C：轴位ADC图（b=700s/mm²）显示大脑皮质后部水分子运动减低（高信号，箭号）。D和E：损伤后3周矢状位和轴位图像显示，顶叶和枕叶皮质明显坏死和萎缩。

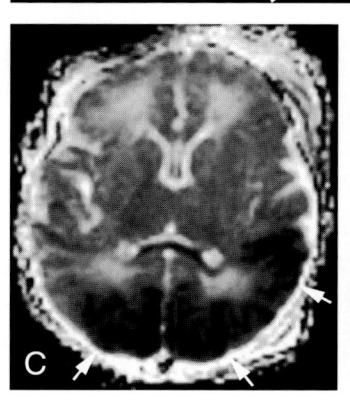

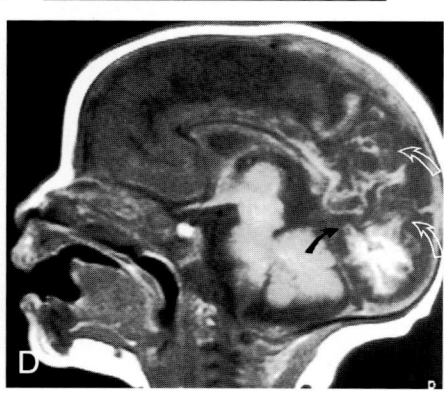

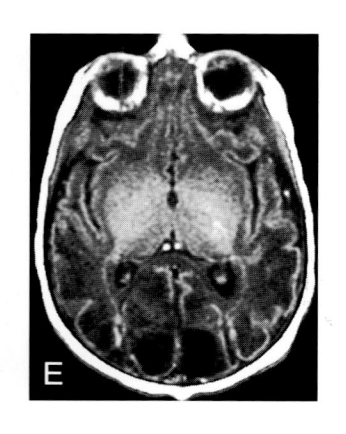

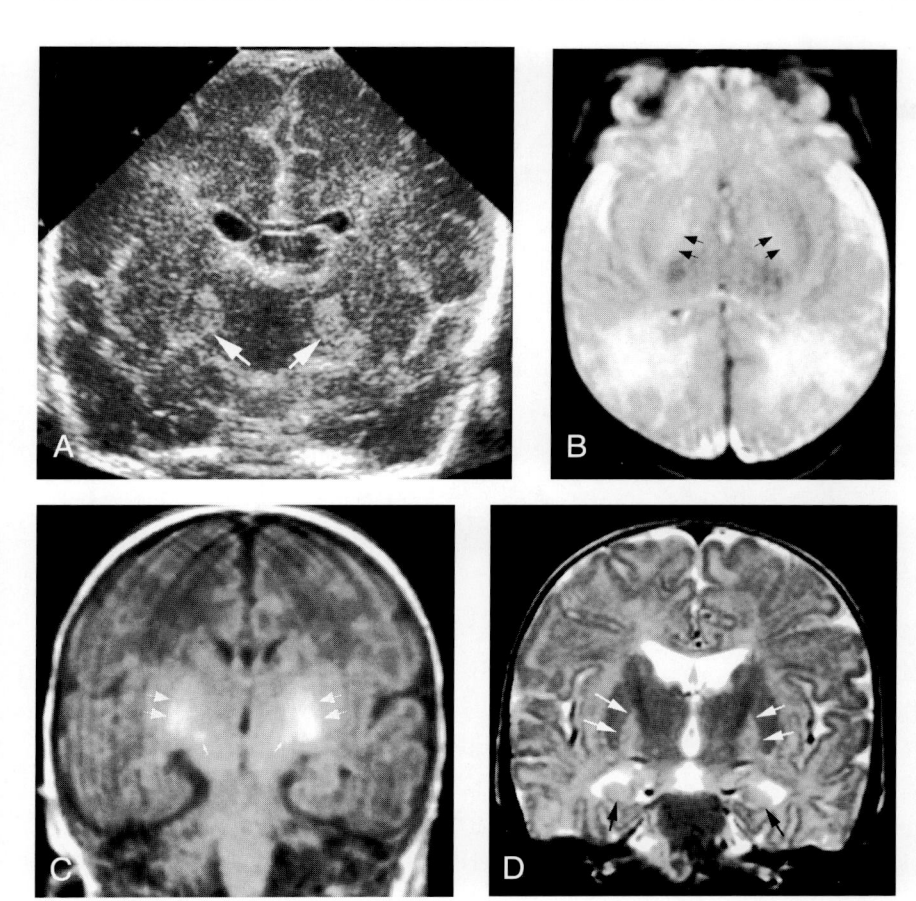

图 4-61 急性期和慢性期核黄疸。A：2 周大新生儿经前囟的冠状位声像图显示苍白球高回声（白箭号）。B：轴位 SE3000/120 图像显示，苍白球高信号影（黑箭号）。C：与 B 所示同一患儿冠状位 SE600/15 图像显示苍白球（大白箭号）和丘脑下核（小白箭号）的短 T1 信号影。D：5 个月大婴儿的冠状位 FSE3500/112 图像显示，双侧苍白球（白箭号）、海马（黑箭号）和丘脑下核的异常高信号。

与先天性心脏病相关的脑损伤

有大量报道表明，患有复杂型先天性心脏病的患儿很多都合并神经系统缺陷。这些缺陷的原因为潜在疾病及纠正畸形的外科手术，然而，上述两者的比例尚不清楚。超声检查发现，受累患儿接受外科手术之前即存在脑实质病变，这种观点最近由 MR 进一步证实。最近，在 UCSF（图 4-62）和其他机构的 MRI 和 MRS 研究表明，接受修复性手术之前，大约 25% 的先天性心脏病患儿存在脑梗死、脑白质损伤和乳酸水平异常增高。其他损伤（20% 有脑梗塞，40% 有脑白质损伤，10% 有脑实质出血）看来是出现在术前 MR 检查与术后两周内的 MR 检查之间。以白质损伤为主的损伤形式是令人吃惊的（图 4-62B），因为在无先天性心脏病婴儿中，单纯脑白质损伤通常出现在早产儿，而不出现于足月儿。这提示，心脏异常或其他因素可能与脑成熟延迟有关。

高钠性脱水

婴幼儿（特别是早产婴儿）对高钠血症特别敏感，因为此时婴儿的体表面积较其体重大得多（导致不易察觉的经皮肤失水量增加），而且肾脏功能不成熟也引起保水机制不全。重症腹泻是导致高钠性脱水最常见的原因。患儿的典型表现是极度萎靡，但对刺激却应激过度。其他体征和症状包括肌肉强直、反射过度且有时出现抽搐。脑损伤常见，多合并明显的神经系统后遗症。

细胞外间隙血钠浓度升高导致高钠性脱水而造成神经系统损伤。细胞内液转运到细胞外间隙，导致细胞萎陷。大脑自颅骨向内牵拉导致桥静脉撕裂。此外，血液高渗可能引发毛细血管扩张，并与血管内皮细胞萎缩共同作用，使患儿容易出现毛细血管破裂而引发脑实质内出血。

高钠性脱水的神经系统影像学表现反映了间质水肿和局灶性出血等病理改变。超声成像中间质水肿表现为正常回声区内的强回声影。超急性期出血表现为局限性边界清楚的低回声区且较正常脑组织回声结构更为细腻；随血液凝固，逐渐变为强回声。在 CT 和 MR 成像中，间质水肿分别表现为大脑和小脑白质密度减低及 T1 和 T2 弛豫时间延长。在大脑和小脑的皮质及皮髓质交界区可见局限性边界清晰的出血灶。

婴儿期和儿童期的中枢神经系统创伤

儿科创伤可分为两种类型。分娩创伤指分娩过程

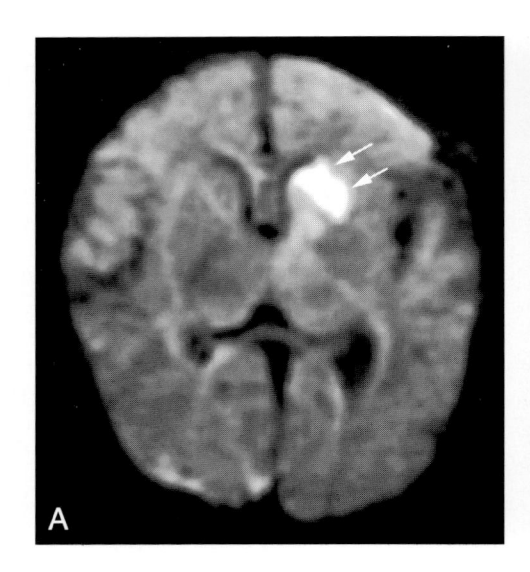

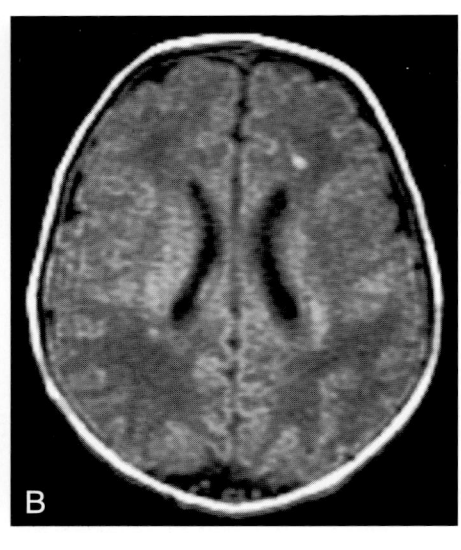

图4-62 先天性心脏病的脑损伤。梗塞（A），白质损伤（B）和萎缩是先天性心脏病患儿最为常见的影像学表现。

中出现且因分娩过程所致的创伤，因分娩时患儿中枢神经系统及邻近颅骨和脊髓尚不成熟，故这类创伤的病理和影像学表现都很独特。分娩时创伤将在本节内详细叙述。发生在出生后的创伤（出生后创伤）的病理学及影像学表现与成人大致相同。鉴于大多数神经病理和神经影像学教材已详细介绍成人型创伤，本节仅详细讨论在儿童比较独特的情况，如非机遇性创伤。有时认为，缺氧缺血损伤也是分娩时创伤的一种。但缺氧缺血损伤已在本章前面的章节讨论过，这里不再重复。

分娩创伤

由于不用挪动患儿且检查迅速，故超声检查是评价分娩创伤的首选影像学方法；因此，患儿在接受检查时能受到密切监护。如患儿出现超声无法解释的神经系统症状和体征，应该进行CT或MR检查。CT可以精确的显示颅内出血、脑水肿、脑梗塞和脑积水所致的占位效应，因此可满足大多数急性窘迫患儿的诊断需要。MR成像较CT和超声可更好的显示后颅凹病变，如小脑后硬膜下血肿、脑干损伤和小脑少量出血或小梗塞。虽然有人认为，MR成像很难显示出血超急期血红蛋白含氧血红蛋白的形态。超急性期血肿在MR成像表现为占位性病灶，病灶的出血性质可因梯度回波序列中的极低信号影而得到确定。尽管已有证据表明，FLAIR序列发现蛛网膜下腔出血较CT更为敏感，但MR还是很难发现蛛网膜下腔出血；然而，对于新生儿来说，蛛网膜下腔出血的诊断通常并不很重要。同样，由于分娩创伤很少合并颅内积气（气脑），因此就不存在区别颅内气体信号缺失与覆盖皮质骨的困难。对于急诊新生儿患者，最重要的是速度和安全，因此，CT扫描可作为超声后的第二种影像学检查方法。当新生儿患者进行CT扫描时，应该用3mm层厚进行扫描，不用静脉造影剂。此时的主要目的是为了除外有占位效应的大血肿，而硬膜下小血肿（特别是脑镰-脑幕连接处）常见于经阴道分娩过程中，无显著临床意义。急性大脑半球间及后颅凹硬膜下血肿在经囟门超声图像中显示为轻度强回声液体聚集影，而在CT成像中表现为轴外高密度影。由于很难找到合适的探头角度，有时超声也很难发现大脑凸面的硬膜下血肿。脑水肿和脑梗塞灶在超声成像中表现为大脑半球白质内强回声影，而在CT成像中则表现为低密度影。

当患儿病情稳定后，或CT超声检查无法解释临床高度怀疑的脑损伤时，MR成为评估脑损伤范围的最佳影像手段。已经证明MR对发现少量脑外积液和脑白质损伤比CT敏感得多。MR还能更清晰显示具有重要预后意义的脑干损伤。为了增加对出血的敏感性，对所有颅脑创伤或可疑创伤的患儿均应进行梯度回波序列或磁敏感加权序列扫描。扩散成像也有助于发现含水较多的婴儿脑的损伤；为发现轻微脑实质损伤，必须通过计算得到表观扩散系数（ADC）图。

脊髓损伤

各种解剖变异使婴儿脊髓损伤更易发生。棘间韧带、后关节囊和软骨终板都具有弹性和冗余使儿童脊柱较成人脊柱更具可变形性。此外，儿童的小关节面为水平方向（相对而言，成人小关节面方向更为垂直），因此更易活动且稳定性差。所以婴儿更易发生过伸性损伤（且最常见于颈椎）脊柱能够被拉长5cm而不出现结构破坏，但脊髓在拉长0.64cm后就会断裂，因此韧带松弛也使得婴儿脊髓更易出现分离性损伤；故新生儿脊髓断裂时，脊柱可能保持完整。脊髓分离性损伤最常见于臀位分娩者，且多发生于下段颈椎和胸椎（图4-63和图4-64）。在头位分娩时，上段和中段脊髓受损最常见。然而，脊髓任何部位都可能受损，且多个层面受损并不少见。分娩所致的脊髓损伤包括挫伤、梗死、撕裂、横断（图4-63）、硬膜破裂（图4-64）和硬膜下及硬膜外血肿（图4-65和4-66）。

临床表现依据损伤的层面和范围有所不同。发生于颅骨和脊柱交界部位的严重损伤会导致患儿立即死亡，不完全损伤患者则可能存活。轻度至中度损伤患儿可出现Apgar评分降低、呼吸窘迫或肌张力降低。预后与损伤严重程度和部位有关，高位颈段脊髓损伤可影响膈肌运动以至影响通气，预后最差。其鉴别诊断包括先天性肌弛缓（Oppenheim病）或婴儿脊髓肌肉萎缩（Werdnig-Hoffman病）。

当椎管或脊髓可疑受损时，MR在急性期、亚急性期或慢性期都是首选影像学检查方法。当然，如果操作人员技术熟练，超声检查也对诊断有所帮助。以3mm层厚进行T1加权矢状位扫描成像可显示亚急性期出血以及任何脊髓或椎管的结构异常（图4-63至图4-66）。还应该进行T2加权矢状位扫描，快速自旋回波序列是最佳选择，因为其扫描迅速且通常能够显示出血灶（图4-66）。微小出血灶的出现对于预后判断非常重要，故最好进行梯度回波序列扫描以发现微小出血灶。T2加权像有助于明确病变部位，如水肿或缺血灶均表现为长T2信号，而出血灶则表现为短T2信号（图4-66）。髓内出血患儿因并发脊髓功能障碍，预后最差；其次，水肿累及范围超过一个脊髓节段的患儿预后也较严重。无出血或水肿以及水肿仅累及一个脊髓节段或更小范围

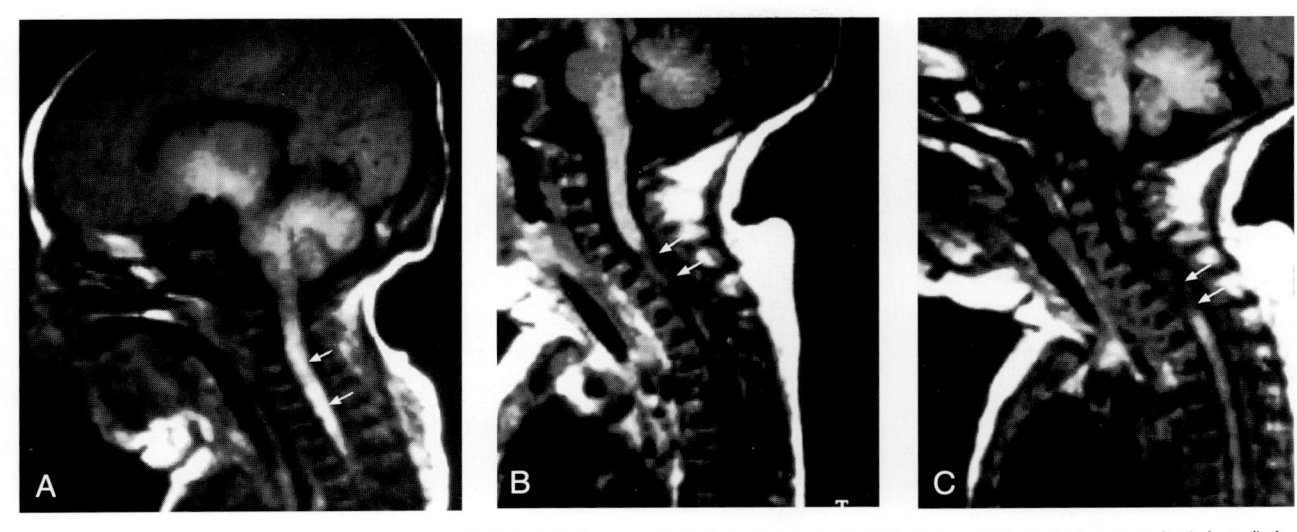

图4-63　继发于臀位难产的分娩损伤。A：矢状位SE500/15图像显示，颈胸段脊髓交界处脊髓内异常高信号（箭号）。B和C：3周后矢状位SE500/15图像显示该处脊髓横断（箭号）。

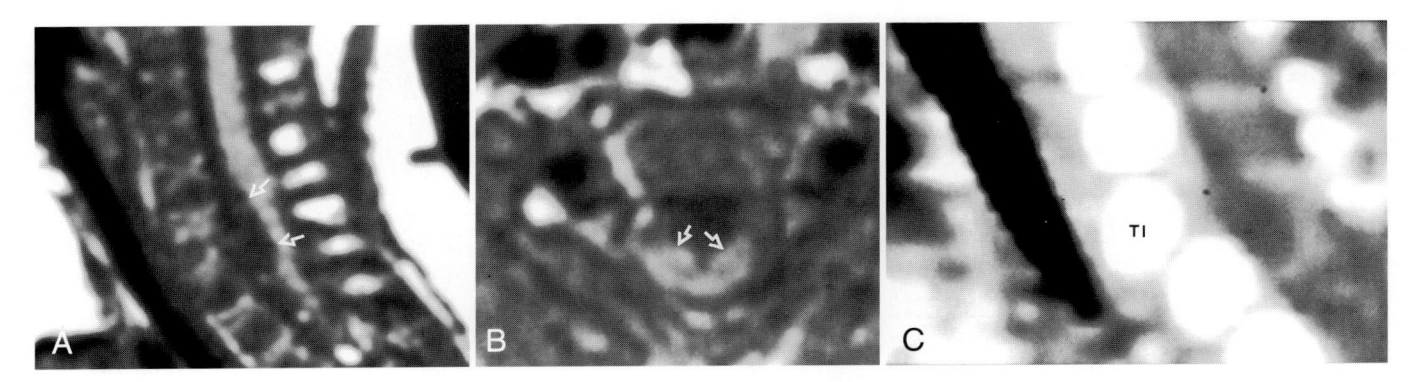

图4-64　分娩损伤。继发于胎儿全身水肿合并椎体骨折、重复撕裂和硬膜外脑脊液聚集的难产。A：矢状位SE550/15图像显示，颈胸段脊髓交界处，椎体与脊髓间的脑脊液间隙增宽（箭号）。B：T1椎体水平轴位SE600/20图像显示，脑脊液聚集使脊髓向后移位（箭号）。C：轴位CT扫描成像后图像重组显示，继发于韧带断裂和骨折的T1椎体向腹侧移位。

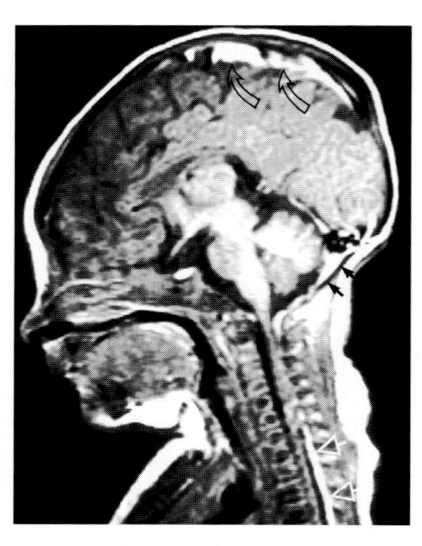

图4-65 分娩创伤。脊髓和颅内实质外血肿。矢状位SE550/15图像显示，脊髓背部（空心白箭号）、后颅凹硬膜下腔（黑色实心小箭号）和大脑半球间硬膜下腔（空心弯曲黑箭号）高信号实质外出血灶。（感谢Dr. Chip Truwit提供病例）

的患儿预后最好。在损伤发生数月后的慢性期进行MR成像有助于明确脊髓损伤的整体范围（图4-63和4-64）。在急性期和亚急性期，超声检查可显示损伤部位为高回声和脊髓肿胀；出血灶的回声较水肿部位更强；在慢性期可见病灶变小导致的局部萎缩，在一些严重病例中，脊髓则完全横断。超声成像对判断长期预后的作用还不明确。

神经根和臂丛神经损伤

神经根出椎管部位的损伤较常见；尽管这些损伤通常归类为臂丛神经损伤，但损伤最常发生于臂丛神经主干的根部。损伤的严重程度各不相同，从神经轻度牵拉导致短暂神经功能丧失到神经自脊髓完全撕裂导致永久性功能丧失。这类损伤大多是由于臀先露时转动婴儿头部助产牵拉肩部或是大体型胎儿头先露将胎头旋转远离胎肩所致。这类损伤中半数以上发生于肩难产儿或出生体重超过3500g的胎儿。从临床角度看，Erb's瘫痪（由C5、C6、C7神经根损伤导致的肩关节内收和内旋、肘关节旋前、伸展及腕关节屈曲）最为常见，而Klumpke's瘫痪（由C8和T1神经根受损导致的腕关节和手指伸展，通常伴有同侧Horner综合征）要少见得多。

对臂丛神经进行影像学检查最好使用MR，表现为长T2信号或神经连续性中断。MR神经影像学检查（扫描技术参看第一章）对这些病例可能有特殊价值，可以发现单根神经及神经丛主干中断。CT脊髓造影对神经自脊髓的撕裂显示最佳，表现为撕裂部位空的（神经根阙如）假性脑脊膜膨出。然而，脊髓造影从本质上来说不能作为评估这些患儿的主要影像学检查方法。冠状位或轴位薄层T2或T2*加权MR成像上，假性脑脊膜膨出表现为由脊髓表面向外延伸通过受累神经孔的卵圆形高信号；由于在假性脑脊膜膨出中会出现轻微的脑脊液运动，故薄层（2~3mm）快速自旋回波序列是最佳选择（图4-67）。虽然MR对于显示假性脑脊膜膨出囊内的神经根并不可靠，进而对神经撕裂的诊断也不可靠，但假性脑脊膜膨出囊的出现仍是神经根损伤很好的证据。此外，假性脑脊膜膨出预示功能恢复的预后较差。MR成像能明确显示臂丛神经和假性脑脊膜膨出囊肿，而MR神经成像可显示单个神经根是否存在，二者合用可成为患儿的首选检查方法。

头外伤

出生时颅外创伤

先锋头是颅外出血的三种主要类型之一，其他两种颅外出血为帽状腱膜下出血和头血肿。先锋头是指一种常见于经阴道分娩后的头皮内出血和水肿。这种头皮水肿性质柔软、表浅、指压后凹陷并可跨越骨缝。这种病变在出生后数天内逐渐消退。影像学检查既无诊断意义也不具必要性。

帽状腱膜下出血是指发生于枕部和额部肌肉下方腱膜下的出血。帽状腱膜下血肿表现为出生后增大的坚实且有波动感的肿块；病灶有时延续至颈部皮下组织内。患儿可能由于血液流失出现症状，病灶通常在2~3周后消退；对于这些病灶几乎不需要进行影像学检查。

头血肿是指创伤后骨膜下血肿；由于出血灶位于骨膜外层的下方，病灶并不跨越骨缝（图4-68）。头血肿在存活新生儿的发病率约1%；使用产钳导致头血肿发病率明显增高。头血肿通常表现为出生后体积增大，局部出现坚实而有张力的肿块；除非合并颅内损伤，这种病变很少出现临床症状。病灶于数周至数月内消退。头血肿在CT或MR成像中表现为与颅骨外板相邻的新月型病灶；在亚急性期，CT上为高密度、MR上为短T1短T2信号（图4-68）。血肿不跨越颅缝。少数头血肿最后出现钙化；这些病灶在数月后随着颅骨生长和重塑逐渐消失。当父母或儿科医生发现3~4个月的婴儿头部质硬肿块（钙化的血肿）时，有时会进行影像学检查。此时CT可显示钙化灶的内缘（颅盖）和外缘（钙化抬起的骨膜）（图4-68D）；再重复一次，这种钙化的"肿块"不会跨越颅缝。在亚急性期，这些病灶在MR的T1和长T2加权像上通常表现为高信号；急性期，可显

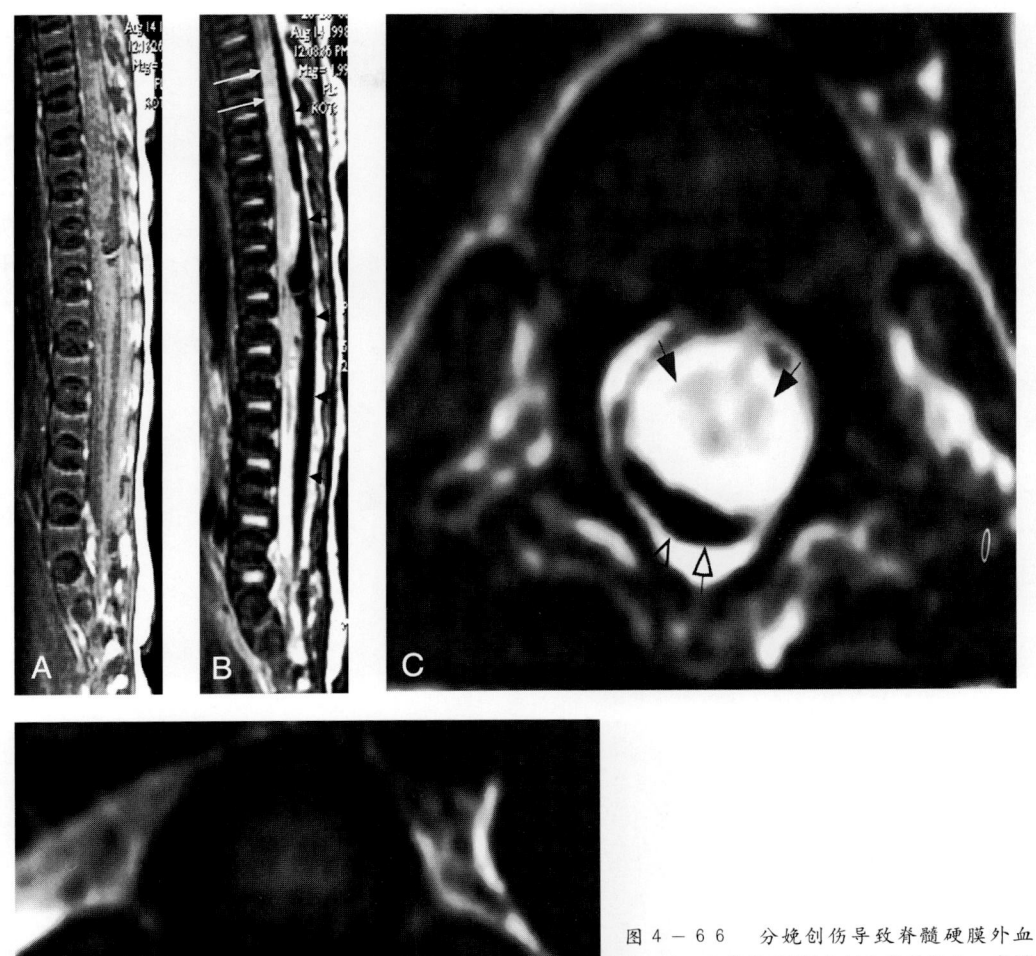

图4-66 分娩创伤导致脊髓硬膜外血肿。A：矢状位 SE550/17 图像显示，脊髓蛛网膜下腔出现异常的不均匀高信号影。B：矢状位 FSE3000/105 图像显示，椎管内背侧部不规则低信号带（黑箭号），高度提示急性出血。注意，脊髓内存在水肿（白箭号）。C和D：轴位 FSE3000/95 图像显示，脊髓背侧低信号硬膜下血肿（空心黑箭号）并压迫水肿的脊髓（实心黑箭号）。（感谢 Dr. Erik Gaensler 提供图片）

示为 T2 加权像低信号灶。

颅骨骨折

尽管颅骨骨折在过去被认为是头外伤的重要征象，实际上，它对于判断外伤所致神经系统损伤的预后没有太大价值。事实上，由于颅骨骨折分散了创伤的外力，可能会减轻颅骨下方脑组织损伤。此外，未发现颅骨骨折也不能排除脑损伤的存在。虽然如此，记录颅骨骨折对于创伤的评估尚有所帮助（特别是较大儿童的非机遇性创伤；见本章后面的部分）。因为常规 CT 扫描很难发现一些水平走行的头颅骨折。故当需要记录创伤证据时，有必要应用骨算法进行 CT 冠状位或三维（3D）图像重建，有时，通过拍摄头颅平片或近距离观察 CT "定位像"也有帮助；"定位像"对头颅骨折的确诊非常有价值，对所有头外伤患儿都应该仔细观察定位像。

最为常见的颅骨骨折是线性骨折，常发生于顶骨或额骨。如果没有移位，骨折能够自行愈合而无须任何治疗。在婴儿期，不到 6 个月颅骨骨折即可愈合。年长儿骨折通常在一年内愈合；而成人的愈合时间通常是 2~3 年。骨折愈合时，在平片上骨折线变得越来越模糊，直

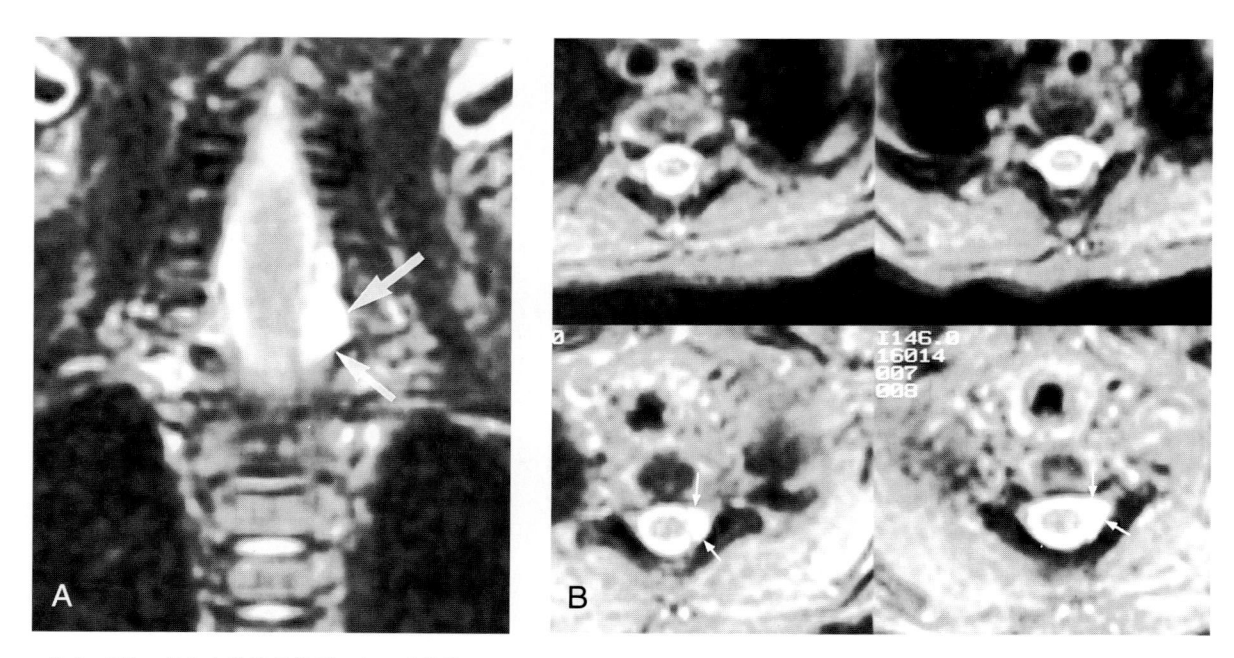

图4-67 新生儿神经根撕裂。A：冠状位FSE3000/102图像显示，左侧椎管内假性脑脊膜膨出（箭号）。B：轴位GE500/14图像显示，假性脑脊膜膨出延伸至C7～T1水平神经孔（箭号）。

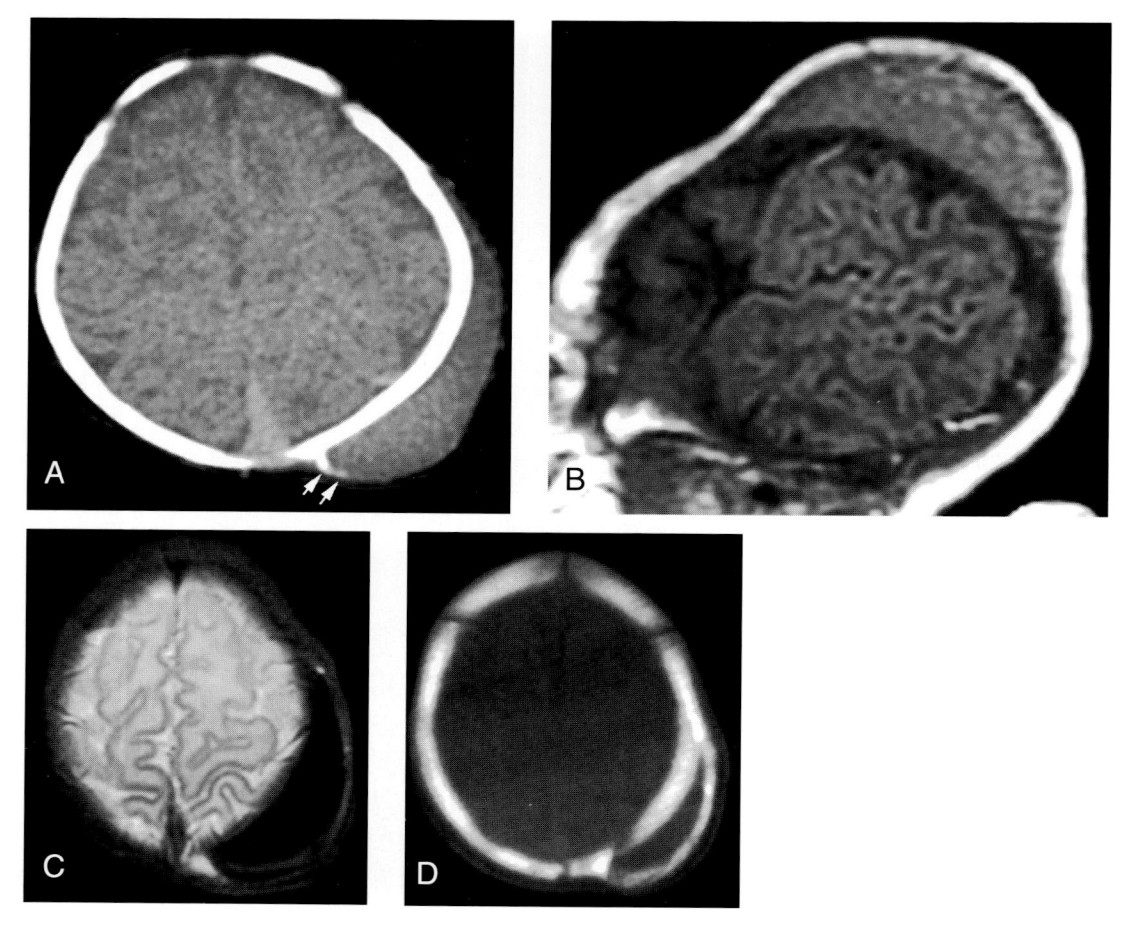

图4-68 头血肿。A：轴位CT扫描显示人字缝与冠状缝之间颅骨外侧的软组织密度影。头血肿不跨越颅缝。注意，头血肿的外侧壁是骨膜，后者可能有钙化（箭号）。B和C：矢状位T1加权像和轴位T2加权像，显示急性头血肿的表现。D：2个月时的轴位CT，显示头血肿的外侧骨膜钙化。这时，患儿家长有可能因发现患儿头部的"包块"而到医院就诊。

到最后骨折线变得无法与血管压迹鉴别。

婴儿与儿童及成人最重要的区别在于，婴儿的脑膜中动脉未陷入颅盖中。因此，当颞骨鳞部出现线状骨折时，不用过分担心患儿会出现硬膜外血肿。

在分娩过程中胎儿头部与骨盆挤压或使用产钳都可导致头颅凹陷性骨折。尽管平片可很好显示头颅凸面的线状骨折，CT成像则能更加准确地判断凹陷性骨折的移位程度。最重要的是，CT可显示具有占位效应的血肿，可评估血肿下方大脑的损伤程度（图4-69），而平片则不能。凹陷性颅骨骨折通常需要外科治疗。

偶尔，颅骨骨折会合并硬脑膜撕裂。当发生硬脑膜撕裂时，脑膜和脑组织将疝入骨折裂开处。挤入骨折裂开处的脑膜使得成骨细胞不能跨越骨折处，妨碍了骨折愈合。此外，骨折处脑脊液的搏动使骨折缝扩大且脑膜组织向颅外膨出。这种状况被称为"生长性骨折"或柔脑脊膜囊肿。柔脑脊膜囊肿在所有骨折中的发生率为0.6%，且90%发生于小于3岁的患儿。在影像学表现中，柔脑脊膜囊肿在骨折处有明显的骨质边缘，如不合并蛛网膜下腔和其下脑组织异常，柔脑脊膜囊肿极像颅骨的溶骨性病变。可见颅内组织和脑脊液延伸于骨折处的骨质边缘之间（图4-70和4-71）；这种表现有助于在损伤早期，骨折开始进行性扩大前作出诊断。以我的经验，骨折下方通常出现脑软化，脑软化在CT上表现为低密度区（图4-70）而在MR上表现为长T1/T2信号（图4-71）。

新生儿外伤性颅内出血

分娩时婴儿大脑的机械性损伤通常会导致硬膜下

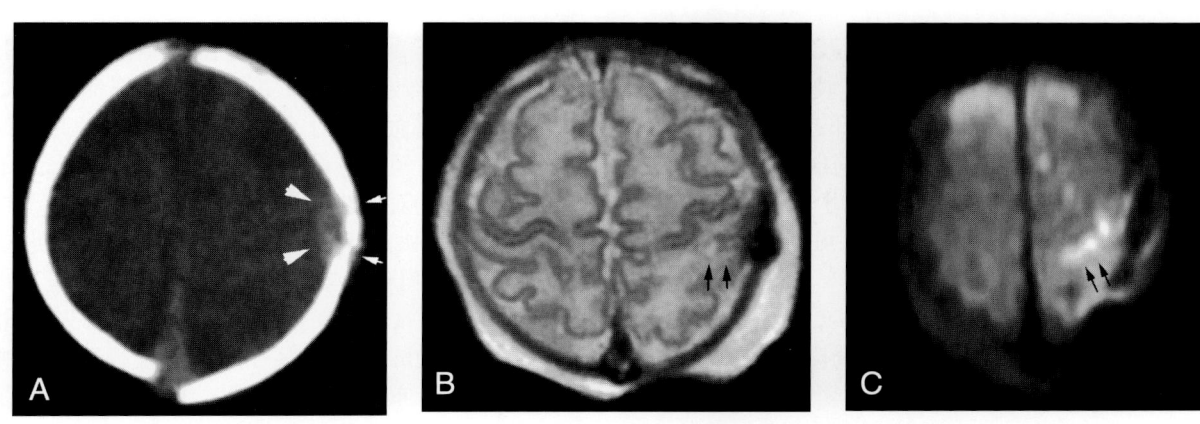

图4-69 继发于分娩损伤的骨折和实质损伤。A：轴位CT平扫，显示额骨左后部骨折（小白箭号），其下方可见硬膜外积血（白箭头号）。B：轴位SE3000/120图像显示，血肿及其下方皮层的灰质信号缺失（黑箭号）。C：轴位扩散加权图像显示扩散减低，表现为受累皮层呈高信号（黑箭号）。

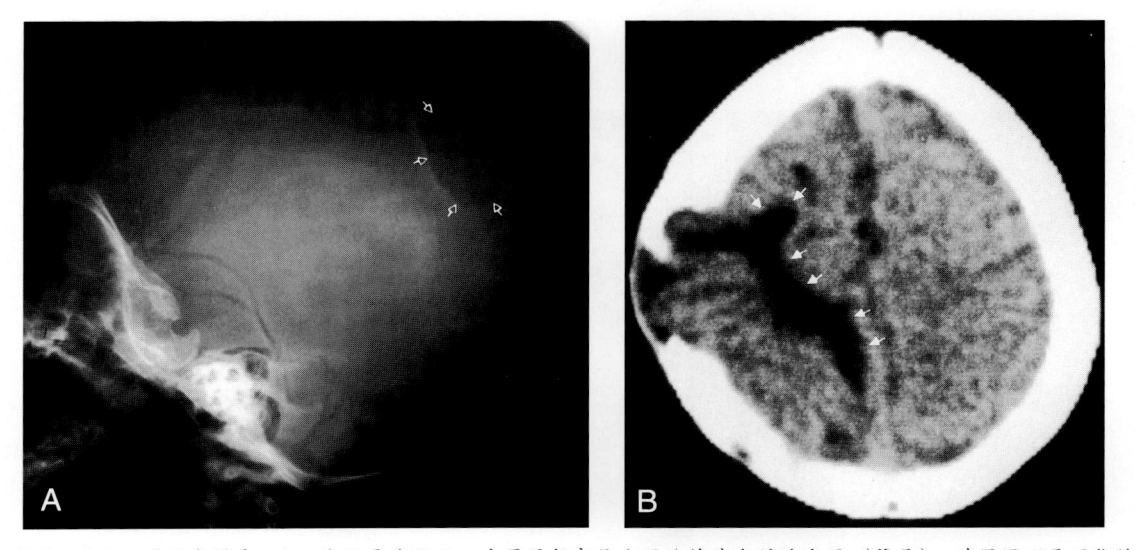

图4-70 柔脑脊膜瘤。A：头颅平片显示，在原骨折部位出现边缘清晰的透亮区（箭号），其周围可见硬化边。B：轴位CT显示，脑组织经硬脑膜缺损区疝出，并导致骨折部位侵蚀性改变。病变下方的脑组织出现脑软化（箭号）。

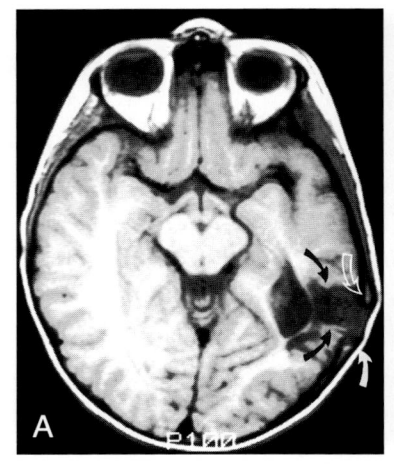

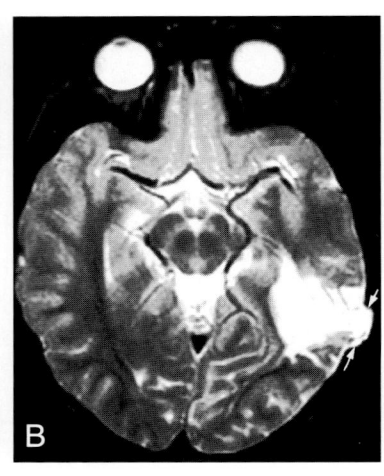

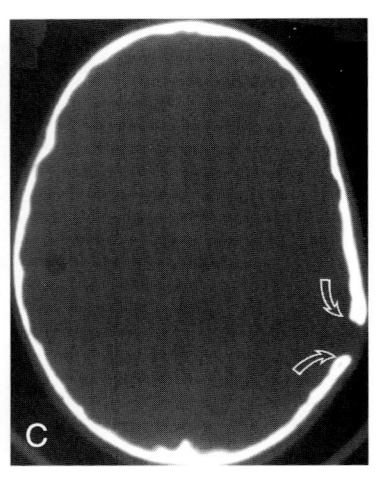

图4-71 柔脑脊膜瘤。A：轴位SE600/15 图像显示左侧颞叶脑软化灶（黑色弯箭号），相邻骨质可见边缘清晰的缺损（白色弯箭号）。B：轴位SE2500/70 图像更好的显示了脑脊液向骨折处延伸（箭号）。C：CT 成像骨窗显示骨折部位的骨边缘突起（箭号）。（感谢 Dr. Chip Truwit 提供病例）

出血；硬膜外出血、蛛网膜下腔出血及脑室内出血也可发生，但几乎总是合并硬膜下出血。硬膜外血肿非常少见，通常与巨大头血肿和邻近部位的颅骨骨折同时发生。患者典型表现为颅内压增高和前囟膨隆。脑室内出血在早产儿较为常见，且几乎都是生发层基质出血破入脑室系统的结果。当大量出血时，可造成脑积水或脑室旁出血性梗塞（见本章前面关于早产儿脑损伤的讨论）。足月新生儿脑室内出血的原因更多。虽然曾提出许多可能的原因，但现代影像学检查提示，最主要的原因是丘脑或脉络丛出血，即深静脉窦血栓形成引起的出血。病因不同，结果也各不相同，其中丘脑静脉性梗塞的预后最差。蛛网膜下腔出血常见于新生儿。当蛛网膜下腔出血出现于早产儿时，几乎都是生发层基质出血破入脑室系统的结果；足月新生儿则几乎总是与硬膜下出血有关，但其病理原因尚不清楚；除非出血非常广泛而导致脑积水，否则临床后遗症罕见。

硬膜下出血常见于经阴道分娩的新生儿，可能是由于分娩时头颅变形造成硬膜下静脉裂伤所致。MR 明显提高了人们对新生儿硬膜下出血发生率和严重程度的认识。尽管从前认为，婴儿后颅凹硬膜下血肿少见且常危及生命，但现在我们认识到，后颅凹硬膜下小血肿在新生儿期很常见（图4-72），据报道，63%的非复杂性经阴道分娩的新生儿存在后颅凹硬膜下小血肿。这些血肿很少有重要的临床意义，除非它们造成压迫效应而影响了脑脊液流动或是脑干功能；而后者需要进行外科急诊手术。新生儿硬膜下出血分为四大类：①小脑幕撕裂；②枕骨分离；③大脑镰撕裂；④大脑表面桥静脉撕裂。

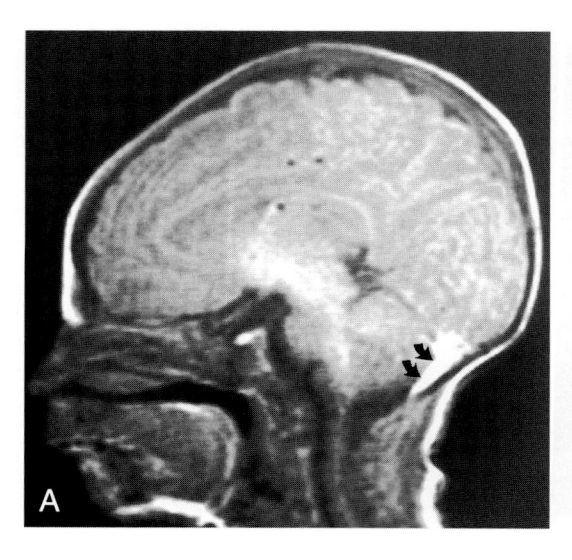

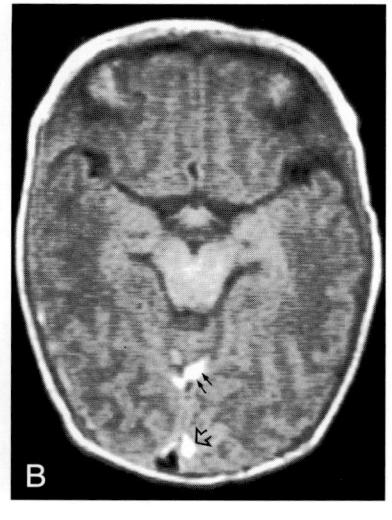

图4-72 新生儿后颅凹硬膜下小血肿。矢状位（A）和轴位（B）SE 像（TR600/TE15）示小脑后方（弯箭号）、延小脑幕（实心小箭号）及后大脑镰（空心箭号）的高信号硬膜下出血。

小脑幕撕裂和枕骨分离。这两种损伤之所以放在一起讨论是因为它们都导致后颅凹硬膜下出血。严重的小脑幕撕裂导致Galen静脉、直窦或横窦破裂；最终引起大量硬膜下出血。硬膜下出血量迅速增多将使脑干受压，最终导致死亡。较小的小脑幕撕裂或仅是小的小脑幕下静脉破裂而不合并小脑幕撕裂，可引起程度较轻的小脑幕下出血（图4-72）。如前所述，那些少量硬膜下积液的发现率越来越高是MR敏感性提高的结果，通常无明显临床意义。可能同时出现大脑镰或幕上静脉的撕裂，从而同时发生小脑幕上和幕下血肿（图4-72）。

枕骨分离包括出生时枕骨鳞部和枕骨枕外部分（此部位称为枕后部或枕上-枕外联合）的创伤性分离。可在头颅侧位平片或CT的骨窗图像上观察到。在严重病例中，硬膜和枕部静脉窦撕裂；最终导致小脑撕裂伤及巨大的后颅凹硬膜下出血。后颅凹的硬膜下血肿位于小脑幕下并沿覆盖双侧小脑半球的硬膜和蛛网膜间隙向外侧延伸。

超声矢状和冠状扫查时，血肿表现为小脑上方的轻-中度强回声（图4-73A和B）。超声可发现小脑幕下积血和第四脑室及导水管受压所致的脑积水（图4-73）。这类出血急性期在CT上表现为受累小脑幕密度增高且增厚，高密度影向下延伸，位于小脑半球的后方（图4-73C和D）。病灶通常于冠状位和矢状位显示较好；可见高密度的血肿就位于小脑幕下。当一些幕上静脉或大脑镰也同时撕裂时，可出现幕上半球间硬膜下血肿（图4-59）。由于贫血婴儿硬膜下积血中血红蛋白成分较低，故急性硬膜下血肿与脑实质相比可能为等密度甚至低密度。硬膜下血肿的MR表现随病灶持续时间的不同而不同。急性硬膜下血肿在T1加权自旋回波序列中与脑组织呈等信号，在T2加权自旋回波序列和梯度回波序列中表现为较低信号（图4-73和图7-74）；这种表现为红细胞内的脱氧血红蛋白所致。FSE序列对于血液代谢产物的出现较不敏感，但通常表现为低信号（图4-74G）。当血肿存在时间较长，在SET1加权序列中表现为自外周开始向血肿中心向心性发展的高信号影，随着脱氧血红蛋白转化为正铁血红蛋白，首先在SET1加权像上出现高信号灶，然后在SET2加权像上出现高信号。此时，由于未被破坏的血红细胞位于下部（T1加权像中等信号，T2加权像低信号）而游离的正铁血红蛋白漂浮在积液的上层（在T1和T2加权像均为高信号），可能出现液体分层现象。最后，由于血液破坏产物被重新吸收，SET1加权像上信号强度降低直至最后出现与脑脊液信号相同的硬膜下积液。第四脑室和导水管受压可导致急性脑积水，故仔细观察这些患儿的脑室大小非常重要。

重要的是记住，脊髓损伤可能与脑损伤同时出现（图4-74）。当受检患儿出现分娩性损伤合并严重颅底损伤或神经系统检查结果超出颅内损伤所能解释的范围时，应该注意存在颈髓损伤的可能性。

大脑镰撕裂及大脑表浅静脉破裂。将这两种损伤放在一起讨论是因为它们都能导致小脑幕上硬膜下血肿。大脑镰撕裂比小脑幕撕裂少见，且多与后者同时出现。大脑镰撕裂通常发生在大脑镰和小脑幕交界附近，出血常源自下矢状窦。导致大脑镰和小脑幕撕裂的主要原因是分娩时胎头在垂直方向上过度变形导致额枕间距延长。当发生大脑镰撕裂时，硬膜下血肿通常位于胼胝体上方大脑半球间裂的下部。

当跨越硬膜的表浅皮层静脉破裂时，将导致大脑凸面出血。与此相对应，大脑镰或脑镰静脉的撕裂将导致半球间裂的硬膜下血肿。年龄稍大婴儿的硬膜下血肿常发生于双侧，而新生儿的大脑凸面的硬膜下血肿则多为单侧且合并蛛网膜下腔出血，下方的大脑组织也常见挫伤。

小脑幕上硬膜下血肿在超声、CT和MR中的表现和演变（图4-75）与在前文描述的幕下硬膜下血肿相同。像幕下硬膜下血肿一样，冠状位图像有助于评估硬膜下积液的实际大小和累及范围。尽管超声显示半球间硬膜下积液较容易，但由于观察大脑凸面时探测器角度操作比较困难，超声很难显示大脑凸面血肿。重要的是，超声检查能在新生儿ICU内完成，不需要运送病情非常危重的患儿。

出生后创伤

尽管婴儿及儿童的创伤性脑损伤与成人相似，它们的病因却差别很大。严重的机遇性头颅创伤常见于年长儿童和成人，而小于2岁的婴儿则不常见。事实上，小于1岁的婴儿中，非机遇性创伤（儿童虐待）要比机遇性创伤普遍得多，发生率高出10~15倍。因此，当婴儿影像学检查发现严重头颅创伤时，应高度怀疑非机遇性创伤的存在。在许多刊物中已经对成人头外伤的影像学表现进行了描述；因此，儿童头外伤中与成人相似的特征在本书中仅作简短讨论，而儿童和成人头外伤影像学表现的差别将被详细介绍。

CT是急性头外伤的首选影像学检查方法，它可发现脑疝、大血肿或由颅底骨折造成的气脑；CT扫描应包括上颈椎，此区域在小婴儿外伤时极易受累。患者情况稳定后，MR是评价脑损伤范围的最佳影像学方法。已证明，对于脑外少量积液和白质剪切性损伤，MR比

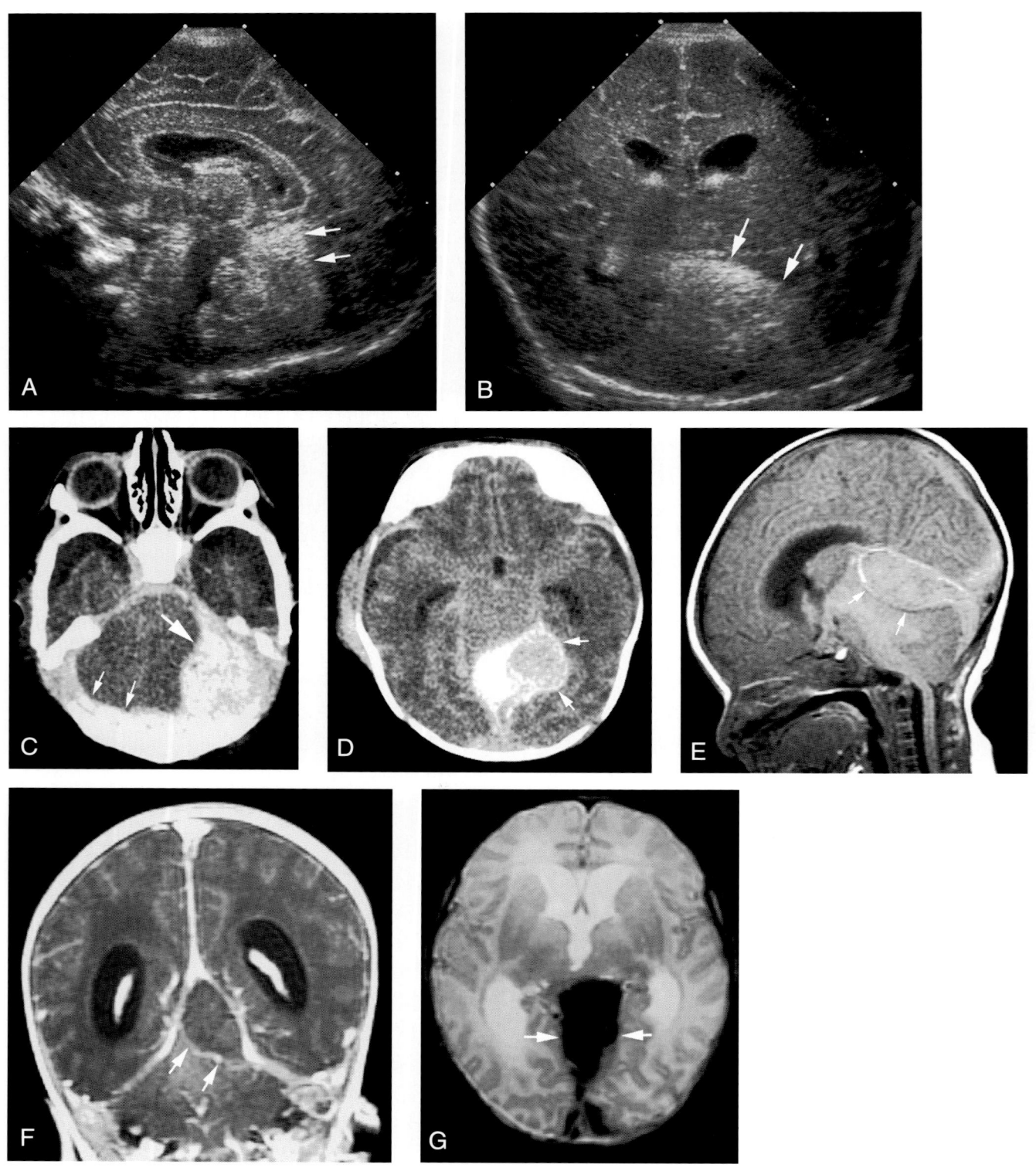

图 4-73 新生儿小脑幕及小脑后方硬膜下血肿。A 和 B：矢状位（A）和冠状位（B）声像图显示幕切迹内和小脑幕下方的硬膜下血肿呈高回声区（白箭号），小脑受压下移。CT 平扫图像显示半球间硬膜下血肿（箭号）。C：轴位 CT 平扫图像示左侧后颅凹内（大箭号）和小脑半球后方（小箭号）的高密度硬膜下血肿。D：较高层面的轴位 CT 显示沿左侧小脑幕分布的高密度血肿（箭号）。E、F 和 G：矢状位 SE600/9（E），冠状位增强扫描 600/16（F）及轴位 SE3000/120（G）图像，显示幕切迹内的血肿（白箭号），小脑和脑干受压下移。

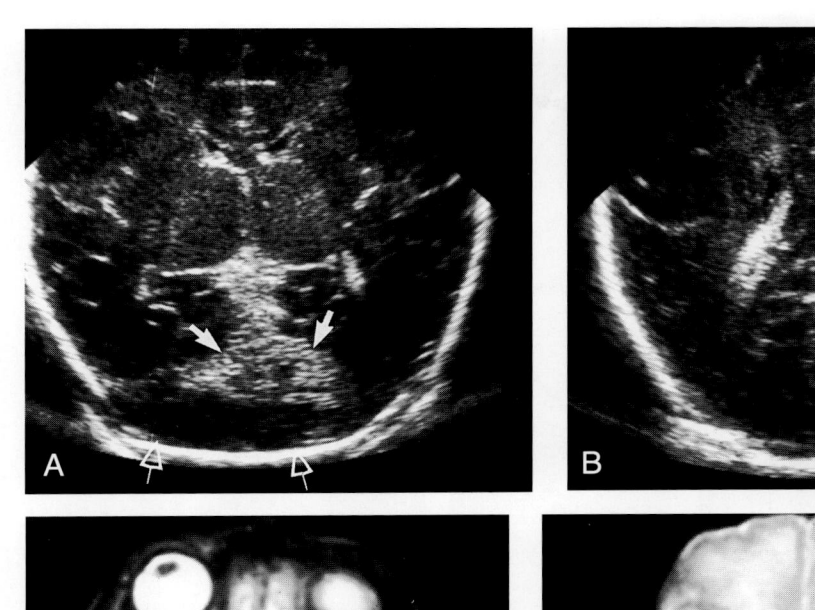

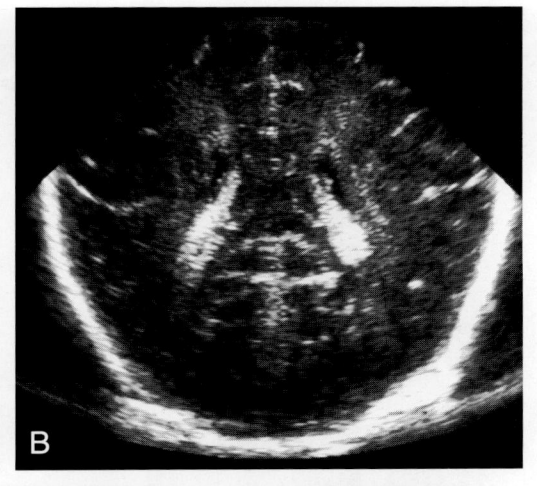

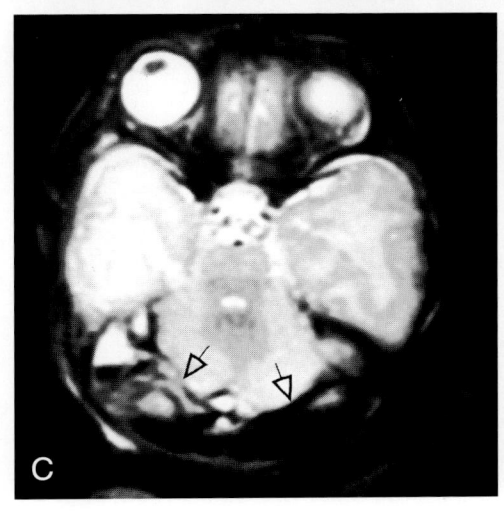

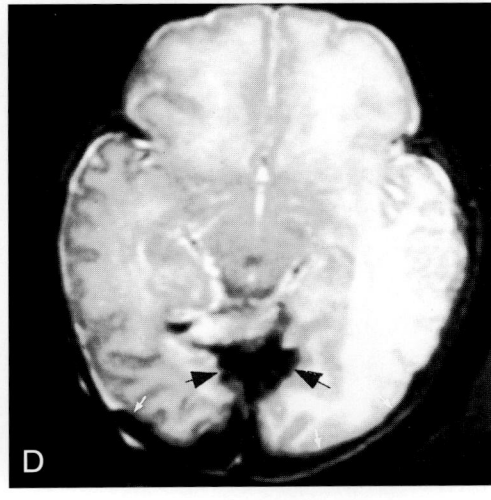

图4-74 分娩创伤。A和B：冠状位超声图像示丘脑轻度高回声影，提示低灌注损伤（后来得到证实）。小脑幕切迹出现高回声影（白色实心箭号）可疑为出血。小脑后方出现低回声影（白色空心箭号）。C和D：轴位SE3000/TE120图像显示，急性小脑后（黑色空心箭号）、大脑镰和小脑幕交界处（黑色实心箭号）和小脑幕上隆凸（白色小箭号）硬膜下出血。

CT更为敏感。MR显示脑干损伤更有优势，后者对于评价预后有重要意义。另外，MR对于陈旧出血中含铁血黄素特别敏感，可同时发现陈旧和新鲜中枢神经系统损伤，是诊断非机遇性创伤的重要证据。为提高MR对出血的敏感性，对于所有创伤或怀疑创伤的病例，均应采集梯度回波或磁敏感加权序列。

脊髓外伤

儿童的脊柱骨折和脊髓创伤较其他年龄少见；但这类创伤并不罕见，随着现代影像技术的发展，已得到医学文献越来越多的关注。在"分娩创伤"的章节中已经讨论过，儿童脊柱有其特殊的解剖学特点，因此，儿童较成人存在许多易发生的损伤类型。这些儿童解剖学特点包括韧带和软组织的弹性较高、骨骺未闭、骨化中心发育不全以及骨质强度、外形和大小的变化。例如，儿童椎体的骺板仍未闭合；直到8岁时椎体的骺板才在许多层面开始闭合。脊柱的小关节面在婴儿期更趋于水平方向，7~10岁时随着椎体骨化，小关节面方向变得更加垂直。另一个相关因素是，婴儿头颅较大而脊柱旁肌肉则发育相对较差。这些特点组合在一起，加上韧带弹性较大，使婴儿脊柱的活动度相对较大，容易导致婴儿颈段脊髓损伤，而平片检查可能无异常发现。当脊柱逐渐发育成熟，损伤形式开始接近成人。大约15岁时，损伤形式基本与成人相同。对于所有儿童而言，约30%的外伤累及上部颈椎，15%累及下部颈椎，30%累及胸椎，20%~25%累及腰椎。

由于婴儿和年幼儿有发生脊髓损伤的倾向，故对于所有怀疑脊髓损伤的婴儿及儿童都应进行MR检查，即便是平片没有任何异常发现也应如此。当拿到一张平片时，放射科医生应该注意，儿童平片（特别是颈椎平片）与成人不相同，除非是非常严重损伤，否则自然摆位的平片可能不会有异常发现。儿童时期颈椎的活动度大表现为环齿间隙较大，该间隙在儿童可宽达5mm，而"假性半脱位"这个专业名词是指8岁以下

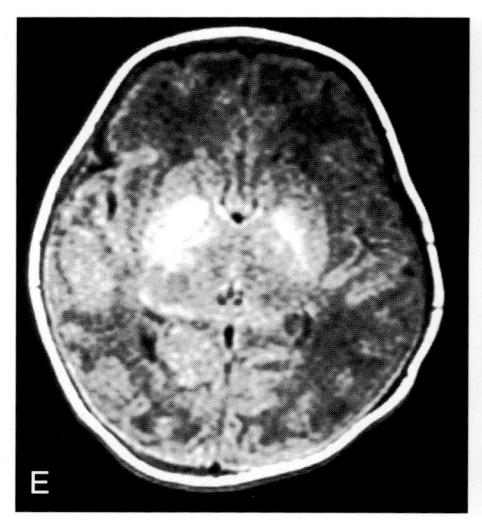

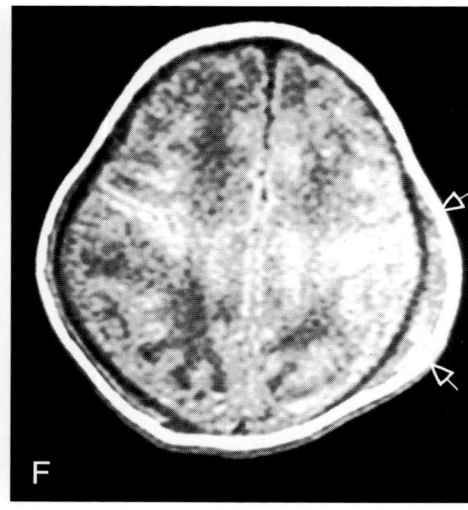

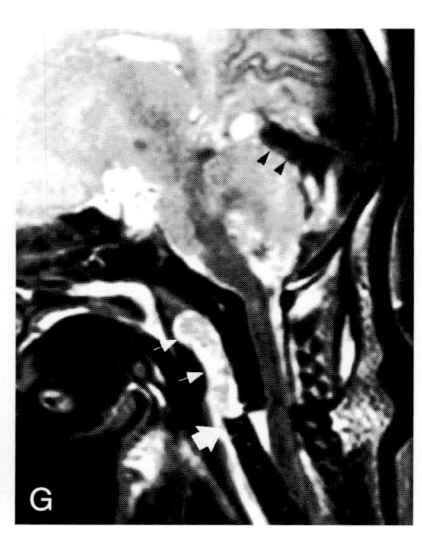

图 4-74 E 和 F 轴位 SE600/11 图像显示，苍白球和中央沟旁异常高信号影，同时出现帽状腱膜下积液（白色空心箭号）。G：矢状位 FSE3000/95 图像显示，中段颈椎骨折移位（白色大箭号）合并椎体旁软组织水肿（白色小箭号）。注意，位于大脑镰小脑幕交界区的低信号出血灶（黑色箭号）。

儿童有 40% 以上其 C2 相对 C3 及 C3 相对 C4 的前向运动度达 4mm。棘突椎板连线在假性半脱位时保持连续，而在真性脱位时这种线状排列中断。儿童椎旁软组织的大小也与成人不同，小于 15 岁的儿童气管后间隙平均为 3.5mm，而食管后间隙平均 7～9mm。椎前软组织的宽度不应超过 C2 椎体宽度的 2/3；而成年人 C3 水平的椎前正常软组织宽度为 5～6mm。

虽然临床表现出的神经功能是评价长期神经系统预后的最好指标，但 MR 扫描仍有助于评估脊髓外伤，特别是对于那些症状持续或延迟出现以及在急性期常规检查后病情出现无法解释波动的儿童。除了显示脊髓损伤外，MR 还可显示椎前软组织肿胀、椎间盘软组织或后纵韧带损伤（T2 时间延长）、或受损椎间盘疝出。这些表现会影响到那些需要外科固定治疗患儿的处理方法。

许多文献已经涉及儿童无平片影像学异常的脊髓损伤（SCIWORA）的概念。我并不认为将 SCIWORA 划分为一种独立的疾病是合理的，只要放射科医生和主治医生认识到如下概念就可以了，即在脊柱未成熟时，即使平片未见异常也可能出现明显的脊髓损伤，应在适当的临床情况下进行其他影像学检查（如 MR）以寻找软组织的损伤。在本文中不把 SCIWORA 列为一

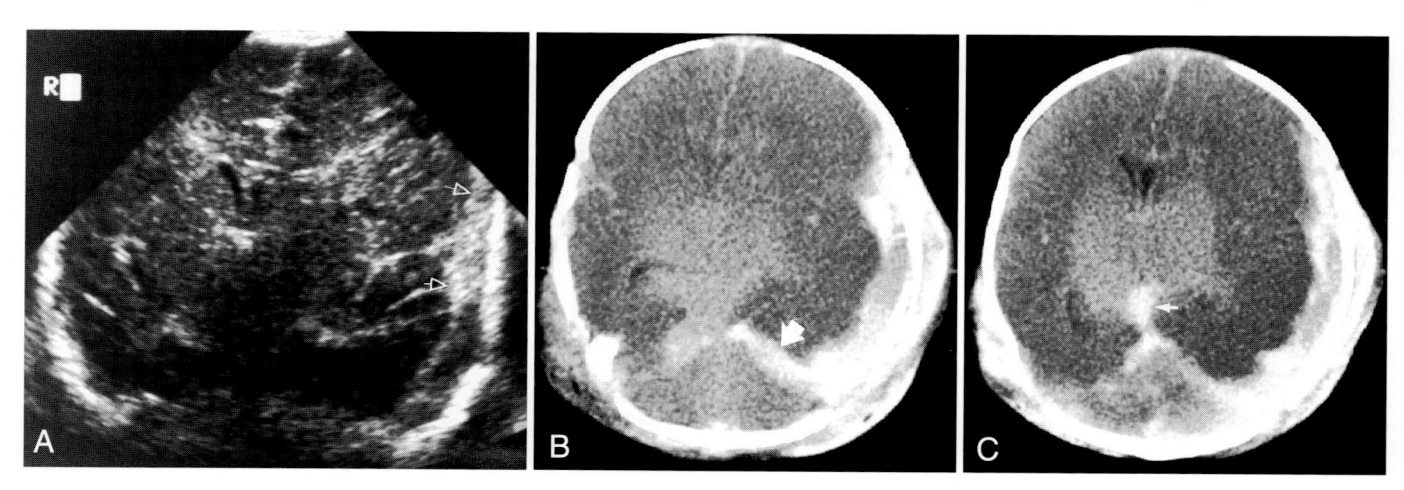

图 4-75 分娩创伤。A：冠状位超声图像示左侧硬膜下积液（白色空心箭号）并对左侧脑室产生占位效应。大脑实质看来相对没有受累。B 和 C：轴位 CT 平扫图像示沿左侧小脑幕（白色大箭号）、大脑半球间纵裂近大脑镰小脑幕交界区（白色小箭号）、沿左侧大脑半球隆凸的硬膜下出血以及皮下及帽状腱膜下间隙的出血。注意，大脑皮质严重受累，而在超声图像未显示（A）。

种独立的疾病。

较小儿童的损伤

记住以下事实非常重要，年龄小于或等于8岁的儿童容易发生软组织损伤，而在平片检查时，可无明显骨折发现。因此，脱位、韧带撕裂、无骨折的半脱位、生长板损伤和骨骺分离等损伤是常见的。该年龄段脊髓损伤多数累及颈髓，特别是上段颈髓。由汽车气囊导致的损伤即属此类。上段颈髓损伤包括寰枕关节脱位（这种损伤通常是致命的）以及寰枢关节脱位，由于C1水平椎管的空间较大，这种损伤不那么严重。应该牢记，齿状突和C2椎体间的软骨结合直到7~8岁时才会愈合，这一点很重要；因此，较小儿童的齿状突创伤不会导致骨性齿状突骨折，而是引起齿状突骨化中心自C2椎体分离。过屈过伸位颈椎平片（必须在医生监督下小心进行！）可以明确诊断，但是，如果存在颈椎旋转或有其他结构重叠，诊断也可能较为困难；因此，儿童上部颈椎及寰枕部损伤的首选影像学检查方法是进行冠状及矢状图像重建的CT扫描（图4-76）。同时需要牢记，只有MR能够显示是否合并脊髓或脑干损伤（图4-76）。正如"新生儿损伤"的章节中讨论过的，依据损伤的严重程度和发展过程，MR可以显示水肿、出血或萎缩。较长节段的水肿、广泛的髓内出血以及脊髓持续受压均预示严重的神经系统后遗症。旋转半脱位常合并横韧带断裂，这种脱位可能是稳定的。通过头颅向左旋转45°然后向右旋转45°分别进行CT扫描，可以对稳定性旋转半脱位作出诊断（见后面关于C1至C2扭曲／旋转损伤的章节）。较小儿童寰椎和枢椎骨折并不常见。

儿童胸椎或腰椎骨折多发生于T11~L2水平，该部位连接了坚硬的胸椎和活动度较大的腰椎。累及韧带、软骨或生长板的软组织损伤最为常见。通过过屈过伸位平片或矢状位压脂T2加权MR成像可以明确软组织损伤；在T2加权MR图像上，软组织损伤表现为高信号区域。继发于过屈牵拉的安全带损伤（幸运的是，现代的安全带配有肩带，使这种损伤大大减少）多发生于L2~L4椎体水平（图4-77），比年龄较大的患者损伤部位低。这些患者中有30%合并内脏损伤。这些损伤主要沿水平方向走行，很难通过CT诊断，这也是过屈过伸位平片和MR相结合成为诊断脊髓外伤最有效方法的另一个原因。

青春期损伤

青春期是指9~16岁年龄段，此时脊髓损伤的发病

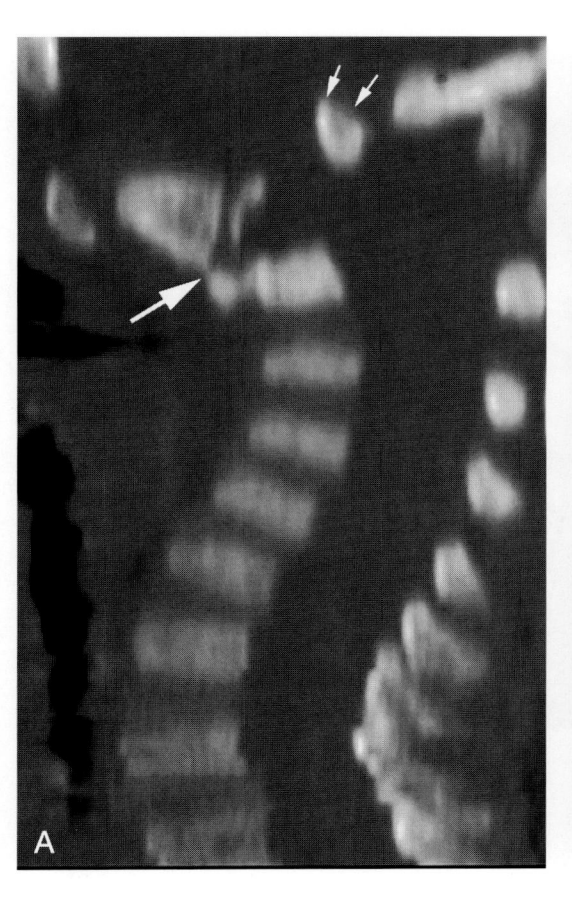

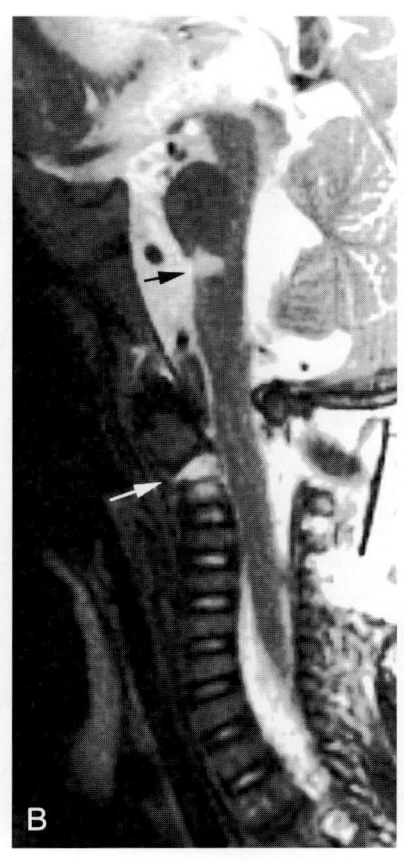

图4-76 19个月婴儿上颈椎损伤。A：CT图像矢状位重建图像显示，C2骨折，骨折线（大白箭号）位于C2齿状突与椎体之间的软骨联合处。同时注意，C1后弓前移，使上颈部及颅颈交界处椎管明显变窄。B：在骨折部分复位后采集的矢状位FSE3500/100图像显示，骨折部位呈高信号（白箭号）。此图像也显示了脑桥延髓连接处实质的损伤（黑箭号）。

率是年幼儿童的10倍。而16～24岁年龄段的发病率甚至更高；事实上，16～24岁年龄段患者是所有年龄段脊髓创伤发病率最高的。随着儿童的发育，他们更常发生骨创伤，而不是单纯的软组织损伤。此外，比起年幼儿童的损伤多累及上段颈椎，青春期创伤更倾向平均分布于颈椎各段。在青春期患者中，C5～C6椎体水平是最常受累的。尽管青春期脊髓损伤也可能在平片上无异常发现，但大多数均可见骨质异常。此外，平片表现正常的青春期脊髓损伤的严重程度要低于那些平片可见异常的患者。

评估青春期脊髓外伤的影像学检查基本上与成年人一样，仅少数例外。主治医生应时刻留意发生不累及骨质的软组织损伤的可能，因此应该拍摄过屈过伸位平片，特别是对于较年轻的青春期患者。如果过屈过伸位被认为过于危险或困难，矢状位压脂T2加权像可用于检出软组织损伤；在这些图像中，软组织损伤部位呈高信号。同时，放射科医生也必须明确，在青春期，相邻椎体终板的骨折常合并创伤性椎间盘疝，CT和MR显示该征要比在平片容易得多。这一征象对外科手术方案的制定也至关重要。尽管平片和CT已能满足骨质损伤评估的需要，但为了确定脊髓损伤的范围并估计预后，有必要进行MR成像。存在出血（短T2时间）或出现长节段（超过一个椎体范围）水肿（长T2时间）意味着功能恢复的预后较差。

另一个在儿童和青春期相对独特的综合征是创伤后脊髓梗塞。其典型表现是，患者在创伤后数小时至数天内开始出现神经系统症状。随即出现一侧肢体或四肢轻瘫以及分离性感觉缺失。病变预后差异较大。平片和脊髓造影均为正常表现。MR可显示脊髓前动脉梗塞，表现为脊髓的前1/2～2/3的长T2信号（图4-78）或脊髓腹侧灰质的高信号区。亚急性期成像可显示梗塞区域强化。

某些基因变异的患者由于韧带松弛、椎管狭窄、脊柱后凸或枕骨大孔狭窄，导致其易出现脊髓损伤。Down综合征（见第5章）、黏多糖病（特别是Morquio's综合征，见第3章），软骨发育不全（见第8章），Klippel-Feil综合征（见第9章）和椎体骨骺发育不良等均属此类。应观察这些患者的神经系统功能缺陷和特征性纵向走行的颈部疼痛，甚至轻微的颈部外伤后就应对其仔细检查。

C1至C2椎体水平的扭转／旋转变形

儿童期常见颈椎扭转。大多数病例的平片无异常表现，经保守治疗可自愈。在极少数病例中，这种变形持续存在，按照解剖结构的改变，可分为两组。第一组

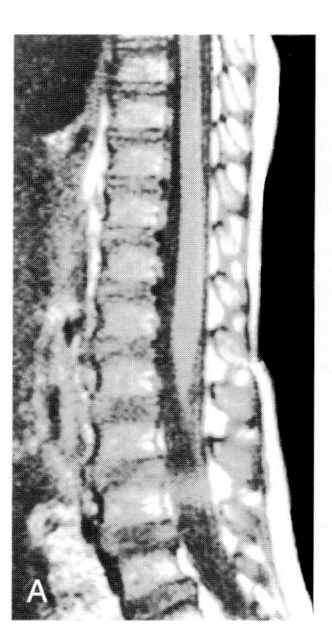

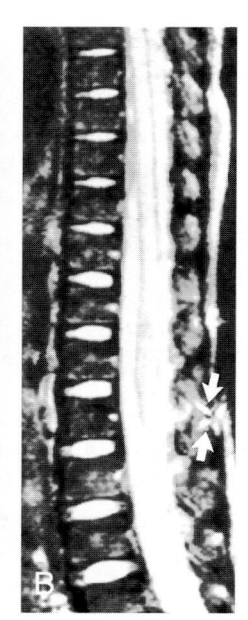

图4-77 继发于汽车车祸的脊髓损伤。平片未见异常。A：矢状位SE550/15图像未见明显异常。B：矢状位SE2500/80图像显示，脊髓呈弥漫异常高信号影。于L2与L3棘突间可见异常高信号影（箭号），提示该部位韧带损伤。

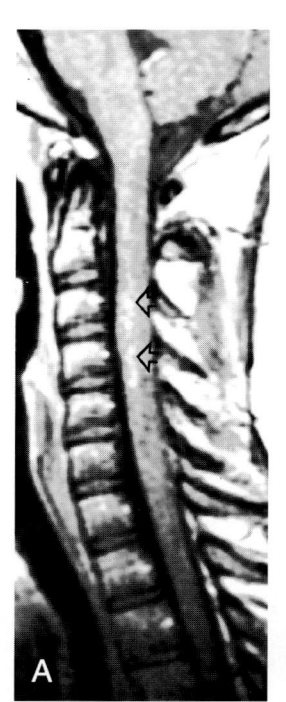

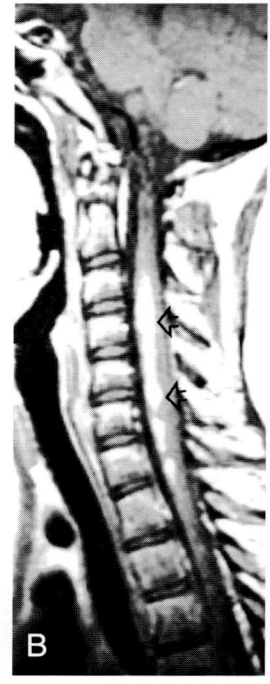

图4-78 脊髓梗塞。A：出现症状的第3天，注射对比剂后的矢状位SE550/15图像显示，脊髓前半部分小点状高信号影（箭号）。B：1周后，注射对比剂的图像显示，脊髓前半部分明显强化的病灶（箭号）。

包括胸锁乳突肌的异常和颈部局灶性疼痛。纤维瘤病，也称为先天性胸锁乳突肌纤维化，是婴儿颈部扭转的常见原因，这可能是出生时肌肉损伤、肌肉瘢痕形成、短缩的结果。这种情况将在第七章进一步讨论。婴儿良性发作性颈部扭转是一种原因不明的异常情况，发病短暂、可自愈；扭转发作可因哭闹、激惹、呕吐或面色苍白诱发。造成颈部扭转的颈部局灶性疼痛包括淋巴结炎和其他颈部炎性过程、Chiari畸形I型以及颈椎和后颅凹的肿瘤。

儿童期颈部扭转的另一个主要原因是寰枢关节的旋转固定。头部旋转主要依赖寰枢关节的运动；事实上，50%的颈部旋转运动发生在这个层面上。当C1~C2旋转固定时，正常的旋转运动受限，这可能是由滑膜炎症或胸锁乳突肌痉挛导致的。大多数患儿小于13岁。旋转固定患者典型表现为无先兆的突发颈部扭曲。有时，可有轻微创伤病史。

CT可作出诊断。由于患者不能伸直颈部，平片诊断是困难且令人迷惑的。首先，患者取头中立位进行CT扫描。随后将头向一个方向极度旋转（最大到45°）后重复扫描，再将头转向另一个方向再次扫描。如果旋转固定存在，C1相对于C2没有明显运动；如果颈部扭转是由其他原因造成，C1相对于C2可有旋转。我们通常在给予患者镇静剂后进行这些检查，因为肌肉的痉挛会阻止明显的运动，而镇静后的肌肉即可松弛。如发现旋转固定，应对患者进行牵引及肌松剂治疗；如果畸形持续存在或出现神经功能障碍，则需要进行手术融合。

Fielding和Hawkins根据判断预后的需要，将旋转固定分为四型。I型最为常见，神经损伤的几率最低。旋转固定不伴有C1脱位。II型，旋转固定合并C1前移3~5mm。III型，C1前移大于5mm。IV型，C1后移，则肯定合并齿状突阙如。

头外伤

总的来说，CT对于脑实质内外血肿、占位效应和骨折都很敏感，因此对于年长儿童的头外伤，CT是首选的影像学检查手段。对于所有外伤的儿科患者，我们都应进行从头顶至C3椎体下缘的3mm层厚扫描，扫描包括上部颈椎是因为儿童上段颈椎损伤合并头颅损伤的发生率很高。当CT所见无法完全解释新生儿神经系统缺陷时，应该进行MR扫描（包括头颅和脊柱）。事实上，MR是评价脑损伤范围的最佳方法。已经证实，对于少量脑外积液和白质剪切性损伤而言，MR比CT更为敏感。MR显示脑干损伤更有优势，后者对于评价预后有重要意义。另外，MR对于陈旧出血中的含铁血黄素特别敏感；可同时发现陈旧的和新的中枢神经系统损伤，是诊断非机遇性创伤的重要证据。为提高MR对出血的敏感性，对所有创伤或怀疑创伤的病例，均应采集梯度回波或磁敏感加权序列。扩散成像在急性期和亚急性期可显示水分子运动减低，在慢性期显示水分子运动增加；在对创伤患者进行MR扫描时，也应采集扩散加权序列。

实质外血肿

婴儿的硬膜外血肿并不常见，其发病率随年龄增加缓慢增高，直到成人达到高峰。儿童硬膜外血肿与成人硬膜外血肿主要区别在于发病机理和临床表现；儿童硬膜外血肿的预后也较成人好，且年幼儿童比青春期患者预后好。年幼儿童硬膜外血肿的常见病因是硬膜静脉撕裂，远较脑膜中动脉撕裂常见；而年长儿童和青春期患者中，因动脉撕裂所致更为常见。有两个因素导致临床表现区别：①儿童颅骨比成人柔韧，当外伤后血肿聚集时头颅可以扩大；②硬膜内损伤并不常见。因此，临床表现发展并不迅速。此外，成人头外伤可造成特征性的意识丧失，而与成人不同，儿童头外伤常仅导致其晕倒。因为儿童头外伤早期的临床表现轻微或很短暂，所以应该更加积极地进行早期影像学检查。

儿童硬膜外血肿在CT和MR上的表现与成人相同。CT通常表现为脑实质外透镜状高密度影且不跨越颅缝（图4-79和图4-80）。在血肿的外围常可见颅骨骨折和软组织肿胀。硬膜外血肿的邻近脑实质或对侧脑实质（对冲伤）可能出现挫伤。如果骨折延伸入乳突气房或鼻旁窦，可出现气脑（图4-80）。如果在额骨出现骨折并延伸至眼眶顶部，可能会出现眶壁骨膜下血肿。除非得到适当的减压处理，否则眼眶血肿可能导致急性眼球突出和视力丧失。在MR图像上，超急性血肿表现为T1加权像低信号、T2加权像高信号；急性血肿表现为T1加权像高信号、T2加权像低信号。与硬膜下血肿相同，由于血液细胞的沉积可能出现液体分层现象，其上层液体在T1和T2加权像上都是高信号；而下层在T1加权像上为等信号，在T2加权像上为低信号。

硬膜下血肿在婴儿和老年人中最为常见，而在年长儿童和青少年较为少见。硬膜下血肿是因硬膜下腔脑皮质桥静脉在走行至硬膜窦的过程中撕裂所致。还未髓鞘化的大脑质地柔软，创伤时大脑的扭曲度增大，从而增大了脑皮质桥静脉的张力。与成人硬膜下血肿常为单侧不同，婴儿创伤性硬膜下血肿中80%~85%累及双侧，且血肿好发于额顶部大脑凸面。患者常有创伤病史。病史报告提示近期没有物理性损伤或轻微创

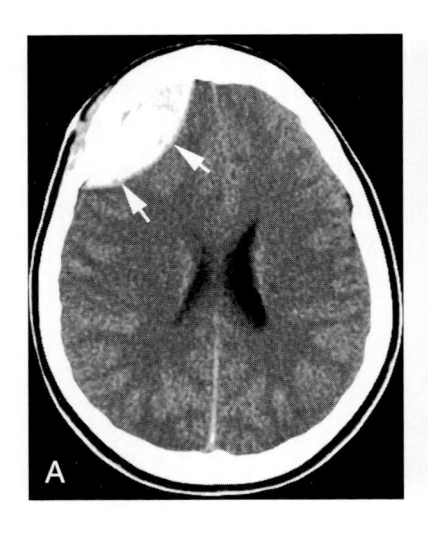

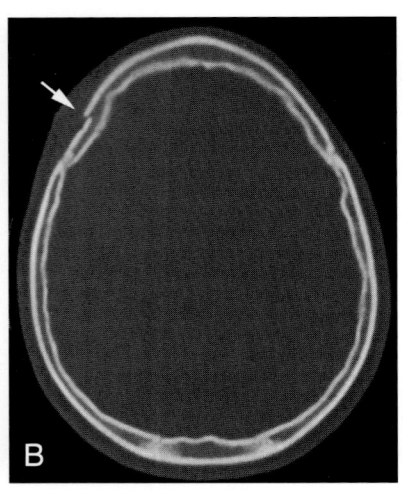

图4-79 硬膜外血肿。A：3岁儿童的头颅轴位CT图像显示右侧前颅凹内脑实质外透镜状高密度积血（箭号）。注意，积血没有跨越额缝或冠状缝。B：骨窗图像显示额骨骨折（箭号）。

伤与影像所见的严重损伤相矛盾时，则应该想到儿童受到虐待的可能。其他使患儿发生血肿的因素包括血液病和发育不全。硬膜下血肿患儿表现为抽搐、呕吐、易激、嗜睡或头颅进行性增大。年长患儿典型表现为颅内压增高征象，如意识障碍、脉率降低合并收缩压升高、呼吸频率不规则、双侧瞳孔不对称及偏侧轻瘫等症状。如患儿有正常意识且无力弱或瞳孔不对称，出血可能位于蛛网膜下腔；病灶则可在几天内自行吸收。

儿童硬膜下血肿的影像学表现与成人相同。在急性期，CT图像显示额顶部大脑凸面脑实质外侧新月型高密度液体聚集（图4-81）。出血后1~3周，出血灶逐渐变为与脑组织等密度。这时，脑室受压以及灰白质交界区内移合并白质受压可提示脑外积液的存在（图4-82A）。如果静脉注射对比剂，硬膜下血肿的内外膜都将强化（图4-82B）。该阶段注意观察脑室的移位、皮髓交界处内移和皮质区脑沟的移位非常重要。如果患儿于硬膜下血肿一侧仍可见蛛网膜下腔，则提示预后较好。在2~3周后，血肿密度降至低于正常脑组织并接近脑脊液密度。称为慢性硬膜下血肿。由于硬膜下积液周围纤维血管肉芽组织生长，静脉注射对比剂后，亚急性或慢性硬膜下血肿的外侧或内侧壁可见更加明显的强化。MR图像中脑外积液的信号强度变化与前文所述的硬膜外血肿相同（图4-81和图4-83）。这种信号强度的改变是因血红蛋白氧化形成高铁血红蛋白，血红蛋白的氧原子丢失，最后破裂形成抗磁性物质造成的。液体分层现象是因硬膜下积液中血细胞体位沉积所致（图4-83）。MR对位于下方的脑实质损伤（如轴突剪切伤、挫伤和梗塞等；见后面的章节）的诊断有所帮助，这些损伤通常与创伤性硬膜下血肿并发（图4-81和4-83）。

慢性硬膜下血肿与脑实质内血肿不同，血脑屏障使后者的吸收受到限制，前者的含铁血黄素和铁蛋白不会沉积于血肿壁上。因此硬膜下血肿未见含铁血黄素，并不意味着该硬膜下血肿处于急性期或是先前没有硬膜下血肿发生。

蛛网膜下腔出血

儿童和成人蛛网膜下腔出血通常与脑实质内损伤并发。CT是发现高密度蛛网膜下腔出血的首选影像学检查方法。在损伤急性期，CT无法诊断无出血的脑实

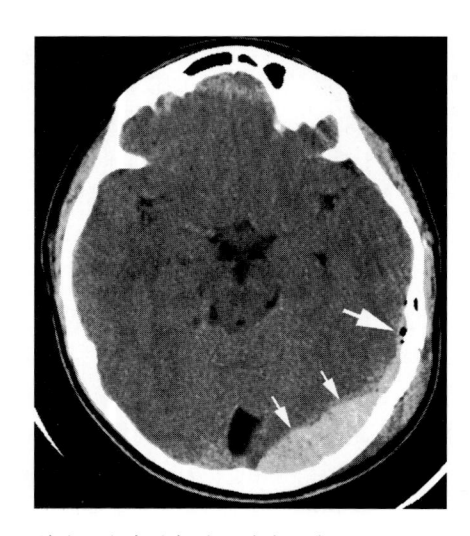

图4-80 继发于乳突骨折的硬膜外血肿及气脑。轴位CT图像，显示透镜状的高密度硬膜外积液（小箭号）覆盖在左后颞叶和枕叶上。实质外气体的存在（大白箭号）提示有颅底骨折。

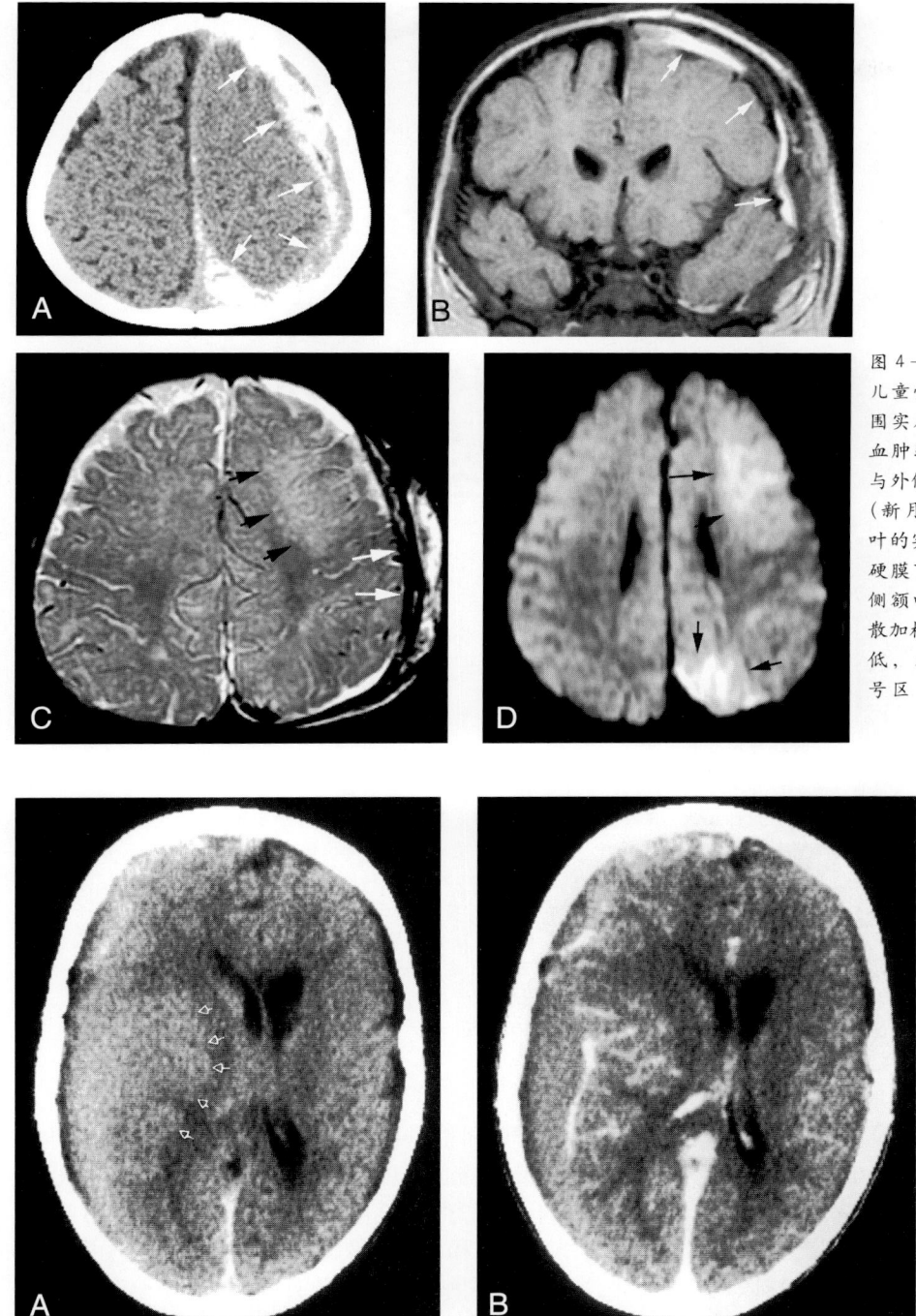

图 4-81 急性创伤性硬膜下血肿及脑挫伤（由儿童受虐所致）。A：轴位 CT 平扫图像显示大范围实质外高密度积液（白箭号）。该急性硬膜下血肿跨越颅缝，并同时位于左大脑半球的内侧与外侧。B：冠状位 FLAIR 图像显示硬膜下血肿（新月形高信号积液，箭号），但未显示左侧额叶的实质损伤。C：轴位 SE3000/120 图像显示，硬膜下血肿为低信号（白箭号）。实质损伤为左侧额叶皮层和白质的高信号（黑箭号）。D：扩散加权图像（b=1000s/mm²）显示水分子运动减低，表现为左侧额叶和左侧顶叶后内侧的高信号区（黑箭号）。

图 4-82 亚急性（等密度）硬膜下血肿。A：轴位 CT 平扫图像显示，右侧脑室受压，右侧大脑半球白质及灰白质交界区向中线移位（箭号）。B：注射含碘对比剂后，硬膜下血肿部分内膜强化。此外，硬膜下积血还导致许多硬膜静脉向中线移位。

质损伤，此时，蛛网膜下腔出血预示着可能出现更为严重的脑组织损伤。常规 MR 序列无助于蛛网膜下腔出血的诊断，可能由于该处出血灶内血红蛋白的浓度较血凝块低，且脑脊液中的氧分压较高，限制了血红蛋白转化为去氧血红蛋白和高铁血红蛋白。FLAIR 序列对于急性和亚急性出血都比较敏感，因此进行 MR 检查时应使用该序列观察蛛网膜下腔出血。在 FLAIR 序列中，蛛网膜下腔出血表现为蛛网膜下腔内的高信号影，脑脊液则是低信号。然而脑脊液的快速流动（如 Monro 孔、Sylvius 导水管的周围和桥前池）可在 FLAIR 序列上显示为高信号；快速流动的脑脊液不应被误诊为蛛网膜下腔出血，这点应该牢记。CT 图像上，蛛网膜下腔出血表现为蛛网膜下腔的高密度影。创伤性蛛网膜下腔出血最常见于大脑后纵裂、邻近大脑镰的部位

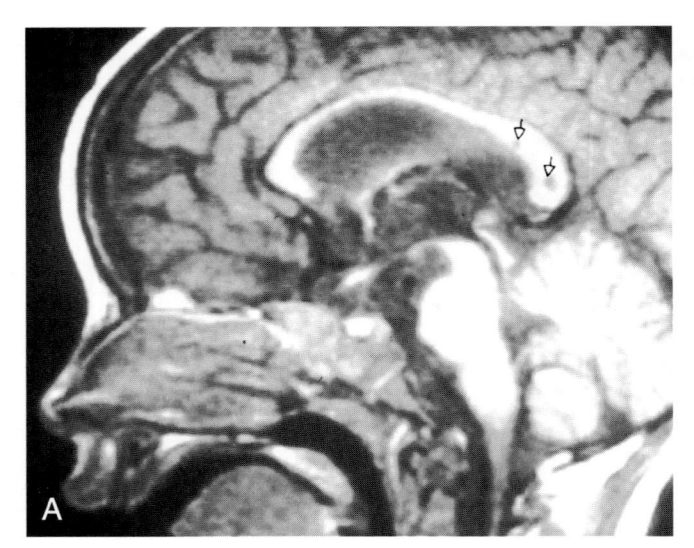

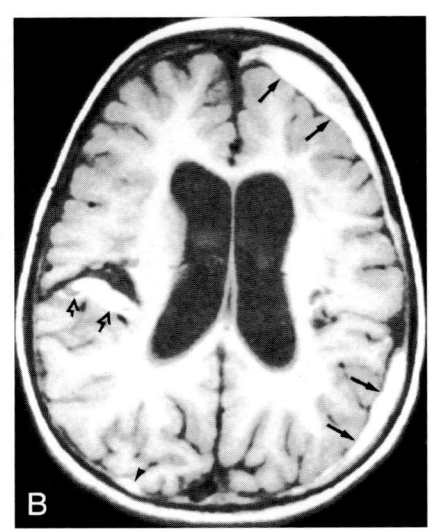

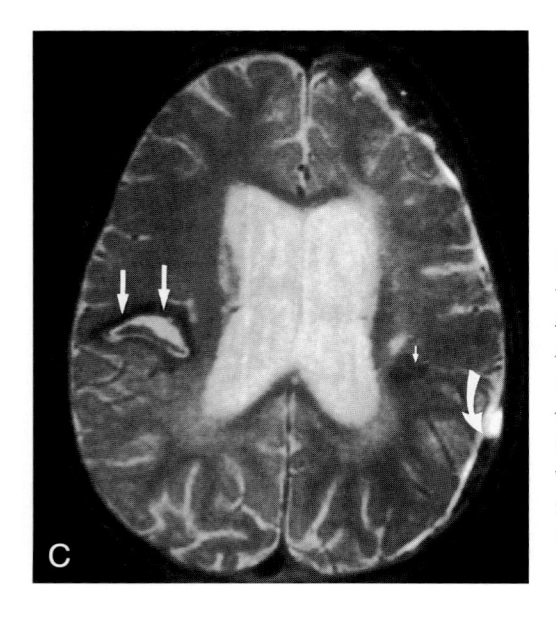

图4-83 严重头部创伤的MR图像。A：矢状位SE600/20图像显示，胼胝体后体部及压部两处小点状低信号灶（箭号），为继发于轴突剪切性损伤。B：轴位SE600/20图像显示，左侧可见高信号硬膜下积液（实心黑箭号）。右侧顶叶可见出血性脑挫伤（开箭号）。第三个亚急性出血灶（箭头）位于右侧枕区。C：轴位SE2800/70图像显示，左侧硬膜下血肿为低信号，意味着在细胞内出现高铁血红蛋白。在血肿的后半部分可见液体分层现象（弯箭号）。在右顶叶的极低信号区（大直箭号）可能代表了含铁血黄素或急性出血灶。可能为继发于轴索剪切性损伤所致的斑点状含铁血黄素影（小直箭号）也见于左侧大脑半球。

（图4-84），或沿小脑幕分布（图4-85）；有时，这种高密度灶是CT可见的唯一异常征象。沿小脑幕分布的出血在冠状位上显示最佳。当出血局限于大脑镰后部，大脑半球间裂的高密度影比大脑镰本身厚且外形比较不规则；另一个有意义的征象是，出血沿着大脑半球内侧面向脑沟内延伸（图4-85）。这种位于大脑半球间裂增厚的高密度影被称为"大脑镰征"。读者应注意的是，即使婴儿大脑镰在CT上也可能表现为高密度影，但大脑镰本身应该是菲薄且边缘规则的，其高密度影不应该延伸至大脑皮层的脑沟内。

大脑实质的损伤

无论窒息或物理创伤的急性期，弥漫性大脑肿胀在儿童中要比发生相似头颅损伤的成人常见。这种弥漫性脑组织肿胀可能是由于水肿和脑血管阻力减低引起脑血管扩张和脑血容量增加所致。如果在创伤后最初12小时内进行影像学检查，通常无异常发现。约24小时后，大脑CT和MR图像均显示灰白质交界区模糊且侧脑室受压呈裂隙样改变。此外，脑沟和中脑旁脑池也受挤压（图4-86）。颞叶经小脑幕向下疝出，其周围的脑池将大脑后动脉压迫于小脑幕游离缘，可导致大脑后动脉灌注区梗塞。大脑发生小脑幕下疝时牵拉丘脑穿动脉，可导致丘脑梗死。大脑镰下疝可能导致大脑前动脉灌注区梗塞。

头外伤所致的脑实质损伤包括大脑挫伤和白质剪切伤。大脑挫伤是冲击引起的大脑浅表损伤，常因减速伤所致，此时大脑颞叶前部和额眶部被迫与颅骨粗糙的边缘接触引起损伤。剪切伤是由于颅骨受外力影响

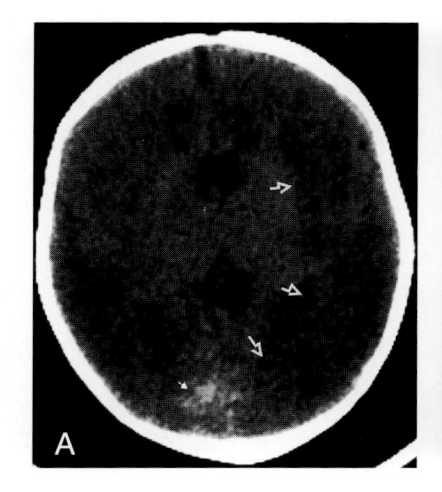

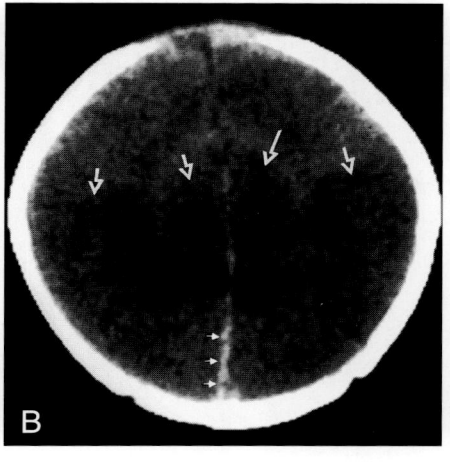

图4-84 继发于非机遇性创伤的蛛网膜下腔出血和脑梗塞。A：轴位CT图像显示右侧枕叶由于挫伤所致高密度出血灶（小箭号）。沿左侧大脑半球内侧分布的梗塞所致的低密度灶（箭号）。B：更高层面的轴位CT图像显示，双侧大脑梗塞（大箭号）和位于后大脑半球间裂的不规则线状增厚高密度灶（小箭号），后者代表蛛网膜下腔出血。

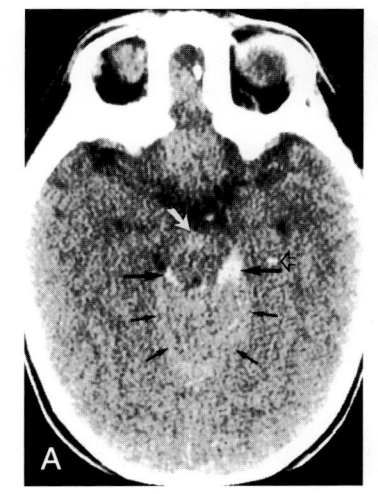

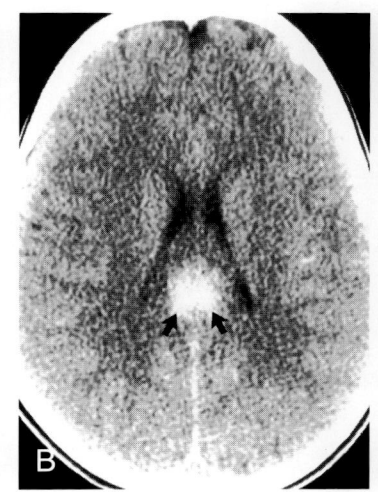

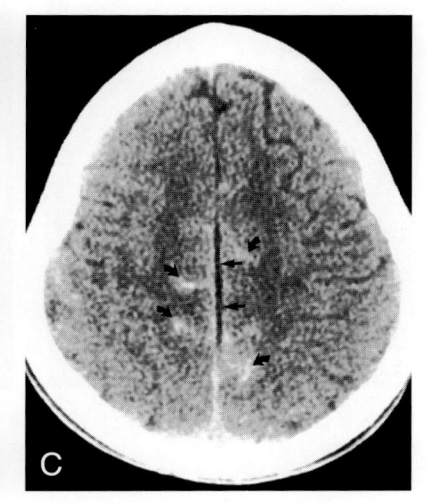

图4-85 外伤合并蛛网膜下腔出血和脑实质损伤。A：轴位CT图像显示环池（黑色大实心箭号）、脚间池（白色箭号）以及沿小脑幕走行（黑色小实心箭号）的蛛网膜下腔出血。左侧颞叶出现可能因轴索剪切伤引起的脑实质出血（开放箭号）。B：在胼胝体层面的图像显示，位于胼胝体压部的大片状出血（箭号）。C：在额顶部穹隆层面的图像显示，大脑半球内侧脑沟的蛛网膜下腔出血（弯箭号）和增宽的大脑半球间裂（直箭号），可能提示继发于硬脑膜撕裂或邻近的硬膜下血肿。

旋转所致。当颅骨快速旋转时，大脑的活动滞后，从而导致轴向牵拉并使神经纤维束断裂。由于未完全鞘化的大脑不及成熟脑组织坚韧——使其更易受扭转外力的损伤，且前者蛛网膜下腔较后者容积更大，故当婴幼儿童受旋转性损伤时，最为常见的结果是出现剪切伤。剪切伤最常发生于灰白质交界区、半卵圆中心的深层白质、胼胝体、内囊、基底节和脑干。如不进行MR检查，许多脑干病灶将会被遗漏；由于脑干损伤与昏迷持续时间和预后明显相关，所有严重头外伤或昏迷的儿童均应进行MR检查。昏迷持续时间和预后可由Glasgow昏迷评分评估。

由于计算机断层扫描对于大脑内的大范围急性出血非常敏感，所以CT对于诊断急性期出血性脑挫伤很敏感（图4-86）。此外，CT对于并发的脑外血肿（图4-79和4-80）或可能出现的积气（图4-80和4-86）也都很敏感。而且，CT扫描时容易对患者进行监护。因此，对于病情危急且状况不稳定的脑损伤患者，CT是首选的影像学检查方法。然而，对于脑挫伤（出血性或非出血性，图4-87）和轴突剪切伤的检出，CT不如MR敏感（特别是亚急性期或慢性期患者）（图4-86）。因此，在亚急性期或慢性期，MR是最佳的影像学检查手段，T2加权像对于在原来挫伤或剪切伤部位出现的非出血性或出血性损伤都很敏感。较长回波时间（20～30ms）的梯度回波序列对出血的检出甚至比SE T2加权序列更敏感（图4-88），该序列在外伤MR检查中是必不可少的。快速采集弛豫增强（RARE，快速自旋回波）（FSE）和FLAIR序列对于脑实质内的出血较不敏感，因此不应作为外伤的首选检查序列；

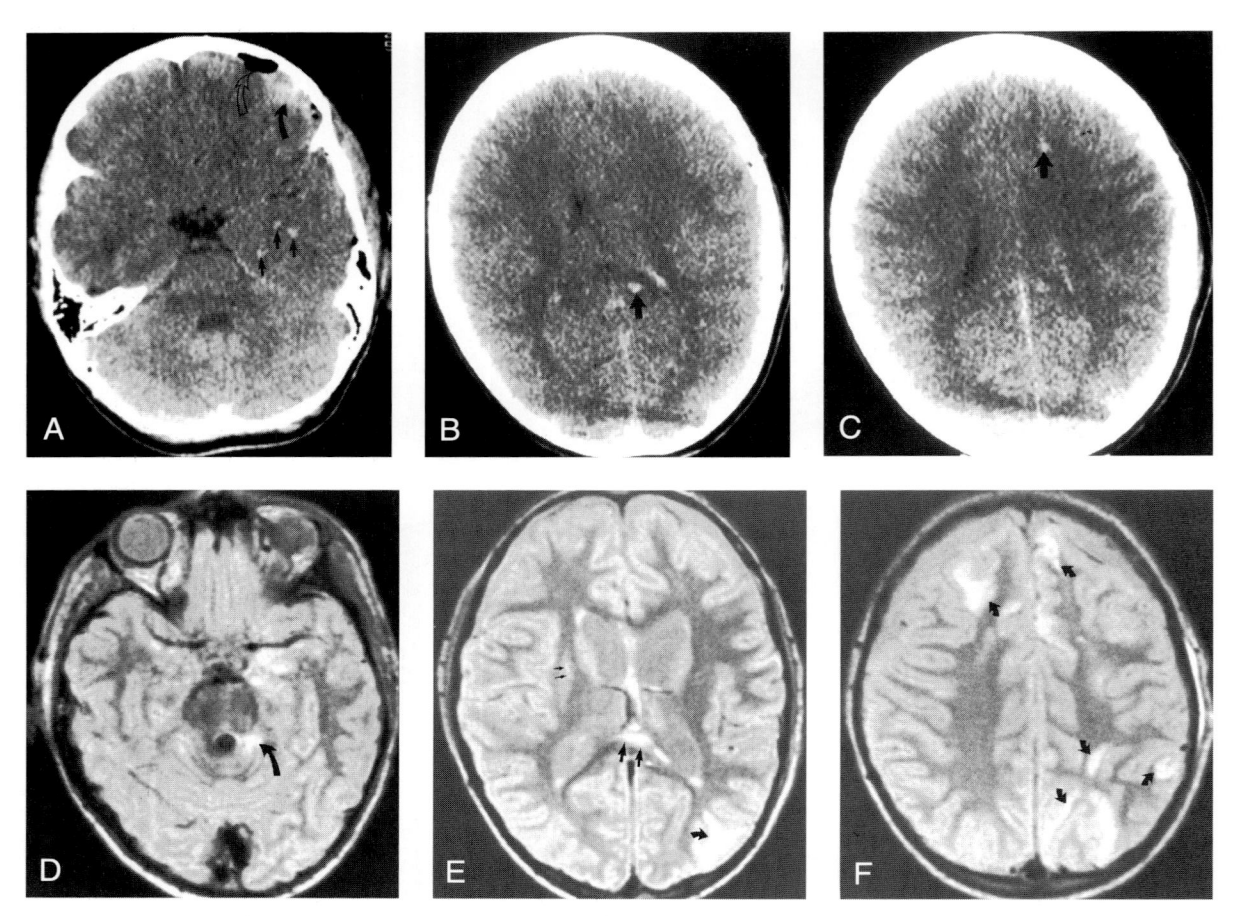

图4-86 创伤性脑损伤。A 至 C 均为损伤后 20 小时内所得。D 和 F 为损伤后 2 个月所得。A：轴位 CT 图像显示颅内积气（空心弯箭号）、硬膜下出血（实心弯箭号）和颞叶出血灶（实心直箭号）。B：在基底节层面的图像显示可能是轴索剪切伤引起的胼胝体压部出血（箭号）。左侧灰白质交界区受急性硬膜下血肿的挤压向中线移位。脑室和脑沟均受压。C：较 B 更高层面的 CT 图像显示硬膜下血肿和左额叶出血（箭号）。D-F：轴位 SE2500/40 图像显示小脑上脚（黑色大弯箭号）、胼胝体压部（大直箭号）、皮质和白质交界区（黑色小弯箭号）以及右侧壳核（小直箭号）的广泛萎缩和异常高信号，推测可能继发于轴索剪切伤。

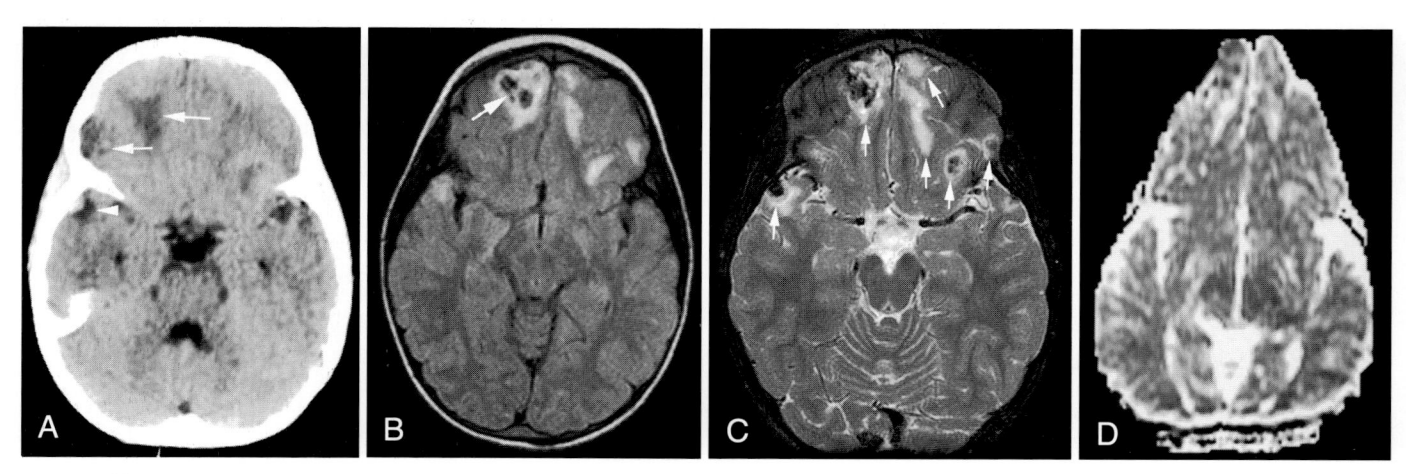

图4-87 3岁男童创伤。T2 加权图像、FLAIR 像和 EPI 序列在发现出血性损伤中的价值。A：轴位 CT 扫描显示右额叶眶面的低密度区（白箭号）。仅在右颞叶脑挫伤处发现出血灶（白箭头）。B：轴位 FLAIR 图像显示，在大面积右额叶眶面损伤中发现更多的脑挫伤和出血灶（低信号，箭号）。C：轴位 SE2500/70 图像显示，在双侧额叶中出现更多灶状低信号出血。D：轴位 ADC 图未见明确损伤，可能是由于颅底及血液的磁敏感伪影导致图像扭曲所致。

FLAIR有助于评价年长儿童脑损伤时的白质损伤范围，但对婴儿各种脑实质损伤，均不敏感（图4-81）。亚急性期出血性损伤存在高铁血红蛋白和水肿，在T1和T2加权像上均表现为高信号影（图4-83）。慢性期损伤在FLAIR像上显示为高信号区，而在SET2加权序列上可显示为高信号（脑软化，病变部位含有比正常脑组织更多的水分，图4-86）或低信号（来自前期出血灶的血液分解后残余产物，图4-87），或是二者同时出现。在长回波时间的梯度回波序列和磁敏感加权图像中，亚急性和慢性出血性损伤均显示为低信号（图4-88）。当病灶位于以下特征性部位时，如额叶眶额面和颞叶前部，应该高度怀疑有外伤病史。此外，大脑损伤的位置和数量对于判断正常脑功能恢复数量具有预后价值。

大脑严重肿胀，特别是出现"反转征"即大脑白质的密度高于灰质（图4-56）时，提示预后不良。急性期应用CT很难发现轴索剪切伤，故CT不能区分是脑血容量增加所致还是轴索剪切伤所致的弥漫脑组织肿胀。磁共振波谱分析和扩散张量成像有助诊断（见本节最后一段）。如不能进行这两项检查，则需要进行影像学随访。如患者大脑受到严重损伤，可能会出现脑萎缩；但如未发生严重的神经元损伤，肿胀的脑组织将会恢复正常。损伤发生后3个月，轻微头外伤患儿复查MR常规序列将示正常。中度至重度闭合性脑损伤预后患儿较差，若在损伤发生后至少3个月对他们进行影像学检查，约71%患儿的MR图像可见脑实质损伤，特别是额叶。有趣的是，额叶受损的患儿比弥漫性脑损伤患儿更常出现神经系统和精神症状。如损伤后3个月的慢性期内进行影像学检查，发现脑干损伤（因神经胶质增生出现长T2信号或含铁血黄素沉积所致短T2信号）提示预后不良。

如前所述，最近的研究表明，MR扩散张量成像、波谱分析和磁敏感加权成像在损伤急性期鉴别脑组织肿胀和轴索剪切伤时具有重要意义。在损伤后1小时内，扩散成像（图4-81）即可显示大脑受损部位水分子运动减少（在扩散加权图像表现为高信号，在ADC图上信号减低），而间质水肿和血容量增加显示为水分子运动增强（在扩散加权图像表现为低信号，在ADC图上显示为信号增高）。扩散图像可在损伤后2周内持续显示异常（表现为扩散减少）。另外，研究表明，扩散张量成像可见损伤部位各向异性降低，可能是更早期、更敏感地检出轴索损伤的方法。MR质子波谱成像对于区分脑血容量增加所致的脑肿胀和轴索剪切伤所致的脑肿胀有所帮助。MR质子波谱成像在脑实质未受损伤时几乎完全正常，但发生严重神经系统损伤后2～4天内可显示NAA峰降低、乳酸峰和谷氨酸盐峰增高。实际上，动物实验证明，损伤后1小时即可发现NAA降低。磁敏感加权图像是一种高分辨率、三维梯度回波序列，放大了相位的变化。与标准梯度回波序列相比，该序列对于血液的代谢产物更加敏感。在同一患者磁敏感加权图像发现的出血病灶是标准梯度回波序列的3倍，因此，它可能成为诊断剪切性损伤的首选序列。

创伤后遗症

头颅创伤的后遗症包括严重脑水肿和血管损伤所致的脑梗塞、感染、柔脑脊膜囊肿和脑积水。这些后遗症的影像学表现在本书的其他部分都作了介绍，在这里就不过多讨论了。

严重脑水肿所致的脑梗塞和继发于颅骨骨折的柔脑脊膜囊肿在本章前文已有描述。

脑损伤后常发生脑积水，这可能是蛛网膜下腔出血导致炎症和并发粘连所致。对于儿童来说，有时无法通过影像学手段区分交通性脑积水和脑萎缩，后者也可能为外伤所致。二者在影像学检查中都表现为脑室扩张、脑沟增宽，且二者都可因严重脑损伤引起。有时可通过仔细分析第三脑室的形状进行区分（见第八章）。除影像学检查外，还可通过以下方法进行诊断，检测颅内压力或 ^{99m}Tc 二乙烯三胺五乙酸核素扫描。通过腰椎穿刺向蛛网膜下腔注入锝化合物。如果注射后24小时未见放射性核素聚集于大脑凸面，或注射后24小时放射性核素聚集于侧脑室内，很可能存在脑脊液阻塞和脑积水。当然，最重要的是临床表现：头颅增大、颅缝分离说明存在脑积水，而头围缩小（与头颅生长表的正常分布相比）提示脑萎缩。确诊脑积水的重要性在于，75%的创伤后脑积水患儿在放置脑脊液分流管后，神经系统体征可明显恢复。

头外伤的血管合并症包括颈动脉海绵窦瘘、动脉夹层和静脉窦闭塞。颈动脉海绵窦瘘的症状和体征包括搏动性突眼、多发颅神经麻痹导致的眼球运动障碍，有时还可出现视力丧失或蛛网膜下腔出血。导管动脉造影对于诊断和治疗都是必需的（见第十二章）。动脉夹层的症状包括感觉丧失、截瘫或偏瘫、语言障碍或Horner综合征（见第十二章）。颅底部磁共振压脂T1加权像对于动脉夹层非常敏感。血管壁内可见一新月形高信号影（可能是高铁血红蛋白）。注射造影剂的MRA或CT血管造影可显示血管内膜不规则，从而明确诊断。在一些临床病例中，使用磁共振扫描诊断动脉夹层可避免使用导管动脉造影。对于相关脑梗塞的诊断，CT或MR是必需的。静脉窦闭塞可用磁共振静脉

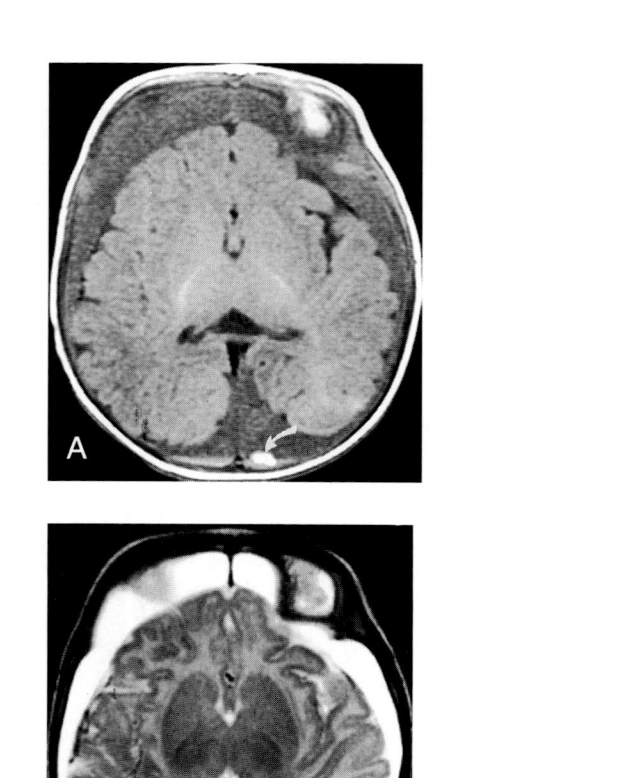

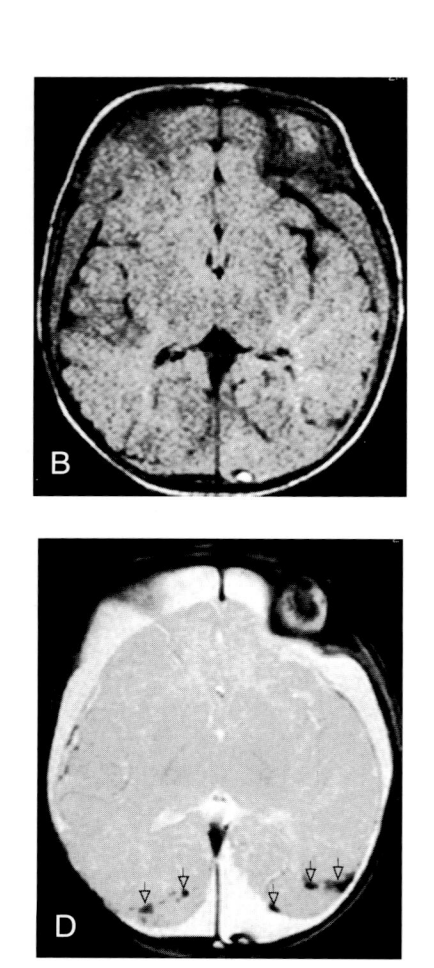

图4-88 2个月大的受虐婴儿。梯度回波序列成像的价值。A：轴位SE600/11图像显示，大范围双侧亚急性硬膜下血肿合并处于急性期的血凝块（白色弯曲箭号）。未见明确的实质损伤。B：轴位FLAIR10002/2000/161图像对于明确婴儿脑损伤并不十分有用。C：轴位FSE4000/108图像显示左侧颞叶后部的一些出血征象（白箭号）。注意，右后硬膜下腔的液-液平面（黑箭号）。D：轴位GE650/25（θ角为15°）图像显示多发局灶性含铁血黄素（黑色空心箭头），这是既往外伤病史的有力证据。

成像或CT静脉造影或数字减影静脉血管造影检出（见第十一章，"脑膜炎的并发症"部分）。

感染是颅脑损伤的少见合并症。如果出现感染，通常是继发于颅底骨折的细菌播散导致的脑膜炎或由穿通伤导致的脑炎、脑脓肿。后者在儿童非常少见，可通过CT或磁共振增强扫描进行诊断（见第十一章）。诊断颅底骨折的脑脊液漏时，患者取俯卧位，通过腰椎或颈椎（$C_1 \sim C_2$）穿刺，向蛛网膜下腔内注入非离子碘造影剂。患者保持俯卧并头低45°体位60~90秒。将患者保持俯卧姿势移至CT检查床，进行从额窦到颞骨的直接冠状位扫描，层厚1.5mm。如果脑脊液漏持续，可见造影剂由颅底骨的缺损处漏出。

非机遇性创伤（儿童受虐）

临床和流行病学

临床及流行病学数据表明，非机遇性创伤（儿童受虐）是一个日益严重的儿童健康问题，估计每年发生1300万起。2000年报道了3000万例疑似儿童受虐。其中，近半数导致畸形、永久性神经或精神损伤，甚至死亡。在2002年，儿童受虐或被忽略的人数大约为896000人，1400名儿童死于非机遇性创伤或忽视。头颅损伤是儿童受虐致病、致死的主要原因，特别是小于2岁的患儿。一项对于100名小于2岁头颅损伤患者的前瞻性研究表明，24%是由虐待所致；这些研究表明，受虐儿童的永久性脑损伤率和死亡率比真正的机遇性创伤患儿高。放射科医生对诊断儿童受虐起着非常重要的作用,当发现患者有无法解释的多发创伤时,应高度怀疑儿童受虐。虽然诊断通常是通过拍摄骨骼X片,发现多发新旧不同的骨折而确立的,但脑扫描也有助于诊断。脑扫描在"摇动婴儿综合征"中非常重要,后者的特征为外部损伤不重而出现视网膜出血、硬膜下或蛛网膜下腔出血、脑挫伤和弥漫性脑水肿。受虐儿童的损伤源于直接创伤、振动损伤、扼杀或复合损伤。直接损伤可由直接撞击和对冲伤导致颅骨骨折、硬膜下血肿和脑挫伤。剧烈的振动常导致脑挫伤,以及相关的蛛网膜下腔出血、硬膜下出血。曾经认为轴索损伤是弥漫性轴索损伤或"剪切性"损伤,而现在看来,轴索损伤是由弥漫性低氧血症和水肿造成的。儿童受虐中罕见脊柱和脊髓的损伤,但此种创伤易被忽视而漏诊。婴儿上颈椎最易受累(见本章前面"脊髓创伤"中的"较小儿童的创伤"部分),如果疑诊相应损伤,应仔细观察上颈部。

受虐儿童的临床表现多种多样。最常见的表现是儿童易激怒或异常淡漠、拒食、呕吐或紫绀发作。儿童可表现为复发性脑病,类似代谢性疾病或脑炎;通常伴有贫血,儿童体重通常低于第50个百分点。另一个常见的表现是抽搐;可表现为继发于创伤的单发抽搐或癫痫持续状态。如患儿有头颅外伤史,通常是从桌子或楼梯上掉下,创伤程度与影像学检查发现的创伤程度不符,有可能发现受虐病史。必须记住,有其他发育问题的儿童受到虐待的几率更大(图4-89)。其他危险因素包括,父母过于年轻、家庭状况不稳定、社会经济地位低和儿童早熟。

受虐儿童的预后多种多样,通常较差。在事件发生后的前4个月,最显著的表现为失明、视力损伤、偏瘫或四肢瘫和头颅生长缓慢。至发生后18个月,可出现精神运动发育迟缓,表现为语言能力、构造能力、时空分辨能力差。3~6岁时主要表现为行为异常愈加明显,同时伴有低智商。

影像学检查方法的选择。头颅线片对于诊断儿童受虐仍然有用,因为患儿头颅骨折的发生率为45%。发现多发骨折、星形骨折、双侧骨折、宽于5mm的骨折和凹陷骨折时应怀疑非机遇性损伤。由于成骨反应有限,骨骼核素显像对于诊断线状骨折用处不大。另外,如果扫描线平行于骨折线,轴位CT扫描更会漏掉骨折。因此,仔细查看所有创伤诊断过程中的CT定位像是非常重要的(图4-90)。

CT和磁共振扫描都非常有助于评估受虐儿童,都可以明确诊断和评价脑损伤程度。美国放射学会(ACR)推荐,所有受到头颅损伤的小于或等于2岁的儿童均应进行CT检查。CT对于急诊病例的优势在于,对硬膜下(图4-90)和蛛网膜下腔出血和颅骨骨折(图4-90)更为敏感、对急性损伤、状态不稳定的患儿操作更为简单。通常,CT可提供所有必需的信息。当临床强烈怀疑儿童受虐而CT未能确诊时,磁共振特别有助于诊断它可清晰显示神经系统(脑和脊髓)的受损范围,有助于推测患者的预后。超声检查对蛛网膜下腔出血和一些硬膜下血肿的检出很受限制,对脑实质损伤也较不敏感,因此,超声检查不用于儿童受虐的诊断,但在重症监护中的婴儿,可能有助于检测病变(如硬膜下血肿)的进展。

Jaspan等最近提出了一个对疑诊因受虐而出现的头颅创伤进行影像学检查的方案。在患儿情况稳定后,应尽早行头颅CT扫描,以确定是否存在危及生命的状况(例如,大量的硬膜下血肿)并确定诊断。如果CT表现正常,且患儿缺乏神经系统症状及体征,则通常不

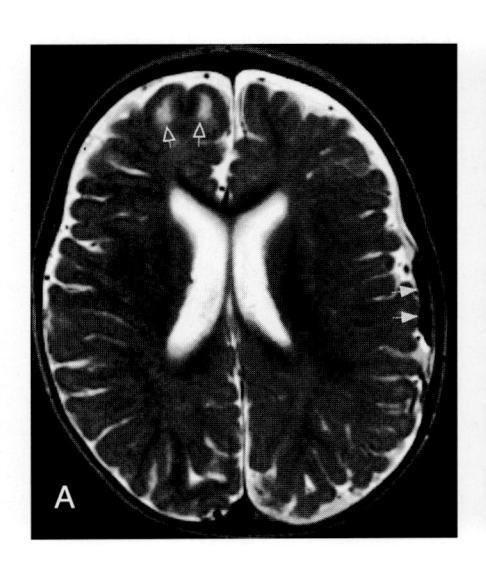

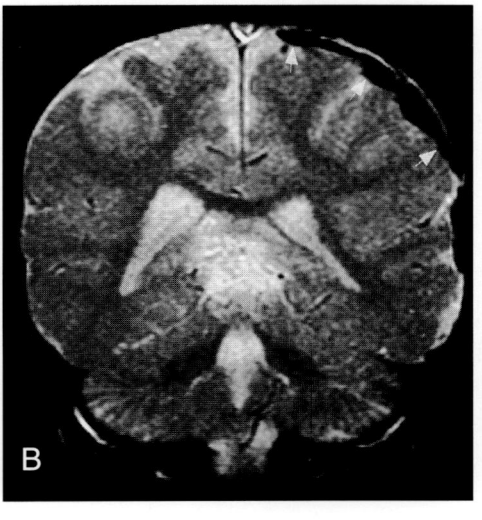

图4-89 合并结节性硬化的儿童受虐。A:轴位FSE3000/126图像显示左侧硬膜下血肿,其内可见局灶性急性低信号出血(实心箭号)。注意,右侧额叶结节(空心箭号)。B:冠状位GE500/25图像显示范围更大(箭号)的硬膜下血肿。

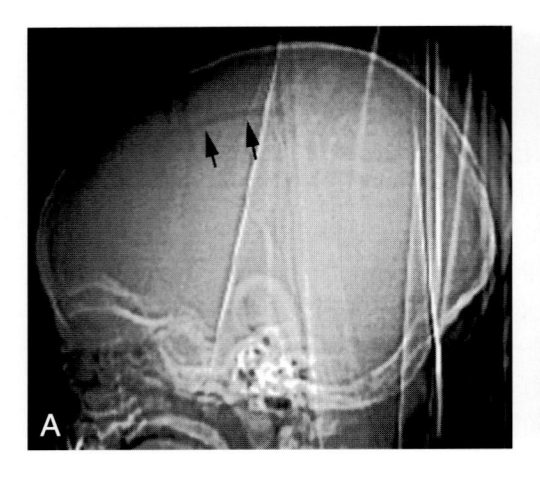

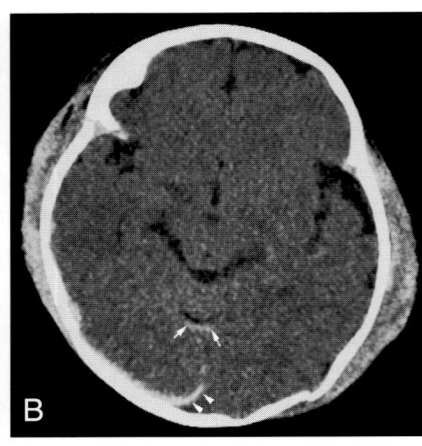

图4-90 定位像的应用以及非机遇性创伤所致的轻度硬膜下出血的识别。A：CT 定位像显示额骨内水平走行的线状骨折（黑箭号）。B：轴位 CT 平扫图像显示大脑镰小脑幕连接部的硬膜下出血（小白箭号），病灶延伸至上矢状窦右侧壁（白色箭头）。

需要进一步的神经系统影像学检查。建议在损伤后1~2天进行骨骼检查（包括头颅平片），以确定是否存在颅骨骨折及明确骨折范围（也可通过头颅CT图像的三维重建获得诊断）。在损伤后3~4天，建议进行头颅和脊髓（至少包括颈椎，最好包含全脊柱）的MR检查，以检出较小的硬膜下血肿，并能更好地评价脑实质和脊髓病变。如需更好地显示细微实质病变，则应进行扩散成像。在损伤后10天，建议进行CT扫描以排除早期脑积水、检查硬膜下血肿的范围并查看脑实质损伤的进展。如果早期MR检查发现脑实质损伤或神经系统异常持续存在，则建议在损伤后2~3个月复查MR，查看是否存在硬膜下积液扩大、脑积水或柔脑膜囊肿。

影像学表现。硬膜下血肿（儿童受虐最常见的颅内表现）、蛛网膜下腔出血和急性脑挫伤均可被CT显示（图4-90和图4-91）。脑挫伤表现为卵圆形低密度区或伴周围水肿的脑实质内血液积存（高密度）。然而，邻近颅底和头顶的少量硬膜下出血和前颞叶、额叶眶面的少量脑挫伤CT不易显示（图4-92E）。如本章前面提到的，大约一周后血液变为与脑组织等密度，CT显示出血更加困难。磁共振扫描对于下列病变的诊断更为敏感，硬膜下和脑实质内的亚急性血肿，位于颅顶（图4-92D）、横行走行（额下，沿小脑幕）和中、后颅凹的小病变。磁共振还可鉴别出血的不同时期；然而，血肿在磁共振影像中的位置、大小和信号有所改变以前，确定出血时期需非常小心。虽然到目前为止，儿童受虐是婴儿硬膜下血肿的最常见原因，但记住代谢性疾病也能导致双侧硬膜下出血是非常重要的。特别是，Menke卷发病、I型戊二酸尿症和Hermansky-Pudlak综合征均可造成硬膜下血肿和视网膜出血。这些疾病虽然非常罕见，但在评价有相应影像学表现的婴儿时也应该考虑到。

脑皮层和白质水肿以及实质损伤常见，且磁共振显示此类病变比CT敏感；损伤早期扩散加权成像使病变更为清晰。脑挫伤的常见部位包括颞叶和额叶眶面（图4-91和图4-92）。虽然具体的机制尚未明确，但在儿童受虐中也可出现大脑皮层和皮层下非挫伤性病变。这些病变并不分布在大脑动脉灌注区内，而是跨区域分布；因此，并不能确定它们代表梗塞灶。病变可为大面积单发或不连续多发（图4-91和图4-93）。当婴儿发现与硬膜下出血或蛛网膜下腔出血合并发生的大面积皮质损伤时，应想到儿童受虐的可能。如在创伤后早期进行MR检查（损伤后1天内），MR常规序列可能很难检测到组织损伤。这时，标准序列上无异常发现的受损区域可在扩散成像中显示为扩散减少（图4-91），所以，扩散成像的诊断价值很大。在常规序列上，损伤组织的信号强度多种多样，取决于损伤的时间及是否伴有出血。如前所述，急性血肿在T1加权自旋回波序列上与脑组织呈等信号，在T2加权自旋回波序列和梯度回波序列上呈低信号。亚急性出血呈高信号，先出现在T1加权像上，后出现在T2加权像上。脑内陈旧出血可因陈旧血液产物而被识别（主要为含铁血黄素和铁蛋白），它们在T2加权自旋回波序列和梯度回波序列上表现为边缘模糊的极低信号（图4-88）。梯度回波序列对于可疑儿童受虐病例特别有用，因为它对于不同的磁敏感性非常敏感，特别是应用较长回波时间（>30ms）时（图4-88）。陈旧出血区域在梯度回波序列表现为低信号区域，后者比T2加权自旋回波序列上的面积更大，对比更为显著。梯度回波序列应与T2加权自旋回波序列一起采集，而不能取代T2加权像。梯度回波序列提供的信息是对自旋回波、RARE或FLAIR序列的补充；如果只用梯度回波序列，有可能遗漏明显的脑实质损伤。如前所述，对于顺磁性物质较

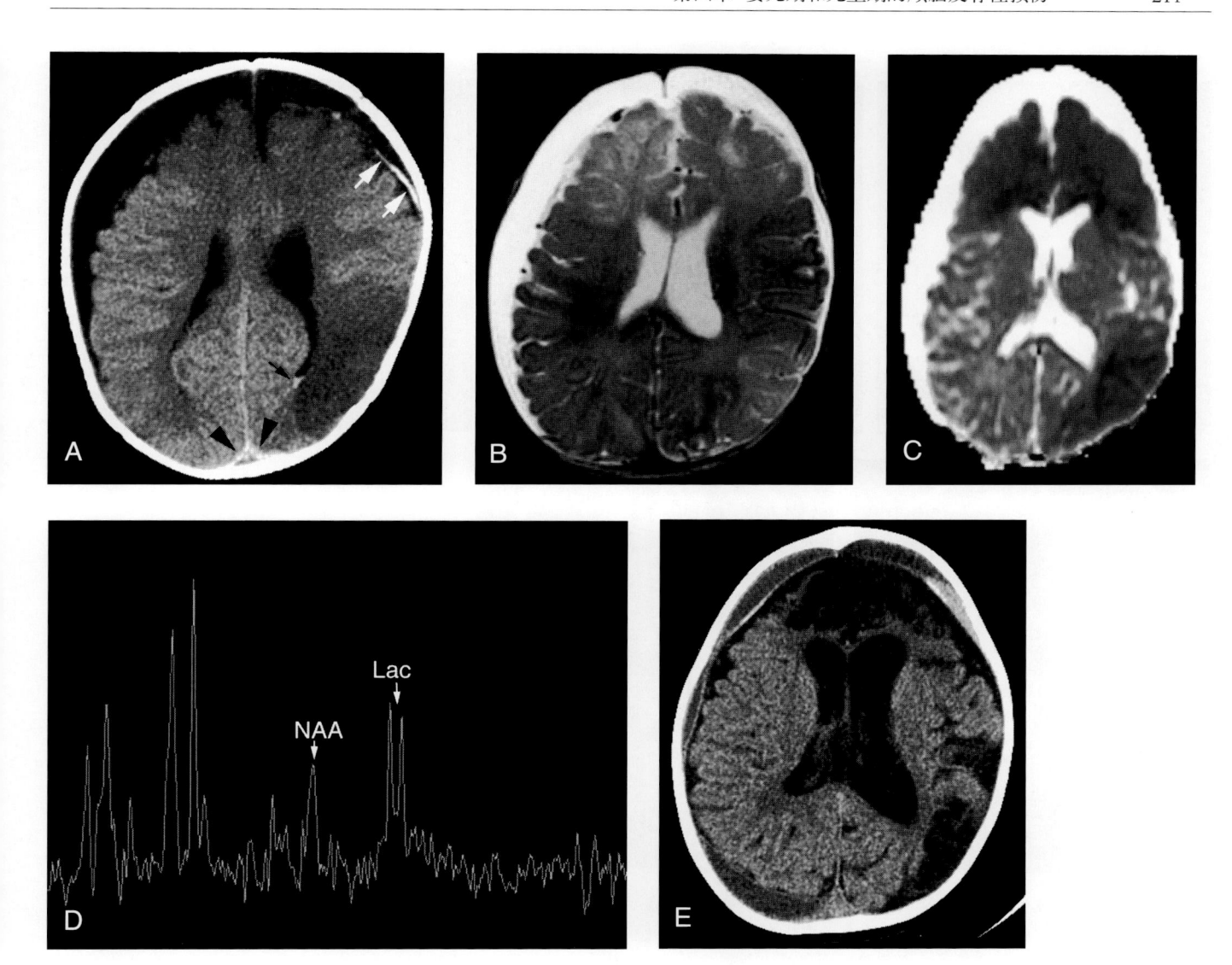

图 4-91 非机遇性创伤；扩散成像和波谱分析的应用。此例在损伤后 2 天进行 MR 检查。A：轴位 CT 平扫显示硬膜下积血沿上矢状窦壁（黑箭头）和大脑凸面（白箭号）延伸。左侧脑室颞角内可见少量积血（黑箭号）。额叶和左侧颞叶脑实质低密度灶。B：轴位 SE 3000/120 图像显示双侧大量硬膜下积液及双侧额叶、左侧颞叶脑实质高信号。C：轴位 ADC 图（b=1000s/mm²）显示实质损伤部位扩散减少（低信号）。D：MR 质子波谱（TE=288），显示受损的颞叶内 NAA 峰明显降低，乳酸峰升高。E：2 个月后复查 CT 扫描，显示受损脑区的严重脑软化。

不敏感的 RARE（快速自旋回波）序列和 FLAIR 序列（图 4-87 和图 4-88）不应作为外伤的首选序列，因为显示陈旧和新鲜出血至关重要。

受虐儿童的检查中常见脊柱和脊髓损伤。振动损伤时，颈椎特别容易受累如果有其他证据认为存在振动损伤，即应检查颈椎。如前所述，婴儿可能在受到严重脊髓损伤时，脊柱平片无异常发现。因此，MR 应作为脊柱的首选检查方法。应采集矢状位和轴位的 T1、T2 加权图像，以寻找脊髓损伤（甚至脊髓横断）、硬膜下和硬膜外血肿、椎体损伤以及由椎体损伤造成的椎旁出血。

任何年龄出现硬膜下出血均强烈提示非机遇性损伤。在一个对 93 名小于/等于 3 岁的脑实质外出血患儿的研究中，47%的硬膜下血肿最终确诊为儿童受虐。反之，只有 6%的硬膜外血肿最终确诊为儿童受虐。硬膜下血肿在下列情况更有意义，合并急性和亚急性、急性和慢性或亚急性和慢性脑实质内出血（因为存在不同时期的损伤提示重复性创伤）或血肿在急性期出现液—液平面时（提示出血出现于已存在的硬膜下血肿内，图 4-88）。

有时很难鉴别双侧慢性硬膜下血肿和婴儿良性蛛网膜下腔增宽，后者（经推断）是由于蛛网膜颗粒尚未成熟，使脑外脑脊液间隙增宽（见第八章）。当血液成

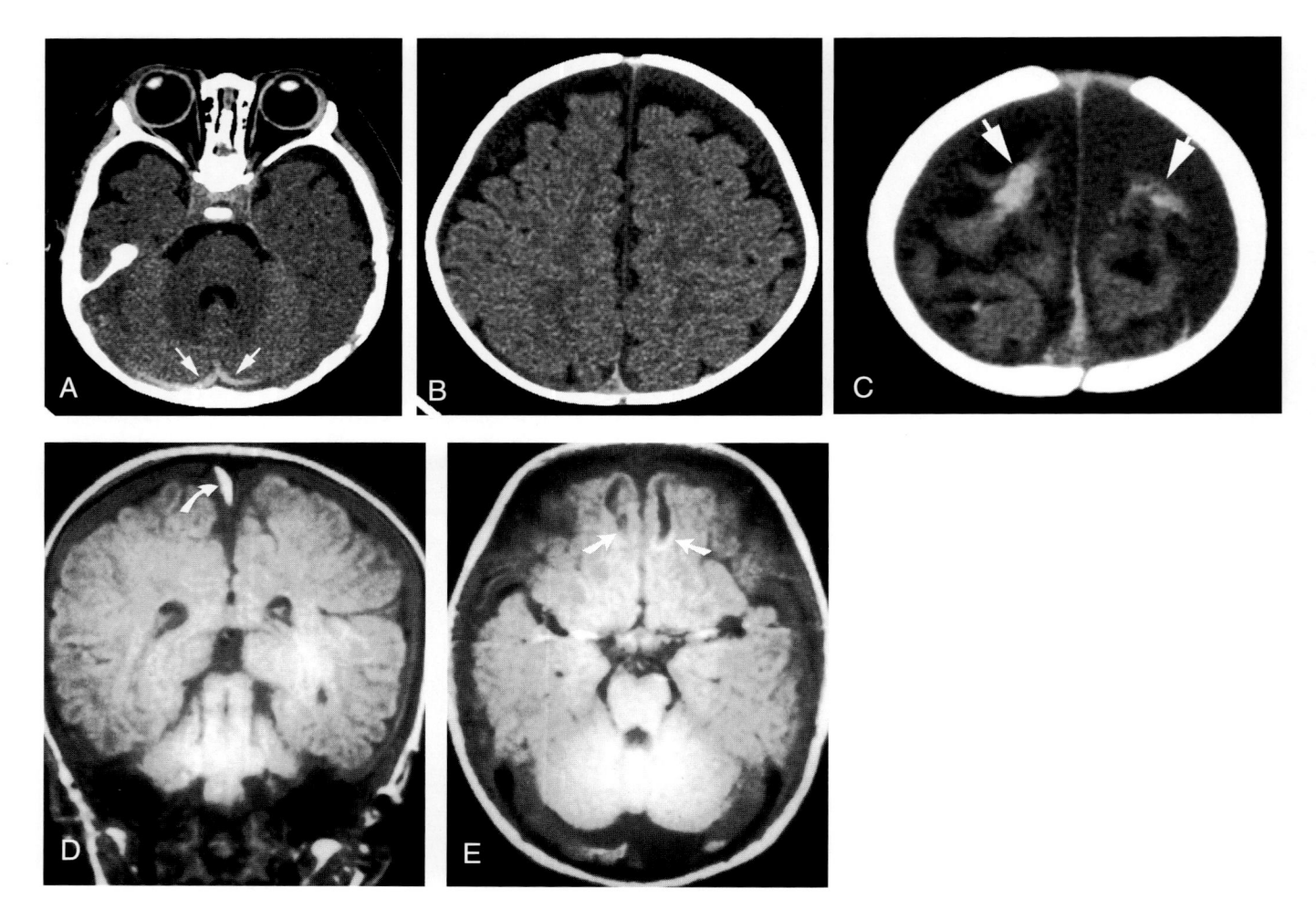

图4-92 非机遇性创伤。A：CT平扫显示小脑后方少量急性硬膜下出血（箭号）。B：CT平扫显示双侧硬膜下积液及沿上矢状窦壁分布的少量急性硬膜下出血。C：额叶大脑凸面水平的CT平扫显示硬膜下腔内的少量急性出血（白箭号）；这一层面的血液检出较为困难。D：冠状位SE600/15图像显示双侧硬膜下积液，与脑脊液相比呈略高信号（因此，可能是较为陈旧的血肿），以及半球间硬膜下腔内的亚急性出血。这些病灶在冠状位MR扫描上比在CT上更易显示。E：轴位SE600/15图像显示双侧亚急性额叶眶部出血性挫伤（箭号），CT未能显示此病变。

分出现在硬膜下腔内，可明确诊断创伤（但不一定是儿童受虐）。然而，在多个回波序列上脑外液体与脑脊液呈等信号时，可通过液体的不对称性（见于硬膜下血肿）和相关的脑实质损伤进行鉴别（图4-88和图4-92）。如果既无不对称性又无脑实质损伤，但临床高度怀疑脑损伤，应随诊复查CT或磁共振扫描，良性婴儿脑积水在2岁左右消失。

亚急性期进行质子波谱分析有助于评价脑组织受振荡婴儿的预后（图4-91）。特别是，创伤后5～7天磁共振波谱分析发现乳酸增高或NAA降低提示严重损伤；初步研究表明，这些患儿预后较差。

儿童后背疼痛

虽然成人后背疼痛是一个常见问题，但儿童并不常见，通常提示有潜在的严重问题。后背疼痛可由下列疾病导致，感染（见第十一章）、先天疾病（见第九章）、肿瘤性疾病（见第十章）和创伤。上述大部分病因在其他章节讨论。

本章已讨论过急性创伤导致的儿童后背疼痛。非急性原因包括脊柱强直、椎体滑脱、椎间盘突出、椎间盘退变和Scheuermann病。脊柱强直和椎体滑脱在儿童和成人中表现相同，这里不再讨论。Scheuermann病尚未研究透彻，且在儿科放射学和骨放射学中均有论述，也不在此讨论。

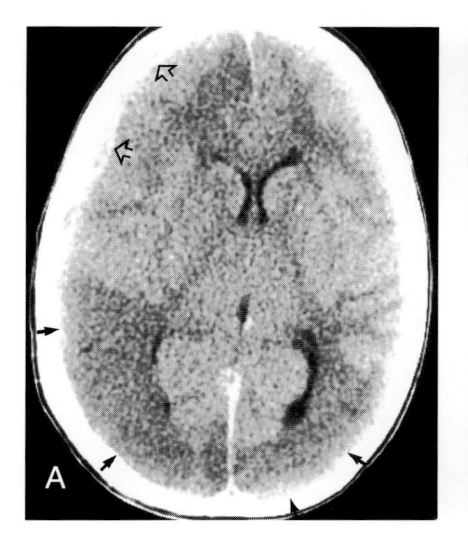

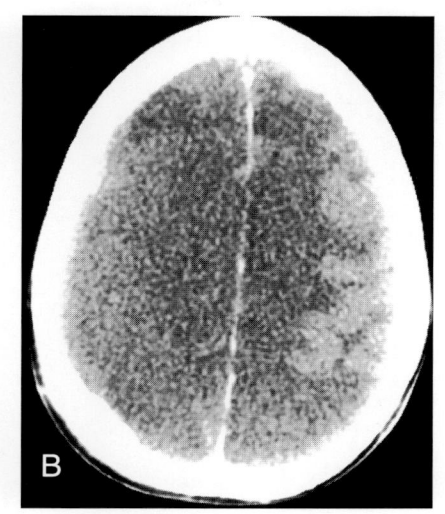

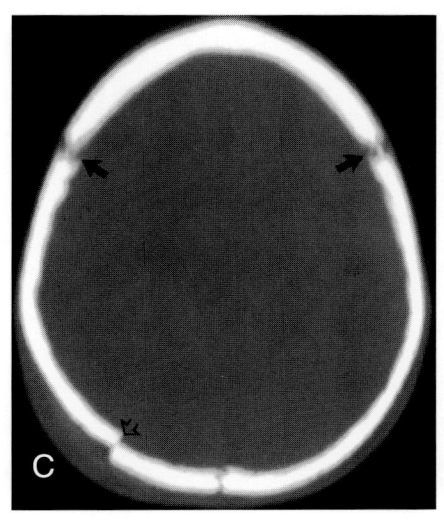

图4-93 非机遇性创伤;。A:轴位CT平扫图像显示大脑镰向左移位、右侧硬膜下血肿(空心箭号)和双侧大脑半球后部低密度灶(实心箭号)。B:更高层面的CT图像显示整个右侧大脑半球及左侧大脑半球前部和后部密度减低。C:高于B层面的骨窗CT图像显示颅骨凹陷骨折(空心箭号)和冠状缝分离(实心箭号)。

儿童椎间盘突出除了以下三点外与成人基本相同:

（1）儿童疝出的椎间盘体积较成人大。

（2）创伤时，青少年椎间盘突出常伴有邻近椎体终板的骨折，这种表现在CT和磁共振扫描上比在X片上更易被发现。这种表现对于制定手术计划非常重要。

（3）儿童椎间盘突出经常钙化，可能是因为伴有椎间盘炎症。发现椎间盘钙化对于治疗方法没有影响，通常为保守治疗。

儿童发现椎间盘突出时，有两点必须记住。第一，大多数椎间盘突出患儿缺乏症状。第二，大部分患儿不经手术治疗即可完全恢复。

椎间盘退变是儿童下背部疼痛的常见病因，在有症状的患者中约50%发现椎间盘退变，而在无症状患者中发现率为20%。MR可显示椎间盘厚度减小，T2加权像信号减低。虽然下背部疼痛的青少年中椎间盘退变的发生率很高，但无症状青少年中20%的发生率也是很可观的！发现椎间盘退变对治疗无影响。

第五章

脑和脊柱的先天畸形

脑发育的基本概念 216
概念：起因，分类，基本胚胎学 216
早期脑发育 216

脑连合的畸形 217
胚胎学 217
脑连合发育畸形的系列亚型 219
相关畸形和综合征 219
胼胝体畸形的解剖改变 220
胼胝体畸形的影像表现 222

颅内脂肪瘤 225

脑膨出、其他颅顶和颅底畸形 226
定义，起源和分类 226
枕部脑膨出 229
额筛部脑膨出、鼻部皮样囊肿和鼻部胶质瘤 229
顶部和闭锁性脑膨出 233
鼻咽部脑膨出 234
额部皮样囊肿和其他儿童期颅盖肿物 236
脑膨出外科修复后的影像学表现 237
其他婴儿期的颅骨缺损 238

大脑皮质发育畸形 238
皮质发育的胚胎学 238
皮质发育畸形的原因 239
皮质发育畸形的分类 240
皮质发育畸形的影像扫描技术 240
干细胞发育和增殖异常引起的畸形 245
继发于神经元移行异常的畸形 252
继发于皮层组织化和后期移行异常的畸形 267

前脑无裂畸形 272
无脑叶型前脑无裂畸形 273
半脑叶型前脑无裂畸形 274
脑叶型前脑无裂畸形 276
融合端脑（中部半球间变异型）276

无鼻畸形／无嗅脑畸形 276

视隔发育不良 278

单纯的透明隔阙如 278

Chiari 畸形 278
Chiari Ⅰ 畸形 278
Chiari Ⅱ 畸形 282
Chiari Ⅲ 畸形 288

小脑的胚胎发育 288

小脑畸形的分类 290

小脑发育不全 291
伴有囊肿的弥漫性发育不全——Dandy-Walker 复合畸形 291
没有囊肿的局限性和弥漫性小脑发育不全 293

小脑发育不良性畸形：小脑蚓部发育不良 293
Joubert 综合征和出现"鼹鼠齿"畸形的相关综合征／疾病 293
后脑融合 295

伴小脑发育不全的畸形：半球发育不全 296
Lhermitte-Duclos-Cowden 综合征(发育不良性小脑神经节细胞瘤) 296
非综合征性局灶性和弥漫性皮层发育不良 298

脑干畸形 299
中脑裂隙 299
中脑和后脑不发育伴小脑发育不全 299

下丘脑—垂体轴畸形 300
胚胎学 300
垂体阙如，发育不良和双垂体 302
垂体性侏儒 302
Kallmann 综合征 303
下丘脑发育不全 303

眼的畸形 303
　　眼和眼眶的胚胎学 303
　　眼球畸形 305

非综合征性颅缝早闭 308
　　非综合征性颅缝早闭的诊断 308
　　颅缝闭合的放射学 310
　　囟门闭合异常 310

综合征性颅缝早闭／颅面畸形 312
　　背景 312
　　影像学表现 312

染色体畸形 317
　　Down 综合征 317
　　18 三体 317
　　13 三体 317
　　脆性 X 综合征 319

脑发育的基本概念

概念：起因，分类，基本胚胎学

　　绝大多数脑结构（包括大脑皮层、胼胝体、小脑和脑深部核团）都在同一时期形成。因此，影响脑发育的事件往往会导致多个结构异常。例如，小脑畸形可合并大脑皮质发育畸形，脑膨出常合并胼胝体畸形，以及前脑无裂畸形常合并胼胝体和大脑皮质畸形。阅片者在分析影像资料时需在头脑中保持这样的认识：假如你发现了一种畸形，那么你应该更加努力地去寻找第二和第三种畸形。

　　脑发育畸形的分类通常比较困难。就像 Norman 等指出的那样，没有两个脑发育畸形是一模一样的。即使在有着相同染色体突变的同胞兄弟中，也可见到不同的发育畸形。但是对类似的畸形加以分类仍很重要，因为没有一个分类系统，我们将无法得到诸如预后、优化的治疗方案、未来的同胞患病机率之类的信息。另一个困难来自于前面所说的多发畸形。一个脑膨出合并灰质异位和胼胝体发育不良的畸形应该被归为神经管闭合障碍，还是大脑皮层发育异常，或是联合障碍？因为这类困难，本章节大部分是描述性的。我主要去描述各种脑结构的畸形（如胼胝体、大脑皮层）并讨论它们的胚胎学，而不是像在第9章脊柱畸形那样去试图分类。唯一的例外是皮质发育畸形，按照公认的胚胎学它被分为三大类。在皮质发育畸形的章节中，其他大脑和小脑的畸形就被省略了。

　　最后一个重要的概念就是脑畸形发生的原因。在讨论各种脑畸形时，我常常会讨论影响脑形成的时间。在既定时间内对脑的损伤会造成在此阶段发育的结构的畸形。假如一种基因在一个特定的时间引导某个结构形成，那么该基因的缺陷会导致相同的畸形。因为一个单一基因的产物会作用于不同时间的不同结构，所以某一基因的缺陷可能引起不同时间形成的多个结构的异常。此外，基因缺陷可能引起对称性的或不对称的发育畸形。因此，人们就不能单从影像学表现来判断哪种畸形是来自于哪种突变或宫内损伤。最后，某些引起畸形的基因突变同样也引起先天性代谢异常。虽然文献中较少提到这种联系，但实际上许多胚胎期负责促进生长或引导细胞迁移的化合物同样有出生后调控脑代谢的功能。例如胼胝体发育不良患者合并丙酮酸脱氢酶复合体缺乏，其他的例子还包括 Zellweger 综合征中的巨脑回和微小脑回，线粒体内呼吸链功能异常和腺苷酸琥珀酸裂解酶缺乏症中的小脑发育不良。

早期脑发育

　　在胚胎的第15天左右，外胚层细胞在胚胎表面增殖形成一个板状组织，即原条。一个被称为 Hensen 结的快速增殖细胞群在原条的一端出现并且成为它的头端。从 Hensen 结生成的细胞将形成向尾侧迁移的脊索，并引导背侧中线外胚层分化为神经外胚层。这个致密的神经外胚层板样结构被称为神经板。

　　在第17天左右，神经板的外侧部分开始增厚。位于这些增厚的皱褶里的肌动蛋白纤维收缩，使神经褶向内侧弯曲并在中线处相互靠拢。第20天左右，它们在后脑中线处互相接触，神经褶的联合开始形成神经管。

　　当神经管闭合时，将来形成中枢神经系统的神经外胚层与其上方的皮肤外胚层分离开来。直到最近大家才认为，神经管闭合是以一种从头到尾类似拉链的方式进行的。最新证据显示，神经管可能有3个不同的闭合点：即颈椎、中脑－菱脑交界处和神经沟尾侧末端。假如证据充分，这种观点能使我们对诸如脑膨出一类发育畸形的认识得到统一。在神经管头侧端，前神经孔、嘴侧和中脑－菱脑交界处的神经管大约在胚胎25天时闭合；在尾侧末端，后神经孔在胚胎的第27到28天闭合。前神经孔闭合时，神经管尾腔内发育出3个扩张的脑泡，这三个部分是前脑、中脑和后脑（图5-1）。后脑以头曲与中脑分界，以颈曲与颈髓分界。前脑进一步分化为端脑和间脑，间脑将来形成丘脑、下丘脑和苍白球，端脑将来形成大脑半球、壳核和尾状核。组成间脑的细胞从形成第三脑室壁的生殖基质中发生；而端脑主要从形成侧脑室壁的生殖基质中发生。前神经孔闭合时，视泡开始从前脑的间脑端萌芽。端脑发育时，大脑半球向后生长覆盖间脑和部分后脑（图5-1）。更详细的端脑发育将在神经元移行和前脑无裂畸形中讨论。

后脑最终将分为髓脑和末脑，髓脑形成脑桥和延髓，末脑形成小脑半球和小脑蚓。这个发育过程将在后脑畸形中进一步讨论。

脑连合的畸形

胚胎学

脑连合包括前连合、海马连合和胼胝体连合。前连合构成大脑间嗅觉皮层（旧皮质）的联络，海马连合构成大脑间嗅脑皮层（原脑皮）和边缘系统的联络，胼胝体连合构成大脑间新皮层（主要来源于大脑皮层的2/3和5层的神经元）的联络。这三个连合均起源于同一个连合板，当儿童怀疑有脑畸形时，这三个部分均应观察。

胼胝体是脑内最大而且最容易观察的脑连合。由四部分组成：嘴部，膝部，体部和压部。Raybaud 和 Girard 提议将体部和压部之间的狭窄部分称为峡部（图5-2）。要理解胼胝体畸形，必须先理解胼胝体发育。胚胎第7周，终板的背部逐渐增厚，增厚的部分称为薄板或联合板，位于神经管的嘴侧最末端（图5-3）。联合板在腹侧表面发育出一条沟（端脑正中沟，SMTM），这条沟充满了从正在形成的蛛网膜下腔来源的细胞物质（图5-4）。这种物质可能和发育中的半球胶质细胞一起，形成了跨越沟上的一座桥或悬带。形成这座桥的细胞表达至表面分子并分泌化合物进入细胞外间隙，有助于引导轴突跨越中线。第一个通过悬带跨越中线的轴突来源于发育中的扣带回。这些扣带回轴突是先行者，紧随其后的连合轴突来源于新皮层。这些轴突只有在由神经管腹侧部（也称为脚板）发散出来的细胞外基质中化学吸引物引导下穿过正在发育的大脑半球，才能达到中线，并在化学排斥力的引导下到达中线的特定部位。到达中线后，轴突在一种称为axonin-1的分子和两种细胞粘连分子（IgCAMs）的相互作

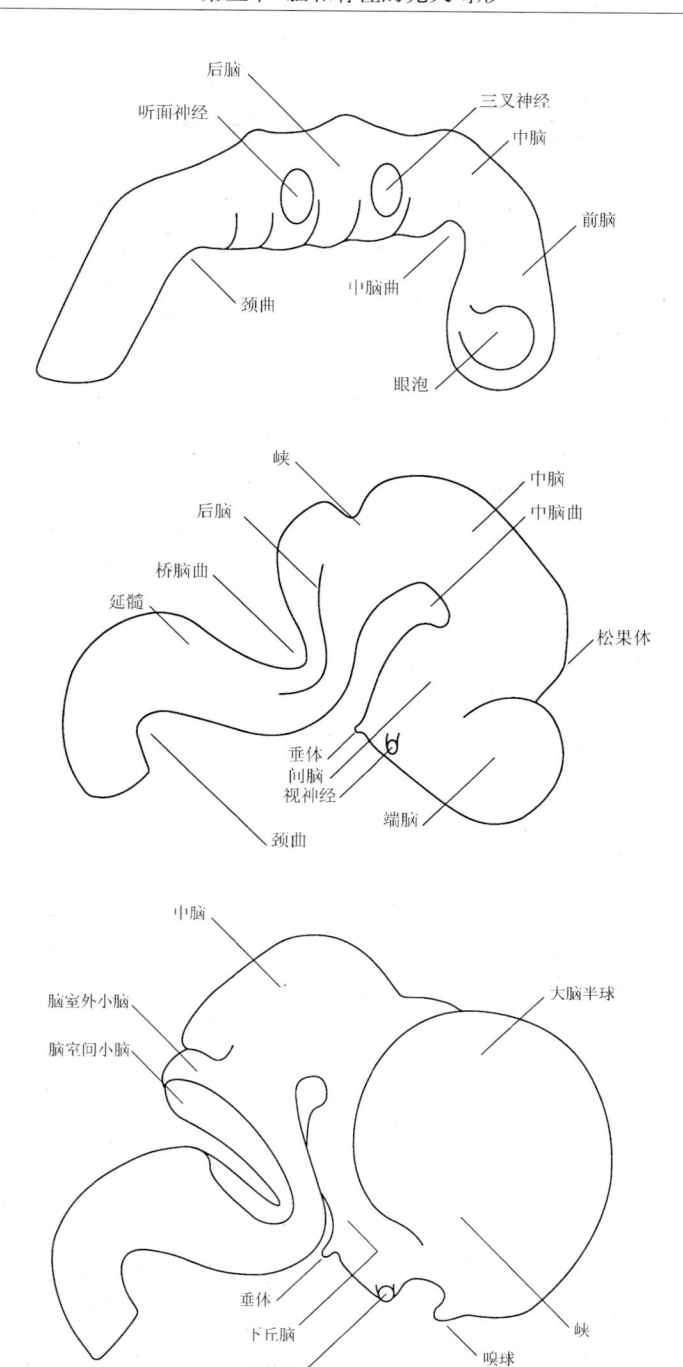

图5-1 神经系统的早期发育。A：前神经孔闭合时，三个脑泡在神经管的尾腔内发育。三个部分为前脑、中脑和后脑。头曲将后脑同中脑分开，颈曲将后脑同脊髓分开。B：对于小脑发育很重要的桥脑曲，在头曲和颈曲之后发育。第四脑室在桥脑曲的位置发育。C：端脑发育后，大脑半球向后生长覆盖中脑和部分后脑。小脑半球从后脑唇长出，其位置位于发育中的第四脑室的颅侧（桥脑曲的位置）。

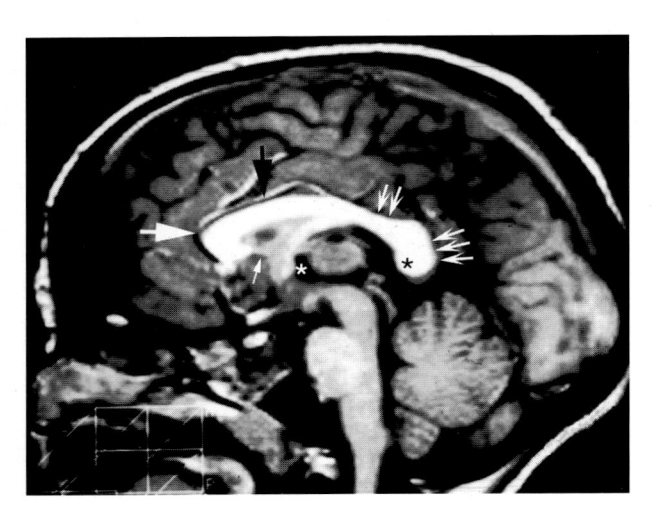

图 5-2 正常大脑联合。正中矢状位上前联合位于三脑室前壁（白星）；矢状位上海马联合经过穹窿体之间和胼胝体压部混合（黑星），胼胝体由嘴部（小白箭号）、膝部（大白箭号）、体部（大黑箭号）、压部（三白箭号）和峡部（双白箭号）组成。

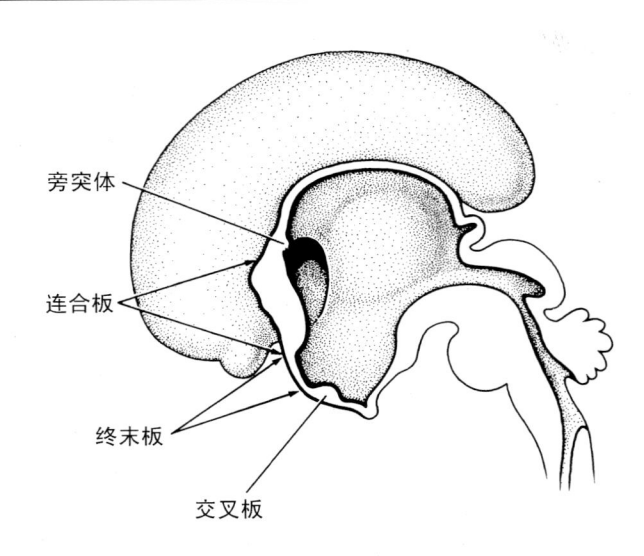

图 5-3 胚胎 7 周端脑嘴侧的示意图。端脑嘴侧薄壁的背侧增厚（原始腔的终末）代表 Rakic 薄板连结，该结构最终形成胼胝体和前联合的前体。

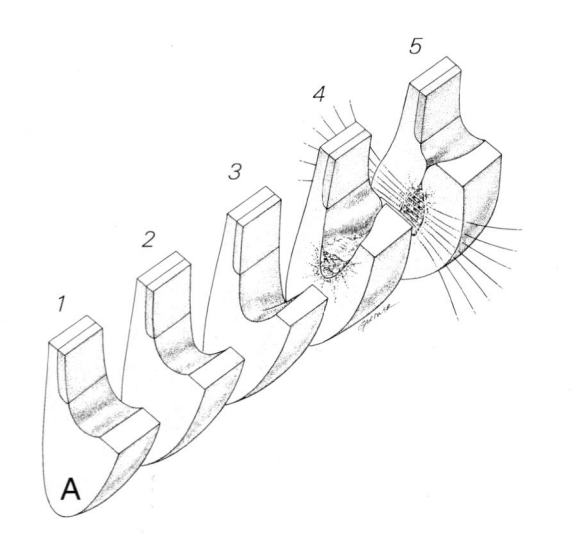

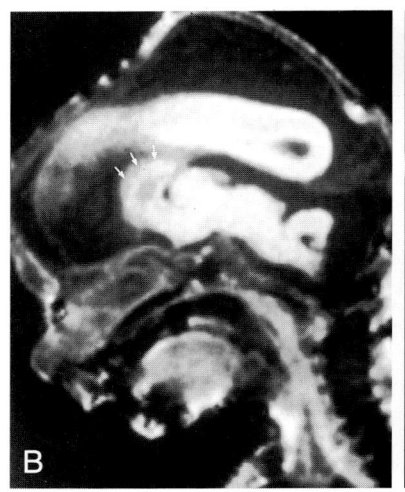

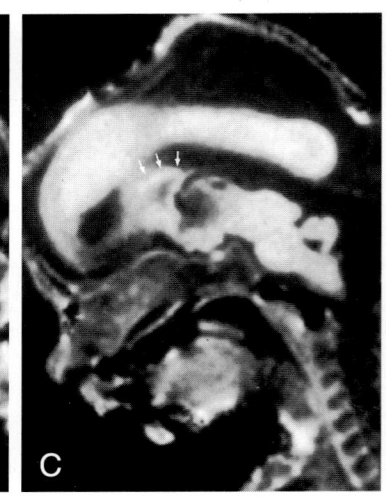

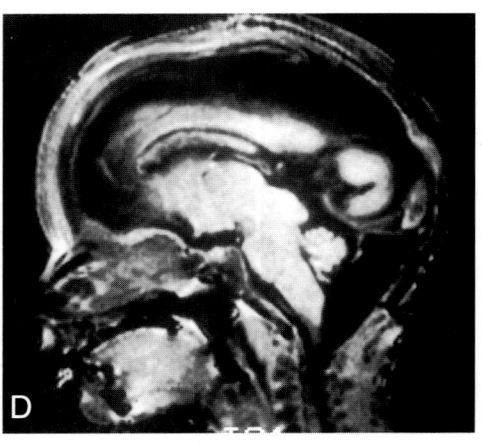

图 5-4 胼胝体的形成。A：示意图。最初，终板背侧增厚形成联合板（1），联合板的上方形成一条沟，成为 SMTM（2 和 3）。两侧的大脑半球的细胞移行进入 SMTM（4），将其填充并且随着上方的融合闭塞，形成接合板。此板成为正在发育形成胼胝体的纤维床（5）。这些步骤在胼胝体由腹侧向背侧发育时逐步发生。这样，胼胝体发育期间的损伤将引起已发育好的胼胝体的背侧部分发育不良。B 和 C：13 至 14 周解剖切片矢状 T1 图像显示，部分胼胝体发育，主要位于膝后部和体前部（箭号）。D：在 18 周的切片中，除了嘴部外，大部分胼胝体都已经发育。

用下，被引导跨越中线。最初的先行轴突跨越中线到达对侧半球的最终位置后，其他轴突以它为向导跟随它，这些轴突纤维形成大脑连合。前连合的先行轴突最早到达对侧，约在胚胎第10周，紧随其后的是海马连合，胼胝体连合最后到达。整个胼胝体不是同时形成的，实际上，当膝部后部有先行轴突跨过时，体前部的胶质桥才刚开始形成，同时SMTM在体后部形成（图5-4）。膝部的前部和体后部在同一时间形成，然后是压部，最后是嘴部。理解这个发育顺序在评价胼胝体畸形中是很重要的。

脑连合发育畸形的系列亚型

假如脑连合的正常发育过程被干扰，所有三个脑连合或其中任何组合的发育均可受影响。胼胝体可以完全阙如或部分发育。胼胝体发育不良时，胼胝体前部（包括膝后部和体前部）可以形成，但后部（包括体后部、压部和嘴部）将会缺失。理解这种顺序将能帮助区分胼胝体发育不良和继发性损伤：当压部和嘴部完好时，膝部和体部过小或阙如来源于继发性损伤。也有当压部正常时膝部和体部阙如的情况，如在前脑无裂畸形时，胼胝体畸形的表现就不典型，压部可以存在而没有正常的体部和膝部，或体部和压部正常而膝部阙如。在非常少见的半球中部融合的前脑无裂畸形变异型中，胼胝体膝部和压部正常而体部阙如。因此，在前脑无裂畸形时的胼胝体畸形代表真正的胼胝体发育不全（发育缺损）而不是更常见的发育不良（形成不完全），（病例参见前脑无裂畸形章节）。另一个不遵守从前到后顺序的例外就是在轴突通过胼胝体的特定区域受到损伤，如脑穿通畸形和脑裂畸形（图5-5）。因癫痫而实施胼胝体切除术或经胼胝体进入三脑室或侧脑室进行手术的患者，在不知晓手术史的情况下，也会被误认为胼胝体缺损。

如上所述，当胼胝体异常时，前连合和海马连合也同样受累。最常见异常为，胼胝体阙如区域的前连合和海马连合变小或阙如。偶尔在胼胝体阙如区域可见海马连合增大。矢状位上增大的海马连合类似胼胝体压部或体后部和压部，冠状位显示该连合与双侧穹窿相连，而不是与大脑半球相连（图5-6）。

相关畸形和综合征

胼胝体和它的前体在胚胎第8到20周时形成。大部分大脑和小脑也是在此阶段形成。从基因观点看，许多基因参与引导轴突到特定位置，并且引导胼胝体轴突跨越中线，因此，多种不同的突变能引起胼胝体发育不良或不发育。所以，除端脑其他连合畸形外，胼胝体畸形经常合并大脑和小脑畸形，常见有Chiari I、Dandy-Walker畸形、神经元移行和构成异常、脑膨出和中线面部畸形。单纯的胼胝体不发育可无症状，在复杂的神经

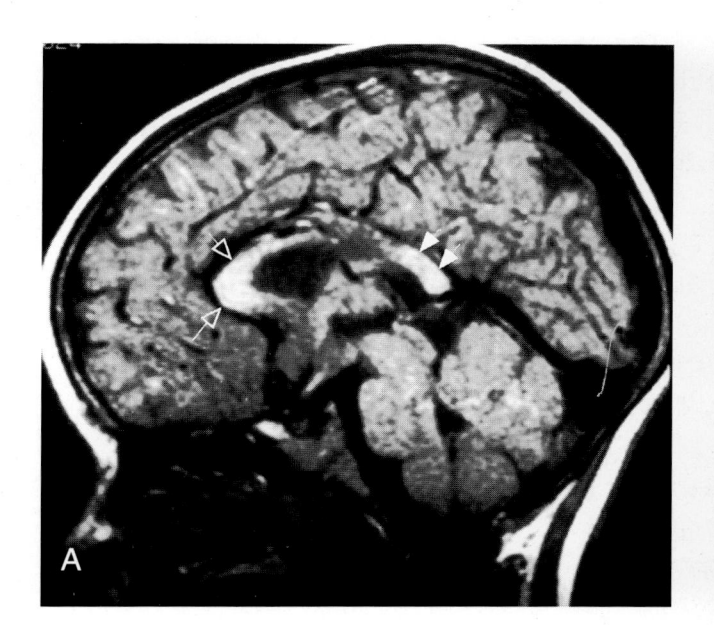

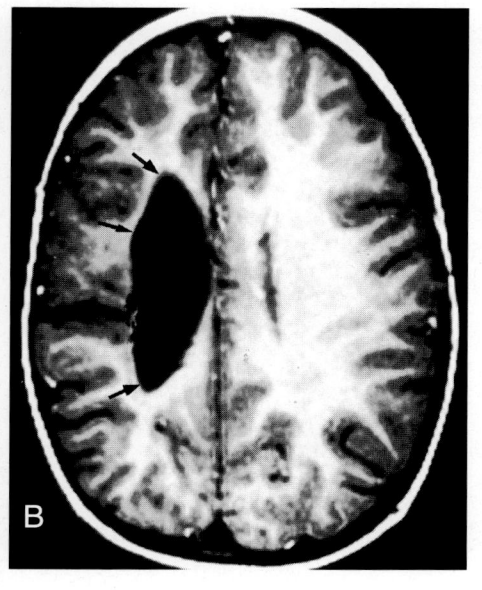

图5-5 继发于脑实质损伤的胼胝体中部缺损。A：矢状T1图像显示膝部（空心箭号）和压部（实心箭号）存在。胼胝体体部阙如。B：轴位T1图像显示，右侧大脑半球中部的白质破坏，右侧脑室扩张。白质破坏包括了经胼胝体的轴突破坏。

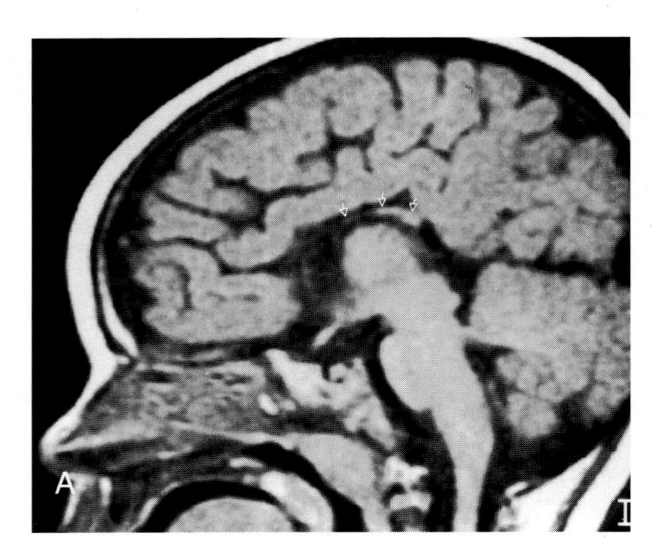

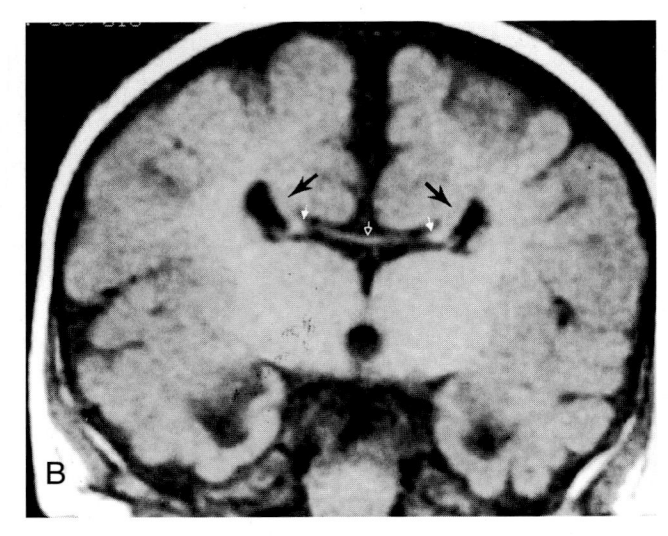

图5-6 胼胝体未发育，扩大的海马连合类似压部。A：矢状T1图像显示前部阙如而压部形成（空心箭号）。B：冠状位显示连合连接穹窿，因此，它是海马连合，而不是胼胝体压部。

学检查或因其他原因进行神经影像检查时才能发现；但根据作者的经验，偶然发现胼胝体不发育的情况还是很少的。更典型的情况是，患者常表现有癫痫、巨头、发育迟缓、精神智力落后或下丘脑功能低下。

胼胝体畸形是多种综合征中的一部分；最常提及的就是Aicardi综合征。Aicardi综合征是一种X性连锁显性遗传疾病，表现为婴儿痉挛症、胼胝体发育不良或不发育、脉络膜视网膜病和脑电图（EEG）异常。这个综合征几乎毫无例外地发生在没有眼科或神经科疾病家族史的女性，患者必须有两条X染色体，所以染色体为47XXY的Klinfelter综合征患者也可以罹患此病，它的基因突变导致一种X染色体的自动平衡易位。患者通常有严重的全脑发育落后和难治性癫痫。颅内畸形包括胼胝体发育不良或不发育（常合并有二型半球间囊肿）、灰质异位、皮质发育不良（常为多小脑回）、后颅窝和脑实质外囊肿、小脑发育不良、脉络丛乳头状瘤和小眼（图5-7）。眼科检查能发现特征性的因视网膜发育不良导致的脉络视网膜裂隙和视野缺损。髓鞘化过程可能延迟。胼胝体不发育也是胎儿酒精综合征中最常见的脑畸形。虽然这种患儿在影像检查中脑部基本正常，但可凭借病史和典型的面部和神经学特征进行诊断。有严重面部畸形的患儿，像中线颅面部发育不良或巨大中线裂，胼胝体畸形的发生率较高。其他影像学可见的畸形包括巨大脑室和透明隔间腔。在此不一一列举。表5-1列出了一些较常见的综合征。

表5-1
与胼胝体发育不良有关的部分综合征

Aicardi综合征
Apert综合征
Chairi Ⅱ畸形
Cogan综合征
Dandy – Walker综合征
Donohue综合征（矮妖精貌综合征）
局灶性皮肤发育不良（Goltz综合征）
额鼻发育不良
面部中线裂综合征
牵牛花综合征
Neu – Laxova综合征
口 – 面 – 指综合征
Rubinstein Taybi综合征
Shapiro综合征（下丘脑 – 垂体性侏儒）
Smith – Lemli – Opitz综合征

胼胝体畸形的解剖改变

脑内的相关改变取决于导致胼胝体畸形的病因。如为形成缺乏或胼胝体轴突破坏，导致大脑白质明显减少，大脑皮层也常出现异常；如为胼胝体轴突未准确地引导到中线，则大脑白质容积和皮层外形可正常；当半球间裂出现异常时，正常情况下通过胼胝体走行进入对侧大脑半球的轴突将转向并沿着半球间裂走行，形成与胼胝体垂直的Probst束（图5-8）。Probst束位于扣带回外侧和侧脑室内侧壁的内侧；它们的下内侧边界与原始穹窿融合。因为位置的关系，Probst束压迫侧脑室的内侧壁,使侧脑室看上去像新月形,这在额叶更加明显(图5-9和图5-10B)。第三脑室较正常位置高,位于侧脑室之间,Monro孔扩大。当胼胝体体部阙如时,侧脑室体部呈平直的平行状(图5-10B)。偶尔海马连合或前连合的增生伴随着胼胝体不发育或发育不全(图5-6)。胼胝体的形成伴随有扣带回的反转,使扣带沟形成于扣带回之上。当胼胝体不发育时,扣带回保持外翻未旋转的状态,扣带沟不能形成。扣带回的持续外翻使大脑内侧面的脑沟呈一种放射状伸向第三脑室(图5-10A)。另外,大脑内侧面的脑沟呈现无序状态,可能继发于中线和近中线的白质纤维束的无序状态。这种形态特点是胼胝体阙如的标志;在评价新生儿时这个征象很有用,因为此时胼胝体很薄难以辨认(见第二章)。

胼胝体是大脑中排列最紧密的轴突。这个特性使它成为一个非常坚硬的结构维持着侧脑室的形状,同时也使侧脑室保持一定的大小(特别在它的后部)。坚硬的尾状核头和豆状核使侧脑室的额角相对较小,即使在胼胝体阙如时也只是表现为外凸(图5-10和图5-11)。然而在压部阙如时,侧脑室后部只有疏松

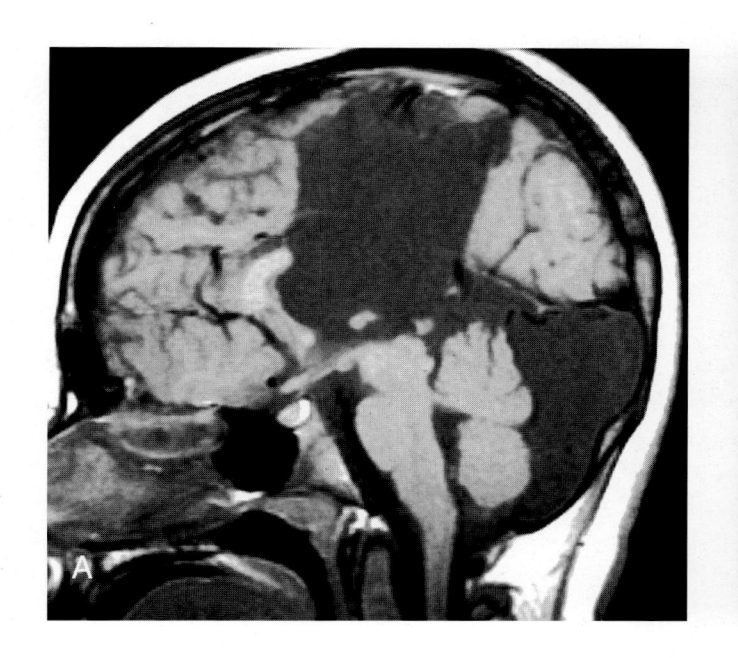

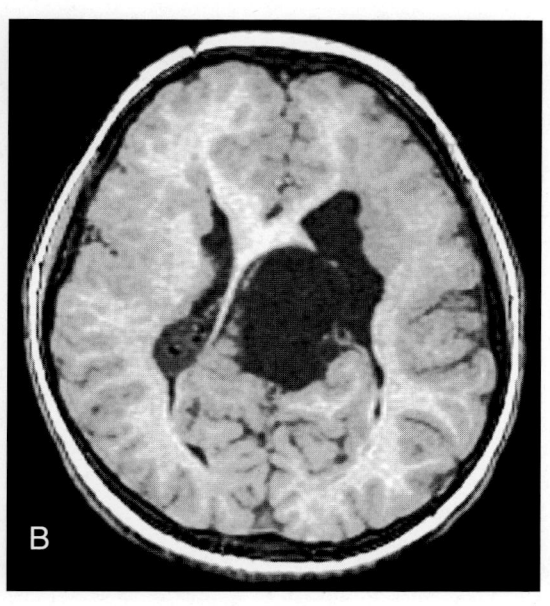

图5-7 Aicardi综合征。A:矢状T1图像显示胼胝体发育不全,半球间囊肿和小脑蚓部发育不良。B:轴位T1图像显示多发室管膜下灰质异位,半球间囊肿和两侧半球的大脑皮质发育不良。

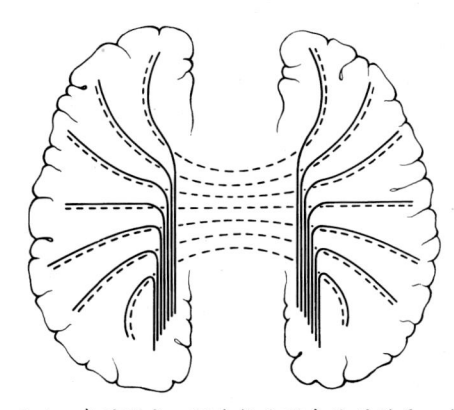

图5-8 Probst束的形成。因为缺乏联合块的引导,大脑半球的轴突纤维不能跨过中线,相反,它们到达半球内侧壁而后转向,沿着半球间裂平行走行,压迫侧脑室内侧壁。虚线代表正常的胼胝体纤维,实线代表胼胝体发育不良时不能跨过中线的纤维。

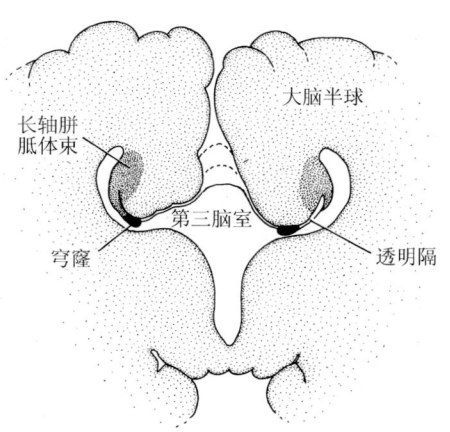

图5-9 胼胝体不发育的示意图。侧脑室由于Probst束在其内侧而呈新月形。第三脑室在侧脑室之间上升进入半球间裂。扣带回保持翻转,扣带沟不能形成。

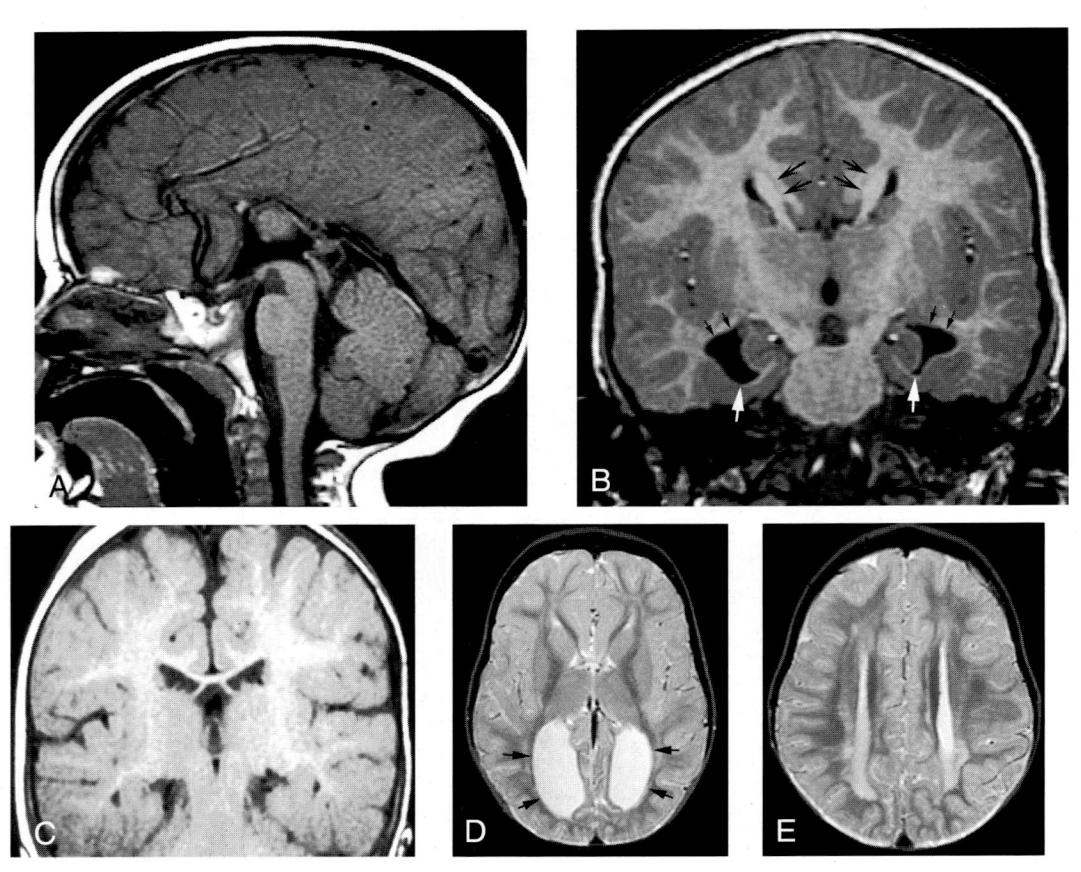

图 5-10 胼胝体不发育。A：矢状位T1图像显示，大脑半球内侧脑沟因为没有了扣带回的倒转而呈放射状伸向第三脑室。B：冠状位显示第三脑室高，侧脑室被Probst纤维压迫成为新月形（大黑箭号）和由于海马发育不良造成的颞角扩大（小黑箭号）。颞角向内下延伸占据了扣带的位置（白箭号）。注意扣带回的持续翻转以及第三脑室与半球间裂的相连。C：正常人的冠状图像显示扣带回的倒转和正常形成的扣带沟。D：轴位T2图像显示巨大三角区和枕角引起的脑室下垂(箭号)。E：轴位T2图像显示侧脑室体部平行。

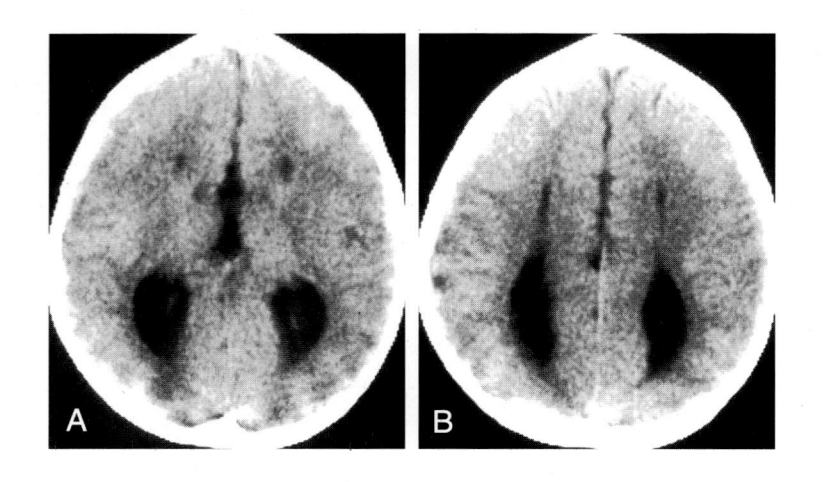

图 5-11 胼胝体不发育。A：轴位CT显示第三脑室与半球间裂相连，额角向外凸起。B：更高的层面显示侧脑室平行和后部扩大。

的白质环绕。并且，组成侧脑室三角区和颞角侧壁的多组纤维束（包括扣带）在胼胝体阙如时也是发育不良的。所以，在胼胝体发育不良时，侧脑室后部包括侧脑室三角区和枕角均扩张，这种被称为脑室脱垂（图5-9和图5-10）。侧脑室颞角也通常向内下扩大，占据正常扣带的位置（图5-10B）。

胼胝体畸形的影像表现

虽然在矢状位和冠状位上胼胝体畸形的解剖异常显示得比较好，但轴位同样也能观察到。轴位上的表现有：额角向外弯曲；侧脑室体部平行；脑室脱垂；第三脑室向上伸入侧脑室之间的半球间裂；第三脑室与半球间裂的交通在轴位上也能被发现（图5－11）。但较轻的胼胝体畸形则轴位很难确定。因为可以冠状位和矢状位成像，故磁共振和超声在显示胼胝体畸形的解剖异常方面比CT更好。胼胝体发育不良的严重程度在正中矢状位上最适于观察（图5－12~图5－14）。如前所述，当胼胝体发育不良时，后部、膝下部和嘴部通常阙如。因此，发育不良的胼胝体可能包括膝后部、膝后部和体前部、膝部和体部，或整个膝部、体部和压部（不包含嘴部）。其他胼胝体阙如的MR征象包括：扣带回外翻，大脑内侧面脑沟呈放射状伸向第三脑室，内置的Probst束挤压侧脑室内侧壁所致的侧脑室新月形改变，颞叶内侧海马形成时旋转不完全，侧脑室颞角向内下扩大，第三脑室伸入半球间裂（图5－9~图5－11）。

胼胝体不发育合并半球间囊肿

胼胝体不发育合并半球间囊肿是一种与其他胼胝体不发育不同的特殊类型。Barkovich等将其分为两个主要类型：Ⅰ型患者在半球间有一个巨大囊肿，它是脑室系统的一个憩室并与脑室交通；Ⅱ型为多发囊肿且与脑室系统不相通（见表5－2）。Ⅰ型囊肿与CSF呈等信号（图5-13），而Ⅱ型囊肿通常在T1W上轻度高于CSF信号而T2W与CSF等信号或高信号（图5-14，图5-15）。Ⅱ型常有皮层下灰质异位。当然，就所有类型的囊肿而言，胼胝体不发育可能不形成合并的半球间囊肿，或直到胚胎后期才在影像上出现。出生时这类囊肿常伴有巨头或明显脑积水，建议对这类患儿生前行反复超声波检查。

Ⅱ型囊肿常为多房性。在这种情况下，确定腔室间的交通和与脑室间的交通对于正确制定腔室分流手术和顺序非常重要。向脑室内注入非离子型造影剂后进

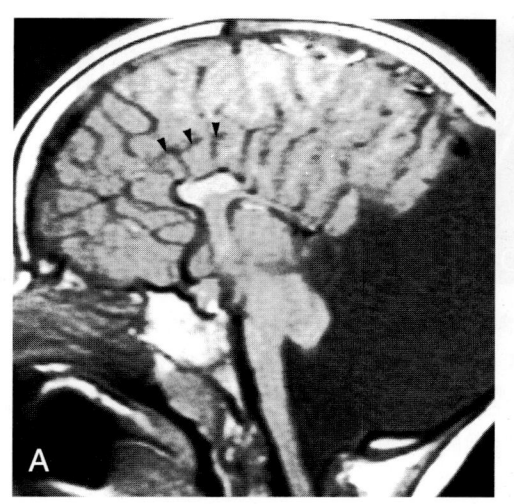

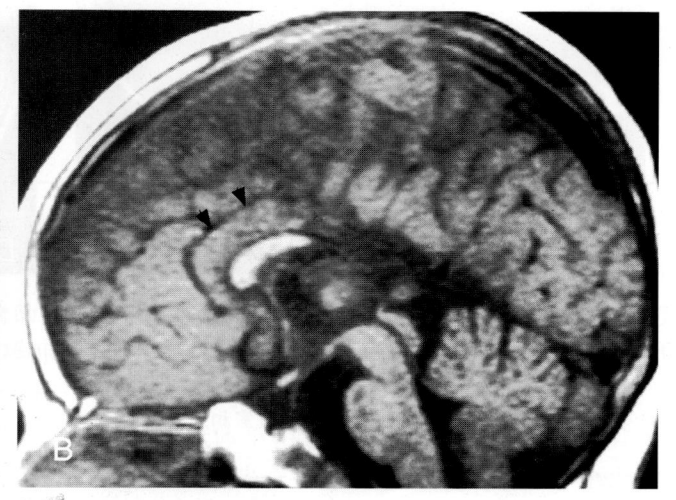

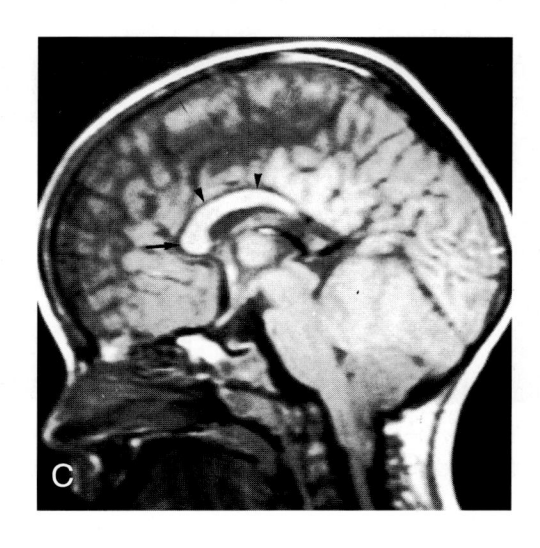

图5－12 3例胼胝体发育不良。A：病人伴有Dandy-Walker畸形，仅有胼胝体膝部存在，箭头显示扣带回沟，仅有胼胝体纤维通过。B：胼胝体中间部发育不良，扣带回沟（黑箭号）较A更向背侧扩展一点，与胼胝体的体部更向后扩展一致。C：另一例有Chiari Ⅱ型畸形和胼胝体发育不良。胼胝体膝（箭号）和体部（箭号）存在，嘴部和压部未形成。

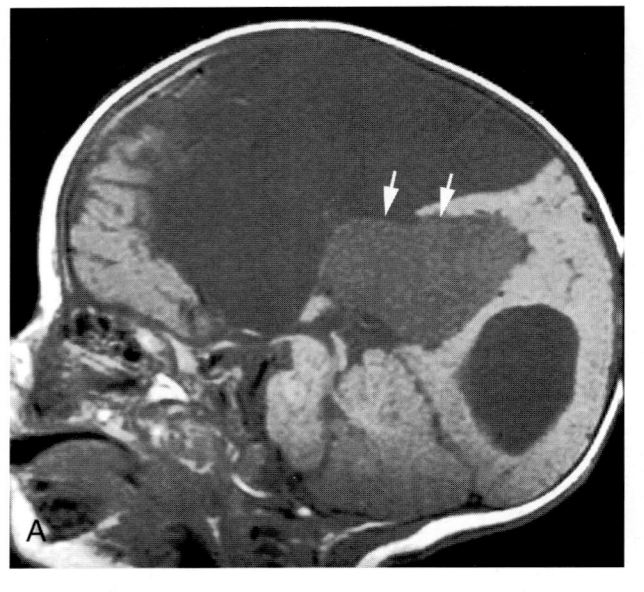

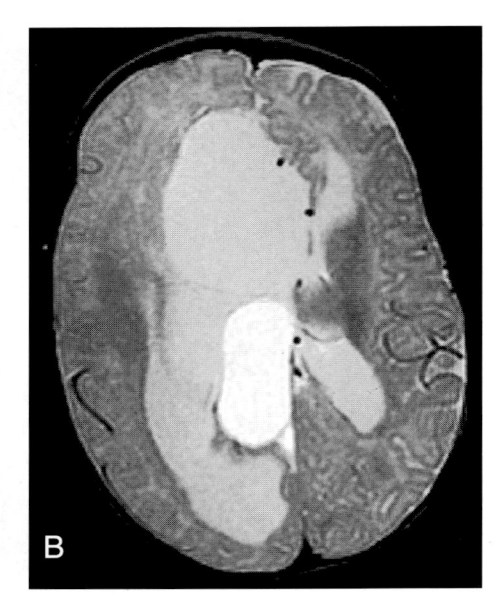

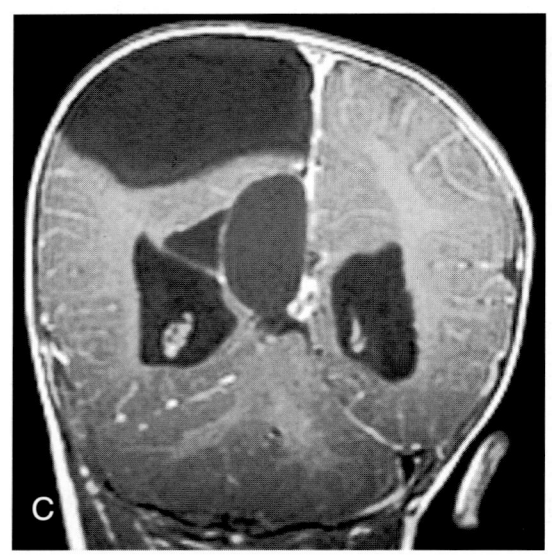

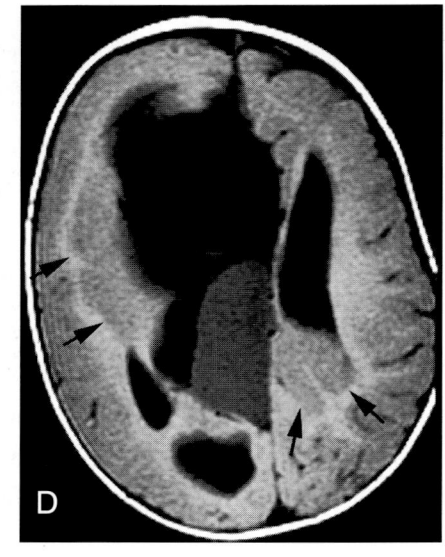

图5-15 Ⅱc型胼胝体不发育合并半球间裂囊肿。A：矢状位SE500/9图像显示，胼胝体阙如以及半球后部间裂内脑脊液聚集类似CSF信号和一个高于CSF信号继发液体积聚区（白箭号）。B：轴位SE3000/60图像显示中线结构，后部小腔的高信号为CSF。C：冠状位SE600/15增强扫描图像显示，后部间裂小腔壁强化。D：轴位SE600/9图像显示，双侧半球皮层下灰质异位（黑箭号）。

脂肪瘤的MR表现为T1高信号肿块，在长TR序列上当TE延长时信号变低（图5-16~图5-20）。大的脂肪瘤会有化学位移伪影，来自于水和脂肪的化学位移的差别（图5-17和图5-20）。存在化学位移伪影引起的极高和极低信号，则提示病变为脂肪而没有血管。压脂序列可使脂肪瘤变成比灰质低的信号而确定诊断（图5-17和图5-20）。鞍上池（图5-18）和四叠体池（图5-19）的脂肪瘤较小，没有明显的化学位移伪影。相反，半球间裂脂肪瘤（图5-16）和外侧裂脂肪瘤（图5-20）会很大。半球间裂脂肪瘤可能累及终板区或穹窿部。附近的胼胝体通常发育不良，脂肪瘤伸到胼胝体后部；脂肪瘤的背侧或后方看不见胼胝体纤维（图5-15，图5-17和图5-21）。偶尔可见脂肪瘤的脂肪伸入脉络膜裂进入侧脑室脉络丛（图5-16）。胼周动脉的分支表现为脂肪瘤旁的曲线状流空信号，有时在MR上与钙化和化学位移伪影很难区分。当患者合并面部发育不良时，CT在评价颅面部骨骼畸形和外科重建术前计划时极具优势。

脑膨出、其他颅顶和颅底畸形

定义，起源和分类

定义和起源

脑膨出指颅骨和硬膜缺损并有颅内结构向外突出。

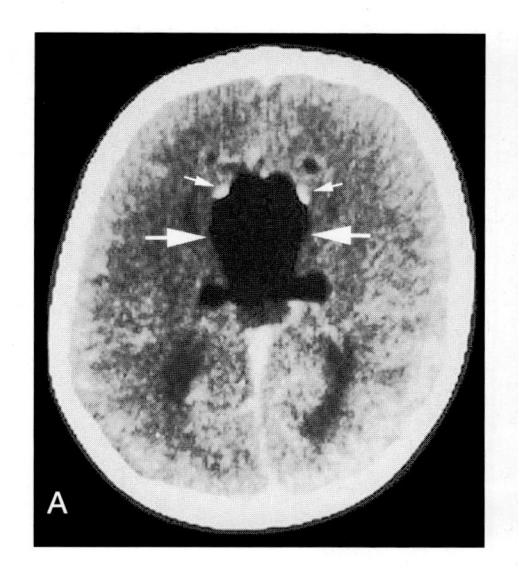

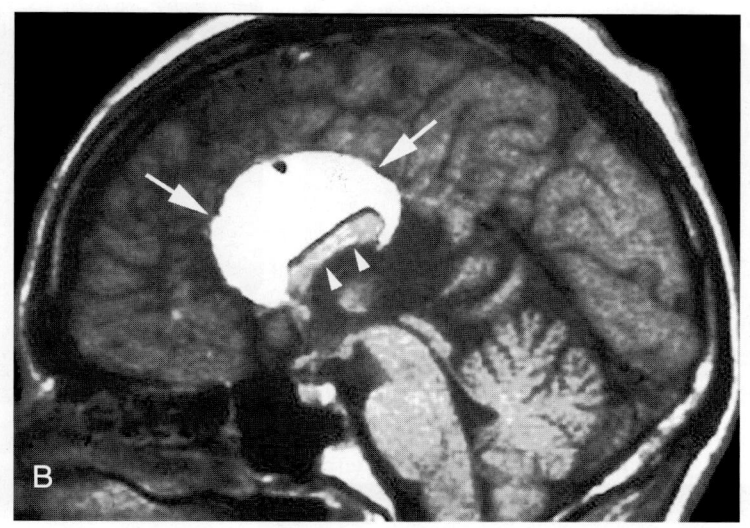

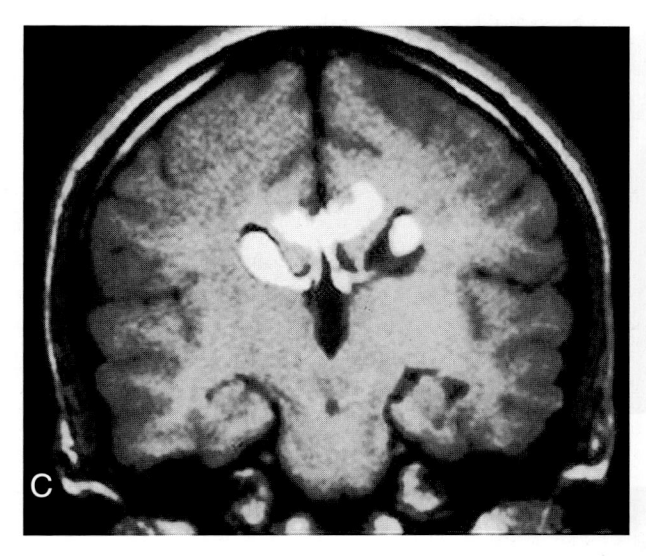

图5-16 巨大半球间裂脂肪瘤。A：轴位CT图像显示半球间裂脂肪瘤呈透亮区（大白箭号），位于胼胝体之上，边缘有小钙化（小白箭号）。B：矢状位SE600/20图像显示巨大脂肪瘤（大白箭号），邻近发育不良的胼胝体（小白箭号）无嘴、压部和膝部。C：冠状位SE600/20图像显示脂肪瘤扩展到中间帆和侧脑室。

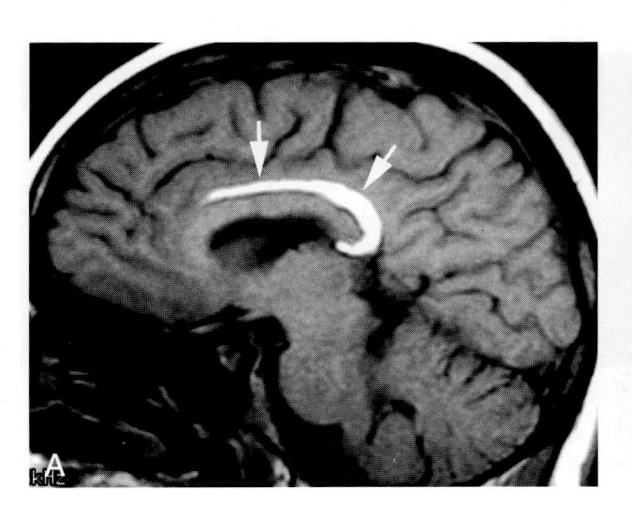

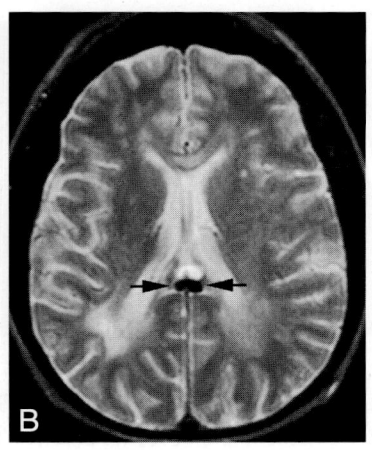

图5-17 小线状半球间脂肪瘤伴化学伪影。A：矢状位SE500/9图像显示线状脂肪瘤（大箭号）位于发育不良的胼胝体上方（注意压部小）。B：轴位SE2500/80图像显示，位于高信号脂肪瘤后方化学位移伪影为低信号（黑箭号），这种现象为脂肪质子与水质子之间存在有几个ppm的化学位移的结果。

230　儿科神经影像学

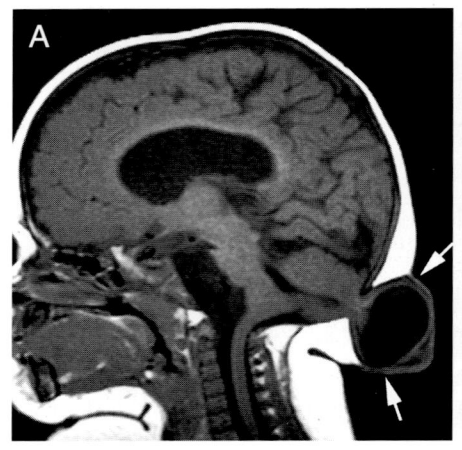

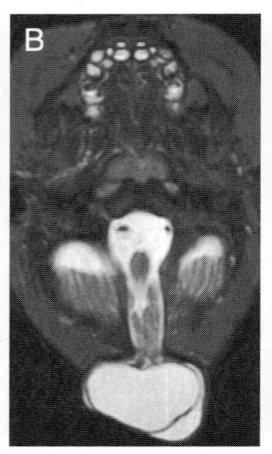

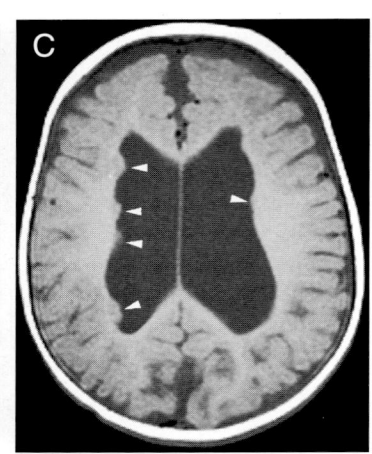

图5-22　枕部脑膨出伴有灰质异位。A：矢状位SE500/9图像显示，后颅窝小，脑干和小脑向后经缺损的枕骨疝出。一个完全囊性的肿块（白箭号）通过缺损区突出。B：轴位SE3000/120图像显示，一部分小脑蚓部向后延伸到颅骨缺损区。C：轴位SE600/9图像显示，侧脑室壁的室管膜下多发灰质结节（白箭头）。

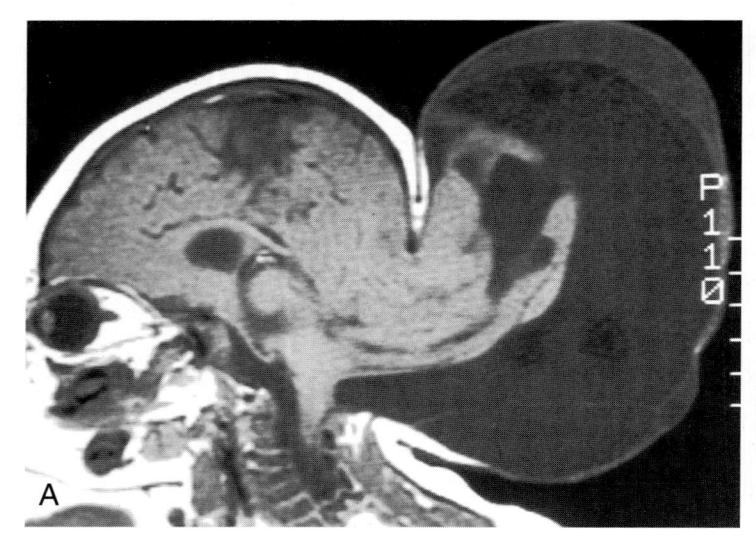

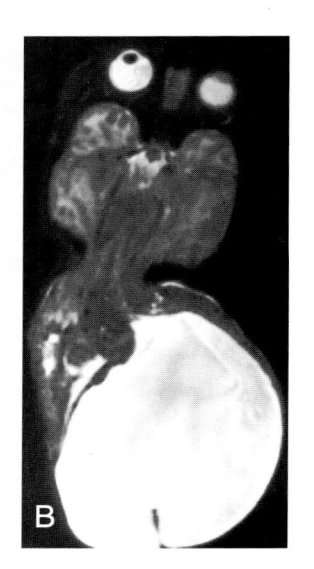

图5-23　枕部脑膨出。A：矢状位SE500/11图显示一个巨大的枕部脑膨出。幕上和幕下脑组织，以及脑池和第四脑室的脑脊液都进入了膨出部分。注意，大脑变形并延伸入疝囊内。B：轴位SE2800/80图像显示，幕上和幕下结构进入脑膨出的囊内。

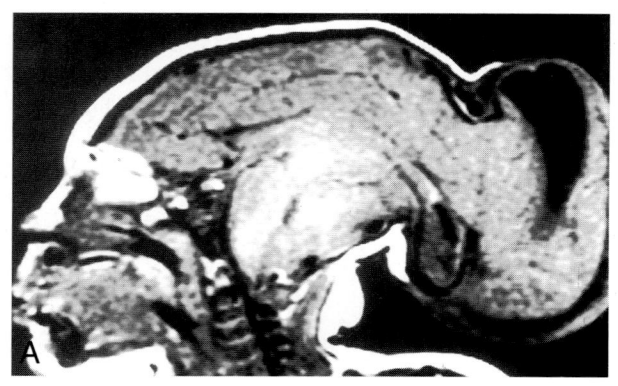

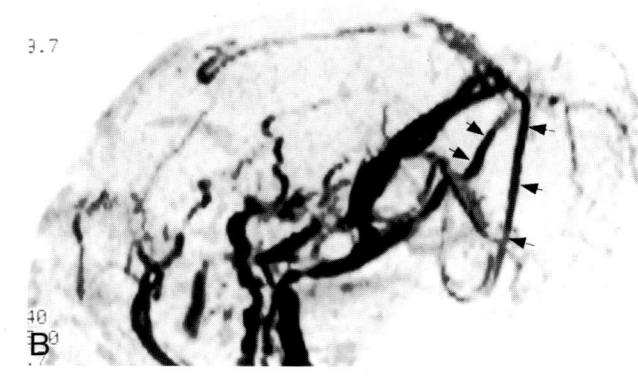

图5-24　应用MR静脉成像显示脑膨出囊内的静脉窦。A：矢状位SE500/11图像显示枕部脑膨出。B：2D TOF静脉成像显示硬膜窦（箭号）进入脑膨出囊内，这对于手术来说是重要信息。

通道向上延伸一段的距离,其至通过盲孔直到颅顶(图 5-26)。皮样囊肿或表皮样囊肿可发生于在皮毛窦的任何部位。脑膨出是颅内组织通过盲孔疝入硬膜突起的结果(图5-27)。鼻部胶质瘤(或称鼻部脑异位)指发育不良脑组织堆积于鼻腔内或与颅内组织分离的皮下组织内(图5-28)。有人认为脑组织疝入硬膜突起后,突起的最远端发生了退化。

临床和影像学相关知识

额筛部是东南亚地区脑膨出最常见的部位,可根据位置将其进一步分为三个亚型,鼻额部型的缺损位于额骨和鼻骨之间。鼻筛部型是额筛部脑膨出最常见的部位,膨出部分从鼻骨和鼻软骨之间的缺损中突出来。鼻眶部脑膨出的缺损前面与上颌骨的鼻突相邻,后面与泪骨和筛骨的纸板相邻。额筛部脑膨出的临床表现和鼻部皮样囊肿及鼻部胶质瘤相似,都是引起鼻塞的鼻部包块。假如检查发现鼻部小凹陷,则可诊断皮肤窦道,进而需要影像学检查有无(表)皮样囊肿。假如未见凹陷,通常需要影像学检查确认包块和颅内组织有

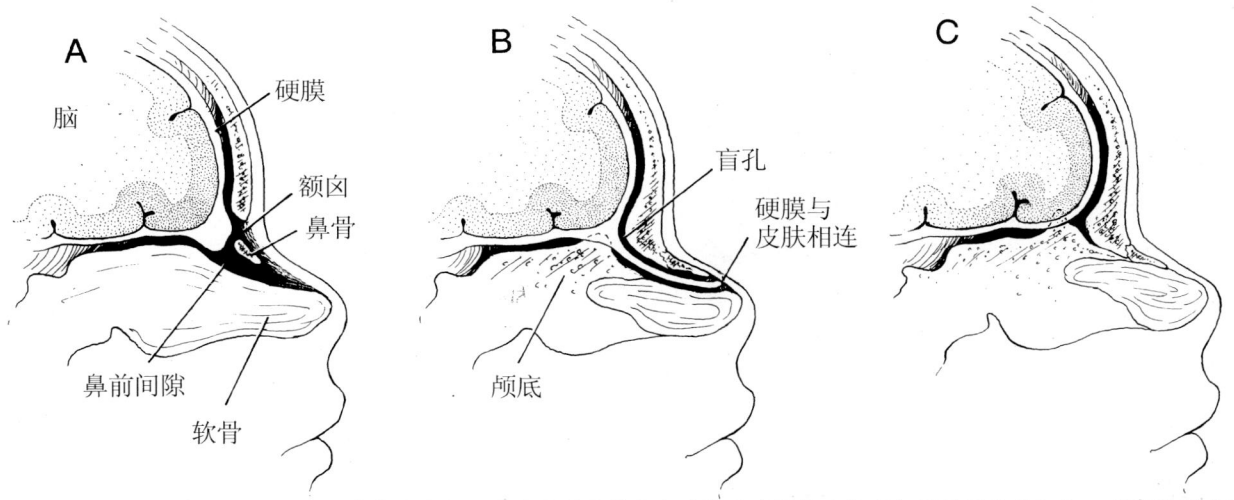

图5-25 额筛部的胚胎学。额筛部脑膨出,鼻腔皮样囊肿和鼻腔胶质瘤被认为具有相同的胚胎学起源。额部脑膨出可能来源于额囟(A)未闭,脑组织或硬膜通过颅盖的孔疝出。正常情况下,硬膜有突起伸向发育中的鼻软骨和鼻骨之间的盲孔(B)。正常的退化就形成正常的颅底和额鼻部(C)。没有退化会导致额鼻部异常,如下图所示。

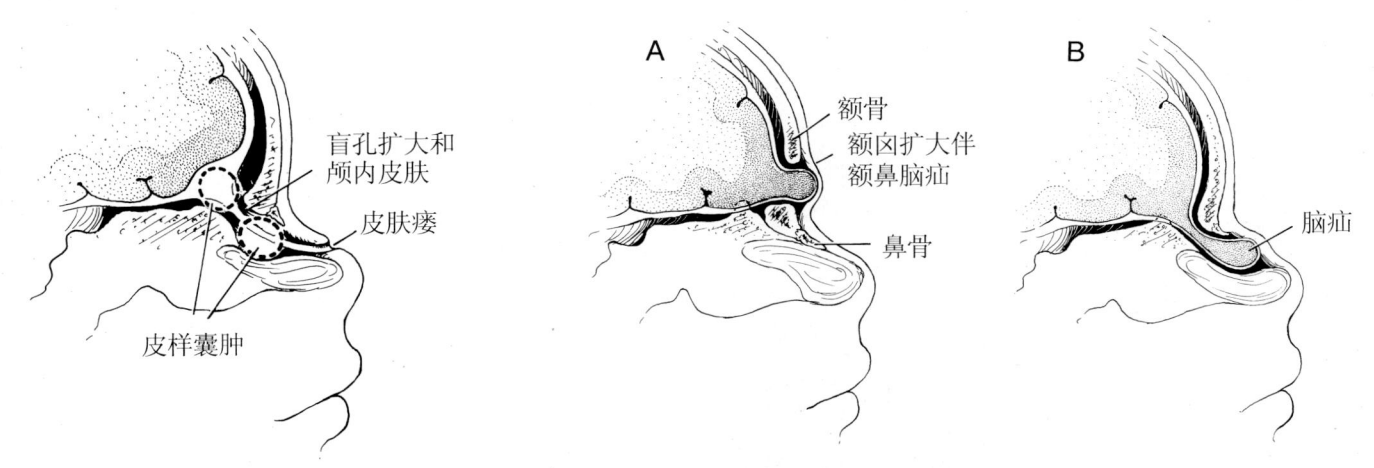

图5-26 鼻部皮肤窦道的形成。假如硬膜突起(图5-25B)持续与皮肤粘连,就会在鼻子的表面形成一个小凹。这个小凹是皮肤窦道的开口,皮肤窦道可以沿着硬膜突起的路径向上延伸很远,甚至通过盲孔到达颅顶。皮样囊肿或表皮样囊肿可以在此路径上的任何一处发生。

图5-27 额筛部脑膨出的形成。脑膨出通常被认为来源于颅内组织疝入硬膜突起,穿过额囟(A)或者盲孔(B)。

无相连。

由于出生时前颅底大部分是软骨，所以用CT评价新生儿鼻额部较为困难。因此，认识正常新生儿和婴儿中该区域CT表现的演变过程很重要。在正常新生儿中，鸡冠和筛板处没有骨骼，不要误认为是脑膨出的征象。骨化开始于筛板迷路顶的外侧部，以后向中线延伸。6个月以前，50%的前颅底已经骨化；然而，前颅窝的前中线仍然没有骨化。中线处筛板和鸡冠的骨化开始于2个月左右，缓慢增长直至14个月，以后就很少变化了。颅底骨化的百分比在2岁前逐渐增加。到24个月时，除了盲孔区域的一个软骨沟外，84%的前颅底已完全骨化。了解这些知识在评价婴儿脑膨出时非常重要。如经诊脑膨出，则需要MR检查。

如能获得薄层（最好<2mm）T1和T2图像，则MR是评价鼻部皮肤窦道的最佳检查方法。CT可更清晰显示皮肤窦道穿行鼻中隔时与特殊骨的关系，但MR能更好地显示颅内（表）皮样囊肿，且不需要鞘内注射造影剂（图5-29）。CT需用1mm层厚，并在蛛网膜下腔注射造影剂才能发现颅内肿块（图5-28）。MR检查时应采用1~2mm层厚，矢状位、冠状位和轴位三个方向采集图像。快速自旋回波T2图像最佳，因为来源于空气、骨骼和脑的磁敏感性伪影最小。快速自旋回波薄层容积扫描无间隔，能够重建任何层面。皮样囊肿较脑组织为等或高信号（图5-30）。需要小心的是，不要把鸡冠和额骨鼻突里的正常骨髓当作皮样囊肿。在发现囊性肿瘤方面FLAIR较T1自旋回波和快速自旋回波更敏感，但不能清楚显示肿瘤与颅盖的关系。3D傅立叶转换扰相梯度回波序列（MP-RAGE、SPGR、3DFLASH、T1FAST）可得到更薄的层厚，但在颅内容物和骨、空气交界处会受到磁敏感性伪影的影响。为了减少这些伪影，尽可能应用短回波时间。

磁共振在评价脑膨出和鼻部胶质瘤方面优于CT，因为它能直接显示脑膨出中脑组织通过骨质缺损向外延伸的程度（图5-30~图5-33），鼻部胶质瘤则缺乏此征象（图5-34），矢状位最适于两者的鉴别。鼻部胶质瘤的信号强度与表皮样囊肿和脑组织相近；因此，在区别它们时，解剖学知识比信号特点更重要。在疑难病例中，鞘内生衬造影剂CT扫描能帮助鉴别软组织肿块是否与蛛网膜下腔相连；1mm矢状位重建显示最佳。MR在显示有无其他脑发育畸形方面优于CT，这些畸

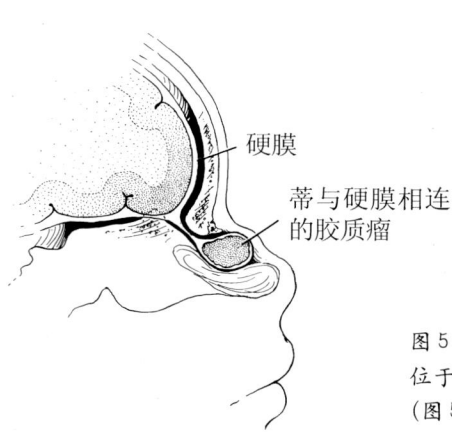

图5-28 鼻腔胶质瘤（鼻腔脑灰质异位）的形成。有人认为这些位于鼻腔或皮下组织的发育不良的脑组织是脑组织疝入硬膜突起后（图5-19B），随后突起的远端退化造成的。

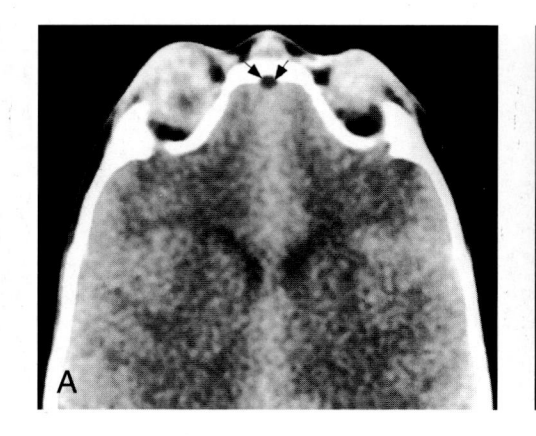

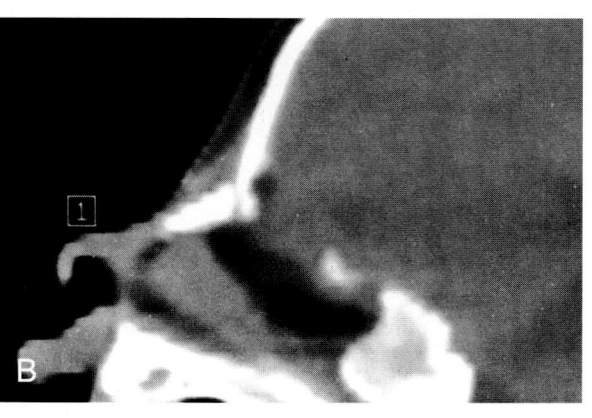

图5-29 鼻部皮肤窦道合并颅内皮样囊肿。A：轴位CT鞘膜内注射造影剂后可见盲孔上方充盈缺损（箭号）。B：矢状重建显示，皮样囊肿造成的额骨内板侵蚀。

形可能是影响预后重要因素（图 5-32）。胼胝体发育不全，半球间脂肪瘤和皮质发育畸形常与鼻额部脑膨出伴发。额筛部脑膨出常合并颅面畸形，尤其是中线颅面部发育不良（图 5-33）。由于中线结构被疝出的脑组织分开，这种脑膨出患者常见眼距过宽。

顶部和闭锁性脑膨出

顶部脑膨出少见，占脑膨出的10%，常合并比较严重的脑畸形，预后较差。最常见的合异畸形为Dandy-Walker畸形、胼胝体不发育伴半球间囊肿、Walker-Warburg综合征和前脑无裂畸形。由于顶部脑膨出距上矢状窦很近，因此确定脑膨出和窦的关系很重要（图5-36）。如窦位于脑膨出之内，手术修补非常困难。

多数顶部脑膨出属于闭锁性脑膨出，闭锁性顶部脑膨出表现为头顶中线的无毛小肿块。皮肤和颅盖有

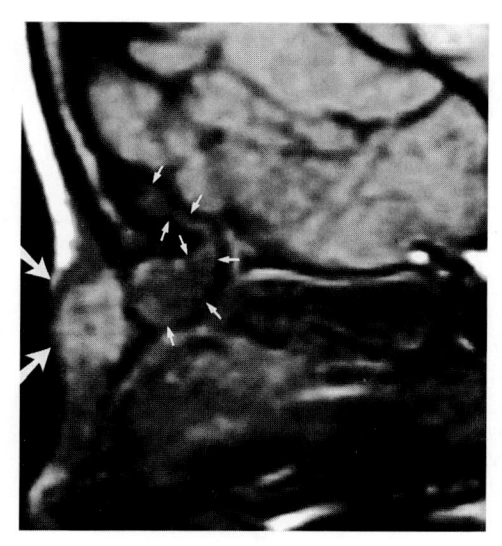

图 5-30 向颅内延伸的鼻部皮样囊肿。矢状位 SE550/15 图像显示，一个眉间肿块（大箭号）和一个皮样囊肿（小箭号）向上从眉间区域通过盲孔伸向颅腔。

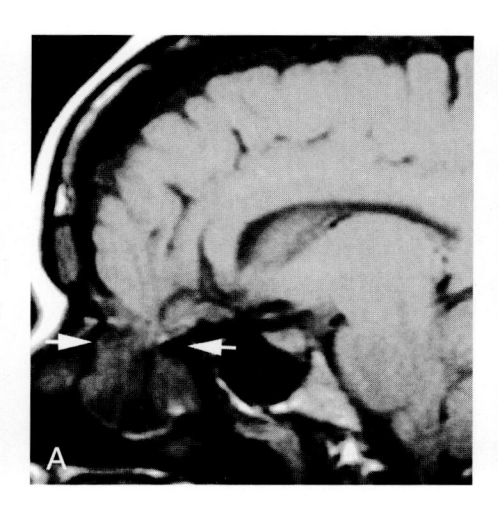

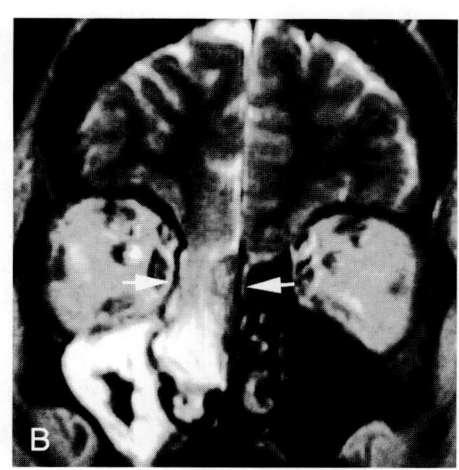

图 5-31 额-筛部脑膨出。A：矢状SE600/16 图像显示，脑组织和脑脊液经筛板处颅底缺损（白箭号）向外延伸。膨出位于筛窦气房和鼻腔。B：冠状位FSE3500/13 图像显示，CSF和脑组织经右侧筛斑缺损（箭号）疝入到筛窦内。

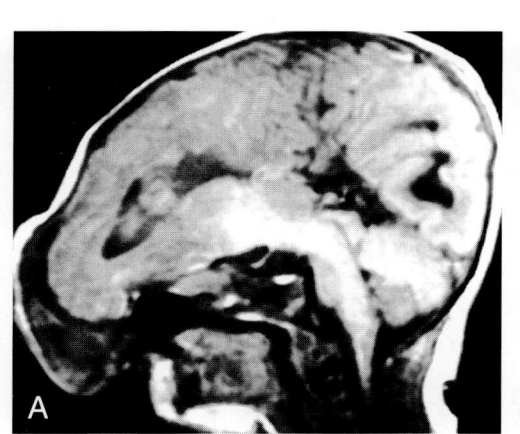

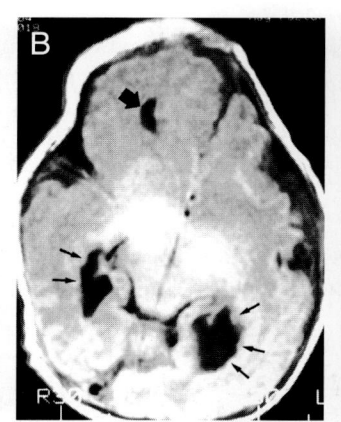

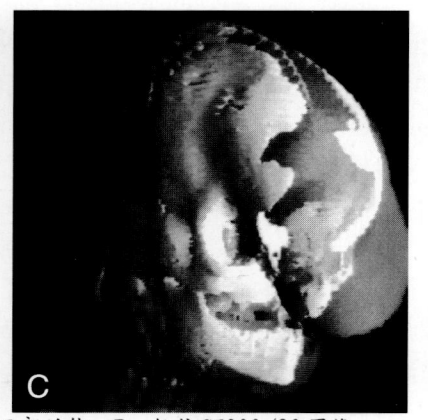

图 5-32 额部脑膨出。A：矢状位SE600/20 图像显示，额叶的大突起向面部延伸。B：轴位SE600/20 图像显示，右侧额角（大箭号）伸向脑膨出。注意三角区结节状室管膜下灰质异位（小箭号）。C：CT三维重建可以帮助外科医师修复脑膨出。

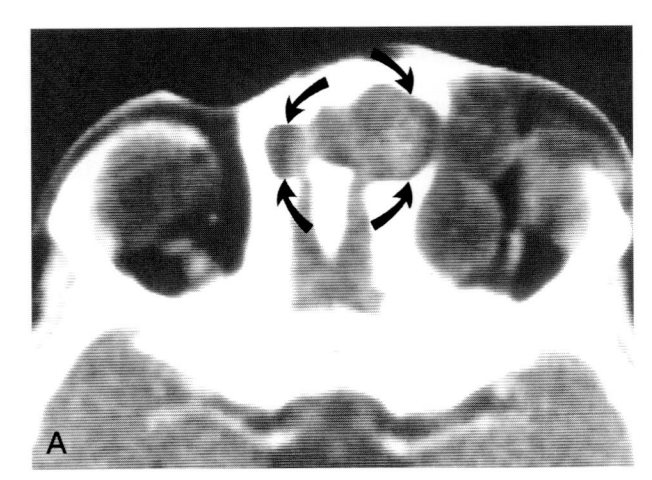

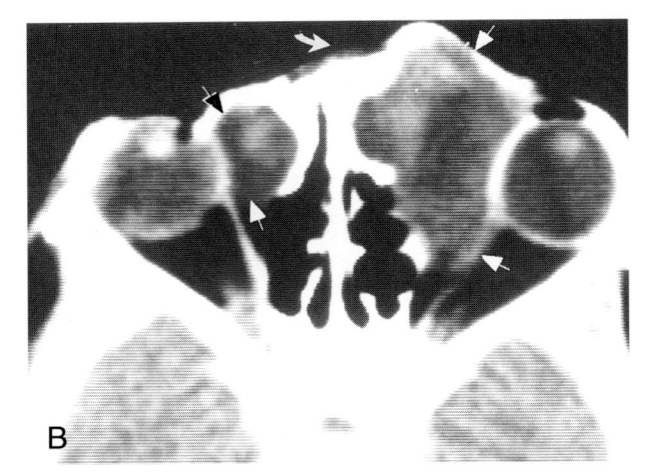

图5-33 额眶部脑膨出。A和B：轴位平扫CT图像显示，双侧额叶眶器（箭号）经内侧眼眶缺损伸入眼眶，缺损前方是上颌骨的额突，后方为泪骨和筛骨的泪板。

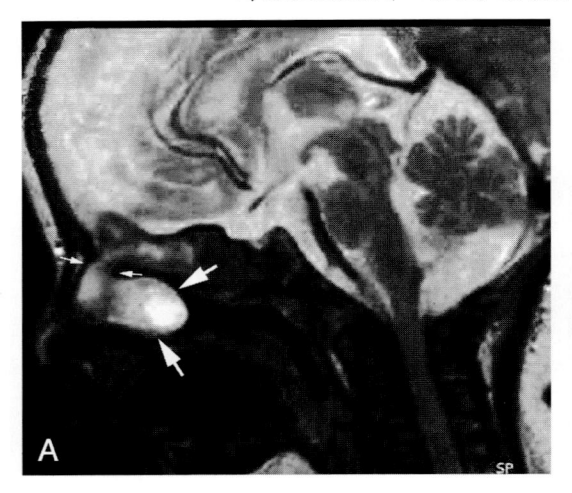

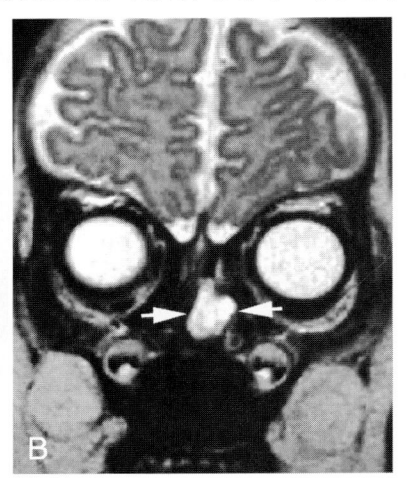

图5-34 鼻部胶质瘤。A：矢状位FSE3500/13图像显示，鼻腔肿物（大白箭号）和盲孔增宽（小白箭号）。B：冠状位FSE图像显示鼻腔肿物与颅内不相通。

小缺损区，推测是由于中线神经嵴细胞残存，阻止了外胚层和中胚层的相互诱导所致的。闭锁性顶部脑膨出在引源无头皮静颅顶处表现为一个无头发的中线小肿块（5～15mm）；表皮病灶的下方有边界清楚的颅骨缺损，膨出组织纤维条经这个缺损区与颅内腔相通（图5-37）。如颅骨的缺损区太小，则无法使用标准自旋回波序列显示，显示这些交通需用薄层（1～2mm）梯度回波或快速自旋回波序列的MRI或薄层CT扫描。大多数闭锁性顶部脑膨出可伴发其他脑内畸形。Yokota的一组报道发现，畸形伴发率为100%，包括脑穿通畸形、半球间囊肿和胼胝体不发育。大多数患者伴有血管畸形，特别是上矢状窦穿通和永存胚胎镰状窦（有时伴有Galen静脉和直窦阙如）（图5-37）。

闭锁性枕部脑膨出表现为枕外隆凸上方的小结节状肿块（<15mm）。它们通过一个颅骨小缺损进入颅盖，然后穿过硬膜下扩大区（这个区域通常比正常高），最后纤维束终止于大脑镰或小脑幕。闭锁性枕部脑膨出的相关畸形发生率低，预后较好。

鼻咽部脑膨出

鼻咽部脑膨出也很少见。但由于它们是临床检查中不明显的隐性脑膨出，所以很重要。与其他部位脑膨出不同的是，它们在出生时常不能被诊断，而在十岁左右才被发现。常见的临床症状是因鼻咽部阻塞造成持续性的鼻塞或用嘴呼吸。临床检查会发现一个鼻部或咽部肿块，在Valsalva呼吸时体积增大。本病合并颅内和眼畸形较常见。80%患者可见胼胝体不发育（图5-39）。眼科检查可发现视神经盘发育不良。影像学检查可见视网膜发育不良和缺损（图5-39D）。因为第三脑室、下丘脑和视交叉被拉入囊中，故常见视敏度下降和下丘脑垂体功能低下（图5-39）。

鼻咽部脑膨出可用平片或其他影像学检查诊断。

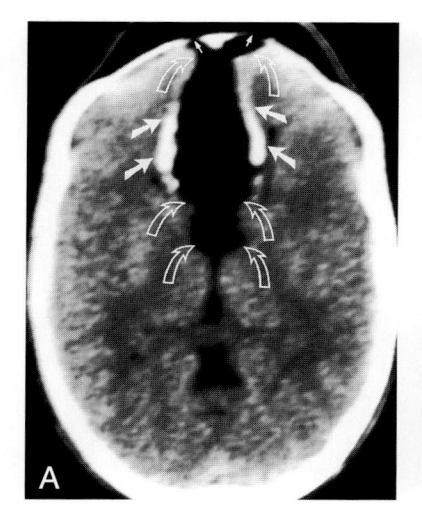

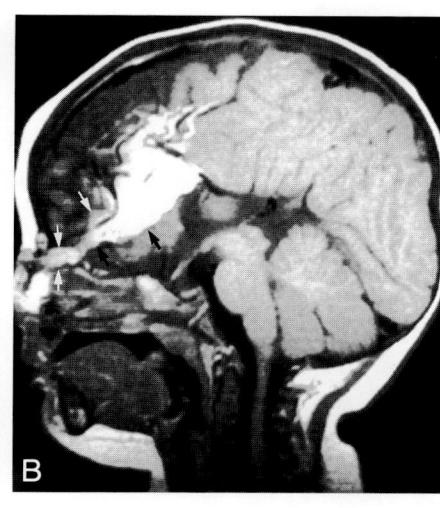

图 5-35 中线颅面闭合不全。A：轴位CT图像显示周边有钙化（实心箭号）的脂肪瘤（空心弯箭号）经额部颅盖缺损疝出。B：矢状SE600/20图像显示半球间裂脂肪瘤（箭号）从额叶伸向鼻额部。胼胝体阙如。

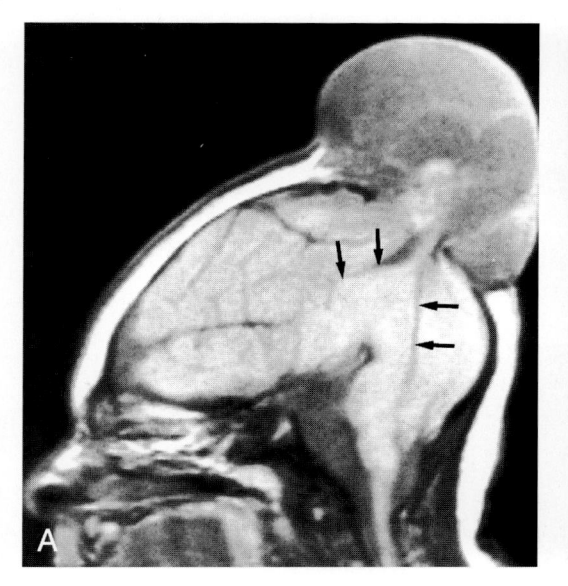

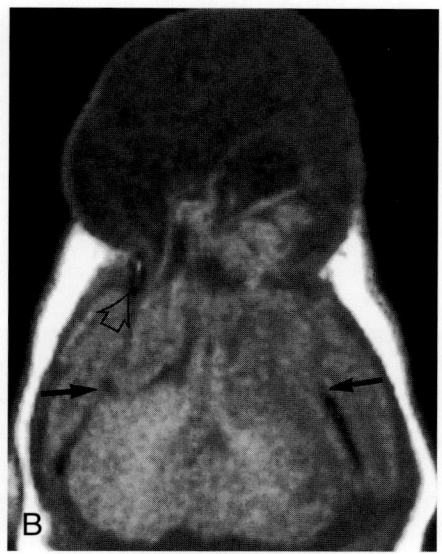

图 5-36 顶部脑膨出。A：SE600/20图像显示胼胝体未发育，大脑疝向一个巨大顶部颅盖缺损。注意，中脑的移位变形（箭号）。B：冠状SE800/20图像显示小脑抬高，通过扩大的小脑幕切迹疝出（实心箭号）。上矢状窦（空心箭号）位于颅盖之内，未进入囊腔。

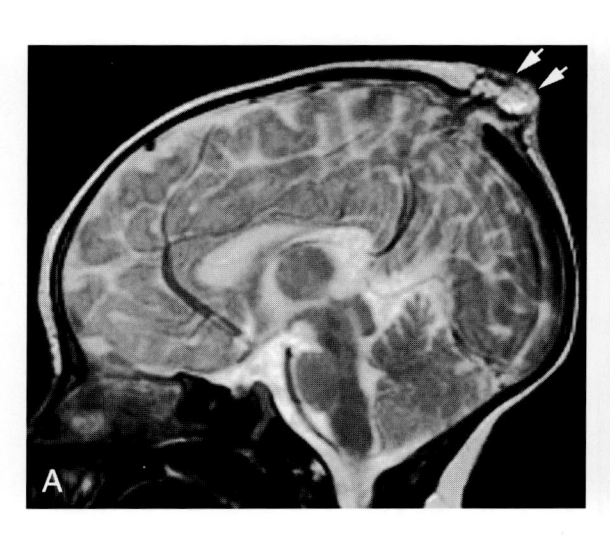

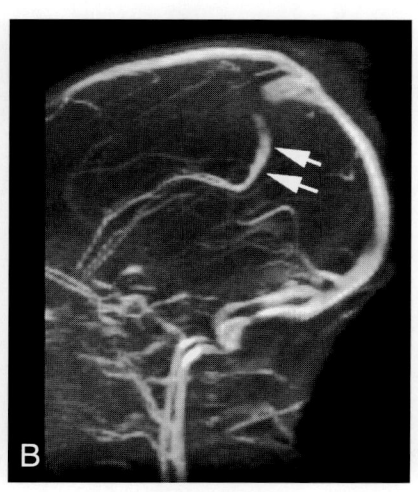

图 5-37 闭锁性顶部脑膨出。A：皮下肿物（白箭号）位于顶部，脑组织与肿块不相连。B：2D-TOFMRV显示，硬膜窦异常，有永存性镰状窦（白箭号），而正常直窦阙如。

在颏顶位平片上,可以在蝶骨、筛骨或偶尔在枕骨发现一个大小不定、边界清晰、有硬化边缘的洞。影像学检查可见一个大的脑脊液囊经这个缺损到达鼻咽部。脑膨出较大时硬颚上可见侵蚀性改变。当缺损位于筛骨或蝶骨时,第三脑室、下丘脑、垂体、视神经和视交叉被包含在脑膨出囊内(图5-39)。放射科对这些病灶的正确定性很重要。脑膨出为软组织肿块,活检将造成很大伤害。

额部皮样囊肿和其他儿童期颅盖肿物

多种不同病灶可表现为儿童期头部肿块,临床检查则类似脑膨出。当肿块位于前额部时,最常见者为皮

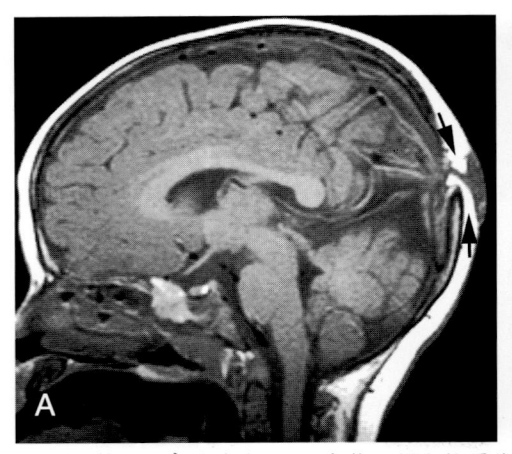

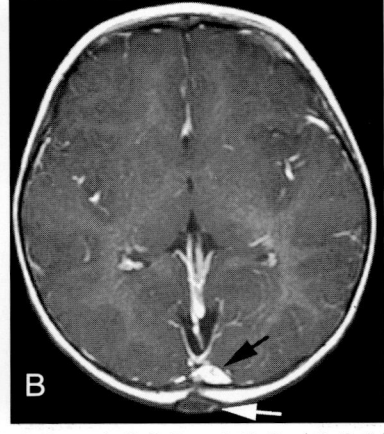

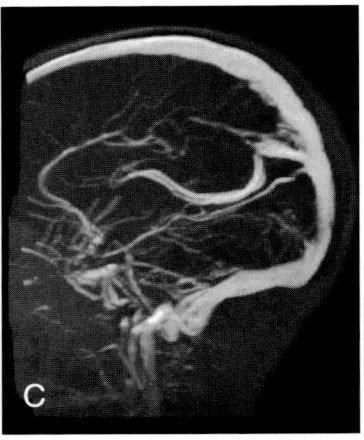

图5-38 闭锁性枕部脑膨出。A:矢状SE550/9图像显示,一个结节状、小肿物(黑箭号)位于颅骨和皮下脂肪缺损外方。B:轴位增强后SE600/6图像显示直窦(黑箭号)和膨出(白箭号)部分间关系复杂。注意,脑组织不进入膨出束。C:2D-TOFMRV显示硬膜窦异常,出现永存性镰状窦而正常直窦阙如。

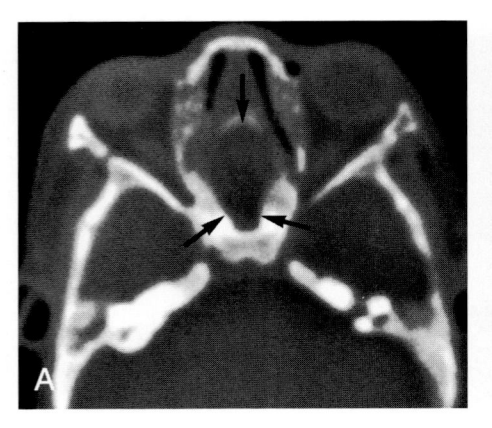

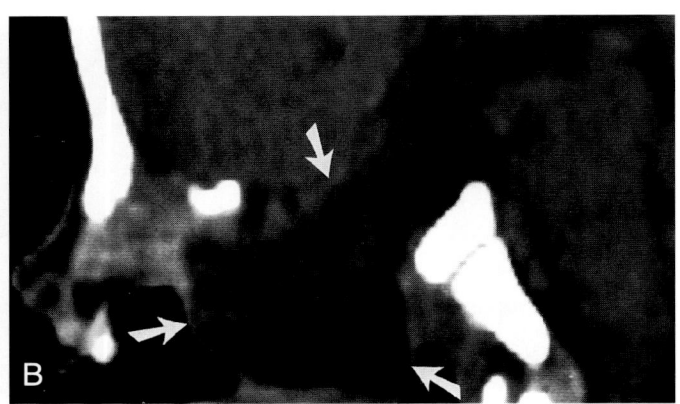

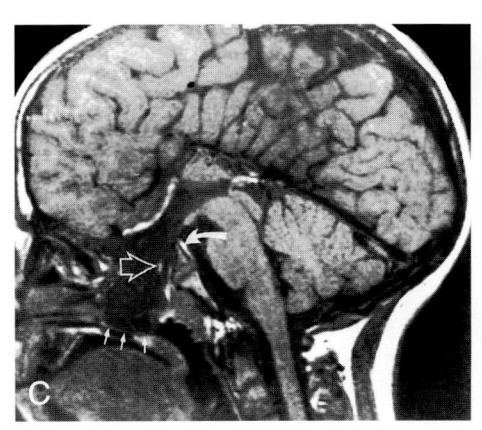

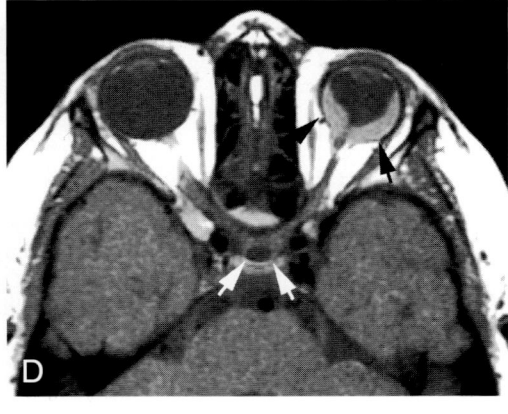

图5-39 蝶部脑膨出。A:轴位CT图像显示,蝶骨内边界清楚的大洞(箭号)。B:矢状CT重建显示,沿原大蝶骨缺损向下膨出到鼻咽部并压迫硬腭后部的束(箭号)。C:矢状位SE600/20图像显示,脑膨出经蝶骨伸向鼻咽并压迫后部硬腭(小箭号)。鞍背(弯箭号)保持完整。视交叉(空心白箭号)穿过脑膨出。胼胝体阙如。D:轴位SE600/11图像显示脑膨出的缺损(白箭号)和左眼球变小伴视网膜剥落(黑箭号)。

样囊肿。皮样囊肿类肿瘤（即使是实性，充满角蛋白的肿瘤，也常被叫做囊肿）占头皮病变的 20%。患儿在出生后几个月内出现颅盖中线附近柔软或坚硬的孤立肿块。虽然（表）皮样囊肿实际上可发生在任何部位，但最常见部位是前额部。肿物大小和影像学特征变化很大。在婴儿，冠状位 CT 显示一个边界清楚的圆形软组织肿块，对周围骨质造成轻度压迹。MR 显示为一个边界清晰的肿块，多数与未成熟脑组织等信号，但也可与脑脊液等信号（图 5-40）。冠状位和矢状位图像很容易将其与下面的颅内结构区分开来。

Martinez-Lage 等报告了儿童期和青年期头部各种瘤样病变的发生率。他们发现，发生率与患儿发病年龄有关（见表 5-3）。他们还发现，MR 是唯一的术前评价的最佳手段。这些病变中恶性肿瘤很少见，主要是平滑肌肉瘤和转移性神经母细胞瘤（见第七章）。婴儿期黑素沉着性神经上皮肿瘤也可发生于颅顶，多位于前额或其他颅缝。

颅骨孤立性婴儿型肌纤维瘤病是由具有肌纤维母细胞特征的梭型细胞组成的束状，涡轮和结节样肿块构成的良性肿瘤。在影像学上，它们表现为颅盖的孤立囊性病灶，骨扫描时摄取 ^{99m}Tc 增加。CT 上，这些肿块起源于颅盖或硬膜，表现为软组织密度，注射造影剂后显著增强。在 MRI 上，它们与灰质相比表现为长 T1/T2 信号，其他特点与 CT 一致。切除后预后良好。

颅骨膜静脉窦是扩张的颅外静脉通过颅盖静脉穿支与硬膜窦的交通。临床检查中，它们表现为头皮上小于 1.5cm 的突出的柔软肿块，多数位于额部中线附近），偶尔位于额外侧和颞部。临床上病灶柔软且随颅压下降而自发变小由此可以做出诊断。患者无须治疗。影像学检查显示一个软组织肿块，增强后，颅外板受压（图 5-41）。有时在 CT 或 MR 上可见颅盖缺损；矢状位可显示它和下方硬膜窦的关系。向病灶直接注射的动脉造影分析显示颈内和颈外动脉正常，动脉成像显示流空。病灶主要经头皮静脉引流而极少向颅内引流（图 5-41C）。

脑膨出外科修复后的影像学表现

脑膨出外科修复后，在脑深部和脑膨出腔之间存在一个 CSF 通道（图 5-42），这个通道在手术后持续存在，确定患者曾进行脑膨出修复很有帮助。另外，有

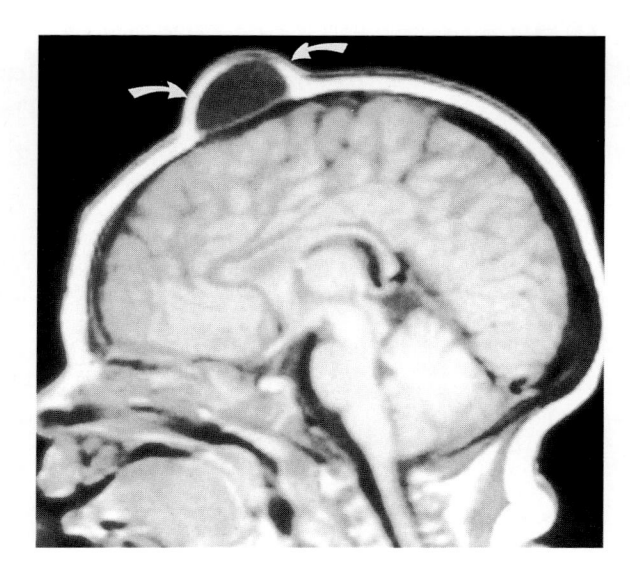

图 5-40 前囟皮样囊肿。矢状位 SE550/15 图像显示一个低信号的肿物（箭号）位于前囟之上，完整的颅盖将其与颅内组织分离。

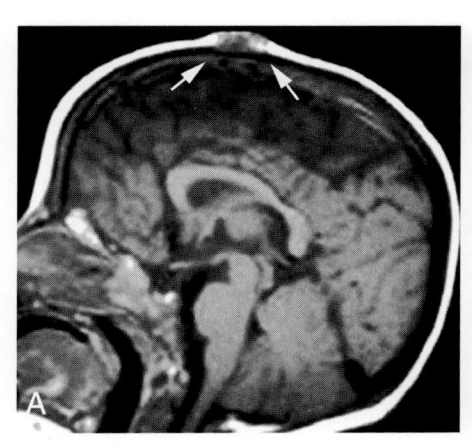

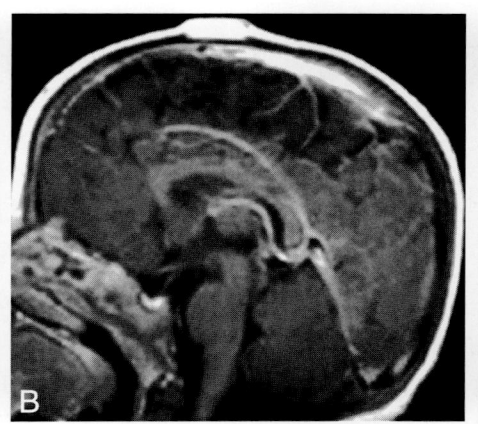

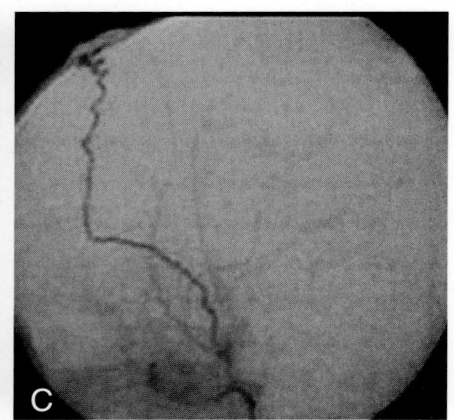

图 5-41 颅骨膜血窦。A：矢状位 SE550/15 图像显示额后部中线低信号病变。B：增强扫描病灶强化。C：病灶内注射造孔剂显示引流走头皮静脉，颈内外动脉造影正常。

表5-3
儿童期的颅盖肿块（以年龄为序）

第1年
脑血肿（见第4章）
皮样囊肿和表皮样囊肿（见第7章）
海绵状血管瘤
肿瘤（见第7章）
　　转移性神经母细胞瘤
　　尤文氏肉瘤
　　白血病肿块
　　婴儿型肌纤维瘤病
　　婴儿黑色素性神经上皮肿瘤
颅骨膜血窦
闭锁性脑膨出

1～7岁
皮样囊肿和表皮样囊肿
组织细胞增生症（见第7章）
恶性肿瘤
蛛网膜囊肿（见第4章）
血管瘤
闭锁性脑膨出
颅骨膜血窦

8～17岁
纤维性骨发育不良
皮样囊肿和表皮样囊肿
骨瘤
组织细胞增生症
颅骨膜血窦
血管瘤
丛状神经纤维瘤（见第6章）

帮助的征象还包括脑组织受脑膨出部位牵拉造成的变形。这种变形源于宫内未髓鞘化的脑组织经缺损的颅骨挤压所致。未髓鞘化的脑组织极软且易变形，而脑组织在髓鞘化后则能保持形状。因此，这种指向颅骨缺损区的组织变形将保持终身。

其他婴儿期的颅骨缺损

相对于伴有脑膨出的颅骨缺损而言，其他先天性颅骨缺损较少见。最常见者为顶孔和缺损伴有先天皮肤不发育。顶孔呈卵圆形，位于顶骨中后部中线旁，缺损通常为双侧性。一些病例为常染色体显性遗传。顶孔在婴儿早期可为单侧，但随着嵴沿矢状缝的发育，双侧顶孔形成。表面的皮肤和毛发正常，缺损区不出现正常骨生长。先天皮肤不发育被定义为，出生时局灶性或广泛性皮肤缺乏。最常见为孤立的颅骨缺损（60%～70%），但有时也可为多发病变。绝大多数颅骨病变位于凸面的外侧至中线区。大部分为特发性。有家族性病例报道，推测某些致畸因子可引起本病。本病被限定为非炎症性病变，病灶为圆形、卵圆形、线状或星芒状，病灶从0.5cm到10cm。如果它在胚胎早期形成，则在出生前闭合，仅留下发育不良的膜或羊皮纸样疤痕伴秃顶，但少数成熟的缺损有出生时表现为溃疡，偶尔累及硬膜或脑膜。20%头皮病变伴有颅骨缺损（图5-43），引起颅骨缺损的原因可能与引起皮肤病变的相同。颅骨缺损不能通过自然再生而修复。颅骨先天性孤立缺损而无脑、头皮和脑膜异常罕见。颅骨缺损常位于中线，大小从1cm到10cm不等。可能是融合不良或部分颅骨先天性骨化障碍所致。如果不进行外科修复，缺损颅骨不太可能再生。

永存性前囟

前囟闭合时间约在4～26个月，95%的儿童在19个月之前闭合。前囟闭合延迟的原因包括：颅压增高、骨骼疾病（Vit D性佝偻病，低磷酸酯酶症，成骨不全，锁骨颅骨发育不全）、内分泌疾病（甲状腺阙如性甲状腺机能减退）、染色体异常（13，18或21三联体），及接触药物或毒素（胎儿海络因综合征）。原因不明的病例少见。

大脑皮质发育畸形

影像检查技术的飞速发展提高了人们对皮质发育畸形的认识，此病在发育延迟和部分发作性癫痫患儿中的发现率日益提高。许多研究表明，23%～26%难治性小儿癫痫是由皮质发育畸形引起。即使这个统计数字偏高，但也说明发育延迟和癫痫患儿中排除皮质发育畸形是十分重要的。而且，越来越多的证据表明，许多皮质发育畸形是染色体突变造成的。因此，告知患儿父母皮质发育畸形的存在就显得非常重要。

皮质发育的胚胎学

了解脑皮质的正常发育是认识皮质发育畸形的基础。形成大脑皮层的神经元部分来源于发育中的侧脑室壁，部分则源于发育中的第三脑室壁。我们首先讨论来源于侧脑室的神经元发育。在胚胎第7周，原始神经元在侧脑室室管膜下生发层开始增殖，该区域被称为生殖基质或生殖带，是干细胞进行有丝分裂产生并形成成熟神经元和胶质的地方。分裂后，一部分新生细胞

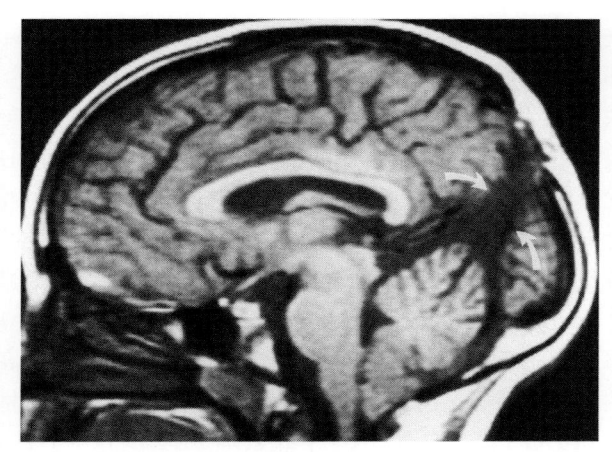

图 5 - 42 枕部脑膨出术后。矢状位 SE606/20 图像显示小脑伸向脑膨出修复位置的脑脊液通道（弯曲箭号）。

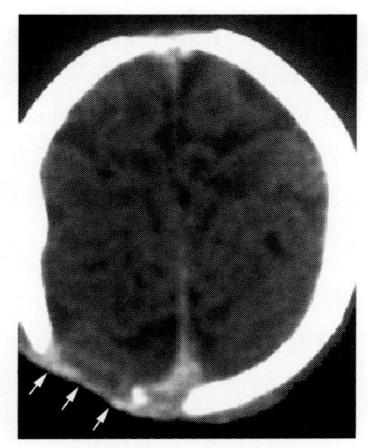

图 5 - 43 颅骨缺损伴皮肤先天发育不全。轴位增强 CT 显示，顶部颅骨缺损（箭号）伴表面皮肤异常变薄。

留在生殖带继续分裂，其余的则向着最终位置移行。在胚胎第 8 周，原始神经元从生殖基质向外放射状移行，形成大脑皮质。神经元从生殖带向最终位置的运动初期是一个简单的过程。生殖带的细胞群伸长，其核心向远离脑室面的细胞末端移动。细胞与脑室面的完全分离，细胞的剩余部分则加入已离开脑室面一定距离的胞核。当大脑半球增大，细胞移行距离增加时，移行机制就变得更复杂了。大多数形成大脑皮质的神经元可沿着特殊的放射状胶质细胞移行至目的地，这些胶质细胞呈扇形贯穿了从脑室面到皮质表面软脑膜的整个大脑层厚度（图 5 - 44）。放射状胶质细胞充当神经元移行的向导，由 4~10 个这样的细胞聚集成纤维束，来引导移行的神经元。胶质纤维束不仅为移行神经元提供必要的代谢物，还构成发育中新皮层板的垂直层。神经元沿着放射状胶质细胞移行似乎依赖于：a.神经元对胶质细胞的识别，b.神经元对胶质细胞的依附，c.钙向神经元的内流。阻断钙通道和阻断 N-甲基-D-门冬氨酸酯受体将抑制细胞移行。神经元沿着放射状胶质细胞的移行也依赖于表面的一些特殊分子配合基（神经调节因子

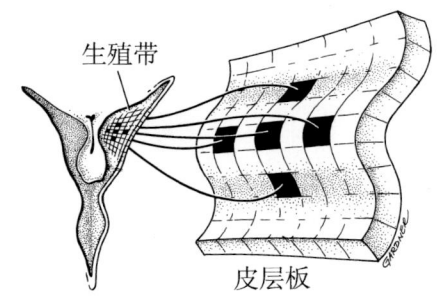

图 5 - 44 显示生殖基质和侧脑室外侧壁等皮质板发育的关系示意图。生殖带中细胞增殖的位置与其在皮质板中的最终位置呈 1:1 的对应关系。相对应的位置通过放射状胶质细胞相连，它跨越整个半球。

及其受体）。虽然大多数发育中谷氨酸能大脑皮质神经元来源于侧脑室新皮层带并沿放射状胶质细胞移行，但还有 35%以上的 GABA 能神经元来源于侧脑室纹状带（该带位于内侧和尾状神经节隆起，大部分基底节神经元在此形成）；这些神经元沿平行于皮层表面的轴突移行，与放射状胶质细胞的方向垂直。这些沿切线方向移行的细胞是 GABA 能神经元，但是，以放射状移行的谷氨酸能和 GABA 能神经元均来源于侧脑室新皮层和侧脑室下区。来源不同生殖基质区的神经元具有不同分子特性，且在调节皮层功能方面具有不同作用。沿切线移行的 GABA 能神经元与来源于侧脑室新皮层带的 GABA 能神经元存在轻微差别，但其最终功能差异尚不清楚。

一个神经元最终停留的位置可以通过其发育和移行过程来预测。从生殖带移行的神经元遵循"从里向外"原则，皮质最深处（第七层，也称为底板）的细胞最先移行，接着是第六、五、四、三层，最后为第二层。应该注意的例外是，分子层（第一层）神经元最先到达皮质。各层神经元到达皮质后，排列成不同的板层，并与局部和远处神经元建立突触联系，该过程称为皮质组织化。底板层细胞在组织化过程中发挥了重要作用。

皮质发育畸形的原因

任何抑制神经元或胶质增殖、神经元移行或随后的皮质组织化的异常均可引起皮质畸形，(a) 干扰干细胞增殖、放射状胶质纤维束发育或神经元移行和组织化能力的染色体突变；(b) 危及生发基质、放射状胶质纤维、分子层及其上方的软膜-胶质屏障的感染和缺血；或 (c) 毒素。包括来源于毒物（药物或酒精）吸收的外源性毒素和来源于代谢异常疾病（丙酮酸脱氢酶缺乏或非酮症性高血糖症）的内源性毒素。它们可干

扰皮质发育过程中的一个或多个步骤。继发于移行异常以及后期移行和组织化异常的皮质发育畸形中的神经元形态是正常的，故病变区影像信号正常，亦即其信号与正常灰质信号一致。在某些干细胞发育异常所致的畸形和多小脑回畸形中常见白质呈现异常高 T2 信号，这些表现将在相关章节中讨论。

皮质发育畸形的分类

皮质发育畸形按照皮质发育过程中受到干扰的顺序分为三类：(a) 干细胞增殖或凋亡；(b) 神经元移行；(c) 后期移行和皮层组织化（表5-4）。我将按该顺序讲述各种畸形。很多综合征中可见脑皮质发育畸形，其中一些被列入表5-5。本章将不对这些综合征进行详细描述，而将在基因病的章节中讨论。本章将仅对少数常见或特别有意思的综合征进行阐述。

皮质发育畸形的影像扫描技术

正确的影像技术和对皮质畸形的重视是发现皮质畸形的关键。MR 由于能提供较其他影像学技术更好的对比以分析大脑皮质而成为首选检查方法。CT 对此类畸形的漏诊率超过30%。我们对发育延迟和癫痫患儿的扫描序列应包括：(a) 3维傅立叶转换扰相梯度回波 T1 容积扫描，分割层厚 1.0mm 或 1.5mm，三个方向重建；(b) 3维快速自旋回波 T2 容积扫描（分割层厚 1.5mm，多平面重建）；2~3mm 层厚轴位和冠状位自旋回波（或快速自旋回波序列）。因为细微的白质异常能提供皮质发育畸形的重要线索（特别是局灶性贯穿性发育不良），所以质子加权或 FLAIR 序列也是很重要的。这些在头部正交线圈上完成的序列能满足大部分皮质发育畸形的诊断需要。假如畸形太细微，使用相共振表面线圈能获得很高的信噪比和高分辨率图像，从而大大提高 MR 的敏感性。

当患儿因颞叶外部分性癫痫，而不能分类为儿童良性癫痫时，寻找皮质发育畸形十分重要。假如MR 检查为阴性，SPECT、脑磁图（MEG）和 PET 可能对发现小的皮质畸形有帮助。MEG 的优点是不需要放射性示踪剂。细微的解剖性病变有时表现为局部电活动异常，有时可直接探测到发作期急性病。一般来说，PET 使用 ^{18}F 脱氧葡萄糖或 ^{11}C-氟马西尼，而 SPECT 使用 ^{99m}Tc-HMPAO 或 ^{123}I 安菲他明。应用或兴趣区模板定量分析，^{18}F 脱氧葡萄糖 PET 的敏感性和特异性能大幅提高（从50%到大于90%）。应用 ^{11}C-氟马西尼 PET 检查可显示 GABA/苯(并)二氮卓受体结合度改变，局部皮质发育不良患儿的 ^{11}C-氟马西尼结合度下降。72%的部分发作性癫痫患者常规 MRI 表现正常而使用上述方法则显示异常。发作期 SPECT 对颞叶外皮质发育不良病灶敏感，尤其对额叶病变更敏感。注射核素的时间对发作期 SPECT 检查至关重要，如核素未在发作期内注射入体内，则核素灌注的变化和发展形式将给定位造成极大困难。采用发作后 SPECT 检查定位颞叶外癫痫灶不可靠。另外 ^{11}C-甲硫氨酸 PET 检查在探测微小皮层发育不良也有作用，可见皮层发育不良区摄取增高。关于 ^{11}C-甲硫氨酸在发育不良区浓聚的机理尚不清楚。与 ^{18}FDG PET 相似，^{11}C-甲硫氨酸 PET 也非特异性检查，除在发育不良区浓聚外，也在肿瘤和脓肿区浓聚。

MRS 可能在癫痫灶定位中有用，虽然这项技术还在初始发展阶段。Woerman 等报道，约90%皮层发育不良患者有代谢水平异常，然而，这种异常因病人而异。Li 等发现 NAA/Cr 比值在干细胞形成异常引起的畸形中（神经元发育不良）下降，在灰质异位时（神经元成熟程度不一，不同程度的突触减少）正常或下降；在多小脑回畸形中（成熟神经元）正常，提示皮质畸形中 NAA 值较低来源于神经元发育不良或不成熟。

最后，弥散张量成像（DTI）应用于皮质发育畸形导致癫痫的患者中，显示病灶下方的白质弥散较对照组增加（ADC值增高）而各相异性下降。无论弥散或 MRS 改变均无特异性，它们在癫痫病灶的定位上与 PET 和

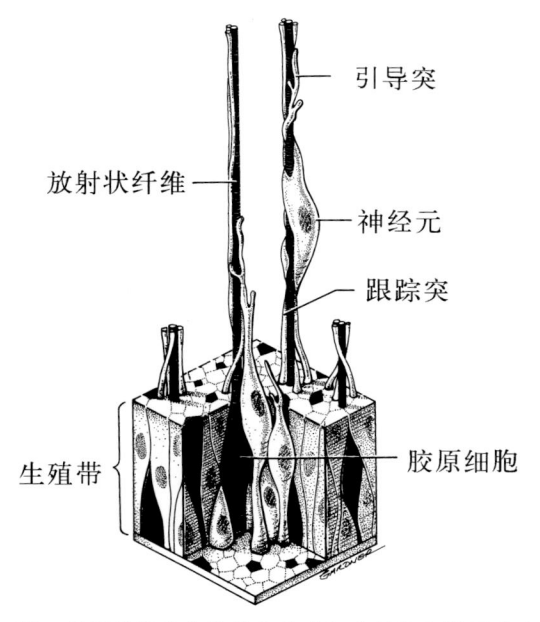

图5－45 移行神经元和放射状胶质细胞纤维之间的关系示意图。可见一个移行的神经元沿着胶质纤维上升。任何对于胶质纤维的伤害或者移行神经元和胶质细胞表面分子的改变都将引起细胞移行受阻。

表5-4
皮质发育畸形

I. 异常神经元和胶质增生或凋亡引起的畸形
  A. 增殖下降/凋亡增加—小头
    1. 小头伴皮层正常到变薄
    2. 微小无脑回（极小头伴厚皮层）
    3. 小头伴多微小脑回/皮层发育不良
  B. 增殖下降/凋亡增加（正常细胞类型）—巨脑
  C. 增殖异常
    1. 非肿瘤性
      a. 结节硬化性皮层错构瘤
      b. 伴气球细胞的皮层发育不良
      c. 半侧巨脑畸形
    2. 肿瘤性（与皮质组织化不良有关）
      a. DNET
      b. 神经节胶质瘤
      c. 神经节细胞瘤

II. 由异常神经元移行引起的畸形
  A. 无脑回/皮层下板层灰质异位
  B. 鹅卵石脑综合征
    1. 先天肌营养不良综合征
    2. 不累及肌肉的综合征

  C. 灰质异位
    1. 室管膜下
    2. 皮层下
    3. 边缘性胶质神经元灰质异位

III. 异常皮质组织化引起的畸形(包括后期神经元移行)
  A. 多微小脑回或脑裂畸形
    1. 双侧多微小脑回综合征
    2. 脑裂畸形(多微小脑回伴裂隙)
    3. 多微小脑回伴其他脑畸形或异常
    4. 多微小脑回或脑裂畸形作为多种先天畸形/精神倒退综合征的组成部分
  B. 局灶性或多灶性无气球样细胞的皮质发育不良
  C. 微小发育不良

IV. 未分类的皮质发育不良
  A. 继发先天代谢异常疾病的畸形
    1. 线粒体和丙酮酸代谢异常
    2. 过氧化酶体疾病
  B. 其他不能分类畸形
    1. 小叶发育不良
    2. 其他

表5-5
伴脑外疾病的新皮层神经元移行疾病的综合征特点

疾病	Mckusick数	皮层发育不良	其他脑畸形	脑外体征	遗传类型
染色体畸形					
2p12-q14倒位	-	巨脑回	前脑无裂畸形,小头	三角头,上睑下垂,视网膜缺损,听力丧失	Chrom
3q复制	-	多微小脑回,小头,嗅球发育不良		多毛症	Chrom
4p缺失	-	灰质异位,微小脑	小头	眉间凸出,口衰退,耳前凹,心脏缺损	Chrom
4q缺失	-	灰质异位,巨脑回	小头,侧脑室宽	Flatmalae,口唇低位,Fallot四联征	Chrom
9p三体	-	板层灰质异位	胼胝体发育不良,小脑发育不良,侧脑室宽	眼球内陷,鼻尖肥大,口唇低位,短指(趾)骨	Chrom
13三体	-	灰质异位	前脑无裂畸,小脑发育不良,小头	多指畸形,颅骨缺损,小眼畸形,唇裂/腭裂	Chrom
Miller-Dieker综合征(del 17p13.3)	247200	无脑回 I 型	胼胝体发育不良,中线钙化	短头,额头皱纹,短的朝天鼻,厚长的上唇	Chrom
17环绕	-	灰质异位	侧脑室宽,外周神经病	宽脸,下颌大,唇丰满	Chrom
18三体	-	灰质异位	胼胝体发育不良	枕部突起,小颌,指握紧,心脏缺损	Chrom

疾病	Mckusick 数	皮层发育不良	其他脑畸形	脑外体征	遗传类型
19三体	-	灰质异位	小头	生长倒退，（器官）距离过远，突出的小鼻，小嘴，肢体畸形	Chrom镶嵌
21三体	-	灰质异位	小头，老年斑	短头，矮小，心脏缺损，粗短手	Chrom
21q11缺失	-	多微小脑回	小头，小脑发育不良，囊肿	腭裂，鼻突起，耳发育不良，心脏缺损	Chrom
69，XXX	-	灰质异位	小头，侧脑室扩大，胼胝体发育不良	生长倒退，不对称，并指	Chrom
同质异形综合征					
Cornelia de Lange 综合征	-	灰质异位	小头，小脑发育不良，精神运动倒退	多毛症，连眉，人中长，上唇薄，上肢缺陷	不清楚
Sotos 综合征	117550	灰质异位	侧脑室大，三角区增大；少见：永存性中线腔，巨头，岛盖开放，胼胝体缺乏	巨头，过生长综合征	不清楚
代谢疾病					
(1) 过氧化物酶疾病					
Zellweger综合征	170955	巨脑回主要在中央运动区和枕叶；多微小脑回，主要分布在额叶和中央运动区	侧脑室大，生殖细胞囊肿，髓鞘化延迟，肌张力低，癫痫	典型面部畸形，肝脾肿大，肝功能异常，生长停止，视网膜病，感觉性耳聋，+/-白内障	AR
新生儿肾上腺脑白质营养不良	202370	多微小脑回，可能存在	进行性脑白质营养不良，肌肉张力低，癫痫	肝脾肿大，生长停止，视网膜病，感觉性耳聋，+/-白内障	AR
过氧化物酶体双相功能蛋白缺陷	261515	多微小脑回	肌肉张力低，癫痫	轻度畸形，囟门扩大	AR
(2) 线粒体疾病					
丙酮酸脱氢酶复合物（PDHC）E1a缺陷	312170	多微小脑回，室管膜下灰质异位	髓鞘化延迟，萎缩相关的皮层改变橄榄体发言不良	精神倒退，痉挛性四肢瘫	X-连锁，在男性胚胎可能致命
伴有大脑钙化和新皮层发育不良的家族性呼吸链疾病	-	多微小脑回，软膜灰质异位，聚簇灰质异位	Leigh综合征	乳酸血症	AR?
压差依赖性阴离子通道缺陷	604492	单个病例有侧裂皮层发育不良	脑积水		不清楚
戊二酸尿症2型	231680	软膜灰质异位		肾囊肿	AR
反丁烯二酸尿症	136850	多微小脑回	无遮盖的大脑侧窝，脑白质形成不良	反丁烯二酸尿，外周畸形	AR
(3) 有机酸尿症					
3-羟异戊酸血症	236795	多微小脑回	大脑钙化，小脑发育不良	外周畸形	AR
D-2-羟异戊酸尿症	-	少数病例枕部无脑回	脑回和盖部发育迟缓，室管膜下囊肿	D-2-羟异戊酸尿，脑脊液中GABA增高，心肌病	AR
(4) 胆固醇生物合成的疾病					
Smith-Lemli-Opitz综合征	268670	多微小脑回（罕见，在证实病例中还没确定）	小头，髓鞘化延迟	生长停止，腭裂，2/3并指（趾），心脏畸形，典型面部畸形，血清内7-脱氢胆固醇增高	AR

疾病	Mckusick数	皮层发育不良	其他脑畸形	脑外体征	遗传类型
\multicolumn{6}{c}{转录调节}
转录调节	Rett综合征/MECP2突变	312750	结节状灰质异位，侧裂周围皮层发育不良	伴姿势异常的新生儿脑病	XL-D
\multicolumn{6}{c}{基因性脑损坏}
假性-TORCH综合征（炎症样）	251290	多微小脑回	小头，颅内钙化，脑干小	胎龄小，角膜浑浊，小眼，血小板减少，胆道发育不良	AR
\multicolumn{6}{c}{胚胎早期脑畸形}
脑膨出	—	灰质异位			不清楚
前颅无裂畸形	236100	软膜灰质异位			可变
颅端脑发育不良	218670	多微小脑回，侧脑室旁灰质异位，局灶无脑回	嗅神经缺如，前部脑膨出，视神经发育不良，导水管硬化，额叶囊肿，透明隔缺如	三角形头，颅缝早闭，小眼畸形，小鼻，耳前凹	AR
Meckel（-Gruber）综合征	249000	微小脑回	后部脑膨出，Dandy-Walker畸形，胼胝体发育不良，前颅无裂畸形	前额倾斜，多指（趾），多囊肾，肝纤维化，唇/腭裂	AR
\multicolumn{6}{c}{多器官综合征}
\multicolumn{6}{c}{（1）神经皮肤疾病}
神经纤维瘤病Ⅰ型	162200	多微小脑回，灰质异位	肿瘤，巨头，MRI局灶长T2信号	牛奶咖啡斑，Lisch结节，神经纤维瘤	AD
线性皮脂痣，表皮痣	601359	同侧巨脑回，胶质细胞增殖	侧脑室大，脑穿通畸形，半侧巨脑，精神倒退	线状疣病，高起鱼鳞病，牛奶咖啡斑，血管瘤	AD
结节硬化	191100	灰质异位	室管膜下结节，肿瘤	脱色素斑，动脉瘤，鲨革斑，肾脏血管瘤，齿状凹	AD
Ito黑(色)素过少症	146150	多微小脑回，灰质异位	巨头	线性色素脱失，不对称，白内障	Chrom镶嵌
脑-颅-皮肤脂肪瘤病	176920	灰质异位	脑穿通畸形，巨头，侧脑室大，脑萎缩	异常色素沉着，眼球皮样囊肿，面部不对称	不清楚
眼-脑-皮肤综合征（Dellman）	—	多微小脑回，	胼胝体发育不良，Dandy-Walker畸形	眼球囊肿，小眼畸形，局部皮肤缺损	不清楚
色素失调症	308300	多微小脑回，灰质异位	小头	整体色素沉着过度，眼畸形，牙发育不全	XL-D
Sturge-Weber综合征	185300	多微小脑回伴血管损伤	软膜血管瘤病，血管周围钙化，皮层坏死	青光眼/水眼，三叉神经分布区的血管性皮肤改变	不清楚
Klippel-Trennaunay综合征	149000	半侧巨脑			不清楚
Neu-Laxove综合征	256520	多微小脑回，无脑回	小头，胼胝体发育不良，小脑发育不良	胎龄小，鱼鳞病，前垂，眼睑发育不全，短颈，关节挛缩	AR
\multicolumn{6}{c}{（2）结缔组织疾病}
Ehlers-Danlos综合征，类型不详	—	灰质异位	异常血管化作用	运动过度，肺气肿，动脉瘤，Valsalva	不清楚

疾病	Mckusick数	皮层发育不良	其他脑畸形	脑外体征	遗传类型
（3）神经肌肉疾病					
分层蛋白-阴性先天肌营养不良，Walker-Warburg综合征，Fukuyama肌营养不良，肌-眼-脑病	156225	枕叶无脑回，一个病例有软膜灰质异位	脑白质受累	肌营养不良	AD
肌强直性肌营养不良	160900	多微小脑回	巨头，进行性萎缩，外周神经病，白质病	肌强直，额秃头，性腺功能减退症，ECG异常	AD
（4）骨骼发育不良					
致死的发育不良	187600	多微小脑回	巨头，颞叶内侧发育畸形	肢端短小侏儒症，胸廓狭窄，四叶苜蓿形骨	AD
Fontaine-Farriaus颅缝早闭	—	侧脑室旁灰质异位		广泛颅缝早闭，面部畸形，短指（趾）和甲缺如	不清楚
成骨不全Ⅱ型	166210	无脑回，神经胶质增生	血管周围微小钙化，白质病	骨折，畸形	AD
（5）眼-脑综合征					
Aicardi综合征	304050	灰质异位，多微小脑回	胼胝体发育不良，神经胶质室管膜囊肿，新生儿痉挛	脉络膜视网膜病，半椎体	XL
Micro综合征	600118	多微小脑回	胼胝体发育不良（易变）	小眼畸形，白内障，视萎缩，运动神经病	AR
（6）还原缺陷					
Adams-Oliver综合征	100300	多微小脑回	侧脑室旁白质薄，斑片胶质增生	先天性颅皮肤发育不全，肢体末端缺失	AD
（7）常异殖生尿泌					
Galloway-Mowat综合征	251300	软膜灰质异位，皮层的分层不清，多微小脑回，侧脑室旁灰质异位	小头，小脑颗粒层萎缩，齿状回缺乏，髓鞘化缺乏	肾病综合征	AR
羊水过少后遗症（Porter综合征）		异常皮层分层，白质内灰质异位，脑膜和分子层神经元-胶质异位		挛缩，面部畸形，肾发育不全	可变
（8）口-面-指综合征					
口-面-指综合征	311200	多微小脑回，灰质异位	胼胝体发育不良，侧脑室大，Dandy-Walker囊肿，神经胶质室管膜囊肿	分叶状舌，多系带，并指	XL-D
（9）其他单基因疾病					
Baraitser-Winter综合征	243310	经典型无脑回	小头	三角头，上睑下垂，缺损，听力丧失，精神倒退，2p12-q14反转	AD
X-连锁脑积水	307000	多微小脑回，巨脑回	胼胝体发育不良，延髓椎体发育不良，导水管硬化	挛缩，精神倒退，痉挛状态	XL-R

注：AD：常染色体显性；AR：常染色体隐性；XL-D：X-连锁显性；XL-R：X-连锁隐性；Chrom：染色体。

SPECT 相同，在此基础上再行 MRI 可更好定位病变。

总之，MR 是评价皮质发育畸形的里程碑式的影像方法。即使应用其他技术发现了癫痫灶，在治疗之前还应付用 MR 来评价这些病灶。因此，本章将重点介绍 MR 检查。

干细胞发育和增殖异常引起的畸形

小头伴有简化脑回表现和小脑回畸形

小头伴有简化脑回型畸形（MSG）用来描述出生时头围小于三个标准差，影像学显示脑回既少又浅（脑沟小于正常深度的一半）的畸形。初级脑沟和次级脑沟已形成，但第三脑沟阙如。大脑半球白质容积减少。依据新生儿期过程和影像表现分为 6 个类型。在前一版中，所有患儿都被分类为微小脑回型，现在将这个概念包含在 5 型和 6 型中，影像表现为真正的光滑脑无脑回畸形。MSG 和微小脑回畸形的患儿不是同一组病，但由于生殖带的神经元和胶质细胞增殖减少或凋亡增加均表现为小头畸形。

1 型

1 型患儿孕期和生产史均正常，新生儿期检查也正常，仅表现出头小。新生儿期可能有喂养困难和体重增加缓慢。所有患儿在第一年内都表现出锥体束征，严重程度从较轻的强直到频发阵挛和双侧 Babinski 征阳性。此型影像学表现（图 5-46）为脑回数量少，脑沟浅（正常深度的一半）等脑回简化表现。髓鞘化正常，皮层外观正常（皮质厚度和灰白质交界表现正常）。此型患儿随着生长直到学龄期会逐渐表现出严重的发育迟缓。

MSG 1 型的病因之一为 Nijmegen 断裂综合征，是一种家族性 DNA 修复性疾病，为常染色体隐性遗传疾病，患者有免疫功能缺陷、X 线高敏性和易患癌症倾向。

2 型

此型患儿常为臀位生产，新生儿期出现异常反射和肢体强直。患儿吸吮困难、反复呕吐，因此体重增加缓慢。患儿于生后数天内即出现泛化强直发作。MR 表现（图 5-47）为脑回数量减少，脑沟浅（正常深度的三分之一或正常）等脑回简化表现。髓鞘化延迟。皮质厚度和灰白质交界正常。

3 型

3 型患儿生产史多无特殊。新生儿期异常表现为新生儿反射缺乏、强直、癫痫和喂养困难。此型患儿的脑回较 1、2 型更少，脑沟更浅，还可能有室管膜下灰质异位、蛛网膜囊肿。但髓鞘化正常（图 5-48）。皮质厚度和灰白质交界正常。

4 型

此型患儿围产期和新生儿期都存在问题，例如羊水过多、先天性关节弯曲、空肠闭锁、肌张力高、皮层拇（拇指内归内折）、视动性眼球震颤和新生儿反射异常、新生儿惊厥。MR 表现同 1 型，脑回少，脑沟浅。髓鞘化正常，皮层外观正常。

5 型

此型患儿头特别小（正常的 4~5 个标准差以下），生后即表现异常。患儿肌张力低下，新生儿反射异常。一周内出现肌阵挛性癫痫；吸吮和吞咽弱，需要胃管喂

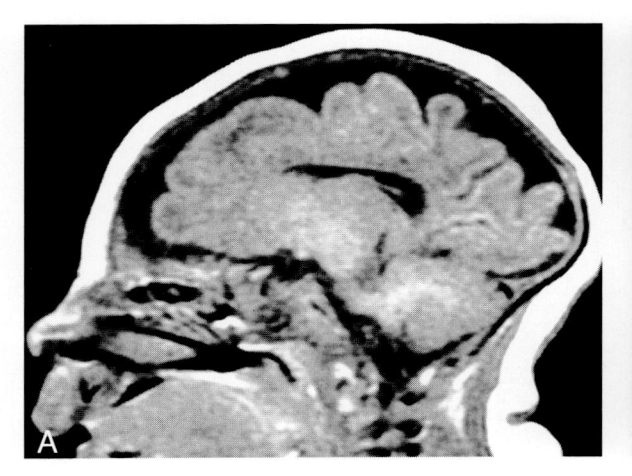

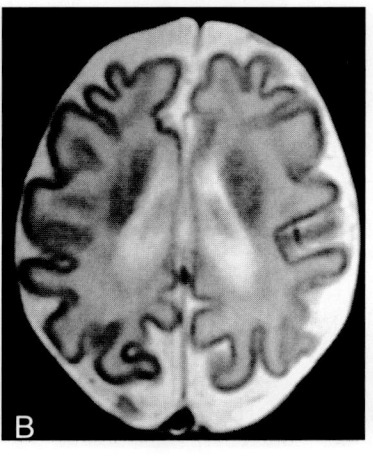

图 5-46 小头伴少脑回畸形（简化脑回）Ⅰ型。A: 矢状 T1 图像显示脑非常小，简化脑回类型。B: 轴位 T2 显示简化脑回类型，脑回少和脑沟浅。

养。患儿新生儿期发育迟滞。MR表现为巨大的蛛网膜下腔包围着很小的脑球，髓鞘化障碍，白质容积减少，脑回结构非常简化，每侧大脑半球的脑回数不超过5个，脑沟深度不超过正常的1/3（图5-49）。大脑皮层异常变薄。患儿严重衰弱，常于生后第一个月内死亡。

6型

此型表现为完全或近乎完全无脑回（图5-50）。许多病例伴有胼胝体阙如和小脑发育不良。所有患儿出生时均有张力低下、并在一周出现癫痫，发育几乎停滞。

许多小头伴简化脑回型畸形的患儿以前被归为"小头畸形"或"放射状脑小畸形"。然而，这些术语相当模糊，在不同文献中定义不同。本分类方法更好地组织了这类小头畸形，更易于理解其中的发育异常。重要的是，在把患儿归类于小头伴简化脑回型畸形之前，需要除外其他引起小头的疾病，例如围产期感染（如TORCH，参考11章）、缺血、代谢异常和围产期接触毒素或放射线。

伴有气球样细胞的局灶性皮质发育不良

局灶性贯穿性皮质发育不良

伴有气球样细胞的局灶性皮质发育不良（FCD）是

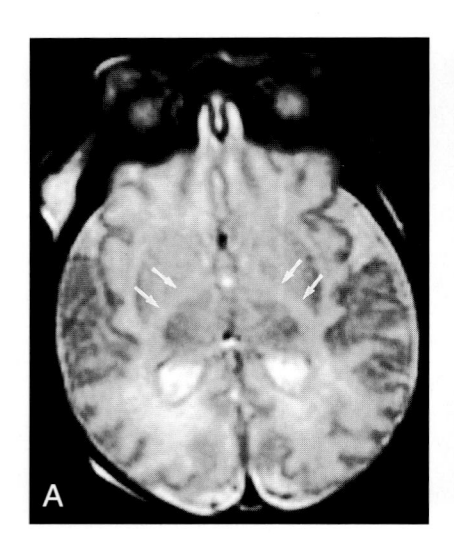

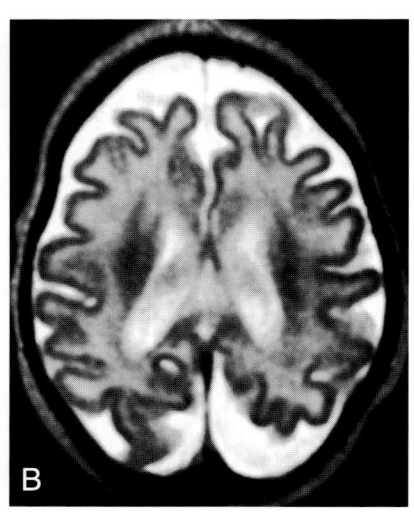

图5-47 小头伴少脑回畸形（简化脑回）Ⅱ型。A：轴位SE3000/120图像显示，正常情况下的内囊后肢低信号消失（白箭号）。B：更高的层面轴位SE3000/120图像显示，脑回数量减少，类似Ⅰ型所见（图5-42）。

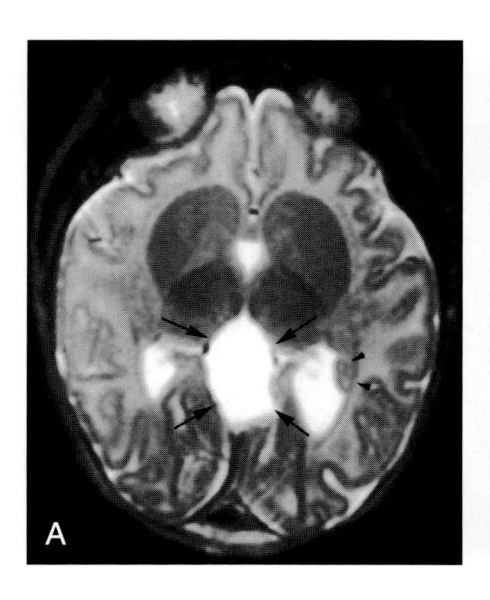

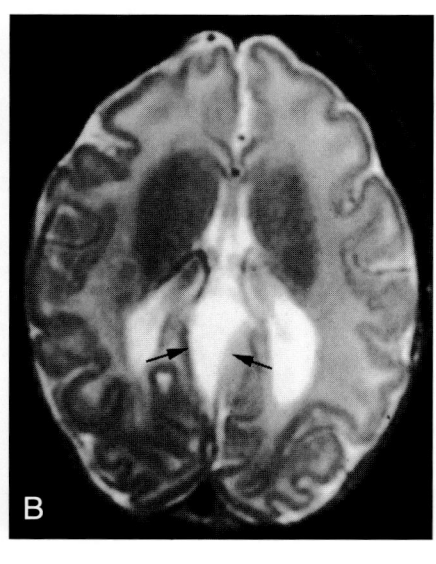

图5-48 小头伴少脑回畸形（简化脑回）Ⅲ型。轴位SE3000/120图像显示，脑回数量减少，后部有半球间囊肿（黑箭号）和室管膜下灰质位（黑箭号）。

指皮层具有异常板层和大脑皮层及其下白层内出现异常细胞（包括发育不良的神经元和气球样细胞），并从各个方向向侧脑室壁延伸。这种畸形有许多名称，最常见者为 Taylor 型局灶性皮层发育不良，因为 Taylor 首先报道了这种畸形，也称为局灶性贯穿性皮质发育不良（因为畸形跨越了整个大脑皮层），或"部分性隐匿型结节硬化"（因为可在结节硬化患者的皮质错构瘤内看见类似的组织学和放射学表现［见第6章］；由于两者有重叠，因此，所有被发现这种放射学和组织学异常表现的患儿均需基因学家或儿童神经科医师排除有无结节性硬化［皮肤、肾脏、心脏等］）。患儿表现和症状取决于畸形的大小和部位。当皮层被累范围较大时，患儿可出现运动或感觉障碍。当皮层受累范围较小时，患儿神经学检查可正常。几乎所有患儿均可见部分性癫痫，多数在十岁以前出现，有时可提早至生后数天。大多数患儿的癫痫很难通过药物治疗，因为它们来源于脑内的高度内在致癫痫区。所以，如果能发现致病灶，则应采用多种手术切除发育不良的病灶。

组织学检查可见正常皮质的六层结构混杂。此外，大脑皮质及其下面白质内可见异常细胞；这些细胞包括不典型大神经元，不典型胶质和气球样细胞，这些细胞与正常神经元混杂在一起。皮层下白质增生是引起T2W高信号的原因。脑白质髓鞘化减弱。受累皮层内兴奋性神经元的数目增加而抑制性神经元的数目减少，也许这可以解释受累皮层成为癫痫致病灶的原因。

FCD的影像学特点十分典型。当受累区域较大时，皮层脑回结构异常，脑回宽大，脑沟不规则（图5-51）。不均匀信号呈楔形从皮层伸向脑室表面。异常信号区

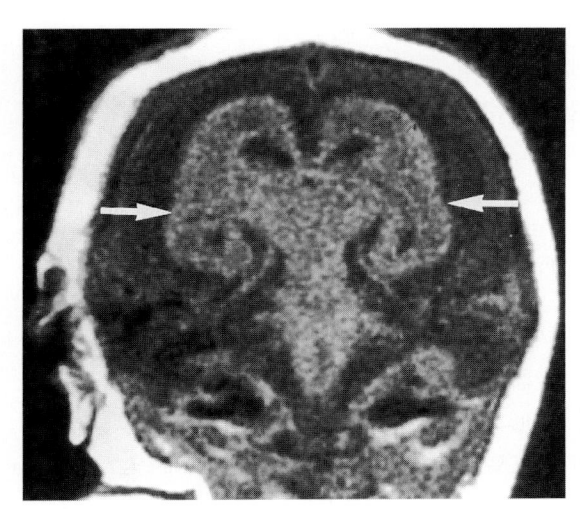

图5-49 小头少脑回畸形（小头伴少脑回畸形（简化脑回）V型）。冠状位 SE600/20 图像显示大脑半球很小，没有脑回，皮质异常变薄（箭号）。脑外积液可能位于蛛网膜下腔或硬膜下腔。

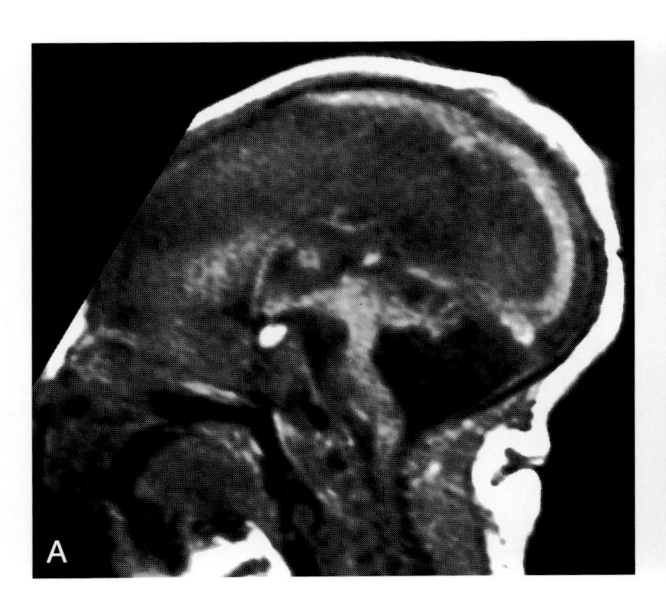

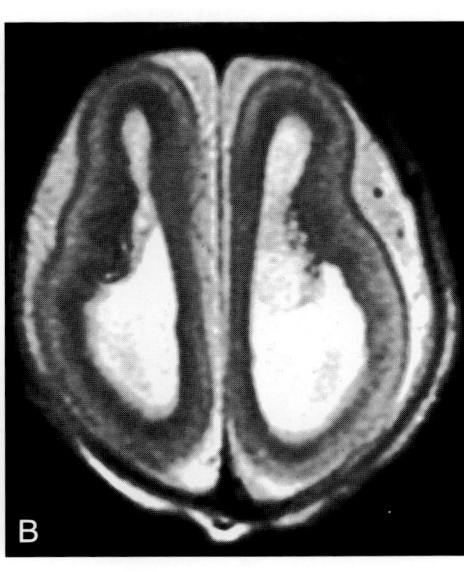

图5-50 小头少脑回畸形（简化脑回）Ⅵ型。矢状位（A）和轴位（B）图像显示，脑组织明显变小（与面部大小相比），脑表面光滑，皮层增厚。

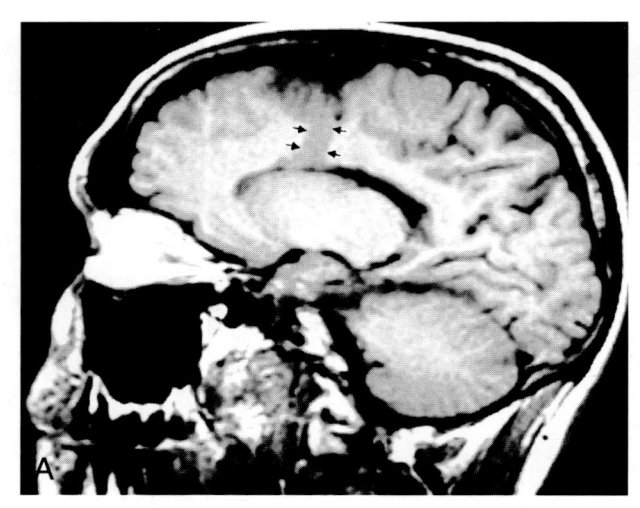

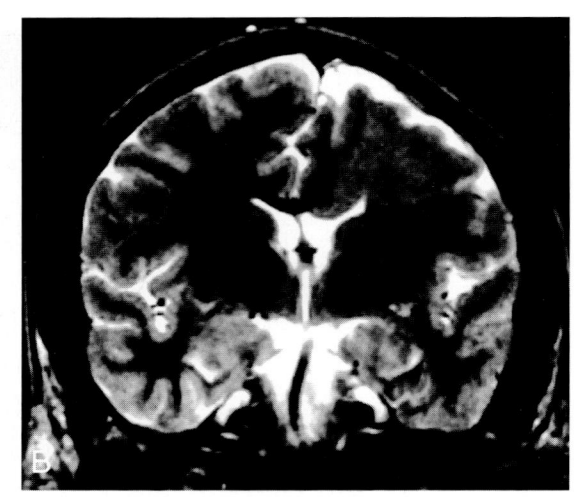

图 5-51 巨大贯穿性皮质发育不良。A：矢状位 SE600/17 图像显示，灰质信号楔形结构从侧脑室表面延伸至软脑膜。注意，皮层表面脑回异常（黑箭号）。B：冠状位 FSE3500/108 图像显示，发育不良区域内部信号不均。

包括与灰质等信号区、与白质等信号区和高于灰质和白质信号的区域（图 5-51）。灰白质交界多不清晰。当受累区域较小时，畸形就难以发现。关键是寻找局部皮质增厚、灰白质分界不清和皮层下白质明显高信号。多数病人可见异常信号呈线状或曲线状从灰白质交界处伸向脑室表面。病灶信号随年龄变化。新生儿和小婴儿病灶为 T1 高信号和 T2 低信号（图 5-52）；尚不清楚这种异常信号是已有的异常组织所引起，还是癫痫电活动刺激髓鞘化的结果。白质髓鞘化后，难在 T1 上分辨白质束，也很难在 T2 上看到高信号；但在 FLAIR 序列中能清晰观察到高信号，特别是纤维束与扫描平面平行时。虽然这种纤维束高信号与气球样细胞的部位相对应，但高信号更有可能是白质髓鞘化不良或胶质增生所致，而不是气球样细胞本身引起的。有些受累皮层也表现高信号（图 5-53），少数情况下，可见从皮层到脑室的异常信号带状区一侧或双侧 T2 高信号影可沿皮-髓质交界线延伸数毫米。在高分辨率图像（T1W 像）上，灰白质交界处模糊（图 5-53 和图 5-54）。使用相共振表面线圈对探测这种细微病灶可能有帮助（见第一章和图 5-54）。

少数文献报告，病灶部位 MRS 提示 NAA/Cr 比值较正常对照和正常区域显著降低。Cho 峰正常或轻度增高。在短回波时间 MRS（TE=20~30ms）上，肌醇峰增高。我们有限的经验显示，病灶区呈低灌注状态（血流容积下降）。

脑裂畸形

脑裂畸形，有时也称为发育不全性脑穿通畸形，用来描述灰质形成的裂隙，这裂隙从侧脑室的室管膜下一直延伸到皮层表面的软脑膜，穿过整个半球。当病人出现多种畸形时，脑裂畸形可能是由基因和获得性因素共同引起的。畸形出现在细胞增殖期，有些出现在细胞移行期，有些则出现在皮层形成期，所以脑裂畸形很难分类。在本书中，我将脑裂畸形放在"异常细胞增殖"

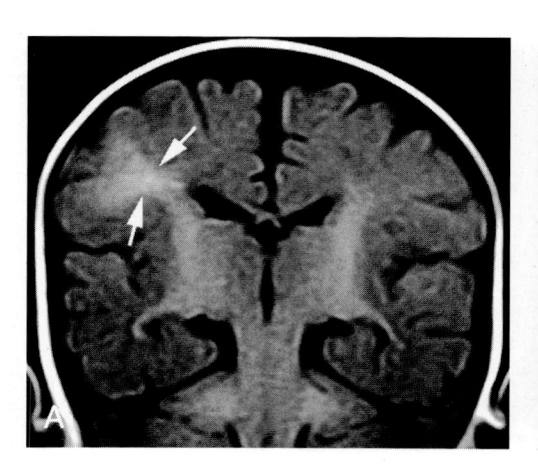

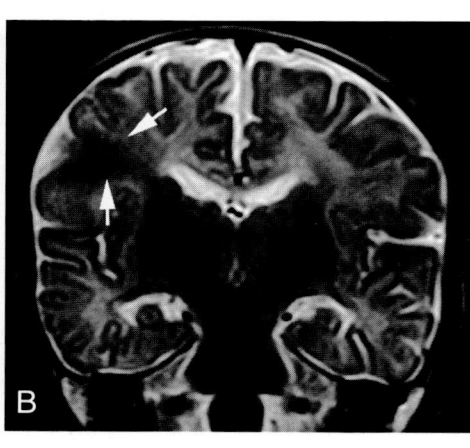

图 5-52 小婴儿局灶性皮质发育不良伴气球样细胞。冠状 T1（A）和 T2 图像（B）显示异常信号（箭号）呈放射状从受累脑沟的深面到侧脑室外上表面。注意，在未髓鞘化的脑白质内，病变呈 T1 高信号和 T2 低信号。

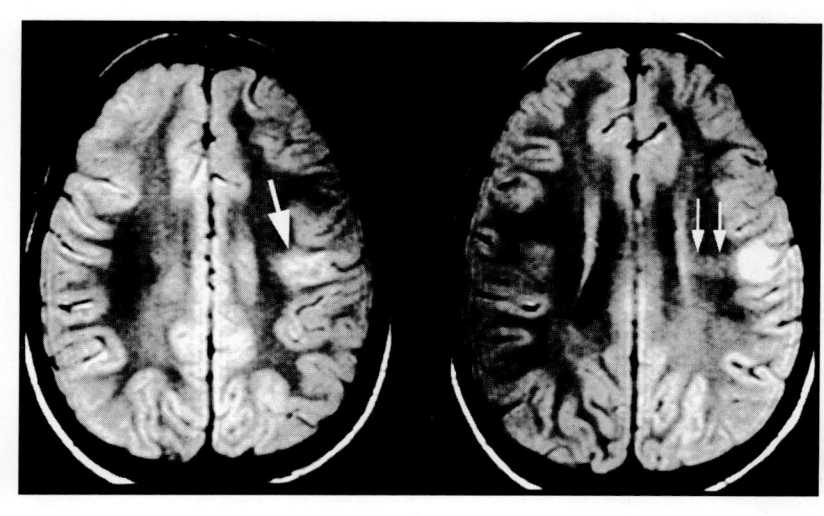

图 5-53 局灶性贯穿性发育不良。轴位2500/30图像显示，沿中央沟皮质的异常高信号（大白箭号）。灰白质交界模糊。小箭头指示线状高信号从异常皮质伸向侧脑室表面。

章节中，但是，读者应该知道，也有作者将其放在其他章节中叙述。有些病例可能是在孕期4～6个月的中期因宫内穿皮层损伤所引起。而另一些病例具有家族性，可能与EMX2同源异形基因的突变有关，该基因位于10号染色体短臂（10q26），在发育中的大脑新皮质生殖基质中表达。基于预后评估目的，脑裂畸形可分为单侧型（~60%）和双侧型（~40%）；脑裂进一步可分为闭唇型（15%～20%）和开唇型。开唇型再进一步分小裂型和大裂型；在闭唇型中，脑裂的壁相互紧贴，中间的脑脊液间隙闭塞（图5-55和图5-56）。开唇型中，从侧脑室到半球周围的蛛网膜下腔，脑裂中充满脑脊液（图5-57和图5-58）。

脑裂畸形患者典型表现为癫痫发作，轻度偏瘫和不同程度发育迟缓。症状严重程度与脑受累范围有关。单侧闭唇型患者一般表现为癫痫和可能出现轻度偏瘫，但发育一般正常。单侧开唇型患者表现为头大和轻偏瘫，最终会出现癫痫（大于80%），轻到中度发育延迟，这些症状取决于脑裂的部位。双侧脑裂患者多出现早发癫痫，发育严重迟缓，严重运动异常，且常有失明。1/3脑裂畸形患儿可见失明，可能为视神经发育不良所造成。视神经发育不良加上常见的透明隔缺失，使许多患儿被归类于视隔发育不良。有作者报道，双侧脑裂患者癫痫发生率低于单侧脑裂患者。他们推测双侧裂隙阻碍了癫痫电活动的传播。然而，多数报道认为，双侧脑裂患者癫痫发生得更早且预后更差。

病理检查显示，脑裂两侧的灰质发育不良，无正常皮质板层结构。脑裂可为单侧或双侧。最常位于中央前、后回附近；实际上，它们所在的位置与多小脑回发生的位置相近。

影像学检查显示增厚的脑裂穿过受累半球；外表面隆起的灰质和不规则的灰白质交界位于脑裂两侧（图5-59B），裂隙呈线状。闭唇型的灰质唇通过整个皮层，类似于穿过皮层的灰质异位（图5-55）；因此，穿过皮层的灰质异位可能为脑裂畸形的变异。尽管脑的任何部位均可发生脑裂畸形，但侧脑室额角和颞角前部通常不受累。当脑裂畸形为双侧时（40%～50%），80%的脑裂是对称的（图5-59和图5-60）；60%～65%位于额叶或顶叶，25%～30%位于颞叶或顶叶。双侧开唇型占60%，双侧闭唇型占20%，一侧开唇一侧闭唇占20%。单侧性脑裂畸形中（50%～60%），65%为开唇型，35%为闭唇型；80%位于额叶或顶叶，位置稍靠后，10%位于颞叶，10%位于枕叶。脑裂附近的脑回结构异常，脑沟呈楔形指向脑裂。伸入侧脑室的脑回成为室管膜下灰质异位（图5-57）。假如脑裂为闭唇型或开口很窄的开唇型，则与侧脑室连接处出现一个凹陷（图5-56）。这个凹陷在闭唇型脑裂中是一个有用的征象，

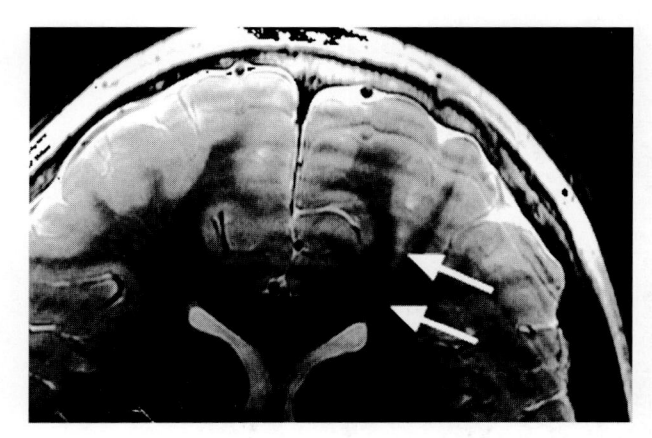

图5-54 局灶性贯穿性发育不良。表面线圈扫描的1毫米层厚冠状SE4000/100图像显示，灰白质交界模糊，异常线状高信号（箭号）从模糊的皮质伸向侧脑室上外侧面。

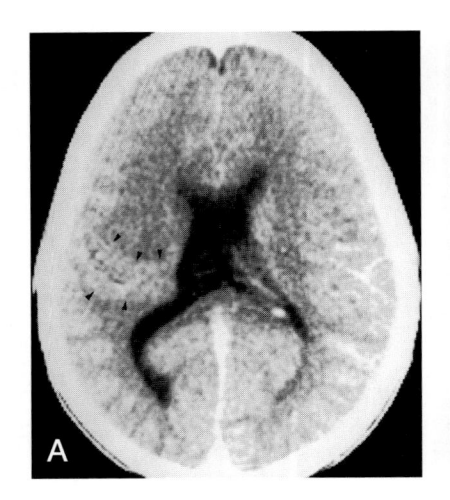

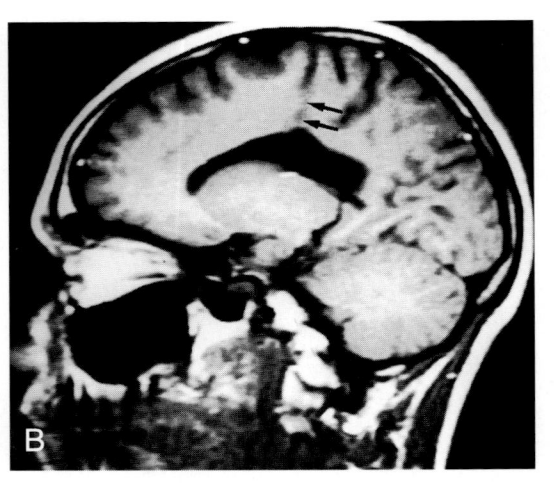

图 5－55 闭唇型脑裂畸形。A：增强 CT 显示一条灰质带（箭头）从皮层伸向侧脑室体部的外侧壁。透明隔阙如，80% 的脑裂畸形可见此异常。B：旁矢状位 SE600/20 图像显示，竖直的全半球裂（箭号）伸向侧脑室。注意在裂隙进入侧脑室处脑室壁有小凹陷，这个凹陷有助于本病等贯穿性皮质发育不良或多小脑回畸形的深度内折相区别。

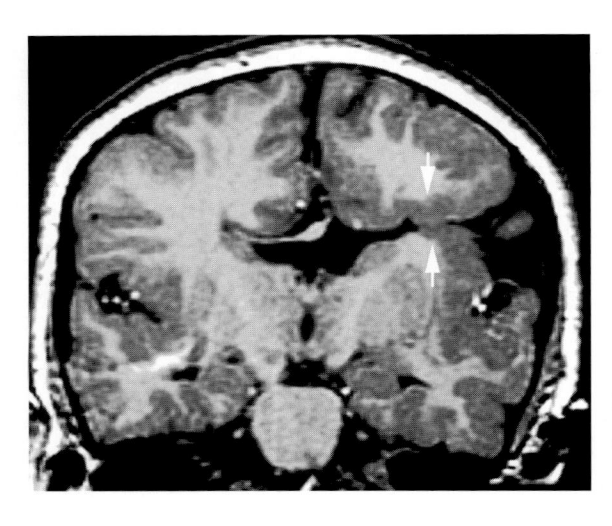

图 5－56 闭唇型脑裂畸形。冠状位 3D-GRE 图像（1 毫米薄层）显示，不规则灰质从皮质伸向侧脑室。仅部分裂隙的灰质唇相互靠近（白箭号）。

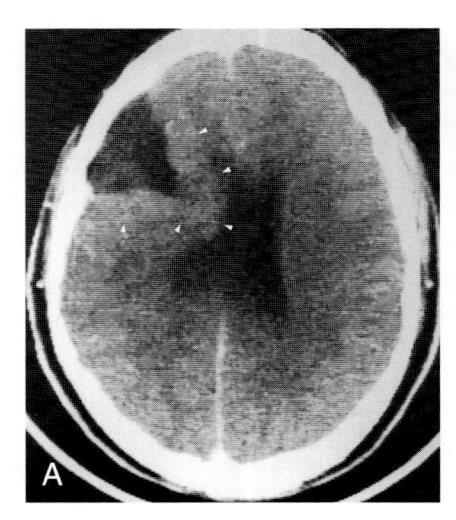

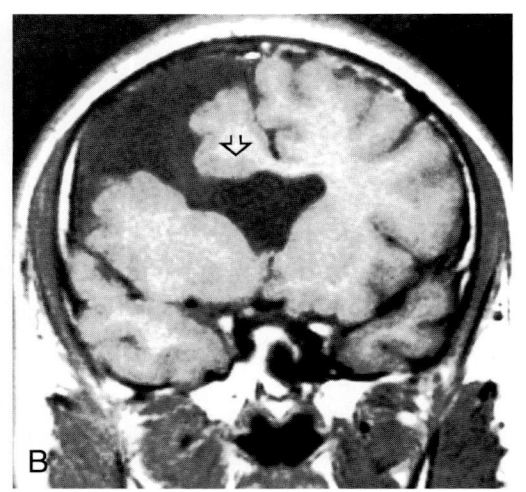

图 5－57 单侧开唇型脑裂畸形。A：轴位增强 CT 显示，位于右侧额叶皮质的深皱褶，明显压迫右侧脑室（箭头）。B：冠状 SE600/20 图像显示，此皱褶是一个与侧脑室相通的巨大脑裂。脑裂皮层的连续性可通过右侧脑室顶部出现异位皮质灶而反映出来(空心箭号)。注意，裂上方颅盖变薄且扩张。

提示脑裂与侧脑室是连续的,并为脑裂畸形与大脑贯穿性灰质异位(transmantle heterotopia)或多小脑回畸形的深部皱褶相鉴别提供了证据。读者必须注意,当扫描平面与脑裂平面平行时,闭唇型脑裂可能被漏诊。基于以上原因,癫痫或发育迟缓患者的影像学检查必须包括两个以上方向。单侧性脑裂畸形的对侧位置可能存在发育不良的皮质,尤其在脑裂畸形比较大和开唇的情况下(图5-58);这样,需要仔细检查对侧半球。70%脑裂畸形患者的透明隔阙如,双侧性则几乎达到100%;单侧性时,透明隔阙如在开唇型中比在闭唇型中更常见。

颅盖在开唇型脑裂畸形裂唇开口的部位常扩张(图5-57和图5-58)。扩张可能是侧脑室和脑裂中脑脊液长期搏动的结果。有时,在脑表面裂隙内有一层薄膜(室顶膜,roofing membrane)将脑室与蛛网膜下腔分开。当斜头畸形严重时,可以进行脑室腹膜分流减轻搏动,部分缓解颅骨的不对称。

半侧巨脑畸形

半侧巨脑畸形最早在1835年被描述,形容大脑半球全部或部分错构瘤样过度增生,缺乏神经元增殖,移行和组织化。半侧巨脑畸形的影像学和病理学特点的多样性暗示它可能是多源性疾病,在这个名字下包括了几种不同的畸形。脑可以单独受累但更多合并有皮肤异常,或同侧半身部分或全部生长过度。罕见伴有同侧小脑和脑干增大和发育不良时,也称为完全性半侧巨脑。尽管临床缺乏颅压增高的征象;患儿出生时和婴幼儿阶段多表现头大,是早期进行影像学检查的主要原因,患儿很早(一周岁以前)难治性的癫痫、半身偏瘫和严重的发育迟缓。皮肤神经综合征患者中,半侧巨脑畸形的发生率很高(见第6章)。其他相关疾病包括Proteus综合征(有时被认为是神经皮肤综合征的一种)、单侧伊藤色素减低症、神经纤维瘤病Ⅰ型、Klippel-Trenaunay-Weber综合征和结节性硬化。

病理上,半侧巨脑畸形是一种神经元增殖,移行和分化异常的畸形;这种畸形似乎来源于干细胞增殖异常。受累半球的畸形包括了巨脑回、多小脑回和灰质异

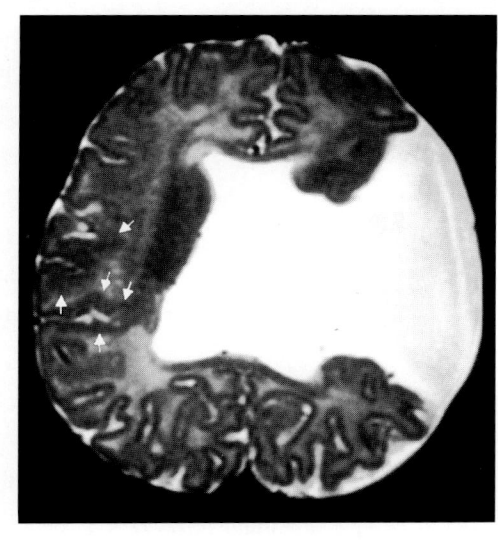

图5-58 单侧开唇型脑裂畸形伴对侧多小脑回畸形。轴位SE3000/120图像显示一个巨大开唇型脑裂畸形。对侧半球可见数个增厚的皮层和其下不规则的灰白质交界(箭号)。

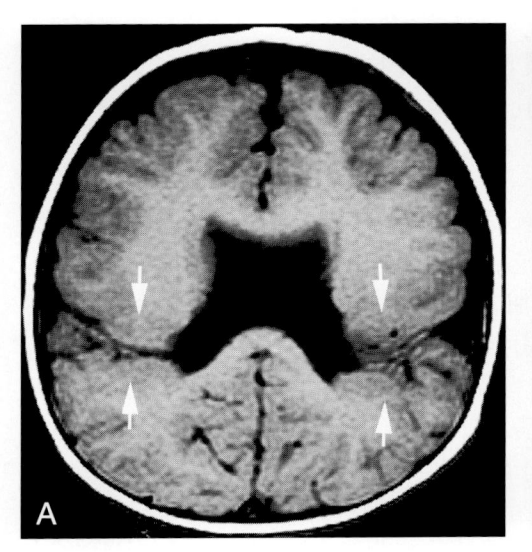

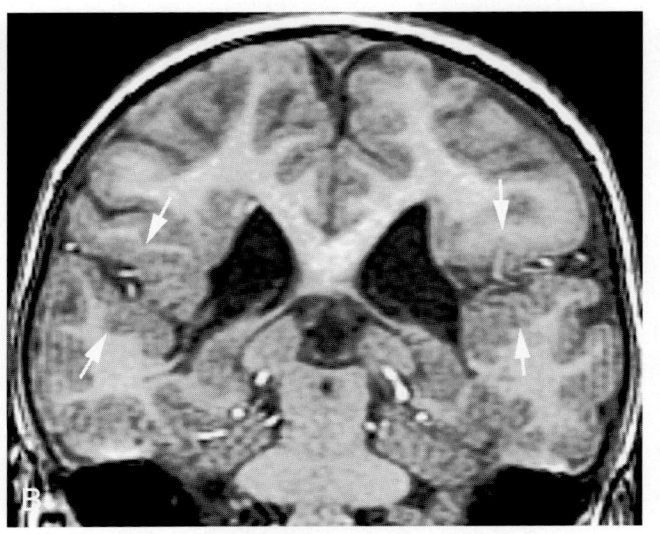

图5-59 双侧小的开唇型脑裂畸形。轴位SE550/15图像(A)和冠状位3D-GRE35/7图像(B)显示双侧小的开唇裂隙(白箭号),表面有线状不规则灰质,并与蛛网膜下腔和侧脑室相通。透明隔阙如,该畸形在双侧脑裂畸形和额叶脑裂畸形中常见。

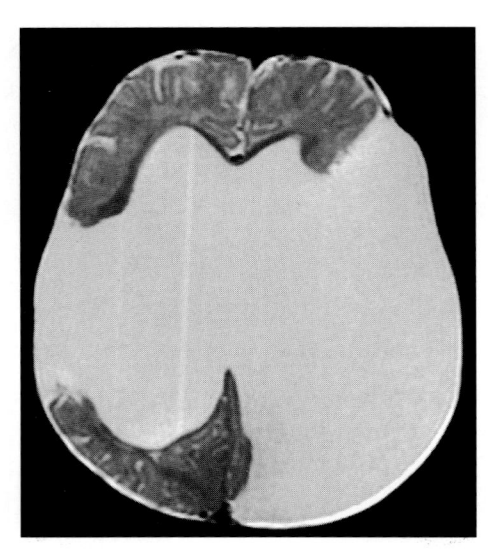

图 5-60 双侧巨大开唇型脑裂畸形。轴位 SE3000/120 图像显示巨大双侧灰质覆盖的裂隙（左侧大于右侧）。透明隔阙如。

位，同时也有分层异常、神经元增大、气球样细胞和半球白质的星形胶质细胞增生。有趣的是，与健侧相比，患侧的神经元数目下降，而胶质细胞数目上升；目前还不清楚这种胶质细胞增加是发育性的，还是反应性的。

CT 和 MR 可见半球部分或全部受累，受累侧大脑半球中到重度增大。最典型表现为皮质发育不良、脑回宽大、脑沟浅、皮层增厚和灰白质分界不清（图 5-61）。然而，脑回结构可大体正常或呈无脑回（图 5-62）。在许多病例中，CT 上白质呈低密度，MR 上信号不均匀，代表了灰质异位和发育不良的神经元和胶质（图 5-61，图 5-63 和图 5-64）。患侧的侧脑室形状颇具特点：它按患侧半球增大的比例增大，额角伸直，指向前上方（图 5-61 和图 5-63）。在少数病例中，同侧脑室变小。偶尔，受累脑组织表现为错构瘤样形态（图 5-65），在这种情况下，患侧脑和侧脑室特征性增大。少数病例的同侧脑干和小脑半球也增大。

应认识到，脑的放射学表现会随着时间推移发生改变。Wolpert 等报告了患侧半球在一岁时萎缩，较正常半球小的病例。同样的改变也可在 SPECT 上观察到，患侧半球摄取同位素的能力随时间减弱。我们曾见过数次癫痫发作后患侧半球体积减小的病例。

半侧巨脑畸形的 MRS 显示患侧白质内 NAA，Glu 峰下降。据报道，在结节性硬化的皮层结节（见第六章）和伴有气球样细胞的皮层发育不良的皮层内 NAA 也下降，可能是神经元不成熟所致。

患侧半球很少具有功能，仅是癫痫的发源地，

^{18}FDG PET 显示局部葡萄糖的摄取下降。如果癫痫难以控制，而对侧半球正常，建议进行解剖性半球切除、功能性半球切除或半侧去皮质手术。然而，假如对侧半球有皮质畸形，就不应进行半球切除术。因此，仔细评估对侧半球对这类患者十分重要。最近报道了一种新颖的血管内半球切除术，通过栓塞患侧半球的主要供血动脉达到去皮质的目的，但此技术的前景还需要长期随访来确定。

继发于神经元移行异常的畸形

脑沟太少或太浅的脑畸形

由于分类系统的改进，在本书的第二版中进行了重新分类，光滑脑畸包括三个类型的畸形。那些被称为脑小和放射状小头畸形的疾病现在被归为小头伴简化脑回畸形（见继发于干细胞增殖异常的畸形），而弥漫性的多小脑回则作为单独一节在多小脑回畸形中讨论（见继发于晚期皮质移行和组织化异常的畸形）。虽然它们现在分类不同，但在影像上仍然表现为皮质表面光滑；需要记住的是，很多原因可以造成大脑光滑，包括先天性感染（特别是巨细胞病毒，见第十一章），干细胞形成异常（小头伴简化脑回畸形，见第四章）和神经元移行异常。需要仔细分析许多因素，例如脑的大小（出生时小于正常脑 3 个标准差提示小头少脑回畸形），皮层厚度（神经元数目减少提示宫内感染，宫内干细胞增殖的其他损伤），灰白质交界的光滑程度（交界处不规则提示多小脑回和宫内感染或中毒）以便正确分类。

鹅卵石样光滑脑（Walker-Warburg 综合征，Fukuyama 型先天性肌营养不良，肌-眼-脑病和相关综合征）

背景：先天性肌营养不良中的中枢神经系统发育畸形

先天性肌营养不良（CMD）是一大类多源性的肌肉疾病，以出生时肌张力低下、广泛肌肉无力和不同程度关节挛缩为特征；许多患者还有中枢神经系统和眼球异常。血清学分析显示肌酐激酶中度升高；确诊最终依靠肌肉活检，能发现显著的营养不良改变。许多综合征具有肌营养不良合并精神发育落后、高热或无热惊厥和中枢神经系统的结构改变。最早描述的 CMD 综合征是 Fukuyama 型肌营养不良，一种多见于日本的常染色体隐性遗传病。其余合并脑和眼畸形的肌营养不

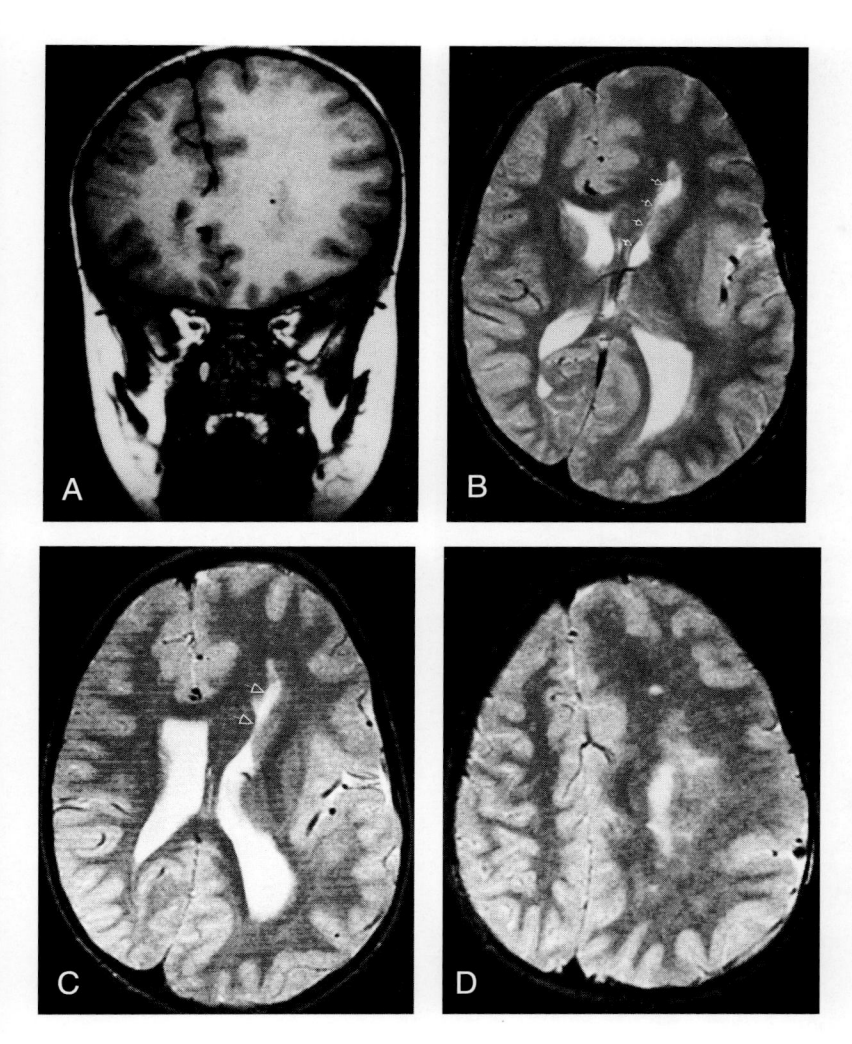

第五章 脑和脊柱的先天畸形　253

图 5-61　半侧巨脑畸形。A：冠状位 SE600/20 图像显示左侧大脑半球与右侧比较显著增大，左侧额叶皮层呈巨脑回形态。B～D：轴位 SE2800/70 图像显示，左侧额角变直（空心白箭号），扩大的侧脑室周边白质内信号不均匀。注意，左侧顶叶灰白质交界不清，左侧额叶和顶叶皮层脑回形态异常。

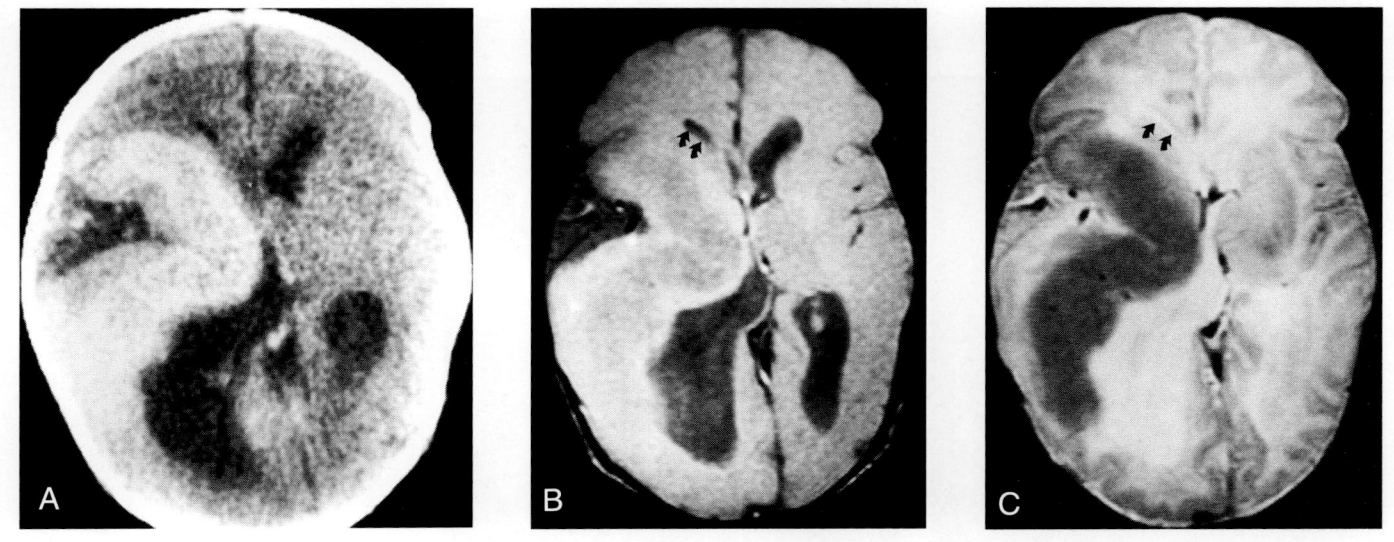

图 5-62　半侧巨脑畸形。A：CT 显示此婴儿左侧半球相对正常。右侧半球增大，额极皮层外观正常。然而额叶后部和半球的其余部分呈现原始的光滑脑形态，岛叶脑沟浅而直，皮层光滑，皮层内有钙化，同侧侧脑室扩大。轴位 SE2800/30 图像（B）和 2800/90 图像（C）同样显示同侧侧脑室扩张、钙化、增厚、光滑的皮层以及受累侧额角拉直（箭号）。

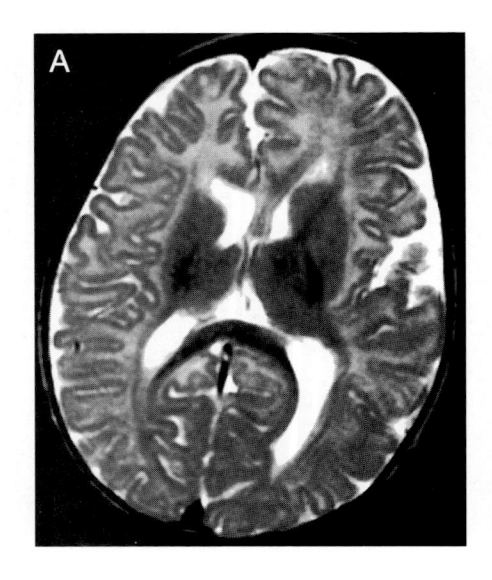

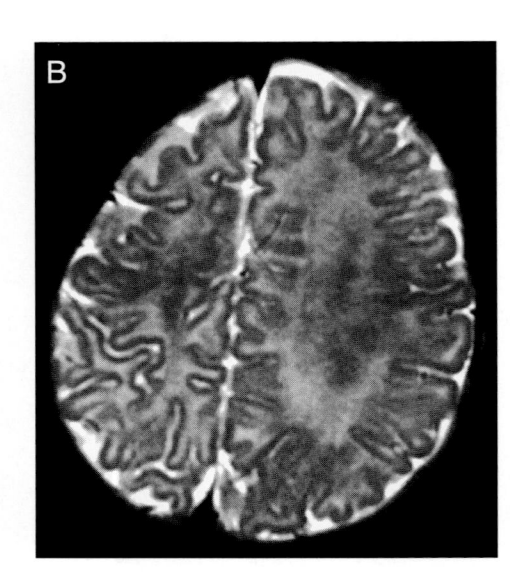

图5-63 5个月大婴儿的半侧巨脑畸形。轴位SE3000/12图像显示，左侧半球增大，左侧额角拉直，以及左侧半球白质不均匀。注意，虽然未见到多小脑回或少脑回，左侧半球脑回形态异常。

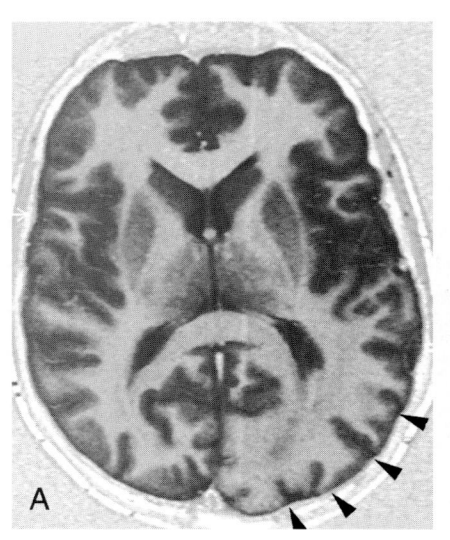

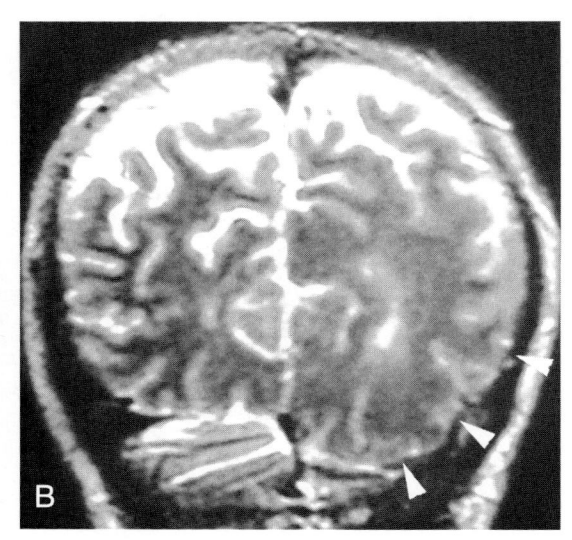

图5-64 局灶性巨脑畸形。A：轴位CT图像显示右侧顶叶和枕叶区域局部增大（黑箭头），脑回变浅，灰白质分界不清。B：冠状T2图像显示巨脑畸形区域白质信号异常和灰白质分界不清（箭头）。

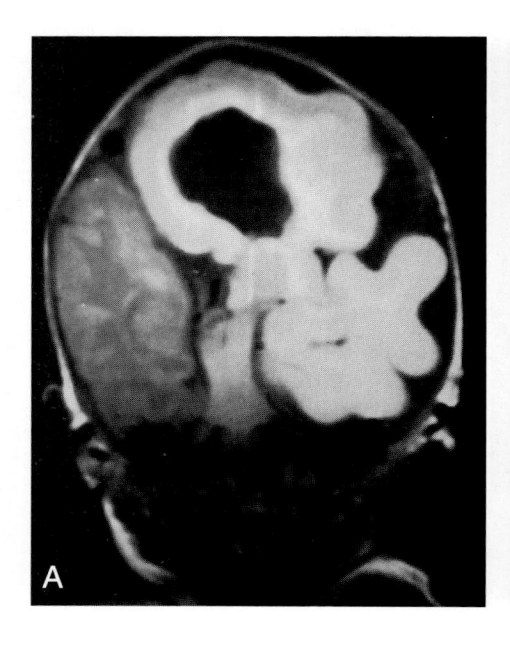

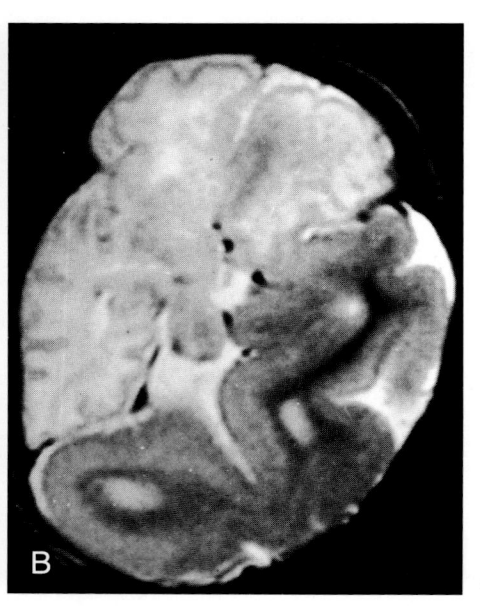

图5-65 左侧半球错构瘤样半侧巨脑畸形。皮层增厚卷曲，髓鞘化异常。

良疾病有Walker–Warburg综合征和肌-眼-脑病（MEB）。尽管这三种疾病的病因已被确定（FCMD、MEB和部分WWS的基因类型已确定），但三者在病理和影像表现上有重叠。此外，一些CMD病例的脑内畸形类似或几乎与这三种基因确定的疾病相同，但其基因突变尚未确定。其他的变异型包括CMD伴枕叶无脑回、CMD伴精神倒退和孤立小脑囊肿、CMD伴严重精神倒退、小头畸形、白质异常、部分分层蛋白缺陷和小脑发育不良以及CMD伴部分分层蛋白缺陷，精神倒退，髓鞘化不良和小脑囊肿。关于这些CMD综合征之间的准确关系和鉴别尚不清楚。这些疾病可能为生殖基质神经元的过度移行所致。因为基底膜蛋白的糖基化中断（如α-右旋聚糖）可导致这些神经元经神经胶质限制膜从生殖基质移行到蛛网膜下腔。例如，除了在神经胶质限制膜形成的重要作用外，蛋白质O-甘露糖结合的糖基化在眼、外周神经、骨骼肌、心肌及其他CMD受累的器官的形成上也有重要作用。

除伴有脑结构异常的CMD外，也有人报道了智力正常或异常合并影像学可见髓鞘化不良的肌营养不良。这种疾病被称为偶发型大脑-肌肉营养不良和分层蛋白缺陷的先天性肌营养不良。分层蛋白（α-2层粘连蛋白）是染色体6q22-23编码的细胞外基质蛋白，这种蛋白在半数经典型CMD中表现缺乏，而在FCMD和MEB中显示下降。层粘连蛋白中的一个类型是少支胶质细胞前体移行的酶作用物，这种物质的缺乏可解释患者髓鞘化低下。许多作者报道，分层蛋白缺乏的程度与CMD病人髓鞘化低下程度一致。由于分层蛋白缺乏型肌营养不良的影像异常局限于白质，关于它的影像表现将在第三章中表述。

Walker–Warburg综合证

它指患者有鹅卵石样光滑脑、先天性脑积水、严重的先天性肌张力低下和严重的先天性眼畸形（持续性玻璃体发育不良，先天性青光眼或小眼，视神经发育不良的一种疾病）；也可能有后部脑膨出和睾丸阙如。一些病例存在POMT1基因突变，该基因位于9号染色体的短臂上（9q34）；仅20%病例为该基因突变所致，提示本病为多致病因素导致的畸形（主要为基因性）。患儿在出生时就显示明显异常，表现出明显的持续性肌张力低下，眼部异常和进行性头颅增大。大多数患儿精神运动构成发育几乎停滞，一年内死于反复发作的吸入性肺炎和呼吸疾病。

影像学上，Walker–Warburg综合征患儿皮层增厚，只有几个浅短的脑沟、小眼（单侧或双侧）、脑积水、胼胝体发育不良和重度的髓鞘化延迟（图5–60）。皮质表现十分典型，灰白质交界不规则，反映了组织不良的皮质神经元丛伸入到下面的白质，此为鹅卵石样光滑脑特征性表现。这些神经元束被从白质经皮层进入蛛网膜下腔的纤维胶质血管组织所分隔。脑积水新生儿中，扩大的侧脑室系统挤压皮层，使其这种典型的皮层表现很难被辨认（图5-67）；因此，在进行侧脑室减压

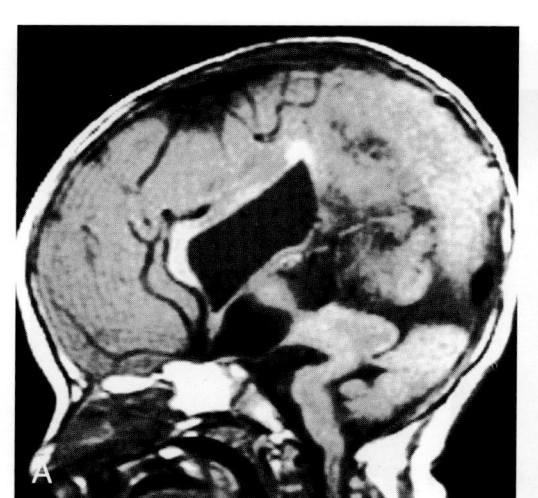

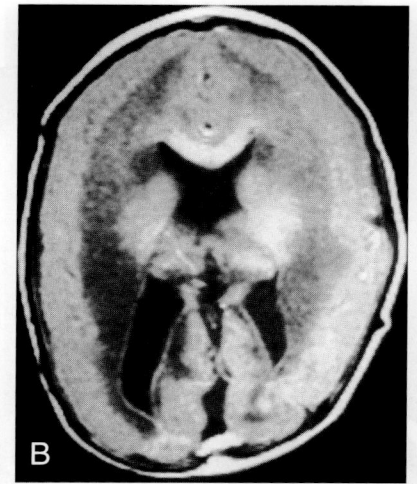

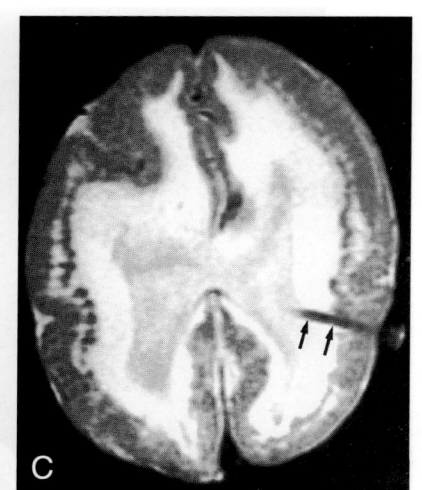

图5–66 Walker–Warburg综合征。A：矢状位SE550/15图像显示无脑回，胼胝体发育不良和上下丘融合。脑干背侧屈曲可能是原来的枕部脑膨出。B：轴位SE600/15图像显示，几乎完全无脑回和明显的髓鞘化不良。C：轴位SE3000/120图像显示左侧脑室引流管（箭号），显著的髓鞘化不良和皮层不规则突入下面的白质，形成鹅卵石样光滑脑的典型表现。

发穿过皮层，胶质血管束从软脑膜出发穿过皮层，将皮层分割成不规则丛状结构。不能分辨神经元水平板层结构或垂直柱状结构。类似的胶质血管束也穿越小脑皮质，小脑皮质发育不良且出现与Fukuyama型先天肌营养不良表现相同的囊肿。

肌-眼-脑病的影像学表现反映了弥漫性大脑皮质异常，包括皮层增厚，脑沟减少和变浅，额叶最显著（图5-69）；灰白质交界不规则，髓鞘化延迟（图5-69B，C），白质的髓鞘化从皮层下开始，而不是从中央白质开始；即使髓鞘化完成后也可见大脑半球内局灶性T2高信号（图5-69C）。此外，还可见侧脑室扩大、侧裂增宽、桥脑和小脑发育不全，小脑皮质囊肿与FCMD相似（图5-69C）。部分患儿可因脑积水而需要分流，可有透明隔缺损、胼胝体发育不良或不发育；目前尚不清楚胼胝体畸形是发育性的还是脑积水引起的。这样，它的影像学表现也介于Fukuyama型先天肌营养不良和Walker-Warburg综合征之间。

其他先天性肌营养不良综合证

其他先天性肌营养不良综合征是指那些不能归入WWS、FCMD或MEB的先天肌营养不良综合征。这些综合征包括伴有枕叶无脑回的CMD及伴小脑囊肿和脑白质营养不良而没有皮层畸形或脑积水的CMD（图5-70）。从神经影像的角度看，要记住，当影像上出现脑白质营养不良、鹅卵石样皮层、小脑皮层下囊肿和细小桥脑伴丘脑融合时，提示CMD的诊断。其他特点、临床、基因学和影像学均可为CMD的诊断提供帮助。

经典光滑脑畸形（无脑回-巨脑回复合型）

无脑回畸形的意思为"光滑脑"，即脑表面的脑沟和脑回缺乏。无脑回畸形定义为脑表面脑回缺乏伴皮层增厚，也称为"完全性无脑回畸形"；而巨脑回定义为增厚的皮层表面有少许宽大和扁平的脑回，又称为"不完全性无脑回畸形"。这些概念引自Hennekam和Barth的定义：即"无脑回"和"巨脑回"要求有皮层增厚，这些畸形来源于神经元移行异常。发现有宽大脑回和浅脑沟但没有皮层增厚的病例应归为简化脑回型，可能为脑发育阶段神经元增殖不良或破坏所致。巨脑回畸形和多小脑回畸形的鉴别很重要，在巨脑回畸形和简化脑回型可观察到正常脑沟，而多小脑回畸形的脑沟表现异常，且与神经解剖学教科书所述不一致。

无脑回和巨脑回畸形均因正常神经元移行中断所致。它们须与简化脑回型小脑畸形鉴别，后者表现为神经元产生过少或凋亡过多（进行性细胞死亡），还须与鹅卵石样光滑脑鉴别，后者源于神经元过度移行（见前面）。

光滑脑畸形患儿几乎都有发育迟缓和癫痫，但发生年龄和临床严重程度因皮质发育畸形的严重程度和基因因素而异。部分经典光滑脑患者存在染色体17p13.3位点的缺失（即LIS1基因，也称PAFAH1）。染色体17的突变的一部分患儿因有特征性的面容，被划入Miller-Dieker综合征。其他光滑脑畸形患儿（现在估计有20%）有DCX基因突变（也称XLIS），位于X染色体短臂上（Xq22.3-q23，X连锁光滑脑）。这些患儿都是男孩，母亲都有带状灰质异位。患儿母亲及患儿具有相同的X染色体突变。这些基因编码的蛋白质对移行中神经元的微管形成有重要作用，推测LIS1蛋白在细胞核的移行中起重要作用，LIS1蛋白还与神经母的细胞产生和存活有关，这提示光滑脑畸形不仅是神经元移行中断。75%的病例为17p13.3 或Xq22.3-q23突变，这就意味还有1/4病例为其他基因突变；在正常神经元的移行过程中有多种基因参与。编码reelin的基因突变的百分比尚不清楚，Reelin为一种细胞外基质蛋白，该蛋白在神经元移行到皮层后脱离放射状胶质细胞中有重要作用。仍有一些患儿患有X-连锁光滑脑畸形伴有胼胝体阙如和两性生殖器（XLAG），因ARX基因的Xp22.13位点突变的所引起。在实践中还能发现其他类型的光滑脑。随时间推移我们将发现，参与神经元移行的基因的其他位点突变，这些突变引起了其他类型光滑脑的发生。现在，我们仅讨论有特定基因突变或影像类型的光滑脑。

继发于LIS1和DCX基因突变的光滑脑畸形

继发于LIS1和DCX基因突变的光滑脑畸形患儿有相似的神经综合征。这些完全性的经典光滑脑患儿出生时即出现肌张力低下，当神经系统成熟时逐渐发展成四肢强直或口咽痉挛。不完全性光滑脑患儿运动异常和肌张力低下的严重程度稍轻。严重患儿常见婴儿痉挛症，其特征表现为很早就出现难治性癫痫，并随着时间发展，变成更加复杂的癫痫发作。全身畸形，尤其眼，耳，心脏和肾畸形，可见于更严重的患儿。

这些患儿的母亲有相同的基因突变，但仅有板层灰质异位而不出现巨脑回，或MR表现完全正常。许多板层灰质异位患者有明显脑回和脑沟数量减少，而

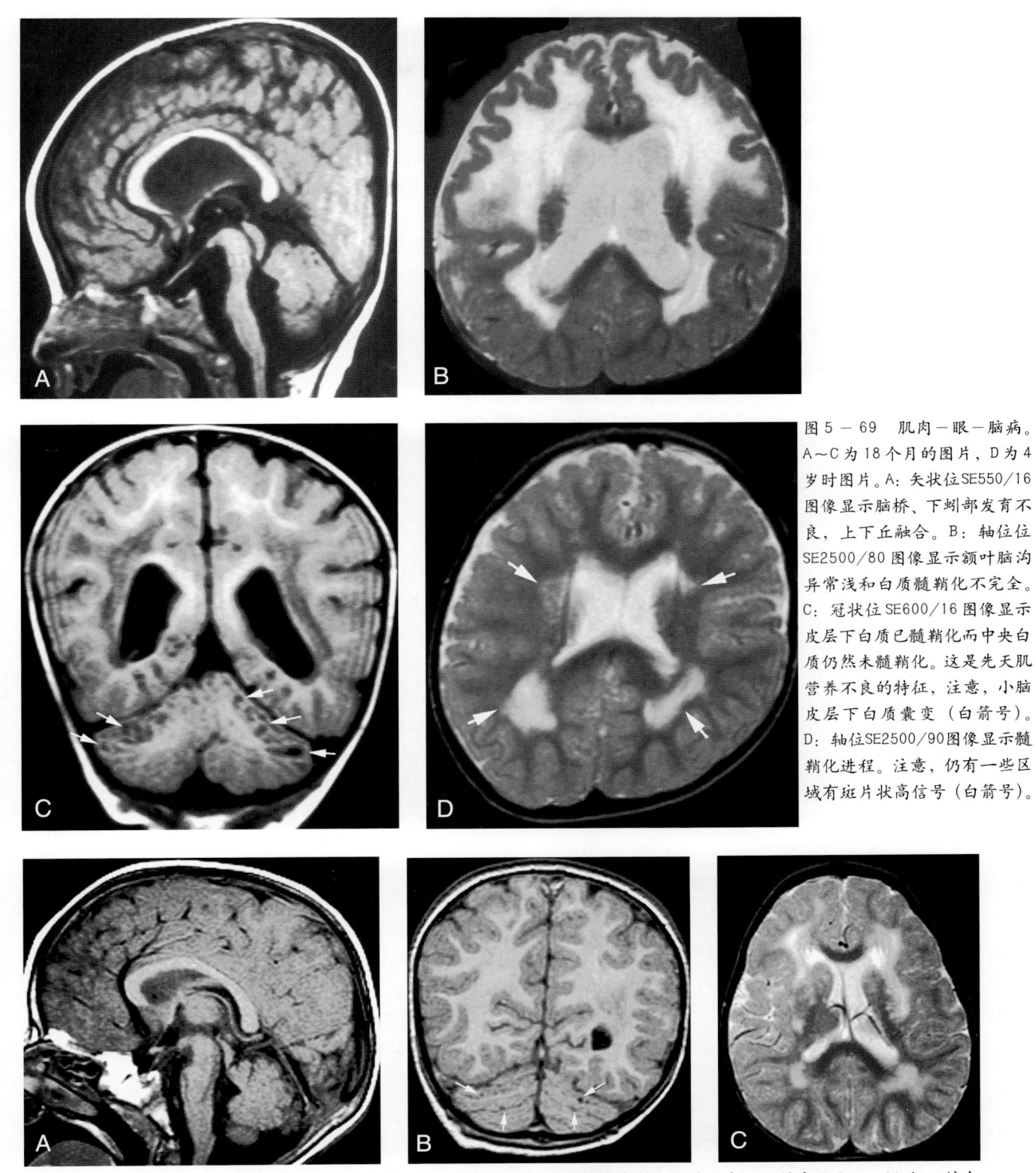

图 5-69 肌肉-眼-脑病。A~C 为 18 个月的图片，D 为 4 岁时图片。A：矢状位 SE550/16 图像显示脑桥、下蚓部发育不良，上下丘融合。B：轴位位 SE2500/80 图像显示额叶脑沟异常浅和白质髓鞘化不完全。C：冠状位 SE600/16 图像显示皮层下白质已髓鞘化而中央白质仍然未髓鞘化。这是先天肌营养不良的特征，注意，小脑皮层下白质囊变（白箭号）。D：轴位 SE2500/90 图像显示髓鞘化进程。注意，仍有一些区域有斑片状高信号（白箭号）。

图 5-70 不能分型的先天肌营养不良。这个患儿和他的兄弟被影像确诊为先天肌营养不良，但没有 Walker-Warburg 综合征、MEB 或 FCMD 的基因突变。注意类似于 MEB 和 FCMD。A：矢状 T1 显示桥脑小和蚓部发育不良。B：冠状位 T1 图像显示小脑皮层下小囊肿（白箭号）。C：轴位 T2 图像显示大脑白质斑片状高信号。

实际上被归入不完全性光滑脑；然而，我将在灰质异位中讨论板层灰质异位。

本组中大多数患儿可见无脑回和巨脑回（不完全性光滑脑）脑回畸形的严重程度与神经元突变的数量和突变程度有关。神经元突变较少、继发镶嵌或杂合现象则对神经元移行的影响较轻，导致较轻临床表型（较轻的巨脑回）；染色体17突变的患儿中，无脑回区域多在顶-枕部，而巨脑回区域常在额叶和颞叶。有些患儿在额叶有更严重的无脑回或厚脑回畸形而枕叶受累较轻，这些患儿大多数有Xq22.3-q23位点突变。显微镜下，大脑皮层由一层薄的神经元外层，稀疏细胞层和厚的神经元内层组成（图5-71）。人们认为，薄的神经元外层代表了那些在移行到皮质的过程中发生停滞的幼稚神经元。不管哪种原因，神经元向大脑皮层移行的最后阶段受到了损害。

完全性光滑脑患儿的影像学表现为脑表面光滑，白质减少，侧裂浅且垂直指向（图5-72）。薄的外皮质层等厚的深层皮质被一层髓鞘化正常的白质（稀疏细胞层）分开（图5-72）。因为浅而垂直的侧裂，大脑在轴位上呈"8"字形。严重的光滑脑病例，矢状位上可见胼胝体发育不良（图5-73）。侧脑室三角区和枕角扩大则主要是因为距状裂未发育所致。脑干细小，可能因为许多皮质脊髓束和皮质脑桥束未形成。

不完全性光滑脑，其中可见厚脑回和无脑回并存（图5-74和图5-75），或正常脑远多于完全性光滑脑。巨脑回畸形也可见皮质增厚，但还可见宽大的脑回和浅的脑沟（图5-74和图5-75）。用薄层、高分辨扫描可区分巨脑回和多小脑回。巨脑回畸形中，灰白质交界光滑部分病例中可见细胞稀疏带内的正常白质（图5-74和图5-75）。多小脑回畸形中，在白质交界点总是不规则的（见图5-76和"皮质组织异常引起的畸形"中有关"多小脑回"的章节）。巨脑回可为局灶性或弥漫性。在17p13.3突变患者中，局灶性巨脑回（图5-75）多为双侧性，位置偏后。而弥漫性（图5-74）常并无脑回，且顶-枕部较为严重（而额-颞叶稍轻），见于17p13.3突变患者。在X连锁巨脑回患者中，额叶的中后部受累较严重（图5-77）。当经典光滑脑患者脑前部比后部更重时，应该询问家族史。假如家族中有癫痫史，就可能在某些女性成员中发现层状灰质异位（图5-77D）。

一些无脑回患者可见胼胝体阙如或小脑发育不良（图5-78）。LIS1和DCX基因突变患儿有小脑发育不良，但通常仅为轻度发育不良，此为与大脑的相同的配位体和过程作用于小脑神经元移行而导致的结果。因此，目前尚不清楚是否应该将脑回伴小脑发育不良确定为一种独立的畸形综合征。然而，一些光滑脑患者有明显的小脑发育不良，如RLN突变患者。因此，无脑回伴小脑发育不良不是一个独立病变，而是一个多因素的疾病群，具有不同遗传类型、不同光滑脑表现及不同的小脑发育不良或畸形。同样，无脑回畸形患者常见胼胝体发育不良，但LIS1突变患者与DCX基因突变患儿间该合并孔的发病率无明显差别。这种畸形中包含了多少不同的致病基因还在进一步研究中。

X-连锁的无脑回畸形伴胼胝体发育不良和两性生殖器

X-连锁的无脑回畸形伴胼胝体发育不良和两性生殖器是一个独立类型的无脑回畸形。本病因ARX基因的Xp22.13位点突变引起。所有患者均为男孩，出生时头围正常，出生后头几个月出现严重的小头畸形、新生儿难治性癫痫、温度调节障碍、慢性腹泻和两性生殖器或单侧生殖器未发育。亲属中女性患者有精神倒退和癫痫，且常见胼胝体阙如。病理检查发现，皮层仅由3层锥形细胞构成，基底节结构紊乱、白质内海绵变和胶质化。影像学检查显示前部巨脑回，仅有少量表浅的脑沟，后部无脑回（图5-79）。大脑皮层增厚约6~7mm，比LIS1和DCX基因突变所致光滑脑畸形的皮层（大约15mm）要薄一些。胼胝体常完全阙如，基底节发育小和发育不良或完全阙如。脑干和小脑发育正常。

继发于Reelin（RELN）基因突变的无脑回畸形

继发于Reelin（RELN）基因突变的无脑回畸形患儿病情严重，出生即出现肌张力低下、认知和运动发育落后；不会独立坐和站立、语言发育也落后。早期出现泛发癫痫，有些病例有先天性淋巴水肿。Reelin为reelin基因的蛋白质产物（位于7q22），它是正常移行神经元脱离放射状胶质关键性物质。如这种物质缺乏，新的神经元无法越过老神经元层并移行到更外层的皮层。所以，皮层结构紊乱，第6层的神经元最靠近分子层（第1层），接着是第5层、第4层等，而正常移行顺序为第5层通过第6层，而后第4层通过第5层等（见"皮层发育畸形"）。影像学显示大脑皮层增厚（大约1cm），脑沟极少（图5-80）；有趣的是未见细胞稀疏层。海马旋

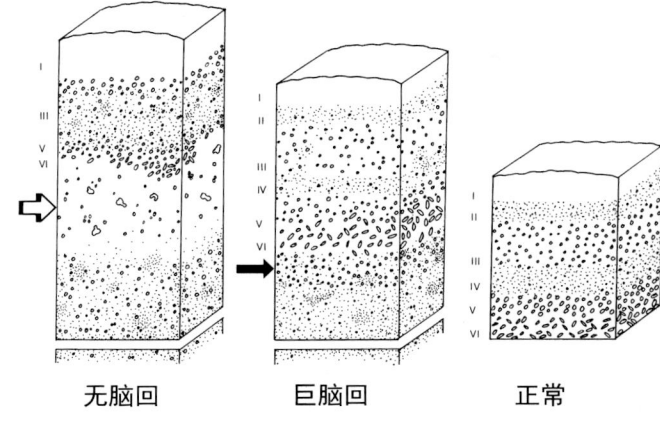

图 5-71 无脑回和巨脑回的皮层结构与正常皮层结构的比较。在无脑回中，有一个大的细胞稀疏层（空心箭头）将组织化不良的皮层（外细胞层）和位于内侧的增厚的异位神经元层分开。巨脑回的皮层组织化稍好一些，细胞稀疏层更薄，细胞聚集更多。

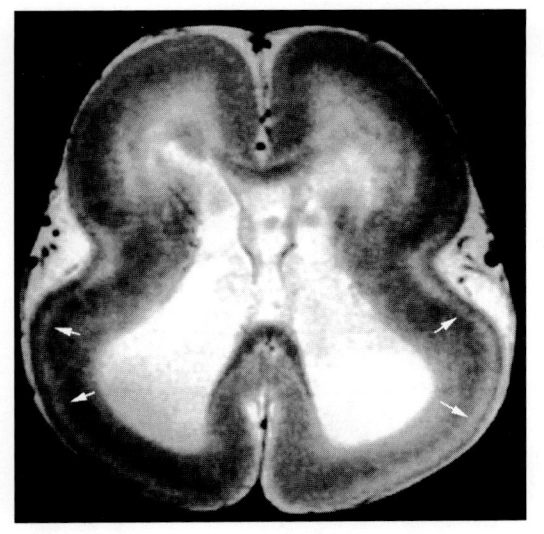

图 5-72 光滑脑。轴位 SE3000/120 图像显示外层皮质变薄与移到停滞的神经元以细胞稀疏层内的正常白质（箭号）分隔。外侧裂浅而直（箭号），向外开放，形成"8"字脑外观。

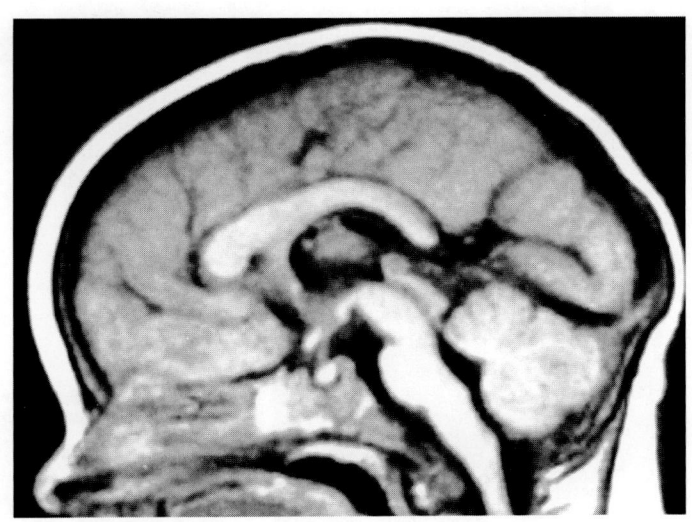

图 5-73 光滑脑。矢状 SE500/25 图像显示胼胝体发育不良，压部小，嘴部阙如。

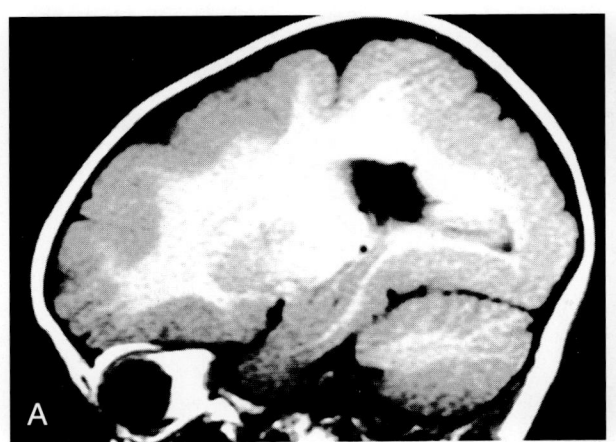

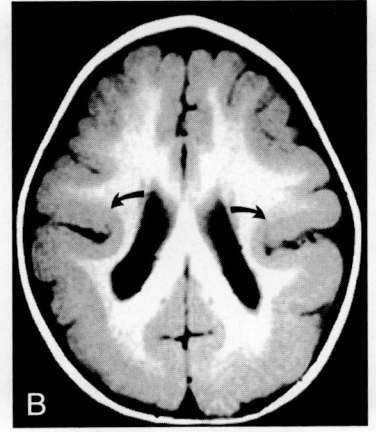

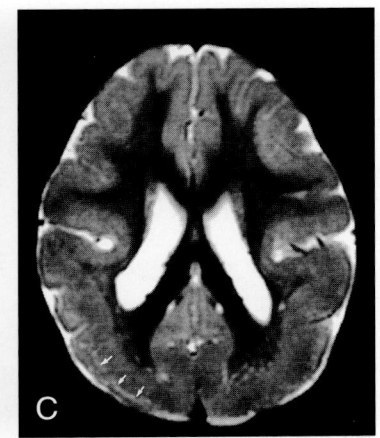

图 5-74 弥漫性巨脑回（17 号染色体连锁）。A：旁矢状位 SE500/16 图像显示皮层增厚，脑回和脑沟少而大。B：轴位 SE550/16 图像显示巨脑回在顶叶和枕叶较额叶更严重。外侧裂（箭号）异常垂直。C：轴位 SE2800/80 图像显示高信号（箭号）代表在顶叶的细胞稀疏层。

262　儿科神经影像学

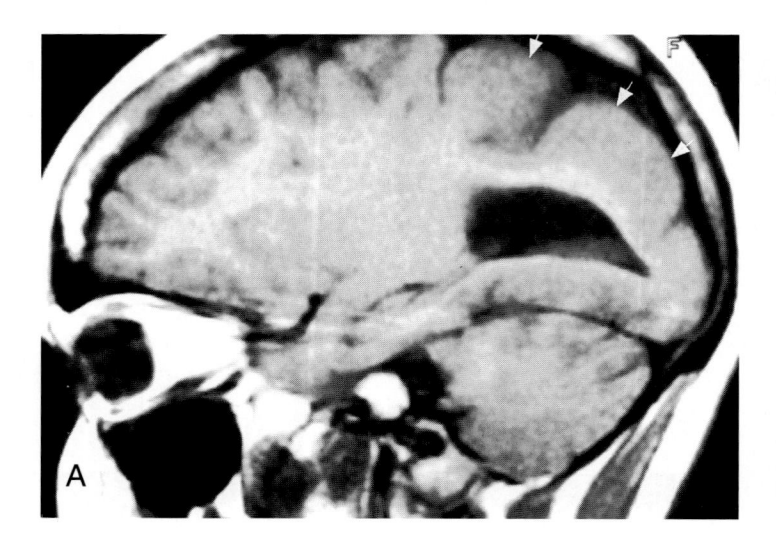

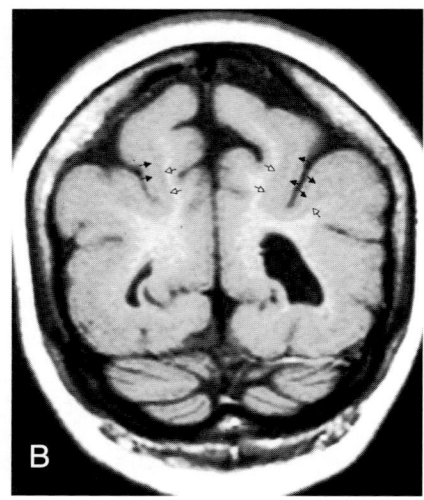

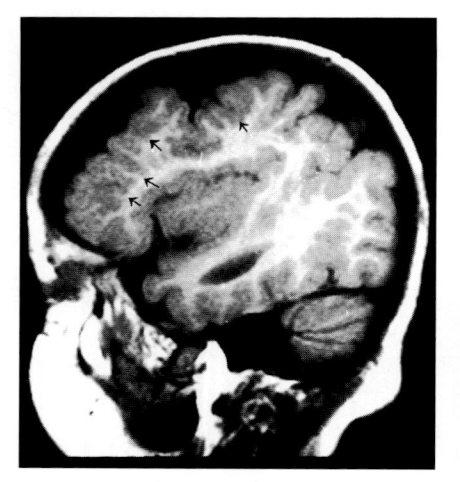

图5-75 后部巨脑回。A：旁矢状位SE500/16图像显示额叶皮层正常，枕叶和顶叶出现巨脑回（白箭号）。B：冠状位SE600/16图像显示光滑的灰白质交界（空心黑箭号）和细胞稀疏层（实心黑箭号）。

图5-76 多小脑回畸形。注意不规则的灰白质交界（箭号）。与图5-69和图5-70对比。

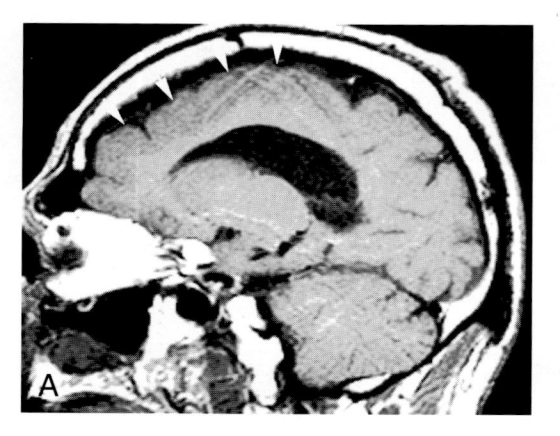

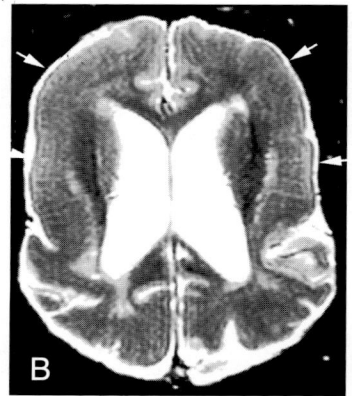

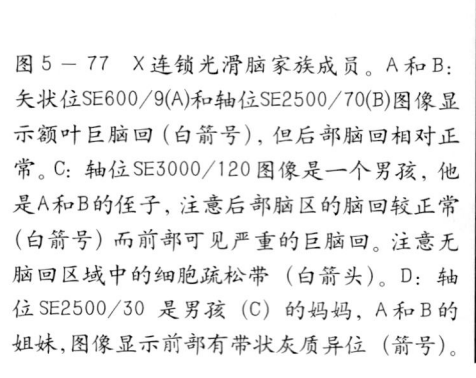

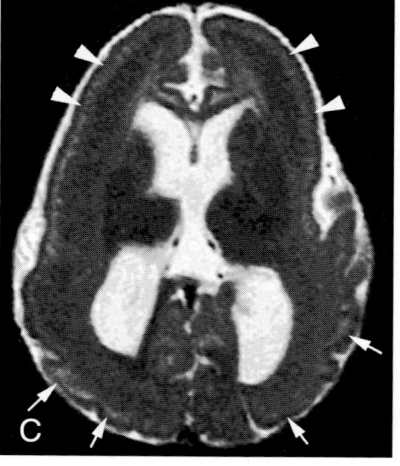

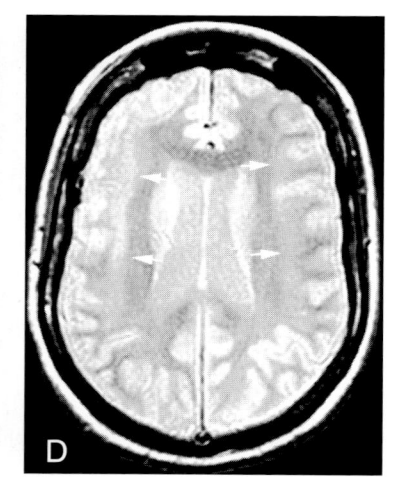

图5-77 X连锁光滑脑家族成员。A和B：矢状位SE600/9(A)和轴位SE2500/70(B)图像显示额叶巨脑回（白箭号），但后部脑回相对正常。C：轴位SE3000/120图像是一个男孩，他是A和B的侄子，注意后部脑区的脑回较正常（白箭号）而前部可见严重的巨脑回。注意无脑回区域中的细胞疏松带（白箭头）。D：轴位SE2500/30是男孩（C）的妈妈，A和B的姐妹，图像显示前部有带状灰质异位（箭号）。

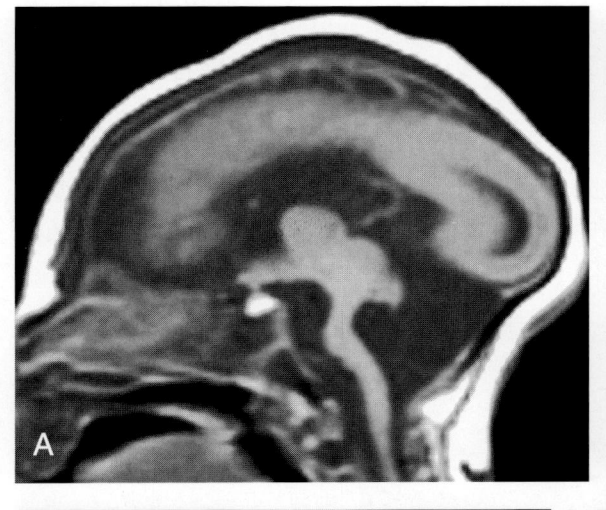

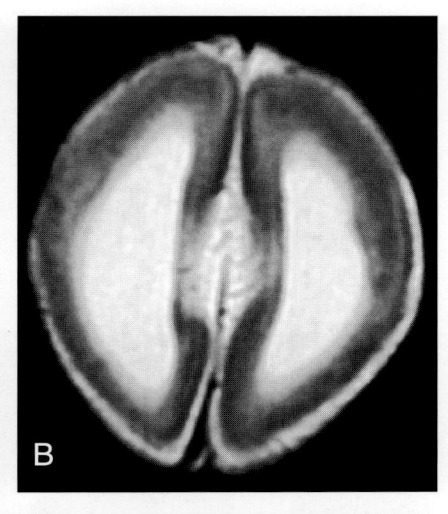

图5-78 光滑脑伴小脑发育不全和胼胝体不发育。矢状位（A）和轴位（B）图像显示完全光滑脑，明显的小脑发育不全和胼胝体阙如。注意，在轴位像可见神经元停滞层和细胞稀疏带（B）。

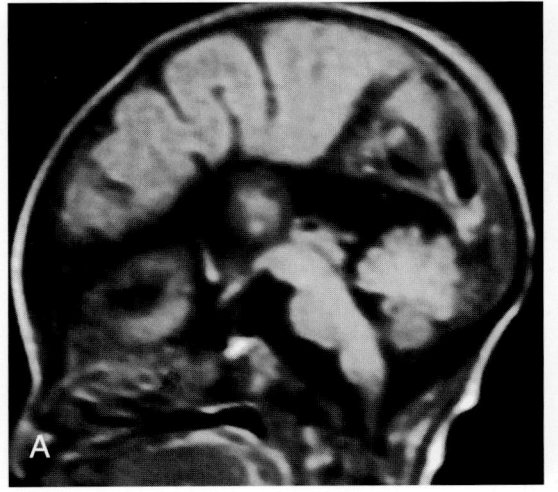

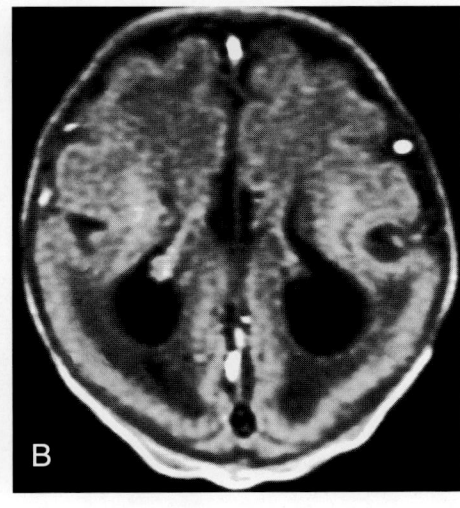

图5-79 新生儿X连锁光滑脑伴胼胝体不发育和外生殖器两性畸形。A：矢状位SE500/20图像显示胼胝体阙如和半球中部的脑沟异常。B：轴位SE500/20图像显示后部无脑回和前部巨脑回。注意，皮层较XLIS或DCX突变引起的光滑脑的皮层要薄。无法确认细胞稀疏带。

转不良，脑干和小脑极小；小脑表面光滑，没有脑叶结构（图5-80）。影像学改变极有特征，有时也称为Norman-Roberts型无脑回畸形。

中央旁回显著的无脑回畸形

有些无脑回畸形患者中，最严重的皮层畸形位于中央旁回，在中央前回和后回周围。该类型在Baraitser-Winter综合征中也有报道。本病的特征表现为小头、眼球畸形（虹膜缺损、上睑下垂、眼球距离过宽、内眦皮褶）、精神倒退、畸形特征和矮小。影像表现为异常脑沟伴简化脑回（脑沟太少）及外侧裂上方/中央旁皮层宽大的巨脑回。后来报道一些病例可见皮层下板层灰质异位。

灰质异位

灰质异位是指神经元放射状移行过程中神经细胞在异常位置的聚集 [注意，"heterotopia"（灰质异位）是复数形式，单数形式为"heterotopion"]。灰质异位可单独存在或与其他畸形并存。虽然有人认为，所有神经元移行异常都是灰质异位，但"灰质异位"这个词用来指皮层以外的神经元呈结节状或带状出现于异常部位。

灰质异位患者几乎都有癫痫发作。为了便于临床总体评价和判断预后，可将灰质异位分为三型：(a) 室管膜下灰质异位；(b) 局灶性皮层下灰质异位；(c) 层状灰质异位（双皮层）。

室管膜下灰质异位

室管膜下灰质异位患者可以分为两大组。大多数灰质异位不对称，且数目不多，多位于三角区和颞枕角附近（图5-81）。这些患者很少有家族史，但可合并其他畸形（如Chiari Ⅱ型畸形、脑膨出或胼胝体不发育）。另一小部分灰质异位结节数目众多，完全或几乎完全占据整个侧脑室壁，呈线状排列在侧脑室壁上（图5-82）。患者可能有家族史，可呈性连锁和常染色体隐性遗传。某些基因突变能导致室管膜下灰质异位，其中一个基因突变已被确定，即filamin-1基因，突变位于X染色体短臂（Xq28）。filamin-1是一种细胞质结构蛋白，与细胞表面的受体结合构成放射状结合域，它将细胞表面与F-放射状细胞骨架相连，也参与丝足（filapodia）的形成。细胞移行受损的机制尚不清楚，可能是放射状细胞骨架发生改变导致了来源于生殖基层的幼稚神经元移行受损，也可能是细胞核不能跟随细

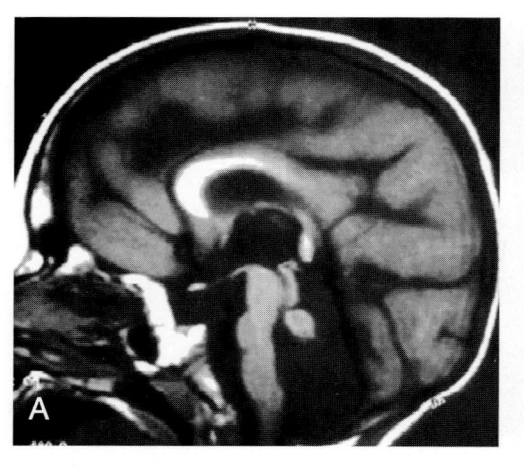

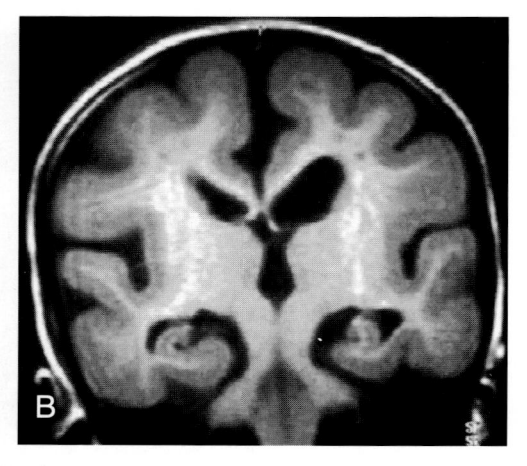

图5-80 reelin（RELN）突变引起的不完全型光滑脑。A：矢状位SE600/16图像显示，大脑半球内巨脑回形态异常，小脑变小且缺乏脑沟，脑桥细小。胼胝体仅见脑部形成。B：冠状位SE600/16图像显示，脑沟数量减少，皮层中度增厚。注意，无法辨认细胞稀疏带。

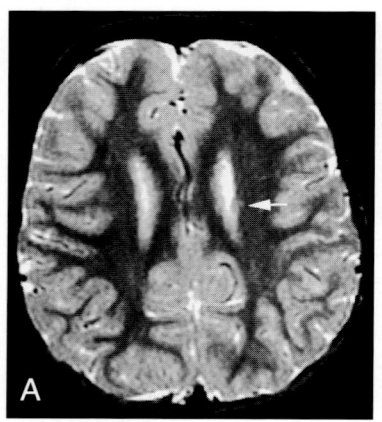

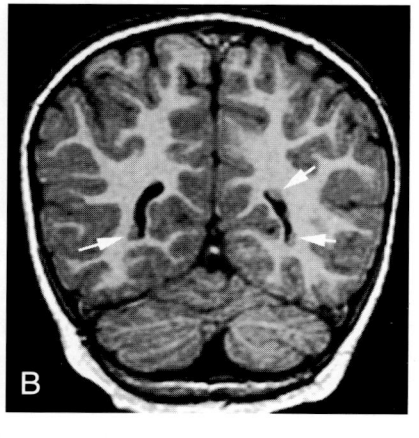

图5-81 室管膜下灰质异位。A：轴位SE2500/80图像显示邻近侧脑室体的孤立的室管膜下灰质异位（白箭号）。B：冠状位3D-GRE35/7图像显示，侧脑室三角区多个室管膜下灰质结节（白箭号）。

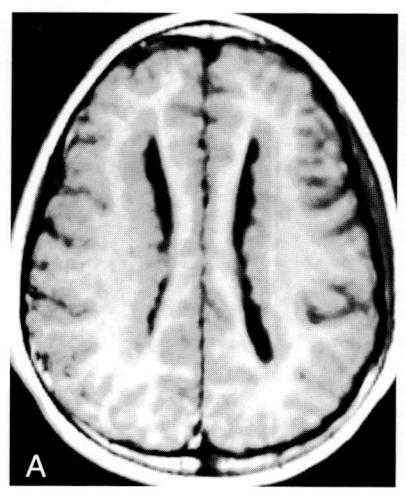

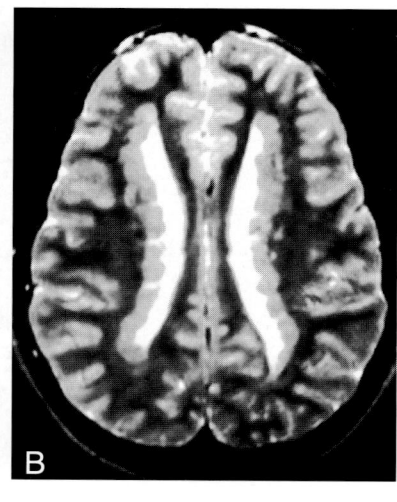

图5-82 一例女性患者X连锁室管膜下灰质异位。A：轴位SE600/16图像显示，侧脑室下排列的多发结节（箭号）。确定它们性质的要点是，结节与皮层灰质等信号。B：轴位SE2500/80图像显示，异位灰质（箭号）在所有序列上都和皮层灰质信号相等，因此确定诊断。

胞的引导而离开生殖基质区。不管是散发还是家族性病例，单发的灰质异位患者临床症状很轻微，其发育和运动功能正常，癫痫多在10岁以后发生。典型的癫痫发作表现为复杂部分性发作和强直-阵挛发作。X连锁室管膜下灰质异位的女性患儿常有大枕大池和小脑蚓部变小。有症状的男性室管膜下灰质异位患儿常合并皮层畸形（图5-83）、并指畸形、耳畸形和严重的精神发育落后。

影像学上，室管膜下灰质异位为光滑的卵圆形多发肿物（图5-81～图5-85），在各个序列上均与灰质等信号。卵圆形病灶的长轴与邻近侧脑室壁平行。它们可外生性生长，突入侧脑室，有时侧脑室似乎受压。实际上，这些异位灰质最可能残留在生殖带而位于脑室内。它们与结节性硬化的室管膜下错构瘤鉴别的要点是：a.结节形态：错构瘤形状不规则，长轴与侧脑室壁垂直；b.信号：错构瘤的信号强度与灰质信号不一致，与成熟灰质相等或低；c.增强扫描两者都不强化。FLN1基因突变导致的室管膜下灰质异位的构型与突变影响filamin-1蛋白的部位和filamin-1蛋白功能异常程度有关。该基因突变导致大部分病人出现侧脑室体壁弥漫性线状室管膜下灰质异位，但有些局部错义突变仅导致侧脑室三角区室管膜下出现少量灰质异位。家族性病例中大枕大池发生率高。

罕见异位灰质呈光滑和线状沿侧脑室形状分布（图5-84）。这种灰质异位的意义及其与结节状室管膜下灰质异位（或板层型灰质异位）的关系尚不清楚。

局灶性皮层下灰质异位

局灶性皮层下灰质异位患者可见不同程度的运动和智力障碍，临床症状取决于灰质异位的大小和对相应皮层的影响。出现双侧巨大局灶性皮层下灰质异位的患儿表现为中到重度发育迟缓和运动功能低下。单侧巨大灰质异位则为偏瘫和程度稍轻的精神发育落后；小的或单侧薄的皮层下灰质异位患儿的运动和发育可正常。几乎所有患儿最终都会出现癫痫，通常在10岁内或20岁开始发作。以前的一些报道认为手术切除异位灰质能帮助控制药物难治性癫痫。

影像学上，局灶性皮层下灰质异位表现为巨大的、在各个序列上与灰质等信号的稍不均匀肿块，有时表现为多结节的灰质肿块（图5-85），有时则组成卷曲的灰质带（图5-86）。受累侧半球体积偏小，其上方的皮层变薄，脑沟变浅（图5-85和图5-86）。皮层下灰质异位有时对邻近侧脑室或半球间裂产生占位效应（图5-86），此时易被误认为是肿瘤。然而仔细观察能发现，受累侧半球小且肿块效应是发育不良的半球变形所造成的。这样，灰质异位就能和引起受累侧半球体积增大且皮层正常的肿瘤区分开来。另一个鉴别要点是，灰质异位无水肿，它们在各种序列和影像检查中与灰质始终保持一致，也无强化。常见的合并畸形包括胼胝体发育不良或不发育（占70%）、单侧基底节发育不良（超过70%）。皮层下灰质异位有时包含血管和液体，此时则很像肿瘤。仔细观察能发现，血管和液体是从大脑皮层向里走向的脑脊液和血管。脑脊液和血管进入皮层的胚胎学机制目前还不清楚。

偶尔，皮层下灰质异位呈放射状从皮层出发，穿过半球到达侧脑室旁（图5-87）。这类患儿常因癫痫而就诊；偶尔，他们也出现固定的神经功能缺陷，其类型与病变位置有关。本病中侧脑室表面没有凹陷，说明本病灶缺乏脑裂畸形中两个紧密相贴裂唇间的裂隙，这一点可资与闭唇型脑裂畸形相鉴别。这些贯通性灰质异位与脑裂畸形及贯通性发育不良的关系有待研究。

Marsh等报道，MRS显示灰质异位区的肌酸和胆碱峰增高，而NAA正常。Li等发现，NAA/Cr比值变化较大，与正常对照组相比，可正常或减低。

层状灰质异位（双皮层）

层状灰质异位，又称为双皮层，可见于任何年龄，但多数在儿童期表现出不同程度发育延迟和复杂性癫痫。也有一些作者报道了仅出现轻度癫痫的病例。女性患者居多（大于90%），这和染色体Xq22.3-q23编码DCX基因（也称双倍集基因）的异常相吻合。罕见的男性病例源于体细胞镶嵌现象或DCX基因的半合子突变。双倍集（doublecortin）是一种细胞内磷蛋白，它与微管结合并提高微管的稳定性。散发病例为平截（单个氨基酸替换）或错义突变所致，大多数家族性病例为错义突变。极少情况下也有男性病例的报道，其中多数为DCX或LIS1基因的错义突变或体细胞镶嵌，还有某些病例出现神经元的DCX基因突变。文献报道一例层状灰质异位存在9号染色体短臂三体性，但DCX或LIS1基因突变分析为阴性。另外一些出现9号染色体重复的病例可见癫痫、精神倒退和脑畸形，提示为其他原因导致的层状灰质异位。此外，我们在一例Zellweger综合征中发现层状灰质异位区（见第三章）。因此，尽管大多数病例为DCX基因突变所致，但在神

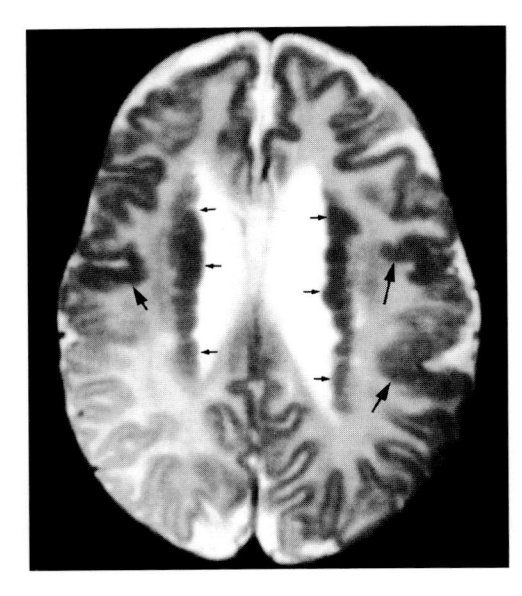

图 5-83 一例 X 连锁室管膜下灰质异位男性患者。轴位 SE3000/120 图像显示，沿着侧脑室排列的异位灰质（小黑箭号）。可见局灶性皮层发育不良（大黑箭号）。

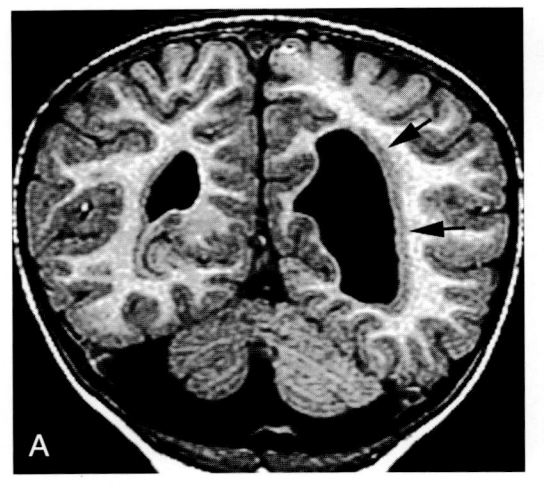

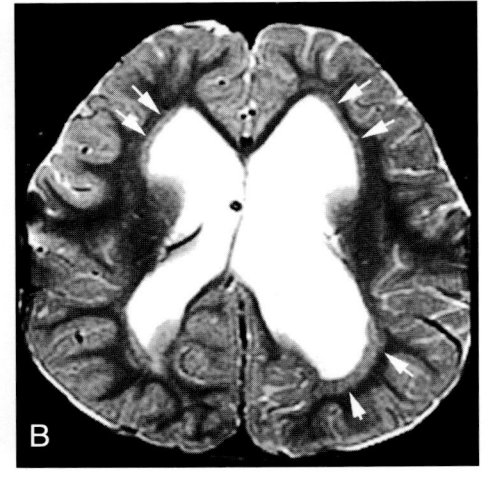

图 5-84 室管膜下线状灰质异位。冠状位（A）和轴位（B）图像显示，光滑的曲线状灰质（箭号）沿侧脑室壁线状排列。室管膜下线状灰质异位与结节状室管膜下灰质异位和层状灰质异位的关系不清楚。

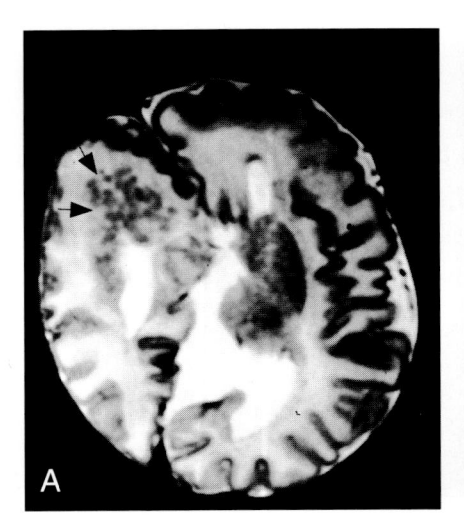

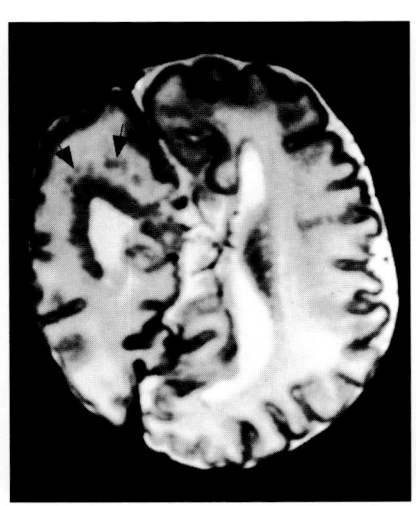

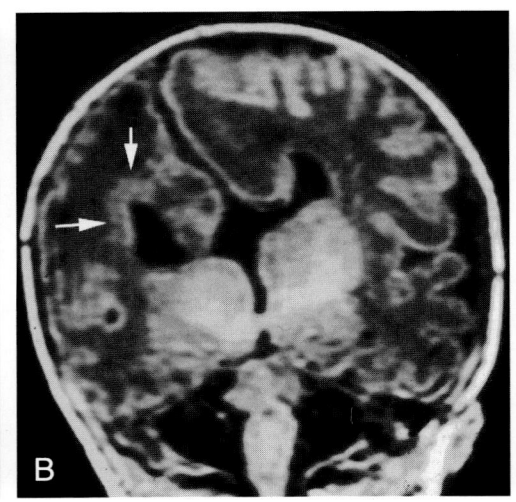

图 5-85 皮层下灰质异位。轴位 SE3000/120（A）和冠状位 SE600/16 图像（B）显示一例新生儿多发灰质结节从侧脑室表面伸向半球的白质（箭号）。注意，受累半球体积减小且脑沟变浅，胼胝体阙如。

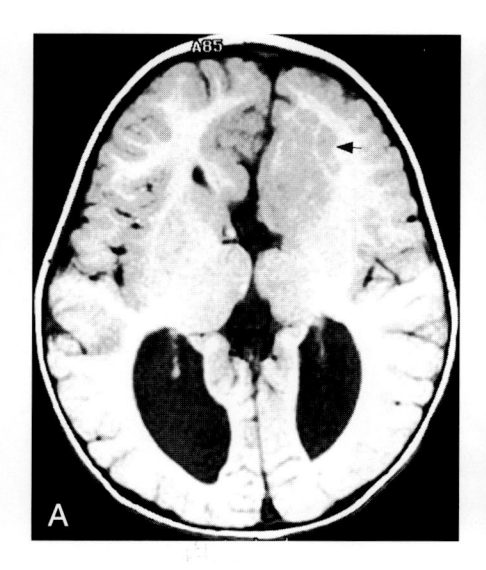

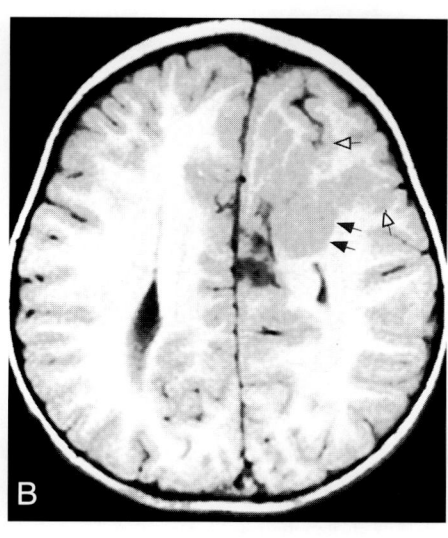

图5-86 皮层下灰质异位。A和B：轴位SE600/11图像显示卷曲的灰质异位（实心黑箭号）从侧脑室表面伸向皮层。注意，这种灰质异位看起来像卷曲、曲线样带状灰质，并与皮层多处相连（空心黑箭号）。

经元移行过程中，多种基因突变均可引起层状灰质异位。

影像上，层状灰质异位表现为，位于侧脑室和大脑皮层之间均匀带状灰质，周围为外表正常的白质层（图5-88和图5-89），再外层的皮层厚度正常但脑沟浅。层状灰质异位可为完全性，包围整个中央白质（图5-88和图5-89）；也为部分性。女性患者额叶受累多见（图5-77D），男性患者大脑后部受累多见。有些患者的第二层灰质异位发生在颞角（图5-88C）。皮层的异常程度与层状灰质异位的厚度相关。也就是说，异位灰质越厚，上面皮层的脑沟越浅，皮层畸形也越严重，患儿癫痫的临床预后就越差。有时可在大脑白质中见到局部T2高信号，它的存在与运动异常有关。在新生儿影像上，灰质带可能被当作髓鞘化的白质；辨别异位后质层和皮层中的细胞稀疏层（图5-89），结合浅表的脑沟，将有助于鉴别。

^{18}F脱氧葡萄糖PET检查时，层状灰质异位的葡萄糖摄取与正常皮层相同或增加，这种表现与皮质发育不良和大多数癫痫灶的表现相反。Morell发现，带状灰质可见异常癫痫样放电，提示它是活动癫痫的来源。不少作者报道，运用BOLD技术发现运动皮层下方异位的灰质带血流增加。这些发现提示，异位灰质层可能与大脑其他部分有交通并发出投射纤维与体部交通。

继发于皮层组织化和后期移行异常的畸形

多小脑回畸形

多小脑回是皮层发育畸形，主要是由于神经元移行后期和皮层组织化期的正常皮层发育过程中断，导致大脑皮层的深部层面神经元异常发育而形成许多小的脑回；因此，它是一种神经元的组织化异常。多小脑回具有一系列组织学表现，正常皮层六层板层结构均可见排列异常，同时脑沟紊乱，在多小脑回区缺乏正常脑沟。

多小脑回患者可表现为发育迟缓、局部神经系统症状和体征或癫痫，临床表现取决于脑受累的部分。本病可能与先天性巨细胞病毒感染（见第十一章）、宫内缺血或染色体突变有关，相关的基因突变有Xq28，16q12.2-21，1p36及22q11.2。先天性感染造成的多小脑回和其他原因造成的多小脑回在神经学检查方可

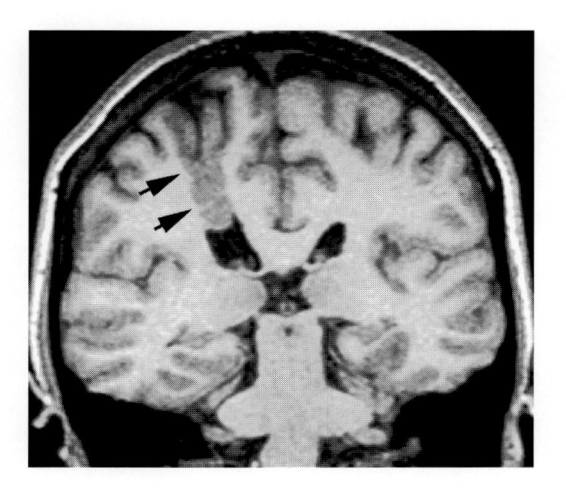

图5-87 贯通性灰质异位。冠状位3DGRE图像显示，线样灰质灶皮层伸至侧脑室表层，脑室表层未见提示裂隙的凹陷存在（该凹陷提示闭唇型脑裂畸形）。

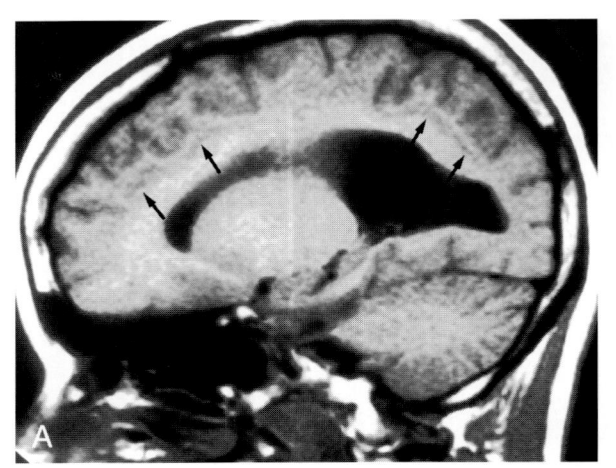

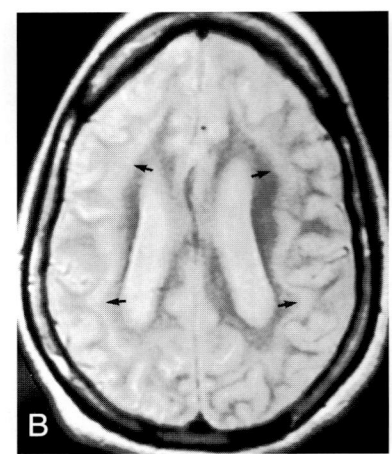

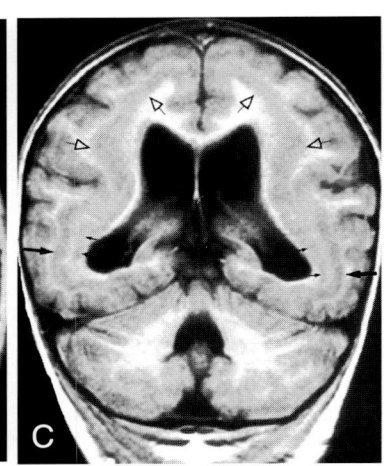

图5-88 层状灰质异位。A：矢状位SE600/20图像显示，一层薄的异位神经元层（箭号）出现在正常表现的皮层下方。B：轴位SE2500/30图像显示灰质层连续，髓鞘化良好的白质将其与表面皮层分开。C：冠状位SE600/16图像显示顶叶一层灰质带（空心黑箭号），而颞叶有两层灰质带（小实心黑箭号和大实心黑箭号）。

没有差别。患者可在任何年龄发病，临床症状的严重程度取决于皮质受累的程度；双侧受累和一侧半球的一半以上受累预示预后不良，出现中到重度发育不良和显著的运动障碍。畸形可为局部，多灶性或弥漫性；它为单侧性、双侧不对称性或双侧对称性。最常见的发生部位是外侧裂附近，尤其在裂后部；然而，任何部位包括额叶、枕叶和颞叶均可受累。

与多小脑回有关的综合征

有几种综合征与多小脑回有关。Kuzniecky等描述了一种双侧岛盖的多小脑回（先天性双侧侧裂综合征[图5-90和图5-91]），这种综合征可为散发或家族性，遗传类型为多源性，提示多种不同的基因突变可导致本病；在X染色体上的一个突变位点（Xq28）已被确定。散发患儿的典型表现为发育性假性球麻痹（口咽功能低下和构音障碍占100%）、癫痫（80%～90%）、智力落后（50%～80%）和偶见先天性关节弯曲。有些患者在婴儿期或幼儿期表现出发育迟缓（60%）、腭功能差（40%）、肌张力低（30%）、关节挛缩（30%）和运动缺陷（25%）。多种类型癫痫的发生率为40%～60%。对先天性双侧侧裂综合征家族病例的研究显示，上述临床症状的发生率稍低，可能因为患者症状较轻时已被确诊。

出现双侧对称性多小脑回的其他综合征也有报道。一些作者报道了对称性双侧额顶叶多小脑回病例（图5-92），基因位点确定为16q12.2-21。患者表现为双侧半球的运动和智能区发育落后、凝视（典型为内斜视）、难治性癫痫和双侧锥体和小脑束征。Guerrini等报道双侧顶-枕叶内侧多小脑回的病例（图5-93）。我曾见过一些双侧顶叶外侧多小脑回病例和其中许多上面提及的征象；因此，似乎任何部位的皮层都可出现双侧对称性多小脑回畸形（图5-94）。这些患者典型表现为婴儿期运动发育落后。最后，巨脑畸形伴多小脑回和脑积水的病例也有报道，患者出现巨头、肌张力低及运动和认知发育落后，常见严重脑积水。

癫痫综合征也常伴多小脑回畸形，包括Aicardi综合征（将在胼胝体畸形中讨论）。有趣的发现是癫痫灶

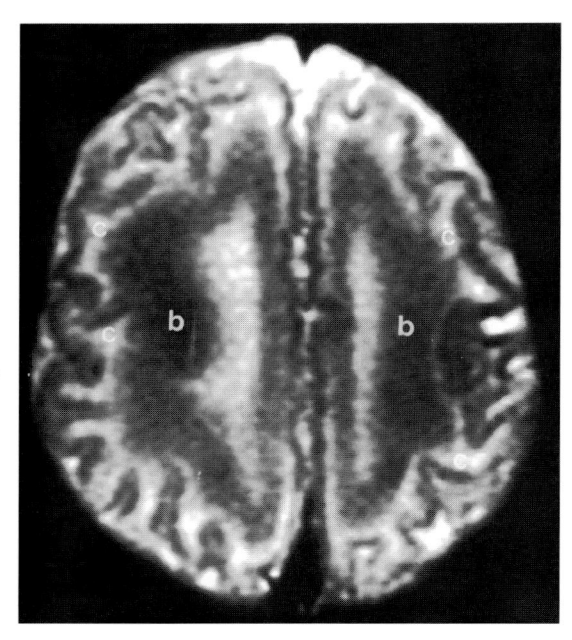

图5-89 婴儿层状灰质异位。灰质带（b）与表面的皮层以细胞稀疏层（c）相隔开。

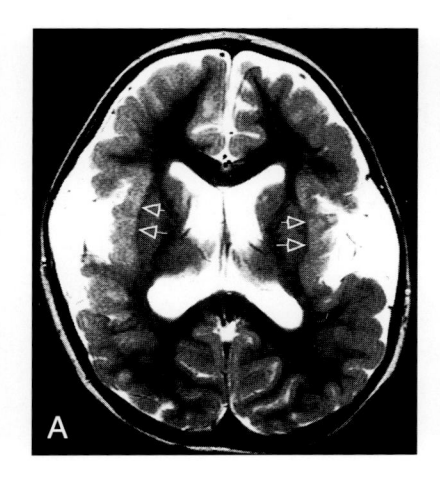

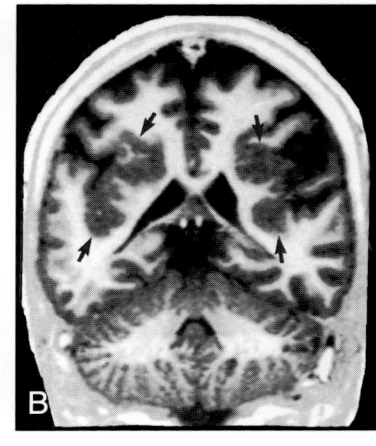

图 5-90 先天性双侧侧裂旁多微小脑回。A：轴位 SE2800/90 图像显示，岛叶皮层增厚（空心白箭号），脑岛脑裂张开，继发于异常的岛盖化和后部额叶皮层的发育不良。侧脑室在这种畸形中多半扩张。B：冠状 SE 500/11 图像显示灰白质交界（箭号）不规则，为典型的多微小脑回。

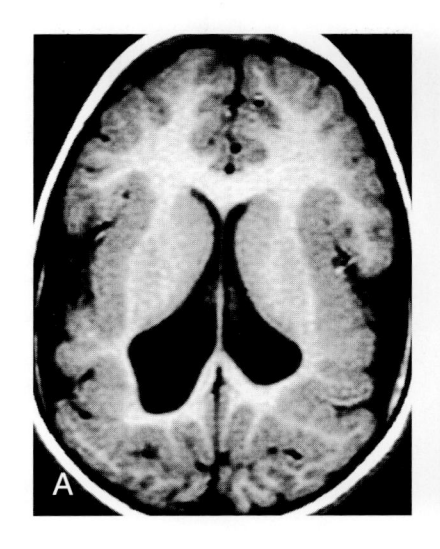

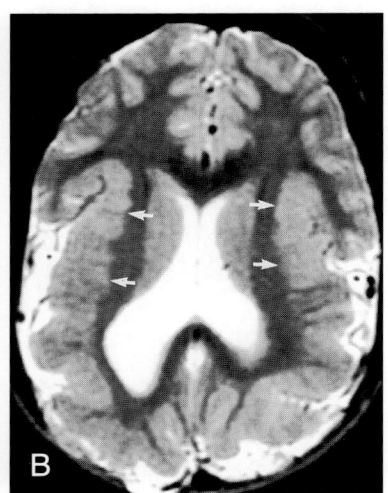

图 5-91 先天性双侧侧裂旁多微小脑回。A：轴位 SE600/11 图像显示岛叶和顶叶的异常。这个序列上灰白质交界光滑。B：轴位 SE2500/80 图像显示灰白质交界（箭号）不规则，可以诊断多微小脑回。

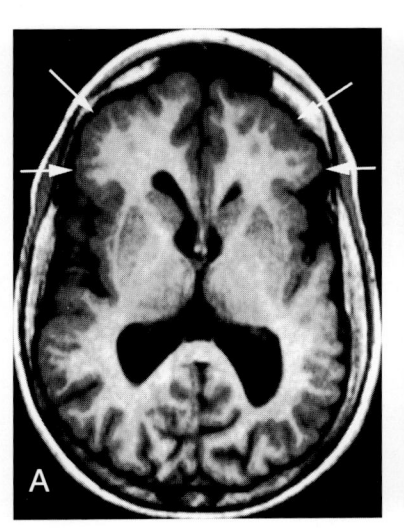

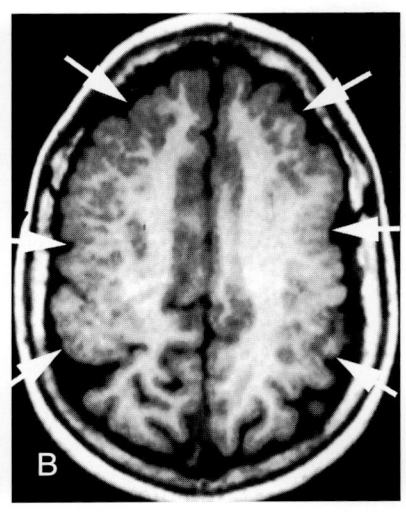

图 5-92 先天性双侧额顶叶多微小脑回。轴位 SE600/11 图像显示，灰白质交界不规则的异常皮层（白箭号）从额极到前部顶叶。

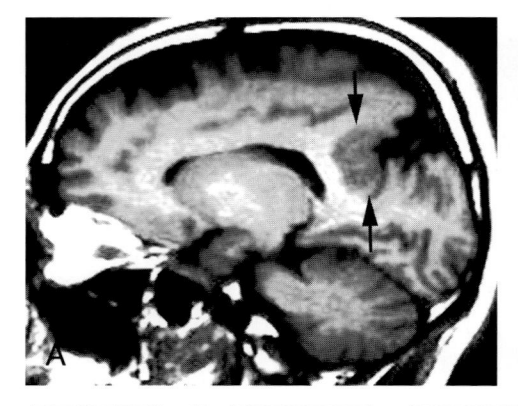

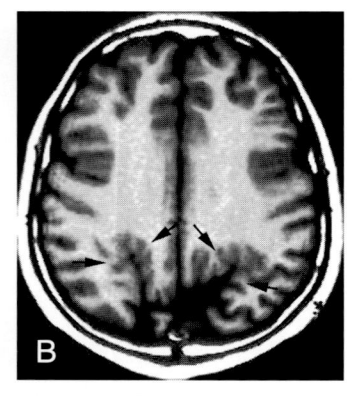

图 5-93 双侧顶-枕叶旁矢状区多微小脑回。A：旁矢状位 SE550/11 图像显示，顶叶后部皮层有异常的皱褶区（箭号）。B：轴位 SE 550/11 图像显示，双侧枕叶内侧皮层异常的皱褶（箭号）。

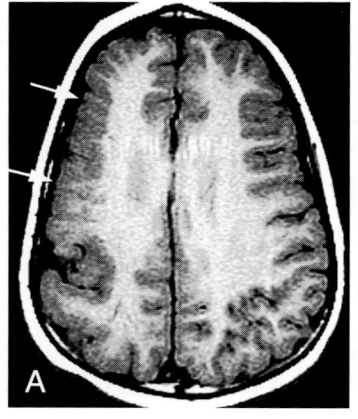

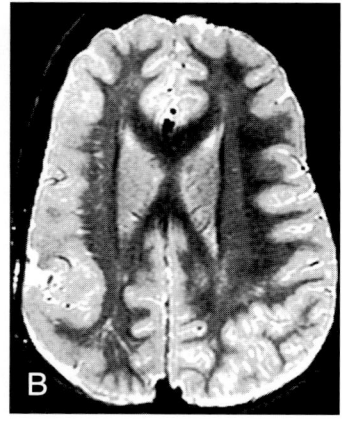

图 5-94 一侧半球的多微小脑回。A：轴位 SE600/11 图像显示，右侧额叶大部分不规则，皮层表面（箭号）和灰白质交界不规则。B：轴位 SE2500/80 图像显示，异常的皮层与正常灰质等信号。

不在发育异常的皮层内，而在临近的皮层内，即小脑回旁区。动物实验显示，多小脑回区皮层的突触后谷氨酸受体（兴奋性）增加而 GABAA（抑制性）受体下降，这些因素会提高致痫性。此外，多小脑回皮层区仅有少量轴突与脑的其他部分交通。这种交通能力下降能解释为什么多小脑回的皮层区没有正常功能，且癫痫波来源于微小脑回旁区而不是异常皮层本身。

多小脑回的影像学表现

大体上，多小脑回表现不一，其类型与扫描层厚和扫描时白质髓鞘化程度有关。它可表现为不规则隆起的表面，或外层皮质因微小脑沟融合而表现得异常光滑。虽然典型的发育不良皮层在 CT 和 MR 上显示为不规则隆起的内表面和外表面（图 5-94），但也可出现厚而宽的脑回，类似巨脑回畸形（图 5-91）；在扫描层面较厚时（5mm 或更厚）可貌似正常。因此，在多小脑回很小时，常规 SE 图像可能漏诊，需要薄层和灰白质对比良好的图像，我们常采用 3 维傅立叶转换扰相梯度回波 T1 容积扫描和 3 维快速自旋回波 T2 容积扫描，分割层厚 1.5mm。需要在三个方向上仔细评价灰白质交界处的不规则，这可能是脑发育不良的唯一证据（图 5-95 和图 5-96）。容积扫描可显示三维图像（图 5-96），也可帮助手术立体定位。脑白质髓鞘化的程度也影响病变形态，未髓鞘化白质区内的多小脑回的皮层很薄（2~3mm）且表面不平；而髓鞘化白质区内多小脑回的皮层则厚一些（5~8mm）且表面平滑，其原因可能为一个 4~5mm 厚的神经胶质白质层穿过多小脑回皮层区，在未髓鞘化的脑组织中与白质混合，而在髓鞘化完成后与灰质混合（图 5-97）。无论如何，重要的是认识病人的这两种皮质形态。

多小脑回区域可以很平，与正常皮层的弧度一致（图 5-94），也可向内伸，使之看起来向内折叠（图 5-97 和图 5-98）。皮层折叠可以较小或较大；这些折叠的多小脑回和浅表的多小脑回类似，有不规则的内表面和外表面。多小脑回可为单侧（~40%）或双侧（~60%）。80% 病例累及外侧裂周围皮层，额叶受累最常见（70%）、其次为顶叶（63%）、颞叶（38%）和枕叶（7%）。纹状皮层、扣带回、海马回和直回不受累。

典型的多小脑回畸形在影像学上与正常皮层的信号一样。偶尔，影像学表现不典型。20%~27% 患者可

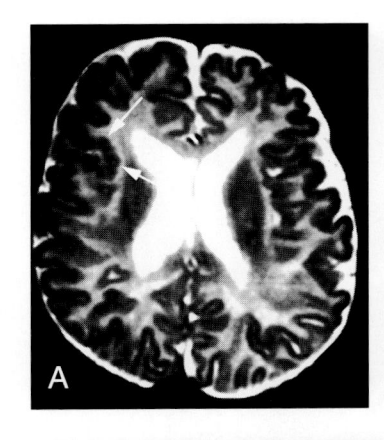

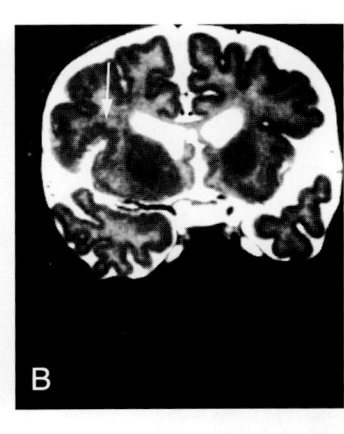

图5-95 局灶性多微小脑回。轴位SE 3000/120（A）和冠状（B）FSE 3000/102 图像显示，环沟附近皮层的局灶性多微小脑回（箭号）。

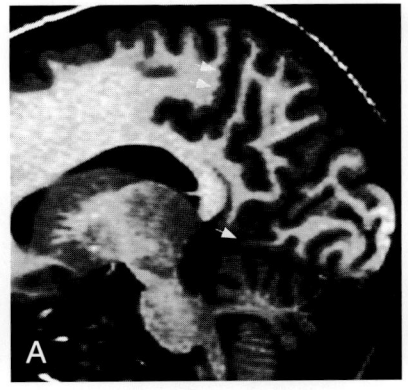

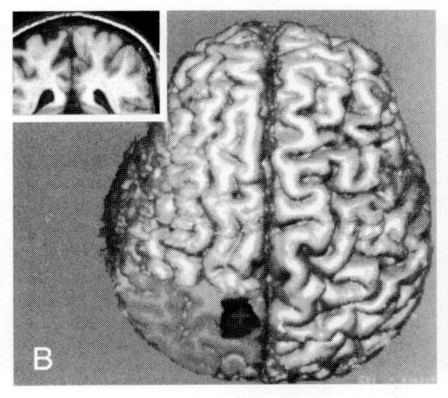

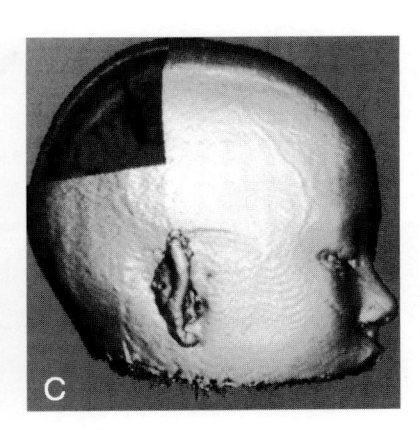

图5-96 细微的局灶性多微小脑回。A：容积梯度回波序列旁矢状位重建图像显示，灰白质交界不规则（箭号）。B和C：三维重建显示发育不良的皮质和脑表面以及外部标志的关系。

见发育不良的皮层下白质的T2信号增高；最近的研究表明，高信号是由扩大的血管周围间隙引起的。很少情况下，约5%患者的多小脑回皮层可见钙化；根据我的经验，大多数为先天性感染所致。最后，很重要的一点是，在发育不良的皮质区域常见静脉引流异常（超过50%）。增厚皮层的巨大褶皱区内常见大血管（图5-98）。当发现大血管与异常增厚皮层共存时，不要误认为血管畸形而做血管造影术，多小脑回部位的MRS基本正常。

无气球样细胞的局灶性皮质发育不良

无气球样细胞的局灶性皮质发育不良（FCD）分成三个型：Taylor型发育不良可见皮质分层异常、神经元形态异常及巨神经元；细胞结构发育不良可见神经元形态异常和巨神经元；结构发育异常可见皮质分层异常。注意，Taylor型发育不良包括无气球样细胞的FCD和有气球样细胞的FCD（见前面）。在影像学上，当大脑皮层存在局部板层异常，且皮层下方白质内没有气球样细胞或异常细胞向内延伸到脑室表面时，可以观察到FCD。这种类型FCD患儿几乎都出现部分性癫痫，但神经学检查正常。

FCD最常见的MR表现为局部皮层变薄且信号增高，下方的白质体积减少，似乎以前发生过缺血损伤。通常，首次MR扫描表现正常，但在薄层图像上仔细观察会发现，灰白质交界处模糊（图5-99和图5-100）。在FLAIR序列上运用窄窗来观察这些异常非常有用（图5-100）。然而，如果仅有皮层分层不良，即使高分辨率图像也表现正常。一个有用的征象为皮层表面出现浅凹，局部蛛网膜下腔增宽。发育不良皮层及其下方白质信号强度随年龄而变化；因此，对小婴儿需要做一系列MR扫描来发现病灶。

皮质发育不良常合并其他病变，其中阐述最清楚的有神经胶质瘤（如胚胎发育不良性神经上皮肿瘤和神经节细胞瘤[见第七章]）及颞叶内侧硬化。

正像"皮层发育畸形"章节中所提到的那样，许多文章认为，功能影像学[诸如磁源图（magnetic source imaging, MSI)，PET或SPECT扫描有助于发现小的皮质发育不良区域。如前所述，PET和SPECT无特

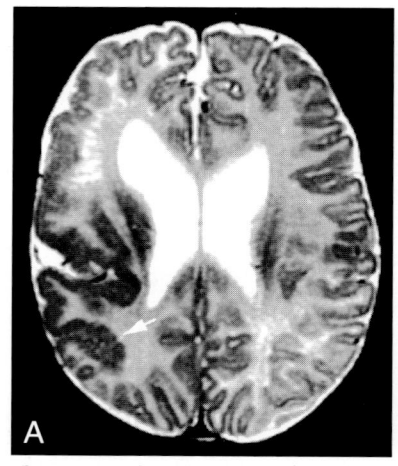

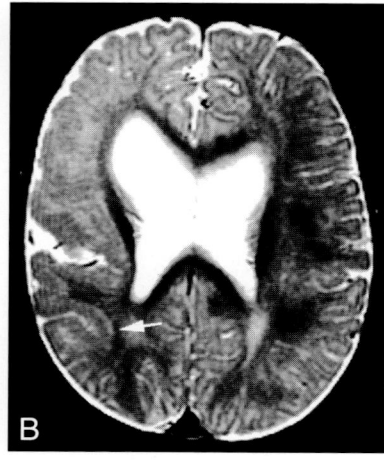

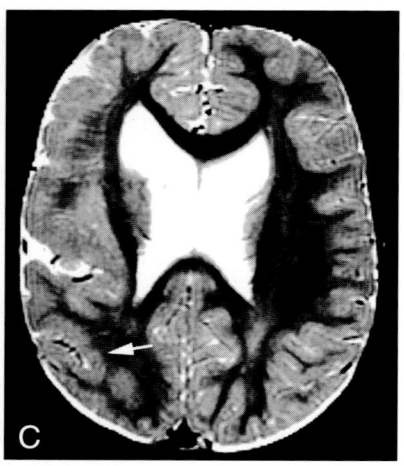

图 5-97 多小脑回的 MR 表现的演变。A：轴位 SE3000/120 图像显示，2 个月时，大部分多小脑回在右侧大脑半球，在顶叶皮层折叠区可见皮层起伏。B：轴位 SE3000/120 图像显示，10 个月时，脑白质髓鞘化增加，在顶叶皮层折叠（箭号）的灰白质交界区有线状高信号。而皮层折叠区的皮层起伏消失。C：轴位 SE2500/70 图像显示，3 岁时，折叠区（箭号）变成明显的皮层增厚而无明显起伏。

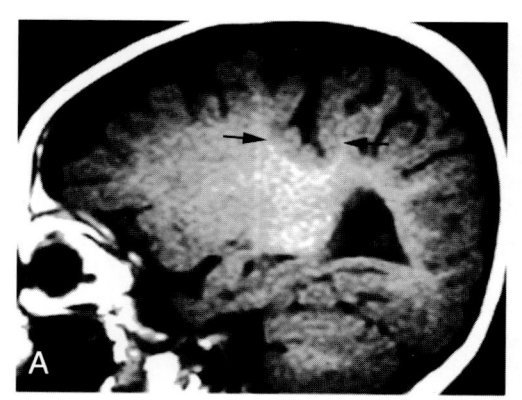

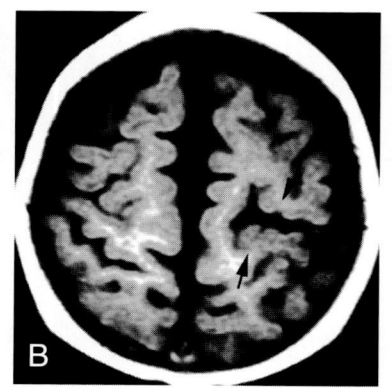

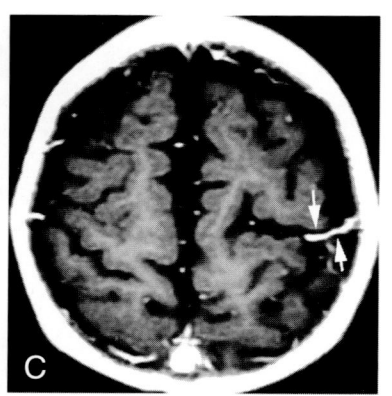

图 5-98 伴有静脉引流畸形的多小脑回折叠。A：旁矢状位 SE550/11 图像显示，左侧额叶后部皮层折叠（箭号）。B 和 C：增强前和后轴位像显示，一条大静脉结构（白箭号）引流异常的脑沟区（黑箭号）。

异性，故 MR 检查是必要的。我们的方法是，在初期 MR 扫描正常，而癫痫部位和脑电波检查较确定的患者中使用其他检查方法。如 ^{18}F- 或 ^{11}C-PET 显示低代谢灶，使用表面线圈采集高分辨率 MR 多方向图像，对病变区域扫描层厚小于 1mm。MSI 也可用于癫痫灶的定位。或者，将功能影像数据与 MR 图像融合，将功能异常区叠在解剖结构显示良好的 MR 图像上，可更好地对病灶做解剖定位。需要仔细观察该区域的皮层以发现皮层表面或灰白质交界的不规则。

前脑无裂畸形

前脑无裂畸形（HPE）是前脑分裂和分化异常的一组疾病。在正常胚胎 22~24 周时，前神经孔闭合，使神经管嘴端形成一个前脑泡。早在神经管闭合之前，将来构成间脑和端脑结构早期前颅区已经形成。正常情况下形成大脑最前端内侧结构的组织，如果发育失败，则出现前脑无裂畸形。因此，大脑背外侧部分向中线靠拢且大脑前端中线结构不分裂。在这些区域（最常见于大脑间裂前部和三脑室），大脑未向外侧分裂形成大脑半球；事实上，大脑半球内侧结构没有形成，外侧部分向中线靠拢并与对侧的同样结构相融合。在轻型病例中，细胞在中线稍偏外侧形成，但比正常位置更接近中线。而严重病例，接近中线的所有结构都未形成，仅端脑形成小球状组织。在那些非常严重的病例中，面部部分切牙骨没有形成，还可见无鼻畸形和面部中线裂。

前脑无裂畸形是由致畸因素和基因共同造成的。人类中最常见的致畸因素是母亲糖尿病。前脑无裂畸形存在于一些基因综合征中，最常见的是 Patau 综合征（13 号染色体三联体），较少见是 Edward 综合征（18 号染色体三联体）。面部畸形，尤其是间距过短和面部中线

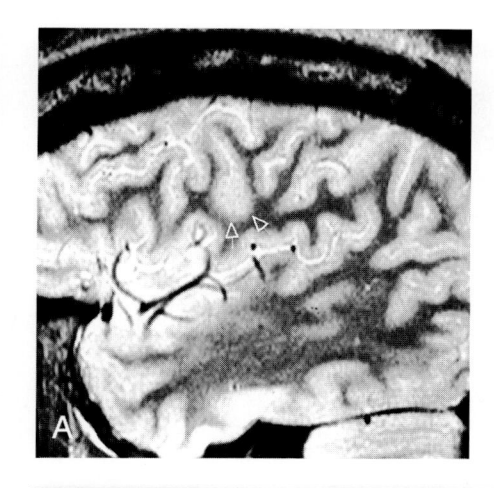

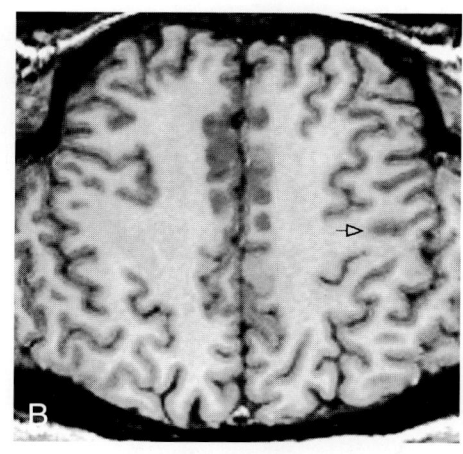

图 5-99 局灶性皮质发育不良。A：旁矢状位 FSE3000/102 图像显示局限性的灰白质交界模糊（空心白箭号）。B：SPGR 重建图像显示，局限性的灰白质交界模糊（开放黑箭号）。

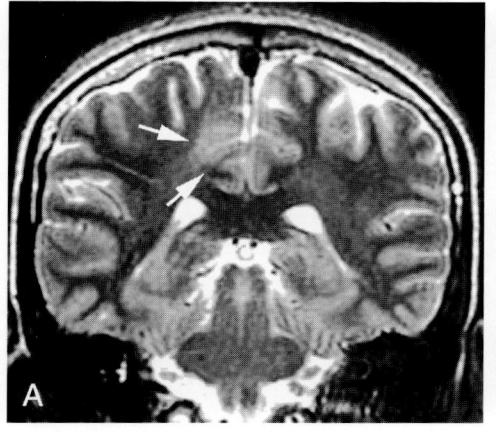

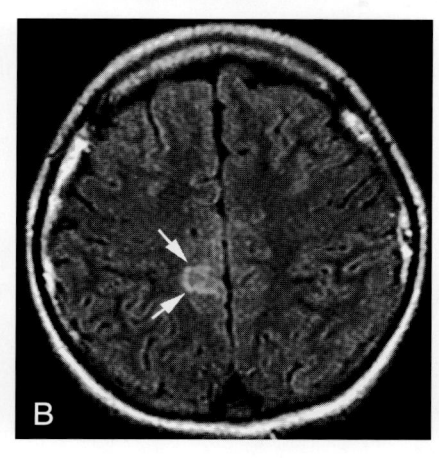

图 5-100 局灶性皮质发育不良，应用 FLAIR 图像。A：冠状位 FSE3500/110 图像显示，扣带回沟区的灰白质交界轻度模糊（白箭号）。B：轴位 FLAIR 图像运用窄窗能更清楚显示皮层高信号（箭号）。

裂可见于更严重的类型中。前脑无裂畸形的胚胎发生还未清楚阐明。在家族性前脑无裂畸形中，至少有五种基因位点的突变可能与它有关：染色体 21q22.3 的 HPE1，2p21 的 HPE2（SLX3），7q36 的 HPE3（SHH），18p 的 HPE4（TGIF）及 13q32 的 HPE5（ZIC2）。其他还报道过一些染色体位点突变，包括 1，3，5，6，14 和 20 号染色体，反映了这个畸形的多种起源。散发病例的 HPE 基因突变很少见；人类 SHH 基因的 HPE3 位点突变是目前研究最广泛的突变，它导致常染色体显性型前脑无裂畸形，其编码的蛋白质（sonic hedgehog）在脊索的维持中起作用，由于脊索是前脊索间叶细胞产生和腹侧前脑诱导的关键，所以这些发现支持腹侧诱导缺陷引起前脑无裂畸形的观点。另一个研究比较清楚的是 13 号染色体（13q32）的 ZIC2 基因的突变，这种基因的不同突变在所有类型 HPE 患者中都有发现，包括脑叶型、半脑叶型、无脑叶型和融合端脑型。实际上，SHH 基因作用于神经管腹侧，而 ZIC2 基因作用于神经管背侧，两者均可导致 HPE 的事实表明，HPE 是因前脑腹侧和背侧诱导失衡引起的。

临床症状取决于畸形的严重程度。严重病例出生时因出现面部畸形、巨头（源于脑积水）或新生儿癫痫而就诊；而较轻的病例则因为癫痫、运动异常或发育落后就诊。

DeMyer 将前脑无裂畸形分为三个亚型：无脑叶型、半脑叶型和脑叶型。这个分类利于将前脑无裂畸形按照严重程度分类（尽管这种分类之间的区分并不明确）。最近报道另外一个类型为中部半球间变异型（middle interhemispheric variant，MIV），也称为融合端脑型（syntelencephaly）。读者需要明白，前脑无裂畸形代表的是一组不同的前脑畸形，各种亚型之间没有明确界线，所以还有其他分类方法。

无脑叶型前脑无裂畸形

无脑叶型前脑无裂畸形是出生前超声诊断最多的前脑无裂畸形，患儿生后很少有机会作 CT 或 MR 检查，可能是因为多数患儿生下来就已经死亡或生存时间很短。无脑叶型前脑无裂畸形是前脑无裂畸形中最严重的一种。大多数患儿严重异常，表现为癫痫、新生儿反射异常、生后肌张力异常。患儿一般出现前上颌发育不良所致的严重面部中线畸形和眼距过短。在极重的病例中，双侧眼球和眼眶融合，形成独眼畸形。

影像学检查同样也显示严重病变。患儿大脑的腹内侧部未形成，如额叶的前下部、尾状核、下丘脑和基底节。因此，双侧下丘脑和基底节融合，导致第三脑室阙如（图5-101）。半球间裂，大脑镰或胼胝体阙如。最常见的征象是，大脑由颅盖最前端像薄烤饼一样的组织构成。多数病例无大脑侧裂，如有侧裂则位于大脑的最前端近中线处。新月形单脑室和占据颅内背侧大囊肿相连续（图5-101）。大脑血供由直接发自颈内动脉和基底动脉的多支小动脉供给。在较轻的病例，可见独立的大脑前动脉和中动脉。在这些病例中前动脉都是单支，并由一个主干分支供应大脑半球中线结构。

半脑叶型前脑无裂畸形

半脑叶型前脑无裂畸形中，脑部的畸形程度较无脑叶型轻，面部畸形也较轻甚至没有。患儿因为小头，大头（常与背侧囊肿有关）或发育迟缓就诊。典型运动异常表现为上肢舞蹈手足徐动症和下肢痉挛状态。影像学检查显示，在大脑的后部可见半球间裂和大脑镰形成；然而，脑的前部仍融合而未能发育（图5-102~图5-105）。可见原始侧脑室颞角形成，海马形成不良（图5-102）。透明隔在所有的前脑无裂畸形中均显示阙如。额叶发育极差，大脑外侧裂异常前移（图5-104和图5-105）。在许多半脑叶型前脑无裂畸形的患者中，胼胝体压部存在但体部或膝部阙如（图5-103~5-105）。半脑叶型前脑无裂畸形是唯一一种胼胝体后部形成而前部阙如的畸形。观察一系列从最严重的无脑叶型到分化很好的脑叶型前脑无裂畸形病例，我们了解了不同程度的大脑半球分离、大脑镰形成以及大脑从枕极向额极的发育过程。胼胝体前部发育与半球间

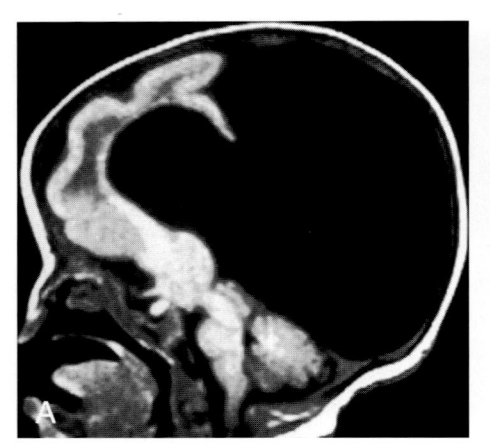

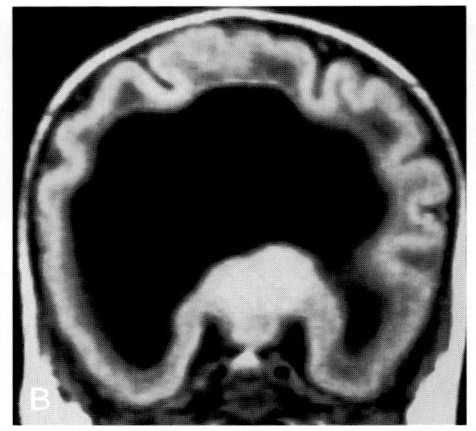

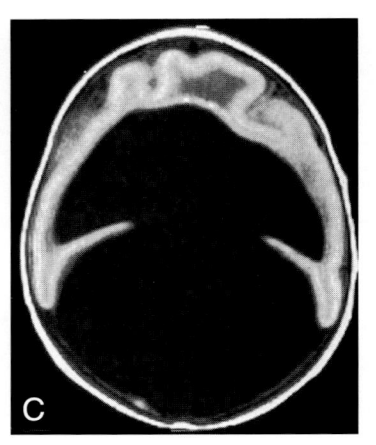

图5-101 无脑叶型前脑无裂畸形。A和B：矢状（A）和冠状位（B）T1加权图像显示，前部脑皮层变薄包绕单一脑室伴背侧大囊肿。深部大脑核融合成一个小灰质节结。C：轴位图像显示，新月形的单一脑室通向背侧大囊肿。

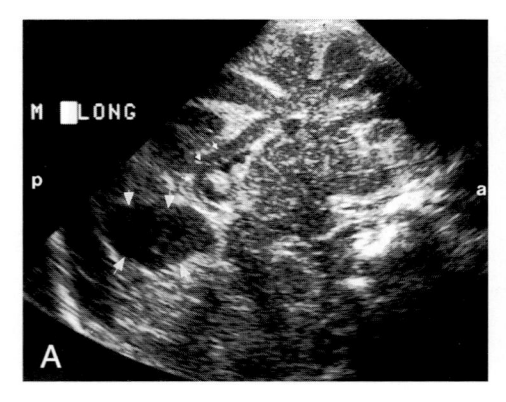

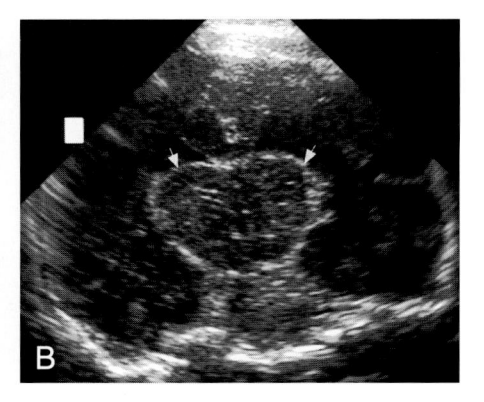

图5-102 严重的半脑叶型前脑无裂畸形伴丘脑融合和背侧囊肿。A：中线矢状位经囟门超声显示，脑回形态异常，胼胝体压部存在（小白箭号）以及中等大小的背侧囊肿（大白箭号）。注意p代表后面而a代表前面。B：冠状位经囟门通过前小脑图像显示，中央灰质块包括融合的丘脑和基底节（白箭号）。这个层面没有半球间裂和脑室。

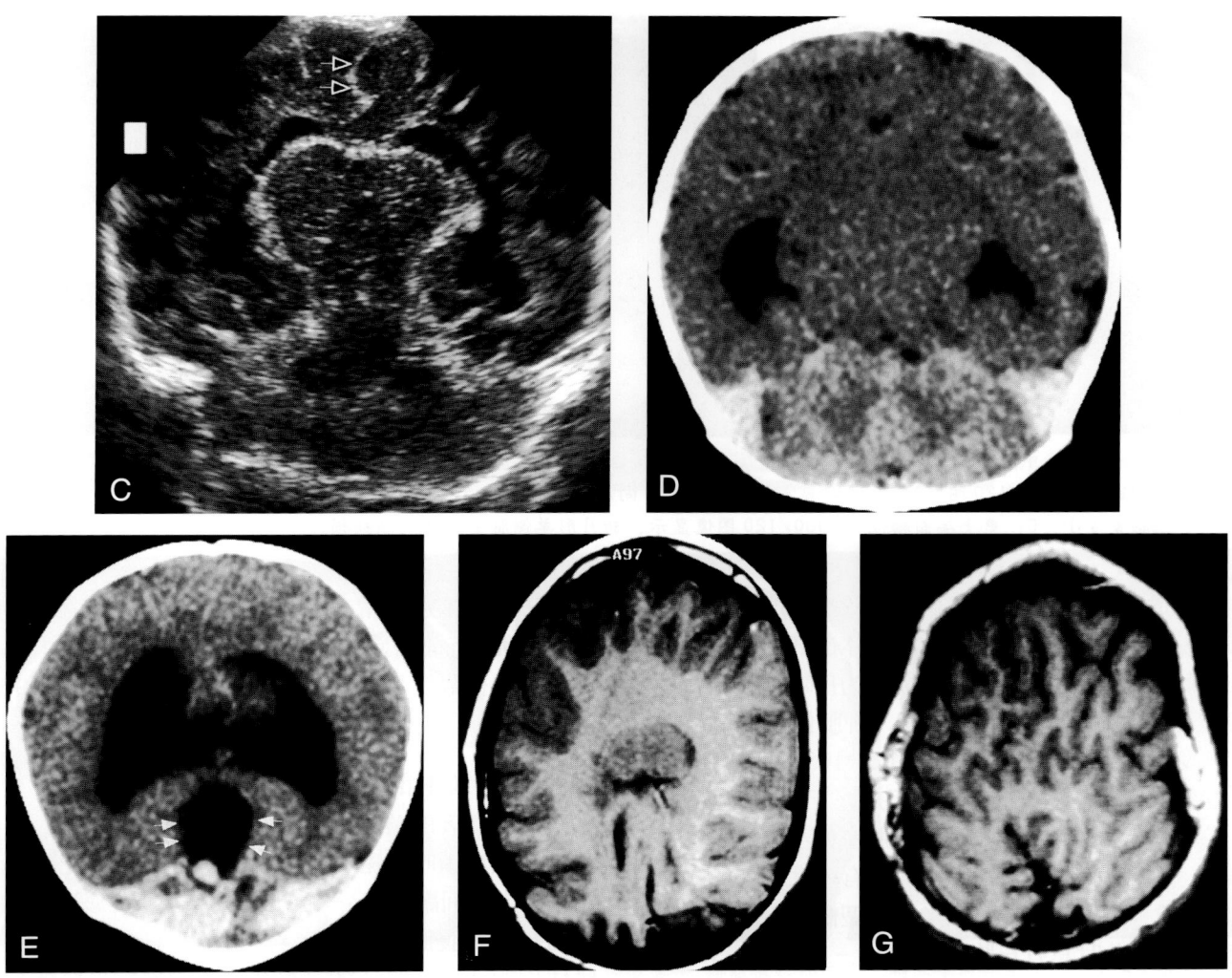

第五章 脑和脊柱的先天畸形 275

图5-102 C：冠状经囟门超声更后面的图像显示，中央灰质块分开侧脑室，可见一个原始的半球间裂（空心白箭号）。D：轴位平扫CT图像显示，中央灰质块分开原始的颞角。未见半球间裂。E：更高的层面轴位平扫CT显示，背侧囊肿（箭号）和侧脑室的关系。F和G：轴位SE600/11图像显示，囊肿引流后大脑如球样外观。

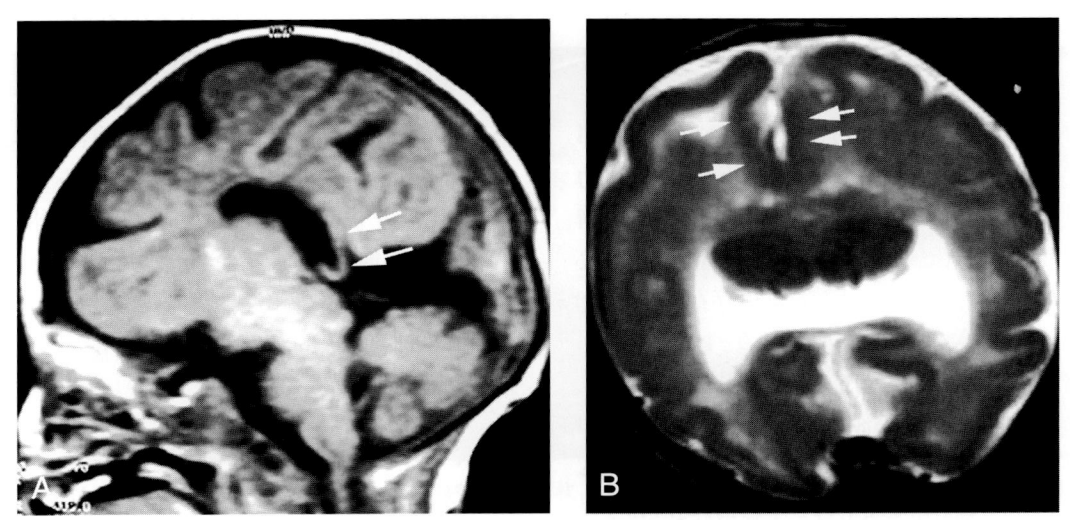

图5-103 严重的半脑叶型前脑无裂畸形。这个病例分型困难。尽管有胼胝体（图A中白箭号）和发育完好的半球间裂（图B中白箭号），基底节和皮层发育极差，导致严重后果。

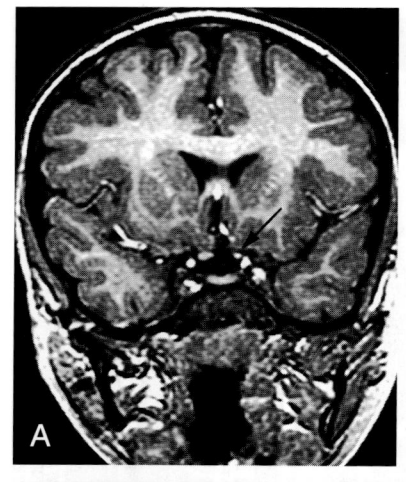

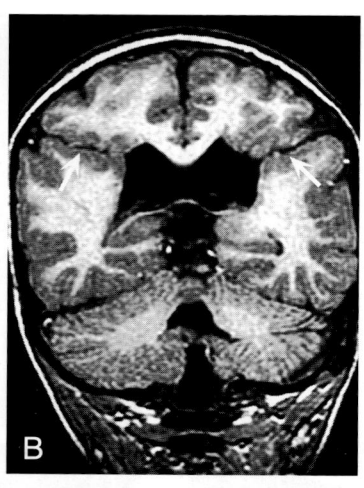

图 5-111 视隔发育不良合并脑裂畸形。A：冠状位 SPGR35/7 图像显示，左侧视神经颅内段发育不良（箭号）。B：更后层面的冠状位 SPGR35/7 图像显示，双侧脑裂畸形（白箭号）。

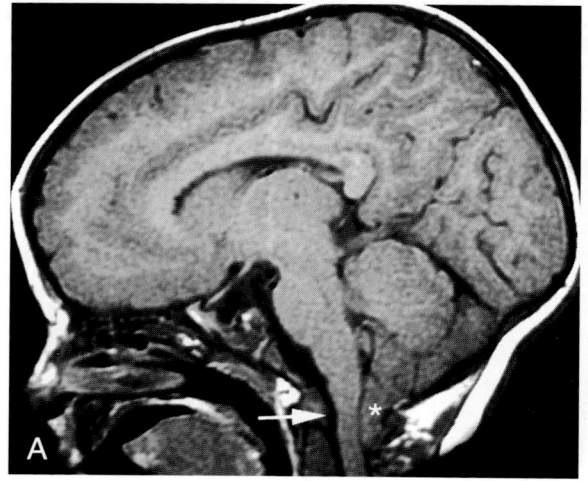

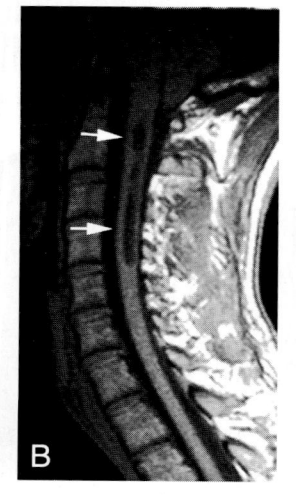

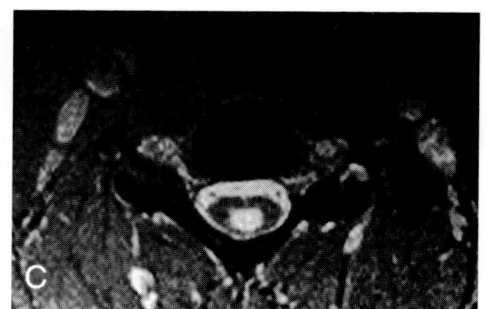

图 5-112 Chiari Ⅰ 畸形合并脊髓空洞。A：小脑扁桃体扩大、挤压（星号）及伸出枕骨大孔之下1.5厘米。注意，颅-颈联合处也受压（白箭号），齿突压迫小脑扁桃体。胼胝体完整，没有幕上畸形。B：矢状位 SE500/15 图像显示颈髓脊髓空洞（白箭号）。C：轴位 FSE3500/112 图像显示中央管扩张，肯定了脊髓空洞的诊断。

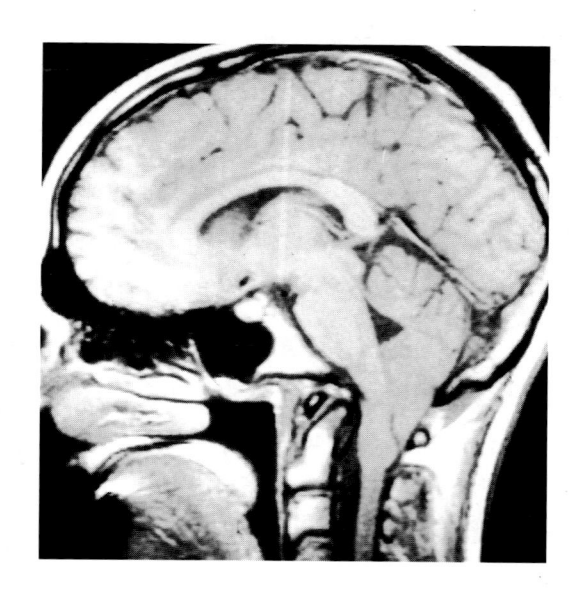

图 5-113 Chiari Ⅰ 畸形。矢状位 SE500/16 图像显示，颅底凹陷，斜坡短小。注意，齿突向后指向。

常见口咽功能异常。许多报道认为,睡眠呼吸暂停与 Chiari I 畸形有关。在婴幼儿中,头疼表现为哭闹和易激惹,常见颈部反弓(高压)。眼球震颤,特别是强拍性眼球震颤与枕大孔病变有明确联系(特别是发生在 Chiari I 畸形时)。

这个畸形可能是多种不同过程的结果。最常见的类型是后颅窝变小造成的,患者斜坡较短(图5-112和图5-113),且后颅窝的体积和小脑扁桃体下疝的程度密切相关。此外,患者颅骨椎体畸形的发生率很高,8%的患者有寰椎前体残余(图5-114),寰椎前体残余与斜坡融合,使斜坡延长压迫腹侧神经结构;还可见齿状突上部阙如(图5-114A);其余92%患者,常可见中线颅底凹陷(图5-113),20%为中线旁凹陷。多数患者出现斜坡短而扁平(图5-113)。许多有颅底凹陷和斜坡短的患者同时有颈 I 同化,枕骨大孔下关节面重塑形,导致同化的颈 I 椎体和颈 II 椎体上关节突之间产生压迹。这样,枕骨大孔位置异常,引起齿状突向后上抬(图5-113)。齿状突上抬合并斜坡异常,加上扁桃体下疝和延髓位置异常,共同造成进行性神经损害(图5-113)。

然而,这种异常的理论只适合于部分 Chiari I 畸形患者。许多其他亚型的 Chiari I 畸形病例也可见扁桃体经枕大孔向下延伸和神经结构及 CSF 腔受压。也出现如上所述的临床表现,这些病例没有理由不归入 Chiari I 畸形中。我们发现,有些患者在采用脑室腹腔分流术治疗脑积水后发生了 Chiari I 畸形。我们相信,大脑体积因分流后减小,造成这些患者颅缝提前闭合了,导致保持颅缝张开的力消失。当大脑生长并逐渐充满颅腔时颅盖就不能与脑保持同样的增长速度,这样就导致了脑组织向下生长使扁桃体突入枕骨大孔。同样的改变也见于骨发育不良所致的颅骨增厚的患者,这些患者的临床症状与其他 Chiari I 畸形患者相似。多发颅面骨缝早闭的患者(如 Crouzon 综合征和 Pfeiffer 综合征),由于颅缝早闭导致颅腔基底部缩小,也可发展为 Chiari I 畸形;另外,其他存在颅腔基底部狭小的综合征也可导致 Chiari I 畸形/小脑扁桃体下疝。另外一组 Chiari I 畸形患者存在枕骨大孔获得性畸形,例如颅底凹陷。这些患者几乎都是成人,表现为头痛、颅神经病变或者脊髓空洞。第四个亚型实际上是误认为 Chiari I 畸形,由患有脊髓脊膜膨出

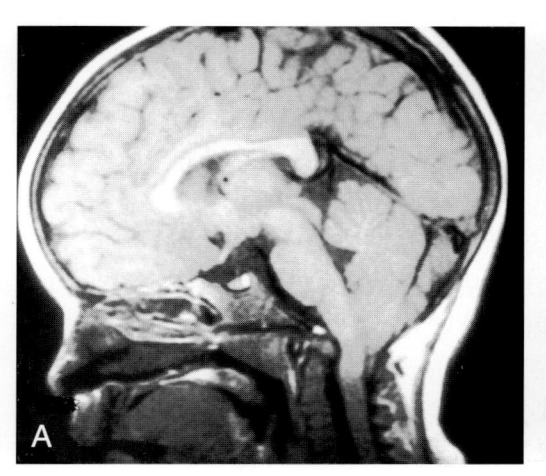

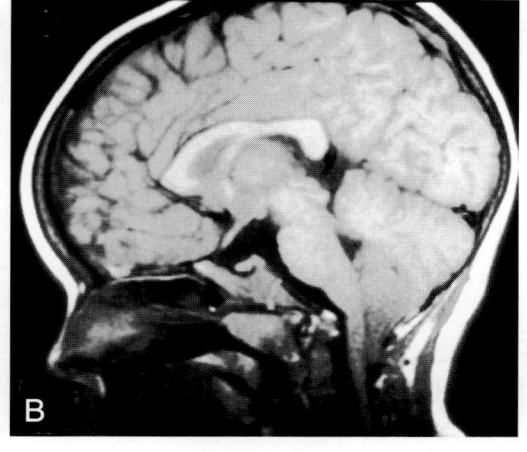

图5-114 Chiari I 畸形合并永存性前寰椎骨。注意,斜坡在某种程度上延长,齿突上部阙如。

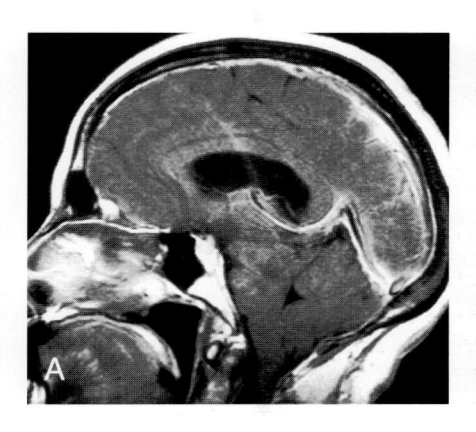

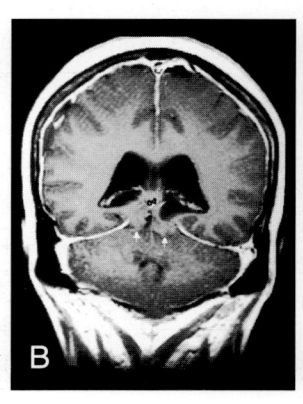

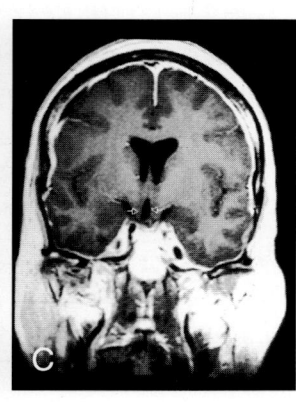

图5-115 继发于颅内高压的小脑扁桃体下疝。A:增强矢状位 SE500/16 图像显示脑干、小脑和第三脑室下沉,垂体向上拱起。硬膜窦扩张。B和C:强化后冠状位 SE600/16 图像显示均匀增厚和强化的硬膜。注意,第三脑室下沉(空心箭号)通过幕切迹。进入鞍上池和颞叶后内侧(实心箭号)。

和轻度后脑畸形主要是扁桃体下疝的患者组成。Emery等报道100例脊髓脊膜膨出病例，尸检中2%仅见扁桃体下疝这种单一的后脑畸形。这种亚型的患者出生时就有脊髓脊膜膨出，常有幕上畸形如胼胝体发育不良、鸟喙样顶盖和大脑镰开窗，可能更应归类为Chiari Ⅱ畸形合并轻度后脑畸形。

其他两组亚型值得注意。一个是长期的"代偿性"脑积水，患者实际上有慢性扁桃体下疝。第二为患者出现慢性脑脊液漏出的引起颅低压（下垂脑）。这些患者都有头痛且于运动后加剧，因此会考虑行枕骨大孔减压，而这恰恰是错误的治疗。慢性脑积水患者可通过影像寻找脑积水征象来确定（第三脑室前隐窝扩大，颞角同样扩大但外侧裂无增大，见第八章）。颅低压患者可通过头痛的特点（站立时严重，卧位时轻）和特殊的影像学特点来确定（图5-115）：脑干和第三脑室下沉、垂体向上拱起、硬膜增厚且注射造影剂后显著强化及静脉窦扩大，同时应找出脑脊液漏出的部位（经常是脊髓的蛛网膜憩室）并予以治疗。其他病因如医源性，低颅压也常引起小脑下疝，腰椎到腹膜腔的CSF引流常引起Chiari Ⅰ畸形，扁桃体下疝在引流撤除后消失。

在所有Chiari Ⅰ畸形患者中，应该仔细检查脊柱寻找脊髓空洞（图5-112），它的发生率达20%~65%。脊髓空洞症将在第九章中讨论。

轻度小脑扁桃体下疝（包括矢状中线位上成人扁桃体在枕骨大孔连线下小于5毫米），延髓-颈髓交界处或蛛网膜下腔无压迫，在大多数患者中无临床意义。因此，Milhorat等报道，91%有临床症状的Chiari Ⅰ畸形患者的扁桃体低于枕骨大孔连线下5毫米以上。当MRI上观察到扁桃体低于枕骨大孔连线下5毫米以上和小脑后CSF间隙闭塞时，就容易产生临床症状。无症状性小脑扁桃体下降的程度与年龄有关。年龄在5~15岁之间儿童扁桃体下降的程度稍大于成人和小于5岁的儿童。6毫米的无症状性小脑扁桃体下疝在5~15岁之间的儿童不应该认为是病理性改变。矢状位也可观察齿突，当齿突的后倾角增大则出现脊髓空洞的机会增加。

虽然常规MR就足以作出Chiari Ⅰ型畸形的诊断，脑脊液动力学检查有时在临床病史或影像学检查不典型或临界时也有帮助。流体力学检查会发现，通过枕骨大孔的脑脊液流量减少而脑干和小脑扁桃体的运动增加（图5-116）。脑脊液动力学检查显示正常的患者的症状很少因Chiari Ⅰ型畸形引起，几乎所有Chiari Ⅰ形畸形和脊髓空洞的患者均有脑脊液动力学异常。另外，脑脊液的运动定量分析显示，桥脑前池脑脊液收缩期延长，收缩速度减慢，枕骨大孔下方的颈部蛛网膜下腔内脑脊液收缩周期也变短，颈2~3水平蛛网膜下腔内脑脊液收缩周期延长（脊髓空洞症患者明显）。

Chiari Ⅱ畸形

Chiari Ⅱ畸形是一种包括后脑、脊柱、颅基底部和椎体中胚层的复杂畸形。患者幕上畸形发生率高。几乎所有Chiari Ⅱ畸形患儿均有脊髓脊膜膨出。有些脊髓脊膜膨出的患儿因发现后脑变形而被确诊为Chiari Ⅱ畸形。一般情况下，脊髓脊膜膨出可在围产期超声检查或由于AFP增高行羊膜穿刺而被发现。脊髓脊膜膨出闭合之后（通常生后48小时之内），约80%以上患者出现脑积水；放射科医师通常在检查脑积水的同时发现本病。较少情况下，可发现脑干在枕骨大孔或颈Ⅰ水平受压；此时，患儿出现吞咽困难、喘鸣、哭声微弱或上肢无力。即使施行减压手术，脑干功能异常的患儿病死率还是较脑干功能正常者高。17%脊髓脊膜膨出患儿发生癫痫，他们除了Chiari Ⅱ畸形几乎都有中枢神经系统的病变，最常见者为脑软化／中风、室管膜下灰质异位或钙化。

虽然有很多解释Chiari Ⅱ畸形合并脊髓脊膜膨出的理论，但目前最好的理论认为，主要问题是神经管发育时神经元上特殊表面分子（细胞粘连分子）的表达缺陷。这些分子对于神经管闭合和发育中的神经管中央管扩张，最后形成脑室是必需的。由于营养问题、基因突变或其他原因，这些表面分子表达错误，后神经孔就不能关闭，脑室就不能充分扩张以形成正常大小的后颅窝，丘脑就不能正常分离。这种理论得到胚胎期脊髓脊膜膨出修复病例结果的支持，这类胚胎期修复后儿童的后颅畸形有所改善，脑积水也好转（图5-117）。

Mclone和Knepper的理论很好地解释了Chiari Ⅱ畸形中的后脑表现。这个理论使我们认识了体腔正常的小脑在狭小的后颅窝和低位小脑幕下发育而造成的后脑畸形。结果是，小脑因生长被逐渐挤出了后颅窝。小脑上方被小脑幕挤压，下方被枕骨大孔挤压，或者更常见的是，被颈Ⅰ椎体后弓挤压。脑桥向下拉伸，前后径变窄（图5-118和图5-119）。延髓也向下伸长至枕骨大孔以下。颈部脊髓也向下延伸。虽然位于脊髓外侧部起到固定作用的齿状韧带，允许脊髓发生一定程

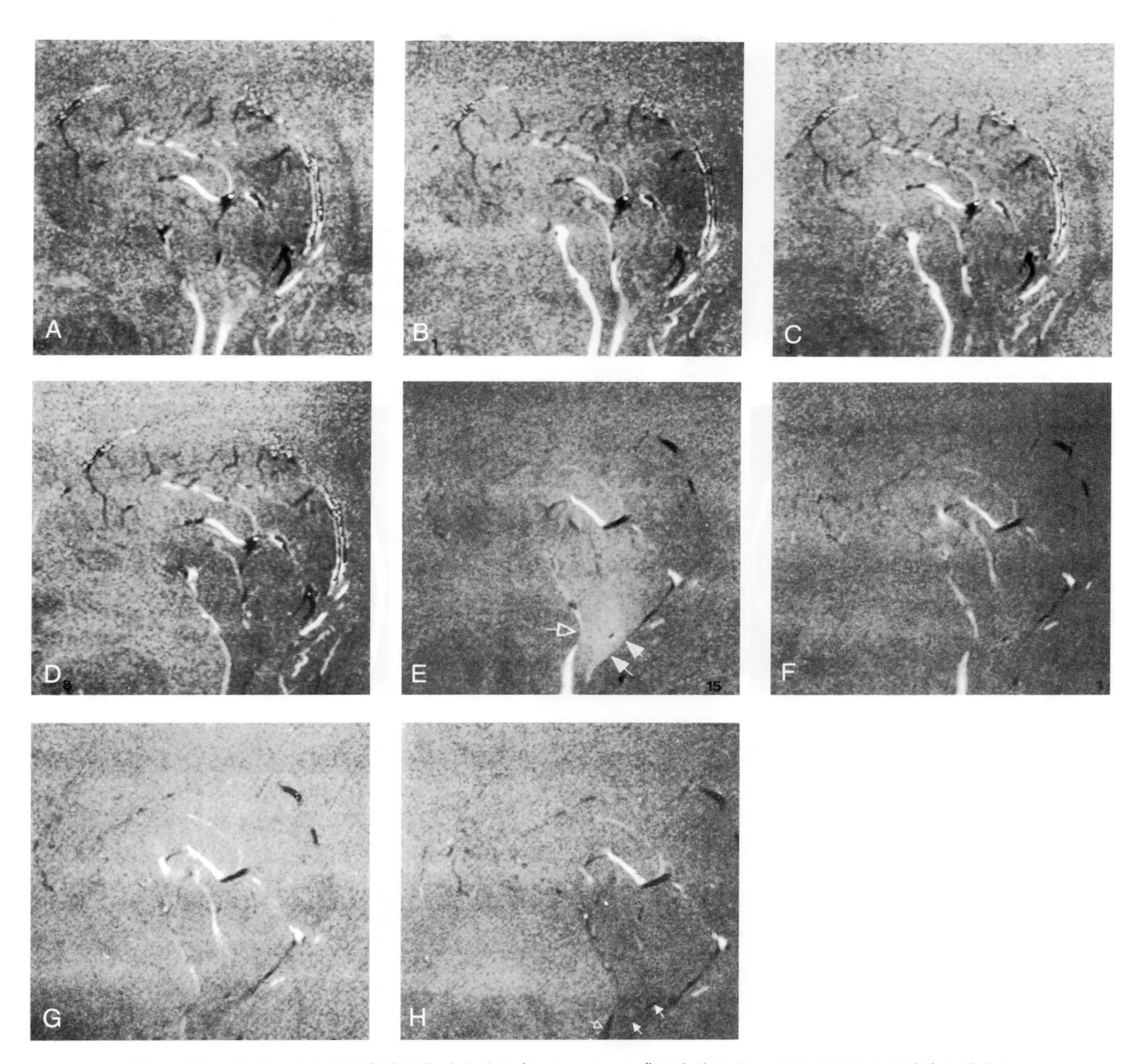

图5-116 枕骨大孔处的脑脊液流体动力学研究。A-D：正常脑脊液流动，收缩期图像显示通过枕骨大孔前面和后面，Magendie孔丰富的向下的流动的脑脊液（高信号），注意，少许脑干或者小脑运动伪影。E-H：Chiari I 畸形患者的脑脊液流动。在脑脊液收缩期（E和F），脑脊液在后突的齿突水平受限（空心大白箭号）。脑干和小脑扁桃体向下的运动增加（实心大白箭号）。当脑脊液舒张开始时（G和H），尾侧脑脊液流动呈低信号（空心小白箭号），仍在齿突受限。小脑和脑干（实心小白箭号）的可见低信号，意味着这些结构正向上运动。

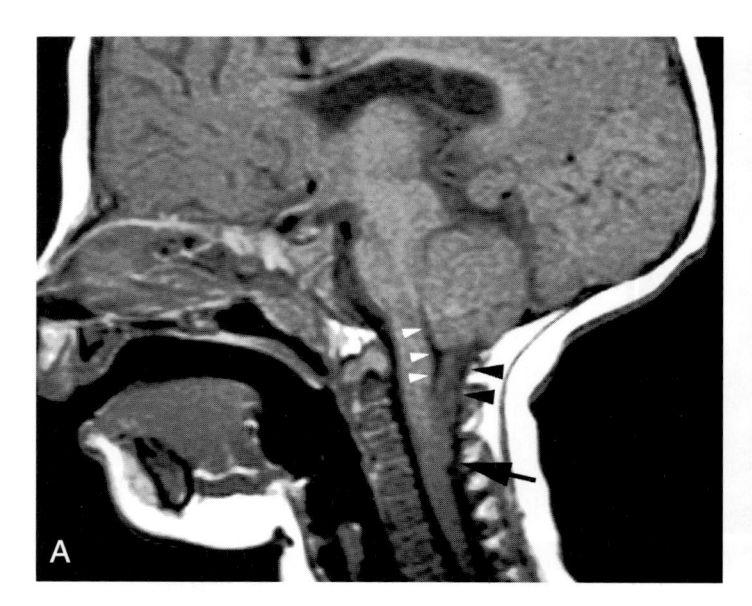

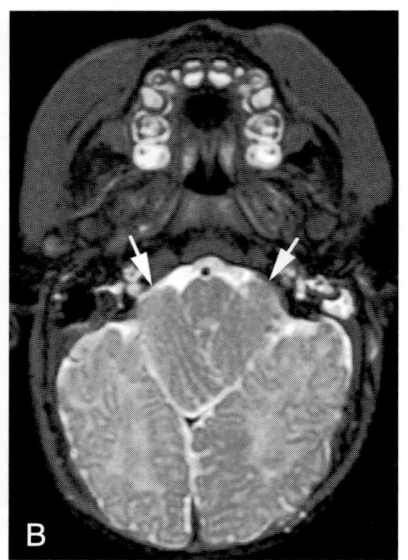

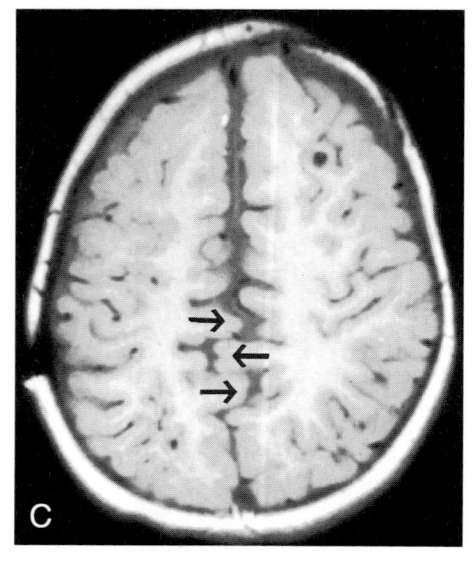

图5-120 Chiari Ⅱ畸形。A：矢状位SE600/16图像显示，顶盖异常改变。第四脑室小（白箭号）、小脑疝入颈部蛛网膜下腔内（黑箭号）。黑箭号示延髓颈髓折曲。B：轴位SE3000/120图像显示小脑半球向外包围脑干，实际上位于脑干之前（箭号）。C：轴位SE600/16图像显示，脑回在半球间裂处指样交错（箭号）。

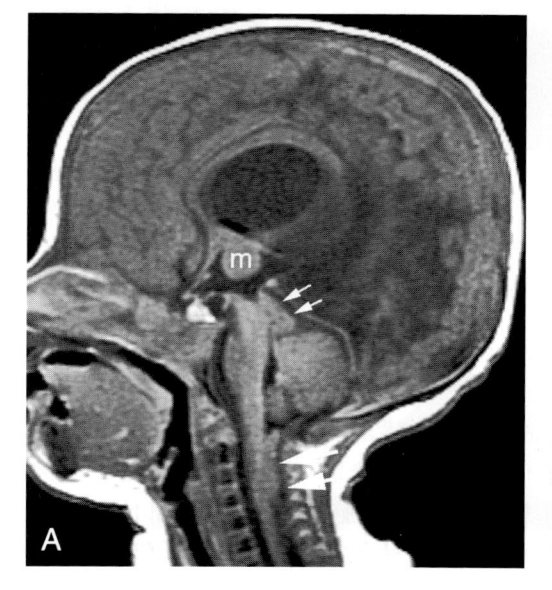

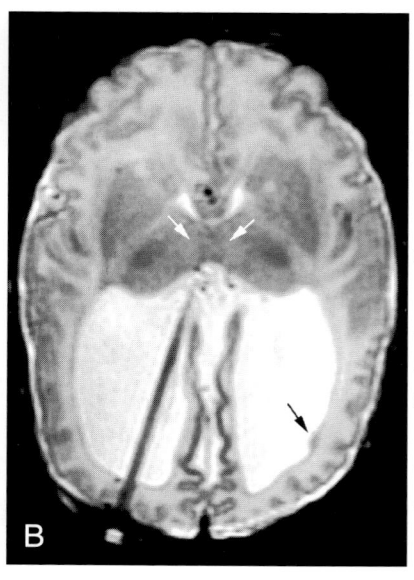

图5-121 Chiari Ⅱ畸形。A：矢状位SE500/9/20图像显示，顶盖轻度鸟嘴样（小白箭号），第四脑室前后径小并下移位（空心黑箭号），侧脑室扩大，丘脑间联合（m）也扩大，延髓颈髓折曲向下到C4水平（大白箭号）。B：轴位SE3000/120图像显示扩大的丘脑间联合（白箭号）和右枕部引流导管，偶见小灰质移位于左侧脑室房（黑箭号）。枕叶半球间裂增宽。

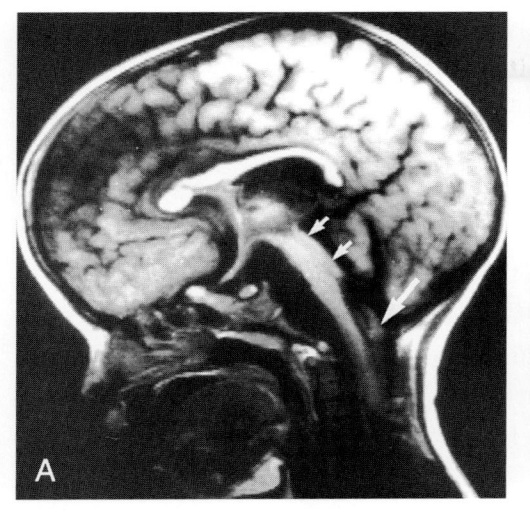

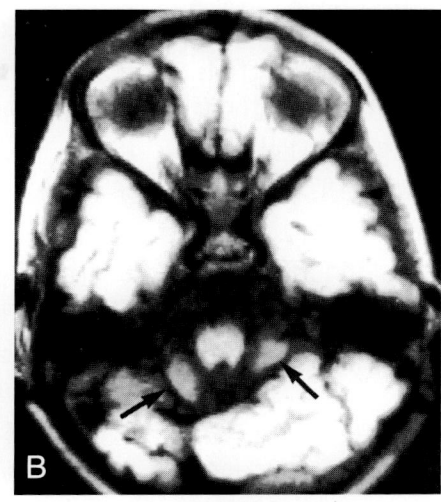

第五章 脑和脊柱的先天畸形　287

图 5－122　Chiari Ⅱ 畸形。A：矢状 SE500/20 图像显示，顶盖显著向下伸展（小箭号），脑桥前后径狭窄并向下移位，很难精确判断脑桥的上部和下部分界。只有小部分小脑蚓部能被确定（大箭号）。B：颅底稍高平面轴位 2000/30 图像显示，两个小的小脑半球的残余（箭号），这种患者的小脑疝入枕骨大孔后，因压力造成的坏死退变。

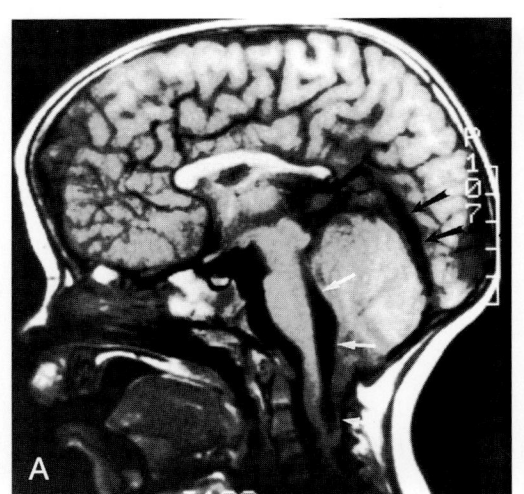

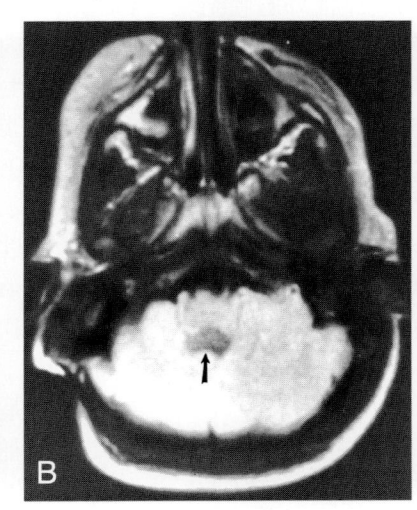

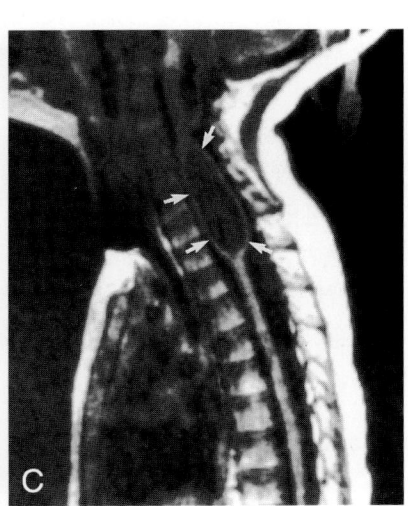

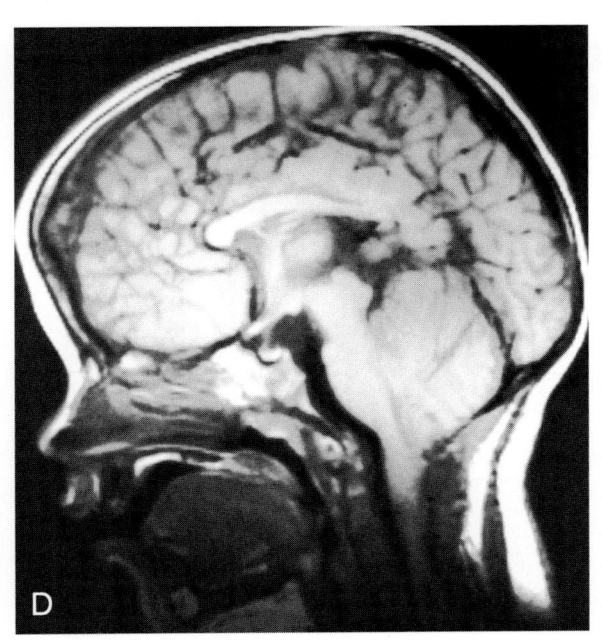

图 5－123　Chiari Ⅱ 畸形合并孤立第四脑室。A：矢状位 SE600/20 图像显示，胼胝体发育不良，只有发育不良的压部和体后部，嘴部阙如。中脑顶盖基本正常，直窦（黑箭号）向窦汇的角度太大，第四脑室（白箭号）对于 Chiari Ⅱ 畸形患者来说前后径过大（与图 5－105，图 5－106，图 1－107 比较）。B：轴位 SE2500/20 图像显示，小脑体积正常，第四脑室（箭号）在轴位图像上正常。C：通过颈和胸髓层面矢状位 SE600/20 图像显示，局部脊髓空洞（箭号），（从 C4 到 T2）。脊髓空洞经常可以在孤立第四脑室或 Chiari Ⅱ 畸形患者无功能的脑室腹膜分流术后出现。D：脑脊液从第四脑室分流以后，脑室呈现 Chiari Ⅱ 畸形典型表现。

可能与胼胝体发育异常导致大脑后部白质纤维束缺乏有关。分流以后，侧脑室三角区的内侧壁常显示发育不良，可见一个巨大包含脑脊液的结构出现在分流口和侧脑室枕角之间。这个巨大的脑脊液腔很可能是附近皮层发育不良造成的，而不是第三脑室松果体上隐窝扩张。在 MR 矢状位上，枕叶内侧的脑回结构常为异常，像多小脑回的表现（图 5-124）。但它不是多小脑回，因为皮层厚度正常；这种异常可能是脑积水分流后或枕角内侧半球发育不良引起的，这种情况称为窄脑回（stenogyria）。

当小婴儿作 CT 时，经常可见颅骨内板和外板不规则。这被 Mclone 和 Knepper 解释为宫内颅盖的不完全扩张的结果，可引起形成膜性颅盖的胶原性外脑膜组织化不良。对 CT 和 MR 而言，没有诊断意义。

上述多种影像学表现在患者中的出现几率不同（表5-6）。不可能在一个 Chiari II 畸形患者身上看见所有的表现。后脑变形可以非常严重，可以几乎没有小脑；也可以相对较轻，只有小脑扁桃体下疝。轻度后脑畸形患者常被归入 Chiari I 畸形；然而，幕上畸形和脊髓脊膜膨出的存在提示这些患者属于 Chiari II 畸形。要注意，Arnold-Chiari 畸形准确地说是指 Chiari II 畸形。

Chiari III 畸形

Chiari III 畸形是指后颅窝内容物（小脑，有时也有脑干）通过后部的棘突纵裂疝入颈 I-II 水平（图5-125）。有数量不等的小脑组织保留在后颅窝内。按照作者的观点，该情况不是 Chiari 畸形而更像是高颈段脊髓囊肿状突出（参见第九章）。这种畸形少见，作者仅见过3例。

小脑的胚胎发育

小脑畸形常见于运动发育落后的儿童。正如所有的畸形一样，要认识小脑畸形就必须了解小脑的正常发育。此外，胚胎学有助于精确分类。如果能正确认识基因学、胚胎学和解剖学，那么，畸形的解剖学分类能为分子病因提供依据。

在分子水平认识小脑发育仅限于它的早期阶段，我们在这里也仅简单提及。小脑早期形态依赖于同型基因在时间和空间表达（同型基因产生的蛋白质产物为同源结构域型 DNA 结合蛋白，在 RNA 合成水平调节基因的表达，他们在身体的正确构形方面起重要作

用）。可有效控制未来中脑和后脑前部早期形态的组织。中脑/后脑（m/h）交界处的位于"峡状"缢痕区，也称为中脑/后脑或峡部组织者（Isthmic organizer，ISO）。目前，人们正在研究与之相关的基因和信号分子。例如，鼠科基因（如 En1 和 En2）在胚胎小脑的形成中起作用。定向毁损老鼠的这些基因可导致小脑和丘部异常。目前也很清楚的一个事实是，某些分子对发育中脑内神经元具有引导作用，这些分子通过限制小脑颗粒细胞的移行在小脑发育过程中发挥作用。这些分子的确切作用尚待进一步研究。

在大体上，胚胎第五周桥脑出现褶曲，此时，第四脑室出现薄顶。胚胎第五周，位于背侧板的外侧翼板内细胞增生，并与桥脑褶曲共同形成菱唇。位于第四脑室顶和菱唇内的神经上皮带即为产生小脑细胞和许多脑干核团的生殖带。胚胎9～13周，小脑皮层蒲肯野细胞和深部小脑核的神经元从生殖基质向外放射状移行（图5-126）。蒲肯野细胞的定位和移行取决于多种基因表达。相反，小脑皮质颗粒层神经元从菱唇生殖带线样移行，越过小脑表面形成临时外颗粒层（transient-external granular layer，EGL），成为第二生殖基质（图5-126）。临时外颗粒层在胚胎 10～11 周（校正胎龄）形成，并持续至出生后15个月（注意，EGL 是生殖基质，是早产新生儿小脑出血的部位[见第四章]）。EGL 内细胞增殖和颗粒细胞神经母细胞沿蒲肯野细胞间隙，向内移行，形成内颗粒细胞层，可能在放射胶质

表5-6

Chiari II 畸形中脑和脊柱畸形的发生频率

畸形	频率
脊髓脊膜膨出	总有
脑积水	几乎总有
小脑幕发育不良	几乎总有
小的后颅窝	几乎总有
Luckenschadel	几乎总有
脑干尾侧移位	经常
颈延髓扭曲	经常
小脑向上疝	经常
大的中间块	经常
颅神经延长	经常
顶盖喙样	经常
胼胝体发育不良	经常
脊髓空洞	约50%
皮质发育不良	偶尔
导水管狭窄	偶尔

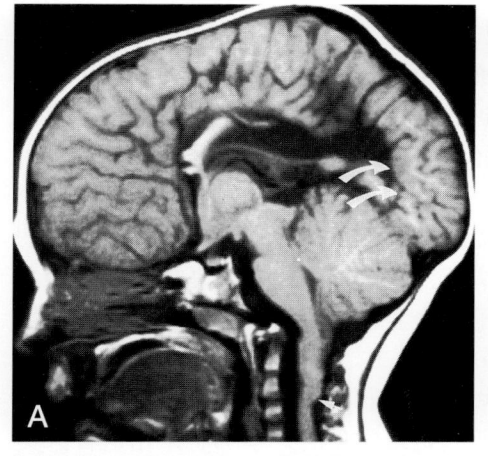

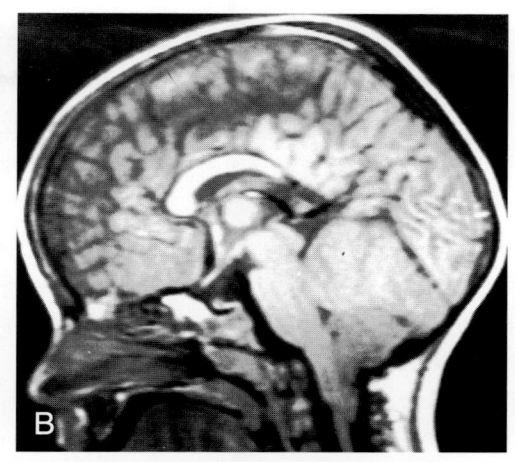

图5－124 胼胝体发育不良合并 Chiari Ⅱ畸形的瘢痕样脑回。A：矢状位SE600/20图像显示，胼胝体膝部和体前部存在，顶盖喙样改变，颈延髓扭曲（直箭号）和枕叶瘢痕样脑回（弯箭号）。B：矢状位SE600/20图像显示，胼胝体发育不良，轻度顶盖喙样改变，第四脑室低而窄，延髓低位和枕叶瘢痕样脑回。

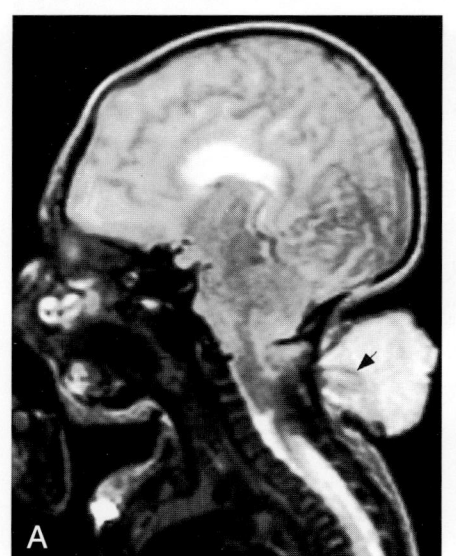

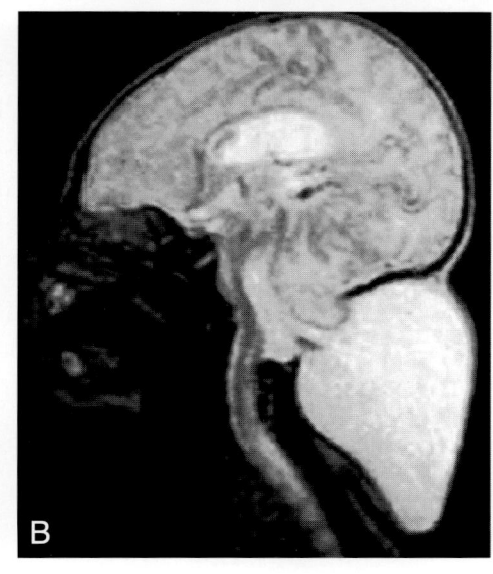

图5－125 Chiari Ⅲ畸形。A：矢状位FSE3000/105图像显示，小脑组织（黑箭号）疝入枕骨大孔，然后向后通过C1－C2的脊髓纵裂膨出。B：另外一例患者，矢状FSE3000/90图像显示，巨大脑膜膨出，后颅窝内几乎没有小脑组织。

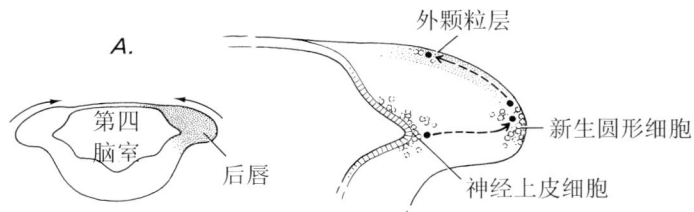

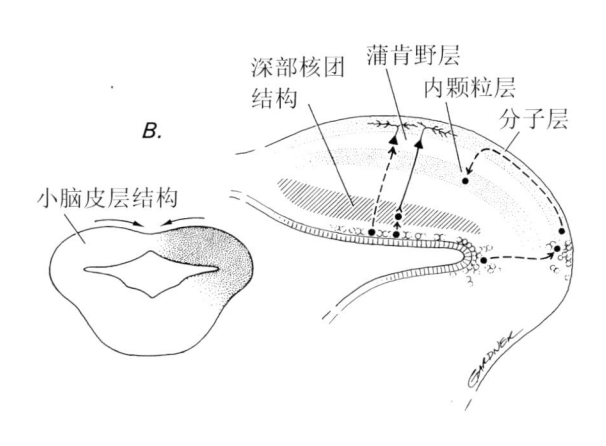

图5－126 小脑正常形成的示意图。在胚胎第五周（A），后脑的翼板出现双侧增厚，形成后唇，它是小脑半球的原基。在11～13周，将形成小脑半球颗粒层的细胞开始向小脑表面切线移行，并在后唇的外部形成一条生殖带（虚线箭号）。大约胚胎16周时（B），外颗粒层细胞开始向内移行形成小脑皮质的内颗粒层。这些细胞最终将与小脑深部核团细胞形成突触连接。将来形成小脑皮质蒲肯野层和深部核团的细胞从第四脑室壁发生。这些细胞直接从生殖基质移行至小脑半球的最终目的地。皮质传入和传出白质纤维束似乎即使在小脑皮层成分受阻时也能形成。这些纤维束的形成，促使小脑在发育受损时也能保持外观大致正常（即使发育不良）。

纤维帮助下，小脑皮层 stellate 和 basket 细胞同时形成。颗粒细胞的生存力和移行依靠有多种基因支持，最重要的包括 Pax6、Zic1 和 Math1，Pax3 的表达可保护 Bergman 胶质细胞。这些基因的异常表达将导致小脑畸形。

尽管小脑神经元之间存在多种联系，但仅有两个主要传入通道投射到小脑皮层。来源于桥脑基底部和脊髓的 Mossy 纤维与颗粒细胞联系并形成突触；和来源于对侧下橄榄核的攀缘纤维的树突与蒲肯野细胞联系。此外，蓝斑、中缝核和黑质的轴突与蒲肯野细胞也形成突触。小脑的唯一传出神经纤维来源于蒲肯野细胞，它与许多脑干核团及小脑核团形成联络。

另外一个小脑发育中的重要概念与后颅窝囊肿有关，即第四脑室顶的复杂发育。Bonnevie 和 Brodal 发现，胚胎第 11 天，大鼠的第四脑室顶被发育中的脉络膜嵴分为前部和后部膜性区域（图 5-127）。第 11 天末，前部膜性区域（脉络膜嵴的上方）融入发育中的脉络膜。后部膜性区域（脉络膜嵴的下方）保留，其中一部分最后空洞化形成中线正中孔。Luschka 外侧孔晚些时候开放，具体时间尚不明了。有时，前部膜性区域在发育过程中呈气球样向外膨出，在小脑蚓下方形成脑实质包裹的 CSF 聚积区；这个结构称为 Blake 窝，如果 Blake 窝持续存在，也称为 Blake 窝囊肿，是需与 Dandy-Walker 畸形相鉴别的疾病之一。

小脑畸形的分类

参照大脑而对小脑畸形的分类极大地忽视了小脑的状态，造成这种情况的原因是通常认为大脑畸形在引起认知和神经损害方面更重要。然而，A. 这种对小脑的忽视使人们对小脑畸形的认识大大滞后于大脑畸形的研究。现在，对小脑在认知和精细运动功能方面的重要性越来越清楚。不久的将来，基于基因突变在脑发育中作用的分子生物学分类法，将应用于脑畸形（包括大脑和小脑）分类中。B. 目前我们所掌握的有关畸形基因学基础的知识仅限于胚胎阶段，所以，以形态学为基础的分类似乎还是最实用的，本书将采用这种分类方法。

运用这个分类方法可以将发育不良与发育不全分开，这两个过程的基础病变不同，在影像学上，小脑形成不完整或体积变小，而小脑外观正常者，被称为发育不全；小脑出现异常的叶或脑裂结构，则称为发育不良。小脑发育不全的原因包括细胞增殖或移行减少或过早停止，发育中的小脑细胞凋亡加速。细胞增殖的减弱不一定总是弥漫性的，如前所述，蒲肯野细胞缺失将引起颗粒层细胞减少；相反，小脑发育不良则是细胞移行和皮层构成异常导致的小脑叶和脑裂发生变形。区分发育不良与发育不全后，可根据病变部

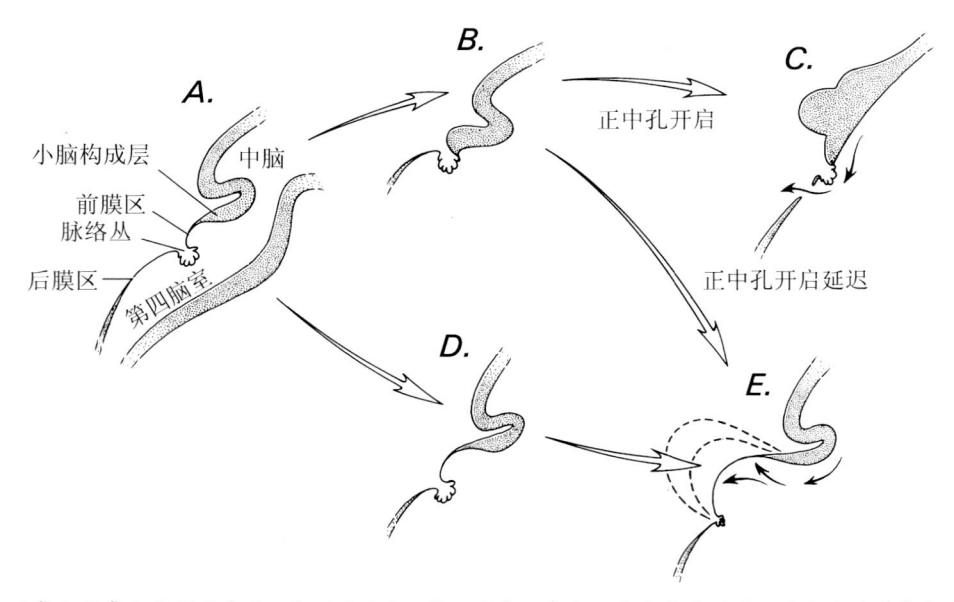

图 5-127 第四脑室正常和异常发育的示意图。在胚胎早期，第四脑室顶部由一个发育中的脉络丛嵴分为前部和后部膜性区域（A）。正常时，前部膜性区域汇入发育中的脉络丛（B）。后部膜性区域保留，最后空腔化，形成正中的 Magendie 孔（C）。如果前部的膜性区域没有汇入脉络丛（D），或者 Magendie 孔延迟开放，第四脑室顶部就会向后球样扩张，形成第四脑室-枕池大囊肿（E），正如在 Dandy-Walker 畸形中所见。

位将其分为局限或弥漫性。局部病变为局部损伤的结果，而弥漫性病变则为基因或代谢异常所致。

Demaerel 提出了一个基于小脑脑叶和脑裂异常的分类方法。在这种分类中，他根据是否有脑裂异常（起源异常，不规则或明显异形）以及是否存在蚓部或半球异常来区分畸形。这种从外到内的病变分类以前已经提及，而且是有实用价值的。然而，我们在工作中发现，区分局部和弥漫病变更实用。例如，有些局限性病变累及内侧半球的同时也累及蚓部；尚不清楚这种情况是否可分为内侧还是外侧型。另外，弥漫性小脑发育不良几乎总伴有大脑发育不良，而小脑发育不全和局限性发育不良者大脑通常正常。因此，这种分类方法目前对放射学家更有用（表5-7）。

小脑发育不全

伴有囊肿的弥漫性发育不全——Dandy-Walker复合畸形

大多数 Dandy-Walker 复合畸形存在小脑发育不全，因此，将该病包括在本章节中。然而，有些符合 Dandy-Walker 复合畸形诊断标准的病例出现小脑发育不良（严格讲应该放到另外类型内）。在能更好定义之前，我们暂时将其放在发育不全内。

传统上，后颅窝囊肿畸形被分为 Dandy-Walker 畸形，Dandy-Walker 变异型和大枕大池（没有关系的蛛网膜囊肿，在第八章中讨论）。Dandy-Walker 畸形由后颅窝增大、小脑幕高位、小脑蚓部发育不良或不发育、第四脑室囊样扩张并几乎填充整个后颅窝组成（图5-128）。许多作者提出 Dandy-Walker 变异型的

表5－7

小脑畸形的分类

Ⅰ．小脑发育不全
　A．局部发育不全
　　1．孤立蚓部
　　2．一侧半球发育不全
　B．广泛发育不全
　　1．伴第四脑室扩大（囊肿）——Dandy-Walker 连续群
　　2．正常第四脑室（无囊肿）
　　　a．伴正常桥脑
　　　b．伴桥脑缩小
　　3．脑叶结构正常（Ⅰ型和Ⅱ型）
　　　a．Barth 桥小脑发育不全
　　　b．小脑发育不全，无其他特殊
Ⅱ．小脑发育不良
　A．局部发育不良
　　1．孤立蚓部发育不良
　　　a．臼鼠齿畸形（伴脑干发育不良）
　　　b．菱脑融合
　　2．孤立半球发育不良
　　　a．局部小脑皮层发育不良／异位
　　　b．Lhermitte-Duclos-Cowden 综合征
　B．广泛发育不良
　　1．先天肌营养不良——伴有小脑皮层"鹅卵石"畸形，髓鞘化异常
　　2．先天巨细胞病毒感染——伴有多微小脑回，髓鞘化异常
　　3．RELN 基因突变的无脑回畸形——伴有大脑巨脑回
　　4．无脑回畸形伴胼胝体发育不良和小脑发育不良
　　5．伴有大脑多微小脑回
　　6．弥漫脑叶结构异常

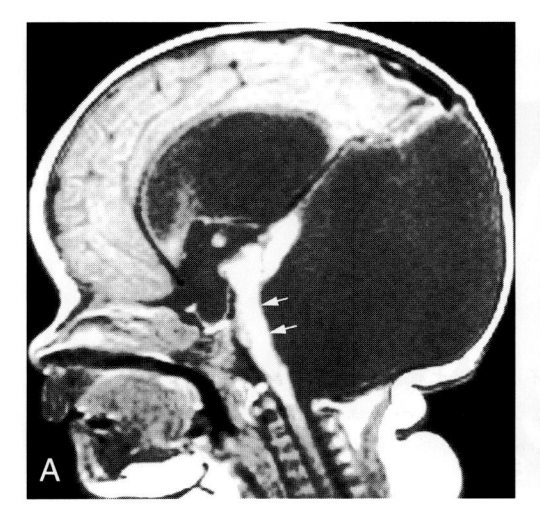

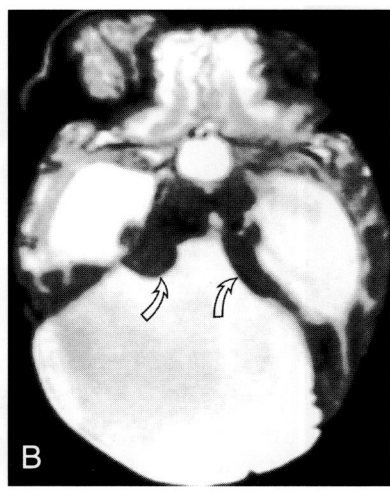

图5－128 Dandy-Walker 畸形。A：矢状位 SE500/11 图像显示，典型的 Dandy-Walker 畸形征象。可见显著的脑积水、小脑幕抬高、后颅窝显著扩大。小脑蚓部发育不良。扩大的后颅窝充满一个大囊，实际上是一个巨大的第四脑室。脑干（箭号）被压向斜坡。B：通过第四脑室中部的轴位 SE600/16 图像显示，大囊与第四脑室相通。小脑半球（空心箭号）发育不良，被囊肿推向上方和外侧。

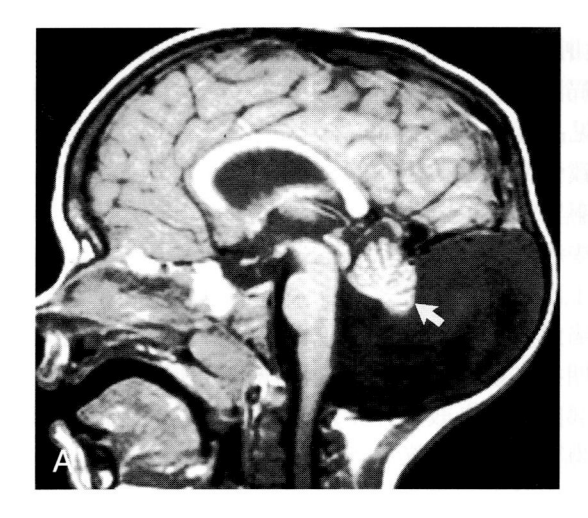

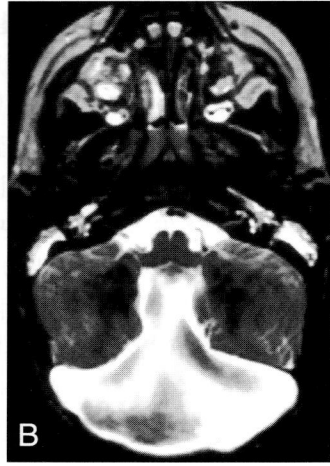

图5-133 Dandy-Walker畸形合并轻度小脑轻度发育不良。A：矢状位 SE550/15 图像显示，后颅窝扩张和蚓部轻度发育不良（箭号）。B：轴位 SE2500/80 图像显示，小脑半球轻度发育不良。囊肿内的低信号源自伪影，提示囊肿的液体可以从第四脑室自由地向囊肿运动。

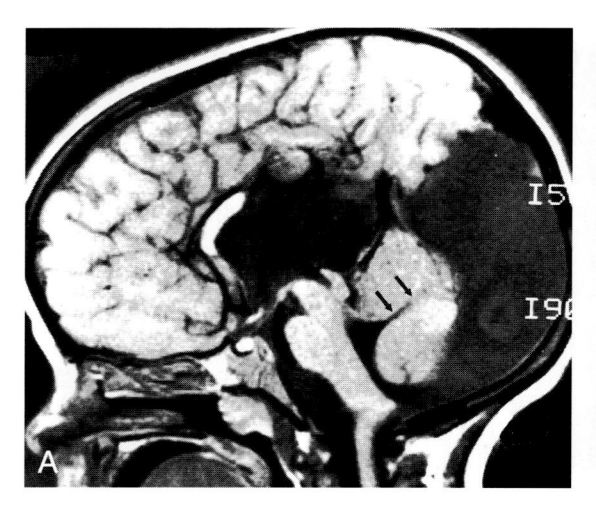

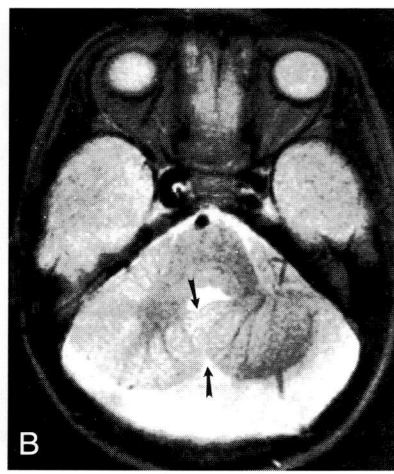

图5-134 后颅窝囊肿引流后的 Dandy-Walker 畸形。A：胼胝体发育不良，只有膝部存在。后颅窝因为小脑幕高位而扩张。第一眼看去，蚓部是完整的。然而，仔细观察可发现发育不良的蚓部之下是小脑半球。箭号标明蚓部的下界。箭号下方的小脑组织是小脑下半球，因为脑脊液引流而改变了位置，双侧并置。B：第四脑室层面轴位 SE2500/90 图像显示小脑半球并置（箭号），中间没有蚓部。

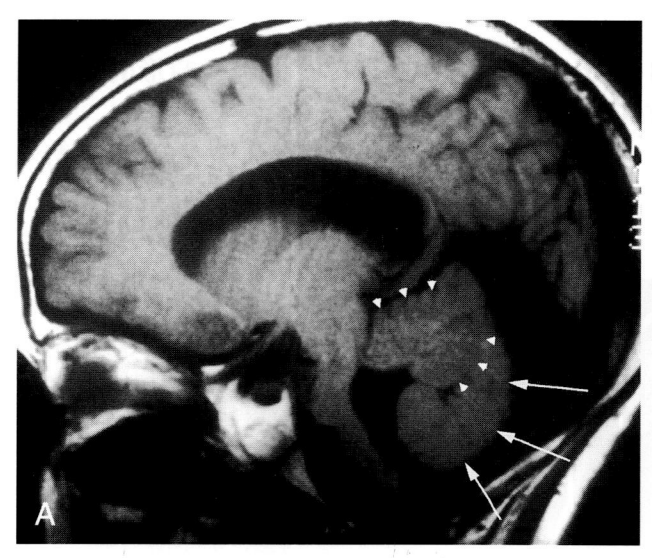

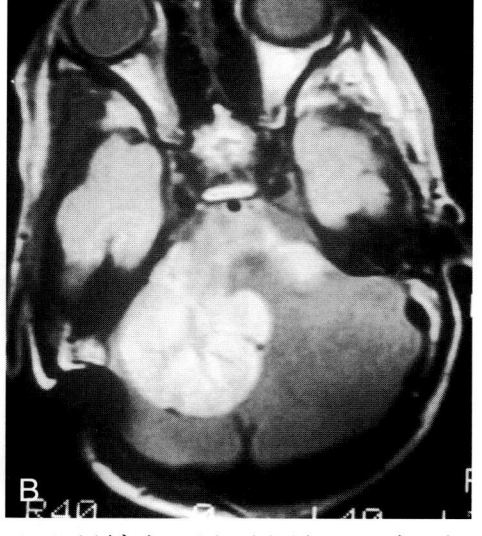

图5-135 左小脑外侧发育不良。A：矢状位 SE600/20 图像显示，小脑蚓部向上旋转（箭头），后颅窝轻度扩大。蚓部下方可见小脑半球（长箭号）。脑干背侧可见后颅窝囊肿。B：通过第四脑室中部层面轴位 SE2500/35 图像显示，左侧小脑半球显著发育不良，右侧小脑轻度发育不良。

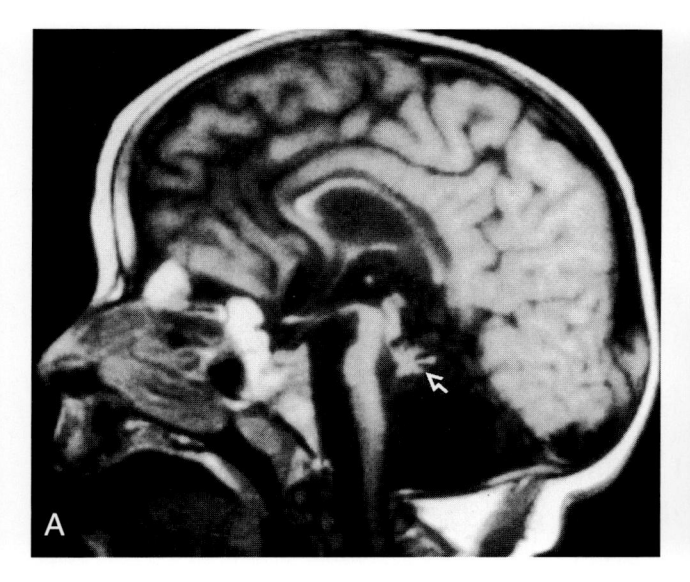

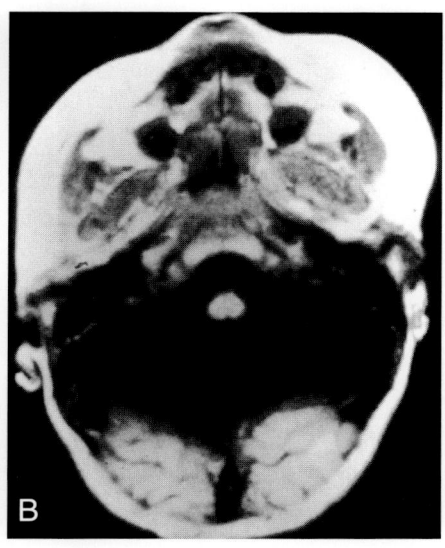

图5-136 全小脑发育不良。A：矢状位SE600/20图像显示，后颅窝变小，蚓部（箭号）和脑桥极小。B：轴位SE600/20图像显示，延髓水平未见小脑。

息、眼球运动异常、共济失调和智力落后。她的报道和随后的研究显示，这种综合征有特征性病理学表现。Joubert综合征患者小脑蚓部发育不良和中线分裂，小脑核团发育不良和异位、几乎没有锥体束交叉、下橄榄核、三叉神经束降部、孤束和背柱核结构的畸形。最近又发现小脑上脚交叉和中央脑桥束阙如。Saito等发现Joubert综合征患者"脑干中线结构在结构和功能上均有异常"。这些发现表明，Joubert综合征后颅窝神经元未跨过中线。

然而，最近的研究显示，伴有脑干/小脑畸形的Joubert综合征中可见许多发生在其他综合征的畸形，有人也称为鼹鼠齿中脑－后脑畸形，因为中脑在轴位影像上像鼹鼠齿样。此外，尽管一些患者出现在9号染色体（9q34.3）突变，但大多数不是；这些提示鼹鼠齿中脑－后脑畸形可能是多种因素共同作用的结果，但还不清楚其中的联系；就疾病本身而言，作出诊断没有问题。一些蚓部发育不良和水平状小脑上脚的患者在生后两岁内出现眼震、眼球运动不能或眼球不能顺利追物。这些患者在婴儿期无呼吸系统症状，不是典型的Joubert综合征。另外一类有明确神经影像改变的患者，同时存在肾脏畸形（包括青少年肾消耗病或多囊性发育不良肾），有些眼球畸形（视网膜发育不良和缺损），有些存在肝纤维化和囊肿，有些存在下丘脑畸形或口和指（趾）畸形。结合这些畸形，产生了前面所述的命名，如Dekaban-Arima综合征、COACH综合征（小脑蚓部阙如，智力发育不全，先天共济失调和纤维性肝硬化）、Senior-Löken综合征、Varadi-Papp综合征（也称口－面－指综合征Ⅵ型）、Joubert-多小脑回综合征和其他综合征。

鼹鼠齿畸形患者的影像学表现很典型。矢状位显示蚓部细小，位置高，四脑室顶在桥脑上部或桥脑中脑结合部。薄层矢状位显示峡部（桥脑中脑结合部）明显变细（图5-137）。蚓部小叶异常（图5-137和图5-138）。冠状位显示蚓部中线呈裂隙状（图5-137B）。轴位上，蚓部发育不良导致第四脑室中部呈三角形（图5-137C），上部第四脑室呈蝙蝠翼状（图5-138B）。在发育不良的蚓部之下，两个小脑半球在中线相对。小脑上脚在背侧中脑不跨越中线；它们很大，几乎呈水平方向，在中脑和小脑之间伸展时能被清楚看到被脑脊液包围（图5-137和图5-138）。中脑前后径小，特别在中线，可能因为小脑上脚未交叉。这种中脑的典型表现，小脑上脚增大且未进行交叉，在轴位上被叫做"鼹鼠齿征"。

从放射学家的角度来说，需要记住两点：首先，后颅窝内多种综合征均相似，如果不能明确诊断，就归入Joubert综合征；其次，这组患者不能被影像学区分。因此，所有鼹鼠齿畸形的患者应该观察幕上畸形（小丘脑错构瘤、多小脑回或其他皮层发育畸形）、眼、肝和肾疾病。最后确诊依靠是否出现其他畸形，也可能需要基因分析。

后脑融合

后脑融合，最初由Obersteiner在1914年描述，以小脑半球融合、蚓部阙如或发育不全及小脑齿状核和小脑上脚融合为特征。所有报道的病例均为散发。曾报道一例近亲父母的病例。病因尚不清楚，但我们的一例患儿伴有前脑无裂畸形，提示为背-腹侧型阙如。临床表现不一，从轻度躯干共济失调和认知正常到严重的小脑麻痹伴癫痫和精神倒退；大多数患者有不同程度的认识障碍。运动发育延迟，多数体检可见小脑综合征表现，如辨距不良、轮替运动障碍和心脏节律异常。最常见的脑畸形有小脑齿状核、小脑上脚、丘脑融合，透明隔阙如，橄榄发育不全，边缘系统畸形和脑积水。还有很多报道表明，小脑畸形可合并许多其他类型的幕上、幕下和非神经系统畸形。

影像学检查典型表现为小脑半球背侧融合、蚓部阙如和小脑上脚融合，经常合并脑室扩大（图5-139）。小脑畸形在CT上难以发现，但见到侧脑室扩张和透明隔阙如（大约50%）患者的第四脑室后部变尖则可以提示本病。MR可通过发现小脑叶连续越过中线，而小脑半球间无蚓部以早期确诊（图5-139）。这种特征在小脑后部冠状位最易观察，而在正中矢状位也能观察到正常小脑蚓部小叶阙如。一旦诊断明确，就要仔细观察大脑皮层、脑室和边缘系统。合并畸形包括皮质畸形（图5-140）、脑积水和多发骨缝融合。

伴小脑发育不全的畸形：半球发育不全

Lhermitte-Duclos-Cowden 综合征（发育不良性小脑神经节细胞瘤）

Lhermitte和Duclos1920年首先报道了这种疾病，

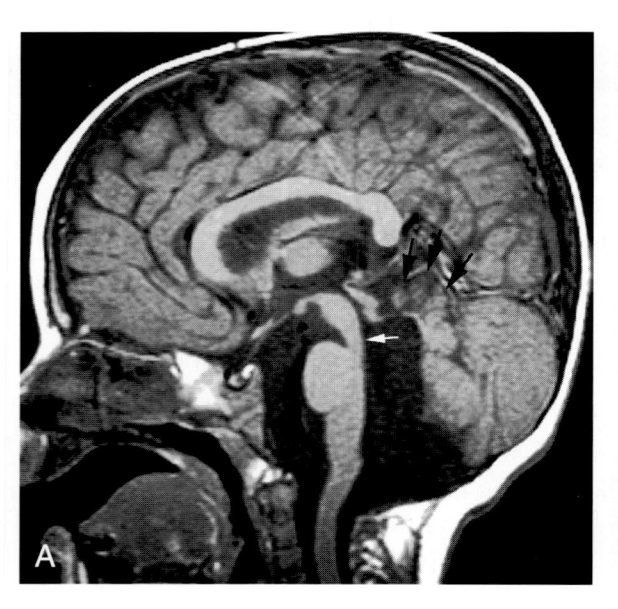

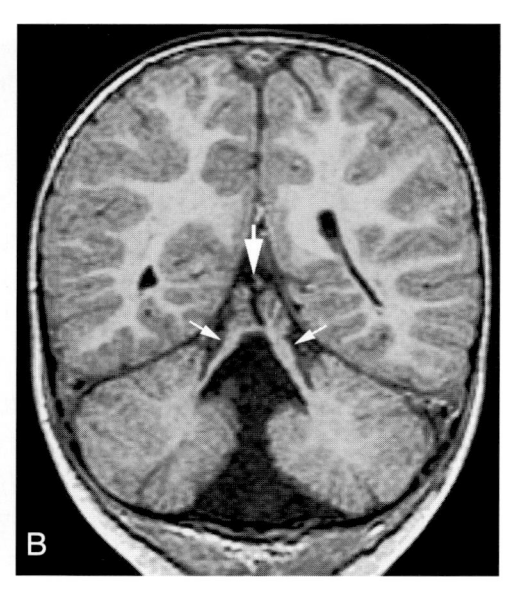

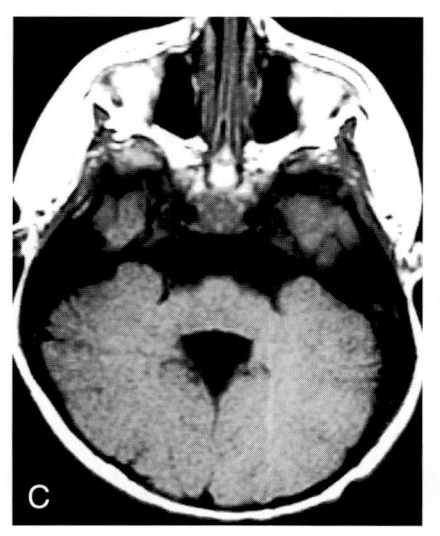

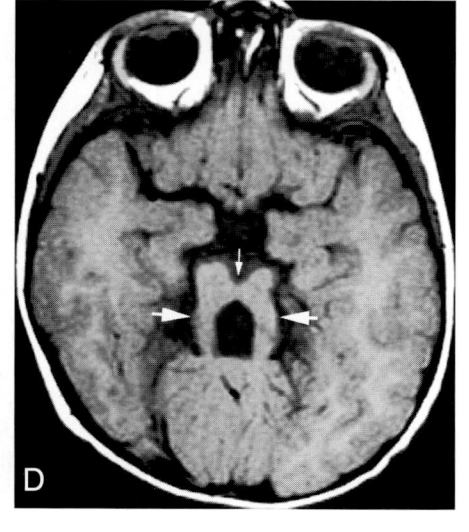

图5-137 Joubert综合征的鼹鼠齿畸形。A：矢状位SE 550/9图像显示，蚓部发育不良、细小蚓部异常高位（黑箭号）。小脑小叶异常，峡部狭窄（白箭号）。B：冠状位3D-GE35/7图像显示大的小脑上脚（小白箭号）和蚓部裂隙。C：轴位SE600/15图像显示三角形第四脑室，为蚓部阙如的后果。D：中脑水平轴位SE600/15图像显示"鼹鼠齿"样中脑外观，继发于峡部狭窄（小白箭号）和小脑增大上脚（大白箭号）。

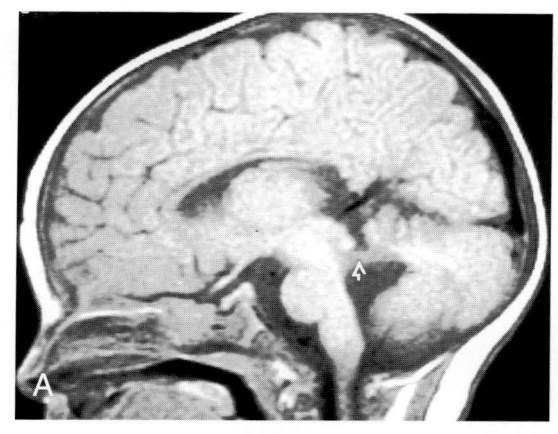

图 5-138 鼹鼠齿畸形。A：矢状位 SE 550/16 图像显示正常蚓部小叶阙如，可见增大和水平位的小脑上脚（箭号）。旁中线层面上峡部狭窄不能很好显示。B：桥脑水平轴位图像显示，四脑室呈蝙蝠翼样。小脑半球在中线处并置。C：由于水平走向且蚓部阙如，故中脑水平轴位图像可清晰显示小脑上脚（小白箭号）增大。因小脑上脚未交叉，故中脑被侧阙如，这种表现被称为"鼹鼠齿征"。D：因为小脑蚓部阙如，冠状位图像清晰显示小脑上脚（小白箭号）。

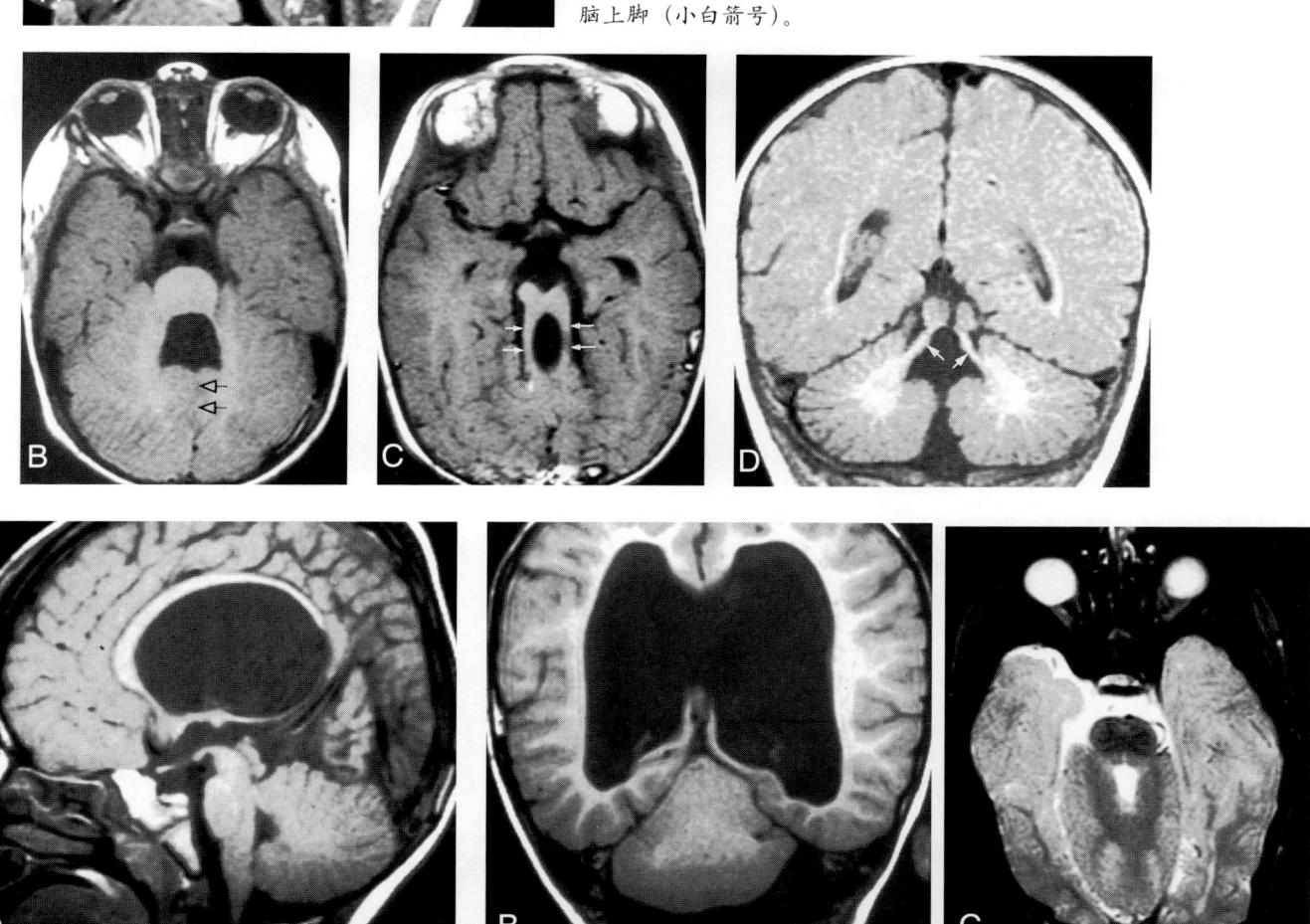

图 5-139 后脑融合。A：矢状位 SE600/20 图像显示，侧脑室扩张和小脑蚓部异常。B：冠状位 SE600/20 图像显示，透明隔阙如，侧脑室扩大，小脑半球融合，没有中间的蚓部。C：轴位 SE2800/90 图像显示，小脑半球融合，没有蚓部，第四脑室后部变尖。

它以弥漫性小脑皮层肥大和发育不良性小脑神经节细胞瘤为特征。患者因为病灶的占位效应引起颅内高压。本病可在任何年龄出现症状，通常没有小脑体征或很轻微。另外，也可能在活检或因其他目的进行影像检查时偶然发现这种畸形。并发畸形包括巨脑、灰质异位、多小脑回、多指、部分肢体肥大、大舌头、多脏器错构瘤和肿瘤。Cowden 病几乎都有这些内脏病变（多发错构瘤综合征特征性改变还包括皮肤黏膜毛膜瘤、相应的脑叶畸形、黏膜纤维瘤和口腔乳头瘤），提示这两种疾病有相关性，这种相关性被同时出现两种综合征的家族性病例证实；Cowden 病是一种常染色体显性遗传病，为一种肿瘤抑制基因（PTEN）的突变，该基因位于10号染色体（10q23.3），该基因突变与恶性肿瘤发病率增加和乳腺、甲状腺、结肠和附件的其他病变有关。Cowden病的中枢神经系统表现包括大头、脑膜瘤和听力丧失。由这些联系来看，Lhermitte-Duclos综合征出现家族性病例报道就不足为奇了。

病理上，Lhermitte-Duclos综合征表现为界线清楚的增大的小脑皮层。一般仅一侧小脑半球中部受累；病变可能延伸至蚓部，极少累及对侧。光镜下，可见增厚的神经节细胞层代替了小脑皮层的颗粒细胞层，另外还可见过度髓鞘化的增厚边缘层和菲薄的蒲肯野细胞层。

CT扫描显示非特异性低密度小脑肿块。MR显示长T1/T2边界清楚的小脑肿块；可见小脑皮层的灰质信号呈曲线状穿过肿块（图5-141）。与病理表现明显不同的是，皮层带表现正常或稍薄。有一例报道出现强化；我们曾经见过一例软膜强化的病例（图5-142）。DWI显示病灶区与皮层弥散特性相似，而图像显示病灶区RCBV和RCBF增高。MRS特征性表现为Lac增高，NAA（大约10%）、MI（大约30%~80%）和Cho（大约20%~50%）轻度下降。MRS在鉴别局部发育不良与肿瘤上非常有帮助。FDG PET和Tl-201 SPECT显示局部摄取增加，因此，它们并非理想的鉴别手段。

非综合征性局灶性和弥漫性皮层发育不良

MRI能非常清楚地显示脑解剖结构，因而能辨别小脑皮层畸形和小叶类型。小脑皮层的发育不良定义为小脑的多小脑回或（病理学上）小脑结构异位，通常

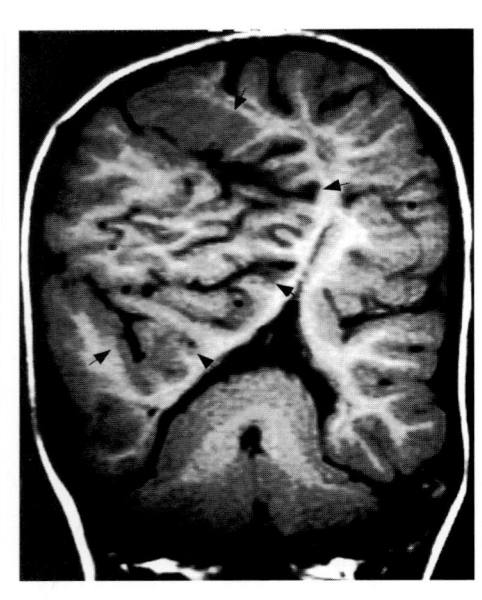

图5-140 后脑融合并大脑皮质发育畸形。冠状位SE600/16图像显示小脑半球的特征性融合，右侧大脑半球皮层发育不良，并折叠（黑箭号）。

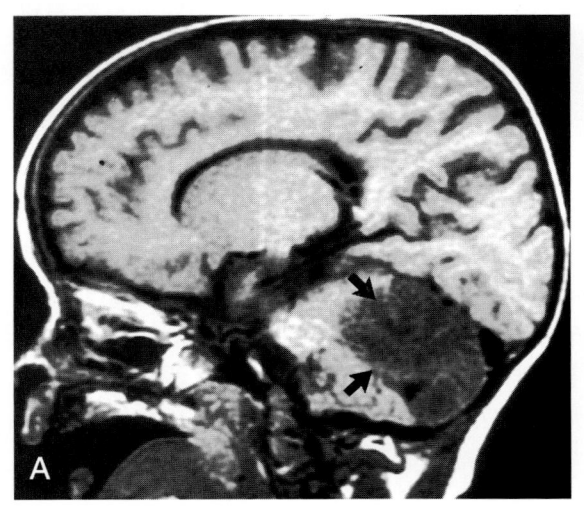

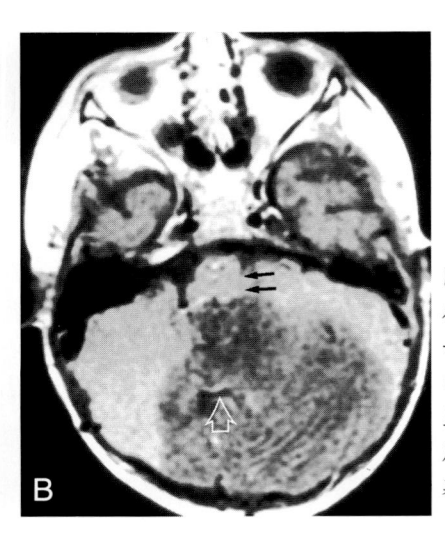

图5-141 Lhermitte-Duclos综合征。A：矢状位SE600/15图像显示，左侧小脑半球后部低信号（箭号）。B：轴位SE600/15图像显示，低信号区域有占位效应，压迫第四脑室（空心白箭号）和延髓（黑箭号）移位。

伴有大脑皮层发育畸形，典型为多小脑回或鹅卵石样皮层（见"皮层发育畸形"）。偶尔，局灶性半球、局灶性蚓部和弥漫性小脑皮层畸形同时存在（图5-143～图5-146）。

脑干畸形

随着影像技术的发展，越来越多的脑干畸形被发现。脑干的功能是维持生命。由于它在胚胎学上与小脑密切相关，所以当儿童出现神经功能异常时，仔细观察脑干是非常重要的。

中脑裂隙

中脑裂隙为原因不明的畸形，导致眼球运动障碍、核间性眼肌麻痹和上睑下垂，可能为眼球运动核和内侧纵束受累所致。严重病例表现为共济失调、构音障碍和耳聋。尽管有些作者认为，本病是获得性病患，但大多数人认为是发育性疾病，许多患者症状始发于儿童期。影像学表现为中脑可见从脚间池向后延伸到导水管中线裂隙，看上去几乎与三脑室相通（图5-147）。导水管可向前扩大，形成一个导水管"囊"。此外，中脑上下和前后径可压缩，中脑和端脑的分界不良或挤压到一起（图5-148）。在更严重的病例中，可见小脑萎缩或发育不全（图5-147）。

中脑和后脑不发育伴小脑发育不全

这种畸形非常少见，新生儿可见轻度畸形特征，如眼向下歪斜、耳位低、轻度小颌和乳头间距宽，出生后头几天出现反复呼吸暂停。神经系统检查显示吸吮无

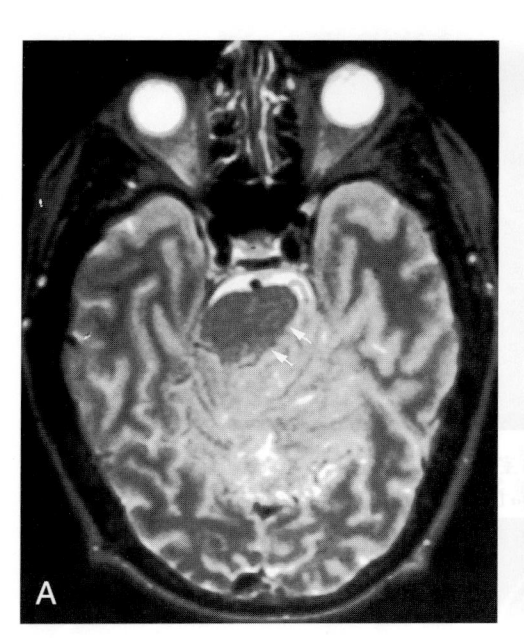

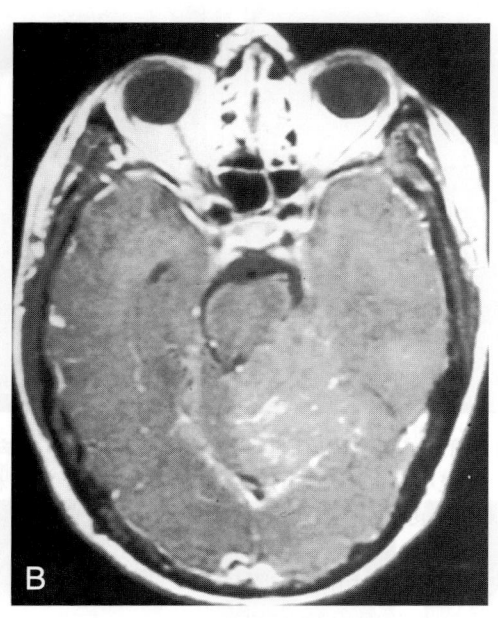

图5-142 Lhermitte - Duclos 综合征。A：轴位SE2800/90图像显示，小脑内可见不均匀高信号和占位效应，压迫桥脑（箭号）。B：增强后图像显示，异常区软脑膜不均匀强化。

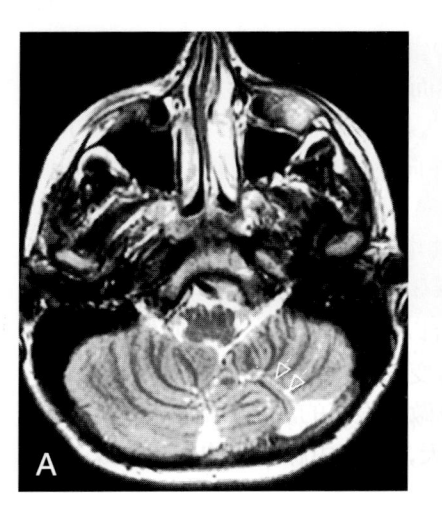

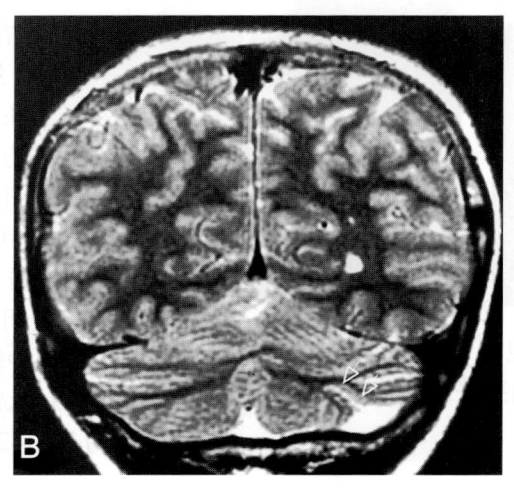

图5-143 局灶性小脑皮质发育不良。轴位FSE4000/102图像（A）和冠状FSE2500/102（B）图像显示，一个小脑叶结构异常区（空心白箭号），周围蛛网膜下腔扩大。

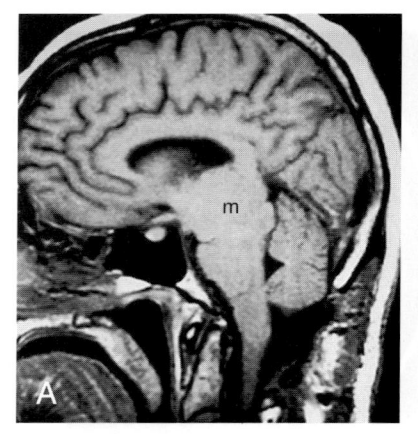

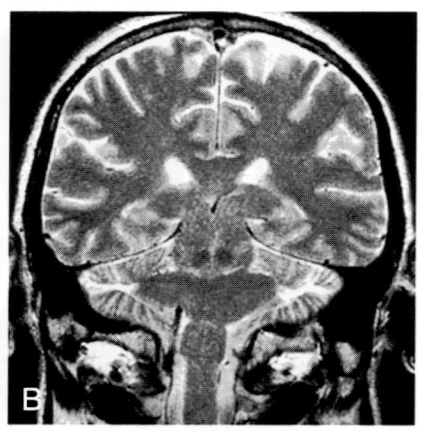

图5-148 严重的中脑裂隙。矢状位(A)和冠状位(B)图像显示中脑明显增大，冠状位上中线高信号裂隙从上到下位于低信号的红核之间。

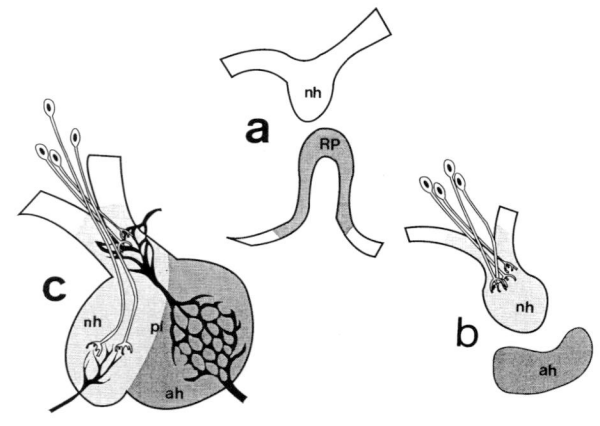

图5-149 垂体的形成。A：在胚胎28~32天，Rathke腔(RP)出现于前肠顶部，刚好位于脊索的嘴侧。Rathke腔位于向下扩展的胚胎性下丘脑前方并与之接触，也就是神经垂体或者垂体后叶(nh)。B：胚胎42~44天，Rathke腔与口腔前庭连接并逐渐闭塞，与此同时，Rathke腔成为垂体前叶(ah)或腺垂体。C：胚胎44~48天，邻近后叶的中线前叶细胞分化为中间部(pi)，现在所有的成熟下丘脑-垂体轴的成分都已就位，将逐渐进化为成熟的系统。

些叶被称为结节突起，会分化成垂体结节部。在42~44天，结节从外侧围绕漏斗和发育中的神经垂体，使发育中的垂体有了界线。第44~48天，与后叶细胞紧邻的中线前叶细胞分化成中间部的原基。这样，在49天前，所有下丘脑-垂体轴成分都已就位，将来逐渐发育为成熟的系统。

垂体的功能分化包括门脉系统形成和激素分泌细胞的分化。有人推测，这种分化需要垂体和下丘脑直接接触。垂体细胞分化的基因学基础正在研究中，似乎与临时信号梯度有关，这种梯度诱导核基因产生介质，引导细胞定型。这些介质包括大量的转录因子（作为阻抑物和激活剂）及来源垂体和周围结构的相关调节剂。

下丘脑的发育尚不清楚。现在清楚的是，下丘脑来源于发育中的神经管细胞，受到某些蛋白质（如Sonic Hedgehog）的影响。因此，前脑腹侧中线诱导异常性疾病（如前脑无裂畸形）几乎总有下丘脑结构和功能异常。此外，现在知道，某些下丘脑细胞由发育中胚胎的其他部位移行而来。因此细胞移行性疾病也可导致下丘脑功能异常。从影像学角度出发，对于下丘脑-垂体异常的患者，矢状位薄层T1W，T2W像应重点观察下丘脑，其次为垂体。

垂体阙如，发育不良和双垂体

垂体阙如或发育不良是十分罕见的畸形，包括垂体前叶和后叶阙如或发育不良。在许多病例中，还包括垂体柄。常见的伴发畸形有肾上腺、甲状腺、睾丸、卵巢和阴茎发育不良。蝶鞍小而平，有时被一层硬膜覆盖。虽然垂体不发育在出生时可致命，但垂体发育不良患者通过激素替代治疗可以生存（图5-150）。这些患者因为缺乏生长激素导致身材矮小，因此被归入垂体性侏儒（见下一节）。

罕见情况下，可能出现两个下丘脑和垂体（图5-151）；几乎总存在其他的面部和脑畸形。最常见者为面部畸形（从眼距过宽到面部裂）、舌畸形、腭裂、咽部畸胎瘤、胼胝体发育不良、Willis血管环畸形和嗅球嗅束畸形。

垂体性侏儒

垂体性侏儒是一大类疾病，都因生长激素缺乏造成，特征是身材矮小，生长缓慢，牙釉质化不良和骨龄

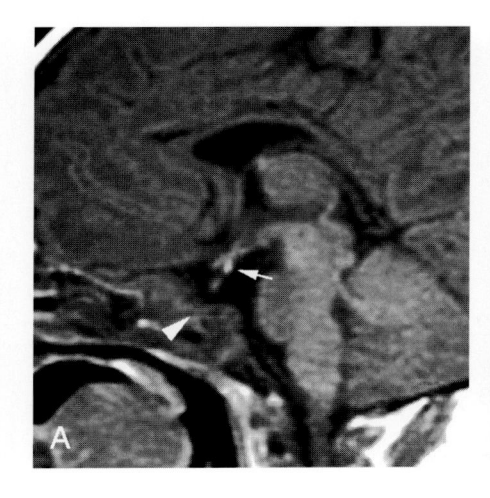

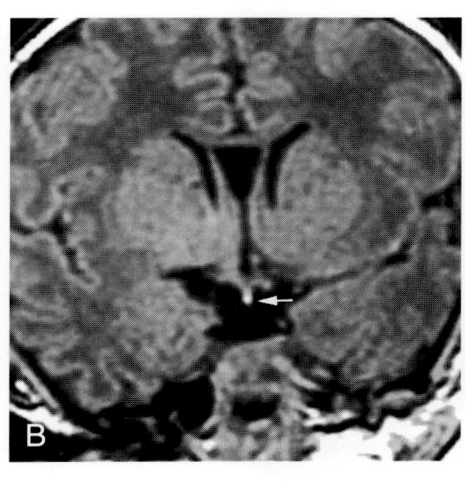

图5-150 垂体发育不良。A：矢状位 SE550/16 图像显示蝶鞍小，部分小漏斗，前叶变小（白箭号）以及垂体后叶异位（白箭号）。B：冠状位 SE550/16 图像显示，垂体后叶异位（箭号），位于下丘脑的结节处。

落后。男性患病率是女性的2～3倍。缺乏的激素可能只有生长激素，也可包括更多腺垂体和神经垂体激素。当患者根据生长曲线发现异常矮小时，或无其他疾病却表现生长缓慢时，或身材矮小合并其他中枢神经系统异常时，应该怀疑此病。

影像学检查显示一系列特征，包括蝶鞍和垂体小，垂体柄发育不良或阙如，垂体后叶高信号位于丘脑的正中隆起（异位亮点）（图5-150）。只有40%的垂体性侏儒患者出现全部影像学表现；那些表现完全的患者倾向于多种激素缺乏和生长激素水平低。相反，单发生长激素缺乏的患者，MR多表现为腺垂体大小正常。当垂体后叶异位时，患者多种垂体激素缺乏的发生率较高（49%），还可见泌乳（32%）和相关脑和颅底畸形（12%），包括侧脑室旁灰质异位。

Kallmann综合征

Kallmann综合征是一种引起神经元移行的基因异常，它造成嗅细胞和正常分泌黄体激素释放激素的细胞不能从嗅基板移行至前脑。正常情况下，这些细胞在嗅基板产生并向前上方沿嗅细胞轴突向发育中的大脑半球移行。移行过程是通过移行细胞对沿途细胞表面特异性细胞粘附因子的识别来完成的。在Kallmann综合征中，KAL1基因缺失。这种基因编码一种小的细胞外基质蛋白，在嗅轴突的外生中起到允许性底物作用。因此，发生于嗅基板的细胞停留在鼻腔中。

Kallmann综合征患者典型表现为嗅觉丧失或低下，在年长患者中，还有性腺功能低下。诊断正确很重要，因为激素治疗可以重建生殖功能，使患者过上较正常的生活。MR检查对于确诊很重要，因为它可以观察嗅沟，在Kallmann综合征中，嗅沟发育不良或阙如。

虽然轴位图像可提示嗅沟阙如，但冠状图像可更有效地显示解剖（图5-152）。而且，在质量好的冠状图像上，可以看到正常的嗅球，特别是T2 RARE像（图5-152D），在Kallmann综合征患儿中，嗅球则发育不良或不明显。假如下丘脑功能低下很严重，矢状位上还可见垂体变小（图5-152A）。

下丘脑发育不全

正如本节导论中所述，下丘脑畸形在MR上很难诊断，因为下丘脑太小而且与周围结构辨别困难。但患者出现下丘脑功能异常（通常为尿崩症），或下丘脑激素水平低下（通常为促垂体释放激素），我们经常考虑下丘脑为继发性损伤后萎缩（表现为三脑室前部不对称扩大）、三脑室区肿瘤，或下丘脑/鞍上结构发育不良。在下丘脑病例中，我们要特别关注视交叉，确认它发育正常而且与下丘脑分离，以及三脑室前壁与下丘脑也完全分离（图5-153）。

眼的畸形

眼和眼眶的胚胎学

胚胎第22天，神经管间脑部分的外侧壁形成2个宽而浅的凹槽，这就是原始视泡（图5-154）。在视泡的作用下，下面的外胚层开始增厚形成晶状体板。晶状体板同样也影响视泡的发育，并使下面的神经组织增厚开始形成神经视网膜层。胚胎第4周末，视泡内陷形成视杯，晶状体伸入视杯的中间（图5-155）。同时，发生第二次内陷形成一个沿着视杯腹侧走行的沟；这是胚胎性视裂，也叫脉络膜裂（图5-154）。间叶细胞沿着这条裂移行形成原始玻璃体和透明动脉。视杯内

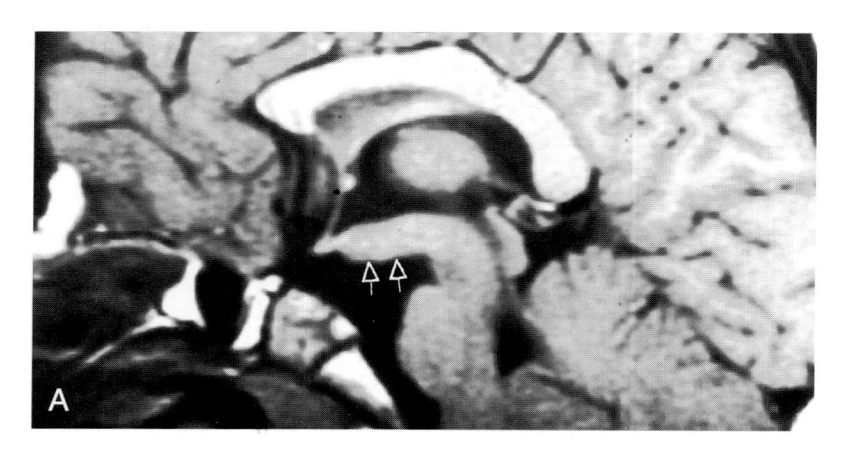

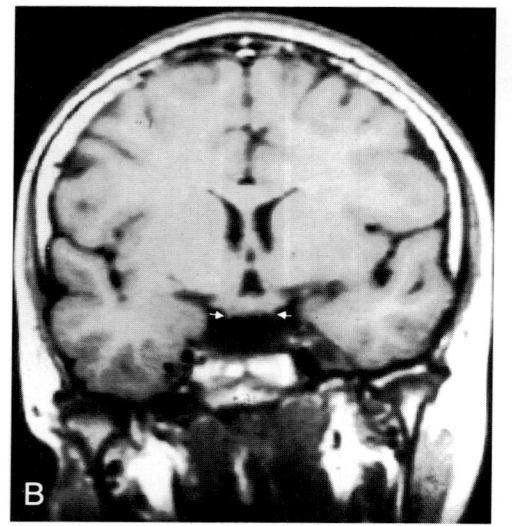

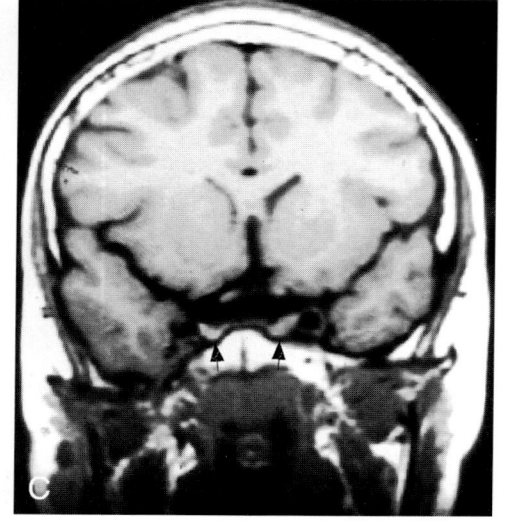

图 5-151 双垂体。A：矢状位 SE500/12 图像显示，第三脑室底部异常增厚（空心箭号）。B：冠状位 SE600/12 图像显示第三脑室底部增厚的灰质条以及从它发出的两个垂体柄（小白箭号）。C：冠状位 SE600/12 图像显示两个分离的垂体（黑箭号）。

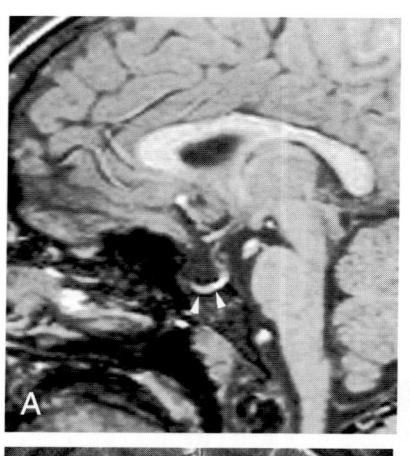

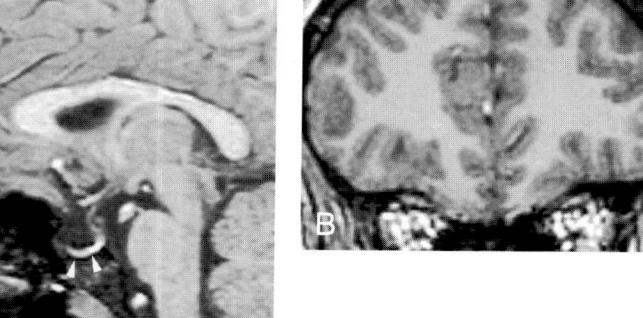

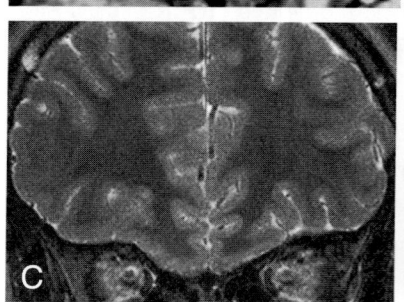

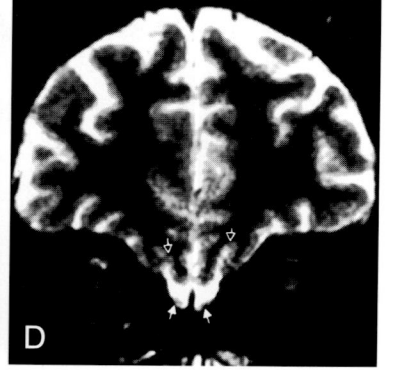

图 5-152 Kallmann 综合征。A：矢状位 SE550/12 图像显示垂体发育不良（白箭号）和胼胝体小。B 和 C：冠状位 SE600/11 和 FSE3000/112 图像显示，正常分隔直回和眶内侧回的嗅沟阙如。D：正常人。嗅沟（空心箭号）分隔直回和眶内侧回，经常可见嗅球（实心箭号）。

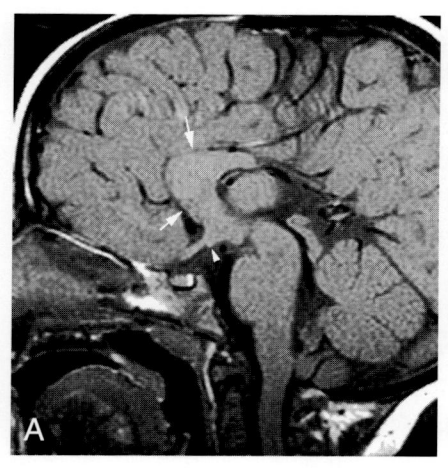

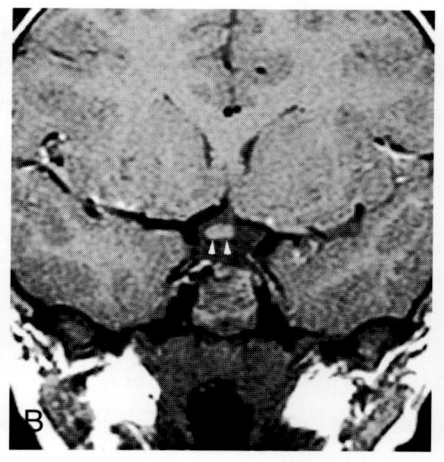

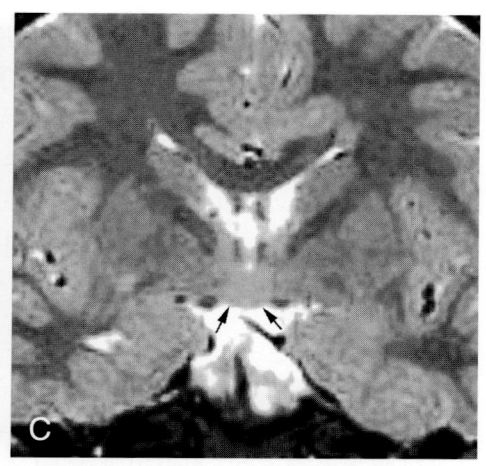

第五章 脑和脊柱的先天畸形　305

图 5-153　与下丘脑功能异常有关的下丘脑畸形。A：矢状位SE550/11图像显示胼胝体发育不良（白箭号），未见第三脑室、前联合或后联合。垂体正常，在正中隆起处可见一个小的异位垂体后叶（小白箭号）。B：冠状位SE600/11图像显示增厚和不对称（相对右侧）的视交叉（白箭号）。C：冠状位SE3000/117图像显示，由于下丘脑未被分隔，导致下丘脑灰质跨过中线相连（黑箭号），三脑室前角消失。

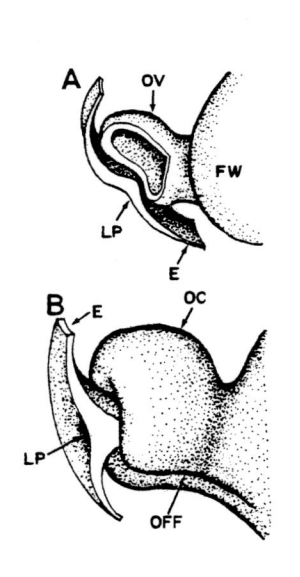

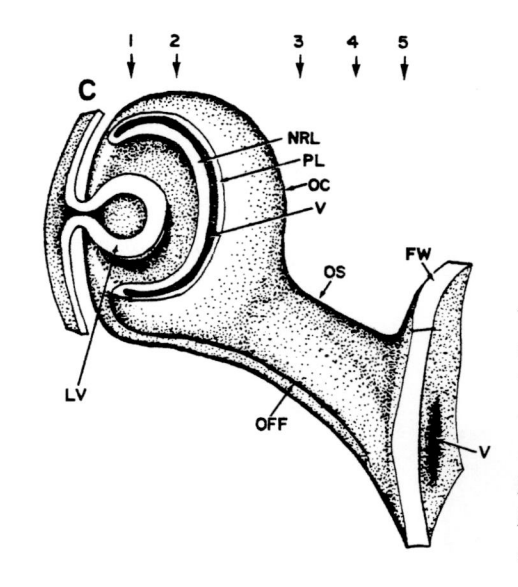

图 5-154　眼的发育。A：在胚胎第4周早期，眼泡（OV）从前脑（FW）间脑壁向晶状体基板（LP）外翻——即外胚层的局部增厚凹陷。当外胚层增厚时，视泡陷入。B：第4周晚期，视泡在晶状体基板的影响下成为杯状（OC），同时，另一个凹陷形成，形成一个从发育中的视杯向后走行到前脑壁的沟（视胚胎裂，OFF）。C：第4周结束，视杯凹陷，这部分与外胚层最近，视网膜（NRL）在色素膜（PL）上双层折返。仍旧被视杯（V）分开，它与第三脑室以视干（OS）相连。晶状体泡（LV）此时几乎完全从外胚层上脱离。

陷更深，因而它在视泡时期与外胚层表面最近的壁开始反折并与将要形成色素上皮的成分相贴（图5-154C）。色素上皮最后分化为视杆细胞、视锥细胞和神经节细胞。一个包含脑脊液的杯状在原始神经视网膜层和色素上皮层之间形成裂隙（图5-154C），它与第三脑室相延续。在胚胎第5周和6周早期，胚胎性视裂的两端融合，原始视网膜神经元轴突从玻璃体表面进入视裂，在视网膜内闭合形成视神经头。发育中的视网膜层轴突束在视裂较薄的后部走行，形成视神经干；最后发育成为视神经（图5-155）。胚胎第7周，视杯的边缘向前生长包围晶状体前部形成睫状体。晚些时候，视杯更向前伸展形成虹膜上皮。虹膜的一部分细胞分化成

为瞳孔收缩肌和扩张肌。眼发育的基因学复杂，但正逐步为人们所了解。

眼球畸形

眼球畸形最容易分类，它分为无眼畸形、小眼畸形和大眼畸形。与特殊综合征相关的眼球畸形，如13三联体、视隔发育不良、肌-眼-脑病、Walker-Warburg综合征和斑痣性错构瘤病，将在相关章节中阐述。

无眼畸形

无眼畸形指先天性缺少一只或两只眼睛。它主要被分为两种：原发性无眼畸形，眼球原基从未形成过，非常少见，可能是视泡发育中很重要的一种基因突变

的结果；继发性无眼畸形，较常见，与胚胎4周早期的感染（如麻疹）、损伤、血管因素或中毒／代谢性（维生素A过量或缺乏）因素有关。在真正无眼畸形中，既没有视神经也没有眼球（图5-156）。可能会有眼外肌、泪器和血管。严重的小眼畸形更常见，似乎大多数患者易被影像诊断为无眼畸形。要想真正鉴别必须依靠病理。

小眼畸形

小眼畸形指眼睛特别小。它可为单侧性和双侧性，可以是多种病变过程的结果。原发性小眼畸形可能因原发性眼球发育不良，眼组织残缺，永存性原始玻璃体增生，先天性感染（风疹最常见，见第十一章），染色体异常（13三联体最常见）和代谢异常（Lowe综合征最常见，见第三章）等原因造成。在儿童患者中，继发性小眼畸形最常见于幼稚视网膜病变或眼球感染；继发性小眼畸形的影像学表现不具特异性。我们将仔细讨论具有特征性影像学表现的疾病。

眼组织残缺

眼组织残缺是指任何眼球结构出现裂隙或不连续；最常见的类型来源于脉络膜裂闭合不全。眼组织残缺相当常见，常为双侧性且比较轻微；因此，大多数患者的影像学表现正常。两种变异型有典型的影像学表现。Morning glory综合征（由特征性的检眼镜表现命名）是一种影响视盘处的视神经缺损；这种综合征通常合并脑畸形（如胼胝体不发育和颅底脑膨出）。影像学检查的典型表现为，视网膜位于视神经头的部分向后移位（图5-157），移位部分呈长方形或锥形，可见球后囊肿。眼组织残缺合并囊肿（也叫小眼畸形合并囊肿）则是一种由胚胎性视网膜过度增殖，随后发生内层和外层视网膜层分离造成的畸形。这些囊肿的壁与眼球壁融合使囊肿与玻璃体腔相连续（图5-158）；大的囊肿中，可见玻璃体内容物进入囊肿，继而眼球体积减小并移位（图5-159）。实际上，大的囊肿可能比眼球还大并可造成眼球突出（图5-158和图5-159）。可通过晶状体来识别眼球。影像学检查发现眼球与球后肿物相连，可证实诊断并帮助与其他情况鉴别。

永存性原始玻璃体增生（PHPV）

永存性原始玻璃体增生指原始玻璃体的纤维血管

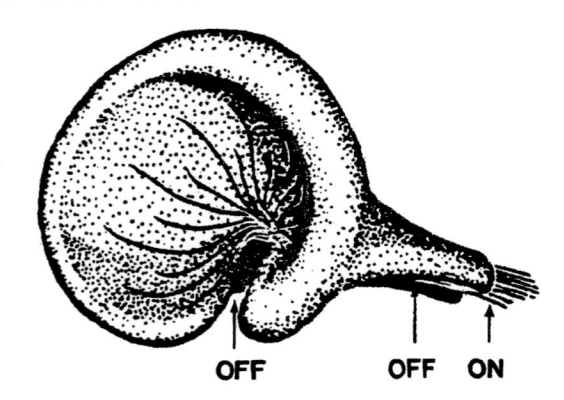

图5-155 示意图显示神经轴突穿过视盘内表面，会聚于胚胎视裂（OFF）形成视神经（ON）。

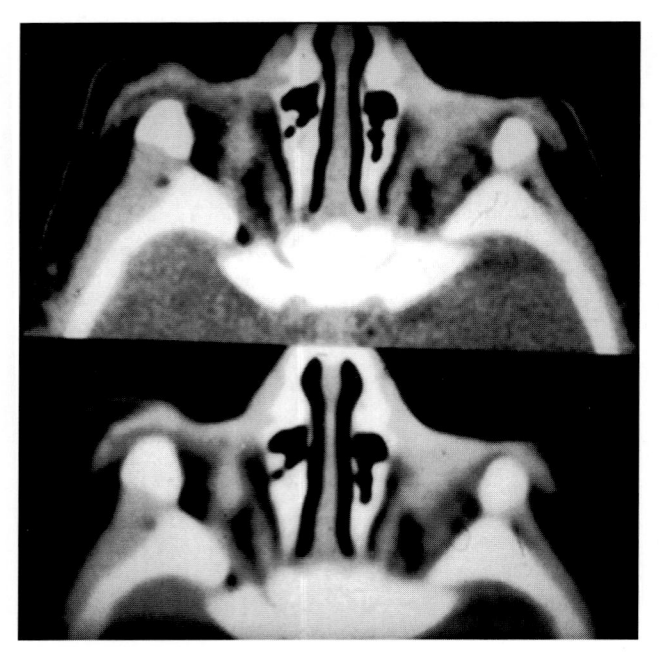

图5-156 无眼畸形。视神经和眼球均阙如，而眼外肌存在。

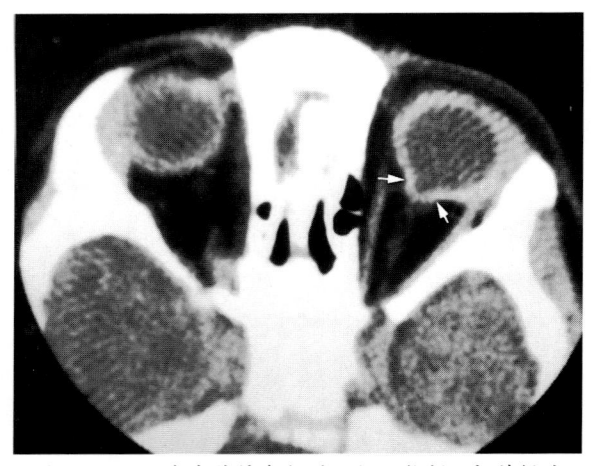

图5-157 牵牛花综合征的眼组织缺损。视神经头（白箭号）处的部分视网膜向后移位，呈方形。

组织和为它供血的玻璃体动脉不能退化造成的畸形。患者的典型表现为小眼、白瞳和先天性白内障。CT是检查手段，可见小眼和一个纵向的隔（玻璃体动脉穿过 Cloquet 管）从视神经头伸向原始玻璃体（位于晶体后方）。依据这两个征象就可以诊断（图 5 - 160）。其次，确认眼球内没有钙化，可以确认白瞳不是由于视网膜母细胞瘤（见第七章）引起。随着扫描时间缩短，MR 成为 PHPV 诊断的重要手段，而且 MR 没有放射性。然而，大多数儿童在做 MR 检查时需要镇静；因此，CT 仍是一种主要手段，因为它能发现钙化和不需要镇静。

未成熟儿视网膜病（ROP）

之所以在这儿提到未成熟儿视网膜病是因为在儿科患者中偶尔会遇到它，不要把它当作其他异常。未成熟儿视网膜病是由治疗未成熟儿肺透明膜病时高血氧分压的血管收缩效应造成的。血管收缩效应导致慢性视网膜缺血，继而新生血管形成。新生血管形成和随后的退变造成视网膜下渗出、出血和瘢痕；瘢痕和视网膜下渗出都可造成慢性视网膜分离和最终导致小眼畸形。

影像学表现通常为双侧性不对称性。视网膜分离在眼球的颞侧更常见。假如视网膜分离是急性的，在 CT 上能发现急性出血造成的高密度视网膜下液体；MR 显示为 T1 高信号，T2 和 T2* 图像上低信号。慢性视网膜分离 CT 显示为低密度，MR 显示为 T1 低到中等信号，T2 和 T2* 图像上信号不一定，取决于剩下的脱氧血红蛋白含量（见第四章）。后部玻璃体瘢痕在 MR 上很难与视网膜母细胞瘤鉴别。因为在未成熟儿视网膜病中钙化少见，故可用 CT 鉴别是未成熟儿视网膜

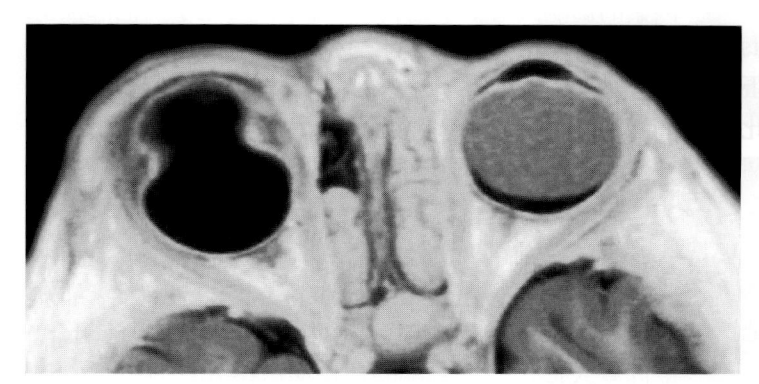

图 5 - 158　眼组织残缺合并囊肿（小眼畸形合并囊肿）。轴位 T1 加权图像显示右眼球呈分叶状，前叶为固有的眼球，而后叶为缺损性囊肿，左眼球为视网膜发育不良治疗后改变。

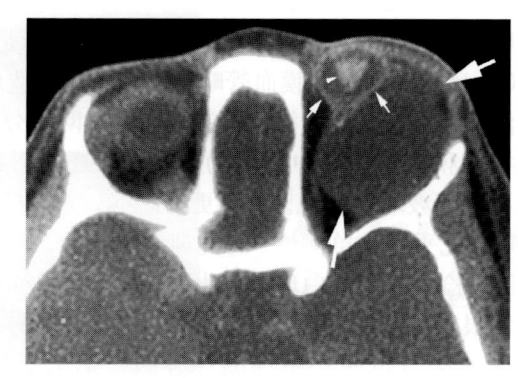

图 5 - 159　眼组织残缺合并囊肿（小眼畸形合并囊肿）。显示大囊（大白箭号）与玻璃体腔（小白箭号）相连，玻璃体腔可见晶状体（小白箭号）。囊肿过大导致眼下垂。

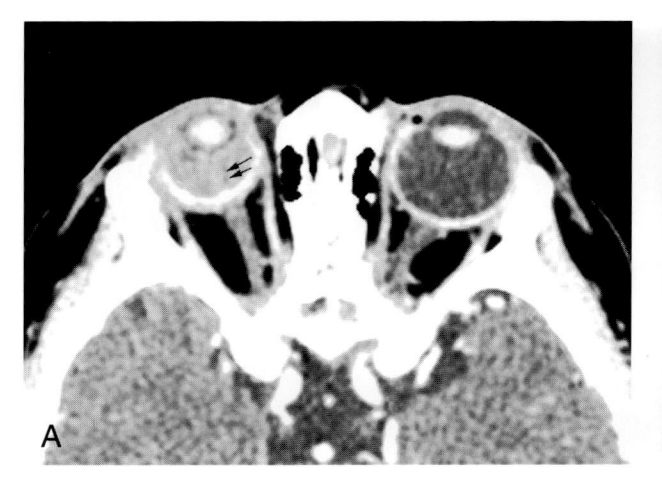

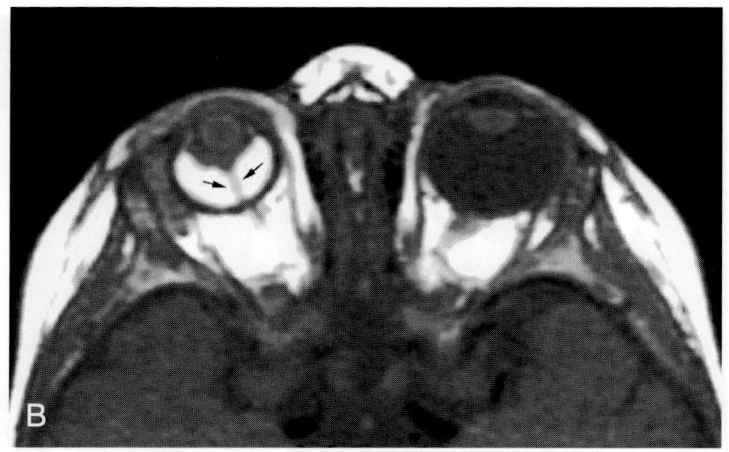

图 5 - 160　永存性原始玻璃体增生。A：轴位 CT 图像显示小眼伴高密度玻璃体（黑箭号）和部分垂直隔（穿过 Cloquet's 管的玻璃体动脉），从视神经头伸向原始玻璃体（恰在晶状体的后面）。B：轴位 T1 加权图像显示，右眼球的 Cloquet's 管（黑箭号）穿过亚急性出血区。

力也正常，只是为了美观的原因才来做手术。需要记住的是，有些一条或两条颅缝早闭的病例可能是基因异常造成的；尤其在冠状缝早闭时。双侧冠状缝早闭的发生率是5%～7%。多条骨缝早闭患儿需要手术来解除大脑生长受限制；这些患儿再次手术的概率也比单纯单条颅缝闭合的患儿大。

颅缝闭合的放射学

　　单纯矢状缝、额缝或单侧冠状缝闭合能被临床诊断并为头颅平片证实；轴位断层影像检查来对这些颅缝早闭诊断帮助不大。头颅平片上的典型表现可在儿科放射学教科书上找到。简单地说，矢状缝早闭造成圆颅和沿着矢状缝的骨嵴（图5-164），额缝早闭造成三角颅和沿着额缝的嵴，冠状缝早闭造成眼眶外上壁的上抬（图5-165），给人一种"丑角眼"的印象。

　　尽管有经验的外科医师行单骨缝早闭手术可不需要影像学的帮助，但许多外科医师为了制定手术方案，还要求行颅骨三维重建（图5-163、图5-165和图5-166）。神经影像也用于观察颅内畸形，因此，同时要求完成软组织（观察脑）和骨影像（观察颅骨）。三角颅的婴儿可能会有中线畸形（如前脑无裂畸形，典型但少见）。有单侧性后部斜头畸形（一侧枕部平坦）的患者可能有脑畸形或脑损伤（解剖性或者继发于代谢病）。脑畸形和脑损伤都可引起婴儿活动减少，导致卧床时间延长，主要是一侧。而继发于婴儿活动减少的颅骨扁平，常没有颅缝早闭。Sawin等注意到，枕部扁平常与蛛网膜下腔良性增大（典型如额部，侧裂和基底池）有关，一般没有脑室扩大（见第八章蛛网膜下腔的良性增大）。Sawin等同样发现，这些儿童较正常对照组头围大，推测存在蛛网膜下腔扩大增加了头的顺应性，预示了这些患儿容易形成位置性扁平。这些患儿没有颅缝早闭。其他因素还包括早期婴儿长时间仰卧位，斜颈，未成熟儿和发育延迟。然而，绝大多数位置性扁平颅没有任何脑畸形，仅是长时间仰头睡的结果，这种仰睡可减少婴儿突发死亡综合征的发生率。能帮助确定无颅缝早闭的枕部斜头畸形的特征包括同侧耳前移（人字缝早闭同侧耳后移）和同侧额部突出。需要记住的是，大多数枕部斜头畸形病例不是颅缝早闭引起，可以自然改善而无须手术。Pople等认为，在戴头盔睡觉后，应该1～2个月重做一次扫描，假如没有斜头变化或改善，就不像颅缝早闭，无须手术。

　　放射学对单侧性枕部斜头畸形的评价还在发展。

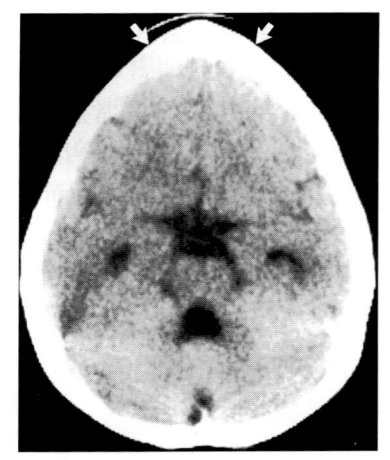

图5-164　三角头畸形。轴位CT显示继发于额缝提早闭合的额部变尖（箭号）。

大多数病例中，儿童发育正常时，无须放射学检查。建议父母改变婴儿的睡姿，或者在较大婴儿中使用模型头盔，然后随访可得到满意结果。头颅平片在排除潜在的脑畸形和诊断人字缝早闭方面没有帮助。假如患儿有肌张力异常或运动减弱，应该做MR，因为MR是发现皮质和白质异常的最敏感手段。MR同样可以提供关于同侧耳位置的信息。人字缝早闭时，耳位置偏后，而枕部位置性扁平中耳位置偏前。如果考虑手术，CT就有帮助，因为它能提供颅盖骨的细节，特别是运用三维重建进行颅缝早闭的诊断。如果三维重建图像完成，则较二维图像更能清楚显示颅缝的闭合（图5-163、图5-165和图5-166）。因此，颅骨的CT三维成像是诊断颅缝早闭的最佳方法。然而，应该记住的是，当图像的层面与骨缝平行时，可以出现假性闭合。使用轴位图像进行重建时，人字缝的上部最容易出现假性闭合，不管什么原因引起的枕部斜头畸形，其颅盖的形状都会有代偿性变化。常见同侧中颅窝前部增大。CT会显示眼眶升高和同侧颞骨鳞部外凸增加。单纯冠状位早闭表现为蝶骨岩部角狭窄、同侧前颅窝小及同侧额骨变平且后移位、同侧前颅窝半侧挤压和眼眶顶向内、后和上方移位。

　　静脉引流畸形在非综合征和综合征性多条颅缝早闭中均可发生。假如考虑手术治疗，采用静脉造影（导管，CT或MR静脉造影均可）评价静脉窦很重要。静脉压异常可能与颅内压升高有关，其后果将在后面的内容中提及。

囟门闭合异常

　　前囟在新生儿和婴儿期的轴位CT上最容易观察到。通常，前囟在12个月前不会闭合，大约在18个月闭合。有时候前囟早闭是大脑发育受损的一个征像闭

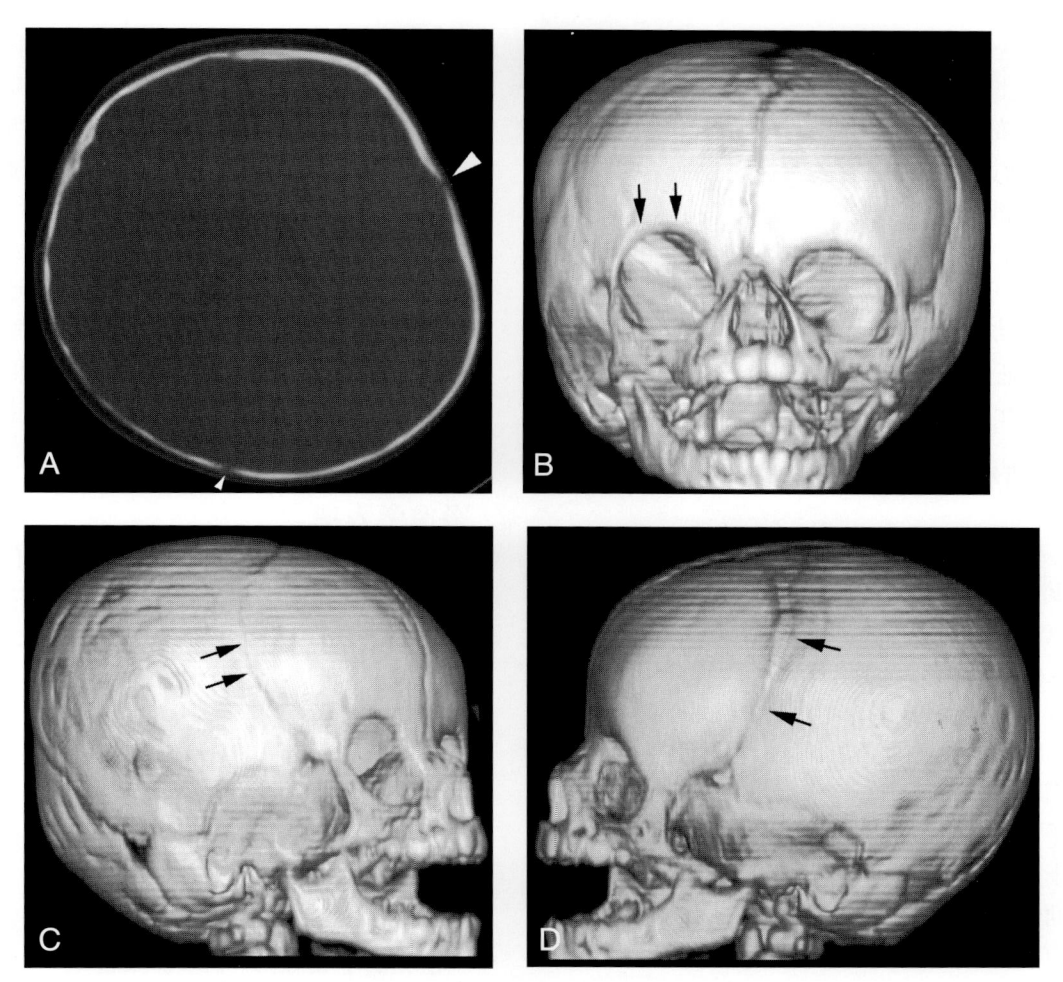

第五章 脑和脊柱的先天畸形 311

图 5-165 继发于单侧冠状缝早闭的斜头畸形。A：轴位CT图像骨窗显示，右侧半颅较左侧小的斜头。左侧冠状缝（大白箭头）开放，而右侧冠状缝未显示。矢状缝（小白箭头）移位到右侧。B：3D重建的颅骨前面观，显示右侧眶壁抬高（黑箭号），也称为冠状缝早闭的花斑眼镜蛇眼征。C：3D重建的颅骨右侧面观可见右侧冠状缝（黑箭号）几乎完全闭合。D：3D重建的颅骨左侧面观可见左侧冠状缝正常开放。

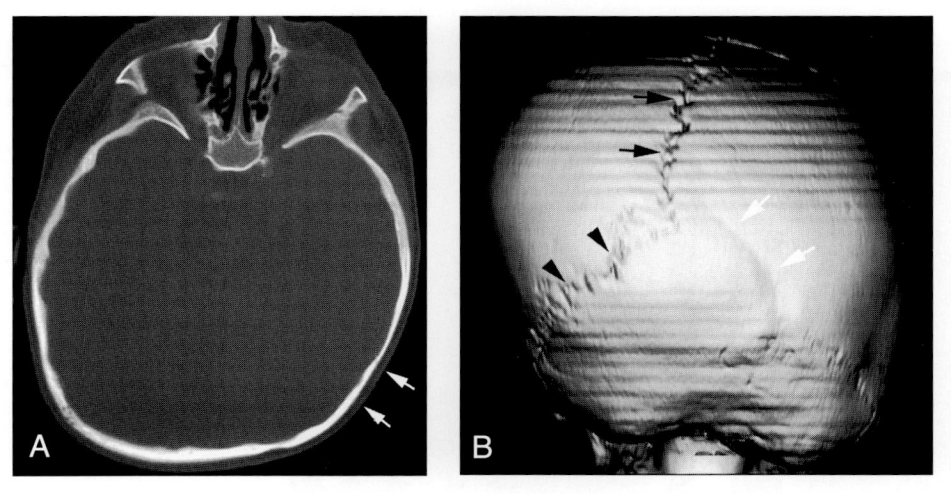

图 5-166 继发于单侧人字缝早闭的斜头畸形。A：轴位CT图像骨窗显示左侧枕部扁平（白箭号）且左侧人字缝未显示。B：3D重建的颅骨后外侧面观，显示矢状缝（黑箭号）和右侧人字缝（黑箭头）开放，但是左侧人字缝（白箭号）几乎完全闭合。

合。此时，通常伴有小头和颅缝过早闭合。前囟闭合延迟常与综合征性颅缝早闭相关，由于颅缝早闭导致颅骨无法生长，部分依靠前囟的生长进行补偿（尖头畸形）。其他与前囟闭合延迟有关的疾病包括甲状腺阙如性甲状腺机能减退、骨发育不良（软骨发育不全Ⅱ型、颅锁发育不全、不全性磷酸酶过少症、成骨不全、致密性成骨不全症、致死性骨发育不全和佝偻病）和染色体畸形 [Down 综合征、13p 三体性、Aase 综合征、吉福德(氏)综合征、三倍体综合征、9p 三体性、18p 三体性和 Zellweger 综合征]。

综合征性颅缝早闭／颅面畸形

背景

颅面畸形的分类中包括面部和颅骨发育异常，常与手畸形（特别手指）一起发生。从胚胎学的观点看，这些异常大多数是间叶细胞（原始神经脊细胞）形成不充分或是向颅底和面部移行不足造成。从基因学观点看，这些是非常有意思的异常，因为它们像是由纤维母细胞生长因子受体（一种大部分由颅底、面部和肢体芽表达的分子）突变所引起。基因学研究显示，颅缝过早闭合是由于先导细胞的数量增加，进入成骨路径，导致胚胎发育期骨膜下骨基质的形成增加和颅骨过早骨化。

虽然有几种基于临床特征的不同综合征，但对患者精细分类很困难，因为重叠很多。此外，相同基因突变可出现不同表型，反之亦然。这里就不对所有颅面畸形详细讨论了。我将重点放在与神经影像学有关的颅面畸形。在脑膨出、额鼻部皮样囊肿和中线颅面裂的章节中已经简单讨论过这些畸形。本章中，我要着重讨论颅缝早闭综合征，及其诊断和相关脑畸形。

多种颅面综合征可导致多条颅缝早闭（表5-8）。这些畸形的颅面部表现也有相当的重叠。双侧性冠状缝早闭（图5-167）最常见，但也可见双侧冠状缝和双侧人字缝早闭，或双侧冠状缝和矢状缝早闭。当矢状缝早闭合并双侧冠状缝早闭（有时还有人字缝）时，骨缝之间的膜化骨膨胀，形成典型的颅骨分叶状表现，叫三叶草颅骨（图5-168）。多条颅缝早闭综合征可单独存在，但如上所说，与多指、并指或其他肢体畸形并存的机会更多（表5-8）。

影像学表现

不同综合征之间的颅面部表现有很大重叠；因此，表5-9给出了影像学表现的大致描述。矢状位上，头颅的形状在许多多条颅缝早闭患者中具有特征性。因为冠状缝、矢状缝和人字缝早闭后，脑向上向前生长造成前囟非常大（图5-168~图5-171），导致额角异常增大；这种形状在 Apert's 综合征中很常见（图5-169）。这些合力的作用形成塔状头外观（图5-169 和图5-171）。此外，由于颅缝早闭，颅底和后颅窝变小。

相当一部分患者中存在脑畸形，这也是进行影像学检查的主要原因。脑室扩大常见，可能是由于小颅底和静脉孔导致静脉流出压力升高和 CSF 压增高造成的（图5-168 和图5-169）。约12%的患者可见脑积水（图5-168）。假如所有颅缝都闭合了，尽管颅内压增高，脑室仍会保持较小的状态（图5-170），只有在开颅后才

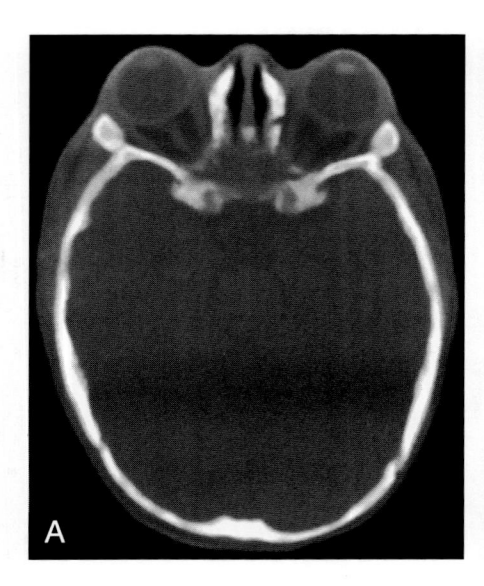

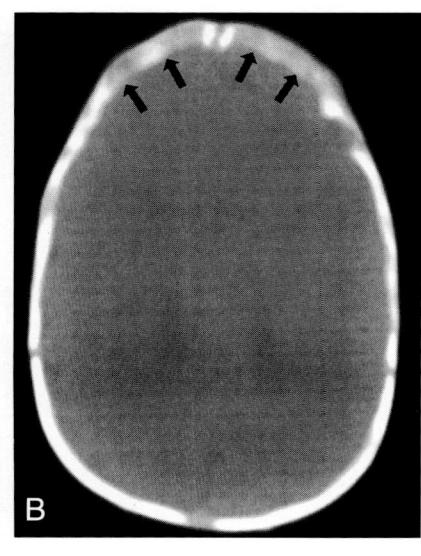

图 5-167 Pfeiffer 综合征的双侧冠状缝早闭。A：轴位CT显示眼眶水平浅。B：更高的层面，额骨（箭号）发育不良，冠状缝融合。

表5-8
颅缝早闭的遗传类型

综合征/Mckusick 数	突变位置	分型	特征	遗传
Apert, Apert-Crouzon /101200	染色体 10q26 (FGFR2)	尖头并指畸形，I型和II型	颅缝早闭，严重的手和脚并指，嘴下翻，眼距过宽；颈椎分节不良；静脉畸形；Chairil畸形；胼胝体，透明隔不发育	常染色体显性
Saethr-Chotzen /101400	染色体 7p21.2 (TWIST) 染色体 4p16.3 (FGFR3)	尖头并指畸形，III型	颅缝早闭，面部不对称，发际低，眼睑下垂；透明隔偏；2,3指并指	常染色体显性
Pfeiffer, Noack /101600	染色体 10q26 (FGFR2) 染色体 8p11 (FGFR1) 其他？	尖头并指畸形，I型和IV型	颅缝早闭，大拇指和大脚趾畸形，2,3指软组织并指，智力正常	常染色体显性
Carpenter, Summitt, Goodman, Sakati—Nyhan /201000	不清楚	尖头并指畸形，II型、III型和IV型	颅缝早闭，多指畸形，软组织并指，耳畸形，肥胖，生殖器发育小，不同程度的智力落后	常染色体隐性
Crouzon 颅面部骨化不良 /123500 Crouzon 伴黑人棘皮症	染色体 10q26 4p16.3(FGFR2)	颅缝早闭合并其他体部畸形	颅缝早闭，上颌窦发育不良，眼眶浅合并眼球突出，腭裂；Chairil畸形；静脉畸形；颈静脉狭窄	常染色体显性
颅缝早闭，腓骨发育不良 Lowry /218550	不清楚	颅缝早闭合并其他体部畸形	颅缝早闭和腓骨发育不良	常染色体隐性
颅缝早闭，足缺损 Jackson-Weiss /123150	10q26(FGFR2) 8q11(FGFR1)	颅缝早闭合并其他体部畸形	颅缝早闭，大脚趾外展变形和跗骨融合	常染色体显性
颅缝早闭/智力落后裂 /218650	不清楚	颅缝早闭合并其他体部畸形	颅缝早闭，唇裂，腭裂，青光眼，智力落后	常染色体隐性
颅缝早闭/桡骨不发育 Baller-Gerold /218600	不清楚	颅缝早闭合并其他体部畸形	一条或多条颅缝早闭，双侧桡骨不发育	常染色体隐性
颅缝早闭/蜘蛛脚细长指疝 Shprintzell-Goldberg /182212	15q21.1(FBN1)	颅缝早闭合并其他体部畸形	多条颅缝早闭，上颌骨和下颌骨发育不良，多种腹部疝，突眼，智力落后	常染色体显性

表5-9
颅面部畸形的特征表现

常见特征
多条颅缝早闭
小颅底
脑积水/脑室扩大
静脉引流畸形
颅盖骨发育不良
中耳和外耳发育不良

少见特征
Chiari I 畸形/小脑扁桃体下疝
胼胝体不发育或发育不良
透明隔不发育或发育不良
海马发育不良
大脑皮层发育不良

会增大(见第八章)。良性脑室扩大和脑积水的鉴别可能会很困难,如同第八章讨论的那样,取决于对诸如第三脑室前隐窝扩张程度等细微征象的分析。当然,在这组病人中,颞角扩大不是脑积水的有效征象,而颞角扩大仅仅是中颅窝不成比例扩大的结果之一(图5-171)。

静脉畸形很常见,可能是经过扩大导出静脉流出口的静脉分叉的结果。颅内压增高通常出现在第二年颅缝开始闭合时。但是,如果导静脉扩张则颅压可正常。如前所述,术前确认静脉畸形对于手术准备很重要;因此,静脉造影应该是这些患者术前评价的一部分(图5-168和图5-169)。大多数有静脉畸形的患者中存在小静脉孔和导静脉孔扩张,这可能是这些畸形的病因。

颅底小和颅内压高可能是这些综合征中 Chiari I 畸

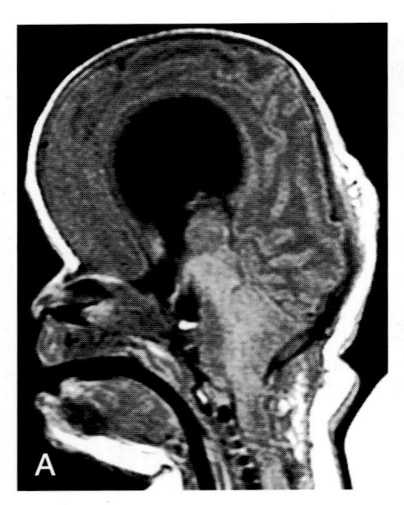

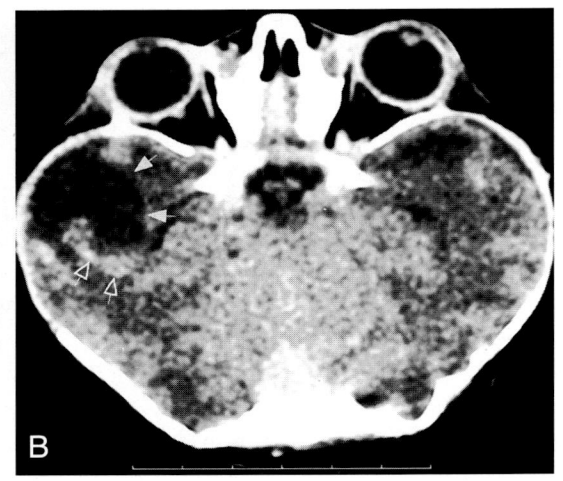

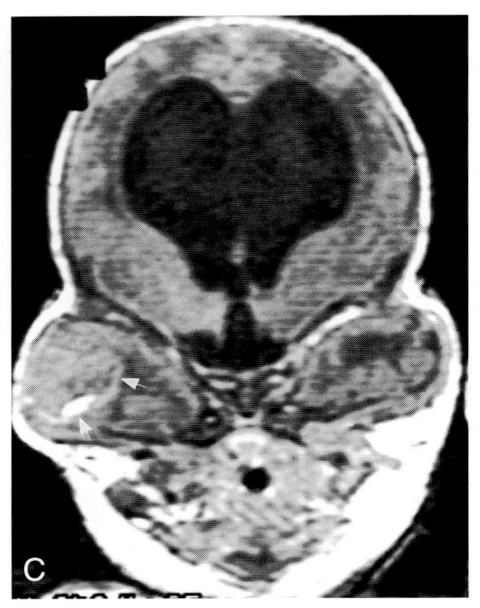

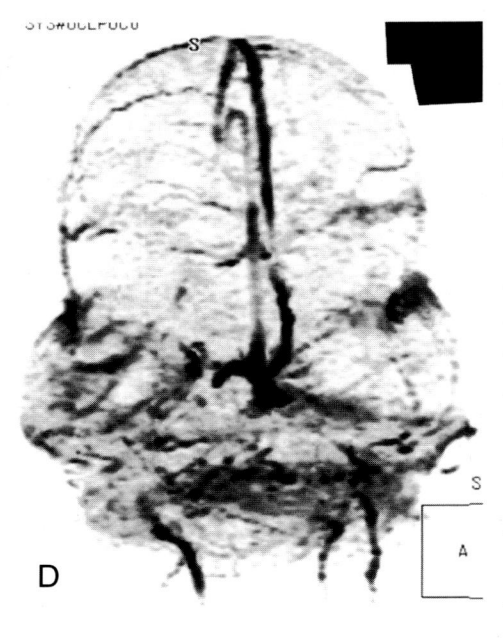

图5-168 一例无明确颅面异常的新生儿中 Kleeblattschadel 合并静脉畸形和出血。A:矢状位 SE600/11 图像显示,异常小的后颅窝造成后颅窝结构受压和下移。头颅呈塔样,脑室因脑积水扩张。后颅窝小,结构拥挤,造成严重的 Chiari1 畸形。B:轴位平扫 CT 显示眼距过宽,中颅窝向外突隆,混合的低密度(实心箭号)和轻度高密度(空心箭号)提示右侧颞叶出血。C:冠状位 SPGR35/7 图像显示,右侧颞叶出血(箭号),脑室显著扩大,中颅窝突隆。颅盖呈三叶草形状。D:MR 静脉造影的最大密度投影显示,横窦和乙状窦几乎完全消失,提示颞叶出血是静脉高压或梗塞的结果。

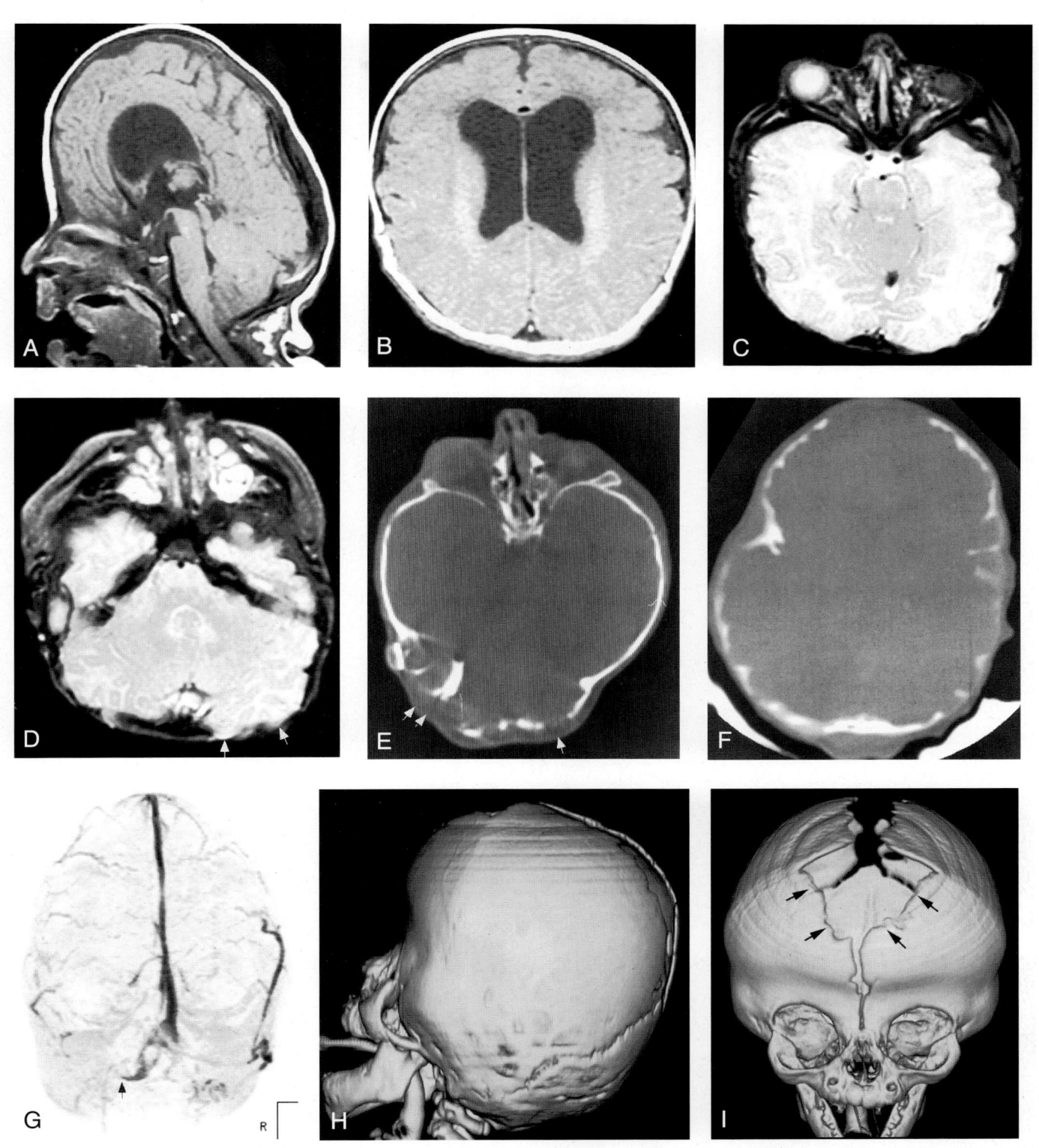

图 5-169 伴有颅盖畸形、静脉畸形和脑膨出的 Apert 综合征。A：矢状位 SE500/14 图像显示塔状头和脑室扩大。大脑通过扩大的前囟向前呈塔状隆起。颅底小且后颅窝结构拥挤。B：轴位 SE616/9 图像显示，大脑通过前囟向上伸引起额角不成比例扩大。C 和 D：轴位 SE3000/60 图像显示，颅盖发育不良，不规则骨刺向内突。注意，眼距过宽和左侧枕叶（脑膨出，白箭号）经颅盖伸出（D）。E 和 F：另一例患者轴位 CT 图像显示脑组织（白箭号）经枕骨缺损疝出和颅盖骨的骨刺向内伸。G：MR 静脉造影显示左侧横窦发育不良和右侧横窦突然中断（黑箭号）。H：3D 重建的颅骨外侧面观，显示 Apert's 综合征的特征性塔状头和颅底小。I：3D 重建的颅骨后前后面观，显示双侧冠状缝闭合及双侧冠状缝闭合后的头部生长导致的前囟扩大（黑箭号）。

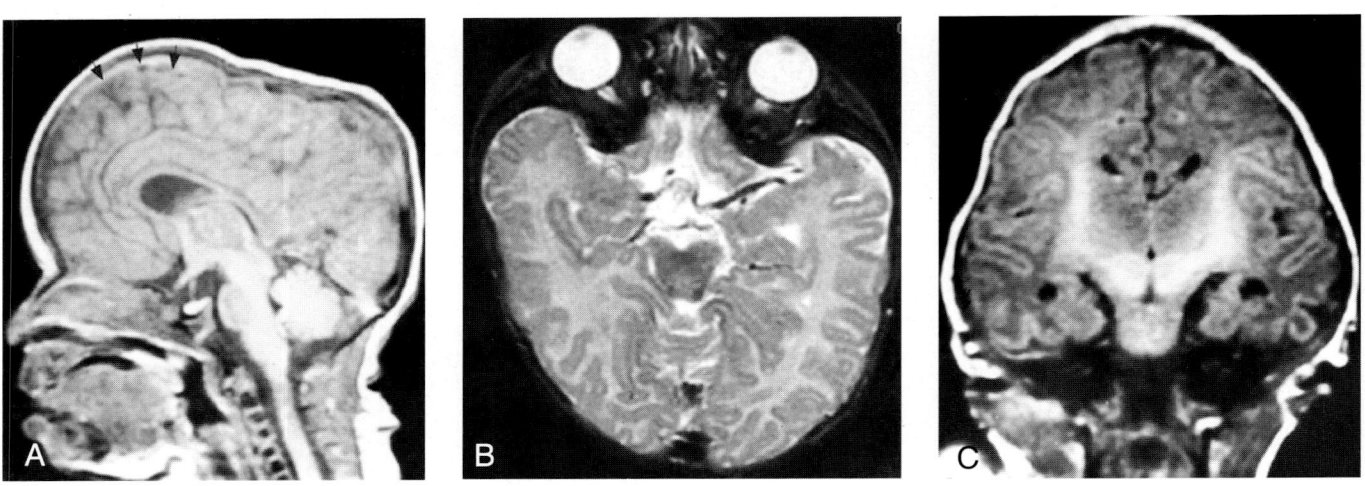

图 5-170 新生儿 Pfeiffer 综合征合并较轻的颅窝畸形。A：矢状位 SE600/20 图像显示，通过前囟的额部塔样隆起（箭号）。B：轴位 SE3000/120 图像显示，眼距过宽，前部中颅窝向外侧膨隆，且右侧颞叶出现异常脑回。C：冠状位 SE800/20 图像显示脑室小，海马小和旋转不完全。

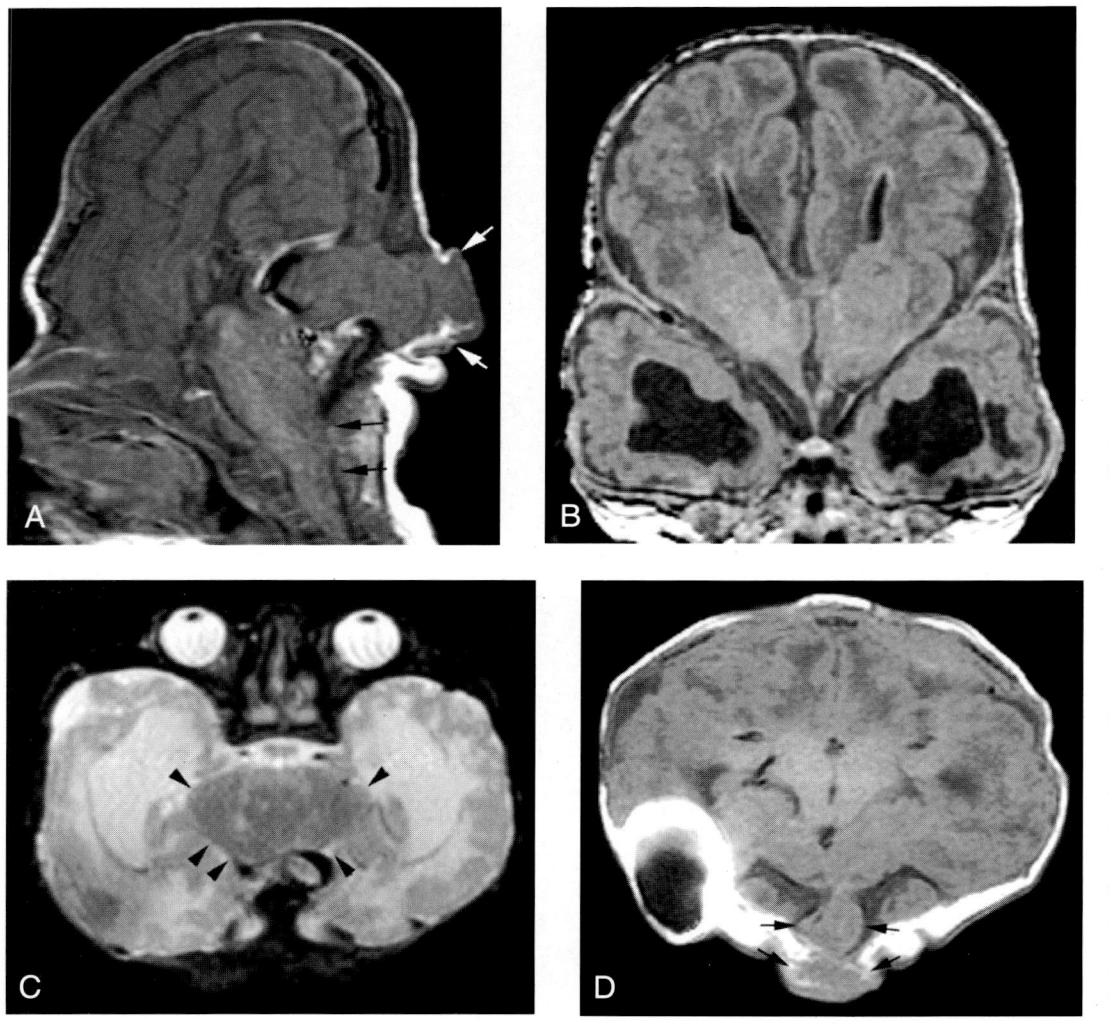

图 5-171 伴有严重颅面畸形的 Pfeiffer's 综合征的婴儿。A：矢状位 SE600/11 图像显示塔状头和后颅窝非常小。小脑经枕大孔疝出（黑箭号）。枕部脑经颅骨缺损膨出（白箭号）。B：冠状位 3DGE35/7 图像显示中颅窝扩大及继发颞角扩大。C：轴位 SE3000/120 图像显示双侧眼球突出、颞角扩大和后颅窝结构明显压缩。小脑（黑箭头）包绕脑干。D：轴位 SE500/9 图像显示，明显短头畸形、中颅窝膨胀和小脑组织经枕骨中线缺损（黑箭号）疝出，形成脑膨出。

形多发的原因（图 5-168 和图 5-171）。Chiari I 畸形在 Crouzon 综合征中尤其多见，该综合征人字缝早闭，小脑幕与颅骨的连接点很低。其他常见异常包括皮质发育畸形，胼胝体发育不良或不发育，透明隔发育不良或不发育，海马变形或畸形（图 5-170），脑膨出（图 5-169 和图 5-171）。这些在 Apert 综合征中最常见。

CT 骨窗或 MRT2 加权图像的第一个回波常可显示发育不良的颅盖，颅骨薄而不规则（图 5-169）与下面的硬膜不易区分。脑膨出可能为脑、CSF 和硬膜从发育不良的颅骨处疝出（图 5-169）。多条颅缝早闭患者可见眼距过宽、眼眶浅、眼球突出的表现（图 5-167～图 5-169，图 5-171）。此外，继发于颅底形成异常的外耳和中耳畸形，用 CT 骨算法（1 毫米层厚）通过岩骨锥体扫描也可被发现。

染色体畸形

染色体畸形直到最近才被系统地按照病理学和神经影像学表现进行分类。有一个很有用的网站，叫 Onlin Mendelian Inheritance in Man（OMIM），上面有大量相关疾病的信息，读者可以上网查阅，网址为：http://www.ncbi.nlh.gov/omim。我将与畸形有关的染色体突变在合适的章节和这章中讲述（参见第三、第六章）。这个领域在飞快地发展，许多畸形的基因学基础被阐述清楚。有趣的是，许多对同胞兄弟姐妹有相似的颅面畸形特征和脑畸形（图 5-172），但仍符合未知的基因综合征。随着基因分析更加常用和精细，这些引起病变的染色体异常将更多被发现。

部分已知的影响脑的基因畸形和相关的脑畸形将在本章中讨论。更加全面的资料可以在儿科教科书和 OMIM 中找到。更重要的是，基本上所有继发于基因异常的脑畸形都在本章中提到描述，并且介绍了这些畸形的影像学特征；结合基因疾病谱和脑内畸形，使得此类疾病的诊断更容易。本章中，我将重点讨论几个定义清楚的综合征：21 三体（Down 综合征），18 三体（Edward 综合征），13 三体（Patau 综合征）和脆X综合征。

Down 综合征

Down 综合征是由 21 三体造成的，是最常见的染色体异常疾病，发病率为 1/1000 存活的新生儿。本病是引起精神发育落后的首要原因，80%患儿严重智力低下（IQ<50）。虽然脑活检能显示许多异常，包括很年轻就出现老年斑和神经纤维缠结、脑重量减轻、颞上回窄、额下回发育不良，影像学检查却不明显。患者短头颅，脑短而圆，额叶前后径短，颞上回窄，脑桥和小脑变小，脑干向前弯曲。可见早期脑萎缩和苍白球老年性钙化。

颈椎异常在 Down 综合征中常见。最常见的畸形是寰椎半脱位，可能是韧带松弛的结果，发病率为 10%～20%。韧带松弛也导致患儿寰枕半脱位的发生率增加。上颈椎骨畸形的高发生率加上韧带松弛使患儿可因轻微创伤而造成脊髓损伤的危险性大大增加。也有关于齿状突畸形，例如齿壮尖发育不良和发育不全，齿状突骨的报道。患儿也可以有颈 C-1 后弓发育不良，可进展为颅底凹陷。对 Down 综合征的患者应该仔细检查颅颈结合部，像第四章所说，这些患者在较轻颈部创伤后也应对有神经检查异常和颈痛症状者进行仔细检查。颈椎平片过伸过屈位对没有神经检查异常者就已经足够。然而，有神经系统症状和体征的患者，或有颅颈结合部畸形病史者，应该进行矢状位过伸过屈位 T1 图像 MR 检查。T2 图像用来检查有无髓内高信号，以提示以前的损伤。

18 三体

18 三体，也叫做 Edward 综合征，是新生儿中第二常见的三体畸形，发生率为 1/5000 出生儿。患儿长头，低位耳畸形，短小颚，短上唇，短睑裂，内眦折叠，中线面部裂，上睑下垂，角膜斑和小眼。典型的手和足畸形，手指弯曲和骑跨（最常见示指叠在中指上，小指叠在无名指上），常见大脚趾背屈。另外，心脏，胃肠道和泌尿生殖系统畸形也较常见。

最常见的神经异常是脑回结构畸形，小脑和脑桥基底部发育不良，胼胝体发育不良或不发育，海马、外侧膝状体、下橄榄核发育不良。CT 能显示长头畸形和小脑发育不良，但在显示脑回畸形、胼胝体发育不良和海马发育不良方面不如 MR（图 5-173）。

13 三体

13 三体，也叫 Patau 综合征，6000 个新生儿中大约有一个。临床特征包括小头，严重精神发育迟缓，无眉毛，眉弓浅，无眼或小眼合并白内障，短小颚，颚裂，耳畸形和心脏畸形。前脑无裂畸形见于 80%患儿。据报道无前脑无裂畸形的患儿中，其他畸形有胼胝体不发育、嗅觉发育不良、小脑皮质发育不良和下蚓部发育不良（图 5-174）。

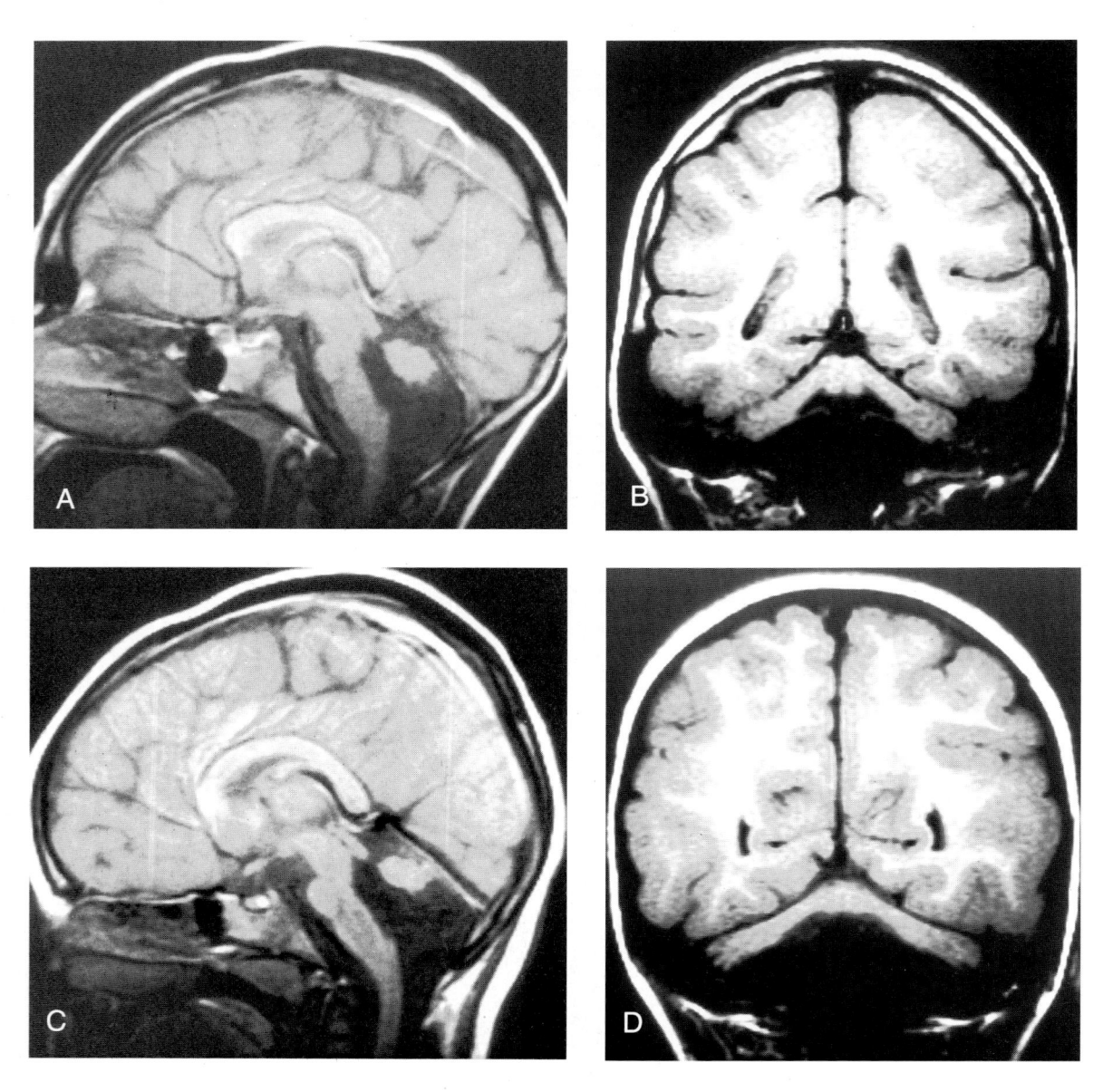

图 5-172 未知基因异常的同胞病例。A 和 B：矢状和冠状图像显示巨脑回，小脑和桥脑发育不良。C 和 D：A 图和 B 图的同胞显示类似的脑畸形。

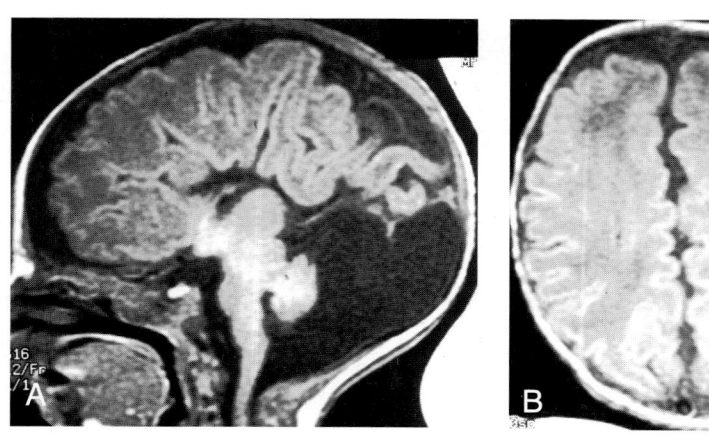

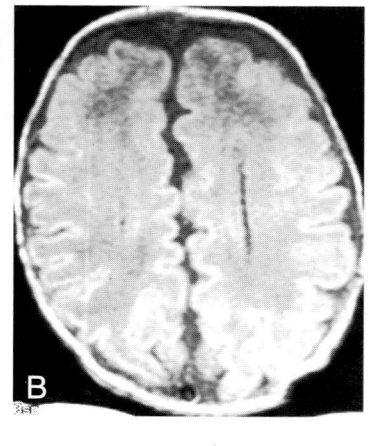

图 5-173 18 三体。A：矢状位 SE550/15 图像显示胼胝体阙如，大脑呈简化脑回，脑桥和小脑发育不良，后颅窝扩张（Dandy-Walker 综合征）。B：轴位 SE600/16 图像显示脑沟浅和简化脑回。

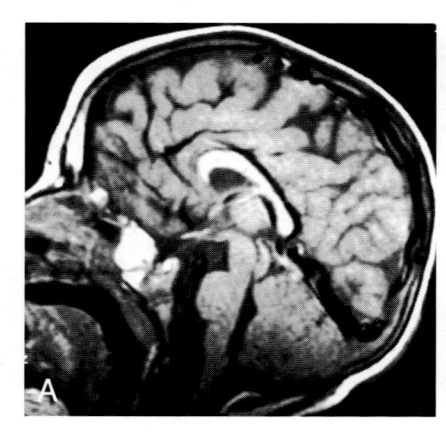

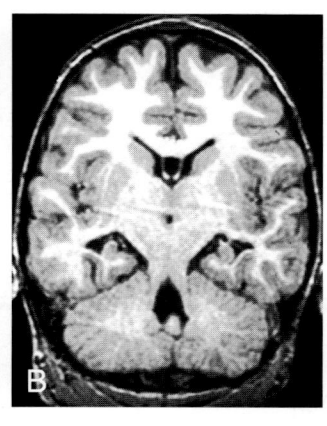

图 5 - 174　13 三体。A：矢状位 SE500/11 图像显示，轻度胼胝体发育不良和轻度蚓部发育不良。B：斜冠状图像显示双侧海马发育不良。

脆性 X 综合征

脆性 X 综合征也称为 Martin-Bell 综合征，是引起精神发育迟缓的最常见的基因性病因，见于 1/1500 出生男孩。这种异常由染色体 Xq27.3 上的一个不稳定的 DNA 序列引起；这段序列编码的密码子在患儿中异常重复。患儿前额和颌骨突出，脸中部窄，大耳和巨睾丸征；他们可能表现出孤独症、重复性语言和过度自卫。病理学表现包括室管膜下和软膜下灰质异位，苍白球铁质沉积合并脱髓鞘，小脑蚓部发育不良。最常报道的神经病理异常是脊髓树突形态异常，导致突触异常。许多脆性 X 综合征患者的影像学表现正常。初步研究显示，患者额叶的各向异性值下降。

显示正常结构变形以及视神经、视交叉和视束增粗(图6-1至图6-3)。注意不要将视神经鞘内的蛛网膜下腔扩张(图6-4)误认为视神经肿瘤,前者为视神经周围硬膜膨胀所致。扩张的视神经周围间隙与脑脊液信号强度相似,注射对比剂后不强化,且无进展性。增强后压脂MR检查可鉴别两种类型的视神经胶质瘤。当视神经弥漫受累时,强化肿瘤充满视神经鞘,而蛛网膜下腔浸润则表现为轻微强化的视神经周围出现肿瘤强化环。最后,有趣的是,NF1患儿视通路肿瘤将在一段时间后自行消退。因此,除非临床或影像表现证实肿瘤具有进展性,否则不主张积极治疗。

其他胶质瘤

NF1患儿星形细胞瘤的发生率高于正常人群,最多见的为青少年型毛细胞型星形细胞瘤,也可见其他低分级和高分级肿瘤。虽然视神经系统为中枢神经系统中最常见的受累部位,但脑干(图6-2和图6-5)也常见肿瘤发生。有趣的是,许多NF1患儿的脑干肿瘤与其他患儿脑干肿瘤的生物学特性不同,普通人群中脑桥肿瘤占优势,而NF1患儿脑干肿瘤多发生于延髓,其次为中脑(特别是导水管周围区,图6-1)和脑桥(图6-2)。发病部位的差异部分说明了绝大多数NF1患儿脑干肿瘤病程隐匿且远期预后较好的原因。但是,在伴有弥漫性脑桥肿瘤的NF1患儿中亦可见类似的隐匿表现。另外,NF1中另一个肿瘤好发部位为中脑顶盖,累及该处的肿瘤(图6-1)生物学特性多为良性,并可自行消退。所以,除非临床或影像学表现发现肿瘤进展,否则对于NF1患儿脑干肿瘤不必进行积极治疗。脑干肿瘤将在第七章详细讨论。

NF1患儿星形细胞瘤的其他好发部位(除了视神经系统和顶盖)还有小脑(图6-6)和大脑半球。星形细胞瘤将在第七章中详细讨论。

少数NF1患儿出现脑积水,脑脊液梗阻部位常为导水管,多为导水管良性狭窄或中脑顶盖或背盖处肿瘤(多为星形细胞瘤)压迫所致,这两种原因造成的导水管狭窄很难用CT辨别。顶盖小病灶常无明显强化,因此,一定要注意观察细小钙化或第三脑室后部及邻近的导水管变形。使用MRI诊断顶盖胶质瘤则相对简单(图6-1)。与导水管良性狭窄相比(近端导水管扩张,顶盖向后移位、变薄,见第八章),胶质瘤可使顶盖增大并完全阻塞导水管。有时,因松果体上隐窝扩张产生占位效应,压迫顶盖后部引起导水管狭窄时,顶盖则呈短而厚形状(见第八章)。此时,应在静脉注射对比剂后再进行扫描:星形细胞瘤常强化,而受压的顶盖不强化。

白质异常

磁共振T2加权像或FLAIR序列可清晰显示NF1患儿脑桥、小脑白质、苍白球和胼胝体压部的特征性异常高信号病灶(图6-6至图6-9),病变特征性为多发性,无占位效应,且不引发血管源性水肿,病灶在T1加权像上为正常信号(图6-9),静脉注射顺磁对比剂后无强化。根据作者的经验,上述表现可见于75%的NF1患儿和90%以上的视通路胶质瘤患儿。文献报告,约2/3NF1患儿可见上述表现。病理分析表明,这些病灶均为髓鞘空泡形成区,即髓鞘围绕轴突时各层分离的区域。多数患儿2岁以前不出现这些病变。病灶常始于3岁,且其数量和大小随时间延长而增长,直到10~12岁时停滞(图6-8),随后缓慢消退(图6-9)。几乎所有20岁以上患儿均未见这种病变。可以预见这些长T2区的表观弥散系数较脑内其他区域高。病变区质子波谱与正常脑组织其他区域相同或近似等同。

少突胶质细胞髓鞘糖化蛋白基因被缚于NF1基因内以及神经鞘髓鞘化需要神经纤维瘤蛋白的事实进一步支持了造成NF1白质异常的原因为髓鞘发育不良的观点。事实上,在髓鞘发育不良区很有可能出现空泡;在随后的检查中,该病变区恢复为正常T2信号则说明髓鞘修复或再髓鞘化。从这些病灶被发现的频率来看,活检并不能一直显示典型部位(脑桥、中脑、小脑白质、苍白球和压部)的病灶,且因病灶缺乏占位效应、水肿和强化,而不能被T1WI发现,但是,脑桥和小脑中正在生长的小胶质瘤与这种病灶在MR平扫中难以区分。所以,建议在可能情况下应于首次检查后6个月到1年

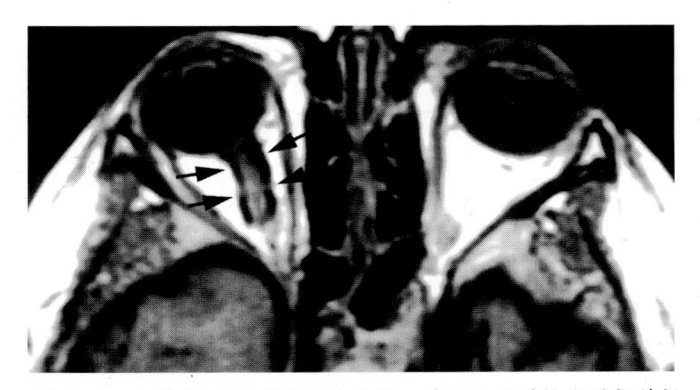

图6-4 轴位SE 560/16图像显示,继发于硬膜扩张的视神经鞘扩张。注意,脑脊液(箭号)包绕右侧大小正常的视神经。

内进行增强扫描复查,包括弥散加权成像、灌注成像或MR质子波谱。肿瘤将显示典型强化和对周围结构的占位效应,肿瘤实性部分还可见局限性弥散度减低,血容量增加以及质子波谱表现为胆碱峰增高而肌酸和NAA峰减低。

不强化的异常信号病灶也可见于NF1患儿的苍白球(图6-1和图6-9)。虽然这些病灶也代表髓鞘空泡形成区,但它们与小脑病灶的影像学表现稍有不同,这些病变有时在T1WI上呈较高信号(T2加权像上呈高信号)。T1值的计算显示,额叶白质、尾状核、壳核以及丘脑的T1值也有某种程度缩短,但这些部位在视觉上明显。T1加权像高信号出现在T2时间延长之后,但消失在T2信号正常之前,这个时间过程表明T1高信号代表髓鞘形成的延迟和反应。苍白球出现特征性长T2信号的患儿中,丘脑胆碱峰增高以及NAA峰降低支持以上观点,这些征象也许反映了髓鞘形成不良区域的再髓鞘化和神经纤维网受损的情况。病灶在静脉注射对比剂后不强化的特点、发生部位、对称性分布和短T1信号有助于对这些假定的错构瘤与星形细胞瘤相鉴别。但是,正像所有发生于脑组织中的不强化长T2小病灶一样,不能仅通过影像检查完全准确地判断NF1中脑白质病变的生物行为。具有良性表现的病灶可退变为肿瘤,而肿瘤样病变也可缩小或消失。

除了出现局限性病变外,许多NF1患儿还可见脑白质容积增多和正中矢状位胼胝体增大的现象(图6-1A);这些征象更多见于巨脑畸形患儿(约

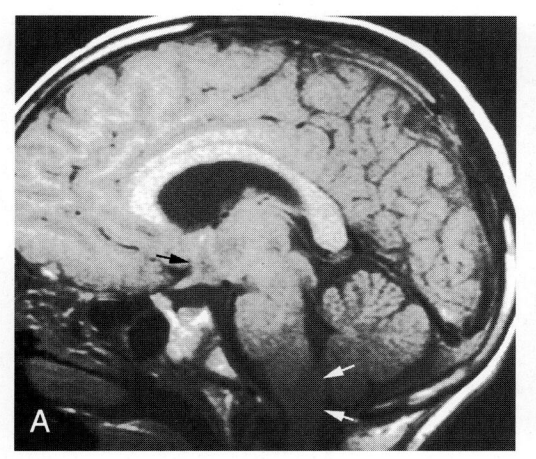

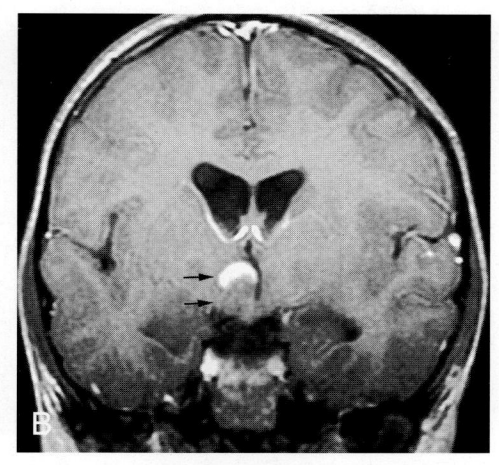

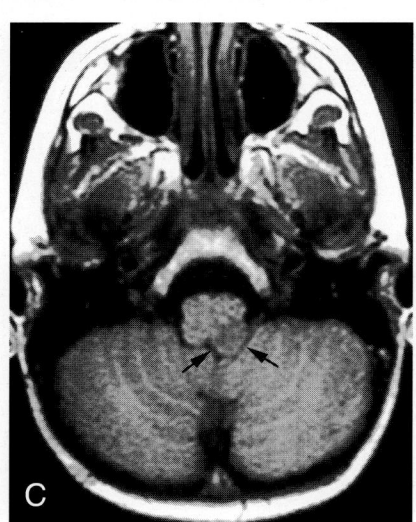

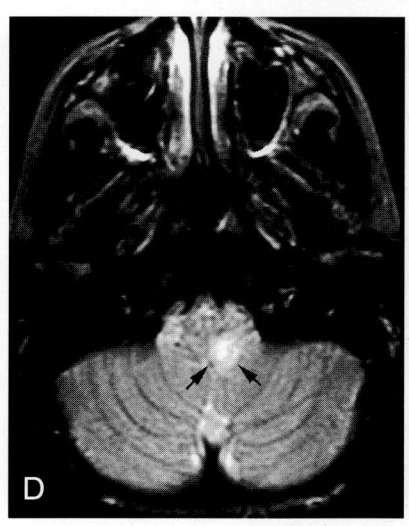

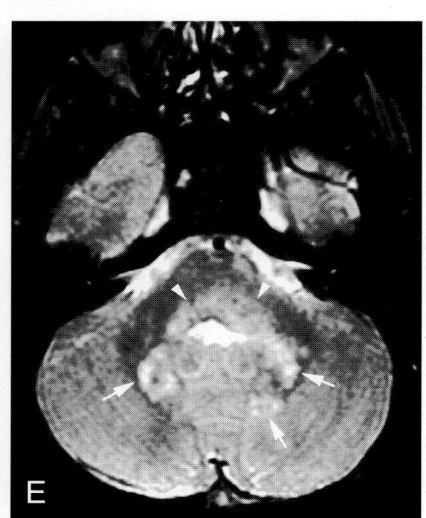

图6-5 NF1患儿中下丘脑和延髓肿瘤。A:矢状位SE 500/16图像显示,下丘脑(黑箭号)和延髓(白箭号)肿块。B:增强SE 600/16图像显示,下丘脑内肿块(黑箭号)部分强化。C:轴位SE 600/15图像显示,延髓左侧低信号病灶(黑箭号)并向后外侧生长。D:与C同一层面的轴位SE 2500/80图像显示,肿块表现为高信号(黑箭号)。E:第四脑室水平轴位SE 2500/80图像显示,小脑(白箭号)和脑桥(白箭头)可见多发脱髓鞘区。

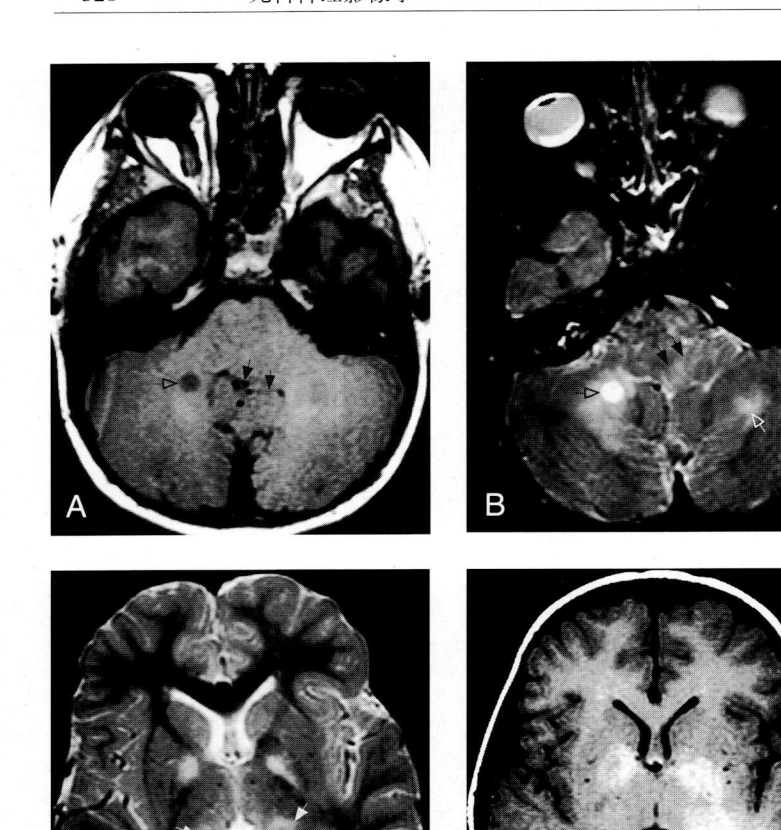

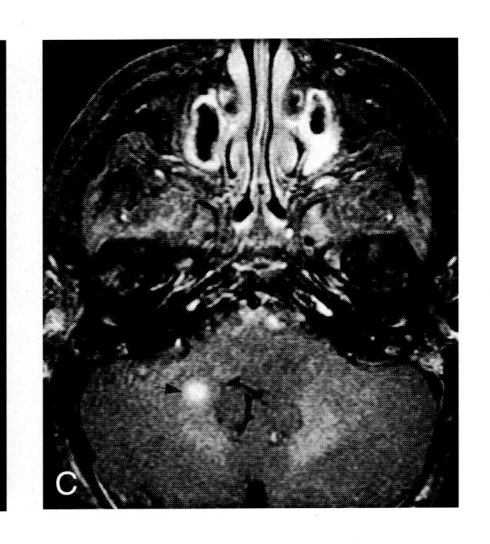

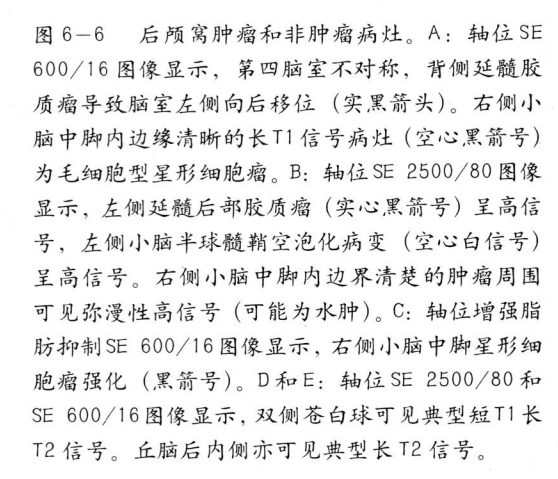

图6-6 后颅窝肿瘤和非肿瘤病灶。A：轴位SE 600/16图像显示，第四脑室不对称，背侧延髓胶质瘤导致脑室左侧向后移位（实黑箭头）。右侧小脑中脚内边缘清晰的长T1信号病灶（空心黑箭号）为毛细胞型星形细胞瘤。B：轴位SE 2500/80图像显示，左侧延髓后部胶质瘤（实心黑箭号）呈高信号，左侧小脑半球髓鞘空泡化病变（空心白信号）呈高信号。右侧小脑中脚内边界清楚的肿瘤周围可见弥漫性高信号（可能为水肿）。C：轴位增强脂肪抑制SE 600/16图像显示，右侧小脑中脚星形细胞瘤强化（黑箭号）。D和E：轴位SE 2500/80和SE 600/16图像显示，双侧苍白球可见典型短T1长T2信号。丘脑后内侧亦可见典型长T2信号。

40%NF1患儿）。虽然有人推测这种增多是髓鞘异常和细胞凋亡异常的结果，但目前认为它既不是白质异常的原因，也不是其结果。

血管发育不良

大脑血管发育不良也可见于NF1患儿。最常见的血管发育异常为颈总或颈内动脉、大脑中动脉和大脑前动脉近段内膜增生及其引起的血管狭窄和闭塞；大脑动脉瘤和动静脉瘘虽然少见，但也有报道。许多出现血管异常的患儿都具有因视神经或视交叉胶质瘤而接受放射治疗的病史，因此，认为这种血管异常为放射性动脉炎（见第三章）。然而，患儿身体其他部位血管异常发病率明显增高以及许多无放疗病史的患儿中也出现类似的血管闭塞，以上事实又提示这种血管异常是一种独立的临床疾病。任何一个出现癫痫发作、智力发育障碍、偏瘫或严重头痛的NF1患儿均可能有血管发育异常，无脑肿瘤或脑积水的患儿更是如此。虽然颈内动脉海绵窦段或鞍上段以及大脑中动脉近段狭窄有时可被显示（图6-10），但血管病变仍很难为常规CT或MRI显示，而血管造影则可显示大脑血管严重狭窄及闭塞（图6-11）。大多数现代MR扫描仪可清晰显示大的和中等大小的颅内血管；如果采用螺旋扫描，CTA也非常出色。所以，如不能进行血管造影，MRA和CTA都是可供选择的方法（技术细节见第一章）。这些患儿中60%～70%可见Moyamoya现象伴豆纹动脉明显扩张（其功能为侧支循环血管）。Moyamoya将在第十二章中讨论。

颅神经肿瘤

颅神经肿瘤在NF1中较为少见，本病主要引起周围神经胶质瘤或神经纤维瘤。神经鞘瘤在NF2中更常见（将在下一节讨论）。NF1中常受累的颅神经为视神

第六章 斑痣性错构瘤病 329

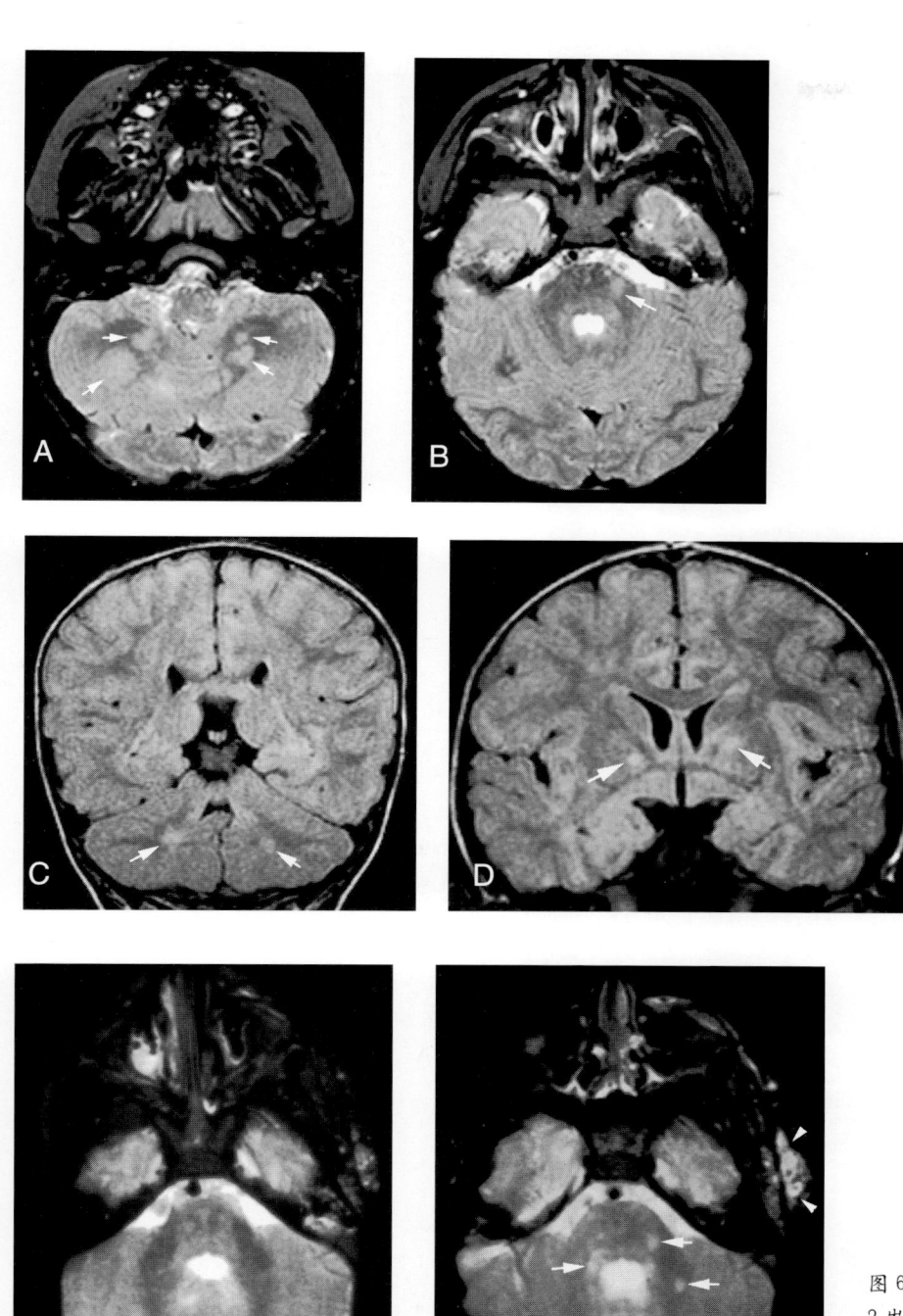

图 6-7 在 T2 加权像和 FLAIR 图像后颅窝和苍白球信号异常。A 和 B: 轴位 SE 2500/70 图像显示，小脑白质（白箭号，A）和脑桥（白箭号，B）局灶性长 T2 信号病灶。C 和 D: 冠状位 FLAIR 图像显示，小脑白质（白箭号，C）和苍白球（白箭号，D）局灶性高信号病灶。

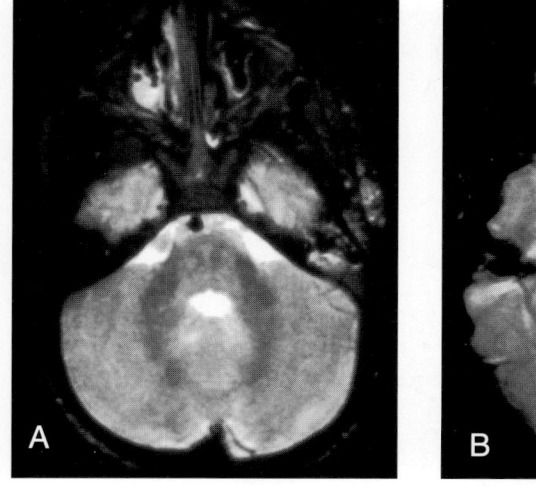

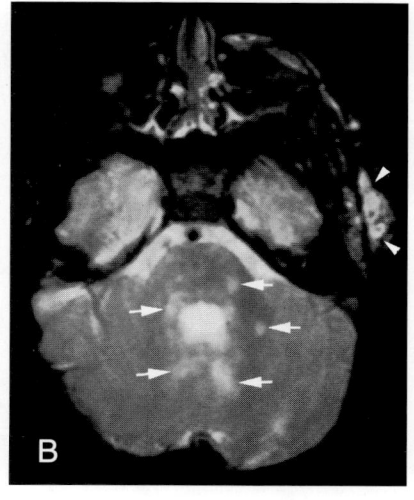

图 6-8 NF1 后颅窝异常信号的演变。A: 患儿 2 岁时轴位 SE 2500/70 图像显示，白质内无异常信号。B: 3 年后复查显示，桥脑和小脑白质内出现一些新的长 T2 信号区。注意，左侧颞肌皮下神经纤维瘤（白箭头）。

经，此前已有介绍。实际上，间脑白质束被误命名为颅神经。其他颅神经极少累及。如 NF1 患儿出现神经鞘瘤，则应为"重叠"综合征（兼有 NF1 和 NF2 的特点）。虽然具有 NF1 和 NF2 的特点，但患儿重叠的真正含义尚不清楚。

颅骨和眼眶发育异常

NF1 其他颅骨和颅内表现还有蝶骨翼和人字缝附近骨发育不良。只有蝶骨发育不良具有一些临床意义，因为它可导致颞叶疝入眼眶（图 6-12）。颞叶的搏动可通过眼球传导，从外部观察即为"搏动性眼球突出症"

330　儿科神经影像学

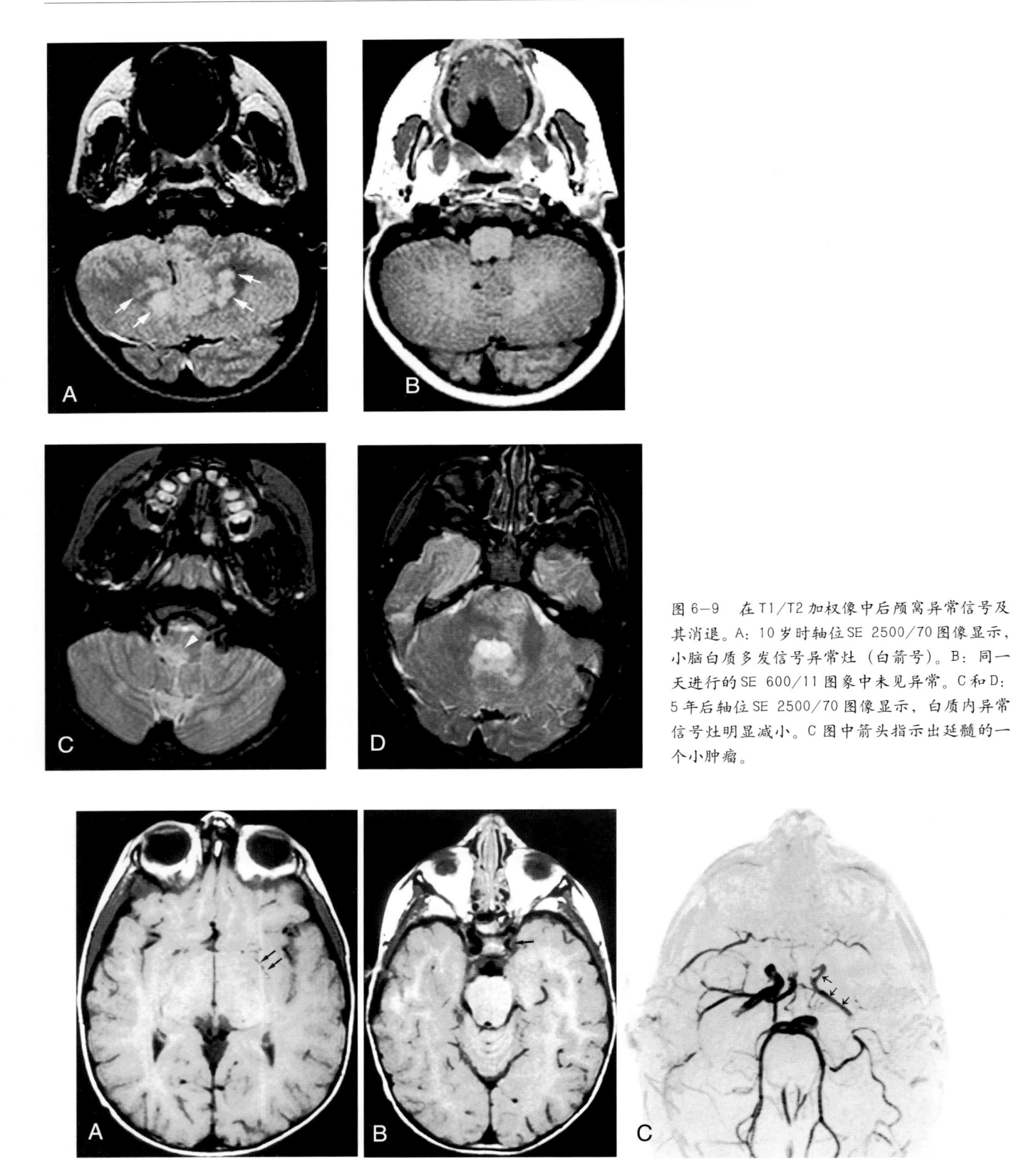

图6-9　在T1/T2加权像中后颅窝异常信号及其消退。A：10岁时轴位SE 2500/70图像显示，小脑白质多发信号异常灶（白箭号）。B：同一天进行的SE 600/11图象中未见异常。C和D：5年后轴位SE 2500/70图像显示，白质内异常信号灶明显减小。C图中箭头指示出延髓的一个小肿瘤。

图6-10　NF1的血管发育不良。A：轴位SE 600/15图像显示，左侧基底节侧支血管扩张（箭号）。B：海绵窦层面图像显示，左侧颈动脉（箭号）变小。C：脑MRA，下面观，左侧颈动脉变细（箭号）。

（或继发于眼眶内结构萎缩的眼球内陷）。眼球也可发育异常或发育不全。蝶骨翼缺陷几乎总伴有眶内或眶周丛状神经纤维瘤（图6-12和图6-13）。最近的研究表明，骨性眶结构畸形可随时间而进展，说明这些病变并非像以前所认为是单纯性骨发育不良，而可能为邻近的神经纤维瘤（图6-13）或视神经肿瘤对骨性眶结构的侵蚀所致。

神经纤维瘤和丛状神经纤维瘤

NF1患儿颅内并发症的另一原因是丛状神经纤维瘤过度生长。丛状神经纤维瘤为先天性疾病，呈局部浸润性生长，由细胞间基质内紊乱弯曲的神经鞘细胞轴突、神经元和胶原组成。肿瘤倾向于沿原发神经生长（常为小的，无名神经）进入颅内间隙，引起脑组织变形和受压。最常见者为丛状神经纤维瘤长入眼眶并成

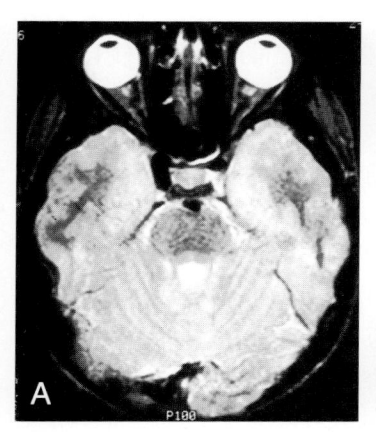

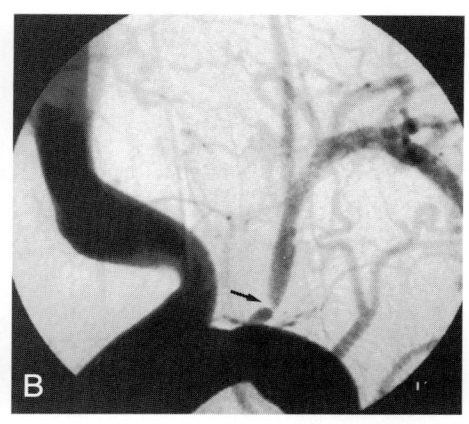

图6-11 NF1的血管发育不良。A：轴位SE 2500/70图像显示，左颈动脉海绵窦段缺失。B：主动脉弓血管造影显示，左颈总动脉起始部缺失，左锁骨下动脉明显狭窄（箭号）。

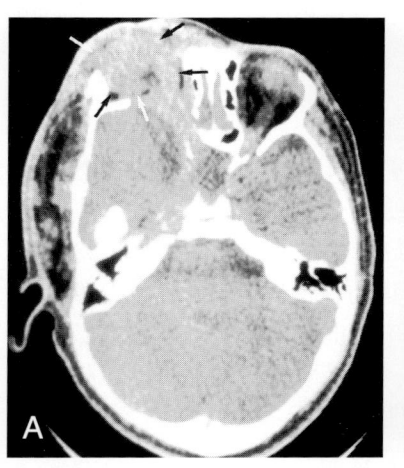

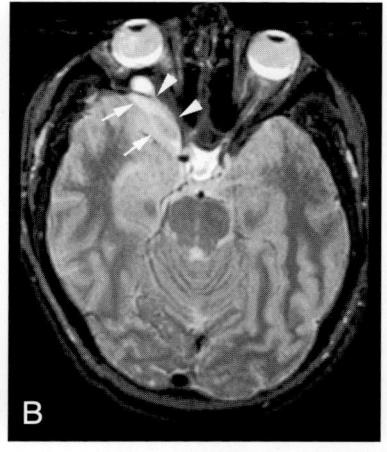

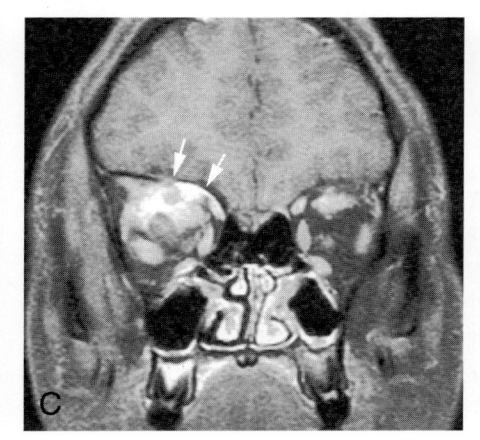

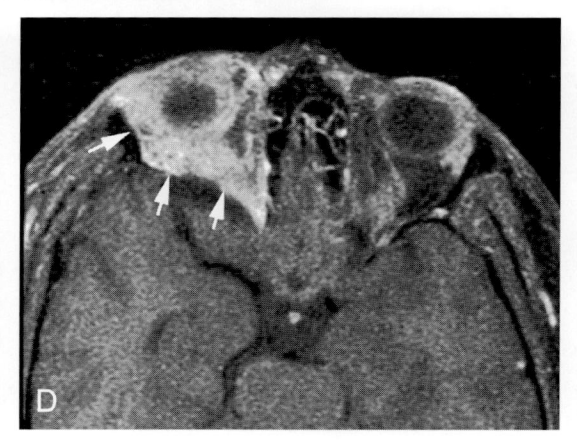

图6-12 丛状神经纤维瘤伴发蝶骨翼发育不良。A：轴位CT显示，右侧蝶骨大翼缺失。右侧眼眶周围巨大软组织包块（箭号）为丛状神经纤维瘤。B：稍低层面轴位SE 2500/70图像显示，神经纤维瘤（箭号）向右侧中颅窝前部（白箭头）生长，并使眶内容物移位。C：冠状位增强脂肪抑制SE 600/11图像显示，眶上部的神经纤维瘤（白箭号）强化（V1分布区）。D：轴位增强脂肪抑制SE 600/11图像显示，右侧眼眶上部可见明显的丛状神经纤维瘤（白箭号）将眼球向前推移。

为包块，引起眼球运动障碍和突眼。颈部是神经纤维瘤另一个多发区，NF1患儿发生率约为25%~30%。颈部肿块的发生及其鉴别诊断将在第七章中讨论。单发神经纤维瘤在T1加权像上较骨骼肌信号略高（图6-13）；在T2加权像上，病变信号多变；与肌肉相比，绝大多数病灶边缘为高信号，而中心为低信号（图6-13F和G），称之为"靶心征"。中心低信号可能与病灶内为胶原致密的核心有关。胶原内活动性质子密度低，故在T2加权像上呈低信号。

在MRI和CT上，丛状神经纤维瘤常为起于眶尖区或眶上裂（三叉神经第一支的支配区域，图6-12和图6-13）的团块，但也可见于身体其他部位。在CT上常呈低密度，静脉注射对比剂后通常不强化。MRI上，团块呈混杂信号；与正常脑组织相比，T1加权像为低信号，T2加权像为高信号（图6-3和图6-14），静脉注射顺磁对比剂后强化形式不一，但至少肿瘤一部分可见强化（图6-12和图6-13）。仔细观察图像可发现眼眶肿瘤可能突入海绵窦、鼻咽或翼腭裂（图6-13和图6-14）。

脊柱表现

脊柱侧弯和髓内肿瘤

脊柱侧弯是NF1患儿最常见的骨骼畸形。在Holt的研究中，约32%的患儿出现脊柱侧弯，且发病率随年龄而增长。NF1患儿脊柱侧弯程度常为轻微或轻度，但也可严重。本病多为椎体发育异常所致。NF1其他椎体改变包括椎弓、棘突、横突发育不全和椎体后部扇形以及骨增生。目前尚不清楚骨畸形是源于中胚叶发育异常还是继发于神经鞘瘤。平片是观察脊柱侧弯的基本手段，CT则是观察单个椎体病变的理想方法，因为它可显示骨的超微结构。然而，大多数骨骼改变也可在高质量MRI上得到很好显示。

当脊柱侧弯出现时，接下来的常见问题是，它是由神经纤维瘤病所致骨骼发育不良引起的，还是因脊髓内病变（如脊髓栓系、脊髓空洞症、脊髓肿瘤）引起的。脊柱右突（曲线突面向右侧）患儿缺乏任何神经症状或体征，故存在潜在脊髓病变的可能性较低。然而，脊柱左突患儿（特别是病变进展迅速）伴有疼痛或神经功能障碍，潜在的脊髓病变的可能性则显著增高。磁共振是这些患儿的首选检查手段，推荐使用冠状序列（图6-15），结合斜矢状位和斜轴位图像观察脊髓情况。应对每一段直的脊椎进行与脊柱长轴平行和垂直斜矢状位和轴位扫描（详见第9章），层厚为3mm的T1和T2加权序列扫描。曲面重建可清晰显示侧弯曲度并将曲度"拉直"。除了矢状像，通过腰5骶1水平的轴位T1加权像扫描亦很重要，它有助于准确评价终丝粗细。如未发现脂肪瘤或其他脊髓病变（肿瘤或脊髓空洞症），脊髓圆锥位置正常（腰2或以上），腰5骶1水平终丝直径为1mm或以下，则可确定脊柱侧弯是骨骼发育不良的结果（见第九章）。如NF1患儿出现脊髓内肿瘤，则最大可能为星形细胞瘤。NF1患儿髓内星形细胞瘤表现与其他髓内星形细胞瘤无差别（见第十章）。

硬膜发育不良和脊膜膨出

脊膜侧方突出是鞘膜囊经扩张神经孔向侧方突起形成的憩室（多在胸段）。虽然脊膜膨出患儿的原发异常为椎弓发育不全（硬膜囊可在脑脊液挤压下向侧方疝出），但大多数作者认为脊膜膨出为脊膜发育不全所引起。这种脊膜发育不全也和导致椎体后部扇形变的原因相同（图6-15）。脊膜薄弱造成硬膜囊在脑脊液搏动下向外扩展。硬膜囊突出逐渐侵蚀神经孔骨质，最终形成脊膜膨出。脊膜侧方膨出的CT表现为通过

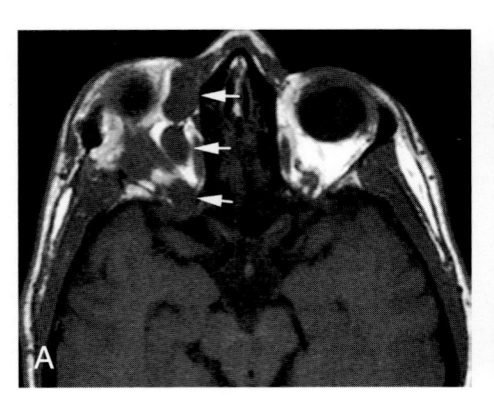

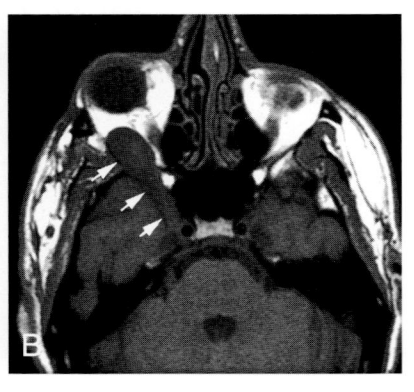

图6-13 眼眶和颞下丛状神经纤维瘤的不均质性。A：轴位平扫SE 600/9图像显示，右眶内侧可见数个卵圆形肿块（白箭号），呈现中等信号强度。B：稍高层面平扫SE 600/9图像显示，右眶外侧可见中等信号强度肿块（白箭号）向后进入海绵窦。右侧眼球突出。右侧蝶骨大翼部分缺损。

下错构瘤的 CT 和 MRI 表现依患儿年龄不同而不同：小于 1 岁患儿的病灶很少钙化，钙化率随年龄增长而显著提高。因此，CT 在婴儿期很难观察到的病灶，发生钙化后就较容易被发现了（图 6-25A）。MRI 上，室管膜下错构瘤呈凸向邻近脑室的不规则室管膜下结节，其表现随周围白质信号变化而变化。婴儿期白质未髓鞘化，错构瘤呈 T1 高信号、T2 低信号（图 6-24 和图 6-26）；除非有其他结节性硬化症表现以资鉴别，否则早产儿中的病灶与室管膜下出血不能区别。随着大脑白质的髓鞘化，室管膜下结节逐渐呈现与白质等信号（图 6-25 和图 6-27）。因可与低信号脑脊液形成鲜明对比，故病灶在 T1 加权像中较易被发现。小结节在 T2 加权像上不明显，室管膜下大结节则在 T2 加权像上表现为不均匀低信号，这与钙化范围有关。由于脑组织与钙化的磁化系数不同，故 T2* 加权像是观察钙化最理想的序列。静脉注射顺磁性对比剂后，室管膜下结节呈不同程度强化；部分明显强化，部分中等强化，部分轻度强化甚至不强化（图 6-27）。强化存在与否的临床意义不大。

巨细胞瘤

巨细胞瘤指的是位于 Monro 孔附近的、增大的室管膜下结节。从解剖学来说，这种肿瘤与室管膜下错构瘤的不同在于肿瘤大小和增大倾向；其典型位置和逐渐增大的特性常引起临床出现脑积水表现。结节性硬化症患儿中，巨细胞瘤发病率为 5%~10%。组织学上，结节性硬化症室管膜下病灶呈现为室管膜下错构瘤和巨细胞瘤的特点；虽然部分病灶可清楚的定义为其中某种病变，但许多病灶同时具有两者的特点。

巨细胞瘤的影像学诊断基于随访过程中发现肿瘤的生长而得出。虽然大多数巨细胞瘤位于 Monro 孔附近（图 6-25 和图 6-28），但也可在室管膜面的任何部位出现。肿瘤信号强度和增强与否对于鉴别良性错构瘤与巨细胞瘤意义不大。Braffman 等曾提出体积标准，他们认为，直径大于 12mm 的室管膜下病灶应诊为巨细胞瘤；然而，更为可靠的依据应该是肿瘤持续增大的趋势。如发现可增大和强化的室管膜下结节，则应考虑诊断为巨细胞瘤。

巨细胞瘤易向脑室内生长，但很少侵犯脑实质。偶尔呈浸润性生长或变性为高级别肿瘤，则为恶性肿瘤。如肿瘤侵入脑实质（在相邻脑实质中出现典型的间质水肿）或生长迅速，则应怀疑肿瘤发生恶变。良性巨细胞瘤的治疗目前仍存在争议。部分外科医师认为，除非局部占位效应引起症状，否则将堵塞侧脑室进行引流即可；而其他医师则认为，应该切除肿瘤以治愈脑积水并防止肿瘤恶变。极少情况下，巨细胞瘤可发生在无结节性硬化症的患儿中，其预后较结节性硬化症患儿差。这种肿瘤为硬化结节的簇状结构，还是与结节性硬化症基因异常无关的新生物至今尚无定论。

大脑错构瘤（"结节"）

大脑错构瘤或结节是结节性硬化症最具特征性的病理改变。大体观察中，这些肿瘤为白色、略为突起的光滑结节，像是形状不典型的增大脑回；亦可为圆形或多角形。组织学上，结节由形态奇异的巨细胞、致密的神经胶质纤维和混乱无序的髓鞘组成。可见气球样细胞，使这些病变在组织学上与同样具有气球样细胞的局灶性皮层发育不良无法鉴别（见第五章）。每一个患儿可出现少则 1~2 个，多则 20~30 个结节，结节多位于幕上，8%~15% 位于小脑。结节钙化比例难以确定。在 CT 上，钙化的皮质结节数量随年龄增长而增多；10 岁左右的结节性硬化患儿中，50% 以上可见钙化结节。皮层钙化可呈脑回样，CT 表现与 Sturge-Weber 综合征相似。

婴儿期皮质错构瘤可由经前囟超声诊断，表现为强回声病灶（图 6-24）。新生儿和婴儿皮质错构瘤在 CT 上表现为宽大脑回中皮质的低密度病灶（图 6-29），低密度随年龄增长逐渐减退，故少年和成年期中没有钙化的皮质错构瘤难以被发现。成人患儿中，颅骨伪影使未钙化结节更难以被察觉，即使采用螺旋 CT 扫描，仍难以确定未钙化的皮层结节。皮质结节的 MRI 表现也随年龄而变化。新生儿期结节呈脑回状，与未髓鞘化的白质相比，在 T1 加权像上为高信号，T2 加权像为低信号（图 6-24 和图 6-26）；约 20% 受累脑回增大。可见短 T1 或 T2 信号影可从结节处穿过脑背盖延伸至脑室（见下一节，图 6-24 和图 6-26）。白质髓鞘化后结节表现发生改变，逐渐变为等信号。幼儿结节在 T1 加权像上表现为中心低信号，T2 加权像和 FLAIR 序列中为高信号（图 6-25 和图 6-29）。磁化转移技术可使儿童和成人患儿中因脑白质髓鞘化而被湮没的短 T1 信号错构瘤显示出来。使用磁化转移脉冲技术将髓鞘高信号抑制后，脑实质病灶就较常规 T1 和 T2 加权像更清晰。有报导称，FLAIR 像在观察儿童和成年患儿的结节时具有较高的敏感性（图 6-25）；FLAIR 像对未髓鞘化婴儿的病灶检出效果尚不明确。虽然进一步观察大脑实质内病灶对于结节性硬化症的诊断是否有意义

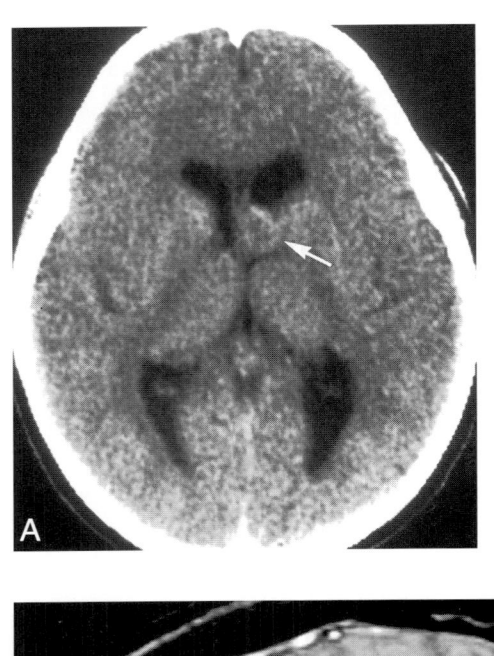

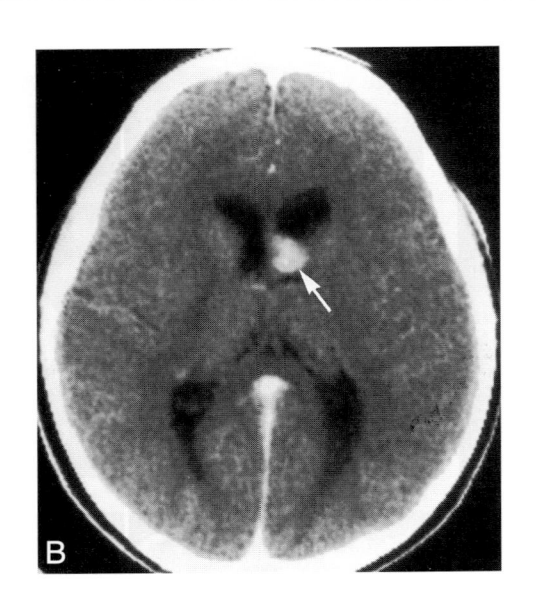

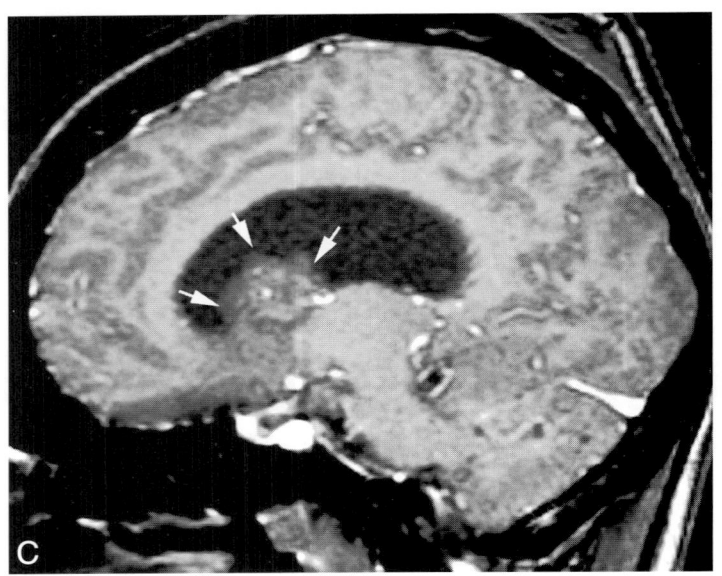

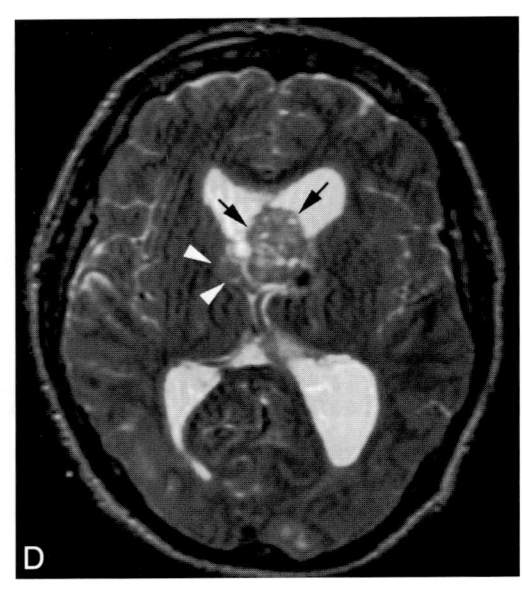

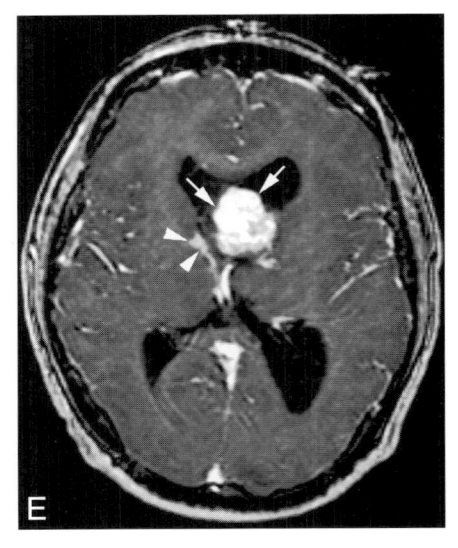

图6-28 巨细胞肿瘤。A：CT平扫显示，该结节性硬化患儿的左侧室间孔区可见肿块（箭号）。左侧脑室轻度扩张，可能因左室间孔部分梗阻所致。B：增强后，脑室内肿块均匀强化（箭号）。巨细胞星形细胞瘤可见特征性强化并发生于室间孔，而室管膜下错构瘤在CT上不强化，在MR上无或仅有轻微强化。C：不同患儿旁矢状位GE 100/7图像显示，室间孔可见不均匀信号肿块（白箭号）。D：轴位3D FSE 3000/102图像显示，左侧巨大不均匀肿块（黑箭号）伸入左前角，右侧室间孔可见小肿块（白箭头）。E：轴位增强3D GE 34/7图像显示，大的（白箭号）和小的（白箭头）肿块几乎均匀强化。

尚不清楚，但FLAIR像确实能使已髓鞘化的实质内病灶显示得更加清楚和更容易被发现，但脑脊液在Monro孔流动所形成伪影使该区域的病灶较难显示。有些作者认为，皮质结节数目与婴儿痉挛症发生率、癫痫发作起始时间和智力障碍有关；另一些作者则发现，结节的数目、大小和位置与癫痫、智商无相关性。如企图通过结节数目来判断预后，应该对所有临床疑诊结节性硬化症的患儿进行FLAIR序列扫描或磁化位移成像。无论使用哪种序列，结节都是以皮质下分布为主，与表面的皮质清楚分开（图6-25，图6-27和图6-29）。在所有序列中，结节内缘均模糊。对于成熟大脑来讲，虽然皮质结节在T1加权像上与正常白质呈等信号，但在T2加权像上常为高信号（图6-27），其信号特点可能与病灶内磷脂消失和致密星形细胞增生有关。在此提醒注意的是，T2加权像高信号并不意味着肿瘤样变。实际上，皮质结节恶性变相当少见。当皮质结节钙化时，或许是因为钙化晶体使T1缩短，使其在T1加权像上信号强度很高。发生肿瘤变的钙化皮质结节有时在注射对比剂后出现强化。

当皮质结节独立出现而无其他结节性硬化症内脏和神经表现时，如何鉴别错构瘤和肿瘤成为难题。此时，质子波谱像和MR动态灌注像可能有帮助。结节的质子波谱显示胆碱峰正常或轻微增高，NAA峰轻度减低。在短TE（20ms~30ms）波谱中，肌醇峰增高。与之相反，大

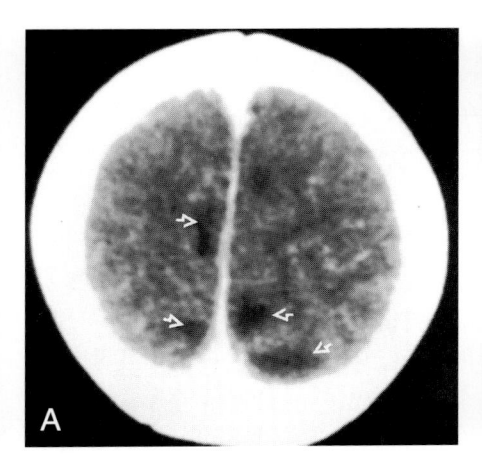

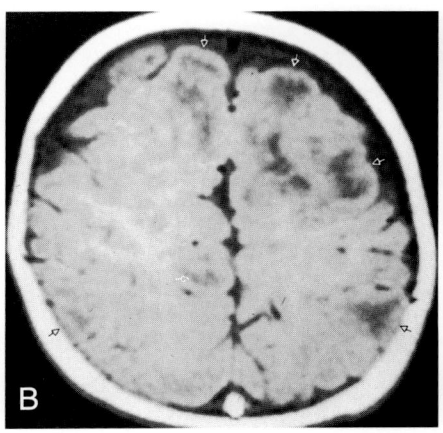

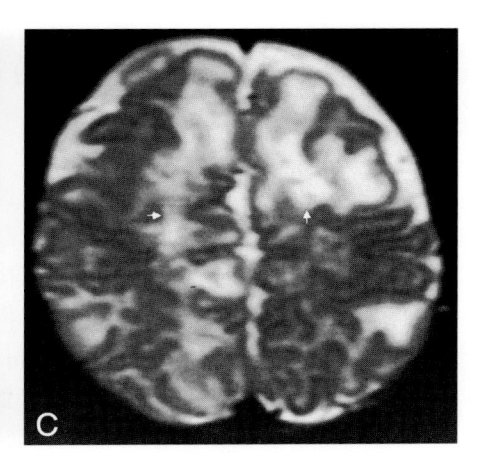

图6-29 结节性硬化患儿的皮质结节。A：轴位CT图像显示，大脑半球皮质下可见多发低密度区（箭号）。注意，由于颅骨线束硬化伪影，在其相邻脑组织中几乎未见病变。B：轴位SE 600/20图像显示，多发皮质结节（空心箭号）。婴儿期，这些皮质下病灶在T1加权像上表现为内侧边缘模糊的低信号灶。受累脑回增宽。静脉注射造影剂后无强化。C：相同患儿同一水平的轴位SE 2500/70图像显示，皮质结节在T2加权像上为高信号。也应注意，脑白质内出现高信号区（箭号）。这些即代表所谓的结节性硬化异位，其组织学表现与皮质结节极为相似。

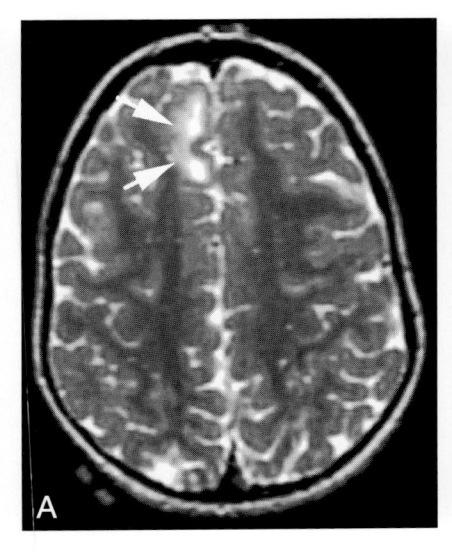

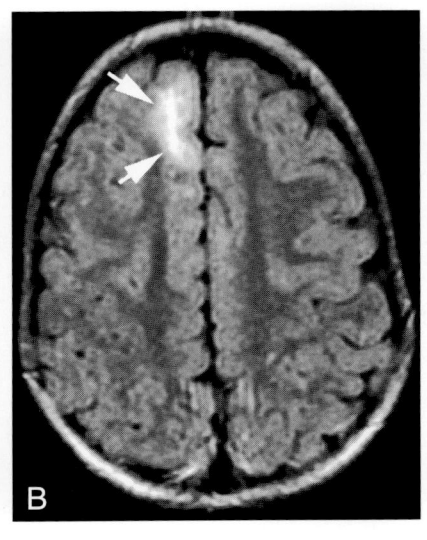

图6-30 皮质结节的动态灌注图像。轴位FSE 3000/102（A）和轴位FLAIR（B）。

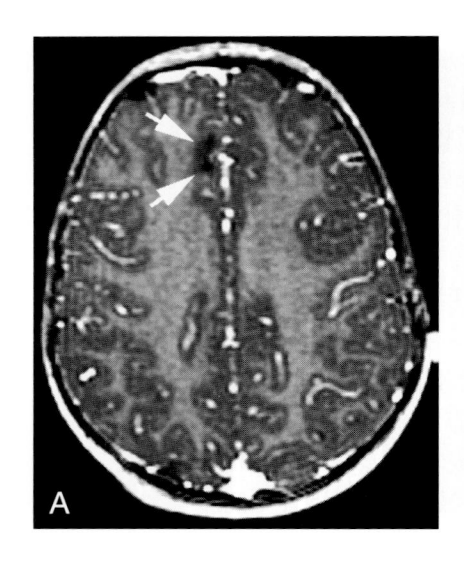

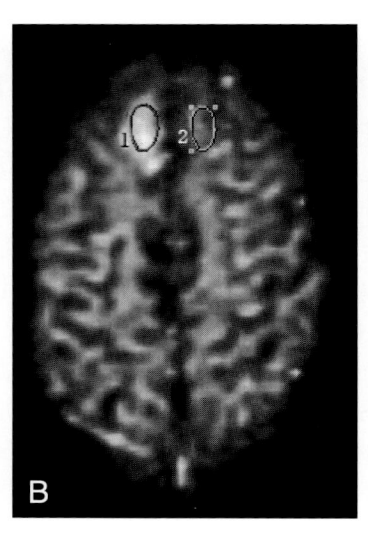

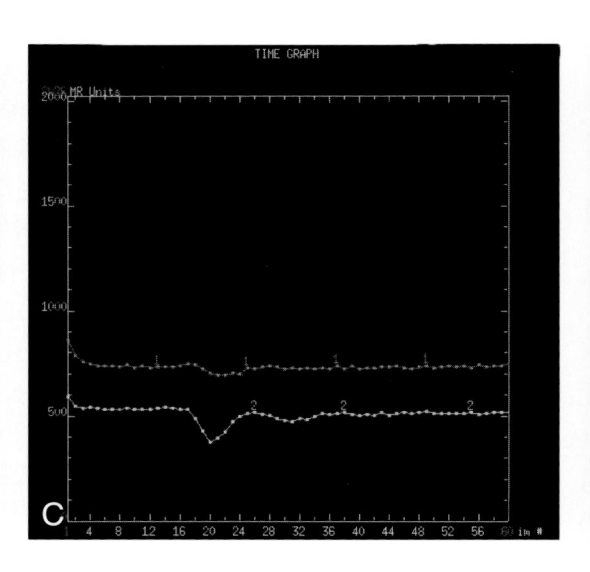

图6-30 (接上页)(皮质结节的动态灌注图像)C:轴位增强SE 600/11 图像显示,右额上回可见皮质结节(白箭号)。D:在动态灌注检查过程中,椭圆形1和2代表样本象素位置。E:椭圆形1和2信号强度与时间关系图显示,左侧额上回(2)为正常脑组织的正常血容量,而结节(1)的血容量减低。

多数儿童肿瘤显示胆碱峰明显增高而NAA峰显著下降(见第七章)。但是,某些低级别肿瘤的波谱可与结节相似,此时灌注图像则有帮助。我们有限的经验表明,低级别肿瘤与正常脑白质血容量相似,而结节则明显减低。

一些研究表明,如果大多数癫痫可被局限于一个孤立的病灶,则外科切除术将显著降低癫痫发作频率,故某些癫痫学家现在推荐,对出现难治性癫痫的结节性硬化症患儿实施外科切除疗法。此时,外科治疗取得成功的关键在于明确脑癫痫发作的活动性与孤立的结构性病灶间的关系,血氧水平依赖图像(BOLD)、磁源图像、视频脑电图和正电子发射断层扫描(PET)均有助于明确两者关系。

白质病变

结节性硬化症患儿白质内孤立细胞团由神经元细胞和胶质细胞组成。在显微镜下,它们包含许多奇异细胞,如巨大神经元细胞和气球状细胞,后者为一种兼有神经元和胶质细胞特点的发育不良细胞。白质病灶内亦出现与皮质结节中类似的低髓鞘化区域。许多这样的异位细胞团只能在显微镜下发现,而影像学无任何异常,那些大得足以被影像检查发现的细胞团则表现不一,主要取决于内部的钙化程度。这种病灶病理和影像学特点与皮质结节和含有气球状细胞的皮质发育不良相似(见第五章)。在CT上,这种病灶表现为脑白质内边界清楚的低密度结节,静脉注射对比剂后无强化;其内若发生钙化,可涉及部分或整个结节,部分钙化结节呈混杂密度,部分较周围白质密度低,另一部分则因钙化而显示极高密度。在MRI上,这些白质病灶与皮质结节表现相同(图6-24至图6-26和图6-29),如选择适当的影像轴面,可见病变表现为从皮层到脑室表面的穿过整个大脑外层的病灶。一旦脑白质髓鞘化良好,就难以在T1加权像上发现病灶;有时在婴儿中表现为轻微高信号区域(图6-25E),在年长儿中则表现为低信号区域;在FLAIR序列和T2加权像上,病变显示为边界清楚的线样或曲线样高信号(图6-25和图6-27)。如病变钙化,则依据钙化晶体特性在T1加权像上表现为低或高信号(图6-31)。同皮质结节一样,这些白质病变在新生儿和小婴儿中表现为短T1/T2弛豫时间(图6-24和图6-26)。白质病灶强化仅见于恶变时,此时常见钙化。

脑实质囊肿

部分结节性硬化症患儿可见大脑白质内囊样结构,出现这种表现的准确数字尚不清楚。囊肿最常位于脑室旁,但也可发生于其他任何部位(图6-31)。临床意义尚不清楚。

小脑病变

虽然小脑病变已有报道,但该病在结节性硬化症患儿中少见,仅发生于10%的患儿中。后颅窝病变在组织学上与大脑半球病变相似,由皮质结节、白质内异

第六章 斑痣性错构瘤病 349

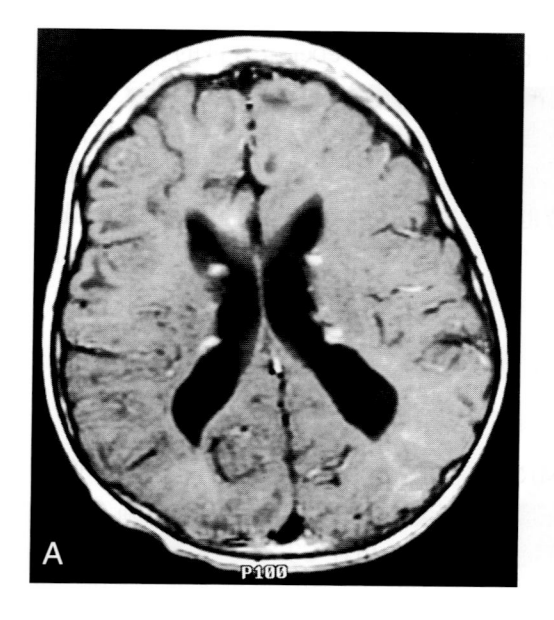

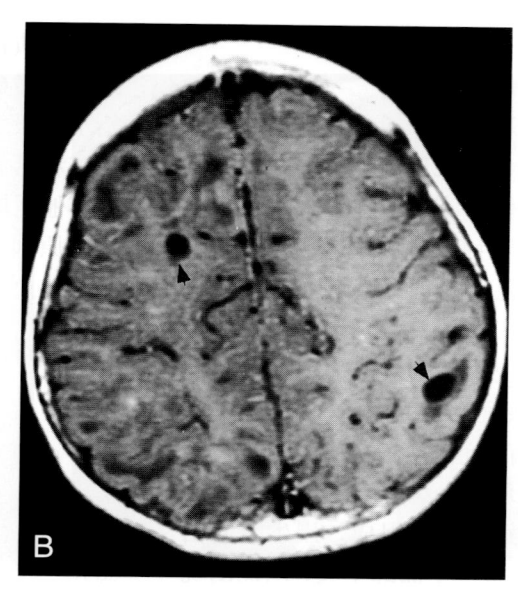

图6-31 结节性硬化中的皮质囊肿。A：轴位增强SE 600/16图像显示，室管膜下结节强化以及低信号皮质结节。B：同一序列更向上的层面显示实质囊肿（箭号）。

位细胞团或偶尔出现的室管膜下错构瘤组成。除非钙化，硬化束伪影使小脑半球的病灶难以被CT显示。小脑病变的CT和MRI表现同大脑半球极其相似（图6-32），表现为皮质下长T2信号影。与肿瘤的鉴别主要在于该病变不强化；如果发生肿瘤变，则引起相邻脑脊液间隙增大并产生流空现象（图6-32）。

血管病变

虽然血管造影检查发现结节性硬化症患儿可出现肾、肝、主动脉和四肢远端动脉瘤，但本病中血管病变依然罕见，脑血管受累就更罕见了。但有报道认为，脑血管动脉瘤可不成比例地出现于儿童患儿。半数以上动脉瘤位于颈内动脉或大脑前动脉分布区域，但以上部位均非儿童动脉瘤的好发部位（见第十二章）。因此，结节性硬化症的脑动脉瘤在某种角度上与疾病有关，而非偶然发生。如结节性硬化症患儿出现蛛网膜下腔或实质内出血，应考虑存在血管瘤的可能性并进行脑血管造影检查。

非中枢神经表现

虽然脑、眼及皮肤病变为结节性硬化症的标志，但也可能累及心脏、肾脏、肝脏、肺脏和脾脏。40%～80%的患儿可见肾脏错构瘤，组织学表现为血管平滑肌脂肪瘤，常始于青少年期，且生长缓慢。虽然可有血尿、肾区疼痛、腹部包块，但多数无症状。罕见恶变。血管平滑肌脂肪瘤在超声上为边界清楚的强回声团；由于含有脂肪而可被CT和MRI清晰显示。虽然心脏良性横纹肌瘤（图6-22）较肾脏错构瘤少见，但作为一种先天性心肌病变而具有重要意义。这种肿瘤常在心内膜下局限或弥散性生长。因其后果严重，故部分学者认为，所有结节性硬化症患儿应进行心脏超声筛查。

肺部为结节性硬化症另一个常累及的脏器，肺特征性病变为淋巴管平滑肌瘤病。此时，肺实质囊性变，囊肿间隔出现组织平滑肌增生和慢性纤维化。其他类型的脏器病变还包括肝脏腺瘤和脂肪平滑肌瘤、胰腺腺瘤和脾脏肿瘤。骨骼改变则包括颅骨多发硬化灶和手掌指骨囊性变。

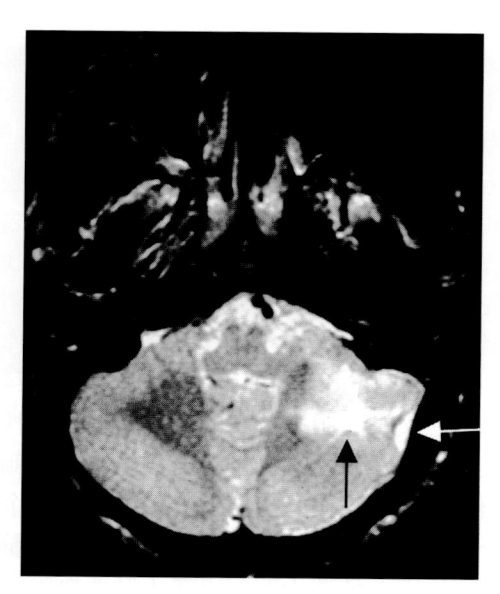

图6-32 小脑结节。轴位SE 2500/80图像显示，左侧小脑半球高信号影（黑箭号）。相邻的蛛网膜下腔（白箭号）因结节退变而增宽。

358　儿科神经影像学

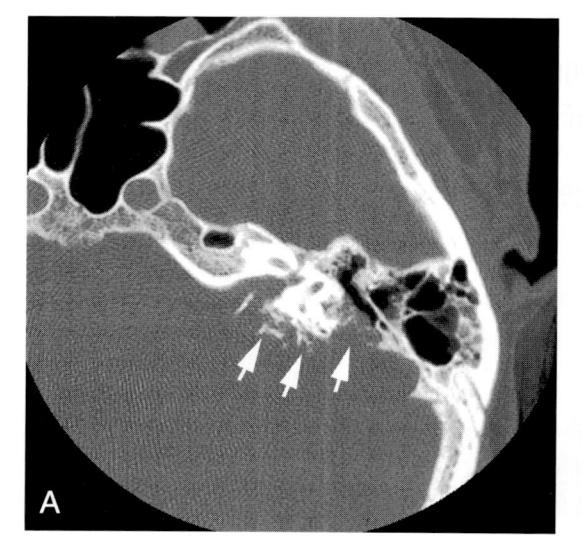

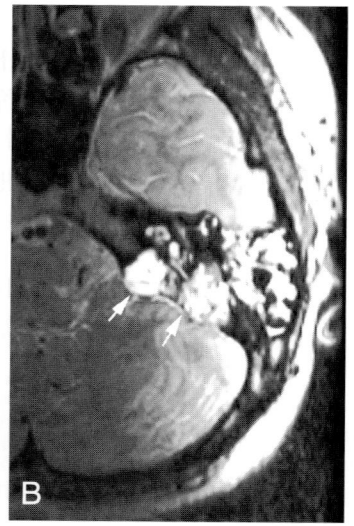

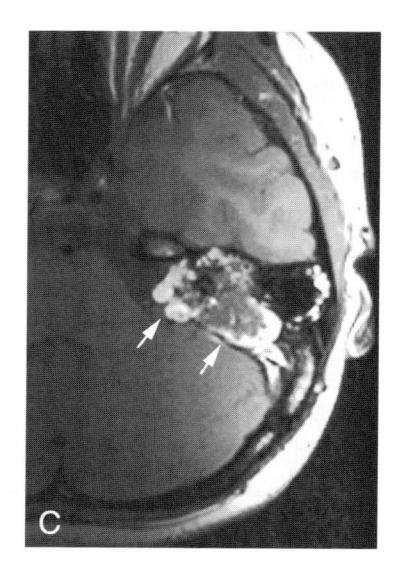

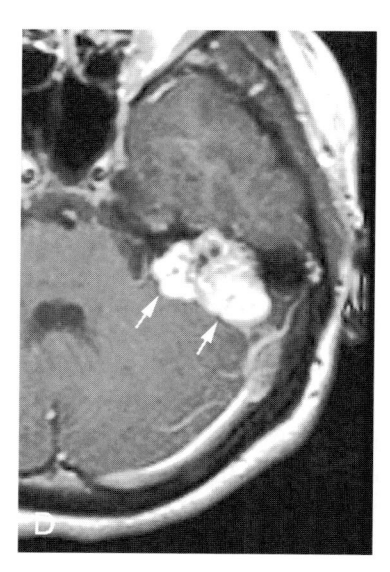

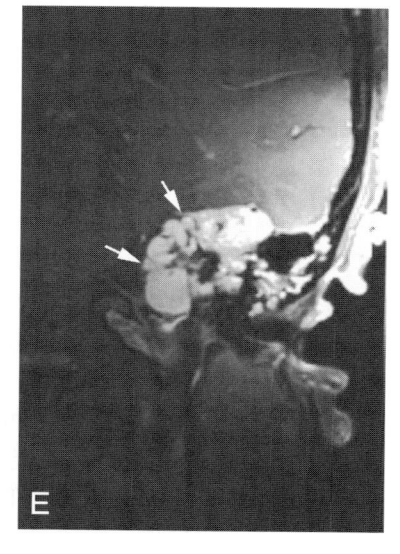

图6-40　von Hippel-Lindau病内淋巴囊的乳头状囊腺瘤。A：轴位CT平扫图像显示，内耳和乳突气房骨性破坏（白箭号）。B：轴位3D FSE 3000/102图像显示，前庭管口附近可见高信号肿块，并长入乳突气房。C：轴位SE 500/9图像显示，周围高信号、中心低信号的不均匀肿块（白箭号）。D和E：轴位和冠状位增强图像显示，增强后由于肿瘤中心出现强化而使肿块信号变得比较均匀。

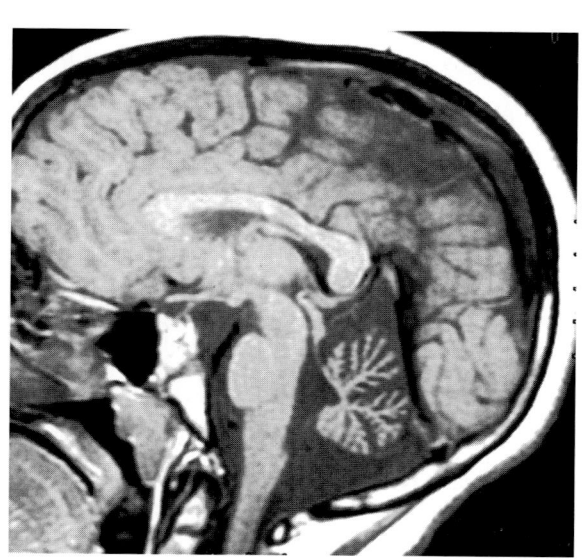

图6-41　共济失调－毛细血管扩张症。矢状位SE 600/11显示，小脑明显萎缩。

病易患体质，主要为淋巴瘤。由于DNA的修复缺陷，这些患儿对放射性电离幅射非常敏感。因此，这些患儿尽量避免作X线检查。影像学表现包括胼胝体发育不良（50%），随之而来的侧脑三角区和枕角旁白质容积减少。副鼻窦的疾病常见，蝶窦气化延迟。关于机会性感染和肿病（特别是淋巴病和白血病）有待进一步研究。

神经皮肤黑素沉着症

临床表现

神经皮肤黑素沉着症首先由Rokitansky报道，患儿为14岁女孩，出现巨大先天性黑色素痣和智力发育迟缓以及晚发性脑积水。首例报道后，约有100例病例报道。巨大先天性痣本身成为比较罕见的胎痣，发病率约为1/2万～5万成活婴儿。肝细胞生长因子/分散因子（HGF/SF）信号失控为本病的病因。肝细胞生长因子/分散因子为一种细胞素，它可刺激不同类型培养的上皮细胞增殖、迁移和形态发育。由于人们发现基因转移小鼠对HGF/SF的过度表达引起其皮肤和软脑膜出现多发黑色素痣，所以HGF/SF在黑素细胞正常增殖和分化中发挥重要作用。而且，对神经皮肤黑素沉着症患儿的先天性黑色素痣进行免疫组化检查时，发现了HGF/SF受体（蛋氨酸）的异常表达。

有较少例外，患儿头、颈或背部可见先天性黑色素痣。2/3患儿常在腰骶部出现巨大的先天性黑色素痣；同时，1/3患儿则出现很多小色素痣而非一个巨大的病变。中枢神经症状通常出现于2岁前，为癫痫发作或因颅内出现黑色素瘤而引起的颅压增高症状和体征。第二个发病小高峰出现于青春期或成年。约20%病例可见脊髓受累，产生脊髓病、神经根病和小肠或膀胱功能丧失。出现症状的神经皮肤黑素沉着症预后差。多数患儿在神经症状出现后三年内死亡，死于中枢神经系统恶性黑色素瘤或"良性"黑色素细胞性细胞进行性生长。

两位患儿尸检时发现软脑膜黑色素细胞增生症提示"无症状型神经皮肤黑素沉着症"的存在。Frieden等最近报道，在出现巨大皮肤黑色素痣但无症状的儿童中，MRI检查阳性率非常高。43名头颈部或背部出现巨大皮肤黑色素痣的儿童中，23%可见脑组织局限性短T1信号区，强烈提示脑组织中一处或多处黑色素沉着，特别是在颞叶（杏仁核）、小脑、脑桥、和/或延髓。其他表现还包括颅内间质异常：蛛网膜囊肿、Dandy-Walker畸形、脊髓栓系和Chiari I型畸形。尽管黑色素沉着常见，但在平均为期5年的随访中，未见患儿出现中枢神经系统黑色素瘤，这与出现症状型神经皮肤黑素沉着症常见的预后形成鲜明对比，后者常在2～3年内死亡。这种结果表明，无症状型患儿的头颅MR发现与那些皮肤表现的患者有相似的进程。如果是这样，虽然患儿一生中出现皮肤和中枢神经系统色素瘤的危险性较高，但也没有必要立刻认为预后很差或认为肯定会出现神经症状。

1972年，Fox提出诊断神经皮肤黑素沉着症的标准：①通常较大的，或少数情况下为多发黑色素痣，伴有软脑膜蛛网膜黑色素沉着或黑色素瘤；②任何皮肤病灶无恶变证据；③除脑膜外，无任何内脏恶性黑色素瘤的证据。

Fox标准修改版可更准确的定义危险人群：①巨大或多发（三个以上）先天性黑色素痣伴脑膜黑色素沉着或中枢神经系统黑色素瘤，巨大痣定义为成人直径大于或等于20cm，婴儿头皮痣大于9cm，或体表痣大于6cm；②没有皮肤黑色素瘤的证据，不包括组织学证实为良性的脑膜病变；③没有脑膜黑色素瘤的证据，不包括组织学证实为良性的皮肤病变。这些组织学证实的病例为确诊病例，除此之外的诊断均为临界诊断。

病理表现

病理学家在正常人体尸检时发现，基底脑膜内存在大量良性黑色素细胞，因为黑色素细胞和基底软脑膜都起源于神经嵴。但是，神经皮肤黑素沉着症患儿常有多种黑色素细胞，在脑膜中呈弥散或结节样分布。关于这种黑色素细胞异常积累的解释有下列几种：①黑色素细胞前体的异常迁移；②软脑膜细胞内的产黑色素基因异常表达；③"正常"产黑色素软脑膜细胞的快速增殖。异常的产黑色素细胞位于血管旁间隙中，可穿过基底池进入大脑。

颞前叶和小脑为神经皮肤黑素沉着症中黑色素细胞聚集的常见部位。在颞前叶中，杏仁核常被累及。其他常见部位还有丘脑、小脑和额叶底部。可能因为上述部位距基底膜很近，所以黑色素细胞易于聚集。

神经影像学表现

神经皮肤黑素沉着症患儿CT扫描可显示小脑和脑桥发育不全，但含黑色素的细胞病灶仅显示轻微高密度；而且，除非黑色素细胞聚集转化为黑色素瘤，否则这些病灶很难被发现。只有当发生恶变时，才能发现软脑膜病变，此时增强扫描可见软脑膜强化。MRI 显示，脑实质或脑膜局灶性短 T1，有时为短 T2 信号病变（图 6-42 和图 6-43），信号特点与黑色素沉着有关。由于白质髓鞘化可使短 T1/T2 信号不明显，故在未髓鞘化的脑组织中较易发现黑色素沉积。因此，应在婴儿早期进行 MRI 筛查。FLAIR 图像中，脑实质病灶和脑膜病变信号均较正常脑实质高，多数异常信号灶直径为 3cm 或更小；它们常见于颞前叶、小脑核、小脑白质和脑干（图 6-42 和图 6-43）。短 T1/T2 信号可能为黑色素中稳定的自由基所致（经电子自旋共振研究所确定）。自由基中不成对的电子通过电子-质子偶极之间作用与水质子反应，缩短 T1 和 T2。当出现大量黑色素沉着时，患儿多可见脑积水（图 6-44）。黑色素细胞聚集退变为黑色素瘤只能通过病灶的进行性生长、周围水肿、占位效应、中心坏死而确定。部分学者在神经皮肤黑素沉着症患儿的 MRI 上发现脑膜异常强化，该征象出现于颅内压升高患儿时，则表示肿瘤已在脑膜弥漫性扩散。然而，只有当黑色素沉着发生恶变并已在整个蛛网膜下腔扩散时，才显示这种征象。小脑和脑桥周围出现黑色素沉着时，可分别引起小脑（主要为蚓部）和脑干发育不全。Dandy-Walker 畸形可与小脑发育不全并存。文献报道和我们所见的其他影像学表现还包括脊髓栓系、椎管脂肪瘤（常位于软脊膜下）和蛛网膜囊肿（颅内和椎管内）。

色素失禁症

临床表现

色素失禁症，或称 Bloch-Sulzberger 综合征，是一种罕见的以先天性皮损，牙齿、骨骼发育障碍，眼部异常和非进行性中枢神经系统受累为特点的疾病。病名来源于上皮基底细胞层的黑色素异位至上面的真皮层。本病患儿几乎均为女性，为常染色体 Xq28 上的

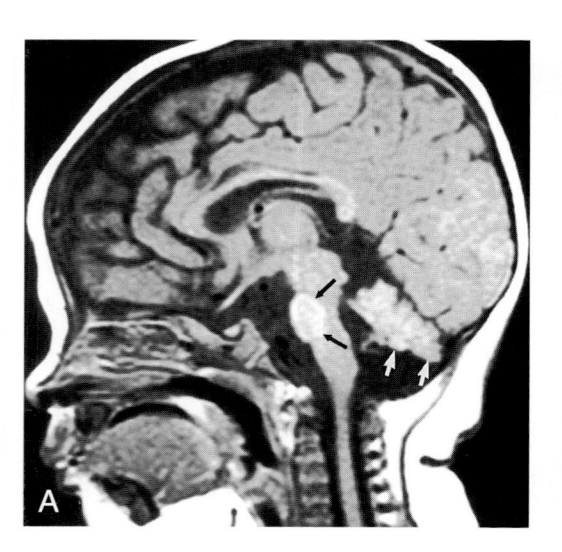

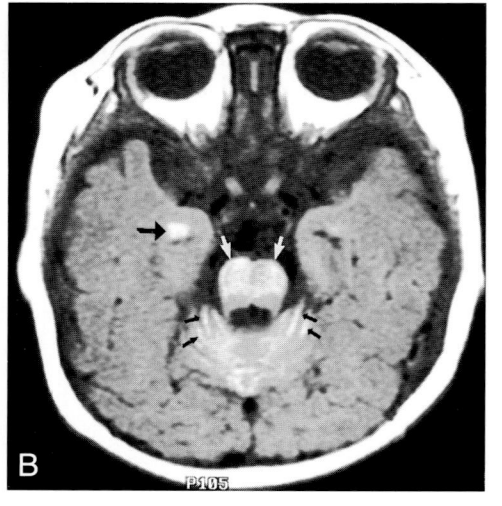

图 6-42 神经皮肤黑素沉着症。A：矢状位 SE 500/11 图像显示，脑桥基底部高信号影（黑箭号）和小脑发育不全（白箭号）。B：轴位 SE 600/15 图像显示，脑桥基底部（白箭号）、右侧杏仁核（大黑箭号）和小脑叶（小黑箭号）可见高信号黑色素沉积。

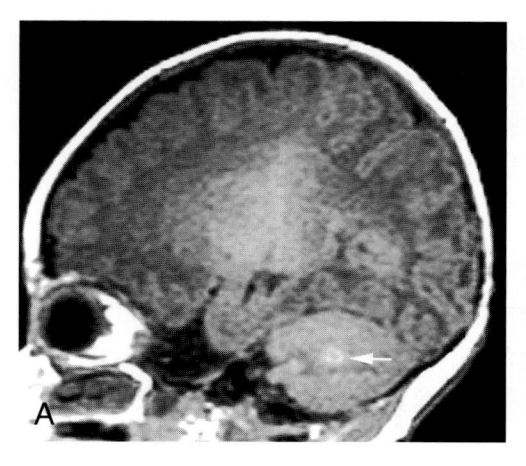

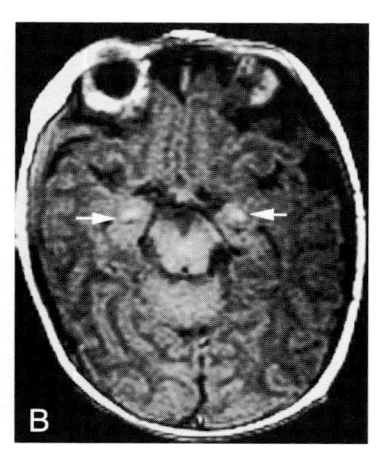

图 6-43 神经皮肤黑素沉着症。A：旁矢状位 SE 600/11 图像显示，右侧小脑白质内可见高信号黑色素病灶（白箭号）。B：轴位 SE 600/11 图像显示，侧脑室颞角前方可见高信号黑色素病灶（箭号）。

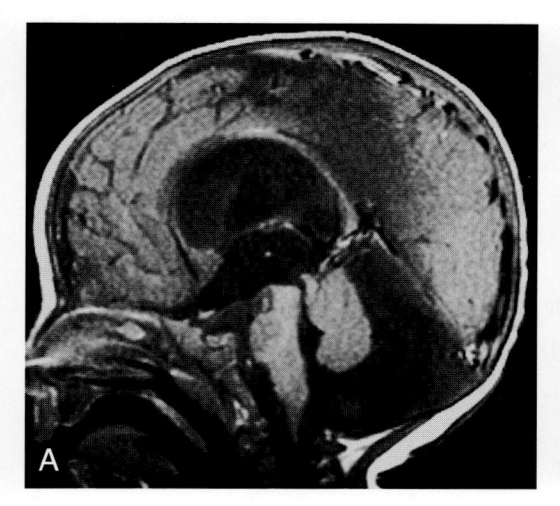

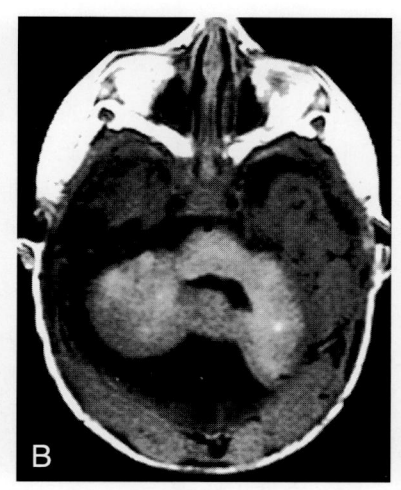

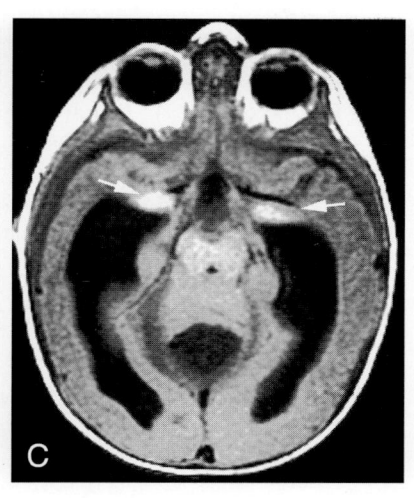

图6-44 神经皮肤黑素沉着症合并脑积水。A：矢状位 SE 550/9 图像显示，严重脑积水。小脑轻度减小及枕大池扩张。B：轴位 SE 600/9 图像显示，小脑半球内可见多发高信号黑色素沉积。C：中脑水平的轴位 SE 600/9 图像显示，双侧脑室颞角前方可见黑色素沉积（箭号）。

IKK-γ基因（亦称为NEMO）发生突变所致。这种突变对男性来说是致命的。皮损特点为线样排布的小泡或破溃的大泡，始见于6个月左右；可分为四期，第一期为红斑、小水泡和脓疱；第二期为丘疹、疣状病变和表皮角化病；第三期为色素沉着过多；以及第四期为皮肤苍白、萎缩及斑痕形成。眼部病变主要为视网膜血管异常，继而发展为视网膜纤维化；小眼畸形可与永久性原发玻璃体增生并存。30%~50%患儿可见中枢神经系统受累，最终出现癫痫、智力障碍、痉挛或无力性四肢瘫痪和共济失调。患儿头呈进行性畸形小。

病理表现

仅有少数关于色素失禁症神经病理的报道。报道提示，本病可见神经元缺失带和微小皮质发育不良区。

神经影像学表现

神经影像学表现各异。神经系统正常患儿的影像学检查亦正常。出现神经系统症状和体征的患儿可见临床体征对侧的大脑半球皮层和相邻的白质中出现低密度灶（在CT上）或长T2信号灶（在MRI上）（图6-45），受累皮质也可见短T1信号。如累及小脑，则皮质及其下方白质病变信号特点与大脑内病灶相似。受累区域似乎与血管间分界带相对应（分水岭，见第四章），提示该病为血管源性。新生儿和小婴儿脑室旁白质内可见短T1/T2信号，尤其以分水岭区为著（图6-45）；皮质内可见局灶性长T2信号。随访可见患儿皮质、更主要为白质进行性萎缩，导致脑室不对称性扩大，最终出现脑室旁白质软化（见第四章）。患儿大脑半球病变还包括胼胝体变薄，可能与皮层神经元及其发出的穿胼胝体轴突受损有关。眼球可见永久性原发玻璃体增生（见第五章）、小眼、视网膜下出血以及T2加权像中玻璃体异常高信号。

表皮痣综合征

临床表现

表皮痣综合征是一种散发的神经皮肤疾病，以表皮痣和中枢神经系统、眼或骨骼明显异常为特点。最近的文献采用"表皮痣"来形容略高于皮肤的卵圆形或线样斑块，该病灶在婴儿时呈皮肤颜色，随时间推移逐渐成为暗色疣状突起。这一术语涵盖了多种不同组织类型的皮肤病变。部分学者将Proteus综合征、Feuerstein-Mims综合征、黑头粉刺痣综合征、色素性毛发上皮痣综合征、线样脂肪痣综合征和CHILD综合征（肢体缺陷）都归于表皮痣综合征，而其他学者则认为应将其分别归类。痣的发生部位是否与神经症状有关尚无定论；部分学者注意到，头颈部出现痣的患儿中，神经和眼部症状发生率高，而另有学者反对这种观点。

眼和脑部表现

45%~68%患儿出现眼部受累。眼部病变多种多样，包括视盘缺损、视神经发育不良、视网膜发育不良、脉络膜骨瘤、前部发育不全和毛细血管周围葡萄肿。

不同作者报道的表皮痣综合征患儿神经病变发生率差异较大（表6-5）。Baker等发现7%出现半球萎缩、7%出现半侧巨脑、3%可见孤立脑回畸形，无后颅窝异常。Guerecki等发现23个活检证实的表皮痣综合征患儿中，20人（87%）可见中枢神经系统病灶。52%发生癫痫，53%存在智力障碍，91%可见运动异常。影像学表现包括灰质异位、胼胝体发育不良、小脑蚓部发育不良和局限性皮质异常。Pavone等收集了63位表皮痣综合征患儿的资料，发现半侧巨脑畸形发病率高（27%），在17例半侧巨脑畸形患儿中有5位可见脑梗死、萎缩、脑穿通畸形和钙化，提示血管发育不良患儿易出现这些继发病变。Guerecki等认为，半侧脑萎缩与半侧巨脑畸形同样常见，支持至少在某些患儿中存在血管异常的理论。虽然我们研究所收治的表皮痣综合征患儿中，多数出现发育畸形（图6-46），但我们也注意到一个新生患儿发生脑室旁白质晚期软化灶（图6-47），支持在部分患儿中，病变为血管源性的理论。也有报道可见颅内和椎管内脂肪瘤。

伊藤色素减少症

临床表现

伊藤色素减少症（以前被称为脱色性色素失禁症）是一种常见的但认识不深的神经皮肤病，病因不明，实际上可能为多因素致病。部分患儿（而非全部）为常染色体显性遗传。发病无性别差异。目前，绝大多数专家确信，伊藤色素减少症不是一种独立疾病，而是众多不同基因镶嵌状态的一种症状。

伊藤色素减少症最具特征的临床表现为皮肤出现不规则条状、带状、螺纹状和斑片状脱色斑。40%以上患儿可见其他皮肤病变，包括牛奶咖啡斑、血管瘤痣、猫纹痣、太田痣、蒙古蓝斑、虹膜和头发异色、弥漫性脱发、灰白色脆发症和杂色头发。肌肉骨骼病变包括偏肢肥大、驼背、脊柱侧弯、脊柱过度前弯、残遗肋、膝关节反曲、扁平足和弓形足。不足10%患儿出现生殖器和心脏病变。

神经系统表现

临床医生最关心的是伊藤色素减少症中神经系统症状出现的频率和严重性，主要为癫痫和智力障碍，半数以上患儿可同时出现两种表现。癫痫发作常始于1岁以内，包括婴儿痉挛、运动性癫痫大发作、运动性部分发作和其他肌痉挛性癫痫，抗惊厥药治疗无效。文献报道，75%患儿可见发育迟缓，57%病例出现中到重度智力障碍（IQ<70），仅20%患儿的IQ高于85。其他神经表现还有巨脑畸形、小脑畸形和肌张力低下。

神经病理和神经影像学表现

伊藤色素减少症的病理检查显示皮质发育异常，如皮质异位、大脑和小脑多小脑回畸形。影像学检查可见萎缩或偏侧萎缩、白质异常（长T1/T2信号）、偏侧巨脑畸形、更多的局限性皮质异常、无脑回畸形、胼胝体发育不全和多小脑回畸形伴灰质异位。另外，许多患儿神经影像学检查正常或仅显示血管旁间隙增宽。此时，最好认为伊藤色素减少症并非是一种特别的疾病，而是包括多种皮肤和神经系统疾病的临床综合征。

基底细胞痣综合征

临床表现

基底细胞痣综合征，又称为类痣基底细胞癌综合征、Gorlin综合征，具有以下五大特征：多发基底细胞癌、皮肤表皮样囊肿，上、下颌骨牙源性钙化囊肿、手掌脚掌小凹、大脑镰钙化和骨骼畸形。致病基因为PTCH基因，位于常染色体9q22.3。患儿首发症状常为基底细胞癌，出现于2岁左右，基底细胞癌常于青春期增殖，颈项部为好发部位。有报道，本综合征中可见多种肿瘤和畸形。由于本书为神经影像学教材，故仅介绍面部、脊柱和中枢神经表现。

神经影像学表现

神经影像学最常见的表现为牙源性钙化囊肿和颅内硬膜钙化（图6-48和图6-49）。钙化囊肿为多发（平

表6-5
表皮痣综合征表现
原发性
皮层发育异常（脑半球增大、多小脑回畸形）
胶质瘤病
偏侧萎缩伴/不伴脑实质囊肿
血管畸形
颅内/椎管内脂肪瘤
继发性
孔洞脑
梗塞
萎缩

第六章 斑痣性错构瘤病 363

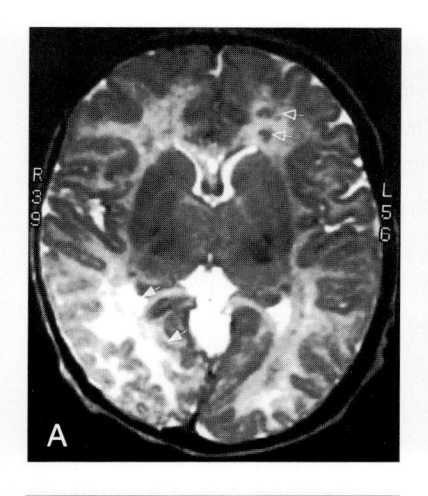

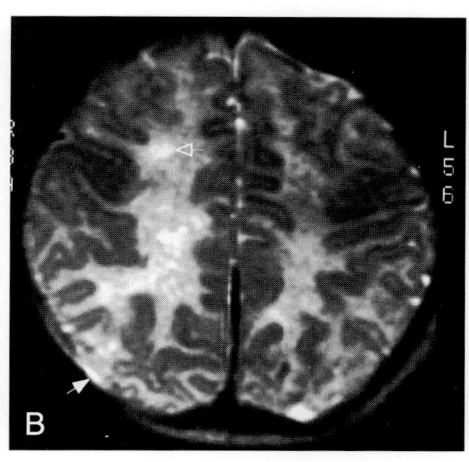

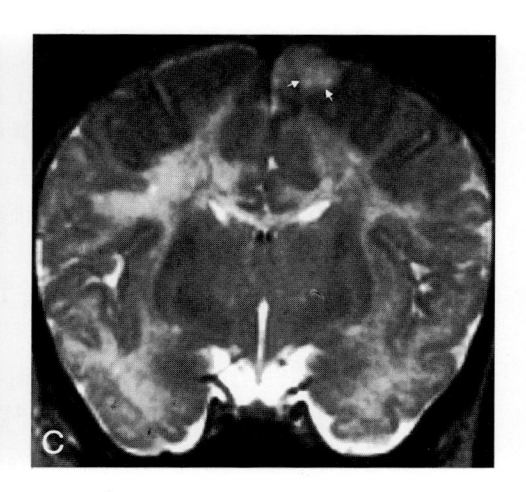

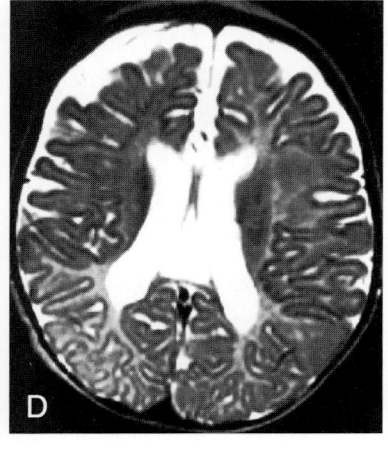

图6-45 色素失禁症。A：患儿年龄1个月时的轴位SE 3000/120图像显示，左额叶白质内可见短T2病灶（空心白箭号），右侧颞顶区可见长T2信号（实心白箭号）。B：更高层面的轴位SE 3000/120图像显示，右额叶分水岭区白质内可见长T2信号（空心白箭号），皮质长T2信号（实心白箭号）。C：冠状位FSE 4000/90图像显示，左额叶近中线皮质水肿（箭号）。D：4个月时随访检查显示，侧脑室扩张和白质容积减少。此为脑室旁白质软化症的终末期表现。（该病例由 Dr. Craig Fetz 提供）

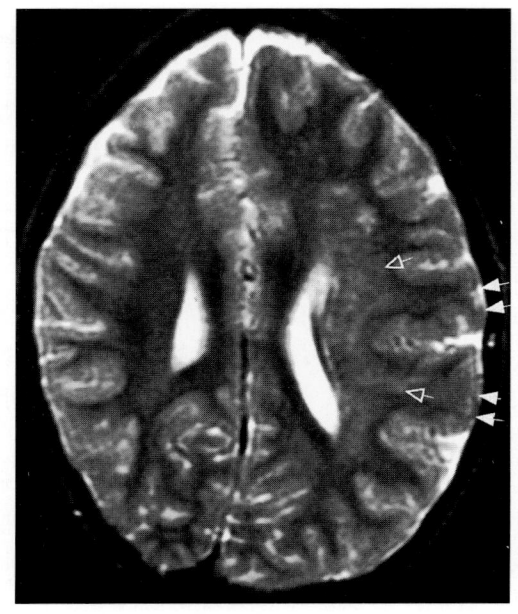

图6-46 表皮痣综合征的半侧巨脑症。轴位SE 2500/80图像显示，左侧大脑半球较大伴脑回异常（实心箭号）和白质发育不良（空心箭号）。有关半侧巨脑症的更多内容见第五章。

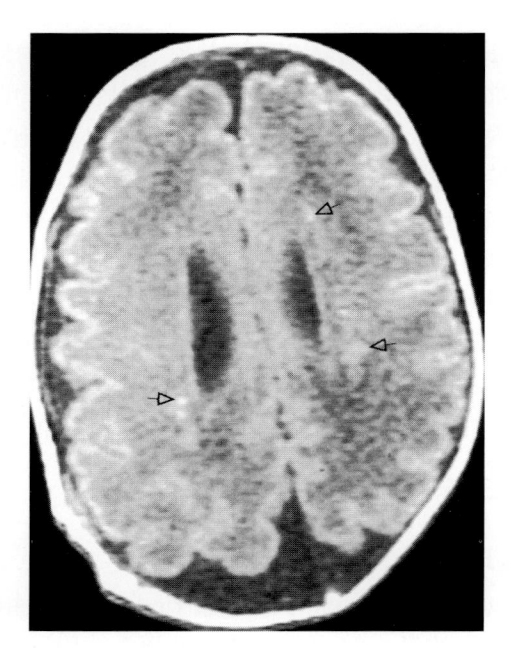

图6-47 表皮痣综合征的脑室旁白质损害。轴位SE 600/16图像显示，脑室旁白质内可见多发短T1信号病灶（空心黑箭号）。有关白质损害的更多内容见第四章。

均3～6个，范围为1～30个），累及上、下颌骨，一般出现于7岁以后，约80%患儿20岁以上。约半数患儿可见水肿，25%出现轻度疼痛、15%因囊肿破裂而有味觉异常。近1/3患儿无症状。囊肿手术后易复发。文献报道，囊肿可继发成釉细胞瘤或鳞状细胞癌。放射学检查可见边界清楚的病变，似起源于牙根（图6-48A）。囊肿呈水信号（CT上低密度，MRI长T1/T2信号），囊肿上面覆盖的皮质受压、变薄。

硬脑膜早期钙化是本病常见的放射学表现。大脑镰为硬膜结构中最常受累的部位（65%～90%），蝶鞍（60%～80%）、小脑幕（20%～40%）和岩床韧带（20%）均为好发部位。在CT上，钙化表现为高密度以及上述结构不规则增厚（图6-48B和C）；在MRI上则为不规则增厚的低信号（图6-49）。

脊柱发育畸形常见，其中最常见者包括脊柱后侧突（25%～40%）、颈或胸段隐性脊柱裂（50%～60%）、颈或上胸椎椎体融合（30%～40%）。未见脊髓异常的报道。

基底细胞痣综合征患儿髓母细胞瘤发病率高，为4%～20%；而髓母细胞瘤患儿的基底细胞痣综合征发病率仅为1%～2%。实际上，髓母细胞瘤可能为基底细胞痣综合征的最初表现，多数患儿在2岁内发病，而普通人群发病年龄则为5～9岁。因此，4岁前诊断为髓母细胞瘤的患儿应仔细查找基底细胞痣综合征的征象。本病中髓母细胞瘤的放射学表现与其他人群相同。髓母细胞瘤放射学表现见第七章。值得注意的是，由于肿瘤抑制基因异常，对髓母细胞瘤进行放疗时，可能在照射野内出现大量肿瘤（10年以上）。由于基底细胞癌（最常见的继发肿瘤）侵蚀性强，易于沿神经扩散。因此，应进行增强MRI扫描，并仔细寻找颅神经强化。放疗后发生脑膜瘤、神经鞘瘤、肉瘤和骨软骨瘤均有报道。

其他中枢神经系统肿瘤少见。脑膜瘤（图6-49B）在本病中发病率增高，也有本病发生星形细胞瘤、颅咽管瘤和少突神经胶质瘤的报道，这些肿瘤的放射学表现和临床症状与普通发病人群相同（见第七章）。

PHACES 症候群

临床表现

Pascual-Castroviejo等以及Frieden等发现相当一部分头颈部皮肤血管疾病患儿可见颅内结构异常，特别是血管异常。他们都认为这种皮肤和颅内的联合病变为斑痣性错构瘤病的一种类型。虽然Pascual-Castroviejo等将其称为皮肤血管瘤血管复合综合征，但Frieden等则建议将其命名为PHACES综合征（后颅窝畸形、颜面血管瘤、动脉畸形、心脏畸形、主动脉缩窄、眼部畸形以及胸骨阙如和/或脐上缝）。多数患儿可见皮肤异常，典型表现为面部、颈部或头皮处出现毛细血管或海绵状血管瘤。如进行颅内检查，常可发现颅内大动脉畸形和大脑、小脑异常。大多数患儿神经检查正常但有不同程度智力障碍。但是，90%出现脑结构畸形的患儿可见神经发育异常。

作者认为，该病与Sturge-Weber综合征容易鉴别，两者在皮肤病变和颅内血管异常方面均有不同。总之，与海绵状血管瘤或毛细血管瘤不同，Sturge-Weber综合征患儿颜面部酒红痣由扩张血管构成，并可随年龄增长而增大，这一点可由皮肤科医师或小儿神经科医师鉴别出来。在颅内，Sturge-Weber综合征出现毛细血管或静脉畸形，导致皮质静脉回流受阻和进行性脑损伤；而皮肤血管瘤血管复合综合征患儿则表现为永存原始动脉或正常颅内大动脉阙如。正因为具有这些血管畸形，PHACES综合症患儿发生脑动脉瘤的危险度才较高。

PHACES综合征最常见的脑结构异常为小脑畸形，包括Dandy-Walker畸形和小脑发育不良；以多小脑回畸形为特点的皮质发育不良，也可见胼胝体畸形和透明隔异常。最常见的动脉畸形（发生于60%患儿中）为动脉瘤和颈内动脉分支异常。约35%患儿可见心脏和主动脉畸形，最常见者为主动脉缩窄、动脉导管未闭和室间隔缺损。约20%病例出现眼科疾病，最常为小眼畸形（与颜面血管瘤同侧）、视神经发育不良或萎缩、虹膜血管增生、虹膜发育不良和先天性白内障。亦可见腹侧缺损的报告，包括胸骨阙如和脐上缝。

有趣的是，有报道认为眼眶静脉淋巴管血管联合畸形（CVLVM，以前被称为淋巴管瘤）与颅内静脉畸形有关。Katz等发现，28%眼眶CVLVM患儿可见脑静脉畸形，最常累及小脑、脑干和大脑深部核团。作者发现，那些合并颅内静脉畸形的患儿均出现眼眶病变，包括骨性眼眶扩大，眼眶病变经眶上裂扩展，眼眶深部和表浅脑室均受累，以及在大多数病例中可见肌锥内外受累。我们在UCSF中也发现类似改变。

神经影像学表现

最常见的病变为血管异常，包括永存三叉动脉（图

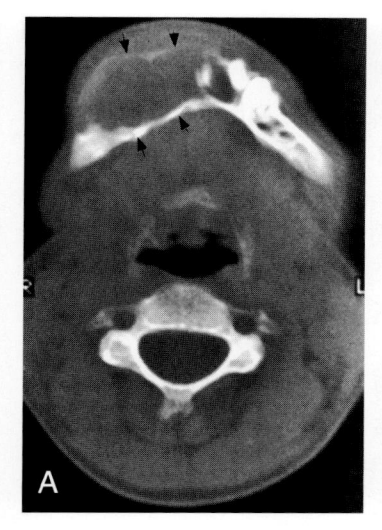

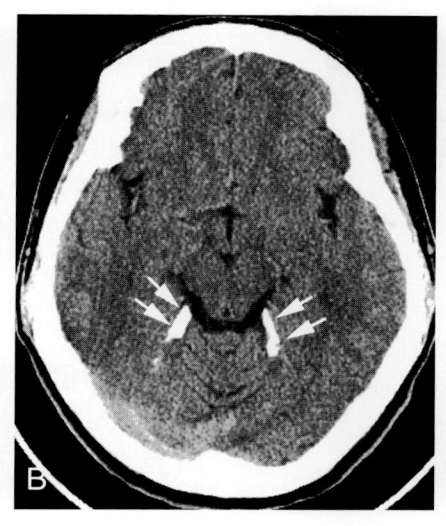

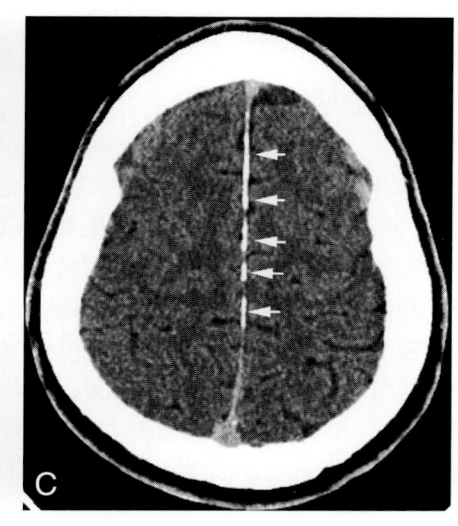

图6-48 12岁男孩的基底细胞痣综合征。A：轴位CT平扫显示，牙源性钙化囊肿引起下颌骨膨胀（箭号）。B和C：轴位平扫图像显示，小脑幕（白箭号）（B）和大脑镰（C）钙化。

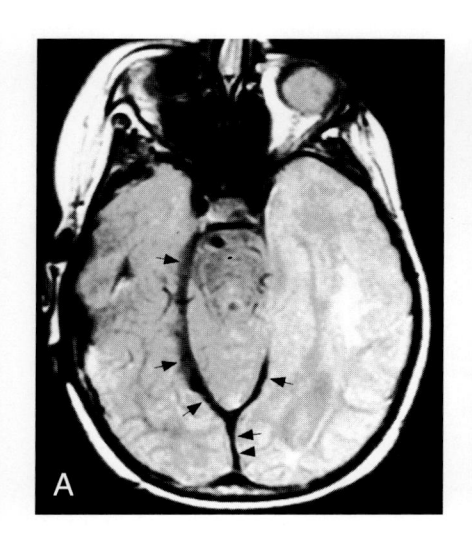

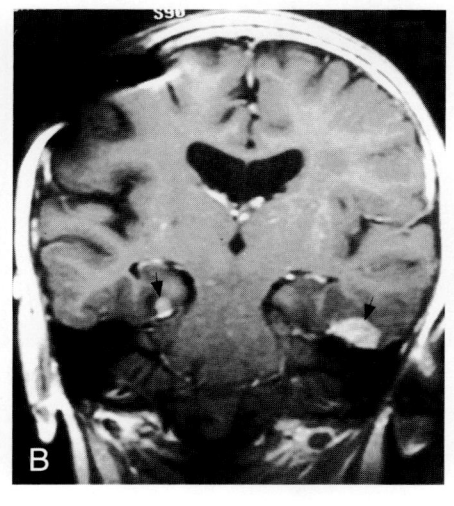

图6-49 基底细胞痣综合征。该14岁男孩于2岁时曾进行手术切除髓母细胞瘤。A：轴位SE 2500/70图像显示，过度钙化使小脑幕和大脑镰表现为明显低信号（箭号）。B：冠状位增强SE 600/16图像显示，起源于小脑幕右缘和左侧岩尖部的脑膜瘤（黑箭号）。脑室腹腔分流的金属连接器在右额部大脑凸面产生伪影。

6-50）、颈内动脉阙如或发育不全、颈外动脉阙如、椎动脉、大脑后动脉和小脑后下动脉阙如或发育不全。还可见发育不良的血管（图6-50C）。如上所述，我们曾见到两例颅内静脉畸形（图6-51）合并头和眼眶静脉淋巴畸形的病例。PHACES综合征最常见的实质病变为Dandy-Walker畸形（见第五章）和单侧小脑半球发育不良（图6-50A）。也有文献报道主动脉弓和心脏畸形。认识到该病的重要性在于对所有面部血管瘤患儿均应进行包括脑影像学检查（尤其是后颅窝）和血管影像学检查在内的颅内检查，而血管影像学检查的目的在于观察主动脉弓、颈动脉以及颈动脉和椎动脉颅内段，还包括Willis环的主要分支。

弥漫性新生儿血管瘤病

弥漫性新生儿血管瘤病为一种罕见疾病，以出生时或新生儿期出现皮肤内脏大量血管瘤为特征。皮肤病灶直径为5~15mm，病灶数量范围从50~100以上。其他常见受累的器官系统包括肝脏、中枢神经系统、肠管和肺，几乎任何器官均可受累。如不经治疗，60%以上患儿将在生后数月内死于高输出性心力衰竭。治疗方法包括激素治疗、放射治疗、激光治疗和血管生长抑制剂。

患儿神经影像学检查可见脑和脊髓内多发血管瘤和出血。因内衬单层内皮细胞的扩张、薄壁管腔构成了血管瘤，故常见出血。如多发皮肤血管瘤和充血性心力衰竭新生儿出现多发大脑出血，则应充分考虑弥漫性

Chédiak-Higashi 综合征

Chédiak-Higashi 综合征为一种罕见的常染色体隐性遗传综合征,以部分性眼皮肤白化病、恐光症、泪液分泌少、眼球震颤、反复化脓性感染和间歇性发热为特点。可通过血液检查明确诊断：发现特征性巨大过氧化酶阳性的白细胞颗粒。患儿因反复感染、出血疾病或神经系统症状和体征就诊。或者患儿可在综合征进展期就诊,此时出现淋巴组织细胞浸润；患儿可出现噬红细胞增多症、肝脾大和淋巴结肿大。神经症状和体征总体上反映出脑干和小脑受累,包括运动不协调、水平位眼球震颤、颤抖和辨距不良。亦可见癫痫发作、周围神经病变和智力障碍。神经病理示小脑、脑干、脊髓和周围神经内散在胶质瘤以及血管周围细胞浸润。

关于 Chédiak-Higashi 综合征的神经影像学报道较少。在我们的病例中,患儿出现髓鞘化延迟、脑脊液间隙增大（可能为脑萎缩）和小脑、脑干内不强化的长 T2 信号病灶。Ballard 等报道大脑白质中类似的改变,且 1 个月后随访无明显变化。

进行性面部半侧萎缩（Parry-Romberg 综合征）

Parry-Romberg 综合征为一种罕见疾病,以进行性和自限性皮肤、皮下组织,有时还包括更下面的骨质

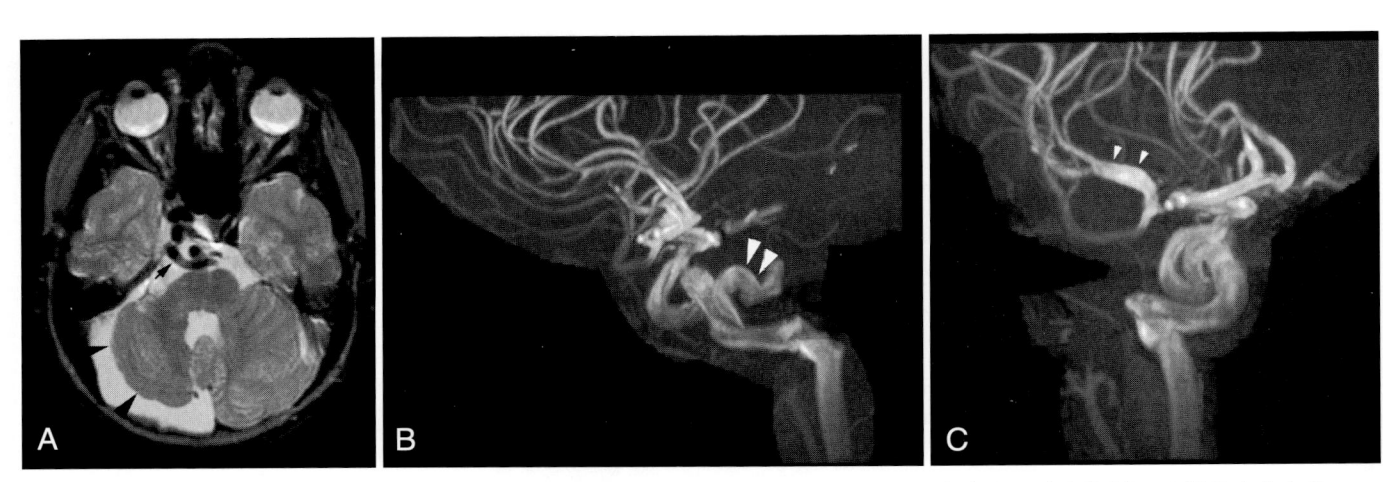

图 6-50 10 岁女孩的 PHACES 综合征。A：轴位 SE 2500/70 图像显示,右侧小脑半球缩小（黑箭头）,且桥前池内血管异常（黑箭号）。B：3D TOF MRA 最大信号投影图像显示,异常血管为一条永存右倒三叉动脉（箭头）。C：3D TOF MRA 的伸缩图像显示右侧大脑中动脉发育不良（箭头）和永存三叉动脉。

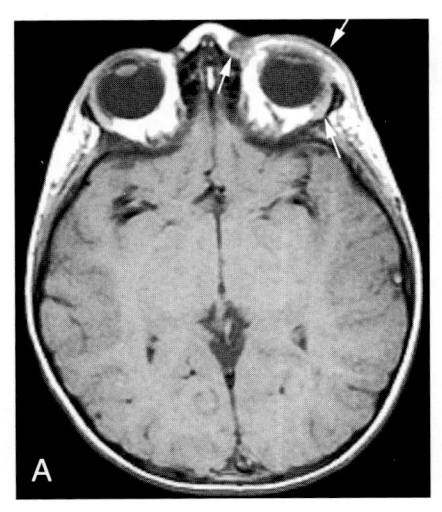

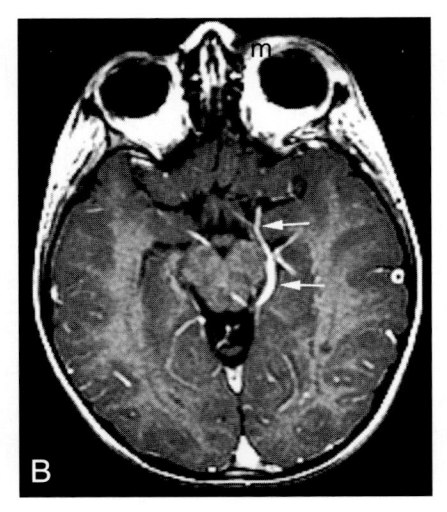

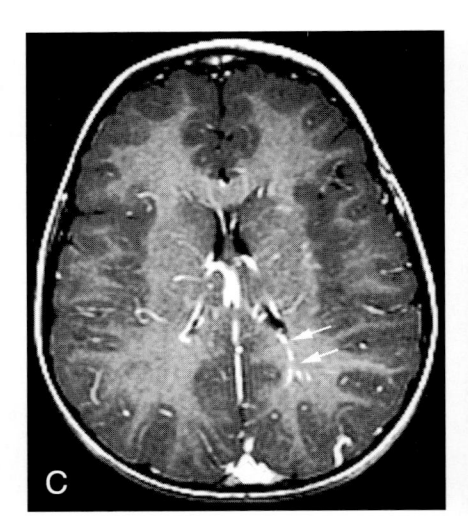

图 6-51 6 岁男孩的 PHACES 综合征的变异。A：轴位 SE 600/15 图像显示,左眼球内和周围可见静脉淋巴管畸形（箭号）。B 和 C：轴位增强 SE 600/11 图像显示,环池（B）和侧脑室三角区（C）内及周围可见静脉畸形。

发生萎缩为特点。在10~30岁之间可随时起病和终止，并引起不同程度变形。患儿多在发病期出现部分性癫痫。由于这种癫痫为抗药性癫痫，故常需进行神经影像学检查。

Parry-Romberg综合征的神经影像学报道较少。CT可显示皮质钙化。多数报道描述了萎缩面部同侧的侧脑室扩张。另外，同侧大脑白质内可见长T1/T2信号影，深部灰质和胼胝体可见小囊。有趣的是，病变区上方的大脑沟变小（消除？）而非增大，提示不是单纯的萎缩过程。实际上，一些病理研究指出，某些患儿受累区域血管旁浸润和抗DNA抗体的发现提示该病变为自身免疫炎性疾病。

过度生长综合征

关于这些综合征的病因、特征和分类尚存在大量争论，其中包括Proteus综合征、颅脑皮肤脂肪瘤病（许多作者认为是Proteus综合征中的一个局限类型）、Cowden综合征、Bannayan-Riley-Ruvalcaba综合征及其他。这些争论的范围远远超出了本书的内容。可以说这些病变均累及中枢神经系统，为血管瘤、脂肪瘤、血管畸形和肿瘤向髓内和颅内浸润的结果，也是脑发育异常的结果。脑发育异常包括，Proteus综合征中的多小脑回畸形、异位症和偏侧巨脑畸形以及Cowden综合征中的颅脑脂肪瘤病和小脑发育不良性神经节胶质细胞瘤（见第五章）。

描前一次团注完成。

MR检查的标准序列为轴位SE T2WI（或FSE T2WI）和T2 FLAIR（了解更多图像因素参见第一章），矢状位SE T1WI。应采用5mm或更薄层（婴儿为3~4mm）进行全脑扫描。然后，可对肿瘤进行附加冠状位和轴位补充扫描以更清晰显示肿瘤范围及其与周围正常结构的关系。根据平扫的判断是否进行增强扫描。总的来讲，脑干、鞍上和第三脑室（包括松果体）、第四脑室肿瘤，最好进行矢状位和冠状位扫描；对于鞍上肿瘤，应进行薄层（3mm或以下）扫描以观察肿瘤与视交叉、视神经和下丘脑的关系。大脑和小脑半球肿瘤则最好进行轴位和冠状位扫描。

通常使用顺磁性对比剂，它能更好显示肿瘤的特征，提高对经脑脊液通路扩散的部分转移—敏感性。扫描前应以团注方式给药，剂量为0.1ml/kg。重要的是，应在注射对比剂时进行同期扫描，因为同期扫描延迟，对比剂将在细胞外间隙进一步扩散，导致强化面积增大。这样，不同时间间隔扫描将导致医生根据强化范围的变化而对肿瘤大小作出错误的判断。当肿瘤位于后颅窝，应运用流体补偿技术（外周或心脏门控，或梯度积分归零）或采用极短回波时间（小于10ms）减少乙状窦和横窦中强化血流所引起的空间配准不良而造成的重要区域影像模糊。因寻找肿瘤种植转移而对脊椎进行扫描时，应于增强后采集矢状位3mm层厚（或更薄）的T1加权图像；对于腰椎，则应采用脂肪饱和技术来区分肿瘤强化和硬膜下脂肪。

CT较MR在提示肿瘤细胞类型方面更具特异性（当然，肿瘤类型最终需依赖组织学和组织分子学检查确定）。例如，小圆形细胞肿瘤（如生殖细胞瘤和髓母细胞瘤）平扫总表现为与灰质呈等密度或高密度；而儿童毛细胞型和低级纤维星形细胞瘤则几乎总为低密度。所以，CT可鉴别幕上生殖细胞瘤和星形细胞瘤以及来源小脑的髓母细胞瘤和星形细胞瘤。虽然CT可能更准确，但实际工作中也可应用MR常规自旋回波T2加权序列或弥散图像进行类似分析。MR常规自旋回波T2加权图像中，儿童绝大多数星形细胞瘤表现为非常亮的高信号，而大部分富含细胞性肿瘤（如髓母细胞瘤和生殖细胞瘤）的信号强度则与灰质极为接近。应注意的是，在重T2加权RARE（FSE，TSE）或FLAIR图像中的这种区别是不可靠的。建立在水弥散基础上的图像（弥散加权图像和表观弥散指数图像[ADC map]）显示富含细胞性肿瘤实质部分的弥散特点与灰质相似，而少细胞性肿瘤（如毛状型星形细胞瘤）的弥散程度则增高。CT显示钙化（有助于诊断颅咽管瘤和畸胎瘤）较MR清晰，而磁共振能显示肿瘤其他特征（如血流）。MR所提供的有关肿瘤范围和肿瘤播散的更多信息可补充有时减少的术前组织学特异性检查。所以我们医院要求尽可能在术前进行MR检查。

磁共振质子波谱已经被一些医院应用于脑肿瘤术前分析。神经外胚层来源的肿瘤表现出相当特征性的波谱特征，显示为胆碱峰增高，NAA峰以及肌酸峰降低，有时可见脂肪和乳酸峰增高。总之，NAA/胆碱比率降低为肿瘤征象，胆碱峰越高，肿瘤越趋向高级别（图7-1和图7-2）。但也有例外，如毛细胞型星形细胞瘤（图7-2）（1级胶质瘤）和低级少突胶质细胞瘤的NAA/胆碱比率就降低，毛细胞型星形细胞瘤还常可见乳酸峰，但一般认为它是高级别肿瘤的特征。另外，炎症和发育不良性病变也可表现为胆碱峰增高和NAA峰降低。即使在肿瘤分类中，明确肿瘤分级和肿瘤类型同样重要。所以，除非术前知道肿瘤的组织学类型，否则对肿瘤的各种诊断多可能错误。虽然波谱图像有助于为立体定位活检确定最高级别肿瘤区域（最高的胆碱峰），但目前主要被用于发现肿瘤复发以及复发肿瘤与肉芽肿和坏死的鉴别。应该注意，增强后出现强化的肿瘤的胆碱峰降低约15%，因此，如果进行系列波谱对照研究时，应该注意波谱扫描时与对比剂注射时间关系。

敏感性加权灌注图像也在某些科室被用于颅内肿瘤的术前分析。在第一章中介绍过这种技术。总之，静脉团注对比剂并在对比剂经过肿瘤时采集MR图像。并获得感兴趣区间信号强度的连续测定值构成的曲线（被称为△R2*曲线），它代表信号强度与时间的关系。从△R2*曲线中，可获得平均通过时间、相对血容量和相对血流。该技术最适于显示幕上腔室，那里几乎没有来自颅底的磁感性伪影。这种技术很少应用于小肿瘤、含有钙化的肿瘤、出血性肿瘤和靠近颅底肿瘤的诊断。灌注图像有助于区别脑实质内外肿瘤以及肿瘤样的脱髓鞘病变和梗塞与肿瘤的鉴别（在成人中）；还有助于鉴别低级（低血容量，图7-1）和高级别（高血容量，图7-2）胶质瘤并显示组织学分级最高的肿瘤区域（可利用立体走位技术对高血容量区域进行活检）。但是，重要的应该记住，被WHO划分为1级肿瘤的毛细胞型星形细胞瘤具有高血容量，这是高级别肿瘤的特点（图7-2）。因此，如不进行全面的影像学检查，灌

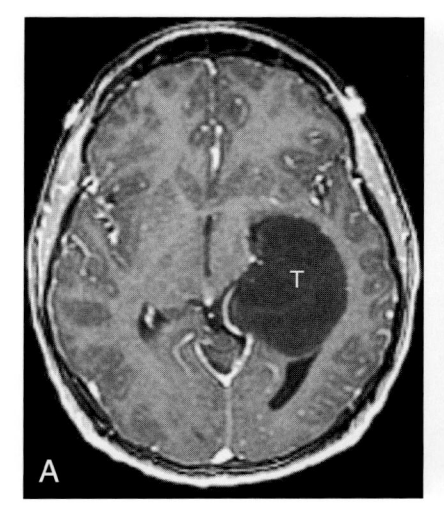

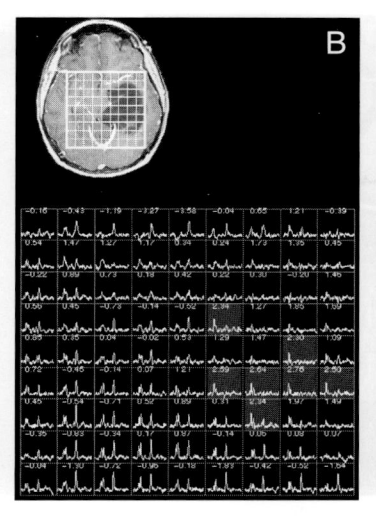

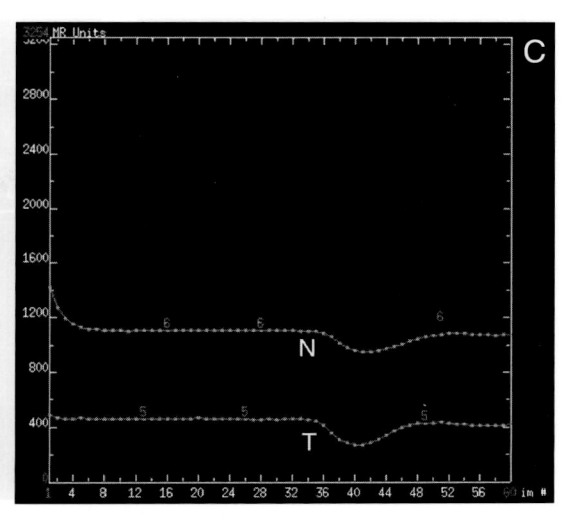

图7-1 低级脑实质内神经胶质肿瘤。A：轴位增强扫描 SE 600/11 图像显示，左侧大脑半球内均匀的未强化包块（T）。B：二维阵列的 H-MRS（TE=288ms）显示，与周围正常脑组织波谱相比，肿瘤内 NAA 峰和肌酸峰轻度降低，胆碱峰升高。C：灌注曲线（以释放度为纵坐标，以时间为横坐标）显示，肿瘤（T）与对侧大脑半球中类似部位像素（N）中的血容量（与 MR 图像单位中信号丢失和强度减低程度呈比例）相似，为大多数低级神经胶质瘤的特点（毛细胞型星形细胞瘤除外）。

注图像很容易导致误诊。必须强调的是，功能影像学方法（如灌注图像和质子波谱）应仅作为整个影像检查的一部分由在儿科神经影像领域中具有丰富经验的医师分析。最后，灌注图像还有助于鉴别治疗后少血管的放射性损伤和富血管性肿瘤复发。但对肿瘤特异性组织学诊断无任何作用。

有证据表明，弥散图像可在细胞性和核区（与核/胞浆比例呈粗略相当）基础上区别肿瘤。总的来说，富含细胞的肿瘤级别较高，故表观弥散指数可粗略地估计肿瘤级别。但是，重要的是应该记住，高级别肿瘤的生长速度较其血供速度快，常导致坏死，而坏死区域的 ADC 值较高。所以，应仔细分析弥散资料。同时，弥散更重要的应用为弥散张量图像（见第一章），它可以确定半卵圆中心白质束，并了解其位置与肿瘤间的关系。

除非在 MR 图像中发现肿瘤血管流空现象而疑为多血管肿瘤或其他非介入性影像检查不能除外血管畸形，一般不在肿瘤检查中使用血管造影。例如，在疑似血管母细胞瘤的病例中，常采用动脉造影来确定供应肿瘤的血管主干位置，以减少手术中出血。动脉造影还常被用于辨别一个巨大肿瘤是硬膜源性病变还是脑实质病变。但是，由于大肿瘤有时有大量寄生血流，出现硬膜血管供应脑实质内肿瘤或实质内血管供应脑外肿瘤，故动脉造影可误诊。

术后随访常同时进行 MR 平扫和增强（常在术后72小时内）。平扫是为了区别术后出血与残存肿瘤的强化。肿瘤切除后24小时内常可见手术床薄环状强化。术后肿瘤部位的强化范围迅速增加且呈现结节样改变，所以，即使手术中采用了影像介导技术，术后72小时内进行早期影像检查以评价手术切除范围也是十分必要的。对于任何麻醉复苏延迟或出现严重意外神经系统损害的患儿，均应立即进行 CT 检查。随访扫描的时间取决于患儿的临床过程和治疗方案。

术后首次影像学检查应包括 T1 和 T2 加权像以及 FLAIR 序列平扫和增强 T1 加权像。手术造成的手术边缘强化将在术后5~6周左右逐渐减轻，在12个月内完全消失。所以，术后6~8周中任何强化组织数量增多均应疑为肿瘤复发，或4~6个月以内出现强化区域增大则应疑为放射性坏死（见第三章放射性坏死的讨论）。像本章以前提到的一样，MR 波谱可用于它们的鉴别，坏死病灶 NAA、胆碱和肌酸值均下降，且程度相近；而典型的肿瘤复发则表现为胆碱峰增高，还可见脂肪峰和乳酸峰。灌注技术也可用于鉴别，放射性损伤的灌注较正常脑组织减低，而肿瘤复发灶则增高。我们的经验与 Ricci 等相似，除非结合 MR 结果，我们未见 PET 在鉴别肿瘤复发与放射性坏死中有何用处。我们还发现质子 MRS 和灌注成像更具敏感性和特异性。

术后 MR 检查中几乎均可见脑膜和脑实质强化。硬膜强化可薄可厚，但通常是光滑的，它出现于大脑凸面或沿小脑幕分布，有时可持续20年。脑膜结节样强化常预示不良，软脑膜和蛛网膜下腔强化则提示肿瘤和颅外肿瘤的灌注特点不同，观察ΔR_2^*曲线可以很好区别两者，颅内肿瘤团注后灌注曲线很快恢复接近基线（图7-4B），而颅外肿瘤则保持峰谷水平恢复缓慢（图7-3B）。

一旦确定病变在脑内后必须判定病变是否真是肿瘤。感染、大片脱髓鞘和梗塞的表现与肿瘤很相似，因此，至少要包括在鉴别诊断中。脑脓肿（见第十一章）为生长非常迅速脑内肿块可见环状且具有光滑内壁的强化，肿瘤则生长相对缓慢，不规则环状强化。如在一周内进行复查，常可见脑脓肿生长迅速，强化环变得更清晰；而肿瘤在7天内则无明显变化。可采用弥散技术区分肿瘤与脓肿，也许因为脓肿内脓液的黏性降低了自由水的活动度，脓肿典型表现为弥散减低（在弥散图像中显示为高信号，在ADC图中显示为低信号，图7-5和第十一章）；相反，绝大多数（不是全部！）肿瘤由于细胞坏死和细胞间隙增大，肿瘤内囊性和坏死部分的弥散增高。在小脓肿中水活动度减弱并不明显，也许因为它与周围正常脑组织的弥散程度被平均了。MR质子波谱也可用于鉴别肿瘤与脓肿和梗塞，大多数肿瘤常出现胆碱峰增高，而脓肿则无此征象，而是代之以氨基酸的脂肪峰（丙氨酸[1.5ppm]，乙酸盐[1.9ppm]，琥珀酸盐[2.4ppm]，和亮氨酸、异亮氨酸以及颉氨酸[0.9ppm]，见第十一章）。绝大多数化脓性脓肿中可见乳酸峰，但乳酸也常见于肿瘤，故对两者的鉴别诊断无帮助，丙氨酸、乳酸、亮氨酸、异亮氨酸和颉氨酸可因其在使用回波时间为135ms的点分解波谱（Point-resolved spectroscopy, PRESS）序列中发生翻转而被确认。其他类型感染（如大脑炎）则由于具有反映不同感染类型和严重程度的多种解剖、代谢、弥散和灌注特点而难与肿瘤相鉴别。第十一章将进一步叙述感染。脱髓鞘斑块在CT上表现为低密度，在T1加权像中表现为低信号而在T2W及FLAIR加权像中表现为高信号，它们常很大，亚急性期可见周边强化，可依其缺乏占位效应和不完全环形强化（见图3-27以及第三章中的讨论），以及深部髓质静脉放射状穿过病灶而无弯曲而与肿瘤鉴别（图7-6）；大多数病灶与侧脑室外上缘相连，仅轻微或不推移侧脑室。波谱无助于鉴别诊断，因为急性期合并的炎症浸润使某些脱髓鞘斑块也可见巨大胆碱峰（图7-6）。动态磁敏感加权图像可鉴别这些病变，脱髓鞘斑块的脑血容量低，且可见特征性放射状线束增高的血容量区经过病灶时，代表了前面提到的深部髓质静脉内和静脉周围血液。根据临床症状不难鉴别儿童脑梗塞与肿瘤，脑梗塞具有突发神经系统损害的特点，而肿瘤起病常为缓慢渐进性或隐匿性。但是，如果婴幼儿或年长儿发生脑梗塞的部位不足以引起明显的临床损害，病史则没有用处。在图像上，脑梗塞依其发生部位（在脑血管分布区）以及同时累及灰白质的特点而与肿瘤相鉴别。典型肿瘤和感染起源于白质或灰白质交界处。然而，部分肿瘤可原发于皮质，且影像表现类似于急性梗塞。如果梗塞为短期内病变，则弥散加权图像是最好的鉴别方法。急性梗塞的弥散加权图像显示弥散显著减低，而肿瘤则表现为区域性弥散减低和增高区。如果依靠图像和临床标准鉴别有困难，穿刺前应进行追随复查。如病变为梗塞，则梗塞后5～10天后弥散度开始升高（婴幼儿时间短，年长儿时间长），5天内将出现强化（静脉注入顺磁性对比剂后），一周后

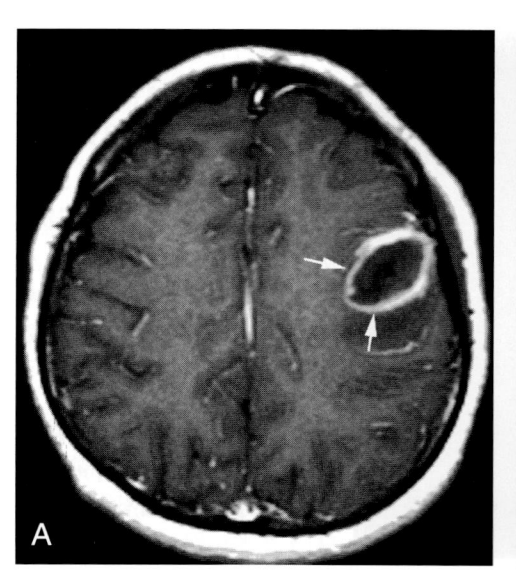

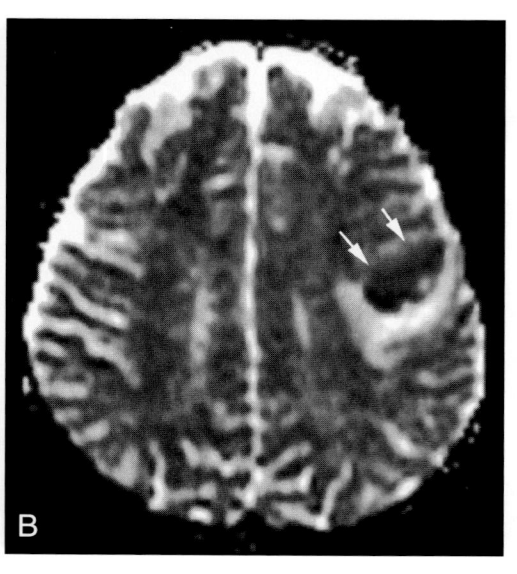

图7-5 利用弥散加权图像区分肿瘤与脓肿。A：轴位增强扫描SE 600/11图像显示，左额叶可见环形强化病灶。环内侧较薄，这是脓肿的特点。B：表观弥散系数图像可见病灶内信号降低（弥散减弱，箭号），强烈提示脓肿。大多数环形强化肿瘤弥散增高。

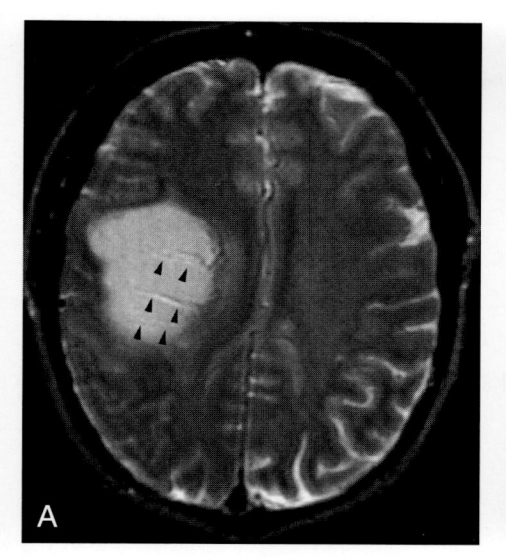

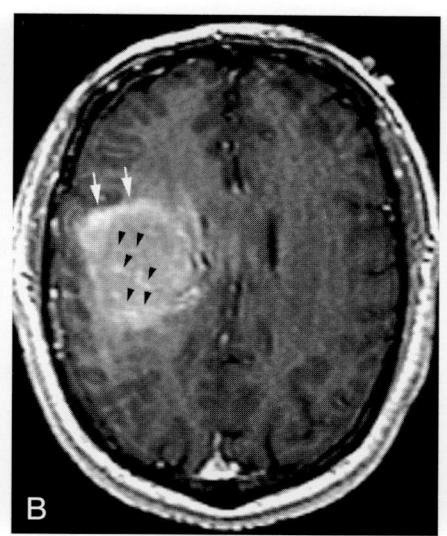

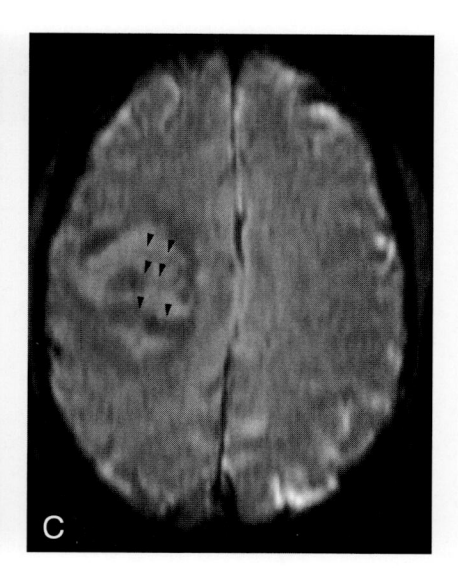

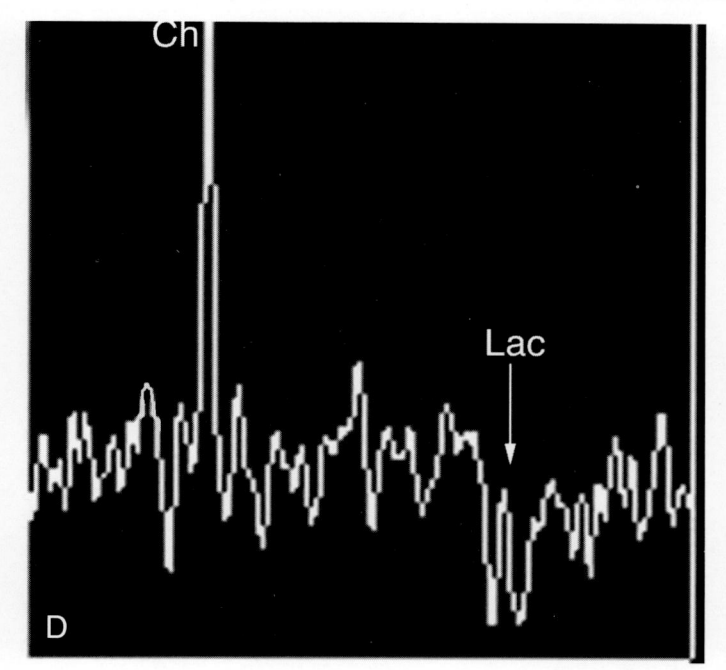

第七章 儿童颅内、眼眶和颈部肿瘤 375

图7-6 有助于鉴别脱髓鞘斑块和肿物的影像学特点。A：轴位 SE 2500/70 图像显示，线样静脉穿过包块而无扭曲。未扭曲的静脉穿过肿块强烈提示发生于静脉周围的脱髓鞘。B：轴位增强 GE 34/7 图像（θ=70°）显示，仅见包块前壁强化（白箭号）。可见强化的静脉（黑箭号）穿过病灶。C：单次短 GE 回波平面 1250/54 的图像显示，与图A和B中所示静脉相对应的穿过病灶的线样带血容量增加（低信号，箭头）。该表现为脱髓鞘斑块的特点。D：H-MRS（TE=144ms）显示，胆碱峰和乳酸峰高大，未见肌酸峰和NAA峰。这种波谱与高级肿瘤相同，故无助于鉴别诊断。

占位效应将消失。磁敏感加权灌注图像也可用于鉴别肿瘤和梗塞，大多数肿瘤富含血管而梗塞则为少血管病变。

后颅窝肿瘤

儿童最常见的后颅窝肿瘤包括髓母细胞瘤、星形细胞瘤（小脑或脑干）、非典型畸胎样/横纹肌样肿瘤以及室管膜瘤（表7-2）。虽然髓母细胞瘤、室管膜瘤和非典型畸胎样/横纹肌样肿瘤可表现为脑室内肿瘤，但它们均起源于小脑实质，而后长入第四脑室。所以，它们被划分为脑实质内肿瘤。应该注意的是，来源于脑干的肿瘤被分在不同的类型中，这种分类是基于这样的事实，即来源于脑干不同位置的肿瘤，预后明显不同。所以，"脑干肿瘤"的诊断已经不再满足要求，而需要一种更具特异性的诊断。

脑内肿瘤

髓母细胞瘤（后颅窝原始神经外胚层肿瘤）

髓母细胞瘤是高度恶性肿瘤，由原始未分化的小圆形细胞组成。19世纪早期P.Bailey和Cushing将这些未分化细胞命名为髓母细胞，由此就产生了"髓母细胞瘤"的名称。髓母细胞瘤是儿童最常见的后颅窝肿瘤，较小脑星形细胞瘤更多见。该肿瘤占儿童颅内肿瘤

表7-2
儿童后颅窝肿瘤

脑内肿瘤

肿瘤	关键征象
髓母细胞瘤	常在第四脑室，T2上为灰质信号
星形细胞瘤	常发生于大脑半球，T2上常为高信号
室管膜瘤	从第四脑室孔生长
非典型畸胎样的/横纹肌样肿瘤	带有坏死、囊变的巨大、不均匀包块，实性部分在T2图像中为灰质信号
脑干肿瘤	弥漫而非局限性；延髓而非脑桥或中脑
畸胎瘤	幼儿最常见，不均匀，含脂肪
成血管细胞瘤	囊肿伴血管性壁结节

脑外肿瘤

肿瘤	关键征象
皮样囊肿	短T1，脂肪抑制序列出现低信号
表皮样囊肿	脑脊液信号，内部信号不均匀，弥散类似脑实质
肠源性囊肿	多种信号的囊肿，位于脑干腹侧
畸胎瘤	不均匀，含有脂肪
神经鞘瘤	沿颅神经分布，考虑NF2型
脑膜瘤	硬膜来源，考虑NF2型
颅底肿瘤	侵犯骨

的15%~20%，儿童后颅窝肿瘤的30%~40%；为6~11岁年龄组儿童最常见的肿瘤，占该年龄组患儿脑肿瘤的25%。男孩发病率是女孩的2~4倍。本病也可见于成人，占成人脑肿瘤的0.4%~1.0%；总体上，14%~30%的髓母细胞瘤发生于成人。基底细胞神经综合征患儿的髓母细胞瘤发生率增高（见第六章）。

髓母细胞瘤患儿症状出现时间较短，约半数患儿仅在诊断前1个月内出现症状。最常见的症状为恶心、呕吐和头痛。呕吐频发可能和肿瘤靠近postrema区（即呕吐中枢，位于第四脑室下部）有关。小于1岁儿童则以头围增大为常见症状；共济失调是年长儿童和成人最早引起医生注意的症状。很少情况下，患儿可因肿瘤播散所引起的轻瘫和一些与马尾神经相关症状而就诊。约30%初诊者可见脊髓转移，提示预后极差。事实上，患儿确诊时病变的范围是提示预后的最重要指标。

病理

约2/3儿童髓母细胞瘤位于小脑蚓部。与之不同的是，青壮年和成人髓母细胞瘤最常见于小脑半球。肿瘤常表现为小脑蚓部肿物，引起小脑扁桃体间隙扩张。肿瘤向前抵达第四脑室顶部，引起部分或完全性脑脊液流梗阻；向后进入枕大池，向下延伸至上段颈髓。偶尔，肿瘤向外生长，经Luschka孔进入桥小脑角池。约1/3患儿常可见肿瘤经第四脑室直接蔓延而累及脑干。肿瘤常经脑脊液通路传播而侵犯软脑膜，文献报道可达到100%。在颅内，蛛网膜下腔肿瘤播散最多见于大脑侧裂池和后颅窝脑池。病理上，蛛网膜下腔肿瘤表现为软脑膜上灰色小斑片或连续的肿瘤霜。某些病变可见经导水管进入侧脑室和第三脑室的逆向播散，经过这些部位，肿瘤可再次侵入脑实质。40%患儿可见脊髓蛛网膜下腔和马尾种植转移，多发生于胸段和腰骶段。罕见因肿瘤传播至脊髓中央管所引起的脊髓内转移。全身转移少见，多发生于肿瘤复发后，骨骼最易受累，其次为淋巴结和肺。

病理上，半数肿瘤为经典型，完全由未分化细胞构成。约25%为促结缔组织生成性髓母细胞瘤，常见于10~20岁患儿，多发生于小脑半球。另外20%~25%肿瘤中出现胶质或神经元分化，或出现具有大圆核及核仁明显的大细胞，提示预后较差。

及小脑半球者少见。一般常发生于青少年和成人。外侧肿瘤可能为外生性肿瘤，类似于桥小脑角肿瘤。肿瘤由细胞核/浆比值高的小圆形细胞组成，平扫时密度几乎均较周围白质高或相等。90%患儿可见轻-中度脑组织水肿，95%病例于发病时出现脑积水。90%以上患儿增强扫描后可见弥漫性或片状强化。

影像检查

在CT上，典型髓母细胞瘤表现为小脑蚓部或蚓部和半球肿瘤边界清楚的高密度肿瘤（图7-7），单独累

以前认为髓母细胞瘤少见囊变和钙化，但CT技术进步后，60%病例的CT图像中可见"非典型"特征，

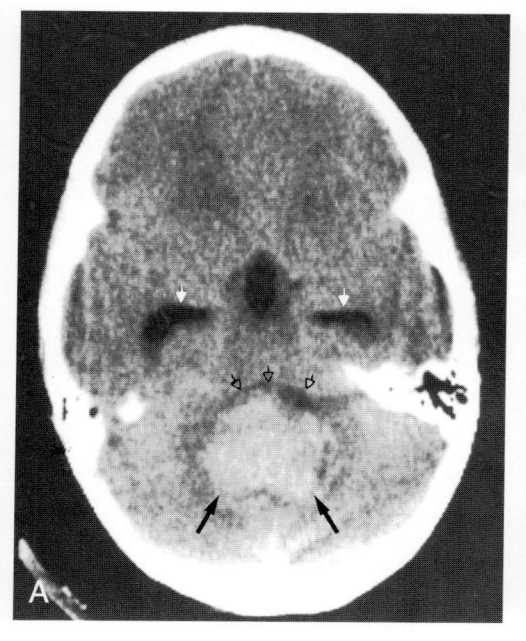

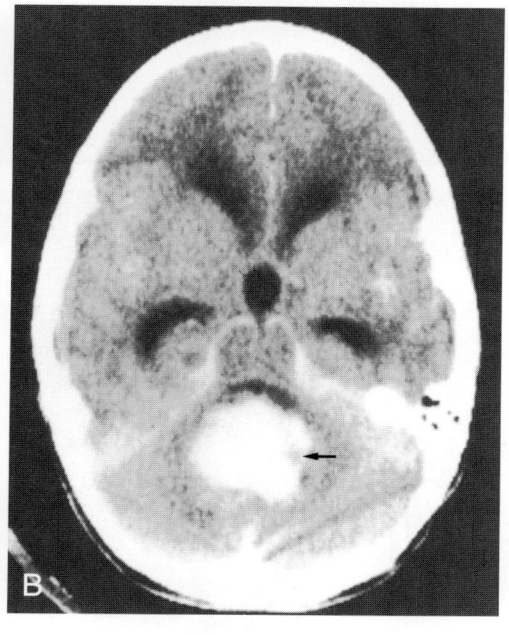

图7-7 髓母细胞瘤CT。A：CT平扫显示，小脑蚓部高密度包块（黑箭号）压迫第四脑室（空心黑箭号）。颞角（白箭号）扩张提示出现脑积水。B：注入对比剂后，肿瘤明显强化。肿瘤左侧边缘出现的小透亮区（箭号）可能代表局部坏死灶。

包括20%出现钙化，约50%出现囊变、坏死或未强化区域（图7-8和图7-9）。肿瘤内出血罕见。虽然肿瘤内出现囊变、未强化区可能使放射科医生倾向于诊断星形细胞瘤，但应该注意的是，星形细胞瘤实性部分平扫常为低密度，而髓母细胞瘤则为等-高密度（图7-7A）。根据作者的经验，CT平扫时的肿瘤密度是鉴别这些肿瘤的最可靠方法。如进行CT扫描，寻找大脑镰钙化也非常重要。如果在分流和首次放射治疗前发现大脑镰钙化，则应考虑基底细胞神经综合征并发髓母细胞瘤的可能性（见第六章），并应仔细寻找该综合征的其他征象。由于基底细胞综合征患儿的照射野部位易发生基底细胞癌，故诊断综合征将改变治疗方案。

髓母细胞瘤的MR表现是多种多样和非特异性的。肿瘤位置和患儿年龄是作出正确诊断的最重要因素。5~10岁儿童出现小脑中线肿瘤，且其实性部分在T2加权像与脑灰质呈等信号则多为髓母细胞瘤。在T1加权像上最常见的表现为圆形、轻度分叶肿块，与正常脑灰质信号相似。肿瘤最常出现于小脑蚓部下方，有

时则起源于下髓帆（图7-8）。T2加权像的典型表现为不均质低或等信号包块（与灰质比较）（图7-9）。信号强度可能与肿瘤细胞核/胞浆比值升高造成肿瘤内自由水减少有关。自由水减少导致T2弛豫时间缩短，在T2加权像上信号强度减低。与正常小脑组织相比，肿瘤的小圆形细胞成分导致肿瘤实性部分弥散减弱。不均质可能是由于上述的囊变和钙化所致。静脉注入顺磁性对比剂后，肿瘤强化形式不一，可为均匀强化（图7-9）或片状强化（图7-8和图7-10）。青少年和成人小脑半球髓母细胞瘤的信号和强化特征类似于儿童第四脑室髓母细胞瘤（图7-11）。发生于小脑半球的肿瘤多见于半球外围。促结缔组织生成性肿瘤可在覆盖的脑膜中引起促结缔组织反应，导致类似脑膜瘤的软脑膜强化。在年长儿（10~20岁）和青壮年肿瘤患者中要认真分析这种现象。

MR平扫时不易发现肿瘤脑脊液播散。因此，在肿瘤切除前后均应利用顺磁性对比剂进行检查。颅内转移最常见的部位是小脑蚓部和基底池、侧脑室室管膜

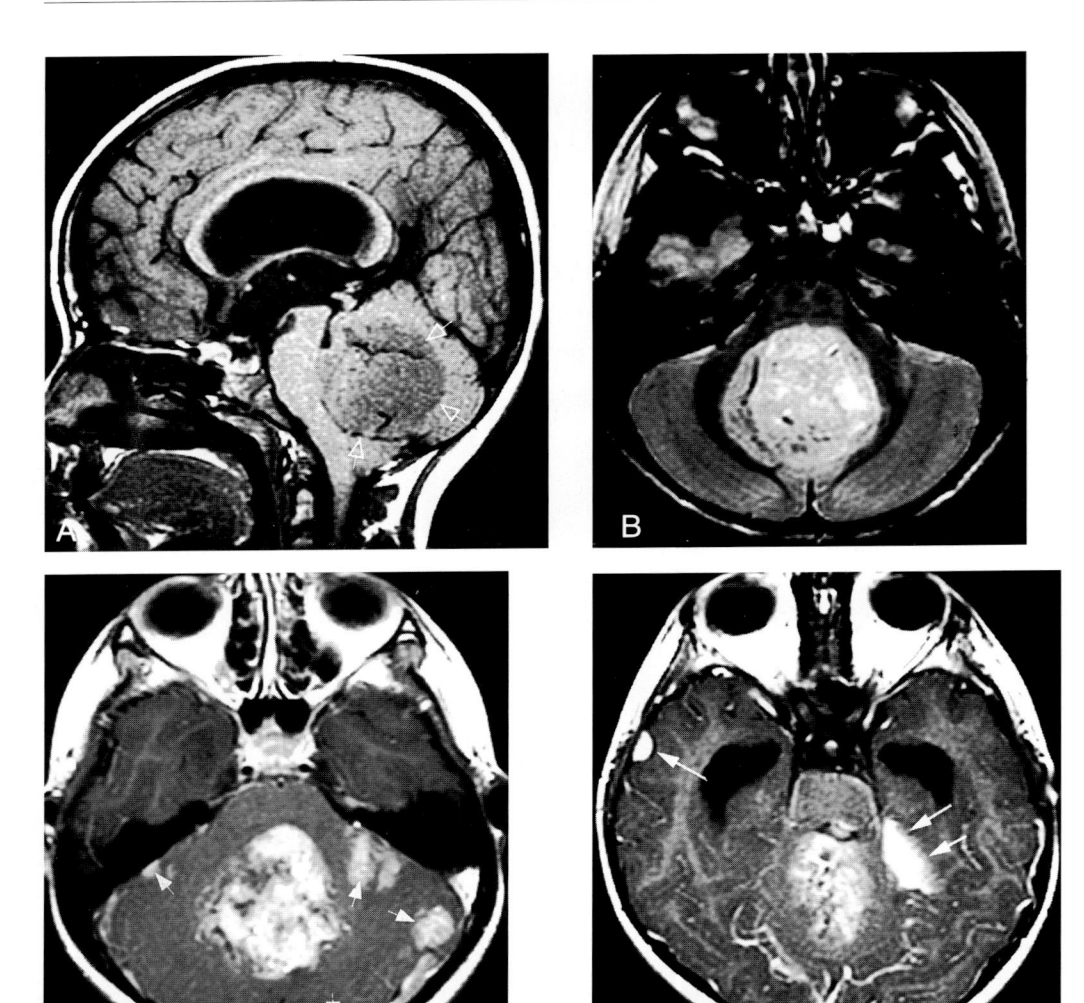

图7-8 典型髓母细胞瘤伴蛛网膜下腔播散。A：矢状位 SE560/16 图像显示，脑积水和梗阻第四脑室的低信号包块（箭号）。B：轴位 SE 2500/80 图像显示，肿块信号与灰质几乎相同。C和D：轴位增强图像显示，肿瘤均匀强化。幕下和幕上均可见经蛛网膜下腔播散的肿瘤多发灶（箭号）。

下和额下区（图7-8和图7-12）。脑室内转移（室管膜下）常表现为局限性强化（图7-12D），在临床上该征象不应与室管膜下灰质异位混淆，因为后者是一种很罕见的偶然发现。MR 已经取代平片和 CT 脊髓造影成为发现脊髓和马尾种植转移的首选影像学方法。显示脊髓的磁共振技术在第一章已介绍。在诊断原发脑肿瘤的蛛网膜下腔播散方面，MR 也较 CSF 细胞学检查更敏感；然而，CSF 细胞学检查在诊断血源性肿瘤（如白血病和淋巴瘤）播散时更敏感。种植转移在增强 MR 中表现为脊髓表面的、平滑强化，或髓外硬膜下出现明显强化灶，偶尔也可见于髓内间隙（图7-12和图10-11，见第十章讨论）。最常见的部位为胸腰段脊髓后表面，髓鞘囊最远端也常受累。后颅窝脑切除术后的最初几周内，常可见因脊髓硬膜下积液或对比剂渗漏进入脊髓蛛网膜下腔和硬膜下腔引起伪影。这些伪影极难与肿瘤脑脊液播散相鉴别。避免这种情况的最好方法是，术前对脑和脊髓进行平扫和增强扫描对肿瘤分期。另外一种方法是，术后两周后再进行影像检查以除外肿瘤经蛛网膜下腔转移至脊髓。

自从在局部治疗基础上添加了全身化疗后，髓母细胞瘤罕见血行转移。一般在初次治疗后一年以上方可见中枢神经系统外肿瘤转移，其中位间隔期为12～32个月。由于骨骼是发生神经系统外转移的最常见部位，神经影像复查常可见颅盖板障间隙和椎体髓腔内的转移灶。这些转移灶在平片和 CT 上显示为高密度，而在磁共振 T1 加权像上显示为低信号并于增强后强化。T2 加权像信号强度多变。淋巴结是儿童神经外转移的另一个好发部位，可在脊椎检查中被发现。

幼儿和儿童期非典型畸胎样的／横纹肌样肿瘤

在过去10～15年，一些被病理和放射学经典技术诊断为髓母细胞瘤的肿瘤表现出明显不同的生物学特

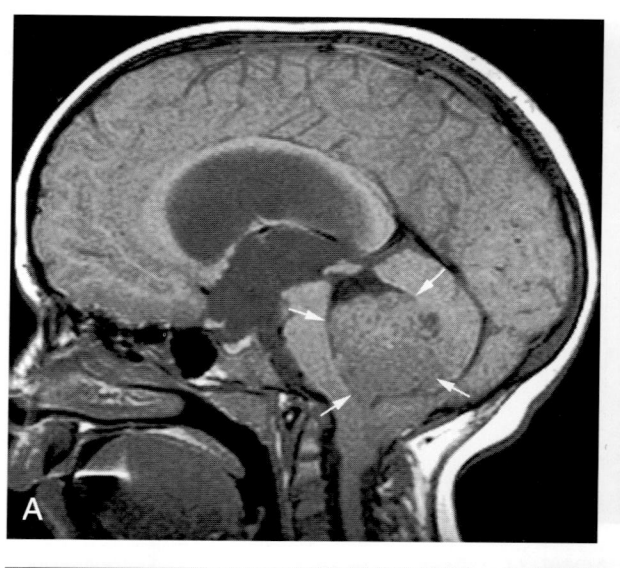

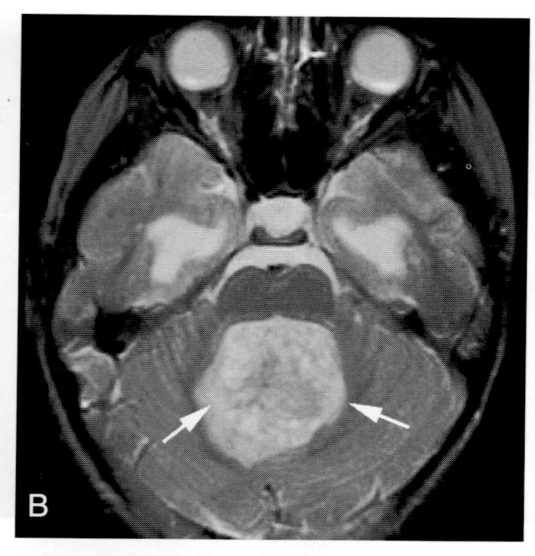

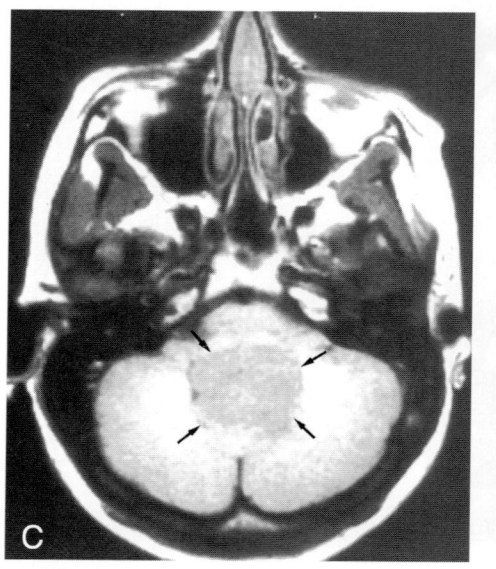

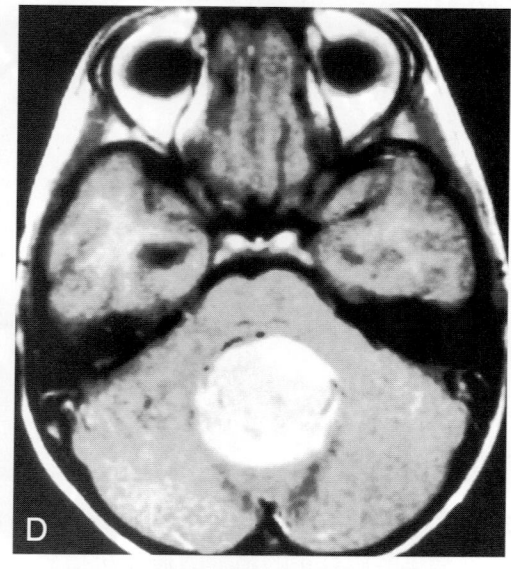

图7-9 典型髓母细胞瘤。A：矢状位SE 600/16图像显示，位于第四脑室的包块（箭号），信号强度较脑实质稍低，并引起脑积水（注意，三脑室前隐窝明显扩张）。小脑蚓部脑叶间裂显示差，此为髓母细胞瘤患儿常见表现，可能因肿瘤占位效应所引起，也可能为肿瘤的脑脊液播散所引起。这是一种常见征象。B：轴位SE 2500/70图像显示，肿瘤包块不均匀（箭号）。肿瘤实性部分与灰质信号相等。C：轴位SE 600/20图像显示，与灰质信号相等的肿瘤位于四脑室后方。D：轴位增强SE 600/20图像显示，肿瘤均匀强化。

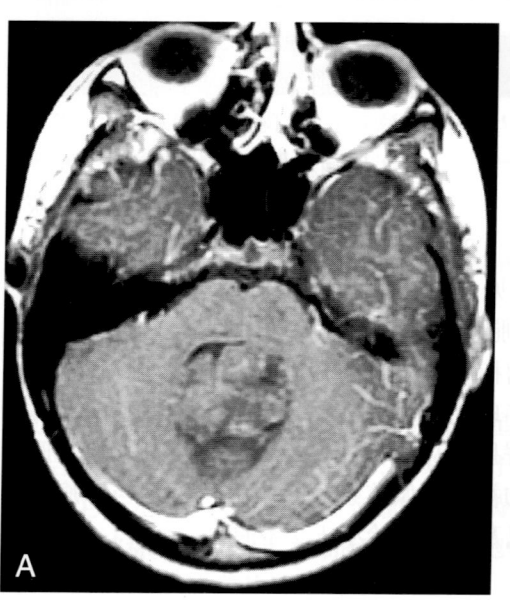

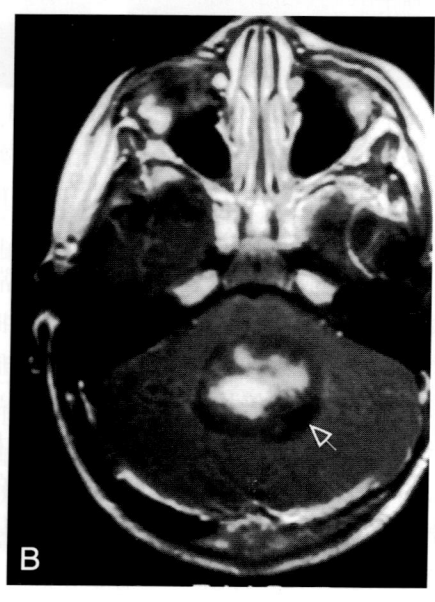

图7-10 髓母细胞瘤片状强化。轴位增强T1WI（A和B）显示，肿瘤不同程度强化。图B中箭号标示出一个肿瘤小囊肿。

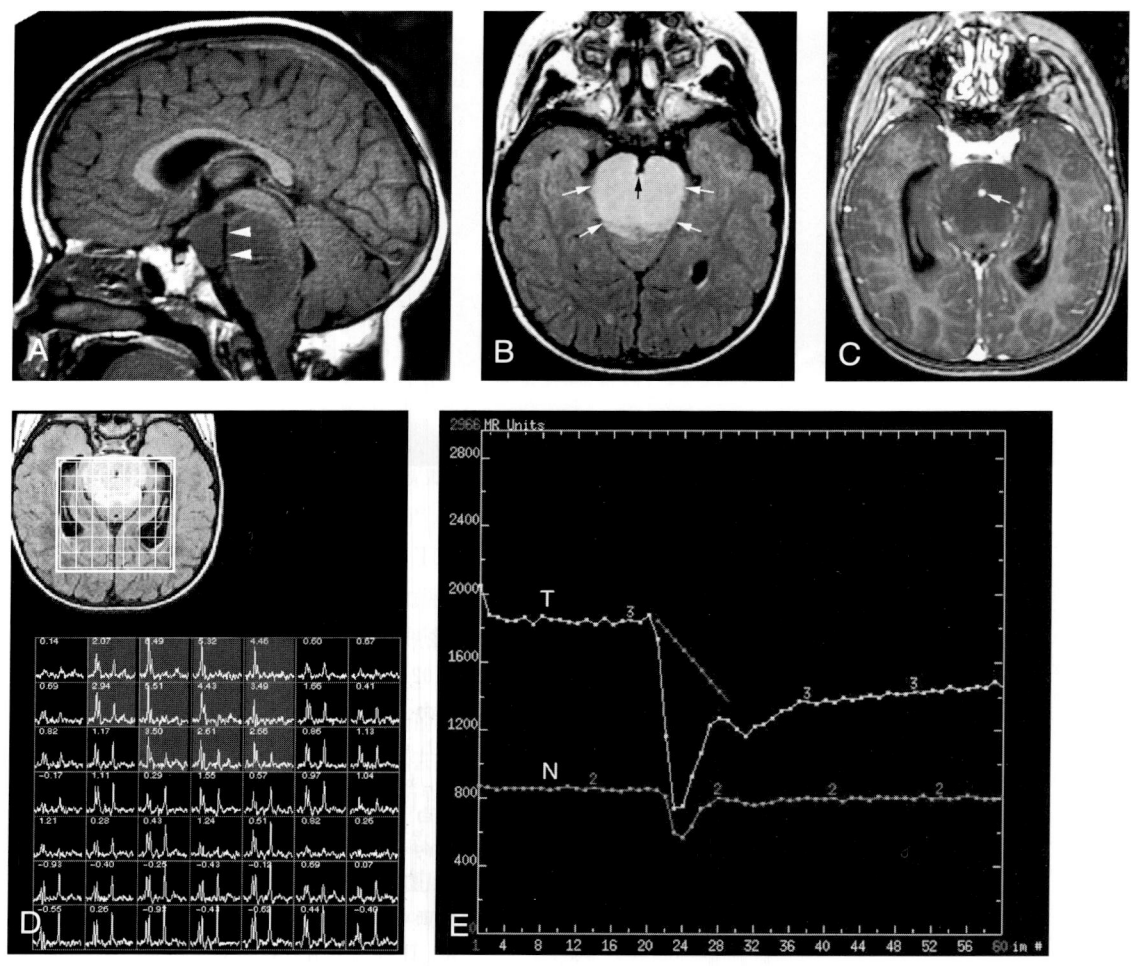

图7-24 弥漫性桥脑胶质瘤。A：矢状位 SE 600/11 图像显示，桥脑增粗，其中长 T1 信号区超过桥脑横断面的 50%。增粗桥脑压迫第四脑室。肿瘤向前侵犯基底动脉（箭号）。未见脑积水。B：轴位 FLAIR 图像显示，巨大桥脑包块（白箭号）使桥脑增粗并包绕基底动脉（黑箭号）。C：增强轴位 GE 34/7（θ=70°）图像显示，基底动脉（白箭号）被肿块包绕。D：H－MRS（TE=288msec）显示，肿瘤中出现大 cho 峰和小 NAA 峰。E：灌注曲线（以释放度为纵坐标，以时间为横坐标）显示，肿瘤（T）较小脑类似部位体素（N）中的血容量明显增高（引起低信号和低 MR 值），此为高级胶质性肿瘤的特点。

看很像室管膜瘤（图7-21）。组织学检查显示，这些肿瘤是典型的毛细胞型星形细胞瘤，在 CT 上表现为低密度，在磁共振 T2WI 上表现为非常亮的信号。本病与室管膜瘤的区别在于后者在 CT 和磁共振 T2WI 上均表现与灰质密度（信号）相等。另外，背侧外生性延髓肿瘤向上推移第四脑室，而室管膜瘤则起源于第四脑室壁，向内生长并使其扩张。增强后，背侧外生性延髓肿瘤不一定出现强化；如果出现，则表现为均匀或不均匀强化。

弥漫性延髓肿瘤（图7-22）是一种具有较强侵蚀性的肿瘤，典型者向上累及桥脑，向下累及颈髓，但无大外生性结节。弥漫性延髓肿瘤较背侧外生性肿瘤预后差，可能是因为难以将其完全切除。在 CT 上，由于颅底和椎管周围可出现大量伪影而较难显示弥漫性延髓肿瘤；CT 的典型表现为延髓密度减低并轻-中度增粗。利用矢状位 T2WI 和 FLAIR 图像（图7-22）可清晰显示这些肿瘤的整个范围，其典型 MR 征象为延髓弥漫性增粗，呈长 T1/T2 信号，桥脑远段和颈髓近段受侵。不一定出现强化，强化常为灶性或多灶性。

局限性延髓肿瘤（图7-23）最常见于 NF1，不易在 CT 上被发现。在 MRI 上表现为延髓背侧局部膨胀，呈长 T1/T2 信号。强化少见。肿瘤生长缓慢，随访变化不大。

颈延髓肿瘤更多为颈髓肿瘤。事实上，肿瘤常起源于颈髓并向上推挤皮质脊髓束交叉和颅颈交界处内侧丘系，表现为延髓受累。这种肿瘤在第十章中讨论。本节中要说明的是，绝大多数这种肿瘤为低组织级别肿

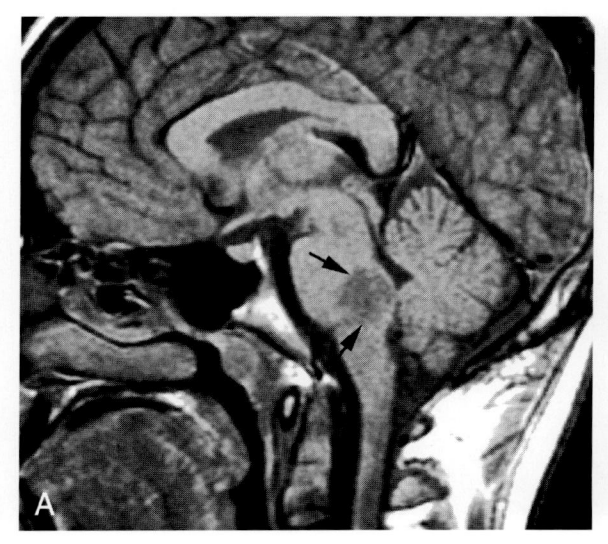

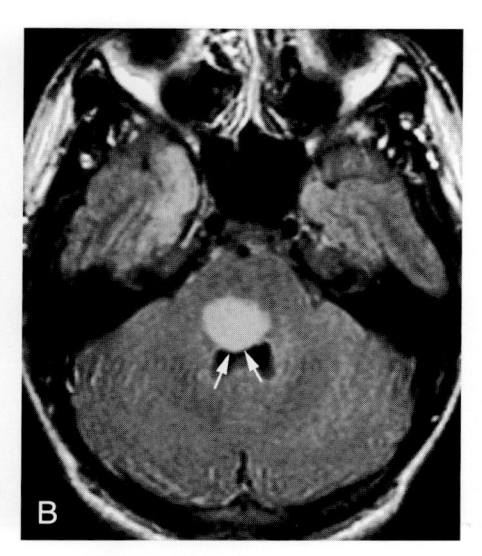

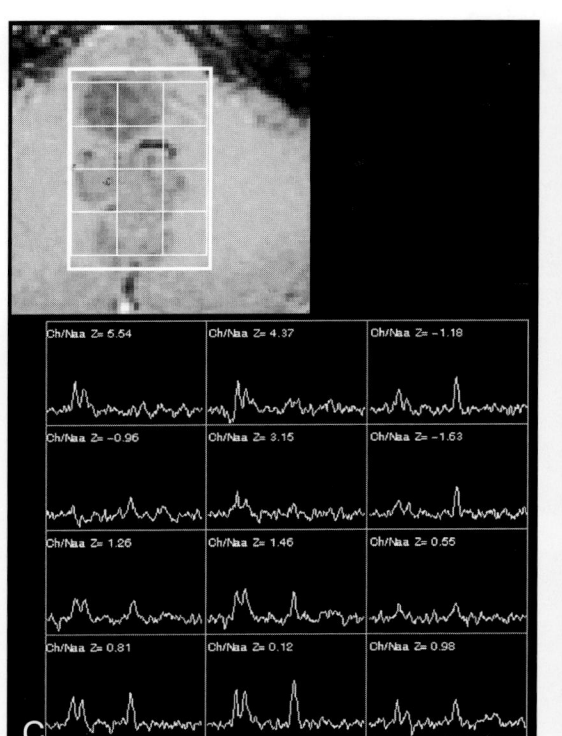

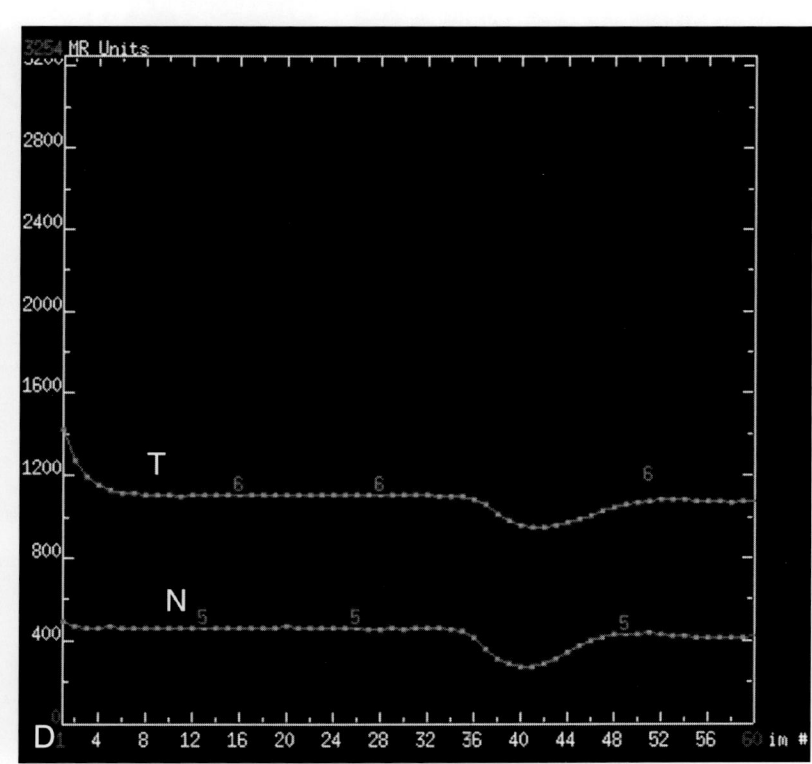

图7-25 局限性桥脑胶质瘤。A：矢状位 SE 600/11 图像显示，桥脑背部可见一个低信号小包块（黑箭号）。B：轴位 FLAIR 图像显示，高信号包块（白箭号）轻度挤压第四脑室。C：HMRS（TE=288ms）显示，与未受累桥脑和小脑体素相比，胆碱峰未见明显增高，但NAA峰降低。此为低级肿瘤的常见特点。D：灌注曲线（以释放度为纵坐标，以时间为横坐标）显示，肿瘤（T）与小脑正常脑组织中类似部位像素（N）中的血容量（引起信号降低和MR值降低）相似，此为低级胶质肿瘤特点。

瘤，没有或仅有轻微浸润能力。如矢状位MRI显示延髓肿瘤浸润脊髓或相反，就应该考虑为高级别肿瘤。

桥脑肿瘤

桥脑是脑干肿瘤最常见的起源部位。脑干肿瘤的典型表现为颅神经麻痹，常多发；伴锥体束征和小脑功能紊乱（共济失调和眼球震颤）。更为局限的小肿瘤仅表现为单发的颅神经病症。脑积水和颅内压升高症状少见。大部分患儿预后差，积极治疗后5年生存率仅为10%。预后取决于肿瘤位置和侵袭程度。弥漫性桥脑胶质瘤，边缘不清，体积较大，常侵入延髓和中脑，多为高级别的纤维型胶质瘤，预后极差。但是更局限的小肿

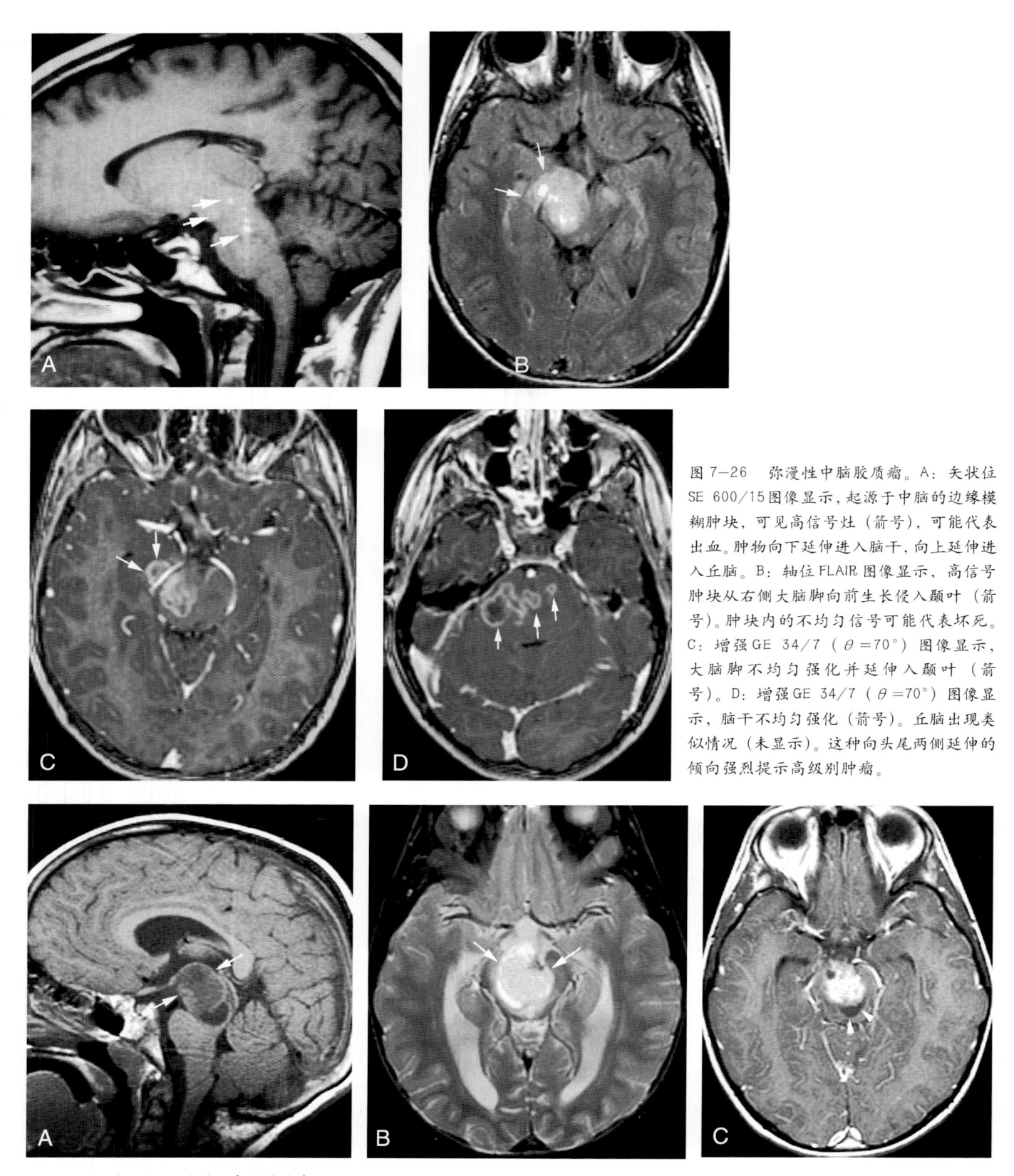

图 7-26 弥漫性中脑胶质瘤。A：矢状位 SE 600/15 图像显示，起源于中脑的边缘模糊肿块，可见高信号灶（箭号），可能代表出血。肿物向下延伸进入脑干，向上延伸进入丘脑。B：轴位 FLAIR 图像显示，高信号肿块从右侧大脑脚向前生长侵入颞叶（箭号）。肿块内的不均匀信号可能代表坏死。C：增强 GE 34/7（θ=70°）图像显示，大脑脚不均匀强化并延伸入颞叶（箭号）。D：增强 GE 34/7（θ=70°）图像显示，脑干不均匀强化（箭号）。丘脑出现类似情况（未显示）。这种向头尾两侧延伸的倾向强烈提示高级别肿瘤。

图 7-27 局限性中脑胶质瘤。A：矢状位 SE 600/11 图像显示，中脑被盖内边缘锐利的低信号包块（箭号）。B：轴位 SE 2500/70 图像显示，高信号包块（箭号）累及右侧大脑脚和中脑被盖，周边未见水肿。C：轴位增强 SE 600/11 图像显示，肿瘤实性部分几乎均匀强化。肿瘤后缘可见小囊（白箭头）周边也未见水肿。

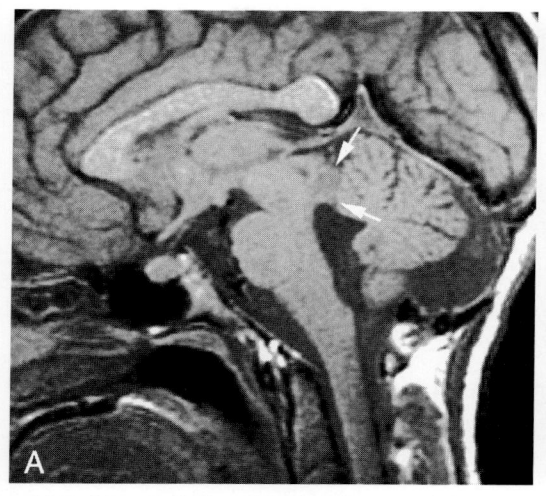

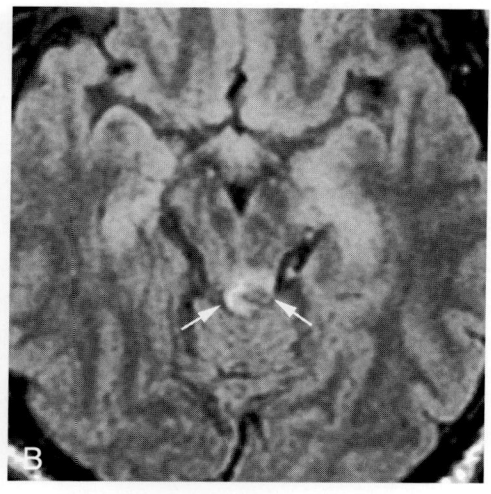

图7-28 局限性四叠体胶质瘤。A：矢状位SE 600/11图像显示，低信号肿块（箭号）侵入下丘。B：轴位FLAIR图像显示，顶盖区内高信号肿块（箭号）。

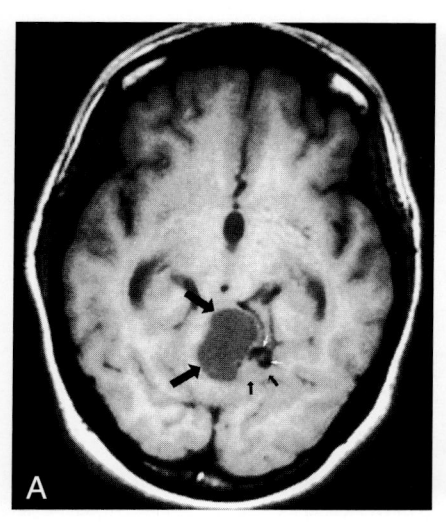

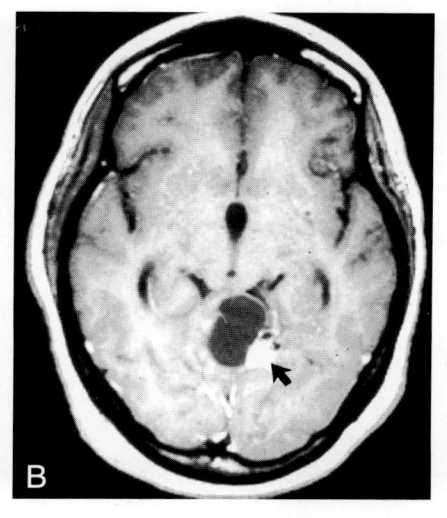

图7-29 血管母细胞瘤。A：轴位SE 600/16图像显示，小脑蚓部上方可见囊肿（大黑箭号），囊旁可见软组织结节（小黑箭号）和曲线样流空（小白箭号）。B：轴位增强SE 600/16图像显示，软组织结节均匀强化（大黑箭号）。

瘤，尤其是那些背向外生性生长进入第四脑室的肿瘤，预后较好，生存率高达73%。

弥漫性桥脑肿瘤（图7-24）是一种侵袭性肿瘤，在CT上显示为高密度，在磁共振T1WI上为低信号，T2WI和FLAIR图像上为高信号。肿瘤生长导致矢状位上显示增宽以及第四脑室向后移位且底部变平。当肿瘤侵入小脑角，第四脑室侧壁也变平，引起脑室明显旋转。桥脑表面不规则，包含外生结节，这些结节可长入桥小脑角或桥前池，或向外周沿颅神经生长。肿瘤常向前生长包绕基底动脉（特别是纤维型星细胞瘤），动脉后方和侧方最终被肿瘤包围形成深的套靴状（图7-24）。组织学检查上，可见肿瘤细胞沿着脑干纤维束广泛浸润但并不破坏它们，肿瘤细胞和神经元及神经纤维紧密混合在一起。由于这种特性，脑桥外观在治疗后可恢复正常。然而，放疗后18~24个月内常见肿瘤复发。尽管脑干显著扩张并常挤入第四脑室，脑干胶质瘤患儿仍少见脑积水。弥漫性肿瘤罕见强化。

局限性桥脑肿瘤（图7-25）非常少见，仅占桥脑肿瘤的10%，不足脑干肿瘤的5%。在受侵层面轴位像上，肿瘤侵犯不到50%。肿瘤可发生于桥脑任何位置，边缘可清晰或模糊。起源于桥脑外周的肿瘤可向外生长进入第四脑室或桥小脑角。增强后，肿瘤实性部分不均匀强化。质子波谱和MR灌注成像在鉴别低级别和高级别肿瘤上有较大价值（图7-25），通常级别越低的胶质瘤胆碱峰的血流较低，而高级别反之（图7-24）。正如小脑瘤所述，毛细胞型星形细胞有与高级别改变相似，即胆碱峰（cho）和乳酸峰（Lac）增高，拟对血流量增高。

中脑肿瘤

中脑是脑干肿瘤第二个好发部位。像桥脑和延髓肿瘤一样，中脑肿瘤也被分为局限性和弥漫性两类。很多作者认为，被盖肿瘤是第三类独立的中脑肿瘤。与弥漫性肿瘤常见于桥脑不同，中脑肿瘤以局限性肿瘤为主。患儿临床表现随肿瘤类型不同而变化。弥漫性中脑胶质瘤典型表现为视力模糊或复视，常为急性发作，有时伴有运动减弱。相反，局限性肿瘤典型表现则为头痛、呕吐、复视、偏瘫以及与肿瘤部位有关的症状；可出现向上凝视麻痹（Parinaud征）。被盖肿瘤患儿表现出脑积水症状和体征，而无向上凝视麻痹。

利用神经影像方法对不同中脑肿瘤做出准确诊断对治疗极为重要；局限性中脑肿瘤需外科治疗；弥漫性肿瘤则需进行化疗/放疗；被盖肿瘤主要通过脑脊液分流治疗，除非随访中发现肿瘤增大（这种情况并不常见）。

弥漫性中脑肿瘤（图7-26）是位于中脑中央的少见肿瘤，但肿瘤可向上生长进入大脑半球，向下进入桥脑，有时甚至进入延髓。肿瘤占位效应相对较轻，注入顺磁性对比剂后显示轻度增强（图7-26）。

局限性中脑肿瘤（图7-27）典型表现为边缘清晰的肿块，使受累区域膨胀。肿瘤可发生于中线，或偏心生长于大脑脚。CT上典型表现为低密度肿块；在磁共振T1WI上为低信号，T2WI上为高信号。约25%局限性中脑肿瘤出现出血或囊变。肿瘤可向上侵犯丘脑，其次为向下进入桥脑。小肿瘤表现为环状强化，大肿瘤则表现为均匀（图7-27）或不均匀强化。

四叠体肿瘤（图7-28），也叫被盖胶质瘤，将在本章作为松果体区肿瘤进行讨论。这些肿瘤一般为极良性，最初仅需采用脑脊液分流治疗脑积水。以后，应进行神经影像检查（最好是磁共振）观察肿块的生长情况。大部分肿瘤不生长而无须治疗。

与NF1相关的脑干肿瘤

NF1患儿脑肿瘤发生率高，脑干也常被累及（见第六章）。在一项研究中，MR检查发现9%的NF1患儿出现脑干肿瘤。不同部位肿瘤发生率不同，NF1患儿中，延髓为肿瘤最常见的发生部位（68%~82%）；而在非NF1患儿中，桥脑则是最常见的好发部位。虽然NF1脑干肿瘤与非NF1肿瘤具有相同的影像表现，但是临床症状常明显不同。许多NF1患儿缺乏肿瘤引起的症状，肿瘤是偶然被发现的。两者最大的差别在于肿瘤生长，在一项平均随访时间为3.75~4.3年的研究中，32%~42%的NF1患儿在影像检查中可见肿瘤进展，仅有14%~18%患儿在临床上显示进展。即使影像学表现为弥漫性桥脑肿瘤，临床过程也很缓慢，甚至有出现自发缓解的报道。因此，目前所能说明的是，只有随访检查中表现为快速或持续生长，或患儿出现明显临床症状时才需治疗。

局部MRS有助于鉴别NF1中桥脑良性增粗（低级胶质瘤？）和预后较差的桥脑胶质瘤。Broniscer等报道，与具有明显临床进展的桥脑胶质瘤患儿相比，出现桥脑增粗并具有良性临床过程的NF1患儿磁共振质子波谱中NAA峰和胆碱峰明显增高。不幸的是，由于MRS所显示的代谢水平因扫描设备不同而存在差异，因此，只能在两者间进行相对测量而缺乏绝对数值的区分。

脑干肿瘤的鉴别诊断

需与脑干肿瘤相鉴别的主要包括脑炎（病毒，自身免疫或原虫）、脓肿（见第十一章）、脱髓鞘（见第三章）、继发于NF1的髓鞘形成不良（见第六章），朗格罕氏细胞组织细胞增多症、错构瘤、血肿吸收、海绵状血管畸形（见第十二章）和结核瘤。由于对血液及其分解产物的敏感，MR可轻易区别脑干星形细胞瘤与血管畸形及亚急性出血。目前可利用弥散加权图像（脓肿的弥散减低，而肿瘤中囊变/坏死灶的弥散增高）和质子波谱（脓肿可见氨基酸峰，而肿瘤则不出现）鉴别脓肿。脱髓鞘、继发于NF1的髓鞘形成障碍和朗格罕氏细胞组织细胞增多症则通过其他病变、既往病史或复发病史来鉴别。典型的结核瘤则可通过其中心干酪样部分的短T2信号进行鉴别（见第十一章）。但是，目前仍无法仅通过一种影像检查明确鉴别脑炎和脑干肿瘤。病史，实验室检查，有时包括随访复查，对于作出正确诊断都是很重要的。

血管母细胞瘤

血管母细胞瘤是一种少见的血管源性良性肿瘤，占颅内肿瘤的1%~2.5%。儿童期发病者不足20%，大部分出现于青年人或中年人。男性较女性多见。约10%血管母细胞瘤与视网膜血管瘤相关，被称作von Hippel-Lindau病（见第六章）。von Hippel-Lindau病患儿具有多发中枢神经系统血管母细胞瘤和胰腺、肾脏、肝脏及肺出现多发囊肿或肿瘤的倾向。患儿可出现红细胞增多症，可能是肿瘤的血红蛋白产物所致。

病理

血管母细胞瘤最常见于小脑半球，尤其中线旁的半球区。也常起源于脊髓，并伴脊髓空洞症。脑干或大脑半球血管母细胞瘤罕见。由于起源于脑表面，故部分肿瘤往往与软脑膜相连。血管母细胞瘤典型表现为边界清楚的，柔软的囊性肿瘤，伴有壁结节。然而，30%~40%有症状血管母细胞瘤为实性肿瘤；微小的无症状肿瘤更多为实性。在大体标本上，肿瘤实性部分可能为重度出血。病灶中未见钙化。

影像检查

在CT上，血管母细胞瘤常表现为囊性或实性后颅窝肿物。当肿瘤实性部分较大时常显示均匀强化。但实性部分很小时，则平扫CT上不能显示，特别是当肿瘤位于小脑下部或脑干伪影最严重的部位时。血管造影可显示肿瘤的血管成分，并发现在增强CT上未被显示的小血管母细胞瘤，而增强MR则一定可以显示这些非常小的病灶。

MR最常见的征象是伴有血管壁结节的囊性肿物（图7-29）。如近期发生出血，则囊肿在T1WI上为高信号。而囊肿在T1WI上为低信号，T2WI上为高信号更常见，在T2WI和FLAIR图像上可见周围水肿造成的高信号环。增强后实性部分显著强化。第六章有关von Hippel-Lindau病的章节中提供了许多血管母细胞瘤病例的图像。当壁结节很小时，难以区分血管母细胞瘤和蛛网膜或神经上皮囊肿。在这些病例中，应至少进行两个方向的增强MR扫描，小强化灶在单一方向扫描时可被容积平均效应所掩盖。至少两个方向的增强MR扫描可显示非常小的肿瘤结节，因为它的强化非常明显。如不能进行MR增强扫描，可利用血管造影发现高血管结节；许多外科医生在术前需进行血管造影以确定血管母细胞瘤的血管蒂部位。术前栓塞可减少出血和术中发病率。对可疑或确诊von Hippel-Lindau病的患儿，应进行脊髓影像检查，这些患儿脊髓血管母细胞瘤的发病率较高。

脑实质外肿瘤

神经鞘瘤

神经鞘瘤来源于构成神经根轴索磷脂鞘的许旺（Schwann）细胞，约占颅腔内原发肿瘤的8%；本病多见于成人，仅占儿童后颅窝肿瘤的2%。一旦在儿童中诊断了神经鞘瘤，则应考虑可能存在神经纤维瘤病2型（NF2）（见第六章）。应进一步寻找其他神经鞘瘤和脑膜瘤。神经鞘瘤好发于神经节部位，如少突胶质细胞向Schwann细胞移行的地方如听神经鞘瘤多见于内听道或桥小脑角的Scarpa's神经节。肿瘤位置常决定患儿症状。神经鞘瘤是神经鞘的肿瘤而非神经本身的肿瘤，故只有当骨性通道内发生神经鞘瘤时，病人才表现出神经症状。在这种情况下，外生性肿瘤被骨骼限制而呈向心生长压迫神经，引起神经症状。如果神经鞘瘤发生于颅腔内，则直到肿瘤生长压迫相邻神经结构才会出现症状，其中包括脑干受压和导水管或第四脑室受压所致脑积水的表现。最易受累的神经是第Ⅷ对颅神经，其次是第Ⅴ对，第Ⅸ对和第Ⅹ对颅神经。除了NF2患儿外，其他颅内神经鞘瘤很少见。

影像检查

在CT平扫中，神经鞘瘤表现为低或等密度包块，偶见钙化。大病灶中心可出现坏死。静脉注入对比剂后，肿瘤实性部分均匀强化。当肿瘤在骨性管腔内出现时，则总是产生压迫性坏死而使管腔扩大，例如，听神经鞘瘤扩张内听道，面神经鞘瘤扩张位于岩骨的面神经管。

在MRI上，神经鞘瘤T1/T2弛豫时间延长。大神经鞘瘤在T2WI上常显示为高、低信号不均匀的病灶（图7-30）；肿瘤内出血的副产物是引起短T2信号的最常见原因，长T2区域为囊变坏死区。肿瘤内急性出血征象罕见。MRI易于显示粗大颅神经穿过扩张的神经孔（如三叉神经鞘瘤的卵圆孔和圆孔；听神经鞘瘤的内听道）及相邻脑脊液池扩张。肿瘤实性部分在静脉注入顺磁性对比剂后强化（图7-30和图7-31）。NF2中神经鞘瘤见图7-31，第六章中也提供了一些病例。

胚胎性肿瘤（表皮样，皮样和肠源性囊肿）

皮样和表皮样囊肿：表现和病理

发生在后颅窝的皮样和表皮样囊肿较发生于幕上或脊髓者常见，故在本节中介绍。表皮样囊肿起源于外胚层分化的上皮，而皮样囊肿不仅来源于上皮，还包括其下方致密的结缔组织及中胚层分化的真皮层。目前认为，这两种肿瘤都起源于先天性残余组织，神经管闭合时神经外胚层与皮肤外胚层不完全分离，导致这些组织残留于颅腔内。表皮样囊肿较皮样囊肿更常见。

表皮样囊肿发生部位较皮样囊肿多变，多远离中线。最常见的部位为桥小脑角，其次为松果体区，鞍上区和中颅窝。虽然表皮样囊肿可发生于任何年龄，但大部分在中年发病，高峰期为50多岁。桥小脑角表皮样囊肿患儿常见颅神经病症，鞍上和松果体区表皮样囊

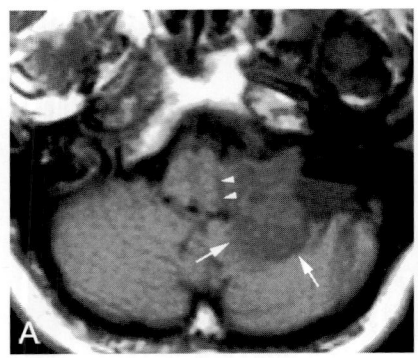

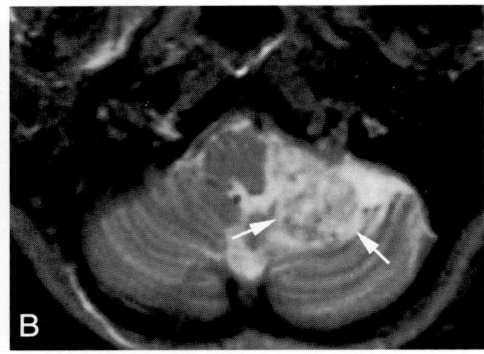

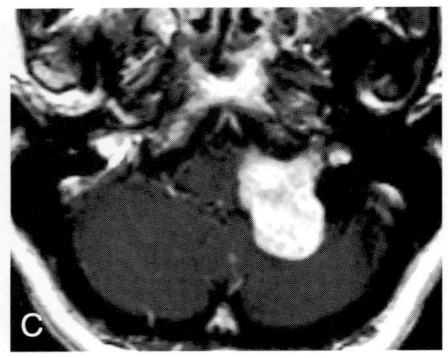

图7-30 第Ⅸ对颅神经的神经鞘瘤。A：轴位SE 600/11图像显示，巨大包块（箭号）占据延髓小脑角池，从左侧推移延髓（箭头），向前进入颈静脉孔。B：轴位SE 3500/70图像显示，肿瘤（箭号）信号不均匀，可能伴有坏死。C：增强SE 600/11图像显示，肿瘤几乎为均匀强化。

肿则出现脑积水，而中颅窝表皮样囊肿常因囊肿内容物漏入蛛网膜下腔而出现化学性脑膜炎。

颅内皮样囊肿较上皮样囊肿少见，但椎管内皮样囊肿多见。颅内囊肿最常见于后颅窝小脑蚓部或第四脑室内。椎管内囊肿则最常见于腰骶区髓内或髓外。约20%皮样囊肿合并皮窦。那些合并上皮窦道的皮样囊肿最常见于脊椎、小脑蚓部和额下区。椎管内皮样囊肿常于20岁以前出现症状，而颅内皮样囊肿则在20～30岁出现症状。患儿表现出脑脊液通路梗阻症状，囊内容物漏入脑脊液所致化学性脑膜炎或窦道或皮样囊肿自身引发感染和脓肿症状。颅外皮样囊肿，典型表现为头颅肿物者，已在第五章中介绍。脊椎皮样囊肿合并皮窦者将在第九章中阐述，而那些未合并皮窦的椎管皮样囊肿则将在第十章中讨论。

影像检查

表皮样囊肿。 表皮样囊肿 CT扫描显示上皮样囊肿为发生于特定位置的低密度、分叶状肿块（图7-32）。密度常与脑脊液相同，使得脑外病灶难以显示。如需要，

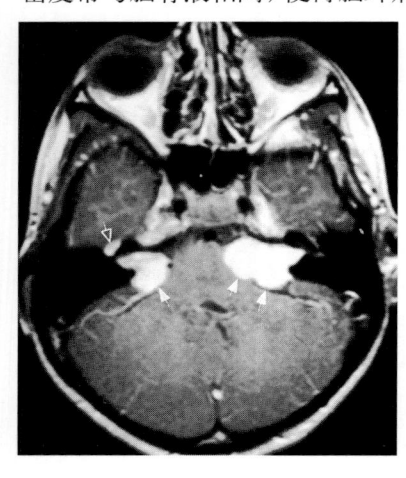

图7-31 NF2患者中多发神经鞘瘤。增强SE 650/29图像显示，双侧听神经神经鞘瘤（实心箭号）和面神经鞘瘤（空心箭号）强化。

可将水溶性对比剂注入蛛网膜下腔，对比剂进入上皮样囊肿周围的小间隙，显示其分叶状表现（图7-32B）。但是，MR（特别是FLAIR和弥散加权序列）可准确诊断皮样囊肿，故CT只用于不能进行MR检查的病例中。在MR上，皮样囊肿表现为轻度分叶状、有些不均匀的长T1/T2信号肿块（图7-33）。增强后无强化（图7-33）。所以，和CT一样，大部分表皮样囊肿在标准T1/T2图像上与CSF信号相同。小病灶难以被发现，一旦发现，则需与蛛网膜囊肿鉴别（见图7-34和第八章中的讨论）。依靠发生病变的脑池扩张和肿物特征性分叶表现，可确定脑池内表皮样囊肿（图7-33）。当囊肿较大时，不难与边缘光滑的蛛网膜囊肿相区别；分叶状表现和囊肿内线状不均匀影（图7-33）提示病变为表皮样囊肿。DWI具有确定作用，因为蛛网膜囊肿具有液体的弥散特征（类似脑脊液，图7-34D），而表皮样囊肿则具有实性团块的弥散特征（与脑组织相似或稍高，图7-33D）。FLAIR和稳态构成干扰序列（CISS）使表皮样囊肿更明显，并有助于与囊肿的鉴别。另外，磁化转移技术也可发挥作用，表皮样囊肿显示了从肿瘤实体向周围自由水明显的磁化转移，囊肿则没有磁化转移。偶尔，表皮样囊肿显示为短T1信号时则无法与皮样囊肿和脂肪瘤相鉴别。由于表皮样囊肿不含脂肪，其短T1来自水质子，故可通过短T1信号的表皮样囊肿中缺乏化学位移伪影来鉴别。另外（也更为可靠），可使用脂肪饱和序列，来自皮样囊肿和脂肪瘤中的高信号被饱和（消失），而表皮样囊肿的高信号则不受影响。

皮样囊肿。 皮样囊肿在CT上常显示为位于中线的脂肪密度肿块。除非肿瘤发生感染，皮样囊肿和表皮样囊肿一样在增强扫描中无强化表现。当中线出现皮样囊肿或表皮样囊肿时，均应检查枕部、鼻-额部（病

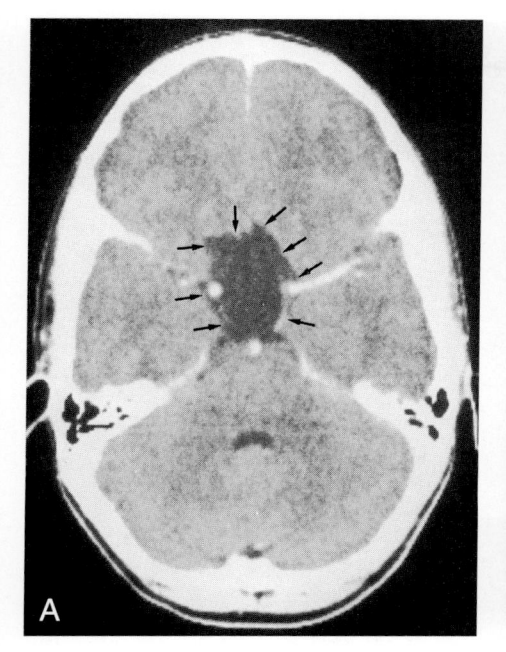

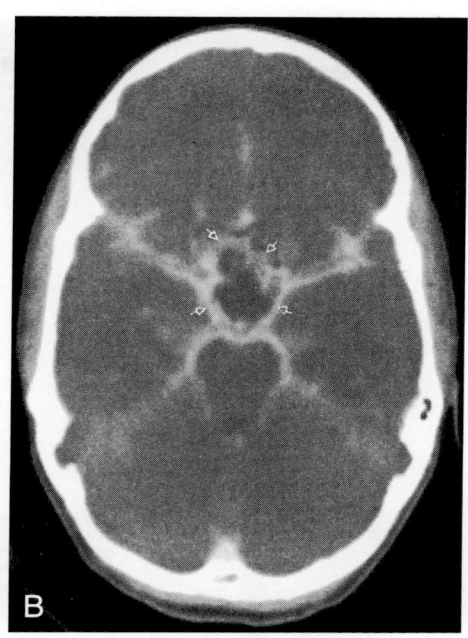

第七章 儿童颅内、眼眶和颈部肿瘤　397

图 7-32　表皮样囊肿：采用CT脑池造影。A：增强CT扫描显示，低密度未强化的鞍上肿物（箭号）。注意，肿块边缘轻度不规则和分叶状。B：鞘内注入对比剂后，对比剂进入肿物缝隙，显示其分叶状特点（箭号），此为表皮样肿瘤的特征性表现。

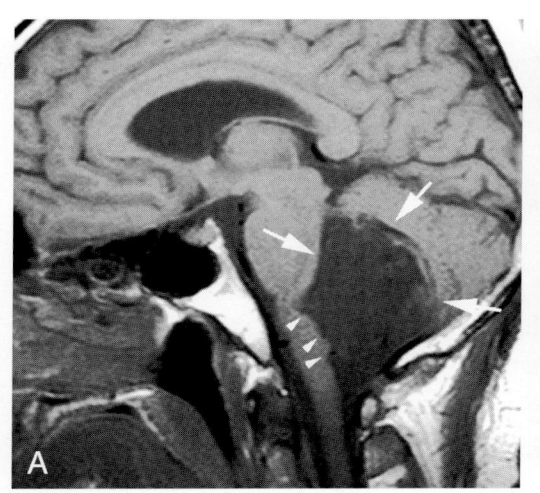

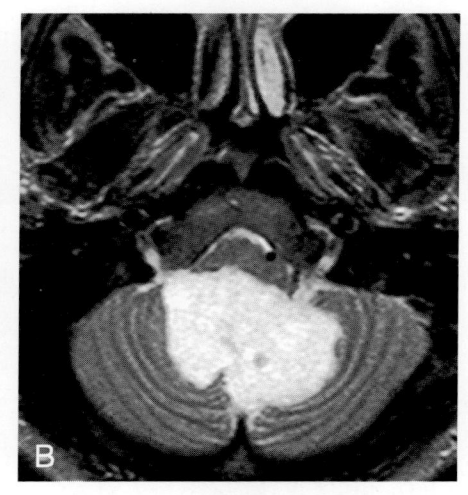

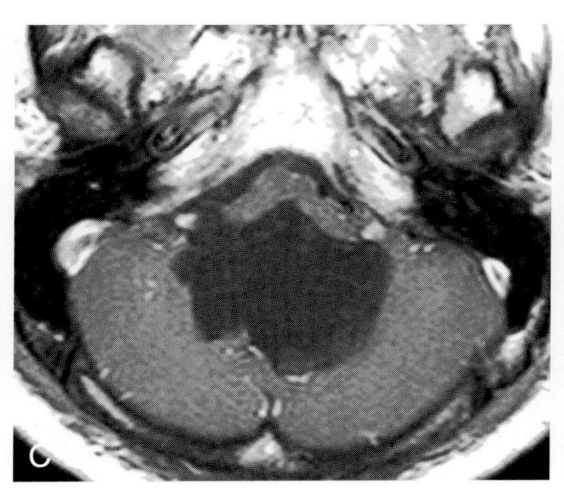

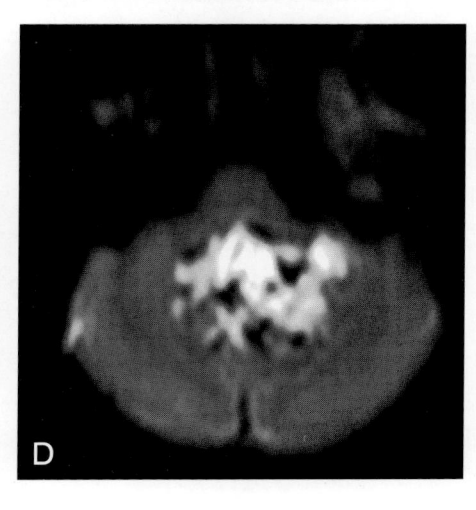

图 7-33　小脑蚓部下的表皮样囊肿。A：矢状位 SE 600/11 图像显示，分叶状、轻度不均匀低信号肿块（箭号），对延髓背侧产生分叶状压痕（箭头）。表皮样囊肿的特点是与脑脊液信号相等。B：轴位 SE 2500/70 图像显示，分叶状肿块推压小脑半球和延髓。C：轴位增强 SE 600/11 图像显示，肿瘤无强化而与脑脊液等信号。D：弥散加权图像（b=1000）显示，肿瘤为不均匀高信号，提示与脑脊液相比，其弥散度减低。与蛛网膜囊肿的鉴别在于，后者仍为低信号（见图 7-34）。不均匀信号可能是纤维组织引起，也可能是肿瘤缝隙中的液体所引起。

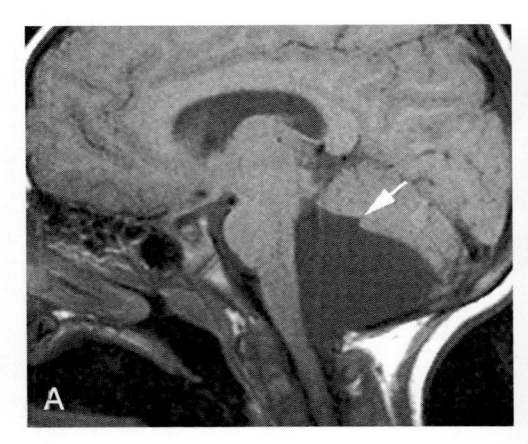

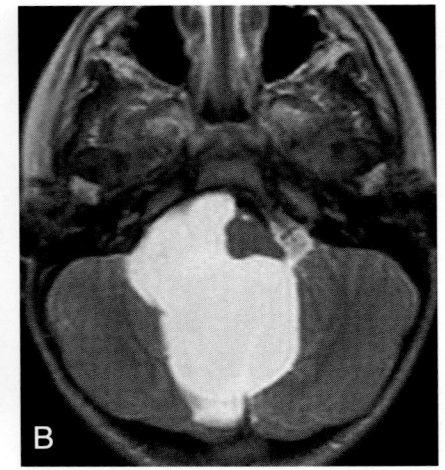

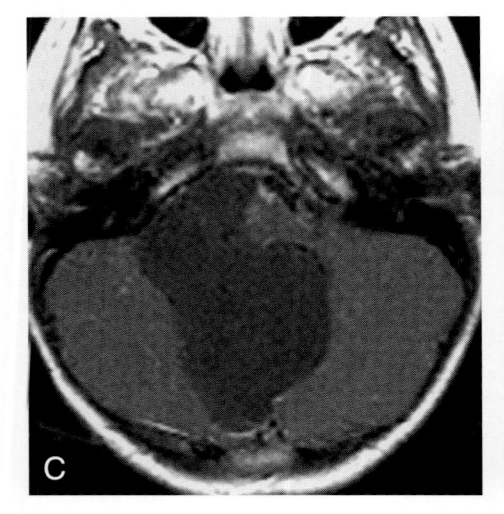

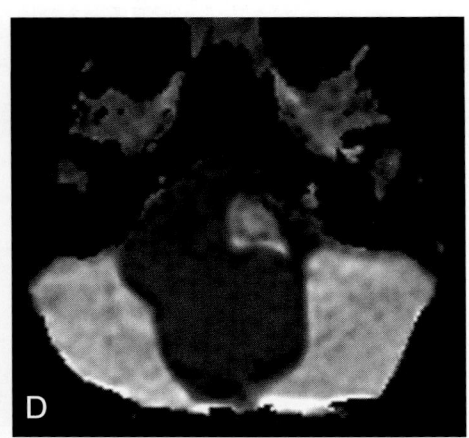

图7-34 小脑蚓部下的蛛网膜囊肿与表皮样囊肿对照。A：矢状位 SE 600/11 图像显示，小脑蚓部下方低信号包块。除了第四脑室尖顶外，其他部位脑组织受压边缘非常光滑（箭号）。未见图7-33中表皮样囊肿周边的分叶状征象。B：轴位 SE 2500/70 图像显示，信号均匀的囊肿推压延髓和小脑半球。未见分叶征。C：增强 SE 600/15 图像显示，均匀低信号肿块未强化。D：弥散加权图像（b=1000）显示，囊肿为均匀低信号，与脑脊液信号相等，提示其水分子弥散度与脑脊液相同。不同于图7-33中表皮样囊肿的不均匀高信号。

变出现于颅内时）和脊椎后部（病变出现于椎管内时）有无提示上皮窦存在的缺损。虽然MRI显示肿瘤较CT敏感，但CT比MR更易发现颅骨缺损。上皮窦道因局部神经外胚层和皮肤外胚层的不全分离所致，可被脂肪覆盖（见第九章）。囊肿感染后则出现典型的脓肿表现，增强后可见均匀强化环。

在MRI上，皮样囊肿显示短T1/T2和化学位移伪影，类似脂肪瘤（图7-36）（颅内脂肪瘤讨论见第五章）。脂肪抑制后高信号消失（图7-37）。但皮样囊肿缺乏脂肪瘤的分叶表现，并可推移血管和神经；脂肪瘤则包绕血管和神经（见第五章）。因病人常出现化学性脑膜炎引起的头痛，故有必要检查蛛网膜下腔和脑室内是否出现脂肪滴。偶尔，皮样囊肿含有实性和囊性成分（较正常脑长的T1和T2弛豫时间），或钙化（在MRI上信号不确定）。

肠（肠源性）囊肿

肠囊肿（又称为肠源性、神经肠源、前肠性、上皮性、支气管源性、内皮性和呼吸性囊肿）是脊索分裂综合征的一部分，常出现于脊椎内，将在第九章进行更详细的讨论。肠囊肿被认为是内胚层和外胚层永久性粘连所致。患儿典型表现为头痛、步态紊乱、颅神经病症和反复发作的无菌性脑膜炎。部分病例也可因偶然原因而发现病变。

影像检查显示后颅窝脑实质外肿块。最常见部位为桥小脑角和桥前池。像脊髓病变一样，肿瘤罕见入侵脑实质。根据蛋白含量不同，囊肿的影像特征也不同。CT最常显示为边缘清楚的低密度占位，有时与脑实质相比可呈等密度或高密度。在MR上，T1WI显示为均匀低信号、均匀高信号（图7-38）或不均匀信号；T2WI典型表现为均匀高信号，但蛋白含量较高时，也可为均匀低信号。除非出现炎症反应否则不强化。很少见液-液层面。鉴别诊断包括蛛网膜囊肿（当肠源性囊肿含有清亮液体时，与其表现相似）和表皮样囊肿（利用弥散序列可资鉴别，表皮样囊肿的弥散特点介于脑实质和脑脊液之间，而肠源性囊肿的弥散特点与脑脊液相似）。

畸胎瘤

颅内畸胎瘤非常罕见，大约占原发颅内肿瘤的

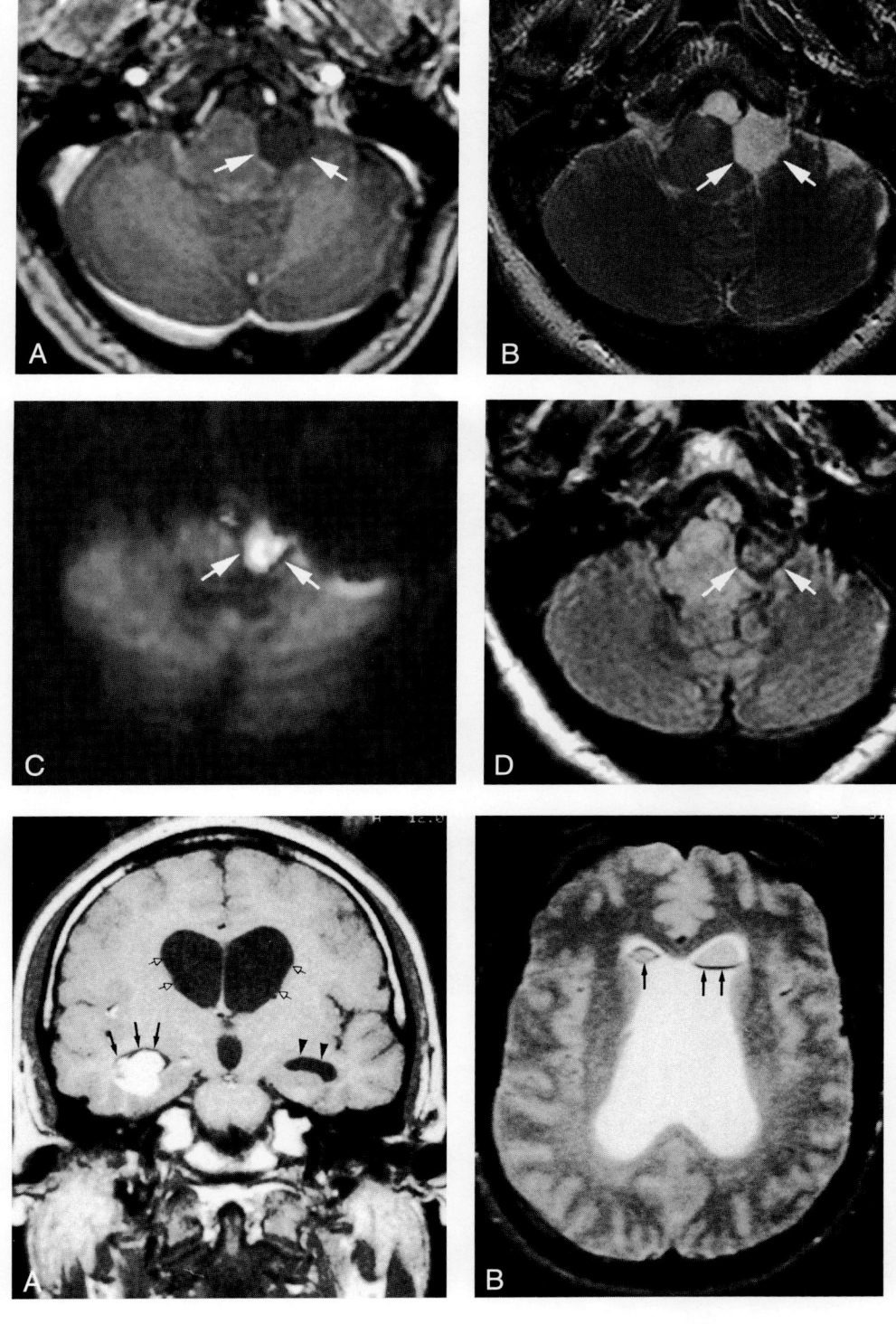

图7-35 表皮样囊肿中FLAIR和弥散图像的应用。A：轴位增强SE 600/11图像显示，左侧延髓小脑脚的低信号肿块（箭号）。B：轴位RARE 3000/102图像显示，肿块为高信号（箭号），并具有轻度分叶状边缘。C：轴位弥散加权图像（b=1000）显示，肿块为高信号（箭号），提示其弥散度较小脑实质减低。D：轴位FLAIR图像显示，肿块信号较脑脊液高（箭号），可与蛛网膜囊肿相鉴别。

图7-36 皮样囊肿。A：冠状位SE 600/20图像显示，右侧颞叶内可见一个短T1时间的小包块，扩展进入右侧脑室颞角（箭号）。注意，左侧脑室颞角和前角扩张（箭头），提示脑积水。B：轴位SE 2500/70图像显示，侧脑室前角可见因皮样囊肿破裂，内容物进入脑室系统所致的脂肪漂浮征象（箭号）。注意，侧脑室左前角皮样囊肿后部出现的低信号为化学位移伪影。

0.5%，占15岁以下儿童颅内肿瘤的2%。畸胎瘤在婴儿期确诊的脑肿瘤中占据重要位置（见本章后面"一岁以内脑肿瘤"）。男孩颅内畸胎瘤较女孩多见，好发松果体区畸胎瘤。临床表现依肿瘤部位而不同，和其他中线肿瘤一样，常见脑积水表现。

病理

畸胎瘤最常发生于松果体和松果体周围区，其次为第三脑室区（尤其是底部）和后颅窝。除了骶尾部畸胎瘤外（见第九章），脊椎畸胎瘤较颅内少；肿瘤可发生于脊椎任何水平，并合并隐性脊柱裂。大部分畸胎瘤为边

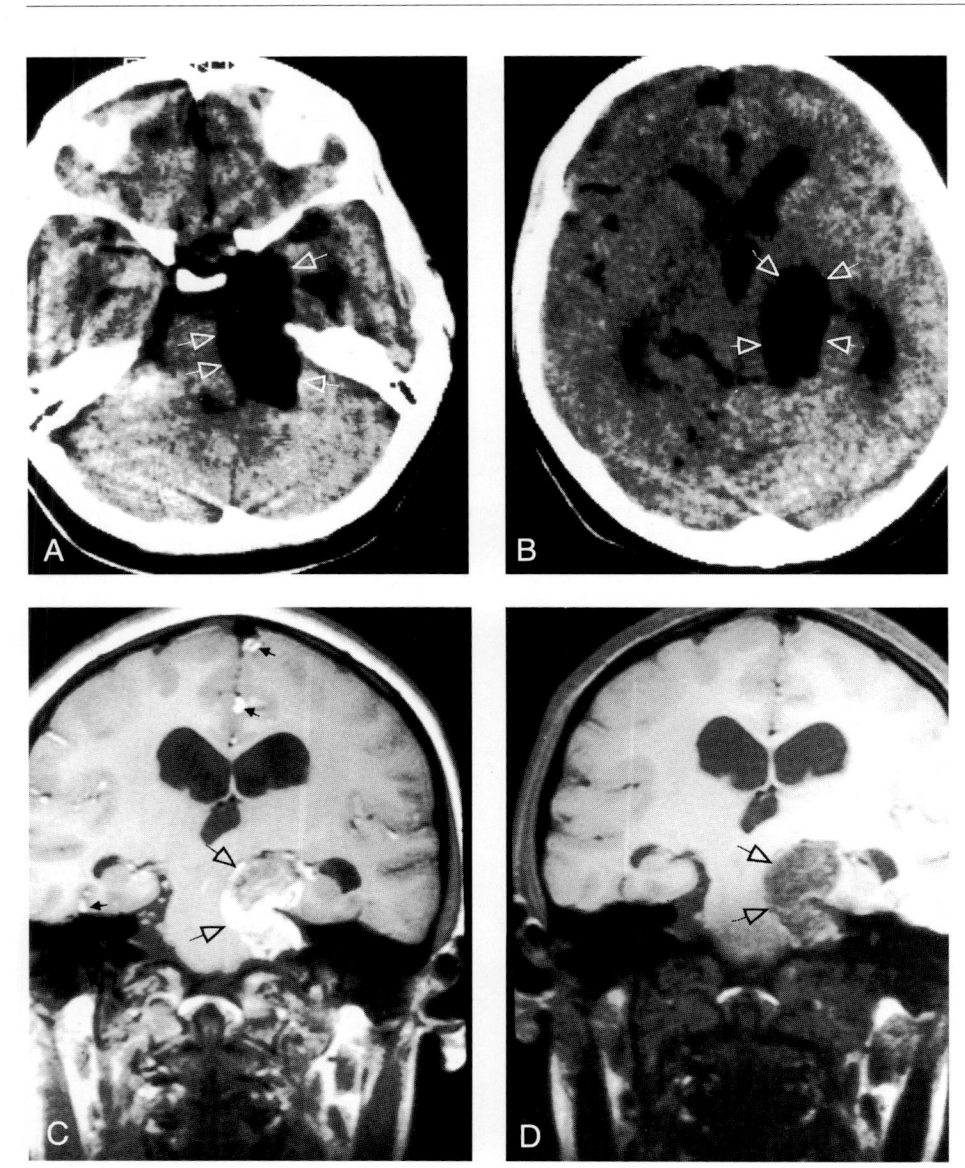

图 7-37 皮样囊肿中应用脂肪抑制技术。A 和 B：轴位 CT 平扫图像显示，左侧环池内脂肪密度包块（箭号）。C：冠状位 SE 600/16 图像显示，左侧环池内可见分叶状不均匀高信号包块（大空心黑箭号），小脑幕游离缘挤压肿瘤边缘呈弯曲状。注意，肿瘤破裂进入蛛网膜下腔引起的大脑半球裂和脑沟内出现脂肪滴（小黑箭号）。D：应用脂肪抑制技术后，脂肪高信号（空心黑箭号）被抑制，蛛网膜下腔内的皮样囊肿显示为低信号。

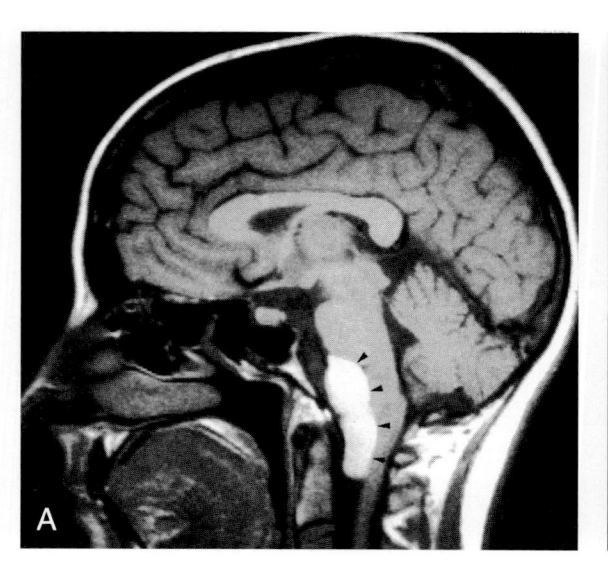

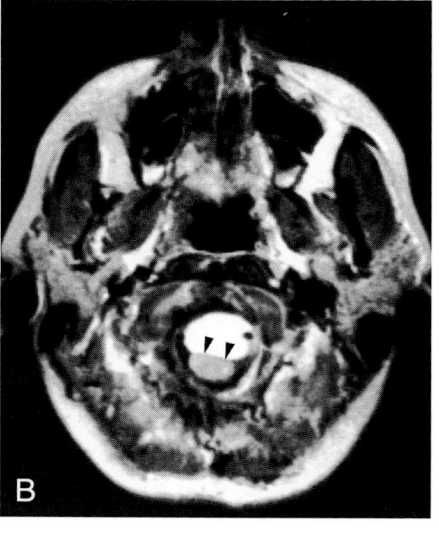

图 7-38 肠（肠源性）囊肿。A：矢状位 SE 600/20 图像显示，延髓前间隙可见轻度分叶状、短 T1 信号包块，肿瘤经枕骨大孔进入脊髓腹侧蛛网膜下腔（箭头）。B：C1 层面轴位 SE 800/20 图像显示，肿物位于椎管腹侧，轻度压迫脊髓（箭头）。

界清楚的良性肿瘤，但是有些因含有原始成分而成为高度恶性肿瘤，预后不良，并可在脑脊液和血清中检出某些生化分泌标记物（如 AFP 和 β-HCG）。大体上，畸胎瘤为分叶和形态多样的肿瘤，多具有实性和囊性成分，常包含钙化或骨骼。多数肿瘤恶变区细胞分化较差。

影像检查

在 CT 和 MR 上，肿瘤显示为位于中线的、边界清楚的非均质性病变。在 CT 上，如果肿瘤中同时出现钙化和脂肪则可明确诊断；当中线软组织信号肿瘤中发现钙化和脂肪，则提示畸胎瘤的诊断（图 7-39A）。在 MR，中线肿瘤中出现脂肪和软组织信号并伴有点状低信号（提示钙化）则可疑为畸胎瘤（图 7-39B 和 C）。但是，作者曾见到数例畸胎瘤在 CT 和 MR 上均表现为均匀软组织密度（信号）。影像表现为均质的脑畸胎瘤一般为恶性，在图像上与其他脑肿瘤难以区分。与良性畸胎瘤相比，恶性畸胎瘤更常见血管源性水肿、不规则外形、边缘模糊不清、囊肿减少以及钙化较小。肿瘤强化程度不同，缺少强化提示低级肿瘤；但出现强化并不表示肿瘤为恶性。"生殖细胞肿瘤"和"一岁以内肿瘤"部分将提供更多畸胎瘤病例。

后颅窝和颅底的其他肿瘤

儿童后颅窝其他肿瘤很罕见。虽然儿童可发生脑膜瘤，但较少见且大部分与 NF2 相关的脑膜瘤发生于幕上区域（见第六章和本章以后章节）。

朗格罕氏细胞组织细胞增多症（LCH）是一种网状内皮系统疾病，累及中枢神经系统者罕见；但是，当儿童颅底、眼眶或面骨出现溶骨性包块时，应考虑 LCH 的诊断。LCH 累及颅骨和中枢神经系统的最常见症状为垂体柄受累所引起的尿崩症（见"鞍区和鞍上肿瘤"），患儿也可出现柔软的、可触及的颅骨肿物、突眼或大脑和小脑功能异常。最常见的影像表现为侵犯颅盖、眼眶或颅底的边缘清晰的肿块。CT 显示为边界锐利的颅骨病变，最常累及颞骨，增强后可见均匀强化（图 7-40 和图 7-41）。MR 示显示骨病变为边界清楚的软组织肿块，具有类似于骨骼肌的信号，静脉注射对比剂后明显强化（图 7-41 和图 7-42）。很少情况下，LCH 可累及脑而不累及下丘脑，患儿表现为急性神经缺损或隐匿发病的渐进性神经缺损。早期小脑和长束症状和体征可发展为严重的神经功能丧失，伴或不伴智力缺陷。影像检查中的脑表现变化多样。患儿可表现为脑干和小脑髓质纤维弥漫性长 T1/T2 信号（图 7-43）；这些表现可能反映了脱髓鞘、星形胶质增生、浦肯野细胞和小脑皮层颗粒细胞层细胞丧失的病理改变。CT 可见小脑齿状核钙化。某些患儿可见分散于大脑、脑干和小脑的点状病灶。这些点状病灶包括朗格罕氏细胞、小胶质细胞、纤维型星形细胞和其他炎性细胞，与脑灰质相比呈现长 T1/T2 信号；增强扫描后明显强化。典型情况下，脑实质受累患儿均出现骨骼多发病变和多系统病变。

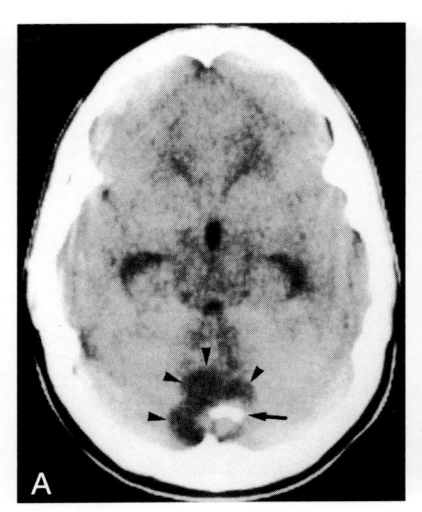

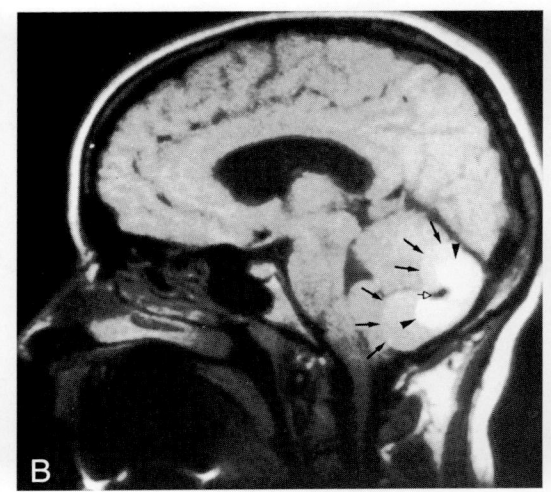

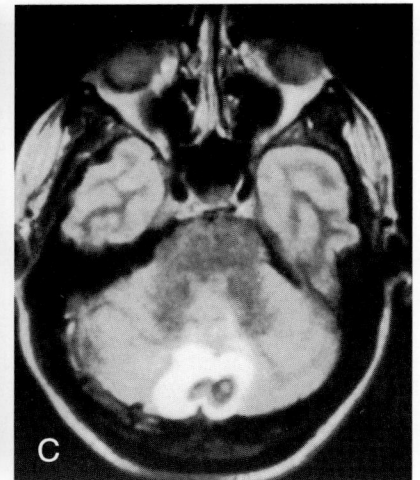

图 7-39 畸胎瘤。A：轴位 CT 平扫显示，后颅窝背侧中线质地不均匀包块（箭号头），内有大块钙化（箭号）。侧脑室颞角扩张，提示脑积水。B：矢状位 SE 600/20 图像显示，畸胎瘤为混合信号。脂肪成分信号强度极高（箭头），软组织显示为软组织信号（实心箭号），钙化信号极低（空心箭号）。C：轴位 SE 2500/30 图像显示，肿瘤实性成分为高信号，而脂肪和钙化为低信号。

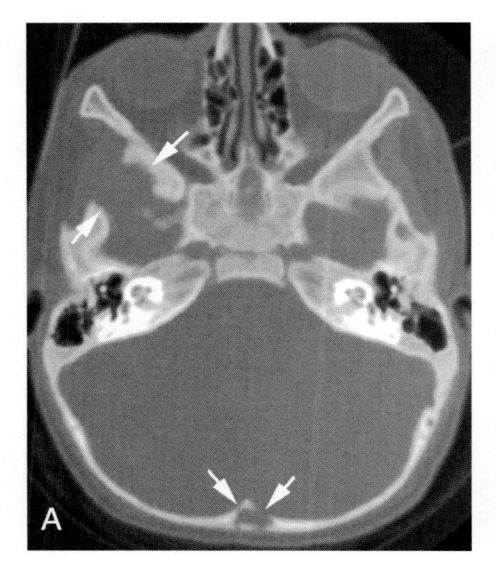

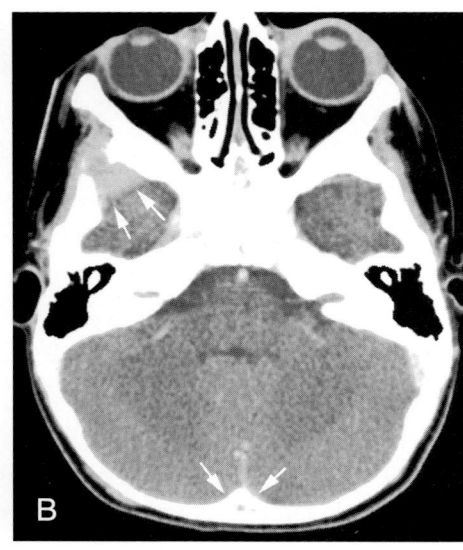

图 7-40 颅底朗格罕氏细胞组织细胞增多症。A：骨窗 CT 显示，右侧颞骨岩部和枕骨中线出现边缘锐利的缺损（箭号）。B：轴位 CT 增强扫描显示，两处病变均强化（箭号）。

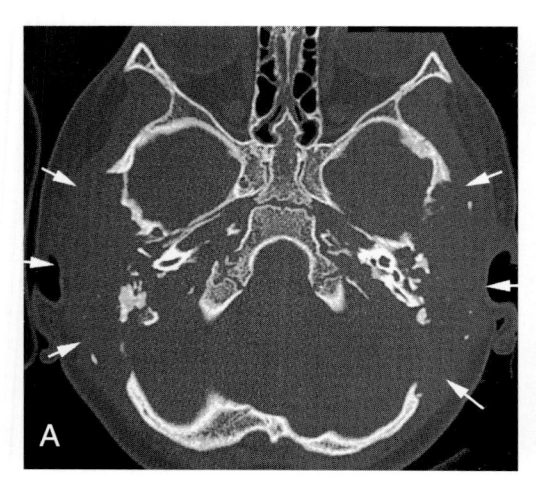

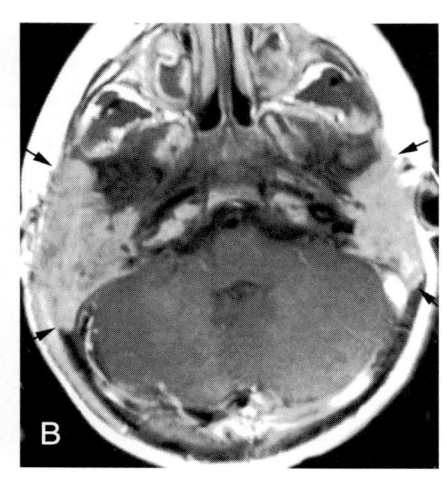

图 7-41 颞骨朗格罕氏细胞组织细胞增多症。A：轴位 CT 骨窗显示，双侧颞骨乳突和岩部可见边缘锐利的溶骨性缺损（箭号）。B：MR 轴位增强 SE 600/15 图像显示，病变均匀强化（箭号）。

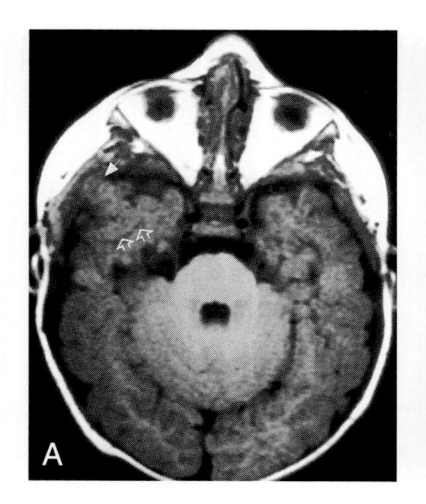

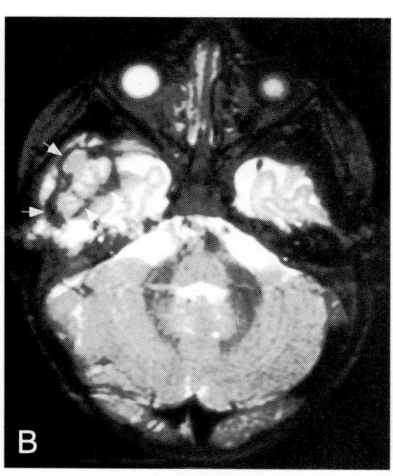

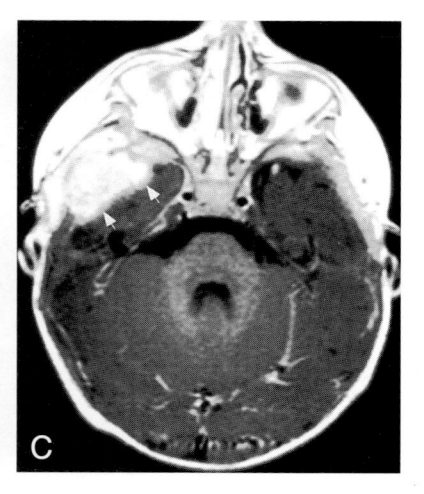

图 7-42 颅底朗格罕氏细胞组织细胞增多症的 MRI。A：SE 600/16 图像显示，肿物（空心箭号）侵蚀右侧中颅窝前外侧壁（实心箭号）。B：轴位 SE 2800/80 图像更清晰地显示出具有低信号环的肿物（箭号）。C：注射对比剂后，肿物（箭号）均匀强化。

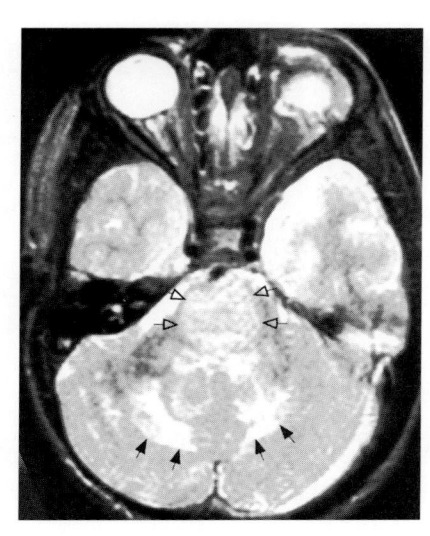

第七章　儿童颅内、眼眶和颈部肿瘤　403

图7-43　朗格罕氏细胞组织细胞增多症累及桥脑和小脑白质。轴位SE 2800/80图像显示，桥脑中央（空心箭号）和小脑半球白质（实心箭号）为长T2信号。此为脑实质受累的最常见部位。

脊索瘤是一种生长缓慢、可出现局部浸润的良性肿瘤，来源于脊索残留组织，在儿童中极为罕见，文献报道仅有少量病例。与成人脊索瘤最好发于骶部不同，儿童脊索瘤最常见于颅底和上段颈椎，好发部位为蝶-枕软骨结合部。儿童肿瘤生物学行为与成人相似。斜坡脊索瘤常对蝶骨产生明显破坏，进入蝶窦、鼻咽，偶尔也可进入筛骨区。患儿常表现为肿瘤侵入颅神经孔所引起颅神经病变（复视、腭音或发音困难），也可见头痛，锥体束征和颅压升高症状。影像检查中，常可见肿瘤破坏斜坡（图7-44和图7-45）。侵入鼻咽的肿瘤与侵犯斜坡的鼻咽内原发肿瘤难以鉴别。在CT上，轻度强化的肿块内出现针状小骨则提示为脊索瘤；MR表现为突入桥前池、蝶窦、中颅窝及鼻咽的巨大骨性肿块。当肿瘤很大时，脑干可向后明显移位（图7-44和图7-45）。典型脊索瘤显示长T1/T2信号，而软骨性脊索瘤（具有较好预后的病理类型）的T2信号则稍短。FLAIR图像常显示肿瘤信号较T2WI（图7-45B）更不均匀（图7-45D）。肿瘤强化程度不一，从轻度到明显强化；在作者的经验中，儿童脊索瘤（图7-44和图7-45）很少强化。目前尚不清楚强化程度与肿瘤级别和预后的关系。

发生于儿童颅底的软骨肉瘤非常罕见。软骨肉瘤是一种恶性软骨肿瘤，可原发或来源于良性软骨肿瘤（如软骨瘤或软骨母细胞瘤）的肉瘤样变。仅10%软骨肉瘤发生于儿童，平均发病年龄是30～40岁。43%儿童软骨肉瘤为"非常规"组织类型的高级别肿瘤，最常见为间叶细胞型。患儿表现为头痛、鼻窦症状、眼球突出或颅神经病变。最常见部位为岩枕部、蝶枕部和蝶筛部的软骨结合处，肿瘤可能起源于残存软骨。常侵入海绵窦、蝶鞍、蝶窦和咽旁间隙。影像检查中，软骨肉瘤由于骨化和纤维软骨成分而显示不均质（59%在MRI上，44%在CT上）。非骨成分显示长T1/T2信号，增强后出现不均匀强化。肿瘤常在髓内、颞窝和面深部脂肪旁，故应于强化后采用脂肪抑制序列扫描。由于其影像表现与软骨瘤很相似（图7-46），故几乎不能在图像上鉴别两者。

当神经母细胞瘤出现颅脑症状或体征时，最常见继发于眶壁或颅骨转移的眼球突出和头皮肿物（本章以后讨论）。神经母细胞瘤脑实质受累非常罕见，仅在约1%的病例中出现。有时，神经母细胞瘤可起源于上颈段或颅底的交感神经链。这些原发神经母细胞瘤表现为延髓小脑或桥小脑角均质性、均匀强化的脑外肿块。颅外和颅内成分常同时出现，为正确诊断提供了线索。原发于身体其他部位（腹部、盆腔或胸部）的神经母细胞瘤可因颅底转移（图7-47）而出现颅神经病变。肿瘤表现为强化的、侵蚀性团块，将骨膜向上掀起。发现肿块或骨膜掀起对诊断颅底转移瘤诊断非常重要。由于正常幼儿颅底含有可强化的红骨髓，故患有神经母细胞瘤的婴幼儿骨髓出现强化并不足以诊断转移。尤文肉瘤（原发和转移）和白血病也可侵犯颅底，均具有相同的影像表现，故颅底转移性神经母细胞瘤不能与它们鉴别。

仅2%～6%的动脉瘤样骨囊肿侵犯颅骨，且最常见于眼眶和枕骨。患儿表现为突眼，有触痛、巨大的头部肿块，或颅内压升高征象，后者有时与小脑功能丧失或颅神经病变有关。术前栓塞可减少术中出血，故确定病变起源于颅骨并作出动脉瘤样骨囊肿诊断很重要。平片显示膨胀性颅骨病变伴有典型的"肥皂泡样"钙化环。CT则显示为伴有光滑骨边缘的多叶状团块；钙化皂泡内可见液-液层面。直接冠状CT图像有助于确定病变位于骨内。MR显示为膨胀性颅骨包块伴有低信号环和光滑边缘。T1WI显示内部不均匀的类似于灰质信号的包块；T2WI显示不均匀，常可见液-液平面，下层为极低信号，上层为多种高信号。其他特征还包括圆到卵圆形极高信号区域（可能反映出血或含有高蛋白的浆液成分）。成人中征象也是如此。常采用矢状和冠状位扫描确定病变起源于骨。

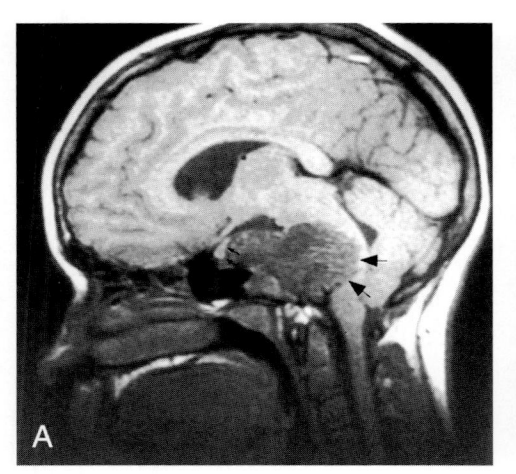

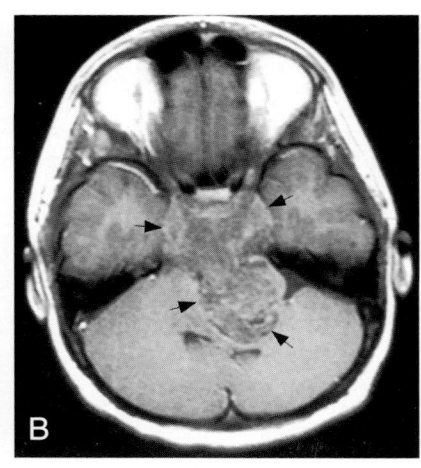

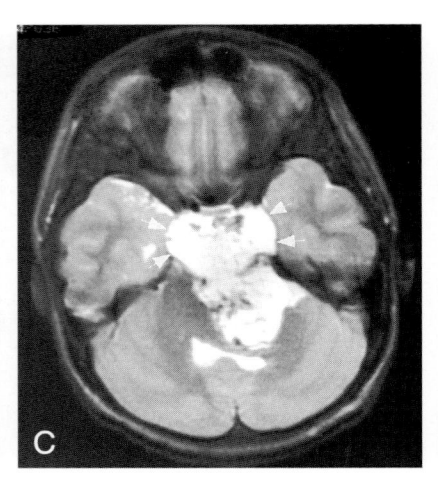

图7-44 斜坡脊索瘤。A：矢状位SE 600/20图像显示，巨大肿块（大箭号）向后推移桥脑，向前推移垂体（小箭号）。垂体移位意味着肿瘤来源于斜坡。B：增强SE 600/15图像显示，肿瘤几乎无强化（箭号）。C：轴位SE 2500/70图像显示，高信号肿物推压双侧颞叶（箭号）向外移位，推压桥脑向后外侧移位。

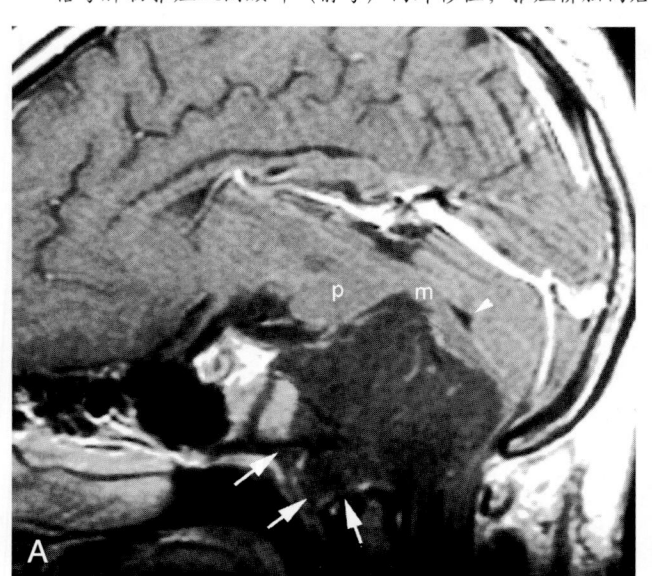

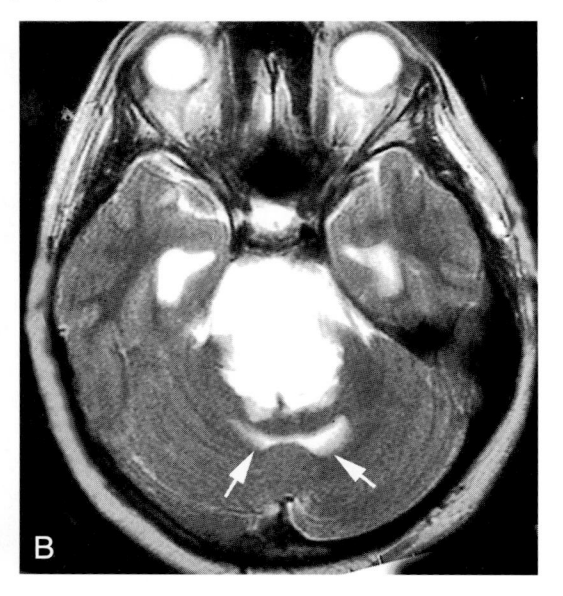

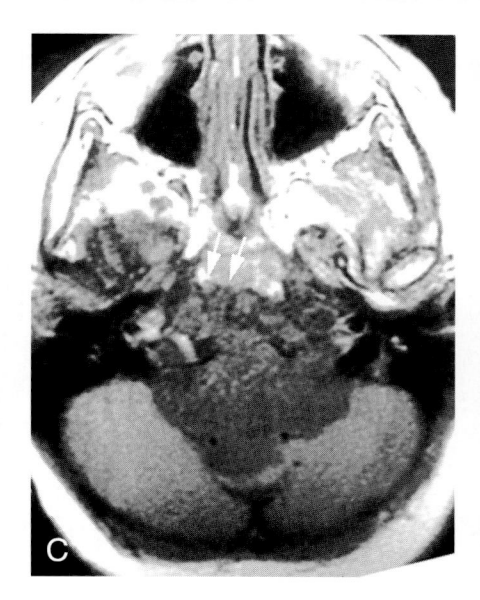

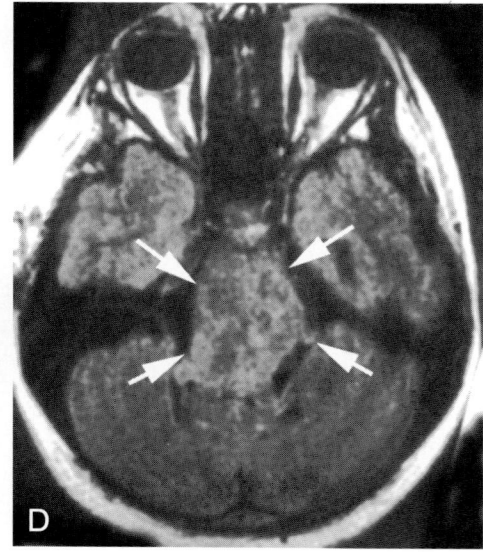

图7-45 斜坡脊索瘤。A：矢状位增强SE 600/20图像显示，巨大低信号肿块起源于枕骨底部（箭号），大部分枕骨底部遭到破坏。儿童脊索瘤常无强化。肿瘤向上压迫脑干（p），向背侧压迫延髓（m）。第四脑室后部受压并变小（箭号）。B：轴位SE 2500/70图像显示，肿瘤为长T2信号。C：轴位SE 600/11图像显示，大块状低信号肿物挤压脑干和小脑，并侵犯斜坡（白箭号）。D：轴位FLAIR图像显示，肿瘤信号轻度不均匀。

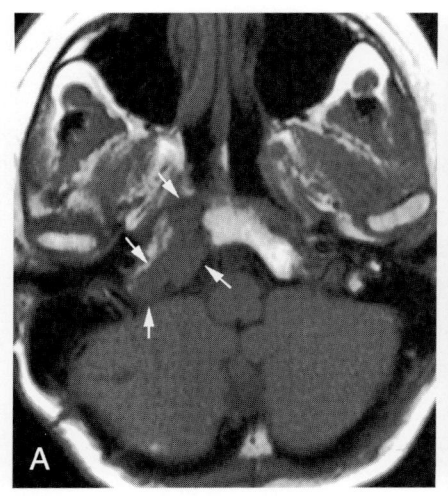

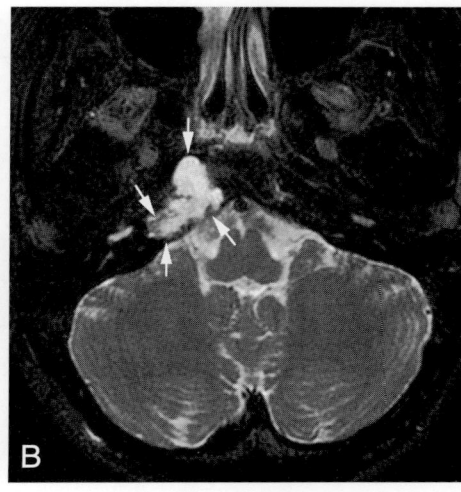

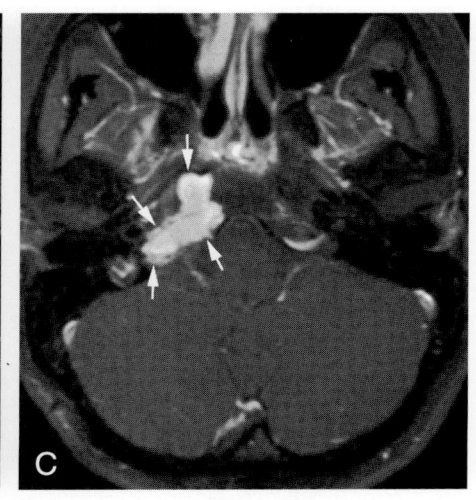

图7-46 儿童颅底软骨肉瘤。A：轴位SE 600/11 图像显示，来源于岩骨斜坡软骨结合部的肿瘤（白箭号）向内侵犯斜坡，向外侵及岩尖部。B：脂肪抑制RARE 3000/102 图像显示，肿瘤（箭号）T2弛豫时间延长。C：脂肪抑制SE 600/11 图像显示，肿块均匀强化。

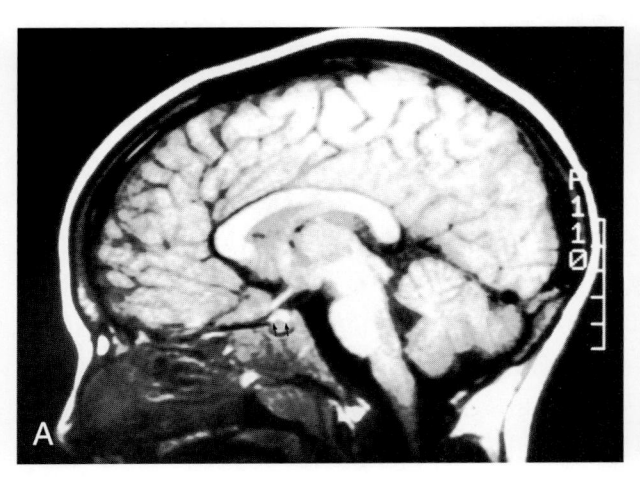

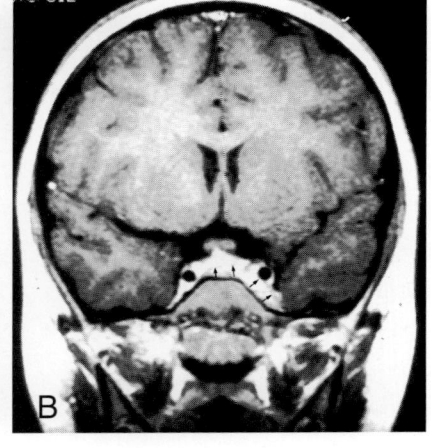

图7-47 神经母细胞瘤颅底转移。A：矢状位SE 600/15 图像显示，垂体腺（箭号）被肿块抬高，肿块与蝶骨底信号相等。B：冠状位增强SE 600/29 图像显示，蝶骨骨膜（箭号）被肿瘤掀起。

幕上肿瘤

如前所述，小于2岁和大于10岁儿童中，幕上肿瘤较幕下肿瘤更常见。

大脑半球肿瘤

星形细胞瘤是儿童大脑半球最常见的肿瘤，在新生儿和婴儿中也须考虑其他诊断（表7-3）。在新生儿中，当肿物为不均质肿瘤或内部出现钙化或脂肪时，常应考虑畸胎瘤；在婴儿中，如肿物实性部分在CT上显示为高密度或MRI显示与脑灰质信号相似，则应考虑的诊断还包括非典型畸胎样/横纹肌样肿瘤、室管膜瘤、促纤维增生性幼稚型节细胞胶质瘤和PNETs。最后，如皮质肿瘤患儿伴有长期癫痫发作病史，诊断时则应考虑神经节神经胶质瘤和胚胎发育不良性神经上皮肿瘤（DNET）。

大脑半球星形细胞瘤

毛状形星形细胞瘤、星形细胞瘤、间变性星形细胞瘤、胶质母细胞瘤

在儿童中，大脑半球星形细胞瘤约占幕上肿瘤的30%。多项研究表明男性患儿稍多。虽然7～8岁为小高峰期，但所有年龄均可发病。肿瘤位置决定患儿症状和体征，虽然癫痫、局限性神经损伤和颅压升高症状为最常见的症状（颅压增高症状包括头痛、呕吐和感觉改变），但也可见眼科症状和认知异常；当肿瘤位于额叶或颞叶皮质时，癫痫为首发症状。

病理

大脑半球星形细胞瘤与小脑星形细胞瘤一样，可为实性伴有中心坏死的实性肿瘤或有壁结节的囊性肿

表 7-3
儿童大脑半球肿瘤

肿瘤	重要表现
星形细胞瘤	最常见肿瘤，不同级别/组织类型肿瘤的MR表现不同
巨细胞瘤	发生于脑室壁，通常位于Monro孔附近
室管膜瘤	位于三角区旁，不均质
原发神经外胚层肿瘤	年幼儿，不均质，实性部分与灰质等信号
混合性神经元-神经胶质瘤	位于皮层，钙化，囊性
促结缔质生成性神经上皮瘤	年幼儿，大囊，实性部分累及硬膜
胚胎发育不良性神经上皮肿瘤	位于皮层，明显T2高信号
非典型畸胎样的/横纹肌样肿瘤	小婴儿，发现时通常较大；T2WI显示皮质信号，可见囊变
髓上皮瘤	不强化
浆细胞肉芽肿	T2WI显示低信号
脑膜血管瘤病	T2WI显示低信号伴高信号边缘
生殖细胞瘤	位于基底神经节，囊实性混杂而为不均质，T2WI显示实性部分与灰质等信号，均匀强化

瘤。虽然多形性胶质母细胞瘤也可见于儿童，且预后较成人好，但绝大部分儿童大脑半球星形细胞瘤为低组织学分级肿瘤。青少年毛细胞型星形细胞瘤（JPAs）发生于大脑半球者较小脑少见，因此，幕上星形细胞瘤预后稍差一些。肿瘤无特征性发病部位，多数位于半球深部；较成人更多累及基底神经节或丘脑，累及范围可超过一个脑叶。肿瘤被发现时往往已经很大。儿童星形细胞瘤（即使病理分级较低）在发现时常为多中心分布，可能为肿瘤发生蛛网膜下腔或脑室内转移所致。原发肿瘤位于下丘脑时，常出现多中心分布（下丘脑肿瘤将在本章以后讨论）。

影像检查

肿瘤在脑CT上的表现变化极大，实性部分在平扫时主要显示为等或低密度，增强扫描可表现为完全、部分或无强化。肿瘤可完全为实性，实性伴中心坏死，或囊性伴有可强化的实性成分。当囊肿很大时，则难以判断肿瘤位于实质外还是实质内。所以，发现有囊性成分后进行增强扫描很重要，出现壁结节强化（图7-48）即可诊断囊性星形细胞瘤。仅依据CT标准不能鉴别大脑星形细胞瘤的良、恶性。一般来说，恶性肿瘤较大，常见于婴幼儿，其实性成分呈现高密度，但这些均不足以帮助对每个病例的病理判断。偶尔，高级别幕上星形细胞瘤可见出血。

MRI上，星形细胞瘤典型表现为位于大脑半球的巨大包块，较正常脑组织呈长T1/T2信号（图7-49和图7-50）。虽然多数出现于半球深部，但也可发生于大脑白质或皮层。仅依赖MR平扫难以区分囊性和实性肿瘤；出现肿瘤内液体搏动所致的搏动影或液-液平面则可确定囊肿存在。一般来说，毛细胞型星形细胞瘤在T2WI和FLAIR图像中表现为极高信号，周围脑白质区内无血管源性水肿，增强扫描可见显著强化且合并大小不等的囊肿（图7-49和图7-50）。与毛细胞型相比，其他组织类型的低级星形细胞瘤为均质性肿瘤，边界清楚，无出血，无强化；周围可见轻度或无水肿带（图7-51）。相反，高级肿瘤由于坏死和出血而显示不均质，血管源性水肿较广泛（图7-52）。但这些特征不是绝对的，有时低级肿瘤也可显示高级肿瘤的特点，反之亦然。磁共振增强扫描表现与CT增强表现相似（图7-49和图7-50）。

弥散加权图像对区分低级和高级星形细胞瘤有一些帮助，低级肿瘤含有紧密连接的细胞较高级肿瘤实性部分少，所以可表现出更高的弥散度。不幸的是，高级别肿瘤常见坏死灶，其弥散度的增高降低了这种技术的应用价值。

如本章以前的阐述和图示，一些证据表明，神经胶质瘤体HMRS上出现更低NAA/Cho比值与肿瘤级别较高有关；但毛细胞型星形细胞瘤NAA/Cho比值也较低，单独关注该值变化毫无意义。另外，炎症和发育不良性病变也具有与恶性肿瘤相同的MRS特征。其他

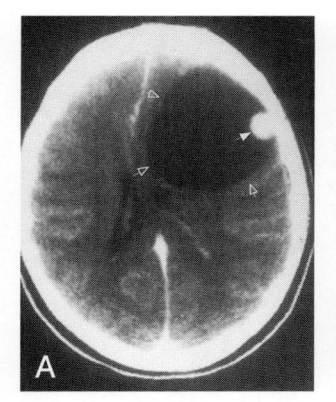

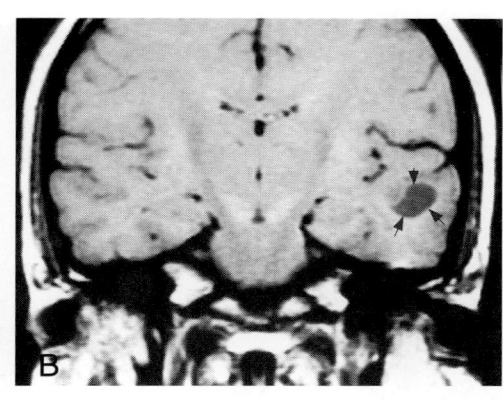

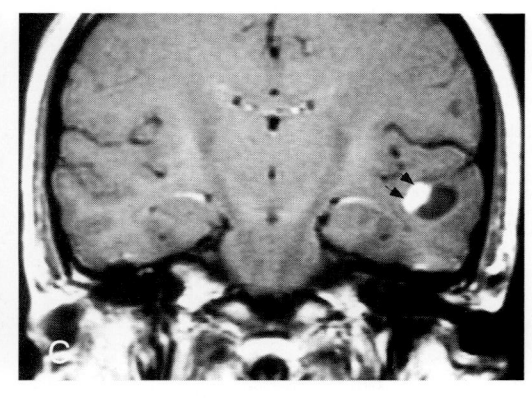

图 7-48 囊性星形细胞瘤。A：轴位增强 CT 显示，大囊（空心箭号）伴有强化壁结节（实心箭号）。很难确定这样大的囊肿在实质内还是实质外。故应对所有颅内"囊肿"患儿注射对比剂，以确定有无壁结节。B：冠状位平扫 SE 500/11 图像显示，颞叶内可见小囊肿（箭号）。C：增强 SE 500/11 图像显示，囊内壁结节（箭号）强化。

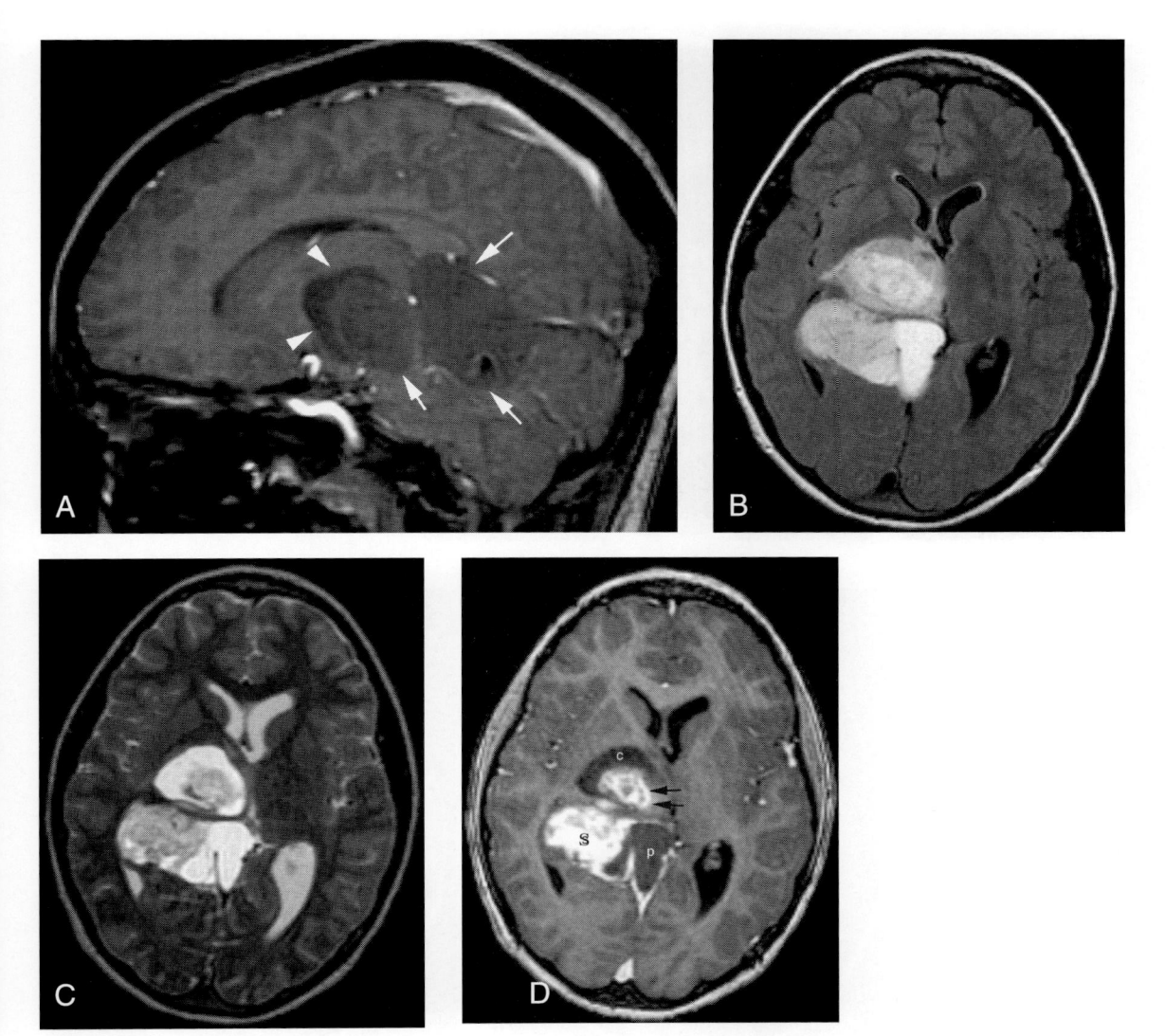

图 7-49 毛细胞型星形细胞瘤。A：矢状位 SE 450/11 图像显示，左侧丘脑区（箭号）可见与灰质信号相等的包块。注意，肿块前部（箭号头）信号更低，提示其可能为囊变。B 和 C：轴位 FLAIR（B）和 RARE 3000/102 图像显示，肿块内不同成分具有不同程度高信号。D：注射顺磁性对比剂后，可见瘤内多种成分包括肿瘤囊变（未强化且呈低信号，c）、蛋白性囊肿（轻度强化和轻度高信号，p），突性部分（明显强化，s）和微囊性强化成分（黑箭号）。

408　儿科神经影像学

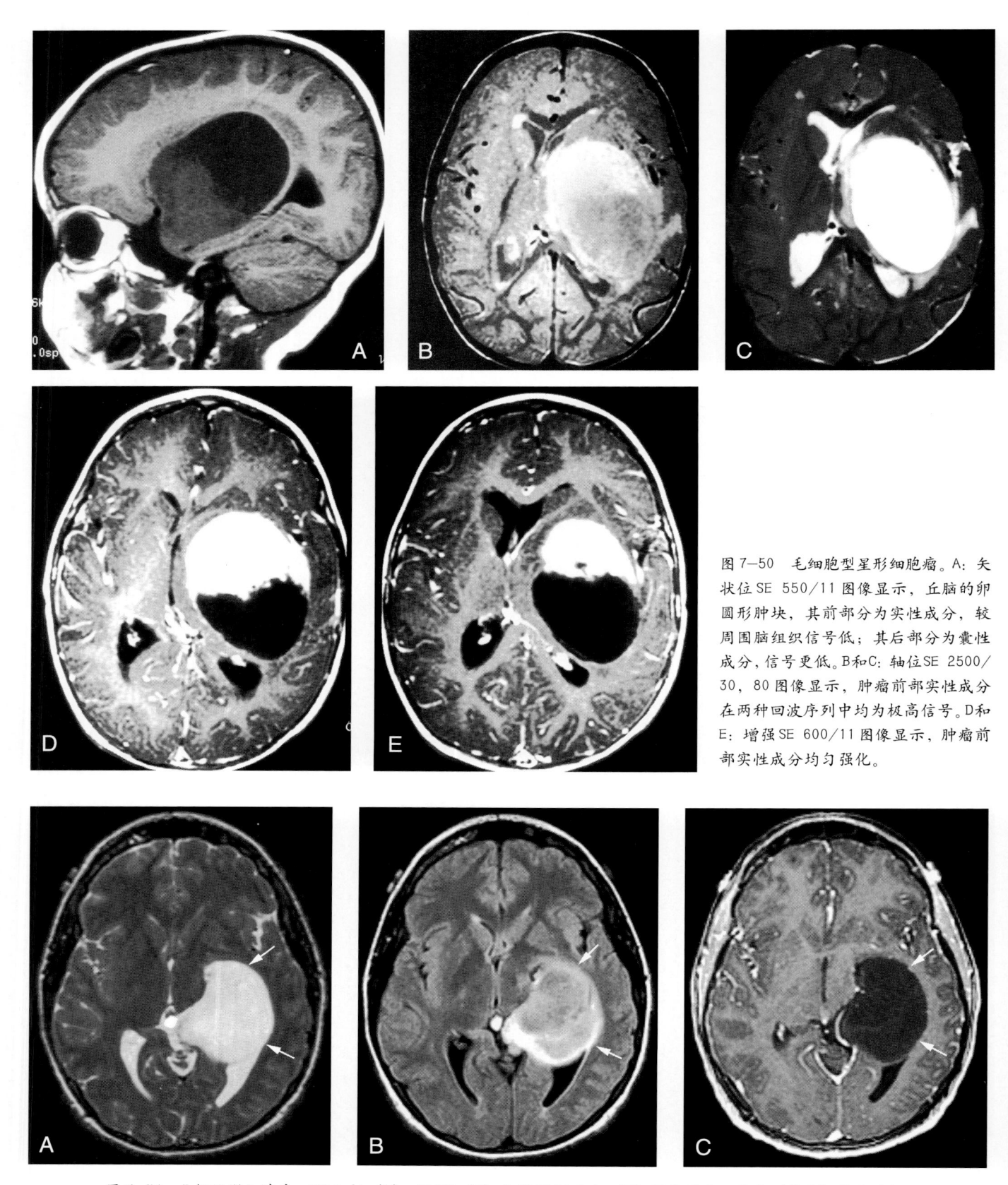

图7-50　毛细胞型星形细胞瘤。A：矢状位SE 550/11图像显示，丘脑的卵圆形肿块，其前部分为实性成分，较周围脑组织信号低；其后部分为囊性成分，信号更低。B和C：轴位SE 2500/30，80图像显示，肿瘤前部实性成分在两种回波序列中均为极高信号。D和E：增强SE 600/11图像显示，肿瘤前部实性成分均匀强化。

图7-51　Ⅱ级星形细胞瘤。T2加权（A），FLAIR（B）和增强T1加权（C）图像显示，肿瘤（箭号）信号均匀（无出血或坏死），边缘清晰，未见血管源性水肿，且无强化。

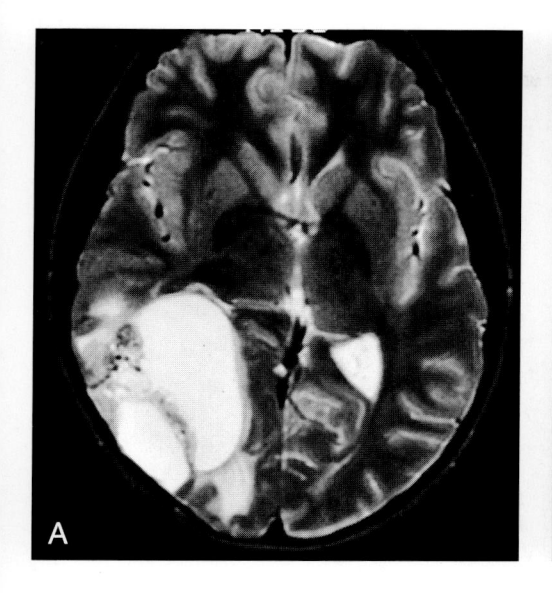

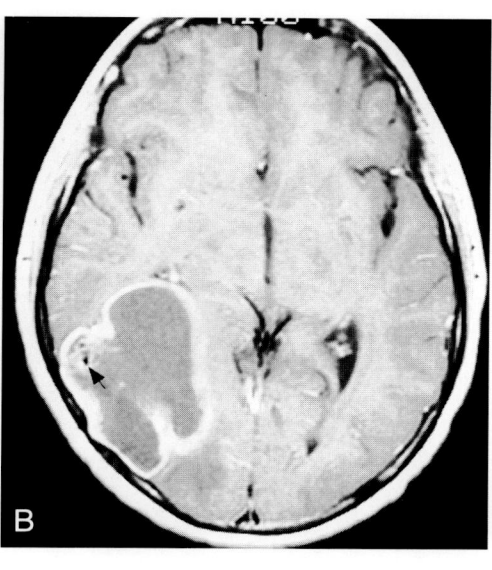

图7-52 多形性胶质母细胞瘤。A：轴位SE 2800/80图像显示，颞枕区可见信号不均匀的、部分为囊变或坏死的包块，伴有中度瘤周水肿。肿块对相邻结构产生明显占位效应。B：轴位增强SE 616/15图像显示，中度环形强化，肿瘤右前部分可见低信号灶（箭号），也许代表供养血管的流空。

证据显示，灌注图像中肿瘤内血容量增加与肿瘤高级别相关。如果以上特点同时出现于影像中，则有助于肿瘤的诊断。但肿瘤的组织学类型还需依赖活检和切除。直到撰写本书时，尚没有特异性的MR征象使我们能够最终将儿科星形细胞瘤与室管膜瘤或少突神经胶质瘤区分开。

室管膜下巨细胞星形细胞瘤

室管膜下巨细胞星形细胞瘤（SGCA）是一种独特的与结节性硬化相关的肿瘤。5%～15%的结节性硬化患儿发生该肿瘤；故一旦发现巨细胞瘤，应努力寻找结节性硬化的其他表现（见第六章）。室管膜下巨细胞星形细胞瘤可偶见于其他疾病。结节性硬化的SGCAs和含有巨细胞成分的普通星形细胞瘤均被WHO定为Ⅰ级星形细胞瘤，但前者预后仍较后者好。本病男女发病率相等。虽然肿瘤可发生于任何年龄，但高峰出现于5～10岁。当患儿无结节性硬化时，临床几乎总表现为脑积水。极少情况下，肿瘤可发生恶变并侵犯周围脑组织。

病理

室管膜下巨细胞瘤发生于室间孔附近的侧脑室壁，因阻塞孔道而引起脑积水。肿瘤来源于作为结节性硬化组成部分（见第六章）的室管膜下错构瘤。实际上，肿瘤病理表现与室管膜下错构瘤极为相似。病理上，典型巨细胞星形细胞瘤为边界清楚的均质肿瘤，常见限局性钙化。虽然组织学通常为良性，但有些肿瘤仍可见间变征象。

影像检查

结节性硬化的CT和MR表现在第六章中已有描述。在CT上，室管膜下巨细胞星形细胞瘤表现为起源于脑室壁的边界清晰的低-等密度圆形病灶，最常位于室间孔附近并引起脑积水（图7-53），常可发现其他部位室管膜下肿瘤，伴钙化或不伴钙化。增强扫描中，巨细胞瘤总是显示均匀强化。MR检查也显示为边界清楚的圆形或卵圆形肿块，最常出现于室间孔区，常突向侧脑室。典型者在T1WI上为低-等信号，T2WI上为高信号（图7-54）。多发室管膜下小结节常见于结节性硬化患儿。而且，MRI还可见多发性皮质错构瘤，表现为受累脑回宽大并在T2WI上为高信号，而T1WI上信号强度不一（见第六章和图7-54）。静脉注入Gd-DTPA后，巨细胞瘤均匀强化（图7-54B）。如第六章所述，巨细胞瘤具有缓慢进行性生长的特点。如发现起源于室间孔附近的肿瘤迅速生长且累及脑实质，应考虑其可能发生了间变。

多形黄色星形细胞瘤

多形黄色星形细胞瘤在某些方面与婴幼儿促纤维增生性节细胞胶质瘤、婴幼儿促纤维增生性星形细胞瘤极为相似（见"神经元肿瘤和神经元胶质混合肿瘤"章节），它们不成比例地好发于年轻患儿，典型者发生于大脑半球外周，可累及脑膜；尽管组织学特点提示为高级别恶性肿瘤，但均具有良好预后。婴儿中诊断为"多形黄色星形细胞瘤"者罕见，本病最多见于青少年和青年。另外，也许由于颞叶为最好发部位（约50%），故患儿最常见的症状为癫痫。顶叶（15%～20%）、额叶

410　儿科神经影像学

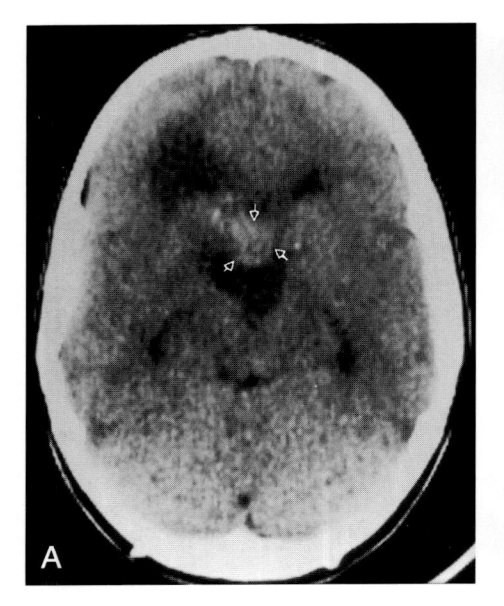

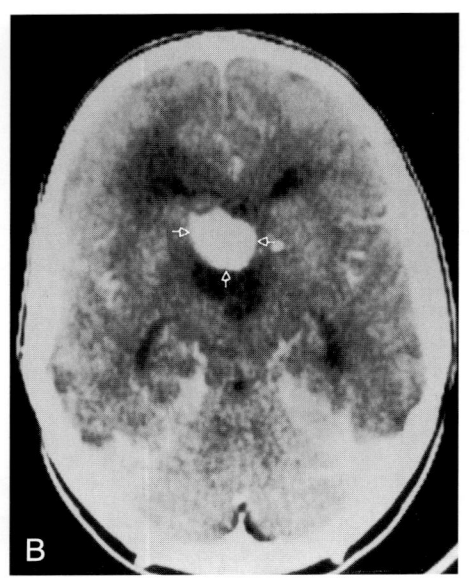

图 7-53　巨细胞星形细胞瘤。A：经室间孔层面的 CT 平扫显示，来源于室间孔的包块（箭号），与脑组织密度相等。肿瘤周围可见中度血管源性水肿。B：注入碘对比剂后，肿瘤均匀强化（箭号）。

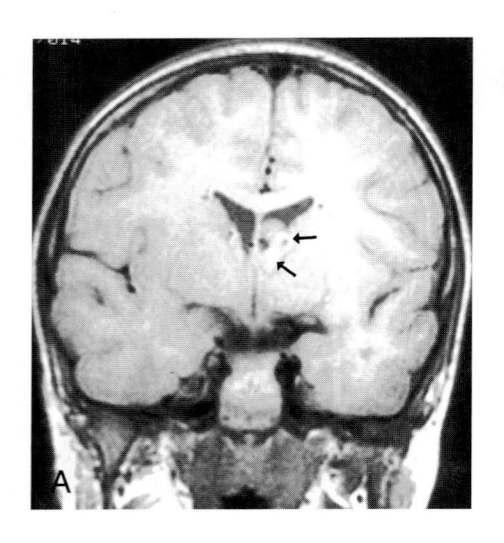

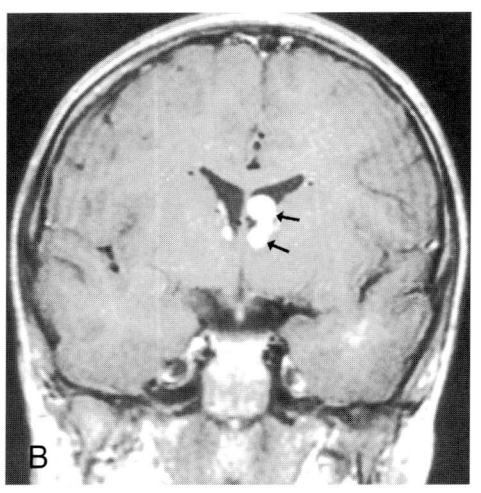

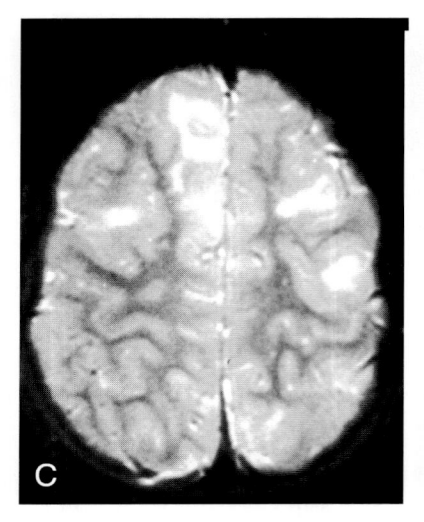

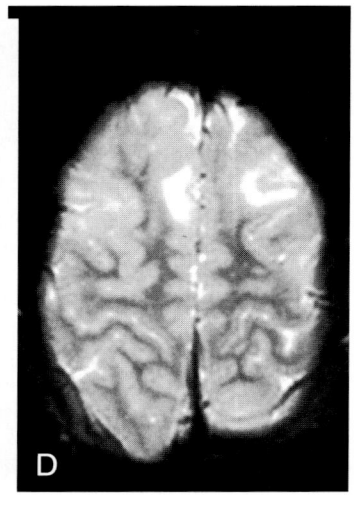

图 7-54　巨细胞星形细胞瘤。A：冠状位 SE 800/20 图像显示，左侧室间孔区可见肿块（箭号），伸入左侧脑室前角。B：注射顺磁性对比剂后，肿块均匀强化（箭号）。C 和 D：接近头顶的轴位 SE 2800/70 图像显示，多发皮层下长 T2 信号区，为结节性硬化的特征性皮质结节。

表 7-4
儿童鞍上肿瘤

肿瘤	关键特征
颅咽管瘤	实性部分不均匀，囊性部分环状强化信号不同
星形细胞瘤	实性成分 T2 高信号
生殖细胞瘤	T2WI 与灰质等信号，尿崩症
朗格罕氏细胞组织细胞增生症	垂体柄增粗、强化，寻找骨病变
下丘脑错构瘤	在 T1WI、T2WI 上与灰质等信号，无强化；有时可见囊肿
脉络膜囊肿	与脑脊液等信号，无强化
鞍上垂体腺瘤	垂体内团块，蝶鞍扩张
Rathke's 裂囊肿	鞍内病变、壁光滑；信号多变
淋巴性垂体炎（罕见）	同生殖细胞瘤或朗格罕氏细胞组织细胞增生症
肉芽肿（结节病或结核，极罕见）	其他颅内、外病变，T2WI 为低信号
髓上皮瘤（极罕见）	T1WI 为低信号，T2WI 与灰质等信号；不均匀强化

（10%）和枕叶（5%～10%）受累者少见。极少情况下，可见肿瘤起源于基底节、小脑和脊髓。

病理

病理上，多形黄色星形细胞瘤发生于大脑外周，经常侵入并累及软脑膜，侵犯硬膜者少见。约半数病例可见囊性成分，囊肿可很大；钙化罕见。组织学检查显示，多形梭细胞胞质内可见脂质沉积在稠密的纤维性网中。纤维变性中可见单核或多核巨细胞以及嗜酸细胞性肉芽肿。

影像

多形黄色星形细胞瘤的典型表现为边缘清晰的颞叶包块，实性部分在 CT 上与灰质等密度，在磁共振 T1/T2 图像中与灰质等信号，而在 FLAIR 图像中显示为高信号（图 7-55）。与脑灰质等信号或近似等信号有助于将本病与星形细胞瘤鉴别，后者由于含较多水分而在 CT 中显示为更低密度，在磁共振 T1WI 中为更低信号和 T2WI 中为更高信号。根据肿瘤实性成分中是否出现微小囊变，增强后可表现为均匀强化（图 7-55C）或不均匀强化。外周缺乏或仅有轻微血管源性水肿。病变常累及软脑膜，约见于 2/3 的病例中。像所有慢性生长的外周肿瘤一样，偶可见颅骨内板破坏。约半数病例中可见大小不等的囊肿（图 7-55）；囊肿壁强化形式多样。如进行血管造影检查，可见肿瘤实性成分缺乏血管；如出现血管染色则提示坏死。

可依靠患儿年龄进行鉴别诊断。在婴儿中，婴幼儿促纤维增生性神经节胶质瘤和 PNETs 表现极为相似。毛细胞型星形细胞瘤因其实性部分水含量较高而可被鉴别，室管膜瘤则因其发生位置为大脑深部而被区分（多形黄色星形细胞瘤多发生于大脑浅部）。在年长儿和青少年中，鉴别诊断主要包括高级别星形细胞瘤、少突胶质瘤和神经节胶质瘤。

神经元性和神经元－胶质混合性肿瘤

神经节胶质瘤和神经节细胞瘤

神经节胶质瘤和神经节细胞瘤是一类包含神经细胞和胶质细胞（通常为星形细胞）的肿瘤；从这个意义上讲，它们不同于许多只含有胶质细胞的中枢神经系统原发肿瘤。神经节胶质瘤和神经节细胞瘤（又称为神经节瘤）为少见肿瘤，约占儿童脑肿瘤的 3% 和幕上肿瘤的 6%。年长儿和青壮年患儿较婴幼儿多见。男性略多于女性。虽然常在 10 岁左右发病，但不少患儿的这种缓慢生长的肿瘤直到成年期才被发现。患儿的临床病史多为长期存在的一种局部症状。当新皮层和颞叶受累时，常出现长期的局限性癫痫；半数病人表现为癫痫，大多数为部分复杂性癫痫。肿瘤全切可减轻癫痫症状；事实上，肿瘤全切可治愈任何表现。当第三脑室和下丘脑受累时，症状（肥胖、尿崩症或贪食症）反映出下丘脑功能丧失。这些肿瘤不应与发育不良性小脑神经节细胞瘤（Lhermitte-Duclos 综合征，一种在第五章中讨论过的先天性畸形）混淆。

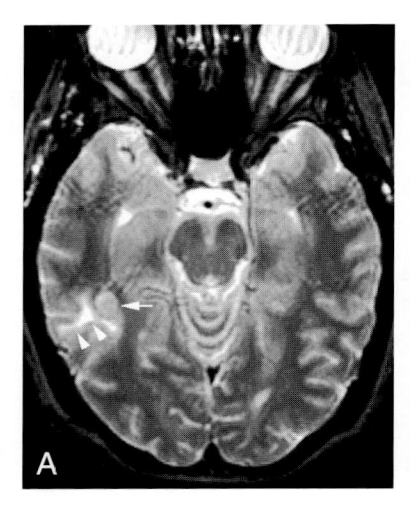

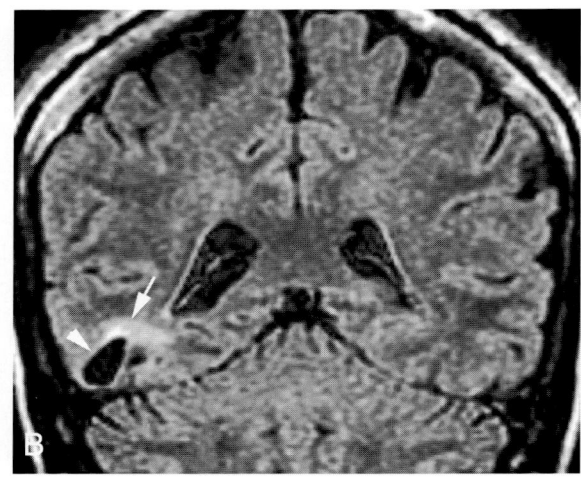

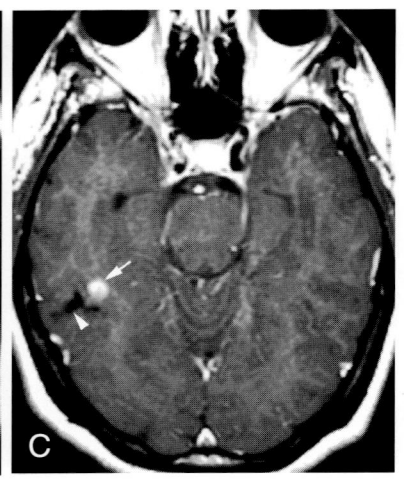

图7-55 多形黄色星形细胞瘤。A：轴位SE 2500/70图像显示，含有实性（箭号）和囊性（箭头）成分的颞叶包块。注意，实性成分为灰质信号。B：冠状位FLAIR图像显示，肿瘤周边的成分为囊性（箭头），实性部分为轻度高信号（箭号）。C：轴位增强SE 600/11图像显示，实性成分强化（箭号），但周边囊性成分未强化（箭头）。

病理

神经元-胶质混合性肿瘤主要发生于大脑半球，颞叶为最好发部位，其次为顶叶、额叶、枕叶、第三脑室和下丘脑。小脑、脑干和脊髓也可受累。多数肿瘤为边界清楚的实性小包块，常见钙化和囊变。神经节胶质瘤和神经节细胞瘤的鉴别依靠组织学检查；如出现增殖性胶质成分，则为神经节胶质细胞瘤；如出现发育不良性神经元成分而缺乏增殖性胶质则为神经节细胞瘤（或神经节瘤）。颞叶神经节胶质瘤被认为与颞叶内侧硬化有关，甚至被疑为其病因。

影像检查

神经节胶质瘤和神经节细胞瘤的影像表现相似。CT表现为位于半球外周的边界清楚的低密度病变，无占位效应和水肿（图7-56）。肿瘤实性成分可为等密度、混杂密度或低密度，当出现低密度时，注意不要把低密度区误认为是囊肿。约35%神经节胶质瘤在CT上可见钙化。肿瘤实性部分可部分或全部强化，也可完全不强化。肿瘤周围有时出现水肿（低密度）。当肿瘤位于大脑周边时，可能会侵蚀颅骨内板。

在MRI上，神经节胶质瘤边界可清晰或不清晰。肿瘤可为实性（图7-56B）、囊性（图7-57）、囊性伴有壁结节或多发小囊样表现（图7-58）。T1WI信号强度多变（多为混杂信号），T2WI常显示高信号。代表钙化的稍短T1信号，可能有助于确定这些肿瘤（图7-58）。肿瘤实性部分强化形式多变（图7-56B）。像CT一样，大脑半球周边肿瘤侵蚀相邻颅骨有助于诊断神经节胶质瘤。当神经节胶质瘤位于下丘脑时，难以与下丘脑星形细胞瘤相鉴别；当出现在周边时，则难以与星形细胞瘤、少突胶质瘤和胚胎发育不良性神经上皮肿瘤相鉴别。

促纤维增生性神经上皮肿瘤（婴幼儿促纤维增生性神经节胶质瘤/婴幼型促纤维增生性星形细胞瘤）

婴幼儿促纤维增生性神经节胶质瘤（DIG）/婴幼儿促纤维增生性星形细胞瘤（DACI）是非常相似的婴幼儿原发肿瘤，以包含星形细胞和神经节细胞以及大量促纤维增生基质（主要为纤维母细胞）为特点。尽管出现类似于高级别间变的大量有丝分裂区，肿瘤仍显示出良性临床过程。从其组织学和临床相似性来看，部分作者认为这些肿瘤具有共同起源和不同的组织分化。因此，许多作者将其共同归为促纤维增生性神经上皮肿瘤。本书将按照该组叙述。

DIGs和DACIs患儿典型表现为婴儿巨头或部分性复杂性癫痫，报道的发病中值年龄为5个月。神经影像显示为起源于大脑半球的巨大肿瘤，一般囊性成分很大且在图像上十分明显，有时在首次影像检查中囊肿也可较小。多个脑叶受累，好发于额叶和顶叶。通常可见周边实性成分，实性部分常累及软脑膜，故可能突出于脑实质外。实性成分在CT上与灰质比较呈等或高密度，在T1WI和T2WI上为等信号。增强后实性成分明显强化（图7-59）。囊壁不强化。肿瘤全切可达到治愈效果，无须化疗或放疗。

发现一个包含外周板状实性成分的大脑巨大囊性

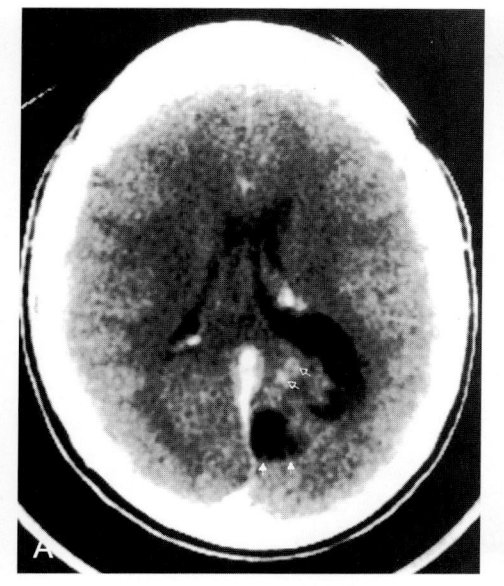

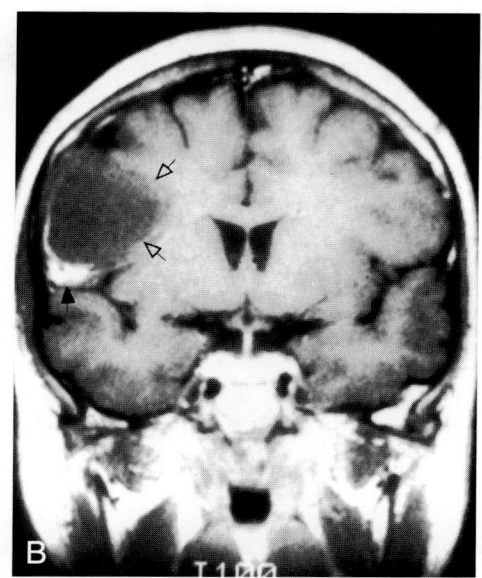

图 7-56 神经节胶质瘤。A：轴位增强 CT 扫描显示，左枕叶视皮层附近的混合密度包块。可见钙化（空心箭号）和低密度区（实心箭号）。神经节胶质瘤的低密度区不一定是囊变。B：冠状位增强 SE 600/16 图像显示，右额叶包块引起颅骨内板压迫性侵蚀。虽然术中发现包块完全为实性，但仅部分强化（实心黑箭号），而大部分未见强化（空心黑箭号）。

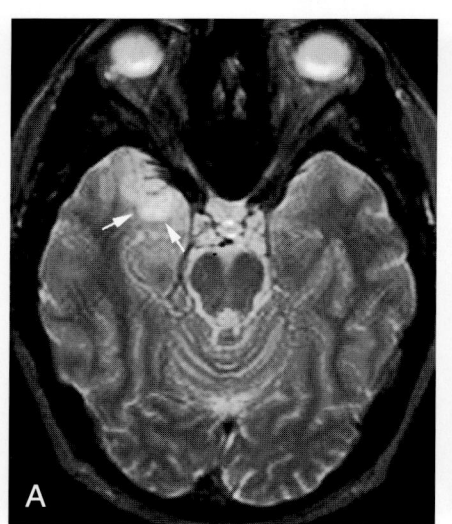

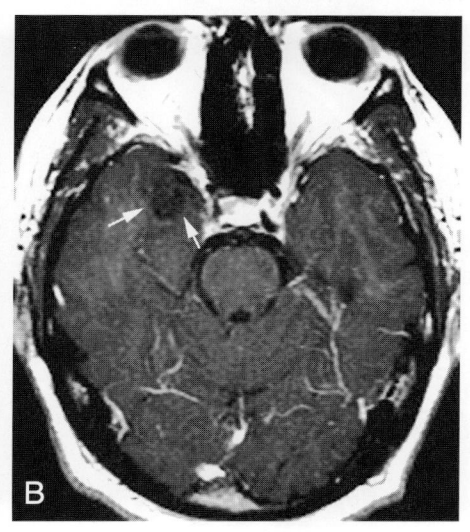

图 7-57 神经节胶质瘤。A：轴位 SE 2500/70 图像显示，右侧颞叶前部可见大囊性、分叶状包块（箭号）。B：轴位增强 SE 600/11 图像显示，肿瘤无强化。

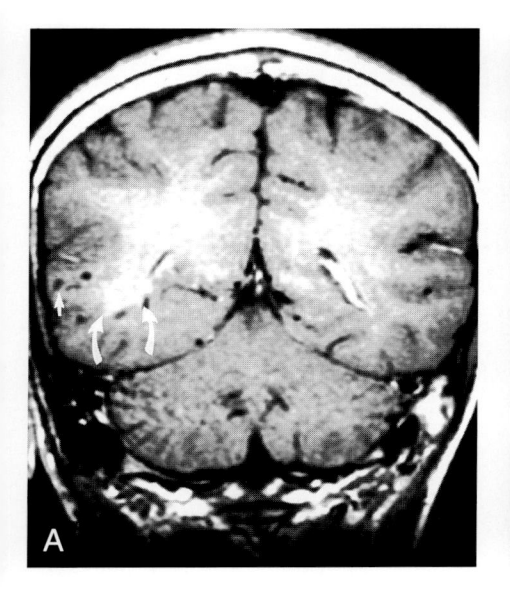

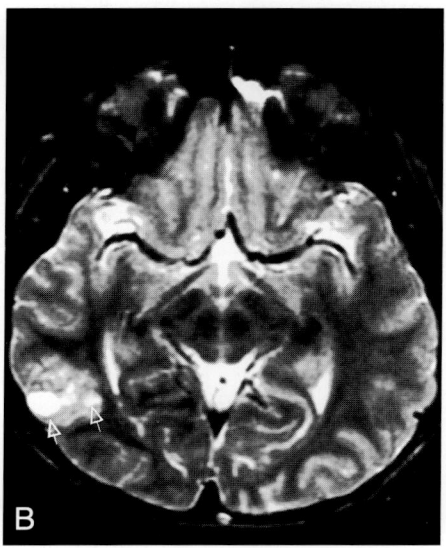

图 7-58 神经节胶质瘤。A：冠状位 SE 616/15 图像显示，右颞叶皮层可见一个小囊（小直箭号），相邻颞叶白质内可见高信号（弯曲箭号）。B：轴位 SE 2800/80 图像显示，右颞叶皮层可见高信号肿瘤（箭号）。

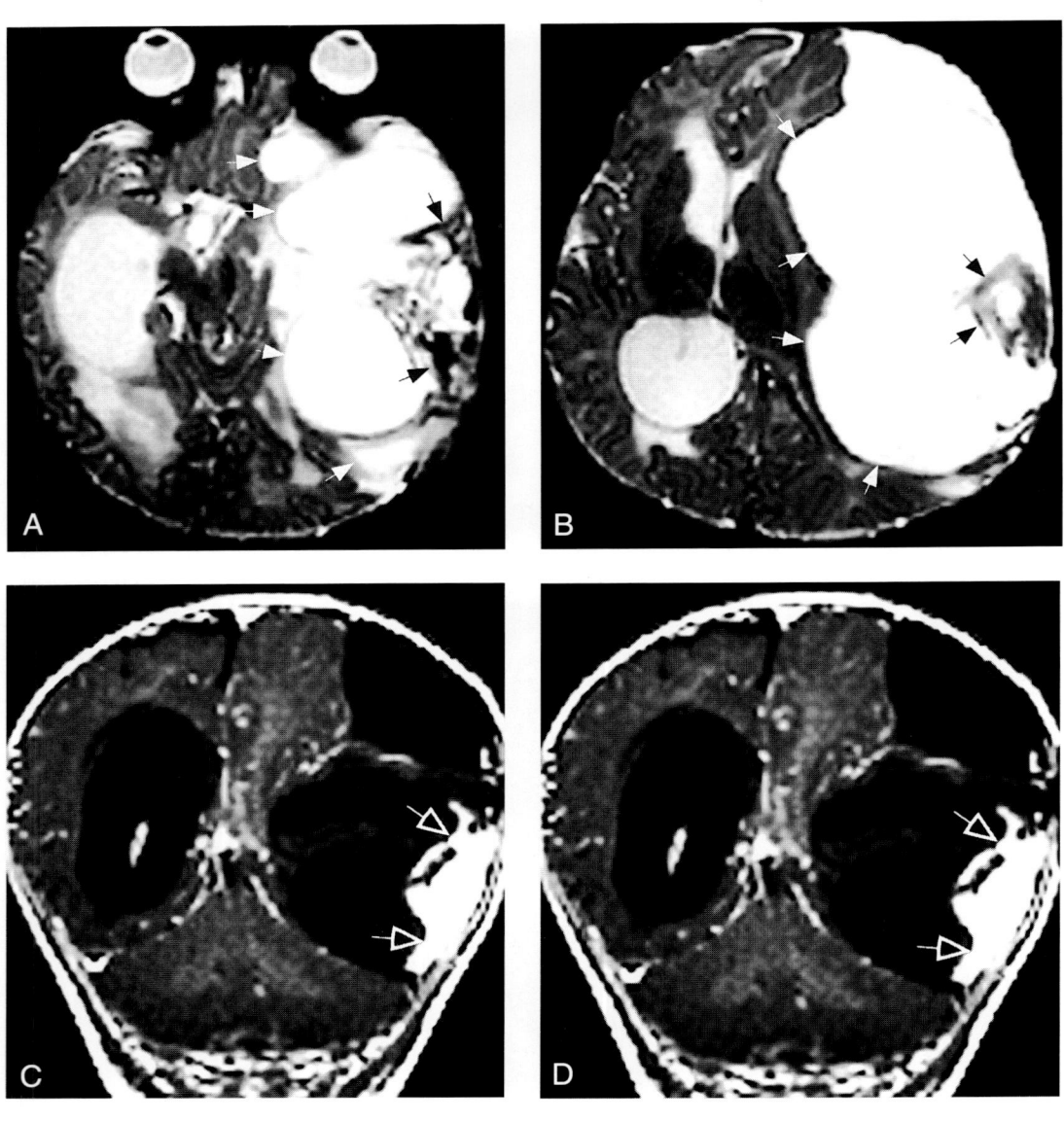

图7-59 婴幼儿促纤维增生性神经节胶质瘤。A和B：轴位SE 3000/120图像显示，左侧大脑半球可见多发实质内巨大囊肿（白箭号），向右侧推移中线结构。肿瘤侧面可见低信号实性成分（黑箭号）。C和D：冠状位增强SE 600/15图像显示，外侧实性成分（空心箭号）均匀强化。

肿瘤提示DIG和DACI的诊断对临床治疗十分重要，因为其组织学特点容易被混淆。肿瘤除了具有纤维增生和星形胶质细胞以及神经元肿瘤细胞外，还常含有小的有丝分裂活动性细胞，这将导致误诊为恶性肿瘤。事实上，在做出正确诊断前，大量患儿最初均经过了用于高级别肿瘤的化疗。DIGs和囊性星形细胞瘤鉴别在于前者多位于外周部位，肿瘤实性成分在CT上为高密度，在磁共振T2WI上为短信号，而后者则为低密度和长T2信号。神经影像方面的其他鉴别还应包括高级别星形细胞瘤、多形性苍色星形细胞瘤PNETs和室管膜瘤。如果肿瘤的软脑膜部分较多，还应与脑膜瘤和脑膜肉瘤鉴别。

胚胎发育不良性神经上皮肿瘤（DNET）

胚胎发育不良性神经上皮肿瘤（DNET）是一种大脑皮质的良性肿瘤，儿童和青年患儿几乎总表现为部分性复杂性癫痫，其他神经症状和体征罕见。这是一种常见而重要的肿瘤，最近的研究表明，20%儿童和青年难治性癫痫是由该病所引起。肿瘤的诊断标准已较有了很大进展，目前最佳的标准是：①20岁以前发病的部分性癫痫发作；②无神经损伤或明确的先天性损伤；③肿瘤位于皮层。极少情况下，肿瘤发生于大脑半球深部，特别是尾状核区。

病理

病理上，60%以上的DNET位于颞叶，30%在额叶，余下的分散于顶叶和枕叶、深部核团、脑干和小脑。

肿瘤为实性包块，但常伴有囊腔或微囊结构。部分肿瘤邻近的皮质发育不良，提示本病可能是干细胞发育障碍或在胚胎3~6个月时发育缺陷所致。很多以前组织学分类为神经节胶质瘤或混合性少支与胶质－星形细胞瘤的肿瘤，现在看来可能具有DNET的特点。

影像检查

影像表现变化很大，可能反映了DNET类病变显著的生物学多样性。尽管具有这种多样性，几乎所有DNET都表现为边界清楚的分叶状皮层肿瘤，在CT平扫中较白质密度低。在磁共振图像上，其T1/T2时间较灰质长（图7-60和图7-61）。30%~40%病例中可见囊腔和微囊成分；它们表现为边界清楚的极长T1/T2信号影，并使肿瘤显示出分叶状或多分叶状特点（图7-61）。约1/3患儿肿瘤中出现钙化。因为病变多原发于皮质且位置表浅，故凸面DNET可侵蚀颅骨内板（图7-60）。约30%可见皮质下受累。在这种病例中，肿瘤最大径出现于皮质层面，冠状位观察可见肿瘤呈三角形。皮层内病变多为圆形或椭圆形。20%~40%在增强扫描时出现典型的片状强化，但也可为弥漫性强化。这些肿瘤是代谢不活跃肿瘤，在^{18}F-FDG PET和^{11}C-MET PET影像中的葡萄糖摄取率较低。因为影像表现多种多样，所以任何时候发现原发于皮质的高水含量肿瘤且患儿具有长期顽固的部分性癫痫病史以及神经学检查正常或出现长期确定的神经损伤时，应考虑DNET的诊断。

幕上室管膜瘤

幕上室管膜瘤占儿童室管膜瘤的20%~40%。男孩多发，高发年龄为1~5岁。症状与肿瘤部位有关。颅压升高、共济失调和局部性癫痫是最常见的就诊原因。

病理

幕上室管膜瘤与发生于幕下者组织学表现相同。半数病例中可见小钙化灶；常可见囊变区（尤其是大肿瘤中）。虽然病理学教科书上描述绝大多数肿瘤位于额叶，常与额角壁相接，但我们在UCSF的经验和放射学文献报道中则认为，肿瘤最常发生于顶叶和颞顶区。与幕下室管膜瘤相比，幕上肿瘤较少发生于脑室内，故经脑脊液传播者少见。而且，与星形细胞瘤相比，室管膜瘤周边边界相当清晰，更可能在手术中进行肿瘤全切。

影像检查

与幕下室管膜瘤一样，幕上肿瘤在CT和MRI上表现极富变化性。多数肿瘤边界清楚，在CT平扫上表现为等或高密度，半数病例可见钙化和囊变（图7-62）。增强后，肿瘤实性成分强化形式不一。当顶叶和颞叶脑室旁出现等密度包块并伴有囊肿和钙化灶时，如果增强后显示不均匀强化，则应考虑为室管膜瘤。

在MRI上，室管膜瘤的主要特征是不均质和位于三角区旁，肿瘤实性部分（在T1WI，T2WI和FLAIR图像呈等信号）、肿瘤内钙化，囊变和偶发的出血（在所有序列的图像中均表现为混杂信号强度）使肿瘤显示为混合性信号（图7-63和图7-64）。但幕上室管膜瘤在MR上也可表现为均匀信号（不能与低级星形细胞瘤相鉴别），或伴有环状强化及广泛水肿（不能与高级星形细胞瘤或PNET相鉴别）。

鉴别诊断

当对儿童幕上肿瘤进行鉴别时，应该注意，室管膜

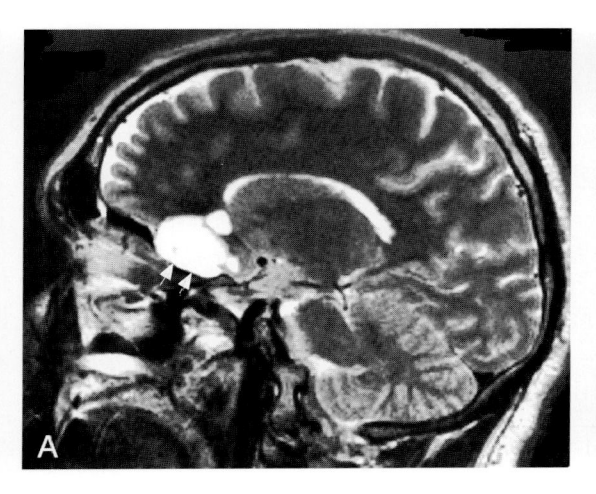

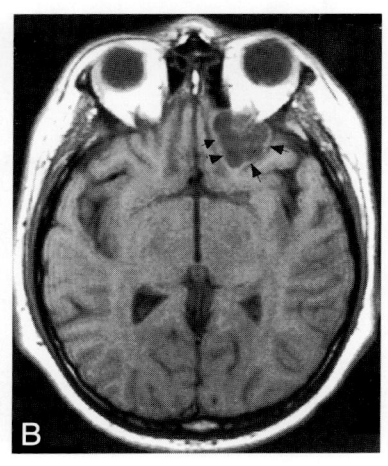

图7-60 胚胎发育不良性神经上皮肿瘤。A：矢状位FSE 3500/102图像显示，左额叶基底部可见均匀高信号多分叶状包块。注意，眶顶塌陷（箭号）提示肿物为生长缓慢的浅表包块。B：轴位SE 600/11图像显示，左侧额叶可见边缘锐利，信号均匀的未强化包块（箭号）。

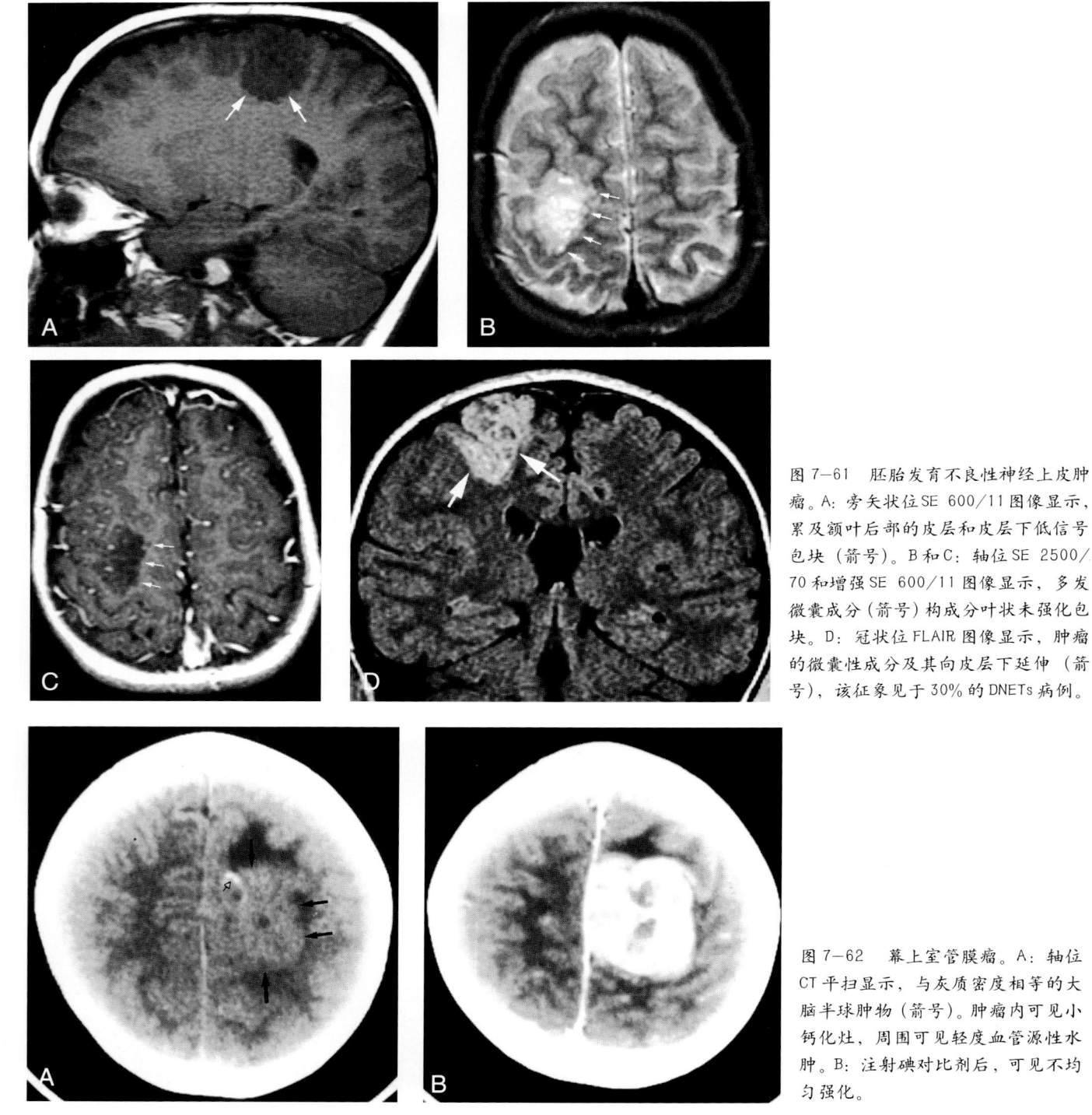

图7-61 胚胎发育不良性神经上皮肿瘤。A：旁矢状位SE 600/11图像显示，累及额叶后部的皮层和皮层下低信号包块（箭号）。B和C：轴位SE 2500/70和增强SE 600/11图像显示，多发微囊成分（箭号）构成分叶状未强化包块。D：冠状位FLAIR图像显示，肿瘤的微囊性成分及其向皮层下延伸（箭号），该征象见于30%的DNETs病例。

图7-62 幕上室管膜瘤。A：轴位CT平扫显示，与灰质密度相等的大脑半球肿物（箭号）。肿瘤内可见小钙化灶，周围可见轻度血管源性水肿。B：注射碘对比剂后，可见不均匀强化。

瘤原发于年幼儿。因此，如果1岁以内儿童（尤其是前六个月）MRI上出现位于中线的非均质肿瘤，应首先考虑为畸胎瘤。如患儿（尤其是在1~5岁的儿童）幕上非均质肿瘤位于中线和脑室外，则应考虑室管膜瘤、PNET/非典型畸胎瘤样/横纹肌样肿瘤。如发现脑室内显著不均质肿瘤，则应考虑脉络丛癌。

具有神经母细胞或胶质母细胞成分的肿瘤

原始神经外胚层肿瘤（PNET）

原始神经外胚层肿瘤（PNETs）的概念最早由Hart和Earl提出的，是一种高细胞肿瘤，其中90%~95%以上为未分化细胞。虽然肿瘤中也可见沿胶质或

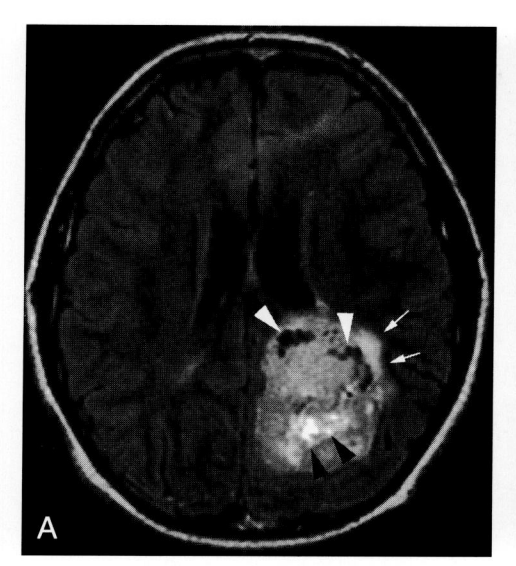

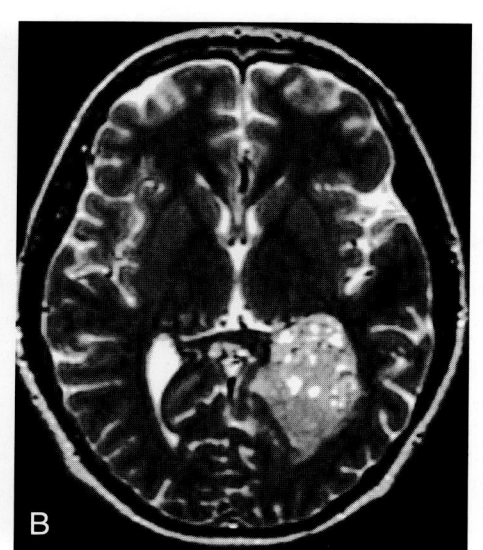

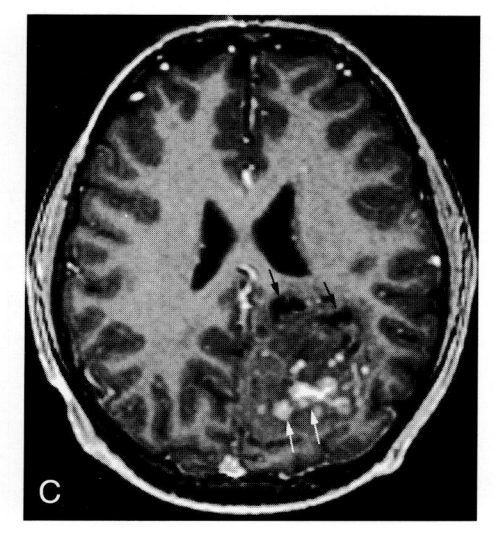

图7-63 伴有小囊和坏死的幕上室管膜瘤。A：轴位FLAIR图像显示，左侧三角区附近的不均匀包块。低信号区为肿瘤（白箭头）囊变；高信号区（黑箭头）为坏死。肿瘤实性部分信号特点与灰质相似。B：轴位RARE 3000/102图像不能区分囊变和坏死。C：轴位增强GE 34/7（θ=70°）显示，肿瘤坏死区（白箭号）强化，而囊变区（黑箭号）不强化。

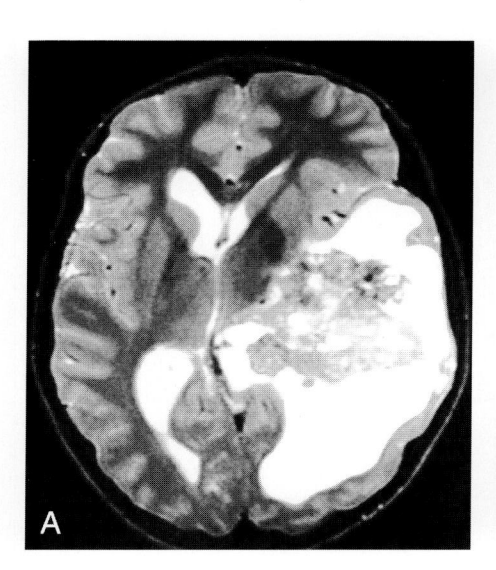

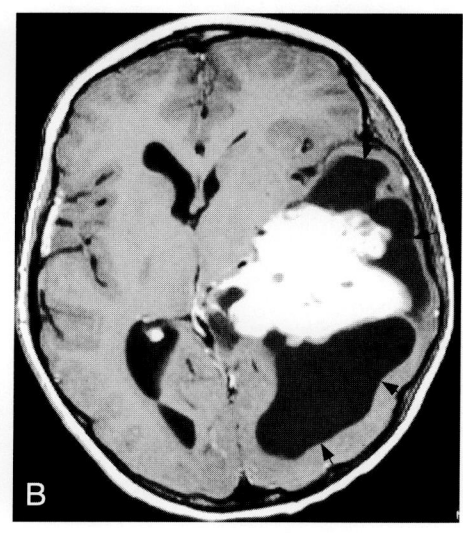

图7-64 伴有大囊的幕上室管膜瘤。A：轴位SE 2800/80图像显示，左颞叶不均匀囊、实性包块。B：轴位增强SE 650/15图像显示，肿瘤实性部分不均匀强化。囊腔（箭号）较脑室信号高，故为肿瘤囊变。

神经细胞分布的未分化灶,但其高比例的未分化细胞使其与其他肿瘤有所不同。在组织学上,PNETs与髓母细胞瘤、松果体母细胞瘤、非典型畸胎样/横纹肌样肿瘤及外周神经母细胞瘤类似。虽然关于这些肿瘤的分类还存在一些争议,但事实上,许多原来被诊断为原发大脑神经母细胞瘤,原发大脑髓母细胞瘤,室管膜母细胞瘤和未分化小细胞肿瘤的病例,目前应考虑为PNET。PNETs是一种少见肿瘤。虽然报道的发病率范围很大,但也许仅占儿童幕上肿瘤的5%以下,可能因为病理学家诊断该肿瘤的愿望不同,而且经常改变对肿瘤类型的确认。虽然有报道患儿发病在24岁以上,但本病仍多见于5岁以下儿童。男女无差别。病人最常表现为巨脑(如果在婴儿期确诊)、颅压升高或癫痫(如在儿童晚期确诊)。

病理

PNETs常出现于深部脑实质,发现时往往已经很大了。虽然组织学检查示其细胞分布超过了肿瘤表面上的边界,但大体病理上肿瘤边界清晰。半数肿块可见坏死和钙化灶。有报道表明,肿瘤可通过脑脊液通路种植及转移到脊髓、肺、肝和骨髓。

影像检查

CT平扫,肿瘤实性部分较正常脑白质密度高,可能由于肿瘤细胞核/胞浆比高导致其电子密度增高所致(图7-56)。常见囊变和颗粒状钙化灶,10%可见出血。静脉注入碘对比剂后,常出现一些强化,依据所合并的坏死或囊变区的大小和数量不同,强化可为显著均匀、不均匀或环状强化。

PNET最典型的MR表现为位于脑实质和侧脑室的边缘非常清楚的大肿块(图7-65,图7-66和图7-67)。像室管膜瘤一样,肿瘤表现多变,可从实性(图7-66)到囊性(图7-67),从均匀到极度不均匀,还可为实性环状结构包绕中心坏死区(图7-65)。实性部分在T2WI和FLAIR图像与脑灰质信号相等。点状钙化不明显或显示为低信号。肿瘤实性部分弥散减弱且较周围正常脑组织血容量增加。囊变区在T1WI上为低信号,T2WI上为极高信号,且弥散增高。FLAIR图像有助于鉴别坏死(高信号)与囊肿(低信号)(图7-65B)。出血在T1WI和FLAIR图像上为高信号,依据铁离子的化学状态不同而在T2WI上显示不同信号。静脉注入顺磁性对比剂后,肿瘤显示多种强化表现(类似于CT增强)。磁敏感加权灌注图像显示肿瘤血容量增加。当年幼儿出现边缘清晰的大肿块,特别是肿瘤极不均匀时,应提示PNET的诊断。鉴别诊断包括高级胶质瘤、室管膜瘤和非典型畸胎样/横纹肌样肿瘤。

髓上皮瘤

髓上皮瘤是一种极罕见的发生于5岁以前的脑肿瘤。患儿常因颅内压升高而出现头痛、恶心、呕吐。虽然肿瘤最常见于大脑半球脑室周围区域,但也可来源于鞍上区、小脑或脑干。当肿瘤发生于后颅窝时,患儿症状和体征可包括颅神经病变、偏瘫,甚至昏迷。

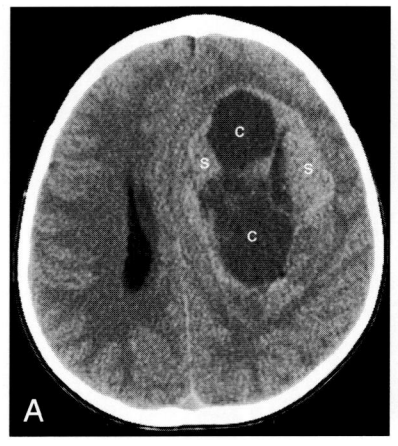

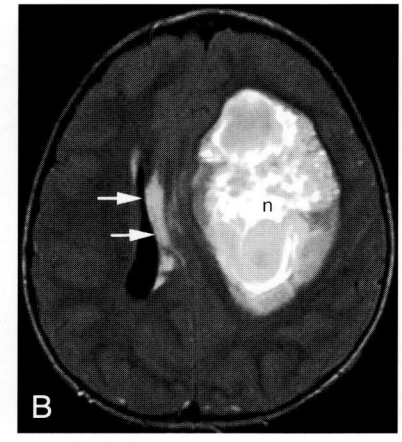

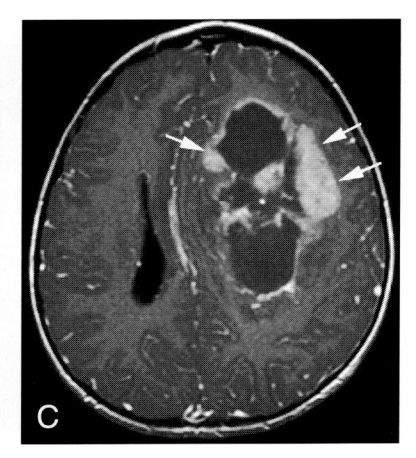

图7-65 原始神经外胚层肿瘤。A:轴位CT平扫显示,一个巨大不均匀肿块主要位于左额叶内,其中既包含低密度囊性/坏死性区域(c),也包含较高密度实性部分(s)。B:轴位FLAIR图像显示,坏死区(n)信号较实性和囊性成分明显增高。胼胝体还可见高信号(箭号),提示肿瘤已扩散至右侧大脑半球。C:轴位增强GE 34/7 ($\theta=70°$)图像显示,肿瘤实性部分中度强化(箭号)。

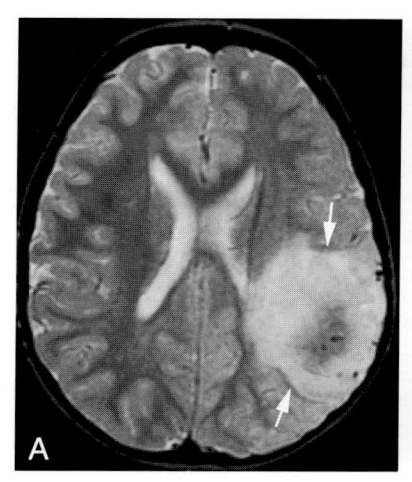

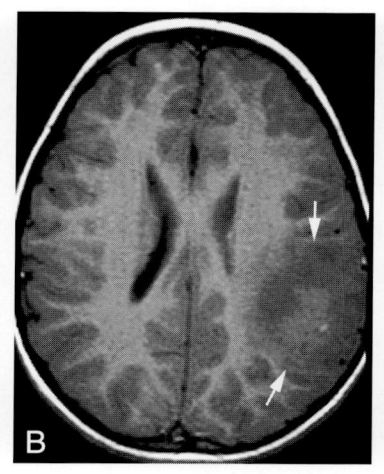

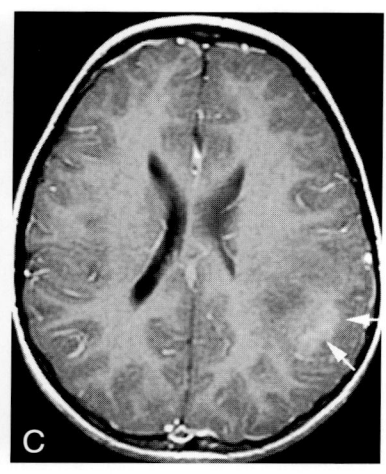

图 7-66 几乎均质的原始神经外胚层肿瘤。A：轴位 SE 2500/70 图像显示，左顶叶可见肿块（箭号），其中大部分信号与灰质相等。肿物边缘清晰，未见血管源性水肿。中央少量低信号可能为钙化或出血。B：轴位 SE 600/11 图像显示，肿瘤中央部分为高信号，再次提示钙化或出血。C：轴位增强 SE 600/11 图像显示，仅见肿瘤中央部分强化（箭号）。强化提示这些区域已发生坏死，而平扫检查中的异常信号则为坏死引起的出血。

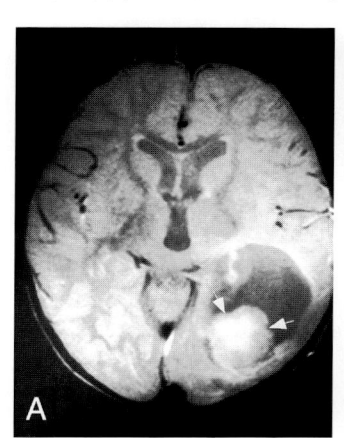

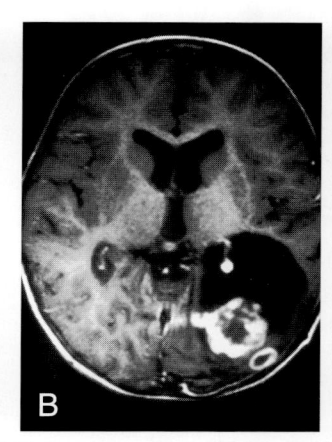

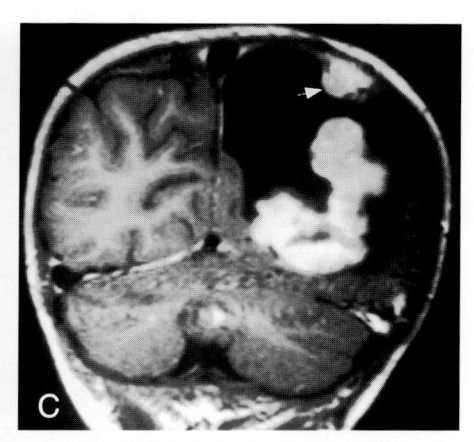

图 7-67 脑室内原始神经外胚层肿瘤。A：轴位 SE 2800/30 图像显示，扩张的枕角内可见肿瘤（箭号）。肿瘤与周围灰质信号相等，其中心信号增高。B：轴位增强图像显示，肿瘤不均匀强化。C：冠状位增强图像显示，枕角明显扩张。另外，还可见肿瘤向脑室上壁（箭号）扩散。

病理

组织学上，髓上皮瘤的特征性表现为瘤细胞呈乳头状、管状或小梁状排列并伴有内、外限制性膜，类似于原始神经管结构，它们是高度恶性肿瘤，肿瘤内出血发生率高，术后复发率也高。预后极差。

影像检查

除了增强后少见强化外，本病神经影像特点与其他大脑肿瘤相似。髓上皮瘤典型表现为边界清晰的均匀肿块，在 CT 平扫上呈等或稍低密度。MRI 显示为边界锐利的团块，在 T1WI 上为低信号，T2WI 上为高信号；可见内部信号轻度不均匀（尤其当肿瘤较大时）。缺乏强化可提示为髓上皮瘤。

婴幼儿及儿童非典型畸胎样/横纹肌样肿瘤

非典型畸胎瘤样/横纹肌样肿瘤（ATRT）是一组组织起源不明的肿瘤，因其镜下表现类似于横纹肌肉瘤而得名。本病罕见于脑组织，多为肾脏恶性肿瘤。多数脑 ATRT 报道均发生于 10 岁以内，患儿出现嗜睡、呕吐、视觉障碍。病情进展不良，绝大多数于 1 年内死亡。该肿瘤在后颅窝肿瘤中已经叙述。

病理

病理上，肿瘤为伴有坏死区的实性包块。组织学特征表现为横纹肌细胞和具有明显核仁的偏心核、大量嗜酸性胞浆以及胞浆内透明内容物的圆形到卵圆形细胞。

影像检查

影像检查中，肿瘤常于被发现时已经较大（平均直径5cm）（图7-68和图7-69）。典型肿瘤为实性，并伴有坏死区；实性部分在CT上较脑灰质为等到高密度（图7-68），在MRI上与灰质等信号，囊变区常可见表现为坏死特点的（壁不规则，见图7-68和图7-69）以及结节样钙化灶。增强后实性成分不均匀强化。如前所述，肿瘤不能依靠影像表现与室管膜瘤、PNETs鉴别，鉴别诊断中要包括这三种诊断。在婴儿中，ATRT与室管膜瘤更常见。

少突神经胶质瘤

虽然普通人群中5%～7%的脑肿瘤为少突神经胶质瘤，但在儿童中很少发现，仅占儿童脑肿瘤的1%左右。患儿最常见的表现为癫痫，其他常见症状包括头痛、视野缺损和乏力。一般来说，少突神经胶质瘤为生长缓慢的大脑半球肿瘤，常发生于额叶和颞叶。钙化常见。预后取决于组织学分级。

影像检查

CT平扫上少突神经胶质瘤为低或等密度。增强后

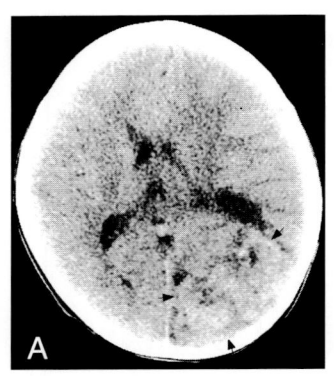

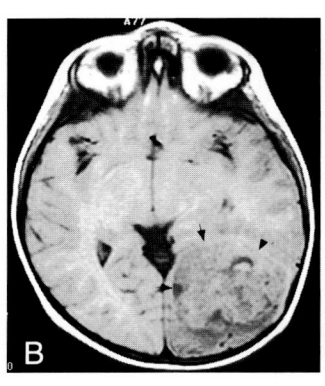

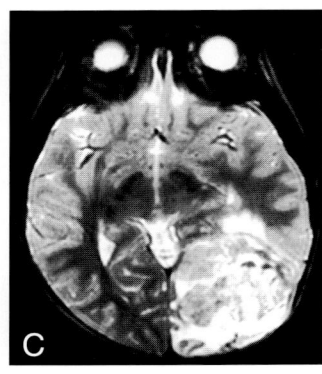

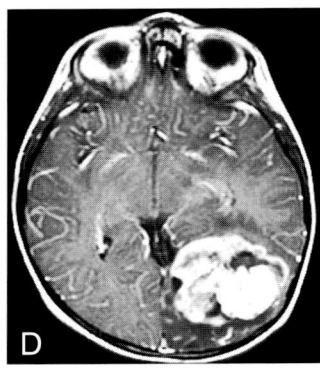

图7-68 非典型畸胎样/横纹肌样肿瘤。A：轴位CT平扫图像显示，左顶叶后部可见巨大不均匀高低信号混合包块（箭号），其前部出现血管源性水肿。B：轴位SE 600/16图像显示，边界清楚的不均质包块。C：轴位SE 2500/80图像显示，不均质包块实性部分与灰质信号相等。高信号部分也许代表坏死，低信号部分则代表出血。D：增强SE 600/16图像显示，肿块不均匀强化。这些肿瘤的影像表现与PNETs和室管膜瘤相同。

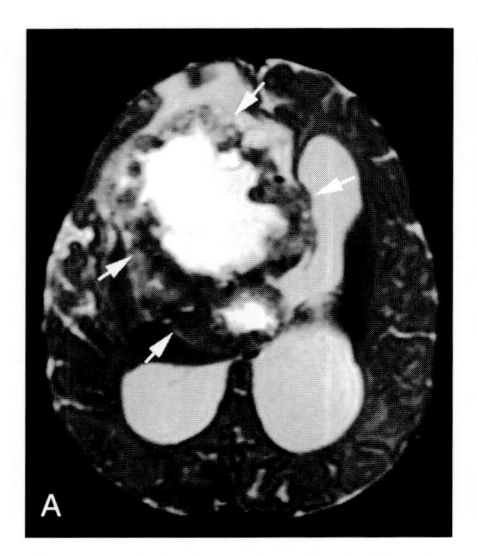

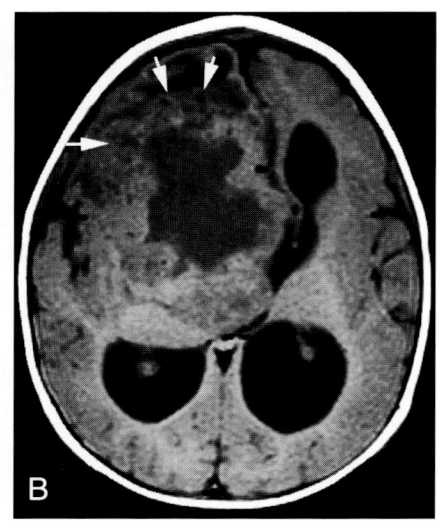

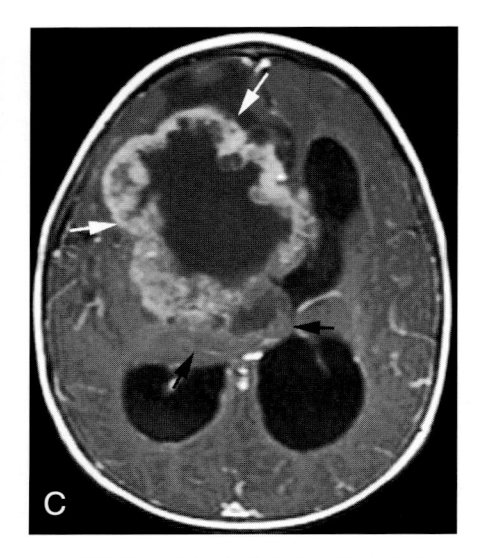

图7-69 非典型畸胎样/横纹肌样肿瘤。A：轴位SE 3000/120图像显示，右额叶内巨大双叶形肿物，引起血管源性水肿和镰下疝。肿瘤实性部分（箭号）与灰质等信号，但稍显不均匀，也许是坏死所致。B：轴位SE 600/11图像显示，实性肿瘤的前部信号更不均匀（箭号），提示该区域内有更多的坏死灶。C：轴位增强SE 600/11图像显示，肿瘤实性部分强化。注意，具有更多坏死灶的实性部分前部（白箭号）较后部（黑箭号）强化明显。

强化方式多变。25%～50%可见钙化和囊肿（图7-70）。由于肿瘤生长缓慢，当其位于脑外周时，颅骨内壁可受侵蚀。少突神经胶质瘤的MRI表现完全没有特异性；常表现为均匀的长T1/T2信号。钙化区在T1WI上为高信号（图7-70）。增强后肿瘤实性部分中度强化（图7-70）。出现钙化和缺少强化可提示生存率提高。当肿瘤位于额叶并出现钙化、囊变，且表现为轻度强化甚至无强化时，应考虑为少突神经胶质瘤；这些特点可将肿瘤与大多数星形细胞瘤区分开。当肿瘤出现于颞叶时，则与神经节胶质瘤不能鉴别。

错构瘤

大脑错构瘤是一种由无序但成熟的细胞所构成的肿瘤，通常为神经元（神经节细胞）、胶质和血管的联合体。患儿典型表现为癫痫，并因此就诊；神经学检查常显示正常。在病理学研究中，约3%因癫痫进行手术的患儿患有胶质神经元错构瘤，常合并皮质发育不良。

影像检查显示，多数病变为均质性或轻度不均质性。在T1WI上与灰质等信号，在T2WI上为等或稍高信号，在FLAIR图像中的信号较灰质不同程度增高。病变通常不强化，但也可见轻度强化。最常见的发生部位为下丘脑（见鞍上肿瘤章节）、颞叶内侧（图7-71）和额叶。最主要的鉴别诊断是神经节胶质瘤。

浆细胞肉芽肿（炎性假瘤）

浆细胞肉芽肿是一种不常见肿瘤，可发生于任何器官和年龄。肺脏是最常见的部位，其次是中枢神经系统和肝脏。其他器官（包括皮肤、肾上腺、甲状腺、眼眶、乳房和骨骼肌肉）较少受累。中枢神经系统浆细胞肉芽肿可发生于任何年龄，在20岁前、后发病率相等，所以，约半数儿童浆细胞肉芽肿累及中枢神经系统。发病没有性别和种族差异。最常见症状为头痛、癫痫、无力和颅神经病变；具体的临床表现取决于肉芽肿位置。

病理

组织学上，浆细胞肉芽肿由肌纤维母细胞和慢性炎

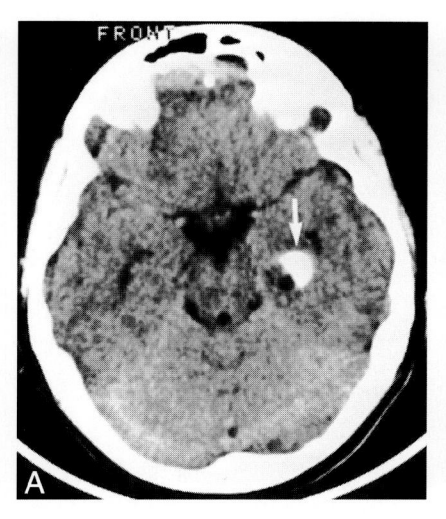

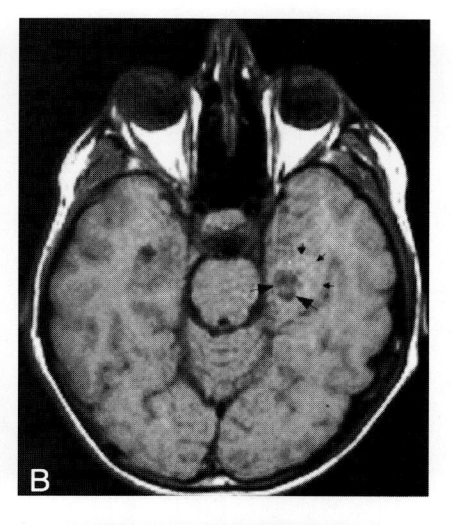

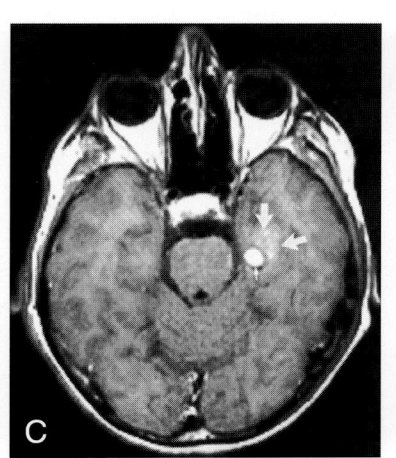

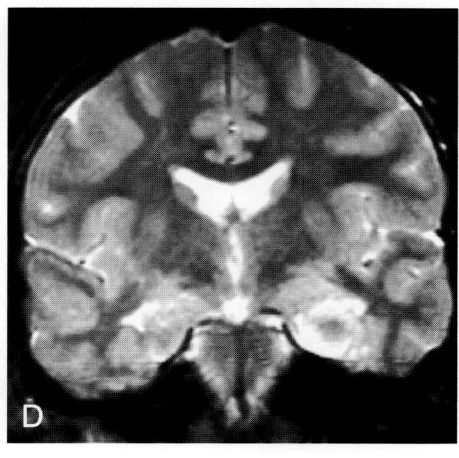

图7-70 少突胶质细胞瘤。A：轴位CT平扫显示，左颞叶出现含有大量钙化的包块，其内侧可见低密度成分（箭号）。B：轴位SE 480/20显示，包块信号不均匀，中央为低信号成分（大黑箭号）和周边成分信号较高（小黑箭号）可能为钙化所致。眼部有运动伪片 C：轴位增强SE 480/20显示，部分肿瘤明显强化（小箭号）。前部（大箭号）钙化组织强化程度稍低，手术中证实为肿瘤组织。D：冠状位SE 2000/80图像显示，肿瘤信号不均匀。（本图为Dr. Ennio Del Giudice提供）

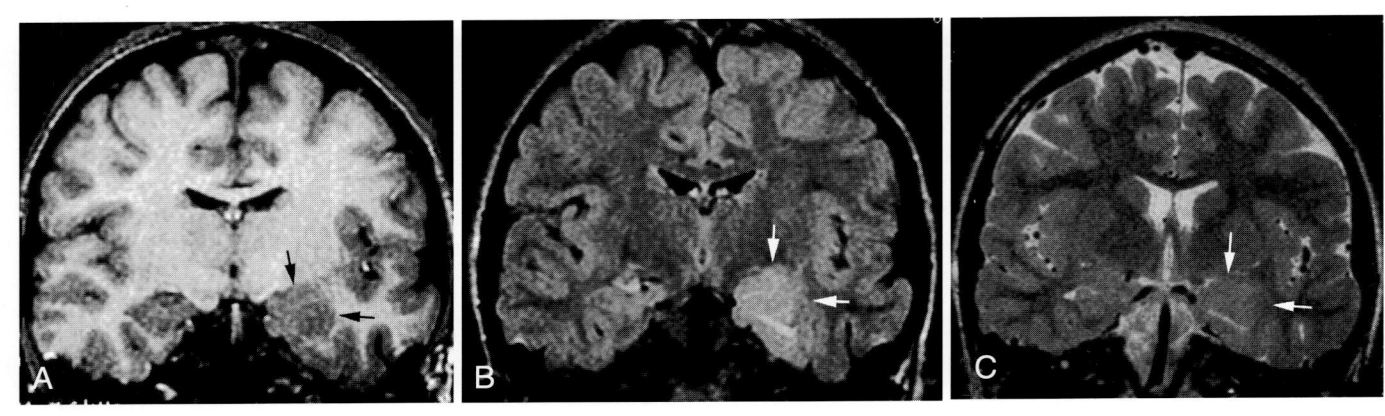

图7-71 颞叶错构瘤。A：冠状位SE 600/11图像显示，左侧杏仁核区内可见灰质密度肿块（箭号）。B和C：冠状位FLAIR和RARE 3000/102图像显示，肿块仍为灰质信号。另外，3年后随访，肿瘤未见变化。

细胞（主要为浆细胞）构成。当累及中枢神经系统时，肿瘤最常起源于硬膜，但也可在CNS任何部位发生，包括小脑、大脑、下丘脑-垂体轴、脑膜和脉络丛。如肿瘤发生于脑实质内，则多位于外周；但尚无好发脑叶的报道。

影像检查

在CT上，浆细胞肉芽肿表现为圆形或卵圆形边界清晰的高密度团块；在MRI上，则表现为边界清楚的长T1/短T2信号团块，故在T2WI上为低信号。增强后肿瘤均匀强化。硬膜肉芽肿可引起覆盖在其上骨组织肥厚或受侵蚀；这样，则类似于脑膜瘤。当肿瘤起源于脉络膜时，信号特点提示乳头状瘤；发生在年长儿或成人者信号可类似脑膜瘤或黄色肉芽肿。当位于脑实质外周、海绵窦或脉络膜的肿物在T2WI上呈低信号且增强后均匀强化时，应提示浆细胞肉芽肿。

生殖细胞肿瘤

虽然大多数生殖细胞肿瘤发生于鞍上区和松果体区，但仍有一定数量（4%~14%）发生于基底节和丘脑，特别是在10~20岁男孩中。这些生殖细胞瘤的常见症状和体征为偏瘫、不明原因发热和视力障碍；一些患儿还出现痴呆、心理症状、惊厥、性早熟或尿崩症。

病理

生殖细胞瘤以存在两种独特的细胞群为组织学特点。具有空泡胞浆和明显核仁的大圆形核的多边形或球形细胞区被血管小梁所分割，沿小梁聚集着类似于淋巴细胞的小圆形细胞。

影像检查

生殖细胞瘤的CT表现为边缘清晰的等到高密度肿块。当肿瘤很大时，常可见囊肿样表现的低密度坏死区。静脉注入对比剂后，肿瘤实性部分可见均匀强化。基底节生殖细胞瘤平扫时较脑白质密度高可与星形细胞瘤相鉴别。

在MRI上，生殖细胞瘤表现为边缘模糊的非均质肿瘤，可为圆形或分叶状，占位效应较轻。在T1WI，T2WI和FLAIR图像中，肿瘤较皮层灰质为等信号或高信号。由于青少年和成年早期苍白球铁质沉积，小肿瘤在T2WI上比基底节信号高。事实上，基底节小生殖细胞瘤在MRI上非常细微，显示轻微短T1和长T2信号，而且没有显著强化。大肿瘤与灰质相比，在T1WI上为长T1信号，在T2WI上为等或高信号。基底节和丘脑大生殖细胞瘤常为非均质性（图7-72）；最初的影像检查中，约80%可见不同程度坏死（50%为轻度坏死；30%为重度坏死）。增强图像和T2WI中肿瘤信号常不均匀（图7-72）。深部灰质的生殖细胞瘤往往在最初的影像检查中已经很大。像脑和脊髓的脑脊液源性转移瘤一样，增强后肿瘤实性部分明显强化（图7-72）。当基底节出现稍短T2信号肿块，特别是合并囊性变时，应考虑生殖细胞瘤、淋巴瘤和PNETs。

脑脊膜血管瘤

脑脊膜血管瘤是大脑皮质病变，常为软脑膜所覆盖。本病罕见，为良性错构瘤性病变，常出现于NF2，也可为散发病例。儿童和青壮年患者典型表现为癫痫、头痛或头晕，但大多数都是偶然发现。神经纤维瘤病中常见的脑脊膜血管瘤病不是引起癫痫的真正原因，病变常为多发性。神经学检查多正常，原因不明。

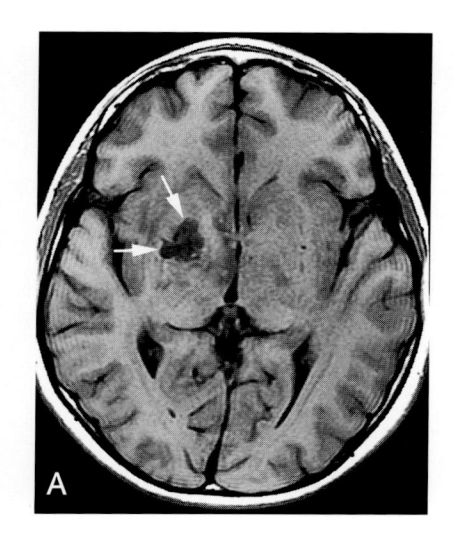

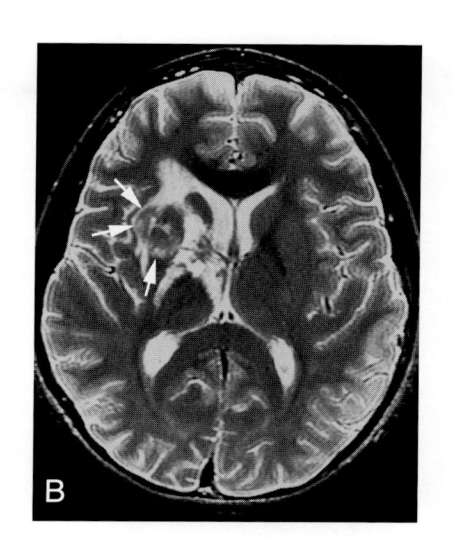

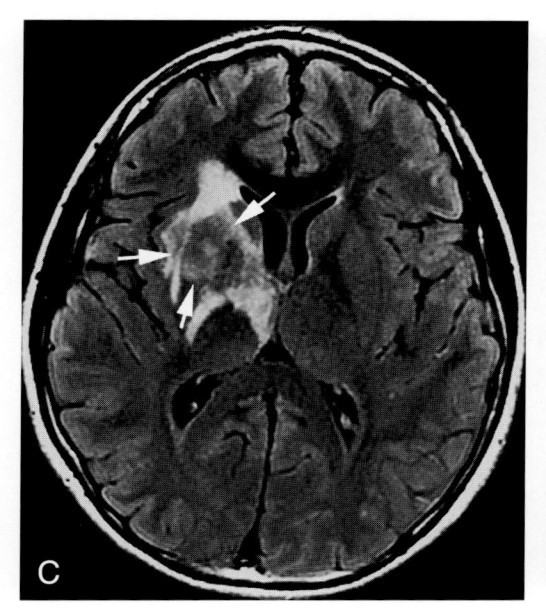

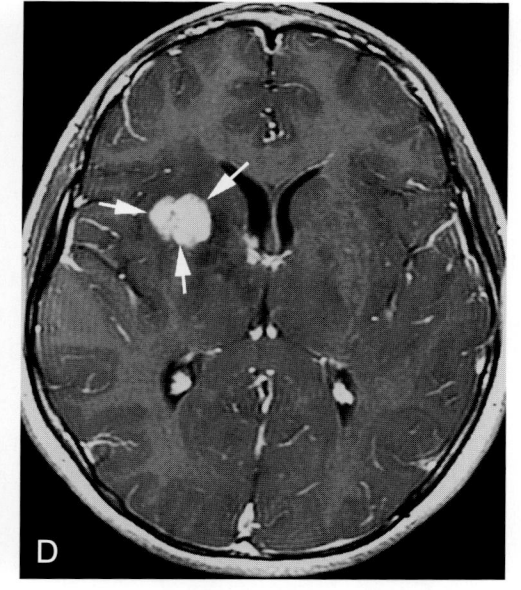

图7-72 基底节生殖细胞瘤。A：轴位SE 600/11图像显示，右侧基底节可见多发囊变（箭号）。B：稍高层面的轴位SE 2500/70图像显示，与灰质等信号的实性成分（箭号），提示为小细胞肿瘤。C：轴位FLAIR图像显示，实性部分（箭号）仍与灰质等信号。D：轴位增强SE 600/11图像显示，肿瘤实性部分（箭号）几乎为均匀强化。

病理

特征性表现为皮质脑膜血管纤维母细胞增生和软脑膜钙化。组织学上，以出现含有中心毛细血管的血管纤维性脑膜穿越皮层束为特点。相邻皮质神经纤维杂乱或透明样变。

影像检查

在 CT 平扫上脑脊膜血管瘤表现为脑外周的高密度团块，相邻白质轻到中度水肿（图7-73A）。可见囊变（也许为脑脊液的分房结构）和钙化。无明显占位效应。MR 扫描显示不均匀团块；与灰质相比，在 T1WI 上呈等到低信号，在 T2WI 上呈低信号伴周边高信号（图7-73B）。8/9 例已报道病例MR 增强扫描后可见不均匀强化。1例报道可见明显脑和脑室内出血。

鞍内和鞍上肿瘤

下丘脑和垂体肿瘤的全身检查

可根据某些影像学特征，对儿童鞍上肿瘤进行区分（表7-4）。但是，在进行神经影像检查前，我们就可对儿童鞍上肿瘤进行一定程度的鉴别。重要的是发现临床症状和体征，其中一些征象可提示下丘脑受累，而另一些则提示垂体受累。当对病变进行影像检查时，了解临床特征很重要。而且，许多肿瘤类型具有特异性临床症状和体征。下丘脑和垂体病变最常见的综合症及最常引起这些综合征的疾病均列表于表7-5。显示这些病变的最理想序列为矢状位和冠状位T1WI/T2WI薄层（小于3mm）平扫以及矢状位和冠状位 T1WI 增强扫描。对于常发生脑脊液播散的鞍上肿瘤应瘤具有

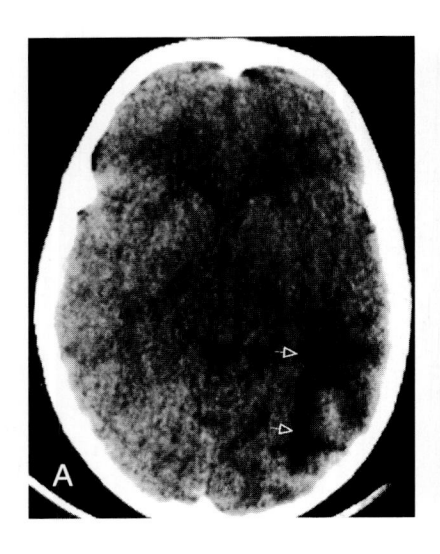

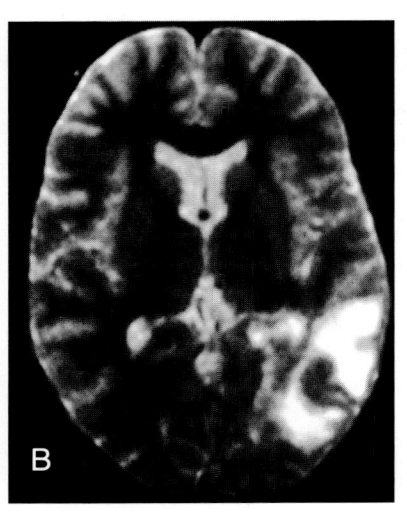

图 7-73 脑膜血管瘤病。A：轴位CT平扫显示，左颞顶叶区可见一个低密度区（箭号）。B：轴位 SE 2000/80 图像显示，中央低信号、周边高信号的不均匀包块。

表7-5

下丘脑和垂体病变的常见表现

垂体机能减退
颅咽管瘤
Kallman综合征（见第五章）
视-隔发育不良（见第五章）
垂体发育低下（见第五章）
特发性垂体功能减退

尿崩症
朗格罕氏细胞组织细胞增生症（组织细胞增生症X）
生殖细胞肿瘤
颅咽管瘤
淋巴性垂体炎
结核（见第十一章）
结节病
下丘脑/垂体畸形

性早熟（男孩于9岁前，女孩于8岁前）
灰结节错构瘤
下丘脑胶质瘤
绒毛膜癌
畸胎瘤
颅内压升高
脑积水
头外伤
缺氧-缺血性脑损伤

性发育迟缓（男孩于14岁后，女孩于13岁后）
下丘脑星形细胞瘤
朗格罕氏细胞组织细胞增生症
Kallman综合征（见第五章）
垂体腺瘤

无月经
垂体腺瘤
Rathke's裂囊肿

进行全脑轴位T1WI增强扫描。FLAIR序列在该区肿瘤的显示上作用巨大。

漏斗（垂体柄）的正常大小

当患儿出现中枢性尿崩症时，常需进行下丘脑和垂体的影像检查以除外下丘脑或漏斗部肿瘤。由于初次检查往往缺乏相应的征象或征象表现轻微，故很难确定肿瘤是否存在。仅少数表现有助于做出正确的诊断。最重要的是应牢记，尿崩症由下丘脑视上核和室旁核功能丧失所引起。核团受侵时，漏斗部大小可正常。由于漏斗部缺乏血脑屏障，故静脉注入对比剂后可正常强化，首次MR检查往往无任何异常。但是，影像表现正常并不能除外肿瘤存在！对患儿进行定期复查（3~6个月）十分重要，这样才能及早发现下丘脑疾病（包括肿瘤、肉芽肿或淋巴性垂体炎）并及时治疗。同样重要的是，应了解在MRI冠状位和矢状位中漏斗部最粗不超过2.6mm，增粗则强烈提示受累；漏斗起始的灰结节部最粗，进入神经垂体部最细，中间为平滑过渡段，任何部位粗细的突然改变都强烈提示漏斗部肿块。

视交叉/下丘脑星形细胞瘤和视神经肿瘤

来源于视交叉的胶质瘤常较大并累及下丘脑；同样，来源于下丘脑的星形细胞瘤也可向前下方生长侵犯视交叉。因为许多肿瘤的原发位置不能确定，故经常一起叙述来源于这两个部位的肿瘤。视交叉/下丘脑星形细胞瘤占儿童幕上肿瘤的10%~15%。男女发病率相似。常见发病年龄为2~4岁；与之相比，仅侵犯视神经的胶质瘤发病稍晚（为6岁）。局限于视神经的肿不同的预后和治疗方法，故应将其看作与视交叉／下丘脑星形细胞瘤完全不同的病变。然而，最近的研究表明，儿童视神经和视交叉肿瘤，无论大小或是否出现于NF1中，均可自行消退，故儿童视神经／视交叉肿瘤也许应采取保守治疗。视神经肿瘤已在第六章中"NF1"中更详细讨论；本章仅简要描述。

视交通路／下丘脑胶质瘤最常见的症状为视力下降，发生于约50%患儿中，其中以视交叉后的视通路受累最常见。主要体征为视神经萎缩。20%患儿出现内分泌功能紊乱，最常表现为继发于生长激素减少的身材矮小。巨大肿瘤可进入第三脑室前部，并阻塞室间氏孔，导致脑积水。这些大肿瘤主要见于巨脑婴儿。约20%的3岁以下患儿可见消瘦、苍白、易惊和过度兴奋。

病理

一系列研究表明，20%～50%的视交叉／下丘脑星形细胞瘤患儿具有NF1临床表现或家族史。NF1患儿中肿瘤可首先累及视神经或视交叉／下丘脑。视神经受累时可呈梭形膨胀。起源于视神经的肿瘤生长极为缓慢，组织学分型为青少年毛细胞型星形细胞瘤（JPAs），与脑其他部位的毛细胞型星形细胞瘤相似；这些肿瘤极少恶变。事实上，视通路肿瘤可自行消失，无论这些肿瘤是否合并NF1发生。这种退变与毛细胞型星形细胞瘤生长潜能随患儿年龄增长而减弱有关。然而，起源于视交叉和下丘脑的肿瘤常具有较高组织学级别和明显侵袭性；尽管起源于视交叉和下丘脑的星形细胞瘤组织学级别较低，但仍可经脑脊液发生蛛网膜下腔播散。如肿瘤为多中心起源，则预后可更差。

影像检查

磁共振扫描压脂技术使MR成为显示视神经的视交叉肿瘤的方法之一。由于眶内脂肪的对比，CT可清晰显示眶内视神经；然而，除非进行蛛网膜下腔造影，CT在显示视神经颅内部分和视交叉方面则不如MR。当采用脂肪抑制技术时，MR可显示视神经的各个部分、视交叉、视束以及下丘脑和第三脑室。而且，磁共振还可多方位成像；在观察蝶鞍和鞍上区肿瘤时，冠状位和矢状位具有特别重要的作用。由于CT对生长中的眼眶和脑组织可产生辐射效应（见第一章讨论），故有其他影像学方法可以选用时，眼眶CT不应作为首选的影像检查方法。

如不能进行MR检查，则CT可用于显示视神经眶内部分。视神经肿瘤增大可为平滑增粗或呈梭形，但常有分叶。骨窗常能显示因增粗视神经压迫侵蚀而造成的视通道扩张。当肿瘤累及颅内视神经、视交叉、视束或下丘脑时，平扫常显示为鞍上区低密度分叶状包块。NF1患儿中，沿视神经生长的肿瘤具有独特表现，即球后神经出现几毫米的向下扭结、弯曲，可能为神经延长所致。放疗前，极少见视神经肿瘤出血、钙化和囊变。增强后，肿瘤不均匀强化，且强化程度不同。当肿瘤较大时，有时可见强化从肿瘤开始沿视束向后扩展至外侧膝状体区。

MR图像最适于清晰显示肿块与视交叉、下丘脑和漏斗的关系。而且，当采用脂肪饱和技术和顺磁性对比剂时，视神经的眶内和管内部分亦显示良好（图7-75和图7-76）。MR还有助于区分侵及神经的肿瘤和主要侵及蛛网膜下腔而未侵及神经的肿瘤。当肿瘤仅表现为视神经管和交叉局限性扩张时，平扫多为均质信号，增强扫描后则强化程度不同（图7-76）。

绝大多数视交叉／下丘脑星形细胞瘤在T1WI上为低信号，T2WI和FLAIR序列上为高信号（图7-77和图7-79）。当肿瘤较大时，多为具有大囊和实性成分的不均匀信号；其中实性成分增强后可明显强化（图7-79）。虽然矢状位为显示视交叉和下丘脑增大的最佳位置，但冠状位，特别是采用了脂肪抑制技术后，显示较大肿瘤对大脑半球的侵犯以及视通道、颅内视神经、视交叉和视束的肿瘤较为理想（图7-77C）。经过肿瘤上部的大脑前动脉常在肿瘤上表面造成一个小凹槽（图7-78和图7-79）。T2WI上从视交叉到外侧膝状体的高信号可能表明肿瘤在视束内的扩展或水肿。

最近的研究显示，NF1患儿视神经通路胶质瘤和非NF1患儿的胶质瘤间存在一些差别。前者以视神经眶内部分为最好发部位，其次为视交叉，很少侵及视通路以外的结构（2%）。相比之下，非NF1患儿中，视通路胶质瘤累及视交叉者（91%）远多于累及视神经眶内部分（32%）；2/3以上可见视通路以外的脑实质受累。囊性成分少见于NF1患儿（<10%）而多见于非NF1患儿（66%）。NF1患儿肿瘤较少见进行性增大（50%，非NF1患儿为95%）。

鞍上星形细胞瘤的质子MRS显示，胆碱峰增高，NAA峰降低。这种征象有助于鉴别星形细胞瘤和颅咽管瘤，后者无正常代谢物（仅在1ppm～2ppm间出现脂质峰）；以及垂体腺瘤，后者仅显示胆碱峰或无任何代谢物峰。

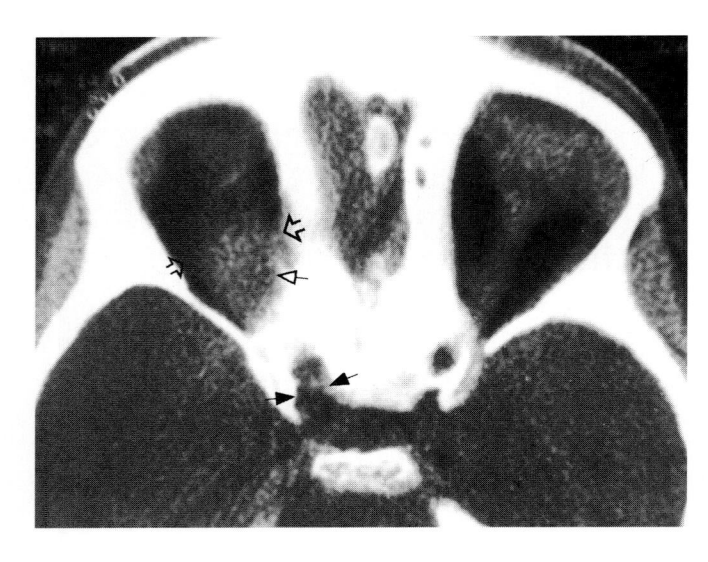

图 7-74 视神经胶质瘤。骨算法轴位CT显示，左侧视神经巨大肿瘤（空心黑箭号）和视神经管增宽（实心黑箭号）。

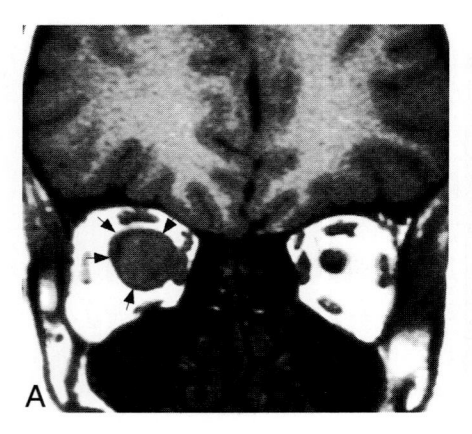

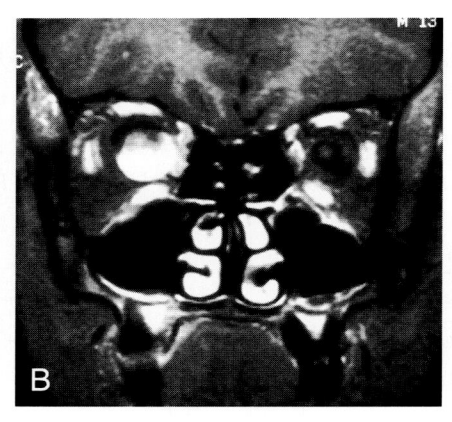

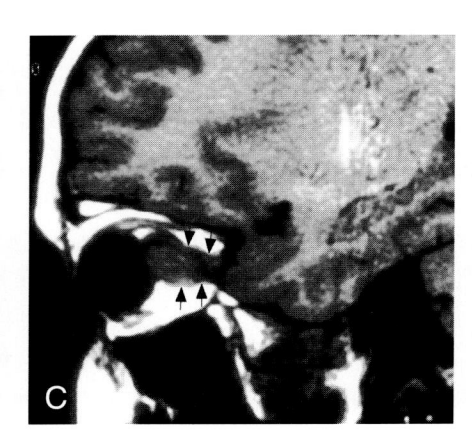

图 7-75 局限于眼眶内的视神经胶质瘤。A：冠状位SE 550/15 图像显示，右侧视神经（箭号）明显增粗。B：冠状位增强脂肪抑制SE 550/15 图像显示，包块明显强化。在眶、头和颈部增强检查中有必要采用脂肪抑制技术。C：矢状位SE 550/15 图像显示，眶内视神经绳状增粗（箭号）。

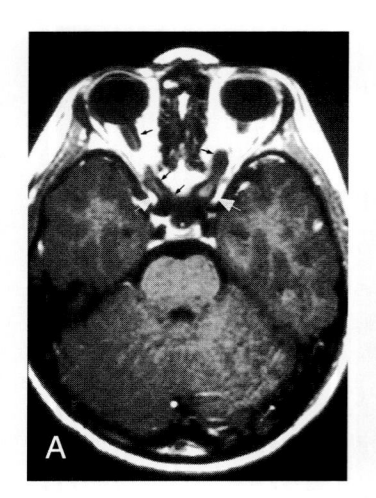

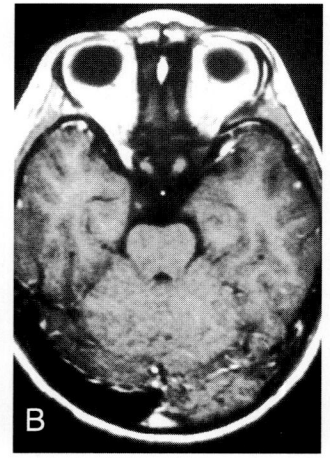

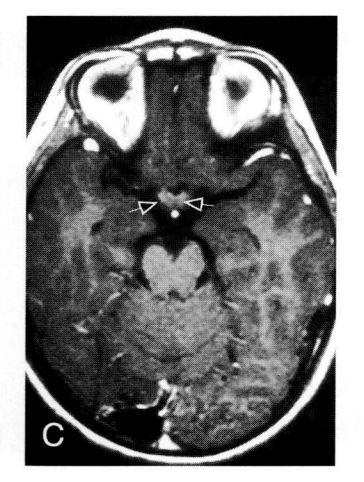

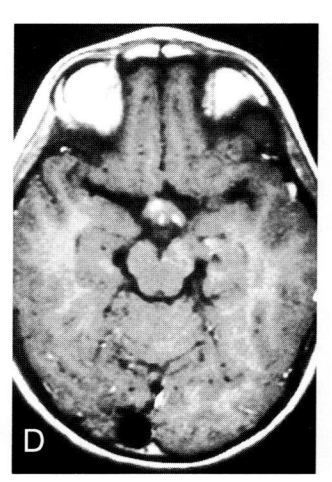

图 7-76 双侧视神经胶质瘤向颅内延伸至视交叉。A～D：轴位增强SE 600/16 图像显示，双侧眶内视神经（小黑箭号）膨大，经视神经管（实心白箭号）延伸至视交叉（空心白箭号）。视神经和视交叉轻度强化。

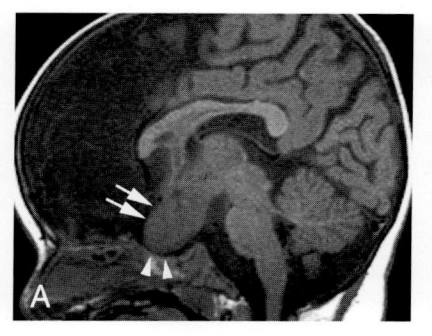

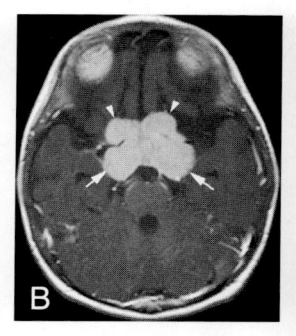

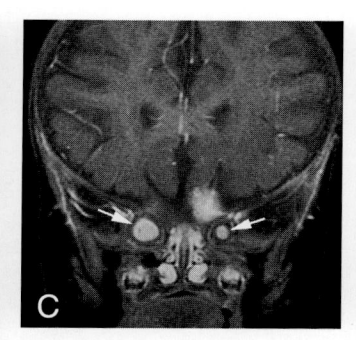

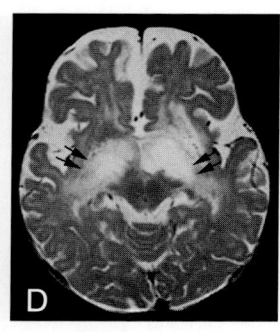

第七章 儿童颅内、眼眶和颈部肿瘤　427

图7-77 毛细胞型星形细胞瘤累及大部分视通路并延伸入基底节。A：矢状位 SE 600/11 图像显示，起源于视交叉/下丘脑的巨大肿块（箭号）。肿块侵蚀蝶骨面（箭头）。B：轴位增强 SE 600/11 图像显示，肿块向前延伸至视神经（箭头），向后延伸至视束（箭号）。C：冠状位增强脂肪抑制 SE 600/11 图像显示，增粗的视神经（箭号）均匀强化。D：轴位 SE 3000/120 图像显示，高信号肿瘤（箭号）从视放射延伸入基底节。

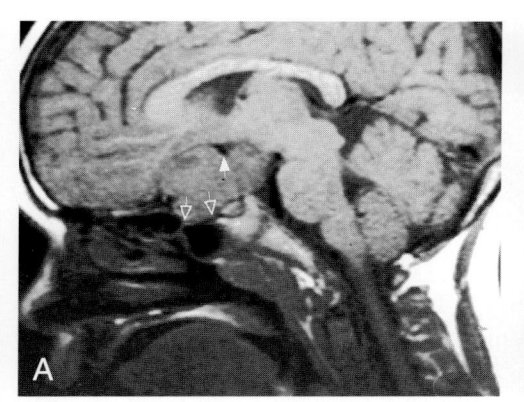

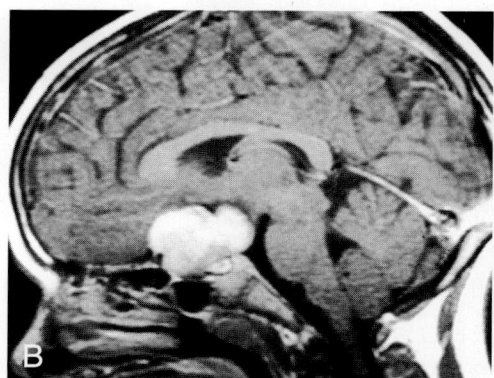

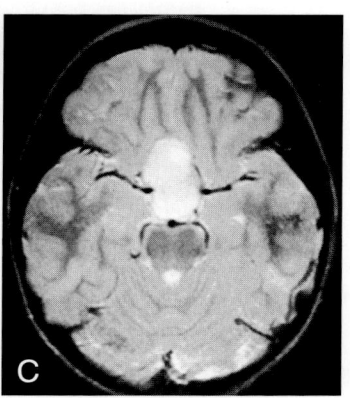

图7-78 均质视交叉/下丘脑胶质瘤。A：矢状位 SE 600/20 图像显示，分叶状鞍上肿物侵蚀其后的蝶骨平面和鞍结节（空心箭号）。肿瘤上表面可见大脑前动脉所致凹痕（实心箭号）为本病特征。B：注射顺磁性对比剂后，肿瘤均匀强化。C：轴位 SE 2500/70 图像显示，肿瘤为高信号。

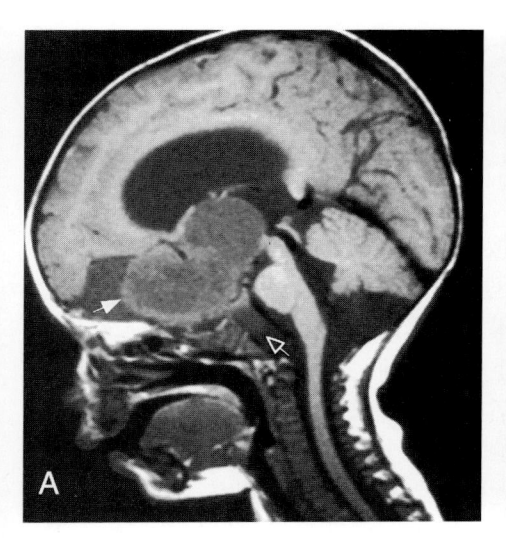

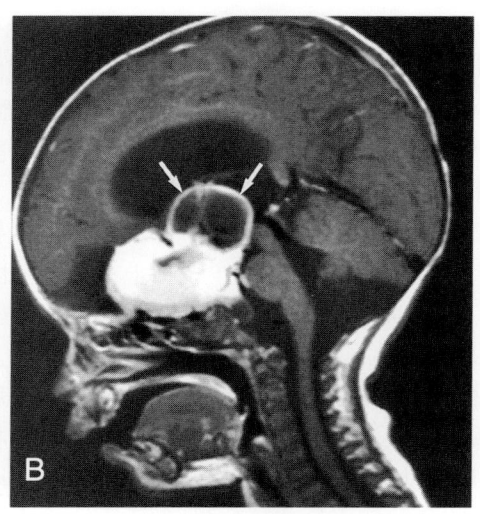

图7-79 巨大不均质视交叉/下丘脑胶质瘤。A：矢状位 SE 600/20 图像显示，累及鞍上区、三脑室前2/3部分、大脑半球间裂前下部（实心箭号）和桥前池（空心箭号）的巨大包块。室间孔阻塞引起严重脑积水。不能辨认视交叉。B：注射顺磁性造影剂后，肿瘤不均匀强化。肿瘤上部分为一个大囊。C：轴位增强 SE 650/29 图像显示，肿块不均匀强化。从肿瘤中伸出的囊肿（未见壁强化）向前延伸引起半球间裂前部扩张（箭号）。D：轴位 SE 2800/70 图像显示，肿瘤进入脚间池（箭号），分开大脑脚。肿瘤T2弛豫时间延长。

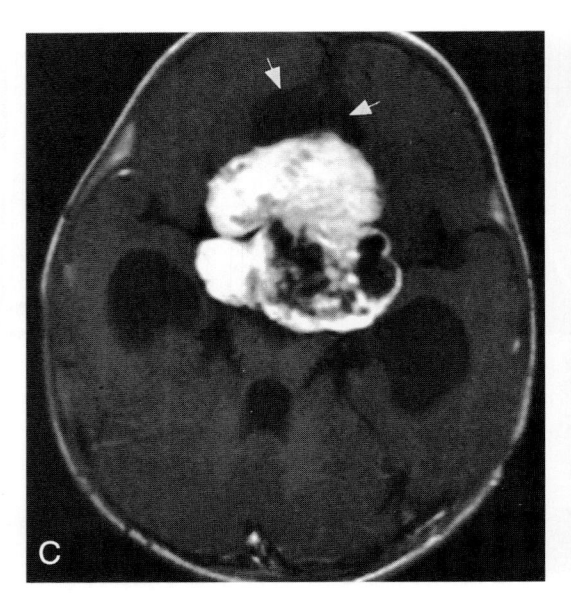

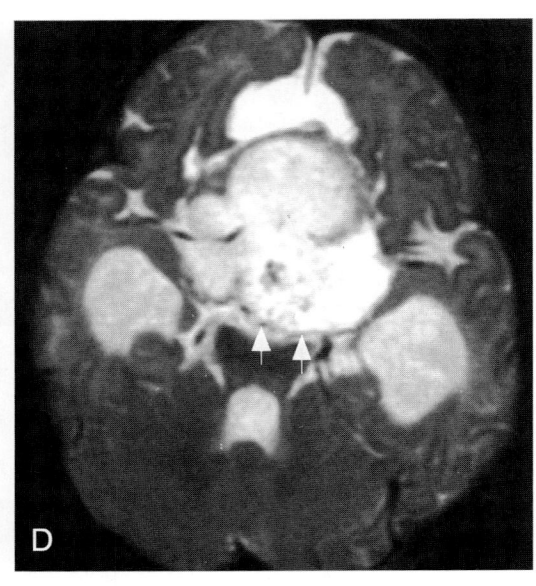

鉴别诊断

视交叉／下丘脑星形细胞瘤的鉴别诊断包括颅咽管瘤、生殖细胞瘤、下丘脑神经节胶质细胞瘤、肉芽肿病变（包括结核和结节病）。发生于5岁以前者多诊断为星形细胞瘤，合并NF1的皮肤和放射性红斑。另外，临床病史非常有用。生殖细胞瘤和肉芽肿病变常出现尿崩症；而且，这些肿瘤在T2WI上显示与灰质等信号，而星形细胞瘤则为高信号。儿童颅咽管瘤可通过其主要为囊性肿瘤而与星形细胞瘤鉴别，其囊肿显示为较高信号，还具有较多肉芽结构；其实性成分信号亦不均匀（见以后章节）。

颅咽管瘤

目前，人们认为颅咽管瘤来源于颅咽管残留组织，可发生于从第三脑室底部与垂体间沿垂体柄的任何部位。少见发生于蝶鞍下方的蝶窦，可能是沿颅咽管的通路。颅咽管瘤占儿童所有颅内肿瘤的3%，幕上肿瘤的15%和鞍上肿瘤的50%。虽然颅咽管瘤发病高峰为10～14岁，但40～60岁可出现第二个高峰。男孩多于女孩。症状与肿瘤位置和患者年龄有关。典型症状包括头痛和继发于视交叉和通路受压的视野缺损。另外，还可见由于垂体前叶和下丘脑-垂体门脉系统受压造成垂体前叶功能紊乱所致的生长缓慢以及下丘脑功能紊乱引起的尿崩症。诊断时即出现下丘脑功能紊乱、严重脑积水，患儿年龄小于5岁与下丘脑高发病率有关。

病 理

颅咽管瘤分为两种组织学类型，造釉质瘤样型和乳头型；有些是混合型。造釉质瘤样型颅咽管瘤一般发生于儿童和青少年，为多囊（通常很大）的分叶状团块，常包绕Willis环血管，本型肿瘤常见钙化并易于累及下丘脑；事实上，多数起源于三脑室底部。肿瘤体积变化很大；小肿瘤表现为位于灰结节、漏斗和蝶鞍内的实性或部分囊性结节，而大肿瘤则主要为囊性，常向上进入第三脑室或向后下进入脑干水平的脚间池和桥前池。囊内液体可为黄色或褐色机油样物质，富含胆固醇结晶。乳头型颅咽管瘤常出现于成人，故仅简要讨论。肿瘤主要为实性；囊变小并含黄色液体。因为肿瘤常来源于垂体柄，故鞍背和鞍结节常受累。当分叶状颅咽管瘤具有的较大囊性区在磁共振T1WI上显示为高信号时则为造釉质瘤样型颅咽管瘤，而主要成分为实性的圆形小颅咽管瘤，出现T1低信号的囊变则为乳头型颅咽管瘤。

外科医生按照部位将颅咽管瘤分为三种：鞍区、鞍上视交叉前区和鞍上视交叉后区。鞍区颅咽管瘤常较小；它们可累及垂体但不挤压视神经、视交叉或大脑前动脉。鞍上视交叉前区颅咽管瘤向前生长位于视神经之间，向后推移视交叉并向上抬升大脑前动脉；很少压迫第三脑室。鞍上视交叉后区颅咽管瘤则向后推移视交叉靠近鞍结节，填充第三脑室，进入脚间池和桥前池。很少情况下，颅咽管瘤可发展为斜坡、鼻咽部或蝶骨肿物。

影像检查

儿童颅咽管瘤（造釉质瘤样型）CT表现具有特征性。肿瘤最常见于鞍上区，90%可见囊肿及部分钙化。钙化可为环绕囊肿的薄环状或实性部分内的团块状；90%病例增强后出现强化。因此，鞍上区囊性伴有钙化的可强化病变几乎均为颅咽管瘤（图7-80）。如出现上述征象中的两种，也很可能为颅咽管瘤。（上皮）皮样肿瘤虽也为囊性密度伴有钙化，但无强化；鞍上蛛网膜囊肿因缺乏钙化和强化而可与颅咽管瘤相鉴别。因为颅咽管瘤在发病之初常较小，且密度与脑相似，故有时在CT上难以发现小肿瘤。

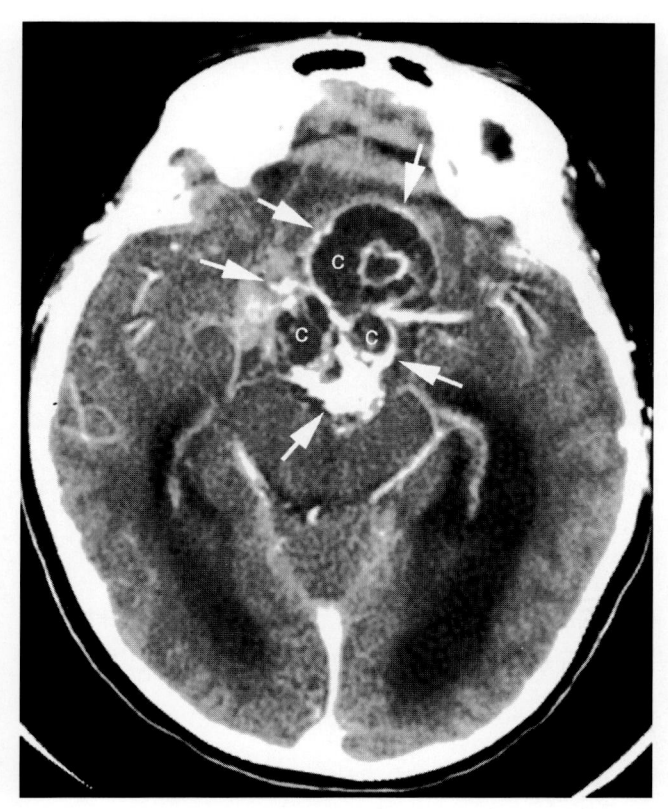

图7-80 颅咽管瘤的CT。轴位增强CT扫描显示，鞍上区低密度肿块，含有多发钙化灶（箭号）。虽然肿瘤后部可见大块肿瘤钙化，但囊壁中仅见细曲线样钙化。另外，囊壁呈围绕低密度中心（c）的环形强化。

儿童颅咽管瘤在MR上也具有特征性，典型者表现为鞍上区多分叶状的多囊性肿物（图7-81～图7-84）。在T1WI上与脑组织相比，囊肿可为等信号或稍高、稍低信号；如果出现短T1信号，则原因为囊内蛋白含量较高。虽然囊性和实性成分在T2WI上均为高信号，但囊性区比实性区信号更高（图7-81和图7-83）。但是，肿瘤囊性和实性成分在FLAIR序列中难以与桥前池中流动的脑脊液和周围组织水肿相鉴别（我们未见FLAIR在鞍上肿瘤诊断中的作用，该序列也不是我们观察鞍上病变的序列）。肿瘤实性成分在T1WI平扫中呈颗粒状，也可因小囊和钙化表现为不均匀。增强后，实性部分不均匀强化（图7-82和图7-84）；囊肿薄壁可见强化（图7-82和图7-83）。有时，颅咽管瘤完全为实性（图7-85）；实性肿瘤常为乳头型颅咽管瘤，基本都发生于成人。它们表现出不均质和强化的特点，与囊性颅咽管瘤实性部分相似。

应认识到，约25%的颅咽管瘤可延伸至中颅窝、前颅窝或后颅窝（桥前池）（巨大颅咽管瘤，图7-84）。肿瘤的这些伸展征象则提示颅咽管瘤的诊断；对那些表现为后颅窝症状的患儿而言，肿瘤的磁共振图像对外科医生作出正确诊断和判断肿瘤起源尤为重要。极少情况下，颅咽管瘤原发于第三脑室或视交叉。肿瘤特征性的分叶状、多囊性表现以及囊肿显示短T1信号（如果出现），有助于诊断。

儿童颅咽管瘤的MRS与其他鞍上肿瘤不同。波谱显示无正常代谢产物，仅在1ppm～2ppm出现宽大脂峰，这与鞍上星形细胞瘤有所差别，后者显示一个大胆碱峰和降低的NAA峰。

鉴别诊断

Rathke's裂囊肿和出血性垂体腺瘤为起源于该区域并出现T1WI高信号的唯一可供鉴别的其他病变。因为Rathke's裂囊肿表现为小的鞍区病变，靠近蝶骨，故鉴别鞍内颅咽管瘤和Rathke's裂囊肿完全为理论上的。出血性腺瘤可由于出血在T2WI和梯度回波序列上为明显低信号而与颅咽管瘤鉴别。当颅咽管瘤的囊肿在T1WI上表现为黑色时，则难以与鞍上星形细胞瘤相鉴别。实性部分出现钙化、肉芽状和肿瘤实性部分信号不均匀，囊肿壁强化，以及肿瘤向鞍内延伸导致鞍结节扩大均可提示颅咽管瘤的诊断。

下丘脑错构瘤（灰结节错构瘤）

下丘脑错构瘤是少见的先天性畸形，由正常神经组织构成，位于乳头体和下丘脑灰结节之间。男性患儿多见。最常见的症状为同性的青春期早熟；实际上，下丘脑错构瘤是中枢性性早熟的最常见原因。性早熟多出现于2岁以内的男孩和稍大些的女孩；但经常要到1～2年后进行了MRI检查才能确定诊断。其他常见症状有癫痫，虽然典型者为痴笑型（发笑性癫痫），但如

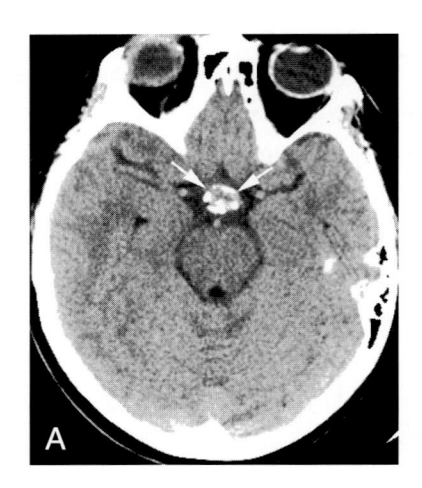

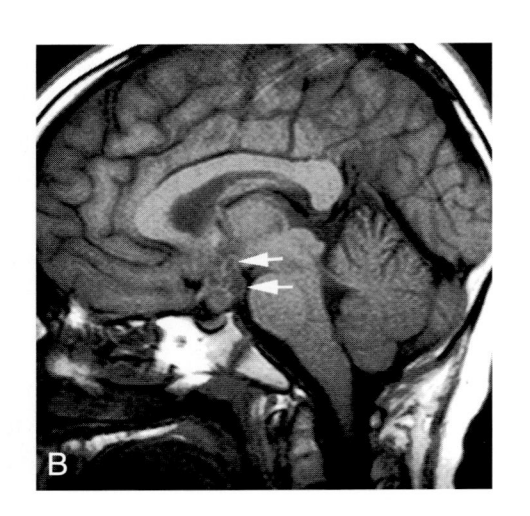

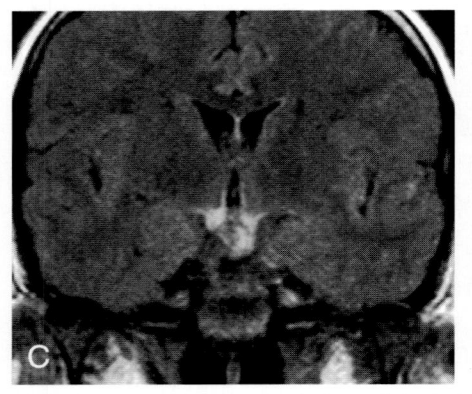

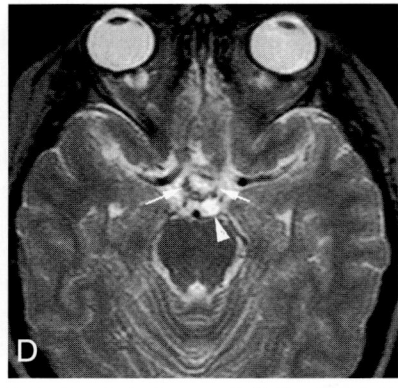

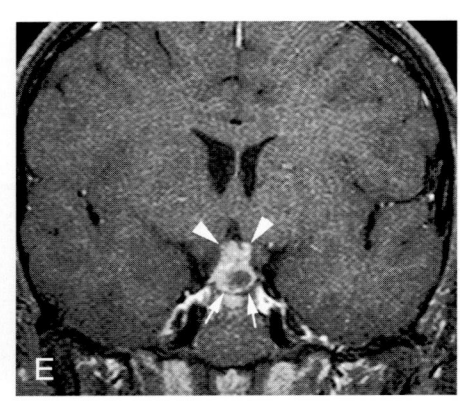

图7-81 小颅咽管瘤。A：轴位CT平扫显示，鞍上区钙化包块。B：矢状位SE 600/11图像显示，鞍上区多囊性分叶状包块（箭号）。C：冠状位FLAIR图像不能很好地显示病变。肿瘤实性部分难以与高信号囊变和周围组织水肿相鉴别。D：轴位SE 2500/70图像显示，较之周围脑脊液，囊肿的实性部分（白箭号）呈低信号，而囊肿（白箭头）则呈高信号。E：增强脂肪抑制SE 600/11图像显示，囊肿下部可见环形强化（小箭号），而肿瘤更上部分为不均匀强化（箭头）。

未对下丘脑进行适当检查，则患儿最初可表现为部分性复杂型癫痫，甚至婴儿痉挛症。同时，患儿出现多种类型癫痫，包括非典型失张力性、全身强直－阵挛性、部分运动性和倾倒发作。当肿瘤超过10mm时，性早熟和癫痫更常见。有些作者推测，性早熟最常见于那些起源于灰结节的有蒂错构瘤患儿，而癫痫则见于下丘脑内错构瘤患儿。事实上，痴笑型癫痫可出现于下丘脑内较小错构瘤患儿，而不伴有性早熟。与下丘脑错构瘤相关的其他症状还包括神经发育延迟和多动症。应检查患儿的手脚以寻找可提示Pallister-Hall综合征（一种与染色体7p13基因GLI3突变有关的常染色体显性遗传病）的轴后多指（趾）畸形。患儿多较实际岁数大。虽然首选药物治疗，但有些作者建议采用肿瘤切除来治疗难治性癫痫。实际上，发作时SPECT和IDE证明，癫痫来源于错构瘤。而且，本组儿童中，癫痫的出现／发作与病变的出现／发作间存在显著相关性。所以，越来越多的人将采用外科疗法治疗难治性癫痫和发育性疾病，特别是当有更新和更安全的方法出现以后。

病理

下丘脑错构瘤为边界清楚的圆到卵圆形包块，从第三脑室底伸出并进入鞍上区或脚间池；有时可向上进入第三脑室。肿瘤可有蒂，通过细柄与灰结节或乳头体相连，或为下丘脑内的无蒂包块，它们的大小可从几毫米到几厘米不等。

组织学上，下丘脑错构瘤由异位的大、小不同的神经元、星形细胞和少突神经胶质细胞按构成正常神经组织的比例构成。肿瘤内可见髓鞘化和未髓鞘化的神经轴突成束状，提示肿瘤与其他部分脑组织的联系。肿瘤与灰结节组织学表现极为相似。钙化少见，未见出血报道。

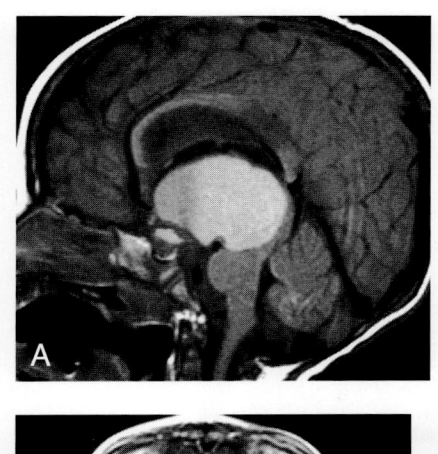

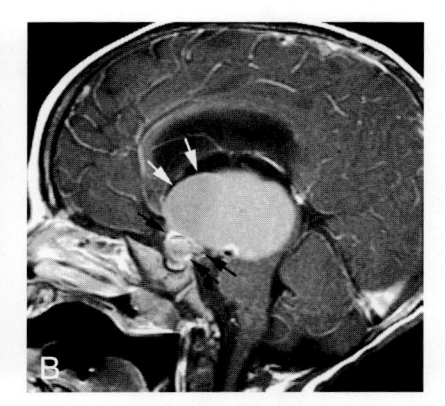

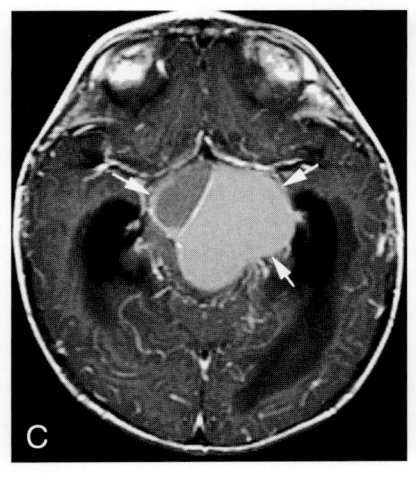

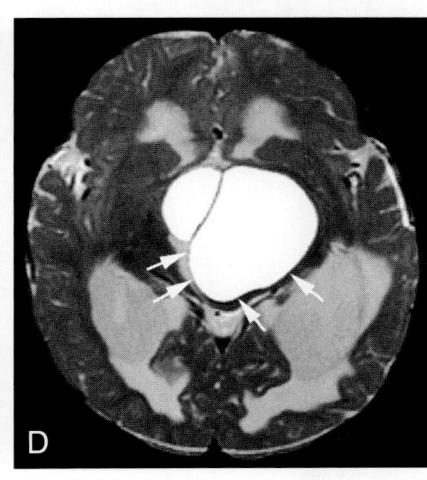

图7-82 视交叉后多房性颅咽管瘤突入脚间池。A：矢状位SE 600/11图像显示，鞍上区多发高信号包块向后突入脚间池并使中脑变形。B和C：矢状位和轴位增强SE 600/11图像显示，肿瘤实性部分信号不均匀（图B中黑箭号），且在垂体上方显示不均匀强化。大囊周围可见薄环状强化（B和C中白箭号）。肿瘤阻塞室间孔引起脑积水。D：轴位SE 2500/70图像显示，高信号囊肿进入脚间池，并分离大脑脚。肿瘤边缘不规则并不意味着大脑脚受侵。

分类

Valdueza等提出一种下丘脑错构瘤临床-局部解剖分型。Ia型错构瘤较小，有蒂与灰结节相连；Ib型错构瘤为有蒂与乳头体相连的小肿瘤。两者均可无症状或仅出现性早熟。本组患儿可应用LHRH类似物治疗。

IIa型错构瘤是无蒂肿瘤，直径通常大于1.5cm，位于三脑室底部和乳头体。患儿典型表现为痴笑性或全身性癫痫。IIb型错构瘤为大的无蒂肿瘤，通常大于1.5cm，第三脑室壁和底部有压迫变形。患儿除痴笑性和混合型癫痫外，还出现智力和行为异常。

影像表现

CT只对较大的下丘脑错构瘤敏感。来源于第三脑室底部的无蒂小错构瘤在轴位CT上不能被显示。错构瘤在CT上表现为密度均匀、边界清楚的圆形包块，位于鞍上池和脚间池（图7-86），与脑组织密度相同。增强后无强化。极少情况下，囊性成分延伸入相邻颞窝池，此时，在囊肿引流前无法确定这种实性、无强化肿瘤的性质。

磁共振是性早熟和癫痫患儿可选择的检查方法。下丘脑错构瘤在MR上表现为边界清楚的圆到卵圆形包块，位于下丘脑内。肿瘤多累及乳头体区，并可向前上方进入第三脑室（图7-86），向下贴近第三脑室底部（图7-87），或进入下丘脑外侧壁（向前推移穹隆后联合和下丘脑灰质）（图7-88）。在T1WI上，肿瘤与灰质等信号；在IPGRE T1序列中为低信号；在T2WI上为等到稍高信号（图7-87）。肿瘤大小可从几毫米到3cm～4cm。较大错构瘤在T1/T2WI上常显示不均匀，病变区域在T2WI和FLAIR序列中可表现为很高信号（图7-89）。增强后无强化。偶尔，位于鞍上池的大囊（图7-90）可进入中颅窝。依据肿瘤的特征性位置，与正常脑组织等信号以及增强后肿瘤实性部分无强化可作出诊断。

我们曾对一名新生儿下丘脑的单发错构瘤进行了HMRS检查。正如所预见的，波谱表现与正常未成熟脑组织（新生儿）相似。文献报道，与相邻的丘脑和额叶正常脑组织相比，肿瘤波谱中肌醇轻度增高且NAA降低。这也许与错构瘤组织学检查中常见的星形细胞增生有关，也许为错构瘤引起的癫痫发作的结果。

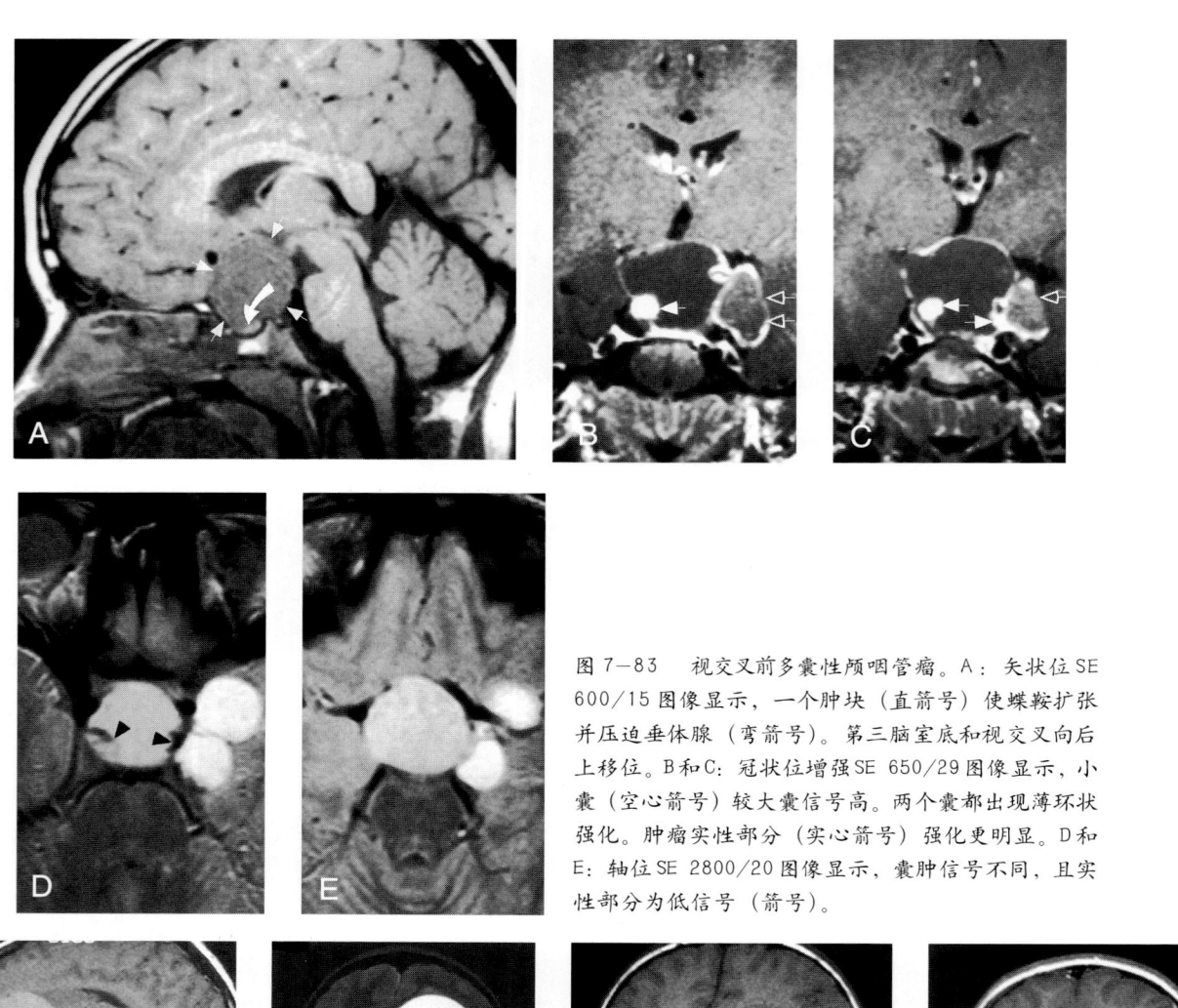

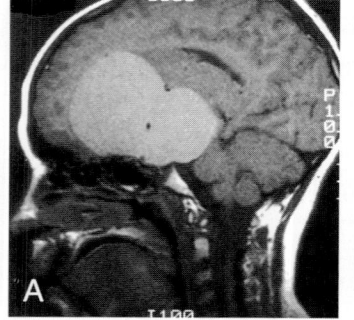

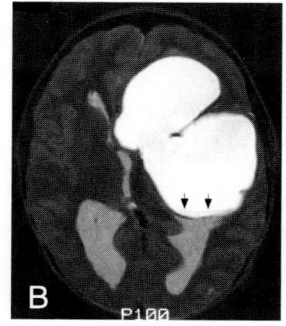

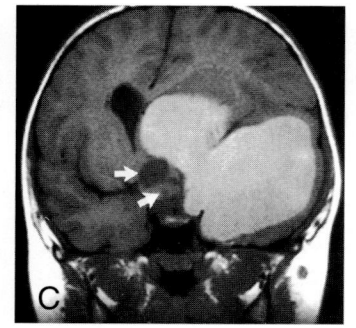

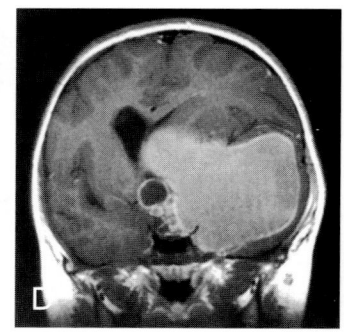

图 7-83 视交叉前多囊性颅咽管瘤。A：矢状位 SE 600/15 图像显示，一个肿块（直箭号）使蝶鞍扩张并压迫垂体腺（弯箭号）。第三脑室底和视交叉向后上移位。B 和 C：冠状位增强 SE 650/29 图像显示，小囊（空心箭号）较大囊信号高。两个囊都出现薄环状强化。肿瘤实性部分（实心箭号）强化更明显。D 和 E：轴位 SE 2800/20 图像显示，囊肿信号不同，且实性部分为低信号（箭号）。

图 7-84 巨囊性颅咽管瘤。A：矢状位 SE 600/15 图像显示，鞍上区可见巨大高信号、分叶状包块。蝶鞍扩张无法辨认。B：轴位 SE 2800/70 图像显示，分叶状囊肿信号较脑脊液高。可见液-液平面（箭号）。C：冠状位 SE 650/20 图像显示，较脑组织信号低的小囊肿（箭号）。左颞窝被囊肿扩张。D：注射顺磁性对比剂后，所有囊肿均显示环形强化。

朗格罕氏细胞组织细胞增多症

朗格罕氏细胞组织细胞增多症（LCH）在本章"后颅窝肿瘤"中已经简要介绍，特别是对脑干、小脑、颅底和颅骨的侵犯。在本节中，我们将主要叙述它在颅内的最常见表现——累及垂体柄。当下丘脑室旁核和视上核中80%以上的神经元被破坏时，患儿就出现尿崩症，5%患儿在确诊时、10%～50%患儿在随访检查中将出现这种情况。多系统疾病患儿最易出现中枢神经系统受累。LCH 患儿中枢神经系统受累开始表现为蛛网膜下腔形成肉芽肿，随后出现下丘脑和漏斗受侵。最终，肉芽肿可遍及脑实质、脑膜、脉络丛、松果体腺和脊髓。极为罕见的 LCH 累及脑实质的病变已在本章"后颅窝肿瘤"中简要讨论。颅骨、硬脑膜和脉络丛病变将在"脑实质外肿瘤"中讨论。

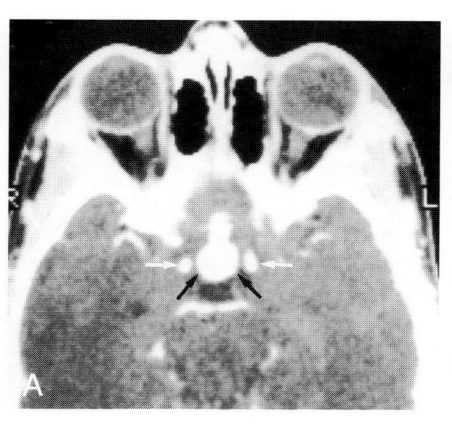

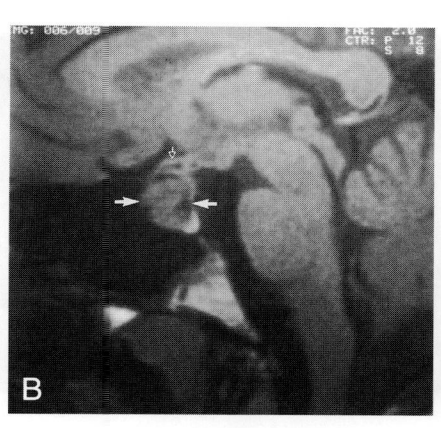

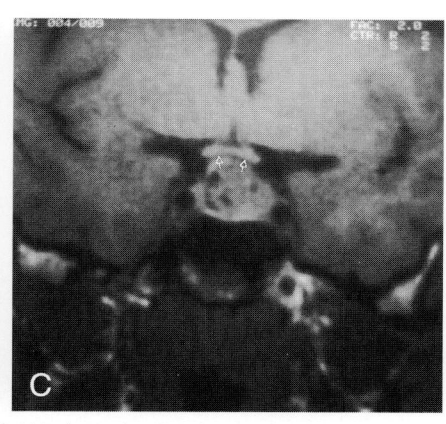

第七章　儿童颅内、眼眶和颈部肿瘤　　433

图7-85 成人乳头状颅咽管瘤。A：轴位增强CT扫描显示，鞍上区后床突间（白箭号）可见强化包块（黑箭号）。B：矢状位SE 600/20图像显示，鞍内不均匀肿块向上进入鞍上区（白箭号）。视交叉（空心白箭号）被肿瘤轻度抬高。C：冠状位SE 600/20图像显示，肿块位于蝶鞍内并引起视交叉（空心箭号）轻度上移。

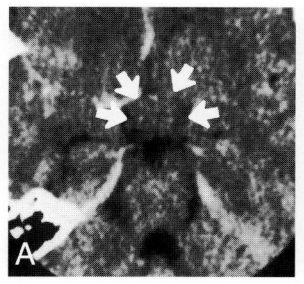

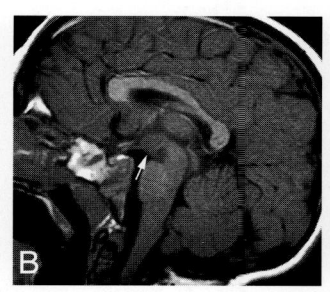

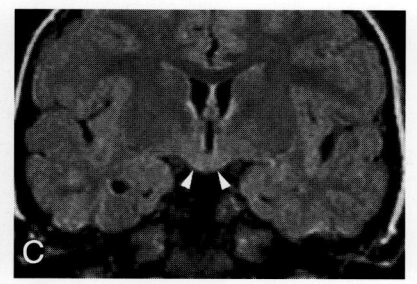

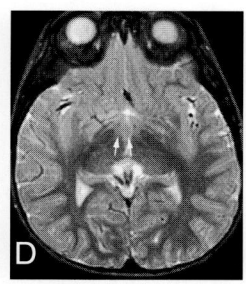

图7-86 第三脑室底部下丘脑错构瘤。A：增强CT扫描显示，充满鞍上池和脚间池的软组织包块（箭号）。B：矢状位SE 500/40图像显示，软组织肿块（箭号）位于第三脑室底部。C：冠状位FLAIR图像显示，灰质信号包块（箭头）充满第三脑室底部。D：轴位SE 2500/70图像显示，第三脑室底部肿瘤（箭号）仍与灰质信号相等。

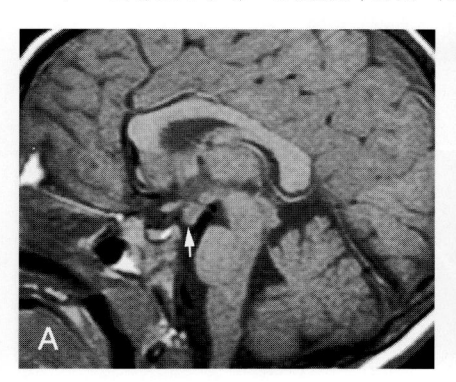

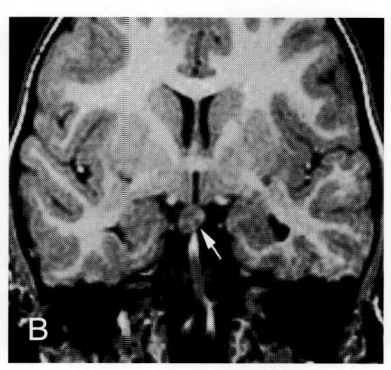

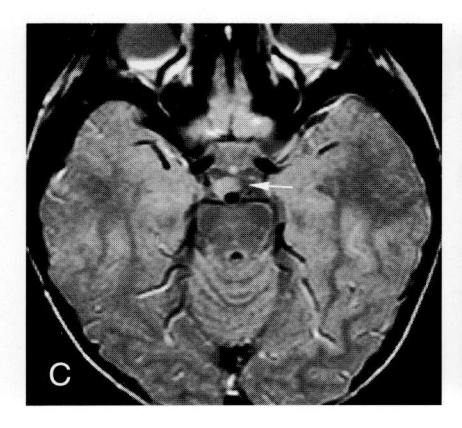

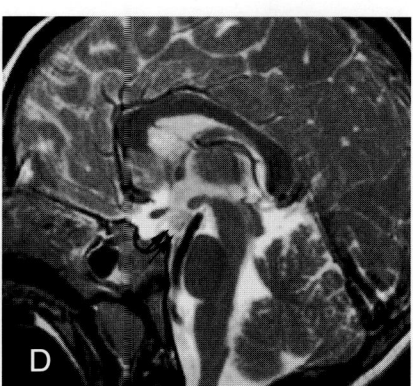

图7-87 有蒂的下丘脑错构瘤。A：矢状位SE 600/20图像显示，肿块（箭号）从下丘脑灰质结节向下延伸。B：冠状位GE 35/7（θ=20°）图像显示，脑脊液清晰勾勒出这个有蒂的错构瘤（箭号）。C：轴位SE 2500/30图像显示，肿物（箭号）与灰质等信号。D：矢状位RARE 3000/102图像显示较皮层信号稍高的肿物（箭头）。与常规自旋回波相比，在RARE（FSE，TSE）图像中错构瘤较皮层信号轻度增高。

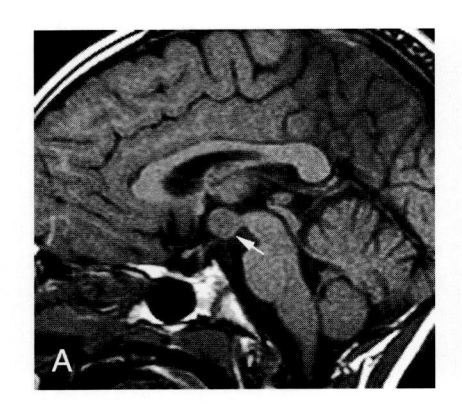

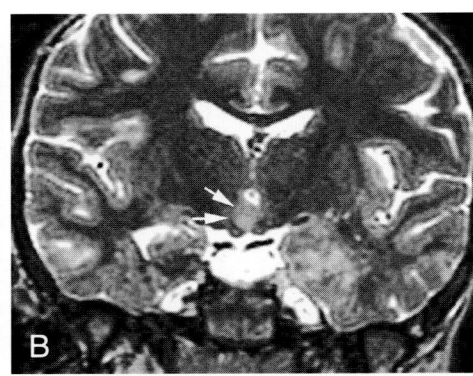

图 7-88 第三脑室壁的下丘脑错构瘤。A：矢状位 SE 600/11 图像显示，第三脑室下部可见小包块（箭号）。B：冠状位 RARE 3000/102 图像显示，第三脑室右侧壁内的肿块（箭号）信号轻度不均匀。

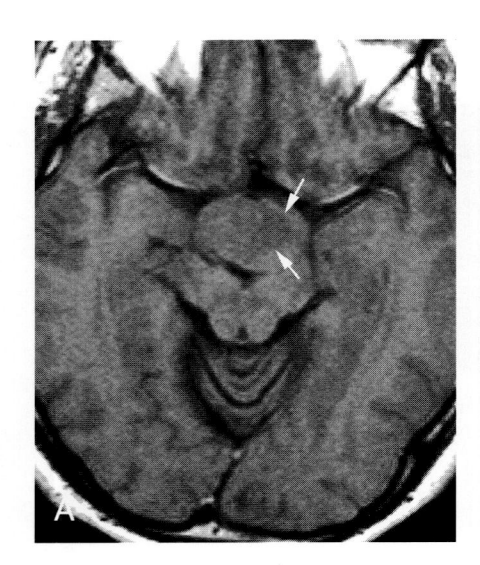

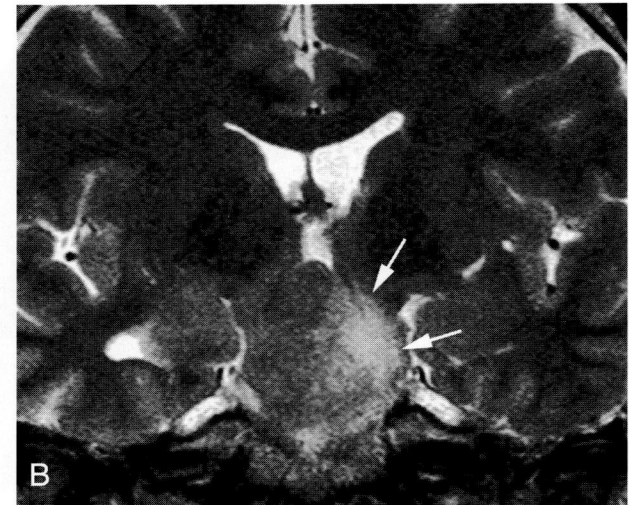

图 7-89 巨大不均匀下丘脑错构瘤。A：轴位 SE 600/11 图像显示，鞍上和脚间池左侧可见轻度低信号包块（箭号）。B：冠状位 RARE 3000/102 图像更好地显示出包块（箭号）左侧部分的不均匀性。

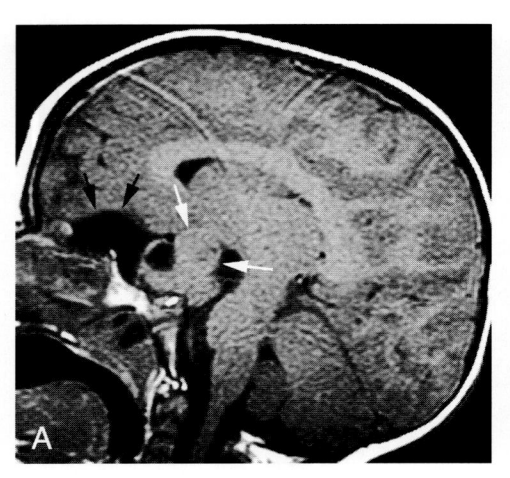

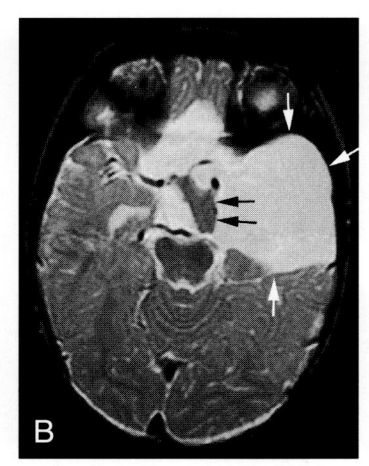

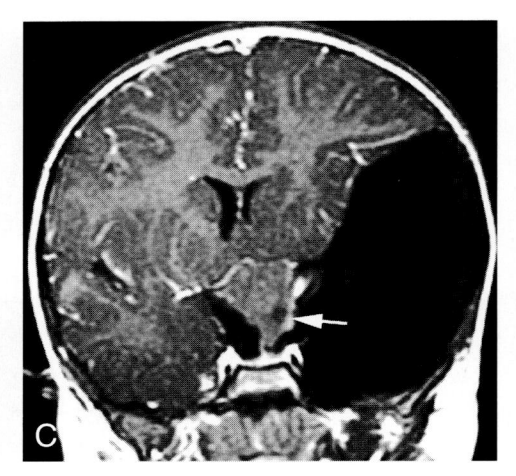

图 7-90 囊性下丘脑错构瘤。A：矢状位 SE 550/11 图像显示，鞍上池内包块（白箭号）。低信号包块（黑箭号）将额叶抬起。B：轴位 SE 3000/120 图像显示，位于鞍上池和前、中颅窝的灰质信号包块（黑箭号）被脑脊液（白箭号）包绕。C：冠状位增强 SE 600/11 图像显示，鞍上肿物未强化。肿瘤内小的低信号区（箭号）可能是囊变或坏死。

LCH侵犯垂体柄和下丘脑时，病变大小不一，可表现为从垂体漏斗部轻度增粗到明显的下丘脑包块。CT平扫中很难发现轻度垂体漏斗部增粗，特别是只进行轴位扫描时。如进行冠状位增强扫描，则可观察到垂体漏斗部增粗和强化。MR为一种可供选择的影像学方法，即使垂体漏斗部轻度增粗（图7-91），也能在矢状位和冠状位图像上得到显示。较大的下丘脑包块很容易被发现，一般位于垂体柄上方中央部分（图7-92）。无论肿瘤大小，增强后均出现明显强化（图7-91和图7-92）。出现尿崩症前，垂体后叶为正常的短T1信号。出现尿崩症后，垂体后叶正常的T1高信号则消失（图7-91和图7-92）。

垂体柄增粗且强化或垂体柄中央出现大包块的鉴别诊断包括生殖细胞瘤、淋巴细胞性垂体柄炎、淋巴瘤和肉芽肿性疾病（除LCH外，还包括结核和结节病）。对缺乏骨损害的LCH病例，还应考虑尿崩症的鉴别诊断。

儿童垂体肿瘤

儿童垂体肿瘤少见，儿童垂体肿瘤仅占所有垂体腺瘤的2%。儿童期出现症状的垂体肿瘤多于青少年期发病。儿童期最常见的有功能性垂体腺瘤为泌乳素瘤（导致初潮延迟）、皮质醇腺瘤（导致Cushing病）和生长素瘤（巨人症）。约25%垂体瘤无功能；无功能腺瘤典型表现为性发育延迟、身材矮小或（在女孩中）原发性无月经。与成人不同，儿童垂体瘤多为大腺瘤而非微腺瘤，可能造成男性患儿以及泌乳素瘤女性患儿在月经来潮前缺乏症状，这可能是由于幼儿垂体腺瘤进展时间过短所造成的；进展时间短提示幼儿垂体腺瘤为具有较强生物学侵袭性的肿瘤。大垂体肿瘤患儿可出现继发于下丘脑-垂体功能降低所致的身材矮小，或因肿瘤进入鞍上池而引起的视觉障碍。很少情况下，儿童和青少年可以出现垂体卒中（因垂体重度梗塞或出血所致垂体腺瘤突然增大造成的）。出现垂体卒中的患儿表现出和成人一样的症状，包括急性头痛、视觉丧失。

影像表现

儿童垂体肿瘤的影像表现与成人相同。MR为可供选择的检查方法之一。应进行蝶鞍和鞍上区的冠状位和矢状位薄层平扫（层厚≤3mm）。垂体微腺瘤表现为腺体内低信号小结节（小于1cm）（图7-93）。继发征象包括垂体柄向肿瘤对侧倾斜、腺体上缘隆起。大腺瘤使腺体增大；如鞍隔膜孔足够大，则腺体可呈哑铃形进入鞍上池，压迫视交叉和漏斗。肿瘤向两侧生长可侵及海绵窦。增强早期，微腺瘤与强化腺体比较仍为低信号。然而，延迟期，腺瘤与周围腺体比较可为等信号甚至高信号。因此，应在注药后立即扫描。对比剂灌注过程中，对垂体腺的若干层面连续采集多幅图像，即所谓动态扫描，特别有助于显示肿瘤强化，这些肿瘤最初较周围腺体为低信号（在它们变成等信号之前）。多数大腺瘤出现明显均匀强化。当检查青少年时应注意，青春期激素变化也可导致垂体增大而出现上表面膨隆（见第二章和图2-18）。在根据影像检查诊断腺瘤前，应首先发现局部病变。

在垂体卒中病例中，应首先寻找向鞍上扩张的蝶鞍肿物。由于肿瘤内出血，故包块显示为均匀或不均匀T1高信号。病史和神经影像表现相结合才能做出诊断。垂体卒中为急症，如未迅速解除肿瘤对视交叉的急性压迫，将出现永久性视力丧失。如出现这种情况，应立即联系相关医生或将患儿送至最近的急诊室。

Rathke's 裂囊肿

Rathke's 裂囊肿为起源于鞍结节的良性囊肿，内衬上皮细胞，含有黏液成分。在儿童中罕见。虽然多数患儿没有症状，但也可因压迫垂体和鞍上结构而出现相应表现。目前认为肿瘤起源于残存的Rathke's囊，它们在胚胎学上与颅咽管瘤相关。估计2/3出现症状的Rathke's 裂囊肿患儿表现为垂体功能紊乱，从单一激素缺乏（多为生长素和泌乳素）到广泛的垂体功能低下。半数患儿存在视觉障碍，30%出现头痛。

CT扫描典型表现为圆形或分叶状鞍内或鞍上包块，与脑脊液密度相似。MR则显示为垂体前后叶之间（图7-94）或垂体柄稍前（图7-95）的圆到卵圆形、边界清楚的包块。囊内信号表现不一，在T1WI上与脑脊液比较可从等信号到高信号；在T2WI上则呈等信号到低信号。增强后无强化（图7-94）。囊肿在MR平扫中较正常腺体信号高，增强后则较强化腺体信号低的情况不少见（图7-94）。当边界清楚的包块位于垂体前后叶之间并具有以上信号特征时，应主要考虑Rathke's 裂囊肿。囊肿在T2WI或T2*WI中无低信号表现，可与出血性腺瘤相鉴别（图7-94C）。

极少情况下，Rathke's 裂囊肿可发生感染而引起垂体脓肿。患儿多出现视觉症状，常合并发热。有些可确定病原微生物。在影像学上，特征性表现为中心长T1/T2信号的包块，可出现环形强化。

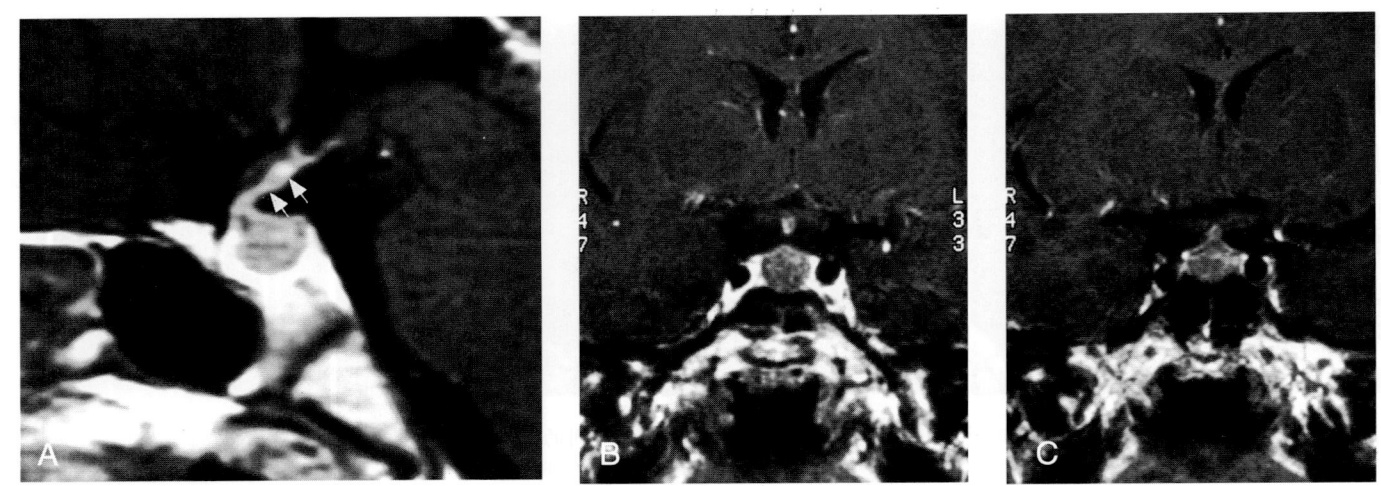

图 7-96 尿崩症患儿的鞍上微小生殖细胞瘤。矢状位（A）和冠状位（B 和 C）增强图像显示，漏斗部轻度增粗，强化包块（箭号）向上侵入下丘脑灰结节，向下侵入垂体腺。

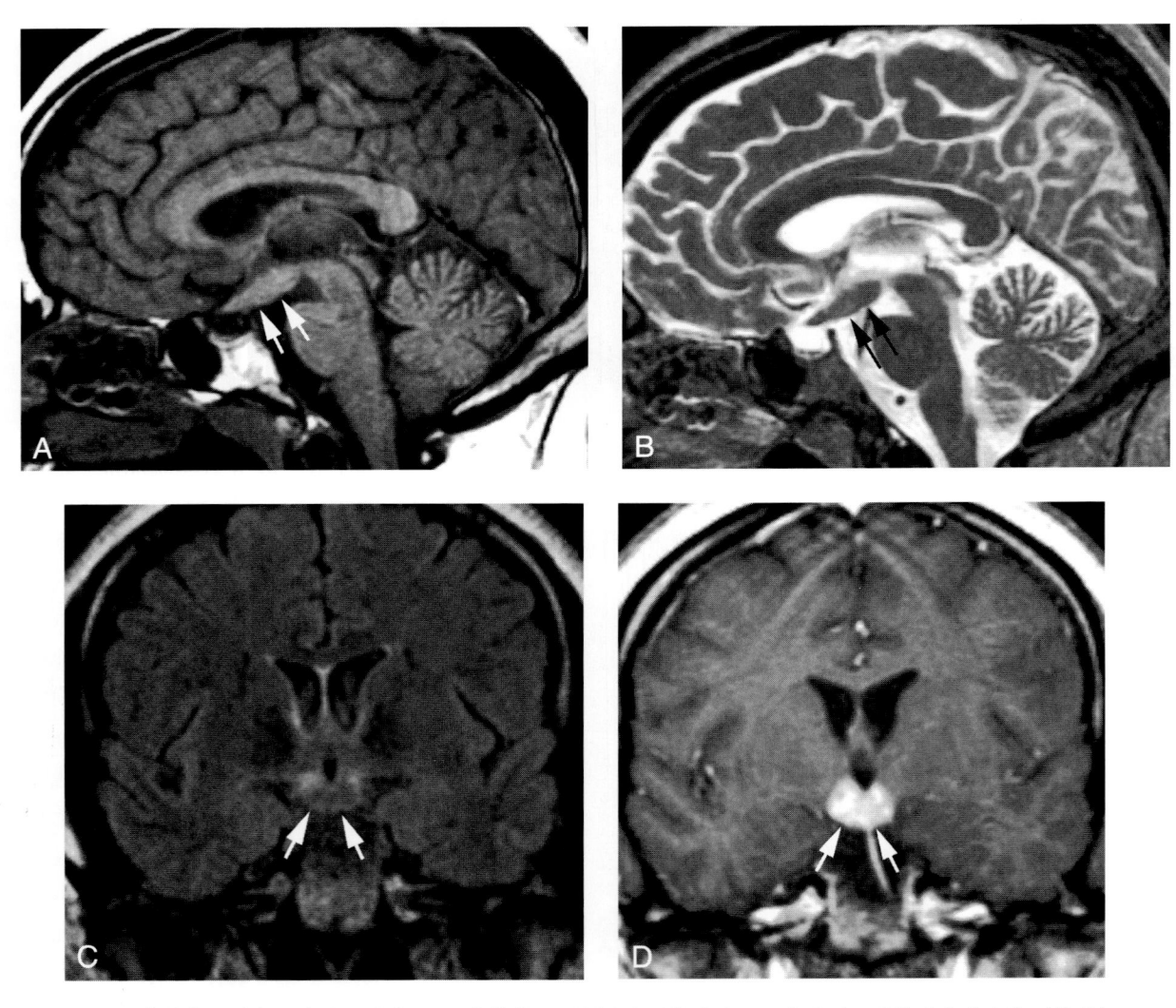

图 7-97 中等大小的鞍上生殖细胞瘤。A：矢状位 SE 600/11 图像显示，下丘脑/三脑室底部内包块（箭号）。注意，垂体腺变小且垂体后叶高信号消失。B 和 C：矢状位 RARE 3000/102（B）和冠状位 FLAIR（C）图像显示，肿块（箭号）呈均匀灰质信号。D：冠状位增强 SE 600/11 图像显示，肿瘤均匀强化（箭号）。

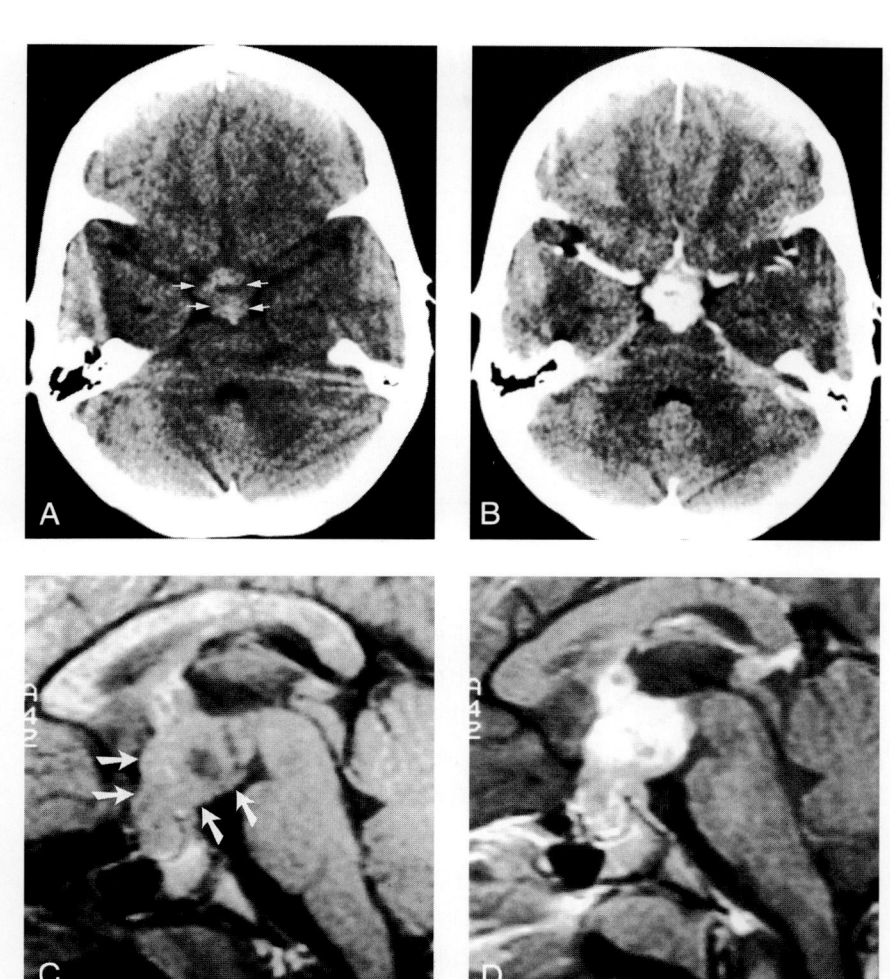

图 7-98 巨大鞍上生殖细胞瘤。A：轴位CT平扫图像显示，鞍上包块（箭号）较周围脑组织密度高。小圆形细胞肿瘤典型表现较周围正常脑组织密度高。B：静脉注入碘对比剂后，生殖细胞瘤均匀强化。C：矢状位SE 600/20 图像显示，包块（箭号）从三脑室底部向下延伸进入蝶鞍，充满鞍上池。D：矢状位增强图像显示，肿瘤轻度不均匀强化。

对于这些病人，应在3~6个月后复查，如结果还为阴性，则应于3~6个月后再次复查。可均匀强化的包块常见于漏斗部，肿瘤活检将显示为生殖细胞瘤（最常见）、LCH或淋巴细胞性垂体炎。

鞍上区蛛网膜囊肿

将在第八章中讨论。

松果体区肿块

松果体区肿块在儿童脑肿瘤中很重要。因为，肿瘤很小时即可引发脑积水；在此阶段，肿瘤可经放疗和化疗治愈（表7-6）。

生殖细胞肿瘤

最常见的松果体区肿瘤是生殖细胞肿瘤，占儿童脑肿瘤的3%~8%。在亚洲人群发病更高一些（约占儿童脑肿瘤的10%），在欧洲和北美则约占儿童脑肿瘤的2%~4%。生殖细胞肿瘤中约65%为生殖细胞瘤（有时误诊为不典型畸胎瘤、松果体瘤和无性细胞瘤），26%为非生殖细胞瘤性肿瘤（16%为畸胎瘤、6%为内胚窦肿瘤或胚胎细胞癌，4%为绒毛膜癌），9%为混和性肿瘤。其他研究显示组织学表现为混合性肿瘤的比例更高。生殖细胞肿瘤最常见于松果体区，半数颅内生殖细胞肿瘤位于松果体。松果体生殖细胞肿瘤患儿可出现脑积水引起的颅压升高、帕利诺（Parinaud）综合征、Argyll-Robertson瞳孔缺陷或复视。30%发生于鞍上区/下丘脑区，表现为尿崩症、视力障碍或无月经。其他少见部位包括基底神经节（颅内压升高、偏瘫，在大脑半球肿瘤中讨论）、桥小脑角（颅神经病变）、小脑（颅内压升高）、胼胝体（复视）和脊髓（脊髓病）。

生殖细胞瘤

生殖细胞瘤是松果体最常见的肿瘤，占该区肿瘤的50%以上。大部分生殖细胞瘤出现于10~30岁，发病高

表 7-6
儿童松果体区肿瘤

肿瘤	重要特点
生殖细胞肿瘤	儿童最常见的实性肿瘤
	细胞瘤最常见：灰质信号
	影像表现依组织学类型而变化
松果体实质肿瘤	实性部分：灰质信号
皮样囊肿和表皮样囊肿	与其他部位囊肿表现相似
松果体区胶质瘤	一般为相邻脑胶质瘤的延伸
松果体囊肿	最常见的松果体包块，囊变伴有环形强化
Galen 静脉曲张（见第十二章）	寻找流空现象

峰在 15~20 岁。男女比例为 10:1，常出现导水管和中脑受压所致的脑积水或帕利诺综合征（向上凝视麻痹）。约 35% 颅内生殖细胞瘤出现于鞍上区。这类肿瘤的影像学特点在前一章节（鞍上区肿瘤）中已作了简要介绍，在此我要作更进一步的讨论。鞍上生殖细胞瘤在男女发病相似。常出现提示下丘脑受累的症状，包括尿崩症、消瘦和性早熟。有趣的是，松果体区生殖细胞瘤患儿也常出现提示下丘脑受侵的症状，而这些症状最可能是由肿瘤经第三脑室内脑脊液传播至漏斗隐窝，随后累及下丘脑所致的。但是，也有作者认为，这些症状是由肿瘤多灶性发生所致。4%~14%的颅内生殖细胞瘤来源于基底神经节或丘脑（在本章前面"大脑半球肿瘤"中已经讨论）。

病理

松果体生殖细胞瘤位于松果体内，边界清晰；极少发生于松果体周围区域。有时，相邻区域（尤其是四叠体）可被肿瘤侵犯。鞍上区生殖细胞瘤为圆或分叶状包块，位于垂体柄和第三脑室底部，压迫并侵犯视交叉。它们可向上累及第三脑室壁，类似侵袭性胶质瘤。转移性播散早期发生，并常经脑脊液传播，使受累脑表面呈糖衣样外观。

影像检查

生殖细胞瘤在 CT 上呈等或高密度，边界清楚。位于松果体或鞍上区。有时，肿瘤也可起源于脑深部灰质、小脑或其他部位。增强后，肿瘤实性部分均匀强化。鞍上区和灰结节生殖细胞瘤可因其平扫时较脑组织信号高而与星形细胞瘤相鉴别（图 7-98）。

在 MRI 上，生殖细胞瘤为边界清楚的肿块，呈圆形或分叶状；在 T1WI、T2WI 和 FLAIR 序列中均显示与灰质等信号或低信号（图 7-97 和图 7-99）。肿瘤中自由水含量减少可能导致 T2 时间缩短。目前，尚不清楚该肿瘤的灌注和磁共振波谱特点。

当青少年鞍上区或松果体区出现较短 T2 信号肿瘤，应考虑生殖细胞瘤，但松果体母细胞瘤也有相同表现，故该征象在松果体区肿瘤诊断中的作用相对较小。大生殖细胞瘤内常可见一些不均匀区域（图 7-98 和图 7-99），可能是由于局部坏死或微小囊变所致。增强后，肿瘤实性部分将明显强化（图 7-97~图 7-100），经脑脊液转移至脑组织（图 7-100）和脊髓的病灶也出现同样的表现。当肿瘤很大时，MRI 表现类似于鞍上星形细胞瘤；然而，在 T2WI 上与灰质等信号及可向下延伸至漏斗部则提示为生殖细胞瘤。结合病史很容易区分这两种疾病，鞍上区生殖细胞瘤患儿多于发现时已出现尿崩症，而鞍上星形细胞瘤患儿直到病程晚期也很少发生尿崩症。影像有助于生殖细胞瘤与颅咽管瘤的鉴别；生殖细胞瘤很少出现大的囊性成分，且罕见钙化。

畸胎瘤

虽然松果体区是颅内畸胎瘤的最好发部位，但它们也可出现于松果体周围区或鞍上区。不同于新生儿和婴幼儿（见本章后面"发生于生后第一年内的脑肿瘤"），松果体畸胎瘤远少于生殖细胞瘤。与生殖细胞瘤一样，松果体畸胎瘤几乎均出现于男孩；然而，与生殖细胞瘤不同，鞍上畸胎瘤以男性患儿多见。10~20 岁为发病高峰。与其他生殖细胞肿瘤一样，畸胎瘤患儿也表现为帕利诺综合征、脑积水和下丘脑症状，具体表现则依肿瘤位置而定。

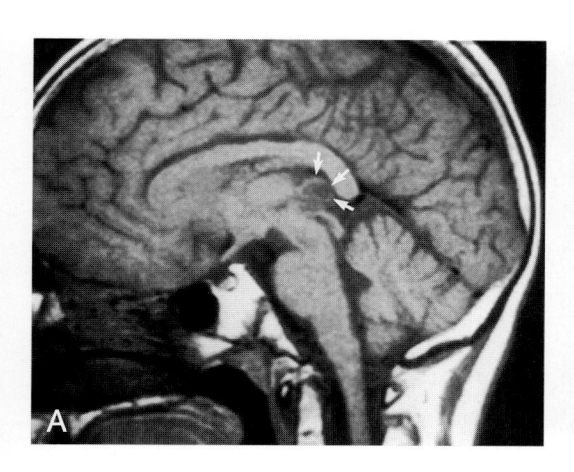

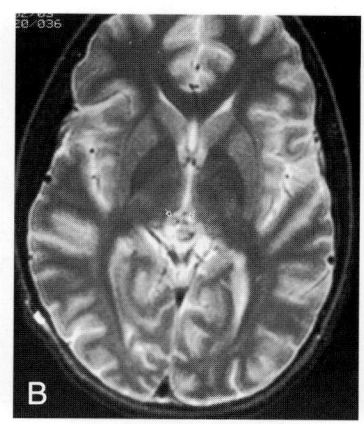

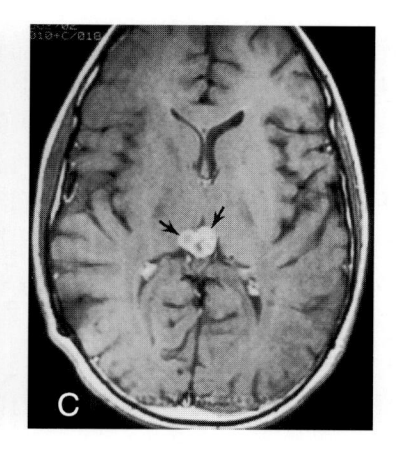

第七章 儿童颅内、眼眶和颈部肿瘤　　441

图 7-99　松果体生殖细胞瘤。A：矢状位 SE 600/20 图像显示，松果体区不均匀肿块（箭号）。B：轴位 SE 2800/70 图像显示，肿瘤信号不均匀，包含短 T2 信号（箭号）。C：静脉注入 Ga-DTPA 后，肿瘤明显强化（箭号）。

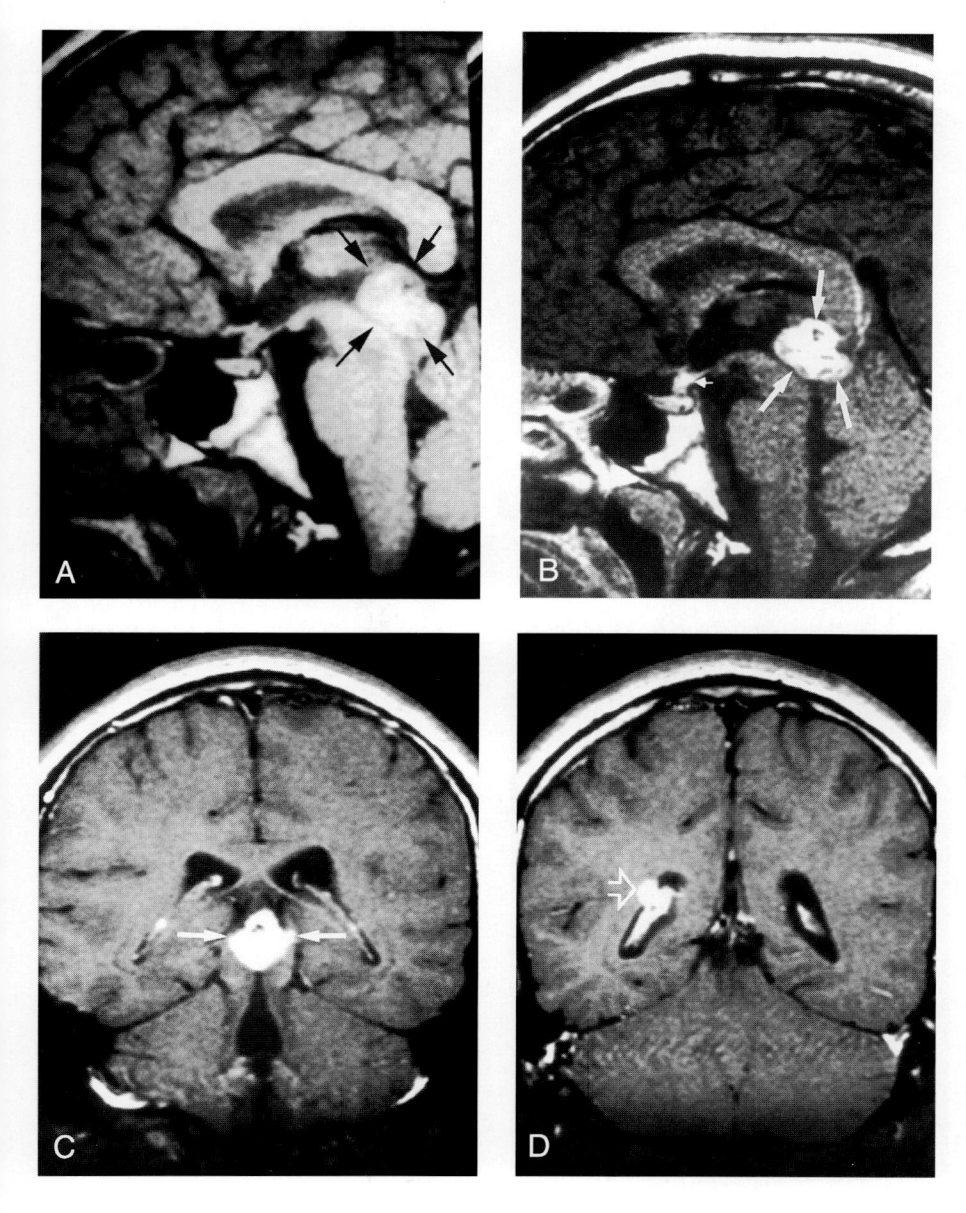

图 7-100　松果体生殖细胞瘤伴脑脊液转移。A：矢状位 SE 600/20 图像显示，松果体区巨大肿块侵犯四叠体（箭号）。B：静脉注射顺磁性对比剂后，松果体区肿块可见不均匀强化（大白箭号）。而且，增粗的漏斗部还可见小强化灶（小白箭号）。因肿瘤转移至垂体柄，患儿出现尿崩症。C 和 D：冠状位 SE 800/20 图像显示，松果体区肿瘤强化（实心箭号），室管膜下转移位于右侧脑室（空心箭号）。

病理

良性畸胎瘤为边界清楚的、圆形或不规则形、分叶状不均匀包块，常见囊性区和可分辨的畸胎瘤成分，如软骨、骨、头发和脂肪。与脑内其他部位畸胎瘤不同，松果体畸胎瘤无侵蚀性。恶性畸胎瘤细胞分化差，故特征也不明显。当恶性度较高时（主要由间变细胞构成），肿瘤外观更为均匀并侵袭周围脑组织。

影像检查

和脑其他部位或体部畸胎瘤一样，松果体畸胎瘤最明显的特征是不均匀性。在CT上，肿瘤边界清楚，含有脂肪、钙化及囊变和实性区域（图7-101A）。在MRI上也常显示不均匀（图7-101）。脂肪、钙化和软组织在T1WI和T2WI上信号不同（图7-101和图7-102）。除非出现恶性退变区，一般增强后肿瘤少见强化。在松果体区和鞍上区出现极不均匀包块时，强烈提示为良性畸胎瘤。恶性畸胎瘤边界欠清，囊性成分少，钙化区域小；周围组织出现血管源性水肿。高度恶性畸胎瘤与良性畸胎瘤形态差别很大。高度恶性畸胎瘤边界模糊，肿块质地均匀，边缘不规则，周边出现血管源性水肿。无钙化和脂肪。增强后强化明显。

其他生殖细胞肿瘤

绒毛膜癌、胚胎细胞癌和内皮窦肿瘤是发生于松果体区的高度恶性生殖细胞肿瘤。患儿表现为脑积水或帕利诺综合征。胚胎细胞癌和内皮窦肿瘤为不均匀包块，缺乏特征性表现而难以通过影像作出诊断。绒毛膜癌易发生出血；因此，松果体区出血性肿瘤（大多数该

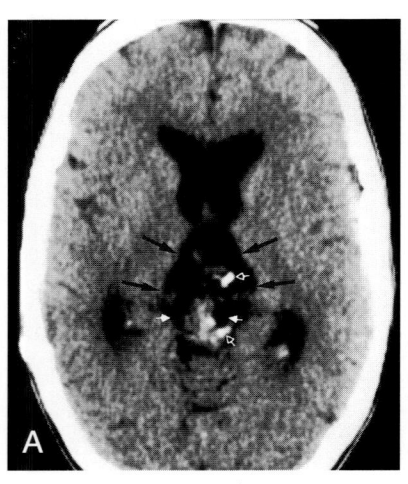

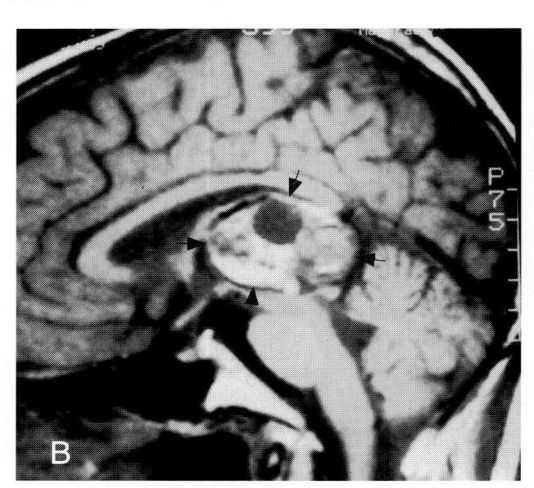

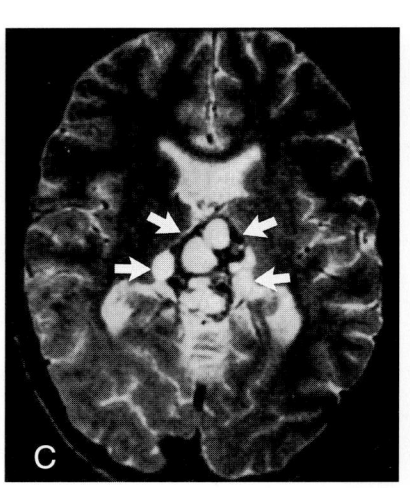

图7-101 松果体区畸胎瘤。A：轴位CT平扫显示，松果体区巨大包块，向前延伸进入第三脑室（黑箭号）。肿块内还可见钙化（空心白箭号）和脂肪（实心白箭号）。B：矢状位SE 600/20图像显示，第三脑室内巨大不均匀肿瘤样包块（黑箭号）。高信号区代表脂肪。MRI不能清晰显示钙化。注意，肿瘤的信号极度不均匀。C：轴位SE 2800/70图像显示，占据松果体区和第三脑室的，含有高、中、低信号强度的极不均匀的肿瘤（白箭号）。

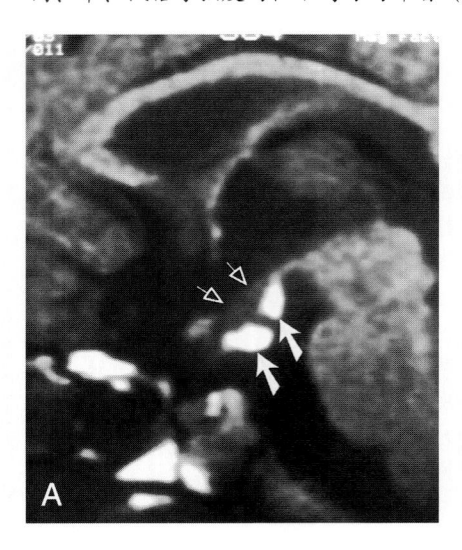

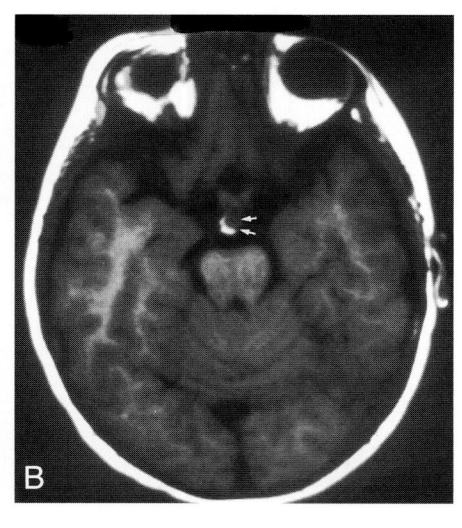

图7-102 鞍上畸胎瘤。A：轴位SE 600/20图像显示，从乳头体延伸进入漏斗部的不均质包块，其中可见脂肪成分（实心箭号）和非脂肪成分（空心箭号）。B：轴位SE 600/20图像显示，软组织包块（箭号）右侧出现新月形脂肪。

处肿瘤较少出血）提示为绒毛膜癌。可通过血清和脑脊液检查测定肿瘤标记物，如生殖细胞肿瘤分泌的胎盘碱性磷酸酶（PLAP）、AFP 和 β-HCG。PLAP 主要由生殖细胞瘤分泌，β-HCG 主要由绒毛膜癌分泌，AFP 主要由内皮窦肿瘤细胞分泌，胚胎细胞癌可分泌 AFP 和 β-HCG。因此，肿瘤标记物分析有助于术前特异性诊断。重要的是，10%（或更多）的生殖细胞肿瘤在组织学上为混合型；比如，在同一肿瘤中可出现生殖细胞瘤和胚胎细胞癌成分。因此，针吸活检并不能获得充分的组织来确定肿物性质；开放式活检是必要的。

松果体实质肿瘤

松果体细胞瘤和松果体母细胞瘤均为来源于松果体实质的肿瘤。在儿童期，这两种肿瘤均较松果体生殖细胞肿瘤少见。松果体细胞瘤男女发病相似；可发生于任何年龄但在儿童期非常少见。它们由较成熟的细胞组成，常为生长缓慢的局限性、非侵蚀性肿瘤。因为很少见，故松果体细胞瘤的自然病程还不清楚。有些肿瘤在出现临床症状几年后仍为局限性、非侵蚀性肿瘤或尸检时才被发现。其他肿瘤则可经脑脊液广泛转移，且行为类似于该区域原发瘤——松果体母细胞瘤。有证据表明，儿童松果体细胞瘤为侵袭性肿瘤，应积极治疗。松果体母细胞瘤是原始小圆细胞肿瘤，在组织学上是有高细胞密度和类似于神经母细胞瘤。它们是高度恶性肿瘤，可局部侵犯，也可经脑脊液向远处转移。肿瘤可发生于任何年龄，但儿科较常见。

影像检查

CT 平扫时，松果体细胞瘤和松果体母细胞瘤与正常脑组织为等到高密度（图 7-103）。与生殖细胞瘤推移松果体钙化不同，松果体实质肿瘤常将钙化区包含在内部；这是一个重要的鉴别要点。松果体母细胞瘤较松果体细胞瘤常为分叶状。增强后均明显强化，松果体细胞瘤一般强化更均匀，而松果体母细胞瘤强化更不均匀。据我们的经验，松果体母细胞瘤内部更常见低密度不强化区，与松果体细胞瘤和生殖细胞瘤相比，这些区域更大、形态更不规则（图 7-103）。肿瘤可向下进入后颅窝，侵犯小脑蚓部。而且，肿瘤还可向上进入第三脑室或向外进入第三脑室壁。松果体细胞瘤体积相对较小，侵袭性很弱。

松果体实质肿瘤的 MRI 表现无特异性。但是，当女孩或妇女松果体区出现具有相应 MR 特点的肿瘤，且未见其他倾向性情况（其他原发恶性肿瘤，免疫受损状况），均应考虑松果体实质肿瘤。与脑灰质相比，多数松果体细胞瘤在 T1WI 上为低信号，在 T2WI 上为高信号；在这些序列上，松果体细胞瘤也可和脑脊液等信号；与松果体囊肿鉴别要点为：松果体细胞瘤中可见小梁，且增强后出现弥漫性均匀强化。松果体细胞瘤通常较松果体细胞瘤大，且分叶更明显（图 7-103 和图 7-104），肿瘤边缘欠清晰。与脑灰质相比，肿瘤在 T1WI 上显示为等-低信号，在 T2WI 和 FLAIR 序列中为等-高信号（图 7-103 和图 7-104）。坏死和囊变区（T1 低信号，T2 高信号）在较大松果体母细胞瘤内常见（图 7-103）。肿瘤实性部分可明显强化（图 7-104）。松果体母细胞瘤很少出血，作者只见过一例。松果体母细胞瘤和其他松果体区肿瘤一样，常经脑脊液转移；为发现和确定这种蛛网膜下腔肿瘤（通常明显强化），进行整个神经轴索增强扫描十分必要。目前未见关于该肿瘤灌注和波谱研究的报道。就我们有限的经验而言，松果体母细胞瘤较正常脑组织血容量增加。

皮样囊肿和表皮样囊肿

皮样囊肿和上皮样囊肿常见于松果体区。在本章前部已对它们的特性进行了描述。

松果体区胶质瘤

胶质瘤，主要是星形细胞瘤，也可见于松果体区，但很少起源于松果体本身的星形细胞，而更常起源于相邻脑实质（如四叠体和丘脑），然后长入松果体区。来源于四叠体的肿瘤被认为是脑干肿瘤的亚型，在本章前面部分已详细讨论过。多数患儿表现为脑积水引起的头痛。与脑积水的后果不同，神经系统检查少见异常；这样，从出现症状到作出诊断常需经过较长时间。组织学上，大部分该区域肿瘤为毛状形星形细胞瘤。

影像检查

影像检查显示肿块最常来源于四叠体、颞叶内侧或枕叶内侧，长入松果体区（图 7-105）。如肿瘤在首次影像检查时就已很大，则难以确定其原发部位；此时，不能区分肿瘤是松果体区原发肿瘤，还是周围肿瘤长入松果体区的。平扫时，肿瘤在 CT 上为低密度，在 MRI 上为长 T1 和长 2 信号（T1 低信号，T2 高信号）。增强后肿瘤呈中到高度强化。随访中可见肿瘤缓慢增大。有关"对影像学显示肿瘤增大而无临床症状发生的病例是否应该治疗"尚存在争论。

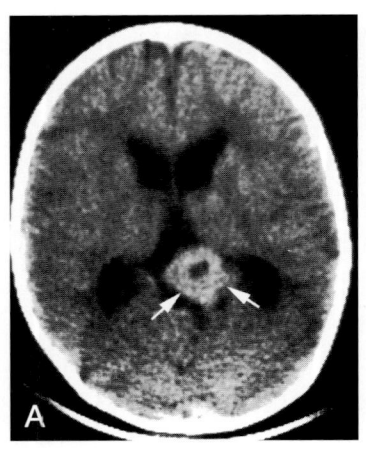

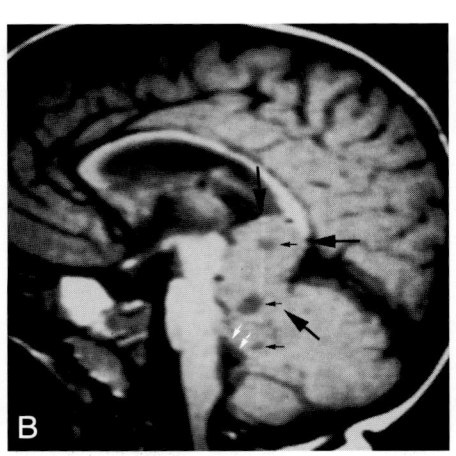

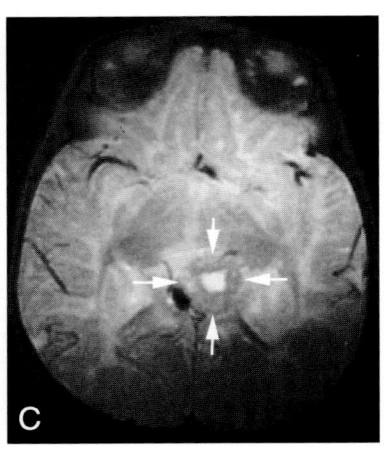

图7-103 松果体母细胞瘤。A：平扫CT显示，松果体区包块（箭号）中心呈低密度（空心箭号）。在CT上，松果体母细胞瘤常与脑实质呈等到高密度。B：矢状位SE 600/20图像显示，肿块从松果体区生长，沿幕切迹向下进入后颅窝（大黑箭号）。肿瘤内可见多发小囊性/坏死性区域（小黑箭号）。注意，第四脑室向下移位（小白箭号）。C：轴位SE 2000/80图像显示，肿瘤实性部分（箭号）信号与脑灰质相等。

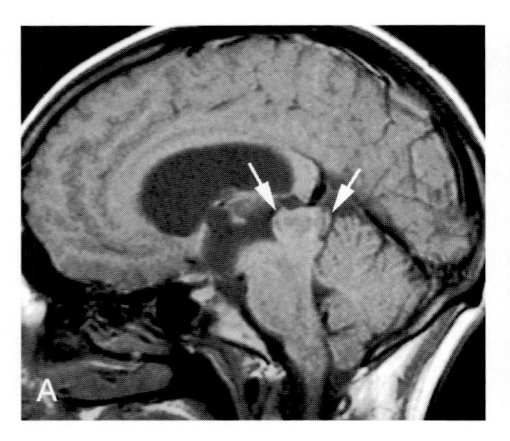

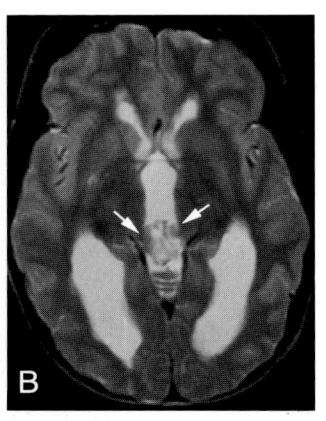

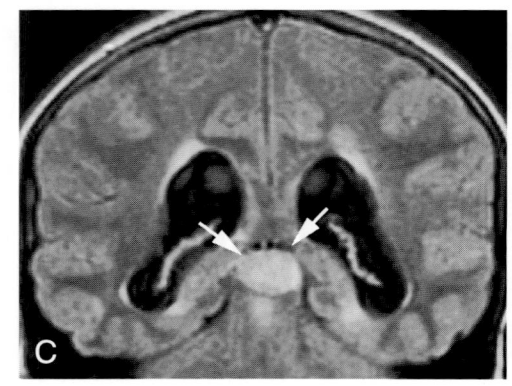

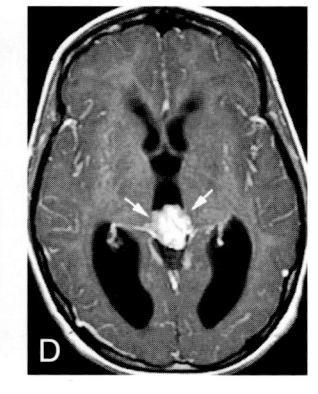

图7-104 松果体母细胞瘤。A：矢状位SE 600/11图像显示，松果体区内等－轻度高信号包块（箭号）引起脑积水。B：轴位SE 2800/70图像显示，肿块（箭号）呈灰质信号，中心高信号可能代表坏死。C：在冠状位FLAIR图像中，肿块（箭号）大部分为类似灰质信号，中心可见少量高信号。D：轴位增强SE 600/11图像显示，分叶状包块（箭号）不均匀强化。

松果体囊肿

松果体腺非肿瘤性小囊肿常见，可在40%以上尸检中偶然被发现。病变在婴儿期不常见；多发生于青少年期，发病高峰为20~30岁。虽然许多囊肿因太小而无法被影像检查发现，但MRI常能显示松果体囊肿。1.5%~4.3%的头部MRI检查中可见松果体囊肿。CT扫描常不能显示，因为囊肿与周围脑池内脑脊液密度相同。在MRI上，以矢状位显示最佳，常表现为松果体团块，轻度压迫上丘或第三脑室后部（图7-106A）。当囊肿超过1厘米时，有时会出血或呈不均匀密度。区分囊肿和肿瘤的关键点是，囊肿很少出现帕利诺综合征，也从不引起脑积水。一般来说，松果体囊肿在磁共振T1WI上与脑脊液等信号，在T2WI和FLAIR图像上呈轻度高信号，其原因可能为周围脑池流动的脑脊液内质子

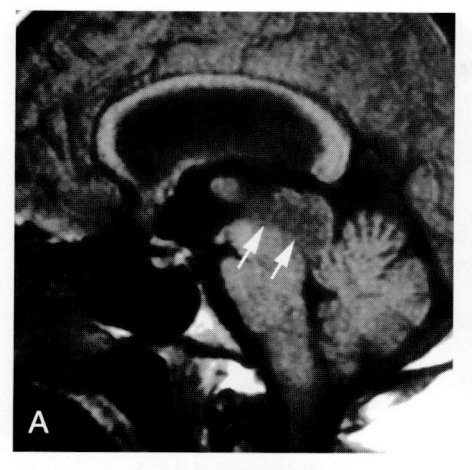

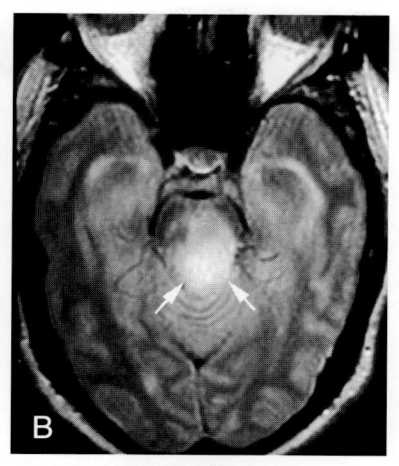

图7-105 松果体区星形细胞瘤。A：矢状位SE 600/20图像显示，脑积水（第三脑室隐窝前部未见扩张）和第三脑室后部边缘模糊的低信号包块（箭号），生长进入导水管和松果体顶盖。B：轴位SE 2500/80图像显示，肿物（箭号）较周围脑组织信号高。

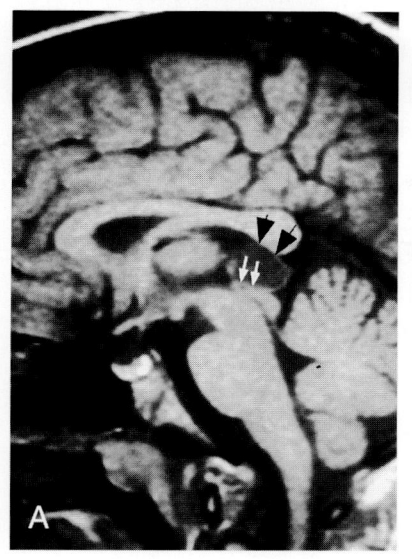

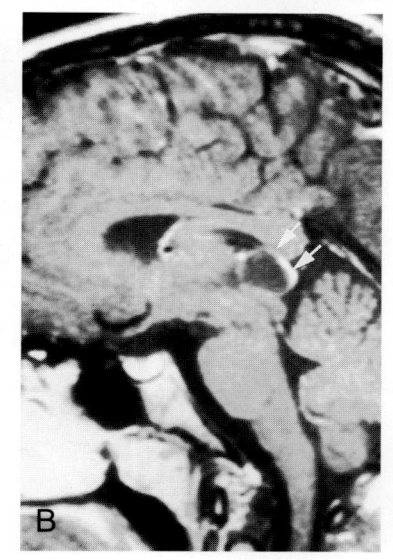

图7-106 松果体囊肿。A：矢状位SE 600/20图像显示，松果体区内边缘锐利的卵圆形包块（黑箭号）。肿瘤与脑脊液呈等信号。注意，四叠体（白箭号）轻度变形。由于缺乏帕利诺综合征或脑积水症状，这种异常不会引起警觉。此为松果体囊肿的典型表现。B：注射顺磁性对比剂后，包绕囊肿（箭号）的正常松果体环强化。

失相位而囊肿内质子相位一致，导致其较脑脊液信号稍高。当囊肿出血后，则在T1WI和T2WI上均呈高信号，且可能迅速扩大，引起局部占位效应。增强后，包绕囊肿的呈新月形或环形正常松果体可见强化（图7-106B）。增强后应立即扫描，因为囊肿本身可出现延迟强化，强化后与肿瘤不能鉴别。MRI诊断松果体囊肿的要点在于，无临床表现，特征性部位，T1WI上与脑脊液等信号，病变缺乏内部结构以及囊肿周围出现环状强化。

实质外肿瘤

儿童幕上实质外肿瘤少见。最常见者为来源于侧脑室脉络丛和颅骨的肿瘤，其中以LCH最常见。幕上实质外肿瘤的特征见表7-7。

脉络膜肿瘤

脉络膜乳头状瘤和癌为起源于脉络膜上皮的肿瘤，在儿童和成人中均罕见。脉络丛肿瘤占儿童幕上肿瘤的5%，占所有颅内原发肿瘤的不足1%。脉络膜肿瘤可发生于任何年龄，但大部分出现于婴儿或小于5岁的幼儿。脉络膜乳头状瘤最常见于一岁以内；由于会引起严重脑积水而被发现。乳头状瘤男性多发，癌则男女发病率相似。脉络膜癌占儿童脉络膜肿瘤的30%～40%，虽然发病较乳头状瘤要晚一些，但也通常在3～5岁。肿瘤可累及脑组织而产生局限性神经系统损伤，而脉络膜乳头状瘤患儿相对少见；然而，大多数脉络膜癌患儿仍可见脑积水。

病理

儿童脉络膜肿瘤最常见的原发部位为侧脑室，左侧较右侧多见，很少为双侧。第四脑室是成人脉络膜肿瘤的最好发部位，但在儿童中很少见肿瘤发生于第三、四脑室。除此之外，肿瘤还可起源于桥小脑角。大体上，

表 7-7	
幕上实质外肿瘤	
肿瘤	特征
脉络膜乳头状瘤	脑室内原发；分叶状，T2低信号
脉络膜癌	脑室内原发；侵犯脑实质，可见坏死
脑膜肿瘤	脑膜原发
婴儿肌纤维瘤病	颅骨或硬膜原发；边界清楚，与灰质等信号
淋巴瘤/白血病	T2WI呈灰质信号；全身性疾病
朗格罕氏细胞组织细胞增多症	硬膜或脉络丛原发；明显T2低信号
皮样和表皮样囊肿	与其他部位囊肿特征相同
蛛网膜囊肿（见第八章）	边界清楚，与脑脊液等信号
颅骨肿瘤	中心在颅骨

脉络膜肿瘤为深粉或红色球形菜花样包块，伴有不规则绒毛状表面；常引起受累脑室明显扩张。脉络膜乳头状瘤和癌的区别依赖组织学标准而非大体病理标准。一般，乳头状瘤边缘清楚，与周围脑组织分界清晰；可见小出血灶和多发钙化。有些脉络膜乳头状瘤可发生间变并侵犯周围脑组织。在大体病理上，间变乳头状瘤和癌难以区分；鉴别完全依靠各自的细胞学特征。侵袭性乳头状瘤和癌都易经脑脊液转移，有时可形成蛛网膜下腔大包块。

影像检查

虽然区分脉络膜乳头状瘤和癌常比较容易，但重要的是应该记住，这种鉴别只能依靠组织学而不是放射学检查。因此，具有良性病变表现的肿瘤可能最终被组织学诊断为癌；而具有侵袭性影像特征的肿瘤却可能为间变性乳头状瘤。但是，术前利用神经影像方法确定肿瘤特性仍很重要，因为它将对手术方式产生影响。

在CT上，脉络膜乳头状瘤表现为等到轻度高密度脑室内分叶状包块（图7-107），有时伴点状钙化。最常见的发生部位为三角区，但也可出现于沿脉络膜的

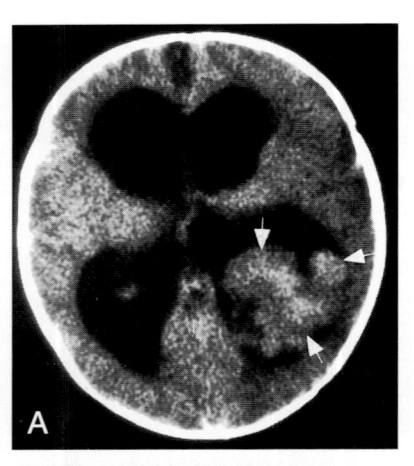

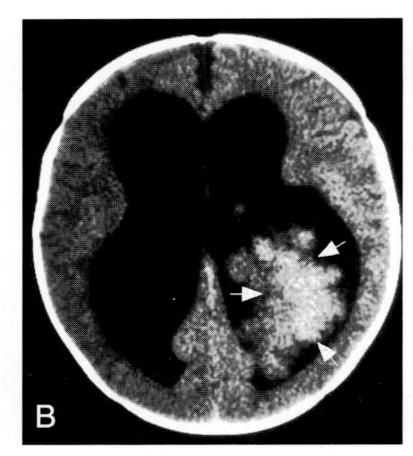

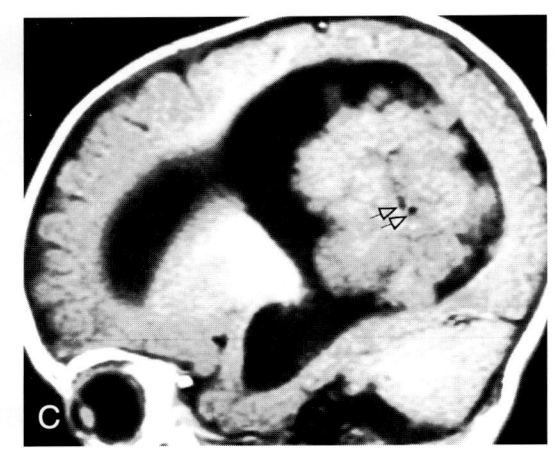

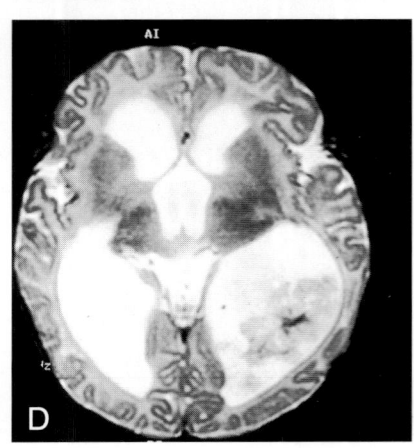

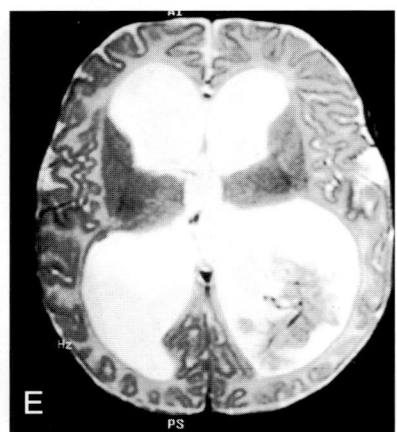

图7-107 脉络丛乳头状瘤。A和B：轴位CT平扫图像显示，脑积水及左侧脑室三角区的高密度分叶状包块（箭号）。C：矢状位SE 600/16图像显示，分叶状包块中心可见血管流空（空心黑箭号）。D和E：轴位SE 2500/80图像显示，不均匀包块的信号相对较低。中心区域出现明显的分支状低信号为其特点。未见周边血管源性水肿和脑实质受侵的证据。F和G：轴位增强SE 600/16图像显示，分叶状乳头状瘤显著强化。H：HMRS (TE=135msec)仅见胆碱峰（Ch）。

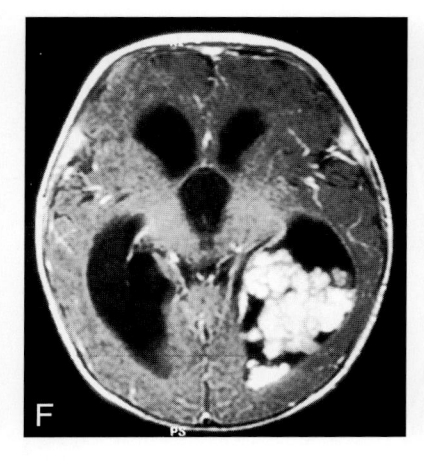

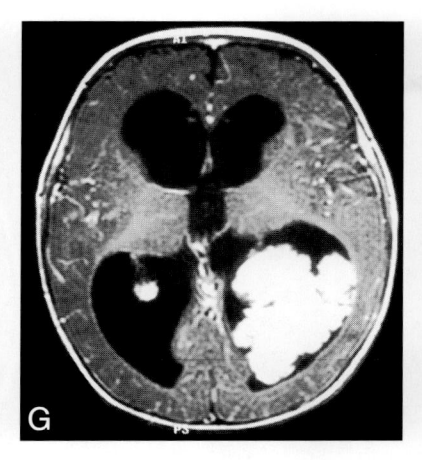

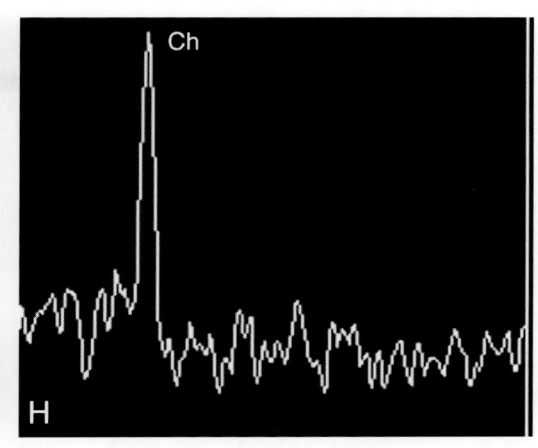

任何位置，包括颞角、额角和第三脑室。静脉增强后可见均匀强化。虽然肿瘤常为单侧，但也有双侧发生的报道。有时，乳头状瘤可经室管膜进入相邻脑白质，引起周围水肿。这种侵袭性乳头状瘤外观更不规则，更类似于癌；在组织学上，它们较侵袭性弱的乳头状瘤有更高的间变度。脉络膜癌较脉络膜乳头状瘤侵蚀性强。癌肿外形不规则，平扫时为混合密度，增强后出现不同程度强化。肿瘤内常见囊变和出血。癌几乎总会经脑室壁进入脑组织，引起血管源性水肿（图7-108）。

在MRI上，脉络膜乳头状瘤为脑室内分叶状肿块，在T1WI上信号均匀（图7-107C）。多数肿块表面为乳头状外形，该特点可与脑室内大多数其他肿瘤（如脑膜瘤、室管膜瘤或脉络膜癌）相鉴别，后者表面光滑。在T2WI上，肿瘤中心信号常较脑灰质低（图7-107D和E以及图7-109B），该特点有助于术前诊断。出血和钙化灶偶见。脑室内可见囊肿和分隔（图7-109C），这也许为肿瘤引起炎症的结果，也许为反复少量出血所致。静脉增强后可见均匀强化（图7-107和图7-109）。虽然第四脑室脉络膜乳头状瘤主要发生在成人，但也可见于儿童（图7-109），其表现与侧脑室内乳头状瘤相似，也为脑室内分叶状包块，可见钙化并引起脑积水。第四脑室脉络膜乳头状瘤起源于脑室内或经流出孔生长，表现为桥小脑角或小脑延髓角肿块（图7-110）。典型的脉络膜癌信号不均匀并可经脑室壁侵犯周围脑组织，引起血管源性水肿（图7-108）。当周围脑实质广泛受侵时，难以鉴别肿瘤起源于脑室还是脑实质，这时，则难以作出正确诊断。由于出血和囊变，故癌在T1WI和T2WI上常显示高或低混杂信号区。80%以上患儿受累侧脑室的额、枕、颞角囊腔化。

脉络膜乳头状瘤H-MRS显示NAA峰或肌酸/磷酸肌酸峰完全阙如具有特征性。在长TE图像中仅见胆碱峰（图7-107H）。癌则具有较高的胆碱峰，且乳酸峰升高。由于肿瘤内缺乏血-脑屏障，故肿瘤灌注图像显示高血容量以及肿瘤间质持续强化。

鉴别诊断

根据特征性发生部位和表现，脉络膜乳头状瘤在CT和MR上较易诊断。脉络膜癌的诊断则较困难，因为它与PNETs，非典型畸胎样/横纹肌样肿瘤和室管膜瘤相似。

脑膜肿瘤

原发脑膜肿瘤在儿童中少见，仅占颅内原发肿瘤的1%～2%。与成人中女性多发不同，儿童中男女发病率相似。儿童期未见明确发病高峰。临床表现多种多样，取决于肿瘤部位。头痛和局限性神经损伤为最常见的就诊原因。儿童期出现脑膜肿瘤，要考虑NF2存在的可能（见第六章），并应寻找其他部位脑膜瘤和神经鞘瘤。

病理

儿童脑膜肿瘤包括脑膜瘤（最常见的），浆细胞肉芽肿（本章前面"大脑半球肿瘤"中已讨论过），脑膜纤维瘤和肌纤维瘤、脑膜肉瘤、恶性纤维性组织细胞瘤和脑膜黑色素瘤。除了少见外，儿童脑膜瘤还有一些别的特征。相当比例的儿童期脑膜瘤发生在脑室内。儿童脑膜瘤中常见囊变区，可见于12%以上的患儿。有时，儿童脑膜瘤起源于侧裂池，且与硬脑膜不相连，此为起源于脑内异位脑膜残留组织。与成人相比，儿童脑膜瘤体积常很大，生长迅速，多为恶性肿瘤；在一些研究中，50%以上的儿童脑膜瘤为恶性肿瘤。死亡率高和肉瘤样退变发生率高。但是，如肿瘤被完全切除或患儿无NF2，则预后良好。

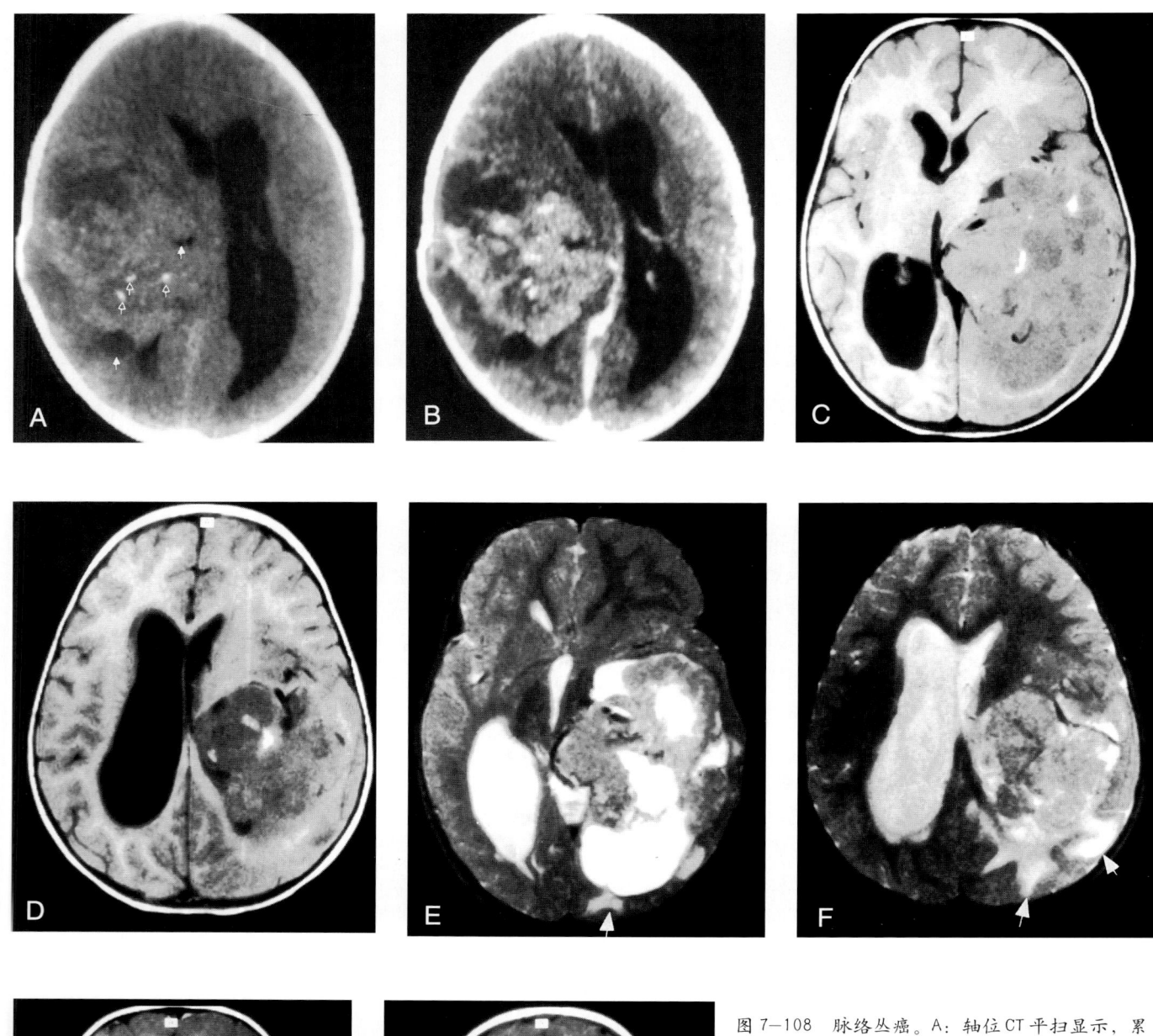

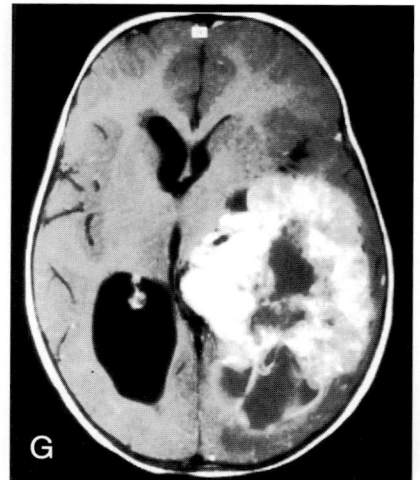

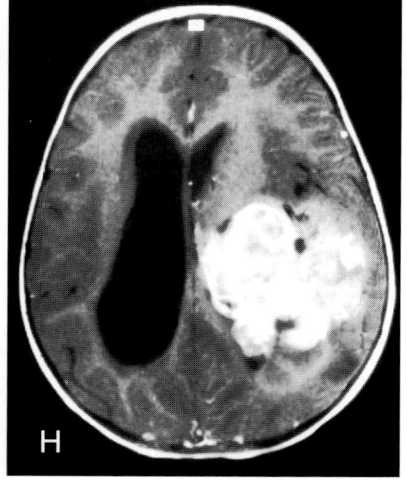

图 7-108 脉络丛癌。A：轴位 CT 平扫显示，累及右侧脑室和右侧大脑半球的巨大高密度包块。肿瘤内可见钙化灶（空心箭号）和囊变或坏死区（实心箭号）。B：注射碘对比剂后，肿瘤出现不均匀强化。C 和 D：不同患儿。轴位 SE 600/15 图像显示，充满左侧脑室三角区的不均匀肿物，可见出血和坏死灶。E 和 F：轴位 SE 2000/80 图像显示，极度不均匀肿物在周围白质内引起血管源性水肿。G 和 H：增强 SE 600/15 图像显示，肿瘤不均匀强化，可见囊变和坏死区。

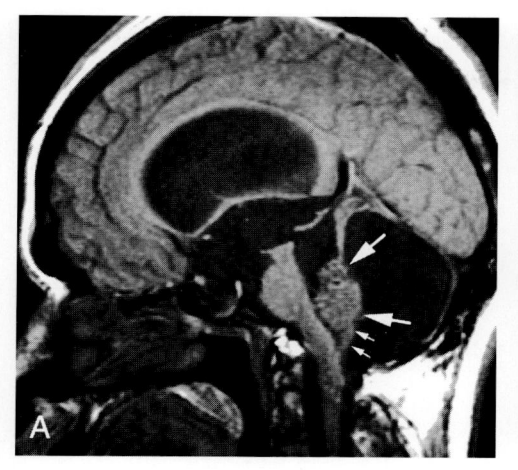

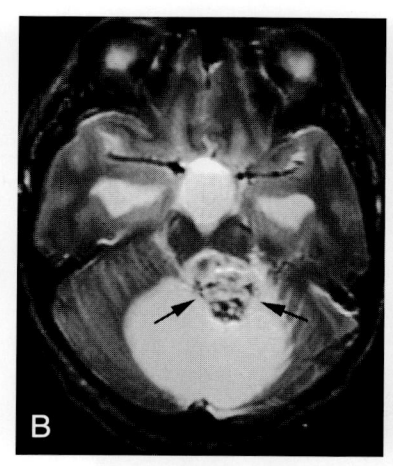

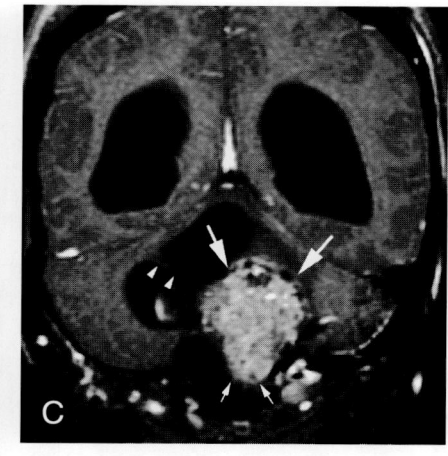

图 7-109 第四脑室脉络丛乳头状瘤。A：矢状位 SE 600/11 图像显示，含有囊变的第四脑室肿块（大箭号）。肿块信号欠均匀并经正中孔向下延伸（小箭号）。B：轴位 SE 2500/70 图像显示，肿块信号不均匀，某些区域信号极低，某些区域（可能为囊变）信号则极高。C：冠状位增强 SE 600/11 图像显示，肿瘤（大箭号）经正中孔（小箭号）向下延伸。可见与肿瘤并存的囊肿的囊壁（箭头）。

影像检查

脑膜瘤、浆细胞肉芽肿、脑膜纤维瘤和肌纤维瘤以及脑膜肉瘤具有类似的影像特征，只能通过组织学检查鉴别它们。如患儿出现肿瘤内出血，则提示恶性纤维组织细胞瘤。这些肿瘤在 CT 上呈不均匀表现。约半数脑膜瘤出现骨肥厚和瘤内钙化。所有儿童脑膜源性肿瘤在 CT 平扫中均显示等到高密度，增强后可见肿瘤实性部分弥漫性强化（图 7-111）。儿童中囊变和坏死较成人常见，可能因发现时肿瘤体积已经较大所致。不典型 CT 表现包括出血、不均匀强化、囊性变和边界不清，提示为恶性肿瘤（如脑膜肉瘤或脑膜 PNET）；然而，良性脑膜瘤也可具有这些表现。脑室内脑膜瘤来源于脉络丛，与来源于硬脑膜的肿瘤 CT 表现相同。

在 MRI 上，儿童脑膜肿瘤为来源于硬脑膜、脉络丛或大脑外侧裂内异位硬脑膜残余组织的大包块，其表面光滑、边界清楚（无论良恶性肿瘤），在 T1WI 上与灰质等信号，在 FLAIR 序列和 T2WI 上为等或高信号。如出现囊变和坏死区，这些区域与实性成分相比为长 T1/T2 信号；增强后可见实性部分均匀强化。质地不均匀和边缘不清更倾向于高恶性度肿瘤，但这些征象并不完全可靠。高密度钙化表现为极低信号，而密度稍低的钙化灶则在 T1 平扫中表现为等到高信号（图 7-111B）。

如本章开始有关"影像特点"中所介绍的，灌注图像有助于鉴别脑膜肿瘤和脑实质肿瘤，后者（神经上皮肿瘤）在对比剂团通过肿瘤后，对比剂浓度迅速回落到基线水平；而由于脑膜肿瘤缺乏血-脑屏障，对比剂浓度将长时间维持高水平。另外，脑膜瘤血容量较正常脑实质高。

脑膜瘤长回波时间 H-MRS 显示一般肿瘤特征，即胆碱峰增高，肌酸/磷酸肌酸峰和 NAA 峰降低。短回波时间波谱则显示丙氨酸、胆碱和谷氨酰胺/谷氨酸峰增高，而肌醇、肌酸/磷酸肌酸和 NAA 峰则减低。

患儿动脉造影有助于诊断，特别肿瘤特征均匀染色来源于脑膜动脉供血时。对这些病例进行术前栓塞有助于实施手术。但是，读者应该牢记，脑膜肿瘤有时由脑内血管供血，这样可能会得出脑内原发肿瘤的错误结论。同样，脑内肿瘤也可因脑膜血管供血而类似于脑膜肿瘤。

儿童肌纤维瘤病

婴儿肌纤维瘤为一种间叶组织假瘤，多出现于皮肤、皮下组织、骨骼肌、骨或内脏器官。当儿童肌纤维瘤累及颅骨或脑时，表现为颅骨或硬膜肿物。以放射学标准来看，当肿瘤来源于硬膜时难以与脑膜瘤鉴别，而当肿瘤位于颅骨内，则难以与 LCH 相鉴别。婴儿肌纤维瘤在 CT 和 MR 上表现为边界清楚，质地均匀的颅骨或硬膜肿块，在 CT 上较灰质为等到高密度，在 T1WI 和 T2WI 上较灰质信号等或低。如颅骨受累，则平片或 CT 可见溶骨或硬化改变。增强后可见均匀强化；如果病变以硬膜为基底，可见"硬膜尾"征。由于以硬膜为基底的婴儿肌纤维瘤与脑膜瘤很相似，故在影像上难以区分。当新生儿和婴儿出现硬膜基肿物时，应考虑肌纤维瘤，该年龄段脑膜瘤非常罕见。

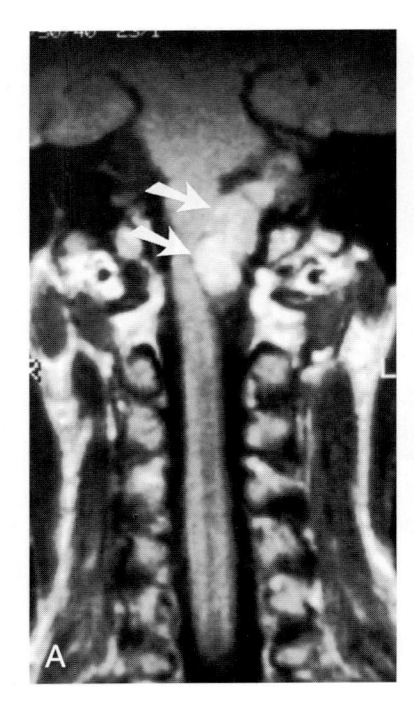

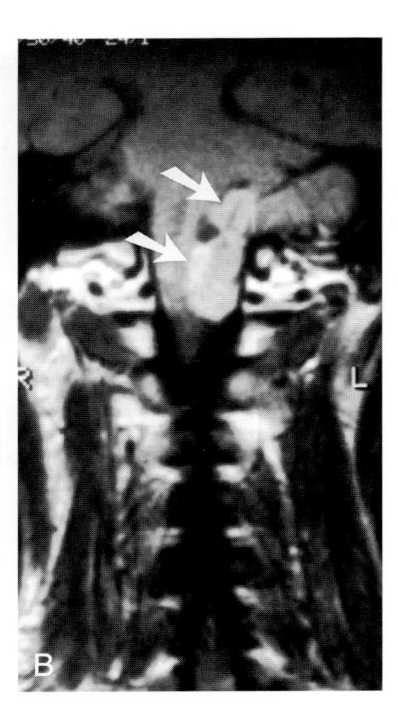

图7-110 第四脑室脉络丛乳头状瘤经外侧孔延伸。A和B：冠状位增强SE 650/40图像显示，强化的分叶状肿物（箭号）经左外侧孔进入小脑延髓角池和颈部蛛网膜下腔。

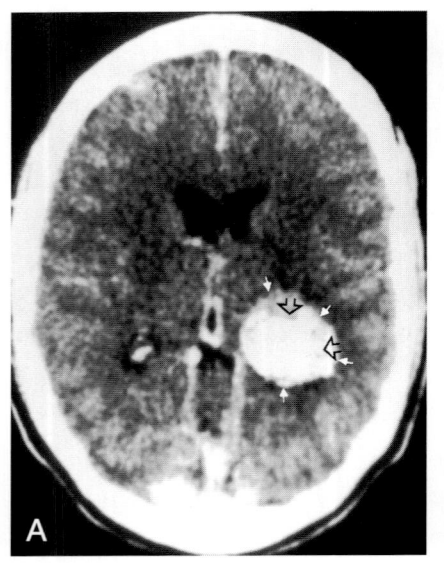

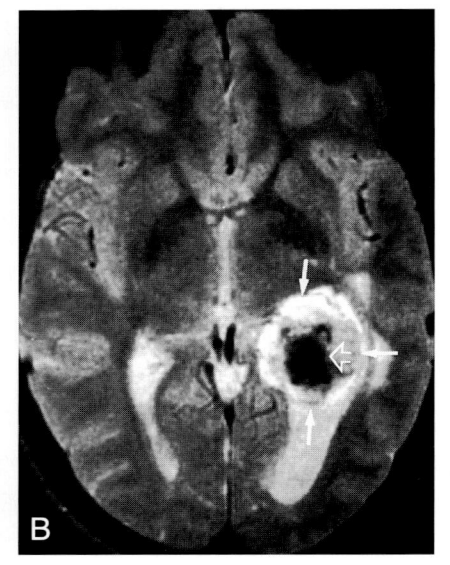

图7-111 脑膜瘤。A：轴位增强CT扫描显示，左侧脑室体内肿块。周边强化（白箭号），而中心为高密度钙化（空心黑箭号）。B：轴位SE 2500/70图像显示，脑膜瘤（实心白箭号）位于左侧脑室体内。高密度钙化中心（空心白箭号）显示为极低信号。

白血病和淋巴瘤

在儿童中，全身性恶性病变的脑和脑膜转移少见，而白血病和淋巴瘤是例外。白血病最常见的征象为脑室和脑沟扩大。虽然有些作者认为脑脊液间隙扩张为放疗和化疗所致，但Kretzschmar等发现，31%急性淋巴细胞白血病患儿治疗前即出现脑室扩张。这些发现表明，脑室扩大因脑积水所致而非脑萎缩，是因病变而非治疗所引起。脑膜及脑实质转移性病变远较脑室和脑沟扩大少见。在CT上，仅5%出现CNS症状的白血病患儿可见脑膜强化。当淋巴瘤和白血病确实侵及脑组织时，CT平扫中表现为等到高密度，增强后可见均匀强化（图7-112）。有意思的是，白血病可在颅骨和眶壁中侵袭性生长，而无任何骨骼受累的放射学征象（图7-112）。MRI上，在T1WI上与灰质比为稍低信号，在FLAIR序列和T2WI上为等到稍高信号。静脉增强后，所有病变均显示弥漫性显著强化（图7-113）。无特征性脑内好发位置，但实际上，病变可累及大脑实质、脑膜、颅骨和眼眶（图7-112和图7-113）。因此，当病变主要或全部位于蛛网膜下腔时，唯一的影像异常可能仅为增强后颅神经出现强化。与病变累及同样甚至更为重要的是，治疗副反应和免疫抑制更常见。感染（见第十一章）、脱髓鞘（见第三章）、出血和梗塞（见

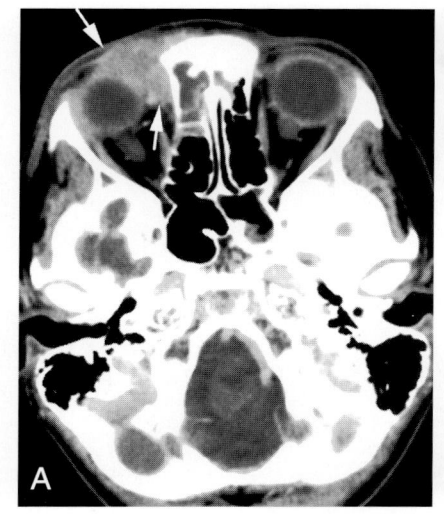

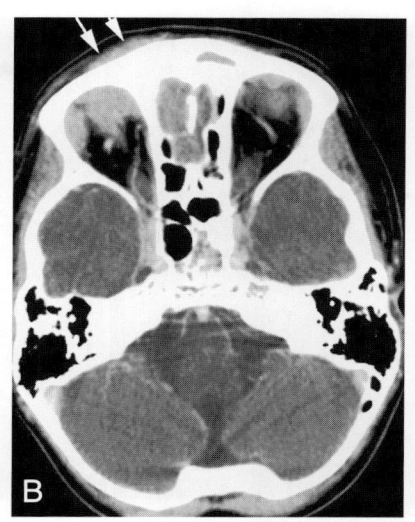

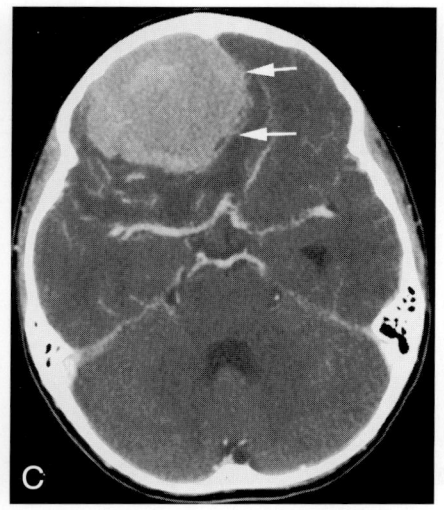

图7-112 白血病浸润灶（绿色瘤）累及眼眶和额叶。A：轴位增强CT图像显示，肿瘤（箭号）位于右侧眼眶前内侧，向后外侧推移眼球。未见骨破坏。B：稍高层面显示，肿块（箭号）延伸到皮下。C：更高层面中，右侧额叶可见巨大肿块，产生明显占位效应，引起右侧额叶镰下疝（箭号）。

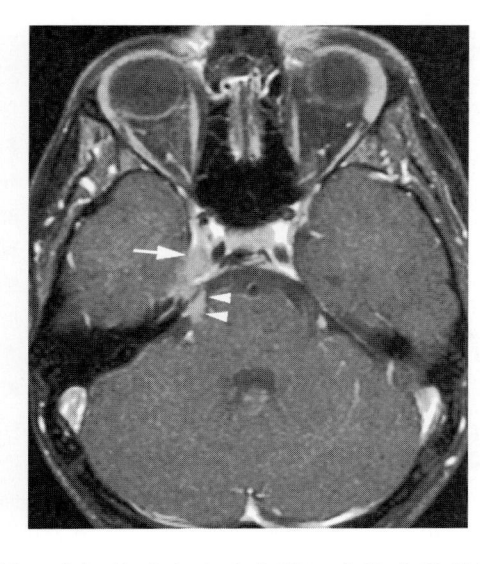

图7-113 白血病浸润灶累及三叉神经。轴位增强压脂SE 600/11图像显示，右侧三叉神经脑池部分强化（箭头）。包绕三叉神经节的三叉池内也可见强化（箭号）。

第四章）均为白血病和淋巴瘤治疗的常见后遗症。

朗格罕氏细胞组织细胞增多症

朗格罕氏细胞组织细胞增多症在本章各个部分基本都被提及。因为，LCH可出现于脑和颅骨的任何部位。当儿童期肿瘤来自面骨、颅底和颅盖时，诊断中应考虑LCH。很少情况下，LCH也可引起脑实质、脊髓、松果体腺、硬膜或脉络丛肿物。

颅骨LCH在影像检查中最常表现为累及颅骨的、边界清楚的包块。在CT上，边界清楚的颅骨病变伴有内、外板不同程度受累（在头颅平片上产生典型的"斜面边缘"征象）。病变与皮层灰质密度相近，增强后可见中度均匀强化（图7-114A和B）。MR显示骨病变和边缘清楚的软组织包块，信号强度类似骨骼肌，增强后明显强化（图7-114C和D）。病变有时推移下方脑组织。

来源于硬膜和脉络丛的病变多为卵圆形，进行影像检查时常已很大。在CT上肿块与脑灰质等密度，磁共振FLAIR和T2WI图像上为明显低信号（图7-115）。T2WI明显低信号的原因尚不清楚，可能与脉络膜或脑膜对LCH侵犯所产生的严重纤维反应有关。增强后可见病变显著均匀强化（图7-115）。脉络丛和硬膜病变很少引起临床表现，常在全身性LCH（也被叫作韩—薛—柯氏病和勒—雪氏病）患儿中被偶然发现。

颅骨肿瘤

来源于颅骨的肿瘤已在本章"后颅窝肿瘤"和第五

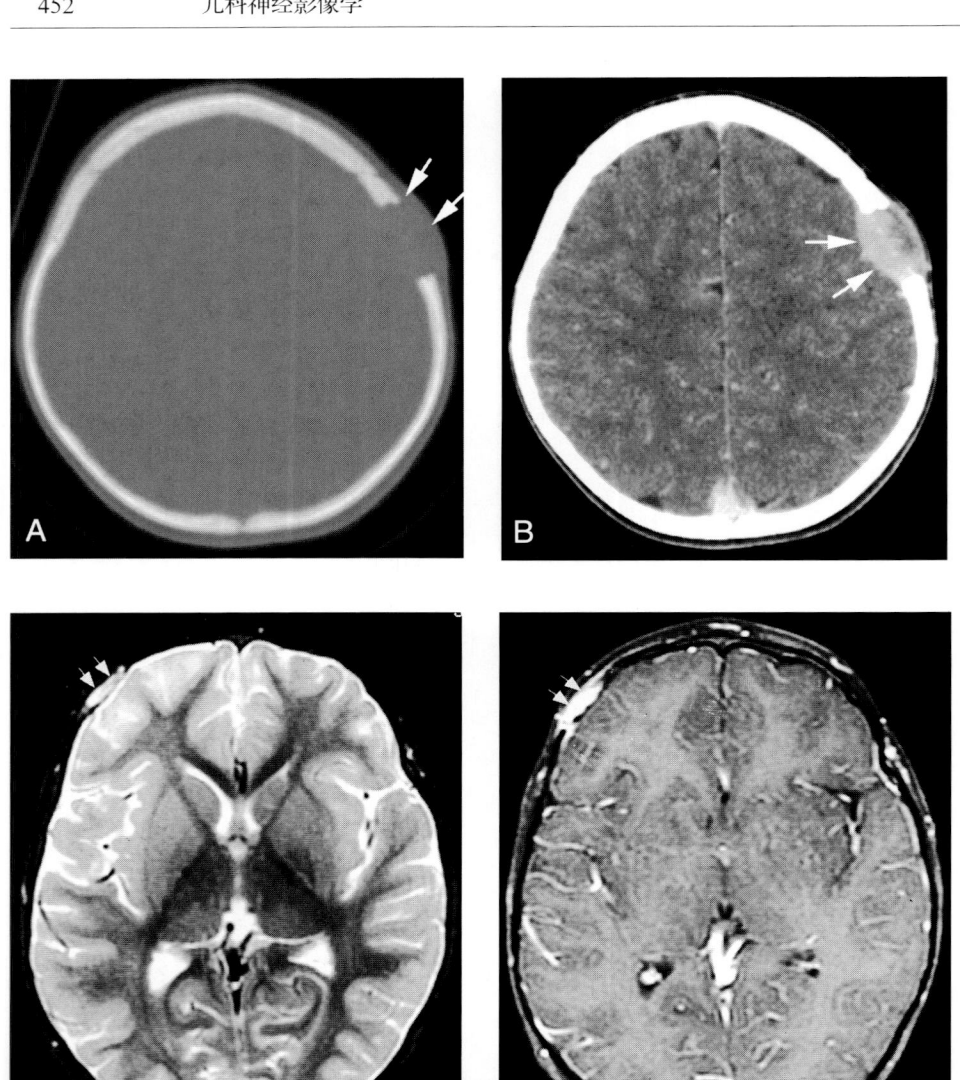

图7-114 朗格罕氏细胞组织细胞增多症累及颅骨。A：为清晰显示骨结构而采用大窗宽的轴位CT图像显示，左侧额骨后方可见边缘锐利的溶骨性区域（箭号）。B：轴位增强CT图像显示，颅骨缺损处软组织强化（箭号）。C：不同患儿的轴位SE 2500/80图像显示，边缘清楚的长T2信号肿物（箭号）累及右侧额部颅骨。D：增强SE 600/11图像显示，软组织信号肿物（箭号）均匀强化。

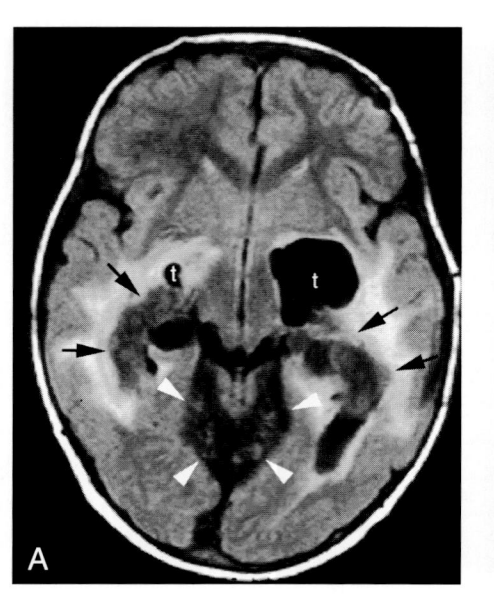

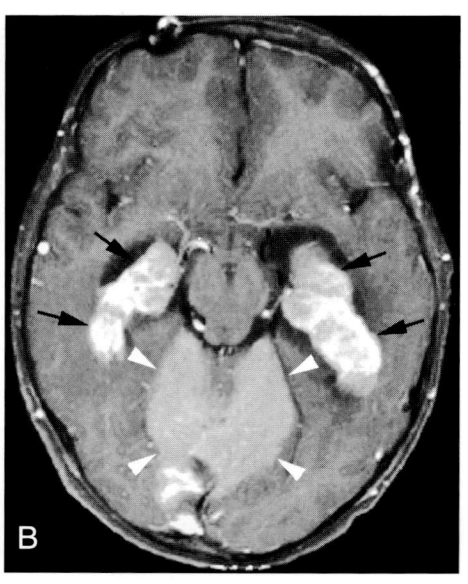

图7-115 脉络丛和小脑幕朗格罕氏细胞组织细胞增多症。A：轴位FLAIR图像显示，侧脑室颞角内可见不均匀等—高信号肿物（黑箭号）。肿物前方清晰的低信号区域（t）为残存的颞角。小脑幕肿物（白箭头）同样不均匀，含有与脑组织信号相等和明显低于脑组织信号的区域。B：轴位增强SE 600/15图像显示，脉络丛（黑箭号）和小脑幕（白箭头）肿块轻度不均匀强化。（本图为Dr. Danielle Prayer 提供）

章"脑膨出"一节中的"囟门皮样囊肿和其他儿童颅盖肿物"中讨论过。LCH所致的颅骨肿物也已在前一节中介绍。

转移性神经母细胞瘤得在这一部分再次提及，因为神经母细胞瘤的患者有时可表现为颅骨肿物。神经母细胞瘤在儿童中常见。它既可直接侵犯（主要在脊髓，见第十章），也可（更常见）经血行转移累及中枢神经系统。神经母细胞瘤的转移很少累及脑，相反，它们常侵犯眼眶和颅骨。在CT上，神经母细胞瘤颅骨转移灶具有特征性表现，肿物从颅骨向内生长并伴有向心性放射状骨针（图7-116）。颅骨转移灶可向心性生长进入颅内空间而类似颅内肿物。冠状位图像有助于确定病变来源于硬膜还是硬膜外。在MRI上，转移表现为来源于颅骨内的软组织信号肿物（图7-117）。在CT和MR上，增强后均可见明显强化。可见掀起的骨膜强化，这个征象也有助于鉴别肿瘤转移和儿童正常的造血骨髓。

发生于生后第一年内的脑肿瘤

出生后第一年内发生的原发脑肿瘤（表7-8）组织类型与整个儿童期脑肿瘤的组织类型的分布有所不同。虽然各组研究报道的婴儿肿瘤发生率不同，且所有组织类型的肿瘤（包括胶质母细胞瘤）均可发生于新生儿和婴儿，但还是存在某些确定的趋势。鞍上肿瘤在生后第一年内似乎较整个儿童期更常见，其中，最常见者为来源于下丘脑的星形细胞瘤（通常为Ⅱ和Ⅲ级）。脉络丛乳头状瘤和癌在生后第一年中的发病率非常高，占该年龄段所有肿瘤的15%~20%。

后颅窝肿瘤中，虽然髓母细胞瘤发病高峰为5~10岁，但在生后第一年内也较常见。近来有关将"非典型畸胎样/横纹肌样肿瘤"作为独立类型的报道提示，许多以前被诊断为髓母细胞瘤的后颅窝肿瘤，实际上可能为非典型畸胎样/横纹肌样肿瘤。所以，也许是非典型畸胎样/横纹肌样肿瘤常发生于生后第一年内而非髓母细胞瘤。后颅窝室管膜瘤在幼儿中较常见，而小脑和脑干星形细胞瘤则少见。

幕上肿瘤中，有报道认为PNETs在生后第一年内常见，其发生率几乎与脉络丛乳头状瘤相同。但是，某些PNETs可能为非典型畸胎样/横纹肌样肿瘤，因为两者均由小圆形细胞束构成。当儿童大脑半球发现肿瘤时，应考虑PNETs、非典型畸胎样/横纹肌样肿瘤和室管膜瘤。在其他一些研究中，畸胎瘤被认为是生后

表7-8
生后第一年内儿童最常见的肿瘤

畸胎瘤

鞍上星形细胞瘤

非典型畸胎样/横纹肌样瘤

室管膜瘤

脉络丛肿瘤

（髓母细胞瘤？）

（原发神经外胚层肿瘤？）

第一年内最常见的肿瘤。生后头几个月内最常诊断畸胎瘤（图7-118），其发生率随后稳定降低。

一岁以内脑肿瘤的临床表现多种多样。由于中枢神经系统发育尚不成熟，故几乎不出现局部神经功能异常。幕下肿瘤患儿多表现为呕吐和睡眠增多。半数病例可见头围增大和发育延迟。幕上肿瘤患儿中，50%出现头围增大，约1/3可见呕吐、喂养困难或易激惹，癫痫患儿占20%。下丘脑/视交叉胶质瘤患儿多表现为食欲下降、体重不增及眼球运动异常。

小婴儿的治疗方法与年长儿不同。对小于3岁的患儿进行治疗时要考虑到脑组织不成熟性、肿瘤的高度恶性、诊断延迟（因为怀疑指征少且临床表现不典型性）、发现时肿瘤体积已经很大，故对该年龄段的放射剂量应降低。放射剂量减低是因为该年龄患儿脑组织不成熟以及放疗后常继发血管闭塞性疾病和发育延迟。绝大多数肿瘤学家尽量不对该年龄段患儿应用放射疗法。一般，对儿童视神经胶质瘤和幕上低级别星形细胞瘤应采用保守疗法。放疗应推迟到3~4岁，此时中枢神经系统对放疗已具有较好的耐受性。目前，大多数中心采用手术治疗、术后化疗以及延迟放疗的方法，达到综合疗效。

儿童期头颈部肿瘤

儿童头颈部和眶部肿块常需进行影像检查，应尽可能鉴别恶性肿瘤和发育性或良性肿瘤。颅骨和颅底肿瘤在本章前面章节和第五章中已经介绍。本节中，我将主要介绍眼球、眼眶、面部和颈部肿瘤。

眼球肿瘤

视网膜母细胞瘤

视网膜母细胞瘤为最常见的儿童眼内恶性肿瘤，

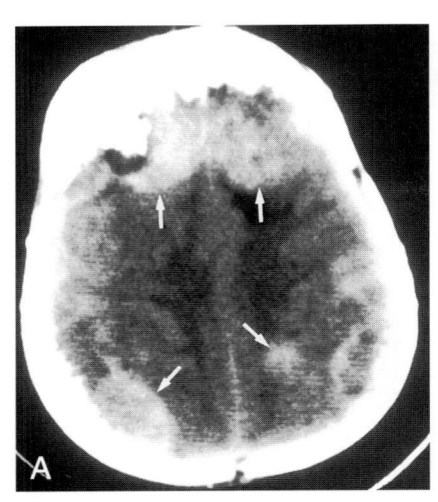

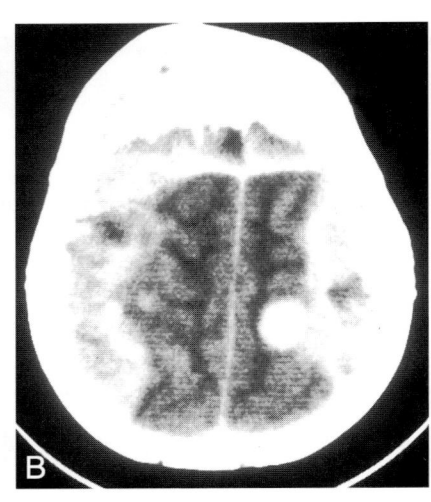

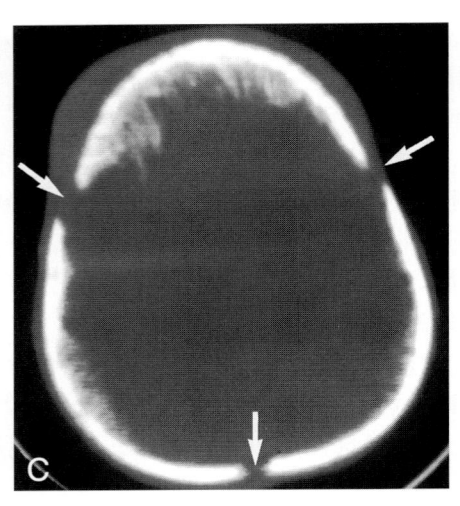

图 7-116 颅骨神经母细胞瘤转移。A：轴位CT平扫图像显示，多发颅内高密度包块（箭号），某些显示为来源于脑实质内。骨针从颅骨向颅内伸展。B：静脉注射对比剂后，肿块不均匀强化。C：骨窗显示骨针从颅骨向心性放射状分布的特点。还应注意，冠状和矢状缝分离（箭号）为转移性神经母细胞瘤的另一特征。

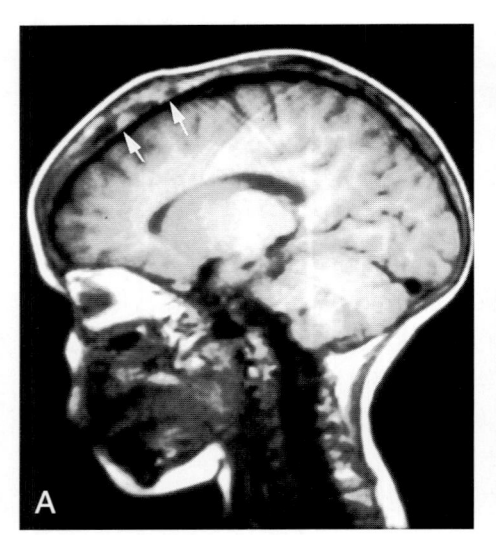

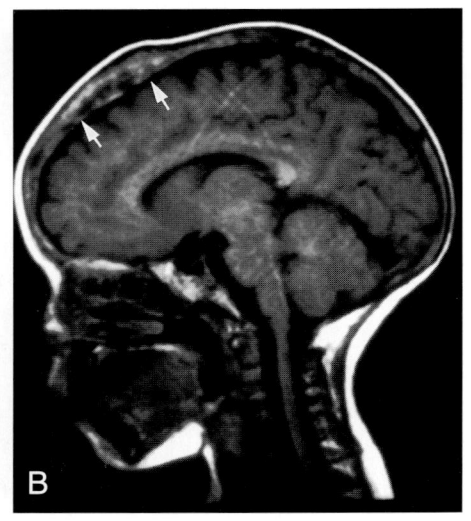

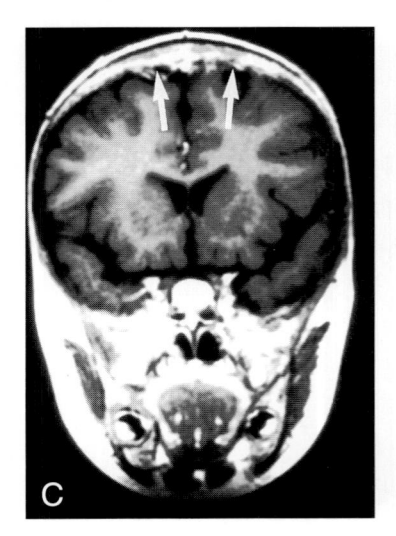

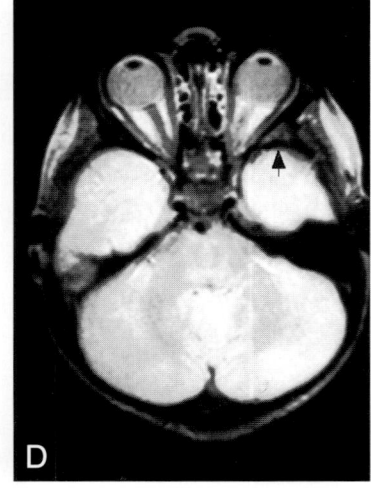

图 7-117 神经母细胞瘤转移至颅骨和眶壁。A 和 B：矢状位 SE 600/20 图像显示，颅骨不均匀增厚（箭号）。C：冠状位增强 SE 600/20 图像显示，受累颅骨明显强化（箭号）。D：轴位 SE 2700/30 图像显示，转移瘤造成外侧眶壁（箭号）扩张，呈高信号。

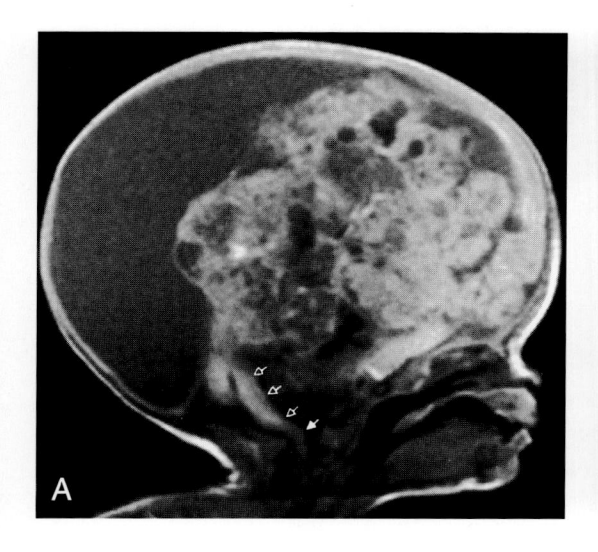

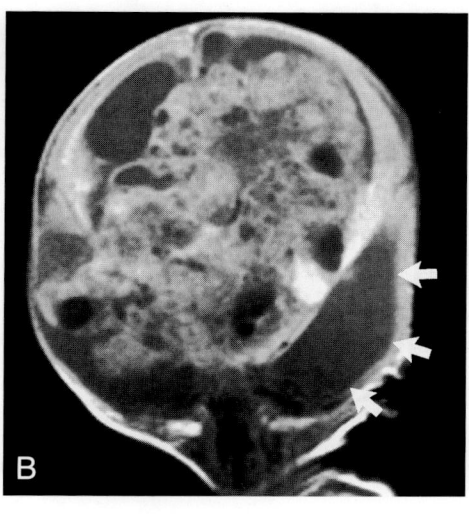

图7-118 新生儿畸胎瘤。A：矢状位SE 500/20图像显示，在该新生儿中可见巨大不均匀肿块累及额、颞和顶叶。出现严重脑积水。脑干受压向后下移位（空心箭号），并与颈髓交界部缠结在一起（实心箭号）。B：冠状位SE 700/20图像显示，巨大极不均匀的肿瘤占据了大部分颅内空间，颞角显著扩张（箭号）。（本图为Dr.T.Ito提供）

常发生于早期患有白瞳症或"猫眼反射"的患儿。其他可出现这种表现的疾病见表7-9。视网膜母细胞瘤为婴儿原发肿瘤；70%～80%见于2岁以内婴儿，常呈多灶性发生，31%为双侧发病，30%为多中心发病。绝大多数视网膜母细胞瘤患儿可见13号染色体RB1等位基因突变；这个基因是肿瘤抑制基因，可控制细胞周期。目前该基因已明确的突变有200多种。绝大多数视网膜母细胞瘤为散发病例，但10%为常染色体显性遗传；这些遗传性病例多为双侧发病。以前，约15%双侧发病的患儿最终可见眼外肿物，最常见者为软组织肉瘤。停止放射治疗将明显降低肉瘤的发生率。同样的，继发于放疗的上颌骨、鼻骨和颞骨发育停滞所致的面部畸形也可消失。

4%～7%双侧视网膜母细胞瘤患儿逐渐出现颅内小细胞肿瘤（典型者位于中线）；这种情况被称作"三侧性视网膜神经母瘤"。三侧性视网膜母细胞瘤患儿出现眼部肿瘤的年龄（平均6个月）较散发或单侧肿瘤患儿小。具有视网膜母细胞瘤家族史的患儿三侧性视网膜母细胞瘤的发生率较无家族史者高。颅内肿瘤可发生于松果体区（最常见）、鞍上区或第四脑室，其组织学表现与眼内肿瘤相同。发现眼肿瘤时极少出现颅内肿瘤，其潜伏期一般为2～3年。三侧性视网膜母细胞瘤的预后极差，且蛛网膜下腔播散发生率高。最近的研究表明，静脉内辅助性化疗可降低颅内并发症的发生率。

必须特别关注弥漫性视网膜母细胞瘤，它在临床和病理上都作为独特类型而存在，约占视网膜母细胞瘤的1%～2%。在临床和影像上，诊断弥漫性视网膜母细胞瘤较诊断更常见的结节性视网膜母细胞瘤困难。患儿年纪多较大（平均6岁），出现患眼疼痛、红眼或视力下降。白瞳症较少见（24%）。眼科检查发现，玻璃体或前房内出现白色絮状分泌物，提示炎症或感染。绝大多数患儿无家族史。

神经影像学表现

视网膜母细胞瘤在CT上显示为眼内钙化性包块。包块大小不一，均来源于视网膜，常由于边界不清，使其起源显示不清。95%肿瘤中出现钙化，可大可小，可为单个灶性，也可为多发灶（图7-119）。增强后常见强化。肿瘤可经巩膜进入眶淋巴腺或经视神经进入颅内；两条路径均可在CT上清晰显示。虽然MRI也可诊断视网膜母细胞瘤（图7-119），但钙化为诊断该肿瘤最重要的放射学特点。现代CT扫描无需镇静，故CT成为白瞳症患儿的首选影像学检查方法。然而，MR（脂肪抑制和增强）可清楚地显示肿瘤为不均匀强化的眼内肿物（图7-119）。另外，MR对肿瘤沿视神经播散和蛛网膜下腔内转移更敏感。因此，对于疑为视网膜母细胞瘤的患儿来讲，MR是一种出色的检查方法。对疑有肿瘤颅内扩散和双侧视网膜母细胞瘤的患儿应进行MR检查，尤其要注意鞍上区、松果体区和第四脑室。另外，当需要影像学随访检查以确定是否出现沿视神经的肿瘤或颅内肿瘤时，应进行脑和眼眶的MR扫描。

三侧性视网膜母细胞瘤的脑实质肿瘤的CT和MR特征与眼内肿瘤相同。CT显示高密度团块（常为明显钙化）以及不均匀显著强化；MRI表现为与正常灰质T1/T2信号相似的肿块，出现钙化可导致肿块信号不均匀。增强后可见不均匀强化。

由于弥漫性视网膜母细胞瘤以视网膜各层弥漫性受侵为特点，故该型肿瘤影像学表现有所不同。肿瘤常侵

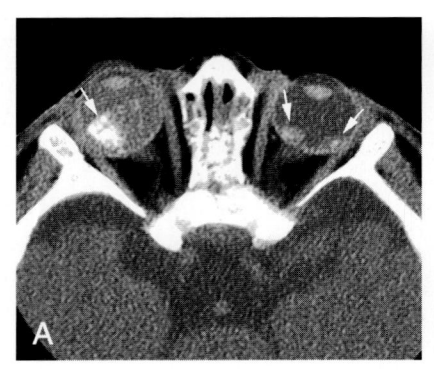

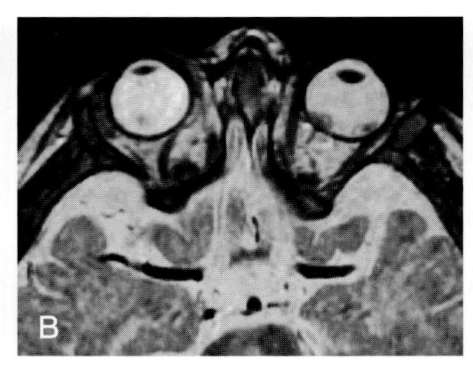

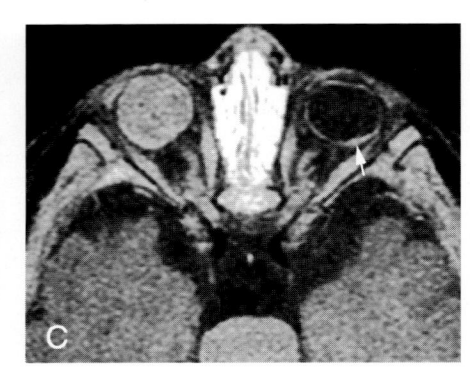

图 7-119 双侧视网膜母细胞瘤。A：通过眼球的轴位 CT 平扫显示，来源于双侧视网膜（箭号）的钙化团块。左眼球内可见相互分离的两个包块。未见肿瘤向眼球外生长的证据。患儿松果体区未受累。B：轴位 3D RARE 3000/102 图像显示，与玻璃体的高信号相比，肿瘤显示为低信号。C：轴位增强压脂 SE 600/11 图像显示，左侧眼球内肿块（箭号）表现为强化的结节样增厚。因出血和蛋白渗出导致玻璃体信号升高，故右侧眼球内肿块显示不清。

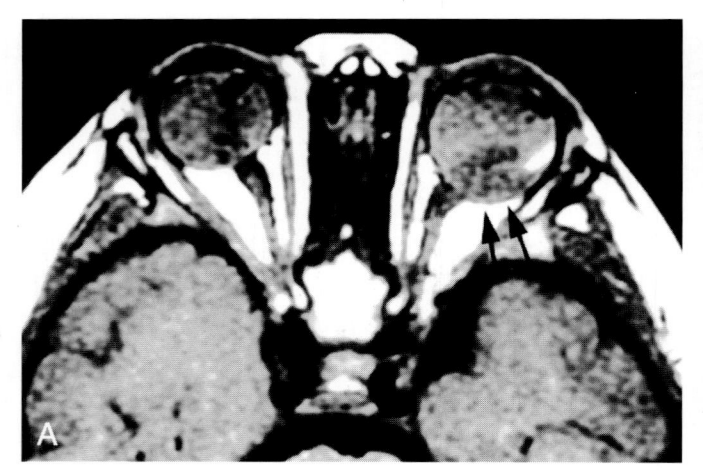

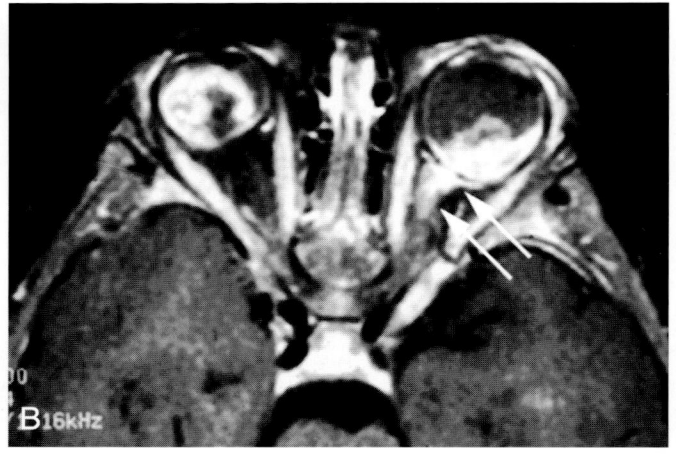

图 7-120 双侧视网膜母细胞瘤并沿视神经生长。A：轴位 SE 550/16 图像显示，双侧眼球视网膜剥离，且左侧眼球扩大。左眼球内肿瘤显示为视神经头内侧的局部低信号灶（箭号）。B：增强压脂 SE 550/16 图像显示，左侧眼球肿瘤强化（箭号）并向后进入视神经。

表 7-9
儿童 Leukocoria 病因

情况	白瞳症发生率	年龄	钙化	CT 密度	强化	眼球大小
视网膜母细胞瘤	58%	<12 个月（家族性）	++	非常高	++	正常
		>20 个月（非家族性）持续性增生				
	28%	出生	−	高	++	小
原始玻璃体弓形虫感染	6%	儿童	−	高	+	正常
Coats' 病	16%	儿童	−	非常高	−	正常
不成熟视网膜病	5%	幼儿	+/−	高	+/	小（双侧）
视网膜星形细胞瘤	3%	儿童	+/−	高	+	正常

犯玻璃体,并经睫状突和虹膜延伸至前房。无典型视网膜母细胞瘤中出现的散在结节样包块,代之以弥漫的均质肿块,可出现均匀强化(图7-121)。钙化可因太小而未被眼部超声和CT发现(图7-121)。典型者仅为单侧眼球受累。这些肿瘤的生物学侵袭性较典型视网膜母细胞瘤弱;因此,经视神经或巩膜扩展者少见。一旦发现钙化,则应考虑视网膜母细胞瘤。如缺乏钙化,则影像学上难以与弓首线(或蛔)虫感染或Coats'病相鉴别。在麻醉状况下,应仔细检查Coats'病在视网膜中沉积的黄-白脂质;血弓蛔虫滴度和其他葡萄膜炎实验室检查,仔细询问与犬弓蛔虫有关的异食癖发作病史以及低出生体重(早产儿视网膜病相关)均应用于鉴别诊断。

鉴别诊断

当婴儿出现双侧肿瘤时,除非证实为其他肿瘤,一般诊断为视网膜母细胞瘤。当肿瘤为单侧发病时,首要的鉴别诊断为Coats'病。该病为一种视网膜退行增殖性疾病。在Coats'病中,高胆固醇含量的分泌物被释放入视网膜下空间,引起视网膜剥离及出血(图7-122)。Coats'病缺乏钙化有助于与视网膜母细胞瘤相鉴别。MR增强后分泌物无强化(图7-122)以及出血(图7-122)可与弥漫性视网膜母细胞瘤相区别。另一种有帮助的征象为,Coats'病受累侧眼眶较对侧轻度减小(20%体积)而眼球正常,在不进行体积测量时这种征象很难被确定。另外,Coats'病的CT表现与犬弓蛔虫感染引起的幼虫肉芽肿病(图7-123)相似。两者与视网膜母细胞瘤的鉴别均依赖于CT上未见钙化。永存原始玻璃体增生症(PHPV)为可引起白瞳症、视网膜剥离和视网膜下出血的另一种先天畸形性疾病(见第五章和图7-124和图7-125)。可因缺乏钙化和患侧眼球发育不全而与视网膜母细胞瘤相鉴别。与Coats'病表现不同,PHPV中患侧眼球明显小于对侧正常眼球,视网膜下出血(图7-124)常见于患侧眼球。有时因出现持续性玻璃样管道,而可明确诊断(图7-125)。早产儿视网膜病罕见钙化,且常与小眼症并发。如疑为该诊断时,应寻问找低出生体重和早产病史。小眼症和白瞳症有时也出现于结节性硬化的视网膜星形细胞错构瘤(见第六章)。视网膜错构瘤可出现钙化,CT和超声检查难以将其与视网膜母细胞瘤鉴别。发现脑皮层和室管膜下错构瘤常有助于做出正确诊断。

眼球外眶内肿物

儿童眼球外眶内肿物包含很多种疾病,包括血管肿瘤(静脉淋巴管畸形—淋巴管瘤、静脉曲张和静脉畸形以及血管瘤)、横纹肌肉瘤和(罕见)横纹肌瘤、神经纤维瘤和神经鞘瘤、感染、囊肿、皮样囊肿、脑膨出、眼部胶质瘤、脑膜瘤、LCH、白血病浸润、淋巴瘤、埃文氏肉瘤以及转移性神经母细胞瘤。许多肿瘤可发生于眶内任何部位(肌锥内、肌锥或肌锥外),故不能因位置而相互鉴别。皮样囊肿和脑膨出在第五章中已经讨论,感染将在第十一章中讨论。眼部胶质瘤、脑膜瘤和LCH在本章前面已经讨论过。本节将简要介绍其余疾病。

血管性肿物

眼眶血管瘤和静脉淋巴管畸形被认为来源于血管间质原基的错构瘤样畸形,这些间质原基和其他间叶组织一样,具有进一步分化为淋巴管和血管的潜能。

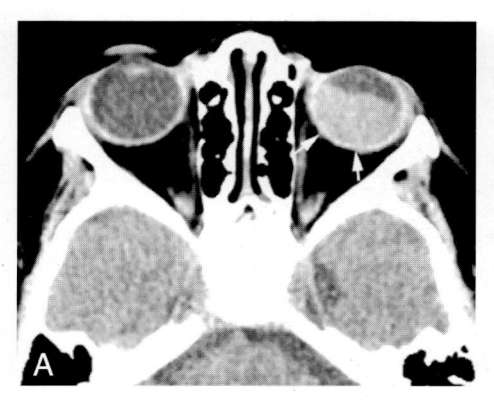

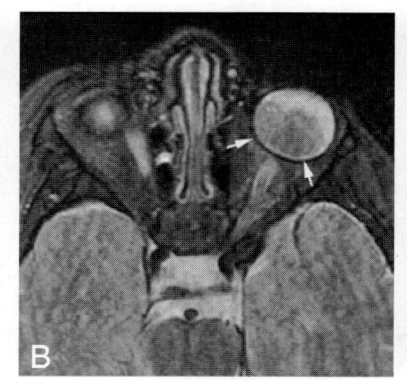

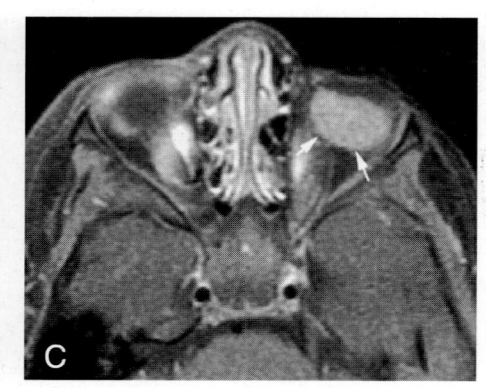

图7-121 弥漫性视网膜母细胞瘤。A:轴位CT图像显示,左眼球内可见边缘光滑的高密度积液或肿块(箭号)。其中未见钙化。B:轴位3D RERA 3000/102图像显示,病灶信号较玻璃体低(与脑白质等信号)。C:静脉注射顺磁性对比剂后,肿瘤可见均匀强化。

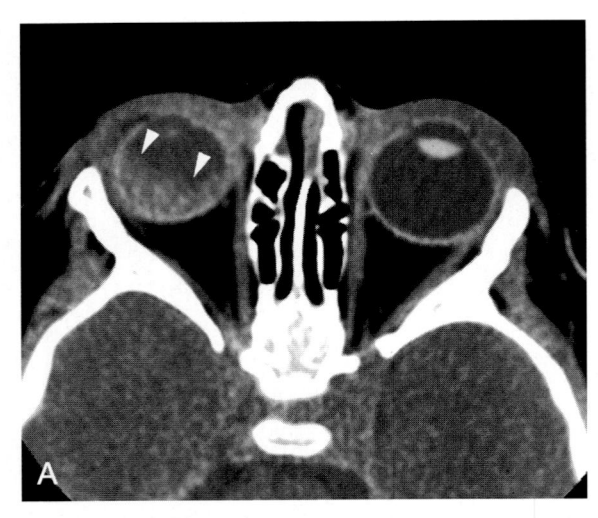

图7-122 Coats'病。A：轴位CT图像显示，视网膜分泌高蛋白含量的液体导致左眼球后部出现新月形高密度影（箭头）。眼球大小正常且无钙化，提示诊断为Coats'病。B：轴位SE 600/11图像显示，分泌物（箭头）轻度不均匀，且信号与白质相似。C：轴位3D RARE 3000/102图像显示，分泌物中可见小线样明显低信号（箭头），可能为出血。D：增强SE 600/11图像显示，无强化表现（箭头），有助于本病和弥漫性视网膜母细胞瘤的鉴别。

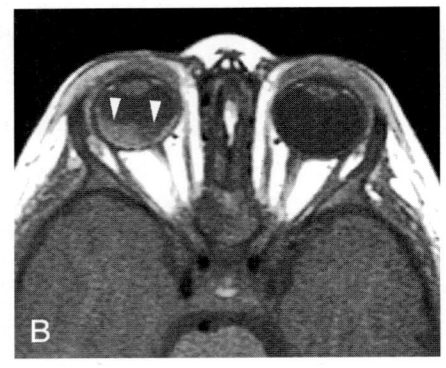

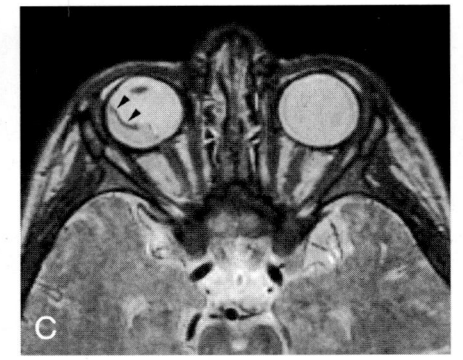

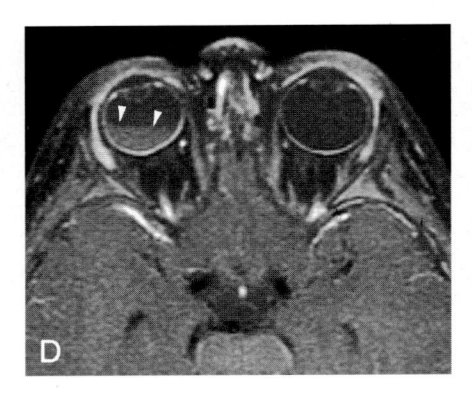

血管瘤

血管瘤，以前被称为毛细血管瘤，为儿童眶内最常见的血管性肿瘤。这种在女性中更常见的肿瘤一般发生于出生时或生后短时间内，并于生后6个月内迅速生长。典型者于生后第二年停止生长，并在随后的5～6年缓慢消失。CT扫描显示为球后弥漫性边界不清的肿物，可位于眼外肌锥外，也可在眼外肌锥内，或两者都有。极少情况下，肿瘤可经眶裂向颅内生长。增强后可见弥漫性强化。磁共振显示肿瘤边界清晰，在T1WI上信号较眼外肌轻度增高，较脂肪轻度降低（图7-126）。增强后可见均匀的中度到明显强化（图7-126）。在T2WI上，血管瘤比肌肉和脂肪信号都高，但比液体信号低。肿块内可见表示血管的曲线样流空效应（图7-126），该征象有助于鉴别血管瘤和其他侵蚀性更强的病变（如横纹肌肉瘤）。受累眼眶常扩大，可能说明病变的先天性特征。

静脉淋巴管联合畸形——淋巴管畸形（淋巴管瘤）和海绵状畸形（海绵状血管瘤）

最近的一些研究表明，眼眶淋巴管畸形和静脉畸形均为累及淋巴管和静脉系统的一系列病变中的一部分，有些以淋巴管为主，而有些则以血管为主。所以，虽然我在本节中分别叙述这些病变，但应该认识到，这些病变均包含两种成分。

大部分淋巴管畸形（以前被称为淋巴管瘤）发生于儿童，为1～15岁儿童眶内最常见的血管性肿瘤。患儿表现为肿瘤反复出血所致的反复发作性眼球突出。肿瘤可累及眼眶任何部位，包括眼睑、结膜、巩膜、肌锥内、外空间，也可经眶上裂进入海绵窦或中颅窝。

病理学上，淋巴管畸形由异常静脉通道合并淋巴管扩张构成，特别是发生在眼睑和结膜的畸形。组织学检查显示为覆盖着上皮的薄壁通道，包含浆液性液体或血液。这些通道（或间隙）从大囊到海绵样的多发微小囊不等，常常为混合型。

在CT上，淋巴管畸形为分叶状、边界不清的密度不均匀病变，可越过解剖边界（如肌锥筋膜和眶分隔）（图7-127）。偶可见代表静脉石的小灶性钙化。眼球突出近期加重的病例中可见代表急性出血的高密度区。肿瘤强化不均匀，常出现周边和基质网状结构内强化减轻的现象。在MRI上，淋巴管畸形表现为具有分隔

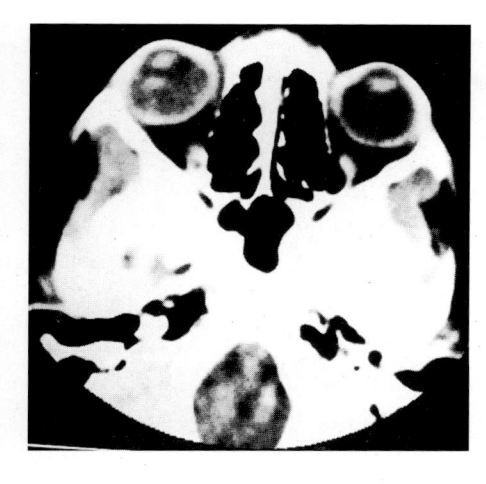

第七章 儿童颅内、眼眶和颈部肿瘤　459

图7-123　幼虫性肉芽肿病。轴位CT显示，右侧眼球后部可见新月形高信号影。表现与Coats'病相似。

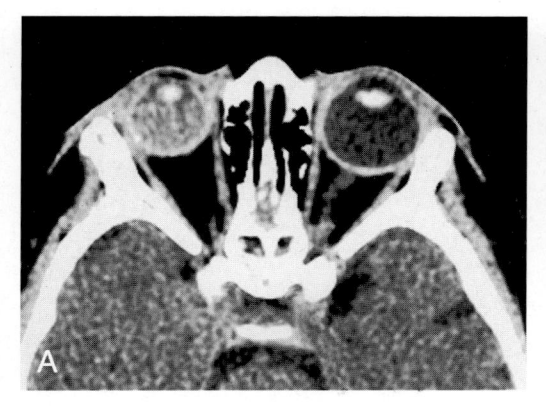

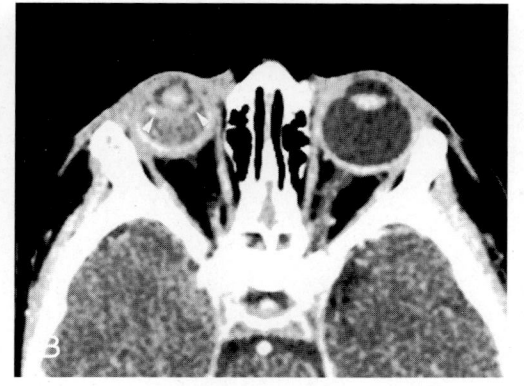

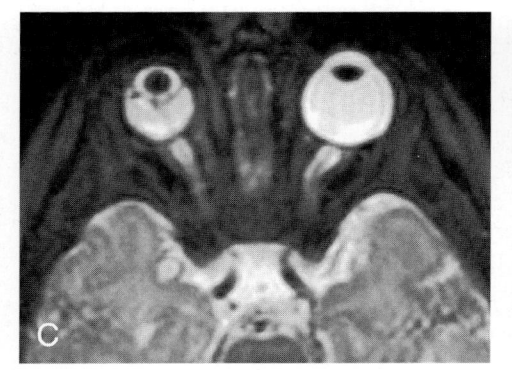

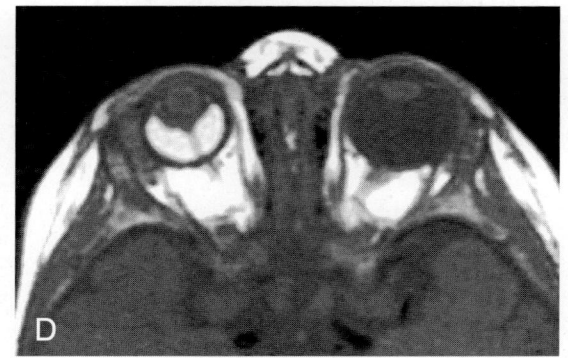

图7-124　永存性原始玻璃体增生症。A：轴位CT图像显示，右侧眼球变小，且含有异常圆形晶状体，玻璃体区可见异常高密度。B：相同层面增强图像显示，晶状体后可见强化，可能为永久存在的原始玻璃体强化。C和D：轴位 3D RARE 3000/102 (C) 和 SE 600/11 图像显示，右侧小眼球内异常晶状体后方可见视网膜下出血引起的新月形影。小眼球畸形和视网膜剥离强烈提示PHPV。

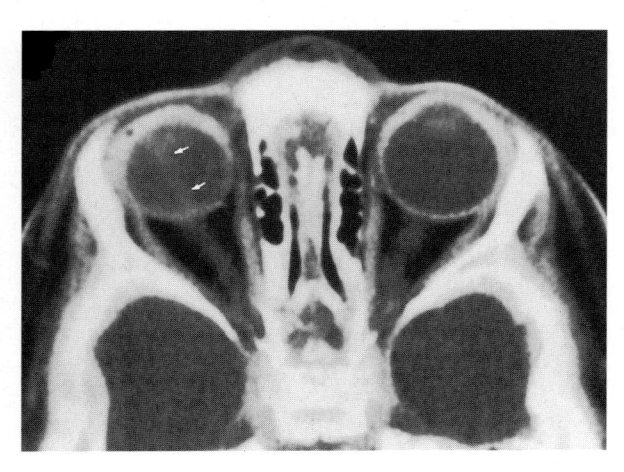

图7-125　永存性原始玻璃体增生症。眼球轴位CT显示，右侧眼球发育不良。而且，还可见穿过玻璃体的棒状高密度影（箭号）到达视神经头，这可能为持久存在的透明通道，从而确定了永存性原始玻璃体增生症的诊断。

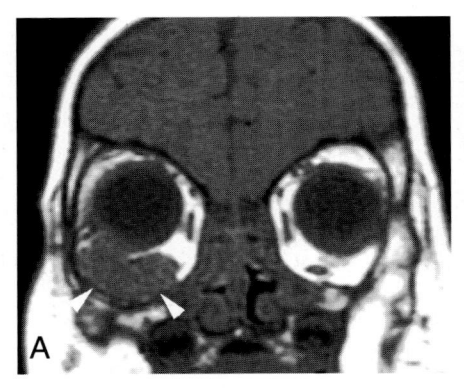

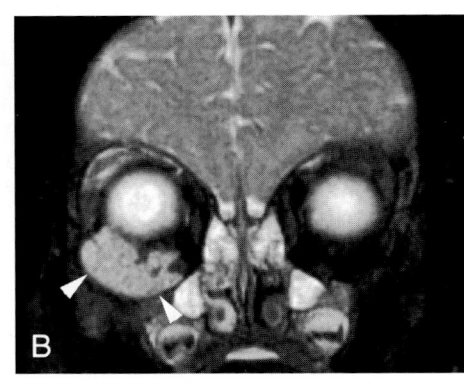

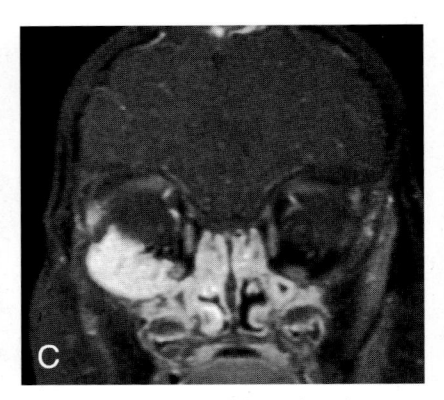

图 7-126 眼眶血管瘤（以前称为毛细血管瘤）。A：冠状位 SE 600/16 图像显示，右侧眼球下方可见肿块（箭头），跨越肌锥内外。B：冠状位 RARE 3000/102 图像显示，病灶（白箭头）为软组织信号，其中还可见曲线样流空影。C：增强 SE 600/16 图像显示，除了弯曲血管结构外，血管瘤其余部分均匀强化。

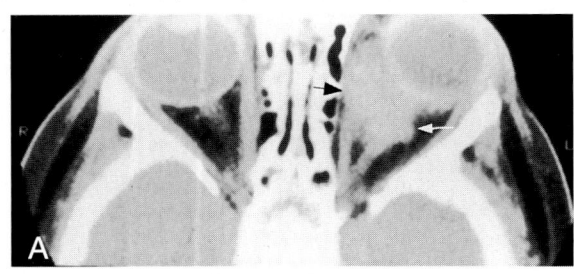

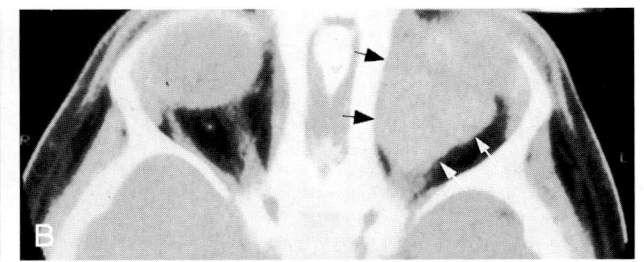

图 7-127 淋巴管畸形（以前称为淋巴管瘤）。A 和 B：轴位 CT 平扫图像显示，左眶肌锥内和肌锥外均可见不规则分叶状包块（箭号）引起轻度突眼。

的分叶状包块，被分割为多个囊腔，分叶大小和信号在 T1WI/T2WI 上可变。多数包块在 T1WI 上比肌肉信号低，而在 T2WI 上比肌肉信号高（图 7-128）。信号的变异源于囊腔内血液和蛋白质含量不同；囊内有时可见液—液平面（图 7-128），如果出现，则强烈提示为淋巴管畸形。静脉增强后可见不均匀强化。某些病变含有多种成分，每一种影像表现不同，有些区域具有淋巴管畸形的特点，而其他区域的表现则更提示为血管畸形（图 7-128）。

淋巴管畸形的一个亚型为合并发育性脑血管畸形，在一项研究中，占眼眶淋巴管瘤的 28%，14%（1/7）出现颅内出血。出生时，这些患儿常存在浅表表现，而后可出现因深部眶内出血引起的突发性突眼。7 例中 4 例（57%）出现视力下降（20/200，甚至更低）。具有浅表和深部成分的眼眶病变（100%）弥漫累及肌锥内外空间（57%）。所有患儿患侧眼眶均扩张。82% 肿瘤经扩张的眶下裂进入翼腭窝，同时，眶上裂亦常受累，43% 经眶上裂进入中颅窝。向前可累及面部软组织和前额，也常合并其他血管病变（如腭部受累）。与之相反，不合并颅内非毗邻的血管畸形的淋巴管瘤的位置更靠前，虽然较少表现为弥漫性进展或侵入面部软组织，但常合并血管病变或视力损害。应该说明，应检查所有眼眶淋巴管瘤患者的颅内血管结构，特别是对弥漫性病变患儿。

眶内静脉畸形（也叫海绵状畸形，以前被称为海绵状血管瘤）在儿童中不常被发现，在青年和中年人中常出现症状。患儿多表现为无痛性眼球突出，在 Valsalva 动作时无变化，可与 Valsalva 动作时扩张的眶内静脉曲张相鉴别。在 CT 上，静脉畸形表现为均匀强化的圆到卵圆形包块，常位于肌锥内而眶尖不受累。包块内常见钙化静脉石。在 MRI 上，静脉畸形为均匀的、边界清楚的圆到卵圆形轻度分叶状包块，常位于肌锥内（图 7-129）。在 T1WI 上和眼肌信号相等，在 T2WI 上比眼肌信号高；囊腔内信号常可变。如果出现液—液平面，则沉积部分在 T2WI 上多为更低信号。增强后可见病变弥漫强化，但有时也可不均匀（图 7-129）。

眶内静脉曲张

眶内静脉曲张为发生于球后区的静脉畸形，常见于儿童晚期或成年期，伴有间歇性眼球突出并可因 Valsalva 动作、弯腰和俯卧而加重。在 CT 和 MRI 上，静脉曲张可因其曲线状外形、出现钙化静脉石、增强后

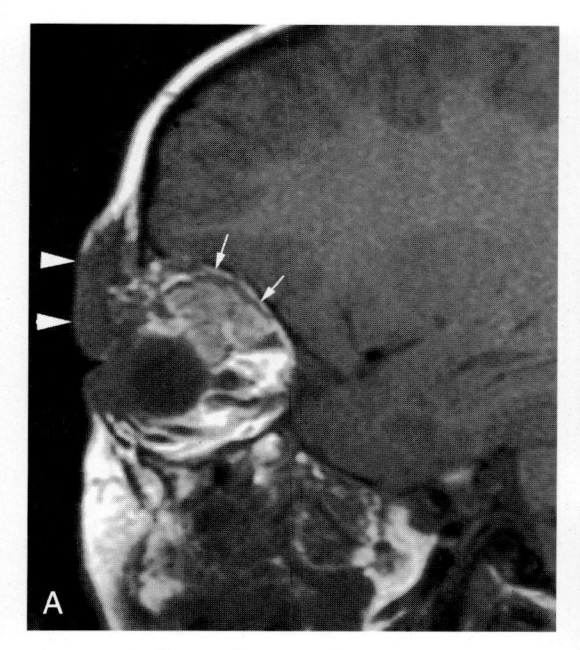

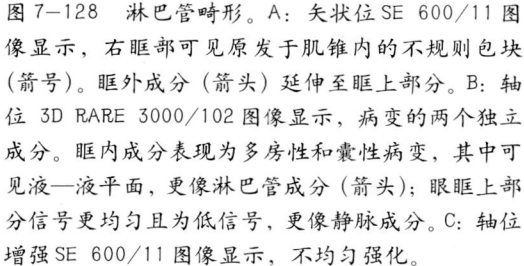

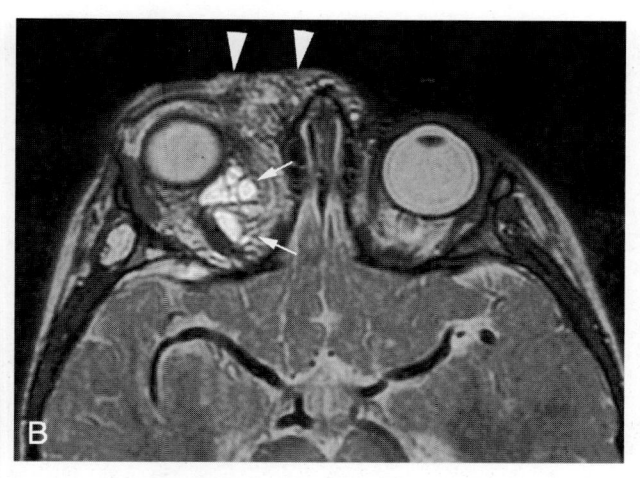

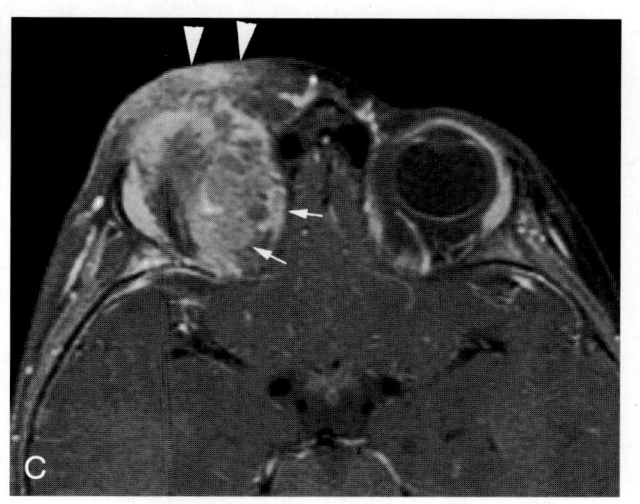

第七章 儿童颅内、眼眶和颈部肿瘤　　461

图7-128 淋巴管畸形。A：矢状位SE 600/11图像显示，右眶部可见原发于肌锥内的不规则包块（箭号）。眶外成分（箭头）延伸至眶上部分。B：轴位3D RARE 3000/102图像显示，病变的两个独立成分。眶内成分表现为多房性和囊性病变，其中可见液—液平面，更像淋巴管成分（箭头）；眼眶上部分信号更均匀且为低信号，更像静脉成分。C：轴位增强SE 600/11图像显示，不均匀强化。

明显强化以及俯卧位或Valsalva动作时突眼加重而确诊。有时，仰卧位无Valsalva动作时，影像可正常；如出现典型病史，应在Valsalva动作时进行再次扫描。由于成像时间短，可在Valsalva动作时完成扫描，故CT是较好的检查方法。

眶内囊肿

婴儿和儿童出现球后囊肿的最常见原因为眼球严重缺损畸形。眼球缺损是因眼球后中线闭合不全所致，从而导致葡萄膜、视网膜和视神经局限性缺损。缺损及其胚胎发育已在第五章"眼球畸形"一节中讨论过。如未认识畸形，则眶内囊肿可类似于较具侵犯性的眶内包块。囊肿可较小而眼球正常，也可为中度大小而眼球稍小，或囊肿很大而眼球很小且畸形（图7-130和图7-131）。MR和CT可在囊肿的准确诊断、发现囊肿特点、确定眼球缺损和显示脑内其他异常中发挥作用。在所有序列上，囊肿和眼球均与正常玻璃体等信号。增强后无强化。

白血病（粒细胞肉瘤、绿色瘤）

粒细胞肉瘤是由不成熟粒细胞组成的实性肿瘤，发生于某些骨髓性或髓单核细胞白血病。最常见部位为皮肤、骨、鼻窦和眼眶，但极少累及中枢神经系统。虽然其他部位粒细胞肉瘤常在儿童白血病复发时出现，但起源于眼眶的粒细胞肉瘤可能为白血病的首发表现，在大部分患儿在随后的检查中可发现骨髓和外周血液异常。虽然大部分患儿出现突眼，但有些也可表现为疼痛和球结膜水肿而提示炎性病变。CT显示为边界不清、质地均匀的软组织包块，位于肌锥内或外（图7-112）。包块常侵犯眶内脂肪且密度与眶内结构一致；骨侵蚀少见。此为所有淋巴细胞性肿瘤眶内浸润的典型表现；但在儿童中，淋巴细胞眶内浸润较粒细胞肉瘤少见。约半数病例在发现时为双侧发病；儿童双侧眼眶肿物不常见，因此出现这种表现要考虑粒细胞肉瘤。在MRI

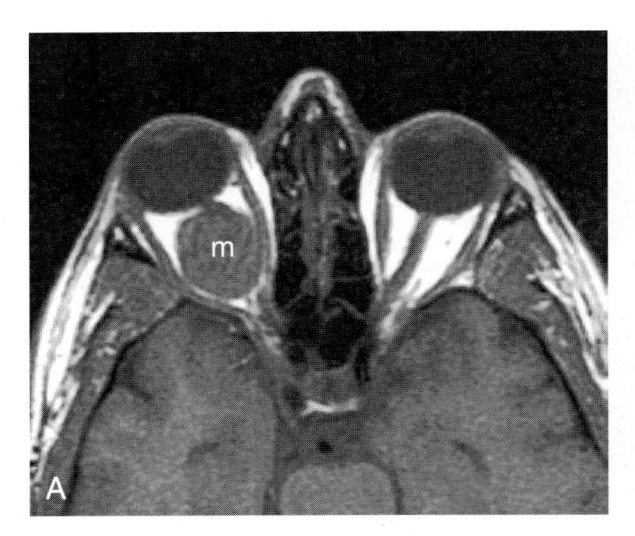

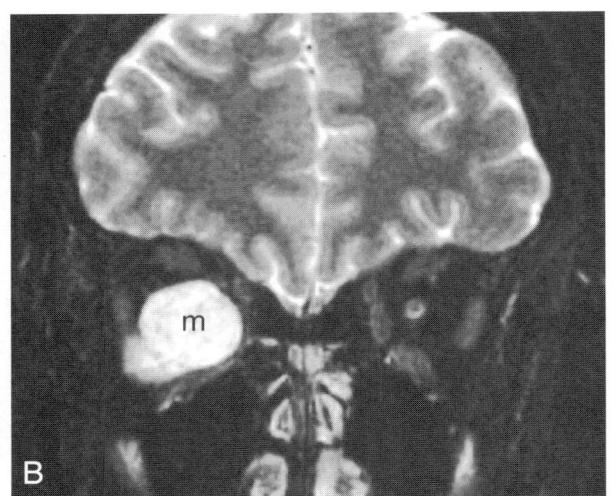

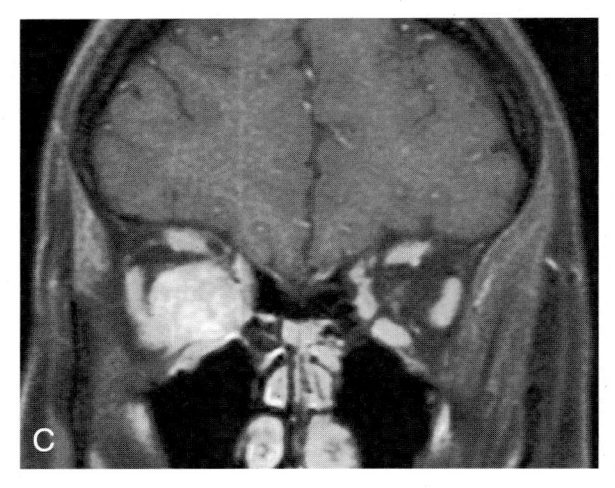

图7-129 眶内静脉畸形（以前称为海绵状血管瘤）。A：轴位 SE 550/15 图像显示，右眼眶肌锥内肿块（m）。静脉畸形可位于肌锥内、外或两者皆有。B：冠状位 RARE 3000/102 图像显示，肿块表现为轻度不均匀高信号。C：冠状位增强 SE 600/11 图像显示，肿瘤弥漫性轻度不均匀强化。

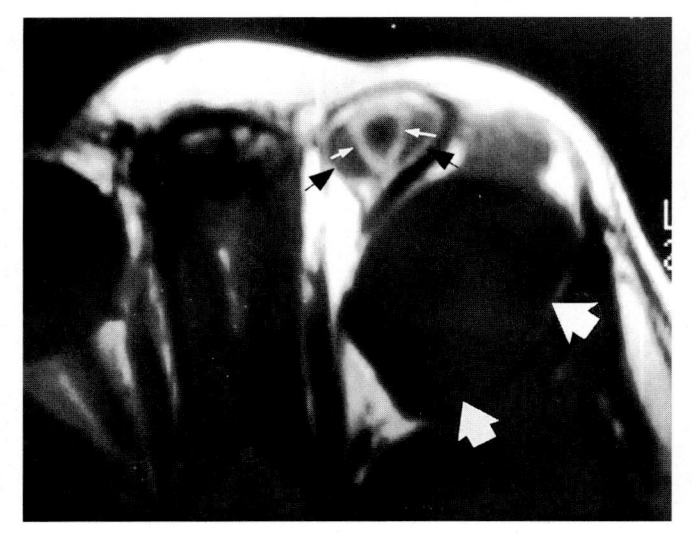

图7-130 眼球缺损伴囊肿。采用 3cm 表面线圈行轴位 SE 550/15 图像显示，眼球皱缩畸形（黑箭号）伴有晶状体（小白箭号）和后外侧囊肿（大白箭号）。

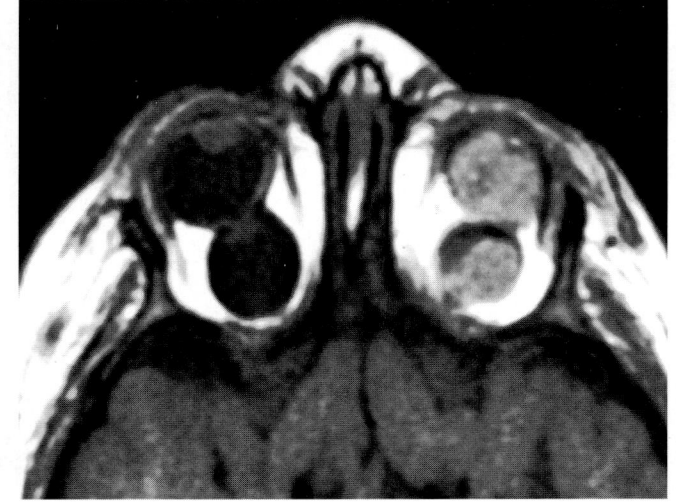

图7-131 双侧眼球缺损伴囊肿。轴位 SE 500/11 图像显示，双侧眼球变小，自眼球后中线发出囊肿。因视网膜下出血导致左侧眼球和缺损样囊肿呈高信号。（本图为 Dr. Sylvester Chuang 提供）

上，粒细胞肉瘤为边界清楚的圆形到卵圆形轻度分叶状包块，在T1WI上较肌肉信号低，在T2WI上与肌肉呈等信号或高信号。增强后可见显著均匀强化。

转移性神经母细胞瘤

虽然转移性神经母细胞瘤已作为颅骨和颅底包块在本章被介绍过两次了，但在这部分必须再次提及，因为它是婴幼儿最常见的眶内转移瘤。8%的神经母细胞瘤患儿出现眶内症状，其中双侧转移者占40%。患儿多表现为急进性突眼。CT显示为软组织肿块，多来源于部分破坏的眶壁；虽然上外侧壁似乎最易受侵，但眶壁的任何部位均可受累。骨结构多表现为穿透状破坏或肿瘤迅速生长引起的骨膜掀起（图7-132）。MR显示局部或广泛的软组织肿物，常出现局部出血，肿瘤使眶壁扩张并向眶内生长。肿瘤呈多向性生长，可向上进入前颅窝，或向外推移或侵犯颞肌（图7-132）。肿瘤未出血的部分在T1WI和T2WI上均与肌肉信号相等（见图7-132）。增强后明显强化。应努力寻找其他部位（如颅骨、颅底和岩锥部）的转移灶。

丛状神经纤维瘤

丛状神经纤维瘤富含血管，为边界模糊、弥漫性浸润的肿瘤，常累及周围神经和结缔组织。该肿瘤仅见于NF1。在第六章有关NF1章节中已经详细介绍了神经纤维瘤的影像特征。神经纤维瘤多沿神经从外周到中央向心性生长。当其累及眶内时，丛状神经纤维瘤表现为突眼、失明和面部明显不对称。在CT和MRZ上，肿瘤表现为匍行的、边界不清的不规则包块，包绕或吞食正常眶内结构（图7-133）。神经纤维瘤可越过正常面部边界（如眶内分隔），同时形成眶周和眶内浸润。受累眼眶常扩大，相邻蝶骨大翼常见局部缺损。骨组织进一步破坏，提示骨结构进行性缺损。虽然肿瘤可侵及眼眶任何部位，但眼眶上部，特别是紧邻第五对颅神经第一分支处的区域最常受累。肿瘤可经眶上裂进入海绵窦，使海绵窦扩张（图7-133）。在CT上，肿瘤表现为葡行病变，与眼外肌密度相等，病变

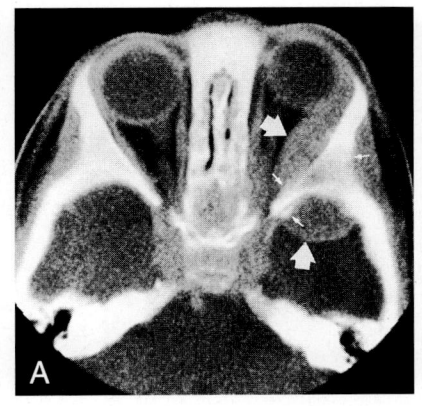

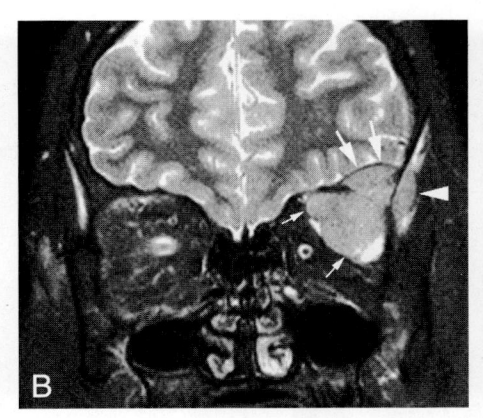

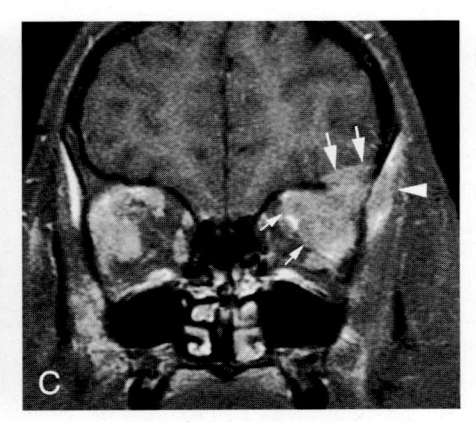

图7-132 眶内转移性神经母细胞瘤。A：轴位CT显示，来源于眼眶外侧壁的肿块（大箭号）。骨不规则增厚提示骨膜反应（小箭号）。B：冠状位RARE 3000/102图像显示，肿块信号与灰质相等，且具有眶内（小箭号）、颅内硬膜外（大箭号）和颅外（箭头）成分。C：冠状位增强脂肪抑制SE 600/11图像显示，肿瘤均匀强化。注意，肿瘤经眶壁向颅内（大白箭号）和颅外（箭头）延伸引起骨破坏。肿瘤眶内部分（小白箭号）从外侧压迫正常眼眶结构。

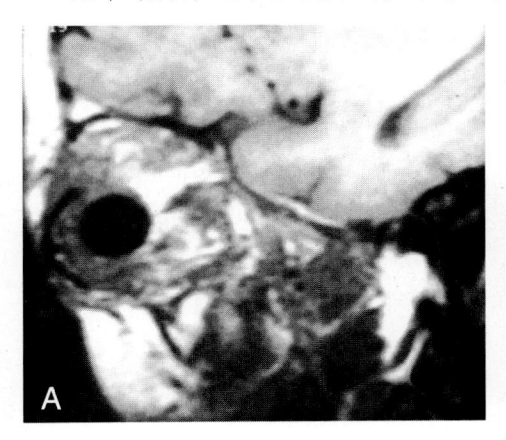

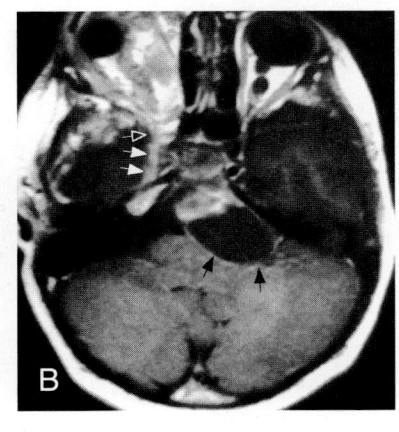

图7-133 眼眶丛状神经纤维瘤。A：旁矢状位SE 500/15图像显示，NF1患儿右侧扩张的眼眶内可见多数的曲线样条纹。B：轴位增强图像显示，曲线样结构部分强化，并经扩张的眶上裂（空心白箭号）进入海绵窦（实心白箭号）。该患儿也出现脑实质星形细胞瘤（黑箭号）。

不局限于面部界限中。MRI上,可见多发的葡行性增粗神经簇穿过眼眶,在T1WI上与肌肉信号相等,在T2WI上较肌肉信号高。增强后强化形式不一,常为不均匀强化。由于可观察受累海绵窦而无须增强扫描,且可发现NF1其他脑内表现,故MR成为可供选择的检查方法。发生于NF1中的肿瘤无需鉴别诊断。

皮样和表皮样囊肿

皮样和表皮样囊肿在本章前面章节已经深入讨论过。它们可发生于眶内任何部位,但常见于眼眶前部近眼球处,靠近构成眼眶的骨缝间。与头、颈和脑部的皮样和表皮样囊肿一样,眼眶皮样的表皮样囊肿也具有锐利的边界。在CT和MRI上,脂肪信号为皮样囊肿的特征,水信号则为表皮样囊肿的特征。

横纹肌肉瘤/横纹肌瘤

横纹肌肉瘤将在下一部分讨论。

面部和颈部团块

儿童面部和颈部包块种类繁多,包括先天性和获得性病变。对这些肿瘤的讨论超出了本书范围。本书主要讨论中枢神经系统及其外围肿物。读者可参考耳鼻喉科书籍以获得这方面的更多信息。本书仅对该区域肿瘤进行简要介绍,且只讨论最常见的病变(表7-10)。最常见的儿童颈部肿物为先天性异常、炎性病变和良性肿瘤。儿童恶性颈部肿物比成人少得多。

超声为检查儿童颈部肿物的最常用方法。超声检查无需镇静,是区分囊性和实性肿块最可靠方法。CT检查一般也无需镇静,也可区分实性和囊性先天性肿物,还能显示肿物特性。然而,因儿童脂肪少而无脂肪层,故颈部CT图像的组织对比较成人差。而且,CT仅限于在横断位观察肿物和周围结构关系。因此,我们研究所对需外科手术的患儿常进行MR检查。

Vazquez等对于儿童面部和颈部肿物进行了大样本回顾。他们回顾了145例从1天到18岁因颈部肿物就

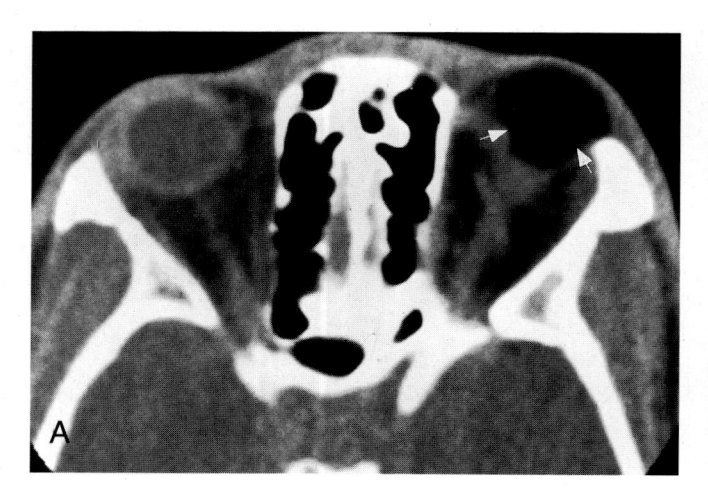

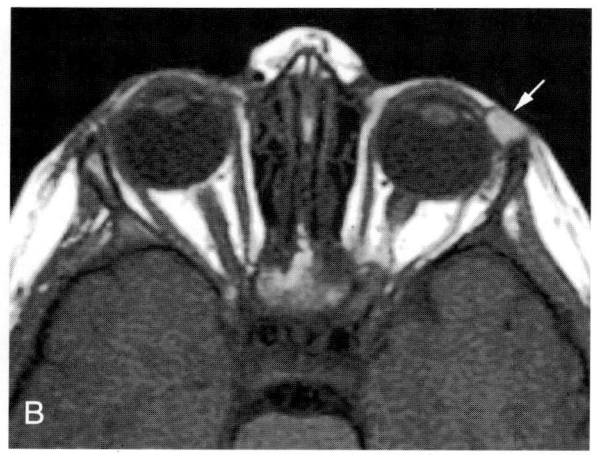

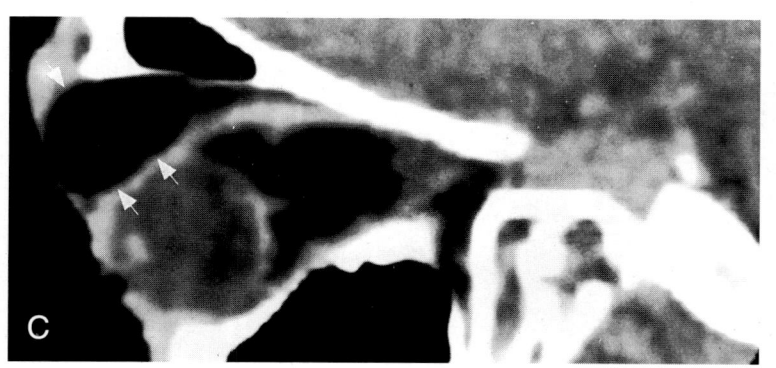

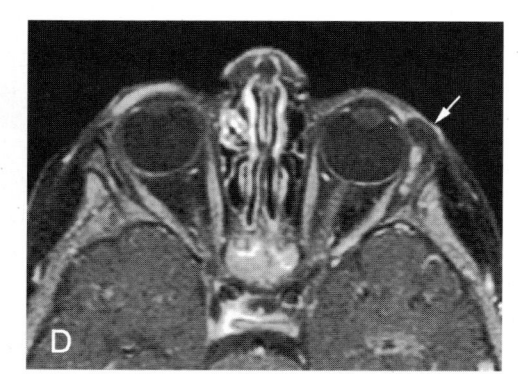

图7-134 眼眶皮样囊肿。A和B:轴位CT扫描图像(A)和矢状位重建(B)显示,左侧眼球上方可见边缘锐利的脂肪密度肿块(箭号)。C和D:不同患儿的轴位平扫和增强脂肪抑制T1加权图像显示,皮样囊肿的高信号受到抑制(箭号),证明含脂肪病变。

诊的患儿资料，其结果如下并列于表7-10。

先天性病变为最大的组成部分，占40%。它们包括19例甲状舌管囊肿（31%），15例淋巴管瘤（25%），8例鳃裂畸形（13%），6例皮样囊肿（10%），6例气管狭窄（10%），3例畸胎瘤和2例舌异位甲状腺。

良性肿瘤和肿瘤样病变为儿童颈部和面部肿瘤的第二大组成部分，占19%。包括15例颈部纤维瘤病（56%），6例侵袭性纤维瘤病（22%，常见于舌部，在下颌骨附近或颞下窝），3例颈胸部脂肪母细胞瘤病（11%），1例甲状旁腺腺瘤，1例青少年型喉气管乳头状瘤病和1例丛状神经纤维瘤病。

恶性肿瘤（18%）是第三大组成部分，与良性肿瘤部分基本相等。本组中最常见的肿瘤为淋巴瘤（10例，38%）。其他常见的恶性肿瘤为软组织肉瘤（23%，2/3是横纹肌肉瘤）、癌（19%，最常见甲状腺癌）和神经母细胞瘤（来源于颈部交感神经链，19%）。

炎性病变则排名再靠后一些（12%）。颈部分支杆菌感染或猫抓热（10例，62%）是引起颈部腺体炎的最常见病因。其中，90%儿童分支杆菌感染性颈部淋巴结炎并非由结核分支杆菌所引起（通常为鸟型分支杆菌）；这种易感性与成人明显不同，成人中结核杆菌引起的颈部淋巴结炎更常见。作者还报道了涎腺炎和咽后壁囊肿（来源于扁桃腺炎或创伤）各3例（19%）。

血管源性包块（10%）为最小的组成部分。颈静脉扩张（颈静脉瓣所致颈静脉梭形扩张）占血管源性包块的60%。颈部血管瘤为另外一个显常见的诊断，占本组的33%。但是，作者认为儿童颈部搏动性包块应考虑为具有更大临床意义的颈动脉瘤。颈动脉瘤可为先天性（常见于结缔组织异常，如Ehlers-Danlos综合征，马凡综合征，Kawasaki综合征或马富希综合征），也可为创伤后或感染后动脉瘤。

甲状舌管囊肿

甲状舌管囊肿来源于胚胎甲状舌管残存组织，占儿童先天性颈部肿物的70%。典型表现为位于中线的、可移动的柔软包块，可随吞咽动作升降。如囊肿发生感染，则常有近期增大和局部疼痛病史。

影像检查显示甲状舌管囊肿可发生于胚胎甲状舌管的任何部位（从甲状腺中叶到舌骨，然后到舌底中线的盲孔）。绝大多数位于中线或中线附近，65%位于舌骨下，20%位于舌骨上，15%在舌骨水平。常见的近中线旁部位为甲状软骨前的带状肌，病变可完全局限于此（图7-135A）或向外生长（图7-135B）。囊肿可经各种途径长至舌骨，多数终止于导管与骨的连接部。另一个常见部位为舌底中线。超声显示为薄壁囊肿，内部回声强度不一。CT显示为边界清楚的低密度包块，增强后无强化；或可见囊壁环形强化（图7-135A）。MR显示为边缘锐利的圆或卵圆形包块，在T1WI上为低信号，T2WI上为高信号（图7-136）。矢状位最适合观察舌底囊肿，轴位则最适合观察带状肌内囊肿。重要的是应该记住，如囊肿感染或出血，则在T1WI上可见高信号，在T2WI上可见低信号。出血和感染也可导致CT（图7-135C）和MRI上显示囊肿壁增厚及明显强化。近期不适或局部水肿病史提示感染，囊肿特征性部位可提示诊断。即使在感染发生后，这些表现也有助于诊断。

表7-10

常见儿童颈部肿物

先天性肿块 40%
甲状舌管囊肿
淋巴管瘤
鳃裂畸形
皮样囊肿
气管狭窄
畸胎瘤
舌异位甲状腺

良性肿瘤／肿瘤样病变 19%
纤维瘤病
侵袭性纤维瘤病
颈胸部脂肪母细胞瘤病（525）
丛状神经纤维瘤
青少年型喉气管乳头状瘤病

肿瘤 18%
淋巴瘤
软组织肉瘤（特别是横纹肌肉瘤）
神经母细胞瘤
癌（特别是甲状腺）

炎性团块 12%
颈部腺体炎症
涎腺炎
咽后壁脓肿
炎性肌纤维母细胞肿瘤（浆细胞肉芽肿，炎性假瘤）

血管性肿物 10%
颈静脉扩张
血管瘤
颈动脉瘤

470　儿科神经影像学

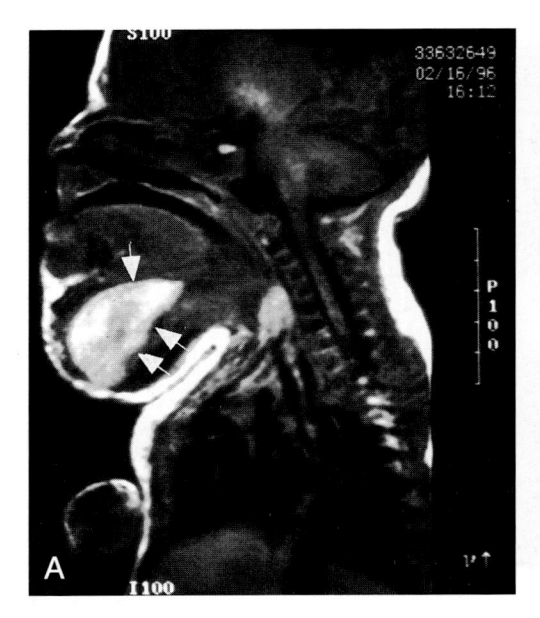

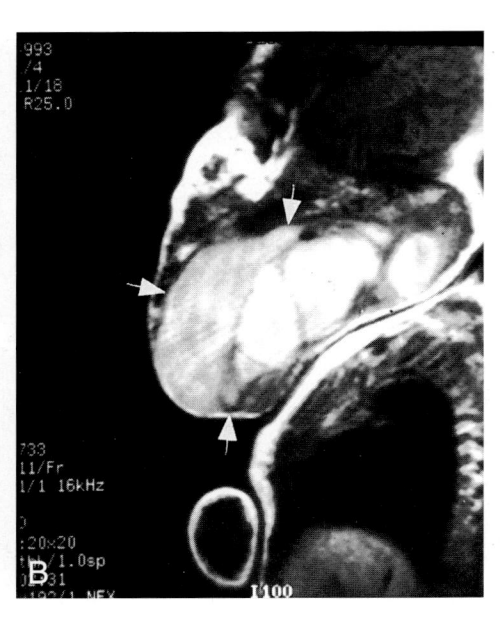

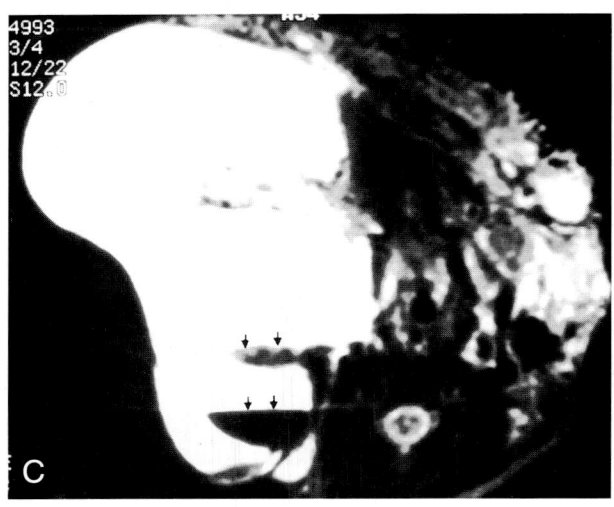

图 7-141　巨大婴儿型静脉淋巴管畸形（囊性水瘤）。A 和 B：矢状位 SE 733/11 图像显示，一个多房性高信号包块（箭号）向右颈部扩展。C：轴位 RARE 3000/102 图像显示，右颈部可见巨大、边界清楚的多房性肿块。肿块穿过多层筋膜。某些腔内可见液—液平面（箭号）。

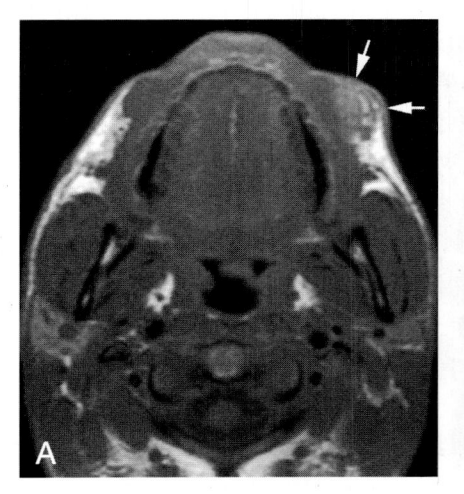

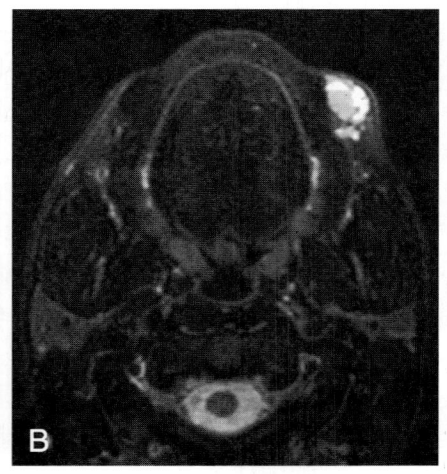

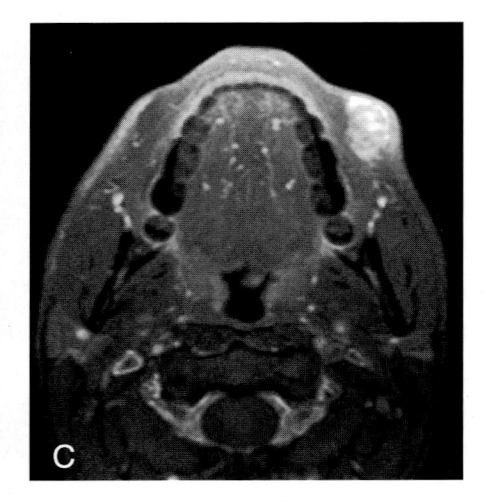

图 7-142　静脉淋巴管畸形。A：轴位 600/11 图像显示，左上颌区可见包块（箭号）。B：轴位脂肪抑制 RARE 3000/102 图像显示，病变呈现不均匀高信号。C：增强后可见不均匀强化。

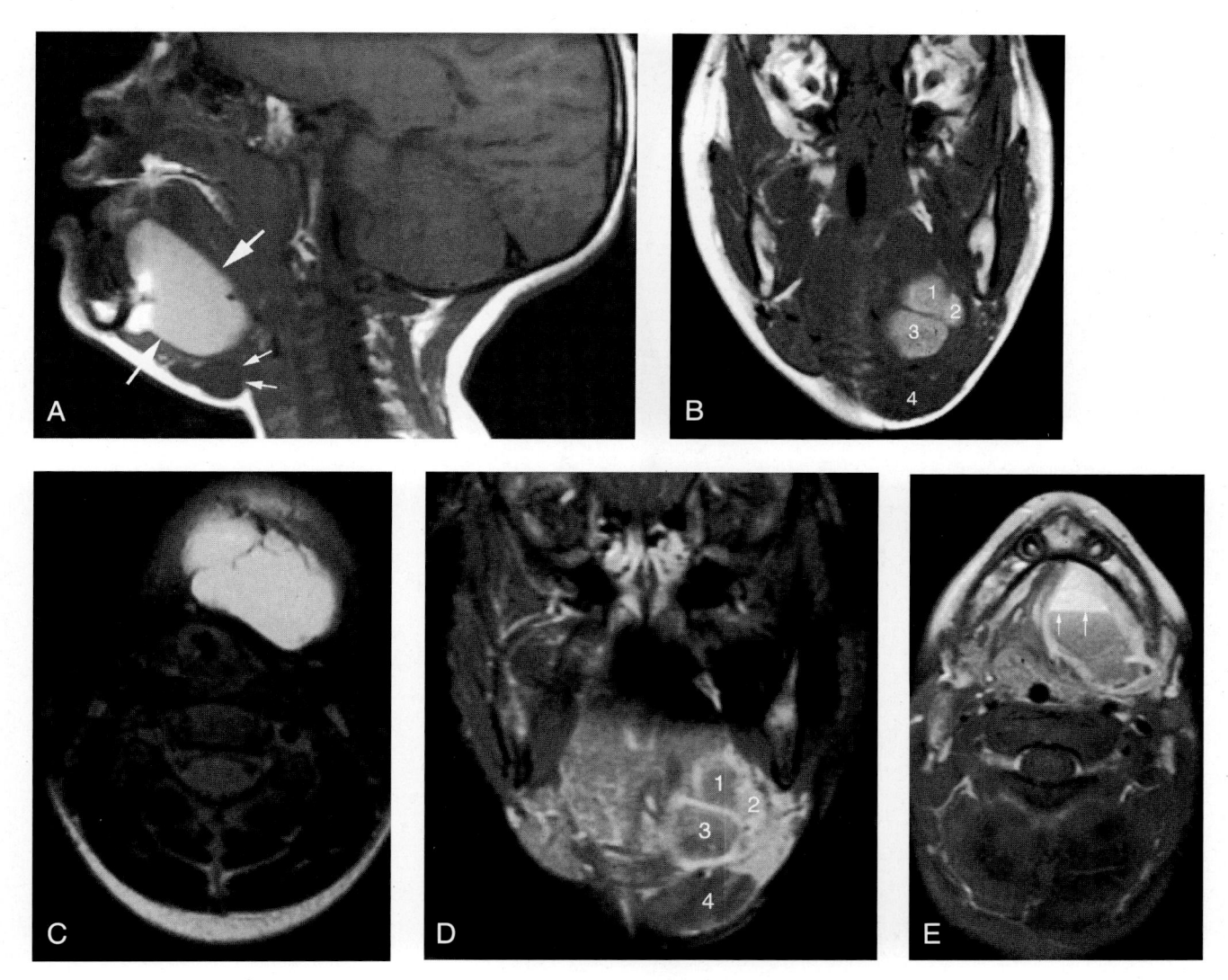

第七章 儿童颅内、眼眶和颈部肿瘤　471

图7-143 静脉淋巴管畸形。A：旁矢状位SE 600/11图像显示，口底部可见边缘清晰的高信号包块（箭号），提示为出血或高蛋白性囊肿。B：冠状位SE 600/11图像显示，病变被分割为多种成分。成分1、2、3为高信号，提示出血或高蛋白性囊肿；成分4为低信号，提示为实性部分或充满渗出液的囊肿。C：轴位RARE 3000/102显示明显高信号，但不幸的是，这无助于表现病变的特征。D：冠状位增强SE 600/11图像显示（与图B相比较），分隔强化而成分1-4均未见强化。成分4未强化提示其为囊性病变。E：成分4层面的轴位增强脂肪抑制SE 600/11图像显示，液—液平面（箭号）进一步确定其囊性本质。

NF1中，但也可为散发。颈部是神经纤维瘤的常见部位，25%~30%的NF1患儿出现颈部肿瘤。肿瘤通常为边界清楚的卵圆形包块，虽然可见于神经走行中的任何部位，但多发生于颈鞘区。在T1加权序列中，实性神经纤维瘤比骨骼肌信号稍高。在T2加权和FLAIR序列中，病变周边信号比肌肉高，而中心常为低信号（见图7-146和第六章的例子）；这种表现被称为"靶征"。低信号中央区也许与病灶中胶原有关，胶原形成病灶的中心致密核。胶原中活动质子密度较低，故在T2WI上显示低信号。静脉注入对比剂后，强化形式不一，常不为均匀强化。

神经鞘瘤为雪旺氏细胞肿瘤，虽然散发病例最常见，但在NF1和NF2中发生率较高。颈部神经鞘瘤影像表现与身体其他部位神经鞘瘤相似。它们与神经纤维瘤的发生部位相同，最多见于颈鞘内或周围，也可出现于颈部其他部位。肿瘤为边界清楚的卵圆形包块，可穿越筋膜层。在CT上，肿瘤与颈部肌肉密度相等。在磁共振T1WI上与肌肉信号相等，在T2WI和FLAIR序列上比肌肉信号高。增强后强化形式不一，常为均匀强化。

丛状神经纤维瘤仅见于NF1，为一种局部侵袭性先天性病变，由弯曲带状结构构成，其中可见雪旺氏细胞、神经元细胞和胶原混合于无序的细胞间基质中。它

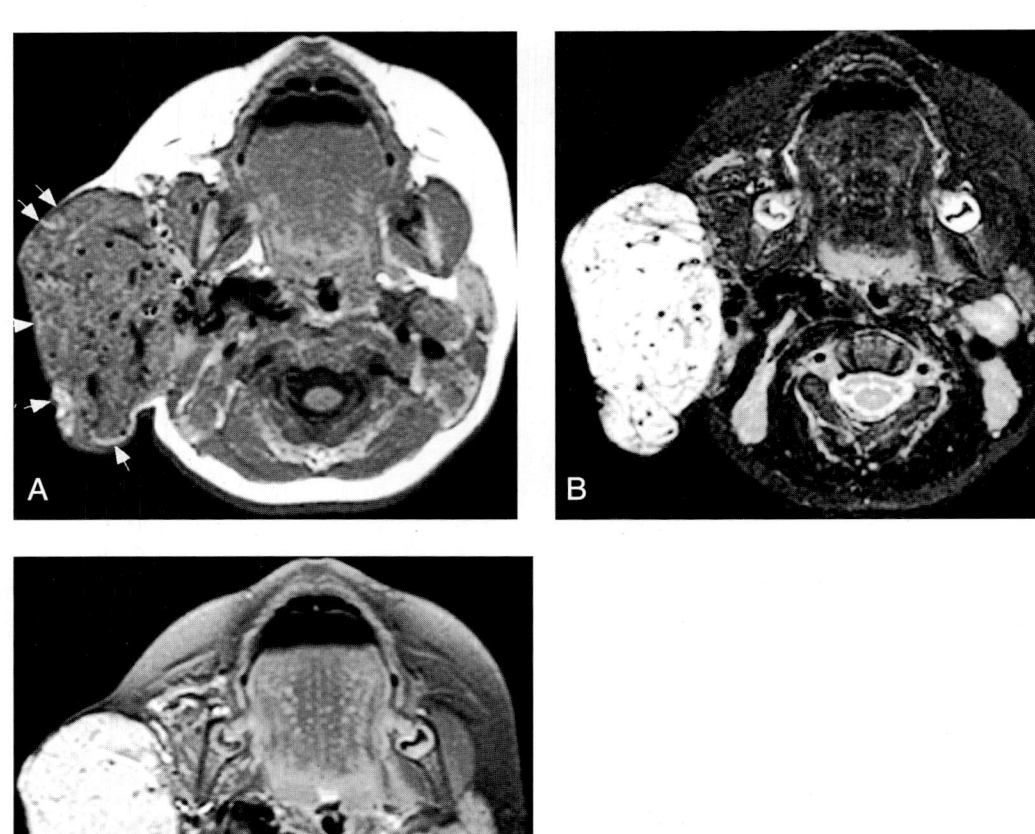

图 7-144 婴儿型血管瘤。A: 轴位 SE 600/16 图像显示，右颈部外侧可见巨大软组织信号肿块（箭号），肿瘤内可见代表血管成分的多发信号流空灶。B: 轴位脂肪抑制 FSE 3500/102 图像显示，血管瘤为均匀高信号。肿块边缘被更清晰地显示。C: 增强脂肪抑制 SE 600/16 图像显示，肿物均匀强化。

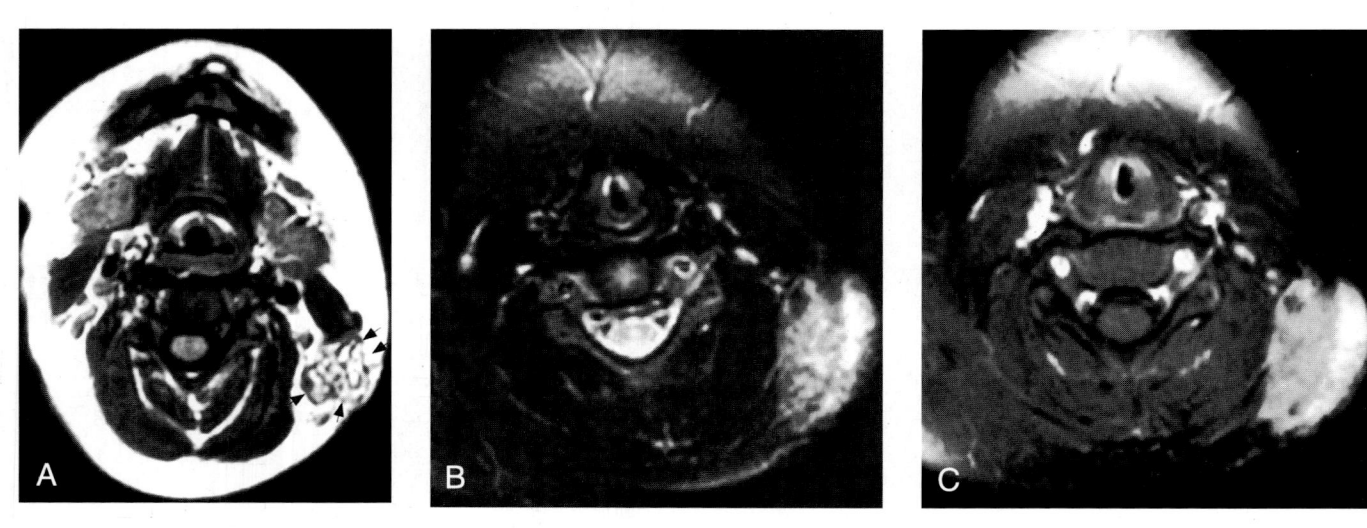

图 7-145 消褪期的婴儿型血管瘤。A: 轴位 SE 600/16 图像显示，左颈后部可见边界清楚的肿物（箭号）。多发高信号代表血管瘤消褪过程中产生的脂肪。B: 轴位脂肪抑制 FSE 3500/102 图像显示，肿物为不均匀高信号。肿块发生脂肪退变引起肿块信号不均匀。C: 增强脂肪抑制 SE 600/16 图像显示，肿块基本上为均匀强化。

们具有沿起源的神经（常较小，不能确定神经）延伸的倾向，侵蚀或压迫相邻结构。在 CT 上，丛状神经纤维瘤多为低密度，且不强化。在 MRI 上表现为不均匀的曲线样包块，穿越浅表界限而贯穿颈部（图 7-147）。由于颈部神经多穿行于脂肪间，故肿瘤几乎总被脂肪所包绕。与脑组织相比，肿瘤在 T1WI 上为低信号，在 T2WI 上为高信号。当采用脂肪抑制技术时，在高质量 T2WI 上可见穿越组织的多发扭曲的增粗神经（图 7-147B）。尽管部分肿瘤可见强化，但增强后强化形式多样（图 7-147C）。

畸胎瘤

虽然新生儿头颈部畸胎瘤罕见报道，但在我们科每年可见 2~3 例新生儿头颈部畸胎瘤，占所有新生儿畸胎瘤的 10% 以上。绝大多数可被产前超声检查所发现（因羊水过多而进行检查），55% 以上为吞咽困难而就诊，这样，新生儿专家和外科医师常准备处理气道损害，此为肿瘤最常见的并发症（超过 50%）。这些肿瘤中不足 5% 为恶性，约 90% 新生儿患儿早期手术解除气道压迫可获得良好预后。

影像检查在确定肿瘤范围方面较明确诊断更有意义。虽然 CT 有助于发现钙化和脂肪，可提高医生诊断畸胎瘤的信心。但是，磁共振是最有用的技术，它可多方位显示病变，并将肿瘤与周围软组织区分清楚。分化良好的畸胎瘤质地极不均匀，包含囊性成分、软组织成分（脂肪和非脂肪、钙化和非钙化）以及骨骼（图 7-148）。依据肿瘤构成不同，可见不均匀强化。虽然易于对这些病例做出放射诊断，但有些不成熟畸胎瘤表现为质地均匀的包块，这些病例的鉴别诊断范围很广泛。对每个病例，寻找气道损害、咽、舌部受累、相邻骨结构变形（特别是下颌骨和硬腭）以及病变延伸至颅内甚至进入中颅窝的证据十分重要。

鉴别诊断依肿瘤表现和起源部位而不同。对以囊性为主的包块，鉴别诊断为淋巴管畸形（囊性水瘤）和脑膜膨出。对质地均匀的实性肿瘤，鉴别诊断包括皮样/表皮样囊肿、神经纤维瘤、错构瘤和横纹肌肉瘤。对质地不均匀的实性肿瘤，鉴别诊断应包括颅咽管瘤、皮样囊肿、脑膨出（脑组织经颅骨缺损处膨出或被颅外包块推离？）以及肉瘤。如病变内包含大量脂肪，则应考虑皮样囊肿和脂肪瘤，尽管新生儿罕见这些病变。

颈部淋巴腺炎

大多数颈部淋巴结炎患儿无需影像学检查即可选择药物治疗。如临床可疑化脓则应进行影像检查。超声和 CT 检查均可迅速给出答案。如出现中心坏死，则超声表现为中心回声减低，CT 可见中心低密度。如占位效应和周边炎性改变轻微，且结节性包块位于耳旁和下颌区时，应考虑非典型性分支杆菌感染。

颈纤维瘤病

颈纤维瘤病是原发于新生儿和小婴儿的良性病变。小婴儿常于生后 2~4 周因斜颈或颈部肿块而就诊。肿

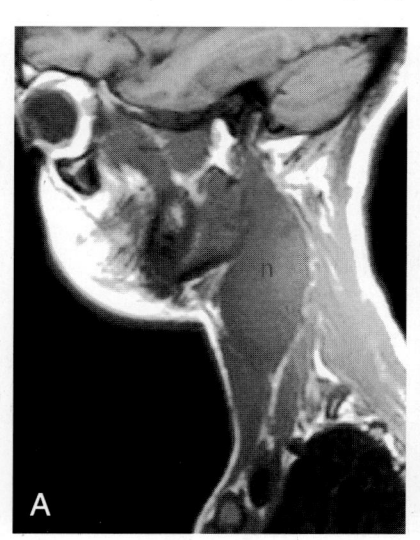

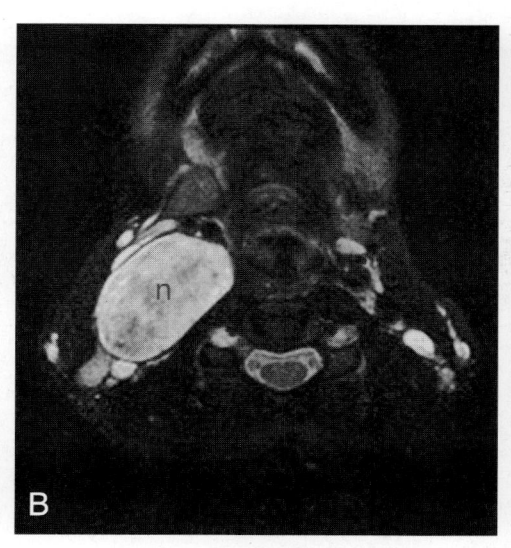

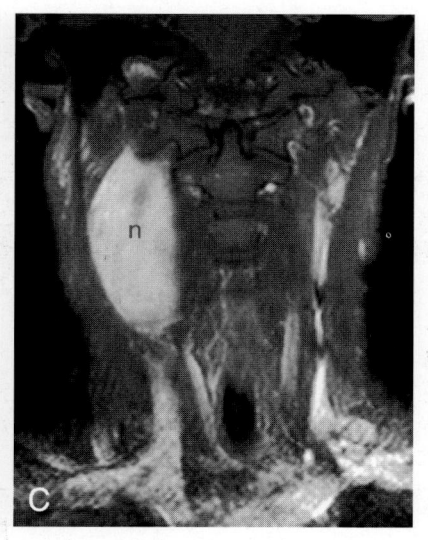

图 7-146 神经纤维瘤。A：矢状位 SE 600/11 图像显示，颈动脉鞘区可见一个边缘清晰的卵圆形肿物 (n)。肿块与骨骼肌信号相等。B：轴位脂肪抑制 FSE 3500/102 显示，肿块 (n) 大部分为高信号，中心部为低信号（也许为肿瘤内胶原基质）。C：冠状位增强脂肪抑制 SE 600/16 图像显示，肿块 (n) 不均匀强化。

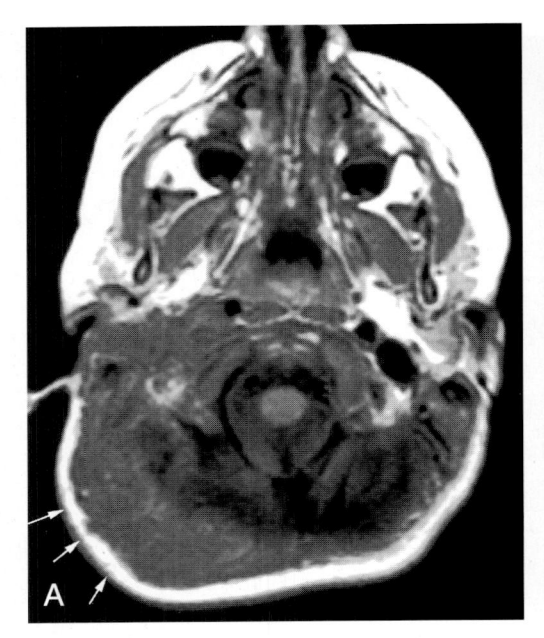

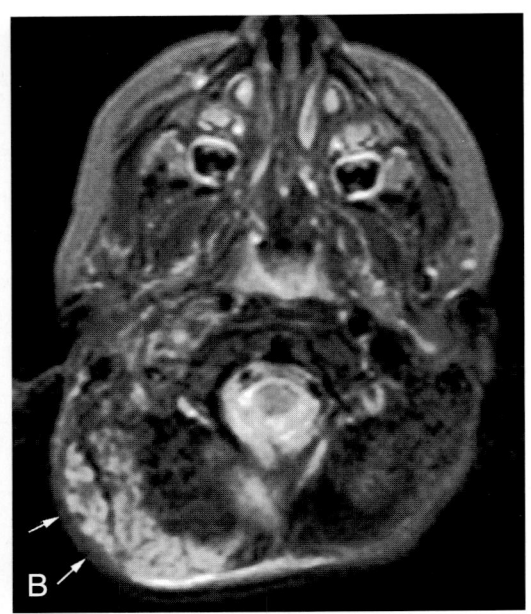

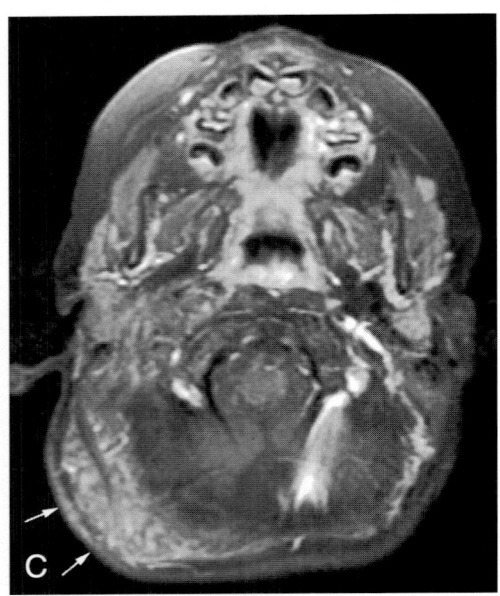

图 7-147 丛状神经纤维瘤。A：轴位 SE 600/11 图像显示，右颈部后方可见不均匀包块（箭号）。B：周围脂肪抑制 RARE 3000/102 图像更清晰地显示出肿块的不均匀性（箭号）和表现为高信号的粗大弯曲的神经，这些神经构成了肿瘤。C：增强脂肪抑制 SE 600/11 图像显示，肿瘤不均匀强化（箭号）。

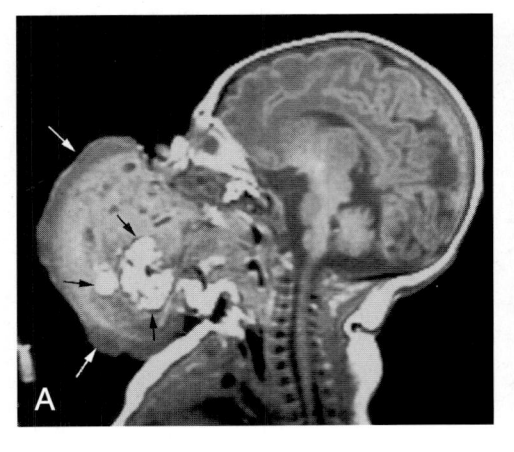

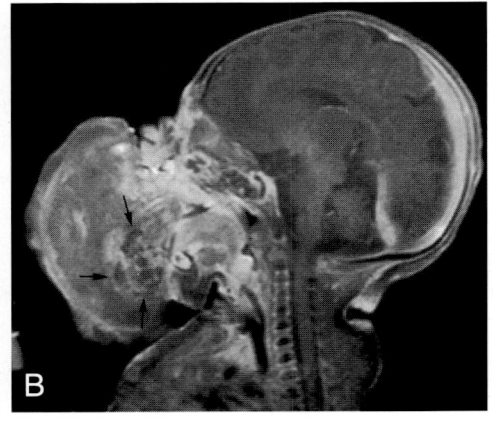

图 7-148 面部畸胎瘤。A：矢状位 SE 600/11 图像显示，起源于面骨的肿块（白箭号），其信号极不均匀。注意，肿瘤的明显不均质性；与肌肉信号相较，其中包含高信号区（可能为脂肪，黑箭号）、低信号区和等信号区。B：增强脂肪抑制 SE 600/11 图像显示，高信号区（黑箭号）受到抑制，提示为脂肪。其余部分显示为轻度到中度不均匀强化。

块多为实性包块、质地坚硬且不能与胸锁乳突肌分开。患儿多有臀位或产钳助产史,这些情况所引起的创伤和出血可形成肿块。绝大多数患儿的肿块将在一岁内自行消退。

超声、CT或MR均可作出经肌纤维瘤病的诊断。超声为最常用的诊断方法,显示为胸锁乳突肌局限性或弥漫性增大且回声不均匀,常可见低回声边缘(代表受压的正常肌肉)。CT显示为胸锁乳突肌局部膨大。增强后可见不同程度强化。在磁共振T1WI上肿块与肌肉信号相等,在T2WI上较肌肉信号轻度增高。增强后与正常骨骼肌强化相似(图7-149)。虽然有时强化可不均匀,但如果所有其他征象都与纤维瘤一致,还是应该诊断本病。

横纹肌肉瘤/横纹肌瘤

横纹肌肉瘤是儿童常见的头颈部原发恶性肿瘤,其发病率在颅内肿瘤和视网膜母细胞瘤之后排名第三,占15岁以下儿童所有恶性肿瘤4%~8%,43%的横纹肌肉瘤发生于5岁以内,78%见于12岁以内儿童。40%横纹肌肉瘤起源于头颈部,眼眶和鼻咽部最常受累,其次是副鼻窦和中耳。颅内受累通常为颅外肿瘤经颅骨孔隙进入颅穹隆所致。但是,颅内原发横纹肌肉瘤极为罕见,且无法通过影像学检查将其与其他颅内原发肿瘤区分开。

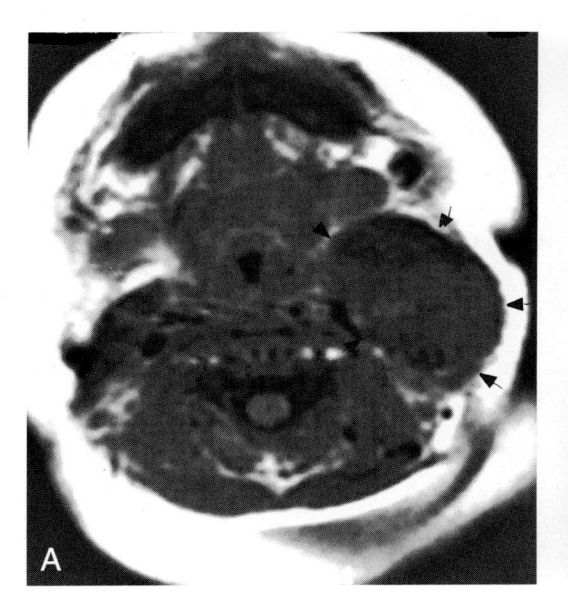

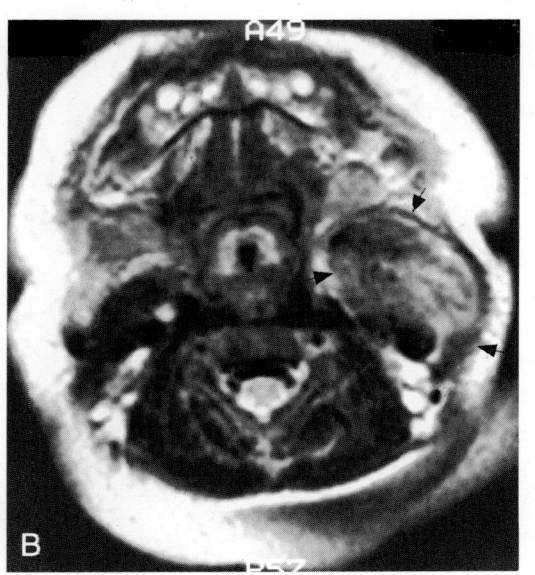

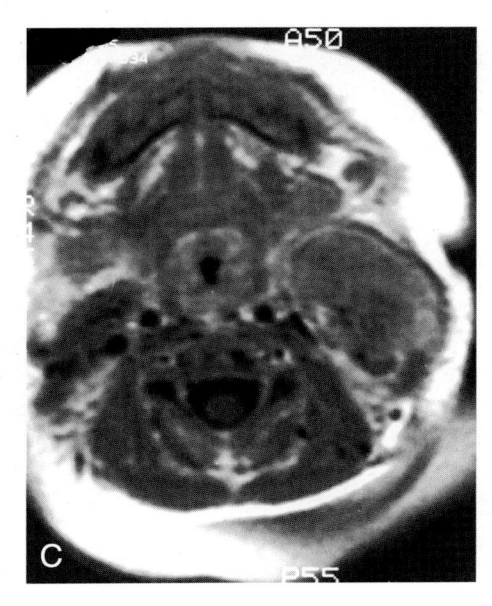

图7-149 12岁儿童颈部纤维瘤病。A:轴位SE 600/16图像显示,左侧胸锁乳突肌内可见软组织信号肿物(箭号)。B:轴位FSE 3500/102图像显示,与肌肉相比,肿块(箭号)呈不均匀高信号。C:增强SE 600/16图像显示,肿物轻度均匀强化,与周围肌肉相似。

横纹肌瘤远较横纹肌肉瘤少见，仅占儿科年龄组横纹肌肿瘤的2%。胎儿型横纹肌瘤是儿童中最常见的类型。这些肿瘤由任意排列的未成熟骨骼肌纤维丛与良性外貌的未分化梭形细胞混合而成。最常见的发病部位为头、颈部、包括口腔、耳后区及眼眶。横纹肌瘤为边缘清晰、质地均匀的肿块，无坏死或出血。相邻骨骼受压变形，但无浸润和破坏。磁共振T1/T2图像上均显示为低信号。增强后均匀强化。

根据始发部位将头颈部横纹肌肉瘤分型具有临床意义。主要有三型：①脑膜旁；②眼眶；③头颈部其他部位。脑膜旁型肿瘤（包括原发于中耳、鼻咽、副鼻窦和鼻腔的肿物）的神经影像检查很重要。由于常可侵犯颅骨或经颅底孔隙发生颅内播散，故这些部位的肿瘤预后最差。眶部横纹肌肉瘤也可向颅内生长，多数经眶裂进入海绵窦和中颅窝。

在CT平扫中，横纹肌肉瘤常与脑组织等密度；增强后显示均匀强化（图7-150）。如出现颅内扩展，则肿瘤所经过的孔隙常扩大。与扩大孔隙相邻的硬膜外肿物常与颅骨内板形成宽基连接；脑膜强化提示预后差。常可见颅外和颞骨岩部包块。肿瘤在磁共振T1WI上与肌肉信号相等，在T2WI上较肌肉信号高（图7-151，图7-152和图7-153）。在T2WI上，肿瘤常显示信号不均匀。由于没有颅底射线硬化伪影，故MRI易于显示肿瘤经颅骨孔隙生长的情况。然而，MRI在显示不伴有颅内受累的颅骨侵蚀或浸润方面不如CT扫描。注射顺磁性对比剂后，可见肿瘤不均匀强化，有时表现为被强化基质分割的多发轻度强化结节，由于这种征象类似一串葡萄，故被称为"葡萄串征"。该征象有助于

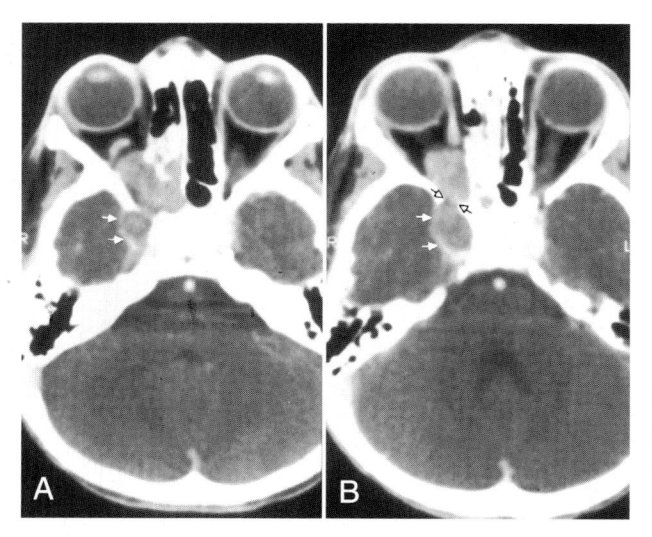

图7-150 横纹肌肉瘤。A：通过眼眶中部的增强CT扫描显示，右眶顶附近肿物长入后组筛窦气腔。肿块经眶上裂进入海绵窦（箭号）。B：A层面以上5mm图像显示，肿物充满且膨胀右侧海绵窦（白箭号），眶上裂增宽（空心黑箭号）。

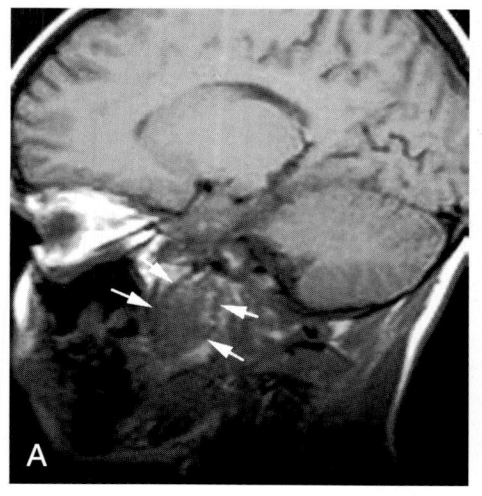

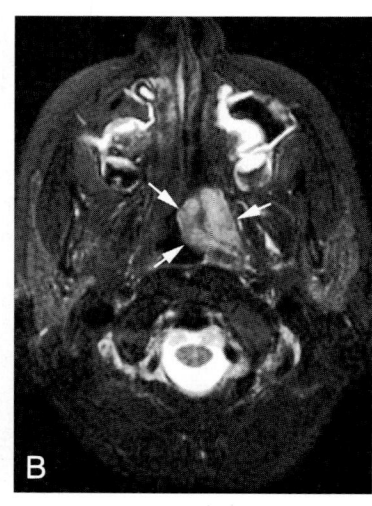

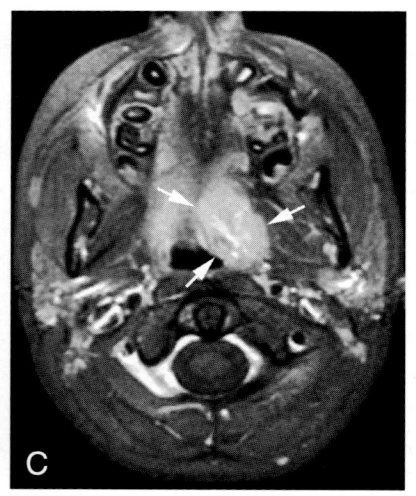

图7-151 鼻咽部横纹肌肉瘤。A：矢状位SE 600/11图像显示，咽旁间隙内与肌肉信号相等的肿块（箭号）。B：轴位SE 2500/70图像显示，不均匀肿块（箭号）较骨骼肌信号高。C：增强SE 550/16图像显示，肿瘤不均匀强化。

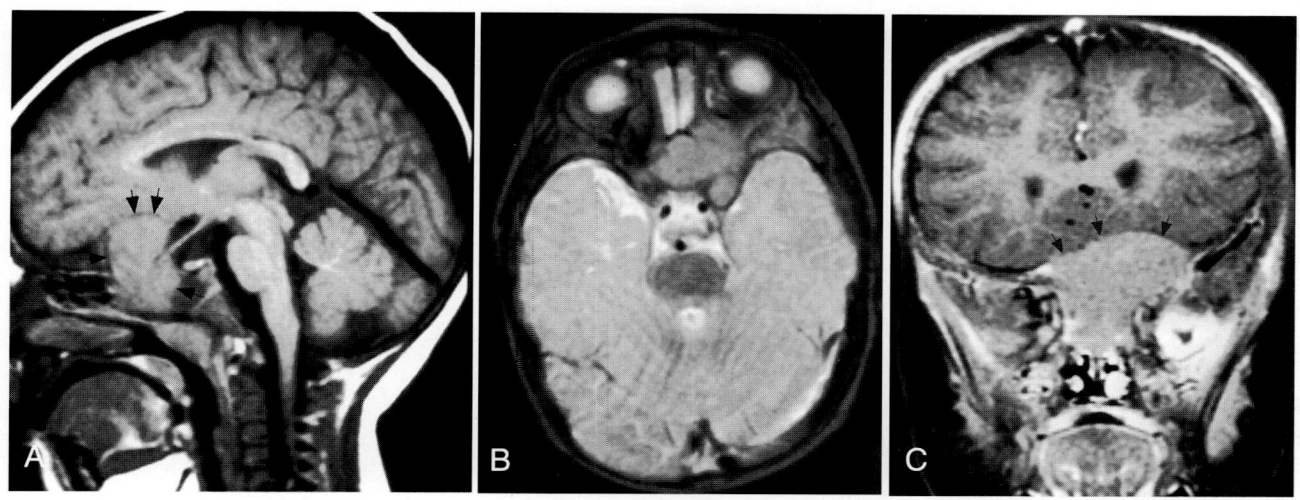

图7-152 鼻咽部横纹肌肉瘤侵犯颅内。A：矢状位SE 550/16图像显示，肿物（箭号）从鼻腔向上生长，穿过蝶骨进入前颅窝下部。B：轴位SE 2500/70图像显示，肿块较周围肌肉信号轻度增高。C：轴位增强SE 600/15图像显示，肿物中度强化（箭号）。

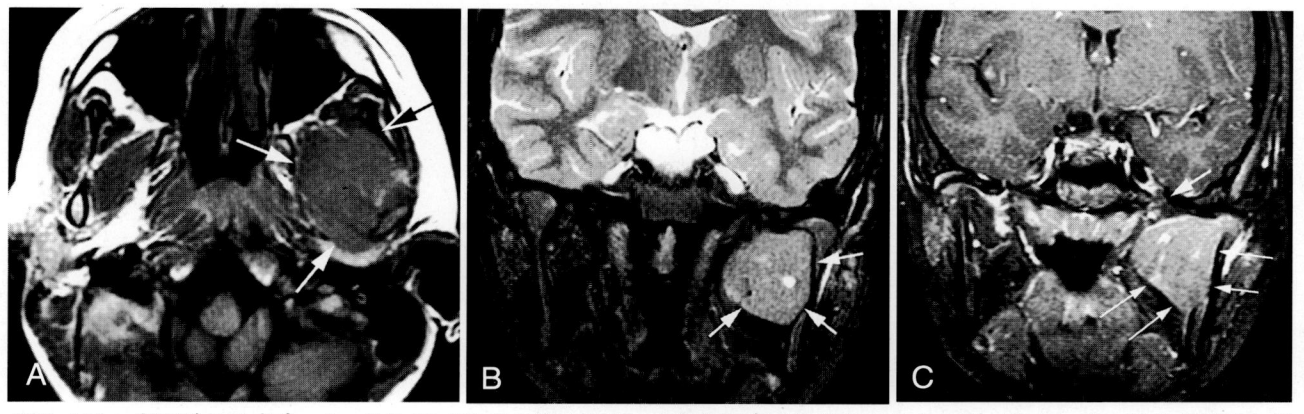

图7-153 颞下横纹肌肉瘤。A：轴位SE 600/16图像显示，左侧颞下窝可见软组织信号肿物（箭号）。B：冠状位脂肪抑制FSE 3500/102图像显示，肿物信号轻度不均匀，且较肌肉信号高。C：增强SE 600/16图像显示，肿物强化（小箭号）与肌肉相同。卵圆孔（大箭号）未见受侵。

磁共振特异性诊断。增强扫描还有助于发现经颅底孔隙长入颅内硬膜外间隙的肿瘤并确定其位置。由于增强后颈部肌肉强化，肿瘤与肌肉、脂肪信号相等，故难以发现颅外肿瘤并确定其位置。所以，MR增强扫描时应采用脂肪抑制序列（图7-151，图7-153和图7-154）。虽然横纹肌肉瘤的CT和MR表现无特异性，但由于横纹肌肉瘤是儿童最常见的可侵犯颅穹隆的原发颅外肿瘤，故可依据影像作出诊断。如果可能，应对这些肿瘤进行磁共振检查，因为可通过冠状位和矢状观察可能发生在海绵窦和硬膜外的侵犯。而且，由于具有多方位观察的能力，MR还对确定放射野有更好的效果。

青少年型血管纤维瘤

青少年型血管纤维瘤为发生于青少年的良性肿瘤，起源于蝶腭孔、鼻咽或后鼻腔，富含血管且具有局部侵蚀性。常于发现时已经出现蝶窦、翼腭窝、颞下窝、眼眶和中颅窝的局部播散。患儿常表现为鼻腔阻塞、反复鼻衄。在进展期病例，还可出现突眼和颅神经病变。

CT显示为鼻咽和翼腭窝内边界锐利、密度均匀的软组织肿物，引起上颌窦后壁向前弯曲。肿瘤常经鼻咽顶进入蝶窦。增强后可见均匀强化（图7-155）。肿物在磁共振T1WI上与肌肉信号相等或稍低，在T2WI上则为等到高信号（图7-156至图7-158），有时病变信号非常高。增强后可见明显均匀强化（图7-156至图7-158）。T1WI和T2WI上均可见点状和曲线样低信号区，代表肿瘤血管，为该病变的特征性改变；然而，MRI不是总能显示肿瘤血管；典型青少年血管纤维瘤并不会因缺乏该征象而推翻诊断。诊断该病的关键在于患儿年龄和性别（最常见于十几岁的男孩）以及肿瘤位于后鼻腔并经蝶腭孔向翼腭窝生长。可选择血管介

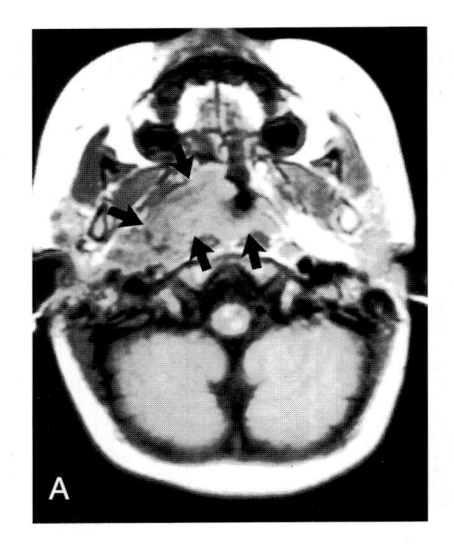

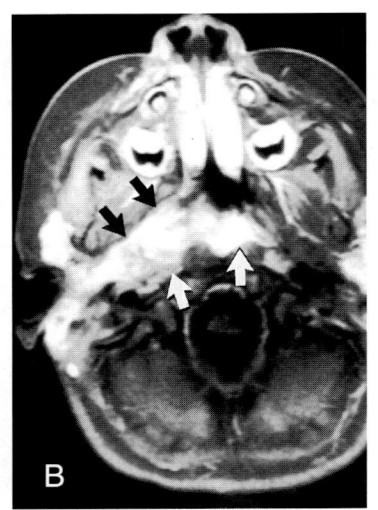

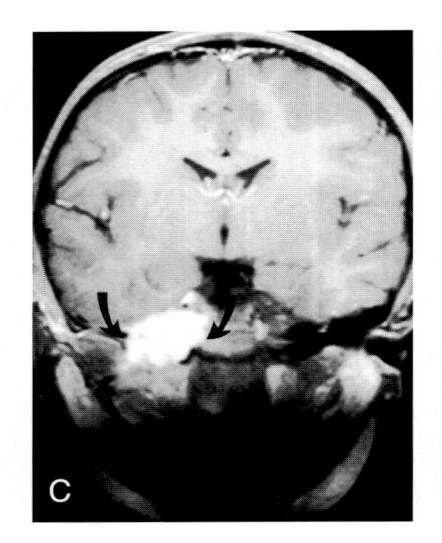

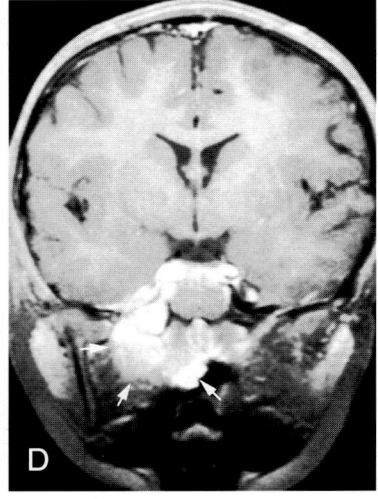

图7-154 横纹肌肉瘤伴颅内侵犯。脂肪抑制的价值。A：轴位SE 500/15平扫图像显示，鼻咽部肿块（箭号）压迫并使咽旁脂肪带向外移位。B：A层面1cm以下的增强脂肪抑制图像显示，肿块不均匀强化（箭号），与颞下和骨髓脂肪分界清晰。C和D：冠状位增强压脂图像显示，强化的鼻咽部肿瘤（白箭号）经颅底大孔（可能为扩张卵圆孔）（弯曲黑箭号）进入颅内。

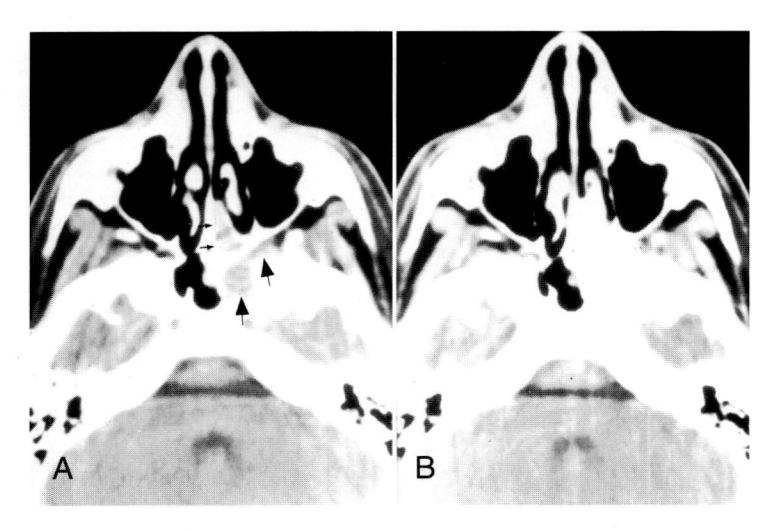

图7-155 青少年型鼻部血管纤维瘤的CT。A和B：轴位平扫（A）和增强（B）CT图像显示，左鼻腔内肿块（箭号）明显强化，并向蝶腭孔生长。

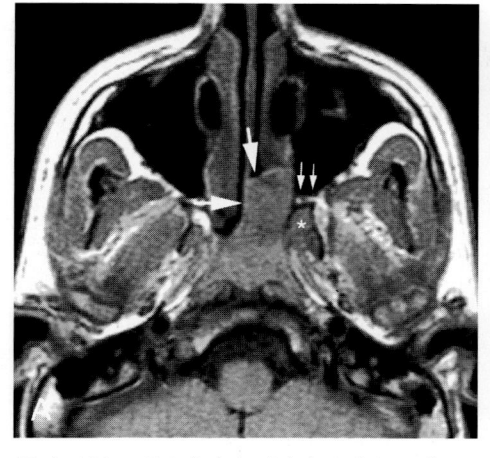

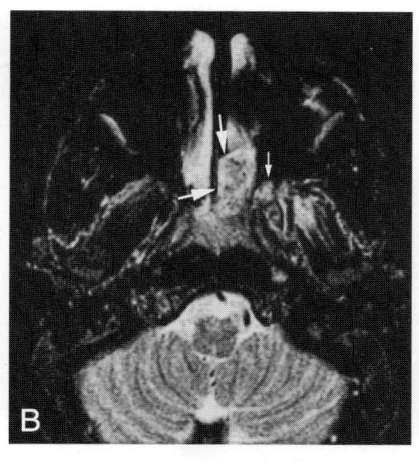

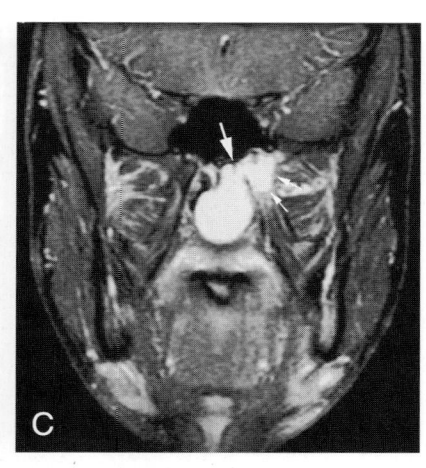

图7-156 微小青少年型鼻部血管纤维瘤。A：轴位SE 600/11图像显示，起源于鼻腔后部的肌肉信号肿块（大白箭号）向外侧生长侵犯翼状突（星号）。注意，左侧上颌窦后壁（小白箭号）向前移位。B：轴位脂肪抑制RARE 4000/102图像显示，鼻部肿物（大白箭号）向外侧生长（小白箭号）进入翼状突和翼腭窝。C：冠状位脂肪抑制SE 600/11图像显示，来源于鼻腔的肿块明显强化，并经蝶腭孔（大白箭号）进入翼上颌裂和翼腭窝。

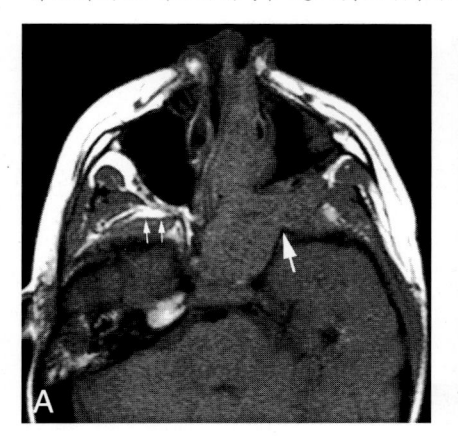

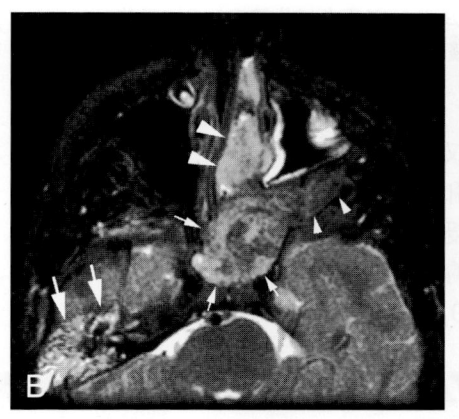

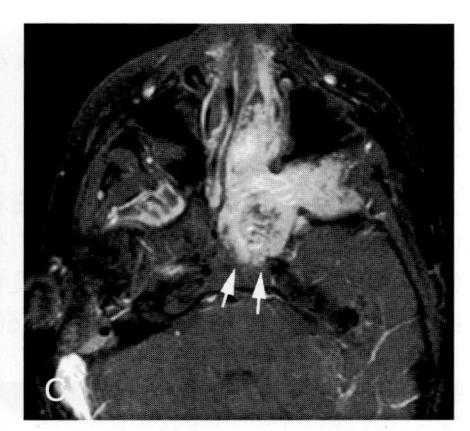

图7-157 典型的青少年型鼻部血管纤维瘤。A：轴位SE 600/11图像显示，起源于鼻腔后部的巨大包块向外生长，经左侧蝶腭孔（箭号）进入翼腭窝。B：轴位脂肪抑制FSE 4000/102图像显示，一个较骨骼肌信号轻度增高的肿块，其中心位于鼻腔后部。该肿块向后生长（小白箭号）进入蝶窦和蝶骨，向外侧生长经左侧蝶腭孔进入翼腭窝（小白箭头），向前生长（大箭头）进入鼻腔。肿瘤内小低信号影代表血管中的血液流空。咽鼓管受压引起右耳内分泌物蓄积（大箭号）。C：增强脂肪抑制SE 600/16图像显示，肿瘤呈弥漫性不均匀强化。箭号指出肿瘤延伸至颅底。

入技术治疗该病。介入诊断和治疗的详细情况见第十二章。

婴儿黑色素神经外胚层肿瘤

婴儿黑色素神经外胚层肿瘤是来源于中胚层的肿瘤，常累及颅骨、硬膜或面部。常发生于颅缝附近，而且早期勿误诊为皮样囊肿。患儿多出现肿物及附近皮肤变色。尿液中可见肿瘤所分泌的高浓度香草扁桃酸和高香草酸，可依此作出术前诊断及早期确定肿瘤复发。局部切除常可达到治愈效果。CT显示为起源于面骨的软组织肿物，受累骨骼出现膨胀、骨肥厚、受侵蚀或成骨现象；有些报道中，所有这些征象可出现于同一患儿肿瘤的不同部位。MRI显示，软组织肿块在T1WI上与肌肉信号相等，在T2WI上则为等到高信号。大多数病例中未见黑色素所引起的T1时间缩短报道。很少情况下，婴儿黑色素神经外胚层肿瘤可发生于颅内，可能来源于脉络丛基质内的中胚层成分。在影像学上，该肿瘤与这些部位更常见的其他肿瘤难以鉴别。

神经母细胞瘤

颈部神经母细胞瘤将在第十章"硬膜外肿瘤"部分讨论。

第八章 脑积水

脑脊髓液流动的胚胎学和生理学 483

脑积水的形成机制 484
经典理论 484
Gretiz 理论 484

脑积水的临床方面 485
胎儿脑积水 485
生后脑积水 485

脑积水的放射学诊断 485
脑积水的胎儿诊断 485
出生后脑积水的诊断 486

脑积水对脑和脑室系统造成的变形 489

脑积水的特定分类 490
脑脊液生成过多引起的脑积水（脉络膜乳头肿瘤）491
脑室内脑脊液流动受阻引起的脑积水（非交通性脑积水）491
继发于脑室外梗阻的脑积水（交通性脑积水）500

婴儿良性蛛网膜下腔扩张 504
定义 504
临床表现 505
图像 506

脑积水治疗及其并发症的影像学 508
第三脑室造口引流术的放射学评估 509
分流异常 509
分流感染 511
硬膜下血肿形成 512
脑室撕裂综合征 513
其他并发症 515

脑积水为脑脊液生成和吸收不平衡所致的疾病。这种不平衡造成脑脊液（生成过多）集聚在中枢神经系统内，引起脑室内压力升高，进而使脑实质所受压力增高。脑积水的病理改变种类繁多。脑脊液通道的扩张程度及其对脑的危害程度取决于脑积水的范围和成因以及发生脑积水时患儿的年龄。

脑脊髓液流动的胚胎学和生理学

神经管在孕后28天左右关闭（见第五章和第九章）。神经管中央腔的部分区域收缩，而其他部分扩展形成脑室系统的雏形。妊娠第二个月，第四脑室顶部间充质内陷，随后，侧脑室和第三脑室也发生类似内陷过程；这些内陷的组织构成了脑室系统的脉络丛。最初，脉络丛相对于侧脑室较大。在胚胎第三个月时，脉络丛几乎充满了75%的脑室腔。随着脑和脑室的发育，脉络丛体积逐渐变小。

发育中脑组织周围原始间充质（原始脑脊膜）发生退化，导致脑脊液出现。目前尚未确定脑脊液形成的准确时间；然而，直到妊娠第9、10周，第四脑室流出孔已形成后，脑脊液才从脑室流入蛛网膜下腔。新生儿脑脊液约50毫升，容量将随年龄增长而增加，最后达到成人容量（150毫升）。脑脊液以0.3~0.4毫升/分钟的速度生成，每天产生约500毫升。约80%~90%脑脊液由脉络膜生成，其余10%~20%则由脑和脊髓实质产生。

除了产生脑脊液外，脉络丛还分泌蛋白质（营养因子和生长因子）以刺激和调节生发基质中祖细胞的生长。在某些脑积水动物模型中，试验组祖细胞对纤维母细胞生长因子Ⅱ增殖效应的敏感性较对照组弱。因此，胎儿脑积水可反过来影响脑组织发育。

大多数权威著作相信，脑脊液流动是从脑室开始，经室间孔进入蛛网膜下腔，最终被静脉系统吸收。水分子的这种通过脑室和脑池的运动被称为流体运动。虽然脑室内流体的概念已被广泛接受，但有些学者认为，脑脊液实际上并非完全进行了蛛网膜下腔循环。他们确信，蛛网膜下脑脊液的运动呈搏动性；亦即水分子前比值); 该比值随胎龄增长进行性减小 (22周时为13.6%, 38周时为8%)。无论何种原因, 出现胎儿脑室增大均提示脑发育异常, 应进行更明确的胎儿神经影像检查, 包括更高级的超声学检查或胎儿磁共振扫描。MR 检查的目的在于寻找相关的脑异常, 如胼胝体异常 (图8-1)、皮质发育不良或异位、或肿块的轻微损伤可能引起或加重脑室增大。

胎儿侧脑室腔横径具有显著的提示预后的重要意义。如室腔测量大于10mm, 则可能为异常。脑室越大预后越差。约21%脑室横径为11~15mm的胎儿可能出现发育迟缓, 而当脑室横径大于15mm时, 50%以上将出现发育延迟。由于男婴比女婴脑室大一些, 有些作者建议男婴侧脑室正常界线应为12mm; 因此, 在脑室同等增大情况下, 女婴较男婴预后差。

在胎儿中也可测量第三、四脑室; 多数情况下, 应在超声横轴位图像和磁共振冠状位图像 (第三脑室) 以及矢状位图像 (第四脑室) 中测量。第三脑室横径应在超声中小于3.5mm, 在MR中小于4mm; 第四脑室横径应在超声中小于4.8mm, 在MR中小于7mm。

虽然胎儿磁共振图像具有一定优势, 有助于发现与脑室增大合并发生的破坏性病变或脑实质异常, 但超声检查仍为产前脑积水筛查的首选方法。

出生后脑积水的诊断

脑积水的放射诊断随着影像检查方法的发展而发展。对于慢性脑积水, 我们以前通过头颅平片所见的颅缝分裂、颅面比例增大、前囟膨出、鞍背受侵蚀以及偶尔出现的颅骨"锤银征"作出诊断。对脑积水而言, 超声、CT 和 MR 均较平片诊断更敏感。一般来讲, 超声用于诊断新生儿和婴幼儿脑积水, 而CT用于诊断年长儿脑积水, MRI则用于发现脑积水的病因。

表8-1
脑积水的影像特征(从实用角度出发)

第三脑室前后隐窝扩张
第三脑室底部向下凸出 (导致乳头体-连合间距变小)
侧脑室颞角与其他部分成比例扩张
脑室角变小
额角径增宽
皮层脑沟消失

简而言之, 当脑室增大而无脑萎缩时, 即可诊断脑积水。但是, 鉴别脑积水所致的脑室扩大和脑白质萎缩引起的脑室增大并不容易, 尤其在儿科年龄组中更是如此。所以, 人们设立了一些有助于明确诊断的参数。用于诊断脑积水的参数 (表8-1) 包括: ①第三脑室前、后隐窝增大; ②第三脑室底部下疝 (导致乳头体-连合间距变窄); ③侧脑室颞角与侧脑室其他部分成比例扩张; ④脑室角变窄; ⑤额角径增宽; ⑥皮层脑沟消失 (图8-2)。前三条是非常有用的征象。虽然从这些征象中可衍生出一些测量值 (如压部视交叉间距、第三脑室压部间距以及乳头体连合间距), 但这些测量值用处不大。另外, 脑积水患儿第三脑室、导水管和第四脑室中出现的脑脊液流空效应 (失去脑脊液信号) 为脑脊液高速流动所致, 其他学者对该表现的特异性存在争论。

鉴别脑积水和白质萎缩所致脑室增大的最可靠特征包括第三脑室前后隐窝扩大, 第三脑室底部向下凸出 (图8-3和图8-4) 以及双侧脑室颞角成比例扩张 (图8-3), 以上征象均强烈提示脑积水。第三脑室隐窝不成比例扩张可能是由于隐窝壁周围的下丘脑和脑池薄弱, 对扩张的阻力较小所造成的。相反, 构成第三脑室体部壁结构的丘脑则对于扩张产生较强阻力。

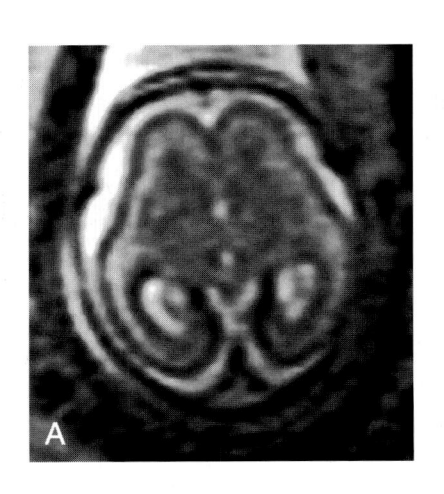

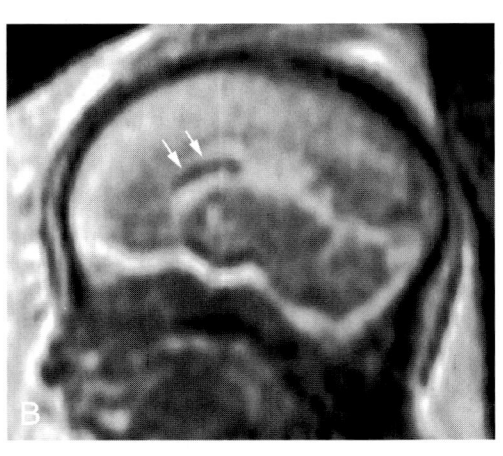

图8-1 23周胎儿继发于脑发育不良的脑室扩张。A: 轴位T2加权SSFSE MR图像显示, 侧脑室三角区扩张。胎儿脑室腔直径应小于11mm。B: 矢状位T2加权SSFSE图像显示, 胼胝体畸形 (箭号)。

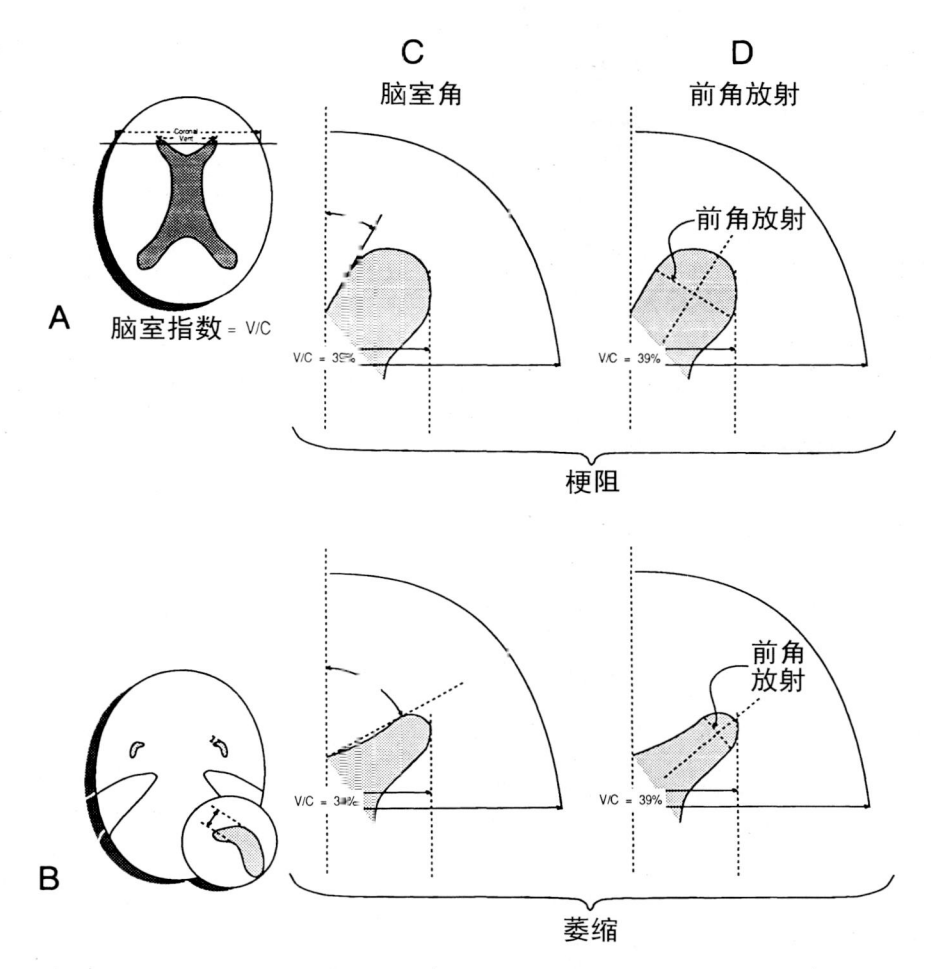

图 8-2 脑积水放射诊断的各种方法。A：脑室指数为前角水平上脑室径线和该水平脑径线的比值。由于脑萎缩和脑积水时，此指数均增大，故该指数诊断脑积水的敏感性和特异性不高。B：颞角和侧脑室体部扩张程度相称可能为鉴别脑积水和脑萎缩最敏感而可靠的征象。脑萎缩时，侧脑室体部扩张程度远较颞角扩张显著。C：脑室角为测量前角分离程度。从理论上讲，当侧脑室前角发生同心圆样扩张时，由侧脑室前角的前缘或上缘在室间孔水平构成的这个角度将减小。比较脑积水（上）和脑萎缩（下）示意图，脑室指数均为39%，而脑积水中脑室角明显减小。D：前角半径为与前角长轴垂直的前角最宽径，其应用价值在于脑积水患儿的前角半径明显增大（上），而脑萎缩患儿则相反（下）。总之，诊断脑积水时，没有哪种方法是绝对精确的。应该全面评估颞角大小、脑室角、前角半径及脑室体积与脑沟扩张的比例。（此图由 DR.E.Ralph Heinz 提供）

前隐窝（视交叉和漏斗）较后隐窝（松果体上）发生扩张早，也更严重。这些征象在矢状位图像中容易被发现，正常情况下向前凹的第三脑室前壁变平直，向下凹的第三脑室底部变平直或下凸。在轴位图中，第三脑室在视交叉层面比脑室中部层面更扩张则为第三脑室前隐窝扩张的最好提示（图8-3B）。

冠状位图像所显示的脑积水中颞角扩张的形态颇具特征，还可见脉络膜裂隙增宽以及海马受压至内下方移位（图8-3）。一些研究表明，脑萎缩中侧脑室颞角扩张程度较体部轻，颞叶体积较小，脑白质容积更少很可能是造成这种征象的原因。颞叶明显萎缩的患儿中，颞角扩张则不成为可靠征象，例如Down's综合征即是如此。在使用颞角扩张诊断脑积水以前，通常使用外侧裂来评估颞叶萎缩的程度。如外侧裂增宽，或出现颞叶萎缩的其他征象，则既使颞角扩张也不能诊断脑积水。

脑室角（图8-2）为测量前角分离程度的标准。前角同心性扩张可使室间孔水平上前角前缘或上缘间夹角减小。轴位和冠状位图像可显示这种角度减小。前角同心性扩张最终将导致前角变圆，在轴位上表现为"米老鼠耳"征，还可引起所谓的前角径增大（图8-2），该径为与前角长轴垂直方向的前角最宽径。

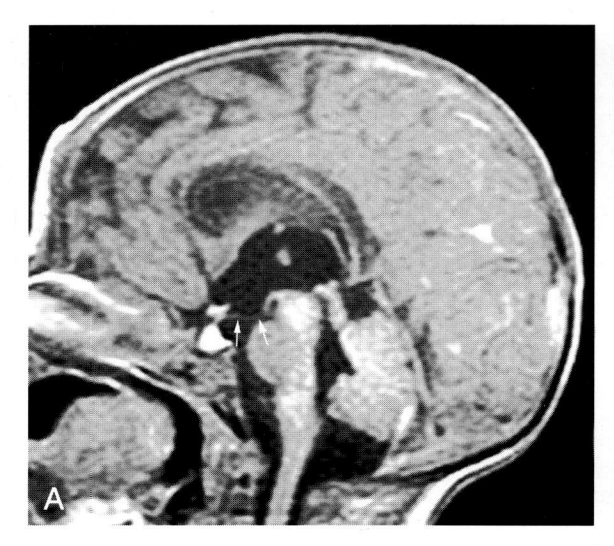

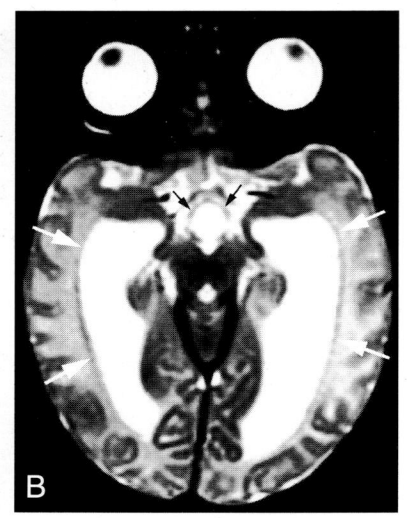

图8-3 新生儿脑积水中第三脑室前隐窝和颞角扩张。A：矢状位SE 550/15图像显示，视交叉和漏斗隐窝扩张，第三脑室底部压迫（箭号），乳头体桥脑间距缩短。B：轴位SE 600/16图像显示，侧脑室颞角（大白箭号）和第三脑室前隐窝（小黑箭号）极度扩张。C：冠状位600/16图像显示，侧脑室前角呈圆形（白箭号），第三脑室前隐窝呈球形（黑箭号）。D：冠状位600/11图像显示，侧脑室颞角和脉络膜裂扩张的特征性外形，以及海马向内下方移位（箭号）。

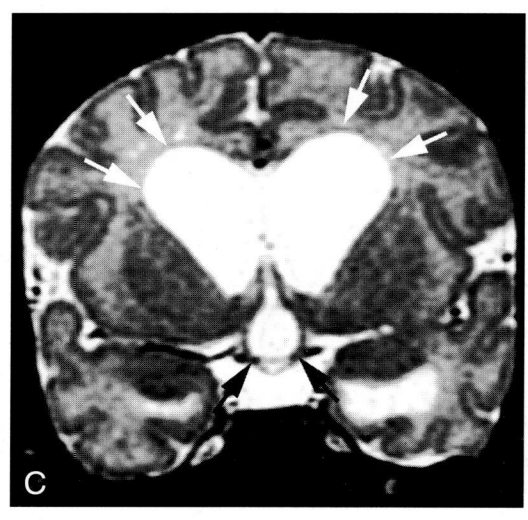

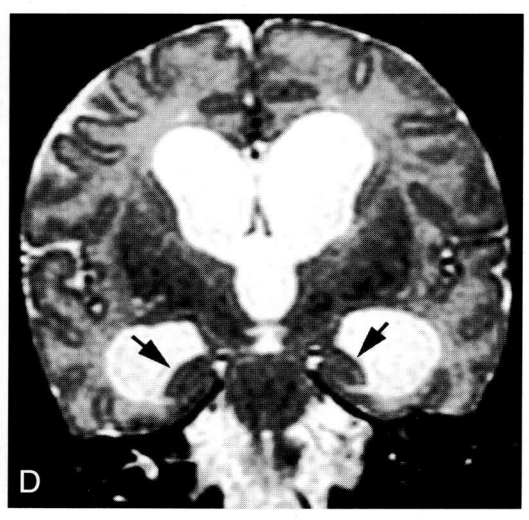

脑积水的最后征象为，脑室系统扩张程度与脑沟增宽不成比例，其理论依据是，脑室系统内压力升高，将脑组织向颅骨内板推压，造成脑沟变窄。但是，在儿科患儿中，由于脑萎缩和脑积水都能引起脑室和脑沟扩张，故这种指征常产生误解。出生后两年内，婴儿脑室和蛛网膜下腔大小的变化很大，使得放射学诊断更加复杂。

脑积水和脑萎缩都能引起脑室和脑沟扩张，仅从影像特征上难以鉴别两者，不能测量一些可准确区别脑积水和脑萎缩的参数，如双尾指数和Evans比值就反映了这种困难。婴儿正常脑室大小变化范围较大也增加了这种困难。了解婴儿头颅大小非常重要。头颅较大或增长过快预示脑积水，而小头或头围减小则更可能是脑萎缩。

检测颅内压是区分脑积水和脑萎缩的另一种重要方法。经前囟超声检查为评价颅内压力的无创性新方法。Taylor和Madsen等研究了对脑室扩张婴儿前囟加压后的血液动力学反应。他们运用多普勒超声测量颅内出血的早产儿大脑前、中动脉的阻力系数。未对前囟加压情况下，婴儿脑血管阻力系数基线与颅内压无相关性。但对患儿前囟加压时，阻力系数变化和颅内压升高间的相关性具有显著统计学意义。需要进行分流术的婴儿的脑血管阻力系数变化最大且明显高于那些不需要分流术的患儿（p=0.001）。这样，是否需进行分流治疗可依据前囟加压时的阻力系数来决定。

^{99m}TC标记DTPA放射性核素流动研究可能是另一种有效的生理检测方法。脑室外梗阻性脑积水患儿可出现放射性核素返流至脑室内以及到达大脑凸面延迟。正常情况下，脑脊液流应在24小时内到达大脑凸面。

脑脊液流穿过室管膜所引起的脑室旁间质水肿是有助于"脑积水"诊断的更进一步的放射学表现，尤其在儿童中更是如此。当脑室系统内压力升高，正常向心性脑脊液流动停滞或逆转，压力梯度迫使脑室内脑脊液经室管膜层进入脑细胞外间隙，并经脑实质到达吸收部位。CT和MR可发现脑实质内水分增加。在CT上，脑室周围表现为低密度，脑室边缘不清（图8-4）；在MRI上，增加的水分表现为围绕侧脑室的长T1、T2信号环（图8-4B）。在重T2图像上，不易与脑室内脑脊液高信号相区别，故长T2信号环不易被发现，而质子密度图像（图8-4B）或FLAIR图像对此更敏感。弥散加权图像显示受累区域水分子运动增强。新生儿和小婴儿中不易发现脑室旁间质水肿，因为正常未成熟脑组织中的水含量就很高。

虽然前面所描述的参数有时有助于诊断脑积水以及脑积水与脑萎缩的鉴别，但实际上，脑积水的诊断很大程度上仍依靠直觉。一般来说，出现侧脑室弥漫性扩张，颞角成比例扩张（外侧裂无明显扩张或缺乏颞叶萎缩的其他证据），第三脑室前隐窝扩张以及侧脑室前角圆钝，并结合临床表现即可诊断脑积水。

脑积水对脑和脑室系统造成的变形

严重脑积水可引起部分脑室系统发生疝或造成相邻脑组织变形。这些疝和变形在解读影像检查时可导致混淆，故作为独立章节进行讨论。

严重脑积水所引起的最常见变形为第三脑室前隐窝疝。中度或重度脑积水患儿发生前隐窝疝，交叉和漏斗隐窝将向下延伸，进入鞍上池（图8-4A）。隐窝扩张并下移可压迫漏斗和减少下丘脑-垂体门静脉系统血流，导致下丘脑-垂体功能障碍。扩张的前隐窝搏动可侵蚀鞍背，形成脑积水平片中的典型表现之一。严重慢性脑积水病例中，三脑室底部可自发破裂，形成一个内引流通路导致脑室系统脑脊液直接引流至蛛网膜下腔。

第三脑室松果体上隐窝是另一个常发生疝的部位。隐窝扩张进入幕切迹间隙并向下推移松果体，偶尔也可抬高Galen静脉。憩室较大时，有时可向下压迫四叠体，在喙尾方向上压缩背盖（图8-4A）。短粗的背盖不应与肿瘤相混淆，在T2WI上与正常脑组织呈等信号且无强化可排除肿瘤。松果体上隐窝也可进一步向后扩张并从后方压迫被盖，引起被盖变薄和导水管狭窄。

严重脑积水可形成脑室憩室，脑室壁经脑室腔向内下疝出，进入小脑上池和四叠体池（图8-5）。由于脑室内下腔是脑室系统中最宽的部分，故根据Laplace定律，该部分张力最大，而且内下腔壁最薄，所以脑室内下腔最易受累。脑室憩室可压迫中脑被盖，在四叠体池内易被误认为蛛网膜囊肿（图8-6）。冠状位非常有助于这些患儿的诊断，可显示侧脑室三角区与憩室相连。当胼胝体阙如或发育不良患儿出现脑积水时，脑室憩室可进入

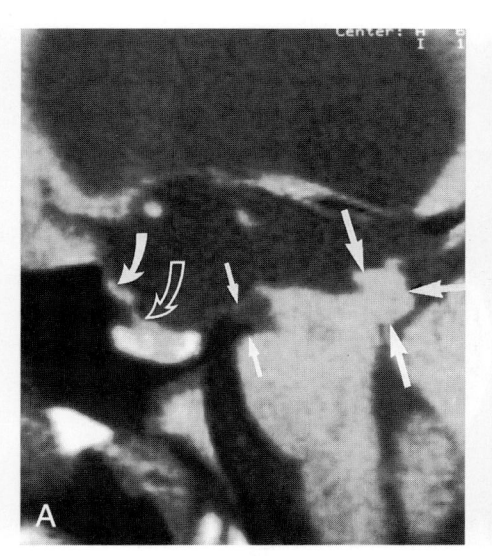

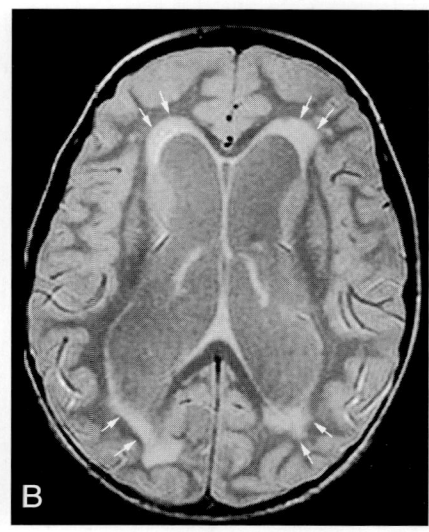

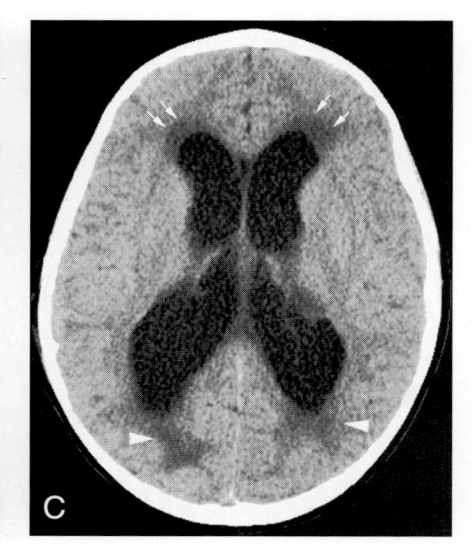

图8-4 第三脑室前隐窝扩张。A：矢状位SE 600/16图像显示，视交叉（实心弯曲箭号）和漏斗隐窝（空心弯曲箭号）扩张，以及乳头体桥脑间距（小直箭号）缩短。松果体上隐窝扩张并压迫四叠体（大直箭号）。B：轴位SE 2500/30图像显示，脑室旁白质内可见不规则长T2信号（箭号）。诊断为脑室旁间质水肿。C：轴位CT图像显示，侧脑室前角顶端（小白箭号）和侧脑前房（白箭头）周围可见低密度水肿。

大脑半球间裂，推移大脑半球。这些憩室为I型半球间囊肿，有时合并胼胝体阙如（图8-7，也可见第五章）。在压力下，这种囊肿可经后囟疝出，引起颅板缺损或明显的脑膜膨出，有时可伴有表面皮肤变化，如皮肤缺损。

当出现严重交通性脑积水时，脑室扩张会引起大脑半球膨大，导致四叠体池受压。在某些患儿中，颞角扩张压迫中脑背部和四叠体，使背盖在轴位图像上呈三角形，并进而压迫导水管（图8-8）。这样，原发交通性脑积水就出现了导水管狭窄这个继发现象。

脑积水的特定分类

脑积水可被分为两种主要类型（表8-2）。一类是脑脊液生成过多，绝大多数该型病例出现一种极为少见的肿瘤——脉络丛乳头瘤。还有极少病例可见脉络丛绒毛弥漫性增生，这在本章前面已提及。另一类是脑脊液流动和吸收障碍，第二个类型（被称为梗阻性脑积水）一般又可分为交通性脑积水和非交通性脑积水。交通性脑积水为脑室外脑脊液流动障碍或脑脊液吸收减

表8-2
脑积水的分类

脑脊液生成过多引起的脑积水
脉络膜乳头瘤病
脉络丛绒毛广泛增生

脑脊液流动和吸收受限引起的脑积水
交通性脑积水（脑室外梗阻）
非交通性脑积水（脑室内梗阻）

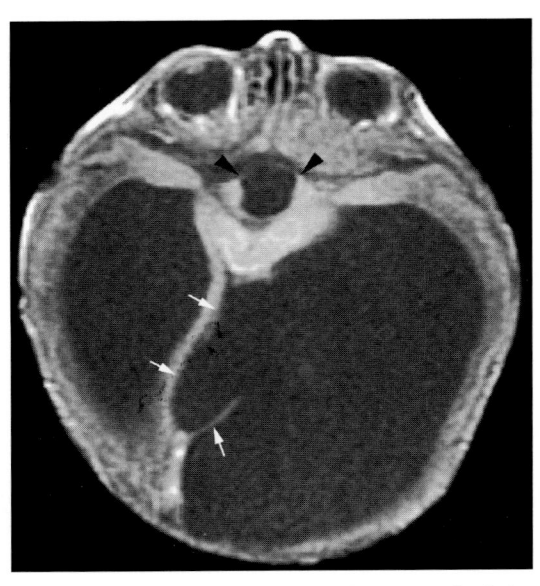

图8-5 侧脑室憩室。轴位SE 600/11图像显示，侧脑室三角经脉络膜裂疝入幕切迹（白箭号）。

少；非交通性脑积水为脑室内脑脊液流动障碍。

对于前囟较大的小婴儿，无论因脑脊液生成过多引起的脑积水，还是因脑脊液流动和吸收障碍引起的脑积水，均可经CT、MR及超声检查得到诊断。但是，诊断非交通性脑积水（脑室内梗阻）最好采用MR检查。MR显示后颅窝较CT和超声均具有优势。CT的使用因线束硬化伪影干扰及不能多方向显示病变而受到限制。超声则因从前囟到达小脑和四脑室距离过长引起声像信号分辨率减低而受到限制。虽然经后囟超声可改善这种状况，但其对比分辨率仍低于MR。而且，MR对比分辨率的提高可更好地将微小团块样病灶与网、膜

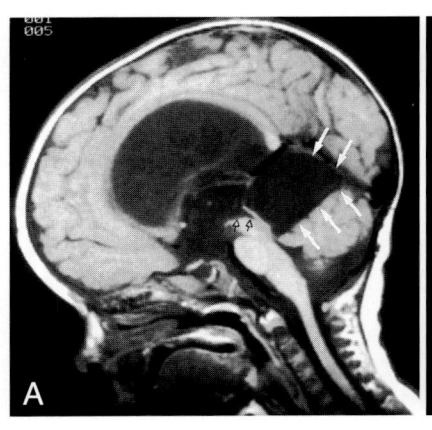

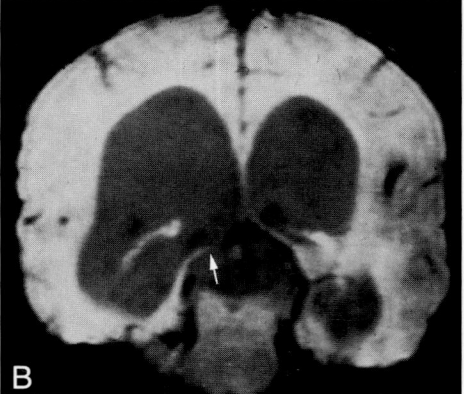

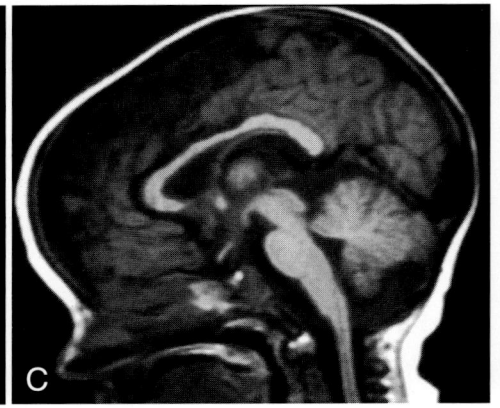

图8-6 类似于蛛网膜囊肿的侧脑室憩室。A：矢状位SE 600/20图像显示，严重脑积水。侧脑室明显扩张，导致胼胝体延长；第三脑室前隐窝气球样改变。导水管近端扩张（空心箭号）。四叠体背侧可见巨大囊性包块（箭号）。B：冠状位SE 2500/20图像显示，四叠体池内的囊性包块经脉络膜裂（箭号）与右侧脑室腔延续，证明该包块为脑室憩室。C：侧脑室－腹腔分流管置放后，矢状位SE 600/15轴位图像显示，该脑室憩室完全吸收，类似顶盖后囊肿。

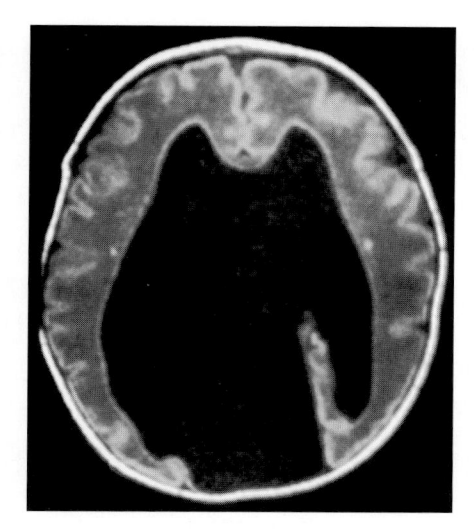

图 8-7 胼胝体未发育合并 I 型囊肿（脑室憩室）。轴位 SE 600/11 图像显示，巨颅患儿半球间脑脊液聚集（"囊肿"）及胼胝体未发育。注意，囊肿与侧脑室相延续。

和狭窄区分开。随着儿童的成长，超声在技术上已不可行，线束硬化伪影也越来越明显。这样，MR 的优势也就更突出了。一旦诊断为脑积水，确定了病因并已开始治疗，CT 和超声（当技术上可行时）成为很多病例中用以随访脑室大小的良好方法。

MR 较 CT 和超声的另一优势是，可对脑脊液流动进行定量、定性评估。在常规自旋回波 MR 扫描时，通过高速流动或湍流处信号丢失探查到脑脊液的流动。运用某些技术，如梯度回波和 FLAIR 序列，快速流动的脑脊液显示为亮信号而静止或慢速流动的脑脊液则为暗信号，这种方法可显示开放的导水管。最后，利用适当改变自旋反转角度等特定技术可定量测量通过室间孔、导水管、正中孔和脑干池的脑脊液。

本节将讨论引起脑积水的各种病因。对每一种脑积水而言，笔者只讨论了最常见原因及其引起脑积水的机理、各种原因的特异性影像学表现以及相关脑积水的表现。

脑脊液生成过多引起的脑积水（脉络膜乳头瘤病）

脉络膜乳头瘤（见第七章）为脉络膜小叶大量聚集所致，显微镜下类似于正常脉络膜。这种肿瘤可生成大量脑脊液。脉络膜乳头瘤病占儿童颅内肿瘤的 2%~4%。患儿常在婴儿期出现颅压增高；但也可在尸检中偶然被发现。过去认为脑积水的形成与肿瘤的占位效应、脑脊液内蛋白质含量高以及脑室内出血所引起的脑脊液流动受阻（梗阻性脑积水）有关。最近的术前和术后研究证明，至少在某些情况下，乳头瘤生成脑脊液过多可形成脑积水。

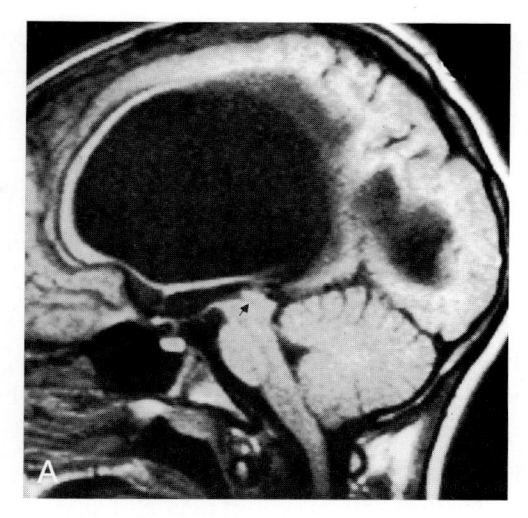

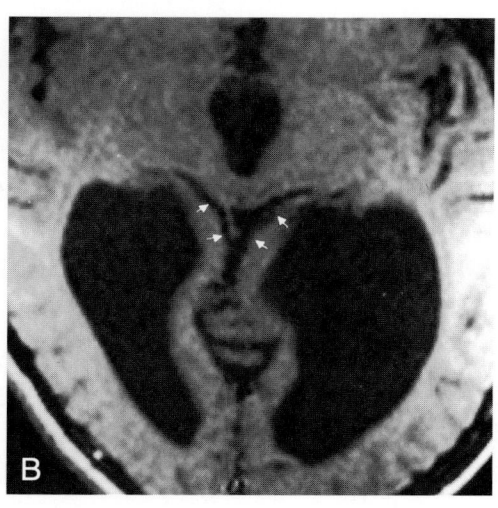

图 8-8 严重脑积水的颞叶造成顶盖变形。A：矢状位 SE 500/20 图像显示，侧脑室明显扩张，第三脑室仅中度扩张。导水管狭窄（箭号）。B：轴位 SE 700/33 图像显示，扩张的颞叶导致中脑被盖（箭号）和导水管压缩变形。

脉络膜乳头瘤的 CT 和 MR 表现将在第七章中讨论。这些肿瘤最好发于侧脑室三角区，侧脑室体部和颞角、第三脑室、第四脑室为另外的常见部位。与成人中肿瘤最易出现于第四脑室相反，儿科年龄组中第四脑室脉络膜乳头瘤很罕见。大多数患儿的脑积水可因肿瘤切除而被治愈。

脑室内脑脊液流动受阻引起的脑积水（非交通性脑积水）

肿瘤

非交通性脑积水可因从侧脑室到四脑室流出道（侧孔和正中孔）的整个脑室系统中任何部位梗阻而引

起。最常发生梗阻的部位为脑脊液通道中最狭窄的部位：室间孔、第三脑室后部、导水管、第四脑室和第四脑室流出孔。肿瘤为引起儿科年龄组梗阻性脑积水的最常见原因。

肿瘤可从多个位置进入并阻塞室间孔。大多数来源于侧脑室的肿瘤，如脉络丛肿瘤、室管膜瘤、星形细胞瘤、脑膜瘤，可阻塞室间孔；同时，来源于第三脑室的肿瘤，如星形细胞瘤、脉络丛乳头状瘤、颅咽管瘤或松果体区肿瘤，可向前或向上生长阻塞室间孔，或向后、下方生长，阻塞大脑导水管。鞍上肿瘤偶尔也可向上生长到达室间孔，并向上推移第三脑室底部（图7-79和图8-9）。起源于室间孔旁的结节性硬化、巨细胞肿瘤常向内侧生长进入室间孔引起阻塞（见第六章、第七章）。

导水管梗阻为脑积水的常见原因。引起儿童该水平梗阻的最常见原因为松果体区肿瘤（见第七章）。生殖细胞肿瘤（精原细胞瘤、内皮窦肿瘤、胚胎细胞癌、绒毛膜癌、畸胎瘤），松果体源性肿瘤（松果体细胞瘤、松果体母细胞瘤），星形细胞瘤（来自于四叠体、丘脑、或中脑背盖），脑膜瘤（来源于脑幕），或Galen静脉曲张都可压迫导水管（Galen静脉畸形中，增加的静脉压成分也可成为脑积水发生的原因），导致脑积水发生。虽然CT可显示绝大多数肿瘤，但起源于第三脑室后部的星形细胞瘤和起源于四叠体的肿瘤常较微小而不易被CT发现。由于MR具有较好的对比分辨率，故以上肿瘤均可被MR所显示（图8-10和图8-11）。第三脑室后部肿块多为脑室内孤立肿块，而四叠体肿瘤在MRI上显示为边缘模糊的长T2信号球状团块（图8-11）。因此，MR是区分儿童良性导水管狭窄和继发于肿瘤的导水管狭窄的基本手段。

儿童期第四脑室和小脑肿瘤常于被发现时已引发脑积水。儿科年龄组中最常见的后颅窝肿瘤为髓母细胞瘤，其次为小脑星形细胞瘤和室管膜瘤（见第七章）。影像检查显示第四脑室内肿瘤可直接阻断脑脊液流动（图8-12），或小脑内肿瘤压迫导水管和／或脑室。与小脑肿瘤不同，脑干肿瘤极少引发脑积水。

很少情况下，脊椎和脊髓肿瘤可引起脑积水（第十章）。对所有无法解释的新发生的脑积水病例，考虑到脊髓肿瘤的存在十分重要，应进行相应的影像检查。这些病例的具体原因尚不清楚，但已有大量推测。其中包括：(a) 脑脊液蛋白增多导致黏性增高；(b) 肿瘤向头侧生长造成枕大池梗阻；(c) 脑脊液重吸收的脊髓蛛网膜下腔通路受阻。虽然Chiari I型畸形很少合并脑积水使(b)机制显得靠不住，但所有机理在某些病例中都可能发挥着作用。由于几乎所有已报道的病例中脑脊液蛋白含量均较高，故肿瘤经脑脊液播撒可能在这些患儿的脑积水形成过程中发挥了作用。

图8-9　矢状位SE 500/25图像显示，肿瘤堵塞室间孔和导水管。复发的颅咽管瘤经室间孔（白箭号）进入侧脑室，并进入导水管（黑箭号）。

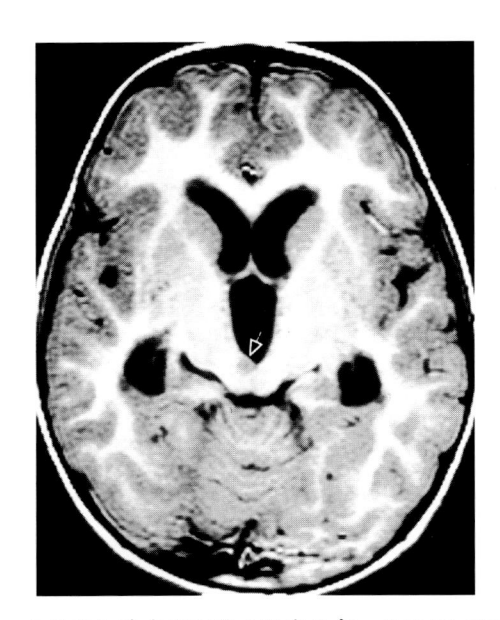

图8-10　小星形细胞瘤堵塞第三脑室后部。轴位SE 600/16图像显示，第三脑室后部中线右侧可见小包块（空心白箭号）。

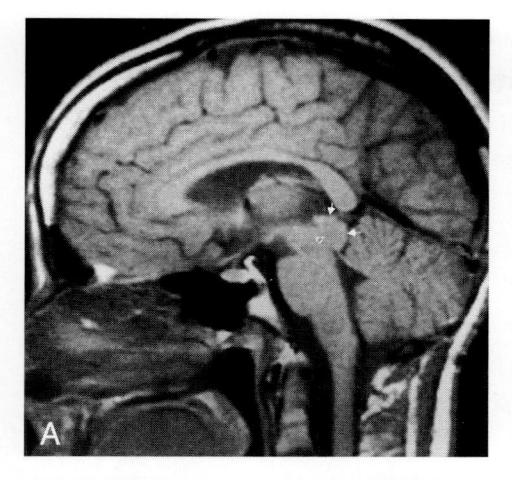

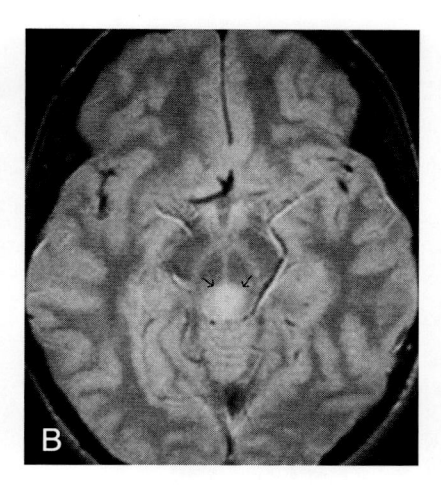

图8-11 被盖星形细胞瘤。A：矢状位 SE 600/20 图像显示，被盖球状肿物（实心箭号）引起导水管梗阻（空心箭头）。因梗阻部位前部放置脑室-腹腔分流管，脑室大小正常。B：轴位 SE 2500/30 图像显示，四叠体呈现长 T2 信号，证实了肿瘤的诊断。

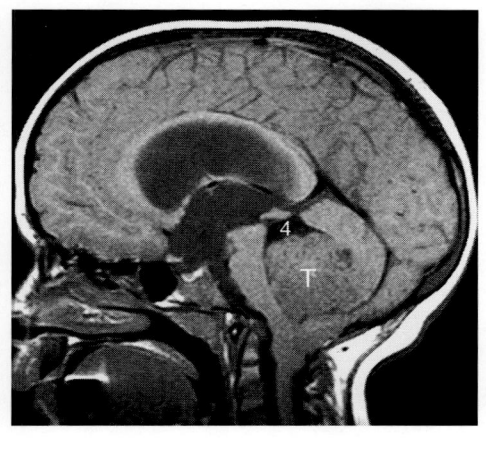

图8-12 继发于第四脑室髓母细胞瘤的脑积水。矢状位 SE 600/20 图像显示，巨大包块（T）堵塞第四脑（4）室出口，引发急性脑积水。

蛛网膜囊肿

病理特征

蛛网膜囊肿为一种因脑脊液分泌造成蛛网膜膨胀的先天性疾病。光学和电子显微镜研究表明，先天性蛛网膜囊肿（也叫真性蛛网膜囊肿）位于蛛网膜内，其内、外壁由蛛网膜细胞层构成，且与囊肿周边的正常蛛网膜相连。真性蛛网膜囊肿与外伤和炎症引起的囊肿（有时被称为蛛网膜小腔、获得性蛛网膜囊肿或继发性蛛网膜囊肿）的区别在于后者仅为蛛网膜瘢痕所包裹的脑脊液小腔。超微结构研究表明，包绕真性蛛网膜囊肿的细胞包含具有分泌能力的特异性细胞膜和酶。所以，真性蛛网膜囊肿膨胀是由于囊肿壁内细胞分泌的脑脊液贮积而引起的，而不是因渗透性诱导滤过或球瓣机制所造成。随时间延长而不断增大的蛛网膜囊肿与体积保持不变的囊肿之间的区别还有待进一步研究。

蛛网膜囊肿常出现于富含蛛网膜的脑脊液池内，并导致受累脑池扩张。外侧裂池为蛛网膜囊肿最常见发生部位，约占本病的35%。小脑延髓池为第二个最常见的位置（15%），以下依次为大脑凸面（13%）、鞍上池（11%）、半球间裂（5%）、四叠体池（5%）、桥小脑角池（2%）以及其他部位（12%）。

临床特征

蛛网膜囊肿通常散在发生，在常染色体显性遗传性多囊性肾病患儿中发病率高，约8.1%的该病患儿可见蛛网膜囊肿。Aicardi 综合征中也常见蛛网膜囊肿（见第五章）。如果不合并其他异常，绝大多数囊肿无临床表现，仅于偶然中被发现。在很少的蛛网膜囊肿产生症状的病例中，全身和神经症状及体征反映了囊肿的发生部位及其对脑脊液流的影响。几个厘米的小囊肿常无症状，几乎都是被偶然发现的。巨大的幕上囊肿、鞍上囊肿、后颅窝囊肿和四叠体池囊肿可引起脑积水。当中颅窝囊肿较大时，常因头颅不对称而被发现，有时，中颅窝囊肿能引起癫痫、头痛，但很少出现偏瘫。多数鞍上囊肿因压迫室间孔引起脑积水而出现症状和体征，症状和体征包括颅内高压、巨颅、发育迟延、视力丧失、下丘脑-垂体功能减退以及点头娃娃综合征。

蛛网膜囊肿患儿脑积水的发生率较低，最近的统计结果表明低于10%。一旦出现脑积水，则可为交通性或非交通性脑积水，可能为脑脊液吸收障碍或脑脊液脑室出口受阻所引起的脑积水。囊肿治疗后，认知和神经系统预后极佳。

影像特征

在CT和MRI上，蛛网膜囊肿表现为边缘锐利、密度（信号）均匀的单房性囊肿，密度（信号）与脑脊液相同。在经前囟超声检查中，囊肿表现为边缘清晰的透声性包块，伴有清晰的后壁声影和后方回声增强。

鞍上蛛网膜囊肿可从鞍上池向各方向扩张。向下扩张到达蝶鞍，向两侧到达中颅窝，向后到达脚间池和桥前池。囊肿向上膨胀可占据第三脑室的位置并向上推移第三脑室（图8-13）。在此过程中，囊肿可破坏垂体柄，压迫下丘脑。当囊肿非常大时，囊肿上极可堵塞双侧室间孔，引起脑积水。囊肿甚至可进一步向上膨胀至透明隔叶之间（图8-13）。囊肿后极可向下推移松果体并压迫导水管入口。另外，囊肿还可抵达视神经和视交叉。也可见囊肿延伸至中颅窝。如磁共振正中矢状位

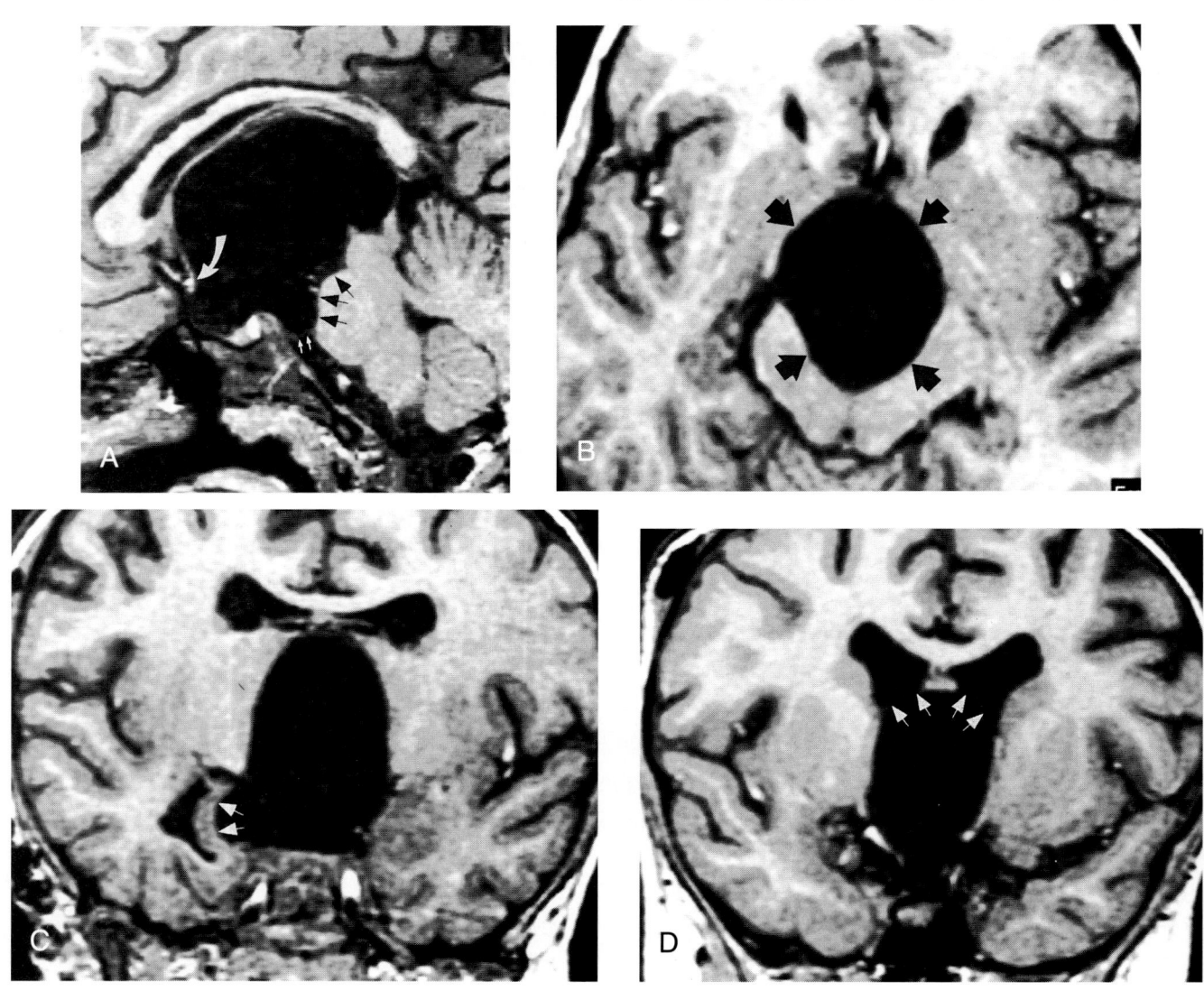

图8-13 鞍上蛛网膜囊肿。A：矢状位SPGR 35/7图像显示，巨大鞍上囊肿（箭号）向上推压第三脑室，向下进入桥前池视交叉（白弯箭头）向前上移位。注意，囊肿前壁进一步向前延伸超过大脑前动脉。桥脑前上缘（黑箭号）变形。桥前池内可见囊肿下壁。脑室-腹腔分流术使侧脑室减压。B：轴位SPGR 35/7重建图像显示，囊肿（箭号）深入脚间池，使大脑脚移位。C：冠状位SPGR 35/7重建图像显示，囊肿向外进入右侧中颅窝，使钩回和海马旁回（小箭号）移位。D：冠状位SPGR 35/7重建图像显示，囊肿堵塞室间孔，箭号所指为室间孔处的囊壁。

图像显示囊肿向上推移至第三脑室底部，则易于作出诊断（图8-13）。

需与鞍上蛛网膜囊肿相鉴别的主要病变为表皮样囊肿和囊性星形细胞瘤。在常规 CT 和 MR 图像上，表皮样囊肿边界不如蛛网膜囊肿清晰，且常表现为不均匀密度（信号）。然而，有些病例还是无法在常规自旋回波 MRI 上鉴别。这时，应直接应用弥散加权、FLAIR 和磁化转移图像进行鉴别（如第七章中"表皮样囊肿"所讨论）。如以上技术还不能达到目的，则只有向椎管鞘囊内注入水溶性对比剂(Iohexol 180mg iodine/mL，经腰穿向鞘囊内注入 3mL)，进行脑池造影才能鉴别表皮样囊肿和蛛网膜囊肿。鞘内注射对比剂后，病人应头低俯卧2分钟后再接受扫描。蛛网膜囊肿与脑脊液间边界清晰（图8-14），而表皮样囊肿外形不规则且深入周围脑池间隙（图7-32）。囊性星形细胞瘤较易区别，静脉注入顺磁性对比剂后，囊性星形细胞瘤内可见强化的实性成分，而蛛网膜囊肿不强化且无壁结节。

中颅窝囊肿的形态各异，依其大小而不同。约20%蛛网膜囊肿体积较小，表现为具有轻度占位效应的双凸面或半圆形病灶，而无骨膨胀。CT 扫描中可因骨伪影和部分容积效应而漏诊小囊肿。除外侧裂池局限性扩张外，多数中颅窝前部的脑脊液聚集区不是囊肿。无论是小囊肿还是脑裂扩张，一般均无临床意义。

约50%中颅窝囊肿为中等大小（图8-15A 和 B），占据了颞窝的前、中部，经常挤压颞极向后上及内侧移位，并特征性压迫外侧裂内缘，使其变得平坦，同时将侧裂唇向外侧撑开。病变常造成颞窝轻度扩张。

约30%中颅窝囊肿较大，可占据整个颞窝，有时扩展至前颅窝和大脑凸面（图8-15C 和 D）。这种囊肿引起明显的占位效应，包括偏侧头颅增大、相邻脑组织受压和中线移位（图8-15C 和 D）。囊肿在新生儿期所引起的巨头畸形和斜头畸形常成为患儿进行影像检查的原因。当病变位于前部时，可经视神经通路进入眼眶。中颅窝蛛网膜囊肿常伴发外伤或自发性硬膜下和囊内出血。出血可能为囊肿附近穿行的皮质静脉破裂所致，手术时轻微处理即可引起这些静脉出血。对于任何具有蛛网膜囊肿体征和症状的急性进展患儿，均应仔细排除同时发生硬膜下和囊肿内出血的可能。对于有蛛网膜囊肿临床症状和颞窝出血影像学表现的患儿，需要特别注意颞窝改变。同样，当出现外侧裂与颅内板分离征象时，应考虑可能同时发生了硬膜下血肿。中颅窝蛛网膜囊肿可自发性破入硬膜下，也可在外伤后作为

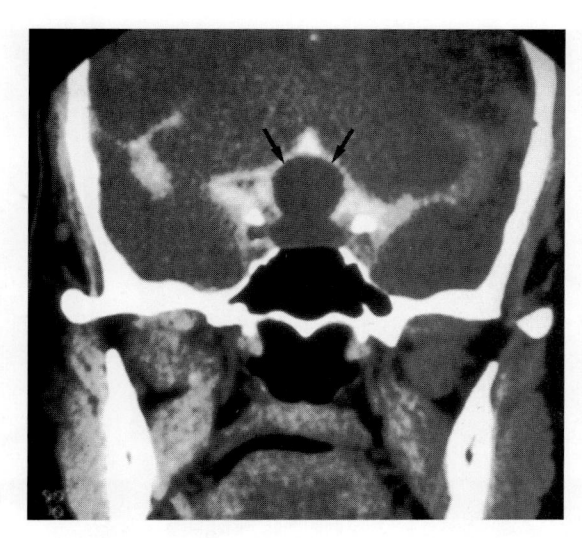

图8-14 鞍上蛛网膜囊肿。Iohexol脑池造影显示出清晰锐利的蛛网膜囊肿壁（箭号）（与图7-32比较）。如可进行FLAIR序列和弥散成像，则无需采用该技术。

已经存在的或外伤性通道而与硬膜下腔相通（图8-16），从而形成硬膜下肿瘤。极少情况下，蛛网膜囊肿自行消失，可能是囊肿通过囊壁薄弱部分向硬膜下间隙自发性减压的结果。

约25%蛛网膜囊肿位于后颅窝（图8-17，也可见图7-34）。这些病变在发现时通常大于5cm。虽然囊肿可出现于后颅窝任何位置，但桥小脑角和后中线（图8-17D 和 E）为最好发部位。本病最重要的是通过临床和影像学特征和 Dandy-Walker 综合征的囊肿相区别。蛛网膜囊肿患儿可因囊肿压迫小脑而出现小脑功能紊乱（共济失调、轮替运动障碍），而 Dandy-Walker 综合征则表现为脑积水或发育迟缓。影像鉴别则需判定囊肿是否为第四脑室（Dandy-Walker 畸形）、是否与第四脑室相通（Dandy-Walker 综合征，但不是真正的 Dandy-Walker 畸形），或是否与周围蛛网膜下腔不相通（蛛网膜囊肿）。在磁共振重 T2 加权像上，薄层（3mm）矢状位扫描可见颅窝蛛网膜囊肿边缘清晰锐利，易于与 Dandy-Walker 畸形相鉴别。还可运用流体敏感稳态自由进动图像或相位对比进行脑脊液流动分析帮助确定囊肿和第四脑室之间是否存在交通。对于特别困难的病例，则有必要进行CT脑池和脑室造影以确定囊肿是否与蛛网膜下腔（腰穿时注入等渗非离子型对比剂后，患儿头低仰卧状态下，囊肿内填充对比剂）、脑室系统（侧脑室内注入等渗非离子型对比剂后，患儿头高位状态下，囊肿内填充对比剂）相通，或为独立的蛛网膜囊肿（两种造影均未见囊肿内出现对比剂）。

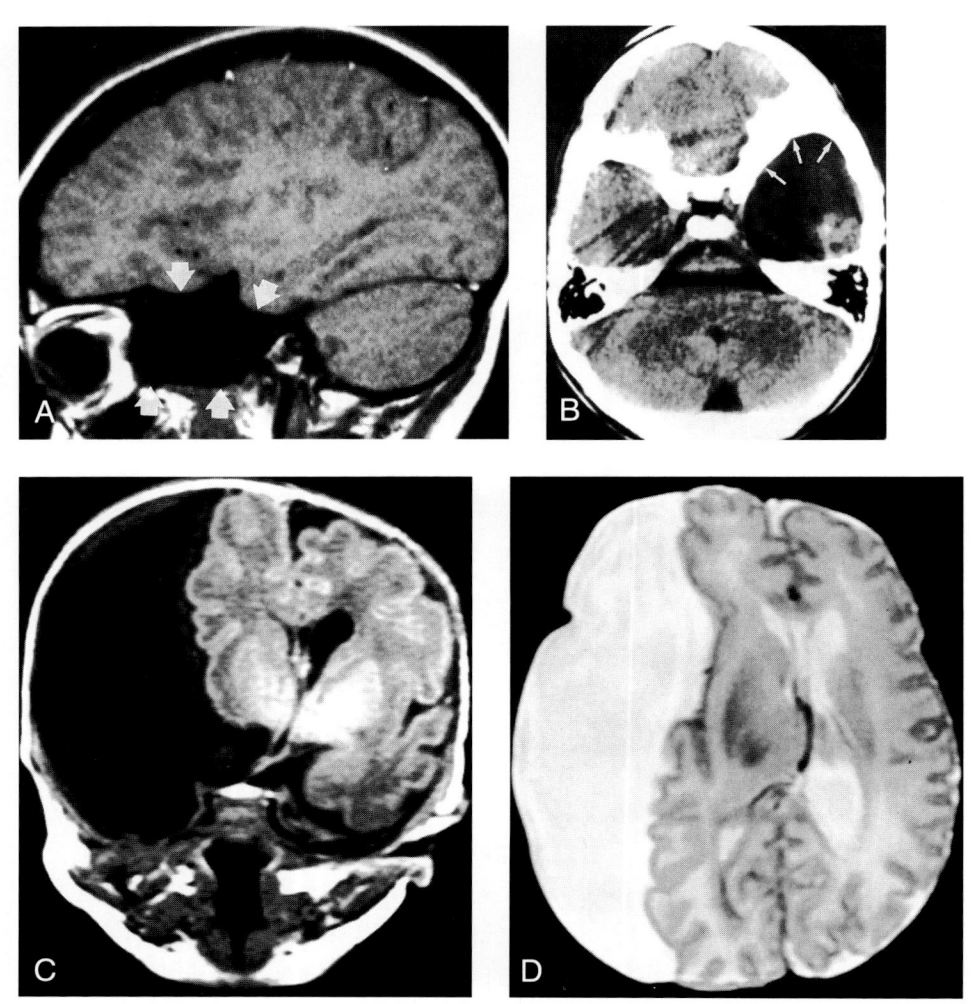

图 8-15 中等和巨大中颅窝蛛网膜囊肿。A：旁矢状位 SE 600/25 图像显示，低信号囊肿（箭号）引起颞叶移位。B：轴位 CT 图像显示，低密度囊肿引起中颅窝（箭号）扩张。C：冠状位 SE 600/16 图像显示，中颅窝蛛网膜囊肿扩张至右半颅腔，并引起中线明显移位。这种巨大囊肿常见于因巨颅而就诊的新生儿。D：轴位 SE 3000/120 图像显示，巨大囊肿明显压迫整个右侧大脑半球。

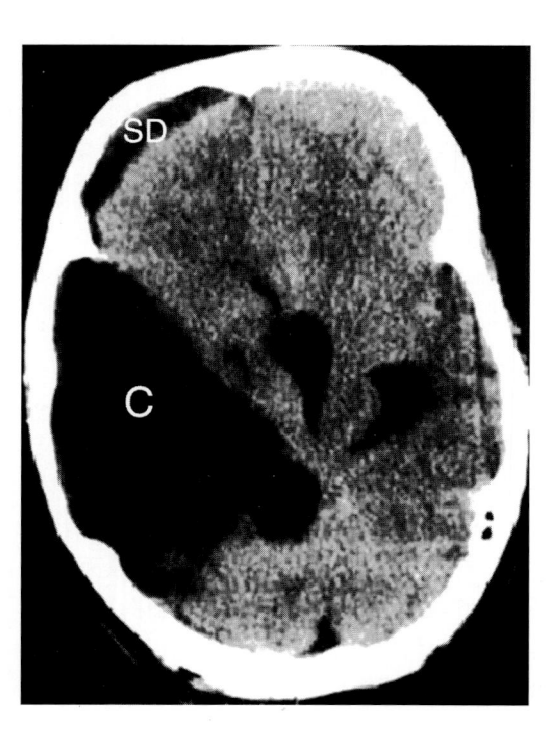

图 8-16 中颅窝蛛网膜囊肿自发破裂进入硬膜下腔。CT 平扫显示，右侧中颅窝巨大蛛网膜囊肿（C）以及额部硬膜下间隙扩张（SD）。患儿出现脑积水。

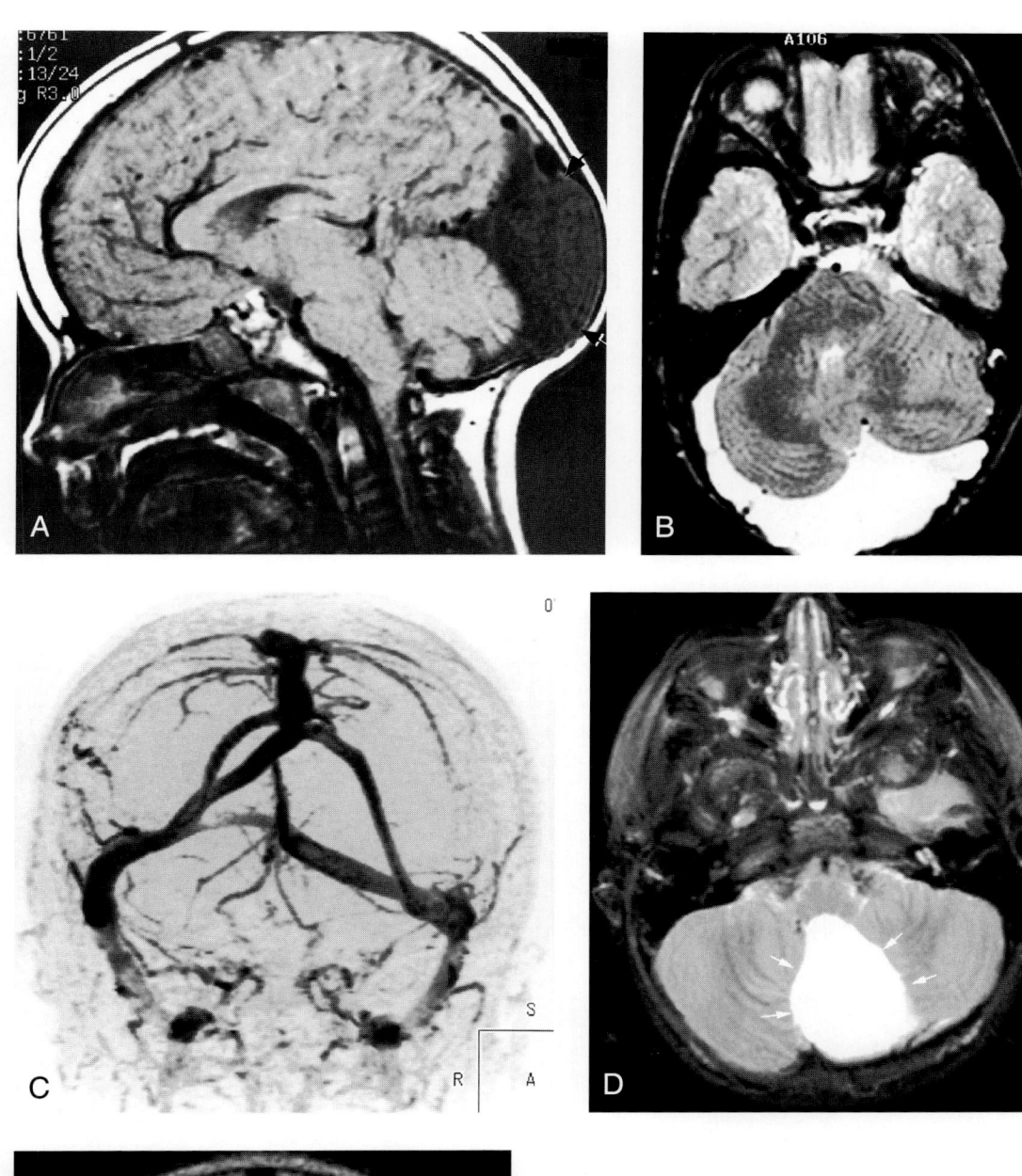

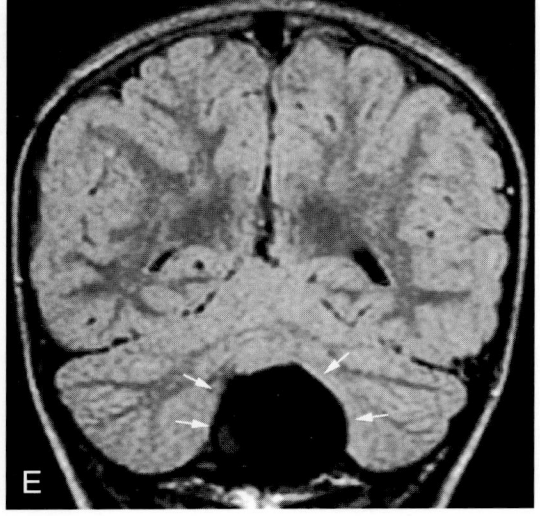

图8-17 小脑后和小脑下蛛网膜囊肿。A：矢状位SE 600/20图像显示，与脑脊液信号相同的小脑后积液（箭号）。B：轴位SE 2500/80图像显示，小脑半球后可见高信号囊肿，引起枕骨内板塌陷。C：2D TOF MRV最大信号投影图像显示，上矢状窦分叉异常抬高。D和E：不同患儿。轴位SE 2500/70和冠状位FLAIR序列图像显示，小脑蚓部下蛛网膜囊肿（箭号），小脑蚓部上抬以及小脑半球内下缘向外侧移位。

巨大小脑后囊肿可合并硬膜静脉窦异常（图8-17）。

治疗

蛛网膜囊肿可经开窗术或囊-腹腔分流术治疗。分流后囊肿全部或接近全部减压。囊肿治疗后，与之相关的脑积水通常也会好转。

导水管狭窄

神经管最初闭合后，沿神经轴方向管腔的大小比较均匀。当脑和脊髓成熟后，神经管腔在某些区域扩张（比如脑室），而在某些区域变窄（如脊髓中央管和导水管）。导水管于胚胎第二个月时开始变窄，直至出生，变窄是因周围中脑结构生长压迫而造成的。

导水管狭窄可为发育性或获得性，约20%脑积水患儿中可见本病。发病率为0.5～1/1000出生婴儿，同胞兄妹中再发生率约为1%～4.5%。出生时，正常导水管横截面积约为0.5mm²，范围为0.2～1.8 mm²。在导水管狭窄病例中，导水管局限性变细；狭窄一般出现于上丘或丘间沟水平。

症状出现隐匿，可发生于从出生到成年的任何时期。像所有类型脑积水一样，症状取决于脑积水发生的原因和年龄。

在许多情况下，导水管狭窄常伴有导水管向背侧和腹侧分支，背侧分支常分成若干小管道，这种情况被称为导水管分叉。导水管分叉常合并四叠体融合、第三神经核融合，顶盖塑形呈喙状。在某些患儿中，塑形顶盖的外形与相邻颞叶内缘形态一致，脑积水引起其明显扩张（图8-6）。这种一致性使某些作者推测，某些病例中导水管狭窄可能为一种继发现象，继发于交通性脑积水以及扩张大脑半球对四叠体的压迫。

良性导水管狭窄的CT表现为侧脑室和第三脑室扩张而第四脑室正常。但是，由于很多交通性脑积水患儿第四脑室显示正常，故这种征象易产生误导。而且，如前所述，即使背盖肿瘤增大已经足以梗阻导水管，在常规CT扫描时还可能被漏诊。对于所有可疑导水管狭窄的患儿，均应仔细检查第三脑室以除外占位病变。第三脑室后部出现不对称时，应行MR扫描除外中脑和丘脑后部肿块。导水管狭窄的MR表现特异但富于变化。严重脑积水患儿的导水管狭窄一般出现于近端，位于上丘水平或导水管入口处、后连合下方（图8-8）。轻度脑积水患儿的梗阻多位于导水管远端。当远段导水管狭窄时，近端导水管扩张并向后推移四叠体（图8-18和图8-19）。磁共振几乎总可以区分良性导水管狭窄和肿瘤所致的导水管狭窄。压迫和阻断导水管的顶盖和背盖胶质瘤表现为球状包块，在T2加权像上呈高信号（图8-11）。通常不强化。

一种特殊的导水管远端狭窄为导水管蹼。导水管蹼为位于导水管远端的一层脑组织薄膜，阻碍脑脊液向第四脑室流动。有人认为，导水管梗阻近端管腔扩张

图8-18 导水管远端狭窄伴轻度脑积水。矢状位SE 600/20图像显示，中线位置可见侧脑室轻度扩张，第三脑室中度扩张以及视交叉（实心白箭号）和漏斗（空心白箭号）隐窝球样扩张。导水管近端扩张（空心黑箭号），四叠体变薄并向后移位。狭窄位于导水管远端（单线黑箭号）。

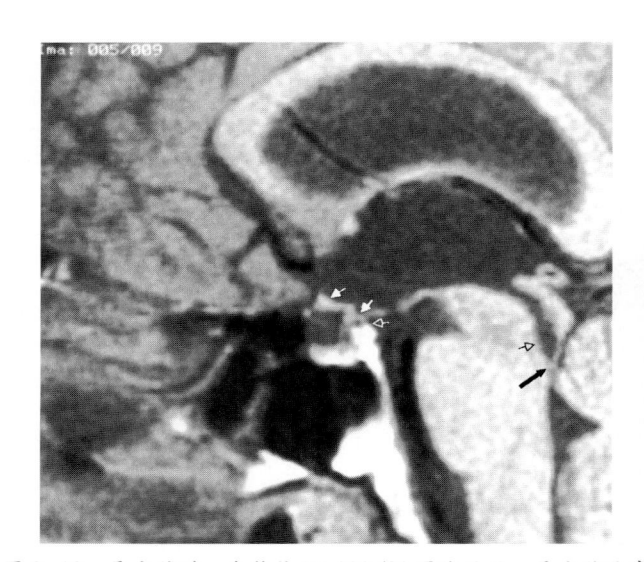

图8-19 导水管蹼。矢状位SE 600/20图像显示，导水管狭窄的特殊方式，小片状组织伸展横贯导水管远端（箭号）。紧靠导水管蹼的导水管近段轻度扩张（空心黑箭号）。注意，第三脑室前隐窝扩张（白箭号），漏斗隐窝紧邻鞍背，可能已侵蚀鞍背（空心白箭号）。

且持续压迫造成梗阻的小块胶质，使其逐渐变薄成为这种膜结构。影像表现具有特征性，薄膜组织把扩张导水管和正常第四脑室截然分开（图8-19）。认识导水管蹼的重要性在于，第三脑室切开（见"治疗后脑积水及其并发症的影像学"）可彻底消除脑积水。也可用光纤脑室窥镜进行膜穿孔治疗，虽然该技术目前还处于试验阶段，但它可避免进行体内分流。

X-连锁性脑积水（HSAS，CRASH综合征）

X-连锁脑积水也称为X-连锁导水管狭窄(HSAS)，是一种罕见的遗传性疾病，其症状包括智力落后、继发于导水管狭窄的脑积水、下肢强直、拇指内收紧扣。这种异常是位于Xq28的L1CAM基因突变所引起的。发现这种疾病非常重要，不仅因为同胞兄妹具有潜在发病的可能，还因为即使采取早期分流，患儿神经损害的预后也很差。该复合畸形与被称为MASA综合征的疾病为等位基因（相同染色体位点）异常，MASA综合征由智力落后、失语症、步态摇摆和拇指内收组成。由于畸形很复杂，所以脑积水只是这种疾病中的一小部分，Fransen等建议应将此综合征重新命名为CRASH综合征（胼胝体发育不良、智力落后、拇指内收、下肢痉挛和脑积水）。这种综合征似乎由L1CAM单一基因突变所引起；人们认识到，L1蛋白内发生突变的位置与疾病的严重程度有关。

病理研究表明，除了脑积水，患儿还可见皮质发育异常（见第五章），脑组织学检查可见分化差和幼稚的皮质神经元。有趣的是，有些学者认为导水管因受压而变窄并非原发性狭窄。其他病理特征包括，皮质脊髓束的缺失或减小、丘脑融合、丘融合、透明膜阙如。胼胝体多变小，也可阙如。

有关X-连锁脑积水的报道很少见。仅有的这种疾病患儿的报道显示，丘脑中间块增大（丘脑融合），中脑顶盖异常变平，脑干细小，弥漫性脑白质发育不良。有趣的是，这些报道中导水管常呈开放状态。其他人进行了相似报道，表现包括侧脑室扩张、大脑白质发育低下、大脑皮层变薄伴脑沟异常、丘脑融合以及胼胝体发育低下/发育不良/未发育。笔者仅见过极少数X-连锁脑积水病例，这些病例的表现都相似（图8-20）。

导水管胶质增生

导水管胶质增生通常为围产期感染和出血所致的炎症后病变。随着新生儿细菌性脑膜炎和颅内出血患儿的成活率增加使该病的发病率增高。作为一种良性导水管狭窄，脑积水症状常隐匿出现。尸检中可见导水管室管膜被破坏和相邻组织纤维胶质明显增生。

影像检查不能区别导水管狭窄和导水管胶质增生。在超声、MR和CT上，两者表现相同。

先天性异常

在脑先天性畸形中，有两种畸形为造成脑积水的最常见原因，其中更常见者为Chiari II畸形。该病已在第五章中详细讨论过，在本章中仅简要介绍。Chiari II畸形占儿童脑积水的40%。虽然关于这些患儿脑积水的成因还有争论，但Russell的理论已被普遍接受。Russell证实，Chari II畸形患儿脑室和脊髓中央管间存在着充足的脑脊液流动，但是腰部蛛网膜下腔与大脑凸面蛛网膜下腔间的联系较差。这说明脑脊液流动紊乱可能是第四脑室流出孔位置异常所造成，流出孔位于枕大孔下、颈髓中央管内。由于脊髓中央管吸收脑脊液较少，所以形成脑积水。最近的研究结果表明，胎儿脊膜

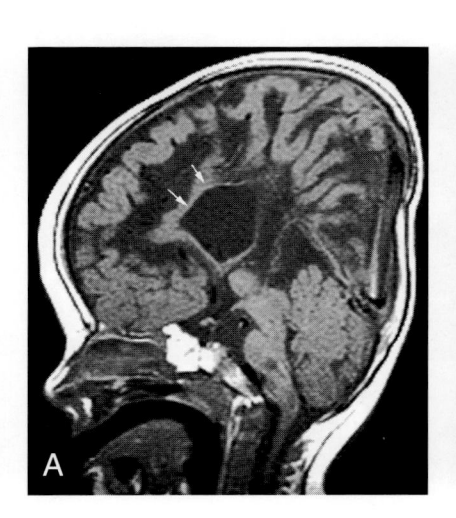

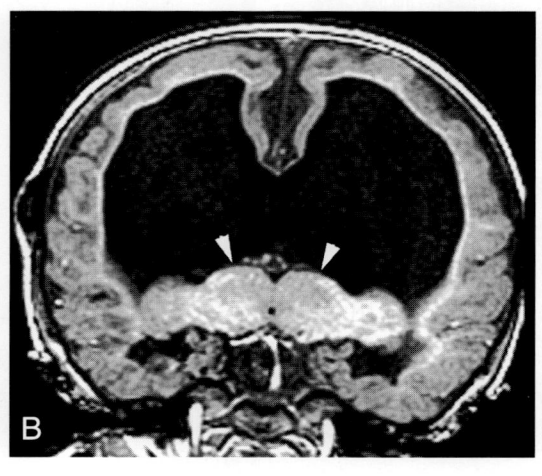

图8-20 X-连锁脑积水。A：矢状位SE 600/11图像显示，脑干变形、细小，导水管狭窄。侧脑室过度增大，胼胝体（箭号）变薄且结构不完整。B：冠状位SE 600/11图像显示，丘脑（白箭头）变小，且不完全分离。脑白质容积明显减少，皮层脑回形态异常以及脑沟增多、浅小。

低是造成正常脑脊液引流受损的原因，见本章前面有关理论的章节）。当硬膜静脉窦梗阻或窦压升高时，脑脊液引流也受损。除非出现静脉血栓，一般不能通过影像检查确定脑室外阻塞脑脊液流的位置。

脑脊液通过蛛网膜下腔（或动脉搏动压降低）流动受损可因颅内出血、细菌感染和肉芽肿性脑膜炎所引起。影像检查中某些征象有助于区分引起脑积水的不同原因。例如，出血常导致脑实质、室管膜或软脑膜（表层铁沉积）出现含铁血黄素沉积，含铁血黄素在T2WI上表现为黑色（图8-23B），特别在梯度回波序列上更明显。虽然脑实质出血后，含铁血黄素可在出血部位存在数月或数年，但它们在室管膜和蛛网膜则很快被吸收（图8-23）。静脉注入对比剂后，感染性和癌性脑膜炎均可见脑膜强化（图8-24和图8-25）。然而，目前尚无法通过放射学检查鉴别蛛网膜下腔肿瘤和炎症。

静脉血栓、肺动脉高压传递到颅内静脉，或颅底异常导致颈静脉孔狭窄均可引起静脉窦压力升高。有关内容将在以后"静脉高压"章节中讨论。

出血

早产儿，特别是孕32周以内的早产儿，常见脑室内出血（见第四章讨论）。脑积水为脑室内出血的常见并发症。急性出血后脑积水的最常见原因是红细胞堵塞了脑室系统或蛛网膜绒毛；这种急性脑积水缺乏预后提示。出血后约10天左右，蛛网膜下腔开始出现疤痕和纤维化，纤维化最常见于枕骨大孔。这种粘连性蛛网膜炎是引起亚急性脑积水的原因，它发生于早产儿生发基质出血后（图8-23）。亚急性脑积水的出现提示患儿脑功能预后差。然而，重要的是不要将继发于脑室周围白质损害的脑室扩大和脑脊液循环受阻所致的脑室扩大相混淆。因此，应仔细寻找这些病例中脑室周围白质受损的证据。脑室边缘不规整、脑室周围白质出现腔隙以及脑室周围白质T1、T2时间缩短（见第四章）均提示脑损害。当然，像所有可能出现小儿脑积水的情况一样，头围测量是十分必要的。

足月儿蛛网膜下腔出血最常见的原因为创伤（见第四章）。这些婴儿中，急性和慢性脑积水的成因与早产儿脑室内出血引起脑积水的成因相似；然而，早产儿脑积水的预后不如足月儿。

脑膜炎

软脑膜炎症可导致脑脊液通路梗阻（第十一章）。急性期，脓液堵塞脑脊液通路而引起脑积水，另一个原因是蛛网膜颗粒炎症。慢性期，渗出物和出血机化引起蛛网膜下腔纤维化，随后堵塞正常脑脊液通路，导致脑积水发生。

细菌或病毒性脑膜炎与肉芽肿或真菌性脑膜炎相比，较少引起具有明显临床意义的脑积水。实际上，脑

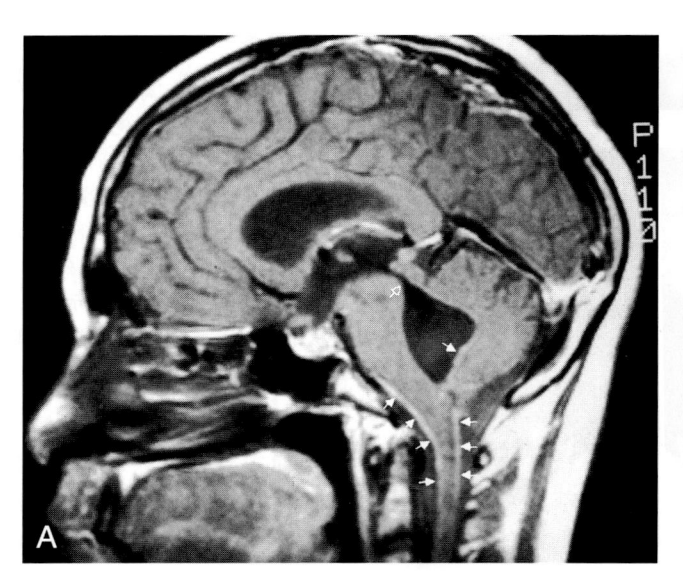

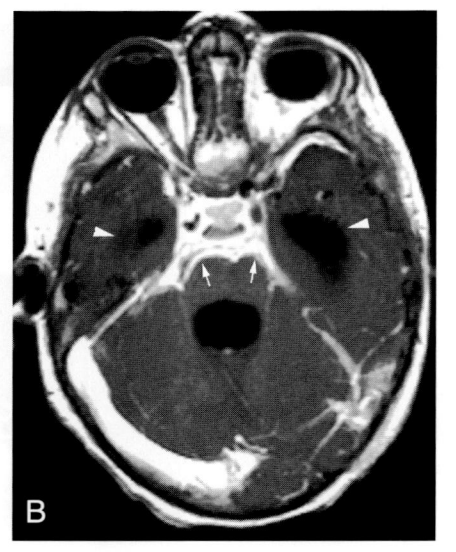

图8-24 继发于隐球菌脑膜炎的脑积水。A：矢状位增强SE 550/16图像显示，侧脑室轻度扩张。第三脑室中度扩张及第四脑室明显扩张。液体流空表明导水管开放（空心白箭号）。注意，第四脑室顶部、延髓以及颈髓的腹、背侧面均强化（实心白箭号）。B：轴位SE 600/15图像显示，第四脑室增大，桥脑腹侧面强化（白箭号）及侧脑室颞角扩张（白箭头）。

积水几乎总出现于肉芽肿性和真菌性脑膜炎患儿。脑积水表现取决于脑膜感染的持续时间和严重程度。治疗越晚，预后越差。一般来说，细菌性脑膜炎多引起大脑皮层蛛网膜炎，而肉芽肿性或寄生虫性脑膜炎则引起脑池梗阻（图8-24）。虽然病毒性脑膜炎罕见，但可引起上述两种梗阻。细菌性脑膜炎患儿 MR、CT 平扫以及超声检查中最常见征象为脑室扩张，这种脑室扩张也可能为脑脊液吸收暂时性减少所致。增强 MR 扫描常可显示细菌或真菌性脑膜炎中脑膜局限性或弥漫性强化（图8-24和第十一章中的例子）。脑膜炎所引起的蛛网膜瘢痕也可造成蛛网膜小房形成（图8-26），与蛛网膜囊肿无法鉴别。

脑脊液种植性肿瘤

许多肿瘤可弥漫性累及蛛网膜下腔（见第七章）。儿童最常见的肿瘤为髓母细胞瘤、生殖细胞瘤、白血病和淋巴瘤。在成人中，腺癌为最常见的、可弥漫累及脑膜的肿瘤。

发生肿瘤脑脊液种植的年长儿（也称为癌性脑膜炎）多数表现为头痛、颈部僵直、颅神经麻痹。脑积水仅在疾病后期出现。与感染性脑膜炎一样，脑室扩张为超声、CT 和 MR 平扫最常见的征象。偶尔，也可在 CT 增强扫描中发现弥漫性脑脊膜强化。MR 增强扫描的典型表现为蛛网膜下腔和颅神经（特别是第五和第八对颅神经）强化（图8-25）。

静脉高压

大脑静脉和静脉窦梗阻被认为是引起婴儿交通性脑积水的原因，依据患儿年龄不同，颅内静脉压增高将导致脑积水或大脑假肿瘤征出现。18个月以下婴儿易

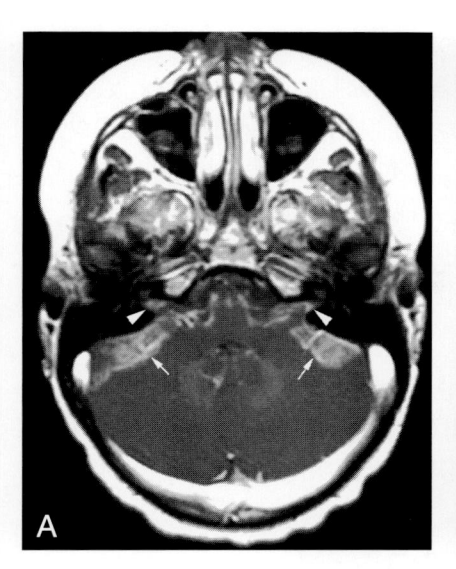

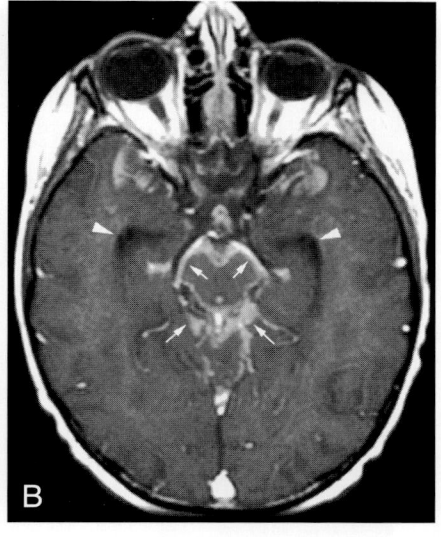

图8-25 继发于视网膜母细胞瘤的癌性脑膜炎的脑积水。A：增强后轴位 SE 600/16 图像显示，颅神经强化[本例中为内听道内的第Ⅶ、第Ⅷ对颅神经（白箭头）]常见于癌性脑膜炎。肿瘤亦引起桥小脑角池（白箭号）强化。B：更高层面的轴位 SE 600/16 图像显示，中脑周围和蚓上池强化（白箭号）。侧脑室颞角扩张（白箭头）。

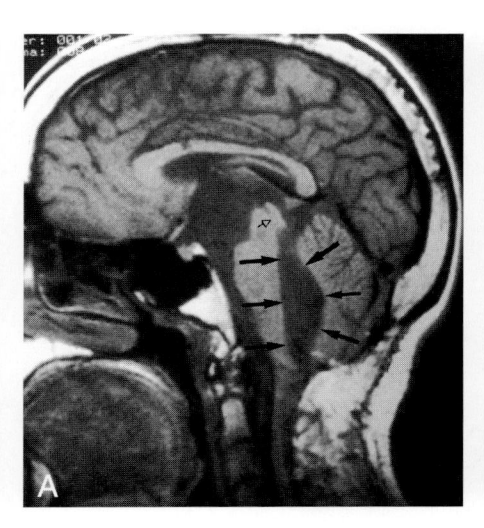

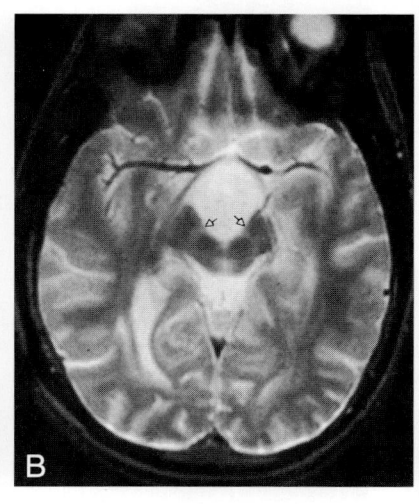

图8-26 第四脑室隔离。患儿有葡萄球菌脑膜炎病史。A：矢状位 SE 600/20 图像显示，第四脑室（箭号）明显扩张并向后推移小脑蚓部。导水管狭窄（空心箭号）。侧脑室大小正常。脚间池可见蛛网膜腔。B：轴位 SE 2500/70 图像显示，脚间池可见蛛网膜小腔，大脑脚分离（箭号）。

发生脑积水，3岁以上幼儿则易见假肿瘤征。造成这种差别的原因可能包括颅骨膨胀性和柔软度比较大，以及幼儿脑实质髓鞘化尚不完全；以上原因导致脑室在高压下更加扩张。一旦脑组织髓鞘化和颅缝融合完成，颅骨则限制了扩张，颅内高压将表现为脑假肿瘤而不是脑室扩大。

许多综合征中存在的颅底畸形可导致脑室扩张，包括软骨发育不全、导致多发颅缝闭合的颅面综合征（Apert's综合征，Carpenter's综合征，Pfeiffer's综合征，Crouzon's综合征和第五章中提及的另一些综合征）以及Marshall-Smith综合征（骨成熟加速和中枢神经系统畸形的综合征）。有人推测，在所有这些综合征中，颅底发育不全引起颈静脉变小，造成经该孔流出的静脉血流减少，从而导致脑室扩张（图8-27和图8-28）。这种理论在软骨发育不全和Crouzon's综合征的实验研究中得到了证实。人们确信，脑室扩大是由于上矢状窦压力升高导致透过蛛网膜绒毛、蛛网膜下腔到上矢状窦的压力梯度减小所致。婴儿的颅内压增加将导致颅骨和脑室膨胀，直到压力恢复正常或出现代偿性脑积水。最近的研究表明，至少6岁左右出现的茎乳突导管静脉（可将静脉引流至茎乳突静脉丛的穿颅静脉）扩张可使压力恢复正常。硬膜静脉窦血栓（图8-29）也许通过同样的机理引起婴儿的头颅进行性增大。磁共振静脉成像有助于确定无其他原因而发生的脑脊液压力增高患儿的硬膜静脉窦梗阻（图8-29）。然而，MRV不能确定通过硬膜静脉窦狭窄处的压力差。另外，应用于MRV的二维TOF技术可显示横窦和乙状窦远端的明显狭窄，因为这些区域的血流复杂（有时出现蛛网膜颗粒层或可见血流来源于Labbe静脉）。一般来说，2D TOF MRV可最终除外静脉窦梗阻。如果计划进行介入治疗，2D TOF MRV所显示的横窦和乙状窦结合部狭窄常需通过PC-MRV（相位对比MRV）或CTV来进一步确定。介入治疗前后应测定通过狭窄处的血流压力差。

压力正常性脑积水

压力正常性脑积水（NPH）的脑室和脑实质间存在压力梯度差，而腰穿时脑脊液压力在正常范围内。周期性高压可能被正常压力补偿机制所抵消。高压起伏和局部脑血流受损共同导致脑室扩大和脑实质破坏。压力正常性脑积水是交通性脑积水，最常见原因为脑脊液蛛网膜引流发生不全性梗阻。引起压力正常性脑积水的原发因素包括新生儿脑室内出血、自发性蛛网膜下腔出血、颅内创伤、感染和手术。在儿科人群中，本病最常见于既往出现神经系统疾病，如脑膜炎并发症或生发基质/脑室内出血。所以，压力正常性脑积水不仅出现于成人，也可在儿童中发生。儿童压力正常性脑积水的超声、CT和MR表现无法与其他类型交通性脑积水相区别。

婴儿良性蛛网膜下腔扩张

定义

婴儿脑脊液间隙增大而脑室正常或轻度扩张相当常见（图8-30）。患儿神经系统正常且不伴有巨脑或早期脑损伤。除非出现头大或头颅生长过快，本病极少

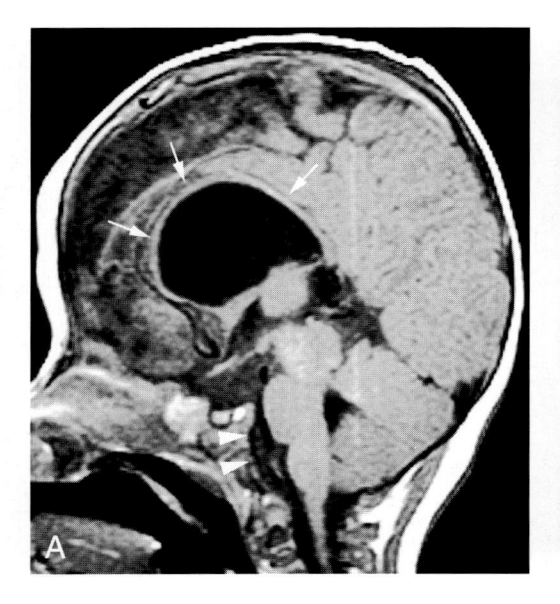

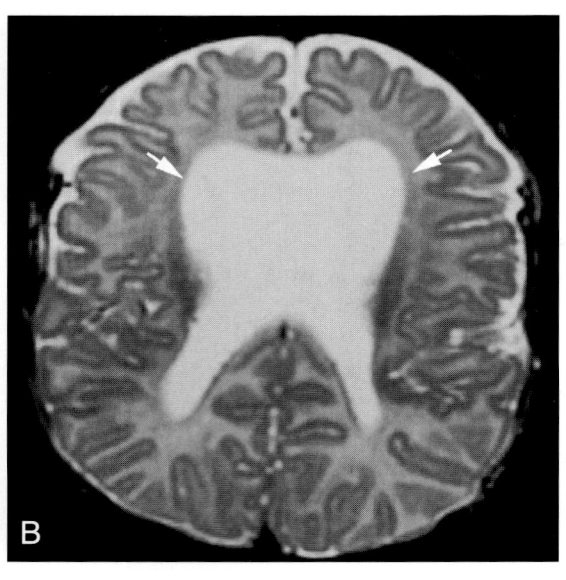

图8-27 Apert综合征中脑室扩张。A：矢状位SE 600/11图像显示，扩张侧脑室上方的胼胝体拉长（箭号）。斜坡（箭头）变短且后表面塌陷。B：轴位SE 3000/120图像显示，侧脑室[特别是前角（箭号）]明显扩张。透明隔阙如。

引起重视；而一旦出现这些情况，则增大的脑脊液间隙常被认为是脑积水的表现。这种在头颅较大的正常儿童中发生的脑脊液间隙增大具有不同的名称，婴儿良性脑外积液、良性外部脑积水、脑室外梗阻性脑积水、婴儿良性硬膜下积液、良性婴儿头颅增大、良性蛛网膜下腔扩张。笔者认为，"良性蛛网膜下腔扩张"的名称最合适，可用于描述神经系统正常而脑脊液间隙扩张的患儿，无论是否出现头颅增大。

临床表现

在没有其他畸形的情况下，良性蛛网膜下腔扩张患儿发育正常。如出现头颅增大，则头围在出生时即为正常高限，生后最初几个月内头颅生长也较快，95%的病例在此阶段发病（一般是生后2~7个月）。重要的是应该认识到，在缺乏发育延迟或颅内压升高的症状或体征时，头围快速增长并不意味着脑积水或硬膜下血肿的发生。事实上，在未经治疗的病例随访中，患儿头围生长曲线稳定，并与18个月婴儿95%百分率值头围曲线相平行。两岁时，大多数患儿蛛网膜下腔和头围均可恢复至正常。脑池造影显示大脑凸面脑脊液流动缓慢；因此，蛛网膜下腔扩张可能为蛛网膜绒毛发育延迟所致。患儿组织学检查示蛛网膜增厚，可能为正常发育现象，

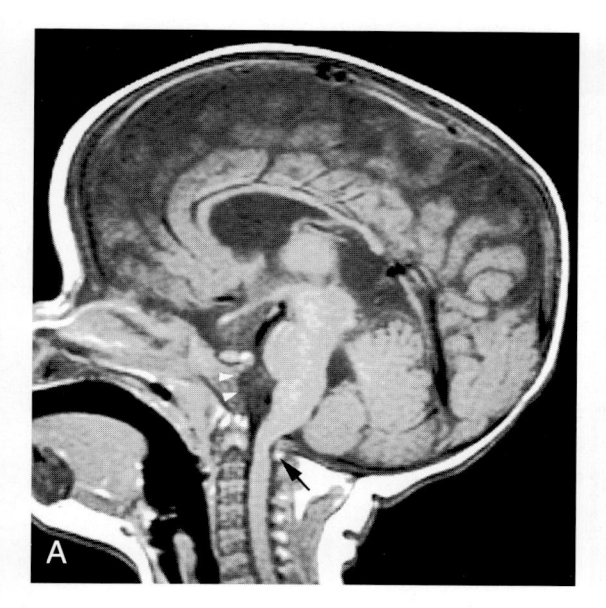

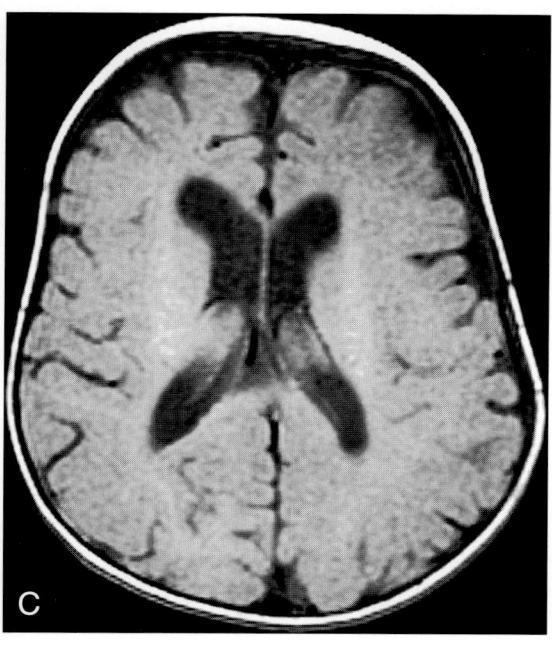

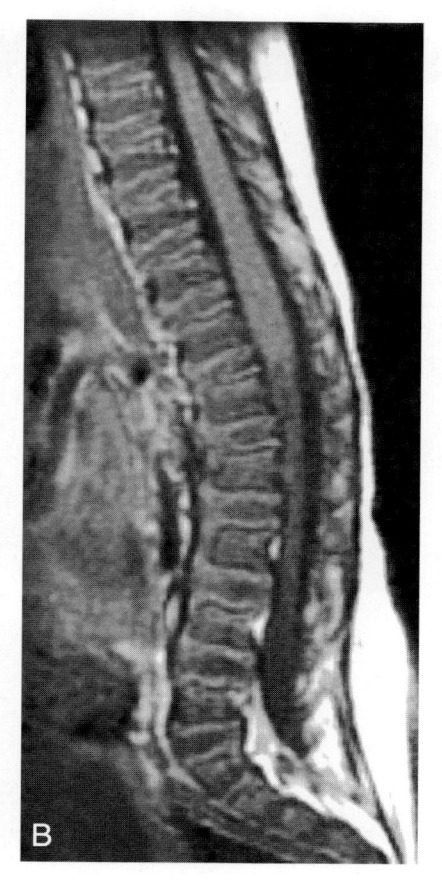

图8-28 软骨发育不全导致的脑室扩大。A：矢状位SE 600/11图像显示，侧脑室明显扩张以及胼胝体伸长。软骨发育不全时颅底（软骨成骨）很小，表现为枕大孔（黑箭号）变小并压迫颈延髓交界背部；斜坡（小白箭头）也变小。蝶鞍和垂体腺（空白箭头）明显低于蝶骨平面，此为软骨发育不良的另一特征。B：轴位SE 600/11图像显示，侧脑室轻度扩张。C：软骨发育不良的另一特征是椎管狭窄。

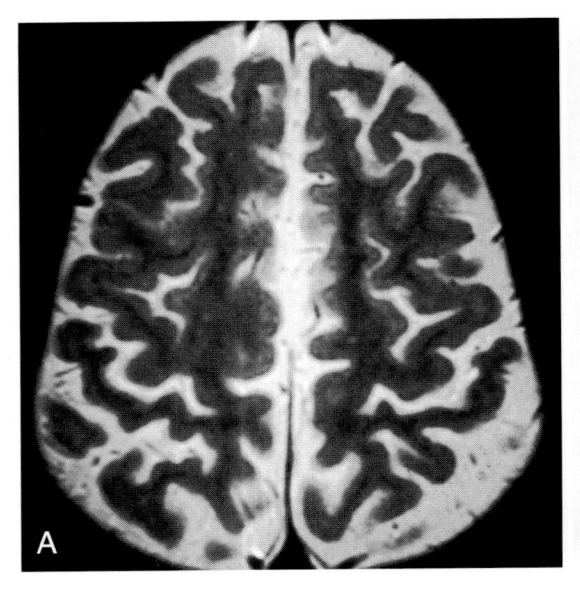

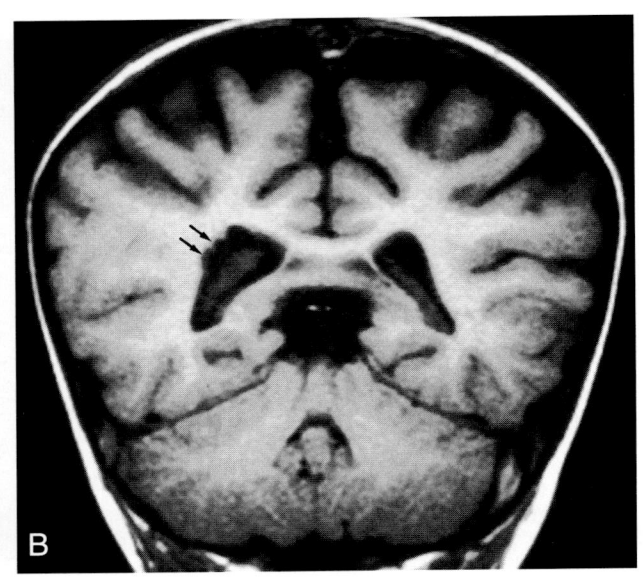

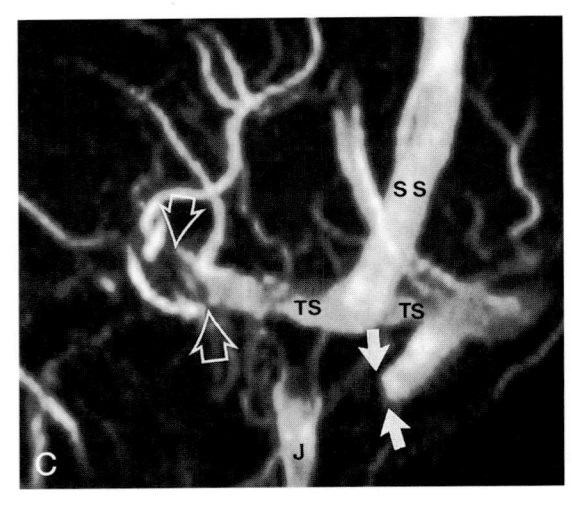

图 8-29 继发于静脉梗阻的脑室和蛛网膜下腔扩张。A 和 B：轴位 SE 2800/70（A）和冠状位 SE 600/16（B）图像显示，蛛网膜下腔和侧脑室显著扩张。另外，室管膜下静脉（箭号）扩张。C：MRA 最大信号投影（斜位观察）显示，右侧横窦（空心箭号）和左侧乙状窦（实心箭号）梗阻。SS，上乙状窦；TS，横窦；J，颈静脉球。

也可能是有助于提高脑脊液吸收的反应性改变。

图像

仅出现蛛网膜下腔扩张并不能做出诊断。多种因素可引起蛛网膜下腔扩张，包括促肾上腺激素和皮质类固醇激素治疗、脱水、营养不良、全肠外营养和肿瘤化疗，还有本章早些时候所讨论过的一些机制。所有这些因素在诊断前均被排除，才能诊断良性蛛网膜下腔扩张（或萎缩或脑积水）。

良性蛛网膜下腔扩张患儿典型的影像表现包括，侧脑室和第三脑室扩张、额部蛛网膜下腔、大脑前纵裂池和侧裂池较正常增宽（图 8-31）。视交叉池也增大。侧脑室与额部蛛网膜下腔成比例扩张。影像检查无助于区分良性蛛网膜下腔扩张和脑积水或脑萎缩。如前所述，仔细检查第三脑室前后隐窝和颞角（见本章前面的插图）有助于本病与脑积水的鉴别。脑实质外积液对称是一个重要征象，尤其在 CT 上；良性头颅增大少见不对称现象，不对称常提示创伤性硬膜下血肿。通过观察皮层静脉，MR 和超声可鉴别硬膜下腔积液和蛛网膜下腔增宽（图 8-30）。在 MRI 上，T2 加权序列第一回波或 FLAIR 序列最适于显示，良性蛛网膜下腔扩张中可见静脉为紧贴在颅骨内板的弯曲线状结构，而硬膜下积液时静脉则与内板推分离。在超声上，通过调整探头角度追踪进入上矢状窦的静脉进行鉴别。硬膜下积液患儿的软脑膜和蛛网膜间的声波被内板及其内侧的静脉所代替；而蛛网膜下腔扩张的静脉可直接进入上矢状窦。

有时，在临床表现和 CT 扫描均强烈提示良性蛛网

第八章 脑积水 507

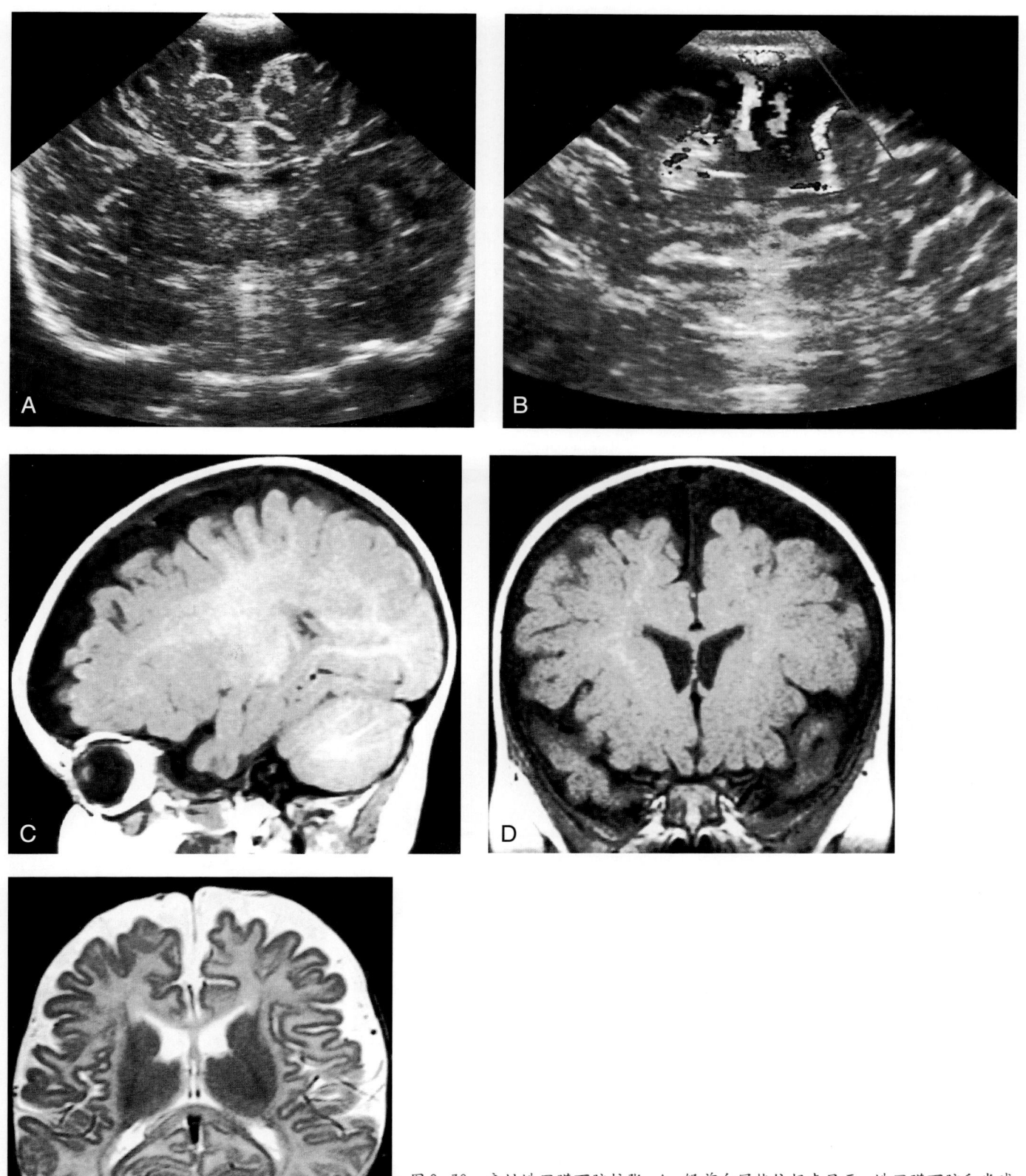

图 8-30 良性蛛网膜下腔扩张。A：经前囟冠状位超声显示，蛛网膜下腔和半球间裂扩张。B：多普勒图像显示，静脉从各方向经扩张的脑外空间汇入上矢状窦，从而明确了蛛网膜下腔扩张。C、D 和 E：旁矢状位和冠状位 T1 图像以及轴位 T2 图像显示，脑室轻微增大并蛛网膜下腔扩张。

膜下腔扩张的患儿中，进行MR和超声检查可发现硬膜下积血加重了蛛网膜下腔扩张。Wilms等报道，硬膜下积血的胎儿难产和生后创伤性的发生率较高，易出现颅内压升高的症状（如呕吐和幻觉）。然而，作者所见的一些患儿发生轻度硬膜下血性积液加重蛛网膜下腔扩张，但仔细研究后并未发现明确的创伤证据。也许这些患儿的脑脊液间隙扩张使其更易于出现硬膜下血肿，而非创伤所致，就像那些中颅窝蛛网膜囊肿患儿硬膜下血肿的形成机理一样。儿童保护机构应对所有出现硬膜下积血的婴儿进行筛查。

脑积水治疗及其并发症的影像学

严重、长期脑积水将引起脑损害。使用狗进行的试验表明，脑皮层厚度被压缩至4mm以下将导致永久性脑损伤。脑组织持续受压则出现神经胶质增生症、皮质变形、神经元破坏、内囊轴索断裂、髓鞘破坏。因此，必须对失代偿性脑积水进行治疗。

可采用纤维内窥镜第三脑室造口引流术或脑室腹腔、脑室心房脑脊液分流术治疗脑积水。第三脑室造口引流术是最常用的方法，因为它可以避免内分流术的实施，内分流通道可发生梗阻或引起出血、感染、异物反应、脑室撕裂综合征以及本节所提及的其他并发症。第三脑室造口引流术是治疗梗阻性脑积水的最有效方法；如前所述，儿童梗阻性脑积水最常见的原因为导水管区、第四脑室流出孔、枕大池和基底池发生梗阻。在第三脑室造口引流术中，利用光导纤维内窥镜在第三脑室底部、乳头体前方打一个孔，脑室内脑脊液可经该孔进入脚间池和鞍上池，最后到达大脑凸面脑脊液吸收部位。

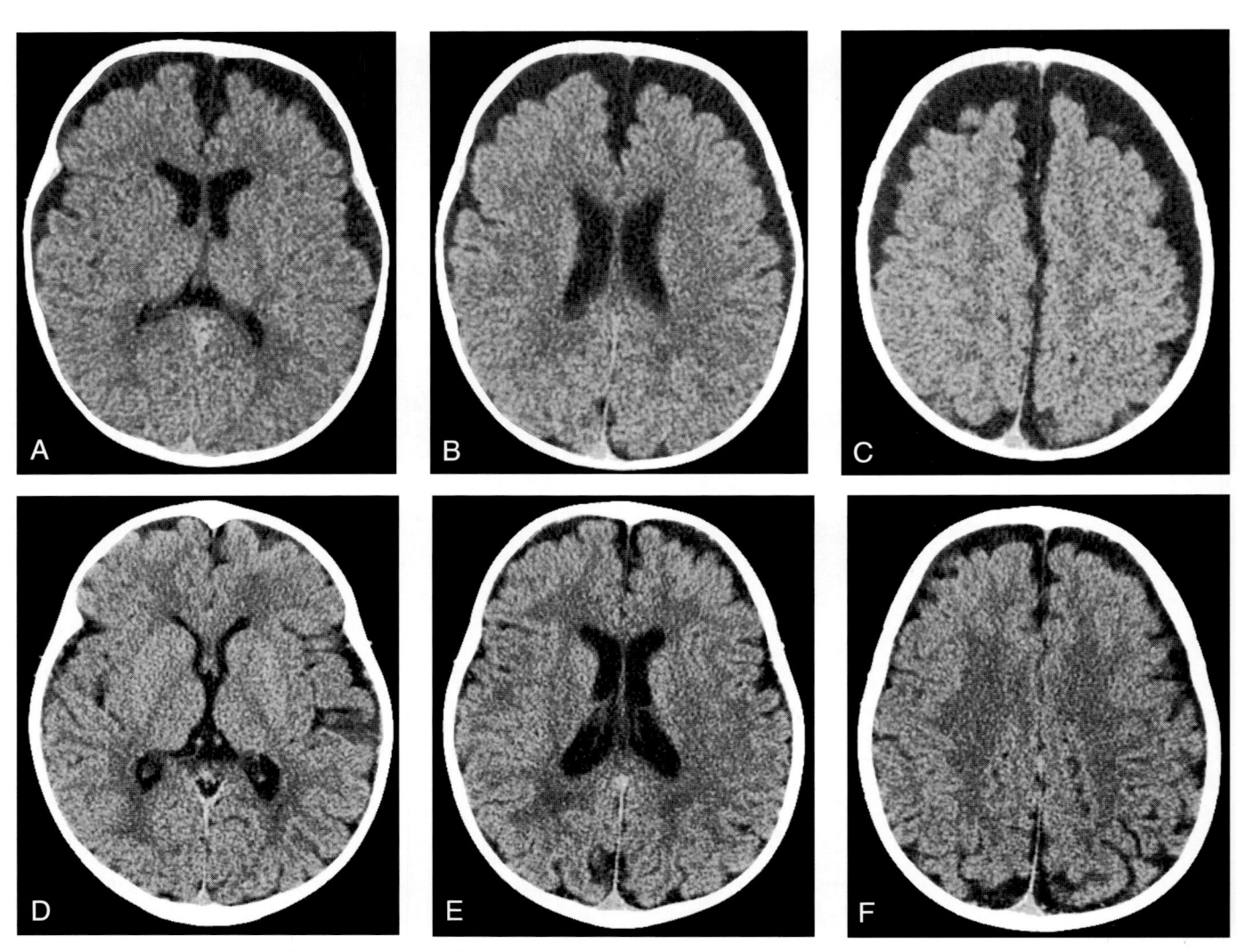

图8-31 良性蛛网膜下腔扩张；随脑发育成熟而消失。A至C：5个月时轴位CT扫描显示，脑室轻微增大并脑表面脑脊液间隙增宽。D至F：22个月时随访图像显示，脑室及蛛网膜下腔大小正常。

这样就绕开了梗阻部位。研究表明，第三脑室造口引流术可成功治愈80%儿童脑积水。如第三脑室造口引流术仍不能解决问题，则可采用脑室分流术进行治疗。

分流系统包括一根脑室造口管、一个储水器、一个瓣膜和一根腹腔管。脑室造口管经颅骨上的小孔插入侧脑室前角或枕角，并与位于头部皮下的储水器相连。在开始引流前必须放置瓣膜以保证达到一定压力。腹腔管则从储水器开始，经皮下进入腹膜腔。临床常要求放射科医生观察管端位置和脑室缩小程度来评价分流效果。一般来讲，脑室造口管应放置于侧脑室室间孔附近（图8-32），导管在T1、T2和FlAIR上呈低信号（图8-32），CT上呈高密度（图8-33）。放置分流管后，脑室体积应迅速缩小；如术后2～3天内脑室体积无变化，则应考虑放置分流管是否有效。如大脑皮层厚度于分流后大于2cm或更多，则患儿智力常可达到中等发育水平。

第三脑室造口引流术的放射学评估

虽然超声、CT和MR均能用于对分流后脑积水的评估，但MR是唯一可以评估第三脑室造口引流术的影像学方法，只有它可以检查外科手术在第三脑室底部创建的漏口以及脑脊液经过漏口时的搏动情况。

脑积水患儿成功进行第三脑室造口引流术后，其脑室缩小常较进行脑室分流术的患儿慢。脑室造口分流术后，脑室缩小常需数月，而脑室分流术则仅需数天。脑室减小的程度也有所不同，可能与内引流脑室切开放置的导管可减弱从脉络丛传出的脑脊液搏动有关。

对第三脑室造口引流术进行影像检查的目的在于观察脑脊液经过第三脑室底部漏口的流动，MR是最好的无创性检查方法。Lev等采用相位对比MR流动研究测量了第三脑室造口术患儿脑脊液流动速度比。他们发现，行第三脑室造口术患儿桥前池脑脊液向颈髓前蛛网膜下腔的流速较正常儿童明显升高。那些速率较比正常低的患儿需要进一步治疗。Fischbein等发现，脑室造口区中快速搏动的流体在层厚为3mm～4mm的矢状位快速自旋回波序列中显示为低信号（图8-34）。在他们的研究中，快速自旋回波检查与实时相位对比电影检查同样敏感。Kim等则联合采用T2WI和相位对比图像进行检查。Hoffman等对第三脑室造口术患儿采用稳态自由进动序列（第三脑室下方和鞍上池信号丢失）检查，但是第三脑室造口堵塞的患儿不出现稳态丢失（第三脑室下方持续高信号）。所有这些用于显示第三脑室下方以及鞍上池/脚间池/桥前池流动的技术都是有效的。所以，选择哪种技术进行检查，应取决于MR扫描仪可完成哪种技术扫描以及影像医师认为采用哪种技术扫描最合适。

分流异常

分流异常在临床上表现为颅内压增高、前囟持续扩张、婴儿期头围生长过快和癫痫等症状。在影像检查中，分流异常通常表现为脑室扩张（图8-33）。婴儿期常采用超声进行检查。年长儿中，CT是常规方法，然

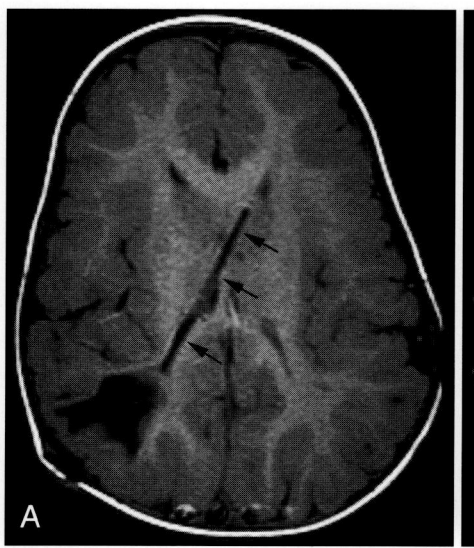

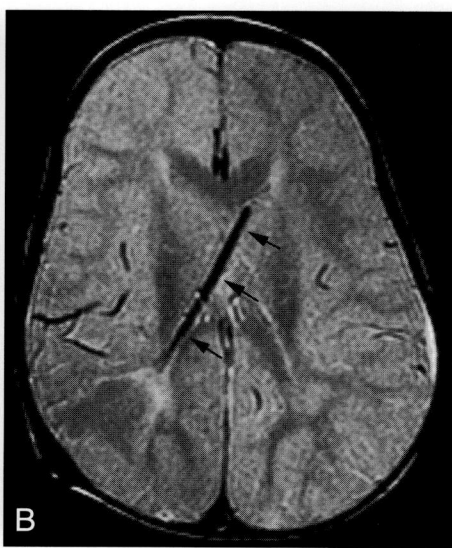

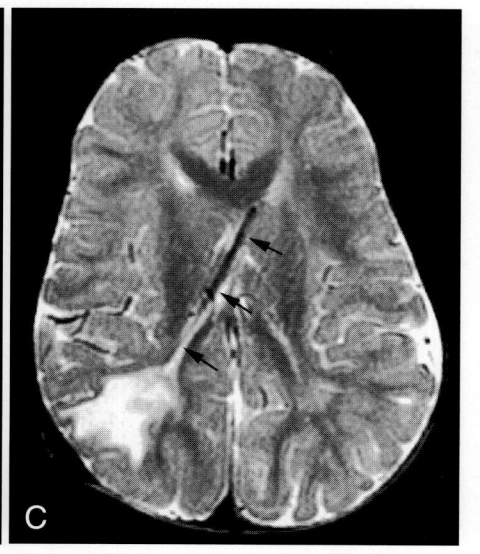

图8-32 脑室造口引流管的磁共振表现。轴位SE 600/11 (A)、SE 2500/30 (B) 和 SE 2500/80 (C) 图像显示，低信号分流导管（黑箭号）穿过右侧脑室进入左侧脑室前角。

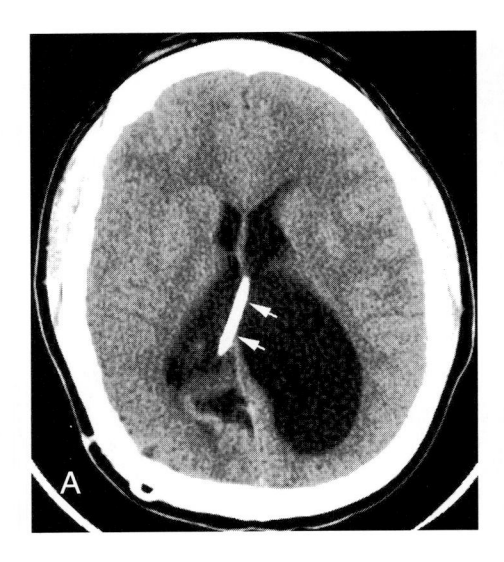

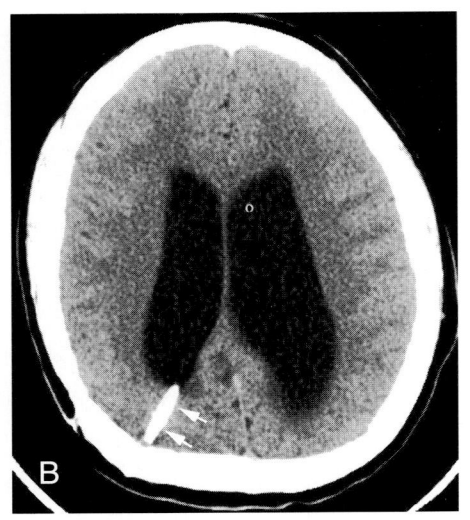

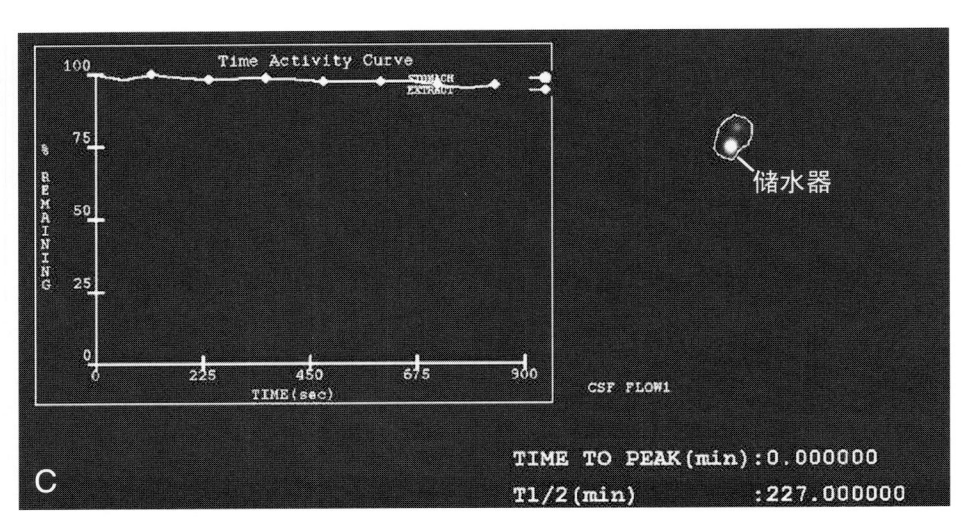

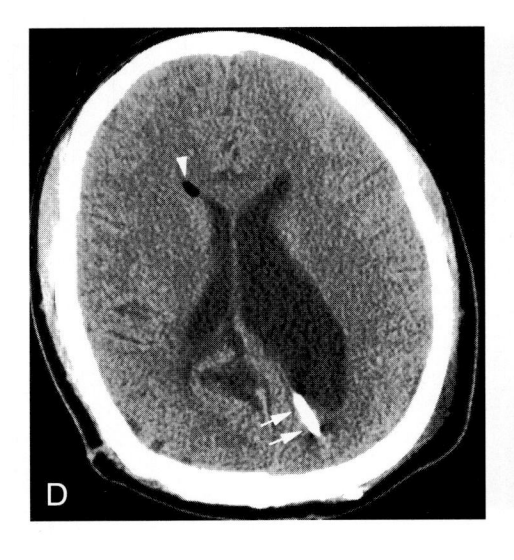

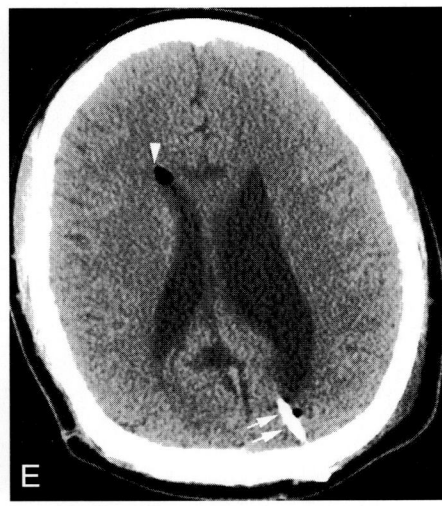

图 8-33 分流异常和纠正的 CT 及 ^{99m}Tc 核医学检查。A 和 B：尽管对右侧脑室进行了脑室分流术（箭号），脑室依然扩张。导管密度较脑组织高。C：^{99m}Tc 分流功能检查显示，从储水器（箭号）到脑室或腹腔均缺乏放射性核素流。计数与时间示意图显示，储水器中的放射性核素未见流出。与正常图 8-35 相比较。D 和 E：纠正后可见脑室减小，脑室分流导管（箭号）位于左侧脑室内，右侧脑室前角中可见少量气体（箭头）。

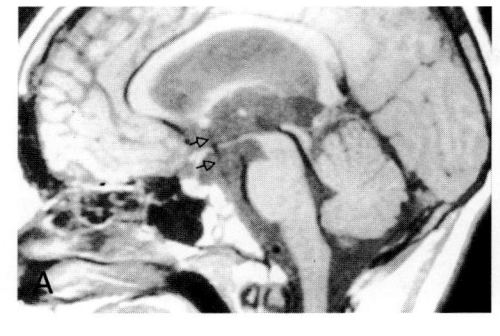

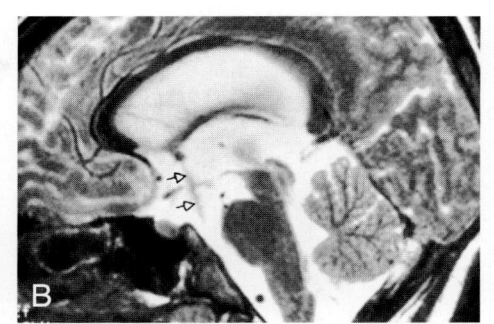

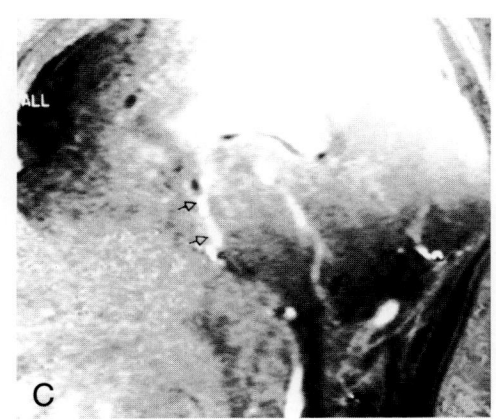

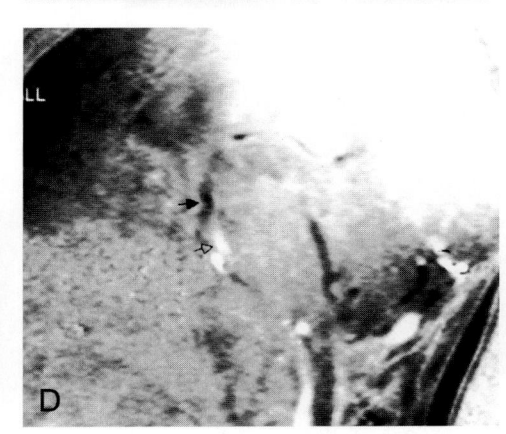

图8-34 功能性第三脑室造口分流术。A：矢状位SE 600/11图像显示，从第三脑室，经第三脑室底部开口至鞍上池可见线状信号流空影（空心黑箭号）。B：矢状位FSE 3500/102图像更好地显示了从第三脑室至鞍上池内的信号流空影（空心黑箭号）。C和D：实时相位对比脑脊液流动检查图像显示，脑积液经第三脑室分流术从头侧向尾侧流动（空心黑箭号）表现为高信号，D中流动起始部信号翻转（低信号，黑箭号）。

而，近来RARE序列和PROPELLER序列（见第一章）使MR可对患儿脑室大小进行快速检查，而无需镇静或接受辐射。如果时间允许进行MR扫描，则应考虑采用这些技术。但是，分流失败并非总会引起脑室增大。有些患儿脑室壁内或周围可见大量瘢痕形成，造成分流异常时脑组织顺应性下降，侧脑室不扩张或轻度扩张（见下一部分脑撕裂综合征）。引起分流异常的最常见原因为脉络丛和胶质组织长入脑室导管腔内而导致导管堵塞。这种诊断只能依靠影像学方法作出，检查显示侧脑室扩张而所放置的脑室引流管位置良好且与引流系统相通。引流系统连接中断可出现于系统中任何位置，最常见于不同部件接合处。虽然常可依靠临床表现判断分流异常的位置（从脑室到腹膜），但有时也有必要进行引流部件的平片检查，阳性对比剂平片检查以及放射性核素检查（图8-33和图8-35）。如进行放射性核素检查，则应同时进行动态和静态扫描。CT定位像有时可发现轴位图像不能显示的瓣膜处中断；因此，也应该观察定位像。除了显示梗阻和中断的部位，分流功能研究在症状不明确以及分流功能临床检验结果模糊时也均有价值。应该注意，储水器并非总是不透射线而在平片中显示为分流系统中断。重要的是联系实施手术的神经外科医生或进行阳性造影检查或放射性核素检查以鉴别连接中断和透射线的分流系统部件。

运用第一章提到的特殊技术，可通过MR技术对脑脊液流动进行分析。如使用得当，脑脊液流动技术可用于分析脑室导管和连接管内的脑脊液流动。如使用得当且测量仔细，则可计算出分流流速，设置参数以观察到大于某个最小值的流速，如果在分流管内能测到流动，则可肯定地说，分流系统内液体的流速大于该最小值。然而，脑脊液的生成和流动每分钟都在变化；因此，得到阴性（显示无流动）结果也不能确定液体流速就低于那个最小值。脑脊液也可能以小于那个最小值的流速流经分流系统。另外，脑脊液流量也随患儿位置（如仰卧位和俯卧位）的变化而变化。综合以上情况，即使MR检查中未见脑脊液流动，也不能作出分流失败的诊断。所以，如MR未显示脑脊液流动，则有必要进行常规放射性核素检查和阳性造影检查。

分流感染

因脑室分流所引起感染的危险性近年稳步降低，约为1%～5%。婴儿发生比例较高。大多数分流感染在插管后短时间内发生，但仍有约10%发生于术后数月或数年，常因全身感染、腹膜炎、创伤或手术所致。分流感染的主要临床表现为发烧（常为短暂低热）。也

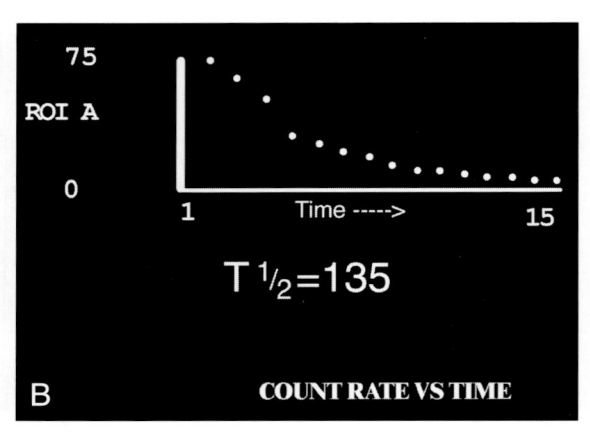

图 8-35 ⁹⁹ᵐTc 分流功能检查。A 和 B：正常表现。头颅图像显示从储水器进入脑室以及经过导管的正常流动。腹部图像显示液体经导管上行至其末端，然后放射性核素分散至腹腔内。储水器计数与时间示意图 B 显示呈对数减低。C：导管腹腔端出现梗阻的不同患儿。注意，头颅图像中头皮以及腹腔图像中背景活度过高。该患儿出现腹腔假性囊肿，导致放射性核素吸收减低。

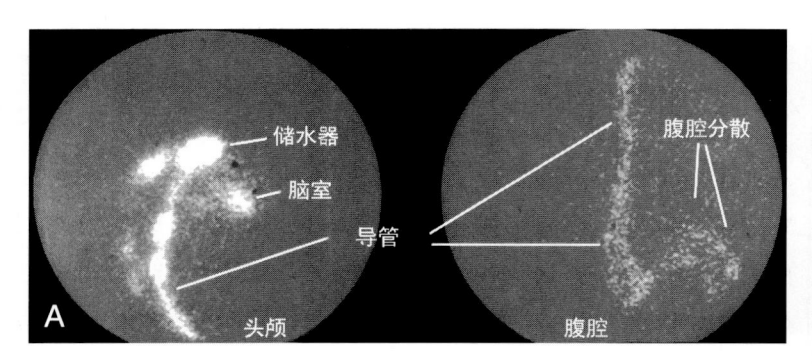

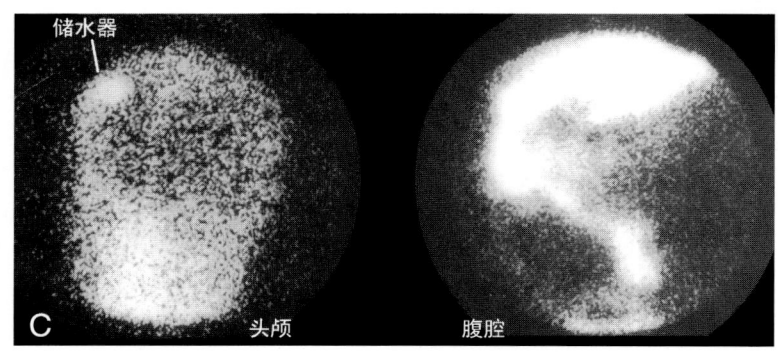

可见贫血、脱水、肝脾大和颈强直。分流感染也可表现为分流路径局部或全部红肿，或表现为腹膜炎的一般症状。分流感染在影像检查中的唯一表现是脑室炎，在增强图像上显示为侧脑室扩张，室壁不规则且出现强化。有时，严重脑室炎患儿还可见多发液腔和脑破坏，导致图像混淆（图 8-36）；所幸的是，这些表现并不常见。绝大多数情况下，液腔位于脑实质内而非脑室内；为脑实质缺血和中毒性损害而形成的脑白质囊腔（见第十一章脑室炎）。由于每个腔室均需分别引流，故多发液腔不易治疗。采用光导纤维脑室内窥镜对囊腔开窗有助于治疗。为了引导内窥镜，需要对患儿进行相互垂直的三平面成像。在工作站上获得理想的三维图像以及通过垂直三平面图像得到多幅相邻图像。这样，超声和 MR 成为可供选择的检查方法；术中超声或使用 MR 神经导航技术有助于脑室系统内每个腔室的确定和定位。

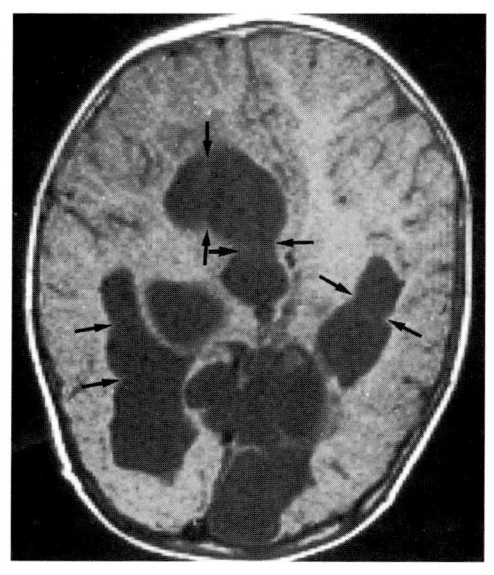

硬膜下血肿形成

临床上，分流术后硬膜下血肿（图 8-37）并不常见。一旦出现，则与创伤性硬膜下血肿表现相似（见第四章）；然而，由于脑室减压已经对颅内压升高产生了极大的缓冲作用，故极少采用外科手段对分流后硬膜下血肿实施减压。由于 MR 对极少量积液都很敏感，故常能显示近期进行分流术的患儿所出现的硬膜下小血肿（图 8-38）。这些小血肿几乎没有临床意义。可导致

图 8-36 严重脑室炎。轴位 SE 500/40 图像显示，脑室系统内多个分隔（箭号）引起脑脊液多发囊腔。除非辨认出多发囊腔和分隔，否则这些图像易被混淆。

颅内压升高的大量硬膜下积液常见于 3 岁以上儿童，这些患儿脑室明显扩张而行引流术。在这些患儿中，使用高压力瓣膜可降低巨大硬膜下血肿的发生率。

运用增强 MR 和 CT 可鉴别慢性硬膜下血肿及分流后脑膜纤维化（脑膜胼胝），后者为硬膜下腔内出现增厚的胶质瘢痕，可能是对慢性硬膜下血肿的一种反应。

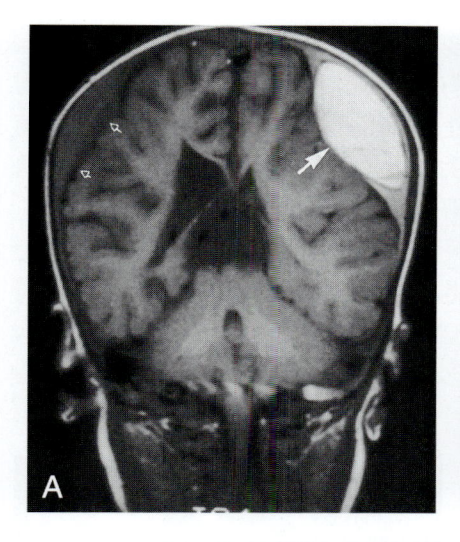

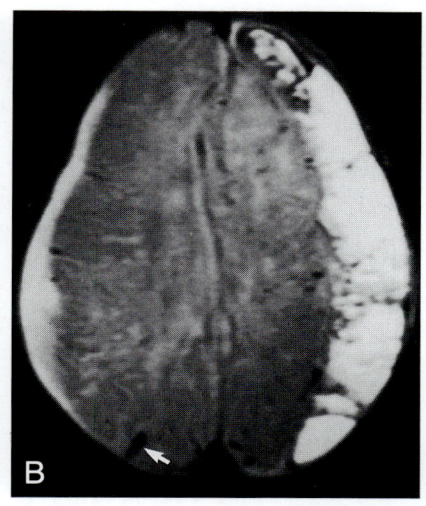

图8-37 脑室-腹腔分流后硬膜下血肿。A：冠状位SE 700/20图像显示，双侧大脑凸面血肿。覆盖右侧大脑凸面的血肿（空心箭号）为陈旧性血肿，发生于数周前施行的引流术中。覆盖左侧大脑凸面者（实心白箭号）为亚急性血肿，因亚急性血肿中含高铁血红蛋白，故在短TR/TE序列上显示为高信号。B：轴位SE 2500/70图像。陈旧性右侧硬膜下血肿和新发生的左侧硬膜下血肿在T2WI上均为高信号。可见分流管从右枕部入脑（箭号）。

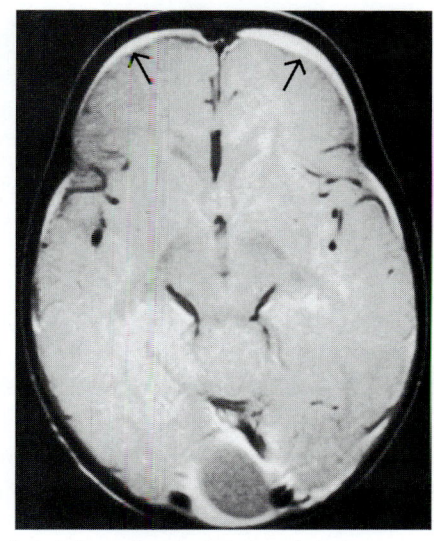

图8-38 放置脑室-腹腔分流管后，在轴位SE 2500/30图像上可见对称性硬膜下小血肿。由于MR对脑外积液非常敏感，故在刚接受脑室-腹腔分流后的患儿中常见少量血肿。这些小血肿无临床意义。

增强扫描时，慢性硬膜下血肿的液性部分不强化，而脑膜纤维化组织则明显强化（图8-39），后者可能因硬膜下腔内血管性肉芽组织与胶原束混合所致。

脑室撕裂综合征

定义

脑积水分流患儿可因分流失败而出现症状，但CT、MR和超声检查中则未见脑室扩张，出现这种现象的患儿被称为"脑室撕裂综合征"。对于哪些临床和/或病理表现共同构成了该综合征尚存在一些争论。有一点是清楚的，即该综合征由多种不同疾病共同组成；所以，需对患儿实行不同的治疗。

Di Rocco将脑室撕裂综合征分为三组：①脑室因室管膜下组织僵硬而不能扩张（正常颅压）；②因分流管过度引流或脑脊液虹吸现象，或慢性脑脊液漏而造成颅内压慢性减低（低颅压）；③因颅缝早期融合而产生颅脑比例失衡（高颅压）。Rekate则针对构成脑室撕裂综合征的不同疾患进行了分型，他将这些疾病分为①极度低压性头痛，可能是脑脊液经虹吸作用被引流所致；②分流管近端间断发生梗阻，③正常容积脑积水（脑脊液缓冲空间消失，见下一章）；④引流正常而出现颅内高压（可能因静脉高压所致）；⑤分流术后患儿出现与颅内压和分流功能无关的头痛。这样，分流术后患儿可表现出多种疾病，须进行不同治疗，可引起头痛而不伴有脑室明显增大。不同于Rekate's分类中的③可显示颅板增厚，影像检查不能区分这些类型。Bruce和Weprin建议，患儿出现分流异常症状而无脑室增大时，应急诊检查分流状况，随后对脑室导管和瓣膜进行修正。

病理生理学

该综合征最常见的名称为"脑室撕裂综合征"，包括以下几方面：颅内容积减小、脑脊液缓冲容量消失（对于颅内压正常变化的代偿能力消失）、脑顺应性下降以及可能出现的间断性或部分性分流梗阻。分流所致颅内容积减小立即引起脑室及脑体积减小。这样，维持颅缝开放的脑生长活动暂时发生逆转，造成颅缝闭合。当脑组织生长足以再次充满颅腔时，颅缝已经闭合，颅骨不能随脑组织增大。覆盖脑组织的颅骨太小时，则脑脊液空间不足以对颅内压正常变化提供适当的缓冲。

这样，除非分流功能非常好，否则患儿将再次出现颅内高压。然而，由于脑脊液空间较小且压迫脑组织，故颅压升高时，侧脑室无明显扩张。

诊 断

多数患儿表现为复发性、短暂的分流失败症状。但是，影像检查则显示脑室正常或偏小。分流功能显示分流量减少，但分流系统仍维持开放。治疗方法为双侧颞骨切除术以扩张颅内脑脊液容积。从理论上讲，颅内脑脊液容积的扩展可更好地代偿因脑脊液生成量变化而引起的颅内压改变。

影像检查中有助于确定哪些患儿缓冲容量消失的征象为颅板进行性增厚（图8-40）。这种增厚可能与颅缝早闭有关或无关；无论有关或无关，结果均造成脑脊液对颅内压正常变动的缓冲容量消失。

对于放射科医师而言，了解有症状的患儿中脑室变小的原因并不重要，重要的是要认识到，放置脑室腹膜分流管后，即使脑室变得非常小也不能诊断甚至提示"脑室撕裂综合征"。在大多数病例中，脑室变小并不是

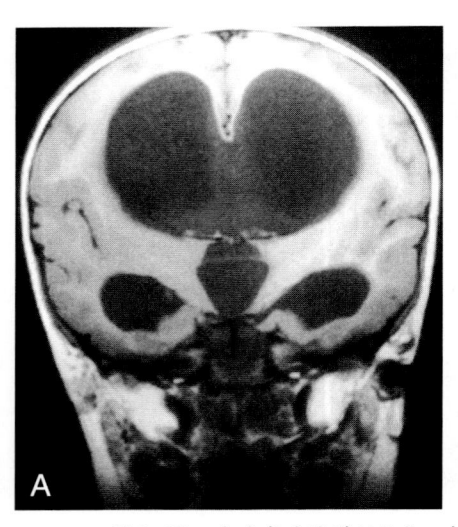

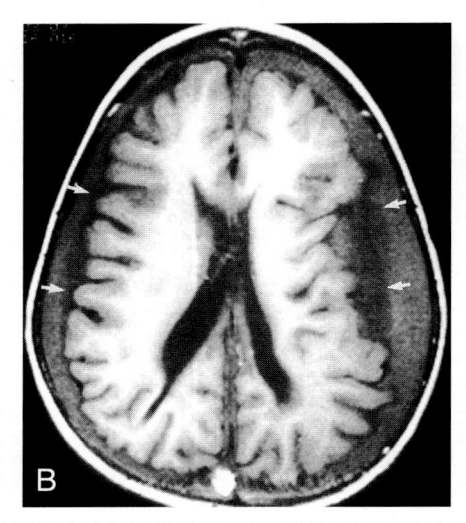

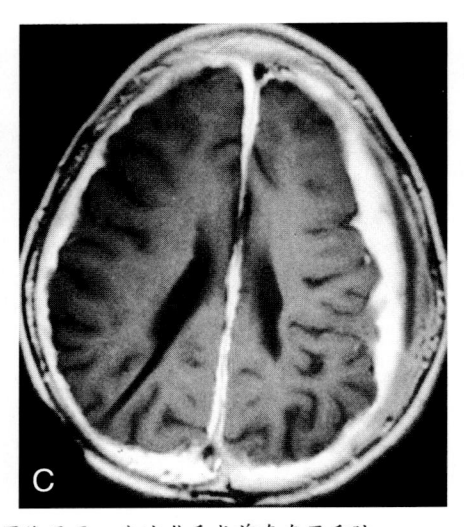

图8-39 分流术后脑膜纤维化。松果体生殖细胞瘤患儿。A：冠状位SE 600/16图像显示，分流或手术前存在严重脑积水。B：轴位平扫SE 600/20图像显示，术后或分流1年后，脑室减压，硬膜下间隙出现中等信号物质。注意，蛛网膜下腔内层出现更低信号影（箭号）。C：增强图像显示，硬膜下物质明显强化，提示"分流术后脑膜纤维化"的诊断。

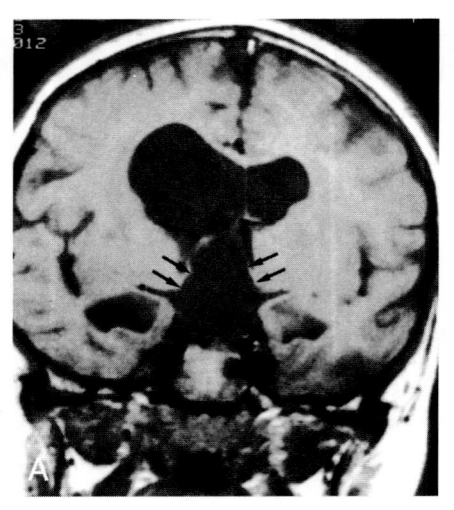

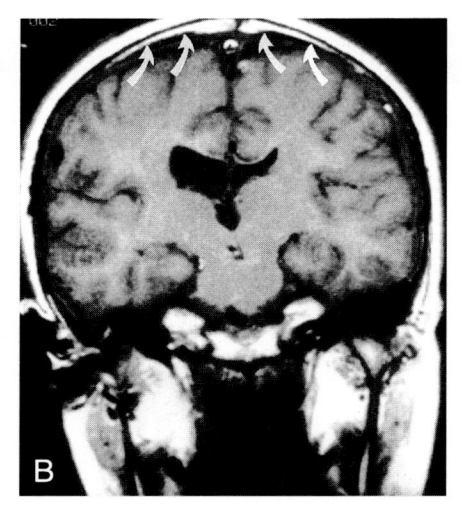

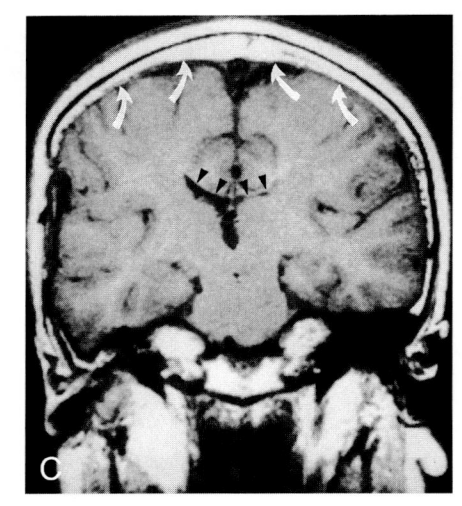

图8-40 与脑室撕裂综合征有关的颅骨增厚。A：冠状位SE 600/20图像显示，鞍上蛛网膜囊肿（箭号）合并脑积水。注意，颅骨板障变薄。B：囊肿分流术后5个月，脑室变小，颅骨增厚（箭号）。C：两年后，脑室变小（黑箭头），蛛网膜下腔变窄，颅骨明显增厚（白箭号）。

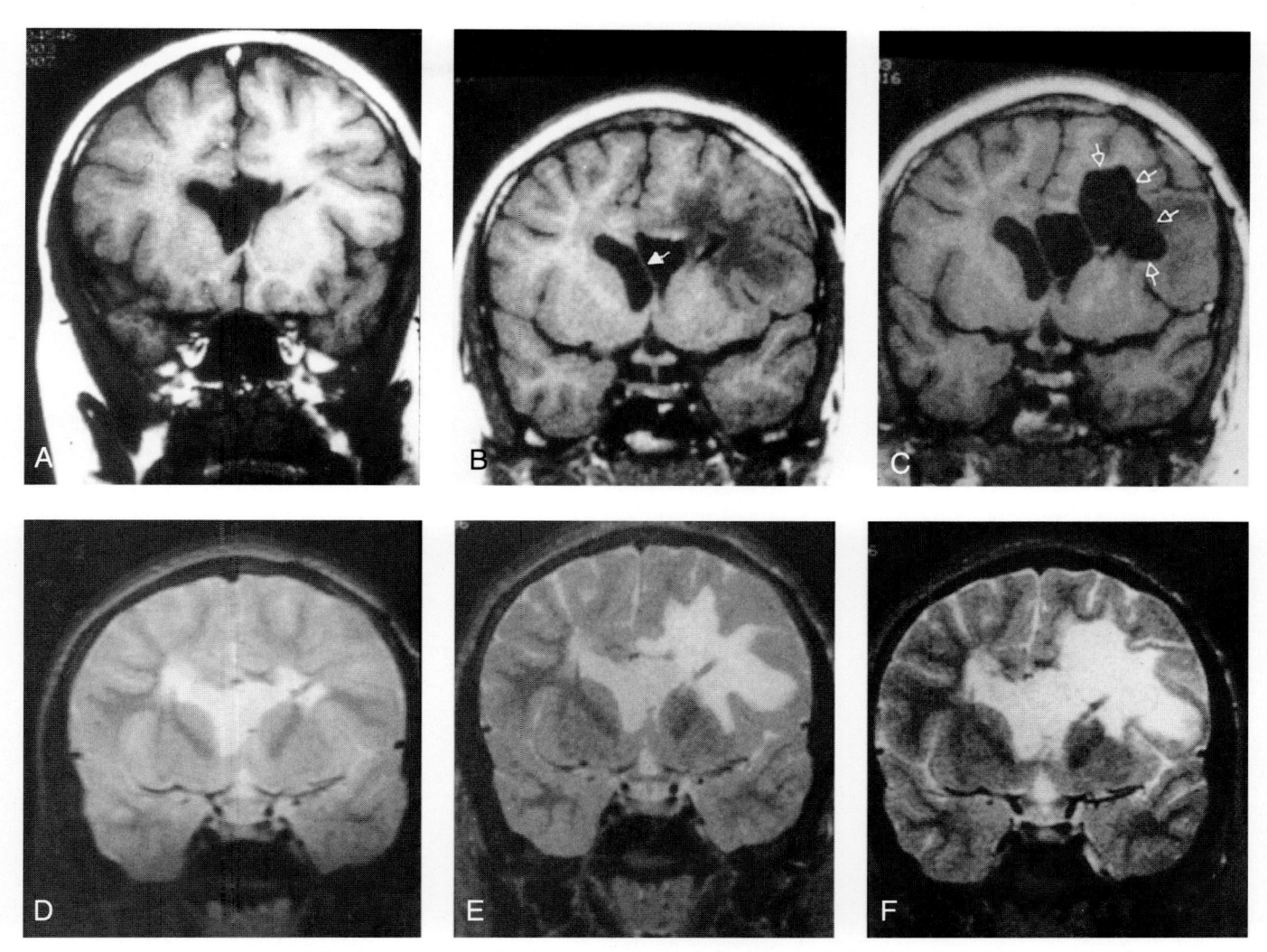

图 8-41 继发于分流异常的间质水肿和囊肿形成。A 和 D：无症状患儿的侧脑室前角层面冠状位 SE 600/20（A）和 SE 2500/70（D）图像显示，左侧脑室减压效果良好，脑室周围轻微高信号。B 和 E：六个月后，分流管周围出现间质水肿，显示为白质内长 T1/T2 信号。左侧脑室较前增大，透明隔向中线复位（箭号）。C 和 F：一个月后，大脑半球白质内分流管周围出现囊样结构（空心箭号）。左侧脑室进一步增大。所有这些改变均于分流纠正术后消失。

问题，它们被认为是脑积水手术的必然结果。在绝大多数患儿中，脑室即使非常小也只是提示分流在发挥作用。

其他并发症

脑室-腹腔引流术所引起的其他并发症非常少见。腹部并发症包括腹水、假囊性结构、内脏或腹壁穿孔、肠梗阻和引流管降解。极罕见情况下，脑室内或引流管周围可发生肉芽肿反应。这些肉芽肿病变表现为沿分流管生长的不规则形状包块，增强扫描可见强化。肿块内部可见钙化。

应该注意到分流异常的最后一个表现。极少数情况下，当分流管脑室端发生部分堵塞时，脑脊液可沿分流管路径进入半卵圆中心间质内。在这种情况下，CT 和 MR 表现为分流管周围区域水肿（在 CT 上表现为白质低密度；在 MR 上表现为白质 T1/T2 时间延长）。最后，脑室导管周围白质区内形成真性囊肿（图 8-41）。应该认识到，这些患儿的水肿并非为感染或创伤所致，而是分流异常的一个征象。分流被修正后，水肿和囊肿均可消失。

第九章

脊柱先天畸形

脊柱的正常和异常胚胎发育 517
总论 517
神经胚形成 517
神经管形成和退化 518
椎体的形成 518
脊柱形成的畸形概念 520

脊柱畸形的临床表现 520

名词术语 521

椎体数目异常 522

影像技术 522

脊柱侧突患儿的影像 522

神经胚形成畸形 522
分离不良引起的畸形 522
提前分离引起的畸形——脊椎脂肪瘤 532

尾端细胞团畸形 538
正常脊髓圆锥和终丝 538
终室 539
终丝纤维脂肪瘤/终丝紧绷综合征（脊髓栓系） 540
尾端退化综合征 542
末端脊髓囊状膨出 544
骶前脊膜膨出 545
骶尾部畸胎瘤 546

脊索发育畸形 547
脊索分裂综合征 547
脊髓分裂畸形（脊髓纵裂） 550

不明原因的畸形 557

节段性脊柱发育不良 557
脊膜背侧膨出 558
脊膜侧方膨出 559

先天性脊柱肿瘤 560
畸胎瘤 560
皮样囊肿和表皮样囊肿 561
错构瘤 563

脊髓积水空洞症 563

脊柱的正常和异常胚胎发育

总论

　　了解脊柱正常胚胎发育过程对于理解脊柱畸形非常重要，将胚胎知识和先天性病变的解剖关系结合起来有助于认识正常发育过程中发生病变的时间和阶段；这种认识有利于更好地理解发育性疾病。本章将详细介绍脊柱的正常发育过程。

神经胚形成

　　大约在胚胎期第15天，外胚层细胞增殖，沿胚胎表面形成板状结构，即原条。原条一端的细胞快速增殖，包绕一个小原凹形成结节状（被称为Hensen结节），构成原条的头端。胚胎期第15或16天，细胞进入原窝并向内外胚层间迁移，然后向两侧构成中胚层。最初，没有细胞移向中线。后来，这些中胚层细胞移向中线并构成脊索突，脊索突随后卷曲呈管状，与内胚层分离形成脊索。在"插入"过程中，脊索突与内胚层融合，形成脊索突中央管与卵黄囊间的连接。由于中央管已通过原窝与羊膜腔相通，所以卵黄囊与羊膜囊暂时也相通了。这个通道叫做原始神经原肠管。一旦这个通道建立，脊索立即诱导背侧中线外胚层细胞从头端向Hensen结节形成板样结构（图9-1）。神经板的边缘与表面外胚层（神经板由此分化而来）相连。

大约怀孕后17天，神经板双侧的边缘部分开始增厚形成神经皱褶，中间比较薄的部分叫做神经沟。收缩丝集中在神经沟底的神经上皮细胞和沿着神经皱褶侧边的细胞上。在这些收缩丝收缩的同时，神经板侧边间充质增殖并将神经板边缘举起，在这两种活动的共同作用下，整个神经沟的神经皱褶向背侧弯曲，使得两侧神经皱褶边缘向中线互相接近。侧方的收缩丝（现在已经位于背侧）越多，收缩和弯曲的神经皱褶就越靠近中线（图9-2）。神经管闭合（称为神经胚形成）可能在不同水平分别进展，这些部位中神经皱褶两侧的绝大多数细胞都向中间发出微绒毛。细胞识别和粘连发生后，神经管则完全闭合。闭合发生后，表层外胚层立刻与神经组织分离，外胚层边缘在中线相遇并融合，形成被覆神经结构的连续外胚层。从最初的融合点向头侧和尾侧同时发生神经结构进一步折叠、闭合以及与外胚层的分离，最终完成神经管全部闭合。绝大多数婴儿神经管的最头端－前神经孔约在怀孕后24天在终板闭合。神经管的最尾端－后神经孔约在孕后27天闭合，后神经孔闭合的确切部位还有争议，但绝大多数专家认为应位于第二骶椎水平。

神经管形成和退化分化

部分神经管向尾侧发育为后神经孔，这种向后延长并非由初次神经胚形成所引起，而是由被称为神经管形成（继发神经胚形成）的过程所致。在这个过程中，神经上皮（在胚胎的尾端）和脊索融合形成尾侧细胞团（其中包括未分化细胞，多功能细胞（原条残留物）构成尾端皱褶。泄殖腔位于尾端细胞团（有脊索插入）腹侧。泄殖腔将形成直肠肛管和下生殖泌尿道系统腔室。

胚胎期30天左右，尾端细胞团内开始出现多发微囊和细胞簇。这些微囊相互融合形成内衬室管膜的管状结构，并与上方神经管相连（图9-3）。这个过程不像神经管形成那么有序，该过程异常可导致成人出现多发副腔以及正常终丝和远端脊髓圆锥中残留室管膜。

远端脊髓形成的最后过程开始于妊娠38天，程序性细胞死亡（凋亡）造成尾端神经管细胞团和中央管腔不断缩小。这个过程被称为退变分化（图9-3）。尾段（由神经管形成和退变分化构成）最终变成脊髓圆锥最尾端部分、终丝，中央管（在脊髓圆锥内）局部扩张形成终室。

椎体的形成

椎体的形成已经在第二章叙述并用图2-23说明，为了读者方便，在这里把这个题目再介绍一下。椎体的发育分为3个时期，第一个是膜性发育期。大约于孕后第25天，脊索与原始肠管和神经管分离，从而出现了两个区间——腹侧脊索下区间和背侧脊索上区间，这些空间充满间质细胞，它们是从神经管侧方移行至

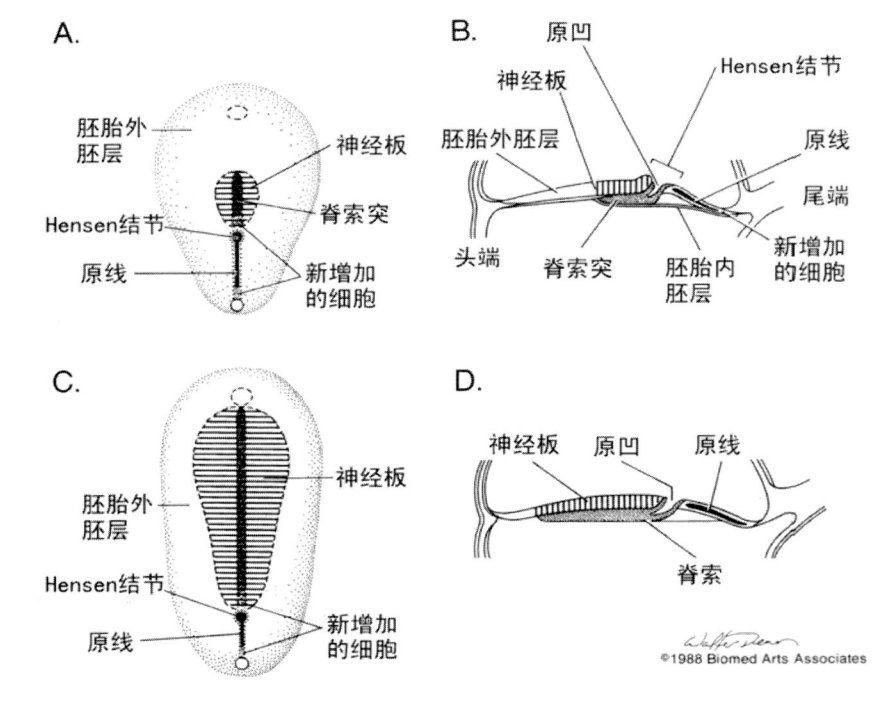

图9-1 神经板发育示意图。约胚胎期第15天，沿胚胎表面形成原条。小原窝位于原线头侧，围绕原窝的细胞结节状增值形成所谓的Hensen结节。约在第15或第16天，细胞进入原窝并沿中线向头侧移行形成脊索突，最终发育为脊索。脊索突和脊索在背侧中线诱导外胚层细胞板（神经板）形成。

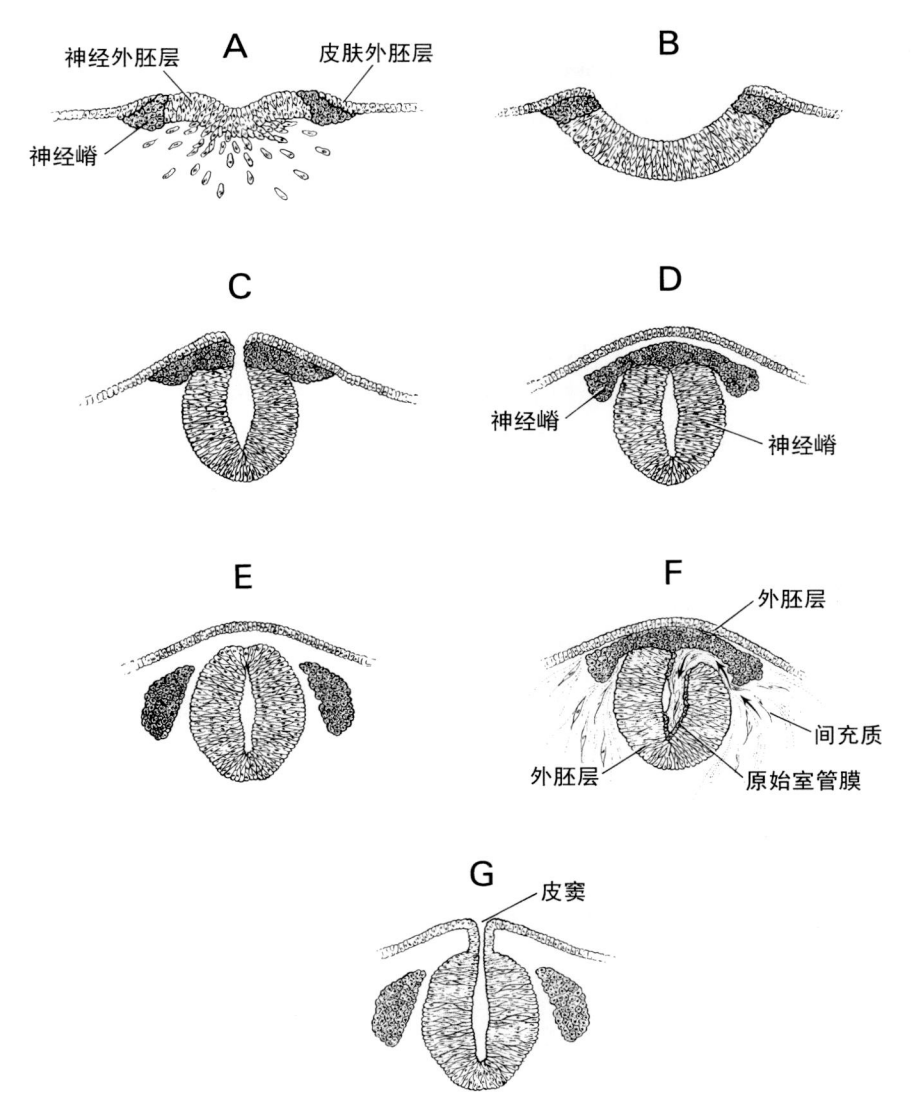

图9-2 正常和异常神经管化 A-E：正常神经管形成。神经板由神经外胚层（在两侧与皮肤外胚层连续）组成。神经外胚层与皮肤外胚层连接处的细胞最终分化成神经管嵴细胞（A）。约妊娠第17天，神经板两侧开始增厚，形成神经皱褶（B）。神经皱褶中神经外胚层细胞含有可收缩性韧带，这些韧带收缩，可引起神经皱褶沿神经轴全长向背侧弯曲，使两侧神经皱褶边缘在中线相互靠近（C）。一旦两侧神经皱褶在中线接触，神经管形成过程（神经管闭合）即开始。闭合时，上方的外胚层与神经组织分离并在中线融合，形成连续覆盖神经结构的外胚层。同时，神经嵴细胞从神经管突出形成神经管背侧的临时性结构（D）。最终这些神经嵴细胞将移行形成背侧神经根神经节和多种其他结构（E）。F和G：异常神经管形成。当神经外胚层与皮肤外胚层分离不完全时，包绕神经外胚层的间充质则进入神经管的内面。间充质进入神经管并与原始室管膜层接触后可发育为脂肪。这被认为是椎管内脂肪瘤的形成原因（F）。皮肤外胚层与神经外胚层完全未分离将导致脊髓脊膜膨出（图9-4）；局部未分离引起中枢神经系统与皮肤间出现永存通道（内衬上皮）（G）。这种永存通道被称为背侧胚窦。

此的。

位于闭合神经管两侧的间充质被小节间裂分割为多个体节，每个体节分为内侧（生骨节）和外侧（外肌节）两部分。内侧生骨节形成椎体，而外侧肌节形成椎旁肌肉组织。在神经管闭合并与表面外胚层分离后，间质细胞也可移行到神经管背侧形成神经弓的前体（加上脊膜和椎旁肌肉组织），Sonic Hedgehog（SHH）蛋白诱导间叶细胞发生分化形成椎体腹侧结构，BMP4蛋白诱导背侧间叶细胞分化则形成椎体后方结构。

在椎体发育的第二个阶段（被称为软骨化），生骨节沿着前文所述的节间裂方向横行分离，一个生骨节的下半部分与下方生骨节的上半部分跨越节间裂融合形成椎体。这个过程两侧对称，同时进行，故每一侧生骨节融合形成了该侧的半个椎体。这种重新分节使原来的节间动脉和静脉位于新椎体的中间。脊索残留将永久存在于新形成的椎体之间，并构成椎间盘的一部分——髓核。胸部体节的一部分随后向腹外侧方移行形成肋骨。

在椎体形成最后的阶段（骨化），软骨化骨构成完整的椎体。骨化从三个中心开始（椎体中间和两侧椎弓）。胚胎尾端的椎体形成则是一个与其他椎体形成不同的、无序的过程，一个包含脊索，间质细胞和神经组织的细胞团仅分成体节而形成骶椎和尾椎。退变造成该部分中绝大多数椎体减少并融合。与尾端神经管的发育一样，尾端细胞团这种明显的无序状态常常导致发育畸形，引起尾端退化综合征，脂肪瘤和畸胎瘤。

脊柱形成畸形概念

胚胎学概念和理论

脊柱发育畸形的胚胎学研究在不断进展。当发现新的事实时，新理论一旦建立，老观念就会被抛弃。与数学理论相比，胚胎学理论永远不能证明对错，它只能被证实或驳斥。在临床医学中，如果一个理论能解释观察到的现象或有助于分类，它就是有用的。能预测未来的现象属于意外收获。在本章所用的分类标准主要是基于David McLone博士和Thomas Naidich博士在芝加哥纪念儿童医院一起工作时提出的脊柱神经管闭合不全的理论，这一理论又是以Della Rovere首先提出的概念为基础。目前这是笔者发现的最有用的，也是最好的分类和解释脊柱畸形的理论。

在本章介绍脊柱畸形时，笔者在很大程度上忽略了发育性神经基因学，这样做并非降低发育神经基因学的价值。事实上，脊柱畸形是多种因素作用的结果，基因学因素可能是最重要的（有兴趣的读者可自己阅读）。尽管近十年来取得了许多重要进展，而正常和异常脊髓发育的发育性神经基因学研究细节还在进一步发展中，其中不完整的知识点即使对有经验的临床医师来说也可能是迷惑多于启发。

神经胚形成异常

在神经管闭合时，神经管与皮肤外胚层分离的过程被称为分离，分离后，在闭合的神经管背侧，皮肤外胚层于中线融合。同时神经周围的间质组织移行进入神经管与外胚层间的空隙，包绕神经管并被诱导形成脊膜，骨性脊柱和椎旁肌肉结构。间充质往往与新形成的脊髓中央管相隔离，因为神经管在分离前或在分离发生时已经闭合。

分离缺陷可以解释多种病变类型。例如，局部单侧神经外胚层与皮肤外胚层分离过早（在神经管闭合前）可使神经周围间充质进入神经沟并与神经沟表面的原始室管膜相接触，与神经管内面接触的间充质可通过接受促信号脂肪细胞加速产生或阻断信号抑制信号脂肪细胞产生。因此，局部神经外胚层与皮肤外胚层分离过早可以解释脊柱脂肪瘤和脂肪脊髓脊膜膨出（图9-2F）。位于终丝上方的脊髓脂肪瘤似乎就是这样形成的。脊髓圆锥尾端的脂肪瘤的形成原因可能完全不同，如尾端细胞团异常发育等。

脊柱的其他畸形也可用分离不全解释。上皮窦可能是局部分离不全引起的局部皮肤外胚层-神经外胚层间的通道（图9-2G）。窦道将阻止间充质在神经外胚层与皮肤外胚层间的空隙中移行，并构成上皮窦患儿常见的局部脊柱裂。皮肤外胚层与神经外胚层粘连也可解释窦道病灶皮肤部位与窦道终端中枢神经系统的神经外胚层位置的一致性。脊髓脊膜膨出可被解释为大范围分离不良所致（图9-2和图9-4）。这些概念在本章以后的章节中将会详细介绍。

与其他全身畸形相关的脊柱畸形

脊柱畸形常合并腹部或盆腔脏器畸形以及椎体畸形。如前所述，从解剖学上讲，尾端细胞团与下生殖泌尿系统和肛管直肠系统的起源部位——泄殖腔十分接近。因为这种密切的胚胎学关系，在患有肛管直肠和泌尿生殖系统疾病的病人中腰骶椎发育不良、脊髓脊膜膨出和脊髓栓系的发生率较高（反之亦然）。而且，脊索与诱导胸腹部脏器和神经管正常形成有关，所以，因脊索形成异常所致脊髓疾病患儿可出现上消化道或呼吸道畸形。最后，重要的是要记住，椎体发育与脊髓发育都受到许多相同因素的影响，因而出现任何椎体畸形时，如VATER（椎体缺陷，肛门闭锁，气管食管瘘和桡骨及肾脏发育不全）综合征，Klipper-Feil综合征和腰骶椎发育不良，都应该寻找伴随的脊髓伴发畸形。

脊柱畸形的临床表现

绝大多数脊柱畸形患儿既出现畸形的外观表现，

又可见终丝紧绷综合征（脊髓栓系）的症状。外观表现依据畸形类型而不同，将在以后的章节中加以详述，它们包括皮肤血管瘤、浅凹、毛斑、不典型脊柱侧弯和巨大皮下脂肪瘤。终丝紧绷综合征又被称为脊髓栓系综合征，是一种导致神经和矫形外科上的畸形的复杂病变。该综合征常合并脊髓纵裂、脊柱脂肪瘤或合并终丝变短或增粗，常见脊髓圆锥低位。患儿可于任何年龄出现症状，作者见过患儿于任何年龄（最晚为80岁）突然出现脊髓栓系症状。所有患儿均出现局部运动困难，从肌肉僵硬到急性肌无力，并且出现下肢反射异常，还可见膀胱功能低下（常表现为压力减低、滴尿）、感觉异常、下肢关节畸形（最常见畸形足）和背痛（特别是劳累后）。尿动力学检查常显示异常。少见肠道功能低下。虽然本病常见脊柱侧弯，但很少为单发症状。清晨和运动后症状可加重。腰骶发育不良、VATER综合征和直肠肛门畸形（肛门闭锁）患儿脊髓栓系综合征的发生率增加。

成人脊髓栓系患儿的表现有异于儿童，成人更多表现为疼痛，也许因为合并退行性改变，较少出现失禁、无力或脊柱侧弯。事实上，应该注意的是脊髓栓系可加速椎间盘退化。

名词术语

神经管闭合不全　是指一组不同性质的脊柱畸形。尽管它们存在不同，但所有病变均为间充质、骨质和神经组织在中线位置的不完全闭合。

脊柱裂指的是脊柱后部骨性成分（椎板和棘突）不完全闭合。

开口性脊柱裂（又称囊肿性脊柱裂）指的是椎管内成分部分或全部经过骨性缺损向后突出。其中包括①单纯脊膜膨出，硬膜和蛛网膜经过后方脊柱裂突出（但没有神经组织）；②脊髓膨出，中线神经组织直接突出，位于皮下；③脊髓脊膜膨出，由于神经板腹侧蛛网膜下腔扩张，脊髓突出于皮肤表面。

隐性脊柱闭合不全　是一类在表皮下发生的疾病；也就是说，没有神经组织暴露。这些病人常出现皮下占位，为皮下脂肪或单纯脊膜膨出。属于隐性脊柱闭合不全的疾病主要包括脊膜膨出，绝大多数脊髓纵裂和脊索分裂综合征病例，背侧上皮窦，终丝紧绷综合征，脊柱脂肪瘤和脊髓囊状膨出。

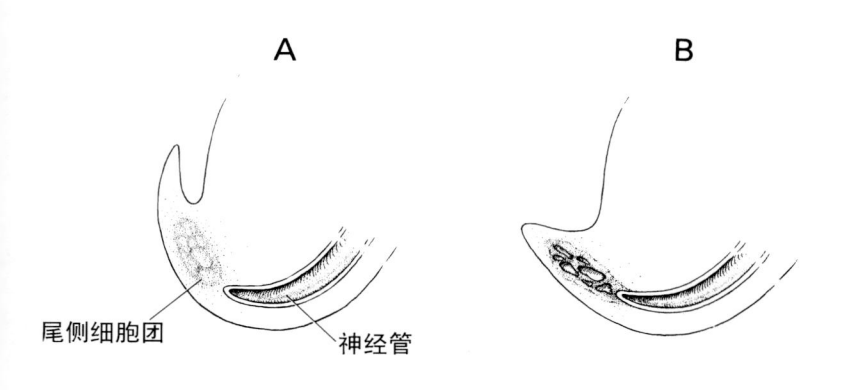

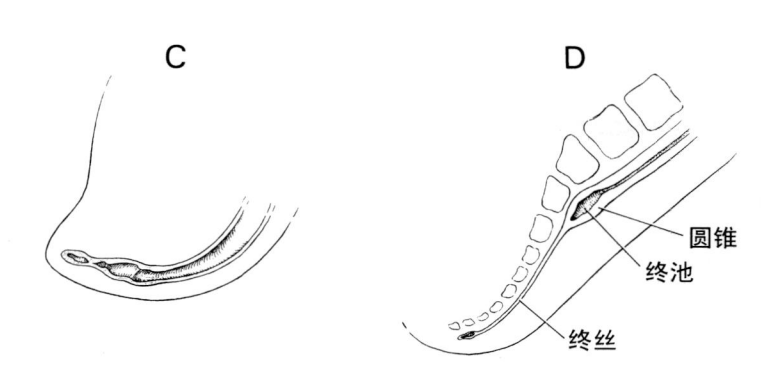

图9-3　神经管形成和退变分化。神经管形成后，神经上皮在胚胎尾端与脊索融合导致尾端细胞团形成尾端皱褶（A）。约30天时，尾端细胞团中出现多发小囊和细胞簇（B）。小囊相互融合形成管状结构，并与其上方的神经管相通（C）。约38天时，在被称为"退变分化"的过程中，凋亡使尾端神经管细胞团和中央管体积不断缩小。该过程中形成的节段最终成为脊髓圆锥远端、终丝和终室（D）。

椎体数目异常

在实际工作中我们常遇到的一个问题是，确定脊柱畸形患儿的病变水平，如半椎体和蝴蝶椎。一种解决办法是计算所有椎体的数目（正常椎体、蝴蝶椎和半椎体），同时在半椎体外标出"h"，在蝴蝶椎旁标出"b"。如，C-6是一个半椎体，我们标为"C-6h"。T-8为蝴蝶椎则标为"T-8b"。出现这两个节段畸形的患儿的报告不是C-7/T-12/L-5/S-5（表示正常），而是C-8（1h）/T-12（1b）/L-5/S-5伴有C-6半椎体和T-8蝴蝶椎。这个系统有利于向临床医生提供必要的资料。

影像技术

多种技术均可用于脊柱成像。超声，CT和MRI都可提供高质量图像，以显示疾病所特有的各式各样的解剖畸形。所以，从诊断和术前准备的角度来说，认识并区分不同疾病所具有的解剖特征比了解影像方法更重要。

然而，需要记住的是，一个病人可能同时有多种脊柱畸形。例如，一个脊髓脊膜膨出的病人可能还有脊髓积水空洞症、脊髓纵裂，终丝紧绷和背部上皮窦。所以，当皮肤或椎体异常提示存在畸形时，应进行全脊柱扫描。利用较少序列在矢状和冠状进行无创、无辐射的检查而获得全脊柱图像，是MRI所具有的独特优势。例如，一项MR和超声应用于婴儿脊柱疾病诊断的对比研究结果表明，虽然正常超声足以排除绝大部分脊柱疾病，但磁共振在其中20%的病例中仍可发现新的疾病。超声检查很难发现一个脊髓圆锥位置正常病人的终丝增厚、脂肪化，而轴位T1加权MR图像则很容易显示。对于1岁以后的患儿，随着脊柱后侧成分的骨化，超声的作用越来越小，而MR仍然保持优势。脊柱检查的常规MR序列在第一章已经介绍。这里需要增加的内容是，拥有快速扫描速度及可进行任意曲面和多方向重建的功能的螺旋CT，在鞘内注射对比剂后扫描，可提供出色的脊柱畸形图像。在我们的实践中，MR因其无创性而成为脊柱畸形检查的首选方法，但在某些病例中，CT脊髓造影可提供重要的补充信息。

脊柱侧突患儿的影像

对于是否应该在手术或器械矫正脊柱侧突前对患儿进行脊柱MR检查尚存在争论。但是，目前得到广泛认可的是，任何患儿出现临床恶化、不典型脊柱侧突特点（进展迅速、弯曲位置异常或胸椎向左弯曲）、出现神经系统症状和体征、年龄小于11岁或严重侧突（Cobb角大于55°），应进行脊柱MR检查寻找肿瘤、脊髓空洞脊髓症、脊髓紧绷或其他脊髓疾病以及硬膜内外囊肿。以上所述任何疾病均可引起脊柱侧突。更重要的是，在治疗原发病前对脊柱侧突击进行外科治疗可增加神经损伤的发生率。

神经胚形成畸形

分离不良引起的畸形

脊髓膨出和脊髓脊膜膨出

脊髓膨出和脊髓脊膜膨出最可能来源于局限性神经管闭合不全，因神经外胚层细胞表面特异性受体的表达缺陷所引起。开放性神经管缺损引起神经系统损伤，包括截瘫、脑积水、大小便失禁、性功能低下、骨骼畸形、并常伴有智力损害。实验证据表明，脊髓脊膜膨出患儿神经损害并非完全由开放性神经管缺损所引起，而是由于胚胎时期慢性机械损伤和羊水对胎儿裸露的神经组织逐渐产生的化学损伤所致。在子宫内早期修复羊胎儿的脊柱裂可阻止脊椎损伤的发展，改善出生时的脊髓功能。许多机构已经在宫内对人类胎儿进行脊髓脊膜膨出修补术，报告表明对妊娠25周以前的胎儿进行治疗后，合并的Chiari Ⅱ畸形和巨脑室可出现自发改善。因此，利用超声或MR（图9-5）产前诊断脊髓脊膜膨出可减少该病的产后诊断。一项多中心前瞻性研究将对这些脊柱畸形胎儿进行产前治疗的神经和功能发育的价值进行评估。

脊髓脊膜膨出患儿发生神经管闭合不全的确切病因还不清楚，然而越来越多的证据显示叶酸对该病具有保护作用。动物试验表明，叶酸缺乏可损害嘧啶的生物合成，而嘧啶有助于补偿潜在的基因易患体。母亲补充叶酸能明显降低子女中神经管缺损的发生率。人们可是对叶酸代谢的相关基因进行研究，因为叶酸可能与脊髓脊膜膨出的发生有关，目前研究未取得明显成果。有意思的是，肥胖女性（体重>70千克）的后代发生神经管缺损的几率也增加，而且补充叶酸后其危险度未见下降。

脊髓膨出和脊髓脊膜膨出发生区域的神经皱褶未在中线融合而形成神经管。所以，神经管仍保持开放状态，而神经皱褶也仍与皮肤表面的表皮样外胚层相延续（分离不良）。位于后中线皮肤表面的开放性脊髓被称为神经基板，神经基板的后侧（背侧）表面组织为可

第九章 脊柱先天畸形　523

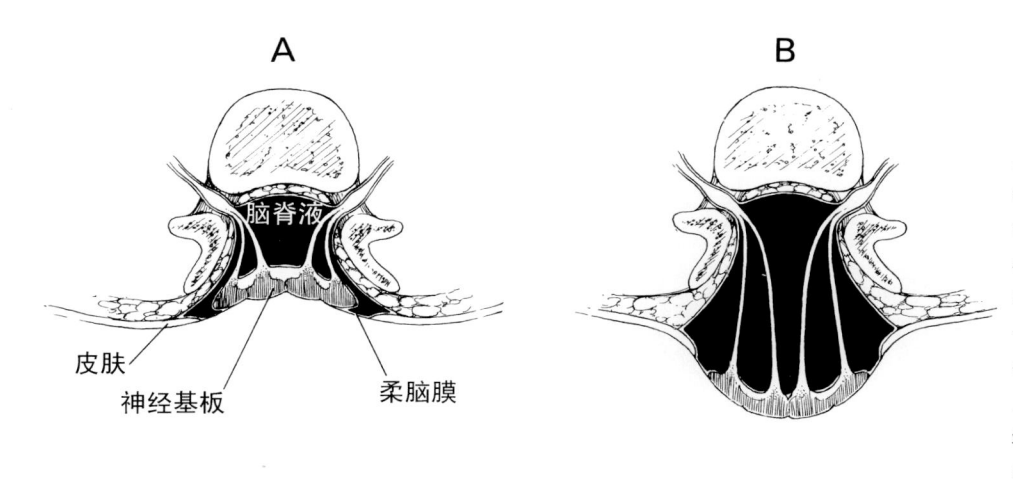

图9-4　脊髓膨出和脊髓脊膜膨出。A：脊髓膨出。神经板为暴露于空气的扁平神经组织结构。硬膜后方缺损；神经板腹侧的软膜和蛛网膜与硬膜共同形成蛛网膜囊，并在膨出部位上、下方与蛛网膜下腔相通。背侧和腹侧神经根均从神经板腹侧面发出。B：脊髓脊膜膨出。除了腹侧蛛网膜下腔扩张将神经板向后推移外，本病与脊髓膨出都相同。

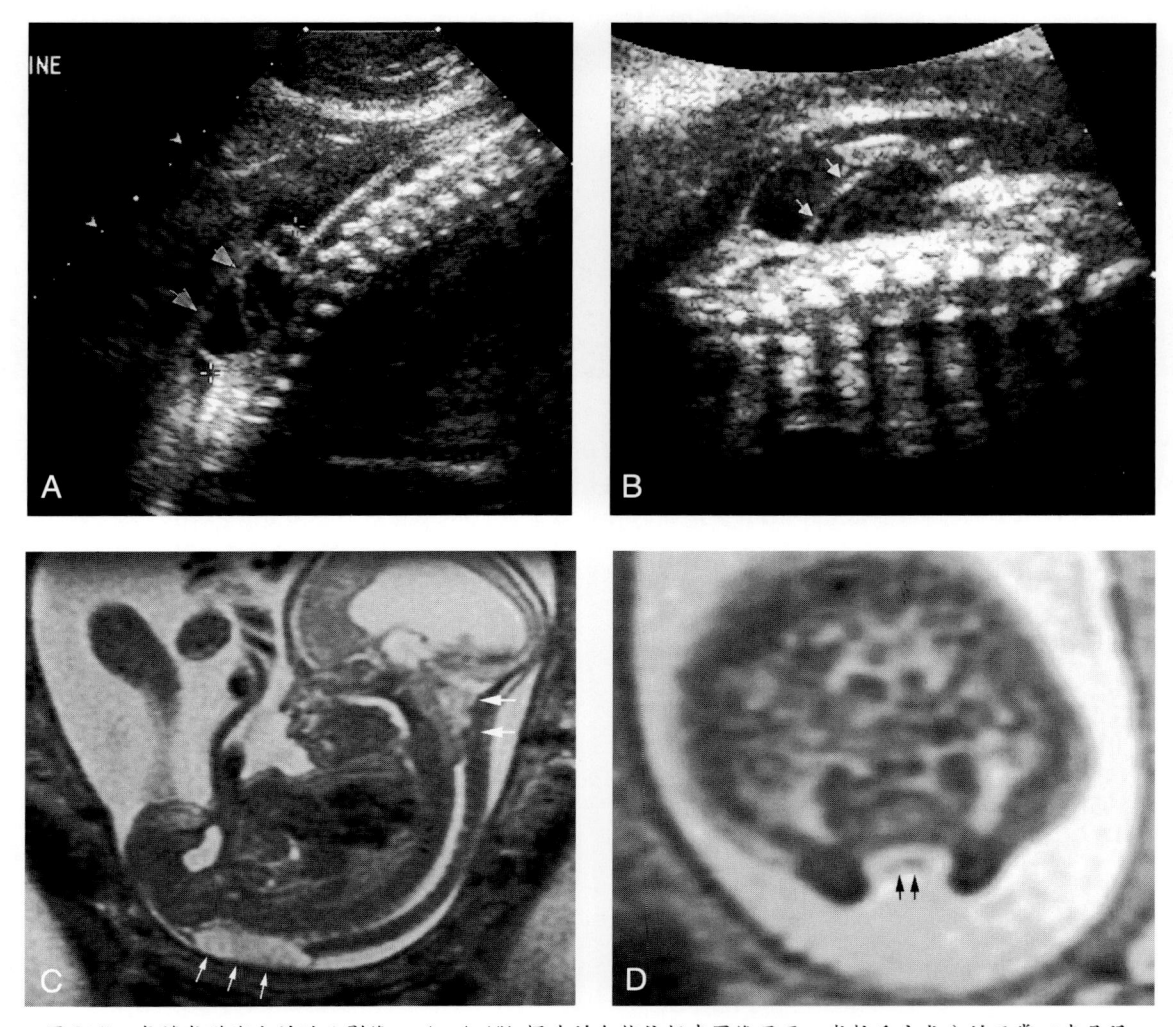

图9-5　脊髓脊膜膨出的胎儿影像。A：4-MHz探头的矢状位超声图像显示，脊柱后方成分的正常回声局限性消失，提示骨性脊柱裂。脊膜膨出则表现为脊柱裂水平向后侧膨出的低回声影（箭号）。B：采用8-MHz探头的高分辨图像显示的曲线状回声（箭号）代表神经组织进入脊膜膨出。C：通过脊柱的SSFSE序列图像显示，腰骶椎脊柱裂合并背侧脊髓脊膜膨出（小白箭号）。颅颈交界部可见Chiari I型畸形（大白箭号）。注意严重的脑积水。D：轴位SSFSE序列图像显示，背侧骨性脊柱裂。该水平上，神经板（黑箭号）仍位于椎管内。

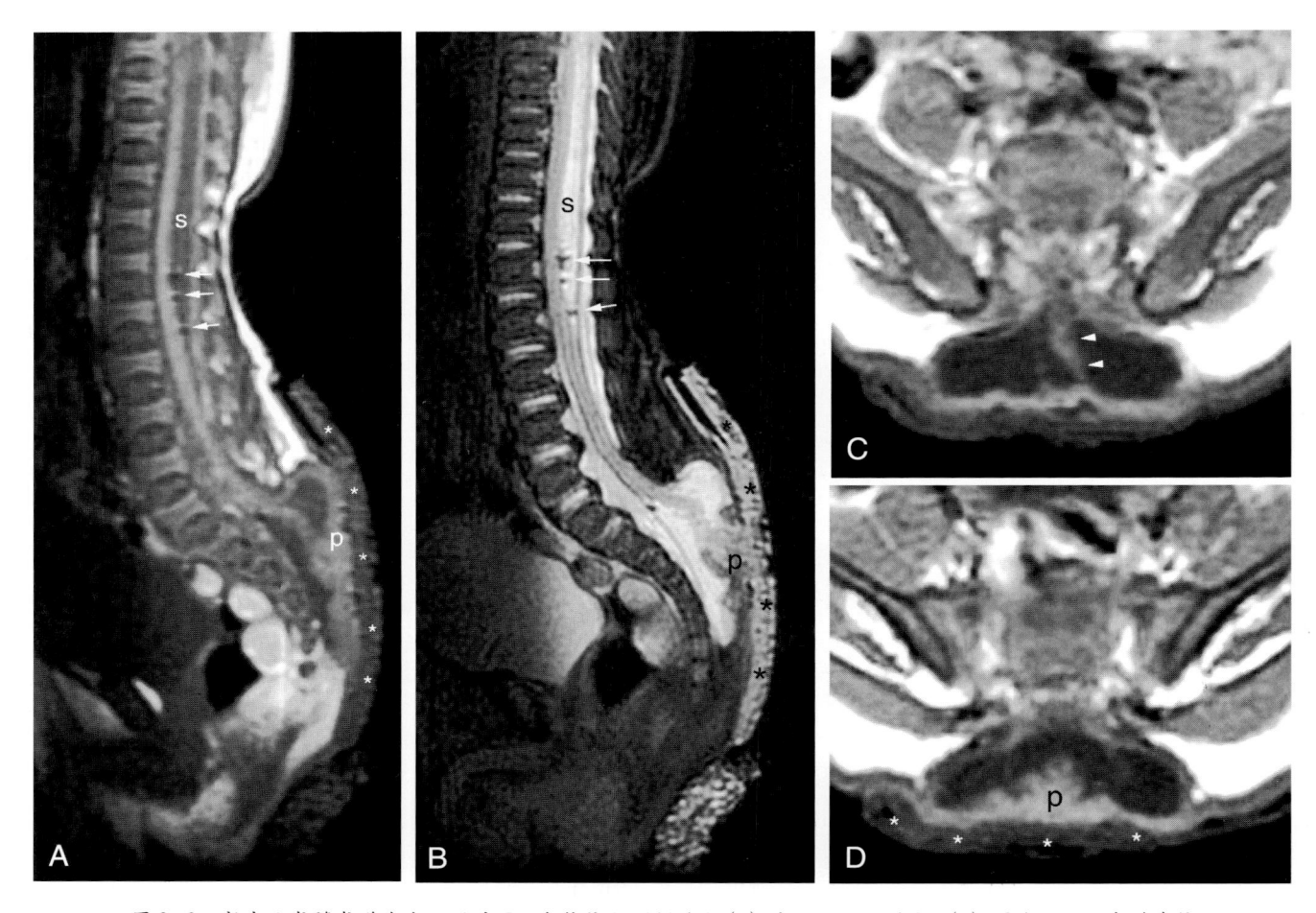

图9-6 新生儿脊髓脊膜膨出。A和B：矢状位SE 600/11（A）和FSE 3700/120（B）图像显示，脊髓在椎管内向尾侧延伸达骶椎水平。脊髓空洞症引起脊髓增粗，空洞内可见少量气体（小白箭号）产生的磁敏感伪影。神经板（p）经骨性脊柱裂向背侧伸出。被星号标记的是覆盖在神经板上的湿敷料。C：轴位SE 600/11图像显示，脊髓（箭号）从椎管内穿过蛛网膜下腔到达皮肤表面，构成神经板。D：上图远端的轴位SE 600/11图像显示，背侧神经板被湿敷料（星号）所覆盖。

正常发育成神经管内室管膜层的组织；正常情况下，神经基板前侧（腹侧）组织将发育为脊髓的外表面（软脑膜）（图9-4）。

神经管闭合不全造成神经组织与皮肤外胚层连接，它沿着神经板侧面与皮肤相接触。由于没有表面皮肤覆盖，神经基板暴露于外界，因此，新生儿患儿可因后背中线区出现微红色的神经组织基板而被确诊。

神经基板未能与皮肤外胚层分离阻碍了间充质向神经基板后方移行，它们被强制滞留在神经组织前外侧。因此，棘突和椎板（起源于这些间充质组织）朝后外侧翻转（正常情况下应翻向后内侧）（图9-4）。由于椎板和棘突外旋，脊髓腔在脊柱裂口处形成梭形扩大。当椎板处于矢状位时，椎管扩张程度最严重；随着椎板继续旋转，椎管体积也将逐渐缩小。

椎体可基本正常，也可表现为单纯半椎体到椎体成分融合不良的各种畸形。约1/3脊髓脊膜膨出患儿椎体节段畸形可引起脊柱出现小范围后侧凸畸形，其余65%患儿出现的脊柱后侧凸畸形（不严重）则是因神经肌肉不均衡所造成的。

腰椎或腰骶椎脊髓脊膜膨出患儿常出现脊髓栓系。患儿神经根像轮辐样呈放射状从神经基板向上方、侧方及尾侧方向移行到相应神经孔。

很少对新生儿脊髓膨出或脊髓脊膜膨出进行影像检查（图9-6），暴露的神经基板在体格检查时已经很明显，往往在48小时内进行手术修复。修复后，多数婴儿会出现固定的神经损害。如伴发的脑积水（除非在产前进行了修复术，否则已经存在）得到控制，病情一般不会进一步恶化。当患儿脑积水已经得到充分治疗

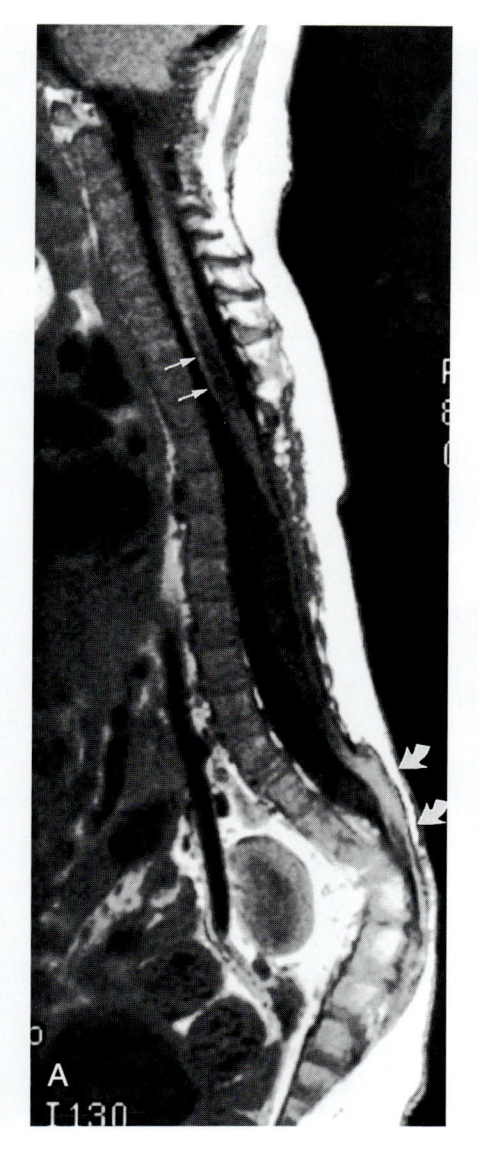

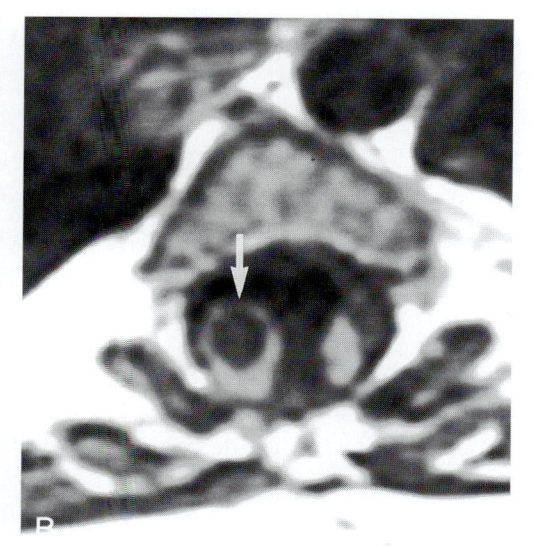

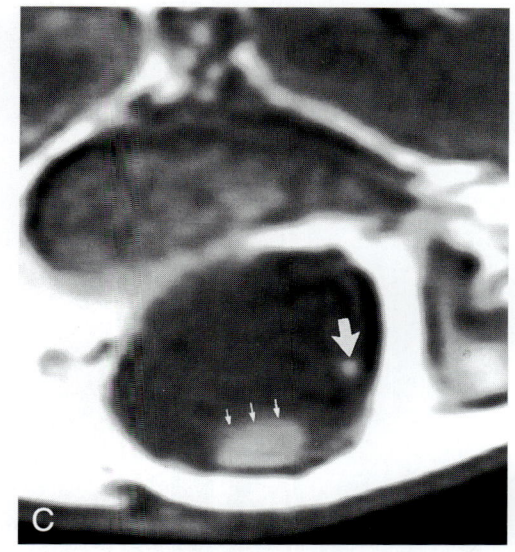

图9-7 半脊髓膨出。A：矢状位 SE 600/20 图像显示，胸腰段水平修补后的脊髓脊膜膨出（弯箭号）和颈胸段脊髓的局限性脊髓空洞积水症（直箭号）。B：轴位 SE 800/20 图像显示，胸段脊髓发生纵裂。右半脊髓（箭号）因脊髓积水症而增粗。C：脊髓脊膜膨出修补水平，右半脊髓表现为扁平板状（小箭头），栓系于硬膜和硬膜外脂肪。较小的左腹侧半脊髓（大箭号）在修补时未受重视。

而脊柱神经放射学检查仍显示恶化，或患儿出现少见的神经检查异常（如不对称性下肢神经损伤）时，应怀疑患儿患有半脊髓膨出。

半脊髓膨出

Cameron、Emery 与 Lendon 和 Pang 发现，31%到 46% 的脊髓脊膜膨出患儿并发脊髓纵裂。脊髓纵裂可出现于脊髓脊膜膨出的上方（31%）、下方（25%）或与脊髓脊膜膨出相同的水平。除明显脊髓纵裂病人外，5% 的脊髓脊膜膨出患儿于神经板头侧或相同水平出现两条脊髓中央管，提示轻度的脊髓纵裂，但未影响脊髓的整体外观。

半脊髓膨出是伴有脊髓纵裂的脊髓脊膜膨出的特殊类型，可在约 10% 脊髓脊膜膨出患儿中观察到。在半脊髓脊膜膨出中，位于中线一侧的两个半脊髓中的一条常表现为轻微脊髓脊膜膨出，而另一条可正常，可被增粗的终丝栓系（图9-7），或在极低水平出现轻微脊髓脊膜膨出。两个半脊髓常位于各自的硬膜腔内，被纤维性或骨性嵴所分隔。偶尔，两个半脊髓也可位于同一个硬膜腔内，硬膜腔在半脊髓脊膜膨出水平出现缺损。总之，患儿半脊髓膨出一侧可出现神经功能受损，但另一侧神经功能则表现正常或几乎正常。影像检查（图9-7）可显示分裂的脊髓，脊髓脊膜膨出的程度和对称性（或由此引起的缺损），骨性嵴是否存在以及其他可影响外科手术的畸形。在本章后面的章节将详细介绍脊髓纵裂。

术后并发症

脊髓脊膜膨出（或任何一种脊柱类似畸形）修补术后，患儿常出现较固定的神经损害，故神经功能退变将提示存在并发症。五种主要原因造成该组患儿出现术后神经系统损伤：①脊髓和神经板可能被瘢痕或以前没有认识到其他异常所栓系；②靠近神经板的硬膜可能被拉得太紧，形成硬膜缩窄环；③皮样或表皮样肿瘤或蛛网膜囊肿可能压迫脊髓；④血管受压可能导致缺血；⑤可能出现脊髓空洞症。

只有在排除了其他原因后才能诊断脊髓被瘢痕再栓系。脊髓脊膜膨出修补术后患儿行影像检查的目的在于明确病因。如不能明确神经功能退化的病因，则临床诊断可为栓系。在相位对比MR图像上，颈髓运动消失可提示或明确脊髓再栓系。正常脊髓在脑脊液舒张期向尾侧运动（同时，脑脊液向头侧运动的速度超过2cm/s）而收缩期则向头侧运动，运动速度为1cm/s。脊髓栓系患儿将出现运动减弱和速度降低。但是，即使

校正MR也难以进行准确测量。另外，在未发生脊髓栓系的患儿中，脊柱侧突也可引起脊髓运动减弱。而且，相位对比法诊断此病的敏感度和特异度还未经大规模试验来确定，所以，直到本书编写时该技术尚未得到广泛应用。

伴随畸形很常见。高达46%的脊髓脊膜膨出患儿可见脊髓纵裂（图9-7和图9-8）或上皮窦，几乎所有未经产前修补者出现脑积水和Chiari Ⅱ后脑畸形。因此，脊髓脊膜膨出修补术后出现神经症状恶化的患儿一定要进行颅脑和全脊柱检查。一般情况下，我们先对头颅行矢状位和轴位T1加权像检查，随后对全脊柱行冠状位扫描（排除脊髓分裂畸形）。最后，从颅骨到脊髓圆锥行矢状位检查以除外内在或外部畸形。

皮样和表皮样肿瘤 可为发育性肿瘤或因腰穿或脊髓脊膜膨出修补术所引起。影像检查上，肿瘤表现为椎管内占位性病变，可表现为与脊髓内或黏附于脊髓马尾神经根或鞘囊壁的病灶。CT或脊髓造影不能区分皮

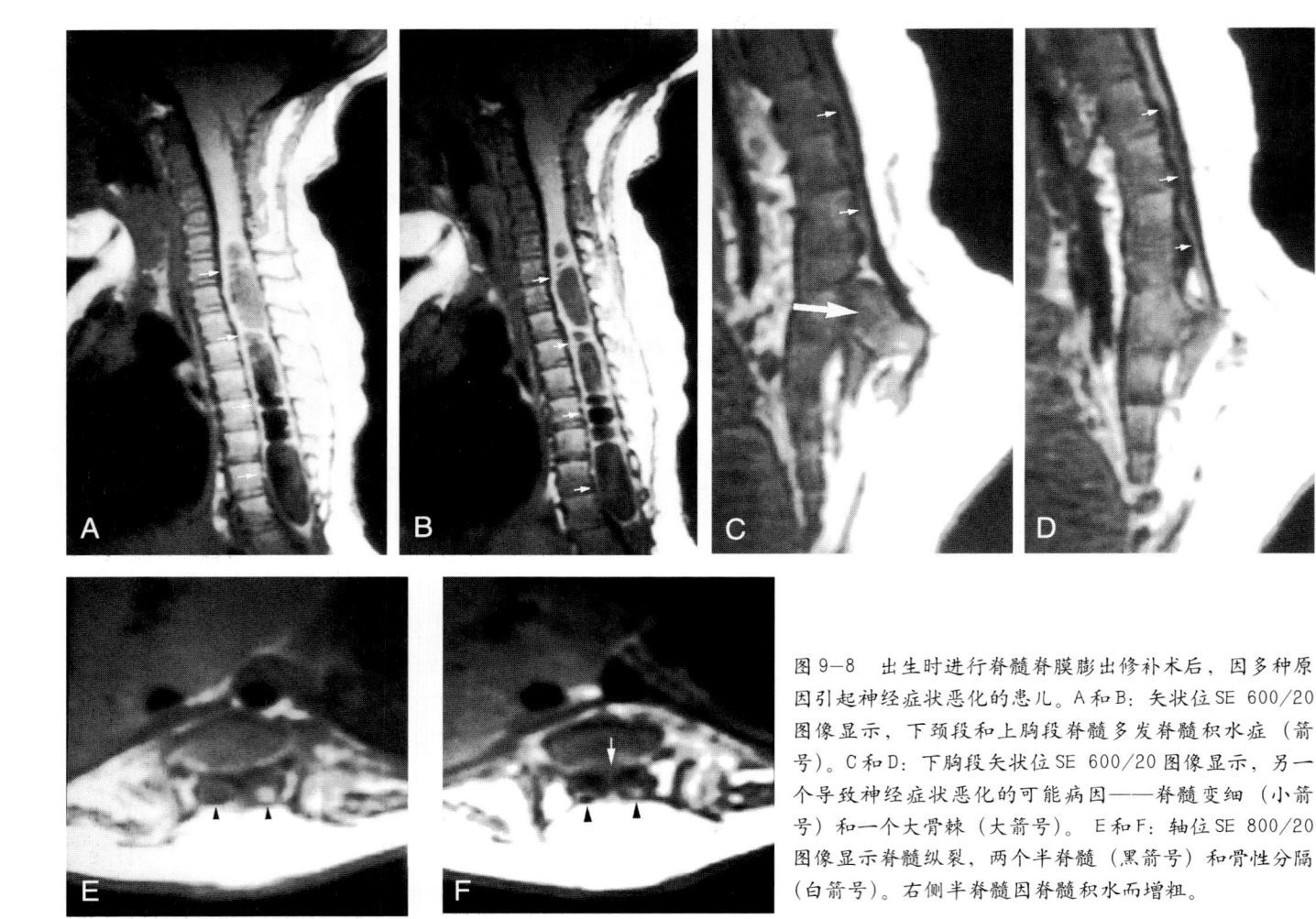

图9-8 出生时进行脊髓脊膜膨出修补术后，因多种原因引起神经症状恶化的患儿。A和B：矢状位SE 600/20图像显示，下颈段和上胸段脊髓多发脊髓积水症（箭号）。C和D：下胸段矢状位SE 600/20图像显示，另一个导致神经症状恶化的可能病因——脊髓变细（小箭号）和一个大骨棘（大箭号）。E和F：轴位SE 800/20图像显示脊髓纵裂，两个半脊髓（黑箭号）和骨性分隔（白箭号）。右侧半脊髓因脊髓积水而增粗。

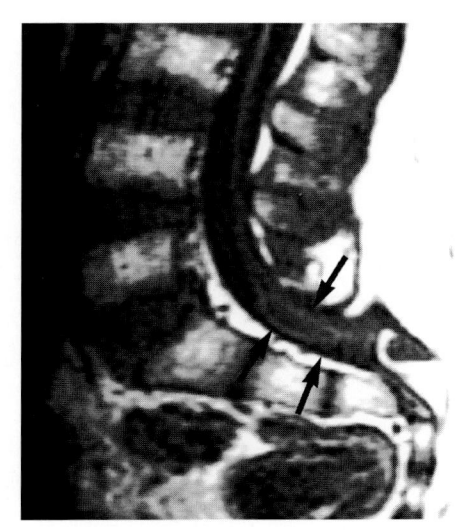

图9-9 出生时行脊髓脊膜修补术患儿的表皮样肿瘤和脊髓积水。表皮样肿瘤（箭号）在磁共振T1/T2序列中很难被发现。可选择弥散序列。

样和表皮样肿瘤。在MR上，某些皮样肿瘤T1弛豫时间显著缩短。由于皮样和表皮样肿瘤常呈现与脑脊液等信号，故在常规序列中多数情况下很难辨认（图9-9），而相邻脊髓受压或神经根移位可提示占位性病变。肿瘤可通过FLAIR序列显示，该序列上脑脊液是低信号而皮样和表皮样肿瘤则为高信号。弥散加权图像中脑脊液为低信号，皮样/表皮样肿瘤为高信号。

如第8章所述，蛛网膜囊肿可为先天性（真囊）或获得性（蛛网膜粘连），它们可出现于脊髓背侧或腹侧的任何水平。由于充满脑脊液，蛛网膜囊肿与蛛网膜下腔等信号，故MR必须通过其对相邻脊髓的占位效应来确认囊肿的存在（图9-10）。太小而未表现占位效应的囊肿不易被发现，这样的囊肿也很少需要做脊髓造影检查，因为无占位效应的囊肿不产生症状。

脊髓节段性缺血损伤可因缺血损伤水平脊髓横径突然缩小而被发现。超声，CT脊髓造影或MR均可用来显示突然狭窄部位。硬膜囊缩窄则提示手术闭合该部位时脊膜被缝合得太紧，这些很难在MR上表现出来，而脊髓造影和超声则较易显示。

29%～77%的脊髓脊膜膨出患儿出现脊髓积水（图9-8和图9-9），其发病率依赖于脑积水的疗效。脊髓脊膜膨出患儿出现脊髓积水可能是脑脊液经闩脑由第四脑室流向脊髓中央管造成的；脊髓积水不常发生于神经板的尾侧。MR很容易诊断脊髓积水，表现为中央管（脑脊液信号）扩张，并引起脊髓梭形膨大，常出现于下段颈髓或上段胸髓。脊髓积水可仅累及发生部位神经板上方一小段脊髓，也可累及从颈-延髓交界部向下直到神经板的整个中央管。

脊髓积水未治疗可迅速引起脊柱侧弯。脊髓脊膜膨出和脊髓积水患儿出现快速、渐进性脊柱侧弯提示非功能性分流或第四脑室包囊形成。由于这些患儿的脊柱侧弯可由分流异常，四脑室包囊形成或与这两者均无关的脊髓积水所引起，故所有出现不典型弯曲的、迅速进展的脊柱侧弯患儿以及合并神经损害的脊柱侧弯患儿均应进行全颅脑脊柱影像检查，以找出可治疗的、造成脊柱侧弯的病因。此时，MR成为可选择的影像检查方法。

Chiari Ⅱ畸形

Chiari Ⅱ畸形是颈髓、脑干和后脑的一种畸形，所有脊髓脊膜膨出患儿均不同程度出现该畸形。尽管Chiari Ⅱ畸形在第5章已经全面介绍过，但因为这种畸

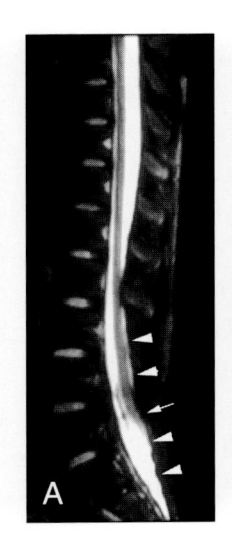

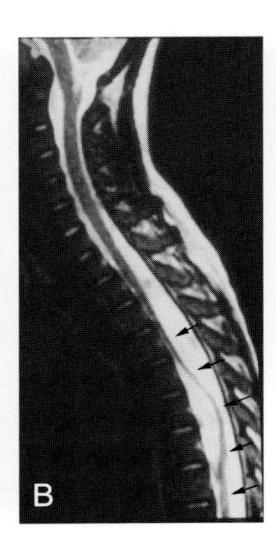

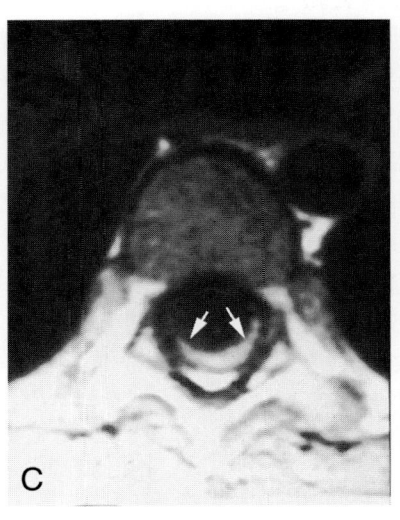

图9-10 出生时行脊髓脊膜膨出修补术后的患儿，目前伴有蛛网膜瘢痕/小腔导致神经系统检查较前恶化。A：矢状位FSE 3500/102图像显示，脊髓圆锥（白箭号）向尾侧延伸至L5水平。本图难以确定神经系统症状是否为栓系所致，或其他原因引起。应强调对该患儿进行全脊髓影像检查，发生脊柱裂（白箭头）的节段没有发现脊索。B：颈椎和上胸段矢状位FSE 3500/112图像显示，瘢痕和蛛网膜小腔引起脊髓变细（黑箭号）并向背侧移位。C：胸椎中段轴位SE 600/16图像显示，脊髓呈新月形，小腔和瘢痕导致脊髓移位。

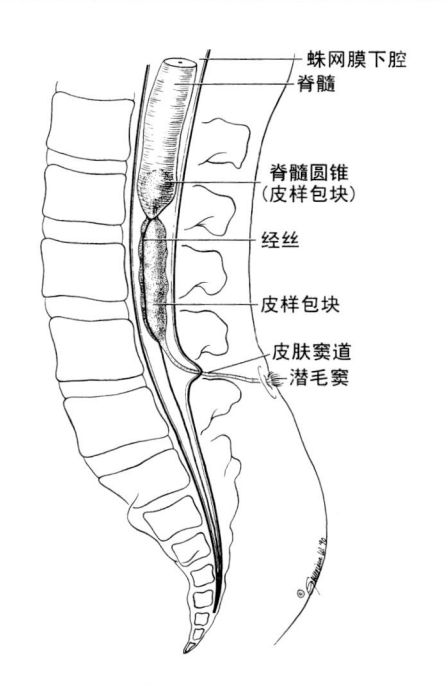

图 9-11 背侧上皮窦示意图。一簇毛发、痣或血管瘤为窦道开口的标志。当窦道穿透硬膜时，常呈帐篷样突出。窦道可终止于神经系统结构、硬膜或硬膜外。50%患儿出现沿窦道通路发生的表皮样或皮样肿瘤。（经 Barkovich 等人授权使用）。

形与脊髓脊膜膨出关系密切，故本节中也应进行简单介绍。

Chiari II 畸形被认为是一种由于脑脊液经开放的神经管大量漏出而导致脑室系统萎陷，从而造成后颅窝过小的疾病。因为骨性后颅窝小以及脑脊液漏出引起蛛网膜下腔间隙压力减低，后颅窝正常成分经枕骨大孔被积压出去并变形。脑干向下拉长、前后径缩小，常常位于枕骨大孔内或颈椎椎管内。颈髓向下移位，上段颈髓神经根则需向上走行才能到达相应的椎间孔。延髓也向下移位。70%患儿的延髓在颈椎延髓交界处远端、颈髓背侧发生折迭（它被齿状韧带固定，因而限制了其垂直下降），形成具有特征性的颈髓延髓拆曲（图 5-120 和图 5-121）。小脑蚓部常下疝形成延髓后方的舌状组织，可延伸至 C2 或 C4 水平。极少情况下，也可向下延伸到上胸段椎管。小脑包绕脑干（图 5-120），第四脑室呈垂直位（图 5-119 和图 5-120），在延髓和小脑蚓部间向下扩展；偶尔也可延伸至延髓以下，呈囊状位于颈髓后方（图 5-119 和图 5-123）。四叠体被向后下方牵拉（图 5-118 和图 5-121）。后颅窝变小及其内容物下疝造成小脑幕异常低位且呈垂直状态。正如第五章所述，对胎儿进行脊髓脊膜膨出修补后，以上许多畸形均可消失。

背侧上皮窦

临床特点

背侧上皮窦是指从皮肤表面向内延伸的长短不一的管道，其内衬上皮组织；这种管腔常沟通表面皮肤与中枢神经系统或其覆盖物。这种畸形可能是神经管形成过程中局部表皮外胚层与神经外胚层不全分离所致（图 9-12）。后来，间充质包绕脊髓并且在椎管内上升，该粘连依然存在并形成内衬上皮的长的管道。颈段是神经皱褶融合成原始神经管的初发部位，所以上皮窦在颈段的发生率低；而在神经管最后发生闭合的部位——腰骶区和枕部的发生率较高。在一项 120 例背侧上皮窦的研究中，1 例发生在骶尾部，72 例为腰骶部，12 例位于胸段，2 例位于颈段和 30 例位于枕部病例；其余 10 例则发生于头颅和脊柱腹侧。在第五章中叙述了发生在额－鼻区的上皮窦。

背侧上皮窦男女发病率相等，可在幼年到 30 岁间任何时间发生。体检可见位于中线（很少是中央旁的）的凹陷或小开口，常伴有黑色素斑块，毛发痣或毛细血管瘤。病人可因感染或并发的皮样或表皮样肿瘤对神经结构压迫而出现症状。细菌通过窦道上行可引起脑膜炎或皮下、硬膜外、硬膜下、蛛网膜下或软膜下腔脓肿。偶尔，脑膜炎也可为化学性脑膜炎，由胆固醇结晶或其他皮样或表皮样囊肿内容物释放入脑脊液所引起。

病理

在病理上，上皮窦是内衬上皮的细小管道，它从皮肤表面经过皮下组织向内扩展，50%到 75%的病例可到达椎管。窦道可抵达硬膜，而不穿过硬膜。一些患儿硬膜和蛛网膜在窦道与硬膜接触的位置向背侧突出，外形似帐篷。这种帐篷样突起可能是脊髓造影检查提示窦道的唯一表现。如果窦道穿越硬膜，则可进入蛛网膜下腔或经蛛网膜下腔终止于脊髓圆锥、终丝、神经根、脊髓背侧的纤维性结节，或皮样／表皮样肿瘤（图 9-11）。大约半数背侧上皮窦终止于皮样或表皮样肿瘤。反之，20%~30%的皮样或表皮样肿瘤伴有上皮窦道。上皮窦可位于中线或中线旁，中线开口的上皮窦常合并中线皮样肿瘤，而中线旁开口则常伴有表皮样肿瘤，可位于硬膜外，硬膜下或蛛网膜下腔外侧。某些病例上皮窦在皮下呈水平方向到达硬膜，而其他则在到达硬膜前先在皮下走行一段距离，然后在椎管内上升至脊髓圆锥水平。每个病人的窦道路径不一样，因此，必须对开口以上进行薄层连续扫描才能确定每个

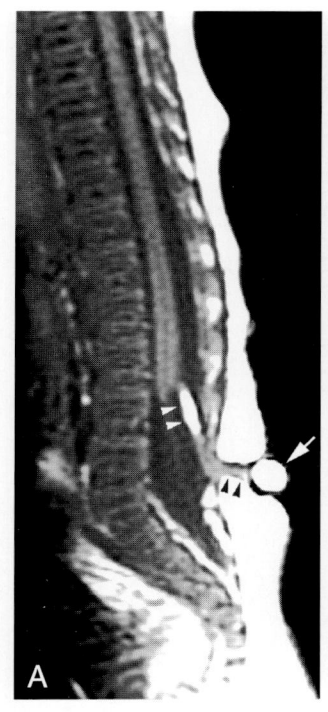

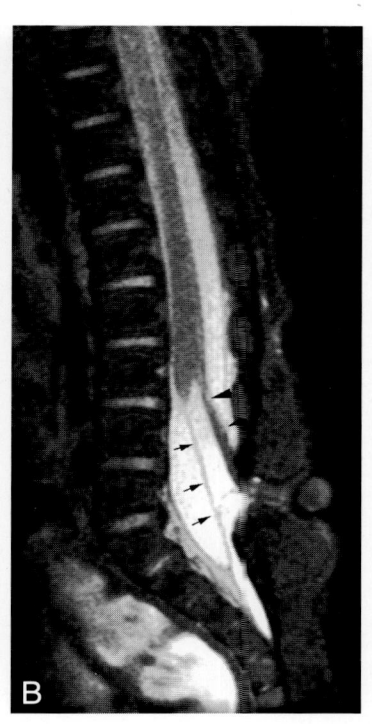

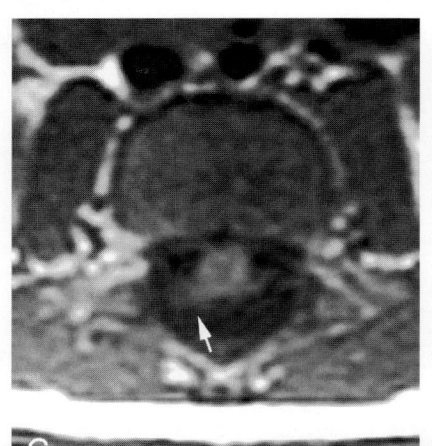

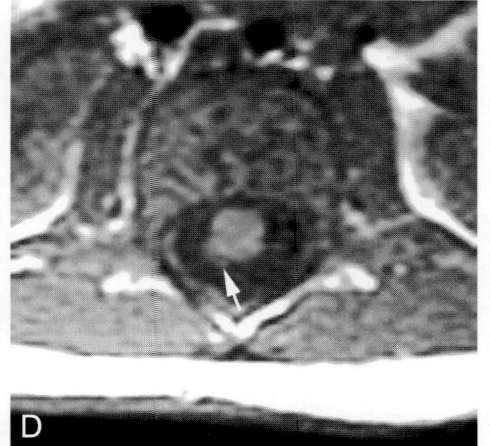

图9-12 背侧上皮窦伴脊髓圆锥旁皮样肿瘤。A：矢状位SE 500/15图像显示，上皮窦（小黑箭头）经皮下脂肪进入蛛网膜下腔。因含有脂肪，部分窦道蛛网膜下腔为亮信号（白箭头）。皮肤表面的圆形高信号（大白色箭号）是标记窦道开口的维生素E胶囊。B：矢状位FSE 3700/102图像显示，穿过蛛网膜下腔的窦道（大黑箭头）更清晰。偶然发现了增粗的终丝（小黑箭号），似乎与圆锥低位（位于L3下缘，低于正常位置一个椎体水平）相关。C和D：轴位SE 600/15图像显示，脊髓圆锥背外侧模糊软组织信号（白箭号）。手术发现为皮样肿瘤。

窦道的全部路径。

合并于上皮窦的骨性畸形变化多样。如上反窦仅经过棘突间韧带缺损而进入椎管内，则可不伴有骨性畸形。其他病例中，窦道可能伴发棘突上表面沟和椎板沟、棘突发育不良、单侧半棘突、多发局限性脊柱裂或椎板缺损。

当出现皮样或表皮样肿瘤时，相邻神经根常紧贴硬膜囊壁，脊髓可被髓外皮样或表皮样肿瘤压迫或移位，或因髓内病变而扩张。既往感染或皮样囊肿破裂可引起粘连性蛛网膜炎，神经根聚集呈簇状。如形成脓肿，则局限于窦道和窦道入口附近或向头侧和尾侧延伸很长距离。

影像学

超声，CT和MR都可显示上皮窦在皮下和椎管外的延伸（图9-12到图9-14）。MR最能清晰显示髓内皮样或表皮样肿瘤（图9-13和图9-14），窦道的皮下部分可在窗宽范围较大的T1加权图像上得到清晰显示，而在窄窗图像中则几乎看不到（图9-14）。窦道脊膜内部分很小且为低信号，除非存在脂肪，否则在平扫T1加权像上基本看不到（图9-12）。窦道在矢状位和轴位薄层RARE序列T2加权图像中显示最佳，为线样或曲线样结构（图9-12和图9-13）。同时，还可发现肿瘤周边的神经根分支，并强烈提示肿瘤存在。使用

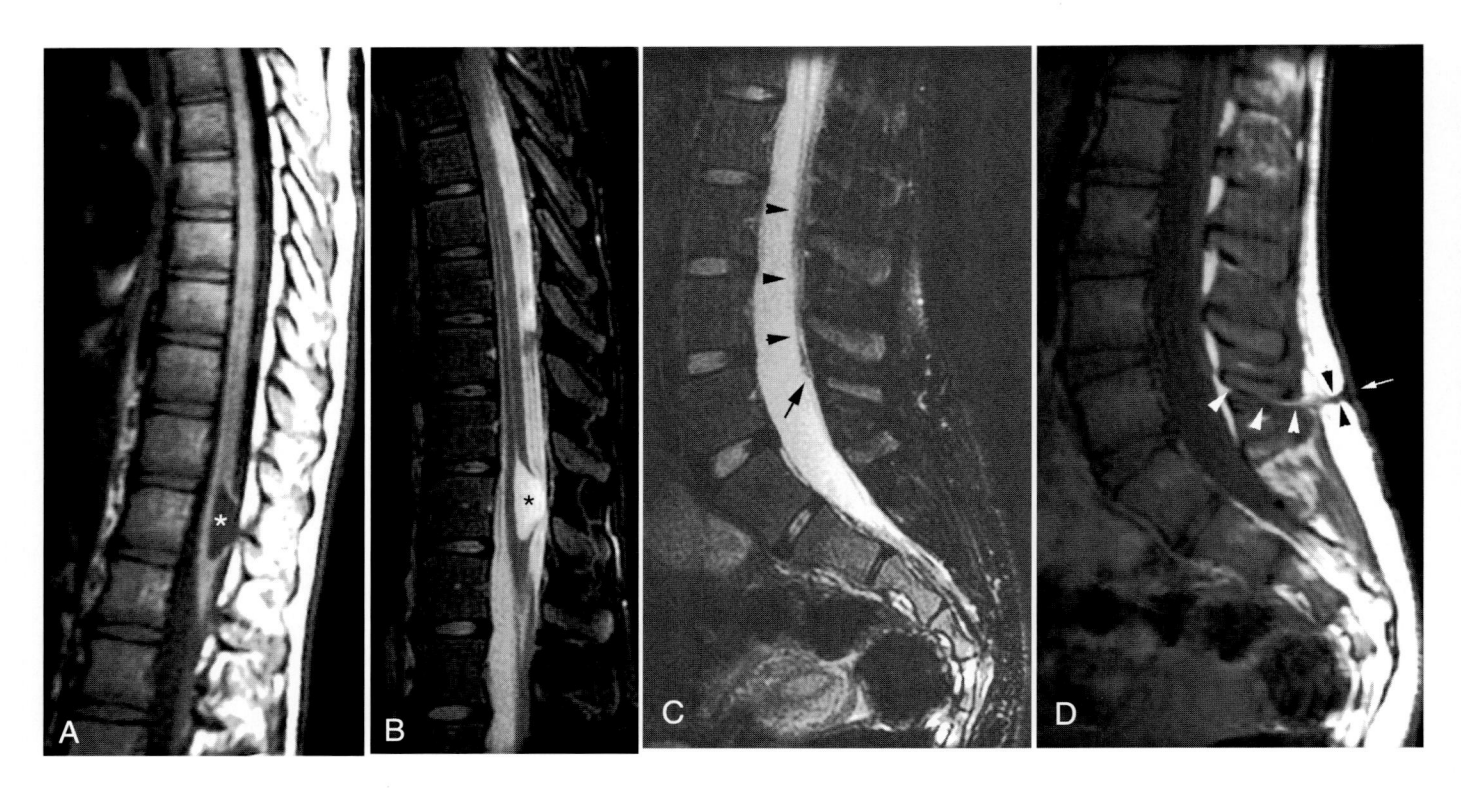

图 9-13 伴有髓内皮样肿瘤的腰椎背侧上皮窦。A 和 B：矢状位 SE 500/11 和 FSE 3700/102 图像显示，髓内肿块（星号），信号与脑脊液相似。注意，这些图像中未见窦道。C：腰椎矢状位 FSE 3700/102 图像显示，低信号曲线样结构（黑箭头）向后下方穿过蛛网膜下腔，终止于 L5 椎体中间水平。如图 D 所见，通道在该水平向外延伸到达上皮窦。D：矢状位 SE 550/11 图像显示，上皮窦窦道（白箭头）穿过 L5 棘突下方并穿越皮肤脂肪层（黑箭头）。小白箭号标记开口。

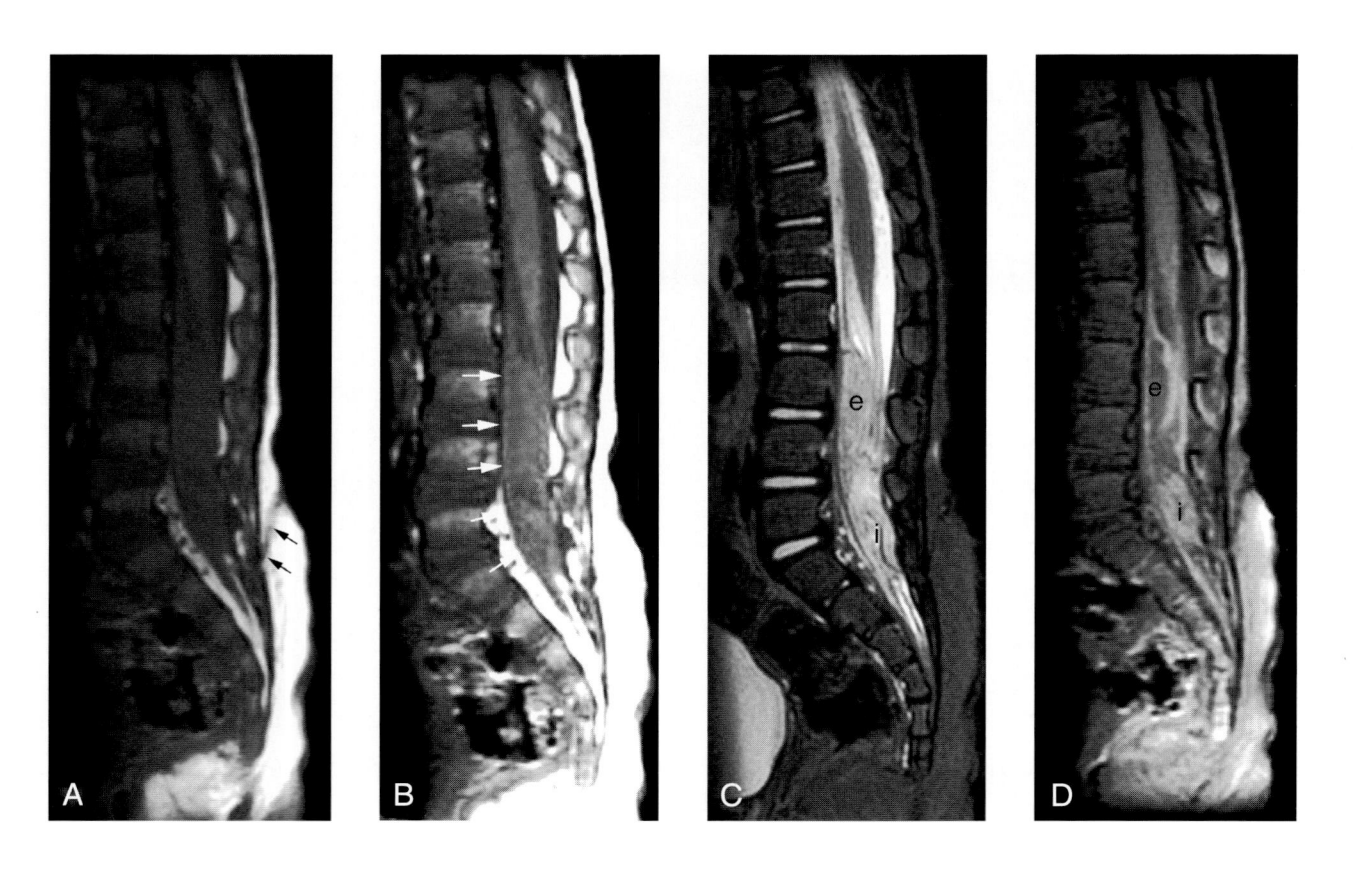

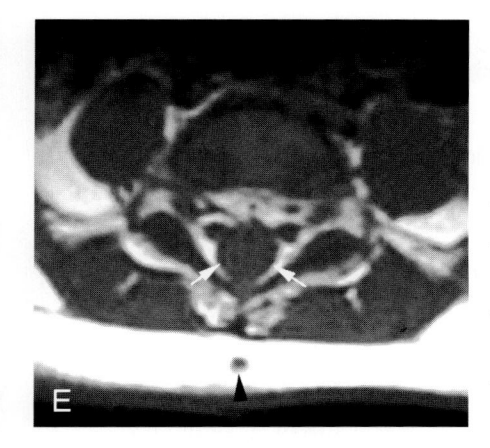

图9-14 (接上页)背侧上皮窦合并感染性皮样和上皮样脓肿。A和B：矢状位SE 600/11图像显示适当窗宽、窗位的重要性。图A采用大窗宽，很容易发现窦道的皮下部分（黑箭号）。图B则适于发现窦道的椎管内部分以及椎管内皮样肿瘤，而窦道皮下部分则模糊不清。图B中可见硬膜囊下部分（箭号）信号极不均匀。但图像并不能确定信号不均匀是由感染的神经根簇造成的，还是由皮样（上皮样）肿瘤造成的。手术中发现，在L5～S1段存在一个巨大的、感染性上皮样囊肿，L3-4发现硬膜外脓肿。C和D：矢状位 FSE 3700/102（C）和脂肪抑制增强后 SE 600/11 图像更能清晰区分感染病灶的硬膜外部成（e）和硬膜内部成（i）。E：L5水平轴位 SE 600/11 图像显示，硬膜囊内容物（白箭号）为不均匀高信号。手术时发现该部分是感染的皮样肿瘤。黑箭头标示穿过皮下脂肪层的窦道。

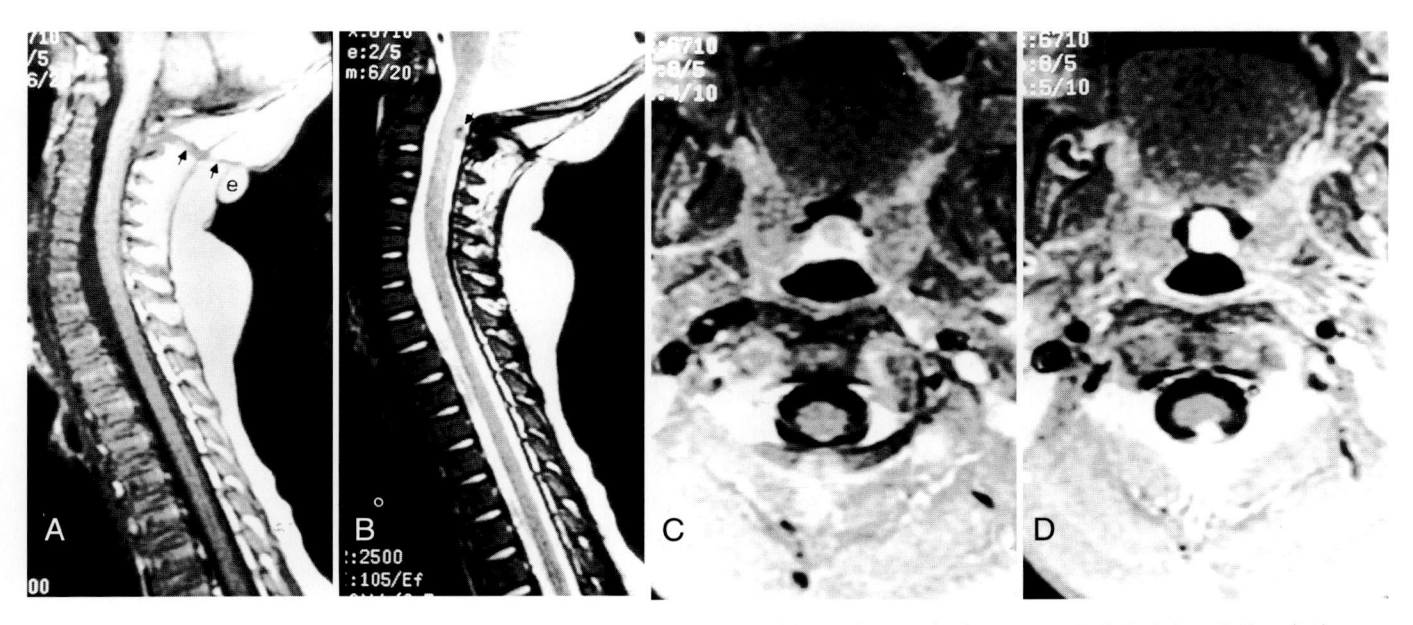

图9-15 上皮窦增强扫描。A：矢状位SE 500/16 图像显示，上皮窦道（黑箭号）在C1到C2水平穿过皮下脂肪，脊髓背侧表面可见小结节。窦道皮肤开口下方的卵圆形高信号影是维生素E胶囊。B：FSE 3500/102 图像显示，颈髓背侧的低信号结节（黑箭号）。注意，该序列中未见维生素E胶囊。C和D：增强后轴位 SE 600/16 图像显示窦道和结节强化。

重T1加权像、FLAIR图像或弥散加权图像有助于显示椎管内、髓外的（上皮样）皮样囊肿，这些囊肿在常规T1/T2加权图像中与脑脊液等信号。当感染引起肉芽组织产生时，注射顺磁性对比剂（引起一些窦道的强化）有助于发现窦道（图9-15）。细致的超声检查可显示小婴儿髓内窦道。鞘囊内造影CT检查可清晰显示婴儿椎管内窦道和年长儿的髓外小皮样（表皮样）肿瘤。因此，对极少数采用高分辨MR检查仍不能明确椎管内解剖的病例，应该进行CT脊髓造影。

如前所示，脊髓外皮样（表皮样）肿瘤在标准T1/T2序列难以显示，由于缺乏明显的占位征象，皮样和表皮样肿瘤即使破裂或感染也难以在MR上得到确认，而蛛网膜下腔可出现"污点"征象，这种轻度信号不均匀（图9-14）不能与蛛网膜炎相鉴别。这种情况下，FLAIR序列和弥散加权图像则非常有助于诊断，它们可帮助外科医师确定应在哪段寻找肿瘤以便切除。

为检出椎管内并发脓肿，应进行MR平扫和增强扫描（图9-14）。脓肿可出现于硬膜内、硬膜外，或硬膜内外。在脊髓T2加权像上，脓肿表现为高信号区域，常伴有低信号环；T1加权像显示为低信号。由于周围组织水肿，在平扫图像上很难认出病灶。注射顺磁性对比剂可显示肿瘤环形强化。弥散加权图像则显示脓肿内弥散降低。应想尽办法寻找合并的上皮窦。

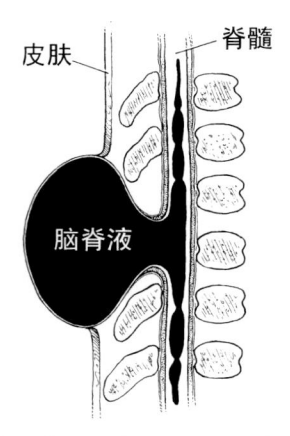

图9-16 脊髓囊状突出示意图。这是一个隐性的、被覆皮肤的神经管闭合不全，脊髓（出现脊髓空洞积水）和蛛网膜经过后侧脊柱裂疝出。囊与脊髓中央管相通。脊髓囊状突出可发生于任何水平，局部蛛网膜下腔扩张并非必然出现，而且脊髓囊状突出较少发现脊髓末端以外的蛛网膜扩张。

颈脊髓脊膜膨出

脊髓脊膜膨出是扩张中央管经脊柱骨性分裂向背侧突出的一种畸形（图9-16）。它们有时也被称为颈脊髓脊膜膨出，这个称呼并不正确，因为在病变部位脊髓已完成神经管化。颈脊髓脊膜突出应该与末端脊髓脊膜突出相区别，后者是尾端细胞团畸形，位于腰骶椎（末端脊髓脊膜突出在以后章节将会介绍）。颈脊髓脊膜突出表现为新生儿出现背侧中线囊性占位病变，常位于颈椎或颈胸段水平。大部分病灶上覆盖全层厚度的皮肤，而且顶端覆盖着紫色膜。新生儿典型症状为易惊、烦躁，神经检查正常且没有神经系统以外的先天畸形。偶尔患儿可有轻度肌力或肌张力异常。这些症状在生后一年内逐渐明显，患儿可出现上肢或下肢瘫痪或无力。10岁左右常出现某种程度的运动障碍，经常需要进行矫形治疗。

发现脊髓中央管扩大并经脊柱骨性分裂向后突出到背侧皮下软组织即可确诊（图9-17）。液体并非总能达到皮下组织，位于较厚的鳞状上皮下组织内的软脊膜中可见发育不良性神经组织。扩张的中央管内液体可为多房性。仔细检查全脊柱，可能有其他畸形如上皮窦和脊髓纵裂。通过MR或超声即可做出诊断。CT脊髓造影用处不大，主要因为是有创性检查且不能发现中央管局部扩张。

提前分离引起的畸形——脊椎脂肪瘤

脊椎脂肪瘤指至少部分被包裹的脂肪和结缔组织包块与软脊膜或脊髓相连。大体解剖上，脂肪瘤是含有成熟脂肪的均匀肿块，被纤维组织线分隔成若干小叶。纤维成分在靠近脊髓与脂肪瘤接触面的区域较多，而在靠近皮肤表面的区域则很少。有时可见钙化或骨化、肌肉纤维、神经、胶原组织、蛛网膜、室管膜和其他多种组织。

脊椎脂肪瘤可以分成三大组：①硬膜内脂肪瘤（3%～5%）；②脂肪脊髓膨出/脂肪脊髓脊膜膨出（75%～85%）；③尾端细胞团起源的脂肪瘤（10%～15%）。第二组又可分为背侧、尾侧和混合型或"过渡"性脂肪脊髓膨出/脂肪脊髓脊膜膨出。第三组进一步被分为①终末脂肪瘤，总伴有终丝增粗并位于椎管尾端；②终丝纤维脂肪瘤。两者几乎均合并脊髓栓系。终末脂肪瘤和终丝纤维脂肪瘤最好归类于尾端细胞团畸形。由于终末脂肪瘤的分叶状外形和脂肪特性与硬膜内脂肪瘤以及脂肪脊髓膨出/脂肪脊髓脊膜膨出极相似，故将在本节中讨论；而终丝纤维脂肪瘤将在本章以后的"尾端细胞团畸形"中介绍。与尾端细胞团畸形相反，硬膜内脂肪瘤和

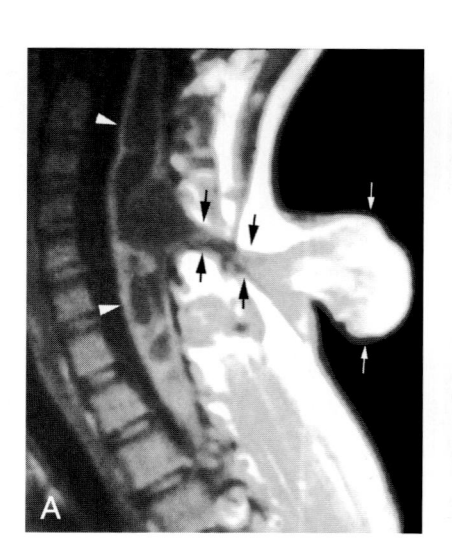

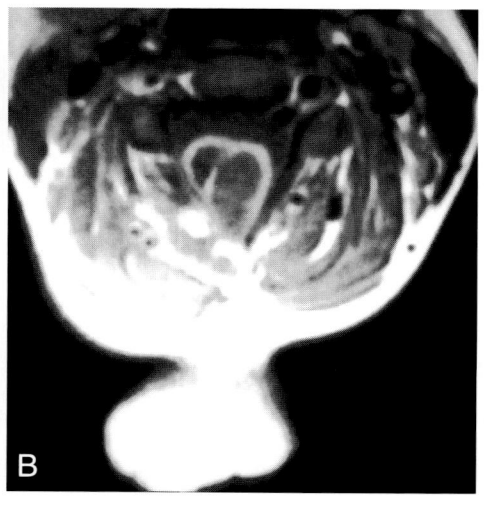

图9-17 颈部脊髓囊状膨出。A：颈椎矢状位SE 600/20图像显示，伴有多发分隔的脊髓空洞积水症（白色箭头）。内衬室管膜的囊肿经脊柱裂向后疝入皮下组织（黑箭）形成被覆皮肤的背侧占位病变（白箭号）。B：背侧肿块远端的轴位SE 800/20图像显示，脊髓内多发小腔，脊髓经骨性脊柱裂向背侧延伸。脊髓腹侧蛛网膜下腔扩张。

背侧脂肪脊髓脊膜膨出被认为是神经管形成过程中皮肤外胚层与神经外胚层过早分离造成的（图9-2）。过早分离导致间充质进入未闭合神经管内的中央管（内衬室管膜）。间充质的出现阻碍了神经皱褶闭合，使未闭合部位的神经板开放。而且，进入中央管的间充质将分化为脂肪，暴露在脊髓外的相同间充质则分化为脊膜、骨骼和椎旁肌肉。脊髓内、外表面的连接决定了脊膜和脂肪的连接。引起脊椎脂肪瘤形成的神经外胚层与皮肤外胚层的分离失败也可解释常见合并症——背侧上皮窦（由局部分离失败引起的）形成的原因。

脊椎脂肪瘤影像诊断中一个重要概念是脂肪瘤所含脂肪正常。更重要的是，婴儿期脂肪细胞体积明显增大。实际上，体内脂肪比例可从出生时占体重的14%增加到6个月时的25%。因此，胎儿或新生儿期行影像检查时，脂肪瘤可被漏诊或认为是不重要的，而在随后的影像检查中发现显著变大。当确定对患有脊柱畸形的新生儿进行影像检查的最佳时间时，应该记住该肿瘤可增长的潜质。另一方面，当患儿体重减轻时，脊椎脂肪瘤体积可随之缩小。因而，在某些病例中，控制体重是治疗疾病的一种保守性方法。

磁共振是评价脂肪瘤的首选影像检查方法，脂肪短T1弛豫时间在短重复时间（TR）序列上可产生特征性高信号。MR可完整评价脂肪瘤的范围及其与神经板、脊髓、马尾根部的关系。

硬膜内脂肪瘤

硬膜内脂肪瘤占椎管内肿瘤的1%左右，是一种发生于完整硬膜囊内的脊髓外肿瘤。女性略多见。三个年龄段为发病高峰：5岁以内（24%），10～30岁（55%），以及40～50岁（16%）。绝大多数颈椎和胸椎硬膜内脂肪瘤患儿表现出慢性、上行性一侧或双侧麻痹、强直、皮肤感觉丧失和深部感觉障碍。神经性疼痛不常见。腰骶椎硬膜内脂肪瘤患儿的典型表现为腿部无力性瘫痪以及括约肌功能丧失。怀孕后症状将恶化。覆盖脂肪瘤的皮肤和皮下组织大多正常。

硬膜内脂肪瘤最常见于颈椎和胸椎（颈椎12%，颈胸椎24%和胸椎30%），但也可在脊髓和／或马尾的任何部位出现。大部分肿瘤沿脊髓背侧生长，25%则位于脊髓侧方或前侧方。2%的病例出现脊髓积水和脊髓空洞症。

实际上，硬膜内脂肪瘤位于软膜下（图9-18），由于患部脊髓在背侧中线部位裂开，脂肪瘤则嵌于神经板裂口两侧裂唇之间。脂肪瘤充填于中央管和软脊膜间的空隙，并向蛛网膜下腔隙深入，导致软脊膜常被掀

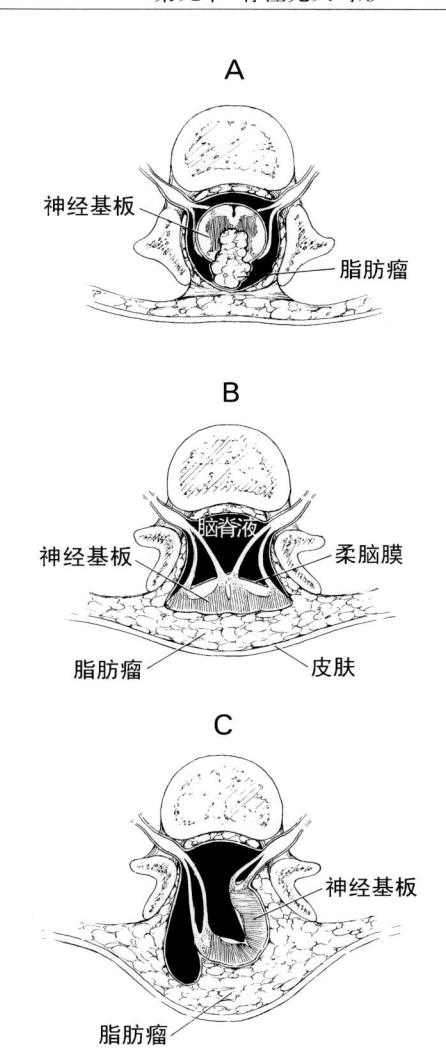

图9-18 脊柱脂肪瘤和脂性脊膜膨出示意图 A：软膜下脊髓旁脂肪瘤。脊髓背侧沿中线开放，脂肪瘤位于神经板裂开的两唇之间。B：脂肪脊髓膨出。该病变与脊髓膨出相似，另外还有两个特点，脂肪瘤位于神经板背侧并贴近其表面，脂肪瘤与皮下脂肪相延续。同样重要的是，完整的皮肤覆盖在病变表面，使其成为隐性神经管闭合不全。C：伴有神经板旋转的脂肪脊髓脊膜膨出。当脂肪瘤并非对称发生时，它可深入椎管引起腹侧脊膜突出疝向后方，并使背侧神经板向脂肪瘤侧旋转。这种旋转使对侧神经根（本例为右侧神经根）移向后方中线，从而增加了外科损伤的危险。而且，旋转可明显缩短左侧神经根，限制了脊髓活动并妨碍外科大夫对其完全分离。

起而远离脊髓表面。45%患儿的脂肪瘤为外生性病变，外生成分往往位于脂肪瘤上极或下极。未见脂肪瘤被脊髓完全包绕的报道。

尽管硬膜内脂肪瘤患儿的骨性椎管可表现正常，但偶尔也可出现相邻椎管或椎间孔局部扩大。有时，脂肪瘤水平可见狭窄的、非常局限的脊柱裂，而骨性椎管可不受累。一般没有椎体分节畸形。

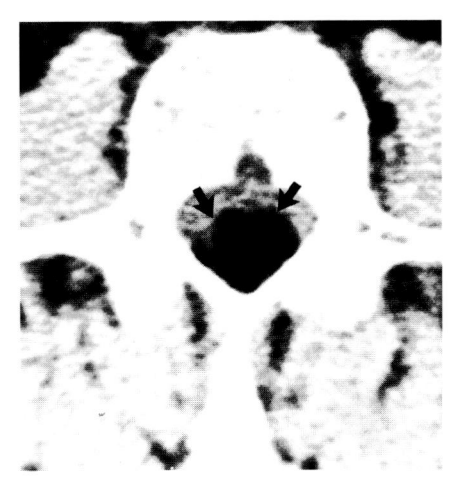

图 9-19 硬膜内脂肪瘤。轴位 CT 显示椎管背侧低密度肿块（箭号）

硬膜内脂肪瘤在影像检查中表现为局限性，圆形到卵圆形肿物，大部分位于脊髓背侧（图9-19和图9-20），可引起椎管膨胀（图9-20）。在 CT 上，脂肪瘤密度很低，因而在平扫中也能显示（图9-19）；其分叶状形态和高信号在T1加权像上很容易被确认（图9-20）。肿瘤的脂肪成分较易被确定，如果必要，还可使用脂肪抑制序列。MR 是显示脊髓受压的最佳方法。

脂肪脊髓膨出，脂肪脊髓脊膜膨出和终末脂肪瘤

描述和表现

脂肪脊髓膨出和脂肪脊髓脊膜膨出是一种脂肪瘤，它与神经板背面紧紧相连，并经骨性脊柱裂向背侧扩张，进而与皮下脂肪相连接。终末脂肪瘤与脊髓圆锥（因为栓系，圆锥位置总是呈现不同程度降低）相连，然后经骶椎脊柱裂向背侧延伸。约20%病例为被覆皮肤的腰骶椎肿块，15%～50%为隐性脊柱神经管闭合不全。本病约占脊椎脂肪瘤的75%～85%。典型患儿为女性。患儿常出现腰骶部柔软包块、骶部皮肤感觉丧失、膀胱功能低下、下肢无力、足部畸形、脊柱侧弯和腿痛。如生后即出现腰骶部肿块，则患儿通常在6个月内就诊；如未见肿物，则常于5～10岁出现神经系统和泌尿系病变的临床表现，有些病人可至成年才出现相应症状。由于腰骶部肿物常早期被发现，故其中40%～45%的患儿首次神经检查可表现正常。不同研究报道显示，如未得到治疗，则16%～88%出现腰骶部肿瘤的患儿最终将显示进行性神经症状。目前尚不清楚，有多少无症状患儿最终出现症状。目前得到认同的是，大部分有症状患儿若不治疗，症状将会进一步发展。

脂肪脊髓膨出和脂肪脊髓脊膜膨出常发生于腰骶部并引起该水平脊髓栓系。虽然在解剖学上，脂肪脊髓膨出，脂肪脊髓脊膜膨出分别与脊髓膨出和脊髓脊膜膨出相似，但另外还有两个重要特征：①脂肪瘤与神经板背面相连；②病变被完整皮肤层所覆盖。

影像特点

脂肪脊髓膨出患儿基板腹侧蛛网膜下腔大小正常，因而脊髓及基板与脂肪瘤的连接部均位于椎管内（图9-21和图9-22）。脂肪瘤向背侧扩展，通过脊柱

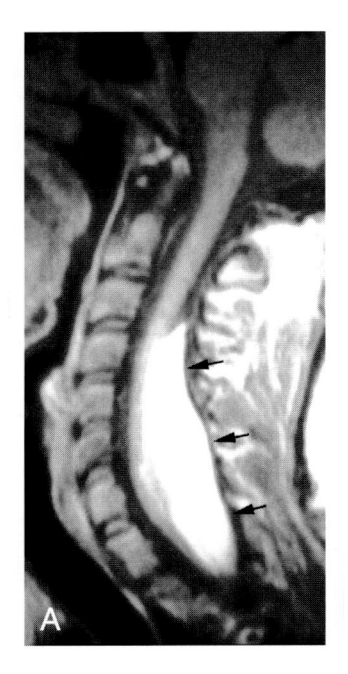

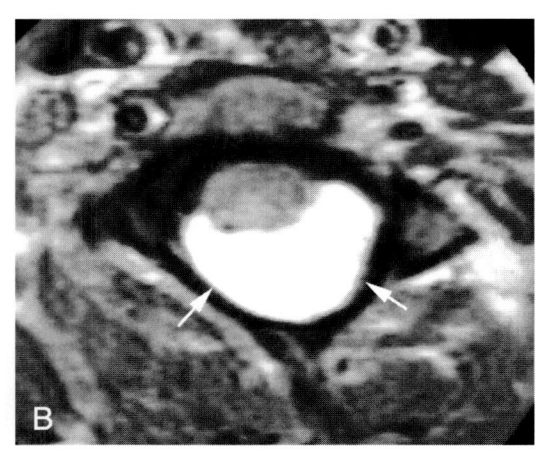

图 9-20 硬膜内脂肪瘤。矢状位（A）和轴位（B）T1加权像显示，受压脊髓背侧的高信号脂肪瘤。肿块引起椎管扩张。

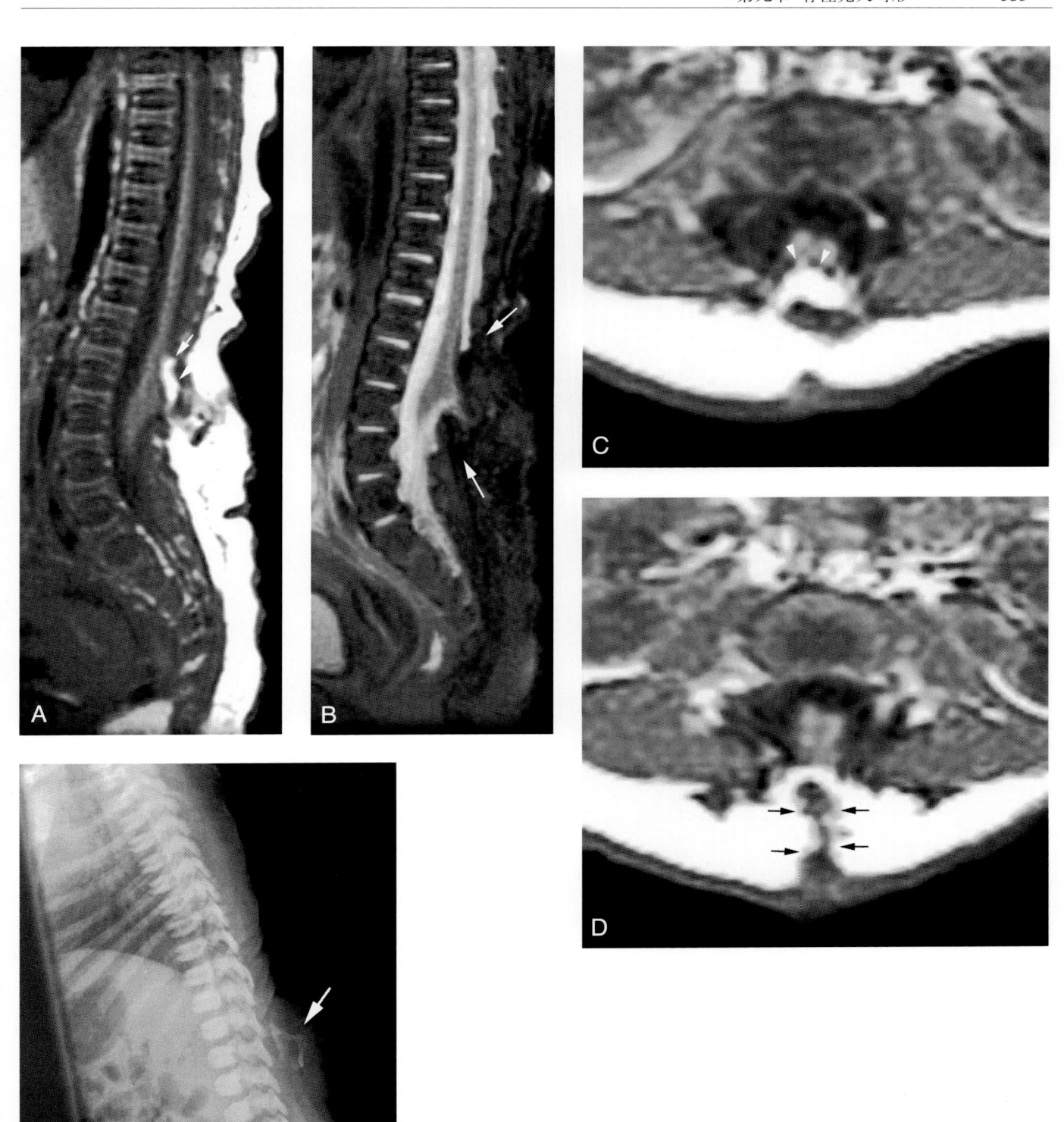

图9-21 包含完整骨骼的背侧脂肪脊髓膨出。A和B：矢状位SE 600/11和FSE 3700/102图像显示，脊髓圆锥低位，L2水平脊髓背侧出现脂肪瘤（A图中白箭号）。L2-L4水平出现脊柱裂（B图中白箭号）。C和D：轴位SE 600/11图像显示，脂肪瘤（白箭头）直接覆盖于脊髓背面，呈扁平状。(D) 图中黑箭号所示骨性结构在 (E) 图中可更好显示。E：脊柱侧位平片显示，L2水平背侧脂肪瘤中出现完整骨性结构（手术显示为趾骨）。

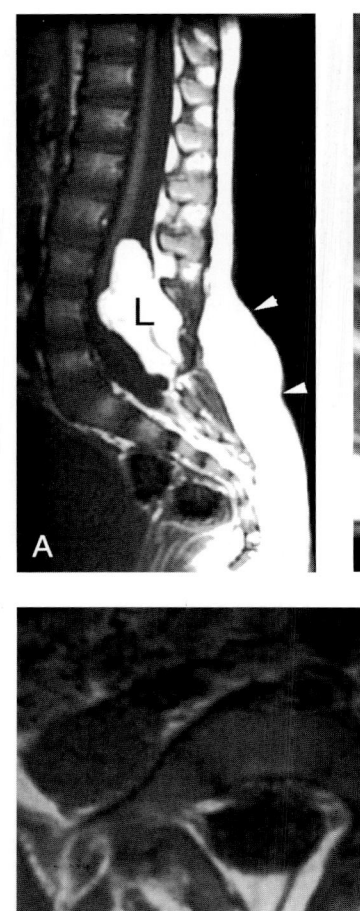

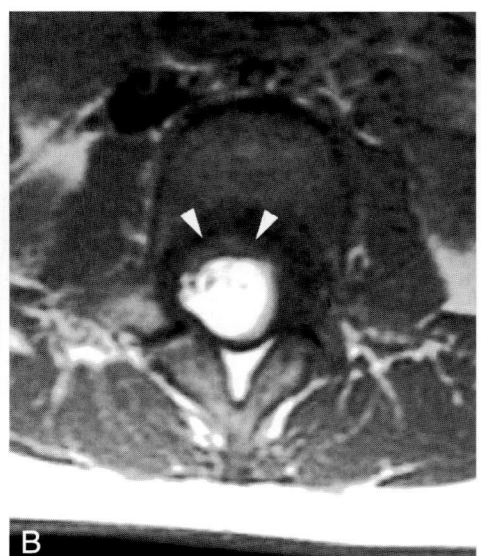

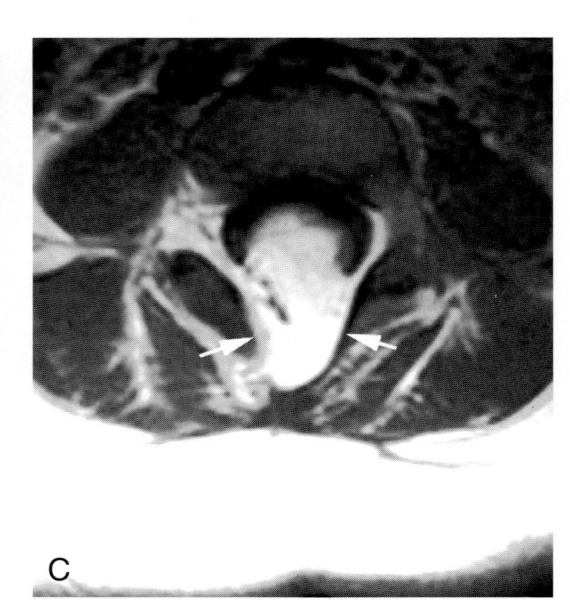

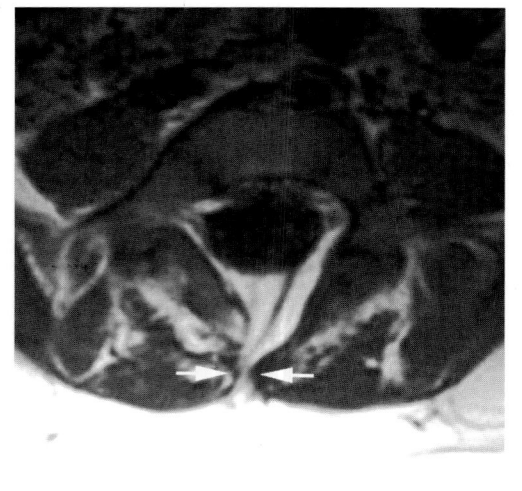

图9-22 过渡性脂肪脊髓膨出。A：矢状位SE 600/11图像显示，腰骶椎表面可见巨大脂肪包块（箭头）和髓内脂肪瘤（L）。脊髓圆锥低位，位于L4水平。B-D：轴位SE 600/11图像显示，脂肪瘤腹侧神经板呈曲线样改变（B图中白箭头）。在（C）图中，脂肪瘤（白箭号）经骨性脊柱裂向背侧疝出至椎管外。在（D）图中，脂肪瘤内脂肪与皮下脂肪相连，白箭号标示连接点。

裂与皮下脂肪相连，连接部有时很小（图9-21），但总是存在。脂肪瘤在超声中表现为强回声包块，CT上则为极低密度肿物，而在MR上表现为短T1和T2弛豫时间病灶。依据脂肪瘤的形态，脊髓可表现为各种形状，常见为新月形，弓面朝向脂肪瘤腹侧。然而，当脂肪瘤椎管内部分突向脊髓两侧时，神经板可表现为尖角形，尖端向后指向脂肪两侧突之间。极少数情况下，可在脂肪瘤内发现结构良好的骨组织。

脂肪脊髓脊膜膨出患儿脊柱蛛网膜下腔向腹侧扩张，神经基板、脊髓、蛛网膜下腔和硬膜经脊柱裂向背侧突出（图9-23和图9-24）。与脂肪脊髓膨出一样，脂肪瘤与神经基板背面相接，并向后突出与皮下脂肪相连。根据脊髓向后疝出的程度，神经基板和脂肪瘤的连接可完全位于椎管后方，或部分在椎管内、部分在椎管外。脊柱裂部位的硬膜不完整，不能像在其他部位那样在神经组织后方闭合形成硬膜管。硬膜在脊髓背侧神经根后方与神经板侧缘相连（图9-18）。软膜、蛛网膜在病变上方和下方与蛛网膜下腔相连并衬于硬膜内面和神经板腹面（图9-18）。因此，神经组织背面与脂肪瘤相贴，位于硬膜囊和蛛网膜下腔外。背侧和腹侧神经根从神经板腹侧发出（图9-18B），并穿过脂肪伸向椎间孔。

与脂肪瘤相贴的神经基板背面没有室管膜，而被一层比较厚的混有胶质细胞和平滑肌纤维的结缔组织所覆盖。在硬膜外间隙中，脂肪瘤紧贴在结缔组织外侧。脂肪瘤可局限于脊柱裂水平，或沿着背侧神经基板向上扩展而位于看似正常的椎管内。而且，还可进入脊髓中央管并向上延伸，在较高水平形成明显的、孤立性髓内脂肪瘤。脂肪瘤也可在椎管内硬膜外间隙向上蔓延并形成明显的硬膜外脂肪瘤。在这两种情况下，使用MR（尤其是矢状位）有助于从脂肪瘤到脊髓裂附近的尾端起源进行追踪（图9-25）。

在神经基板水平，椎管扩张并出现局部脊柱裂。43%的患儿可发现蝴蝶椎和椎体分节异常；高达50%的病例可见骶椎畸形，包括骶孔融合和部分骶椎发育不良。

约40%脂肪瘤为非对称性病变。若单侧脂肪瘤进入椎管，则可引起脊膜膨出疝向后方，神经板的背面向脂肪瘤一侧旋转（图9-23）。这种旋转和疝出使对侧背侧神经根和背侧神经根入口向中后方移位，增加了手术损伤危险（图9-23和图9-24）。而且，病人神经根长度不一致，起源于椎管后侧的神经根较长，而起源于神经板小管内的神经根很短，这些短神经限制了脊髓运动并阻碍了脊髓的完全松解。

终末脂肪瘤是发生于脊髓圆锥水平的脂肪性包块，在腰骶椎椎管内向尾侧生长，常在下腰椎或骶椎水平经骨性脊柱裂与皮下脂肪相接（图9-26）。由于脊髓被向下拉伸，故圆锥位置通常很低且脊髓远端很细（图9-26）。脊髓旋转和椎体分节异常在本病中少见。

腰骶部脂肪脊髓脊膜膨出、脂肪脊髓膨出和终末脂肪瘤几乎总伴有脊髓圆锥低位，脊髓尾端常位于L5/S1间隙水平以下。由于合并各种原因引起的脊髓栓系，20%患儿的脊髓中央管扩张。

伴随畸形

脂肪脊髓脊膜膨出、脂肪脊髓膨出和终末脂肪瘤常伴有其他畸形。当对患儿进行影像检查时，应该积极寻找这些畸形。25%累及脊髓圆锥的脂肪瘤患儿可见骶椎发育不良。5%～10%的患儿中可发现直肠肛管畸形（包括肛管闭锁、直肠肛管狭窄和肛门异位）以及生殖和泌尿道畸形。如出现肛管或生殖泌尿系统畸形，则骶椎畸形发生率可增加至90%以上。这些病例最好归类

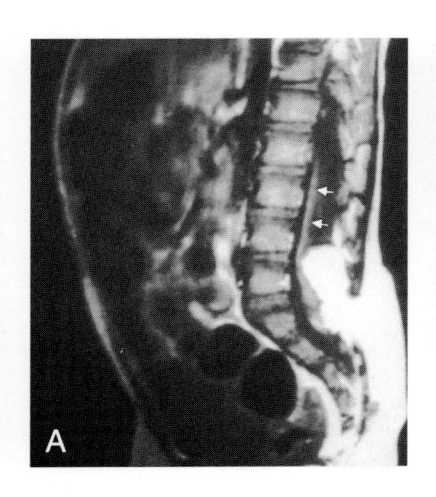

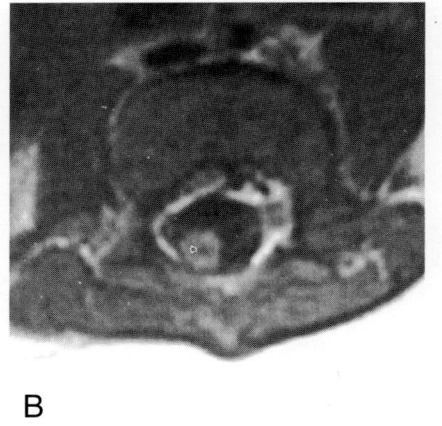

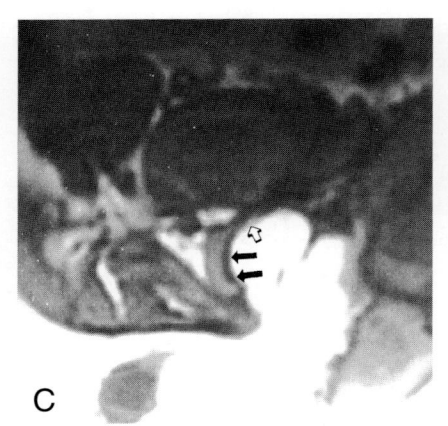

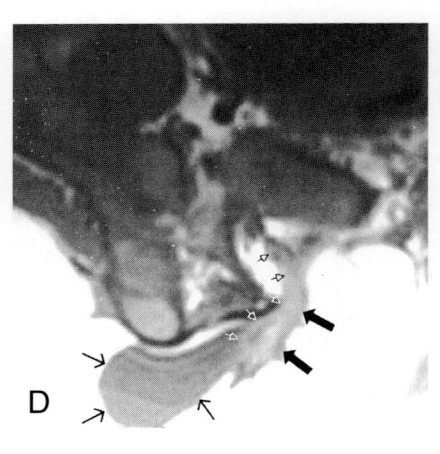

图9-23 过渡性脂肪脊髓脊膜膨出 A：矢状位SE 600/20图像显示，脊髓（白箭号）被一个巨大脂肪瘤所栓系，脂肪瘤从皮下脂肪经脊柱裂伸入背侧蛛网膜下腔。B：脂肪脊髓膨出上方轴位SE 600/20图像显示，椎管中央出现长T1弛豫时间影（箭号），长T1中心是小脊髓积水，约25%脊髓栓系患儿可见该征象。C：皮下脂肪经脊柱裂疝入椎管内。轴位SE 600/20图像显示，神经基板（闭口黑箭号）向右侧旋转，与转向左侧的脂肪相对，左背侧神经（空心黑箭号）紧贴脂肪瘤前侧经过并存在手术损伤的危险。D：(C)图稍向下的层面，基板（粗黑箭号）甚至向后进一步疝出，与脂肪瘤相邻。右侧神经根（空心箭号）经过神经基板侧方伸向神经孔。脊膜膨出向后疝入背部皮下组织，其中可见多个漂浮的神经根。

于尾端细胞团异常。10%以上的终末脊髓分裂可伴有腰骶椎脂肪瘤。有时候，也可见皮样（表皮样）肿瘤，上皮窦，血管瘤或蛛网膜囊肿。因此，当确诊脂肪脊髓脊膜膨出和脂肪脊髓膨出后，应努力寻找其他畸形。

尾端细胞团畸形

正如在本章开始部分胚胎学中所述，在神经管化和退变分化过程中，尾端细胞团构成脊髓最下端（脊髓圆锥），终丝和下腰椎及骶椎神经根结构。同时，细胞团附近的泻殖腔（与尾端细胞团同步发育且解剖关系密切）发育成肛管和下生殖泌尿系结构。因此，本节所列畸形常伴发肛管直肠和泌尿系畸形。肛管直肠和泌尿系畸形患儿应怀疑并存尾端脊椎畸形，反之亦然。

正常脊髓圆锥和终丝

胚胎发育早期，脊髓可延伸至椎管最末端。此时，每个神经分节与相应的椎管分节完全一致，每根神经根直接向侧方水平走行至神经孔。随着胚胎发育，脊髓最远端开始退变分化，且椎体发育较脊髓快。这两个因素共同作用导致椎管内脊髓相对缩短。

出生时脊髓圆锥的准确位置尚有争议。最近的资料表明，圆锥在妊娠40周（即出生时）即达到正常（成人）位置。3个月时，脊髓圆锥常位于L2椎体中部水平以上。几项研究结果表明（共包括1000多人），超过98%的圆锥最尾端位于L2~L3椎间盘水平，不到2%位于L3水平。因此，如脊髓圆锥位于或低于L2~L3椎间盘水平，应该考虑为异常并寻找栓系占位（常为脂

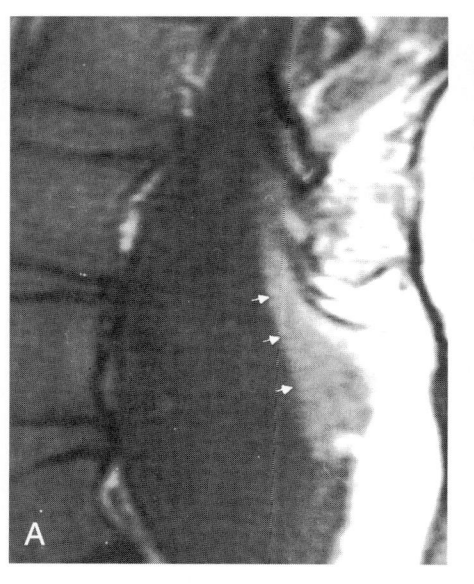

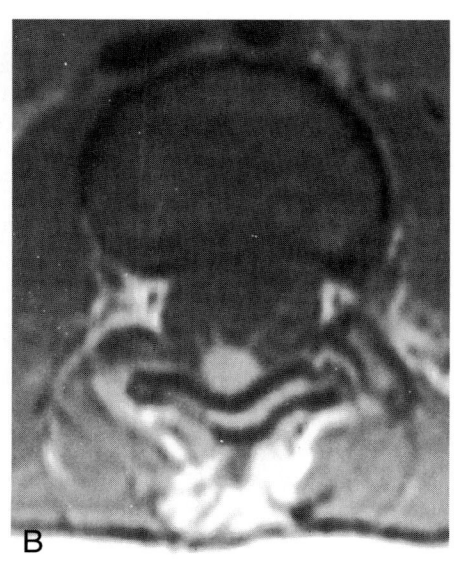

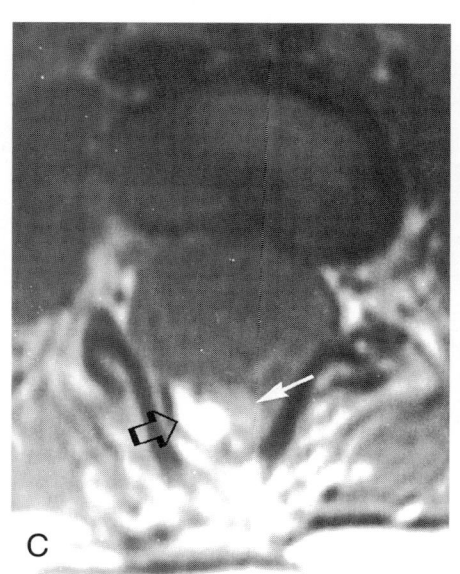

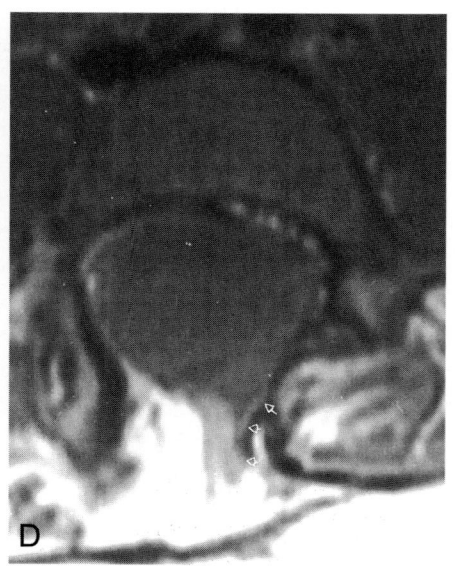

图9-24 脂肪脊髓脊膜膨出。A：使用颞颌关节线圈采集的矢状位SE 600/20图像显示，与背侧脂肪瘤相邻的神经基板（箭号）腹侧蛛网膜下腔明显扩张。B：脂肪瘤上方轴位SE 600/20图像显示，脊髓表现正常并在椎管内向后移位。C：脂肪瘤最上层面，脊髓摊开而呈神经板状（白箭号）。脂肪瘤（空心箭号）进入椎管内的右侧，神经基板也发生旋转。D：更向下层面显示脂肪瘤变大。左侧神经根从脂肪瘤旁神经基板发出，向腹侧伸入神经孔（空心箭号）。该水平后方成分明显分裂，椎管因巨大脊膜膨出而扩张。

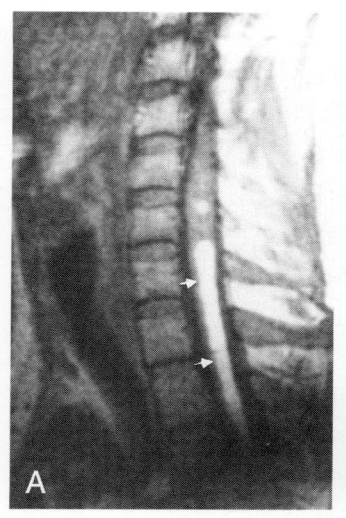

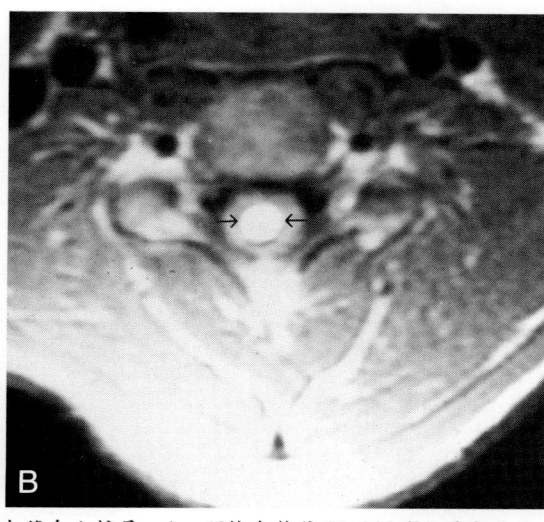

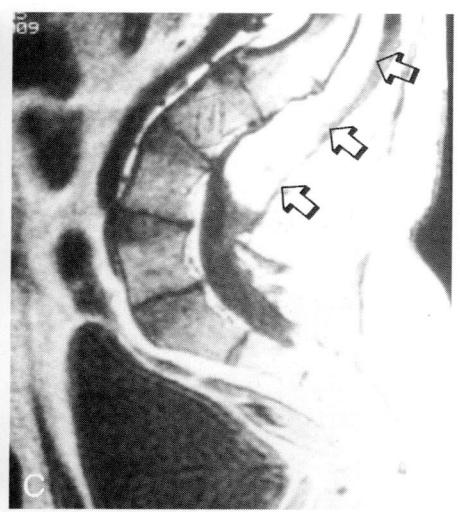

图9-25 脂肪瘤经过脊髓中央管向上扩展。A：颈椎矢状位 SE 600/20 图像显示，脊髓内出现脂肪瘤（箭号）。B：颈椎轴位 SE 1000/20 图像确定脂肪瘤（箭号）位于脊髓中央管内。C：腰椎 SE 600/20 图像显示，脂肪脊髓脊膜膨出修补部位脊柱明显畸形。脂肪瘤（箭号）在基板水平进入髓内并经脊髓中央管向上延伸，因而很像单纯髓内脂肪瘤。

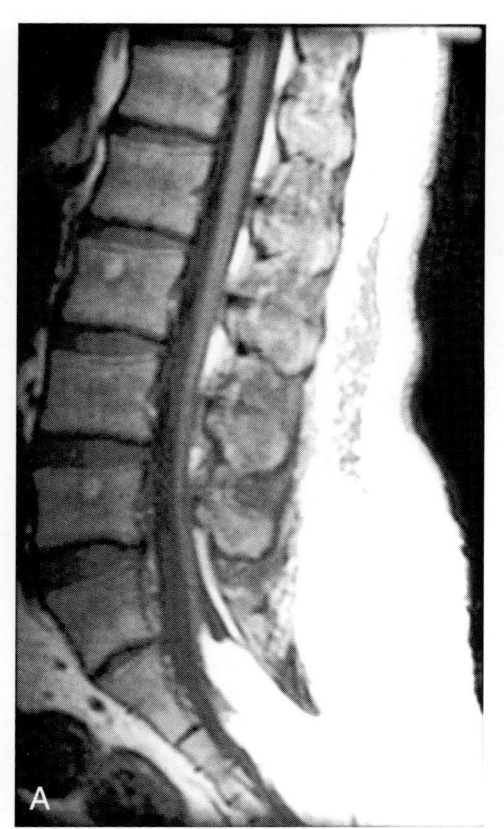

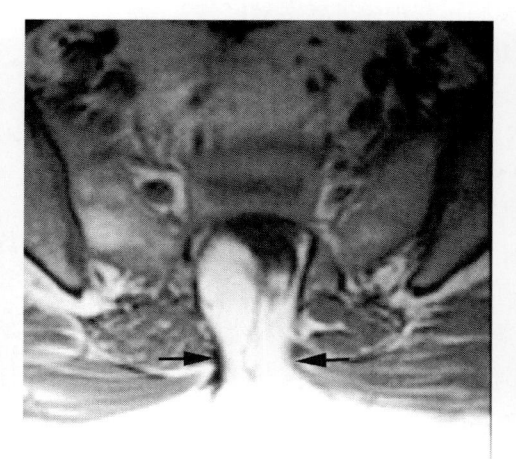

图9-26 终末脂肪瘤。A：矢状位 SE 500/16 图像显示，脂肪包块与低位脊髓圆锥尖端相连。最末端三个节段脊髓异常变细。B：骶椎轴位 SE 600/16 图像显示，脂肪包块经骶椎脊柱裂和椎旁肌肉与皮下脂肪相连。C：另一个患儿。该新生儿因腰骶部巨大皮下脂肪包块而进行影像检查。在低位脊髓圆锥下方发现终末脂肪瘤（黑箭号）。

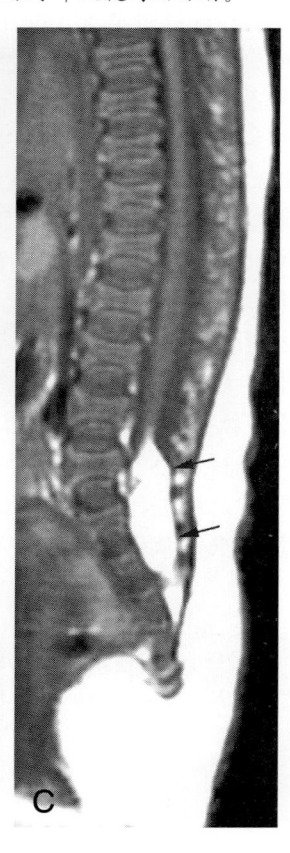

肪瘤），骨性分棘或终丝增粗。

正常终丝在 L5～S1 水平的直径等于或小于 1mm；本书以前版本称应小于 2mm，是基于早期空间分辨率较差的磁共振设备而言。有些作者甚至认为，在轴位 T2 RARE 序列中，于 L5～S1 水平发现终丝即为异常。

终室

脊髓发育过程中，脊髓圆锥水平的中央管最宽，这一部分被称为终室。该特点可一直延续到婴儿、儿童甚至成人期。一项研究结果表明，2.6% 被检查儿童可见终室。有时，终室表现为类似真性囊肿或包块的囊性占位（图9-27）。我们的经验和文献报道表明，该征象为偶而发现且非常罕见，如果出现，一般无临床症状。磁共振（弥散加权成像最好）和超声（对婴儿）检查除外了单纯囊性病变后，可考虑为正常变异。

终丝纤维脂肪瘤／终丝紧绷综合征（脊髓栓系）

正常终丝为出现于硬膜内、外的细长纤维丝。它起始于脊髓圆锥尖部并向尾侧延长，经过蛛网膜下腔底部和硬膜，附着于第一尾椎背侧面。终丝纤维脂肪瘤可能是由神经管化和退变分化过程中的微小异常所引起，也许由于终末脊髓退化（凋亡）不良所造成，也许由于构成终丝的神经纤维延长不良所造成。当终丝过短时，栓系效应被传递到脊髓。由于齿状韧带对T12以上头侧脊髓的固定作用，栓系效应被局限于脊髓圆锥，出现的症状也局限于下肢、膀胱和肠管。人们确信，临床症状是由于神经纤维牵张导致脊髓圆锥和神经根异常氧化代谢而引起的。纤维脂肪瘤可出现于终丝硬膜内部分，硬膜外部分或同时累及两部分。

终丝内少量脂肪可无症状。Emery和Lendon发现，6%所谓椎体正常的病人尸检时可见脂肪（称为纤维脂肪瘤）。有时因其他原因就诊的儿童和成人影像检查中可偶然被发现纤维脂肪瘤。终丝脂肪瘤患儿可在任何年龄出现症状（事实上，在UCSF，我们见到的因终丝栓系而出现症状的患者年龄最大为70岁）；但随年龄增长，无症状病人的比例迅速降低。因此，许多作者认为，终丝纤维脂肪瘤不是正常变异，出现这种表现的患儿应进行仔细的神经科检查和尿动力学检测，一旦发现异常，应进行外科治疗。

虽然典型病例平片检查可见微小脊柱裂，但通常

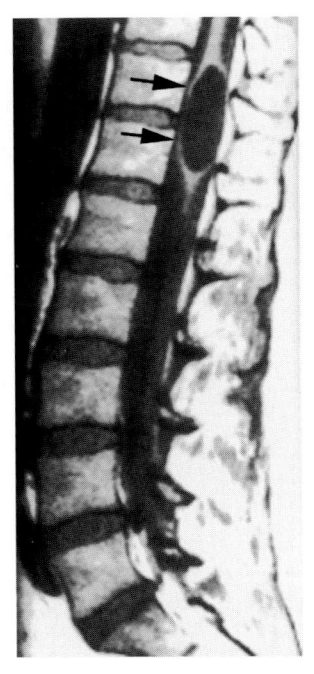

图9-27 终室。矢状位SE 600/11图像显示，脊髓圆锥水平中央管最尾端囊样扩张（黑箭号）。超声和MR弥散序列可确定病变性质为囊性。如果囊性病变未表现症状，则可看作是正常变异。

表现正常；约20%患儿可出现脊柱侧弯。终丝纤维性脂肪瘤在CT上表现为局部低密度病灶；在磁共振T1加权像表现为增粗终丝内的高信号影（图9-28至图9-30）。正常终丝直径等于或小于1mm。脂肪瘤常位于终丝尾端。因此，病人出现任何可能为脊髓栓系引起的症状和表现（不典型脊柱侧弯、泌尿系异常、下肢功能障碍），均应对脊髓圆锥到硬膜囊底范围进行轴位T1和T2加权序列扫描，以确保不会遗漏纤维脂肪瘤。脊髓圆锥常

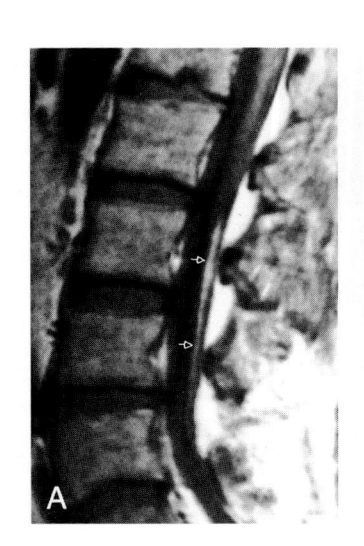

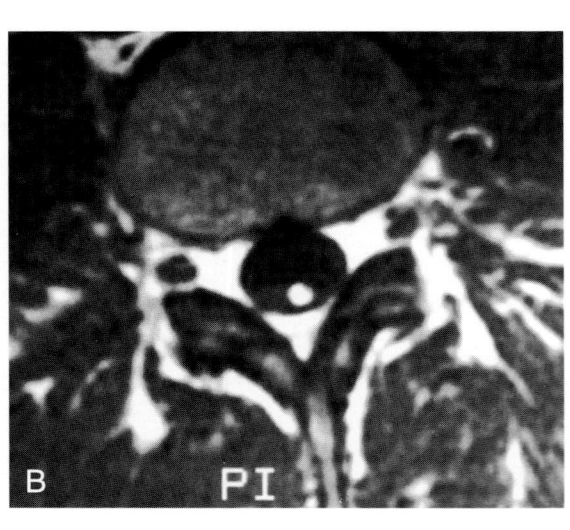

图9-28 终丝纤维脂肪瘤的青少年患者。A：矢状位SE 600/20图像显示，终丝（箭号）增粗，其短T1信号提示其中含有脂肪。注意，脊髓圆锥位置正常。B：经过终丝的轴位SE 600/20脂肪性终丝增粗，诊断纤维脂肪瘤。

第九章 脊柱先天畸形 541

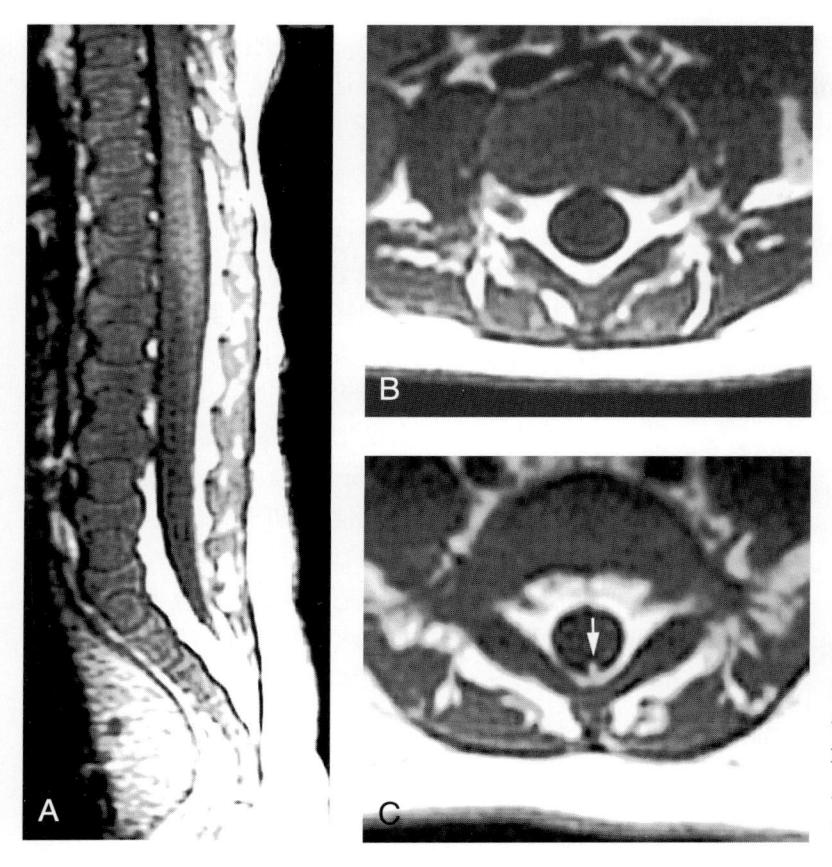

图9-29 一个婴儿的终丝纤维脂肪瘤，采集L5到S1水平的轴位T1加权像很重要。A：矢状位SE 500/16图像显示，圆锥终止于L2底部附近，终丝内未见脂肪。B：L3到L4水平的轴位SE 600/16图像显示，终丝、马尾正常。C：L5水平的轴位SE 600/16图像显示，脊膜囊背侧终丝增厚并脂肪化。

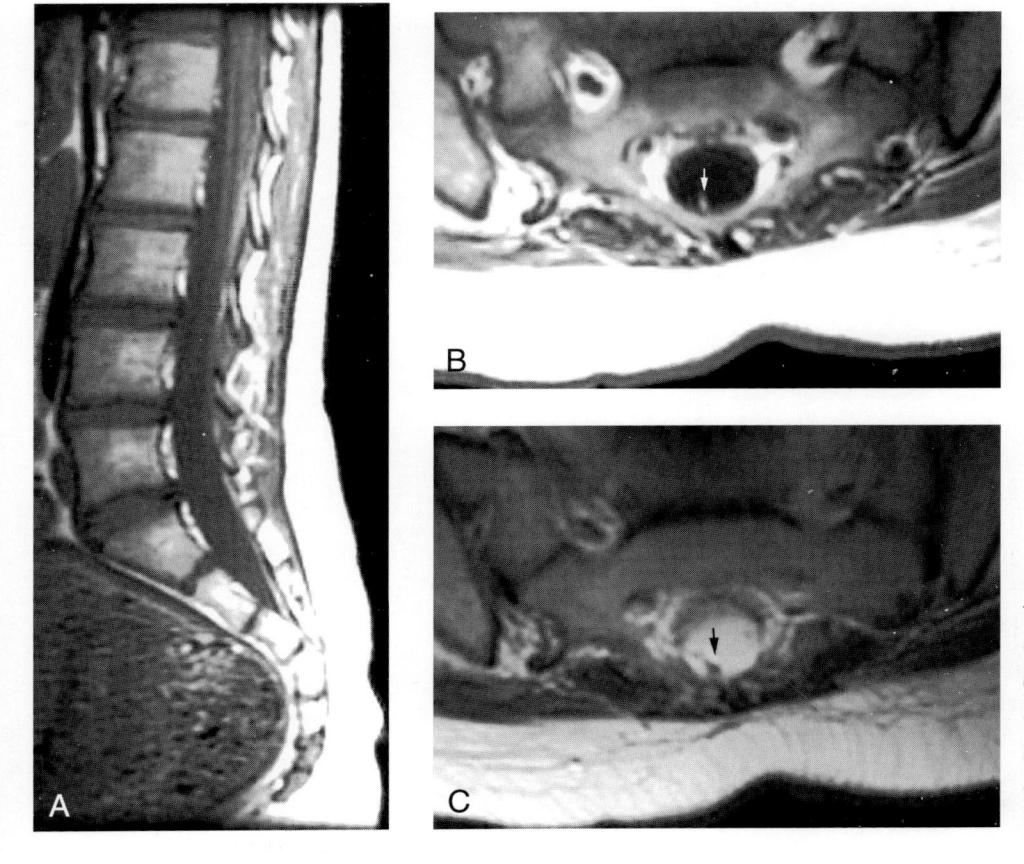

图9-30 终丝纤维脂肪瘤。采用轴位T2加权序列。A：矢状位SE 600/11显示脊髓圆锥位置正常。B：轴位SE 600/11图像显示，骶椎水平终丝（白箭号）增粗、脂肪化。C：轴位FSE 3000/112图像显示，终丝异常增粗。如在轴位T2WI图像中观察终丝，则可能显示过粗。

(并非总是)因紧绷的终丝牵拉而处于低位。重要的是应该记住,出现症状的患儿中圆锥可位于正常位置(L2~L3或以上)。约20%~25%病例在磁共振T1加权像中可见脊髓中央出现长T1/T2区域,也许代表脊髓中央管扩张(图9-31)。目前,尚不清楚该区域是轻度脊髓积水症还是因栓系而引起的圆锥内代谢异常导致的脊髓软化。但是,终丝松解后该征象消失提示为栓系所引起的脊髓积水症。

硬膜囊常常扩张,背侧硬膜紧张被终丝向后牵拉成帐篷状。终丝与硬膜很贴近而不易被脊髓造影显示。因此,MR的薄层矢状位,特别是轴位,是最佳选择的检查方法。必须在轴位L5~S1水平测量终丝粗细,因为被牵拉的终丝在该水平以上的直径可能正常;另外,最好从轴位上确定圆锥位置,因为矢状位中马尾神经根可能混淆圆锥的确切位置。在一组31例因脊髓栓系而进行手术的研究中,55%有明显增粗的纤维化终丝,23%在增粗终丝中出现小纤维脂肪瘤,3%有微小终丝囊肿,13%看不到明显的终丝,而脊髓明显变长,向下延伸至硬膜囊底部并在脊膜囊尾端终止于小脂肪瘤(图9-31)。

相位对比法MR有助于发现脊髓栓系患儿颈髓运动下降。当脑脊液撑动的舒张期,正常脊髓以1cm/s的速度向下运动(同时,脑脊液以2cm/s的速度向上运动);而当脑脊液在收缩期,颈髓则向上运动。脊髓栓系病人中该运动受限,脊髓运动速度下降。约1/3病人颈髓运动于栓系松解后恢复正常。

尾端退化综合征

尾端退化综合征由多种畸形组成,包括并腿畸形(下肢融合)、尾端椎体和脊髓阙如(腰骶未发育)、肛门闭锁、外生殖器畸形、膀胱外翻、肾脏发育不良和异位肾和伴有Potter面容的肺发育不良。该综合征是尾端中胚层包括尾端细胞团和泄殖腔在妊娠4周以前受到干扰所致。腰骶椎发育不全患儿的尾端脊髓和脊柱形成不良可能是由脊髓和脊索下部因中毒、感染或缺血引起的发育异常所致,这种损害可能会妨碍神经元、轴旁中胚层(发育成椎体的体节)和形成下消化道的外侧中胚层的正常移行。另一种可能则是脊索损伤导致神经元异常和椎体发育异常。异常的神经管引起椎弓发育异常。其他可能性则包括糖转运基因异常、控制脊髓下端发育的基因表达异常或缺乏或突变,或者由于目前尚不清楚的原因所导致的这些节段凋亡的出现。

尾端退化综合征发生率约为1/7500新生儿。轻度畸形(包括单独出现的骶椎发育不良或肛门闭锁)比重度畸形更常见。约1/6尾端退化综合征患儿的母亲患有糖尿病。正如胚胎学所推测的,下消化道和泌尿生殖

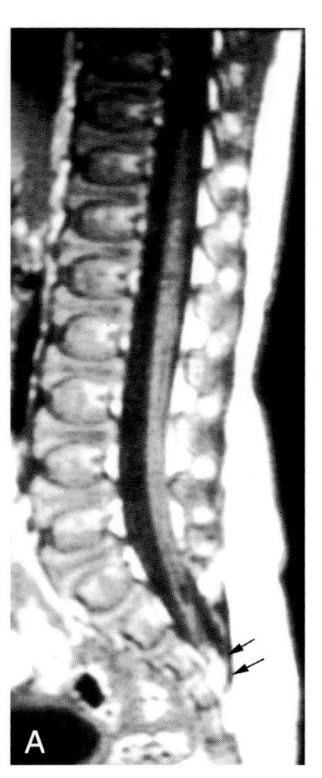

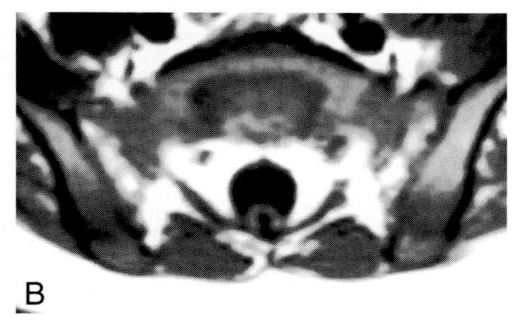

图9-31 脊髓栓系(终丝紧绷综合征)。A:矢状位SE 600/20图像显示,脊髓(白色闭口箭)非常细长并一直向下延伸到终丝脂肪瘤(黑箭号)。这些患儿L5-S1水平的终丝直径总是明显超过2mm。B:轴位SE 600/11图像显示,中央管扩张。该征象可见于20%~25%的脊髓栓系患者。

系统畸形，特别是肛门闭锁患儿中腰骶椎发育不良的发生率很高。而且，肛门闭锁位置越高，腰骶椎畸形越严重。因此，应对所有下消化道和泌尿生殖系统畸形患儿的骶椎和下腰椎进行仔细检查。约10%的腰骶椎发育不良患儿出现OEIS（复发性脐疝，泄殖腔外翻，肛门闭锁和脊柱畸形），另外10%则合并VACTERL综合征（椎体畸形，肛管直肠畸形，心脏畸形，气管食管瘘，肾脏畸形和肢体畸形）。

临床症状表现从单独出现的足畸形或远端小肌肉无力，到完全性双下肢感觉运动麻痹。除非伴有脊髓脊膜膨出，椎体阙如的相应层面（在一个平面内）的运动异常几乎总比感觉丧失更严重。大多数患儿椎体阙如层面以下若干节段的感觉正常；因此，尽管存在严重的下肢无力，括约肌紊乱和骶椎发育不良，会阴部的感觉功能也可得以保存。几乎所有患儿均出现神经源性膀胱。许多轻度患儿出现的括约肌功能低下和下肢运动障碍等临床表现常导致临床诊断为脊髓栓系。实际上，约60%腰骶椎发育不良，特别是伴有进行性神经症状的患儿在低位骶神经根发育不良的基础上均出现脊髓栓系。

脊柱发育不良的程度不一，从部分或完全性单侧骶椎发育不良（存在倾斜腰骶关节）到腰椎和骶椎完全未发育。最尾端的两三个椎体常常融合（图9-33）。脊柱最远端第一个完整椎体以上的骨性椎管可重度狭窄，原因包括椎体骨疣形成以及连接分裂棘突的纤维带或硬膜腔狭窄。硬膜囊狭窄外科松解术或硬膜成形术可改善神经功能。神经畸形主要为远端脊髓发育不全（典型病例脊髓腹侧发育不全较背侧明显）导致脊髓末端特征性变钝或呈"楔形"（图9-32和图9-34）。几乎所有出现部分性或完全性骶椎未发育者均可见脊髓末端变钝且脊髓末端位于第一腰椎椎体以上水平，造成这种现象的原因是远端脊髓前脚神经元减少和骶神经根变小。脊柱远端最后一个完整椎体以下可见散在的神经纤维穿过致密纤维组织。

脊髓可被栓系于未发育的骶椎。Pang等人发现，所有脊髓圆锥位于L1以下水平的腰骶椎发育不全患儿

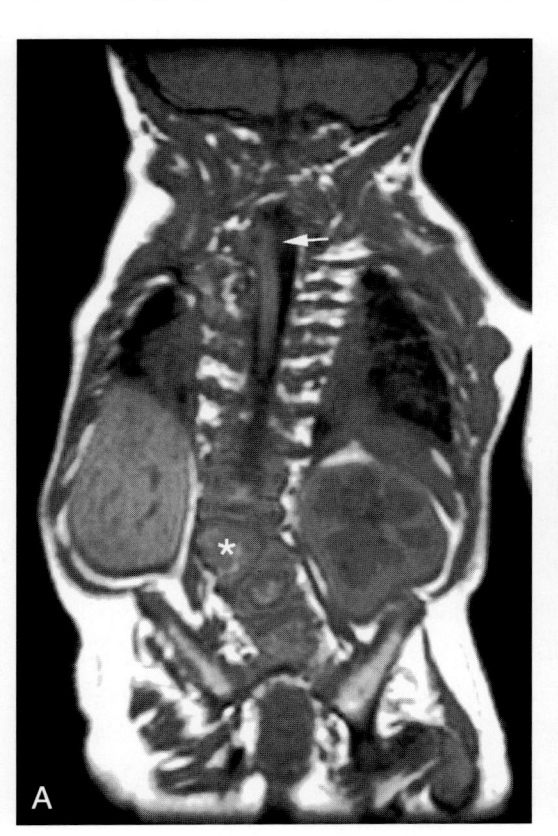

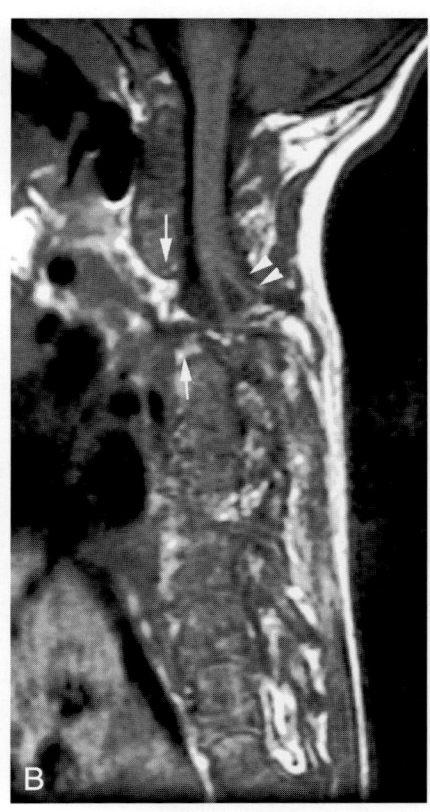

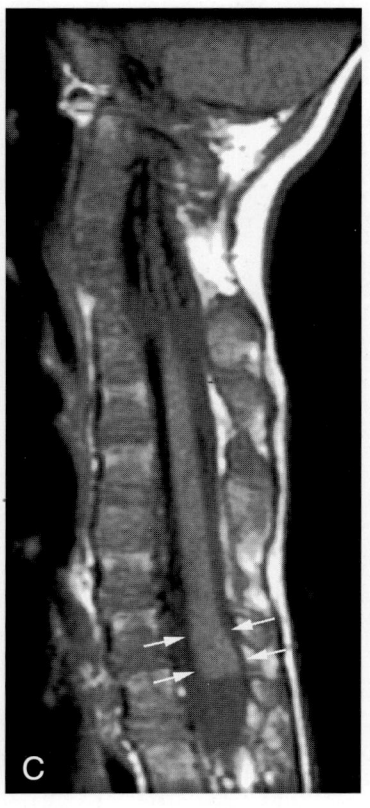

图9-32 严重尾端退化合并VACTERL综合征。A：冠状位SE 650/11图像显示，脊柱侧弯、右肾阙如、脊柱弯曲顶端锥体畸形（星号标示出半椎体）。骶椎阙如。白箭号示神经肠源性囊肿。B：颈椎和上胸椎矢状位SE 600/11图像显示，神经肠源性囊肿和囊肿（白箭头）水平可见椎体裂隙（白箭号）。C：矢状位SE 600/11图像显示，中段胸椎水平脊髓末端钝化。

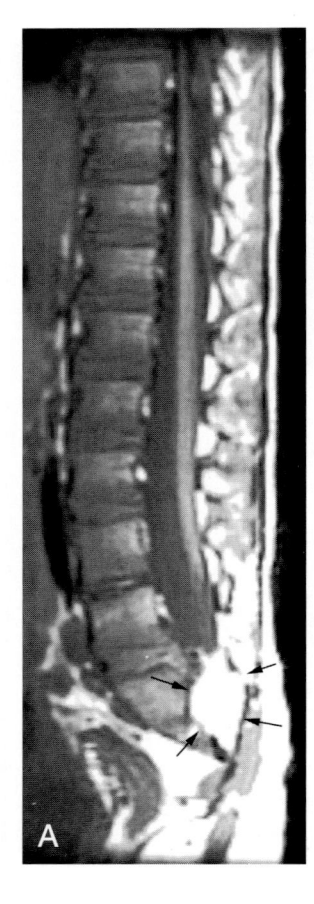

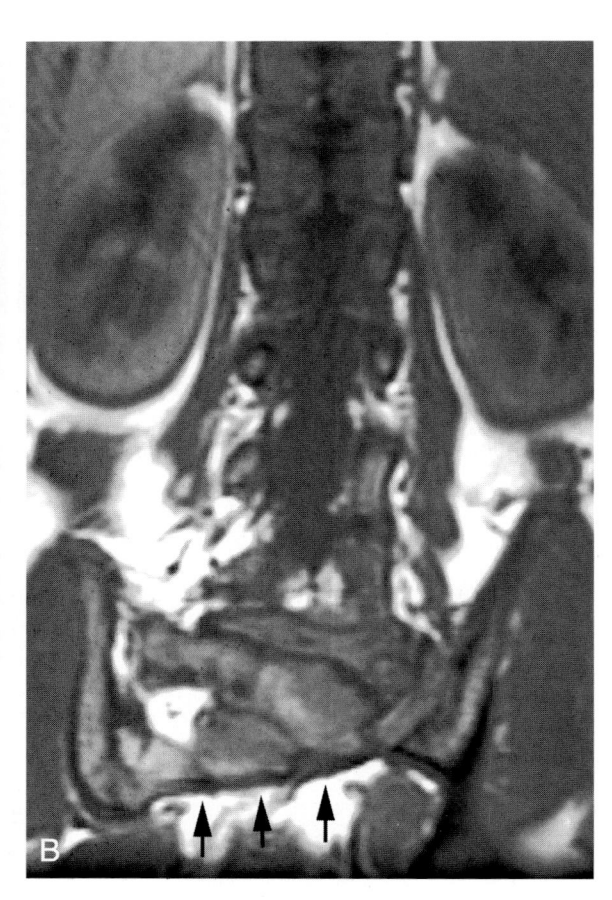

图9-33 尾端退化合并脊髓栓系。A：矢状位SE 600/11图像显示，脊髓远段逐渐变细而非圆钝，位置较低。正如尾端退化合并脊髓栓系所见。黑箭号指示为终末脂肪瘤。B：冠状位SE 600/11图像显示，骶椎小、发育不良（黑箭头号），并与下腰椎融合。

均出现脊髓栓系。他们同时发现，脊髓圆锥位置与骶椎发育不全的严重程度有关。脊髓末端位于L1水平以上与发生在S1或以上的骶椎畸形高度相关，而脊髓末端位于L1以下则与发生在S2或以下的骶椎畸形高度相关。因此，轻度骶椎发育不良患儿常见脊髓栓系。重要的是应确定腰骶椎发育不良患儿是否存在脊髓栓系，因为脊髓栓系松解术可改善泌尿功能，但其神经损害可能仍然存在，而栓系松解术至少可阻止神经系统损伤恶化。栓系可伴发终丝增粗（65%）、末端脊髓囊性膨出（15%）、末端脊髓积水（10%）或末端脂肪瘤/脂肪脊髓膨出（10%）。当腰骶椎发育不良患儿出现脊髓栓系时，脊髓末端不呈楔形而是被拉长，表现为典型的栓系脊髓征象（图9-33）。

影像检查很容易诊断尾端退化。平片可诊断骨性发育不良，但不能显示并发的脊髓栓系或硬膜囊狭窄。矢状位和冠状位MR图像有助于发现尾端椎体发育不全或发育不良（图9-32和图9-33）。而且，通过判断脊髓圆锥的位置和外形可确定栓系是否存在。无脊髓栓系患儿的MR图像常可见脊髓末端呈现特征性变钝或"楔形"变，这些病例的脊髓末端常位于L1以上水平（图9-32和图9-34）。当矢状位图像出现这些表现时，应仔细检查骶椎以判定发育不良是否存在及其严重程度。如前所述，当栓系存在时，脊髓远端将逐渐变细（图9-33）；典型者脊髓位于L1水平以下。应对紧邻退化层面的椎管进行轴位扫描以发现增粗或脂肪化的终丝（图9-30）、脂肪脊髓膨出、末端脊髓积水（图9-34）或骨性椎管狭窄。

末端脊髓囊状膨出

末端脊髓囊状膨出（也称为空洞性脊髓突出）是伴有脊柱后裂的神经管闭合不全中最少见的类型。该畸形是一种隐性神经管闭合不全，积水的脊髓和蛛网膜经脊柱后裂疝出，形成一种少见的脊髓脊膜膨出（图9-35）。患儿表现为腰骶部中线出现被覆皮肤的囊性包块。患儿膀胱、肠管功能低下，典型病例可见下肢功能严重受损。与其他尾端细胞团畸形一样，末端脊髓囊状膨出常伴有直肠肛管、下泌尿生殖系统和椎体畸形，如肛门闭锁、泄殖腔外翻、脊柱前凸、脊柱侧弯和部分性骶椎未发育。其他部位的脊髓囊状膨出则类似于分离不全畸形，在本章的前一部分已经介绍过了。

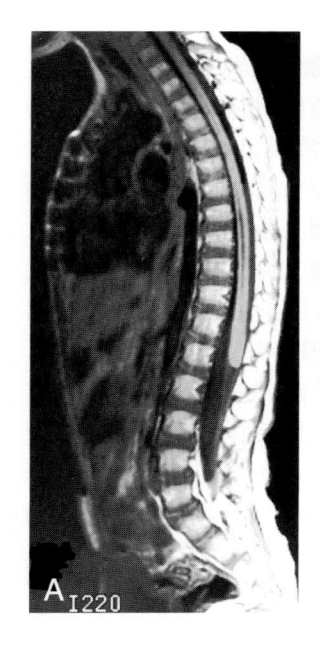

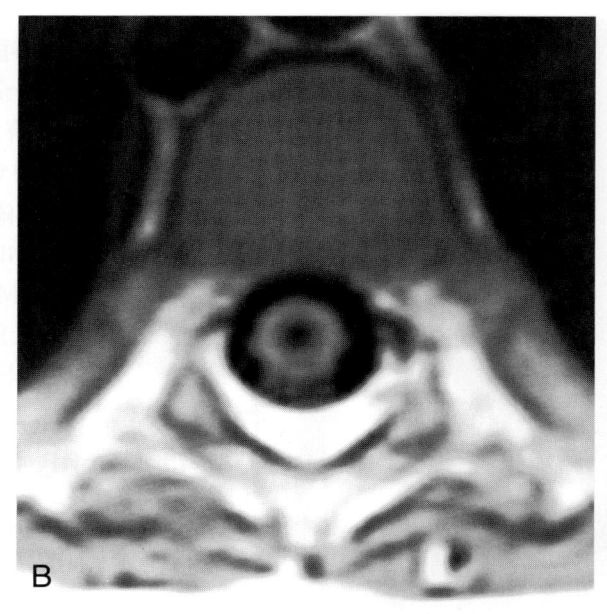

图9-34 轻度尾端退化。A：矢状位SE 550/12 图像显示，脊髓末端变钝，终止于T11中部水平；中央管扩张。除骶椎以外的脊柱正常。S2椎体发育不全，S3、S4和S5椎体和尾椎阙如。B：轴位SE 650/12 图像显示脊髓中央管明显扩张。

末端脊髓囊状膨出中，脊髓经过脊膜膨出并嵌入它的后壁（图9-35），覆盖脊髓的软脊膜在基板与脊膜交界处沿着脊膜膨出的壁返折，形成一个充满脑脊液的闭合腔。所有脊髓囊状膨出的脊髓积水腔均位于髓内。积水的脊髓腔内衬室管膜并在脊髓囊状膨出水平扩张突出到软脊膜返折处。从这个意义上讲，囊肿位于蛛网膜外（图9-35）。偶尔，这些患儿的背侧中胚层出现脂肪；这种情况下，畸形则被称为脂肪脊髓囊状膨出。

影像检查可见脊膜膨出与蛛网膜下腔直接相通而囊肿与脊髓中央管相通（图9-36）。由于囊腔与脊膜膨出不相通，脊髓造影只能显示脊膜膨出（如果存在），其体积较临床出现的肿块小且位置不同。影像检查表明，临床上明显的肿块是第二个囊肿，壁较薄且无内在结构（图9-36）。鞘内注入水溶性对比剂后，囊肿可像脊髓积水症一样显示延迟强化。两个囊肿中，内衬室管膜的囊腔（脊髓积水）通常比较大，典型者位于脊膜膨出的后下方，但偶尔也可在脊膜膨出外向上扩展。

骶前脊膜膨出

骶前脊膜膨出的特征为：骶椎或尾椎局部缺失或发育不全，充满脑脊液的脊膜囊经过缺损处突出到盆腔。本病占直肠后肿物的5%，常在20～40岁得到诊断。儿童中，男女发病率相等。因压迫盆腔脏器而产生症状，引起便秘、尿频和尿失禁、痛经、性交疼痛、后背或盆腔痛。进而，可压迫神经根，产生坐骨神经痛、直肠和逼尿肌张力降低、下骶部皮肤麻痹和感觉异常。最

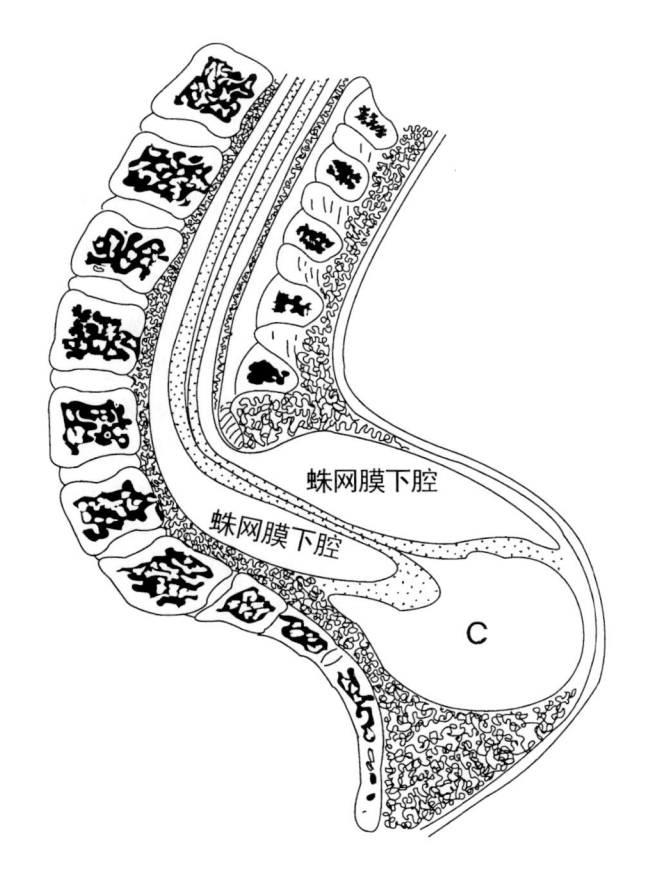

图9-35 终末脊髓囊状膨出示意图。脊髓内总是出现脊髓积水。终末脊髓中央管开放形成大囊（c）。该囊位于骨性脊柱裂下方并使包绕远端脊髓的蛛网膜下腔扩张。

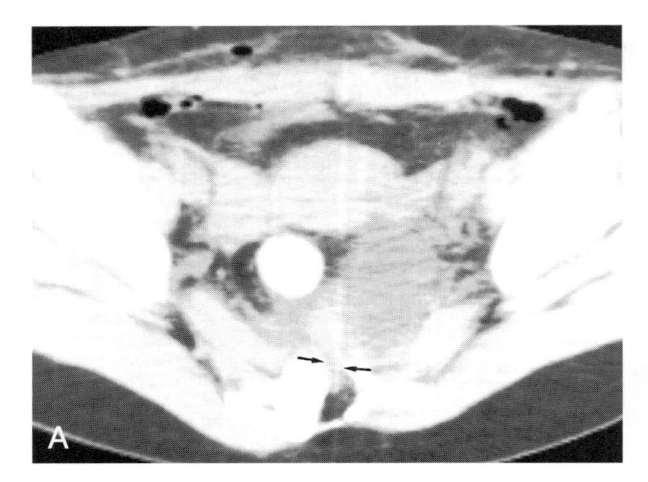

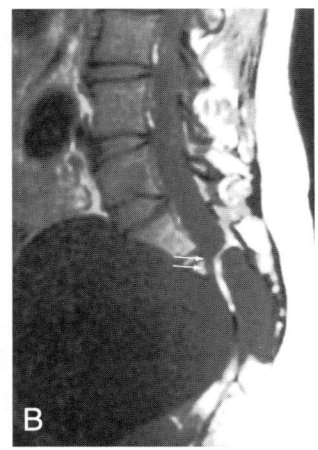

图 9-37 骶椎前脊膜膨出。A：经过骶椎的 CT 扫描显示，经扩张骶孔（箭号）突入到盆腔的囊性包块。B：矢状位 SE 600/20 图像显示，骶前脊膜膨出从骶椎突向盆腔。可见与硬膜囊间的细小相连。这些畸形中最重要的是，在脊膜膨出结扎术前必须明确马尾神经根是否漂浮在脊膜膨出内。

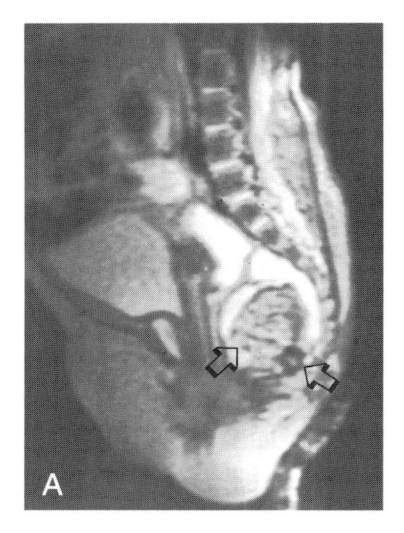

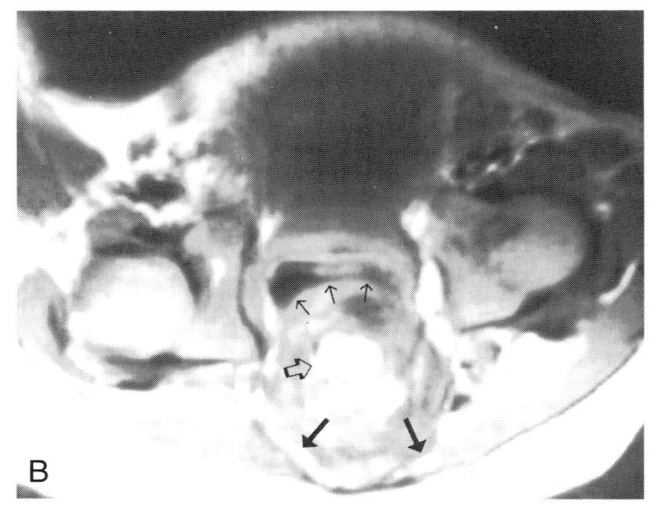

图 9-38 骶尾椎畸胎瘤。A：SE 2000/40 图像中可见一个不均匀信号的骶前包块（箭号）（第Ⅳ型畸胎瘤）。B：轴位 SE 800/20 图像显示，不均匀占位包含脂肪（空心箭号），向前推挤直肠（小箭号）并向后推挤骶骨（大箭号）。占位内的低信号可能代表钙化。

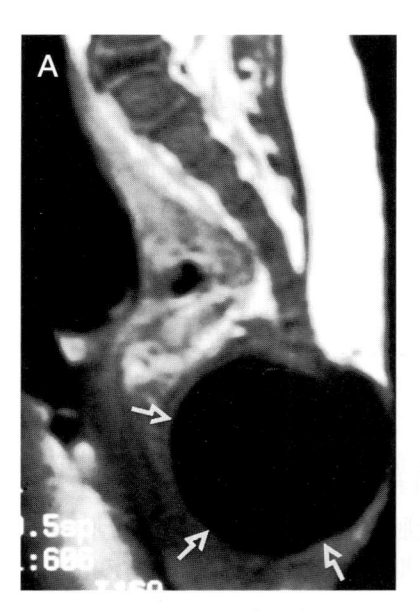

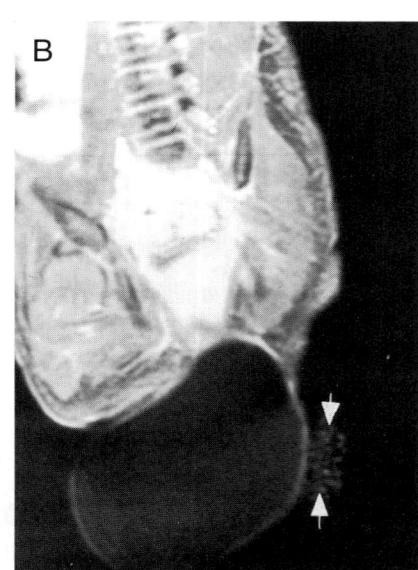

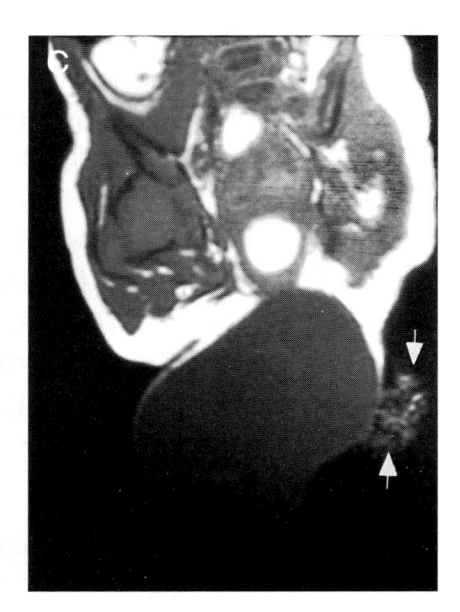

图 9-39 囊性骶尾椎畸胎瘤。A：矢状位 SE 500/11 图像示显示，中心位于尾椎的囊性包块（第Ⅲ型畸胎瘤，箭号）。B：增强后脂肪抑制 SE 600/16 图像显示，肿瘤的少量实性成分（箭号）在（C）图中显示为高信号证明它代表脂肪。包块未见强化。C：平扫 SE 600/16 图像显示，肿瘤实性成分内（箭号）存在高信号脂肪。

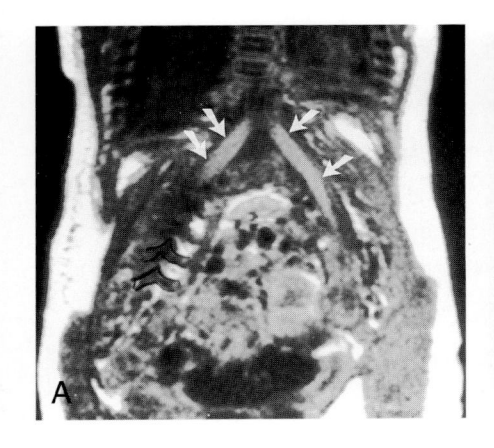

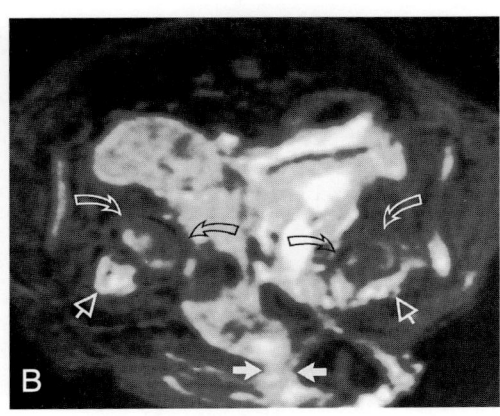

图9-40 背侧肠源性瘘 A：冠状位SE 600/20图像显示，分裂的脊柱和脊髓（箭号）支撑在肠道周围。B：轴位GE 600/15图像显示，两个脊柱（空心弯箭号），两个椎管（空心直箭号）以及两者之间的高信号肠管向背侧延伸到皮肤表面并开口（实性箭号）。（该病例由Rosiland Dietrich, M.D., San Diego, CA.提供）

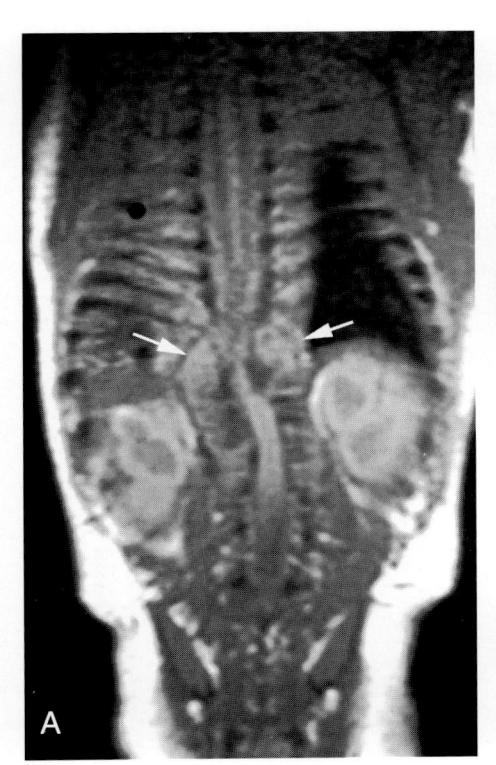

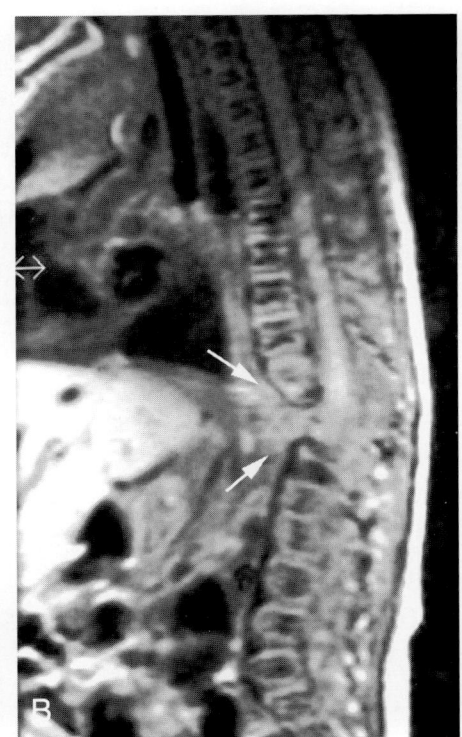

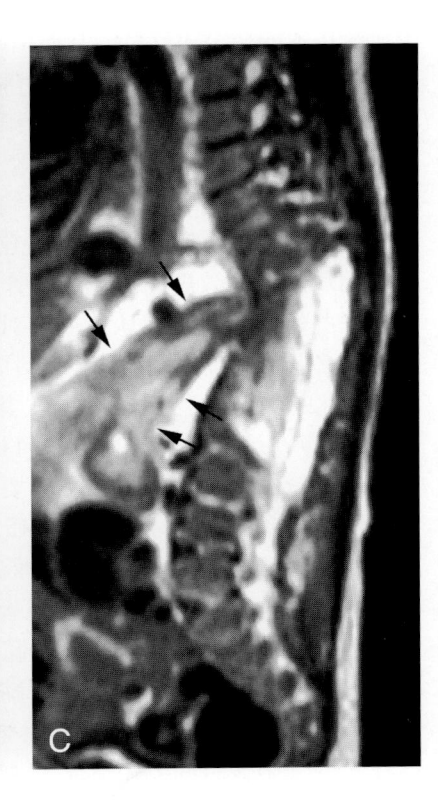

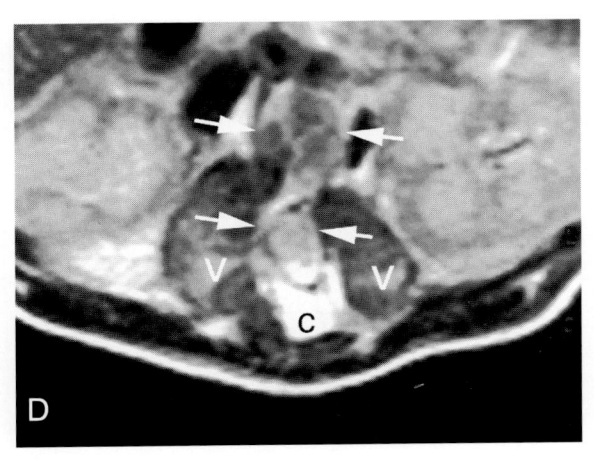

图9-41 背部肠源性憩室。A：冠状位T1加权像显示，下胸段脊椎畸形（箭号）和脊髓异常变细。B：矢状位T1加权像显示，下胸段椎体缺失（箭号）。C：矢状位T2加权像显示，肠管经缺失椎体形成背侧憩室（黑箭号）。D：轴位T2加权图像显示，椎体分裂成两半（v），憩室经过分裂的椎体。椎管内可见小囊腔（c）位于憩室背侧。

内压力增高时加重。最终，脊髓受压引起的病变可产生局部或远端大范围的症状。此时，病人进行影像检查常可发现脊髓受压明显。急性症状少见，通常出现于感染或疾病后。

肠源性囊肿常为单发、光滑的单房性囊肿，主要发生于下颈段和胸椎。有时，也可发生于腰椎或颅内桥脑，桥前池或桥小脑角（见第5章）。囊肿中的液体可与脑脊液一致，也可为乳白色、奶酪色、淡黄色或黄色。肠源性囊肿常为硬膜内脊髓外病变，位于脊髓腹侧或腹外侧；少数情况下，也可出现于脊髓背侧或背外侧或位于脊髓纵裂的裂口内。髓内部分约占10%~15%。脊髓常因肿瘤压迫而变窄或移位，从而引起症状。

脊柱平片常可见肠源性囊肿部位椎管扩张。新生儿和婴儿期出现症状的脊柱内肠源性囊肿患儿可在囊肿部位发现椎体畸形，包括半椎体、椎体分节不全，部分椎体融合以及脊柱侧弯（这些病变在纵隔或腹部背侧肠源性囊肿更常见）。年长患儿常缺乏椎体改变，而出现因局部压力效应而引起的椎管局限性扩张。

一些神经外科医生认为应该对神经肠源性囊肿患儿进行必要的术前影像检查（包括CT和MR扫描）。约50%患儿的CT中可见椎体畸形，其中以椎体裂，蝴蝶椎和分节畸形最常见。局部椎管可扩张。MR除了可显示绝大部分脊柱畸形形外，更重要的是可以显示囊肿与脊髓的关系（图9-42至图9-45）。MR典型表现为位于脊髓腹侧的一个充满脑脊液信号的囊肿并压迫相邻脊髓（图9-43和图9-44）。但囊肿也可位于脊髓背侧（图9-44）或部分或全部位于脊髓内（图9-42和图9-45）。重要的是发现囊肿及其与脊髓的关系。囊内容物可与脑积液等信号（图9-42和图9-45），也可为蛋白性液体，T1弛豫时间缩短造成T1加权像上为相对（相对于脑积液）高信号（图9-43和图9-44）。如果囊肿为乳糜性或黄肉芽肿性组织，则在T1/T2加权图像中均表现为不均匀信号。偶尔，可因这种不均匀信号类似结节而提示为肿瘤，这种情况下进行增强扫描有助于区分囊肿（不强化结节）和肿瘤（强化结节）。明确相邻椎体的畸形有助于判定畸形位置。脊髓造影可发现椎体异常和囊肿。MR检查也可提供类似信息。椎体冠状位扫描（图9-44和图9-45）可发现椎体异常。如果囊肿很小且内容物与脑积液信号一致，则很难被发现。然而，囊肿引起的脊髓移位和变形有助于诊断（图9-42）。除了检查脊柱外，寻找并发的窦道和纵隔或腹腔内囊肿也很重要。

脊髓分裂畸形（脊髓纵裂）

定义

脊髓纵裂也可称为脊髓分裂畸形，指脊髓纵向分裂为两个对称或不对称的半脊髓，每个半脊髓含有一个中央管、一个背侧角（发出一个背侧神经根）和一个腹侧角（发出一个腹侧神经根）。半脊髓外包绕一层软脑膜。这种分裂可累及脊髓全层，也可只涉及脊髓前半或后半部分（部分脊髓纵裂或"马蹄脊髓"）。部分分裂常见于完全脊髓纵裂区上、下方的移行区。

临床表现

脊髓纵裂的症状和体征可出现于任何年龄。女性患儿比男性更常见。一半以上患儿脊柱表面出现皮肤特征，如多毛斑（多毛症）、痣、脂肪瘤、小凹和血管瘤。依据这些体征，常可在婴幼儿期作出诊断。半数以上患儿出现足部矫形外斜的异常，尤其是畸形足。一种特殊的"神经矫形外科综合征"可见于约半数腰部脊髓纵裂患儿，包括一条腿乏力和废用性肌萎缩伴同侧畸形足。脊柱侧凸常见于年长儿和成人，也是该年龄段临床表现的常见原因，它还合并下背部痛、坐骨神经痛和肛周感觉迟钝。5%的先天性脊柱侧凸由脊髓纵裂所引起。神经系统症状无特异性，与引起脊髓栓系的其他疾病无法区别。

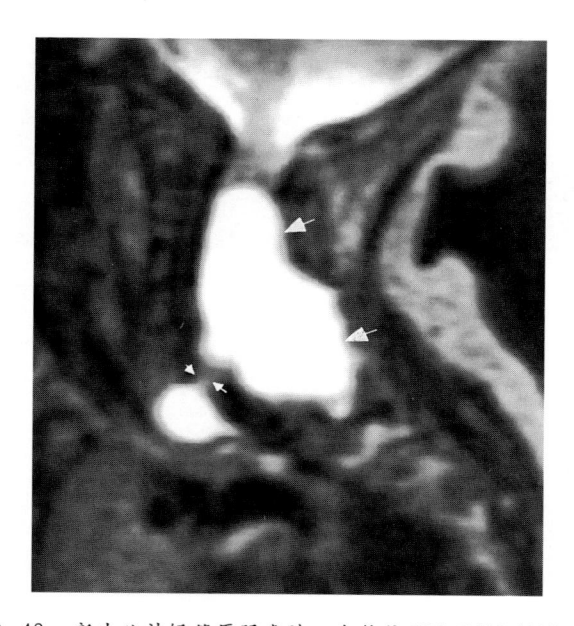

图9-42 新生儿神经管原肠囊肿。矢状位FSE 3700/102 图像显示，脊椎内巨大囊肿（大箭号）使椎管扩张。注意，囊肿向腹侧延伸（小箭号），经畸形椎体进入椎前间隙。（Dr. Erik Gaensler 提供）

第九章 脊柱先天畸形 551

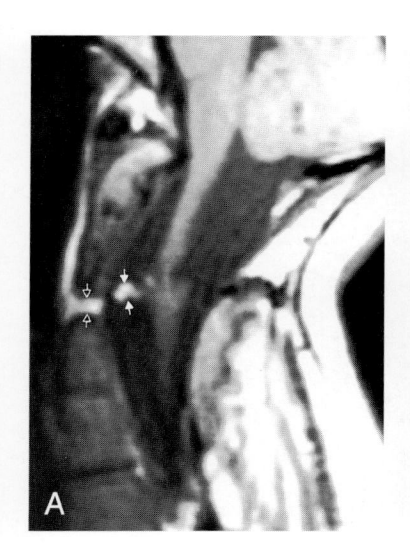

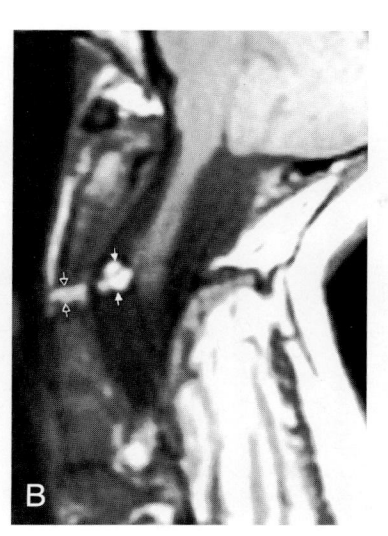

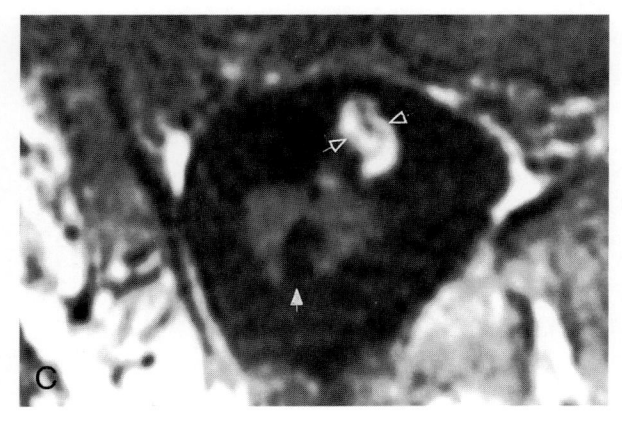

图 9-43 神经管原肠囊肿伴脊髓纵裂。A 和 B：矢状位 SE 600/16 图像显示，位于发育不良的上段颈髓腹侧高信号神经管原肠囊肿（小实白箭号）。囊肿指向发育不良的上段颈椎椎体间隙（小空心白箭号）。C：轴位 SE 600/17 图像显示，椎体发育不良和脊髓几乎完全矢状裂开（实白箭号）。囊肿（空心白箭号）可能含有蛋白浓缩液。(Michael Brant-Zawadzki 提供)

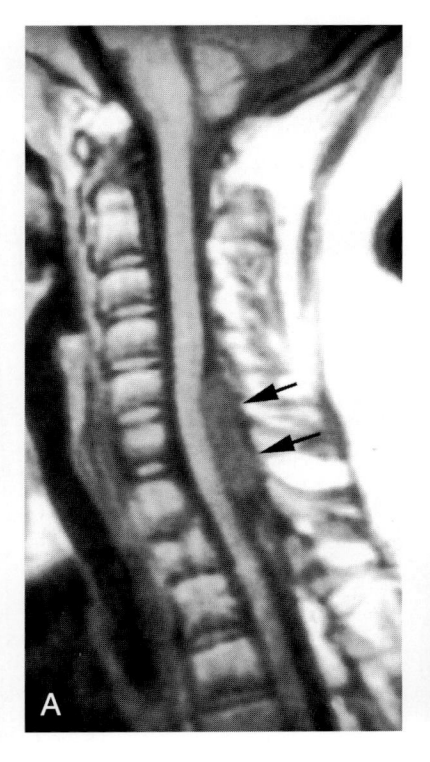

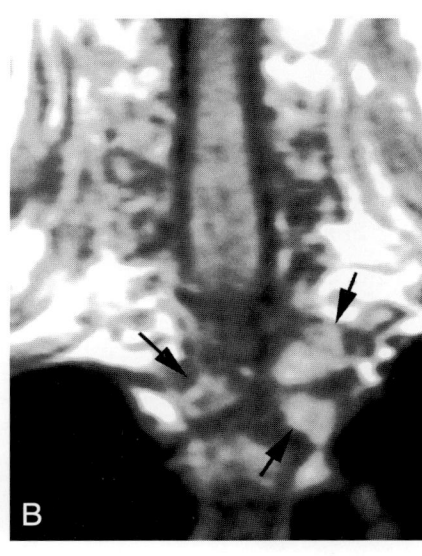

图 9-44 背侧脊柱内肠源性囊肿。A：矢状位 SE 600/20 图像显示，颈部背侧蛛网膜下腔内肿块（箭号）压迫脊髓。B：冠状位 SE 600/20 图像显示，囊肿水平的若干半椎体（箭号）。

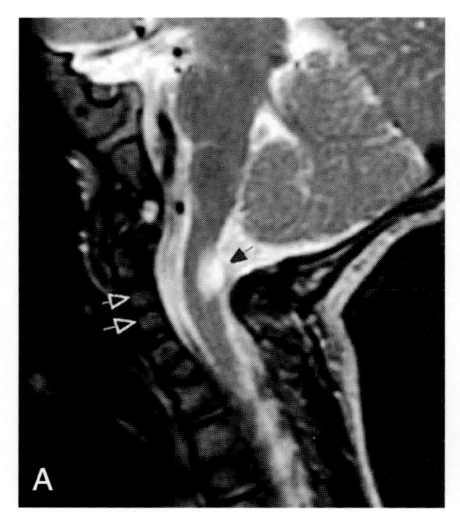

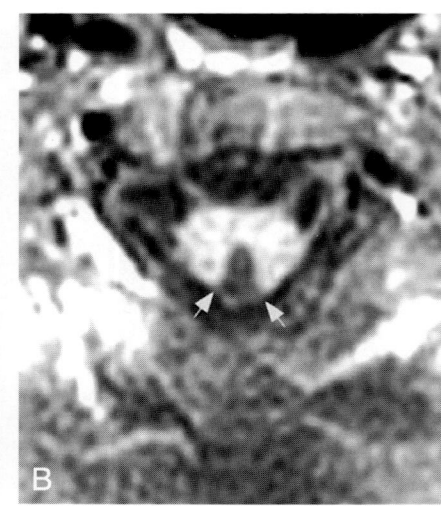

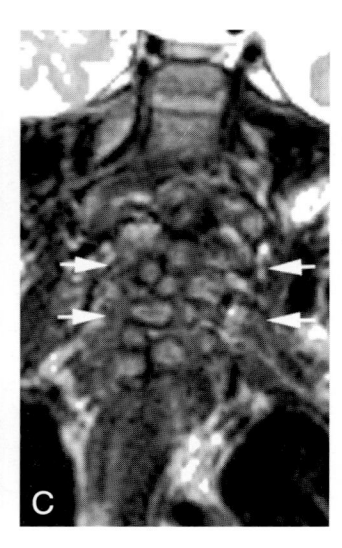

图9-45 髓内神经管肠源性囊肿。A：FSE 3500/102 矢状位图像显示一个脊髓背侧的表面囊肿（实黑箭头）。上颈部椎体显示小而且可能有发育异常（空白箭头）。B：SE 600/16 轴位图像显示囊肿位于脊髓背侧（实白箭头）。C：SE 600/16 冠状位图像显示颈段及上胸段脊柱多个节段发育不良椎体（白箭头）。

胚胎学

脊髓纵裂最可能是由脊索分裂形成的。形成脊索的细胞在从Hensen节移行的过程中遇到障碍（如原始外胚层和内胚层粘连），脊索细胞就必须从一侧移行绕过障碍，或分裂后同时向两侧移行。作为绕行的结果，脊索将产生外侧沟或者中央裂隙。由于脊索影响椎体的发育，故任何脊索变化都可导致椎体畸形，如半椎体（脊索沟出现）或者蝴蝶椎（脊索裂隙）。同样，分裂的脊索也诱导形成两个神经板，继而出现两个半脊髓。周围的间充质可移行至半脊髓之间，形成纤维性、软骨性或骨性棘。在这种情况下我们可以想象，远端脊索分裂产生两个分开的管腔化和退行性分化中心。这些事实可解释罕见的、仅影响脊髓圆锥和终丝的脊髓纵裂。

病理和影像

由于患儿常有严重的脊柱侧凸及旋转，脊髓纵裂的影像检查较困难。如果采用三维傅立叶变换容积技术，或取得与每个相应脊椎平行或垂直的斜面图像，MR则成为最好的检查方法。第一章中介绍了这些技术。T1加权像最适于显示脊髓和发现终丝纤维脂肪瘤。轴位T2加权RARE序列则最适于显示终丝增粗和神经根出口。骨性和软骨性骨棘最容易在磁共振轴位T2或T2*加权图像或CT图像上识别。但是，如果患儿难于在MR检查中保持不动或脊柱侧突非常严重，CT脊髓造影多方向重建以及与脊髓平行或垂直的图像重建则成为评价脊髓和确定是否存在终丝纤维脂肪瘤的最佳方法。

纵裂可发生于任何部位，但最常见于腰髓。上胸髓纵裂少见，罕见颈髓纵裂。由于缺乏症状，真正发生于颈髓和上胸段脊髓的纵裂可能比一般认为的多，因为它们引起脊髓栓系的可能性较脊髓远段纵裂小（颈部和上胸段脊髓节段与相邻椎体的节段更一致，故该段脊髓发生栓系的可能性较小）。两条分裂的半脊髓常于纵裂下方再融合。但是，纵裂有时会延伸很长，脊髓则保持明显分裂状态，并各自拥有脊髓圆锥及终丝。

40%～70%脊髓纵裂患儿的蛛网膜和硬膜也分裂为两个蛛网膜和硬膜囊，分别包绕两个半脊髓。这样，每条半脊髓在某些节段拥有自己的软脊膜、蛛网膜和硬膜鞘。这种畸形被称为Ⅰ型脊髓纵裂畸形。出现两条硬膜鞘的患儿脊髓纵裂最远段几乎总会存在骨性或软骨性骨棘；轴位或冠状位较矢状位显示得更清晰(图9-47)。骨棘来源于椎板或椎体（图9-46和图9-47）。如果脊髓造影或其他影像检查显示纵裂头端出现骨棘，约5%的脊髓纵裂患儿中还可发现第二个骨棘（图9-46）。骨性骨棘由具有多发骨化中心的软骨构成。因此，根据患儿年龄和骨化中心数目不同，骨棘可表现为线样排列在两条半脊髓间的软骨或具有多个小骨化中心的软骨结构，与椎管壁形成软骨结合的骨性凸起，或连接椎体与脊柱后部结构的完全骨化的骨桥。未骨化骨棘在MR T1加权像中呈现与脑脊液等信号或稍高信号，而骨化骨棘则呈现为T1高信号（图9-46），高信号来源于骨棘内骨髓。软骨性、骨性和纤维性骨棘在T2加权图像

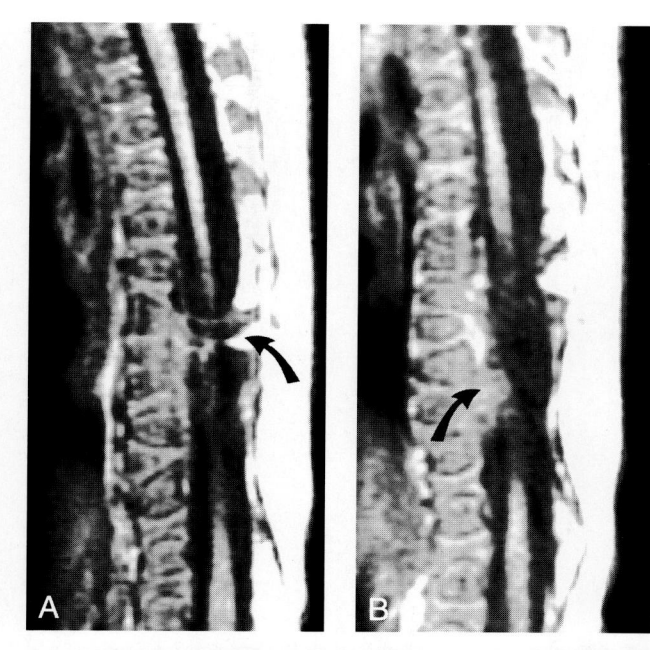

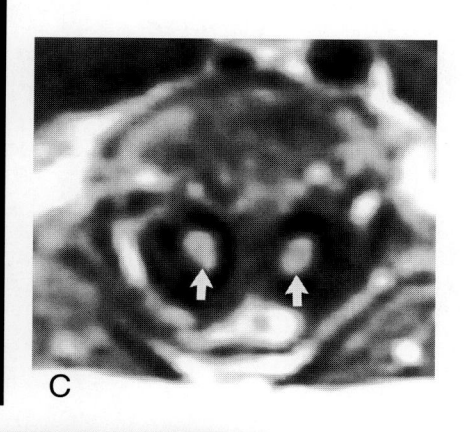

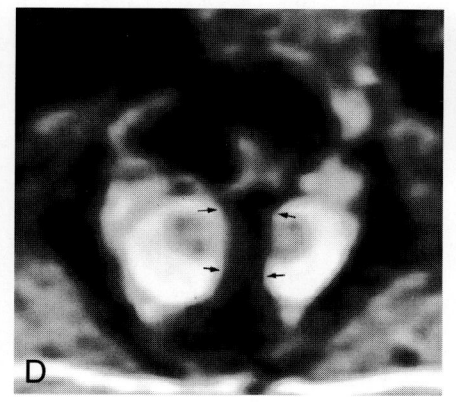

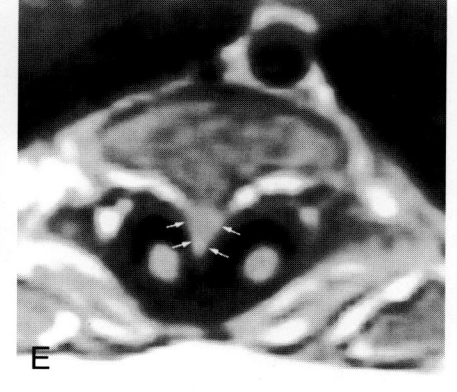

图 9-46 脊髓纵裂伴两处分隔。A：矢状位 SE 600/12 图像显示，胸段中部可见一个分隔（弯箭号）。这个分隔（骨棘）位于分裂脊髓最远端的上方由多个椎体水平，提示存在第二个分隔。B：相邻层面显示，胸椎稍低水平出现可疑分隔（弯曲箭号）。C：高位分隔的轴位 SE 600/12 图像显示，被模糊不清的棘分隔开的两个半脊髓（箭号）。D：分隔在 GE 600/15 图像中可显示清楚。E：低位分隔（箭号）的轴位 SE 600/12 图像显示，分隔的一部分可能为纤维性成分，故 MR 显示不清。

和梯度回波序列中均表现为低信号（图9-46）。骨棘的CT值则根据其中存在多少骨质、多少软骨和多少纤维而变化；依据不同骨化阶段而软骨／骨表现也不同。

通常，骨棘位于椎管中央矢状面并使椎管二等分。但是，脊柱侧凸可旋转骨棘，使两个半椎管相应向前或后旋转（图9-48）。偶尔，骨棘会斜穿椎管并嵌入外旋的椎板或椎弓根，形成两个明显不对称的半椎管。这些患儿中，较大的半椎管常位于后部。MR检查对旋转型脊柱侧凸患儿特别有帮助（图9-48）。首先作冠状位成像，然后分别采集与脊柱纵轴平行或垂直的斜矢状位或斜轴位图像（如第一章所述）。也可获取容积图像并进行多方向重建。根据我们的经验，由于进行容积扫描所需时间较长和两个相位梯度编码，故图像中可出现较多运动伪影。

必须强调，即使骨棘为骨性结构也可能在MR自旋回波T1加权图像上被漏掉。因此，出现两个半脊髓的患儿应该采集轴位T2或T2*加权图像（有助于显示骨）或进行CT检查。骨棘切除是解除脊髓受限关键。

30%～60%脊髓纵裂患儿的两个半脊髓均分别覆盖完整的软脊膜，走行于同一个蛛网膜下腔，由同一个硬膜囊包绕，这种畸形被称为Ⅱ型脊髓分裂畸形。每个半脊髓都拥有自己的脊髓前动脉。该类型脊髓纵裂不伴有骨棘，但在纵裂最下段常可见插入硬膜的纤维带。该类型脊髓纵裂除非存在脊髓积水或脊髓栓系（图9-49和图9-50），否则很少出现症状。影像检查常可见脊髓分裂和脊椎异常，但很少能显示纤维间隔。以作者的经验，矢状位T2加权RARE序列可显示纤维间隔（图9-49）。

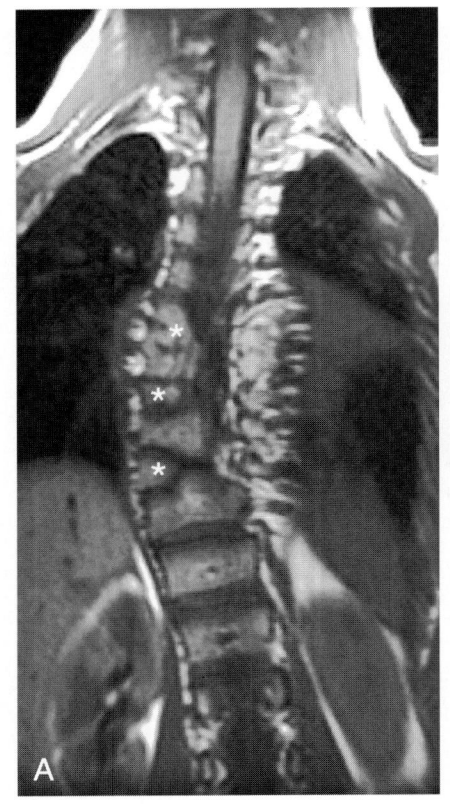

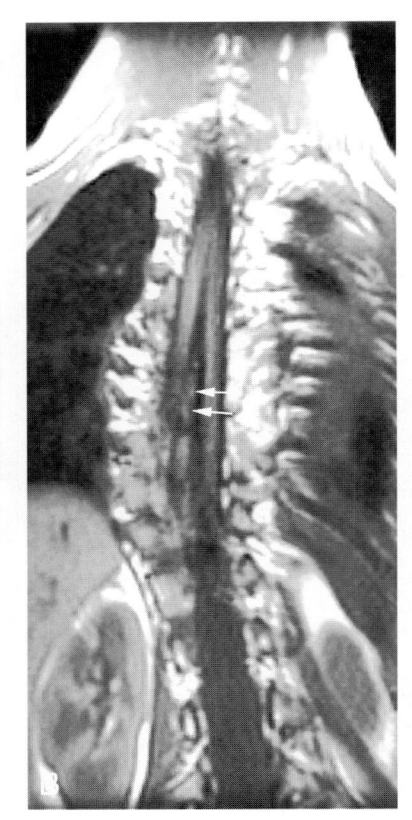

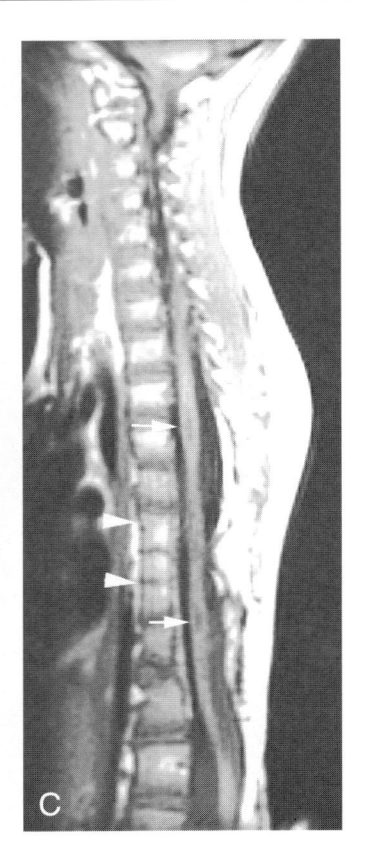

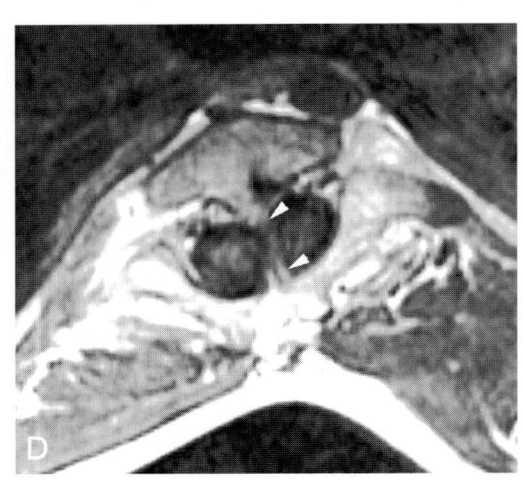

图9-47 脊髓纵裂伴骨棘、脊柱侧弯和脊椎畸形。A：冠状位SE 600/15图像显示，胸椎右侧弯曲伴多发脊柱分节畸形（星号）包括半椎体和未分节。B：与图（A）相邻的冠状位SE 600/15图像显示，两个半脊髓间出现高信号分隔（白箭号）。C：矢状位SE 600/15图像显示，分节异常和两处脊髓积水（箭号），但未见分隔。D：轴位SE 650/15图像显示，高信号分隔（白箭头）从两个半脊髓中穿过。

可在85%以上患儿中发现伴发的脊椎畸形。75%以上脊髓纵裂患儿的脊髓圆锥位于L2水平以下且终丝增粗（图9-49和图9-50）。15%~25%的患儿可见未分裂部分的脊髓发生脊髓膨出或脊髓脊膜膨出，而15%~20%患儿中可见分裂的半脊髓发生脊髓膨出（半脊髓中的一个发生脊髓膨出或脊髓脊膜膨出）。有报道显示，不到20%患儿还可出现脂肪瘤、（表）皮样肿瘤上皮窦和粘连受限（脊膜突出）。闭锁型脊膜突出（图9-50）是一种只有当放射科医生积极寻找时才会发现的细微影像表现，是半脊髓向硬膜发出的、类似神经根的小条带状组织，影像仅可显示其中一部分。骨棘切除术和终丝横断术后，该纤维组织带可引起持续性脊髓栓系，故确定其有无非常重要。约半数脊髓纵裂患儿可见脊髓积水。脊髓积水空洞可从裂隙上方脊髓向一个或两个半脊髓内延伸。了解伴随畸形发生率高的重要性在于，放射科医生不能仅满足于发现脊柱纵裂，而必须仔细观察图像，力图确定是否存在可能引起患儿神经损害的其他病变。

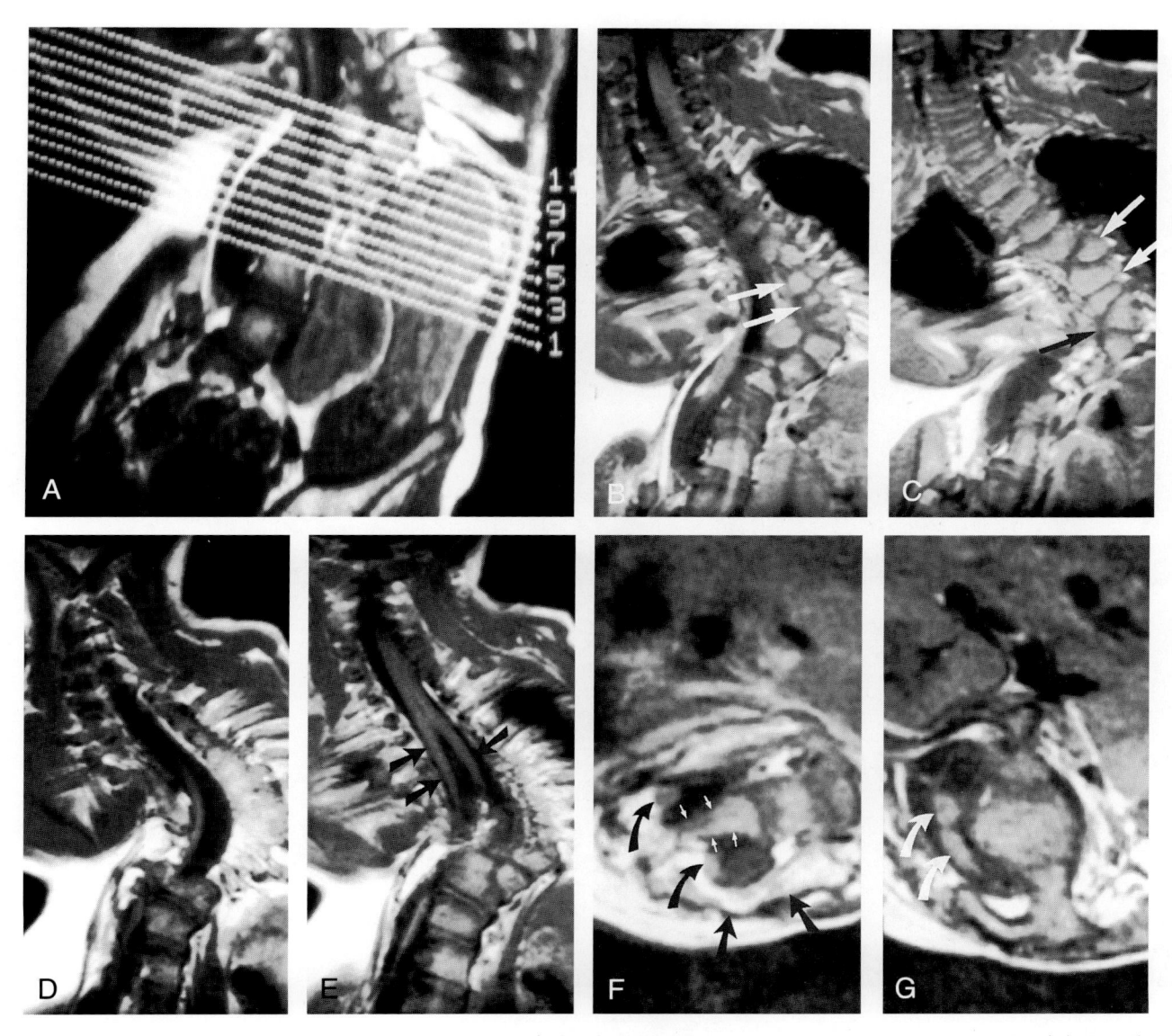

图 9-48 脊髓纵裂伴旋转型脊柱侧凸。A：从轴位扫描中获得斜冠状位图像。B和C：冠状位 SE 600/20 图像于脊柱弯曲最大水平显示椎体畸形（箭号）。D和E：B和C后方层面图像显示脊髓分裂成两个半脊髓（箭号）。F和G：斜轴位 SE 600/20 图像显示前、后排列的两个半脊髓（弯箭号）及其中间几乎呈水平状的骨脊（小白箭号）。注意椎板明显增厚（直黑箭号）。

脊髓纵裂患儿几乎都有脊柱畸形（图9-47和图9-49）。椎板常增厚并与邻近椎体的同侧或对侧椎板相融合（图9-49）。相邻椎板的对侧椎板融合被称为节段内椎板融合。常存在脊柱裂。节段内椎板融合伴脊柱裂则可发生于60%的脊髓纵裂患儿，而且是该畸形的特异性表现。节段内椎板融合常发生于脊髓纵裂水平。大部分病例中还可见椎体畸形（图9-47），包括半椎体、蝴蝶椎、椎管阻滞及椎间隙狭窄。半数患儿可见骨异常引起的脊柱后侧凸（图9-48和图9-50）。

另一种与部分性或完全性脊髓纵裂伴随发生的脊柱畸形是 Klippel-Feil 畸形，即颈段脊柱出现两个或更多椎体融合。Klippel-Feil 畸形分为3种类型，第Ⅰ型患儿颈短并可见颈蹼、发迹低，颈段脊柱完全融合；第Ⅱ型患儿则出现单发性椎体融合（多数情况下称为"融合"），最多见于C2~C3或C5~C6。第Ⅲ型患儿中除了颈部椎体"融合"外，还可分别在胸椎和腰椎发现椎体"融合"。Klippel-Feil 畸形中的几种病变均可引起神经系统症状。发生椎体融合的脊柱活动受限导致该段椎间盘退化加速，可能成为神经功能异常和颈痛的最常见原因。另一个继发病因可能是脊髓畸形，至少50%以上 Klippel-Feil 畸形患儿出现脊髓背侧部分性纵裂。这些患儿进行体检时出现皮质脊髓束交叉和镜像

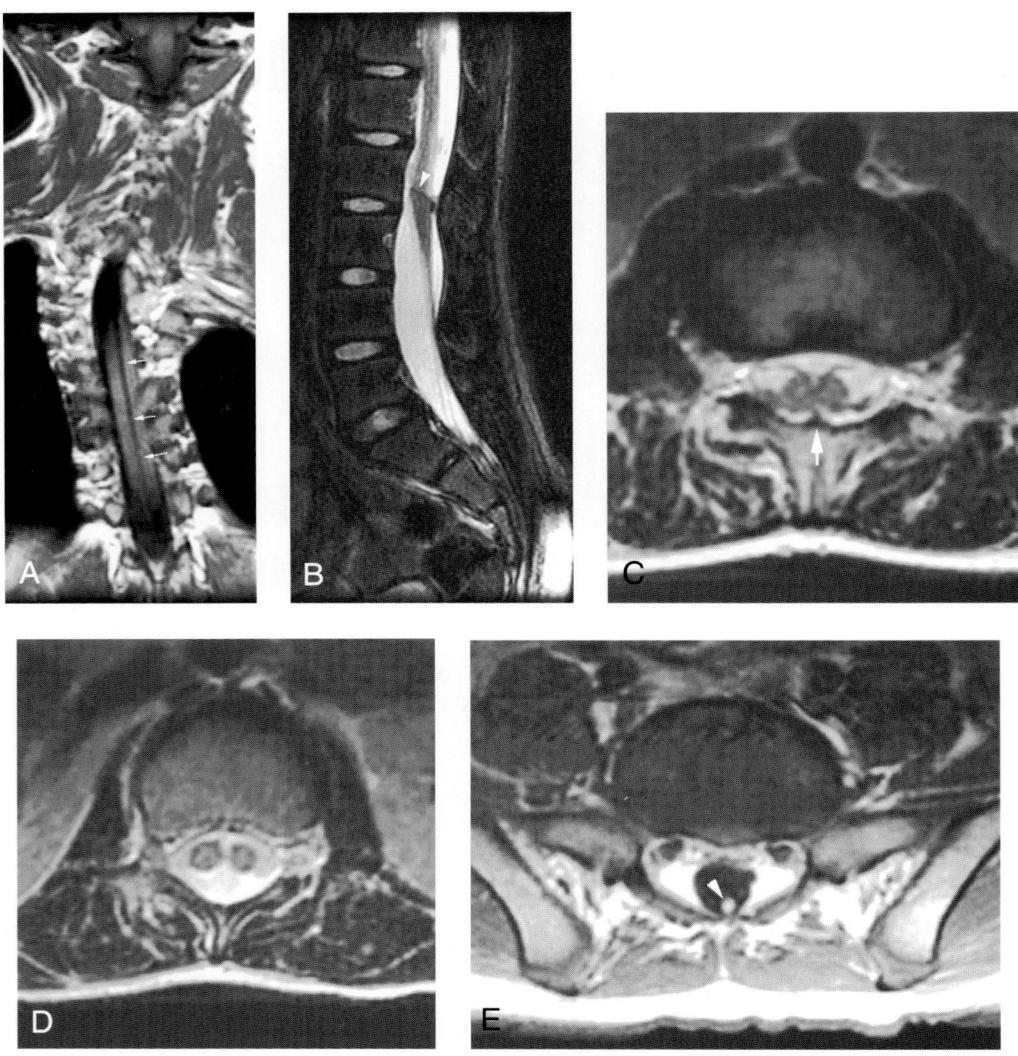

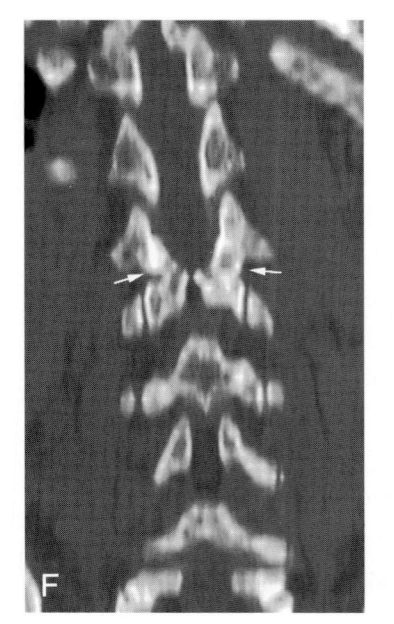

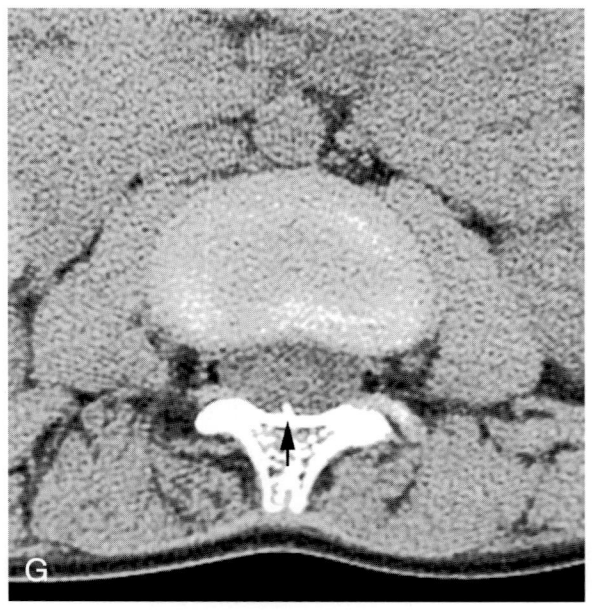

图9-49 脊髓纵裂伴纤维分隔。矢状位T2WI图像和CT扫描。A：冠状位SE 500/11图像显示，脊髓纵裂及中间的裂隙（白箭号）。B：矢状位FSE 3700/102图像显示，纤维分隔（白箭头）通过被栓系的脊髓，从椎管背侧斜向上到达腹侧。C：轴位FSE 3700/102图像显示，纤维分隔起源的骨性突起（白箭号），该水平脊髓未见分裂。D：由于纤维带斜行，故该轴位层面未显示纤维带。E：骶椎轴位SE 600/11图像显示，终丝纤维脂肪瘤（箭头）。F：CT平扫冠状位重建显示，脊髓纵裂中常见的椎板间融合。G：与图(C)同一水平的轴位图像显示，纤维分隔起源的骨性突起（黑箭号）。CT不能显示纤维带。

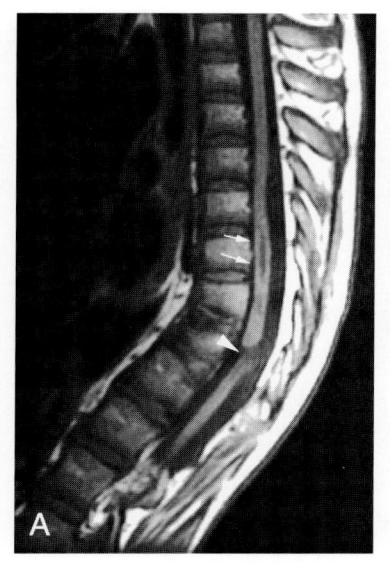

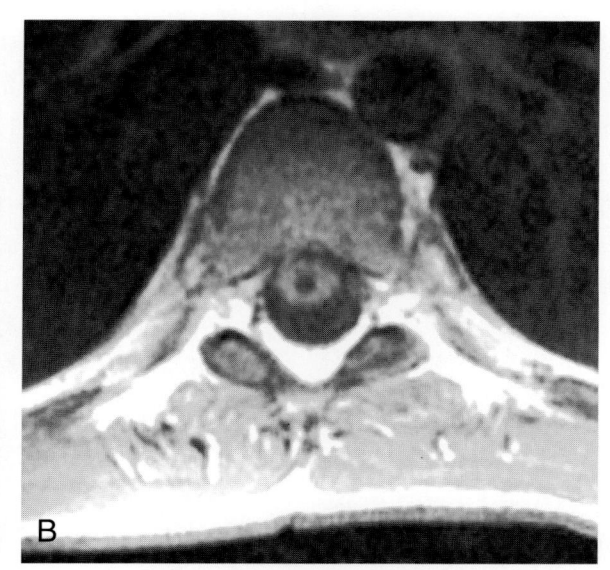

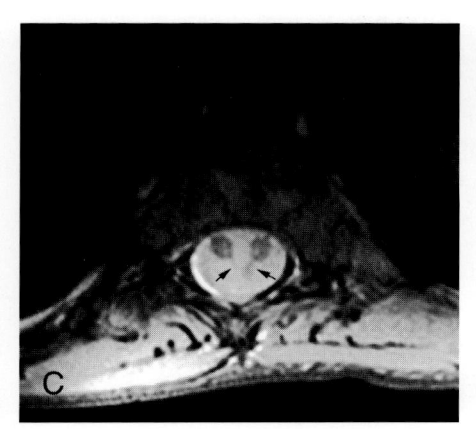

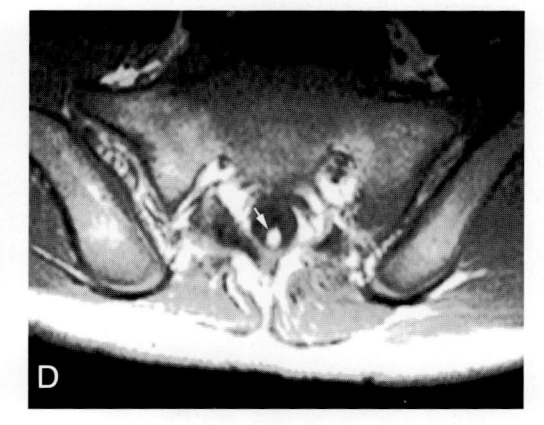

图9-50 脊髓纵裂伴单硬膜囊闭锁型脑膜膨出。A：矢状位SE 600/11图像显示，脊髓纵裂（大白箭头）的（T8）水平突然出现脊柱后凸。其上可见两处局限性脊髓积水（小白箭号）。B：轴位SE 600/11图像显示，分裂脊髓以上水平的脊髓积水。C：轴位GE 600/25图像显示，两个半脊髓以及从两个半脊髓后中部发出的纤维带（闭锁型脑膜膨出）。这些纤维带可引起脊髓局部栓系。D：轴位SE 600/11图像显示，骶椎水平的终丝纤维脂肪瘤（白箭号）。

运动则可被确诊。造成神经系统损害的其他原因还有并发的中枢神经系统畸形，包括枕部脑疝、Chiari畸形、Dandy-Walker畸形、Duane综合征、鼻额皮样囊肿和脊髓空洞积水症。合并的内脏畸形包括Sprengel畸形（先天性高肩胛症，常合并肩椎骨）、颈肋、多指（趾）、气管和近段支气管狭窄、镰状骶椎、腭裂和各种肾脏畸形。

不明原因的畸形

本章介绍的所有畸形实际上都是不明原因的。以前所涉及的畸形均可用合理的理论加以解释并可以胚胎发育为基础进行分类。但是目前尚缺乏合理的理论以解释发生于椎管内任何部位的节段性脊柱发育不良、单纯脊膜膨出和脊膜侧膨出。

节段性脊柱发育不良

节段性脊柱发育不良可能是胚胎期节段性脊柱畸形或宫内脊柱发育过程中局部受损的结果。患儿出生时即出现脊柱后凸畸形（常为锐角）、下肢畸形（马蹄内翻足以及髋、膝关节屈曲挛缩）、下肢反射亢进和膀胱功能不良，通过以上症状即可确诊。畸形处皮肤可呈淡蓝色。有一例报道，患儿有右位心及内脏转位。

影像表现为明显的、限局性脊柱、鞘膜囊及脊髓发育不良，尤其常见于胸腰交界段。平片显示脊柱后凸畸形合并一个或多个椎体发育不良或阙如。脊髓造影显示鞘膜囊光滑、逐渐变细以及对比剂在病变最严重部位的脊髓中完全或几乎完全受阻。狭窄处远侧可见一个圆形或卵圆形硬膜内肿块，为下段脊髓。CT脊髓造影显示椎管明显骨性狭窄，伴有小蛛网膜下腔残余通过椎管外软组织。MR显示脊髓不同程度逐渐变细至椎管明显狭窄处，或局部脊髓完全阙如。但是，绝大多数病例表现为上段脊髓突然截断（图9-51和图9-52），部分病例脊髓末端显示非常圆钝（图9-52）。所有这些表现与尾端退化和腰骶椎发育不良患儿的脊髓表现相近。(事实上，正是这种圆钝成为Tortori-Donati等推测节段性脊柱发育不良与腰骶椎发育不良原因相似的一个理由；见本章以前的"尾端退化"章节)。发育不全节段以下的骨性椎管、鞘膜囊及脊髓则恢复正常表现（图9-51和图9-52）。对脊柱进行全面检查是必要的，因为患儿可能伴有脂肪瘤、上皮窦或脊髓积水。

对发育不良的骨性狭窄进行外科减压似乎不能使病人重获神经或泌尿功能，但可阻止神经病变进展。

脊膜背侧膨出

脊膜背侧膨出是指硬膜、蛛网膜和其中的脑脊液疝出至后背皮下组织。除非出现继发性皮肤溃疡，否则患处皮肤是完好的。根据定义，单纯脊膜膨出不包含神经组织。但是，神经根偶尔会在发出前进入疝囊，经各自的神经孔重新进入椎管。罕见神经根与疝囊壁粘连。脊髓圆锥一般位于椎管内正常位置。终丝偶可进入疝囊颈。复杂脊膜膨出与单纯型脊膜膨出不同，常合并明显的脊柱异常，常为椎体。

根据定义，脊膜膨出内衬蛛网膜。偶尔，疝囊内也可出现蛛网膜粘连、增厚，可部分阻塞疝囊颈。因为疝囊与蛛网膜下腔相通，故疝囊大小可随病人体位或Valsalva动作而改变。

脊膜膨出伴发的骨性异常通常是局限的，从孤立性棘突阙如到局限性脊柱裂或伴有椎管扩张的多节段脊柱裂。

脊膜膨出患儿进行影像检查的目的是：①发现脊膜膨出，②确定其形状，③明确伴随的脊髓或骨性椎管异常，④确定疝囊内是否存在神经组织，⑤评价脊髓圆锥和终丝与疝囊的关系。尽管超声能显示大部分细节，但MR和CT脊髓造影可提供最全面的信息。因为其无创性，MR成为脊膜膨出的最佳检查方法。无论通过T2加权还是稳态技术所获得的脑脊液为白色的高分辨图像均是显示神经根的理想方法。单纯型脊膜背侧膨出在MR上显示为空疝囊和正常脊髓，正常或接近正常的脊柱，脊髓圆锥末端和终丝正常（图9-53）。复杂型硬脊膜背侧膨出患儿MR显示为脊髓、椎管或脊柱内存在异常（图9-54）。

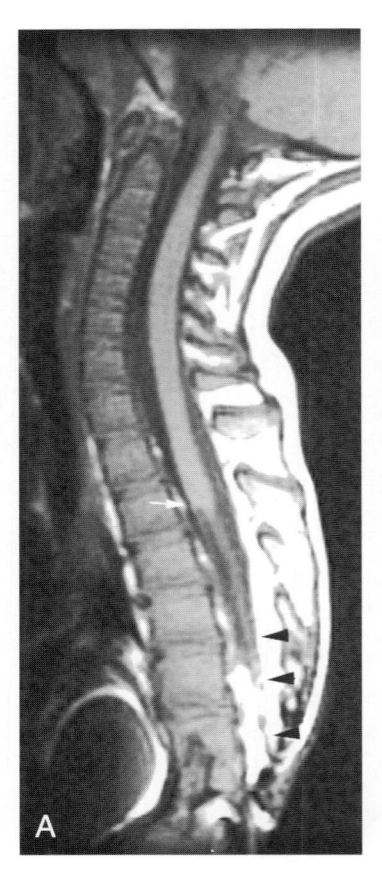

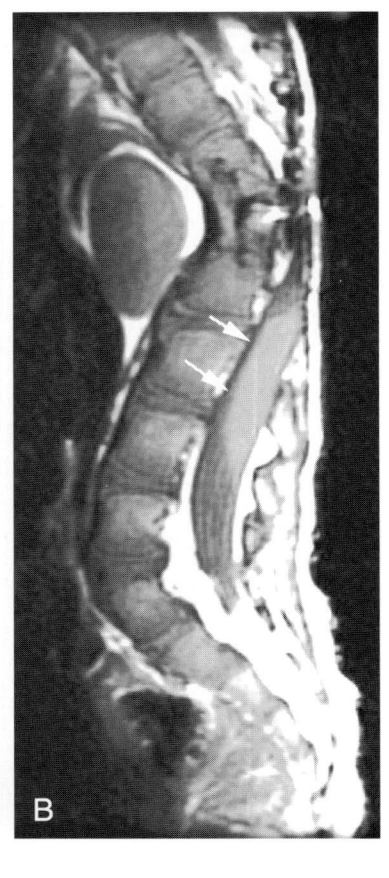

图9-51 节段性脊椎发育不良。A：矢状位SE 600/11图像显示，脊髓终端（箭号）位置升高，位于T2-T3水平。注意，脊髓终端下方的脊髓和硬膜囊是如何迅速变细的（黑箭头）。B：脊柱下半段矢状位SE 600/11图像显示，重新出现椎管的下方腰椎中段脊髓（箭号）表现正常。

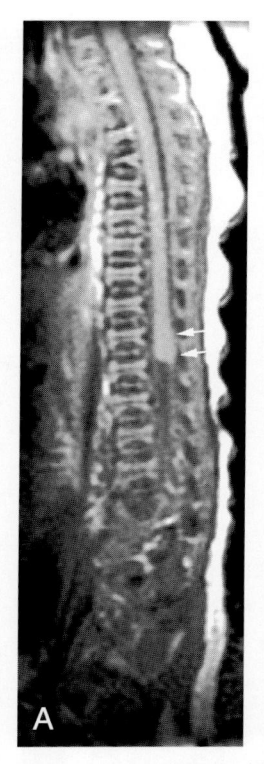

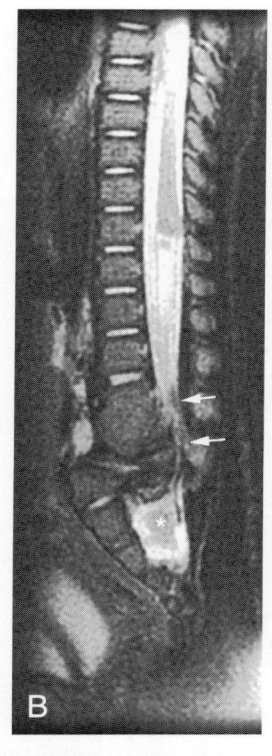

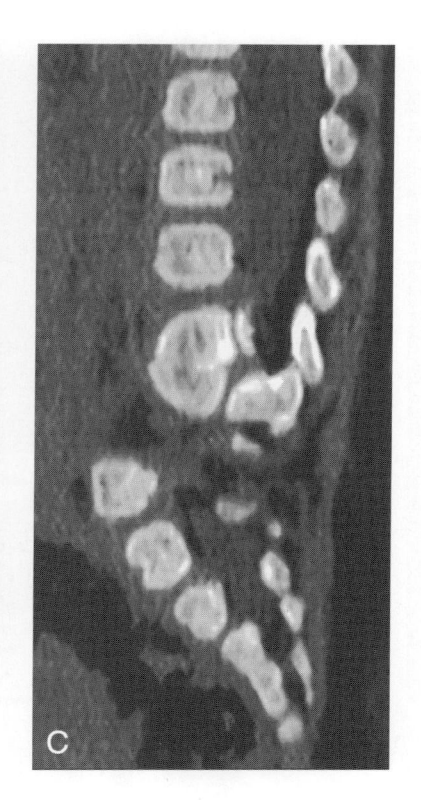

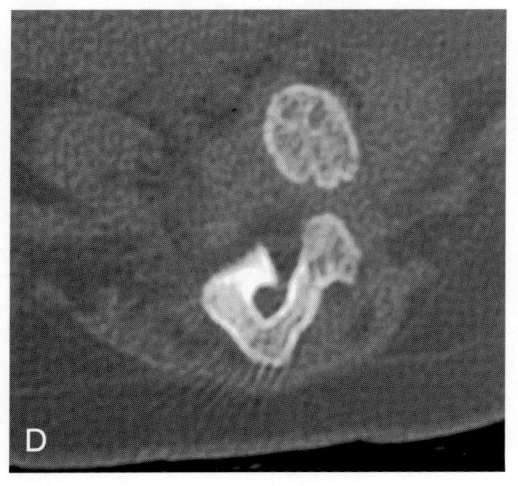

图9-52 节段性脊椎发育不良伴上段脊椎末端变钝：CT和MR表现。A：矢状位 SET100 (600/11) 显示脊髓末端在胸腰段有椎水平，变钝（白箭头）。B：点状 FSE T2W (3700/102) 显示椎管明显狭窄（白箭头），椎发育不良及与上段脊髓的末端融合。C：平扫CT的点状位重建紧与下腰段椎体发育不良，节段不分等及椎方狭长，上下椎体错位。D：轴丝平扫CT显示椎体发育不良及继发于椎体的后端发育不良的椎方狭窄。

脊膜侧方膨出

胸段脊膜侧膨出

胸段脊膜侧膨出是指充盈脑脊液的硬膜和蛛网膜经扩大的神经孔向外侧突出，然后经邻近的肋间隙进入胸膜外脊柱旁沟。男女发病率相同，最易发生于四五十岁。尽管一般无症状，但患者也可出现疼痛、不确定的感觉缺失、反射亢进或轻度乏力。85%胸段脊膜侧膨出患儿可见神经纤维瘤病。少见的诱发因素包括 Marfan 和 Ehlers-Danlos 综合征。

胸段脊膜侧膨出患儿的上胸段常出现锐角的脊柱侧凸，通常脊膜侧膨出位于凸面顶点附近。脊膜膨出附近的椎体、椎弓及椎板呈扇形改变常使椎管扩大（见图 6-15）。

脊膜膨出大小差异明显，从小到几乎不能发现的脊膜突起到巨大囊状包块。胸段巨大脊膜膨出可占据半个胸腔，特别是在新生儿期可能危及肺通气。大多数脊膜膨出大小不变，偶尔可见缓慢增大。侧脑室积水分流术后，脊膜膨出可消失。

脊髓相对于脊膜膨出的位置是不确定的。脊柱侧凸时，脊髓常位于疝囊对侧。极少数情况下，脊髓也可被神经根拉向疝囊或在该水平进入疝囊。

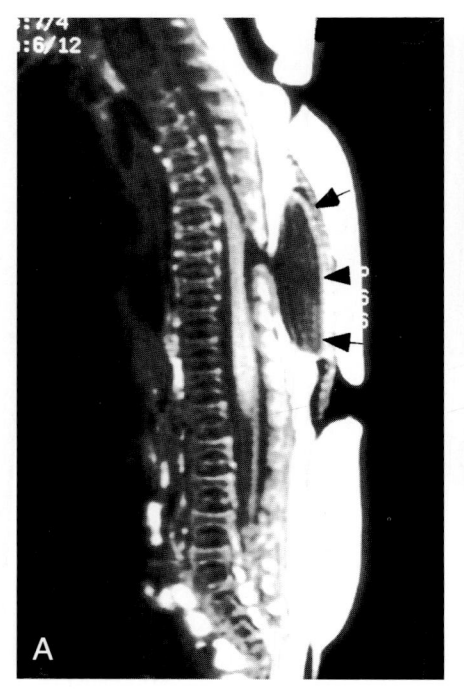

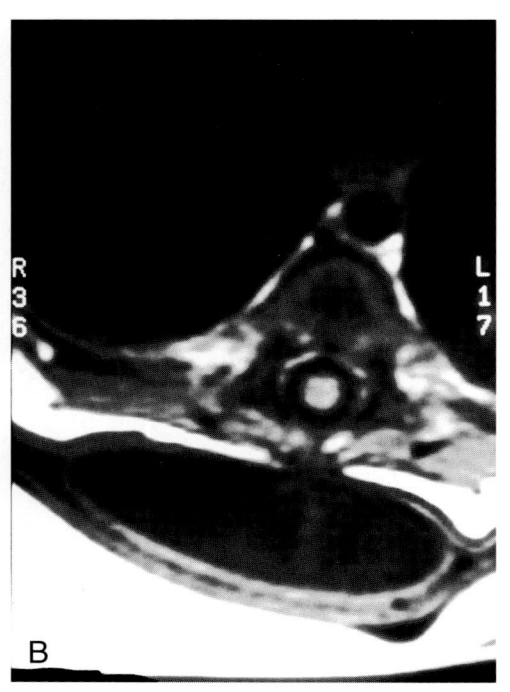

图9-53 单纯型背侧脊膜膨出。A：矢状位SE 500/16图像显示，胸段中部巨大卵圆形背侧脊膜膨出（箭号），脊柱和脊髓正常。B：轴位SE 600/11图像显示，脊膜膨出囊内无神经组织。

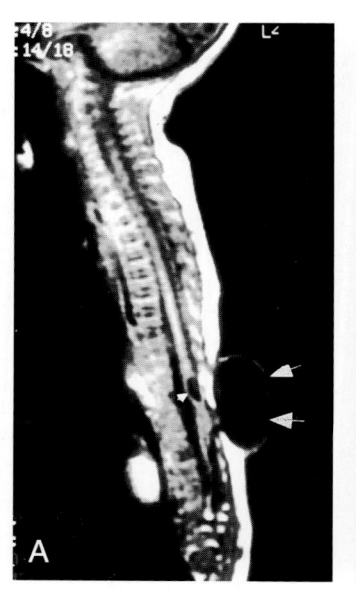

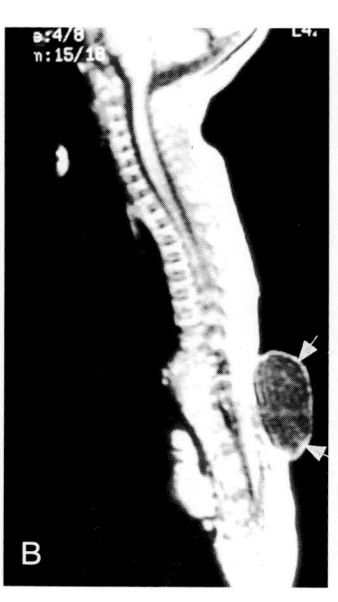

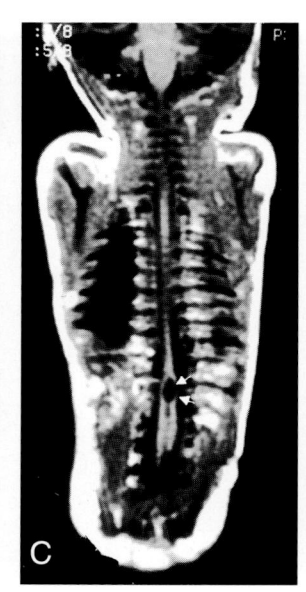

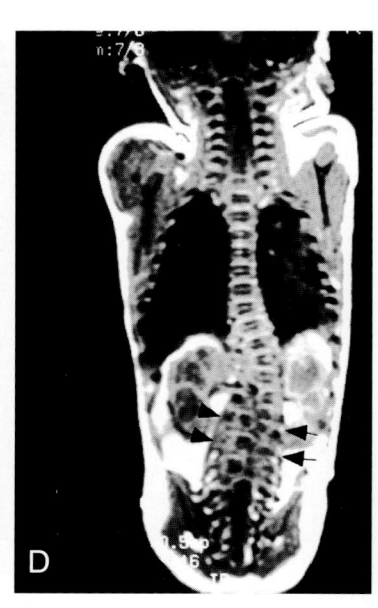

图9-54 复杂型背侧脊膜膨出。A和B：矢状位SE 500/16图像显示，腰部背侧脊膜膨出（大白箭号）。脊髓圆锥位置异常降低。紧邻脊膜膨出的上方脊髓内可见囊肿（小白箭号）。C和D：冠状位SE 600/11图像显示，髓内囊肿（C中的小白箭号）和多发腰椎畸形（大黑箭号）。

腰段脊膜侧膨出

腰段脊膜侧膨出是指硬膜和蛛网膜经一个或几个扩大的腰神经孔膨出，进入腰部皮下组织和后腹膜区。虽然腰段脊膜侧膨出常见于马凡综合征或神经纤维瘤病，但也可孤立发生。脊膜膨出可为单侧或双侧，可仅累及一个神经孔也可累及多个神经孔，并推移邻近结构（图9-55）。腰段脊膜膨出与胸段类似，常伴有椎管扩张，椎体后缘受压，椎弓根变细，神经孔扩张（图9-55）。

先天性脊柱肿瘤

畸胎瘤

畸胎瘤是指含有正常情况下该部位不应出现的三个

胚层组织的肿瘤。除了（本章前面讨论过的）骶尾部畸胎瘤外，该肿瘤占全部脊柱内肿瘤的0.15%。男女发病率相同，常有疼痛和脊髓病变。任何年龄均可发生。

目前，有两种基本理论用来说明畸胎瘤的发病机理。一种理论认为，肿瘤来源于异位的生殖细胞增殖，或从Hensen结节移行过程中落后的细胞增殖，这些细胞都能发育成三个胚层。另一种理论则认为，畸胎瘤发生于组织残余，它们脱离了胚胎发育早期确定细胞分化方向的因素控制。因此，这些残余组织生长便产生了分化好或分化差的不同组织。

脊柱畸胎瘤表现多种多样。肿瘤可为实性、部分或全部囊性、可为单囊或多囊。总的来说，其组织发育越不成熟，病变越像星形细胞瘤和室管膜瘤，表现为含有囊腔的、均匀强化的软组织包块（见第10章中脊髓肿瘤）。成熟畸胎瘤内含有脂肪（在T1加权像上显示为高信号），也可见钙化、骨和软骨，有时可见结构清晰的骨或牙齿。囊肿存在时，囊壁可薄可厚，囊内液体可为清亮液体、乳白色或黑色。畸胎瘤可位于髓内或髓外。无论什么位置，出现症状时肿瘤都将塞满整个椎管并在脊髓造影上表现为椎管完全阻塞。发生于髓外时，肿瘤常紧贴脊髓，肿瘤、邻近组织及反应性胶质增生界线模糊，此时，很难鉴别是髓外肿瘤还是髓内肿瘤。畸胎瘤发生于腰段时，马尾神经根常与畸胎瘤壁粘连，就像覆盖在上面一样。肿瘤上方脊髓中央管因脑脊液流动受限可继发脊髓空洞症。恶性畸胎瘤罕见，且不能通过影像检查与常见的良性病变相鉴别。

椎管可表现正常，也可因椎弓、椎板受侵而出现局部增宽。其他骨性畸形不常见。

皮样囊肿和表皮样囊肿

皮样囊肿是圆形、卵圆形或多分叶肿瘤，有时为囊性。内衬鳞状上皮，含有皮肤附件，如毛囊、汗腺和皮脂腺。表皮样囊肿内衬由皮肤表皮（上皮）成分组成的膜。皮样囊肿患儿一般于20岁前出现症状，男女发病率相同；表皮样囊肿则进展缓慢，30~50岁的青壮年出现症状，男性更常见。总体上讲，皮样囊肿和表皮样囊肿占所有年龄脊柱肿瘤的1%~2%，占15岁以下患儿脊柱肿瘤的10%。约20%伴有上皮窦。无上皮窦者的病例中，表皮样囊肿较皮样囊肿常见。不伴背侧上皮窦时，皮样囊肿和表皮样囊肿可因缓慢进展的脊髓病变而被发现，或由于囊内炎性胆固醇结晶破入脑脊液引起化学性脑脊膜炎而急性发作被发现。

皮样和表皮样囊肿最常来源于先天性皮肤或表皮的残余组织，或来源于上皮窦局部延伸。或由于医院性原因导致皮肤或表皮活组织植入，如无套针脊髓针刺或外科手术等也可引起肿瘤发生。

表皮样囊肿几乎沿脊柱均匀发生（上胸段17%，下胸段26%，腰骶部22%，马尾35%）。另一方面，皮样囊肿更常见于腰骶区（60%）和马尾（20%），颈胸部少见。60%的（表）皮样囊肿为髓外肿瘤，40%为髓内。

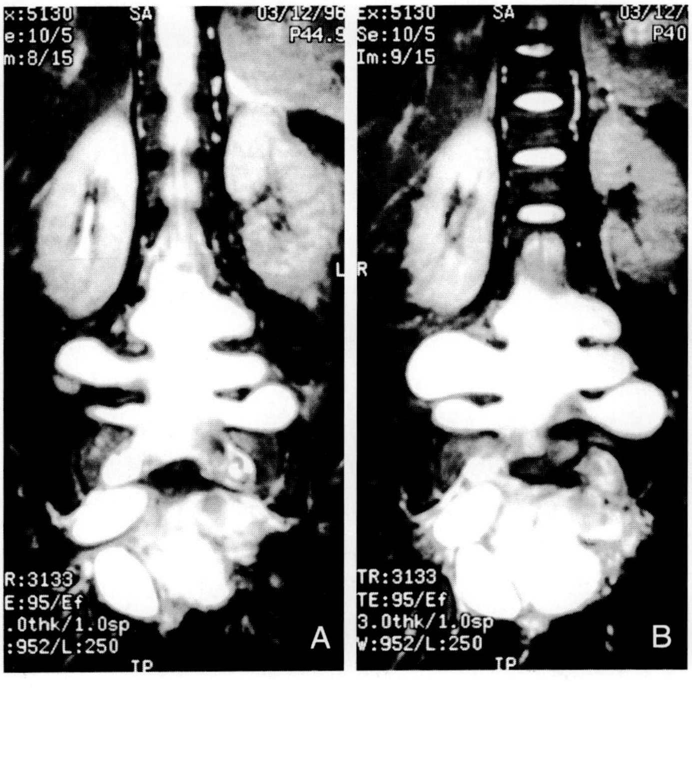

图9-55 马凡综合征患儿出现腰段脊膜侧膨出。A和B：冠状位FSE 3200/95图像显示，双侧多发高信号脊膜膨出，经扩张神经孔向侧方伸入腰椎旁肌组织和盆腔。C：轴位SE 600/16图像显示，双侧脊膜膨出（箭号）经扩张神经孔向侧方延伸；椎管扩大。

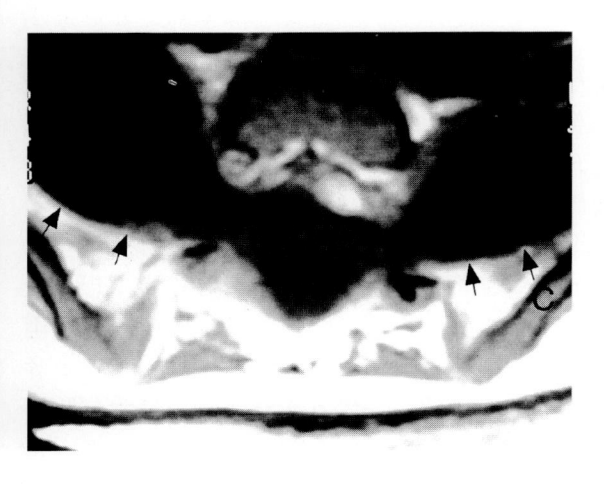

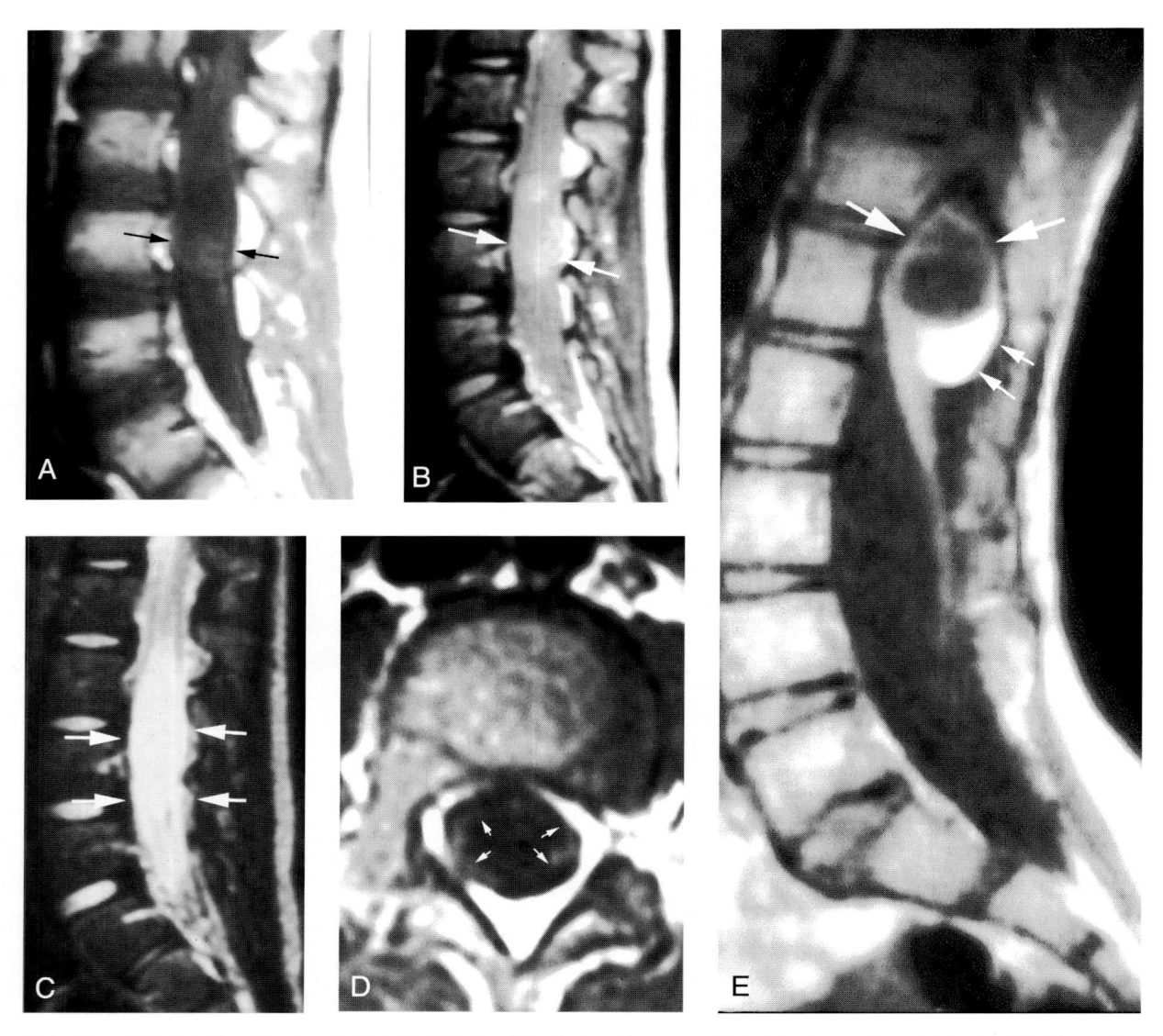

图 9-56 髓内表皮样囊肿。A：矢状位 SE 600/12 图像显示，尽管 L4 水平椎管内出现一些不均匀信号（箭头），但未见明确异常。B：SE 2500/30 图像显示，L3 到 L4 水平脊髓信号轻度增高（箭头）。C：SE 2500/80 图像显示，L3 到 L5 水平高信号（箭头），可能继发于马尾移位。D：轴位 SE 600/15 图像显示，马尾神经根（箭号）向外侧移位，形成包绕表皮样囊肿的环形结构。E：不同患儿。矢状位 SE 600/20 图像显示，不均匀表皮样囊肿含有高信号（大白箭号）和低信号（小白箭号）成分。

尽管皮样囊肿和表皮样囊肿的大小可从软膜下微小病灶到巨大肿块性病变，但在出现临床症状时，脊髓造影上几乎均可见鞘内对比剂完全阻塞。在影像学上，皮样囊肿在 CT 上几乎均有低密度脂肪。但磁共振表现则多种多样，有时 T1 加权像上显示为高信号，但在 T1 加权像更常呈现低到中等信号，T2 加权像上呈现高信号（见本章上皮窦中图 9-13）。缺乏脂肪信号可能是由于肿瘤内汗腺分泌引起水分增加的结果。表皮样囊肿在 MR 上也有多种信号表现（图 9-56），最常与脑脊液呈等信号，有时为高信号。这种多样性表现与颅内表皮样囊肿类似（见第七章）。由于与周围脑脊液难以鉴别，故 CT 或 MR 都很难诊断微小表皮样囊肿。MR 能通过信号强度的轻度变化和脊髓、神经根受压移位来发现大的表皮样囊肿（图 9-56A 至 D）。可采用 FLAIR 或弥散序列确诊。FLAIR 序列上，表皮样囊肿显示为高信号肿块，环以低信号脑脊液；同时，由于液体流动特征，弥散序列表现为软组织而非液体信号。如果能进行 FLAIR 或弥散序列成像，则没有必要为检出肿瘤而进行 CT 脊髓造影。除非发生感染，皮样囊肿和表皮样囊肿增强扫描均不强化。如肿瘤伴有上皮窦，则感染常见。

错构瘤

错构瘤是指正常组织成分异常混合构成的病变。由于它们与正常组织生长发育速度相同，错构瘤不可能压迫邻近组织。因此，通常不出现神经系统损伤和脑积水。

错构瘤是由骨、软骨、脂肪和肌肉等中胚层组织构成，表现为发生于胸中段、胸腰段或腰段背侧中线的、覆盖皮肤的肿块，可伴有皮肤血管瘤通常在出生后被发现。60%出现脊柱裂，80%可见椎管增宽。约半数肿瘤中可见异位骨结构。据报道，肿瘤在磁共振T1/T2图像中表现与脊髓等信号。极少数情况下，错构瘤内可含有功能性脉络丛并伴有脊髓积水空洞（图9-57）。

脊髓积水空洞症

定义

尽管脊髓积水空洞症常见于成人，但儿童也可发生。而且，常伴有（并可能是原因）先天性脊椎或延髓颈髓连接部异常。因此，我把这个题目归于本章。脊髓积水空洞症以脊髓内出现纵向充满脑脊液的腔和神经胶质增生为特征。如该腔为扩大的脊髓中央管，则应使用"脊髓积水"这个词；"脊髓空洞症"则是指脊髓空腔向外侧扩展或独立于中央管存在。细致的病理学或影像学检查发现，大多数囊腔同时累及脊髓实质和中央管。"脊髓积水空洞症"这个词就反映出这种分类上的困难。一般情况下，有人用"脊髓空洞症"和"瘘管"来表示所有脊髓囊性病变。在本章中，我也将使用这些词的这种意义。但要认识到，这些词对于某些患儿来说并不是非常准确的。

非常重要的是，不是所有脊髓中央管扩张的患儿都是病理状态。Petit-Lacour等在794名患儿中发现12（1.5%）人出现局限性中央管梭形扩张，扩张位于脊髓腹侧1/3处和背侧2/3交界处，除了扩张位于腰膨大水平的病例以外，扩张都出现在脊髓中央。最典型的囊肿位于下颈段和胸段中部。作者建议，对这种偶然

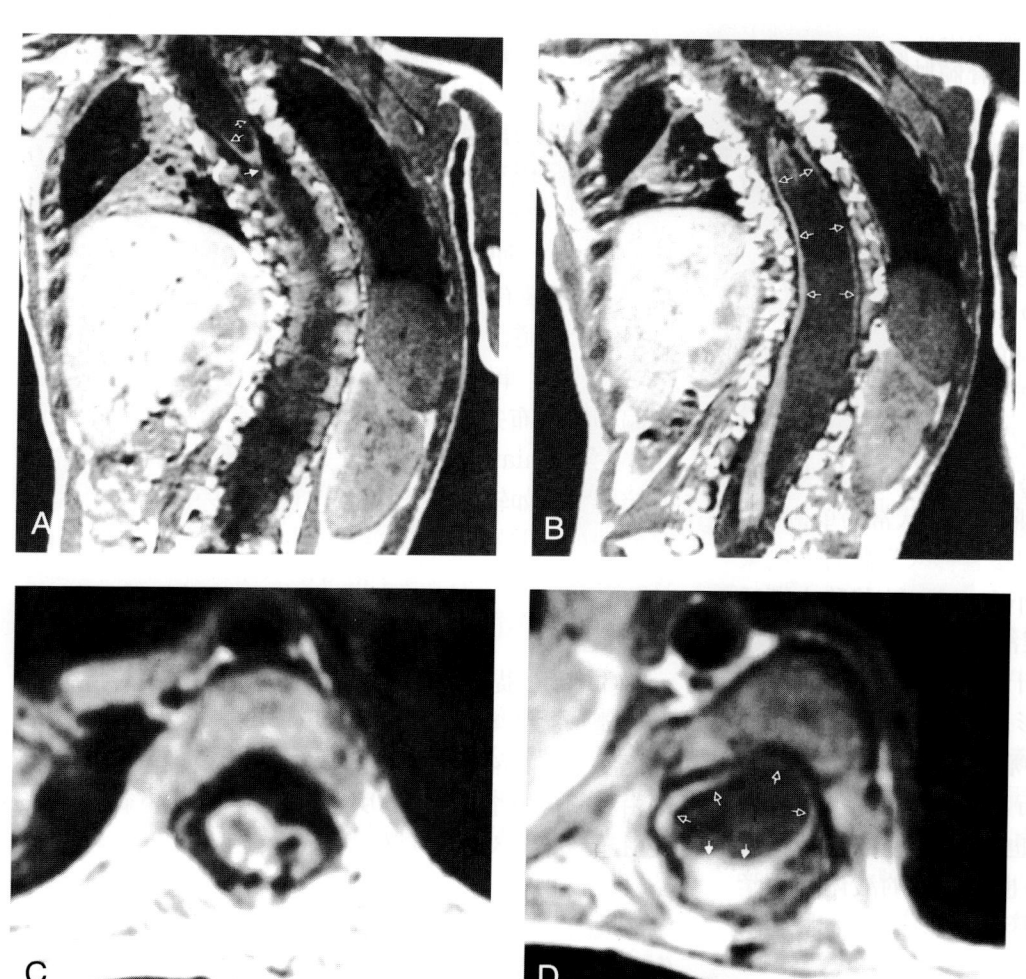

图9-57 脊髓错构瘤伴脊髓空洞症。A和B：冠状位SE 600/20图像显示，脊髓扩大呈脑脊液信号（空心箭号），胸段中部水平脊髓局部不均匀狭窄（实心箭号）。错构瘤位于狭窄部位。C：错构瘤水平轴位SE 1000/20图像显示，脊髓信号不均匀，错构瘤和脊髓空洞症导致脊髓呈两叶状。该错构瘤包含功能性脉络丛，被认为是引起严重脊髓空洞症的原因。D：下段胸髓轴位SE 1000/20图像显示，空洞使脊髓腹侧面明显变薄、膨大（空心箭号）。背侧脊髓受空洞挤压、向后移位（实心箭号）。

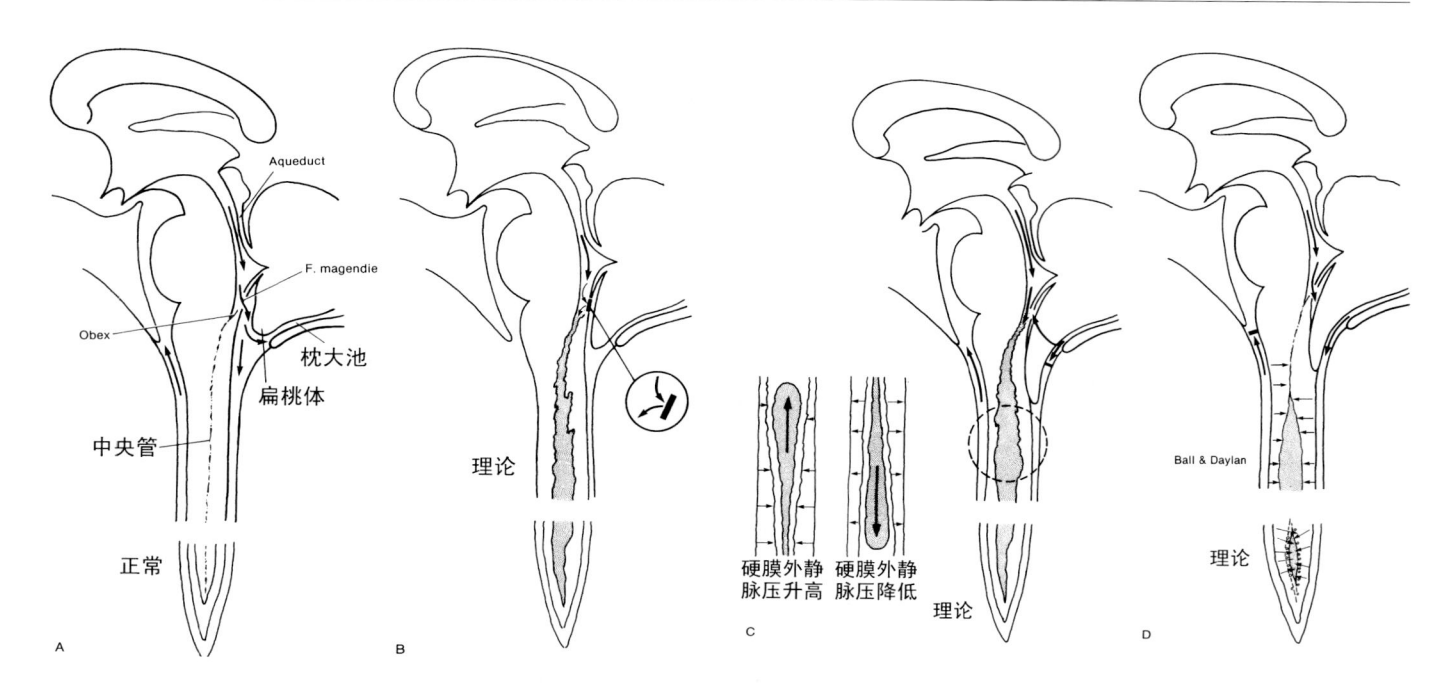

图9-60 脊髓空洞积水症病理生理机制示意图。A：正常情况下，脑脊液从导水管流入第四脑室，经第四脑室孔进入枕大池、基底池和脊髓蛛网膜下腔。年长儿和成人脊髓中央管通常不完全开放。B：Gardner的理论提出，正中孔开放不良（插图的封闭箭头），迫使脑脊液通过脑闩进入脊髓中央管。C：Williams提出，脑脊液从蛛网膜下腔向头侧流入脑池，但在头尾方向上部分受阻。他提出颅-脊压力共同作用，导致脑脊液从第四脑室被吸入脊髓中央管，空洞开始形成。他进一步提出，空洞内液体向头侧、尾侧流动，引起硬膜外静脉压改变，静脉内充血压迫蛛网膜下腔和脊髓，迫使液体向上进入空腔。流速急剧增加导致空腔扩大。D：Ball和Dayan及Aboulker认为，存在颅-脊压力分裂，但是与Williams描述的方向相反。这些学者认为，脊髓腔内脑脊液压力增加导致脑脊液从蛛网膜下腔进入脊髓中央管。

空洞内压力增加的现象支持这种观点。同样的动物实验也表明，硬膜囊受压可导致髓内发生水肿以及形成囊腔。

Aboulker提出一种与Ball和Dayan有点类似的理论。动物实验证实，30%脑脊液由脊髓中央管产生。他认为，枕大孔或椎管其他部位狭窄可阻止脑脊液流向颅内再吸收区，引起椎管内脑脊液压力增高。椎管内压力增高则推动脑脊液经实质或沿后神经根渗透入脊髓。长期脊髓水肿最终可导致脊髓实质内空腔形成（图9-60D）。

最近，Heiss等强调异位小脑扁桃体受压在脊髓空洞症发病中的重要性。他们认为，扁桃体部分堵塞枕骨大孔成为活塞，产生巨大颈部蛛网膜下腔压力波挤压脊髓并随每次心搏将脑脊液推向尾侧。Heiss等未推测空洞最初是如何形成的。

脊髓空洞症的其他类型还包括外伤性脊髓空洞症、肿瘤相关性脊髓空洞症、继发于蛛网膜炎症的脊髓空洞症和特发性脊髓空洞症。很明显，经脑闩与第四脑室交通不是所有病例中空洞形成的机制。但是，一旦空腔形成，脊髓内空腔（甚至脑干、丘脑以及众所周知的延髓空洞症）均可通过相同机制发生扩展。Williams提出的假设可以解释临床上空洞常于剧烈咳嗽、运动过度或打喷嚏后扩大的现象。他认为，①阻塞性病变引起其上、下蛛网膜下腔内压力分离；②胸腹压增加以及硬膜外静脉丛迂曲扩张引起脑脊液加速导致空洞扩展（图9-60C）。这种机理还能解释，空洞向头侧扩展前（空洞前期），空洞头侧和尾侧脊髓出现星形胶质细胞增生以及空洞头侧脊髓内出现水肿的现象（图9-61和图9-62）。而且，枕大孔减压（没有其他治疗）常能治疗脊髓空洞症的事实也支持"空洞最初是由脑脊液动力学紊乱引起的"这一理论。

影像

磁共振是诊断脊髓积水空洞症和延髓空洞症并评价疗效的无可争议的最佳检查方法。为了通过常规MR扫描观察空洞，必需进行矢状位T1加权（3mm）和轴位T1加权检查。如只采集矢状位图像，则可能会漏掉瘘管腔。在MR影像上，瘘管显示为脊髓内的脑脊液信号囊腔（图9-58，图9-62和图9-63）。如果空腔伸

第九章 脊柱先天畸形　567

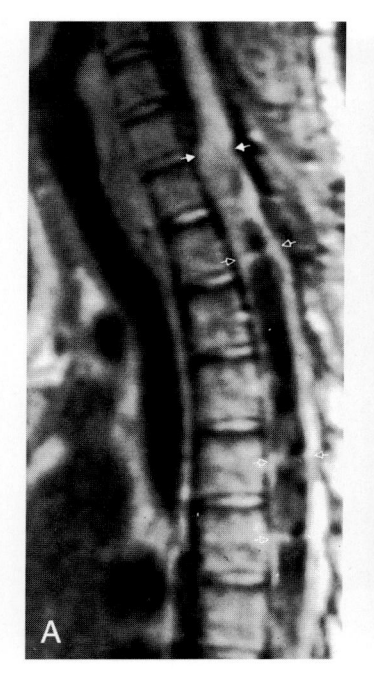

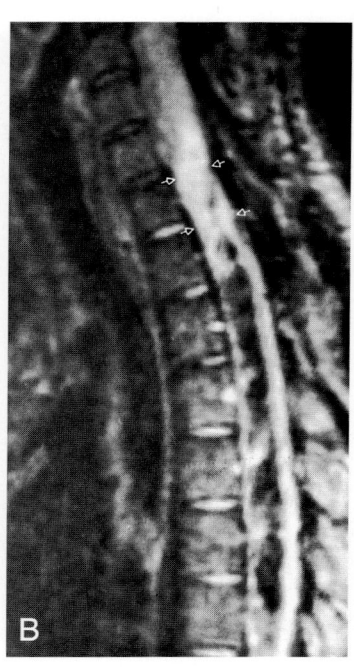

图9-61　脊髓空洞积水症伴分隔，邻近脊髓T2时间延长（空洞前期）。A：矢状位SE 1500/40图像显示，C6水平脊髓扩大（白箭号），并可见多分隔巨大空腔（空心白箭号）向尾侧延伸到胸髓。B: SE 1500/80图像显示，紧邻空腔头侧的脊髓信号明显增高（箭号）。外科发现为小囊性脊髓软化。空腔内液体由于腔内波动而呈低信号。

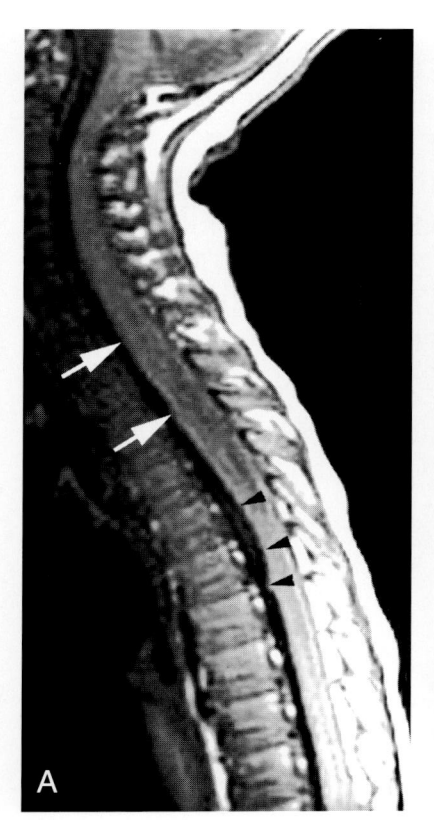

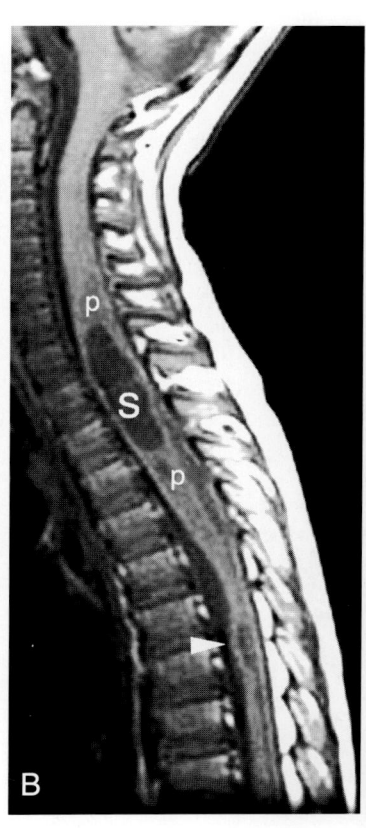

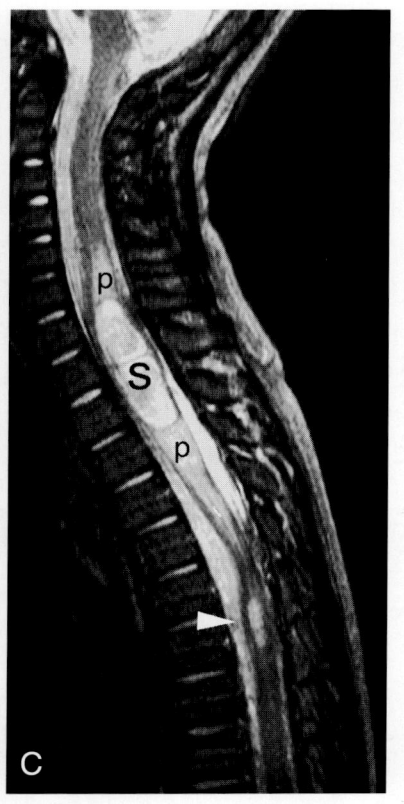

图9-62　继发于蛛网膜炎的脊髓空洞症。A：矢状位SE 560/16图像显示，胸段腹侧蛛网膜下腔扩大（黑箭头）。胸段脊柱后突区背侧蛛网膜下腔通常扩张而腹侧则常变小。下颈段和上胸段脊髓增粗（大白箭号），呈高信号，提示空洞前期状态。B和C：一年以后矢状位SE 560/16（B）和FSE 3500/102图像显示，清晰的空腔（s）及其头侧和尾侧的中等信号强度区域（空洞前病变，p）。另外，中段胸髓可见小空洞（白箭头）。仍可见胸髓腹侧的蛛网膜小腔，而且似乎增大了。

入延髓（图9-64）则诊断延髓空洞症。病灶常可使受累脊髓或延髓扩大。空洞内常见多发、不完全分隔，呈"串珠样"表现（图9-61和图9-63）。如采用T2加权序列，则在空洞头、尾两侧脊髓实质内可见信号增高（图9-61和图9-62），不要将这种高信号误认为是肿瘤。空洞末端小囊或星形胶质增生可引起脊髓T2弛豫时间延长，而这些则可能是由于空洞内CSF搏动对邻近脊髓的冲击所引起。水肿是可复性病变，所以有时将水肿称为"空洞前期"病变。如不采用流体补偿技术，则空洞可因腔内脑脊液波动而在T2加权序列显示为低信号（图9-61）。如无法进行磁共振检查或磁共振禁忌时，可采用CT脊髓造影来评价脊髓空洞症。但是，要求在检查中进行延迟扫描以显示空洞。应于注射水溶性对比剂4小时后对患儿进行扫描。4小时后，对比剂通常已渗入空洞。如临床怀疑有空洞，而在最初的扫描或4小时后延迟扫描中均未发现，则应该在12小时甚至24小时后进行延迟扫描。但是，即使采用延迟扫描方法，CT脊髓造影对脊髓空洞症的敏感性也较低，而且不能像MR一样显示空洞两端范围；对伴发的脊髓病变也不敏感。

在所有类型脊髓空洞症中，空洞可为髓内偏心性生长，甚至为外部生长（图9-57）。非常偏侧的空洞难以与髓外（蛛网膜）囊肿相鉴别。在较轻的病例中，可通过连续的轴位图像进行鉴别，髓内（空洞）囊肿的头、尾侧明显位于髓内。但当偏斜较重或空洞非常大并呈圆形时，磁共振不能发现空洞周围残留的受压脊髓，则难以鉴别这种空洞与蛛网膜囊肿。但是，两者的鉴别实际上对医生治疗并不重要。

随着技术进展，可通过相位对比MR技术来观察

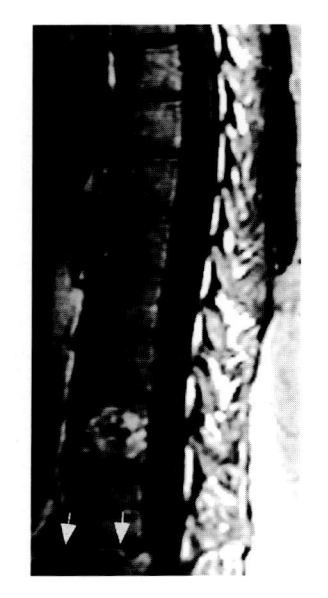

图9-63 外伤后脊髓空洞症。A：矢状位SE 500/16图像显示，贯穿全脊髓的多分隔空洞。因既往车祸造成的椎体骨折（箭号）引起上腰段椎管狭窄。

脑脊液在脑室和枕大孔的流动。在第一章中已经介绍了UCSF目前所使用的技术，并在第五章关于"Chiari I型畸形"一节中详细说明。采用这种技术，可观察脑脊液流经枕大孔或通过椎管内阻塞性病变时的流体动力学，并能对其进行定量评价。对于还未出现空洞的患儿而言，这种技术非常有价值。它有助于判断哪些Chiari I型畸形患儿在枕骨大孔区出现脑脊液动力学改变，进而存在发展为脊髓空洞症的危险。已经证实，Chiari I型畸形患儿头部伸直时，其枕大孔阻塞将减轻。作者见过患儿头部处于弯曲位时脑脊液流动发生改善的病例。所以，对于Chiari I型畸形患儿颅颈交

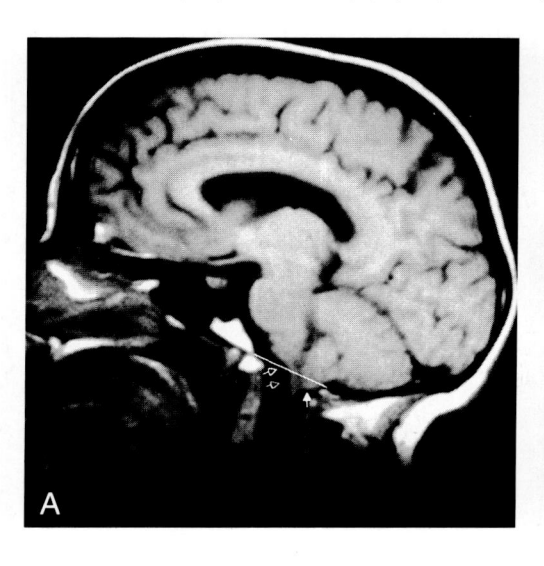

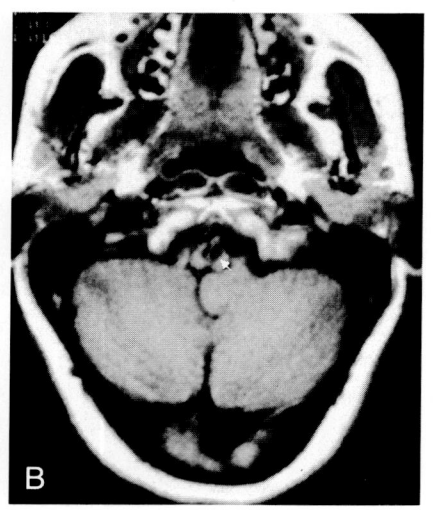

图9-64 延髓空洞症。A：脑矢状位SE 600/20图像显示，小脑扁桃体（箭号）经枕大孔向下疝出，白线标记枕大孔（Chiari I型畸形）。脊髓内出现空洞积水。另外，延髓内可见一个弧形低信号区（空心箭号）。B：经延髓轴位SE 600/20图像显示，延髓内低信号区（箭号）为延髓空洞症的典型表现。

界部脑脊液流动在头颅处于伸直位置时表现正常的，我们要在患儿头部处于曲、伸位时增加扫描。

门控相位对比脑脊液流动研究有助于观察伴有蛛网膜瘢痕的空洞。瘢痕可能是由于既往外伤、感染、外科手术或出血所致；如前所述，瘢痕可通过改变脑脊液流动的动力学导致空洞形成。脑脊液流动受损表现为受累区缺少脑脊液波动。如果由于脊柱内存在大量金属器件而无法进行 MR 检查，可采用脊髓造影来显示瘢痕，常可见脊髓造影阻塞征象。疤痕定位很重要，因为需要显微外科切开蛛网膜疤痕并采用筋膜移植使蛛网膜下腔减压才能充分治疗。

减压后也可用静态 MR 影像和磁共振脑脊液流动研究来评价枕大孔。减压后 MR 可见枕骨大孔增宽，枕大孔后缘位置高于其正常位置（继发于骨切除）。常可见颈髓延髓连接部的"屈曲"和小脑下滑进入扩张的枕大孔。任何水平上，在颈髓延髓连接部前方和小脑后方均可见一些脑脊液。脑脊液流动研究显示，头部弯曲位时，脑脊液可顺畅流经枕大孔。

对所有影像上发现空洞的患儿，都应该寻找空洞形成的潜在原因。首先，应该观察枕大孔，还应注意小脑扁桃体的位置。在矢状位图像上测量时，小脑扁桃体不应低于枕大孔水平以下 6mm（第五章有关小脑扁桃体疝的讨论更详细）而且呈圆形外观。颅颈交界部 MR 图像可显示枕大孔狭窄，像软骨发育不全一样，枕大孔水平任何肿块或粘连（如神经鞘瘤、脑脊膜瘤或蛛网膜小腔等）都能引起颅脊压力分离。如外伤性或感染性蛛网膜炎引起脊髓积水空洞症，则在椎管内某些部位常可见蛛网膜小腔形成。尽管小腔与自由流动的脑脊液呈等信号，但可通过其对脊髓的占位效应来识别（图 9-62）。小控可使邻近的脊髓轻度移位和变形。

如本章前面所述，25% 以上脊髓栓系患儿的 MR 可见中央管轻度扩张（图 9-31）。这种扩张的确切原因还不清楚。但是，这些病人中央管不明显仅轻度扩张，应首先处理脊髓栓系的病因。事实上，一旦脊髓栓系得到松解，中央管将恢复正常。只有在脊髓栓系解除后症状仍然存在的情况下，才应该进一步检查中央管扩张。

如果患儿没有既往严重外伤史且未发现阻塞性病变，应进行经静脉增强 MR 检查。许多以前被诊断为"特发性"脊髓空洞症的患儿，进行增强 MR 检查后可发现微小的隐匿性脊髓肿瘤。而且，尽管为少数但确实是相当一部分脊髓空洞症和小脑扁桃体异位（Chiari I 型畸形）患儿也存在脊髓肿瘤。除非造成空洞的主要原因——肿瘤被治疗，否则病情不会改善。如果枕大孔减压后患儿仍未见好转，应采用顺磁性对比剂增强磁共振扫描对其进行随访。

第十章

脊柱肿瘤

脊柱肿瘤——介绍 571

脊柱肿瘤的一般影像特征 571

脊髓内肿瘤 572
临床表现 572
病理 572
影像 572

脊髓外肿瘤 576
颅内肿瘤的脑脊液播散 576
脊柱肿瘤 578
脑脊膜肿瘤 583
神经根和神经根鞘肿瘤 584
侵犯硬膜外间隙的脊柱外肿瘤 584

先天性脊柱肿瘤 590

脊柱肿瘤——介绍

儿童脊髓肿瘤生长缓慢、临床表现轻微且进展缓慢。因此，从病史上诊断脊柱肿瘤有一定困难，其临床表现多出现于疾病晚期。广泛采用磁共振成像检查对脊柱肿瘤的诊断有很大帮助，从而实现了早期发现、早期治疗。

尽管儿童脊柱肿瘤与成人类似，但肿瘤发生率和表现常存在很大区别。本章将讨论儿童脊柱肿瘤的流行病学、临床表现、病理及影像学表现。

脊柱肿瘤的一般影像特征

第七章讨论脑肿瘤的共同特征时曾着重强调了判断肿瘤位于脑内（实质内）还是脑外（实质外）的重要性。对于脊柱肿瘤也要进行类似的判断，即肿瘤是来源于脊髓内（髓内）还是脊髓外（髓外）？

髓内肿瘤与髓外肿瘤的影像区别常十分明显。矢状位、冠状位及轴位图像上可见髓内肿瘤引起脊髓膨大，肿瘤上、下方脊髓在椎管内仍可保持其正常位置；髓内肿瘤边缘可清楚锐利（特别是皮样囊肿或表皮样囊肿等先天性肿瘤），也可模糊。髓外肿瘤边缘常清晰锐利至少在一个轴面图像上；肿瘤较小时，常可见肿瘤与脊髓间存在脑脊液；肿瘤较大时，它与脊髓间的脑脊液间隙消失。另外，髓外肿瘤可压迫脊髓。如脊髓受到其侧方肿瘤的压迫，则矢状位显示该处脊髓增粗，而冠状位和轴位成为显示肿瘤的最佳图像；如脊髓受到其前、后方肿瘤压迫，则冠状位图像显示该处脊髓增粗，而矢状位和轴位成为显示肿瘤的最佳图像。有时，只有在静脉注入对比剂后才能识别肿瘤的起源位置。

诊断髓内肿瘤的一个潜在难点是，肿瘤与脊髓非新生物的鉴别。对儿童来说，主要是肿瘤与脱髓鞘病灶的鉴别。例如，急性播散性脑脊髓炎或多发性硬化（见第三章）患儿也可表现出脊髓病变的症状和体征。每种病变都可见脊髓膨大和病变区 T2 弛豫时间延长（图 3-26），脱髓鞘斑块可于增强扫描后出现强化。在脑肿瘤鉴别诊断中有帮助的灌注图像在脊髓中则因为脊柱的敏感性效应和椎管过小而失去其实用价值。通过临床症状出现时的病灶形状和大小可较容易地鉴别脱髓鞘病变和肿瘤。脊髓肿瘤多为圆形或卵圆形，常伴有囊肿。典型肿瘤在就诊时可引起脊髓直径明显增粗，因为直径小于2cm的肿瘤很少有症状。脱髓鞘斑块则常为火焰形，几乎不伴有囊肿，很少引起脊髓明显增粗。在脑部影像中找到具有脱髓鞘特征的其他斑块将有助于诊断（见第三章）。如果发现其他病灶，即可确定诊断；如果未发现其他病灶，则不能确定该髓内病灶是肿瘤还是斑块，4到6周后应进行平扫或增强 MR 扫描随访。肿瘤将没有变化或增大，但脱髓鞘病灶应变小或表现出与首次检查不同的强化特点。延期6周不会影响肿瘤病人的预后，而急性脱髓鞘斑块的活检可加重病人神经系统损伤。

脊髓内肿瘤

临床表现

脊髓内肿瘤占小儿中枢神经系统肿瘤的6%～10%和儿童脊柱肿瘤的约1/3。虽然任何年龄都可发病，但髓内肿瘤最常见于十岁左右的儿童。男、女发病率相等。儿童脊髓肿瘤相对成人少见；儿童中，脑内肿瘤与髓内肿瘤的发生比率在10:1和20:1之间，而成人则为5:1。

过去，脊髓肿瘤患儿在临床症状出现数月甚至数年后才得到治疗。使用MR可早期诊断脊髓肿瘤。但是，病程常被瘤周水肿变化导致的症状加剧或缓解中断。最常见的主诉为无力和疼痛。最常见的典型疼痛是脊柱痛（可见于70%患儿），它是一种强烈的钝痛，局限于肿瘤邻近的脊柱节段。尽管疼痛原因不明，但可能是由于肿胀脊髓扩张硬膜所引起的。有时，患儿主诉为夜间发作可使其从睡梦中惊醒。儿童脊髓肿瘤第二种常见疼痛为神经根痛，与髓外肿物压迫神经根引起的疼痛无法辨别。最后，还有些病人表现为神经传导束痛——一种与感觉异常相关的模糊的烧灼痛。这种烧灼感和感觉异常多发生在肿瘤尾侧，被认为是肿瘤侵及外侧脊髓丘脑束的结果。

不同年龄组患儿表现不同。年幼儿和婴儿常出现剧痛、运动减退、乏力或经常跌倒，但年长儿则更常见动作笨拙、进行性脊柱侧凸或步态不稳。四肢无力是所有患儿的常见症状。颈部为儿童最常见脊髓肿瘤的部位，常出现上肢乏力，可伴或不伴下肢无力。尽管可能出现感觉水平障碍，但髓内肿瘤较髓外肿瘤少见。直至疾病晚期才可能出现括约肌功能障碍。

15%以上脊髓肿瘤患儿可出现颅内压增高，可能是由于脑脊液蛋白含量明显增高阻塞正常通路和影响脑脊液再吸收；或由于延髓-颈髓交界处肿瘤阻塞枕大孔所致（见第八章）。在体格检查中，如患儿出现髓内占位症状，则颅压增高通常不会被误诊。但是，如患儿未出现髓内占位的体征或症状，则可能长期延误诊断。

病理

儿童脊髓肿瘤中最常见的类型是星形细胞瘤（60%），其次为室管膜瘤（30%）。儿童髓内肿瘤的相对发病率与成人明显不同，近一半成人患儿为室管膜瘤。另一个不同之处在于，占成人脊髓室管膜瘤40%～50%的黏液乳头状瘤在儿童中很少见，仅占儿童髓内肿瘤的8%～12%。儿童脊髓恶性星形细胞瘤和胶质母细胞瘤较成人多见，约占脊髓星形神经胶质肿瘤的25%。其他发生于儿童的髓内肿瘤还有神经节神经胶质瘤和神经节细胞瘤、生殖细胞瘤、原始神经外胚层肿瘤（PNETs）、非典型畸胎样/横纹肌样肿瘤、少突神经胶质瘤、多形性黄色星形细胞瘤、黑素细胞瘤、畸胎瘤和朗格罕细胞组织细胞增多症。

就像发生在颅内的肿瘤一样，肿瘤的切除范围决定了复发率和存活时间。星形细胞瘤较室管膜瘤难于完全切除，所以星形细胞瘤患儿手术预后差，生存时间短。肿瘤组织学类型也是决定患儿生存时间的重要因素。一项研究显示，脊髓毛细胞型星形细胞瘤患儿10年生存率为81%，而弥漫性纤维型星形细胞瘤仅为15%。纤维型星形细胞瘤的分级是决定患儿生存时间的最重要因素。高级别室管膜瘤经脑脊液发生播散的可能性差异很大，而播散是影响预后的重要因素。

儿童髓内肿瘤较成人更常见于脊髓头侧。近50%儿童髓内肿瘤发生于颈髓或颈胸髓，而在成人中仅为28%。儿童髓内肿瘤常仅占据少数几个脊髓节段，但是，脊髓受累范围常在肿瘤头侧或尾侧出现囊腔后增加。据报道，这种瘤周囊肿见于40%的脊髓星形细胞瘤和80%以上的室管膜瘤。

影像

对可疑或已知的髓内肿瘤而言，磁共振是最适合的影像检查方法。绝大多数肿瘤在MR都表现为脊髓膨大，病变处T1/T2时间延长（图10-1到图10-7）。像在脑部一样，那些细胞密度高的肿瘤（如原始神经外胚层肿瘤[PNETs]和非典型畸胎样/横纹肌样肿瘤）的自由水含量低，所以T2时间较短。尽管这一特点在脊髓中不如在脑部可信度高。增粗脊髓中的异常T1/T2信号区代表肿瘤、坏死或囊变，因而经静脉给予顺磁性对比剂是必要的（图10-2，图10-5，图10-6和图10-7）。增强后可见均匀（图10-3）或不均匀（图10-2，图10-4和图10-5）或环状（图10-7）强化，所有髓内肿瘤均可出现强化。肿瘤实质部分强化并可借此（强化）与囊肿和坏死（不强化）（图10-3和图10-5）相鉴别。与室管膜瘤（图10-4和图10-5）相比，星形细胞瘤（图10-1和图10-2）通常在脊髓内分布更广泛，强化程度低，强化部分与未增强部分边界不清。另外，星形细胞瘤边界常超过强化区范围；而

第十章 脊柱肿瘤　573

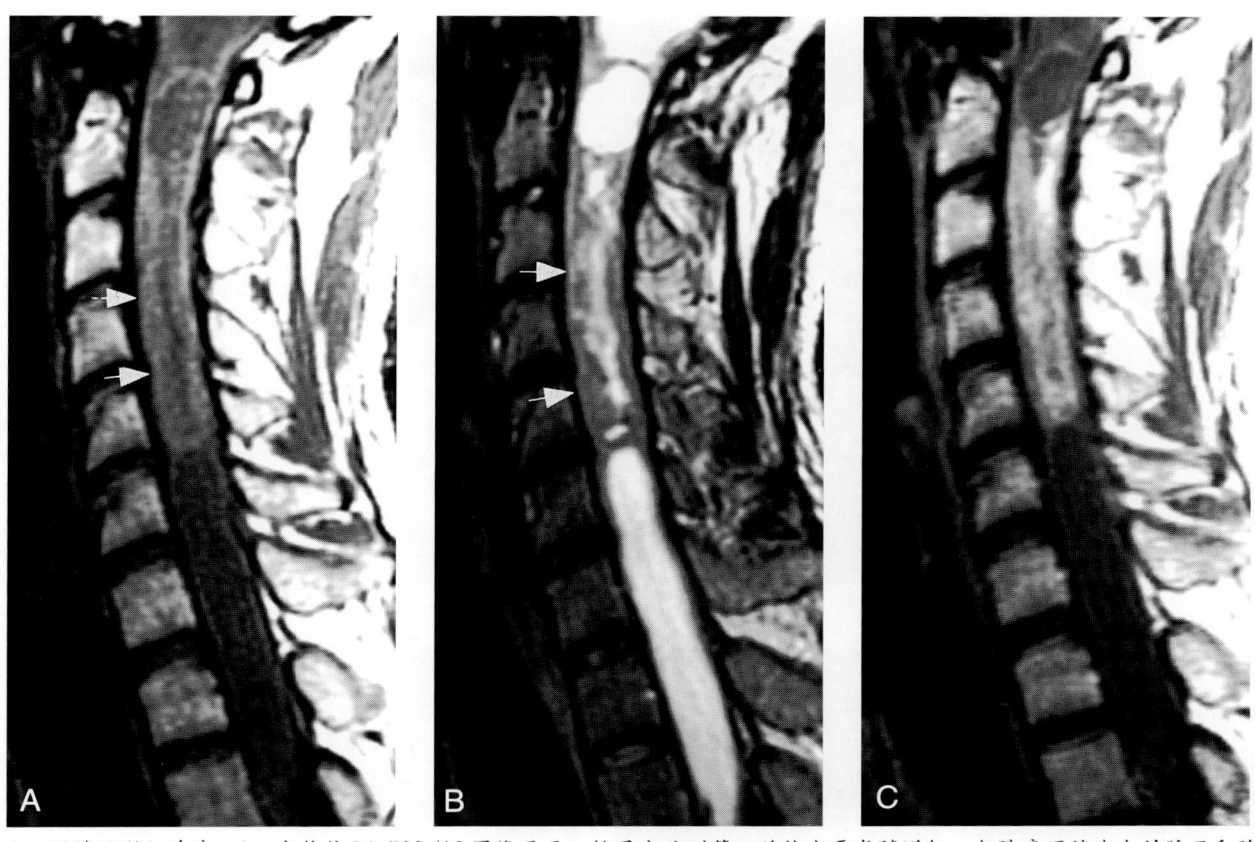

图10-1 颈髓星形细胞瘤。A：矢状位SE 560/16图像显示，枕骨大孔到第二胸椎水平脊髓增粗。与肿瘤两端膨大的脑干和胸髓囊性区（T1延长）相比，下段颈髓实性肿瘤呈相对高信号（箭号）。B：矢状位FSE 3500/102图像显示，与肿瘤两端脑干和胸髓明显高信号囊性区相比，肿瘤中心实性部分（箭号）呈现不均匀低信号。C：增强后SE 560/16图像显示，肿瘤实性部分呈轻度强化。

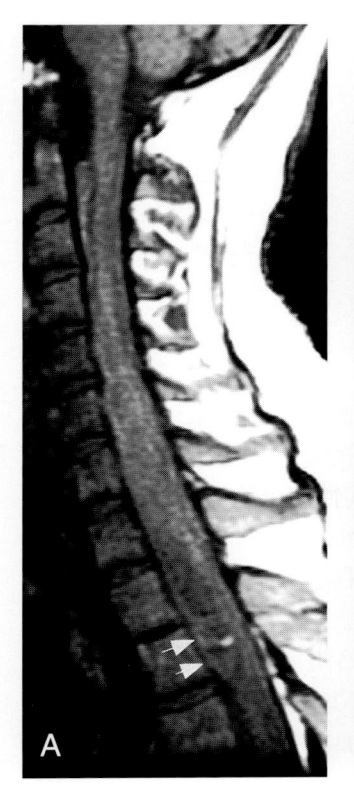

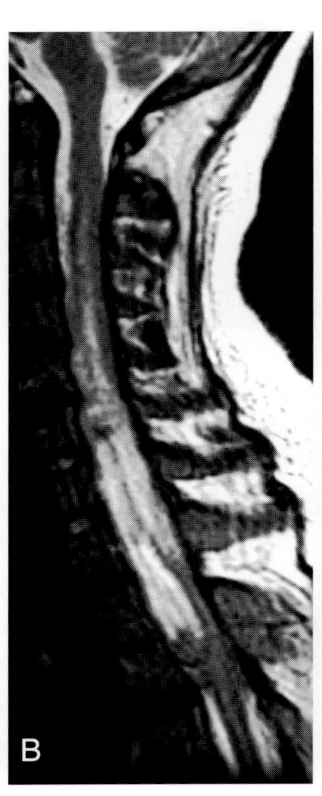

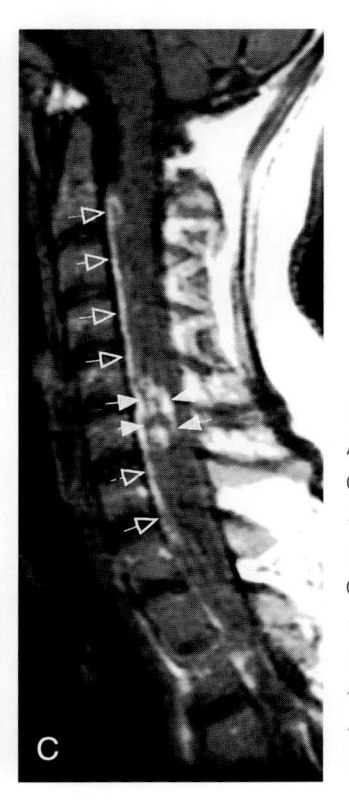

图10-2 颈胸段脊髓星形细胞瘤。A：矢状位SE 550/16图像显示，C2-T3脊髓膨大以及C5-T3椎管扩张。T2-T3水平脊髓信号不均匀。B：矢状位FSE 3500/102图像显示，C2-T1段脊髓T2时间延长；T2-T3水平见边界清楚的高信号结构，可能为囊肿。C：增强后SE 550/16图像显示，C5-C6脊髓腹侧局灶性强化（实心箭号），C2-T3脊髓腹侧长线样强化（空心箭号）。

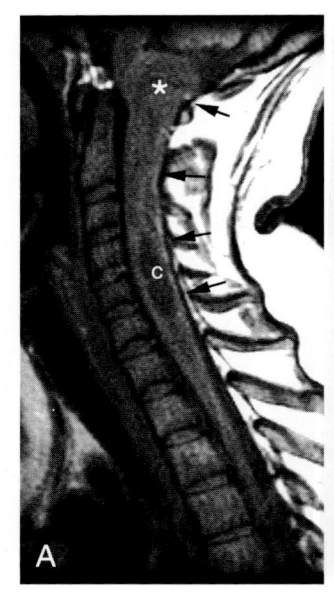

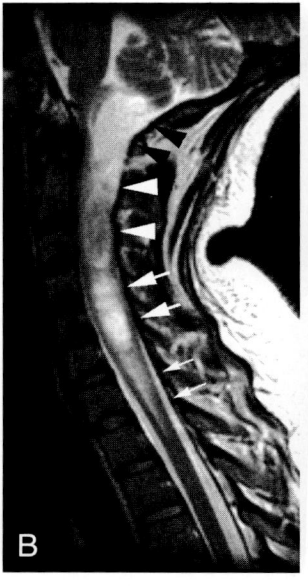

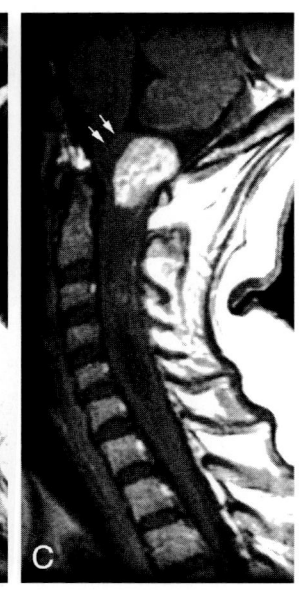

图10-3 延髓颈髓星形细胞瘤。A：矢状位SE 600/15图像显示，中、上段颈髓可见部分囊样结构（黑箭号）；C4-C6可见明确的囊肿（c）。颅颈交界部可见脊髓背侧的外生性成分（白星号）。B：矢状位FSE 3500/102图像显示，颈髓中的多种信号成分，最低的部分（小白箭号）似乎代表血管源性水肿。向上排列第二的高信号影（大白箭号）似乎代表了与肿瘤相关的囊变。再往上的部分（大白箭头）似乎代表了富含细胞成分的实性肿瘤，最上方的部分（大黑箭头）则似乎代表了高含水量、乏细胞成分的实性肿瘤。C：增强后矢状位SE600/15图像显示，C2-C3水平肿瘤多细胞成分实性部分轻微强化。颅颈交界部附近的背侧外生性部分则显著强化。白箭号指出延髓颈髓交界部。这标志出锥体交叉水平。高级肿瘤通过破坏该水平横行分布神经元侵入延髓，而低级肿瘤推移锥体交叉并使其背侧增粗（如本例所见）。

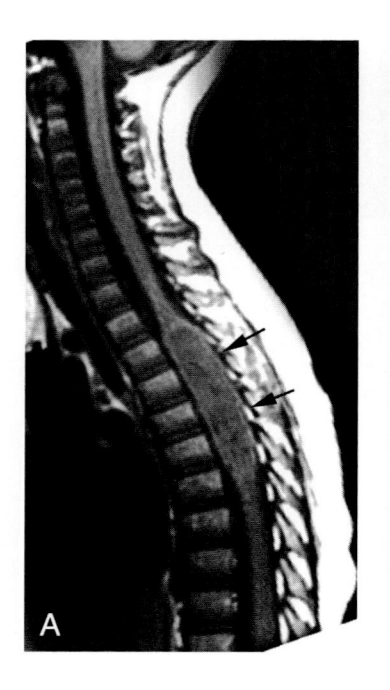

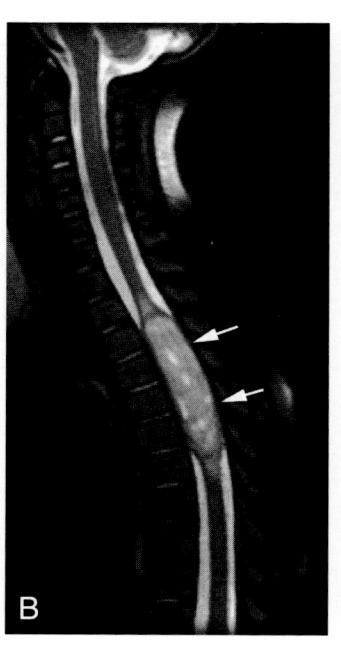

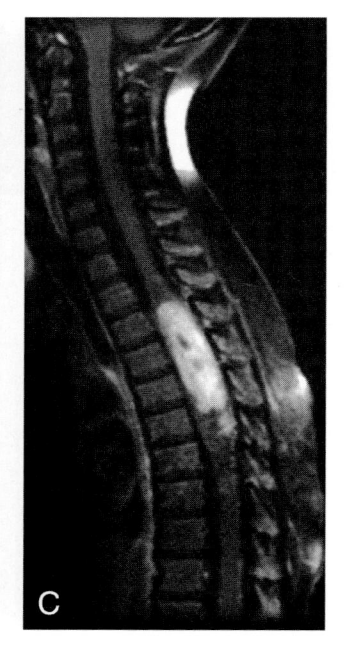

图10-4 脊髓室管膜瘤。A：矢状位SE 600/20平扫图像显示，上胸段脊髓增粗（黑箭号），T1弛豫时间不均匀延长。B：矢状位FSE 3500/102图像显示，脊髓增宽区域（白箭号）边缘清晰。具有清晰边缘是低级室管膜瘤的特点。肿瘤上、下方可见小范围血管源性水肿。C：增强后矢状位SE 600/11图像显示，肿瘤不均匀强化。

室管膜瘤常位于脊髓中心，肿瘤强化边缘清晰，且相当于实性肿瘤的边界。生殖细胞瘤和神经节神经胶质瘤（图10-6和图10-7）边界也十分明显。T1加权像肿瘤信号不均匀提示神经节神经胶质瘤（图10-6），星形细胞瘤也可见相似表现（图10-1）。肿瘤上、下缘出现短T2信号（图10-5），代表既往出血灶，提示为室管膜瘤；但是，这种征象仅见于20%室管膜瘤病例。虽然出现软脑膜播散可提示肿瘤为恶性，但目前尚缺乏特异性MR特点以区分儿童脊髓肿瘤的良、恶性。在实际工作中，术前判断肿瘤良恶性并无临床意义，因为手术方案并无差异。特别重要的是，术前明确肿瘤是髓内还是髓外的，并弄清肿瘤实性部分的确切位置。

20%~40%的患儿中，肿瘤实性部分头侧或尾侧出现囊肿（图10-1，图10-5和图10-6）；在室管膜瘤患儿中，这个数字可高达80%。肿瘤分泌液体或脊髓、蛛网膜下腔内正常脑脊液通路阻塞都可导致囊肿形成。平扫中，肿瘤实性部分常不能与囊性部分相区别（图10-5）。轴位和矢状位T1加权序列有助于明确合并的

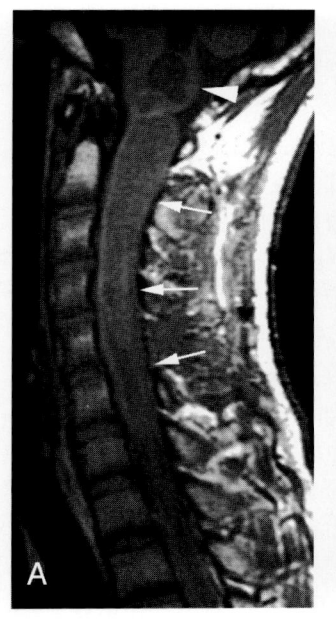

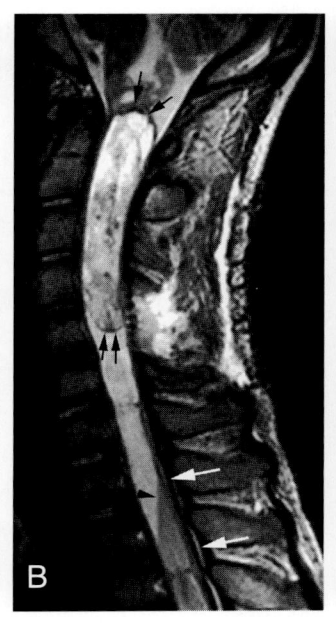

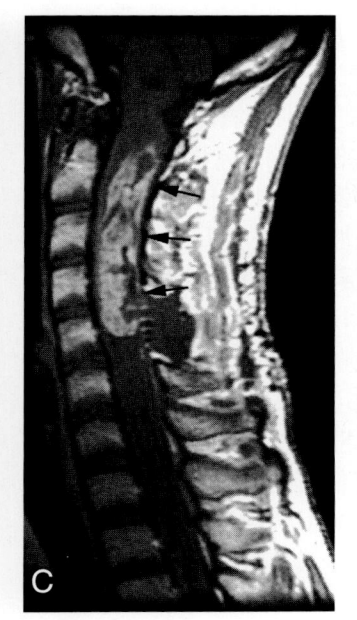

图10-5 室管膜瘤显示包含含血铁黄素的肿瘤"帽"。患儿近期进行了活检。A：矢状位SE 600/11图像显示，极度不均匀包块（白箭号）使颈髓增粗，并向延髓（白箭头）和胸髓蔓延。B：矢状位FSE 3500/102图像显示，肿瘤的不均匀性。曲线样低信号区（黑箭号）为肿瘤实性部分出血所造成的含铁血黄素"帽"。本序列还可见肿瘤伸入胸髓的异常征象（白箭号）。液-液平面（小黑箭头）提示肿瘤实性部分尾侧存在出血性囊腔。C：增强后矢状位SE 600/11图像显示，肿瘤实性部分强化（黑箭号）。

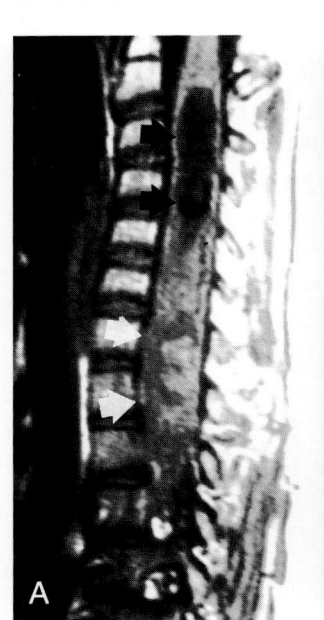

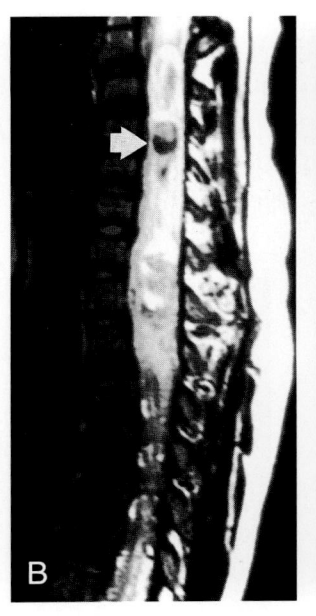

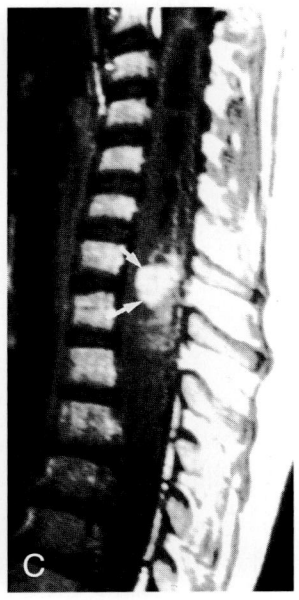

图10-6 脊髓神经节神经胶质瘤。A：矢状位SE 600/16图像显示，增粗脊髓不均匀信号区（白箭号）上方可见囊变（黑箭号）。B：矢状位FSE 3500/102图像显示，脊髓呈不均匀T2延长信号。C4水平局限性低信号（白箭号）是脑脊液快速流动的结果。C：增强后矢状位SE 600/16图像显示，脊髓最粗部位强化（箭头），为瘤体部位（该病例由Dr. Richard Pinto提供）。

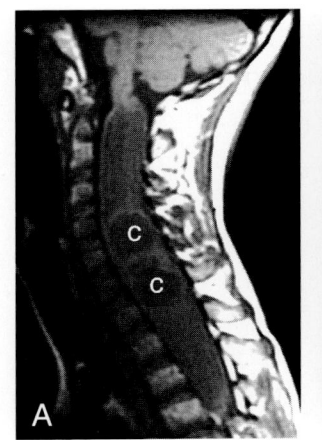

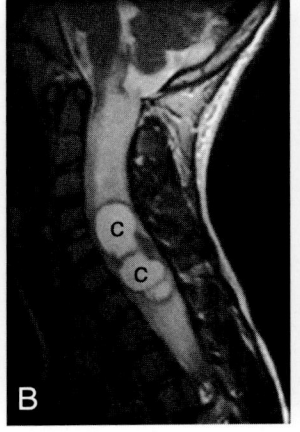

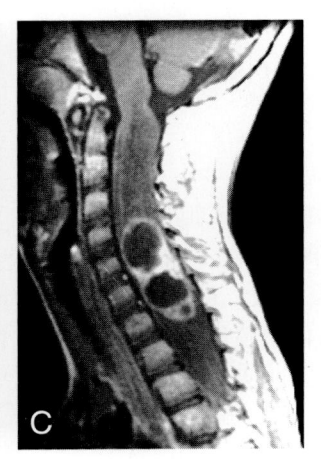

图10-7 脊髓神经节神经胶质瘤。A和B：矢状位SE 600/11（A）和FSE 3500/102（B）图像显示，巨大颈髓-延髓肿块引起脊髓明显增粗，提示肿块已生长多年。肿块中心（c）可见囊腔或囊肿。C：增强后SE 600/11图像显示，囊腔/囊肿边缘极度强化。

囊肿范围。但是，囊肿范围并非关键信息，因为囊肿可在切除肿瘤或排除阻塞后消失。

如不采用增强 MR 检查，鉴别肿瘤并发的脊髓空洞症与先天性、外伤性脊髓空洞症则非常困难，甚至是不可能的。反应性星形胶质增生与肿瘤信号特点相同（T1、T2 延长），常出现在良性空洞的头尾两侧（见第九章）。尽管颅颈联合部出现异常（如小脑扁桃体异位，寰枕骨性联合，Klippel‐Feil 畸形等）可表明空洞为非肿瘤性，但这些异常也可与脊髓肿瘤合并发生。典型脊髓积水空洞症患儿（见第九章）或者已明确空洞形成原因（如 Chiari 畸形等）的患儿，无需磁共振增强扫描。但是，一旦空洞成因存在任何问题，都应进行顺磁性对比剂增强扫描。如空洞内或其边缘出现强化区，则强烈提示囊肿与肿瘤相关。极少数情况下，强化的炎性肿块也引起脊髓空洞性疾病。

偶尔，髓内肿瘤在发现时即可有整个蛛网膜下腔内播散。虽然这种表现常见于高级别肿瘤，但在低级别肿瘤中也可发生。引起肿瘤早期播散的原因还不清楚。这种患儿往往因出现颅内压增高表现而首次就诊。如第八章所言，重要的是应该牢记，脊髓肿瘤脑脊液播散可引起脑积水，对儿童（或成人）不明原因的脑积水（除外了脑脊液梗阻）加重，应对脊髓进行检查。

先天性髓内肿瘤，例如脂肪瘤、畸胎瘤、错构瘤、皮样囊肿和表皮样囊肿在第九章讨论。

髓外肿瘤

约 2/3 的儿童脊髓肿瘤为髓外肿瘤；其中 50% 位于硬膜外，10%~15% 位于硬膜内。髓外肿瘤的分类标准很多，本章将根据肿瘤原发部位对其分类。临床上，髓外肿瘤表现出进行性脊髓病症状。与髓内肿瘤相类似，最常见表现为下肢和躯干乏力，也常出现弥漫性后背痛和放射性（神经根）痛。斜颈、上肢乏力、脊柱侧凸及尿失禁也是常见的症状和体征。不能根据临床表现来推测肿瘤的组织学类型。

颅内肿瘤的脑脊液播散

儿童年龄组颅内肿瘤经脑脊液播散较成人组常见。肿瘤的这种播散方式最常见于髓母细胞瘤。1/3 以上髓母细胞瘤患儿最终将发生肿瘤脑脊液播散，最常见转移至脊髓。脑脊液转移常见于儿童分化型髓母细胞瘤，即肿瘤内出现神经胶质、室管膜或神经细胞分化区。脊髓内出现转移灶提示预后较差。

室管膜瘤、间变性神经胶质瘤、生殖细胞瘤、脉络丛肿瘤以及松果体实质细胞瘤（松果体母细胞瘤和松果体瘤）也常经脑脊液播散并沉积转移到椎管内。良性室管膜瘤在最初诊断时，很少发现脊髓转移。室管膜瘤脊髓转移常发生在肿瘤局部复发后或间变性肿瘤。第四脑室内室管膜瘤经脑脊液播散较大脑内室管膜瘤多见。松果体母细胞瘤和低分化松果体瘤位于脑室内，且松果体母细胞瘤与髓母细胞瘤极为相似，故它们发生脑脊液转移并不希奇。如"髓内肿瘤"所述，原发脊髓肿瘤也可经蛛网膜下腔播散。除了高级神经胶质瘤和室管膜瘤外，低级别肿瘤（如神经节神经胶质瘤和少突神经胶质瘤）也可以有这种形式转移。

如第七章所述，MR 检查是目前寻找肿瘤脑脊液转移灶的首选影像方法。如 MR 禁忌或无磁共振扫描设备，也可进行 CT 脊髓造影。不同组织学来源的肿瘤脑脊液源性转移灶的影像表现相同。在 CT 和常规脊髓造影片上，表现为神经根和脊髓增粗，呈结节状；转移灶附着生长可使神经鞘呈结节状或不规则狭窄（图 10-8 和图 10-9）。腰骶部最易受累。有时转移灶完全被覆在脊髓表面，造影片可见呈类似髓内病变的脊髓膨大。如不采用经静脉注射对比剂增强扫描，则 MR 对蛛网膜下腔肿瘤（无论是原发肿瘤，还是脑脊源性转移瘤）均

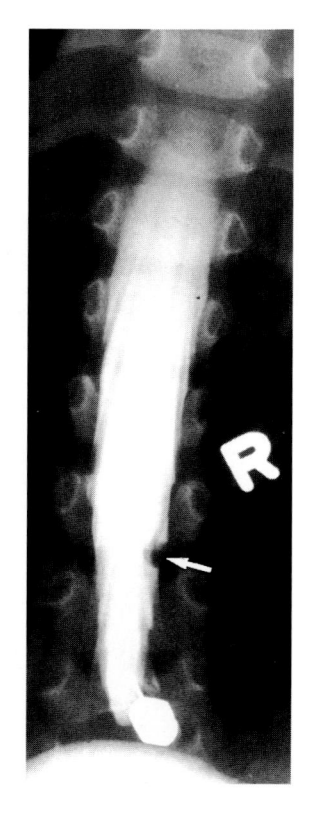

图 10-8 髓母细胞瘤的种植转移。前后位脊髓造影片显示，邻近 L4、L5 右侧神经鞘出现髓外硬膜下充盈缺损（箭号）。

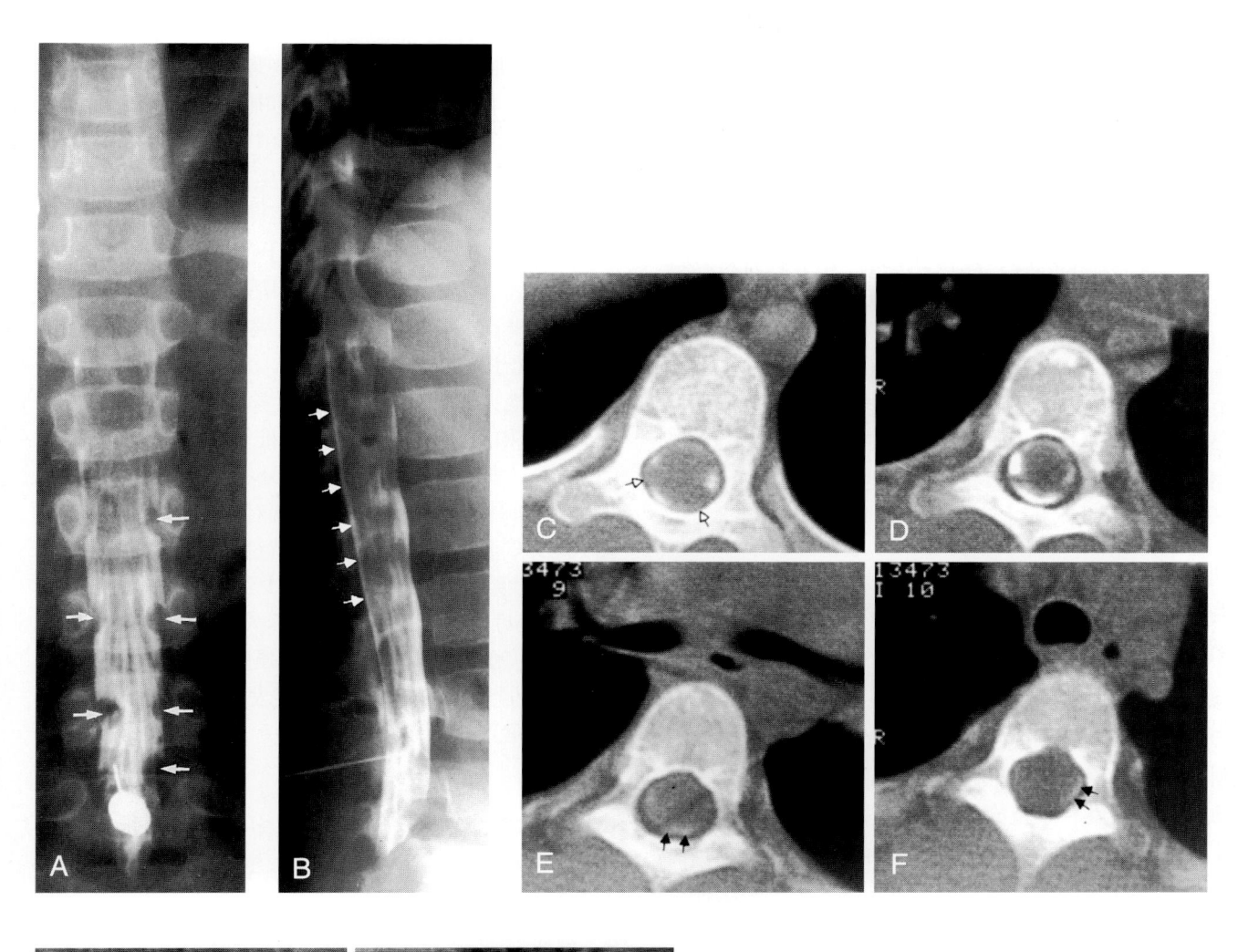

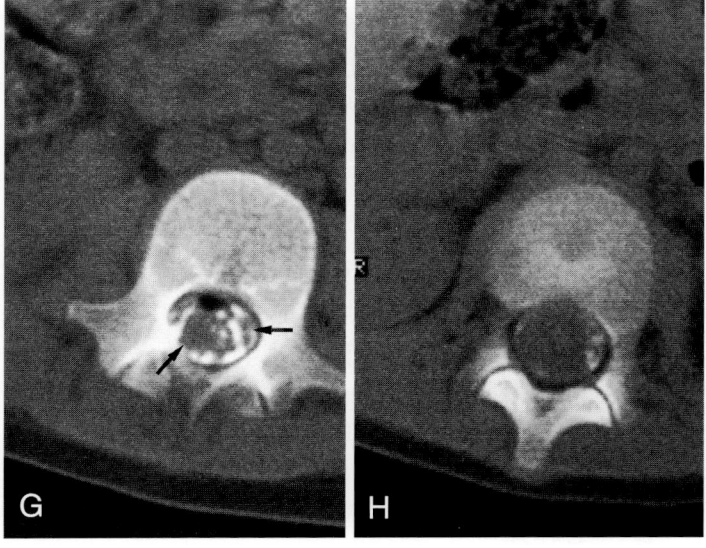

图10-9 间变型室管膜瘤种植转移的CT脊髓造影。A和B：腰髓造影正侧位片显示，附着于神经鞘囊壁多个部位的结节状充盈缺损（A图中箭号）。神经根增粗、呈结节状。与肿瘤相邻的远端脊髓和圆锥增粗，导致脊髓影增宽及蛛网膜下腔狭窄（B图中箭号）。C-F：脊髓远段轴位CT图像显示，邻近脊髓的结节状肿块（空心箭号）侵犯蛛网膜下腔，仅见少量对比剂蔓延（实心箭号）。G-H：腰髓中段水平，转移瘤牵拉导致神经根聚集、增粗（箭号）。

不敏感。使用高剂量对比剂（0.3mmol/kg），或采用容积三维傅立叶变换梯度回波薄层采集、多平面重建可提高 MR 检出脑脊液源性转移灶的敏感性。注入顺磁性对比剂后，蛛网膜下腔转移灶呈现为显著强化的结节状（图10-9）或弥漫性（图10-11）髓外肿块。典型部位为下胸段和腰段。强化结节可出现于脊髓表面（图10-10）、马尾神经根和鞘囊。如采用≤3mm的薄层采集（见第一章）还能检出神经根表面更小的转移灶。脊髓圆锥表面的静脉与转移灶相似，但其特征性位置（位于脊髓腹侧、背侧中线）以及呈长曲线形的特点能与转移灶相区分。轴位图像有助于诊断。

如第七章所述，后颅窝切开术后最初几周内，脊髓 MR 图像中常常出现伪影，其原因可能是术后脊髓硬膜下积液和对比剂"漏"入蛛网膜下腔；伪影很难与脑脊液播散性转移瘤相鉴别。因此，应该在术前对肿瘤进行分期或至少在术后两周才能进行影像检查。

脊柱肿瘤

尽管儿童和婴儿原发脊柱肿瘤罕见，但是任何侵犯脊柱的肿瘤都可侵入椎管导致脊髓或神经根病变。

动脉瘤样骨囊肿

动脉瘤样骨囊肿最常见于儿童和青少年。它不是真正肿瘤，而是原因不明的膨胀性血管病变。约10%~20%动脉瘤样骨囊肿累及脊柱或骶骨；颈胸段为常见部位。临床上，患儿表现为受累部分的脊柱疼痛、僵直，病灶较大者可出现脊髓受压症状，特别是在受累椎体发生病理性骨折后。通常只累及一个椎体。

动脉瘤样骨囊肿的影像表现反映了其大体病理特点。病灶是由一些大的、相通的囊腔组成，其中充满不凝固血液；囊肿壁是由膨胀的、薄皮质骨构成。一般原发于脊椎后部附件，有时可侵及椎弓根和椎体。在平片和 CT 图像上，动脉瘤样骨囊肿表现为膨胀性囊状肿块，伴有外周蛋壳样钙化（图10-12）。偶尔，肿块内可见模糊不清的骨小梁。肿块较大时，可以侵入侧方、前后方椎旁软组织和邻近椎体。动脉瘤样骨囊肿是唯一侵犯邻近椎体的良性脊椎病变。本病也可累及到椎管内压迫脊髓。在 MR 上，动脉瘤样骨囊肿有多种信号改变；在T1加权像上可表现为高信号或中等信号，而在T2加权像上则常表现为高信号。"液-液平面"的出现极有助于诊断（图10-12）。在 MR 上，尽管很难发现菲薄的外周钙化，但肿瘤膨胀性特点仍明显。MR 影像的优势在于，能无创性评估脊髓移位、受压程度。

朗格罕细胞组织细胞增多征

朗格罕细胞组织细胞增多征由一系列疾病，包括嗜酸性肉芽肿、勒-薛氏病和韩-薛-科氏病组成。这些疾病都存在特征性异常组织细胞——朗格罕细胞。本病颅骨和颅内表现已在第七章中讨论。任何类型朗格罕细胞组织细胞增多症均可发生于脊柱。但是，严重的患儿可发生多器官受累和慢性衰竭，所以脊柱病变的诊断是毫无疑问的。当病变限于颈椎时，患儿最常表现为几周到几个月的局部疼痛和活动受限，常有外伤史。当胸椎或腰椎椎体受累时，常出现局限性神经损害。当患儿出现神经系统损伤时，治疗很少有争议。制动适用于绝大多数病例。影像学检查常可见椎体塌陷（图10-13和图10-14）或溶骨性椎体病变（图10-15）。在MR上，早期检查可见椎体部分塌陷（图10-13A和B）。随后的检查可见两个椎间盘对合伴中间椎体阙如（图10-13C至E和图10-14）的特征性表现。CT和MR都可发现软组织伸入椎管，多为少到中等量（图10-13和图10-14）。椎体塌陷发生后不久，注射顺磁性或碘对比剂后病变织出现典型的均匀强化（图10-14）。如椎体塌陷发生时间较长，则不能发现异常组织或强化（图10-13E）。

骨肉瘤

尽管成骨肉瘤占全部肉瘤的约20%，但很少累及脊柱。事实上，仅5%的骨肉瘤发生于脊柱。脊柱骨肉瘤主要见于成人，仅有5例儿童病例报道。患儿多为十几岁，伴有局部疼痛或肿块。骨肉瘤在脊柱的分布均匀，大体病理表现多种多样，从软的、脆的到硬的和明显钙化的肿块。多数肿瘤起源于脊椎后部附件，伴椎体部分受累，骶椎肿瘤常累及椎体。与大体病理类似，本病影像表现也多种多样。在 CT 或平片上，椎体受侵可为纯溶骨性或以硬化为主，也可为两种混合的表现。鞘膜囊内造影术对明确椎管受累程度非常必要 80%以上患儿有椎管疾病。MR 图像上，与正常骨髓相比，肿瘤主要表现为T1/T2弛豫时间延长。在 T2 加权序列上，尤其是T2*加权像上，肿瘤明显骨化时可呈黑色（低信号）。特别是那些有毛细血管扩张病理变化的肿瘤，可见"液-液平面"。像其他脊椎骨性肿瘤一样，MR 是评价骨外肿瘤浸润及脊髓受压移位情况的最佳方法。

巨细胞肿瘤

巨细胞肿瘤约占原发良性骨肿瘤的4%。尽管肿瘤

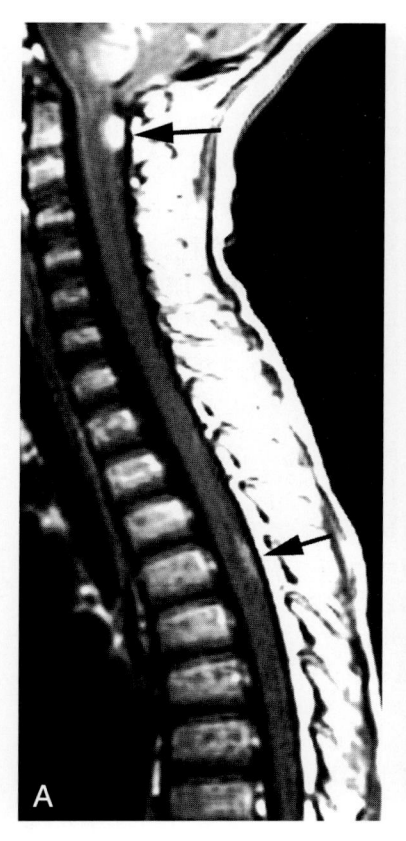

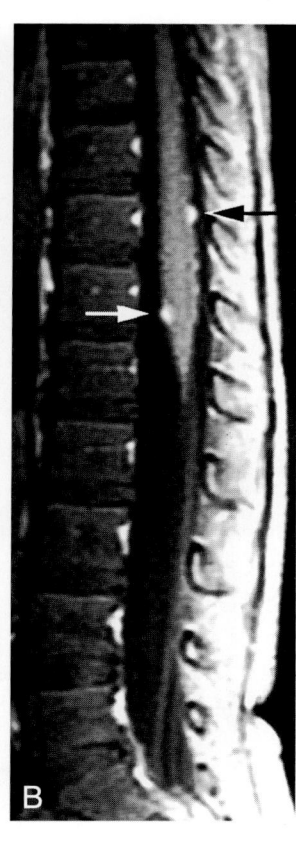

图10-10 髓母细胞瘤的蛛网膜下腔转移。A和B：增强后矢状位SE 560/16图像显示，脊髓背侧、腹侧多个强化结节（箭号）。

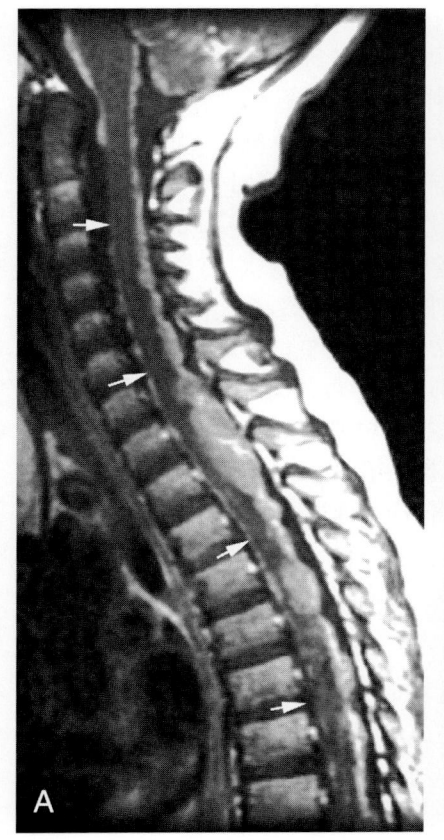

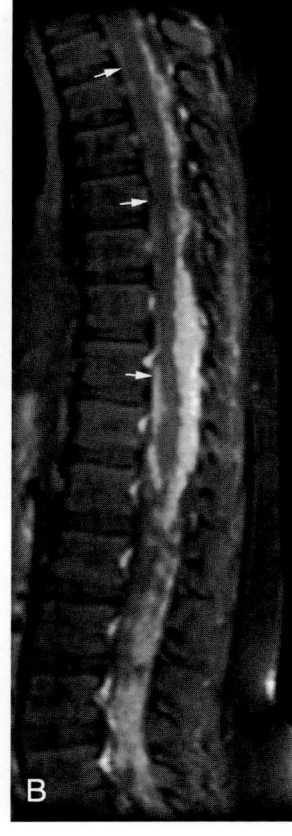

图10-11 复发性视网膜母细胞瘤发生蛛网膜下腔弥漫性转移。颈部和上胸段脊椎矢状位增强SE 600/11 (A)和下胸段及腰椎脂肪抑制矢状位SE 600/16图像显示，从颈椎到腰椎均可见蛛网膜下腔强化。脊髓显示为不规则未强化组织（箭号），且多处为蛛网膜下肿瘤所压迫。当蛛网膜下肿瘤完全包绕脊髓时，在CT和脊髓造影中给人以髓内肿瘤的印象。但增强MR可供鉴别。

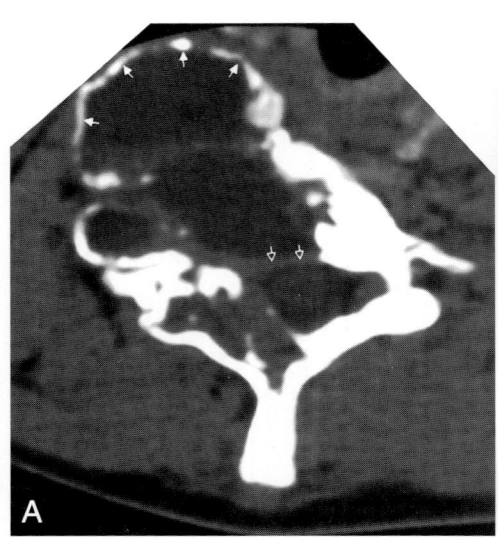

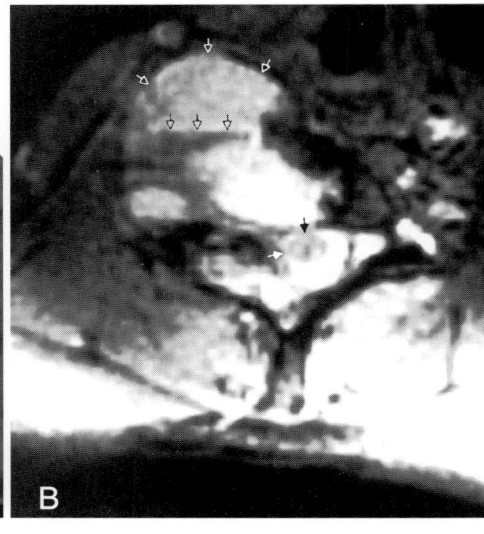

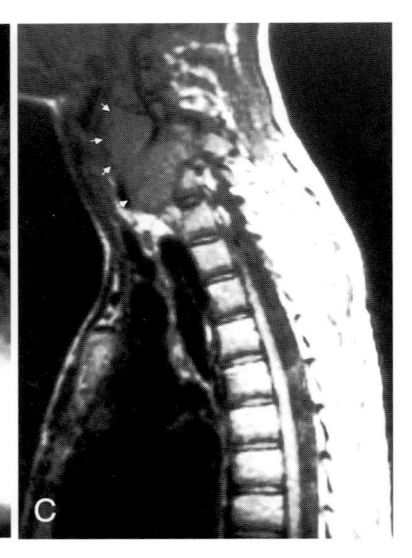

图10-12 动脉瘤样骨囊肿。A：轴位CT扫描显示，T7椎体的膨胀性病灶，中心低密度伴外周蛋壳样钙化（箭号）。病变累及右侧椎板、右侧椎弓根和椎体，并伸入椎旁软组织。空心箭号标示膨胀性病灶与硬膜外间隙交界面。B：矢状位SE 600/20图像显示，肿块（箭号）向前上延伸到T6水平。动脉瘤样骨囊肿的特征之一就是可累及多个椎体。C：经病灶轴位GE 100/50（θ=15°）图像显示，肿瘤呈现高信号（空心白箭号），并出现液-液平面（空心黑箭号）。很容易发现肿瘤与脊髓（实心黑箭号）及鞘膜囊（实心白箭号）的关系（该病例由Dr.K.Maravilla, Seattle提供）。

发病高峰为30岁，但也可见于十几岁儿童。骶椎最常受累。在影像检查中，骨巨细胞瘤为边界模糊的破坏性、溶骨性病灶，无硬化环。虽然可见肿瘤侵入椎弓根和椎板，多数病例仍出现椎体受累。受累骨常膨大。尽管肿瘤可生长到皮质骨表面，但除非受累椎体塌陷，否则很少穿破骨膜（图10-16）。偶尔，骨膨胀区或伴发的软组织肿块可突入椎管，造成椎管狭窄（图10-16）。CT是观察椎体受侵范围的最佳方法，而MR能准确反映脊髓状况。磁共振T1加权像上，骨巨细胞瘤呈低或中等信号；而T2加权像上则主要表现为高信号，并伴有低信号环。静脉注入碘或顺磁性对比剂后，肿瘤通常呈现轻微强化。

脊索瘤

脊索瘤是儿童中罕见的脊柱肿瘤；颅内脊索瘤已在第七章中讨论。脊索瘤由残存的脊索细胞引起，原发于斜坡和骶骨；仅15%脊索瘤累及椎体。脊索瘤生长缓慢，侵蚀和压迫邻近结构，很少发生转移。在影像检查上，脊索瘤表现为可引起一个或多个邻近椎体骨质破坏的溶骨性病灶。肿瘤边缘骨质常见硬化。很少侵及椎旁软组织；椎体受累时可见椎间盘破坏。在CT上，肿瘤内常可见不规则针状钙化。脊索瘤的MR表现类似于其他原发骨肿瘤，为边缘锐利的长T1/T2（与神经组织相比）信号破坏性病灶。增强表现多种多样。但是，无强化强烈支持脊索瘤的诊断，因为儿童中大多数脊柱肿瘤都有明显强化。

尤文氏肉瘤

尤文氏肉瘤是排名第二位的儿童原发骨肿瘤。尽管其他部位尤文氏肉瘤转移到脊柱最常见，但肿瘤也可原发于脊柱骨或骨外（极少情况下）（骨外型尤文氏肉瘤目前被称为"周围性原始神经外胚层肿瘤）。最常见的发病年龄是十几岁，小于5岁或大于30岁的发病者少见。骨尤文氏肉瘤较骨外型发病早。CT或平片上，尤文氏肉瘤表现为边缘模糊的溶骨性病灶，常呈虫蚀样改变。长骨"洋葱皮"样骨膜反应较脊柱多见。在磁共振T1加权像上，肿瘤较正常骨组织为低信号；而T2加权像上，肿瘤表现为低到高的多种信号强度。增强扫描后可见肿瘤中等、均匀强化。尤文氏肉瘤与骨白血病和神经母细胞瘤骨转移表现相同。极少情况下，脊椎尤文氏肉瘤可出现扁平椎表现而类似朗格罕细胞组织细胞增多症。

骨母细胞瘤

骨母细胞瘤约占不到1%的原发骨肿瘤。症状通常表现为持续数月的疼痛，最常见于20~30岁的男性。由于肿瘤直径在被发现时通常已经等于或大于2cm，所以继发于神经根或脊髓受压的疼痛有时为临床表现部分。

影像上，骨母细胞瘤为常见于后部附件的、边界清

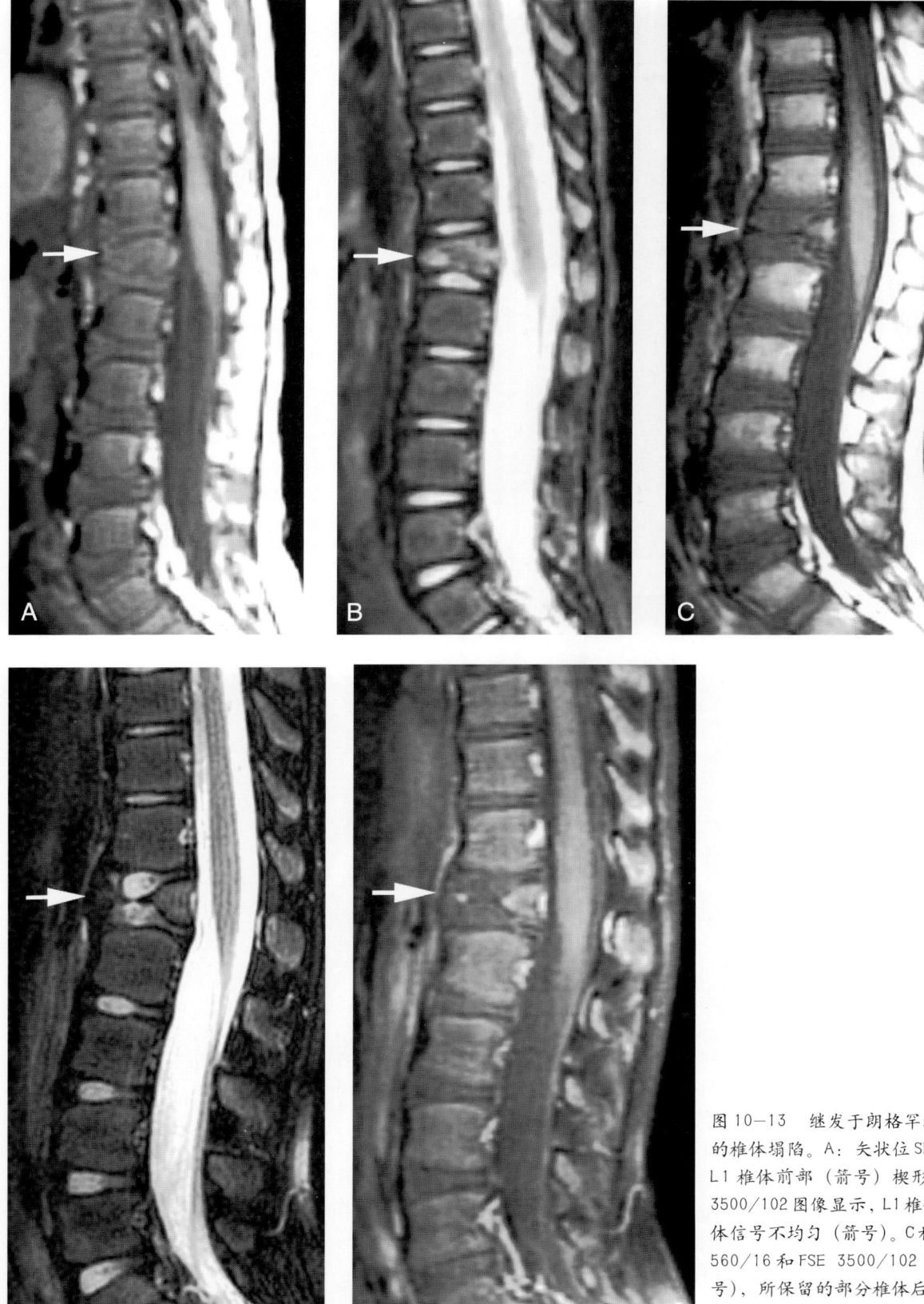

图10—13 继发于朗格罕细胞组织细胞增多症的椎体塌陷。A：矢状位 SE 600/11 图像显示，L1 椎体前部（箭号）楔形变。B：矢状位 FSE 3500/102 图像显示，L1 椎体下终板不规则及椎体信号不均匀（箭号）。C 和 D：1年后矢状位 SE 560/16 和 FSE 3500/102 图像显示扁平椎（箭号），所保留的部分椎体后部呈小楔形。E：增强后脂肪抑制 SE 600/11 图像显示，塌陷椎体内和周围组织未见强化。

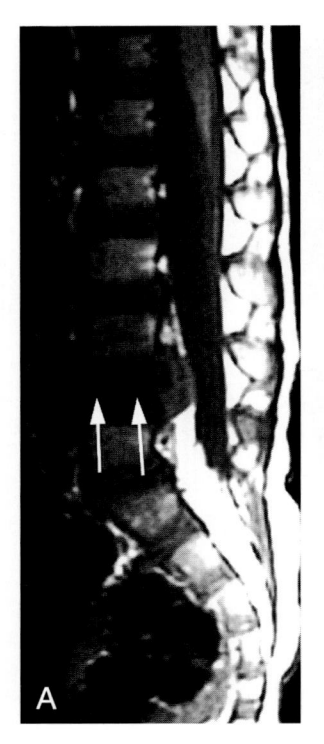

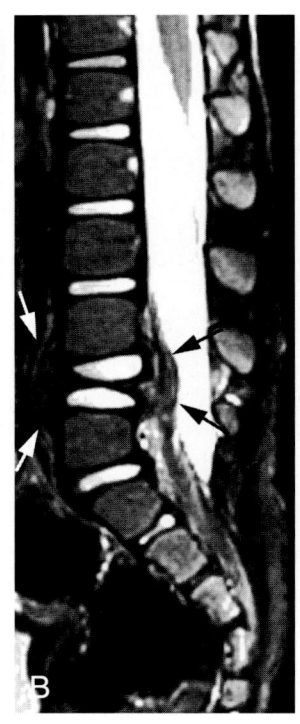

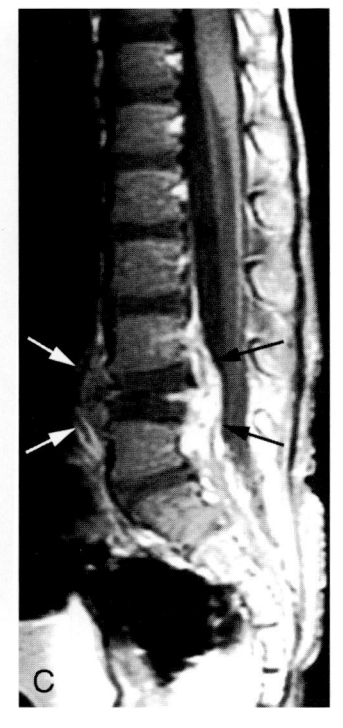

图10-14 继发于朗格罕细胞组织细胞增多症的扁平椎。A：矢状位SE 560/16图像显示，L4椎体几乎完全塌陷（白箭号），椎间盘对合而无椎体插入。部分软组织向后侵入椎管。B：矢状位FSE 3500/102图像显示，扁平椎以及塌陷椎体腹侧（白箭号）和背侧（黑箭号）的中等量软组织。C：增强后矢状位SE 560/16图像显示，背侧软组织均匀强化（黑箭号），腹侧软组织无强化（白箭号）。

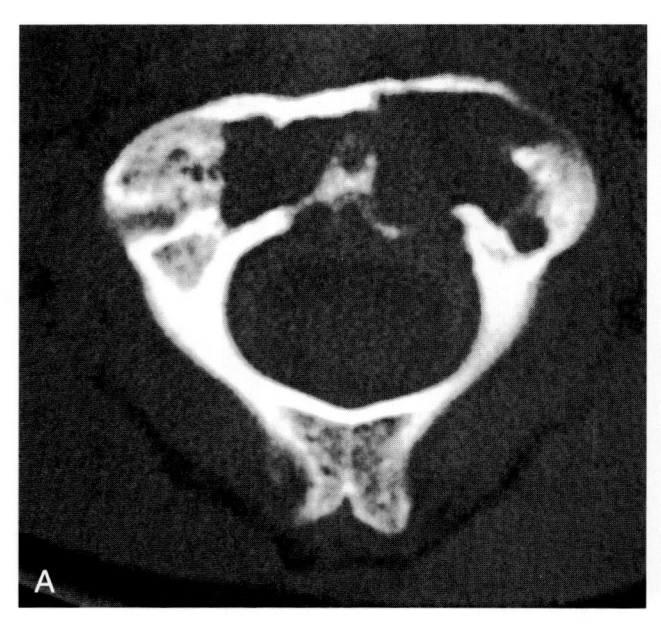

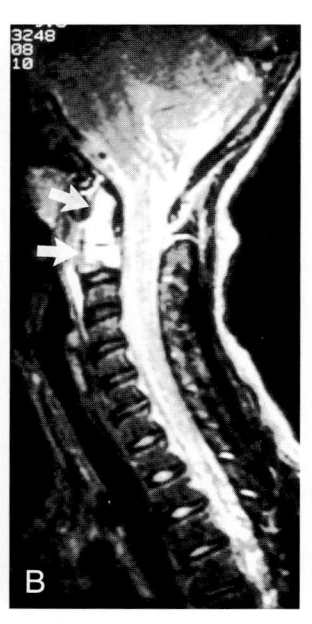

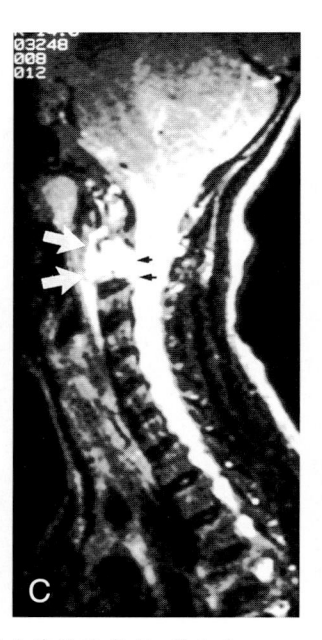

图10-15 朗格罕细胞组织细胞增多症中脊椎溶骨性病变。A：轴位CT图像显示，C2椎体溶骨性病变。B和C：矢状位GE 600/15图像显示，C2椎体和齿突高信号（大白箭号）。椎体膨胀（小黑箭号）和腹侧蛛网膜下腔变窄。

楚的单发肿块。CT和平片上表现为伴有不同厚度硬化环的溶骨性病灶（图10-17），常侵犯周围软组织。在溶骨性病灶内常可见钙化或新骨形成。MR上，骨母细胞瘤为边界清楚的肿块。与正常骨组织相比，肿瘤在T1加权像上为稍低信号，在T2加权像上为稍高信号。肿瘤最常见于关节面、椎弓根和椎板。强化表现各异，但通常为轻度强化。偶尔，骨母细胞瘤可引起周围骨组织广泛水肿，提示肿瘤弥漫浸润。CT即可诊断。

其他脊椎肿瘤

儿童脊柱血管瘤、骨软骨瘤和骨样骨瘤少见，多数患儿一般无症状或表现疼痛，很少出现神经系统损害症状。脊柱软骨肉瘤、浆细胞瘤、纤维肉瘤、副神经节

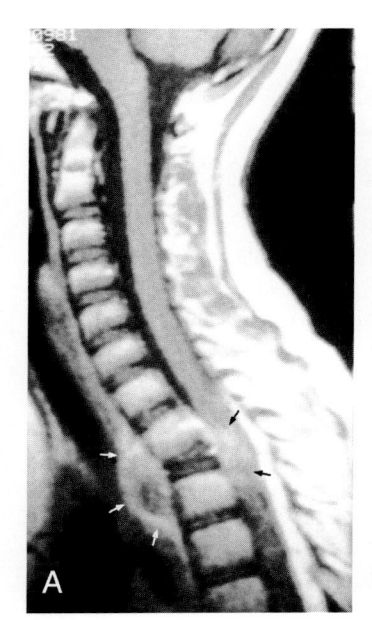

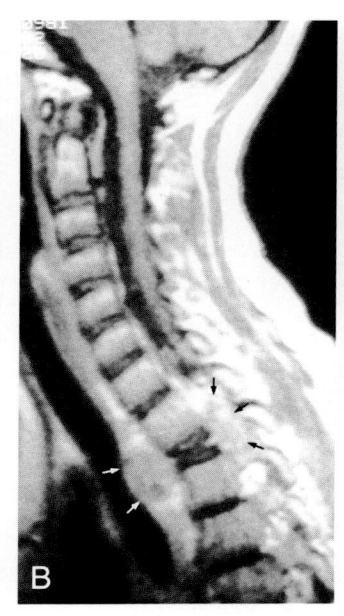

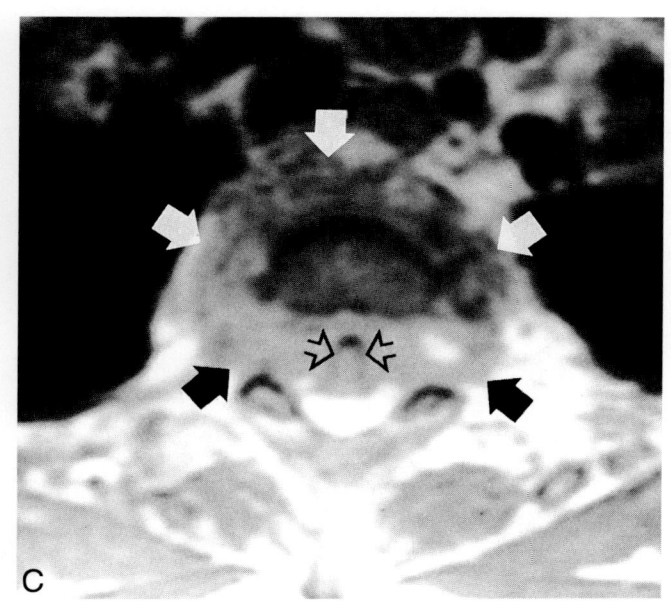

图 10-16 巨细胞瘤。A 和 B：矢状位 SE 550/15 图像显示，T2 椎体塌陷伴前（白箭头）、后方（黑箭头）软组织肿块。大量软组织肿块使其可与朗格罕组织细胞增多症区别。C：轴位 SE 660/16 图像显示，巨大软组织肿块（大实心箭号）压迫脊髓（空心黑箭号）。

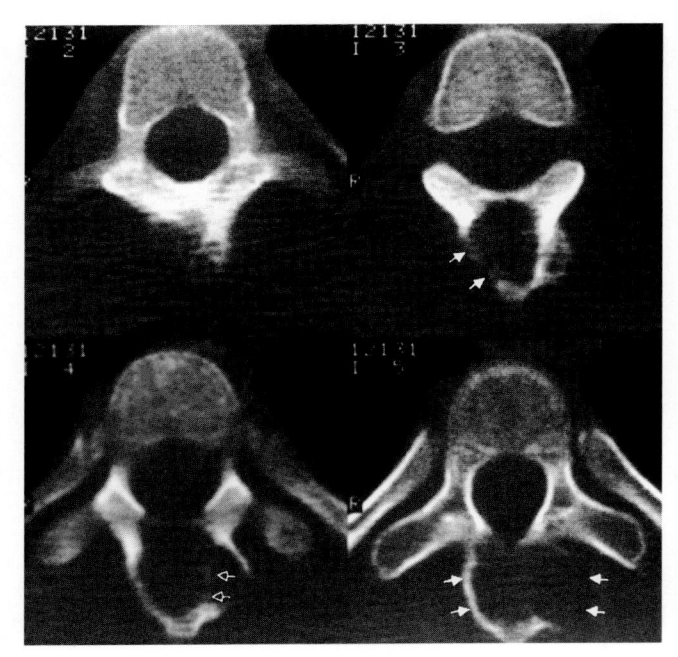

图 10-17 棘突成骨细胞瘤。轴位 CT 多个图像显示，棘突膨胀性病灶，骨皮质明显膨胀（实心箭号），左侧尤为显著。肿瘤内可见少量钙化（空心箭号）。本例病变未侵入椎管。

细胞瘤和本章提到的神经母细胞瘤、尤文氏肉瘤以外的骨转移瘤在儿童罕见。在此不做讨论。

脑脊膜肿瘤

脊膜瘤

尽管脊膜瘤占全部脊柱肿瘤的 25%～45%，但在儿童中罕见，其发生仅占儿童脊柱内肿瘤的 2%～3%。儿童脊膜瘤组织学、临床及治疗学特征与成人类似。尽管有时可进入硬膜外间隙，但肿瘤原发于髓外硬膜内。患儿常出现脊髓或神经根受压症状。如 MR 禁忌或缺乏磁共振扫描设备，应进行平片和 CT 脊髓造影检查，可见脑膜瘤与骨骼肌等密度，且边缘光滑。MR 是最佳检查方法，肿瘤可表现为与脊髓等信号且信号均匀的髓外病灶，周围环以脑脊液。与颅内脑膜瘤相似，肿瘤基底位于硬膜，边缘锐利。在T1/T2加权像上，脑膜瘤与灰质相比为等或低信号。注入顺磁性对比剂后可见均匀强化。

脑膜囊肿

临床和影像特征。脑膜囊肿（尽管不是真正肿瘤）可发生于儿童，像膨胀性肿块一样压迫脊髓。正如第八章所述，实质外脑膜囊肿可为先天性（真性蛛网膜囊肿）或获得性（蛛网膜小腔）。大多数儿童蛛网膜囊肿位于胸髓背侧，可位于硬膜外，也可位于硬膜内。硬膜外囊肿可继发于先天性或获得性硬膜缺损，蛛网膜、脑脊液、有时还有脊髓可经缺损处形成疝。硬膜内囊肿可为蛛网膜先天性缺损或感染、外伤后粘连所致。硬膜内、外囊肿的症状通常为间歇性疼痛和乏力（直立位时明显），可能与囊肿因重力充盈压迫脊髓有关。

患儿CT或平片脊髓造影显示卵圆形、边界锐利的髓外肿块，根据囊肿与蛛网膜下腔间开口的大小，可见对比剂立即或延迟填充（图10-18）。通过脊髓变形程度来评估其受压状况。MR上，大囊肿表现为边缘锐利、无强化、均匀信号的肿块，在所有序列均与脑脊液信号相同（图10-19）。蛛网膜粘连和小囊肿通常很难被发现。因此，蛛网膜区域或囊肿部位脊髓受压、移位常提示囊肿存在。囊肿可与脑脊液等信号或稍高信号；由于，囊肿内液体的搏动较自由水弱而显示较邻近脑脊液信号稍高。当脊髓经硬膜疝口到达硬膜外，MR或CT脊髓造影上显示脊髓特征性扭曲、移位（典型为向腹侧）而未见明确肿块时，可诊断蛛网膜囊肿根据我们的经验，脊髓通过硬膜裂隙症出为成人疾病，在这里不做进一步讨论。

分类。其他类型脑膜囊肿也可在脊柱发生。Nabors等人提出了一种脑脊膜囊肿的分类方法。第Ⅰ型为不累及神经根的硬膜外脑膜囊肿。该类型主要由常见于青少年的胸段硬膜外蛛网膜囊肿（疝出硬膜）和最常引起成人骶部局限性疼痛的骶椎脊膜突出（见第九章）组成。第Ⅱ型为累及神经根的硬膜外脑膜囊肿，其中大多数是塔洛夫氏囊肿或脊神经根憩室，几乎都发生于成人。第Ⅲ型是硬膜内蛛网膜囊肿，为前文所述的真性蛛网膜囊肿。可见于儿童和青少年，多数位于胸段脊髓背侧。第Ⅳ型囊肿发生于颈部硬膜层间，见于成人。多数患者为中年人，可出现颈椎病表现。感兴趣的读者可以参考成人教科书或神经外科文献。

神经根和神经根鞘肿瘤

病理学家们不完全同意"脊神经根肿瘤"的命名。事实上，神经纤维瘤与神经鞘瘤的病理学区别有些模糊。这种争论不是本书讨论的范围，感兴趣的读者可参考Donner等人的论文。我将坚持Russell和Rubenstein学说，把孤立的、有包膜的病变（神经鞘瘤）与合并神经纤维瘤病（神经纤维瘤中神经本身不易与神经鞘分离）的肿瘤区分开。

儿童神经鞘瘤极少见（除了合并2型神经纤维瘤病者外，正如第六章所述），在此不做叙述。神经纤维瘤由雪旺细胞和纤维母细胞组成。神经纤维瘤罕见孤立存在，而最常见于1型神经纤维瘤病（NF1）。1、2型神经纤维瘤病患儿常见多发性脊神经或神经鞘肿瘤。如第六章所述，1型神经纤维瘤病常出现神经纤维瘤，而2型神经纤维瘤病则多见原发性神经鞘瘤。患儿均表现为神经根或脊髓受压症状。

磁共振检查是首选的影像检查方法。如果MR禁忌或缺乏磁共振扫描设备，CT脊髓造影亦可发现脊柱内病变。平片和CT脊髓造影显示椎体异常和侵蚀样改变所致的神经孔扩大。神经纤维瘤表现为边界清楚的髓外硬膜内肿块，与骨骼肌密度相同或稍低。那些包含硬膜外成分的肿瘤常经神经孔向外延伸。在磁共振T1加权序列中，肿瘤相对于骨骼肌呈稍高信号且表现出多种强化形式；在T2加权序列中，肿瘤相对于骨骼肌呈周边高信号（图6-14）。在T2加权像上，常可见中央区信号减低，这些区域短T2信号可能反映了中央区致密的胶原成分。有人提出，这种"靶征"的存在提示良性神经纤维瘤，缺少这种征象则提示恶性（见第六章）。MR可发现引起椎管和/或神经孔扩大的中度～重度骨破坏（图10-20）。经静脉注入对比剂后，CT或MR增强表现多种多样（图10-20，在第六章讨论）。当出现多发神经纤维瘤时，脊髓可受到它们的挤压，常表现为实性组织条索（图6-18）。MR轴位和冠状位图像最适于显示压迫。

侵犯硬膜外间隙的脊柱外肿瘤

起源于椎旁软组织的肿瘤有时可通过椎间孔进入椎管。这些肿瘤多为神经母细胞瘤－神经节母细胞瘤－神经节细胞瘤系列，但是淋巴瘤和外周性原始神经外胚层肿瘤（以前被称为"骨外尤文氏肉瘤"）也可有类似表现。

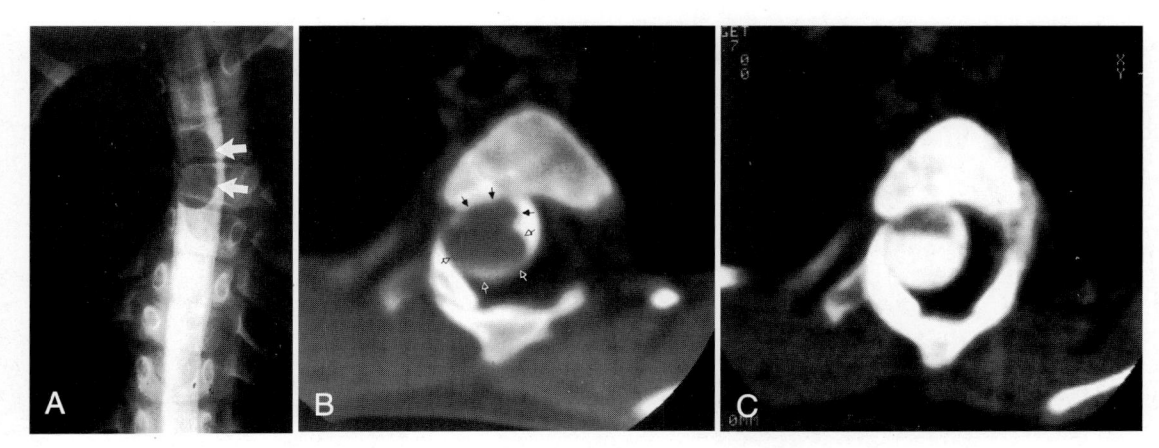

图 10-18 脊髓蛛网膜囊肿的 CT 脊髓造影和常规脊髓造影平片。A：脊髓造影前后位片显示，位于 T3、T4 水平透明的、边缘光滑的巨大充盈缺损（箭号）。患儿由于脊髓栓系而出现轻到中度脊柱侧弯。B：脊髓造影后立即行轴位 CT 扫描显示，位于 T3 水平脊髓背侧（实心箭号）的透明肿物（空心箭号），压迫脊髓向前移位。C：同一水平脊髓造影四小时后轴位 CT 扫描显示，肿块后部被造影剂填充，证实了囊肿的诊断。

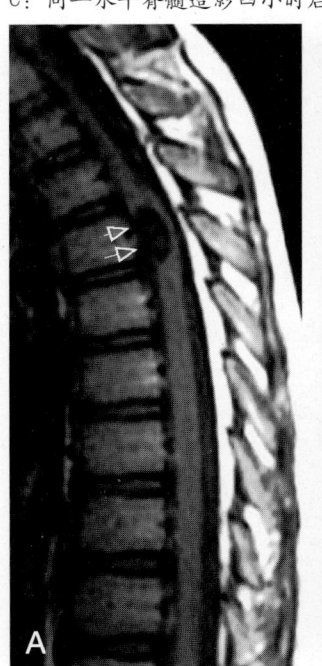

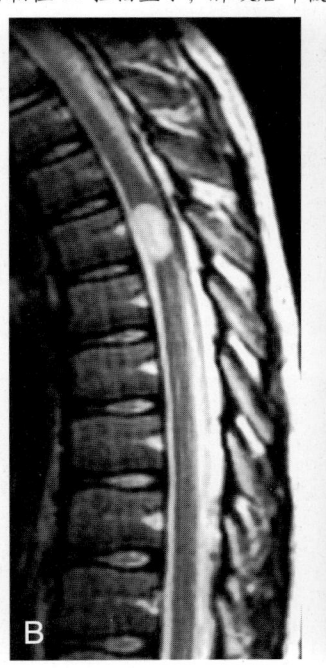

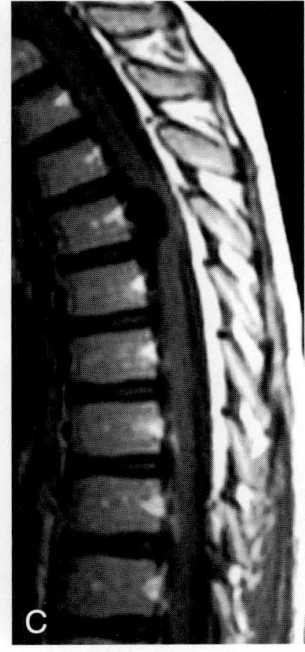

图 10-19 脊髓蛛网膜囊肿的 MR 影像。A：矢状位 SE 560/16 图像显示，位于中段胸髓腹侧的边缘光滑的肿块（空心白箭号），呈现均匀脑脊液信号。B：矢状位 FSE 3500/102 图像显示，肿块仍呈现均匀脑脊液信号。C：增强后 SE 560/16 图像显示，肿块无强化。

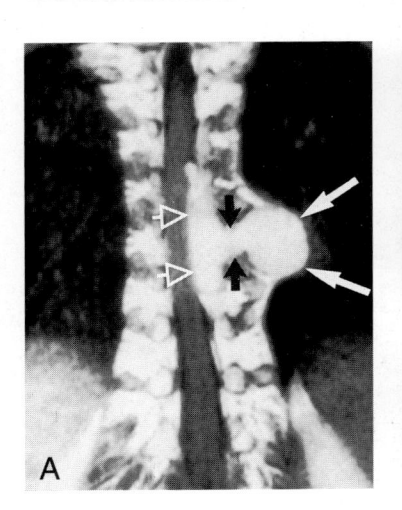

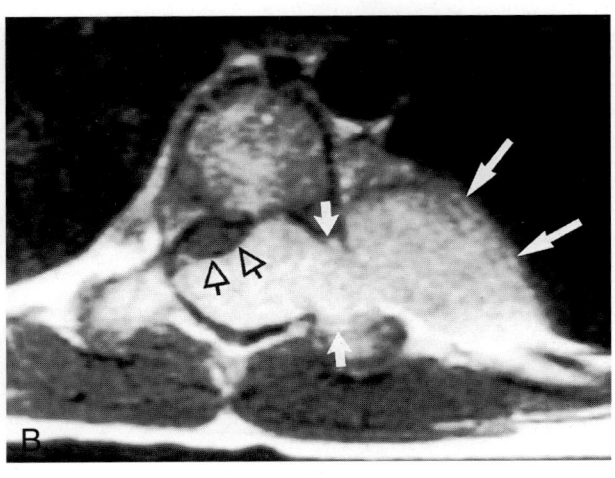

图 10-20 哑铃状的神经纤维瘤。增强后冠状位（A）和轴位（B）T1 加权图像显示，巨大、均匀强化的肿块压迫脊髓（空心箭号），神经孔扩大（小实心箭号），肿块经神经孔延伸至椎旁组织（大实心箭号）。

神经母细胞瘤

神经母细胞瘤是发病率排名第四位的儿童肿瘤，来源于交感神经系统，常见于婴幼儿。最常见于肾上腺髓质（40%），也可发生于脊髓交感链（25%上腰部最常见）、颈总动脉神经节、主动脉体及主动脉旁器。常见转移到骨（包括脊柱），有时压迫脊髓。肿瘤也可经神经孔直接伸入椎管压迫脊髓；但是，以脊髓受压为首发症状者罕见。

对脊髓或马尾受压患儿进行评估时，MR 是最佳方法。如果 MR 禁忌或缺乏相应设备，应进行 CT 脊髓造影。CT 将显示髓周肿块经神经孔伸入硬膜外间隙，推挤压迫硬膜囊（图 10-21）。可能出现临近骨破坏。骨转移引起脊髓压迫时，可见椎体不规则破坏，软组织肿块伸入椎管，肿块推挤压迫鞘膜囊。MR 最适于显示脊

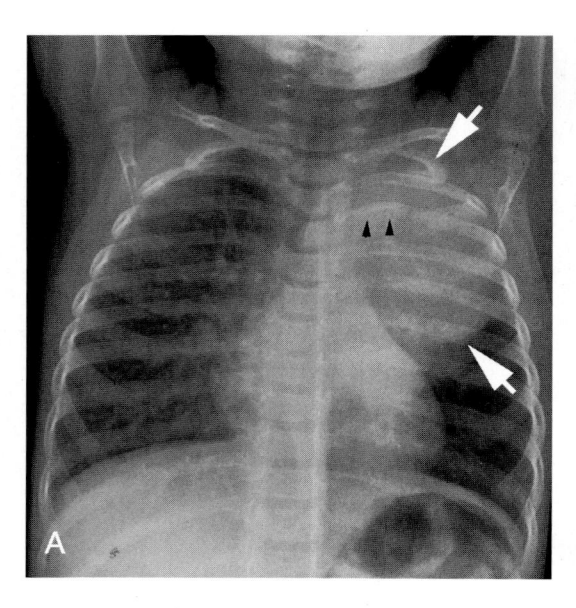

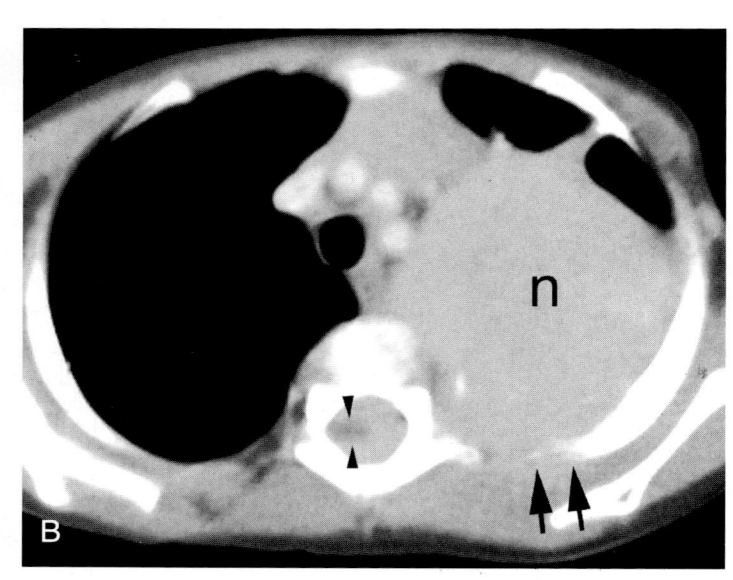

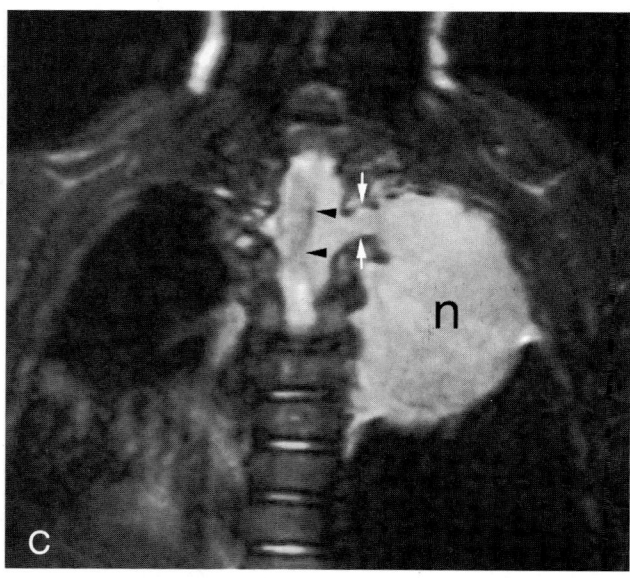

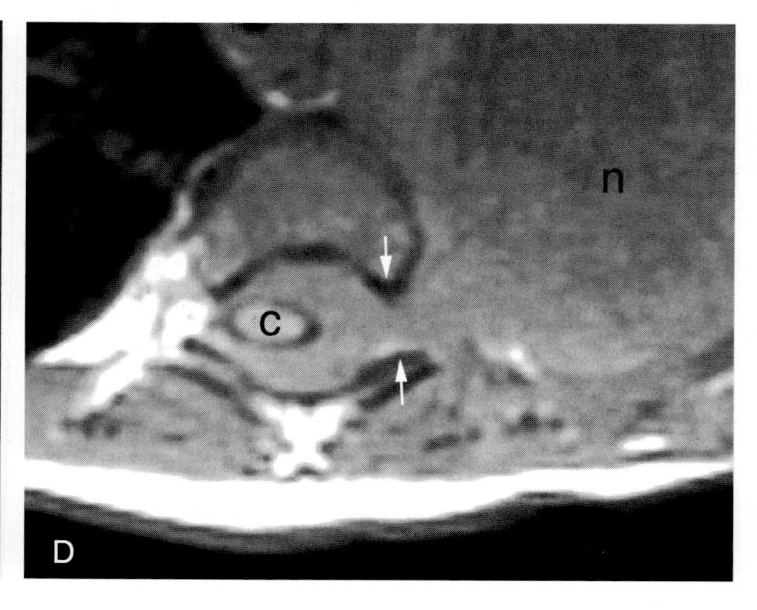

图 10-21 神经母细胞瘤，证实肿瘤在椎管内。A：胸片显示左上纵隔巨大包块（大白箭号）。部分肋骨受累（小黑箭号）。B：增强轴位 CT 扫描显示，神经母细胞瘤肿块（n）、肋骨受累（大黑箭号）以及椎管内低密度脊髓（黑箭头）周围出现增强的肿瘤。C：冠状位 FSE 3500/102 图像显示，神经母细胞瘤肿块（n）经扩张的神经孔（白箭号）侵入椎管并使脊髓（黑箭头）向右移位。D：轴位 SE 600/11 图像显示，巨大神经母细胞瘤肿块（n）经扩张神经孔（白箭号）延伸。该层面较好地显示了肿瘤压迫并几乎完全包绕鞘膜囊和脊髓。

柱周或骨肿块以及肿瘤伸入椎管的情况，而无需进行鞘膜内强化（图10-21和图10-22）。平扫图像上，肿块显示为相对均匀的与神经组织等信号的占位。增强后，肿块呈不均一强化（图10-22）。冠状位图像最有助于显示椎管内肿瘤的全部范围（图10-21C）；轴位图像则最适于显示脊髓受压和移位（图10-21D）。

神经母细胞瘤向颅骨和颅底转移的影像表现已在第七章中讨论。

神经节细胞瘤

神经节细胞瘤为交感神经系统肿瘤，神经母细胞瘤-神经节母细胞瘤-神经节细胞瘤系列中的交界性良性肿瘤。主要的细胞类型为成熟神经节细胞。与神经母细胞瘤常见于小儿不同，神经节细胞瘤常见于二三十岁的成人。男女发病率相等。神经节细胞瘤最常见的原发部位为后纵隔，腹部也较常见；但较少见于颈部和盆腔。神经节细胞瘤不发生转移，肿块从椎旁区经神经孔伸入硬膜外间隙呈"哑铃状"（图10-22）生长可导致椎管受累。肿瘤内常见钙化。虽然钙化不能用来与神经母细胞瘤鉴别，但是能与神经纤维瘤、雪旺细胞瘤以及外周性原始神经外胚层肿瘤鉴别，这些肿瘤很少见钙化。

神经节母细胞瘤

神经节母细胞瘤是交感神经系统肿瘤，介于神经母细胞瘤与神经节细胞瘤之间。事实上，有些人认为神经节母细胞瘤是神经母细胞瘤向神经节细胞瘤成熟转化的一个时期。神经节母细胞瘤较神经母细胞瘤和神经节细胞瘤少见，但多见于幼儿，男女发病率相等。与神经节细胞瘤相似，后纵隔和腹部是其最常见的原发部位。尽管其组织学和生物学侵袭性较神经母细胞瘤弱，但其行为与神经母细胞瘤类似，也可转移到骨或直接经神经孔累及脊柱硬膜外间隙。无论从椎体或从椎旁交感神经节伸入椎管均可压迫神经根或脊髓。

所有神经母细胞瘤-神经节母细胞瘤-神经节细胞瘤系列肿瘤的影像表现都相同。如肾上腺区的椎旁肿块伸入椎管或出现骨转移，最可能的诊断是神经母细胞瘤。但是，如后纵隔、下腹部、盆腔或颈部的椎旁肿块经神经孔进入硬膜外间隙，则不能仅依靠影像表现来鉴别这三种肿瘤。如进行CT检查，应向鞘膜囊内注入对比剂以观察脊椎硬膜外受侵的全部范围。由于无创性和，MR检查能显示椎旁及硬膜外肿瘤的全范围，故MR被认为是最佳的影像检查方法。而且，MR所能获得的冠状位影像对评价椎管受侵的程度有重要价值。

白血病和淋巴瘤

白血病侵犯脊柱硬膜外间隙很少出现症状。但是，大多数有症状的患儿为儿童。绝大多数白血病浸润（急性骨髓性检细胞性白血病为粒细胞肉瘤或因为有特征

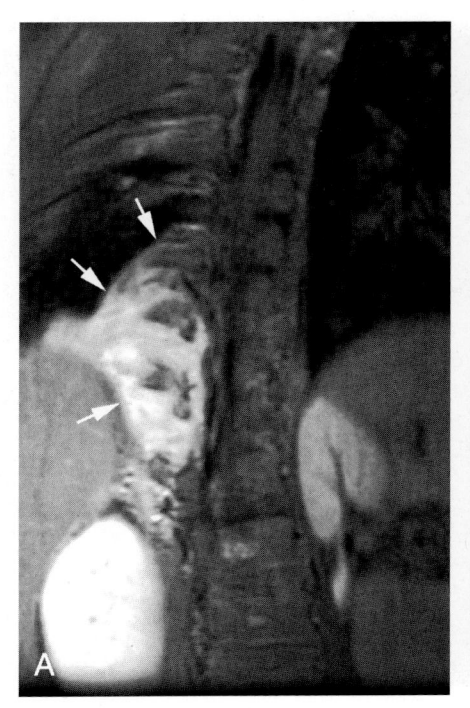

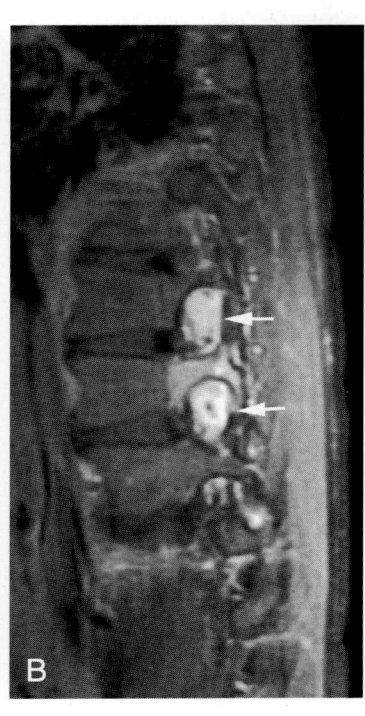

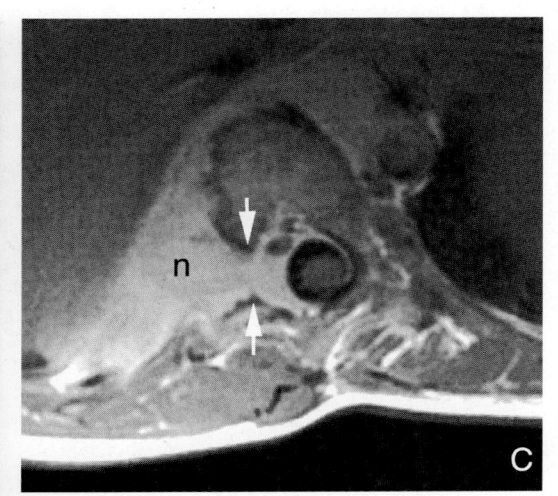

图10-22 肾上腺神经母细胞瘤强化。增强后T1加权像显示，椎旁肿瘤强化（图A中白箭号），经扩张神经孔（图B和C中白箭号）进入硬膜外间隙。肿瘤（图C中标为n）从前、后两个方向侵入硬膜外间隙并将鞘囊向左侧推移。

性绿色称为绿色瘤)向硬膜外间隙直接转移。约半数患儿被检出脑膜白血病时,血液学上已完全缓解。这种现象是淤点出血处白血病细胞进入脑膜以及化疗药物不能通过脑脊液屏障双重原因共同导致的。这样,白血病细胞进入中枢神经系统,并生长、增殖。脊髓硬膜外白血病患儿常出现脑膜刺激征。偶尔,当白血病肿块达到一定大小后也可压迫脊髓或神经根。

影像上,白血病转移可为局限性,也可呈片状累及多个脊髓节段。CT和脊髓造影表现不特异,仅显示为硬膜外肿块。MR平扫图像上,硬膜外肿块与神经组织等信号,注射顺磁性对比剂后呈均匀强化(图10-23)。骨外尤文氏肉瘤(外周性原始神经外胚层肿瘤,见后章节)、淋巴瘤和白血病可见相同的表现。缺乏神经孔扩张常可除外神经母细胞瘤。在缺乏白血病诊断的前提下,骨髓异常信号可提示硬膜外肿块的病因。儿童白血病或淋巴瘤患儿中,平扫T1加权像上正常骨髓的高信号常被低信号所代替(图10-23A)。目前尚不清楚这种异常信号是来源于急性白血病侵犯椎体,还是来源于骨髓增生活跃,或者为化疗所致。读者应该知道,小于5岁儿童的骨髓中缺少脂肪信号并非为可靠征象。幼儿椎体骨髓可有活跃的造血功能,因此T1加权像上显示低信号是正常的。静脉注入顺磁性对比剂后,造血骨髓呈多种强化表现。因此,儿童椎体强化并不意味着肿瘤浸润。淋巴瘤(图10-24)和尤文氏肉瘤的转移瘤与白血病有相同的表现。

外周性原发神经外胚层肿瘤

外周性原始神经外胚层肿瘤(PNET)是对发生于软组织的、小圆形细胞肿瘤的命名,这些肿瘤与原始神经外胚层肿瘤和尤文氏肉瘤的细胞学和分子生物学特征相似。特异性免疫组化检查可更准确地诊断外周性原始神经外胚层肿瘤;过去,这些肿瘤被称为骨外尤文氏肉瘤。虽然该肿瘤最常见于儿童,但任何年龄均可发生。尽管外周性原始神经外胚层肿瘤几乎可发生在人

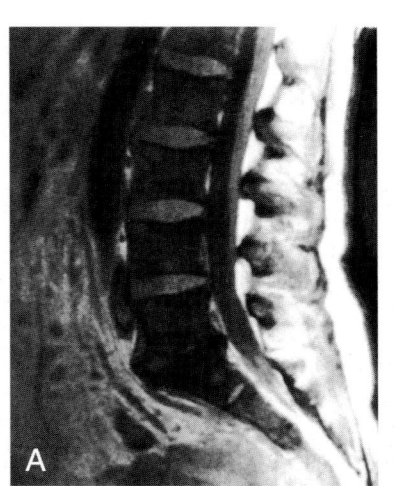

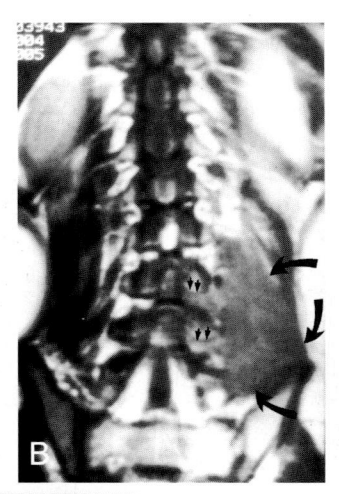

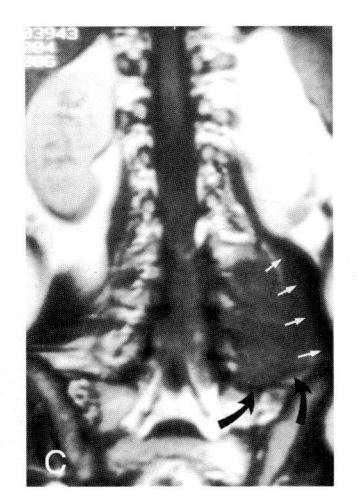

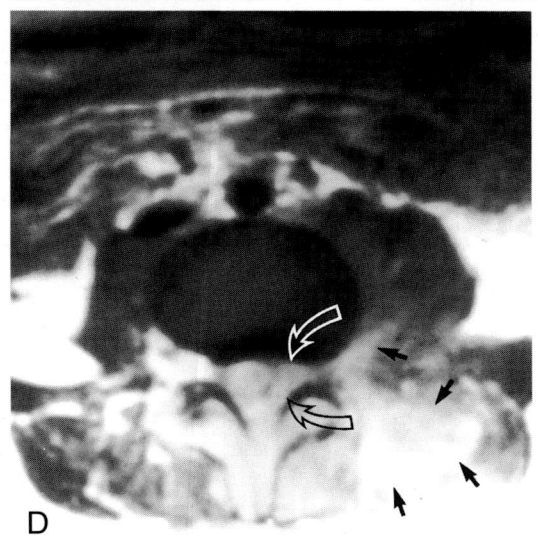

图10-23 白血病患者骨髓异常和粒细胞肉瘤。A:15岁男孩的矢状位SE 600/20图像显示,骨髓信号过低。白血病侵润或各类血细胞减少导致的黄骨髓转化为增生活跃的红骨髓替换了骨髓内正常脂肪。青少年骨髓在T1加权像上应呈高信号。B和C:冠状位SE 550/15图像显示,椎旁巨大肿块(黑弯箭号)推挤髂腰肌(白箭号)并延伸入L3-L4和L4-L5神经孔(小黑箭号),取代了正常高信号的脂肪组织。D:增强后轴位SE 600/16图像显示,椎旁肌肉内强化肿块(直黑箭号)经左侧神经孔伸入硬膜外间隙(空心弯箭号)。

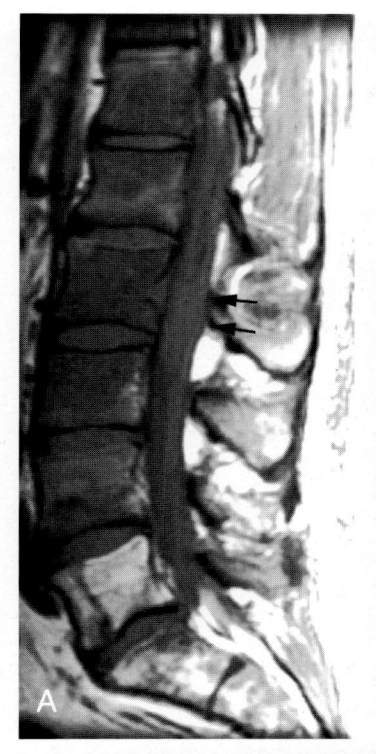

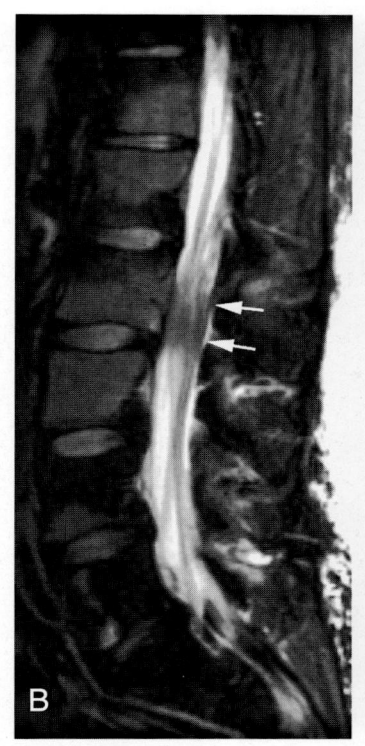

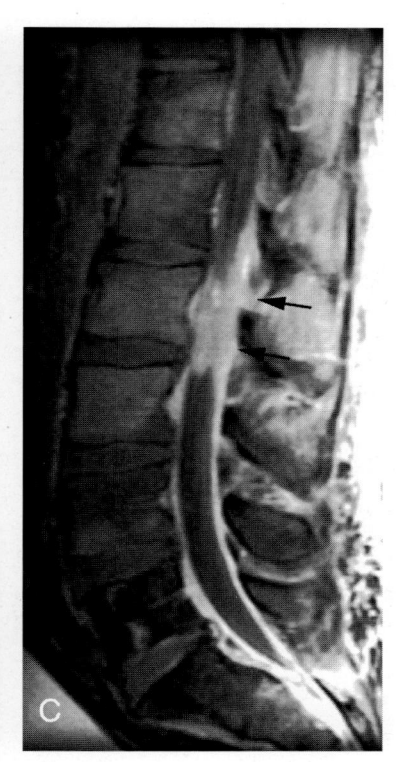

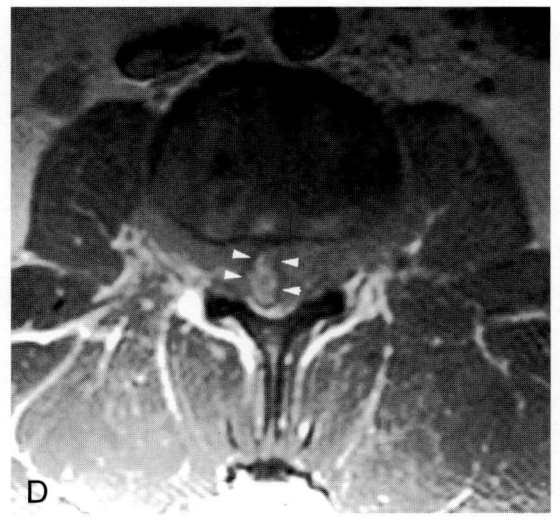

图10-24 非何杰金淋巴瘤,该患儿出现马尾综合征。A、B和C：SE 600/11 (A), FSE 3500/102 (B) 平扫和增强后SE 600/11图像显示,腰椎多发异常信号和强化。L2水平可见椎管内肿瘤(箭号),相邻脊椎异常。D：增强后轴位SE 600/11图像显示,肿瘤强化并从两侧明显压迫鞘囊(白箭头)。活检为非何杰金淋巴瘤。

体任何部位,但是只有发生于椎旁、脑膜或颅盖时才出现典型的神经系统症状和体征。当儿童外周性原始神经外胚层肿瘤发生于脊椎或椎旁软组织时,患儿将出现继发于脊髓压迫的、典型的进行性的下肢轻瘫或四肢瘫痪。

神经影像显示为不均质、有囊变或坏死和实性部分的肿块(图10-25)。实性部分在CT上与脊髓呈等密度或高密度,在磁共振T1加权像上为等或低信号；在T2加权像上为等或高信号。对比剂增强后显示多样性强化。当这种髓外肿瘤发生于椎管时(图10-25),可提示外周性原始神经外胚层肿瘤的诊断,而非白血病

和淋巴瘤。当肿瘤起源于椎旁时,常经神经孔侵犯椎管,引起神经孔扩大,有时压迫脊髓。影像检查不能对这些椎旁肿块与神经母细胞瘤－神经节母细胞瘤－神经节细胞瘤系列肿瘤进行鉴别。

髓外造血

髓外造血见于慢性红细胞生成过多性疾病。这种病在儿童中非常罕见,但可见于原发性地中海贫血患儿。最常见的受累部位为肝脏和脾脏,侵犯椎旁者不常见,可引起胸部肿块。极少情况下,硬膜外间隙出现造血组织,可能来源于硬膜外间隙内残余原始造血组织

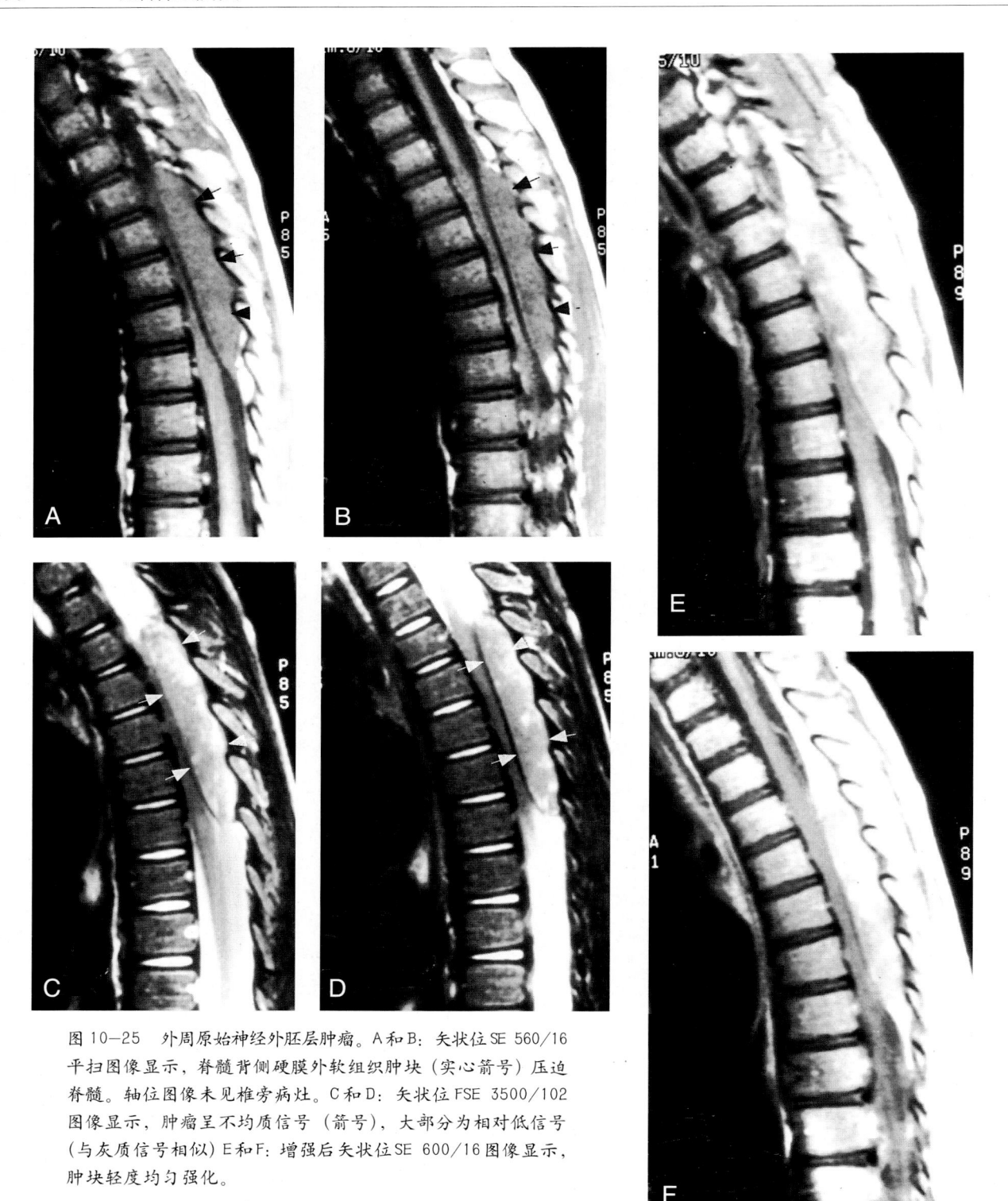

图10-25 外周原始神经外胚层肿瘤。A和B：矢状位SE 560/16平扫图像显示，脊髓背侧硬膜外软组织肿块（实心箭号）压迫脊髓。轴位图像未见椎旁病灶。C和D：矢状位FSE 3500/102图像显示，肿瘤呈不均质信号（箭号），大部分为相对低信号（与灰质信号相似）E和F：增强后矢状位SE 600/16图像显示，肿块轻度均匀强化。

的转化或邻近椎体骨髓的直接蔓延。硬膜外受侵患儿可出现脊髓受压的典型表现。

影像检查上，髓外造血区为结节状肿块，MR平扫上表现为与白质相等的信号。经静脉注入顺磁性对比剂后可见极度均匀强化。这些特征与本章中讨论的大多数髓外肿瘤表现类似，不具鉴别意义。因此，只对地中海贫血或其他长期贫血患儿才考虑"髓外造血"诊断。

先天性脊柱肿瘤

先天性脊柱肿瘤包括脂肪瘤、皮样囊肿、表皮样囊肿、畸胎瘤、错构瘤和原前肠囊肿。这些疾病占儿童脊柱肿瘤的4%，已在第九章中讨论。

第十一章

神经系统感染

先天性感染 591
巨细胞病毒 592
弓形体病 593
新生儿单纯疱疹脑炎 596
风疹 597
淋巴细胞性脉络膜脑膜炎病毒感染 597
先天性水痘感染 599
梅毒 600
获得性免疫缺陷综合征 600

脑膜炎 602
病理生理 602
化脓性脑膜炎的主要临床表现和病因 602
脑膜炎的影像学表现 603
结核性脑膜炎 608

细菌、螺旋体和立克次体感染 610
细菌性脑炎 610
莱姆病 613
洛基山斑疹热 613
脑脓肿 614

病毒感染 618
一般概念 618
单纯疱疹脑炎 618
水痘—带状疱疹脑炎 621
麻疹脑炎 622
急性小脑炎 622
人类免疫缺陷病毒（AIDS） 624
进行性多灶白质脑炎 624
Rasmussen 脑炎 624
瑞氏综合征 626
肠病毒感染 626
狂犬病脑炎 626
病毒感染后（类感染）脑病白质 626

真菌感染 627
念珠菌病 627
球孢子菌病 627
隐球菌病 627
其他真菌感染 627

混杂感染 627
囊虫病 629

结节病 634

颅内积脓 634

脊柱感染 638
椎间盘炎和骨髓炎（脊柱间盘炎） 638
脊柱积脓 639

虽然儿童感染常见，但感染过程累及中枢神经系统者少见。对儿童（特别是婴儿）中枢神经系统感染的早期认识非常重要，因为感染对脑组织的长期影响可能是毁坏性的。儿童中枢神经系统感染的影像学表现与成人相似。但是，流行病和病原体不同。本章将回顾发生于儿科年龄组的各种中枢神经系统感染性疾病，并将着重讨论这些疾病的特征性影像学表现及其与成人的差别。

先天性感染

胎儿神经系统感染不同于年长儿和成人，发生于正在生长的神经系统中；因感染发生时胎儿的胎龄不同而出现不同的表现。重要的是要记住这样的关系：感染发生时胎儿年龄对感染后果的影响远较感染本身更重要。总的来说，发生于妊娠期前六个月的感染将导致神经系统发育畸形，而发生于妊娠期 6~9 个月的感染将引起破坏性病变。

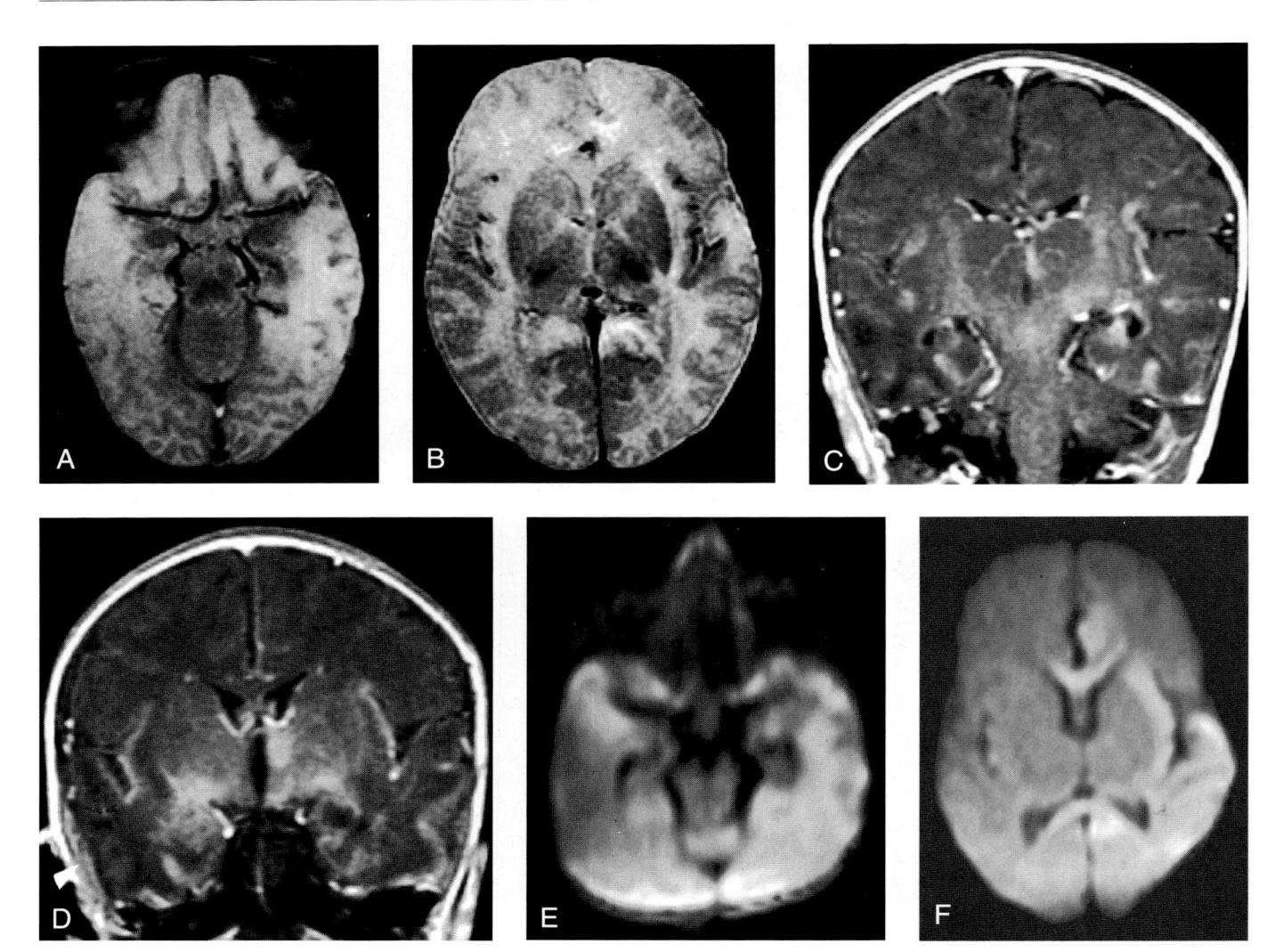

图 11-9 严重新生儿疱疹脑炎，较图 11-8 稍晚期。当病变进入亚急性期后，标准自旋回波图像用处更大而表观弥散系数图像作用变小。A 和 B：轴位 SE 3000/60 图像显示左颞叶、左岛叶下区和左扣带可见大脑皮质模糊和白质高信号。C 和 D：冠状位增强 SE 600/11 图像显示颞叶白质低信号和岛叶皮质（左侧较右侧明显）、颞叶皮质、左海马和左下丘脑高信号。这些区域中的大多数病灶在平扫时表现为高信号。E 和 F：弥散加权图像显示，颞叶、岛叶下白质、扣带和胼胝体呈现广泛高信号，由于弥散度减低和 T2 时间延长共同类造成这些结构显示为高信号。

发生接触；感染也可因接触被感染的宠物而发生。虽然 LCM 先天性感染率尚不明确，但病毒也可引起先天性感染。有些作者认为，它是引起在北美和欧洲出生的婴儿发生先天性感染的原因。如婴儿出现视网膜脉络膜炎伴有先天性脑积水或脑小畸形，而无肝脾增大以及其他更常见的病原微生物（如弓形体和巨细胞病毒）检测结果阴性时，应考虑本病。妊娠期前 3 个月的感染常导致自发流产，而第 4～9 个月时的感染则与弓形体和巨细胞病毒感染极为相似，病变主要集中在中枢神经系统。最主要的临床特征为视网膜脉络膜炎，见于约 95% 的被感染新生儿，其特点为腔隙性病变，类似

Aicardi 综合征（见第五章）和弓形体病中的视网膜病变。脑积水也常见，50% 以上新生儿期患儿可见此征象，可能是坏死性室管膜炎导致导水管堵塞所致。在无脑积水的患儿中，常出现脑小畸形。生后第一年内常见癫痫。长期后果较差，病死率高达 35%，60% 以上存活儿可见严重神经系统后遗症。

LCM 新生儿和婴儿期患儿影像检查与先天性弓形体和巨细胞病毒感染者非常相似。超声、CT 和 MR 均可发现脑积水（图 11-13）。一旦出现脑室旁钙化，可在 CT 上表现为脑室旁簇状高密度影。在 MRI 上可表现为短 T1/T2 小病灶。另外，磁共振还可显示由许多

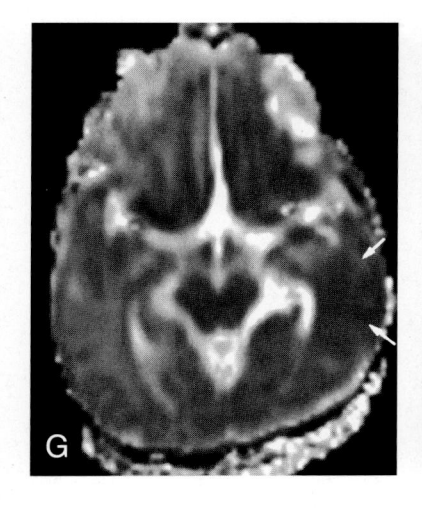

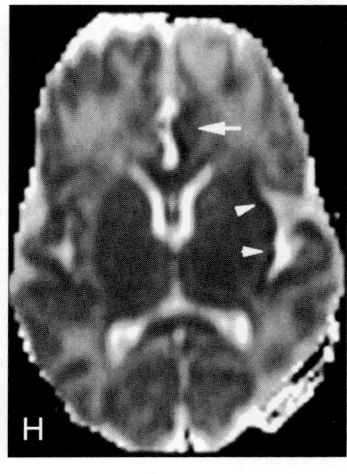

图11-9 （接上页）G和H：表观弥散系数图像显示较DWI（E和F）更多的细微异常，因为只有弥散度减低才能引起信号变化（弥散度减低显示为低信号），且弥散度将在亚急性期恢复至正常。左侧颞叶白质（小白箭号）、左岛叶皮质（白箭头）和左扣带回（大白箭号）表现为低信号。

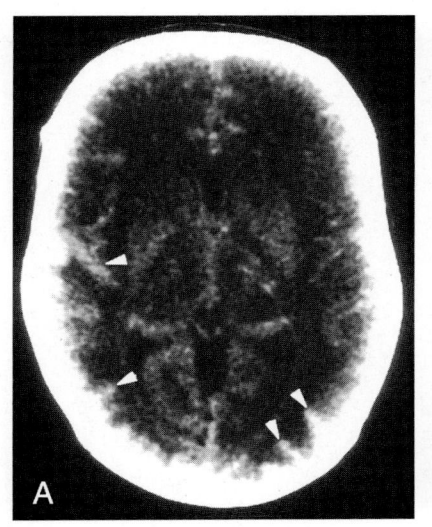

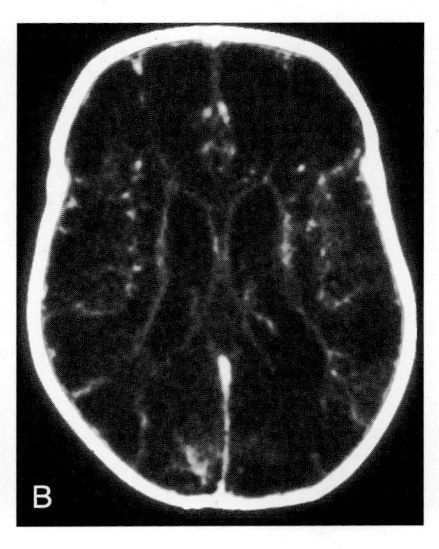

图11-10 新生儿疱疹脑炎的演变。A：轴位CT平扫显示，脑白质和深部灰质可见异常低密度。大脑皮质可见异常高密度（箭头）。B：3个月时复查CT可见累及几乎整个大脑的非常严重的囊性脑软化。

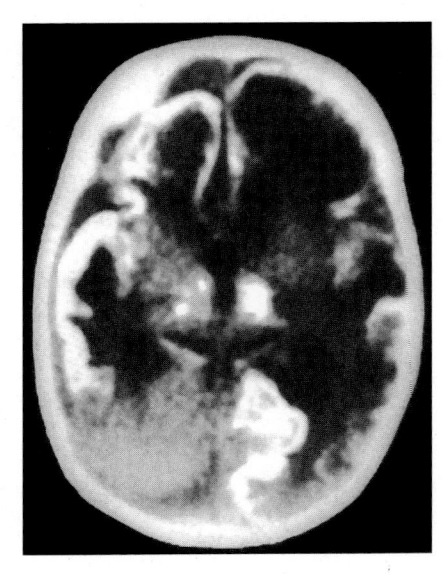

图11-11 新生儿疱疹脑炎终末期钙化／脑软化。轴位CT平扫显示，该患儿因新生儿疱疹脑炎而出现严重脑损害，可见丘脑和皮质过度钙化以及白质密度极低。

浅小脑沟构成的皮质，这种表现提示多微小脑回畸形（图11-13），强烈提示先天性感染，但最终的诊断需依赖血清学和微生物学检查才能作出。

先天性水痘感染

先天性水痘感染罕见，因为妊娠期罕见水痘-带状疱疹感染发生，而且绝大多数病例也不对胎儿造成显著后遗症。发生于受精后20周以内的感染将导致自发性流产或严重胚胎病，从而引起肢体或指趾发育不良、视网膜脉络膜炎、大脑皮质损坏和瘢痕性皮肤病变。在尸检研究中还可见大脑半球多小脑回畸形和深部灰质核团及小脑坏死。有关磁共振检查的两篇报道强调，病变表现依感染发生时间和严重程度而变化。一篇报告了脑积水和小脑未发育，另一篇则报道了颞枕叶破坏伴有脑室明显扩张，但小脑、基底节和额／顶叶正常。

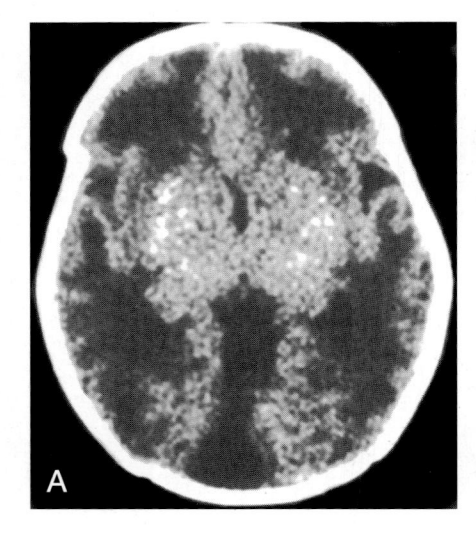

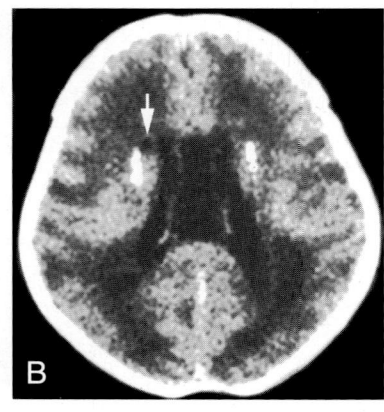

图11-12 先天性风疹。A和B：轴位CT平扫图像显示，脑白质低密度和基底节及脑室旁白质钙化。右侧额角旁可见小囊肿（箭号）。

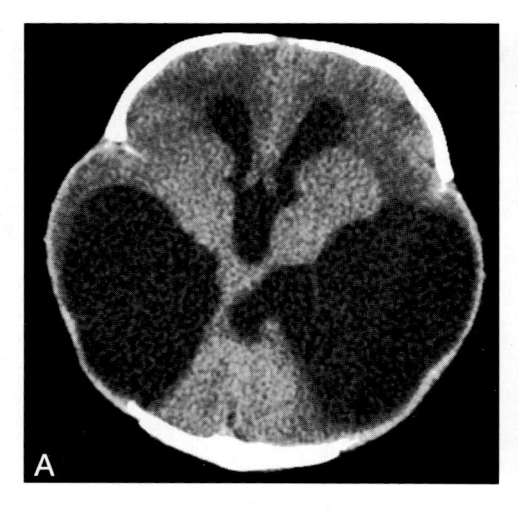

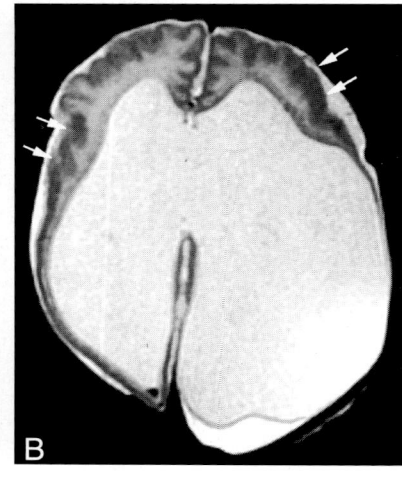

图11-13 淋巴细胞性脉络膜脑膜炎。A：轴位CT平扫图像显示，重度脑积水及白质低密度，但未见钙化。B：轴位SE 3000/120图像显示，额叶脑沟异常（箭号）。

梅毒

先天性梅毒螺旋体感染经胎盘传播而发生，主要出现于妊娠期第4～9个月内。母亲患有梅毒且未经治疗，其子女中25%～80%将被感染，而其中2%～16%可见先天性梅毒的临床症状。先天性梅毒一般不在新生儿期出现神经症状。事实上，大多数患儿在生后数周内完全没有症状。临床综合征的早期表现为特征性皮疹和明显的皮肤黏膜病变伴黏液化脓性排出物。约20%临床无症状新生儿可见长骨干骺端异常。当神经症状于生后两年内出现，常包括癫痫、颅神经麻痹和颅内压增高的表现。脑脊液检查显示，蛋白增高和细胞增多。后期临床表现包括牙齿异常、视神经萎缩和视力下降、感觉神经性听力下降以及脊髓病（脊髓痨）。

先天性梅毒患儿病理检查的主要表现为软脑膜单核细胞炎症浸润。基底脑膜、血管周围的浸润灶最大，且可侵犯颅神经鞘。浸润灶常伸入Virchow-Robin间隙。但是，少见明显的实质病灶。浸润灶可引起血管腔狭窄而导致梗死。

神经影像学检查显示受累脑膜强化。强化的浸润灶可经Virchow-Robin间隙进入实质，并表现为强化的实质肿块。如发生梗死（图11-14），病灶多位于动脉分布区且表现典型，如第四章所述。

获得性免疫缺陷综合征

由于大量HIV感染的妇女生育子女，所以胎儿人类免疫缺陷病毒感染已经成为公众健康的一个重大问题。约30%感染HIV而未经治疗的妊娠妇女将传播给胎儿。但是，如果感染妇女经过抗逆转录病毒药物治疗，且采用剖腹产方式分娩，可将这种垂直传播率降至2%以下。目前，在美国所有儿童HIV感染病例中，90%以上为胎儿感染。宫内传播的危险性随血浆中HIV的滴度增高而增高，所以近期患有原发HIV感染或处于病程进展期的妊娠妇女发生胎儿传播的危险性大。本病似乎也可在分娩时传播给婴儿。目前尚不清楚每种传播方式得发生率是多少；但是，最近的资料显示两种方式在病毒的垂直传播种均发挥重要作用。HIV 病毒在感染早期即可穿越血脑屏障。通过被感染的巨噬细胞进入中枢神经系统是最常见的机理，这些巨噬细胞可紧密地附着于中枢神经系统内的内皮细胞。其他进入途径包括脑血管内皮细胞和脉络丛发生直接逆转录病毒感染。

HIV 感染儿童中枢神经系统疾病发生率为 20%~60%。先天性 AIDS 病患儿很少在新生儿期出现神经系统症状和体征。神经系统疾病的发作一般始发于 2 个月至 5 岁，中位年龄为 8 个月。不足 10% 的患儿在 5 岁以后出现神经症状。大多数患儿表现非特异性症状，包括喂养困难、全身淋巴结肿大、肝脾肿大、反复发作性腹泻或持续性口腔念珠菌病。婴儿 HIV 疾病中可见两种主要的神经综合征。在第一种综合征中（进行性脑病），患儿情绪暴躁、出现强直痉挛，头颅生长率减低。有时也可见锥体外系和小脑功能受损。癫痫常为并发疾病（如感染或卒中）的反映。第二个综合征（静止性脑病）中，患儿出现认知和运动发育迟缓。脑卒中为一种少见的临床表现，每年临床脑卒中的发生率为 1.3%。

在病理检查中，患儿脑组织多呈现萎缩（脑重量减轻），小神经胶质细胞的结节浸润，包含病毒颗粒的多核巨细胞及钙化。在脑实质和中小血管中均可发现钙质；周围组织中常见炎症。

神经影像反映了脑膜脑炎、萎缩和钙化性血管病的神经病理表现。患儿影像检查中最常见的征象为头颈部淋巴结增大，约 95% 以上可见此表现。在肿大的淋巴结中可见类似成人的淋巴上皮囊肿。最显著的颅内表现为蛛网膜下腔和脑室扩张（似乎最常继发于脑萎缩）以及基底节和皮层下白质钙化（图 11-15）。钙化

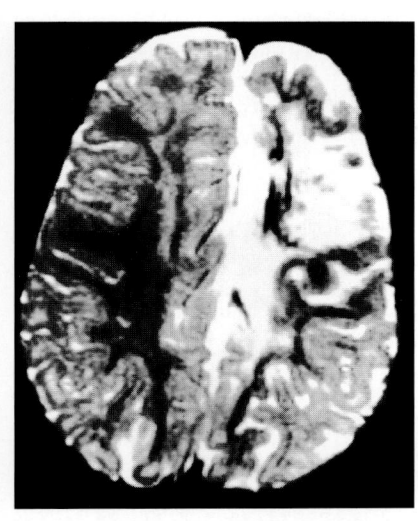

图 11-14 先天性梅毒。轴位 SE 2500/80 图像显示，右侧大脑半球分水岭区局部缺血，左侧大脑半球重度缺血性损害。炎症浸润灶侵入血管周围间隙引起缺血性损害。（本病例由 Robert A. Zimmerman 提供）

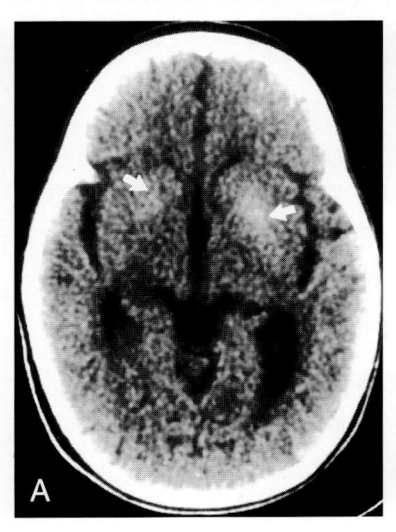

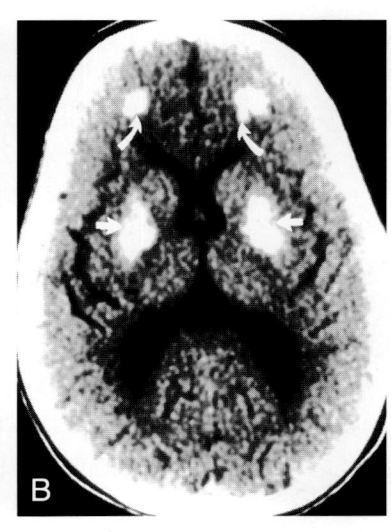

图 11-15 继发于先天性 AIDS 的脑炎。A：1 岁时轴位 CT 图像显示，脑室和蛛网膜下腔轻度扩张，基底节密度轻度增高（箭号）。B：2 岁时 CT 随访图像显示，豆状核（直箭号）及额叶皮层下白质（弯箭号）明显钙化。

仅见于宫内感染（垂直传播）且已经出现脑病的患儿。HIV病毒负荷最高的儿童在CT上出现最明显钙化。钙化最常见于额叶皮层下，但也可发生于大脑其他部位。在显示钙化方面，CT远较MR和超声敏感。

AIDS患儿也常见脊髓疾病。表现出痉挛状态的明显体征。病理表现包括皮质脊髓束变性、髓鞘苍白而后柱不受累。由于大多数患儿出现脑病，故HIV脊髓病患儿较少进行脊柱影像检查。

应该注意，HIV感染患儿罕见颅内肿瘤和感染。最常见的颅内肿瘤为淋巴瘤，发生于不足5%的患儿中。基底节和丘脑是最常受累的部位。大多数患儿合并全身淋巴组织增生。当AIDS病患儿出现脑实质外肿块时，应考虑较常见的平滑肌瘤和平滑肌肉瘤。感染确实罕见。在成人AIDS患儿中最常见的感染源——弓形体在儿童中十分罕见。以我们的经验，儿科AIDS患儿中，最常见巨细胞病毒感染和进行性多灶性脑白质病。也许由于被感染患儿存活时间较长，PML越来越多见，表现与成人相同，在CT上为低密度区，在MR上为长T1/T2信号斑块，没有明显占位效应或强化。

儿科AIDS患儿其他颅内病变还有颅内出血（来源于免疫性血小板减少症）和梗死。约1%先天性AIDS患儿可见临床脑卒中；但是，某些尸检研究发现，约30%患儿可见脑梗塞。在这些患儿中，主要累及大血管的动脉病变可能是引起梗死的常见原因之一。引起这些动脉病变的原因很多，可能是HIV病毒本身所致，也可能为重复感染病原（如巨细胞病毒和水痘-带状疱疹病毒）所致。另外，HIV还可通过反复栓塞引起的弹力纤维反应间接地诱发血管损伤。应该注意，Willis环血管弥漫性扩张预示患儿易发生栓塞和血栓。

儿科AIDS患者的HMRS检查显示静止期脑病患儿NAA/Cr比值正常；但进展期脑病中该比值则较无脑病AIDS患儿显著降低。

脑膜炎

儿童中最常见的中枢神经系统感染是脑膜炎，其诊断不依赖于影像检查。除非想在腰穿前明确是否存在脑积水或脓肿，一般不把影像检查作为常规检查项目。当临床诊断不清时，或颅内压增高引起的神经症状加重时，或合并持续性癫痫及出现局限性神经损伤时，以及脑膜炎恢复缓慢时，才应考虑进行影像检查。

病理生理

病原体可通过5个途径到达脑膜：①通过血液直接传播；②通过脉络丛；③皮层表面的脓肿破裂；④锐利的创伤，如刀伤，有时为枪伤；⑤以及相邻器官感染的侵入，特别常见的是中耳炎和鼻窦炎的蔓延。

早产儿脑膜炎多于足月儿，且多发生于生后一个月内。即使存在易感因素，年长儿也不常见脑膜炎，因为正常儿童蛛网膜下腔可抵御感染。但是，少数定向感染中枢神经系统的病原菌除外，如异型柠檬酸杆菌和阪崎肠杆菌。一旦出现感染，不同病原菌感染脑膜后可通过不同机制引起神经后遗症。感染通常沿着相邻皮层穿支动脉的软脑膜鞘到达脑室旁间隙。内皮细胞肿胀、增殖，并于感染后48~72小时内堵塞血管腔。进而，炎症细胞累及血管壁，出现动脉壁局灶性坏死，以及偶尔可见动脉栓塞。类似的病理过程也可见于静脉。血管壁局灶性坏死以及附壁血栓可部分或完全堵塞血管腔。静脉血栓较动脉常见，特别常见于脑膜炎合并硬膜下积脓的患儿。感染的硬膜下腔内的静脉容易形成血栓。总之，30%以上的新生儿细菌性脑膜炎病例可出现脑梗塞（动脉和静脉）。另外，感染从堵塞的血管进入脑实质可引发脑炎和脑脓肿。

大量脓性纤维蛋白分泌物集聚于脊髓周围，引起脊髓蛛网膜下腔堵塞。分泌物堵塞正脑室侧孔和中间孔可引起非交通性脑积水。分泌物集聚于基底池和大脑表面妨碍脑脊液正常流动和吸收可导致交通性脑积水的发生。像室管膜下静脉栓塞一样，大脑导水管室管膜或胶质细胞增生以及蛛网膜绒毛受累将破坏脑脊液产生和吸收间的平衡。感染得到有效控制后，脑积水也可自行缓解。脑室扩张也可来源于数周内发生的脑白质损害和再吸收。

30%患儿出现脑室炎。这种并发症尤其常见于新生儿，发生率约为92%。疾病早期室管膜变化非常轻微。严重病例和病程晚期，脑室旁间隙室管膜下细胞浸润和胶质增生可引起室管膜层过度生长，引起导水管狭窄甚至消失。栓塞常发生于室管膜下和脑室旁静脉，引起严重的脑室旁白质损伤。

化脓性脑膜炎的主要临床表现和病因

临床表现依据不同年龄而变化。通常有上呼吸道和消化道感染的前驱症状。年长儿出现发热、头痛、恶心、呕吐、颈项强直、感觉变化、惊厥、视觉障碍以及偶尔出现的视神经乳头水肿。晚期并发症包括颅神经麻痹、休克、DIC、脑梗塞、脑积水或呼吸衰竭。颅神经受损可能源于神经鞘局限性炎症或供应神经的血管损伤。第Ⅵ、Ⅲ和Ⅳ对颅神经最易受累。

新生儿和婴幼儿脑膜炎临床表现与年长儿不同，仅表现非特脓毒血症的症状、合并或不合并激惹的昏迷是最常见的神经症状。罕见颈强直，可无发热和前囟饱满。因为新生儿正常值范围广，故脑脊液检查的价值也较年长儿低。40%以上的新生儿期患儿出现癫痫；由于新生儿脑膜炎患者的脑梗塞发生率高，所以常可见偏瘫。怀疑指数高非常关键。

根据患儿年龄不同，主要的感染病原菌也不同。在北美，2/3新生儿期患儿的主要病原菌为B组链球菌和大肠杆菌。其他链球菌，如肠球菌，以及革兰氏阴性的肠杆菌和单核细胞增多性李司式氏菌也是新生儿重要的病原菌，且可引起严重的脑损害。大于1岁的正常婴儿细菌性脑膜炎的主要病菌为B型嗜血性流感杆菌、肺炎链球菌和奈瑟氏脑膜炎球菌。大肠杆菌也是年幼儿重要的病原菌。

脑膜炎的影像学表现

无并发症的化脓性脑膜炎

无并发症的化脓性脑膜炎CT和MR表现一般正常。增强后有时可见脑膜强化。绝大多数肉芽肿性脑膜炎表现为典型的颅底脑膜强化，而细菌性脑膜炎则表现为大脑表面脑膜强化。无论哪种脑膜炎，增强MR都比增强CT更容易显示脑膜炎性变化。增强FLAIR序列对脑膜强化更具敏感性，但不是所有的文献都支持这一观点。即使采用MR检查，脑膜强化也只是偶尔可被发现，所以它很少受到临床重视。除非特殊情况，脑膜炎的诊断一般依靠临床症状和体征以及腰穿结果作出。如前所述，影像检查用于寻找脑膜炎患儿的临床并发症。

脑膜炎并发症

脑积水

所有影像学方法均可评价脑积水。MR在显示梗阻部位方面最有效（见第八章）。

静脉栓塞

深部静脉、皮层静脉和静脉窦栓塞是脑膜炎不常见的并发症。但是，脱水后常出现栓塞。急性期（当血凝块较密集时），血栓在CT平扫中表现为矢状窦高密度（图11-16）。亚急性期，人们可通过CT中所谓的"空δ征"发现静脉窦血栓，即在增强CT扫描中，病变静脉窦后部也出现三角形密度减低影。该征象仅见于血凝块变得比周围增强的血流密度低之后。

在MR上，当血栓为亚急性期时可被明确诊断，它表现为T1高信号（图11-16，图11-17和图11-18）。正中矢状位易显示矢状窦、直窦和Galen静脉丛的征象，而旁矢状位则容易显示横窦的病变。MR诊断亚急性期外的栓塞比较困难。如果在矢状位T1序列中发现静脉窦低信号，或冠状位FLAIR序列中上矢状窦表现为低信号，则不像窦栓塞（图11-16C）。静脉窦在T1序列图像中缺乏明确低信号时，在常规MR图像中较难被显示。急性期静脉窦栓塞在MR T1序列中表现为与脑组织等信号，T2序列中表现为低信号。这种现象不能与慢速血流或假门相区别（在收缩期窦总被显示）。

MRV成像（图11-16和图11-18）极有助于静脉窦栓塞的诊断。二维时间飞跃MRV（2DTOF MRV）（冠状位图像，见第一章）或以20cm/s（Venc=20cm/s）梯度时间显示180°相位变化的相位对比MRV技术可用于静脉窦血栓的诊断。时间飞跃MRA要求采用T1加权图像。由于流动的血液和亚急性期血凝块均为高信号，所以TOF MRV结果易混淆。一旦患儿出现受累静脉窦T1加权图像高信号，应进行相位对比MRV检查。如果不能进行MRV检查，则多排螺旋CTA技术也是一种快速而可靠的诊断方法。血凝块在血窦中表现为充盈缺损。如果不能进行CT和MR检查，另一种可靠而经济的诊断静脉窦栓塞的方法为静脉DSA，头部向一侧每偏斜10°应采集一张前后斜位的造影照片。

海绵窦栓塞为脑膜炎少见的并发症，它更常出现于副鼻窦、牙齿或眼部感染。海绵窦栓塞CT检查显示为海绵窦扩张、表面隆起伴周围脑膜强化。同侧或对侧眼静脉也可扩张。在MR上，海绵窦血栓的信号强度依赖感染、炎症和血凝块的状况不同而变化（故凭静脉窦信号强度不足以作出诊断）。海绵窦扩张还可合并颈动脉海绵窦段狭窄或阻塞。相邻的斜坡或岩尖表现为长T2信号。合并侵袭性病原菌感染时，颈动脉海绵窦段可产生霉菌性动脉瘤。

静脉梗塞

静脉梗塞可依据其特殊发病部位及表现作出诊断。多数情况下，矢状窦栓塞引起矢状旁中线位梗塞（图

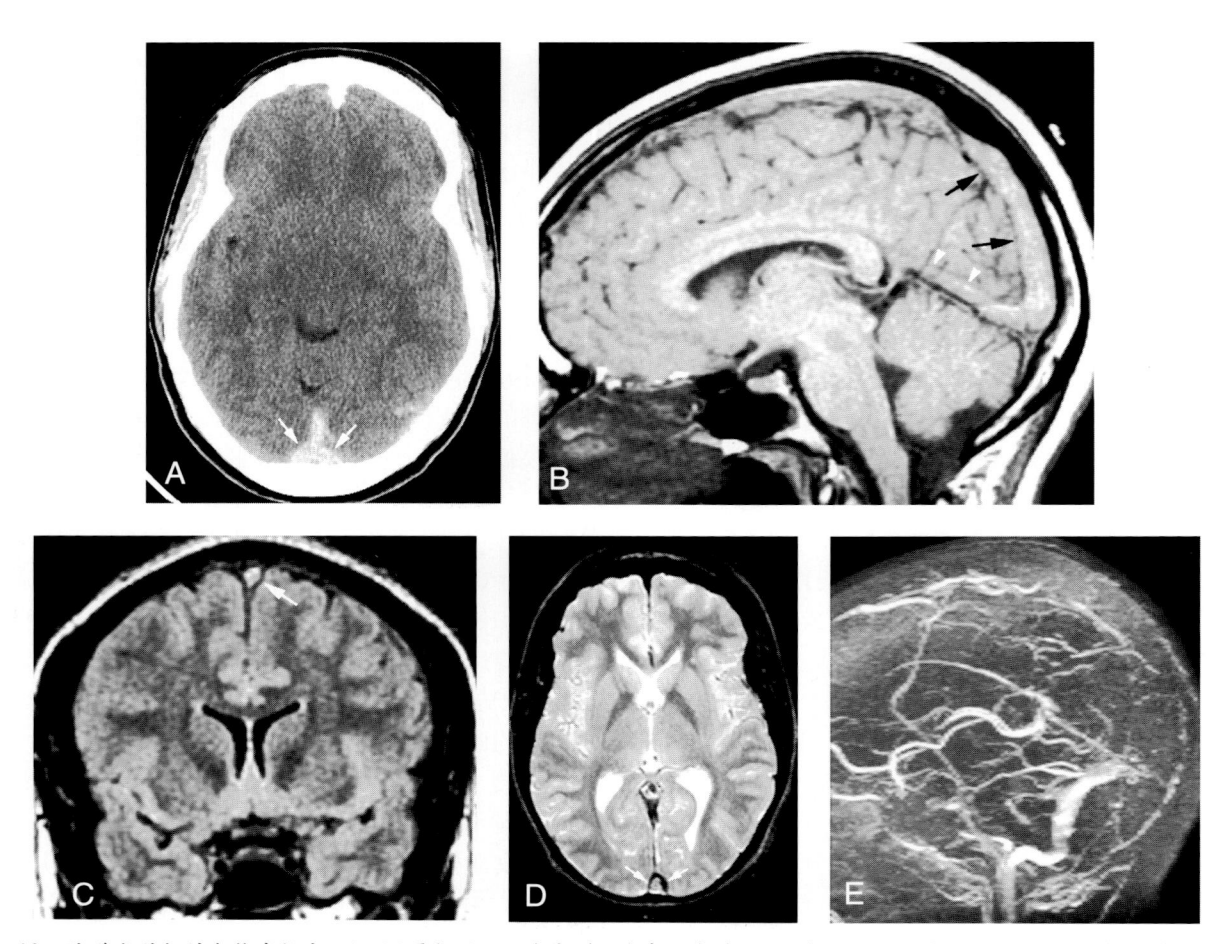

图 11-16 脑膜炎引起的矢状窦栓塞。A：CT 平扫显示，直窦（也为高密度并被栓塞）和上矢状窦交界处的窦汇（箭号）呈现高密度。儿童于出生数月后血管内出现高密度强烈提示窦栓塞。B：矢状位 SE 600/11 图像显示，上矢状窦后半部分呈现高信号（黑箭号）。直窦（白箭头）也显示被栓塞。C：冠状位 FLAIR 图像显示，上矢状窦内高信号（箭号），支持矢状窦栓塞的诊断。D：轴位 SE 2500/70 图像显示，上矢状窦内高信号提示，存在细胞外脱氧血红蛋白的亚急性栓子。E：二维 TOF MRV 显示，上矢状窦和直窦内缺乏与血流有关的强化，明确了栓塞的诊断。

11-17），直窦或 Galen 静脉栓塞累及丘脑（图 11-18），横窦、Labbe 静脉或乙状窦栓塞累及颞叶（见第四章有关静脉血栓形成的讨论）。CT 检查难以确定静脉梗塞，皮层下白质表现为低密度或混杂密度病灶，并对相邻脑室产生轻度占位效应（图 11-19）。低密度可能是由脑组织水肿造成的，而高密度则多代表出血。增强扫描可见低密度区出现于线样或环状脑回强化中。MR 图像中，早期梗塞可为特定区域中的长 T1/T2 信号（图 11-17 和图 11-18）。另一个早期征象为在深部髓质静脉内静脉栓子周围出现空腔（图 11-19）。值得注意的是，扩散减弱并非静脉梗塞的早期征象。事实上，病灶表现为弥散不均匀，可出现弥散增加、正常或减弱。弥散的多样性特点可能与静脉梗塞灶中间质和细胞毒性水肿有关。另外，不均匀的部分原因也可能是病灶内常见出血，它可引起 ADC 值变化。25% 静脉栓塞为出血性，表现为皮层下巨大血肿或脑实质水肿区内的瘀点状出血（图 11-17）。出血通常为皮层下多发性出血灶，边缘不规则。有时出血表现为线样，提示血肿在静脉内或静脉周围，这种现象很具特征性。

动脉梗塞

在脑膜炎中病原菌进入脑室旁间隙感染动脉壁而引发动脉炎，最终可导致动脉梗塞。CT 和 MR 通过发现动脉梗塞确诊脑膜炎患者的动脉炎，梗塞病灶边缘清晰，且局限于特殊的动脉分布区域（在第四章讨论）。弥散加权技术在这种情况下可发挥作用，它可比传统的自旋回波序列或 FLAIR 序列更早发现梗塞。大小血管均可受累。当主要血管，如大脑前动脉或中动脉受累，可出现大的皮层梗塞灶（图 11-20）。在穿支血管分布区如脑干、基底节（图 11-21 和图 11-22）和白质

图11-17 上矢状窦栓塞合并矢状旁静脉性梗塞。A：矢状位 SE 600/20 图像显示上矢状窦后部高信号（箭号）。注意，胼胝体压部发育不全（空心箭号）和嘴部阙如提示先天性脑异常。B：在轴位 SE 600/16 图象中，后顶叶白质内高信号影（空心箭号）代表了窦栓塞引起的出血性静脉梗塞。枕叶皮层静脉内高信号（箭号）则代表了流入现象或静脉栓塞。表明 MR 图像诊断静脉栓塞的困难。C：SE 2800/70 图像显示血肿与脑白质呈等信号，血肿周围的高信号环代表水肿（箭号）。D：大脑凸面水平的 SE 600/20 图像显示，曲线样皮层出血（空心箭号）为静脉梗塞的另一个表现。（本病例由 Wally Peck 提供）

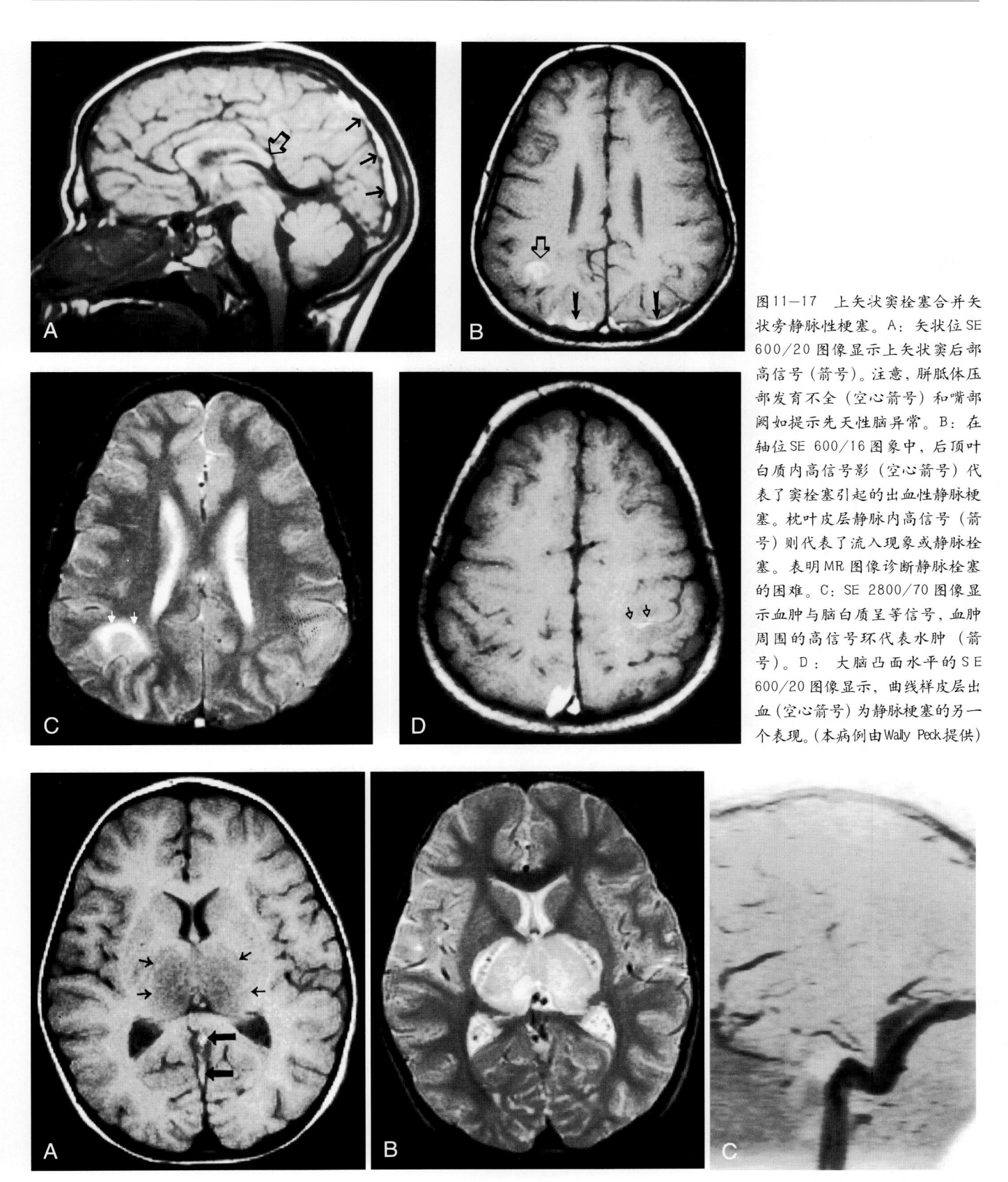

图11-18 直窦栓塞引起双侧丘脑局部缺血。A：轴位 SE 600/16 图像显示，丘脑低信号（小箭号）。直窦（大箭号）呈高信号提示栓塞。B：轴位 SE 2500/90 图像显示丘脑高信号，并扩展到内囊后肢。C：相位对比 MR 血管造影显示，Galen 静脉或直窦未见信号。

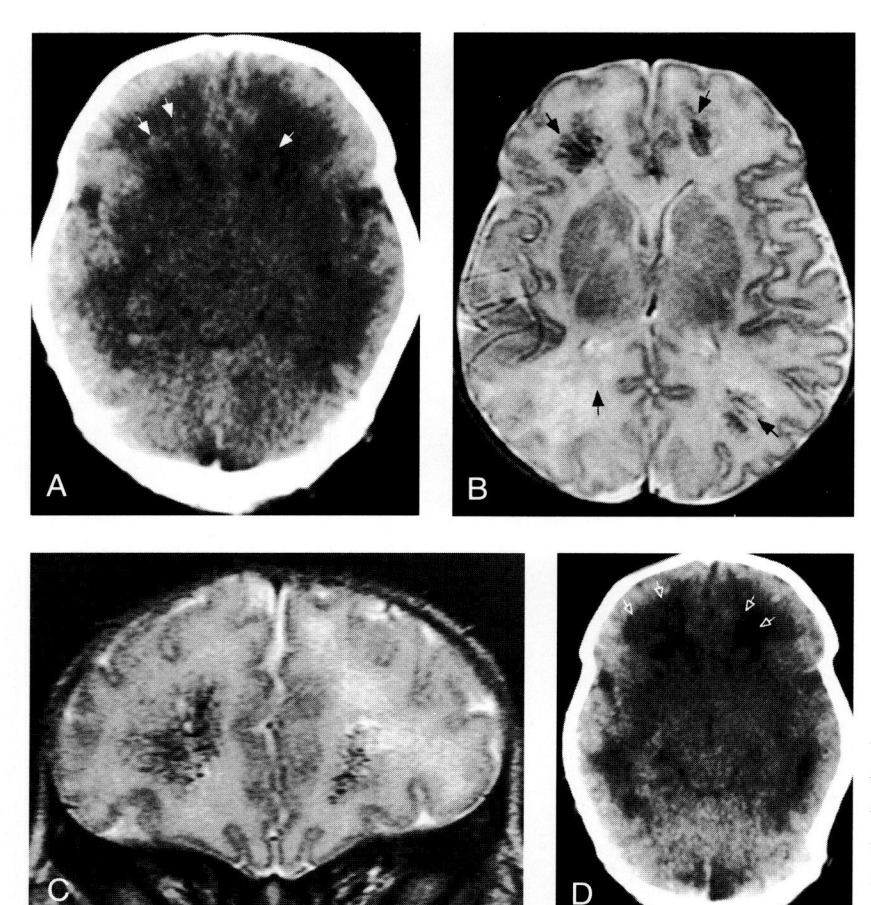

图11-19 脑膜炎致导脑室旁静脉性梗塞。A：病程早期CT平扫显示，脑室旁白质内可见轻微高密度和低密度影（箭号）。B：几天后轴位SE 3000/120图像显示，双侧额叶和顶叶深部白质内可见线样短T2影（箭号）。C：冠状位FSE 3500/95图像显示，栓塞的髓静脉周围和髓静脉之间可见小囊变区。D：一周后CT平扫复查显示深部白质低密度灶（箭号）增多。

（图11-21）常出现多发腔隙灶，大概因基底池内血管受累所致。

积液和积脓

脑膜炎患儿，特别是嗜血流感杆菌感染，常出现硬膜下积液，无菌性液体集聚于硬膜下腔。它们不是积脓，无需外科治疗。积液在CT上与脑脊液密度相同，在MR上较脑脊液信号稍高，常出现于额颞部。偶尔，可见近大脑表面的内侧缘强化，可能是脑膜炎症或下方的皮层梗塞造成的。这些渗出将在数天后随脑膜炎症状减轻而吸收。采用弥散加权序列可区分硬膜下积脓和水瘤，很简单，积脓的弥散较脑脊液下降（图11-23），而水瘤则没有这种现象。这将在随后的章节中详细讨论。

大脑炎和脓肿

当感染经栓塞的小静脉进入大脑实质后，脑膜炎可并发大脑炎和脑脓肿。大脑炎和脑脓肿将在下面的章节中详细讨论。

脑室炎

脑室炎是新生儿脑膜炎的常见并发症。病原体通过脉络丛进入脑室。由于脑脊液流减弱，可能是脉络丛产生脑脊液量减少，病原菌在脑室存留内繁殖。脑室炎的典型影像征象为脑室内出现蛋白性沉积物，一般存留于脑室底部，如侧脑室三角区和枕角（图11-23和图11-24）。沉积的脓液在弥散加权图像中显示为弥散减低（图11-23）。如进行增强扫描，CT和MR图像（图11-24和图11-25）均可显示炎性室管膜极度强化。MR也许显示室管膜炎症更敏感。由于脑脊液吸收减少，脑室几乎总显示扩张。脑室炎最严重的并发症为脑室旁白质坏死（图11-24）。这种坏死既可为室管膜下或脑室旁静脉梗塞造成的，也可为细菌毒性作用造成的。最终，脑内出现为薄隔膜所分隔的多房性结构（图11-24D和图11-25C），分隔可能是脑组织对感染的神经胶质反应。超声和MR在显示分隔方面较CT敏感，可从多方向观察房性结构及其交通。

第十一章 神经系统感染　607

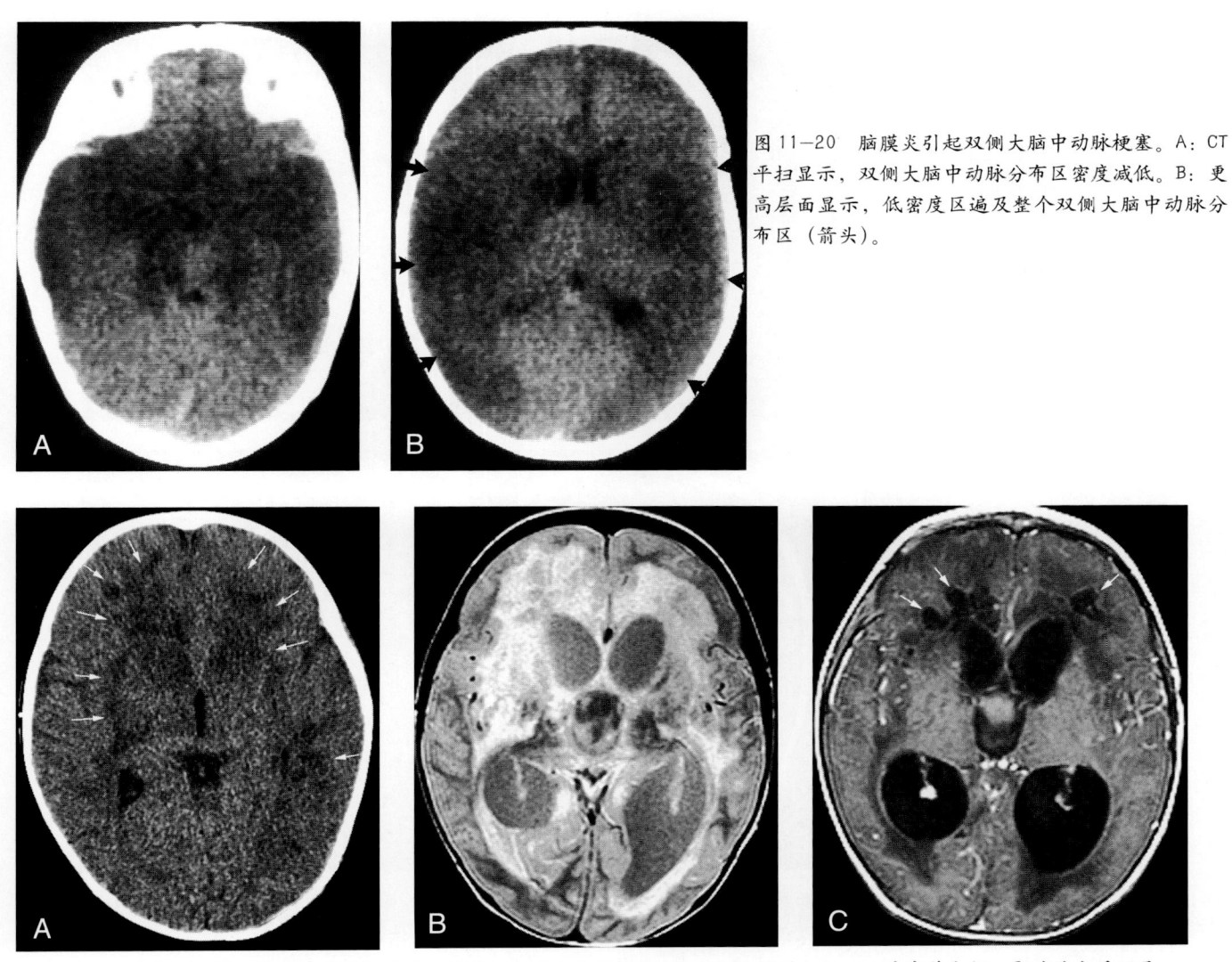

图11-20　脑膜炎引起双侧大脑中动脉梗塞。A：CT平扫显示，双侧大脑中动脉分布区密度减低。B：更高层面显示，低密度区遍及整个双侧大脑中动脉分布区（箭头）。

图11-21　葡萄球菌脑膜炎引起多发基底节和白质梗塞。A：轴位CT平扫显示，基底节和额、颞叶脑白质可见多发低密度区（箭号）。B：随访轴位SE 2500/30图像显示脑室扩张，基底节和丘脑缩小以及脑白质区多发灶性坏死。C：增强轴位SE 600/11图像显示，脑白质内多发腔隙灶（白箭号），也许因穿支血管堵塞所致。

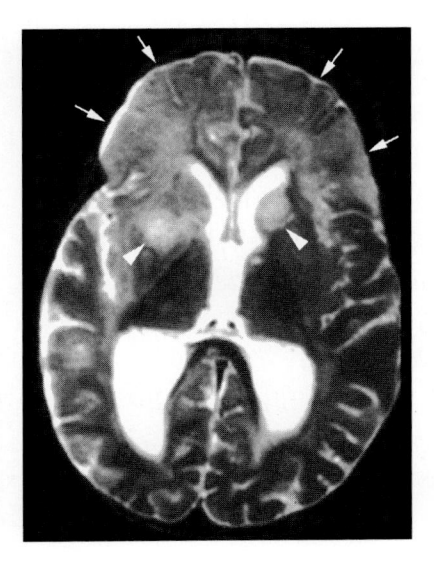

图11-22　嗜血性流感杆菌脑膜炎合并梗塞。轴位SE 3000/120图像显示，皮层（箭号）和基底节（箭头）梗塞。

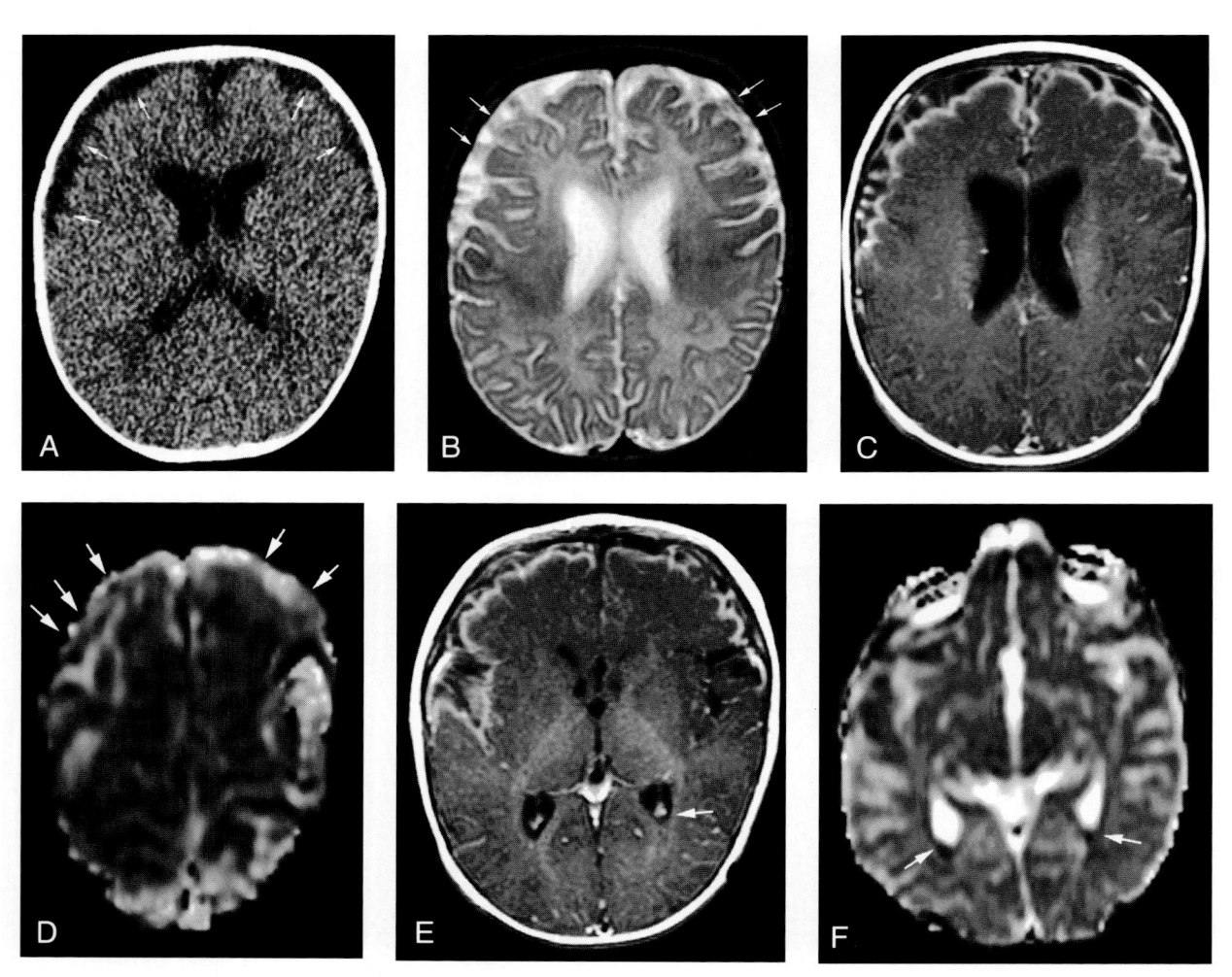

图11-23 脑膜炎引起硬膜下脓肿和脑室炎。弥散加权图像的应用。A：轴位CT平扫显示，大脑额叶凸面可见非对称性积液。虽然生后第一年内脑脊液间隙可正常扩张，但正常情况下两侧对称。额角异常增大提示额叶白质损害。B：轴位SE 3000/120图像显示，额叶凸面不对称脑脊液间隙中可见异常不均匀影（白箭号）。另外，额叶白质可见异常高信号影。C：增强SE 600/11图像显示，额叶皮质和软脑膜异常强化。D：轴位表观弥散系数图像显示，额叶凸面外积液弥散度异常减低，而正常脑内脑脊液在这些图像中显示为高信号。E：轴位增强SE 600/11图像显示，左枕角内可能为液-液平面（箭号）。F：轴位表观弥散系数图像显示，双侧脑室枕角内层弥散度减低（表现为低信号，箭号）诊断出为出血或积脓，本例中为脓液。

失聪

部分患儿在脑膜炎后出现失聪。虽然神经影像不能确定是否出现听力丧失，但可评价脑膜炎后听力丧失进行耳蜗移植的成功率。为此，需对内耳进行1mm层后连续扫描。耳迷路出现钙化或骨化，或者耳迷路狭窄均为成功进行迷路移植但预后不佳的征象。

结核性脑膜炎

临床综合征

结核性脑膜炎目前仍为儿科严重的感染性疾病，特别是在一些不发达国家。即使在美国，它也比其他类型结核感染更易引起死亡。有时因缺乏脑膜炎典型症状和体征，临床常忽略结核性脑膜炎的诊断；无论是临床表现还是放射学征象，结核性脑膜炎均与化脓性脑膜炎不同。本病临床上分为三个阶段，第一阶段出现性格改变、易激惹、食欲减退、疲倦以及偶尔出现的发热（此阶段患儿中，不足半数可出现发热）。第二阶段，通常为发病1~2周后，可见患儿嗜睡、颈抵抗、颅神经症状、呕吐、反射减弱和抽搐。第三阶段的主要表现为昏迷、心率和呼吸不整及体温升高。仅20%患儿出现头痛，75%可见颈项强直。脑脊液检查显示，细胞数增高（主要为淋巴细胞）伴中度蛋白增高。最重要的是，

第十一章 神经系统感染

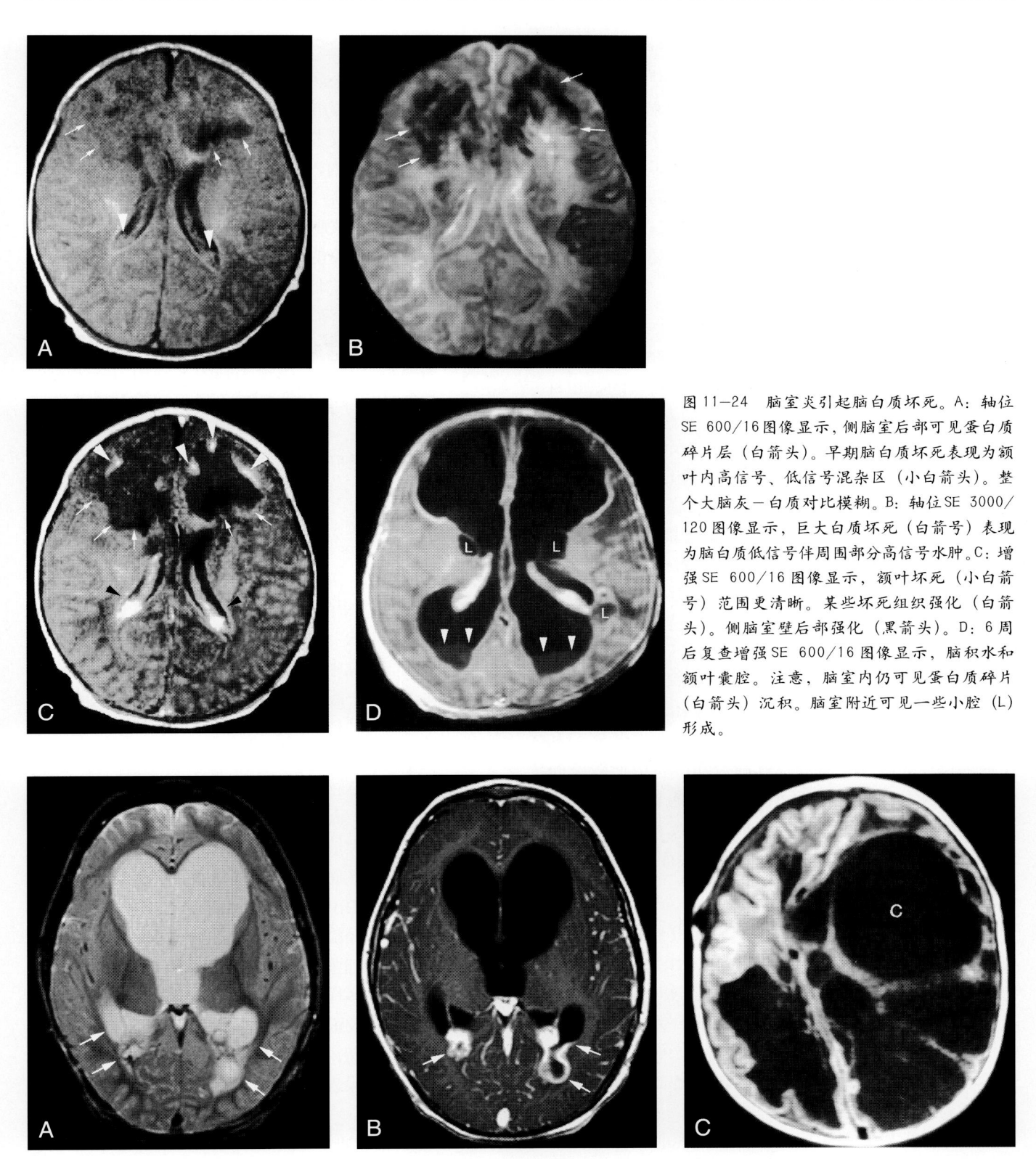

图11-24 脑室炎引起脑白质坏死。A：轴位 SE 600/16 图像显示，侧脑室后部可见蛋白质碎片层（白箭头）。早期脑白质坏死表现为额叶内高信号、低信号混杂区（小白箭头）。整个大脑灰-白质对比模糊。B：轴位 SE 3000/120 图像显示，巨大白质坏死（白箭号）表现为脑白质低信号伴周围部分高信号水肿。C：增强 SE 600/16 图像显示，额叶坏死（小白箭号）范围更清晰。某些坏死组织强化（白箭头）。侧脑室壁后部强化（黑箭头）。D：6周后复查增强 SE 600/16 图像显示，脑积水和额叶囊腔。注意，脑室内仍可见蛋白质碎片（白箭头）沉积。脑室附近可见一些小腔（L）形成。

图11-25 脑膜炎引发的脑室炎。A：轴位 SE 3000/120 图像显示，额角明显扩张。枕角不规则（白箭号）且其中可见多发曲线样低信号束穿过。B：对比剂增强 SE 600/11 图像显示，脑室扩张和脑室壁强化（白箭号）。C：脑室炎。不同患儿的轴位 SE 600/20 图象显示，脑组织变形和多发脑室内、外囊肿。囊肿内或囊肿间可见分隔。高压力囊肿（C）压迫相邻囊肿及脑室。

脑脊液糖含量低于血糖50%以下。如果结核性脑膜炎没有得到及时诊断和治疗，则将在脑组织中引起毁灭性后果，患儿将因脑脊液通路阻塞而出现的脑积水，以及因多发脑梗塞而出现的脑萎缩。如得不到及时治疗，结核性脑膜炎将迅速发展并导致死亡，平均病程仅为3周。即使采用现代治疗手段，处于第二阶段的患儿中仍有8%死亡，17%遗留严重神经系统缺陷。而22%处于第三阶段的患儿死亡，44%存活者出现严重神经系统后遗症，仅10%完全痊愈。

病原

儿童结核性脑膜炎几乎均伴有全身粟粒型肺结核。患儿接触开放型肺结核病人后，经呼吸吸入的结核杆细菌进入肺泡。血行播散发生于感染后一周，细菌或者经肺血管直接进入血流或经胸导管进入肺淋巴管后汇入血流。细菌可分布于脑内和神经系统的脑膜内，但像在其他器官一样，并不立即进行繁殖。临床上通常在初次感染6个月内才显示中枢神经系统受累。脑膜炎可源于皮层、脊髓或软脑膜微小结核瘤破裂。脉络丛结核瘤也是感染的来源。常在粟粒性播散后出现中枢神经系统表现，如结核性脑膜炎、结核瘤、结核脓肿或结核性软脊膜炎。在结核性脑膜炎中，凝胶样纤维分泌物沿基底池充满软脑膜腔，特别是桥前池，浸润并引起脑膜血管壁炎症。当分泌物沿Virchuw_Robim间隙扩散时，皮层小血管和穿支血管也可受累。近半数患儿基底节和丘脑等豆纹动脉和丘脑穿支动脉分布区可因血管炎而受累。这种黏稠的分泌物可阻塞蛛网膜下腔引起脑积水。颅神经束膜被浸润可引起神经病症，特别是第Ⅱ、Ⅵ、Ⅶ对颅神经。小结核灶可存在于脑表面和脑室旁区。

影像

在影像上，约50%～77%的患儿由于脑积水而出现巨脑室征象。基底池充满脓性结核渗出物，渗出物可一直延伸到脊髓蛛网膜下腔。在CT平扫和磁共振T1WI图像中，渗出物表现为软组织密度或信号，而在T2WI图像中，因脑脊液也显示高信号，故可掩盖脑池病变。增强扫描时，受累的脑池显著强化（图11-26和图11-27）。

绝大多数患儿基底节和丘脑可发现亚急性期脑梗塞，其原因为脑膜感染浸润到血管周围间隙并引起血管炎（图11-27）。尾状核、下丘脑和丘脑内侧是最常见的发病部位。梗塞在CT图像中表现为低密度区，在MRI中表现为长T1/T2信号。皮层梗塞少见，多为皮层血管受累所引起。

在皮髓质交接区可见多发点状、环形强化，提示结核瘤。这些病灶可为单发或多发，多发者常见于幕上区（图11-26），而单发者常见于幕下区（图11-28）。多数结核瘤位于脑实质内，少数可起于硬膜。在CT平扫中显示为高密度，增强后为环形强化（图11-28）。在MR T1WI图像中，结核瘤中心为等信号，包绕以高信号环，最外层为完全或不全的稍低信号带。在T2WI上，肉芽肿表现为均匀或不均匀低信号。当病灶直径小于2cm时显示均匀强化（图11-26）；但当直径大于2cm时，呈厚壁环状强化，而病灶中心部分与脑实质信号强度相等。当脑内出现粟粒性结核，表现为脑内多发均匀强化的小结节；如粟粒性结核累及白质，可引起显著的血管源性水肿。

结核瘤少见钙化或环绕水肿带。钙化性肉芽肿在增强MR图像中表现为环形强化的小病灶。粟粒性结核在T2WI图像中，表现为多发高信号灶，增强后显示局灶性强化。最初，病灶多位于皮髓质交界区和沿穿支血管分布（丘脑、基底节和脑干）。其他类型的肉芽肿性脑膜炎（如隐球菌性或球孢子菌病）在儿童中极罕见，其CT和MR表现与结核性脑膜炎相似。

有时，结核瘤中心的干酪样坏死为液性成分，构成结核脓肿。脓肿一般较结核瘤大，显示出更严重的血管性水肿。它们与结核瘤的区别在于T2WI显示中央区为高信号，而结核瘤中心部分在T2WI中表现为低信号，这也许是因为结核脓肿主要为非特异性炎性细胞所构成（如多形核细胞），而结核瘤则是肉芽反应的产物，由上皮细胞和巨细胞大量单核细胞侵间质子环绕中心干酪样物质而构成。结核脓肿的质子MRS可见胆碱峰和乳酸峰（1.33ppm），在0.6ppm～1.0ppm可见宽大脂质峰。这些特征可与未经治疗的细菌性脓肿鉴别，但不能与肿瘤和已经治疗的细菌性脓肿鉴别。文献报道的有关结核瘤弥散表现多种多样。有文献报道，结核瘤的弥散度（高表现弥散系数）较正常脑实质和肿瘤轻度增高，较细菌性脓肿则明显增高，但也有作者认为其弥散度下降或接近正常。这些结果表明，弥散成像无助于本病的诊断。

细菌、螺旋体和立克次体感染

细菌性脑炎

脑炎是化脓性脑组织感染的最早阶段，为单发或多发化脓性病灶，可吸收或发展为脑脓肿。脑内单一或

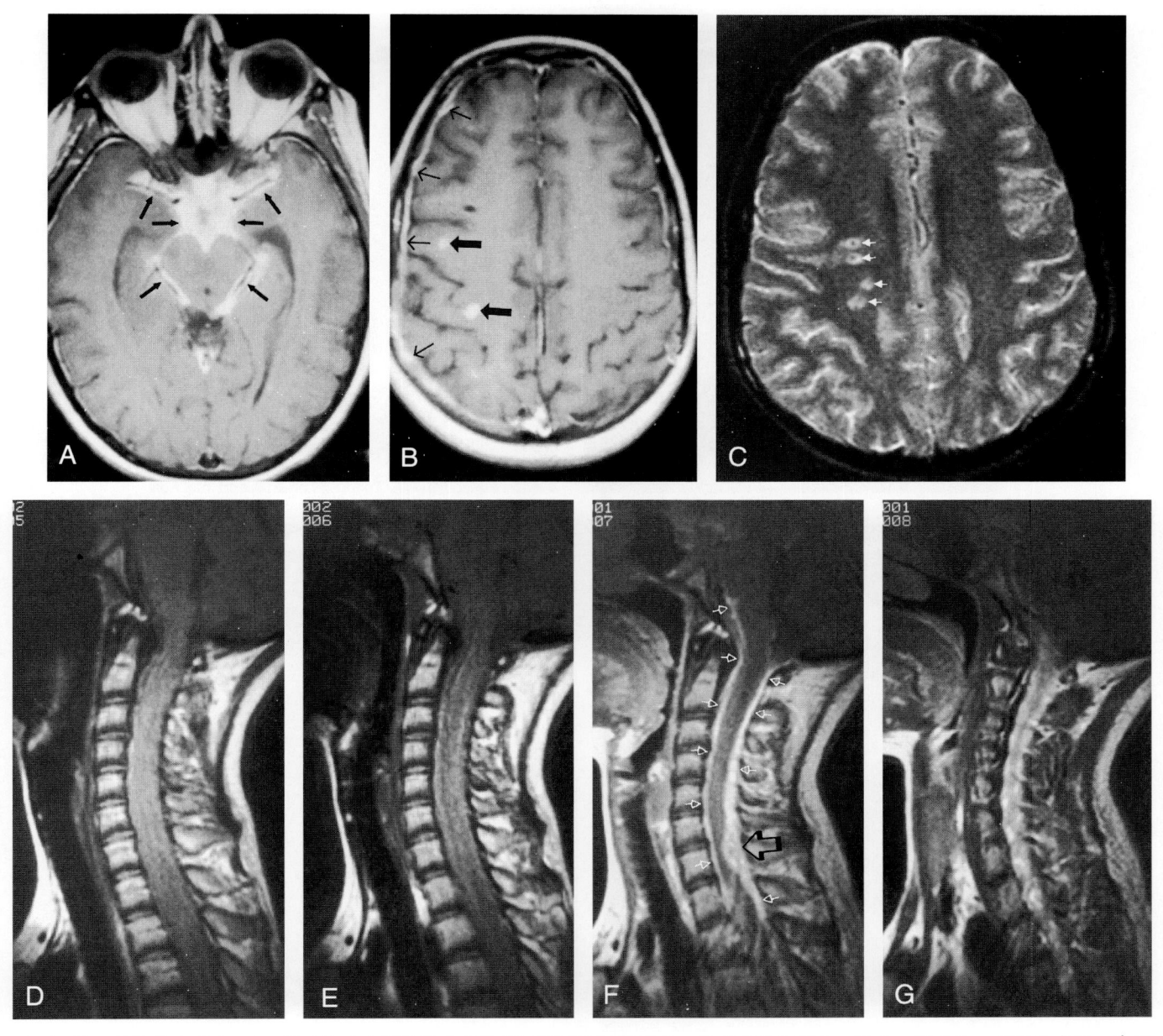

图 11-26 结核性脑膜炎。A：顺磁性对比剂增强后轴位 SE 600/20 图像显示，基底池显著强化。注意，鞍上池、侧裂池内侧、脚间池和环池均明显强化（箭号）。B：半卵圆中心层面图像显示，右侧脑膜强化（细箭号）以及顶叶灰-白质交界区可见两个强化的结核球（粗箭号）。C：轴位 SE 2800/70 图像显示，右侧大脑半球顶叶白质可见数个结核球（箭号）。D 和 E：通过颈髓的平扫 SE 600/20 图像显示，蛛网膜下腔内的弥漫性病变使脊髓影模糊；在 T1 加权像中，正常情况下脊髓被脑脊液勾勒得十分清晰。F 和 G：顺磁性对比剂增强后，蛛网膜下腔和脑膜弥漫性强化（空心白箭号）。C7 水平脊髓背侧可见一个大结核球（空心黑箭号）。

多个部位可以受累。化脓性病原体经以下四个途径之一进入脑组织引起大脑炎：①远处感染或全身败血症发生血行播散；②邻近感染的延伸（如中耳或副鼻窦内炎症），即可为直接蔓延，也可因桥静脉败血症性血栓性静脉炎所致；③穿通伤的并发症；④与心肺畸形有关，如青紫性先天性心脏病或肺动静脉畸形。颅盖骨先天性缺损（如脑膨出或皮肤窦道）也可成为感染的原因。脑炎病理检查显示，脑组织炎性细胞浸润；组织坏死和明显水肿。周围水肿的脑组织改变与大脑炎区域非常相似。

临床标准难以鉴别脑炎和明显的脓肿。但是，鉴别非常重要，因为脑炎对适当的抗生素治疗有效；更重要的是，脑炎不应进行外科手术。一旦大脑炎发展为有包膜性脓肿，虽然抗生素治疗还有效，但手术也常有用或

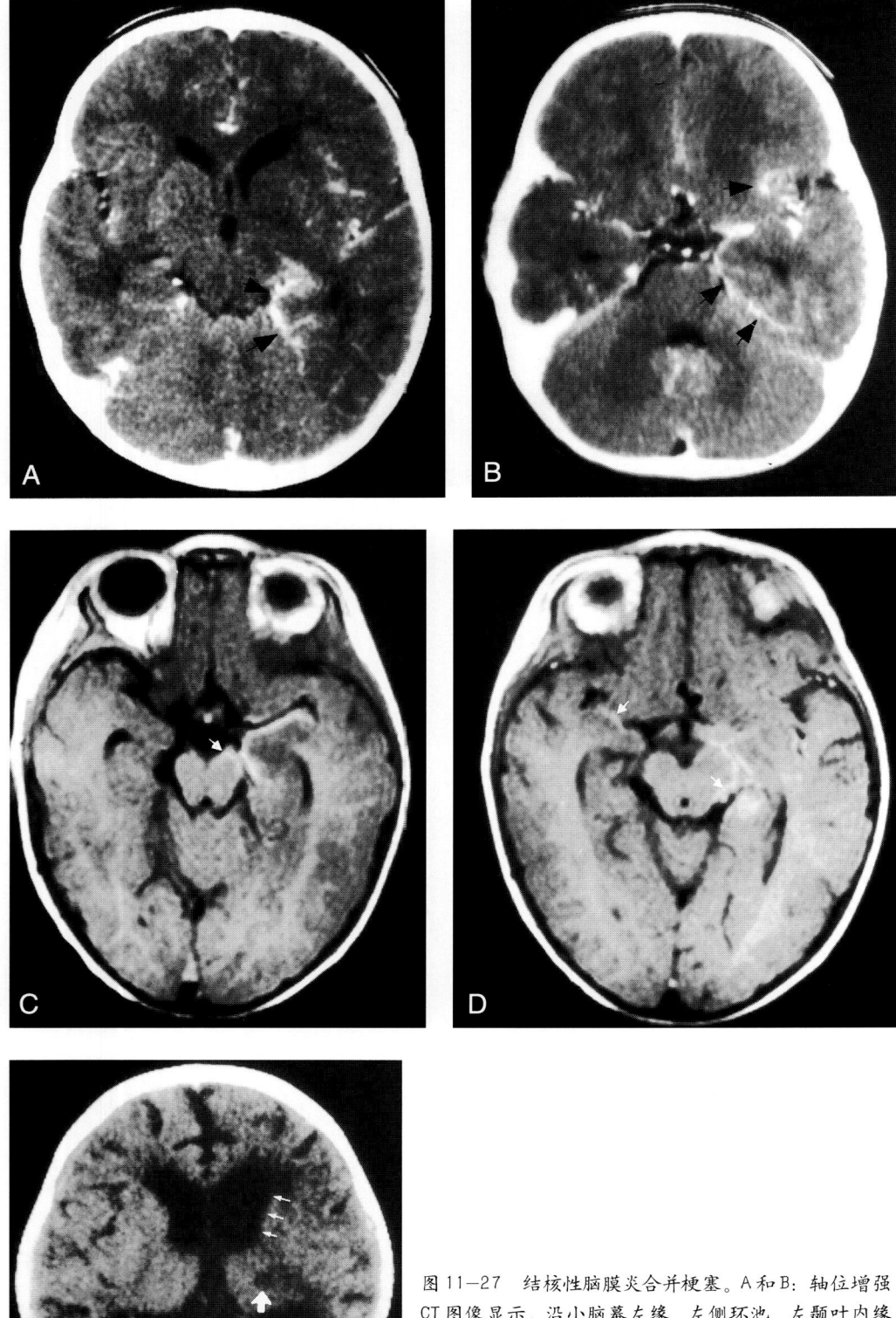

图11-27 结核性脑膜炎合并梗塞。A和B：轴位增强CT图像显示，沿小脑幕左缘、左侧环池、左颞叶内缘和左侧裂池的强化（黑箭头）。C和D：轴位增强SE 600/11图像显示，沿左大脑脚和右侧裂池入口处强化（小白箭号）。E：CT随访显示，蛛网膜下腔增宽，继发于左侧丘脑腔隙性脑梗塞的（大白箭号）左额角扩张（小白箭号）。

第十一章 神经系统感染　613

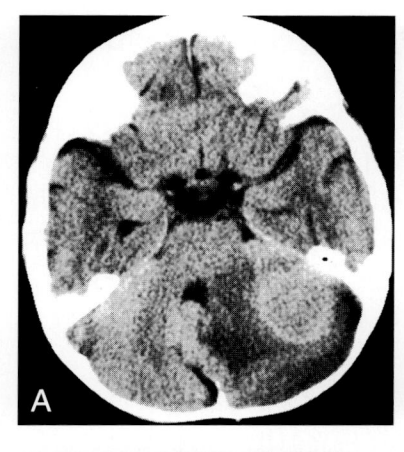

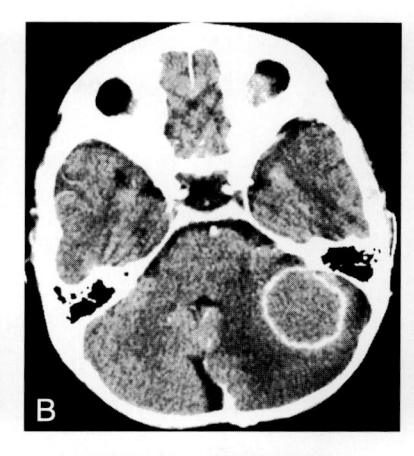

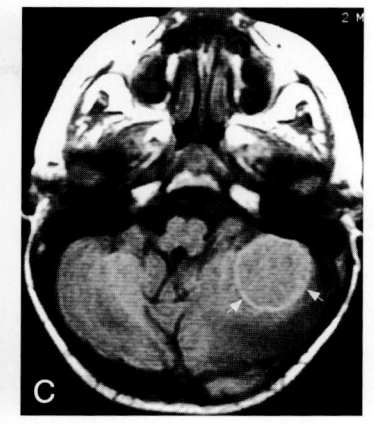

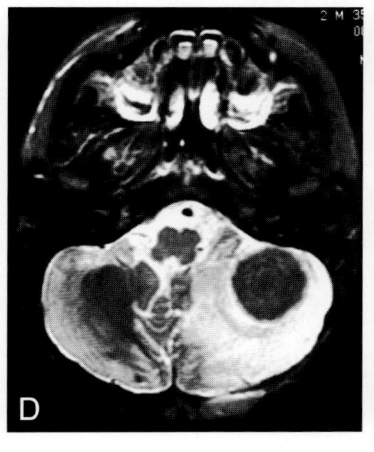

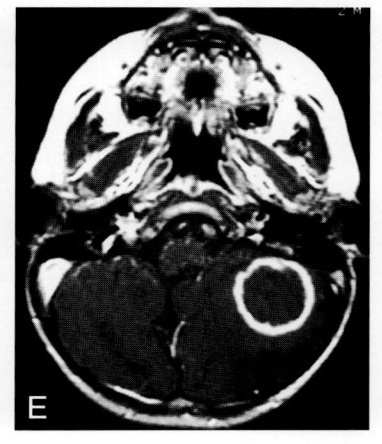

图 11-28　小脑结核瘤。A：轴位 CT 平扫图象显示，左侧小脑半球内高密度肿块以及少量血管源性水肿。B：CT 增强显示，均匀环形强化。C：轴位 SE 500/12 图像显示，肿块壁为高信号（箭号）。D：轴位 SE 2500/80 图像显示，肿块壁和中心为低信号。这种低信号为结核的特征。病灶周围环以中度高信号水肿带。E：轴位增强 SE 550/16 图像显示，均匀环形强化。当儿童中出现孤立的、环形强化包块时，要充分考虑结核的诊断；特别是周围还可见水肿带时，则更应考虑。出现中心 T2 低信号将有力支持该诊断。

为辅助手段。脑炎早期，CT 和 MR 均可显示受累脑组织水含量增加的征象；如在 CT 上表现为边缘模糊的低密度区，在 MR 上表现为边缘模糊的长 T1/T2 信号影。增强扫描可见模糊的强化灶（图 11-29）。常见轻到中度占位效应。影像检查随访对判定病变是否对抗生素治疗有效，还是发展为脓肿十分重要。关于脑炎弥散图像的少数病例报道提示，其水弥散度象脓肿一样减低。脓肿将在本章以后进行讨论。

莱姆病

莱姆病为包柔氏疏螺旋体（一种来源于节肢动物的螺旋体）引起的一种多系统疾病，是美国和欧洲最常见的蜱传播疾病。本病常发生于儿童，约 20% 以上患者为儿童或青少年。莱姆病可侵犯关节、皮肤、眼、心脏和神经系统。约 15%～22% 患儿可见神经受累，最常见的表现为淋巴细胞性脑膜炎、脑膜脑炎、颅神经病或一种大脑假肿瘤综合征。最常见的症状和体征为发热、头痛、行为改变、面瘫和视乳头水肿。也有报道，可见多神经根炎和急性横断性脊髓炎症状；最近有作者指出，本病慢性型表现为头痛、体重下降和学习困

难。眼部表现（更常见于成人）包括眶周水肿、虹膜睫状体炎、全眼球炎、视神经炎和眼眶肌炎。神经受累的机理目前尚不清楚；也许为包柔氏螺旋体病原体直接侵犯或为一种自身免疫现象，类似于急性播散性脑脊髓炎的病例。

虽然有报道称病变显示为低密度区，但莱姆病 CT 扫描通常表现正常。约 25% 患儿 MR 表现为阳性，多数显示为白质内长 T2 信号区（图 11-30）；未见有关本病弥散特点的报道。在颅神经病患儿中，MR 增强扫描可见软脑膜明显强化伴/不伴受累颅神经强化（图 11-31）。应用脂肪抑制技术显示强化效果最好（图 11-31）。在慢性类型中，MR 可表现正常或在 FLAIR 和 T2 加权像上发现脑室旁高信号影。当脊髓受累时，MR 可发现软脊膜表面早期强化，随后出现脊髓实质长 T2 信号灶并可强化。

洛基山斑疹热

洛基山斑疹热为一种立克次体感染，由立氏立克次体（一种微小的革兰氏阴性专属细胞内寄生虫）所引起。像莱姆病一样，本病也通过蜱传播。虽然美国各地

均有报道，但以中南部和东南部地区较常见。多数患儿表现为突然起病，常于被感染的蜱虫叮咬后 2~8 天出现发热、持续性头痛和皮疹。还可见不适、肌痛、恶心和呕吐。皮疹开始为红色斑疹，压之褪色，逐渐发展为斑丘疹，而后变成瘀斑。57% 患儿可见中枢神经系统受累，其特点为意识改变、意识模糊、幻觉、癫痫和可发展为局限性神经缺陷（共济失调、震颤或运动功能受损）的假性脑膜炎、不省人事和昏迷。

洛基山斑疹热主要的病理过程为毛细血管和动脉内皮细胞受侵。立克次体在这些细胞中增殖，产生免疫反应，导致炎症、内皮细胞破裂、血管扩张和血管周围水肿。在脑组织中引起破坏性血管炎伴多发小梗塞。

神经影像学检查反映了存在的病理改变。CT 显示脑白质内散布或融合性低密度灶。磁共振显示脑白质中遍布大量点状长 T2 病灶。这些病变在治疗后可完全吸收。

脑脓肿

临床特征

如大脑炎治疗未取得成功，受累脑组织可发生液化并被肉芽组织和胶原结构所构成的包膜包绕，最终导致脓肿形成。颅内脓肿患儿表现为头痛、昏睡、感觉迟钝、呕吐或癫痫。可见发热，但通常为间断性；还可发生局部神经损伤、视乳头水肿或颈强直。

婴儿和新生儿脑脓肿可通过三个特点来鉴别：①通常较大（图 11-29 和图 11-32）；②包膜结构较差，脓肿可迅速增大（图 11-29 和图 11-32）；③以及与年长儿和成人脑脓肿多位于基底节和皮层下白质不同，它们多数起源于脑室旁白质。这些位于深部的脓肿，特别是那些位于颞-枕区的病灶，极易破入相邻的侧脑室；发生脑室内破溃强烈提示预后不良。脓肿腔常累及多个脑叶，额叶最常受累。小脑脓肿较少见，最常来源于耳部感染，但也可与枕部皮肤窦道进入小脑有关（图 11-33）。

新生儿脑脓肿可见两个主要的临床综合征。最常见为急性或亚急性颅内压增高症状（呕吐、前囟膨隆、颅缝开裂和头颅增大）。这些患儿最初常被诊断为先天性脑积水。较少见的综合征为爆发性细菌性脑膜炎急性起病，与其他类型新生儿和婴儿脑膜炎相似。引起新生儿脑膜炎最常见的病原体为柠檬酸菌和变形杆菌，它们均有能力侵犯中枢神经系统并引起坏死。但是，重要的是要认识到，机遇性病原体可在新生儿中引起很大的损伤，特别是对那些免疫反应发育不全的早产儿。

病理

在病理上，脓肿是一种持续演进的病变。Enzmann 等将脑脓肿的演进过程分为四个阶段：①脑炎早期；②脑炎晚期；③包膜形成早期；④包膜形成晚期。在第一阶段（脑炎早期），病变脑组织局限性缺血，病原体因坏死性血管炎进入脑实质。发生坏死的脑组织中可见炎性细胞浸润；未见包膜形成。周围脑白质可见大量水肿。在第二阶段（大脑炎晚期），坏死区变得更加清晰。

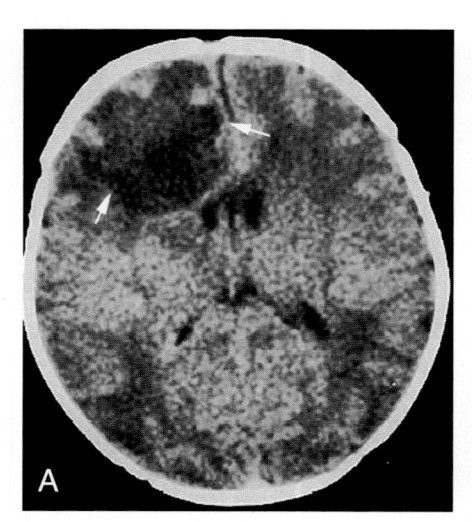

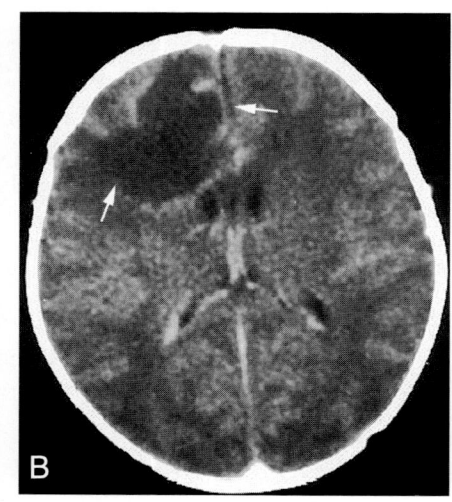

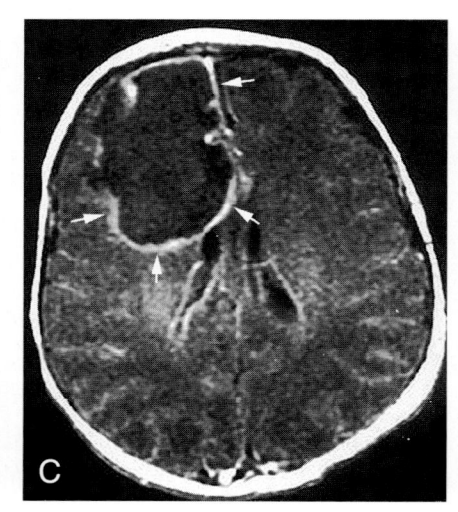

图 11-29 新生儿大脑炎发展为脓肿。A：CT 平扫图像显示，右侧额叶巨大低密度区（箭号）压迫右额角。B：增强后可见低密度区周围模糊的不规则强化。C：数天后增强扫描复查显示，强化环更清晰锐利（箭号）。注意，环形强化仍不完全，新生儿免疫系统不成熟造成该现象。

第十一章 神经系统感染 615

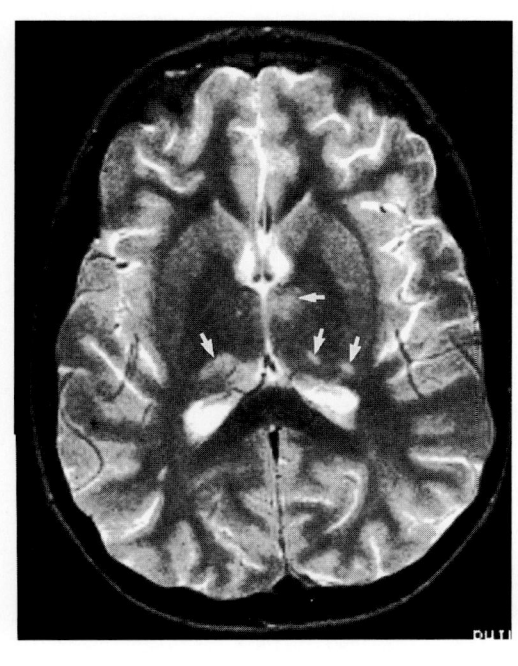

图 11-30 莱姆氏病。轴位 SE 2800/80 图像显示，丘脑多发长 T2 病灶（箭号）。（本病例由 William Kelly 提供）

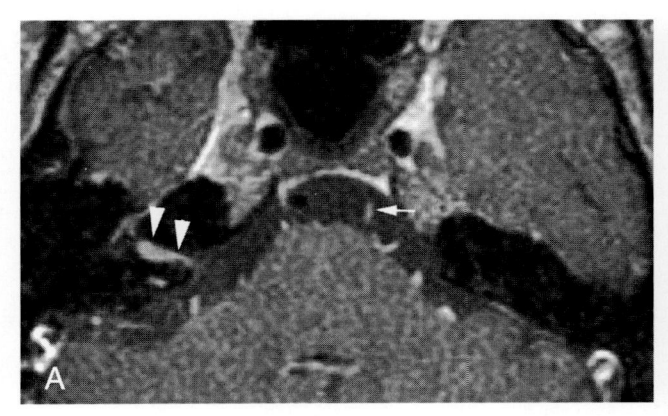

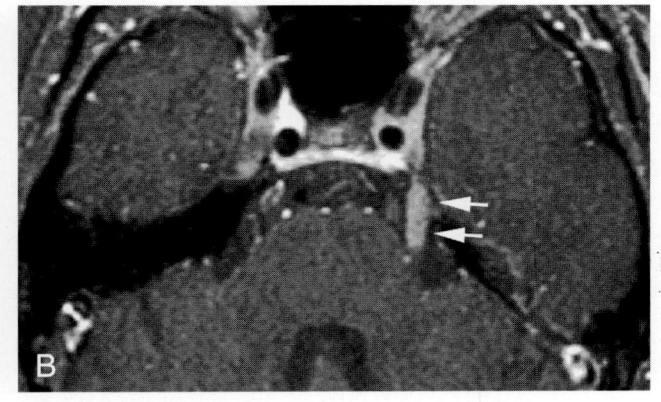

图 11-31 莱姆病。轴位增强后脂肪抑制图像显示，右侧第Ⅶ、Ⅷ对颅神经（A 中白箭头）、左侧第Ⅵ对颅神经（A 中白箭号）和左侧第Ⅴ对颅神经（B 中白箭号）强化。

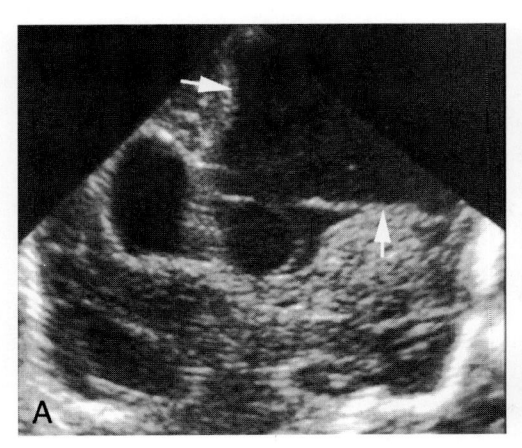

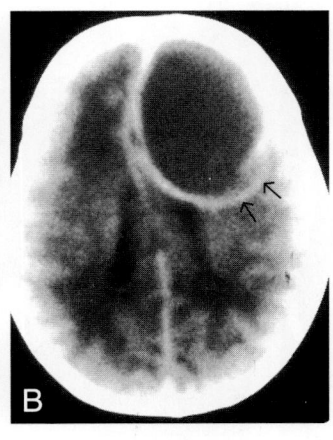

图 11-32 新生儿脑脓肿。它们较婴儿和出生儿脓肿大且包膜结构不清。A：经前囟超声图像显示，左侧额叶内巨大低回声区（箭号）。B：轴位 CT 平扫显示，左侧额叶巨大脓肿，其后外侧包膜（箭号）稍显清晰。

由于坏死灶周围血管增生和更多炎性细胞、网硬蛋白和极少量胶原沉积，包膜开始形成。在第三阶段（包膜形成早期），脓肿中心坏死，周围胶原和网硬蛋白增多，形成较第二阶段更清晰的壁结构。而且，脑炎周围区域消退占位效应和水肿减轻。在第四阶段（包膜形成晚期），胶原包膜基本完成。脓肿皮质侧包膜较脑室侧厚且完整，也许因为脓肿壁皮质侧血管增多导致产胶原性纤维母细胞增多所致。包膜进一步成熟造成脓肿周围炎性浸润、占位效应和水肿继续减轻。大脑炎演变为脓肿通常需7～14天，但在新生儿中可发展迅速。

影像

在超声中（多数新生儿脑脓肿的首选检查），脑脓肿表现为低回声区，常伴有高回声环（图11-32A）。脓腔内可见漂浮的回声碎片（有时为圆形）。

CT平扫上，脓肿表现为环以稍高密度薄壁的低密度区（图11-29，图11-32和图11-33）。增强后，环状强化组织代表脓肿壁及其周围的炎症组织，在年长儿中包绕低密度区，而在新生儿中该环可不完整。强化的脓肿壁较薄（常为5mm左右），最常出现于灰-白质交界部或附近，并为低密度水肿带所包绕。多数环形壁内缘平滑而规则。约50%患儿内侧包膜较薄，因为内侧脑白质血管化较外侧灰质程度减低。所以，CT通常可发现脑炎早期阶段（第一阶段）病变并可及时使用抗生素治疗。脑炎晚期（第二阶段）的CT表现则与第三、四阶段不能区分。

化脓性脑脓肿的MR表现颇具特征。在MRI上，第一阶段大脑炎在T1WI和T2WI均表现为混杂高信号；增强扫描时显示片状不均匀强化。第二阶段脑炎晚期/脓肿早期，脓肿壁在T1WI上显示为高信号，而在T2WI上显示为稍低信号；脓肿中心在两个序列中均表现为不均匀信号。第二阶段的脓肿壁显示更清楚，且较第三、四阶段稍厚。壁结构强化明显，延迟扫描可见脓肿中心强化。第三阶段（脓肿亚急性期）脓肿壁在T1WI上表现为高信号，在T2WI上表现为低信号，增强扫描时显著强化（图11-34）。脓肿中心在T1WI上表现为均匀低信号，在T2WI上表现为均匀高信号（类似脑脊液），增强扫描不强化。第四阶段（慢性期）脓肿壁在T1WI上表现为等信号，在T2WI上表现为极低信号；脓肿中心在T1WI上表现为等到轻度低信号，在T2WI上表现为高信号。有人认为，脓肿包膜胶原组织内游离水减少和保证少量血流或自由基所引起的T2弛豫增强，导致包膜在T2WI上显示为低信号强度。虽然从第二阶段至第四阶段脓肿在应用顺磁性对比剂后均显示环形强化，但第二阶段强化壁较第三、四阶段更清晰。

弥散图像是鉴别脓肿与囊肿或坏死性肿瘤的有效方法。多数脓肿显示弥散度减低，在弥散加权像中为高信号，在ADC图像中为低信号（图11-34），因为脓肿中的脓液黏稠且限制了游离水的运动，也由于脓肿内细胞和蛋白质含量很高但多数死亡，故仅有极少数蛋白质和水分子活跃移动。与之相反，绝大多数肿瘤的囊性/坏死成分可因细胞坏死和细胞间隙增大，一般显示为弥散度增强。也许由于周围正常脑组织弥散信息的中和作用，小脓肿水分子运动减弱可不明显。另外，先前囊腔（如手术后囊腔）内的脓肿可表现出肿瘤坏死或囊肿的弥散特点。

MR质子波谱也有助于鉴别脓肿和脑肿瘤，以及鉴别厌氧生物引起的脓肿和嗜氧性及兼性厌氧生物所引起的脓肿。同时，大多数脑肿瘤在HMRS上可见胆碱、肌酸和NAA峰（尽管比率异常，见第七章），脓肿不显示这些正常峰值，而是出现氨基酸脂族峰，也许为丙氨酸峰（1.5ppm）、乙酸盐峰（1.9ppm）、琥

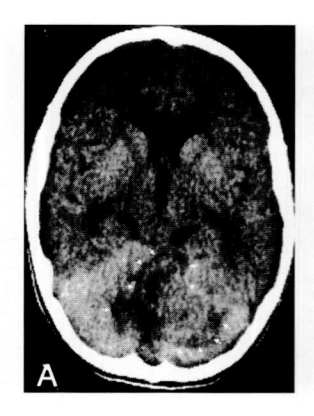

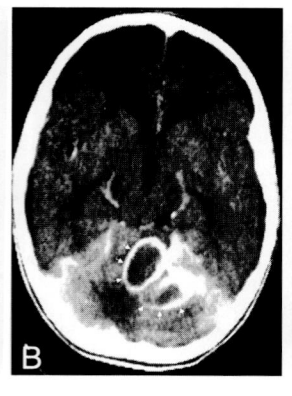

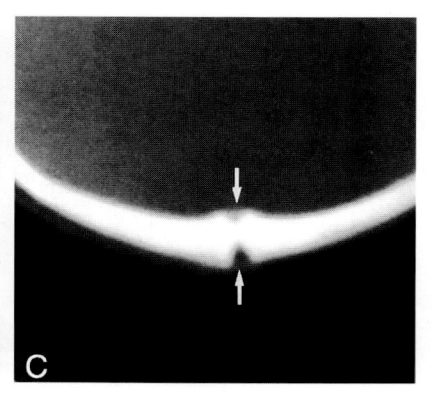

图11-33 通过表皮窦道种植而引发的小脑脓肿。A: 轴位CT平扫图像显示，小脑内模糊肿块影（箭号）。B: 碘对比剂增强后，可见两个壁光滑强化的独立肿块（箭号）。C: 枕骨骨窗检查显示，表皮窦造成的骨质缺损（箭号）。抬起患儿头后，可见窦开口。

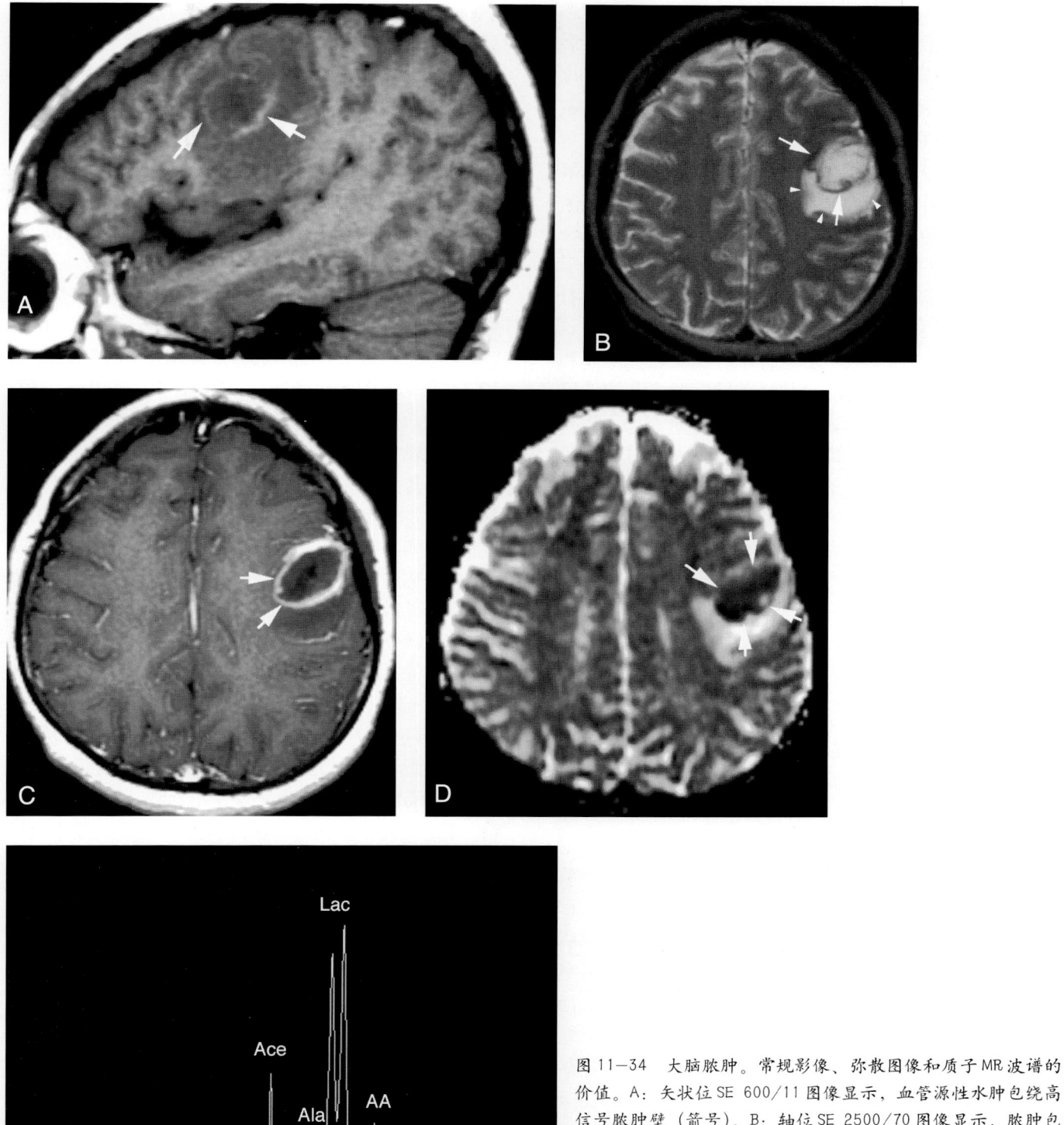

图11-34 大脑脓肿。常规影像、弥散图像和质子MR波谱的价值。A：矢状位SE 600/11图像显示，血管源性水肿包绕高信号脓肿壁（箭号）。B：轴位SE 2500/70图像显示，脓肿包膜为低信号（大箭号），环以血管源性水肿（小箭头）。C：轴位增强SE 600/11图像显示，脓肿包膜极度均匀强化。包膜内侧缘较薄（箭号）。D：表观弥散系数图像显示，低信号脓肿（箭号），周围高信号来源于血管源性水肿。E：质子MR波谱（TE=288msec）显示，乳酸峰（Lac，双峰，1.33）、丙氨酸峰（Ala 1.5ppm）、乙酸盐峰（Ace 1.9ppm）和亮氨酸、异亮氨酸峰以及缬氨酸峰（AA，多峰，0.9ppm）。

珀酸盐峰（2.4ppm）和亮氨酸、异亮氨酸和颉氨酸峰（0.9ppm）（图11-34）。几乎所有化脓性脓肿均可见乳酸峰（图11-34）。在回波时间为135ms的PRESS序列中可发生翻转的事实可确定丙氨酸、亮氨酸、异亮氨酸和颉氨酸峰的存在。如前所述，由于脑脓肿的演进可使脓肿中心包含许多碎片和坏死组织，同时，细菌菌落和白细胞主要出现于包膜内壁。所以，在选择感兴趣区间时，应包括包膜。抗生素治疗可使乳酸以外的所有峰均消失。Garg等认为，乙酸盐和琥珀酸盐共振仅见于专属和兼性厌氧菌引起的脓肿；该发现说明，HMRS有助于确定病原生物体。

脓肿内容物针刺吸引后进行革兰氏染色、培养和抗生素敏感分析后进行治疗是目前脑脓肿患儿的治疗方法。所以，CT或MR指引下的穿刺非常有助于患儿的治疗。而且，CT或MR复查还可用于观察疗效。药物治疗特别适于多发性脑脓肿的患儿、脑关键部位发生脓肿以及患有严重疾病的患儿。影像随访是了解疗效所必须的。如囊腔在治疗后10天仍未见缩小，则应再次抽吸。

病毒感染

一般概念

多种病毒感染可累及中枢神经系统。病毒首次复制发生于接种部位，如皮肤或皮下组织、胃肠道或鼻咽部淋巴组织。易感宿主发生病毒血症将病毒播散至其他器官。这样，多数病例经血源性途径传播至中枢神经系统。第二次病毒复制则发生于神经组织中，导致中枢神经系统功能丧失。仅有少数病毒（如狂犬病病毒和单纯疱疹病毒Ⅰ型）经周围神经上行至中枢神经系统。

所有病毒侵犯中枢神经系统都显示两种主要的病理特点：神经元变性和炎症。虽然某些病毒（如乳多空病毒）可产生特殊的临床综合征，但大多数病毒均依据脑组织受累部位不同而表现出许多截然不同的临床综合征。因此，临床症状出现大量重叠，影像表现同样存在大量重叠也就不足为奇了。所以，依据放射学和临床标准很难对多种病毒感染加以鉴别。有些病毒对脑膜具有亲和力，有些则特异性累及灰质，而还有一些则主要针对白质。例如，流行性腮腺炎病毒、非麻痹性脊髓灰质炎病毒、柯萨奇病毒和淋巴细胞性脉络膜脑膜炎病毒均可引起脑膜炎。Ⅰ型单纯疱疹病毒、麻疹病毒、虫媒病毒和狂犬病病毒感染均可引起脑炎。亚急性硬化性全脑炎（SSPE）、进行性多灶白质脑炎和西方及东方马脑炎均可为脑白质病（主要累及白质）。

病毒脑炎患儿出现临床症状时的影像学检查异常具有显著判断预后价值。影像是两个可准确提示病毒脑炎患儿短期后果的因素之一（另一个为局部神经体征的出现）。更重要的是，神经影像学有助于将病毒脑炎与代谢/中毒性疾病以及感染后脑炎（也被称为急性播散性脑脊髓炎或ADEM，见第三章）相区别。所以，影像学为脑炎患儿检查中的一个重要部分。

病毒脑炎病程早期，几乎所有病毒均引起受累区域水含量增高。此时患儿影像检查表现为，超声上的片状高回声区，CT上的低密度区，及MR上的T1稍低信号T2高信号（T2加权像和FLAIR序列中）（图11-35）。病程早期病变区质子弥散度减低，弥散加权图像显示病变较常规T1/T2加权序列更清楚。磁共振对病毒脑炎表现较其他影像学方法更敏感，所以，是一种可供选择的手段。如能在病程早期进行磁共振检查，应使用弥散加权序列。

少数病毒可累及脑组织特殊部位，也许因为感染途径特殊，或因病毒表面所表达的蛋白质与宿主细胞表面受体间分子相互作用所致。这样，病毒可累及脑组织特殊部位，导致这些结构内水含量变化，如海马、扣带（图11-35）、丘脑、下丘脑（图11-36）、黑质或基底节（图11-35）引起对称性改变。这种发病部位特异性、脑组织对称性受累的特点不应干扰诊断医生根据已存在的临床背景对病毒感染作出诊断。事实上，发病部位特异性为许多病毒脑炎的特点。少数病毒感染具有相当特殊的临床和放射学特点，将在以下章节中详细讨论。

单纯疱疹脑炎

单纯疱疹病毒是一种可感染人类的普遍存在的生物体，但其罕见引起神经表现。血清学和病变培养检查可将单纯疱疹病毒分为两个独立的类型。一般引起口面部疱疹感染的Ⅰ型病毒为6个月以上儿童单纯疱疹脑炎的病因。Ⅱ型病毒引起生殖器疱疹，如前面所述的先天性感染或围产期继发感染的最常见病因。无论哪一种血清型，都可因原发感染或既往感染再反应而产生大脑炎。Ⅱ型病毒感染在生后4个月或更晚才出现症状，原因可能为再感染或对感染的反应。

单纯疱疹脑炎虽然可见于任何年龄，但特别常见于儿科年龄组。20岁以下患儿占总病例数的31%，12%

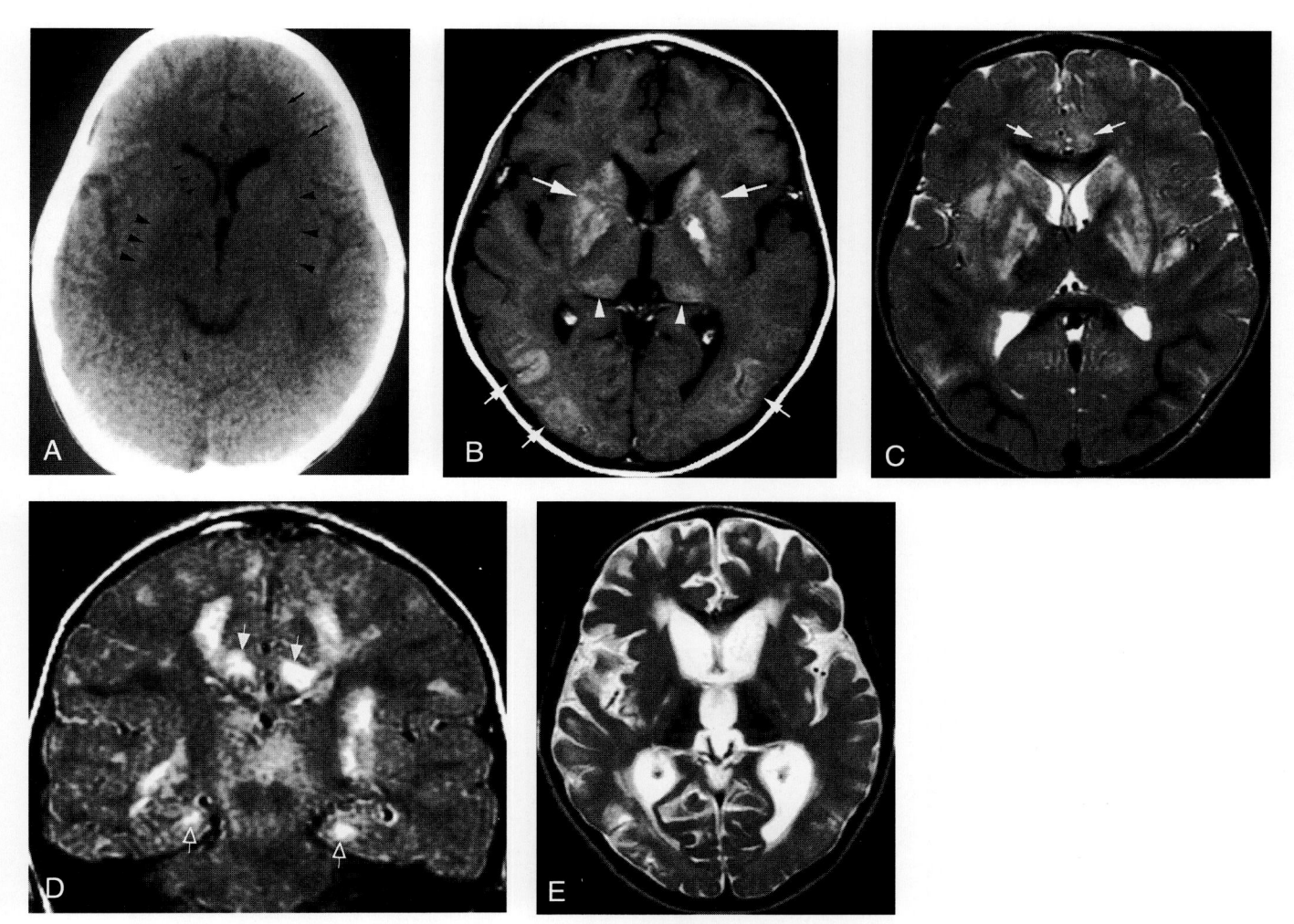

图 11-35 麻疹脑炎。注意特殊结构受累。A：轴位 CT 扫描显示，双侧丘脑、双侧豆状核（大箭头）、右尾状核头部（小箭头）和左额叶白质（箭号）可见低密度区。B：轴位 SE 600/11 图像显示广泛异常的高信号影累及基底节（大箭号）、丘脑后部（箭头）和顶-枕叶皮质（小箭号）。C：轴位 SE 2500/70 图像显示，皮层、基底节长 T2 信号影和在图 B 中未显示的前扣带回长 T2 信号（箭号）。D：冠状位 FLAIR 10002/2000/160 图像显示，胼胝体上方的扣带回（实心箭号）和颞叶内侧（空心箭号）对称性受累。E：随访轴位 SE 2500/70 图像显示，基底节和脑白质重度萎缩。

为 6 个月～10 岁患儿。约 60% 患儿可见前驱症状，如发热和不适。约 30% 病例出现呼吸道感染。感染后几天内可见意识改变、发热、癫痫、呕吐和偏瘫。有人推测，病毒穿过口腔或鼻黏膜并在加塞神经节内以隐匿状态聚集。随后再次反应，病毒通过支配前颅窝和中颅窝软脑膜的三叉神经分支向额颞叶内边缘结构扩散。病毒对边缘系统细胞具有亲和性。

病理学上，疱疹脑炎为爆发性坏死性脑膜脑炎，常起于颞叶。病变常向岛叶皮质和额叶眶区扩散，特别是扣带回。受累脑组织弥漫性软化和出血伴胶质和神经成分丧失。

多数影像检查对疱疹脑炎早期病变不敏感。弥散加权图像可先于其他影像方法发现异常（弥散减低），并

成为急性脑炎和新发癫痫患儿可供选择的检查手段。影像表现与梗塞极为相似；区别在于感染灶不按血管分布区分布，且皮质和皮层下白质均受累。增强后可见软脑膜、皮质和皮层下白质轻度强化。CT 在发病 5 天以前常无阳性表现，故除非只能进行该项检查，否则 CT 无助于单纯疱疹脑炎急性期检查。MR 和 SPECT 检查在病程早期均较 CT 敏感。磁共振空间分辨率远高于 SPECT，所以当怀疑疱疹脑炎时，最好使用磁共振检查。

新生儿疱疹脑炎（II 型）的表现已经在本章以前章节中介绍过，就不在这里重复了。I 型疱疹脑炎的影像表现依据患儿年龄和疾病严重程度和阶段而变化（图 11-37 和图 11-38）。发病后第一周，弥散加权像最

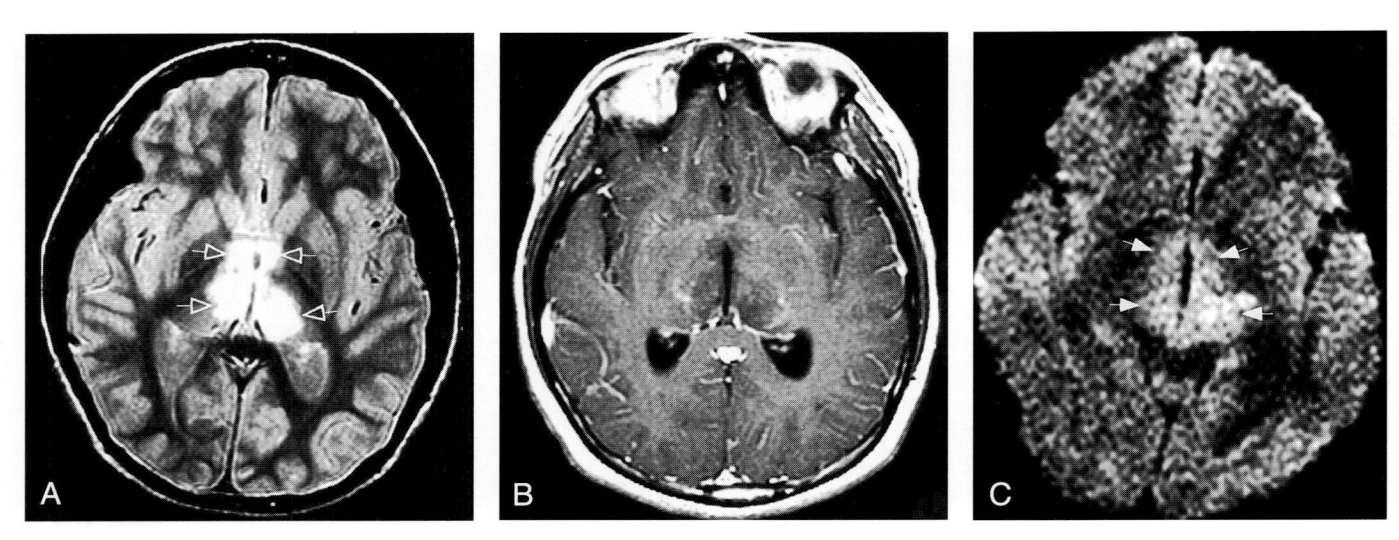

图 11-36 日本 B 型病毒脑炎。A：轴位 SE 2500/70 图像显示，双侧丘脑和下丘脑几乎对称性分布的显著长 T2 信号影。B：轴位增强 SE 600/16 图像显示，受累区域为低信号，周边可见轻微强化。C：通过间脑水平的弥散图像显示，深部灰质核团受累区弥散度减低（高信号强度，箭号）。

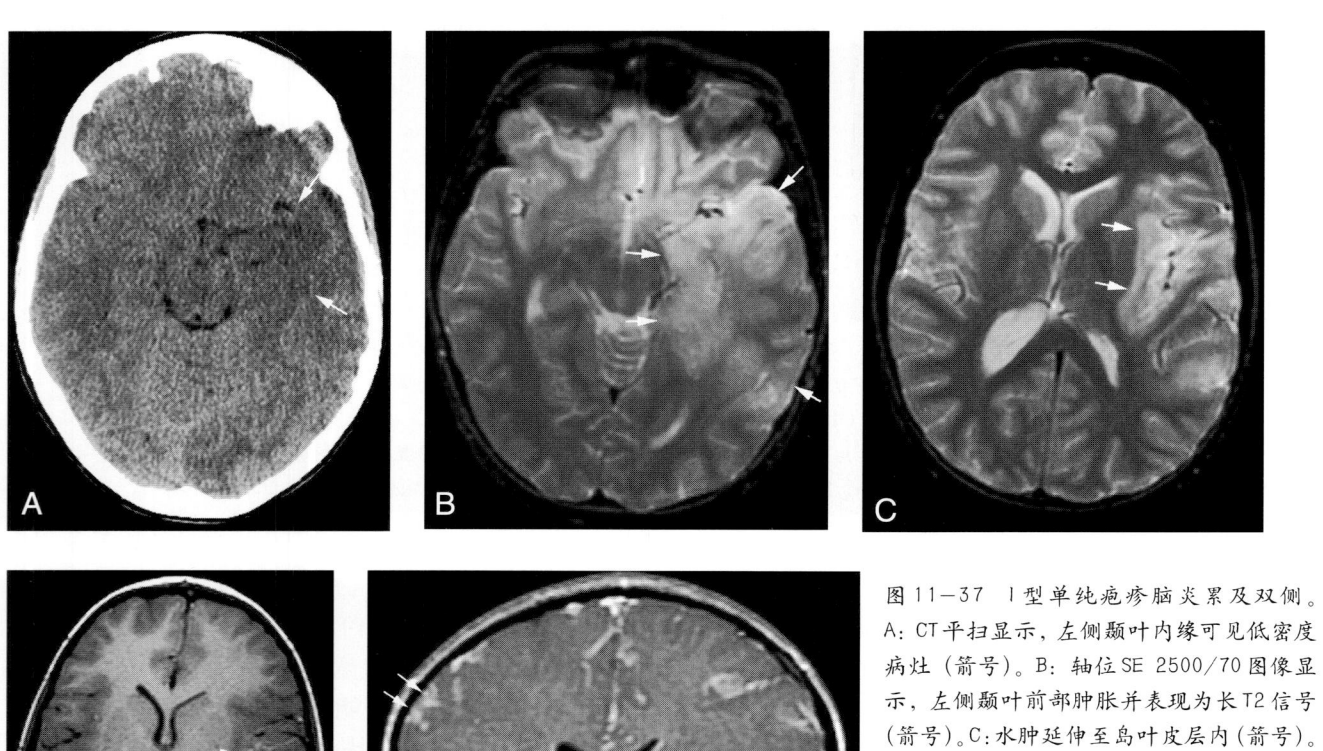

图 11-37 Ⅰ型单纯疱疹脑炎累及双侧。A：CT 平扫显示，左侧颞叶内缘可见低密度病灶（箭号）。B：轴位 SE 2500/70 图像显示，左侧颞叶前部肿胀并表现为长 T2 信号（箭号）。C：水肿延伸至岛叶皮层内（箭号）。D：轴位 SE 600/11 图像显示，岛叶（白箭号）和丘脑后部（白箭头）可见短 T1 信号病灶。E：静脉注射顺磁性对比剂后，左侧颞叶和额叶可见广泛强化。右侧额叶亦可见部分强化（箭号）。

适于显示异常，表现为病变皮质内水分子运动减弱。随着病变的进展，细胞坏死和血管源性水肿导致水分子运动增强。到第一周末，处于疾病急性晚期或亚急性早期，在相同检查中脑组织不同部位可同时出现弥散增强和减低区（图11-38）。在出现症状的数天内，病变区在T2加权像和FLAIR序列中表现为高信号，主要出现于颞叶内侧、岛叶皮质、额叶眶区表面（特别是扣带回）（图11-37和图11-38）。如出现出血或钙化，可见病变呈短T1/T2信号。注射顺磁性对比剂后，可见不同程度强化，一旦强化出现，则可见皮质和软脑膜强化（图11-37），表明单纯疱疹病毒脑炎为脑膜脑炎的事实。虽然感染最常见为单侧受累，但双侧发生（图11-37）也不少见。系列观察可见疾病在额叶内向上扩展并进入顶叶迅速发展的过程。由于病变区内组织变性和萎缩，最终变得易于区分。常见多囊性脑软化。

儿童Ⅰ型疱疹脑炎的特征性CT表现直到症状出现后数日才能被发现。最初，表现为颞叶前内侧的模糊低密度影（图11-37和图11-38）。虽然病变常蔓延到岛叶皮质，但豆状核不受累。病变可过度蔓延至额叶和颞叶。有时，在受累脑组织中也可见代表出血的高密度小病灶。静脉注射对比剂后，病变区内常见脑回样强化；而强化直到病变区显示为低密度后才出现。

水痘—带状疱疹脑炎

水痘-带状疱疹病毒产生水痘，为一种出现发热、不适和水疱疹的儿童常见疾病。绝大多数水痘病例发生于10岁以下儿童，发病高峰年龄为5～9岁。复活的水痘带状疱疹病毒可产生沿周围神经分布的痛性皮疹，被称为带状疱疹；带状疱疹可发生于儿童，特别是免疫受损的患儿，但更多见于成人。

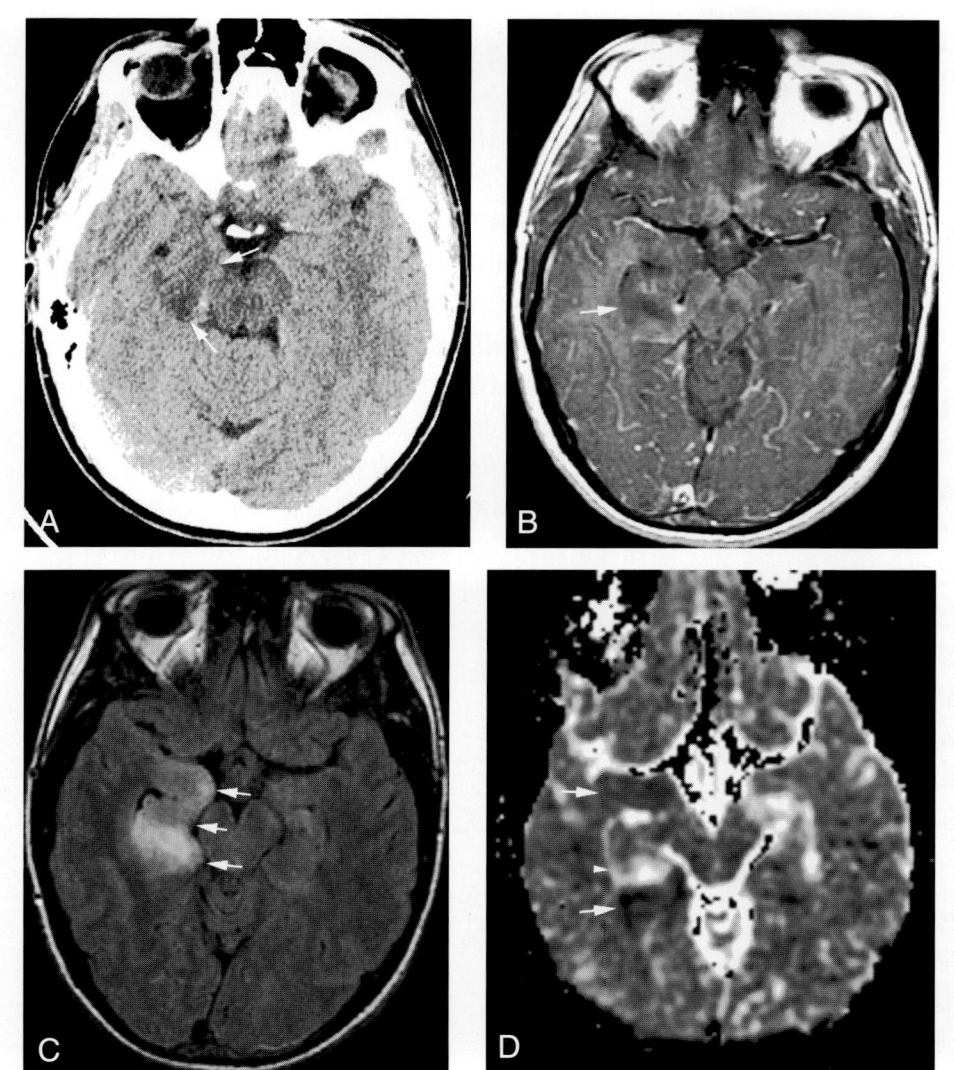

图11-38 Ⅰ型单纯疱疹脑炎。弥散图像的价值。A：轴位CT图像显示，右颞叶内侧可见轻微低密度影（箭号）。B：轴位增强SE 600/11图像显示，右侧海马旁回可见低信号区（箭号）。C：与图B相同水平的轴位FLAIR图像显示，海马旁回异常区呈现高信号，钩回可见轻微高信号。D：表观弥散系数图像显示，CT扫描图像和T1加权像中的异常区呈现高信号，提示这些病灶为合并间质水肿的相时老些病变。钩回和海马旁回的更后部低信号（箭号）为更急性的受损组织，在其他序列中不能发现这些病变。

不足0.1%水痘患儿可见中枢神经系统受累。急性小脑共济失调为最常见的中枢神经系统表现（包括共济失调、易怒、构语障碍、眼球震颤和呕吐），通常于皮疹出现后10天左右发生。患儿还可见头痛、呕吐、失语、偏瘫或颅内压增高等体征。影像学检查显示广泛小脑水肿和高信号（急性小脑炎，见下节和图11-42）。另外，在灰白质交界部、大脑皮层和基底节可见大小不等的病灶。

很少情况下，水痘介导的脉管炎可引起患儿发生水痘或带状疱疹眼炎后出现迟发性局限神经损害。多数情况下，患儿于水痘发作后1~4个月开始出现偏瘫急性发作。在几乎所有病例中，神经影像检查均可见急性基底节梗塞（图11-39），最常见于尾状核和壳核，许多病例还可见大脑中动脉分布区内皮质梗塞。血管造影（我们进行TOF MRA）可表现正常或发现颈内动脉远端以及大脑前中动脉近端狭窄（图11-39）。

其他病毒感染（如加利福尼亚脑炎病毒）也可引起基底节梗塞。所以，需要结合临床表现才能对影像表现作出诊断。有关儿童脑梗塞的进一步讨论可见第四章。

麻疹脑炎

麻疹病毒累及中枢神经系统可引起三种疾病：急性感染后脑炎、急性进行性脑炎和亚急性硬化性全脑炎。

急性感染后脑炎

有人推测本病为一种自发免疫性疾病，因为在脑组织中未分离出病毒。病理学显示血管旁炎症和脱髓鞘。约0.1%的病例可并发急性感染后脑炎，病死率约为10%~20%。由于人类神经元细胞尚未发现针对麻疹病毒的细胞受体，故目前尚不能很好地解释麻疹在中枢神经系统中播散的机理。神经症状通常于皮疹出现后4~14天发生。最常见的症状和体征包括意识状态改变、癫痫、头痛、呕吐和虚弱。影像检查显示病变主要累及丘脑、纹状体（尾状核和壳核）和大脑皮质（图11-35），急性期表现为长T2信号以及弥散度减低。随病变发展，白质内亦可见散在长T2信号病灶。最终，还可见短T1信号（也许因钙化或出血所致）和脑萎缩。

进行性感染性脑炎

进行性感染性脑炎与细胞介导的免疫受损相关，于常见病发病后3~6个月出现症状，患儿开始表现的进行性神经受损症状包括癫痫和智力状态改变。病理分析显示胶质细胞和神经元细胞核内以及胞浆内胶质增生，但几乎未见炎症。未见相关影像学报道。

亚急性硬化性全脑炎

亚急性硬化性全脑炎是一种主要累及儿童的疾病，以行为改变和智力倒退隐性起病为特点，随后出现肌阵挛、共济失调、视力障碍，有时还可见癫痫。最终可发生严重痴呆、四肢瘫痪和自律神经失调。发病时间范围为1~35岁，平均7岁；大多数儿童于5~15岁间发病。本病呈逐渐进展过程，1~3年内死亡。约半数患儿于2岁以前曾患麻疹。亚急性硬化性全脑炎似乎为一种由麻疹病毒所引起的感染性疾病，病毒于初次发病后数年再次复活。目前对本病潜伏期较长以及病程进展缓慢尚缺乏令人满意的解释，也许与这样的事实有关，即SSPE患儿未对特异的病毒蛋白质产生抗体。组织学检查显示，星形细胞增生、神经元丧失、树突变性、脱髓鞘、神经纤维缠结和炎性细胞浸润。

磁共振对SSPE大脑病变非常敏感，为可供选择的神经影像检查方法。SSPE的CT表现不具特异性，表现为弥漫性脑萎缩合并脑室旁和皮层下白质多发低密度区，无异常强化；可见大脑广泛萎缩。临床出现症状和体征后3~4个月内，磁共振检查可显示正常。随后，在大脑皮质和皮层下白质内出现长T2信号影（在T2加权像和FLAIR序列中）（图11-40），最长见为双侧颞叶和顶叶病变但分布不对称。早期病灶可见占位效应和强化。随病情进展，长T2信号灶可延伸至脑室旁白质和胼胝体（图11-41）。最后，病变演进至终末期，脑干出现长T2信号并发生广泛脑萎缩。约20%~35%患儿可见基底节受累。有报道脑干受累主要集中于中脑、桥脑和小脑中脚，目前尚不能确定这些病变是否为单独发生还是与大脑病变同时发生。MR所示脑病变严重程度与疾病所处阶段有关。

目前有关SSPE磁共振波谱的报道较少。病程晚期出现NAA峰降低以及肌醇峰增高。未见本病弥散特点的报道。

急性小脑炎

急性小脑炎是一种少见综合征，以小脑功能丧失急性发病为特点。患儿典型表现为自发性眼活动异常、肌阵挛反射、躯干共济失调、构语障碍、恶心、头痛、震颤和智力状态改变。患儿常有近期病毒感染病史。可出现发热或脑膜炎。虽然某些病例可见永久损伤甚至死亡（由于小脑上疝或下疝），但症状通常于起病后数

第十一章 神经系统感染 623

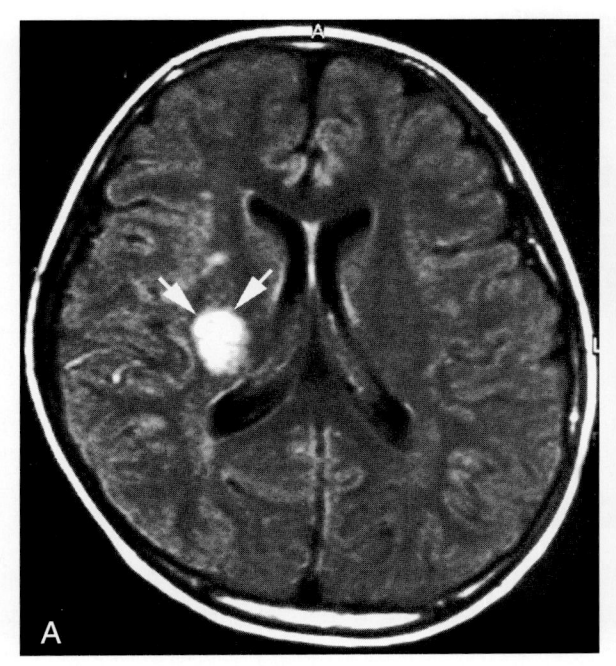

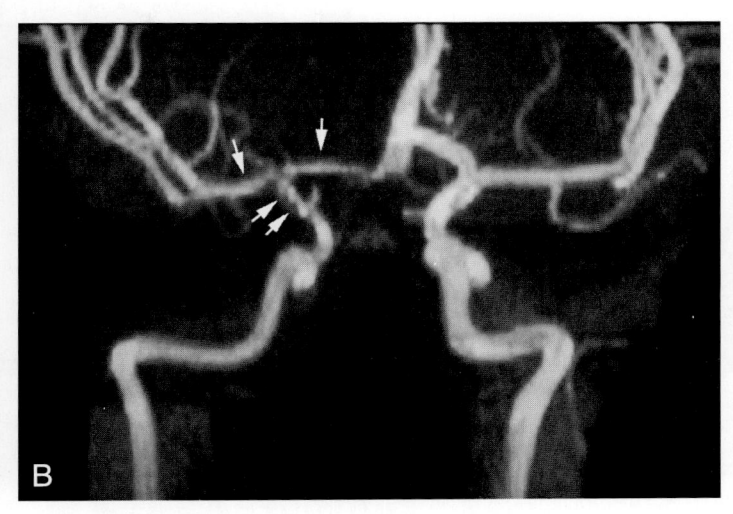

图 11-39 水痘介导的血管炎。A：轴位 FLAIR 图像显示，壳核后部急性梗塞（高信号，箭号）。B：3D TOF MRA 最大信号投影图像显示，颈内动脉床突上段和大脑前、中动脉近段狭窄（箭号）。

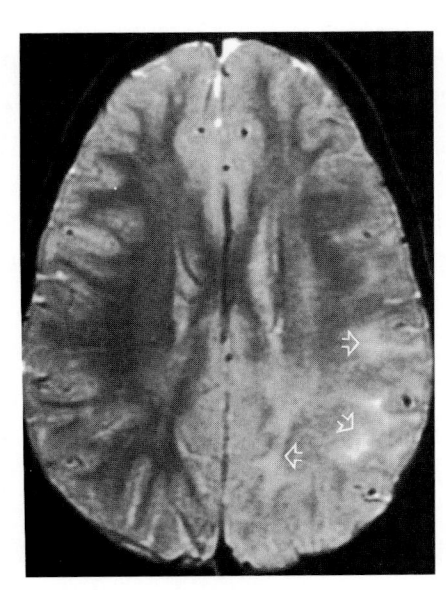

图 11-40 亚急性早期硬化性全脑炎。轴位 SE 2800/70 图像显示，左侧顶枕叶白质内片状长 T2 信号影（箭号）。

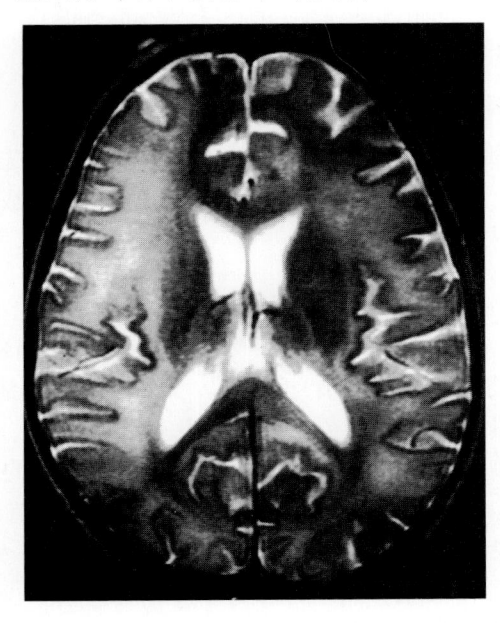

图 11-41 亚急性硬化性全脑炎晚期。轴位 SE 2500/80 图像显示，大脑半球灰白质广泛受累，病变深入至胼胝体压部。

周或数月内自行缓解。所以，减压手术有时对预防小脑疝是必要的。由于许多疾病可导致小脑炎症和水肿，故急性小脑炎有多种病因，其中包括铅中毒（见第三章）、氰化物中毒、脱髓鞘病变和血管炎。儿童急性疾病，如麻疹、百日咳、白喉、伤寒热、柯萨奇病毒、乳多空病毒、水痘-带状疱疹和 EB 病毒也可引起类似小脑炎症和水肿的表现。某些病例还可出现急性播散性脑脊髓炎的表现（见第三章）。所以，特发性急性小脑炎是一种排除诊断，只有当其他可引起小脑炎的原因被除外后，才能诊断。

小脑炎影像学检查表现为小脑半球低密度（CT）或长 T1/T2 信号（MR）（图 11-42），灰质和白质均

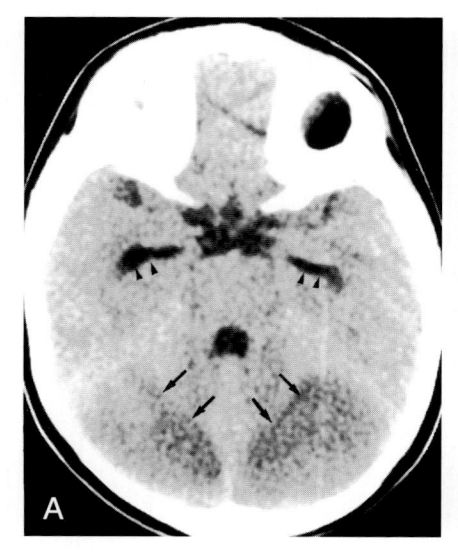

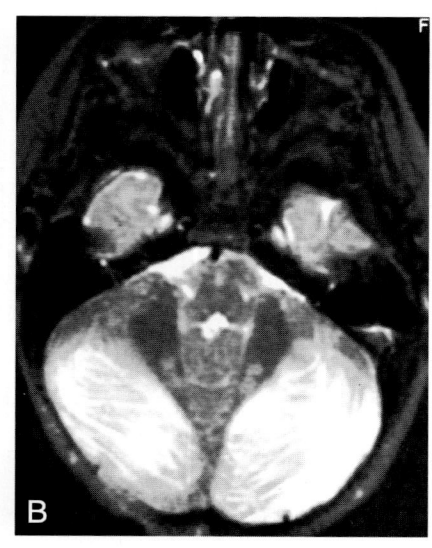

图11-42 急性小脑炎。A：轴位CT图像显示，双侧小脑半球低密度影（箭号）。侧脑室颞角（箭头）扩张，提示脑积水。B：轴位SE 2500/70图像显示，小脑半球肿胀并呈高信号。该病例继发于水痘－带状疱疹病毒感染。

受累。当病变为双侧时，可直接诊断；当病变为单侧时，应该记住并非所有小脑包块都是肿瘤，突然起病可有助于本病诊断。局部水肿可导致脑脊液从第四脑室中流出减少，从而引起急性脑积水。亚急性期可见软脑膜强化。慢性期常见脑萎缩。有关本病弥散和波谱表现特点未见报道。

人类免疫缺陷病毒（AIDS）

人类免疫缺陷病毒感染已经在本章前面"先天性感染"一节中讨论过。儿童继发性感染基本与成人相同，本书不做讨论。

进行性多灶白质脑炎

进行性多灶白质脑炎（PML）是由JC多瘤病毒（乳多空病毒家族中的一员）所引起，为一种少见疾病。本病多发生于细胞介导免疫异常的患儿，如AIDS、先天性免疫缺陷综合征和需要进行免疫抑制治疗的疾病（如白血病、淋巴瘤、系统性红斑狼疮和肾脏移植）。多数患儿表现为慢性进行性智力倒退、感觉缺失、失明、偏瘫和共济失调。病理特点为多灶性脱髓鞘和少突胶质细胞中出现核内包涵体。

儿童PML影像学表现与成人相同。影像检查以脑白质内出现单发或多发低密度（CT）或长T1/T2信号病灶为特点，病变缺乏占位效应且增强后不强化。最常见的部位为额叶和颞枕叶交界部，但所有脑髓鞘化区（如胼胝体、丘脑和基底节）均可受累。

Rasmussen脑炎

Rasmussen脑炎，或称慢性局限性脑炎，是一种以癫痫、进行性偏瘫和进行性精神运动倒退为特点的疾病，为难治性癫痫的重要原因。多数患儿在癫痫发作前表现正常，而癫痫常发生于18个月～14岁期间（平均7岁）。最常见的癫痫类型为以痉挛性运动为特点的部分性运动性癫痫，常局限于面部和上肢，某些患儿发作可持续很长时间，无论是持续发作还是仅出现短暂间歇，都叫做癫痫不完全持续状态。但是，患儿也可出现全身性强直－痉挛性癫痫或部分复杂性癫痫。最终，所有患儿均发展为固定偏瘫。脑电图显示，运动表现对侧出现局限性慢波。其他症状包括发作频率逐渐减少、同侧偏盲、感觉缺失、构语障碍和人格改变。除非受累区域被手术切除，患儿症状将不断恶化直到去世。

受累脑组织病理检查显示广泛实质损害，包括脑内小胶质结节和血管周围T淋巴细胞浸润，脑皮质和白质萎缩。病变区内神经元、星形细胞、少突胶质细胞和血管旁细胞内可见病毒，提示病原体为病毒。但是，采用被谷氨酸受体GluR3免疫的家兔进行的Rasmussen脑炎动物模型提供了某些证据提示本病为自身免疫所致；另外，50%以上的Rasmussen脑炎患儿可见GluR3。

儿童Rasmussen脑炎首次影像检查多表现正常。随着时间推移，MR上可见脑皮质和皮层下白质内出现长T2信号灶（图11-43）；随后，发生脑萎缩（图11-44）。额叶和颞叶为最常受累部位，且岛叶皮质常可见萎缩（图11-44）。约65%患儿可见基底节进行性长T2信号和萎缩（图11-44）。质子MRS的阳性改变早于MRI，表现为受累白质的NAA峰减低。如采用短回波序列，则可见谷氨酸／谷氨酰增高，可能因癫痫持续发作所致。18F-脱氧葡萄糖PET检查显示大脑半球病变区葡萄糖摄取降低。实时SPECT检查也有助于癫痫病灶的早期发现。虽然未见弥散特点报道，但我们的

第十一章 神经系统感染 625

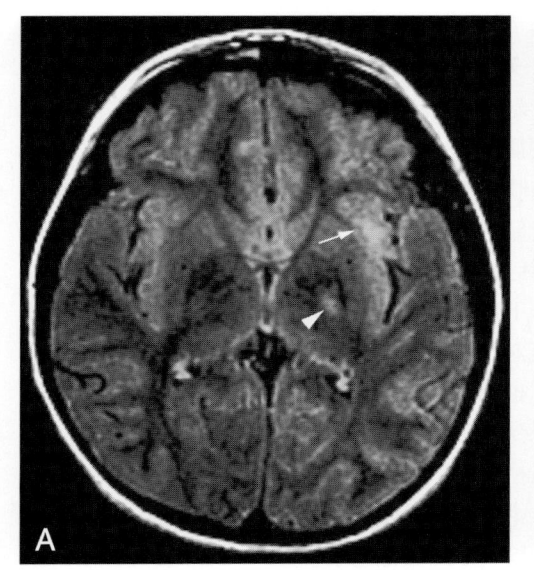

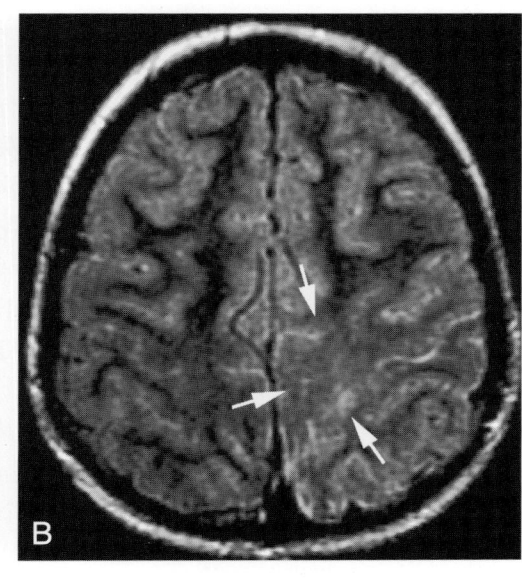

图11-43 Rasmussen脑炎，早期表现。轴位FLAIR图像显示，左侧岛叶（小箭号）、左侧丘脑（箭头）高信号影，额顶叶皮层下白质表现为高信号导致灰-白质界限模糊（图B中箭号）。

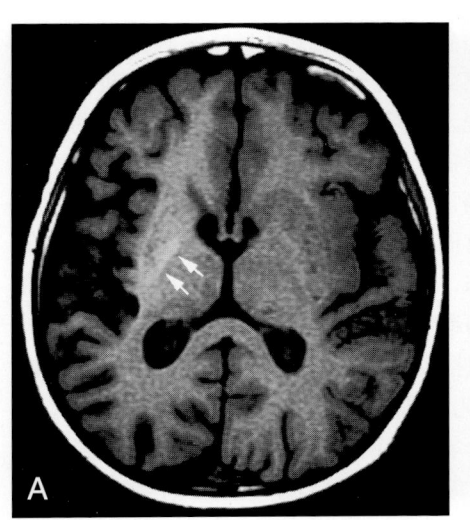

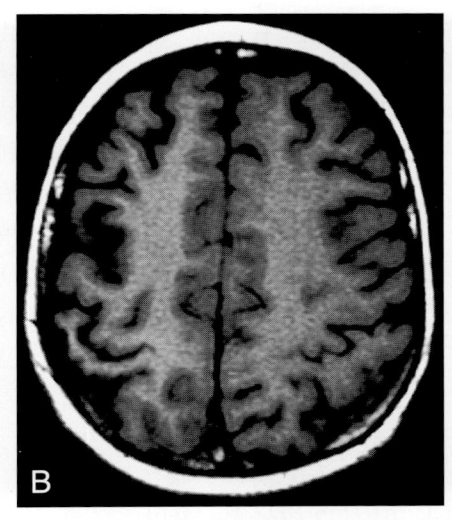

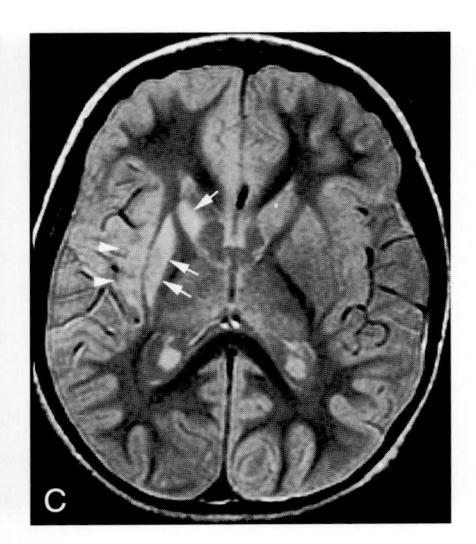

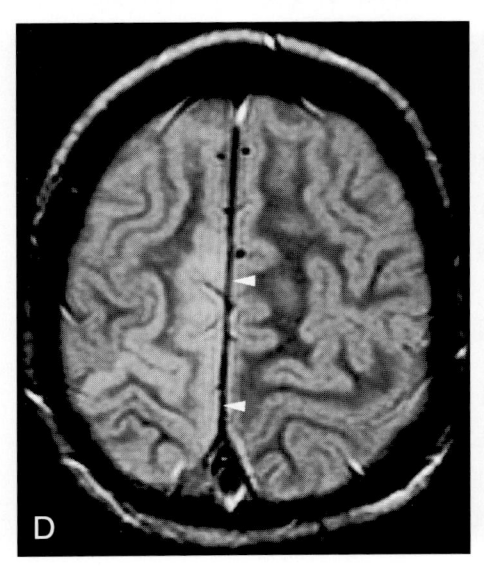

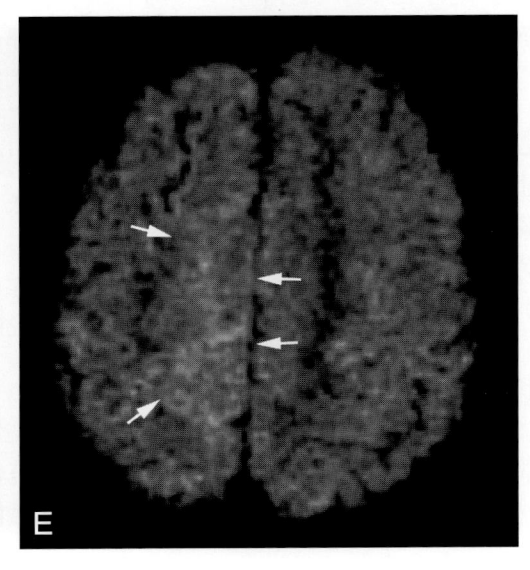

图11-44 Rasmussen脑炎，晚期。A和B：轴位SE 600/11图像显示，右侧大脑半球萎缩，皮质和白质均受累。右侧豆状核变小且信号增高（白箭号）。C和D：轴位FLAIR图像显示，受累基底节（箭号）和皮质（箭头）呈现异常高信号。E：表观弥散系数图像显示，右额叶后内侧呈高信号（箭号），提示受累部分脑组织丢失和弥散度增高。

经验表明病变区弥散度增加，也许因病变区细胞丢失和萎缩所致。

年龄为1~15岁（最常见于3岁和6岁）既往身体健康的儿童如出现单纯部分性癫痫发作频率增加，且可见发作后损伤，而神经影像检查显示正常，应考虑Rasmussen脑炎。

瑞氏综合征

瑞氏综合征是一种合并肝脏脂肪浸润的脑病，主要发生于年龄在6个月~16岁之间的儿童。症状常于患儿病毒性疾病痊愈后出现，多见于B型流感和水痘。基础疾病后突发严重呕吐和嗜睡。症状进展为严重惊厥和昏迷；有时，颅内压增高可导致患儿于数日内死亡。约半数患儿可见肝脏增大，所有病例均出现肝功能衰竭（血清转氨酶和氨升高）。如在脑病早期即给予治疗，该病变可能会恢复。病死率约为20%~30%。毒性因子如水杨酸盐、黄曲霉毒素和杀虫剂与本病有关。有些作者推测，病毒感染与毒素间的相互作用是本病的原因。其他作者则认为，本病可能不是一种特异性疾病，而是多种疾病的常见表现，基本病变为有机酸、脂肪酸或尿素循环代谢异常。非常幸运的是，在过去15年中瑞氏综合征发病率有了明显下降，这反映出我们对内源性代谢紊乱（以前叫做瑞氏综合征）的认识更加清晰了，对病毒血症患儿减少使用水杨酸盐，或可触发本病的病毒特性也正在发生变化。

病理检查显示严重脑肿胀，白质软化和水肿不伴局限性病灶。影像检查中，轻度病例灰白质密度正常及脑室轻度受压。较严重病例则显示弥漫性低密度大脑水肿（CT）或两侧大脑半球呈弥漫性长T1/T2信号（MR）伴/不伴基底节和丘脑受累。

肠病毒感染

虽然本病在西方国家少见，但考虑到肠病毒感染影像学独特的表现我们应该讨论此病。肠病毒包括脊髓灰质炎病毒、B组柯萨奇病毒、埃柯病毒和肠病毒68型~71型。本病经直接接触受感染的粪便或口咽分泌物而在人类中传播。潜伏期为1~3周。患儿典型表现为非特性咽喉痛、发热和腹痛；但是，肠病毒71型患儿手、足和口腔黏膜还出现血管疹。在不全性感染中，这些症状均可吸收，患儿可完全痊愈。50%以上患儿可见神经系统并发症，病原体不同，神经病变的发生率不同；脊髓灰质炎病毒感染神经受累者不足1%，而50%以上肠病毒71型感染患儿出现神经症状，表现可为无菌性脑膜炎、脊髓灰质炎、延髓灰质炎、脑炎或血管病变，还有斜视眼阵挛-肌阵挛和良性颅内高压。

脊髓灰质炎为最常见的类型。患儿出现头痛、呕吐、假性脑膜炎和肌痛，以后1~2天内可发生软瘫。磁共振检查显示脊髓前角出现长T2信号。静脉注射顺磁性对比剂后，可见前角强化。延髓灰质炎/菱脑炎少见，仅见于10%~15%出现神经症状的患儿，多数累及第IX到XI对颅神经，引起声嘶、吞咽困难或气道梗阻。另外，也常见震颤和共济失调。第V、VII和XII对颅神经较少受累。影像检查显示脑干长T2信号，特别是延髓和脑桥背侧。病变可向后累及小脑齿状核，向上累及整个中脑、丘脑和基底节。大脑炎患儿可见大脑半球非特异性长T2信号。

狂犬病脑炎

狂犬病是由狂犬病毒家族中RNA病毒所引起的一种急性病毒感染，它主要累及人类和其他哺乳动物的中枢神经系统。本病常通过被狗或其他野生动物咬伤而经其唾液传播。传播的其他途径包括在蝙蝠寄生的洞穴中吸入病毒、被实验室病毒标本所感染或通过被感染角膜移植而实现人与人间的传播。大多数病例来源于被狗咬伤，绝大多数病例为儿童。多数病例在接触患狂犬病的动物后30~60天出现症状。早期症状不具特异性，包括发热、头痛、不适、咽喉痛、肌痛、恶心、厌食或呕吐。患儿可主诉接种部位痛觉异常，为本病重要先兆。多数病例随后出现恐水症、焦躁不安、瘫痪、自主神经失调和昏迷（脑炎型）。在约20%的病例中，可见Guillain-Barre样表现，即上行性瘫痪、反射消失、心律失常和呼吸停止（麻痹型）。

由于狂犬病为急进爆发过程，故很少进行影像学检查。CT多显示基底节、脑室旁白质、海马和脑干出现弥漫性或局限性低密度区。疾病早期磁共振显示大脑皮质、基底节、深部白质、海马和脊髓出现模糊的长T2信号影。疾病晚期，脑干、脊髓和颈髓神经根可见强化。这样，影像表现与基底节、丘脑和脑干的神经元坏死和脱髓鞘病理改变具有良好的一致性。

病毒感染后（类感染）脑病白质

病毒感染后（类感染）脑白质病被认为本质上是一种自身免疫性疾病，发生于许多病毒感染之后。在第三章急性播散性脑脊髓炎中已经得到叙述。

真菌感染

儿科中枢神经系统真菌感染少见。侵犯中枢神经系统最常见的真菌为新型隐球菌、粗球孢子菌、组织胞浆菌、念珠菌、子囊酵母菌、副孢子菌、曲霉菌和毛霉菌。这些病源体最常引起脑膜炎，但也可见脑膜脑炎、颅内血栓性静脉炎和脑脓肿。从实用目的出发，神经系统真菌感染常被分为两大组：①由病原菌所引起；②由腐生菌所引起。后者因患有糖尿病、白血病、淋巴瘤或长期使用抗生素、皮质激素、细胞毒性药物或免疫抑制剂而对感染的抵抗力下降，因此该组又称为机遇性感染。一个重要的概念是，免疫受损患儿的机遇性感染与免疫系统完整儿童的感染具有完全不同的表现。例如，真菌脓肿包膜边缘常欠清晰，还可见包膜不完整（图11-45）。由于儿童神经系统真菌病少见，且儿童表现与成人相同，故在此仅作简要介绍。

念珠菌病

念珠菌感染可引起婴儿霉菌血症和继发性脑膜炎，特别是对患有先天畸形的婴儿中（如肠旋转不良、胎粪性肠梗阻）或脑积水出现分流并发症的患儿。念珠菌脑膜炎也可成为长期使用抗生素或皮质激素治疗、免疫抑制、手术或重度烧伤的并发症。当原发念珠菌病侵入神经系统时，常出现大体可见脓肿结构；但如病原菌作为抗生素治疗的并发症侵入，则更常见弥漫性大脑炎和广泛分布的微小脓肿，还可出现脑膜炎症。像其他肉芽肿性脑膜炎一样，念珠菌也可侵犯血管壁，引起血管炎导致梗塞和出血。

念珠菌脑膜炎与其他肉芽肿性脑膜炎（见结核性脑膜炎章节）相似，分泌物填充基底池，静脉注射对比剂后可见明显强化。念珠菌浸润灶表现为强化病灶而无特异性征象（图11-46）。像许多真菌脓肿一样，念珠菌脓肿以其壁厚且边缘不清晰而与化脓性脓肿有所区别。

球孢子菌病

球孢子菌病是美国西南部的地方性流行病，加利福尼亚中部流域、内华达南部、亚利桑那中南部、新墨西哥南部和得克萨斯西部发病率特别高。中枢神经系统受累多为继发性，因全身感染后的血源性传播所致。症状主要为头痛、低热、体重下降、进行性感觉迟钝和轻微脑膜体征。

病理可见软脑膜增厚并充满多发肉芽结构，最常见于基底池；可引起交通性脑积水。第四脑室和导水管室管膜炎可引起非交通性脑积水。像其他基底部脑膜炎一样，血管周围炎或真性血管炎可导致血管堵塞和梗塞。

影像表现反映了病理变化，常可见基底池充满肉芽肿性增厚的脑膜，在CT上呈高密度。静脉注射对比剂后，可见基底池和其他脑池明显强化。几乎所有病例均可见脑积水。事实上，球孢子菌病脑膜炎表现与结核性脑膜炎（见本章前面结核性脑膜炎章节）相同。脑实质病变少见（与结核性脑膜炎的不同点）。极少情况下，可见血管炎引起的脑梗塞。

隐球菌病

隐球菌病为中枢神经系统最常见的真菌感染，但儿童发病少见。由于经常接触病原体且隐球菌病好发于免疫受损的个体，故成人发病更常见。症状常可反映脑膜受累；有时也可主要表现为神经症状或智力状况改变。根据脑脊液分析常可作出临床诊断。

病理上，大多数病例脑组织病变为脑膜炎。像其他真菌性或肉芽肿性脑膜炎一样，病变的分泌物主要在基底池内，尽管可以慢性分布。本病易感染脉络丛从而导致脑室炎且有时合并侧脑室颞角继发性扩张。脑实质肿瘤样病变罕见发生。

隐球菌病影像检查最常显示脑积水、皮质萎缩、假性囊肿和血管炎引起的缺血改变。基底节假性囊肿在CT上显示为低密度或在MRI上显示为长T1/T2信号，增强扫描中无强化。侧脑室颞角扩张而未合并明确肿块，应着重考虑隐球菌病。增强扫描后可见基底池强化。在极少数病例中，可见实质内肿块样病变的环形或普遍强化。

其他真菌感染

其他发生于儿童的真菌感染还有组织胞浆菌病、酵母菌病和毛霉菌病。这些疾病在西方国家儿童中罕见，相关的影像学表现报道也少见。有兴趣的读者可参考其他有关感染性疾病的专业书籍。

混杂感染

许多原虫和寄生虫感染可累及儿科神经系统，其中包括囊虫、弓形体病、裂头蚴病、弓蛔虫病、血吸虫病、肺吸虫病、包虫病、阿米巴病和绦虫病。除了囊虫病、包虫病（图11-47，常见于澳大利亚、新西兰、拉丁美洲、欧洲中部和地中海国家）和弓形体病（前面已经讨论过）外，其他生物体很少侵犯西方民族儿童的神经系统。所以，作者对于这些疾病的经验十分有限。读者可参考表

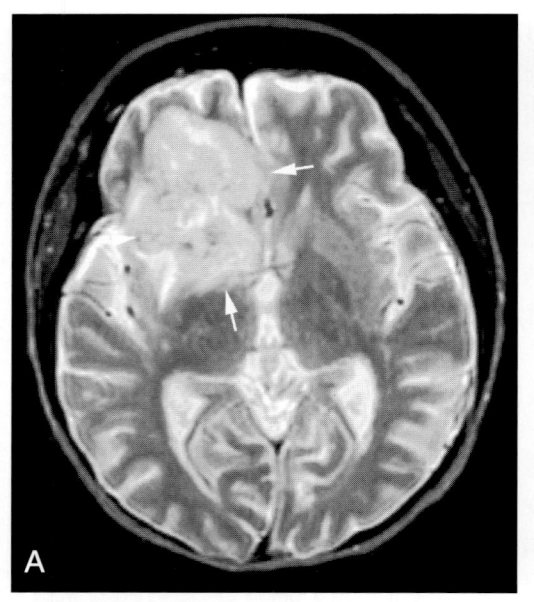

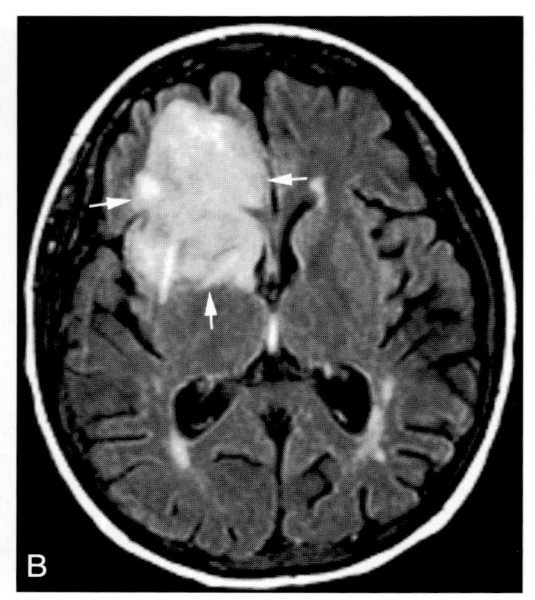

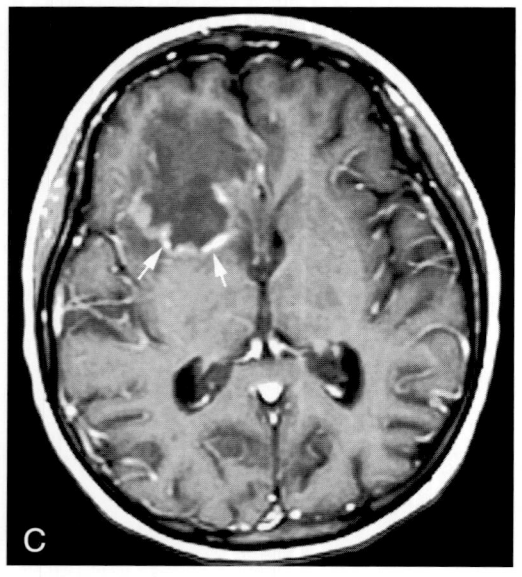

图 11-45 免疫受损患儿中曲霉菌脓肿。A 和 B：轴位 SE 2500/70 和 FLAIR 图像显示，右侧额叶内边缘模糊的肿块（箭号）。C：轴位增强 SE 600/11 图像显示，仅见脓肿后缘包膜强化（箭号），本例为立体定位针吸穿刺所证实。

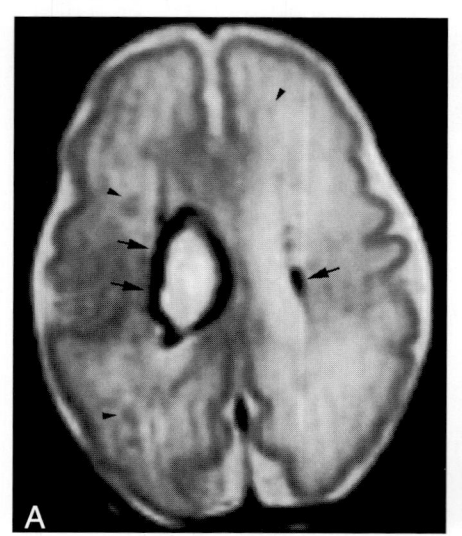

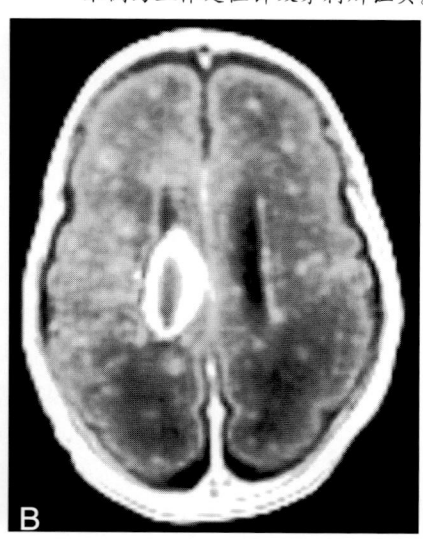

图 11-46 早产新生儿全身念珠菌病引起多发念珠菌浸润灶。A：轴位 SE 3000/120 图像显示双侧生发基质出血（箭号）和脑白质区内数个小低信号区（箭头）代表脑实质损害。B：轴位增强 SE 600/11 图像显示多发小强化灶代表脑实质内念珠菌浸润。

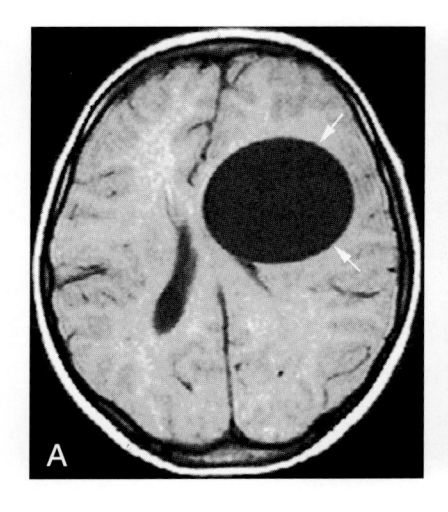

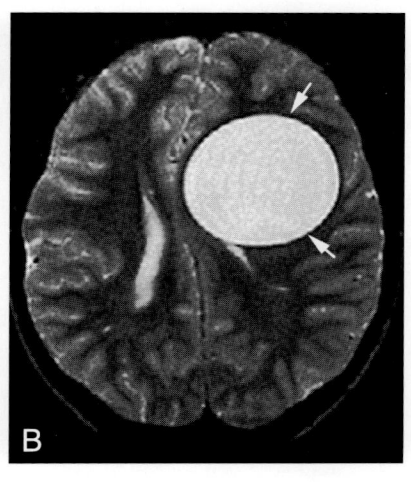

图 11-47 包虫囊肿。轴位 T1 和 T2 加权像显示，一个巨大的、边缘锐利的无强化肿块（箭号），与脑脊液等信号。

格（表 11-1）或感染方面的专著获取这些疾病的进一步知识。

囊虫病

中枢神经系统囊虫病在美国并不常见，它在拉丁美洲更常见或在拉丁美洲、亚洲、印度和非洲移民中相当多见。猪带绦虫囊尾蚴几乎总引发本病。人类为中间宿主，通过意外进食含有被粪便污染的物质中的绦虫卵而获病。虫卵在小肠中孵化，钻入黏膜并穿破小静脉。约 60～70 天后发育为成熟幼虫或囊虫。

本病临床表现多样，虽然高达 92% 的患儿可见癫痫；但也可见头痛和限局性神经损伤。多发囊虫或与

表 11-1

神经系统原虫和寄生虫感染

病原生物体	临床特点
疟疾	高热、意识模糊、局限性神经缺陷
非洲锥虫病	发热、淋巴结肿大、肝脏增大。晚期：情感淡漠 脑膜炎体征和癫痫
美洲锥虫病	婴儿：意识模糊、颈背强直 年长儿：强直性双侧瘫、手足徐动症
阿米巴病	脑膜脑炎、脑脓肿
阿米巴病	脑膜脑炎。影像显示 20% 出现基底池强化； 严重大脑水肿
腭口线虫病	嗜酸细胞性脑膜炎、出血、脊髓炎、神经根炎 影像显示白质水肿、大脑结节样强化、线 样出血、脊髓水肿
内脏幼虫转移	脑炎、视神经炎、横断性脊髓炎、癫痫
血吸虫病 脊髓肉芽肿	横断性脊髓炎、神经根炎、脑炎、脑膜体征
肺吸虫病	脑膜脑炎、癫痫、视力下降、痴呆
包虫病	颅内囊肿的局部神经表现、颅内压增高（HA、 恶心、呕吐、视乳头水肿） 影像检查显示圆形或椭圆形薄壁囊肿，边缘锐利 大多数位单发囊肿（有活性的原发病灶破裂 导致多发囊肿）。内囊（壁内环）为 T1 高信号， 外囊（壁外环）为 T2 高信号并可见强化。周围 水肿少见，壁强化和水肿提示囊肿炎症。很少 情况下，可见散在小强化病灶。

本病相关的软脑膜炎可导致脑室或基底池梗阻，引起脑积水。血管炎可引发梗塞。多数情况下，中枢神经系统囊虫病患儿出现癫痫（78%），颅内高压（主要表现为头痛、呕吐、感觉迟钝和视乳头水肿，30%）和学习困难（10%）。神经影像学检查几乎总可发现异常。

病理学研究将囊虫病分为四型：①脑实质囊尾蚴；②软脑膜炎；③脑室内囊尾蚴；和④葡萄状囊肿。每一型在 CT 或 MR 中均有其特殊表现。

脑实质囊尾蚴，为最常见的类型。当寄生虫死亡引发炎症反应时，可出现多种症状和体征。囊虫可见于脑组织任何部位，最常见于大脑灰质，其次为脑干、小脑和脊髓。脑实质内囊尾蚴可为实性或囊性。实性病变经常合并簇状钙化，而囊性病灶则常见环形强化（图11-48）。囊尾蚴死亡所引起的抗原刺激将引发局部炎症并破坏血脑屏障；因此可见强化。钙化和囊性病灶均常见于大脑灰质；在治疗前磁共振 T2 加权像上，因病变周围环绕血管源性水肿而显得十分醒目（图11-48）。治疗后水肿可吸收（图11-49）。虽然 CT 更适于显示病灶内钙化，但由于避免了线束硬化伪影，MR 更可清晰显示皮层内病灶。囊虫病完全钙化的病灶并不出现强化和水肿。有些作者认为，钙化代表死亡的生物体。但是，在 UCSF 我们观察到，初次治疗后，钙化的囊尾蚴病灶周围可见炎症发生，提示钙化病灶可能仍具有活性。一般认为，幼虫死亡到钙化需要4~7年时间。而且，我们在 UCSF 的经验表明，它可在较短时间内发生；我们曾见过小于3岁而确诊为囊虫病的患儿出现钙化。然而，儿童发生感染需要时间且从感染到生物体死亡还需要更多的时间，因此儿科囊虫病患儿出现钙化较成人少见。成人与儿童囊虫病患儿影像学表现的区别在于①成人中钙化更常见；②弥漫性均匀强化病灶更常见于儿童。大多数患儿首次影像检查仅发现孤立病灶。脑实质内囊性病灶在弥散加权图像中具有脑脊液的特点。质子 MRS 显示乳酸（在1.33ppm 可见双峰）、琥珀酸或丙酮酸（在2.4ppm 可见单峰）、丙氨酸（在

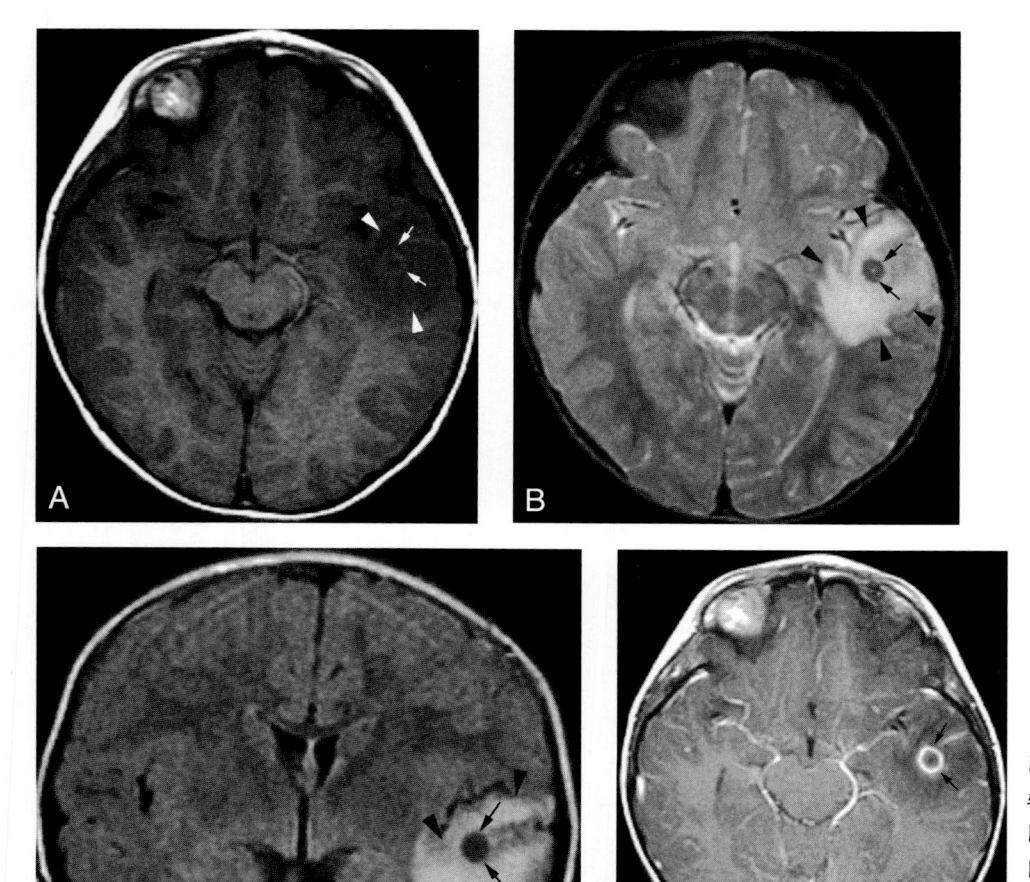

图11-48 实质型囊虫病。A、B 和 C：轴位SE 600/11、SE 2500/70和FLAIR 图像显示，病灶环形强化（箭号），周围可见血管源性水肿（箭头）。注意，病灶中心在T2加权像和FLAIR 图像中呈现低信号。D：轴位增强 SE 600/11图像显示明显环形强化。

第十一章 神经系统感染　631

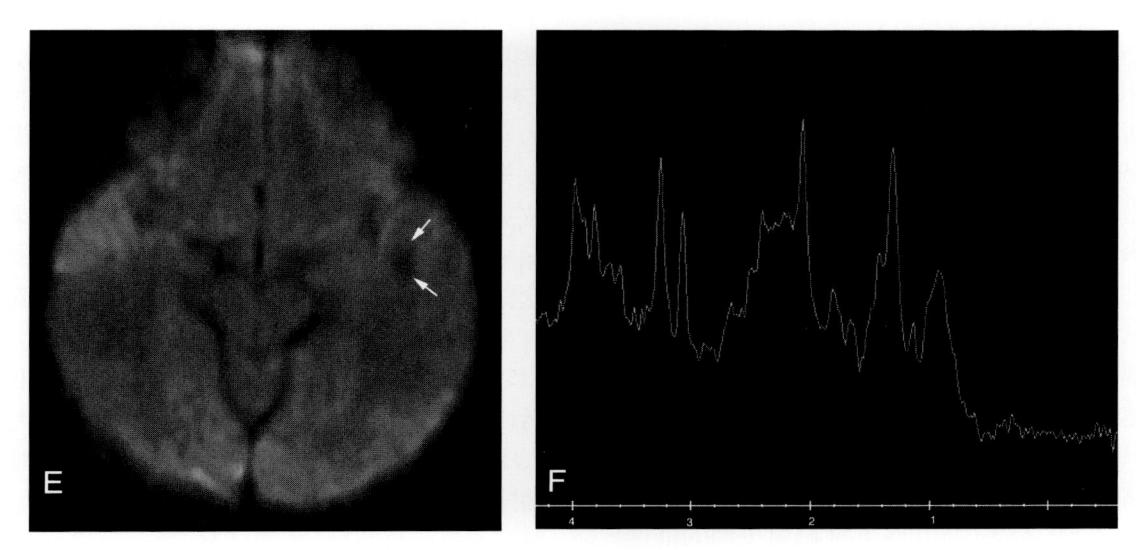

图11-48　（接上页）E：弥散加权像显示，病变（箭号）为低信号，提示其弥散度增高，可与细菌性脓肿相鉴别。F：质子MR波谱（TE=26msec）显示，异常脂质峰（宽单线，0.9ppm）、乳酸峰（双峰，1.33ppm）、琥珀酸盐或丙酮酸（单峰，2.4ppm）、丙氨酸（双峰，1.5ppm）和乙酸盐（宽单线，1.9ppm）。

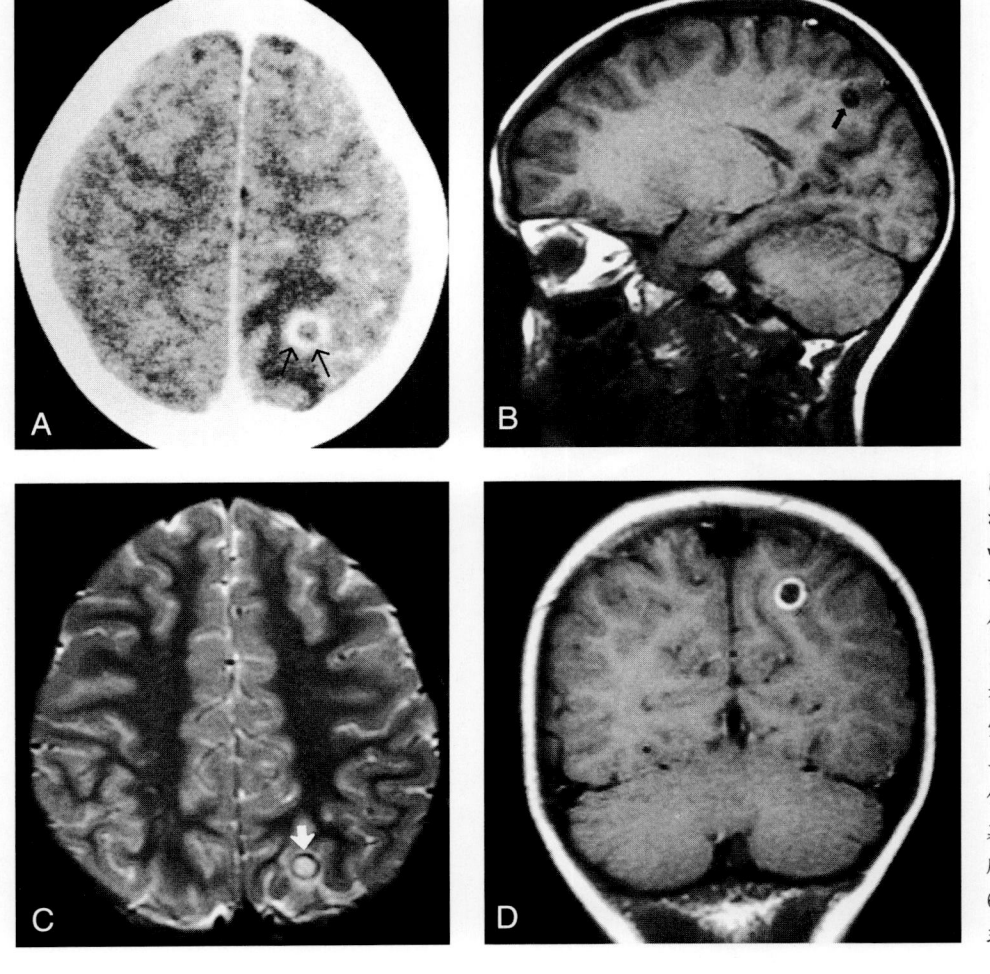

图11-49　脑实质型囊虫周围水肿的消褪。A：轴位增强CT显示，左侧顶枕叶实质内环形强化病灶（箭号），周围可见血管源性水肿。B：治疗一周后轴位SE 600/20图像显示，左顶枕区仍可见病灶（箭号）。一周治疗使血管源性水肿减少。在病灶死亡和钙化前，其包囊表现为环形高信号（T1时间延长），类似脓肿表现。C：轴位SE 2500/70图像显示，脑实质型囊虫表现为T2时间延长，伴有短T2信号环（箭号）。D：静脉注入顺磁性对比剂后，在冠状位SE 600/16图像上，脑实质型囊虫显示为环形强化病灶。

1.5ppm 可见双峰)、乙酸盐(在1.9ppm 可见多峰)以及在3.3ppm 的未知峰,但据我们的经验,每个患儿的波谱表现均不同。

囊虫病软脑膜炎型在 CT 和 MR 平扫中表现为软组织填充基底池。静脉注射对比剂后,如同其他肉芽肿性脑膜炎一样,受累区域蛛网膜下腔明显强化(见图11-26,图11-27和图11-50)。肉芽肿常见于蛛网膜下腔内,也可以钙化(图11-50)。这些肉芽肿的强化特点与脑实质肉芽肿相似。当出现软脑膜炎时,常可见脑积水(图11-50)和血管炎(引起梗塞)。

由于脑室内囊虫患儿可死于急性脑室梗阻,故本病诊断非常重要。如急性脑积水与脑实质内簇状钙化合并发生(图11-51),或出现其他脑囊虫病的证据,应该怀疑脑室内囊虫。除非将对比剂注入脑室系统,否则脑室内囊虫难于在 CT 上辨别。由于寄生虫头节在脑室内可表现为软组织信号结节(图11-51),故 MR 在发现脑室内囊虫方面较 CT 具有优势。3mm 或更薄层厚的 T1 加权像显示囊虫头节十分理想。采用稳态序列(如CISS)可有助于发现脑室内或脑池内囊性病变,因为它有助于在高信号的脑脊液背景下发现低信号的囊虫头节和囊壁。如囊肿位于第四脑室,则冠状位和矢状位更适于观察脑室变形的程度和特点。如计划手术切除脑室内囊肿,应在手术期临近时进行影像检查,因为这些囊肿可经脑室系统移行。弥散加权图像对诊断没有帮助,病变弥散特点与脑脊液相似。

葡萄状囊肿为位于蛛网膜下腔的多发小叶状、无活性的囊肿(所以缺乏头节),体积通常较大(数厘米大小)。虽然失去活性,但可通过囊壁增殖而生长且对治疗有反应。这些囊肿可合并慢性软脑膜炎。葡萄状囊肿最常见于桥小脑角、鞍上区、外侧裂池和基底池。在 CT 上显示为大囊性病灶(图11-52),增强后可见强化;囊内多发分隔较难显示。在 MR 上,基底池、鞍上区或外侧裂池内可见大小不等的多发囊肿聚集,类似葡萄串(图11-52)。这种形态颇具特异性。患儿常

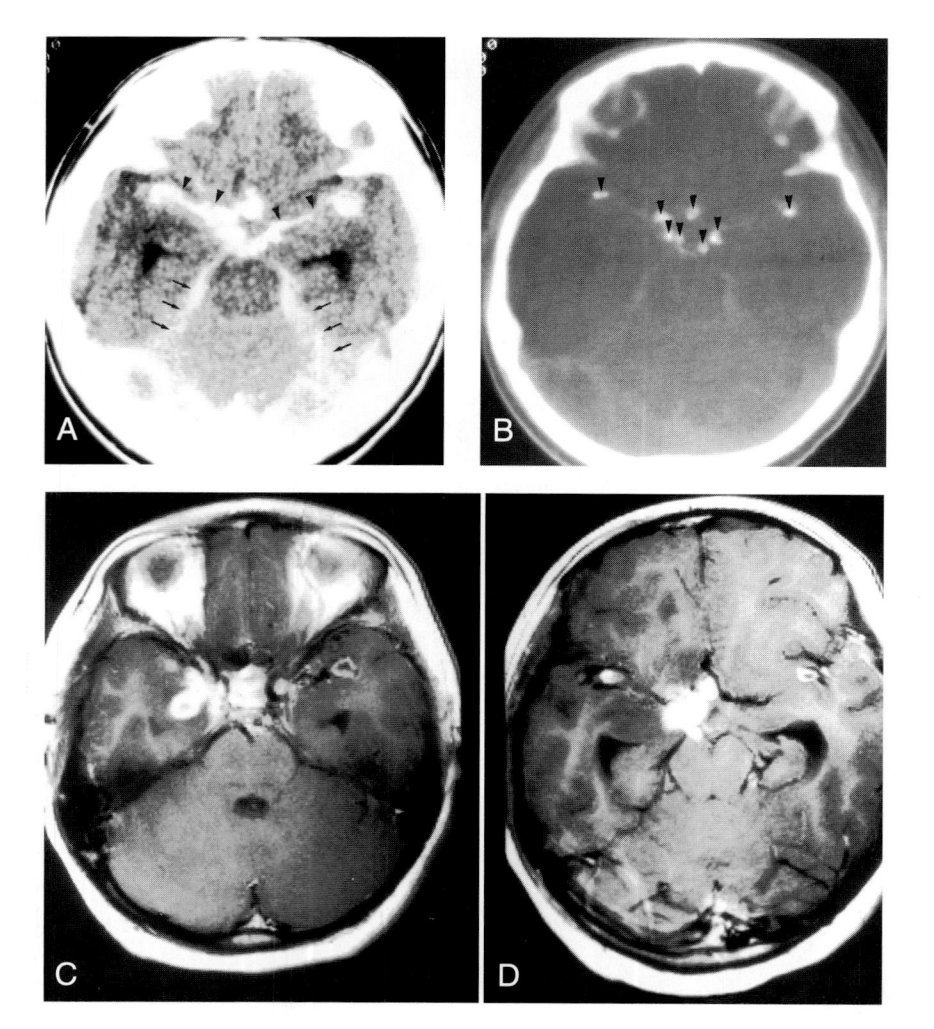

图11-50 脑膜型囊虫病。A:CT增强图像显示,鞍上池、侧裂池(箭头)以及沿小脑幕(箭号)可见强化。脑积水引起侧脑室颞角扩张。B:骨窗CT图像显示,鞍上池和侧裂池内多发簇状钙化。C和D:轴位增强 SE 600/16 图像显示,鞍上池、颞叶和侧裂池下部多发强化结节。

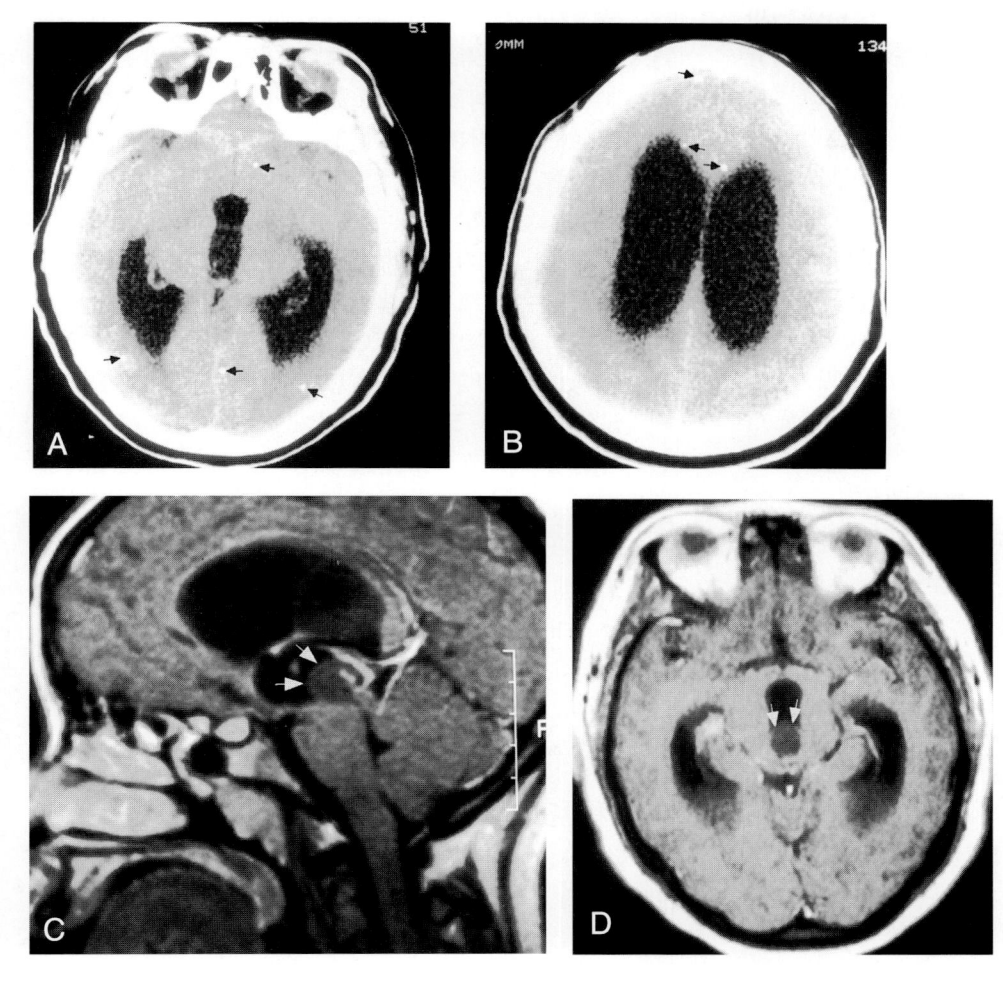

图 11-51 脑室内型囊虫。A 和 B：轴位 CT 平扫图像显示，急性脑积水。脑实质内多发簇状钙化（箭号）则提示脑实质型囊虫病。第三脑室内未见明确病灶。C：矢状位 SE 600/16 图像显示，第三脑室后部、导水管近端可见囊尾蚴包囊（箭号）。D：轴位增强 SE 600/16 图像显示，第三脑室后部囊肿（箭号）未强化。

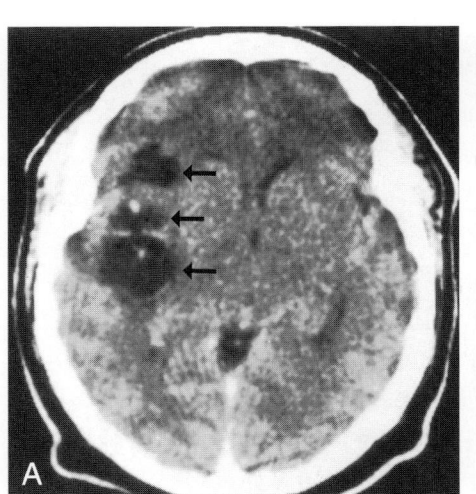

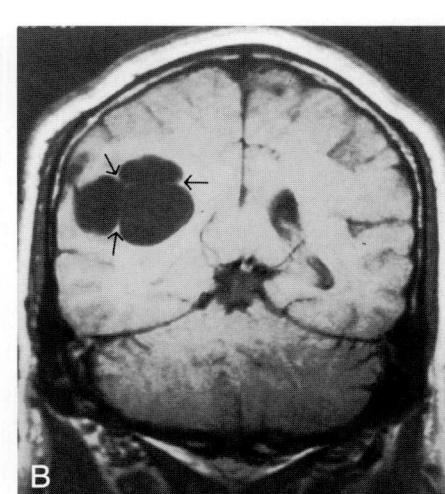

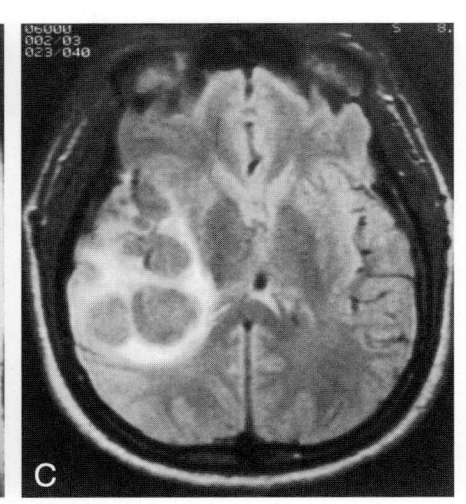

图 11-52 葡萄状脑囊虫病。A：轴位 CT 增强显示，右侧裂池区可见数个囊性病灶（箭号）。B：冠状位 SE 800/20 图像显示，囊性病变为内有分隔（箭号）的多腔性病灶。C：轴位 SE 2500/30 图像显示，侧裂池内囊尾蚴包囊周围可见中等量水肿。这种水肿在 CT 或磁共振 T1 加权像中均未显示。

有多次接触病原生物体的病史，所以中枢神经系统内可同时出现多种类型病变。由于囊内液体弥散特点与脑脊液相似，故弥散加权图像对诊断没有帮助。质子波谱显示，2.4ppm处可见明显的琥珀酸和丙酮酸峰，也可见1.5ppm处的丙氨酸、1.3ppm处的乳酸或1.9ppm处的乙酸盐。

当症状提示脊髓内受累时，MR应为最好的检查方法。薄层检查可发现与脑脊液等信号的囊肿，囊肿局部发生脊髓增粗。薄层扫描还可发现囊肿内的囊虫头节，表现为T1高信号。囊肿上下三个节段可见水肿。静脉注射顺磁性对比剂后，可见囊壁或囊肿出现光滑的薄环状强化。如不能进行磁共振检查，脊髓造影有助于葡萄状囊肿的诊断。脊髓造影将显示硬膜内髓外肿块随患儿头高或头低位变化而移动。脊髓蛛网膜下腔还可见蛛网膜炎，及其所引起对比剂流动部分或完全受阻。

结节病

结节病是一种原因不明的肉芽肿性疾病。虽然可在全球范围内发病，但本病特别常见于美国东南部，且在黑人中的发生率较其他种族高。5%~10%患者（包括成人和儿童）中可见结节病累及神经系统。本病儿童患儿少见，仅占全部病例的6%。成人起病年龄多为20~40岁。大多数患儿出现症状和体征的年龄为9~15岁之间。

按发生频率递减顺序排列，儿科神经结节病的临床表现为颅神经病变（最常累及第Ⅶ、Ⅱ和Ⅷ对颅神经）、无菌性脑膜炎、脑积水、下丘脑功能低下、继发于颅内其他部位肿块的局限性神经症状、髓内肿块、脑病或血管病、癫痫、脊髓病变和周围神经病变。一项对23例儿童中枢神经系统结节病的回顾显示，本病发生于儿童与成人间无明显差异。最常见的神经表现见表11-2。

表11-2

儿童和成人结节病的神经表现

神经表现	儿童	成人
脑膜脑病	45%	65%
颅神经病变	50%	40%
下丘脑功能低下	30%	20%
脑积水	30%	25%
脊髓病变	5%	10%
周围神经病变	0%	20%

结节病的病理特点为广泛分布的非干酪样肉芽肿。最常受累的组织为淋巴结、肺、皮肤、眼和骨。在成人中，神经系统任何部分均可受累。基底部或弥漫性肉芽肿性软脑膜炎为本病最常见的类型；漏斗部、第三脑室底部和前壁以及额叶底部常受累。肉芽肿可出现于硬膜内外间隙、软脑膜、脑实质、脊髓、视神经或周围神经。

神经结节病的影像学表现包括脑积水、增强后均匀强化的脑实质结节（多数位于扩张的血管旁间隙）、脑室旁白质水分增加（在CT上显示为低密度，在MR上显示为长T1/T2信号）、以及基底部脑膜和小脑幕弥漫性强化（图11-53）。脑实质外肿块类似脑膜瘤。边缘光滑的实质结节可单发或多发，可局限于脑底部，也可遍布整个大脑半球。脑实质病灶无周围血管源性水肿。病灶在CT平扫中与灰质等密度；在MRI上，结节在T1加权像中与灰质等信号，在T2加权像中表现为等-高信号。静脉注射对比剂后，可见结节均匀强化。影像检查的价值不仅在于颅内结节病的诊断，还可用于随访。结节病肉芽肿可在激素治疗后逐渐减小或完全吸收。

颅内积脓

除非硬膜下和硬膜外积脓位于大脑镰旁（硬膜下非常必要），否则通过CT或MR很难将两者区分开。所以，我们将它们放在一起讨论。

在婴儿中，积脓为化脓性脑膜炎最常见的并发症，无论是来源于蛛网膜下腔的部分包裹，还是来源于脑膜炎（特别是肺炎球菌）从蛛网膜下腔向硬膜下或硬膜外发展，抑或来源于硬膜下积液发生化脓性转化。脑膜炎患儿经过正规抗生素治疗，依然出现前囟膨隆、长期发热或癫痫，应疑及颅内积脓；少数情况下，患儿还可见偏瘫或意识改变。

年长儿首先出现假性脑膜炎症状，如发热、颈抵抗、头痛和嗜睡，随后可见视力模糊、局限性神经表现和局灶性癫痫等占位性病变症状。当这些症状合并头部枪伤、中耳炎或鼻窦炎发生时，应疑及脓肿并直接进行有助于发现积脓的检查。该年龄段颅内脓肿最常见的原因为中耳炎或鼻窦炎向硬膜外或硬膜下间隙直接蔓延。其他较少见的原因还有骨髓炎、眼眶蜂窝织炎、外伤直接浸润、先天性骨缺损（如皮窦和脑膨出）、败血症转移性感染和硬膜下渗出污染。

病理学检查显示，脓液常见于硬膜内外。所以，即使脓液主要出现于硬膜内或外，或两者均出现，鉴别硬

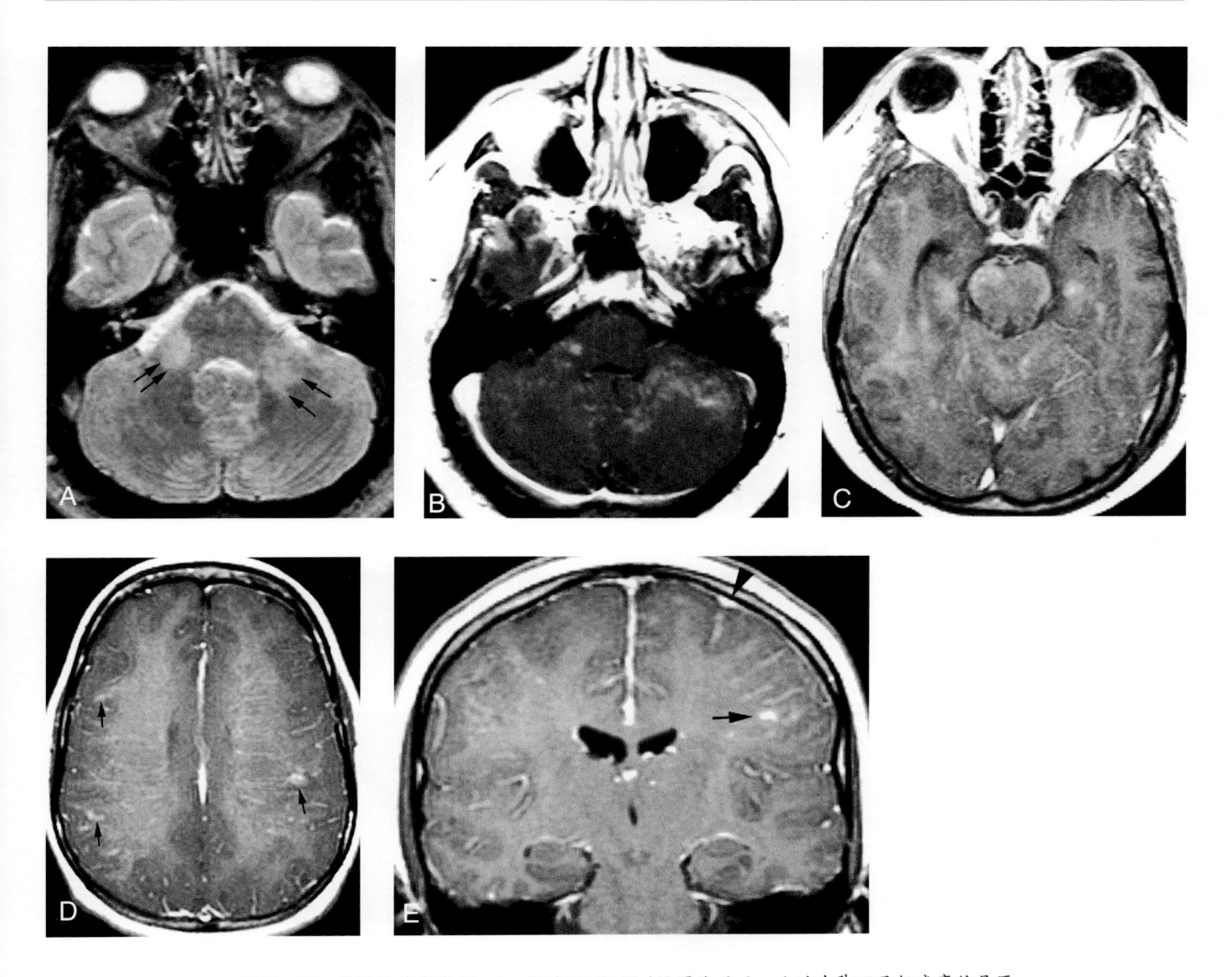

图11-53 神经结节病病例。A：轴位SE 2500/70图像显示，小脑中脚可见轻度高信号区（箭号）。B和C：轴位增强SE 600/11图像显示，脑干、小脑实质和颞叶片状强化。D和E：轴位和冠状位增强SE 600/11图像显示，脑实质结节样强化（箭号）、血管旁间隙扩张和左后部额叶凸面外的以硬膜为基底的结节（箭头）。

膜内外脓肿亦无实际意义。大脑凸面积脓最常见，是镰周积脓的两倍。小脑幕积脓较少见，且常为已经存在的脓肿蔓延所致。如积脓为双侧（跨越中线）或使脑镰从颅骨内板移位，则可准确地被定位于硬膜外（图11-54）在更常见的大脑外侧凸面积脓中，这些征象毫无用处，定位也不准确。

在影像检查中，积脓表现为脑外间隙增宽，相邻脑回受压（图11-54至图11-56）。婴儿继发于脑膜炎的积脓最常位于大脑额叶凸面；而年长儿继发于鼻窦炎或中耳炎的积脓更常发生于半球间裂（图11-55），小脑幕和颅前窝或颅中窝底部。

在婴儿中，使用高频近野分辨率7~10MHz的探头对脑实质外间隙进行颅脑超声检查有助于鉴别感染性积液和无菌性积液。感染性积液常表现为混杂的或高回声积液，常包含高回声纤维蛋白丝和增厚的高回声内膜；而无菌性渗出则显示为均匀无回声性脑实质外积液。

脓肿内积液在CT和标准自旋回波序列MRI中缺

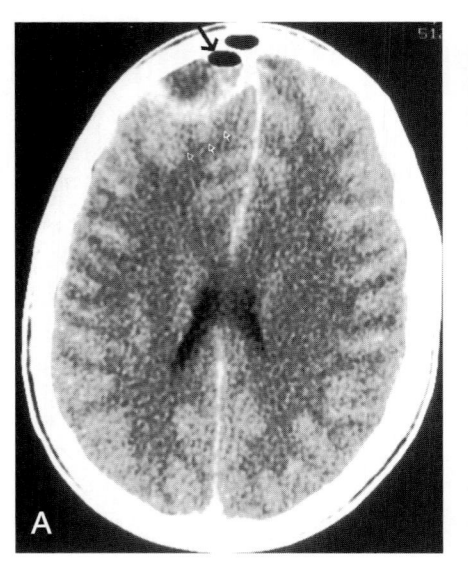

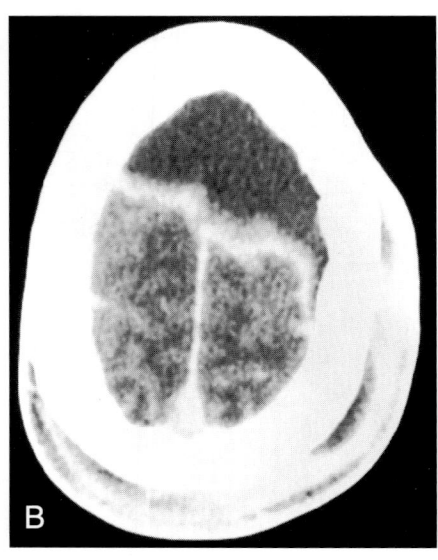

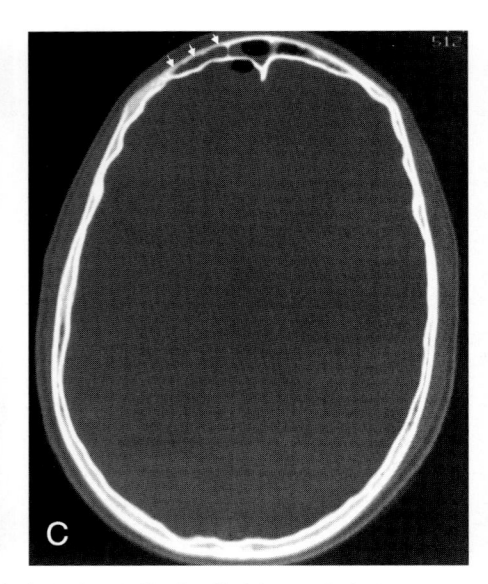

图 11-54 硬膜外脓肿。A：轴位增强CT显示，右侧额部可见积液，其中包含局限性气体（黑箭号）。积液导致灰白质界线（空心白箭号）向后移位，提示为脑外病变。B：在更高水平，可见脑外积液越过中线，并使硬膜与颅骨内板分离。这些征象均说明积液位于硬膜外间隙。C：观察所有硬膜外积液患儿的副鼻窦十分重要，额窦内出现软组织密度阴影则提示副鼻窦炎。如脑外积液合并副鼻窦炎、中耳炎或眼眶蜂窝织炎，则高度怀疑为脓肿。

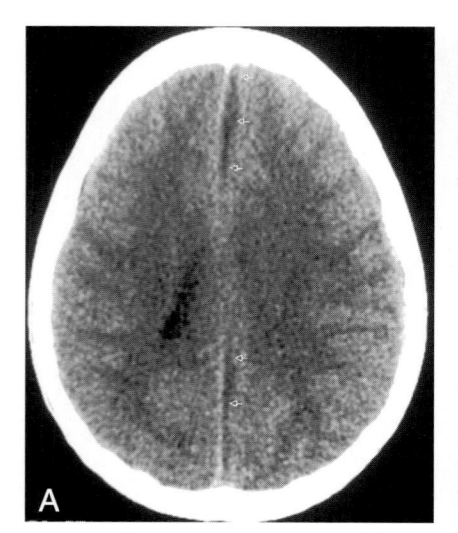

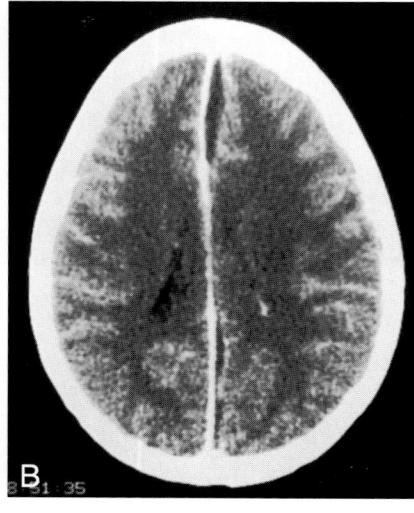

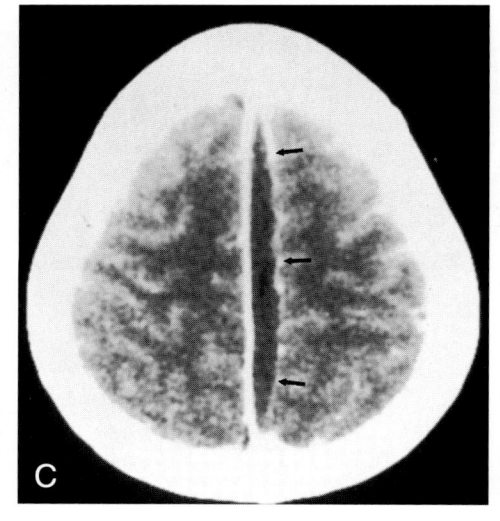

图 11-55 硬膜下脓肿。A：CT平扫显示，大脑纵裂池增宽，相邻脑沟受压。B：增强扫描后，大脑纵裂池积液和相邻脑回移位则更清晰。C：接近头顶部，半球间硬膜下脓肿（箭号）则容易被显示，本病例脓肿来源于鼻窦炎。

乏特征性信号以供最终与非化脓性积液的鉴别。由于脓肿弥散度减低（图11-56）而普通渗出无此改变，故应该获取弥散加权图像。在MR常规序列上，积脓信号在T1加权、T2加权和FLAIR图像中均稍高于脑脊液。约50%患儿可见积液内分隔（图11-55）。脑积脓并不合并血管源性水肿。如脓肿周围实质出现低密度（CT）或长T1/T2信号（MR），则通常为并发脑炎，约20%患儿可见大脑炎与积脓同时发生。较少情况下，脑实质内低密度或长T1/T2信号也可来源于缺血（静脉或动脉）。静脉注射对比剂后，积脓早期常无强化。

约1~3周后，可见以积液为中心的环形强化（图11-56）；目前尚不能肯定该强化环代表了积脓周围的包膜，还是继发于缺血性皮质损伤的皮层强化。有时，FLAIR增强图像最适于观察这种强化，所以，可更清晰地显示脑实质外病变的范围（图11-56）。

当年长儿出现脑外积液而无前驱创伤或脑膜炎病史，在鼻窦、中耳、乳突气房、眼眶和颅骨寻找感染源非常重要（图11-54）；CT和MR有效检查手段。积脓常出现于感染鼻窦的对侧；甚至出现于感染中耳腔或乳突的对侧。如发现脑外积液与鼻窦炎、中耳炎或眼

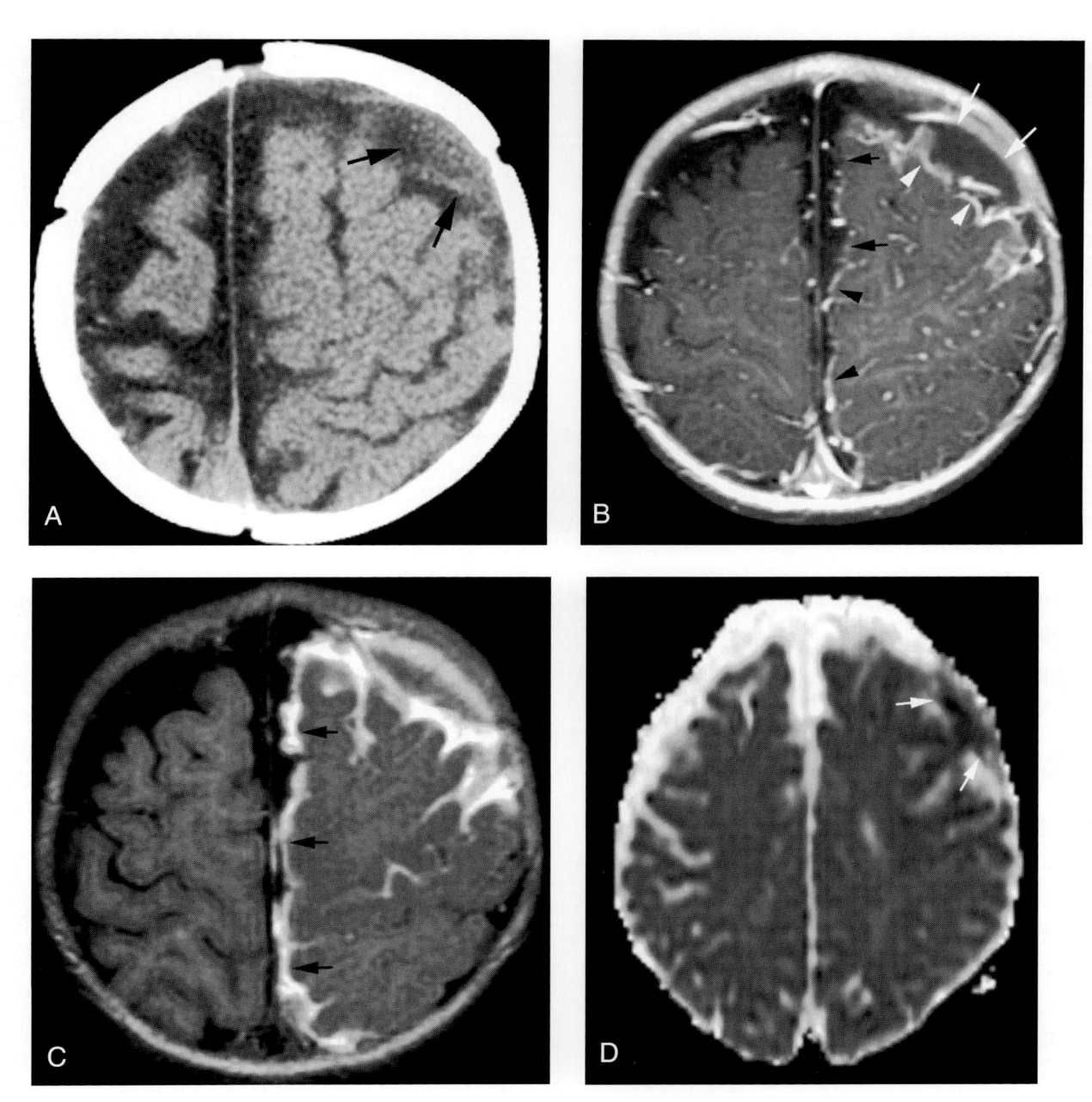

图11-56 脑膜炎引起的积脓；FLAIR和弥散加权图像的价值。A：轴位CT图像显示，左额部蛛网膜下腔间隙不对称性扩张（箭号）。该区域密度较对侧半球外脑脊液高。B：增强SE 600/11图像显示，脑实质外积液信号稍高（白箭号），脑膜强化（白箭头）。大脑纵裂池前部蛛网膜下腔轻微扩张（黑箭号）以及左大脑半球内侧面轻微强化（黑箭头）均提示病变已延伸至半球间硬膜下腔。C：增强FLAIR图像明确了左侧大脑半球内表面显著强化。有时FLAIR可提高软脑膜病变的显著性。D：表观弥散系数图像显示，左额部积液为低信号（白箭号），确定其为脓液所构成，代表积脓。

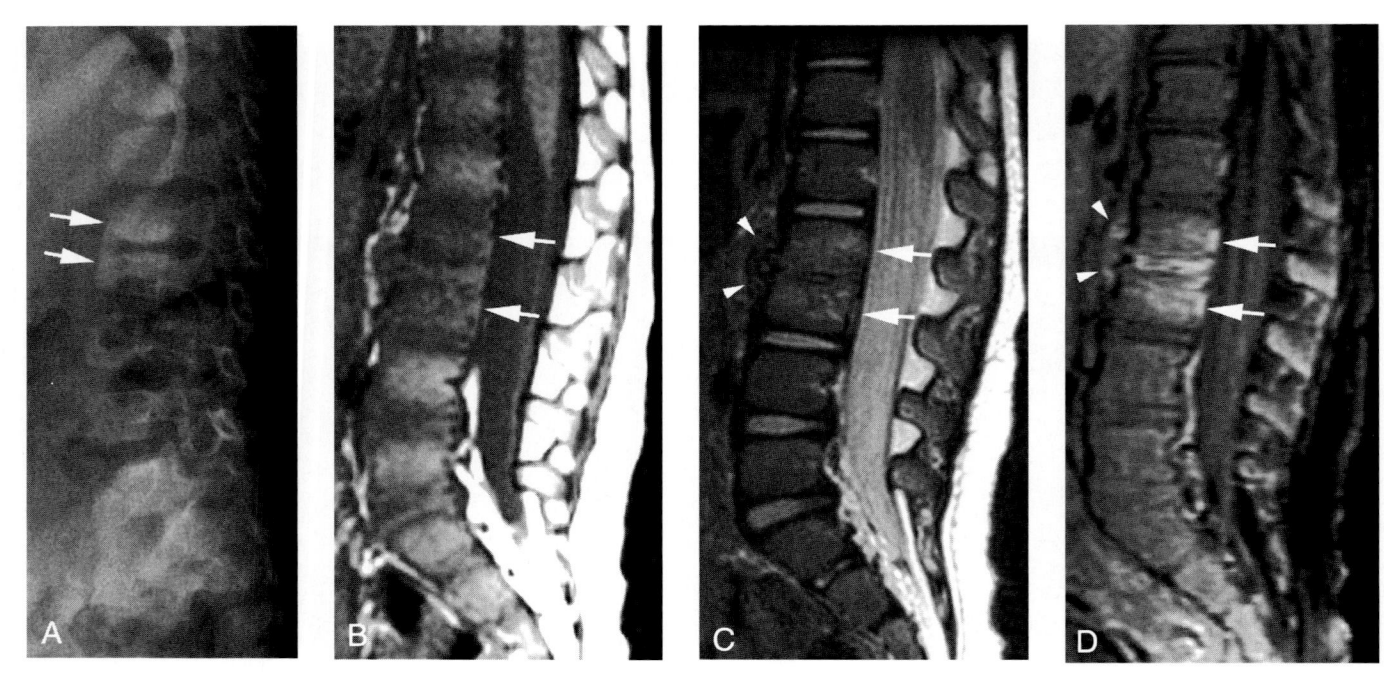

图11-57 椎间盘炎，晚期。A：侧位平片显示，L2和L3终板硬化（箭号）伴椎间隙狭窄。B：矢状位 SE 600/11 图像显示，L2和L3椎体低信号（箭号）。椎间隙变窄，但未见软组织肿块。C：矢状位 FSE 3500/102 图像显示，椎体高信号（箭号）伴椎间隙狭窄。脊柱腹侧可见小软组织肿块（箭头）。D：矢状位增强 SE 600/11 图像显示，变窄的L2-3椎间盘间隙及相邻椎体强化，腹侧软组织肿块均匀强化。

眶蜂窝织炎并发，应高度怀疑积脓。影像学难于鉴别积脓与硬膜下积液（如 H 型流感性脑膜炎病程中发生）。H 型流感脑膜炎的反应性渗出几乎均为双侧；双侧性非常有用，因为积脓很少为双侧。

脊柱感染

椎间盘炎和骨髓炎（脊柱间盘炎）

椎间盘间隙感染常合并脊椎骨髓炎，为一种相当常见的疾病。多发生于幼儿，表现为发热（骨髓炎较椎间盘炎更常见）、背痛、跛行、易怒和拒绝行走。虽然其病理生理机制尚不清楚，但病原体经脊体软骨性终板内的毛细血管丛和椎间盘的血管通道发生血性播散为最可能的机制。由于20岁以后的椎间盘环内和7岁以后的软骨终板内才出现血管和淋巴管，所以儿童更易发生这种感染。病原体常常从椎间盘向椎体扩散，以致于人们用"脊椎间盘炎"来定义这种疾病。虽然金黄色葡萄球菌为最常见的病原体，但也有许多不同的病原体被分离出来；70%病例不能确定病原菌。第2~3腰椎椎间盘和第3~4腰椎椎间盘为最常受累，但几乎任何椎间盘均可发病。许多患儿发病时尚难以进行准确的神经检查；所以，常依赖影像学作出诊断。

磁共振对怀疑椎间盘炎或骨髓炎的患儿来讲，是一种理想的检查方法。平片在出现症状后 2~8 周内不能显示特征性椎间盘间隙变窄和终板侵蚀改变（图 11-57）。镓和锝骨扫描可在症状出现后1周内表现异常；但是，扫描表现正常也不能除外椎间盘炎。另外，即使表现为阳性，骨扫描也为非特异性检查。磁共振较平片和CT敏感，特别是应用脂肪抑制技术后，其敏感度与放射性核素扫描相似而特异性更高。在 MR 上，受累椎间隙变窄且常在T2加权像上显示为低信号。可见并发的蜂窝织炎从受累椎间盘向硬膜外间隙延伸（图 11-58）。如椎间盘和相邻椎体在T2加权像上显示为高信号（图11-58），则应怀疑椎间隙脓肿合并骨髓炎。相邻椎体在增强后强化为脊柱骨髓炎的有力证据。如疾病早期未及时发现，脊柱骨髓炎将导致椎体塌陷和明显脊柱畸形（图 11-59）。治疗后，椎体变化将不会在 24 个月内完全恢复，同时，椎间盘异常信号将持续 34 个月以上。

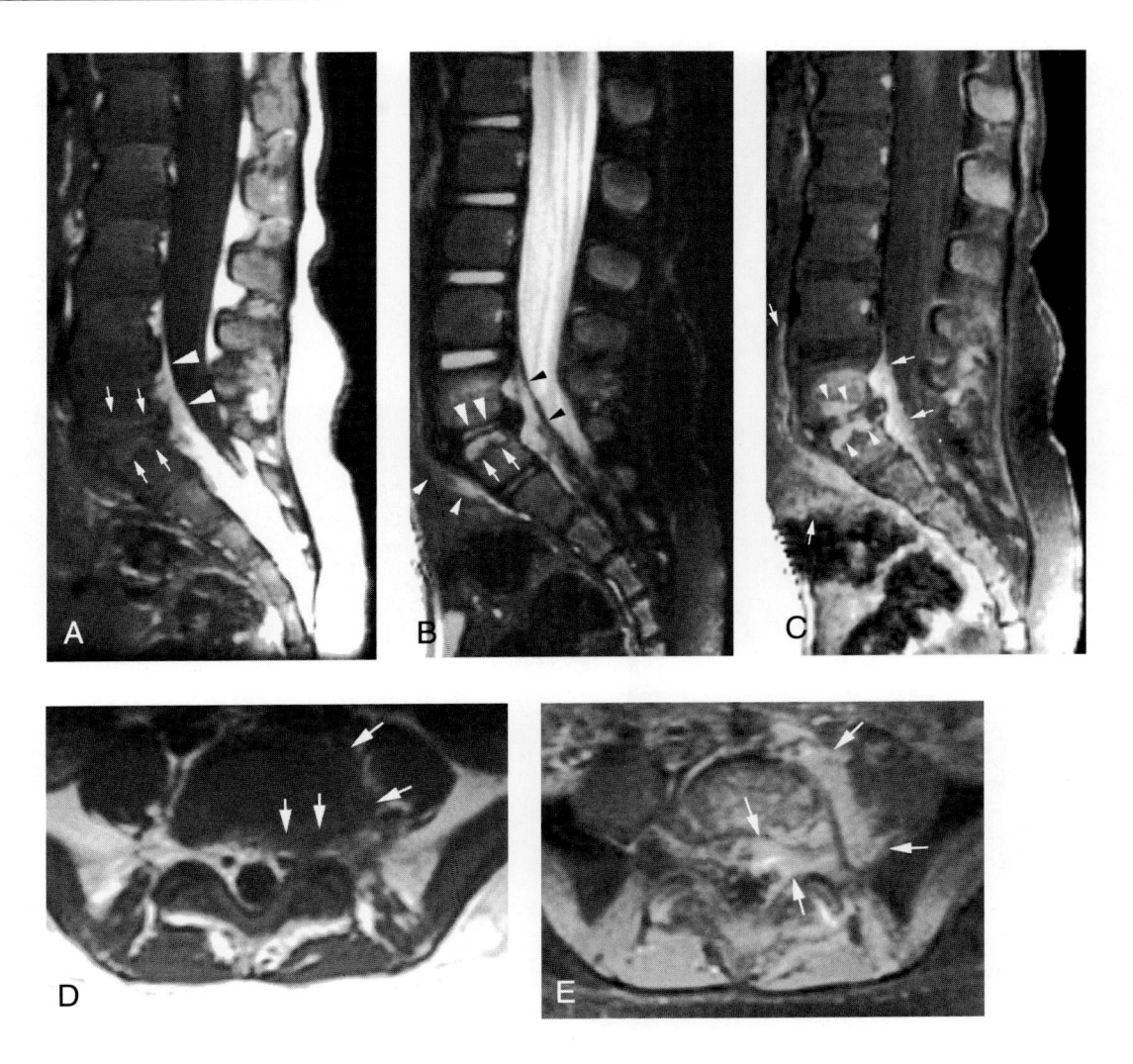

图 11-58 椎间盘炎和脊椎骨髓炎引起脊柱硬膜外蜂窝织炎／脓肿。A：矢状位 SE 600/11 图像显示 L5-S1 脊椎终板呈异常高信号并椎间隙狭窄（箭号）。另外，L5-S1 椎体后脂肪层内出现异常低信号浸润（箭头）。B：矢状位脂肪抑制 FSE 3500/102 图像显示，S1 椎体上部信号明显增高（白箭号）。椎间隙狭窄（大白箭头）以及腹侧前纵韧带下方和背侧后纵韧带下方均可见异常低信号物质。L5 和 S1 水平椎体后硬膜外脂肪层内（黑箭头）以及椎体前（小白箭头）异常高信号影代表蜂窝织炎和脓肿。C：增强后脂肪抑制 SE 600/11 图像显示，L5-S1 椎间盘和相邻终板（白箭头）异常强化，确诊了椎间盘炎和骨髓炎。椎体后硬膜外脂肪层和椎体前间隙强化（白箭号）显示蜂窝织炎／脓肿存在。D 和 E：轴位脂肪抑制平扫和增强 SE 600/11 图像显示，蜂窝织炎（箭号，在 D 中为低信号并在 E 中强化）延伸至硬膜外和椎间盘后神经孔脂肪，并向前外侧进入脊椎旁间隙和左侧腰大肌。

如发现椎体严重侵蚀破坏且合并脊柱背侧或腹侧软组织包块，应考虑结核性脊柱炎或球孢子菌脊柱炎。此时，CT 最适于显示骨骼破坏，但 MR 可显示压迫脊髓的软组织包块以及前、后纵韧带下软组织包块的范围而相应的椎间盘不受累（图 11-60）。所有这些特点均可用于鉴别椎间盘炎／骨髓炎。

脊柱积脓

虽然本病在儿童中极为罕见，但认识脊椎硬膜外间隙感染（单纯性积脓）仍非常重要，因为延误诊断可能导致破坏性神经损伤。脊椎积脓的临床过程可为急性和快速进展性或慢性。急性病程更常见于儿童，多为血源性、转移性感染所致；慢性积脓常为骨髓的直接

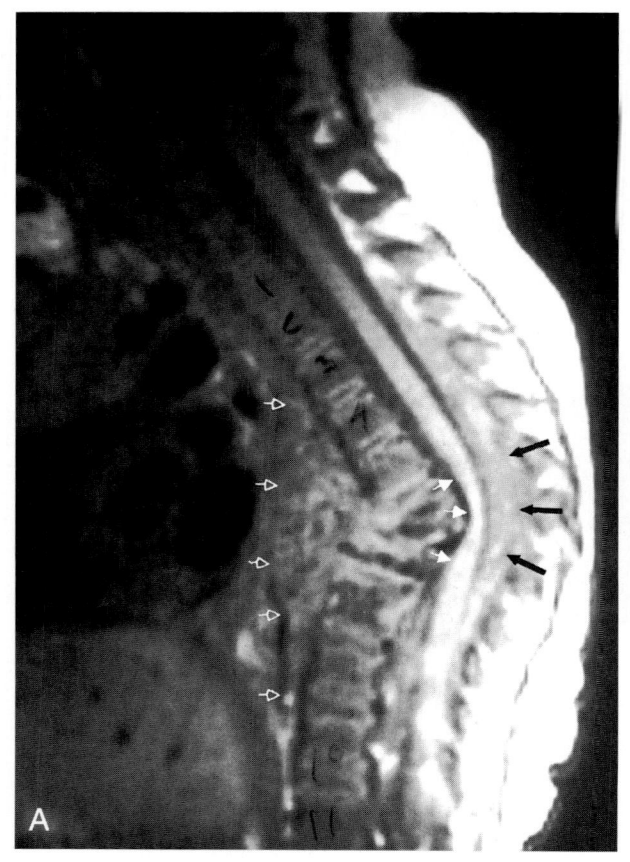

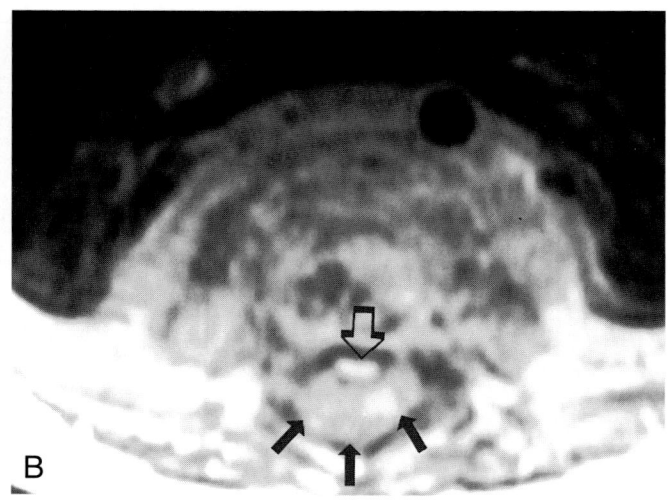

图 11-59 脊椎骨髓炎引起硬膜外脓肿。A：矢状位 SE 600/20 图像显示，T6 和 T7 椎体破坏。中段胸椎前可见巨大软组织肿块（空心白箭号），手术中发现该肿块为脓性物质。塌陷的椎体部位可见脊柱后突畸形，且向后突出的骨性片段压迫脊髓（实心白箭号）。椎管内脊髓后亦可见积脓（实心黑箭号）。B：经过后突畸形中间层面的轴位 SE 1000/20 图像显示，脊髓（空心箭号）背侧可见硬膜外脓肿（实心箭号）。脊髓前方为破坏的椎体和周围脓肿。（本病例由 Dr. Wallace Peck 提供）

扩展。传统上认为，血源性椎管内硬膜外脓肿临床表现典型。感染后约 1~2 周出现背痛，摇动和弯腰时加重，并伴发局限性脊柱强直。数天内出现神经根痛，随后可见脊髓受压症状，包括无力和括约肌控制失调。数小时或数天内发生完全性截瘫。

病理学上，血源性脓肿常局限于椎管背侧，但从椎体蔓延来的感染则累及椎管腹侧。硬膜外间隙的解剖限制了感染在垂直方向上的播散并导致硬膜外压力增高。如脊髓受压持续时间很长，则可发生血管栓塞，引起脊髓梗塞和永久性截瘫。常见感染向外扩散至椎旁肌肉。

磁共振是观察脊椎脓肿的最佳影像学方法。如脓肿为转移性感染所致，虽然 MR 表现在临床出现症状前具有强烈的提示作用，但影像结果不具特异性；可见背侧硬膜外间隙内肿块向上下生长，压迫硬膜囊。包块在 CT 上常为软组织或液体密度。在 MR 上，硬膜外积液在 T1 加权像上表现多样。多数情况下，它表现为背侧硬膜外脂肪中的不均匀低信号影；静脉注射顺磁性对比剂后可见均匀强化或周边强化（图 11-61）。少数情况下，脓肿在 T1 平扫中表现为与脑脊液等或稍高信号的病灶。应用脂肪抑制增强扫描技术可确诊本病。脓肿在 T2 加权像上与脑脊液信号相等或稍高。50% 以上椎管狭窄或肿块上下径超过 3cm 的患儿预后不良。弥散图像在脊椎中的作用不如脑，因为相邻骨组织引起的磁化伪影破坏了对积液的评估。应用线性扫描弥散图像或 RARE 弥散图像可发现弥散特点，非常有助于脓肿的诊断，像在脑组织中一样，脓肿中水运动较神经组织减低。

当脓肿为骨髓炎所致，相邻的椎间盘间隙常变窄，脓液常向腹侧流入椎体和硬膜外间隙。脓肿在 T1 加权像上与脊髓等信号，在 T2 加权像上等于或稍低于脑脊液信号强度（图 11-58 和图 11-59）。虽然 CT 更适于

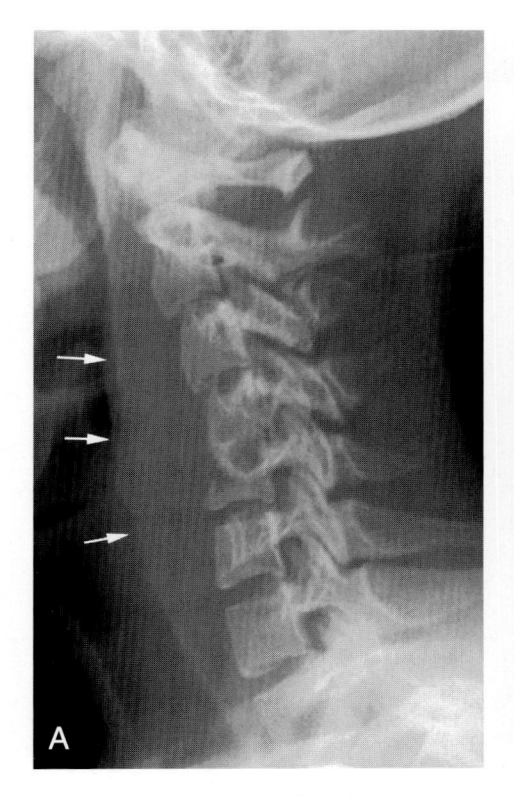

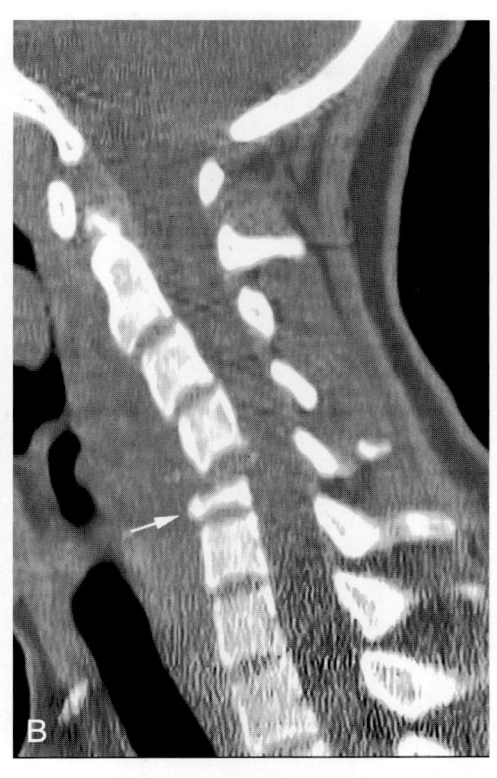

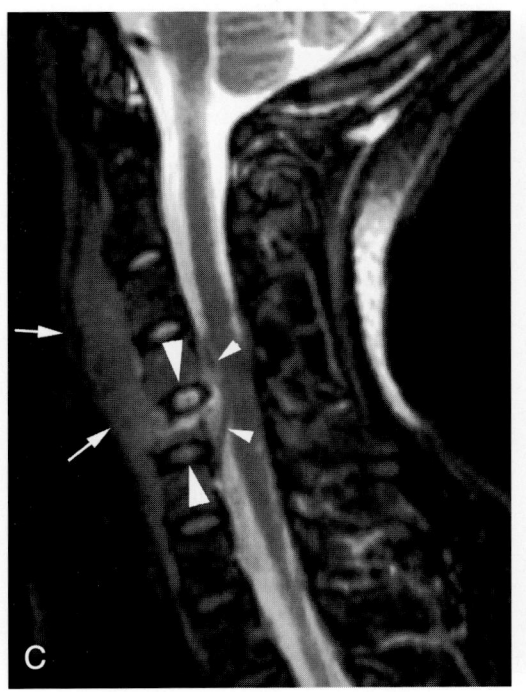

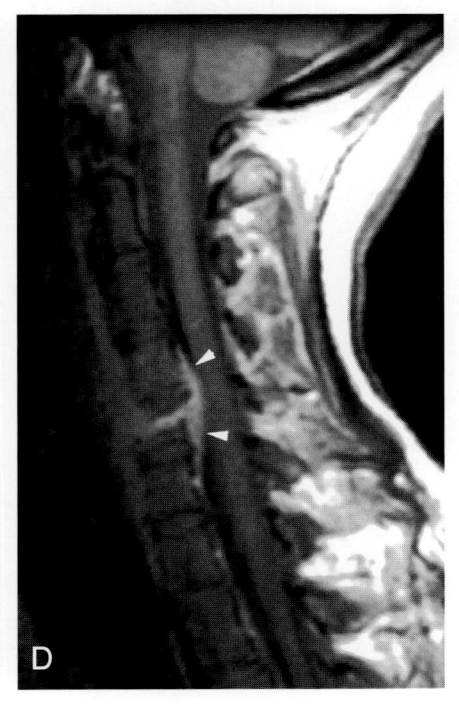

图 11-60 青少年患儿的球孢子菌病引起椎体破坏和韧带下播散。MR 价值高于 CT。A：颈椎侧位片显示 C4 和 C5 椎体异常。颈椎失去正常曲度。脊柱前出现以 C4 和 C5 椎体为中心的巨大球孢子菌瘤（箭号）。B：颈椎 CT 扫描矢状位重建图像显示，C5 椎体几乎完全破坏。椎前可见软组织肿块。难以观察椎间盘变化。C：矢状位脂肪抑制 FSE 3500/102 图像显示，C5 椎体几乎完全破坏。椎间盘表现正常（大箭头）提示本病并非为细菌性椎间盘炎／骨髓炎。CT 中未显示的硬膜外肿块（小箭头）表现为椎前肿物（箭号）。D：矢状位增强 SE 600/11 图像显示，硬膜外球孢子菌瘤强化（箭头），但椎间盘未见强化，证实本病并非为椎间盘炎。饱和带设置太靠近椎体导致椎前肿块未显示。

显示炎症对脊椎终板的侵蚀，但由于含水量增多（炎症所致），椎间盘和相邻椎体在 MR 上显示长 T1/T2 信号，如应用脂肪抑制技术，则在 T2 加权像上最适于观察病变。增强后，压脂 T1 序列显示被感染骨骼强化（图 11-58），且为显示骨髓炎最敏感的方法。矢状位图像用于显示脓肿上下范围以及所合并的椎间盘炎和骨髓炎的位置。磁共振较 CT 或 CT 脊髓造影更具特异性，因为脓肿以及相邻骨骼强化均提高了敏感性，从而消除了因腰穿而引起脓肿的危险。

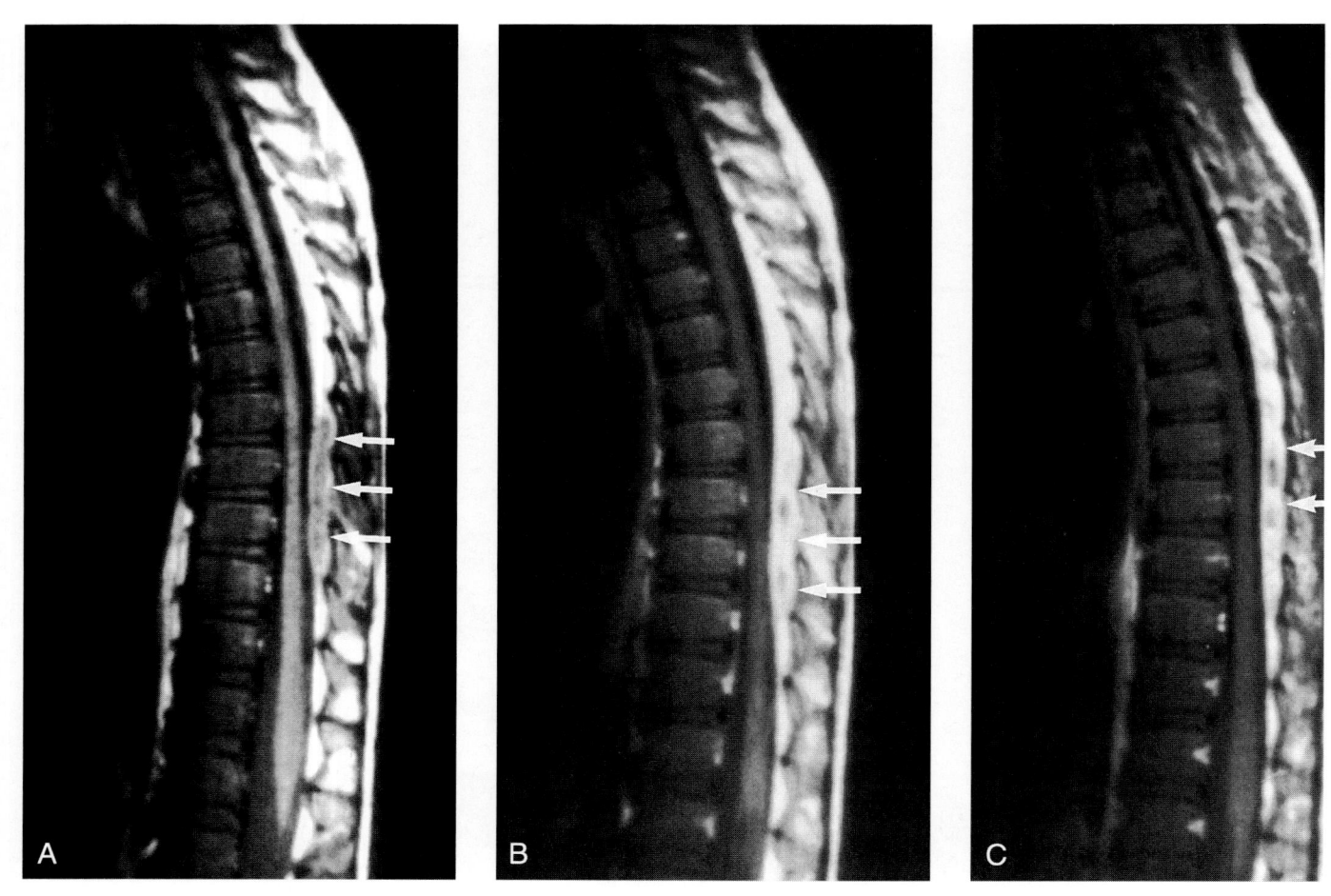

图11-61 脊柱硬膜外脓肿。A：矢状位 SE 600/20 图像显示，中段胸椎水平的脊髓背侧可见软组织信号肿块（箭号）。该患儿于细菌性咽炎后10天出现背痛和局限性脊柱强直。B和C：增强后图像显示，硬膜外脓肿不均匀强化。

第十二章

脑血管畸形：诊断和介入治疗

简介 643

儿科神经血管学和介入的技术性问题 643
适应证 644
术前准备 644
液态对比剂禁忌 644
血管穿刺 645
导管的选择 645
血管腔内闭塞 645
术后病人护理 645

脑内血管畸形 646
动静脉畸形 646
Galen 静脉（大脑大静脉）畸形 649
海绵状血管畸形 655
静脉畸形 656
毛细血管扩张症 657

需要介入治疗的硬膜外血管畸形和肿瘤 657
血管瘤 657
静脉淋巴管畸形 657
面部动静脉畸形 658
鼻衄和青少年血管纤维瘤 658

动静脉瘘 659
硬膜动静脉瘘 659
直接的颈动脉 - 海绵窦瘘 660
椎动脉瘘 662

颅内动脉瘤 662
囊状动脉瘤 662
霉菌性动脉瘤 664
外伤性动脉瘤 664

脊髓动静脉畸形 670
髓内动静脉畸形 670
髓周动静脉瘘 671
硬膜外瘘 671

儿童脑血管病 Vasculopathy 671
Moyamoya 综合征 671
镰刀细胞病 673
动脉夹层 674

简介

脑血管病是儿童和青少年中的少见疾病。在年龄小于 15 岁的儿童中，每年与外伤或感染无关的脑血管病平均发生率为 2.5/100000～3.1/100000。儿科血管疾病可以被粗略地分为闭塞性血管疾病和可引起颅内出血的疾病。闭塞性血管病及其影像学特征已在第四章中讨论。本章主要讨论脑血管异常和那些应进行神经放射介入的脑血管病变。

血管畸形几乎是所有新生儿期以外儿童非外伤性颅内出血的原因。肿瘤作为引起出血的第二常见原因，发生率远远低于血管畸形。因此，任何儿童发生自发性颅内出血时，均应首先除外儿童虐待（见第四章）和血管畸形。

儿童脑血管疾病的治疗近年来飞速进展。目前血管腔内介入技术使许多疾病得以改善或治愈。例如，Galen 静脉畸形发病率和死亡率因血管腔内介入技术的发展已经大大降低。因此，对于可治疗性疾病的快速诊断有利于对疾病及早治疗。本章着重讨论儿童脑血管异常，必要时会涉及血管腔内介入治疗的内容。

儿科神经血管学和介入的技术性问题

现代透视设备可提供高分辨率数字减影动脉造影图像。高空间分辨率、高速实时图像获取以及高分辨率路径图，有利于制定手术方案和对复杂脑血管畸形病变的治疗。但是，患儿轻微移动便可引起重要动脉造影细节丢失。由于绝大多数患儿在血管造影术中不能很好的配合，故镇静成为小儿神经血管造影的一个重要步骤。虽然使用清醒性镇静还是使用全身麻醉必须依据不同个体情况而决定，但我们建议在大多数病例中使用全身麻醉，特别是对学龄前儿童。镇静／麻醉应该由具有丰富儿科工作经验的麻醉师进行，并且具备一整套儿科心肺支持和监护设备。在大多数可合作病人的诊断性血管造影过程中，可使用监控下静脉镇静来替代全身麻醉。欲进行Wada激活试验则不能采用麻醉，因为该试验必须在没有镇静的情况下进行。

适应证

儿童脑动脉造影的适应证不断被修改。目前，脑动脉造影最常见的适应证包括，不明原因脑血管意外，外伤后神经性损伤、卒中或出血，癫痫术前使用Wada技术进行功能性神经系统检查，颅面部和脑血管异常的评价和治疗，以及血管源性肿瘤的术前栓塞。X线断层扫描（CT）技术（螺旋CT、CTA和CT灌注成像）、磁共振（MR）成像和磁共振血管成像，以及经颅多普勒超声检查的发展使儿童诊断性脑动脉造影有所减少。然而，显微手术和血管腔内介入技术的显著进步又需要更多信息以制订手术方案，而这些信息只有导管动脉造影术才能提供。将来可能仅有能进行治疗的医学中心才保留诊断性导管动脉造影检查项目。只有这样，才能获得令介入神经放射医生或者神经外科医生满意的、优化的动脉造影序列。

术前准备

血管造影是一项有创操作；因此，像其他手术操作一样，术前计划十分重要！一定要根据所有的影像学检查、以前进行的手术操作以及解剖病理学情况，重新审核适应证。经过放射科医生的讨论，并参考临床医生、会诊医生、病人以及病人家属意见，对治疗的目标和期望值达成共识。放射科医生了解病史和体格检查结果也十分重要，可发现一些可能推迟或者改变血管造影计划的特殊因素，例如过敏史、药物治疗史以及肾脏或出血性疾病史。包括神经学检查在内的术前体检非常重要，可迅速发现术中发生的任何变化并及时治疗。四肢检查（包括下肢脉搏）与选择血管入路的位置密切相关。儿童血管造影特殊的危险是腿部长度的生长差异和股动脉损伤引起的跛行以及滋养动脉损伤引起的股骨头坏死。其他诊断性血管造影的并发症包括脑卒中、碘对比剂反应、肾功能衰竭、以及穿刺部位血肿。

在进行动静脉畸形栓塞前，应进行超声心动检查，可能还应包括"水泡试验"来检测是否存在心内右向左分流。少数情况下，可出现少量栓塞材料通过动静脉畸形进入正常引流静脉和右心腔内。正常情况下，这些少量材料会沉积于肺血管床且不引起显著的临床后果。儿科中经常与脑血管畸形共存的心内分流可导致栓塞物从右心进入左心并重新循环至动脉系统中。心内分流的出现就意味着必须在术中密切注意栓塞物的使用，避免其通过脑动静脉畸形而引起广泛的全身栓塞。

不应过分强调患儿术前准备的重要性。药物（包括碘对比剂）可以引起腔内血流量和血管张力的戏剧性变化。虽然患儿血流动力学应该稳定，但事实上，机体会最大程度地调动生理机制来维持血压以及全身和脑部血液灌注。对低血容量患儿使用镇静剂、麻醉剂或者血管对比剂可引起血流动力衰竭。由于进行脑血管造影的患儿可出现颅内压升高，因此需进行通气调节以避免二氧化碳堆积（以及随之发生的颅内压升高）引发的脑疝综合征或者脑灌注障碍。偶然情况下，必须控制通气率和血压以便调节动脉二氧化碳水平和血管张力。PCO_2分压的改变可用来增加脑动脉造影的分辨率，减少对比剂用量，或有助于远端微导管的操控。但是，在怀疑缺血性脑卒中的患儿中，特别是怀疑Moyamoya病时，在维持正常PCO_2的同时，应维持血压，过度通气将使这些患儿发生脑卒中。因此，应由经验丰富的医师控制PCO_2，同时监测颅内压，以防止出现脑血流低灌注及脑疝综合征。在使用镇静剂和血管内对比剂的过程中严密监控十分必要。

液态对比剂禁忌

为了限制渗透性液体漂移并减少因对比剂引起的肾脏损伤，对比剂（300mgI/ml非离子对比剂）剂量不应超过6cc/kg。对于常规数字减影血管造影，如果应用现代透视设备，对比剂可以被稀释50%（到150mgI/ml）。现代化的"双管球"神经血管造影设备可同时在两个方向上获得图像。但是，检查高血流动静脉分流则需要高浓度对比剂。每一个导管，包括鞘管，必须使用肝素化盐水（1000单位肝素/L）持续冲洗，通过流量控制系统将流速控制在3cc/h。在小婴儿中过度冲洗将导致液体输入量过大和充血性心功能衰竭（CHF）。必须向麻醉师报告通过导管的总液体输入量和输入速度。

表12-1
用于脑栓塞的填充物

填充物	物理性状	生产商	应用范围	大小	持久性能
聚乙烯醇	微粒	Cordis, Target	肿瘤术前、AVM栓塞	45-1000μm，校正大小	++
可吸收止血棉	小拭子（手切）	Upjion	创伤性出血	1-4mm（切片）	+
可吸收止血粉	微粒	Upjion	肿瘤术前、AVM栓塞	40-60μm	++
微纤维胶原	微粒	Medchem	肿瘤术前、AVM栓塞	75-150μm	+
铂圈	金属圈	Cook, Target	肿瘤、AVM栓塞	多种	++++
可脱离的铂圈	金属圈	Target	动脉瘤、AVM栓塞	多种	++++
气球	乳胶	Balt	瘘栓塞	多种	+++
组织胶	液体粘合剂	J&J, Cordis	AVM、瘘栓塞	N/A	++++
乙醇	酸化剂	Abbott	AVM、瘘栓塞	N/A	++++
氨基乙醇油酸盐	酸化剂	Questcon	血管瘤、静脉和淋巴管畸形栓塞	N/A	++++

血管穿刺

动脉穿刺是任何小儿神经血管造影操作过程中重要的第一步。儿童血管直径小，易痉挛，活动性大，弹性大，这些因素协同作用使动脉穿刺成为一种颇具威胁性的挑战。操作不当可引起血管撕裂或者栓塞。把腿部伸直、盆腔垫高，从而使股总动脉伸直，可以使动脉插管容易进行。全身麻醉后，全身血压常降低，股动脉和足部动脉的搏动很难触及。在施行全身麻醉前于股动脉穿刺点以及在足背动脉和胫后动脉搏动处做好标记，有利于插管和术后病人监测。穿刺点准确定位和压迫点填塞非常必要，特别是对婴幼儿而言。使用微穿设备以及3F至4F鞘管系统可减少穿刺点局部损伤。插管过程中全身肝素化（70U/kg）也可降低栓塞风险。血管造影术中可通过检测促凝血时间来快速评估抗凝状态。依据血管造影和其他一些缓解因素的提示，促凝血时间达到其下限值2~3倍时应给予治疗。当患儿近期有脑出血或手术史，应该考虑到存在低抗凝状态。拔出导管鞘后，再次进行血管造影穿刺则应在左右股动脉间轮换实施。特殊情况下，例如新生儿动脉造影，脐动脉和脐静脉可以提供5F大小的导管入径。如果有这种需要，新生儿处理时需保留脐导管以保证血管腔内操作的动静脉入径。

导管的选择

血管造影导管的选择决定于用途和病人大小。可以用做诊断性动脉造影的导管最小直径是3F，用于新生儿和婴儿。直径再小的导管则不能保证常规动脉造影所要求的注射速度了。年长儿可使用4F导管，因为流动阻力减少而使注射速度大为提高。标准微导管既可以通过4F诊断导管进入颈部血管，也可经过股动脉的4F鞘管直接进入头颈区而无需同轴通路。年长儿和青少年能够耐受通常用于成人的4F~7F导管。我们在实际工作中常规使用经皮鞘管穿刺，以便于更换导管和减少穿刺部位损伤。

血管腔内闭塞

神经介入放射学的目的是对血管病变进行微创治疗，其基本原则就是通过血管闭塞改善患儿的神经或心血管系统状况。栓塞或者血管腔内闭塞，要求将微导管头置于异常血管附近。最近导管技术所取得的进展可把栓塞物准确注入异常血管内，且避免了邻近正常血管栓塞。目前在美国以外有大量的栓塞物被使用，还有许多正在处于开发中或临床试验阶段。表12-1列出了一些常用栓塞物的特点。本文将不对这些栓塞剂的特殊应用进行总结。

术后病人护理

动脉造影术后，股动脉插管必须拔除，穿刺点必须进行人为压迫。病人仍处于麻醉状态时拔除导管是最理想的，这样可以更好地控制穿刺点。采用多普勒持续监测足部脉搏可避免压迫过程中因压力过大而导致股动脉意外栓塞。凝血指标正常的患儿通常在15分钟内止血。抗凝患儿在拔除导管前需使用硫酸鱼精蛋白（10mg鱼精蛋白/1000U血液中活性肝素）中和肝素的作用。在促凝血时间低于180秒时，常有可能动脉止血。因此，几个小时内应严密监视穿刺部位，以便及时发现出血、皮下血肿或远端脉搏消失。

脑内血管畸形

脑内血管畸形是包括动脉、毛细血管、静脉异常在内的脑血管畸形。虽然有少数家族性血管畸形的报告，但绝大多数为散发。在病理上，血管畸形可以被分为四类。基于McCormick报告的248例患儿，发生率如下：动静脉畸形（12%），静脉畸形（62%），海绵状畸形（8%）以及毛细血管扩张症（18%）。Galen静脉畸形、新生儿和婴儿发生的特殊类型AVM，和面部AVM将被作为脑内血管畸形的特殊病例加以讨论。

动静脉畸形

动静脉畸形被定义为缺乏毛细血管网连接的、扩张动静脉之间紧密相连的异常、薄壁血管团。在胚胎第4周体节后期形成，畸形由动静脉间存留的原始连接组成，它们来源于端脑的窦状血管网。缺乏毛细血管造成低阻力分流，导致畸形中出现快速动静脉分流。动静脉畸形可随着年龄而增大，供血动脉和引流静脉逐渐扩张。低阻力分流使血液从阻力正常的脑实质中流走，造成灌注减低，继而产生星形胶质增生（astrogliosis）和脑萎缩。这种现象通常被称为窃血。供血动脉内的快速血流可引起动脉瘤形成，既可发生在典型浆果状动脉瘤相同的部位（willis环），也可发生于畸形附近的供血动脉上（带蒂或者巢状动脉瘤）（图12-1）。高压和湍流产生的剪力可导致引流静脉狭窄和闭塞，特别是在静脉进入硬膜窦处，靠近静脉狭窄处（血流近端）可形成静脉曲张（静脉瘤）并发生出血。与以前描述相反，AVM可具有占位效应而不合并出血。软脑膜或"真性"AVM不是血管畸形最常见的类型，但它们更容易引起神经功能损伤而非癫痫发作。

临床表现

AVM患儿通常表现为癫痫、反复发作性头痛、进行性神经功能缺失、脑积水或者出血。大约20%病例在20岁之前出现症状。因AVM破裂引起的死亡率达10%，发病率为30%～50%。死亡率和发病率随着每一次出血的发生而增加。

40%以上颅内自发出血的病因是AVM，大多发生于脑实质。但是，浅表畸形亦可破入蛛网膜下腔，深部畸形也可引起脑室内出血。除非动脉瘤引起出血，有症状的血管痉挛和再出血比较少见。儿童AVM再次出血的危险性高于成人。AVM是小于15岁儿童自发性颅内出血的最常见原因，占所有脑卒中的20%。

约70%AVM患儿出现癫痫，其中半数为全身性；大多数患儿可被抗惊厥药有效控制。癫痫常发生于脑皮层AVM且合并静脉曲张的患儿，可能是继发于出血的胶质增生或血管"窃血"现象所致持续缺血。

因硬脑膜血管增生引起慢性反复发作性头疼可为一些AVM患儿的首发症状。头疼常见于边缘型AVM以及供血脑血管发生狭窄或者闭塞的病例。位于枕叶的AVM经常频繁发作偏头疼，常同时伴有视觉症状。

进行性神经功能缺失发生于少数AVM患儿中，特别是畸形很大并靠近运动皮质区的病例；血管"窃

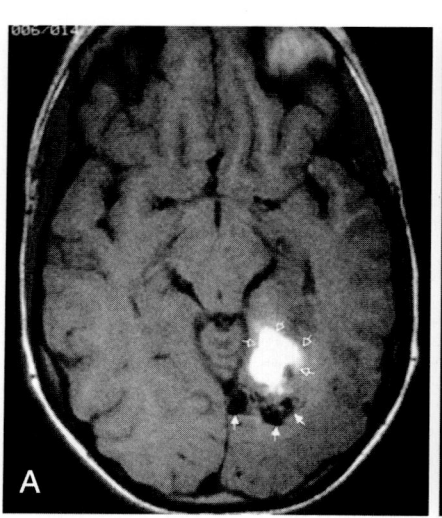

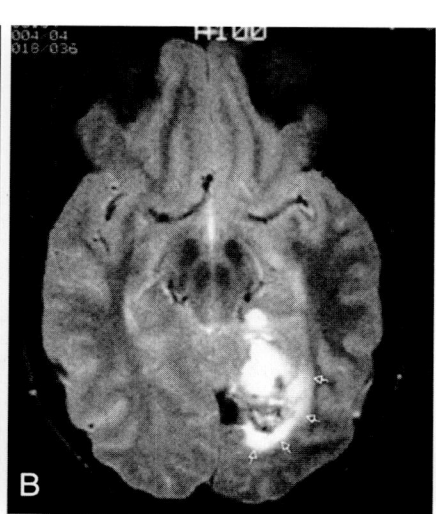

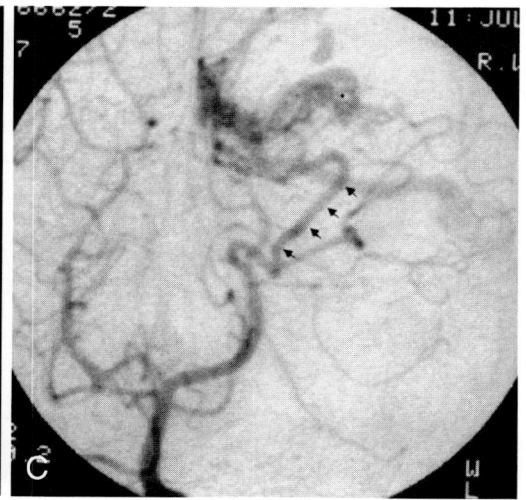

图12-1 AVM合并出血。A：轴位SE 600/20图像显示左侧颞枕区高信号灶（空箭号）。该亚急性血肿位于紊乱血管团（实箭号）的腹侧，这些血管可能是AVM的血管巢。B：轴位SE 2800/70图像显示紊乱血管和出血。紊乱血管背外侧的高信号区（空箭号）代表少量水肿。C：左侧椎动脉造影前后位图像显示，血管畸形由左侧颞后动脉供血（实箭号）。

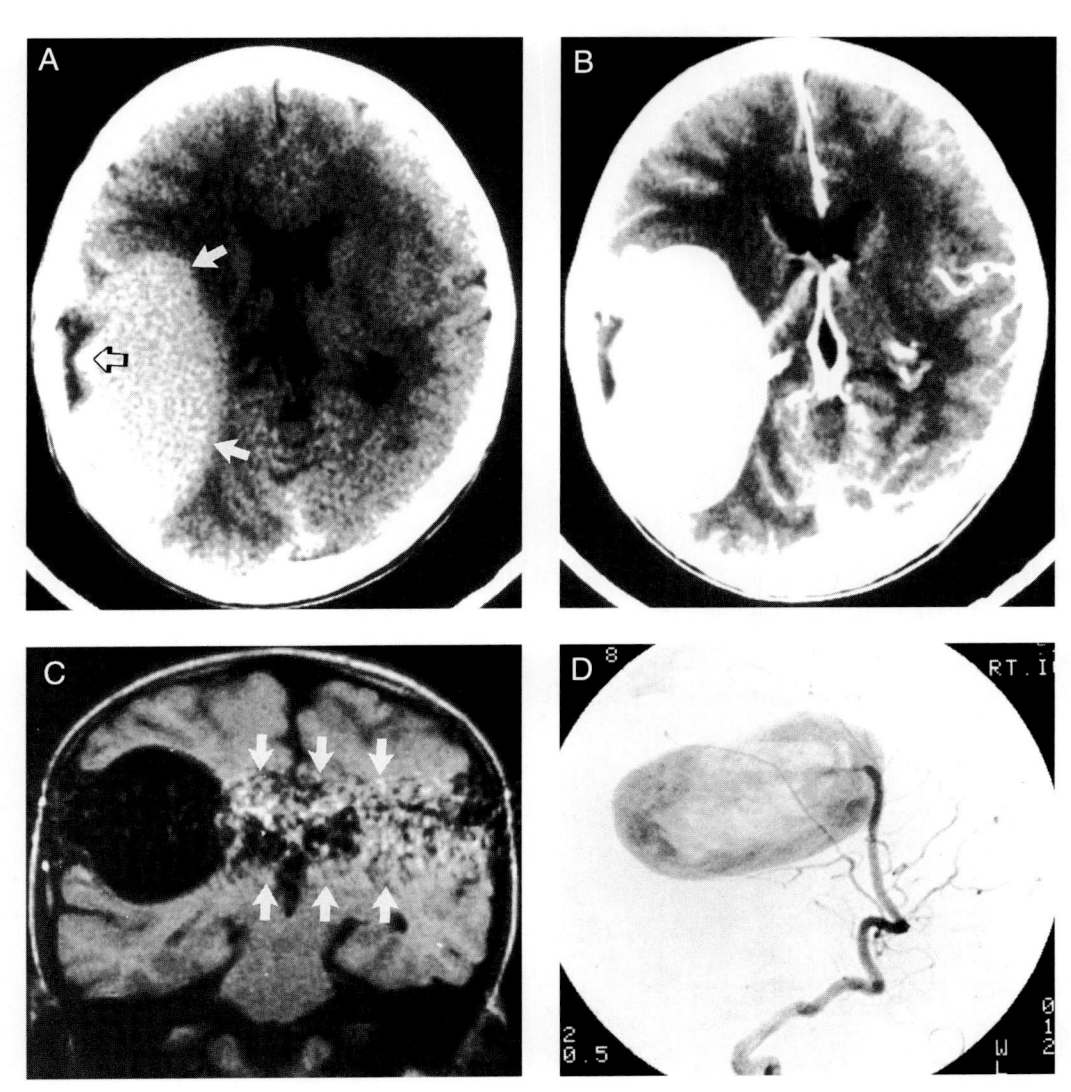

第十二章 脑血管畸形：诊断和介入治疗　　647

图12-2 孤立动静脉交通（瘘）。A：轴位CT平扫显示右侧Sylvian区巨大团块影（实箭号），与脑实质比较为高密度。在肿块中可见小片钙化（空箭号）。B：注入碘造影剂后，肿块均匀增强。C：冠状位SE 500/30 图像显示，肿块引起相位编码方向上的信号衰减（箭号），这种相位编码方向的伪影证实它是一个血管性病变。D：右侧颈内动脉造影动脉期图像（右侧位），显示增粗的大脑中动脉的Rolandic分支通过一个孤立的动静脉交通汇入巨大静脉瘤内。

血"现象被认为是最可能的原因，另一种可能导致神经功能缺失的原因是静脉高压。在一些儿童中，通过AVM传输高静脉压，破坏了正常脑组织中具有相同引流旁路的静脉引流。这种机制在很长时间内被认为是造成脊髓神经功能缺失的原因，只是最近才在脑组织中被发现。严重静脉高压可减少脑脊液吸收，引起脑积水（见第8章）。

最后，随着CT和MR成像的进步，越来越多的无症状AVM被人们发现。

影像学表现

血管畸形的诊断性检查通常包括CT、MR成像以及血管造影。CT检查仍被认为是监测可疑急性颅内血肿（<2周）患儿的常规手段。CT平扫可显示异常高密度灶，提示急性出血或AVM内的钙化灶。另外，CT还可以显示浅表AVM或者相关动脉瘤破裂引起的急性蛛网膜下腔出血。出血后1~2周，亚急性血肿逐渐变为接近脑实质的等密度，静脉注射对比剂后可见边缘环形强化；这种表现无特异性，易与感染灶、海绵状血管瘤或肿瘤相混淆。虽然MR成像在AVM诊断方面已取代了CT，但增强CT上血管畸形可表现为高密度急性血肿周围出现强化区。CT血管造影作为正在发展中的一项技术，可以显示脑血管细节，它对AVM组成的诊断作用还不确定。

磁共振成像逐渐成为观察脑内AVM的首选方法。AVM腔内快速血流在自旋回波序列上表现为信号减低区或者"流空"。扭曲成团的流空信号代表畸形血管巢（图12-1）。有时高流速引流静脉很难与血管巢内或周围的供血动脉相鉴别。MR的多平面成像有助于显示畸形与周围解剖结构的位置关系，脑实质血肿的进展具有特征性信号变化（详见第四章）。畸形周围的残余陈旧性血肿在出血后几年仍表现为T2或T2*加权像上的

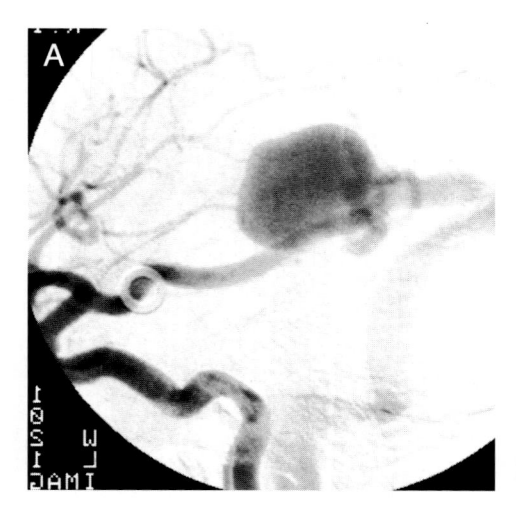

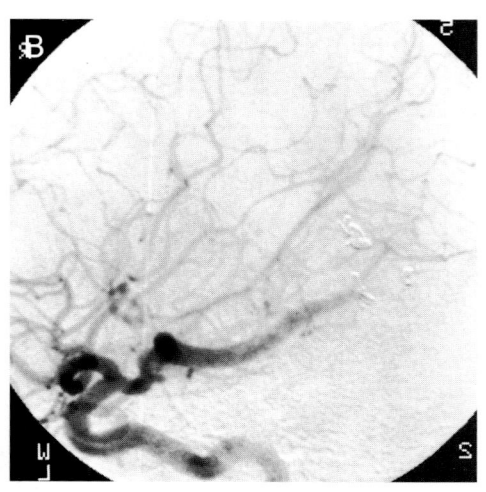

图12-3 14岁女孩，严重偏头痛。A：左侧颈内动脉造影（侧位），显示发生于大脑后动脉颞后支的孤立动静脉瘘。B：同样体位的造影：弹簧圈栓塞后，动静脉瘘完全闭塞。

极低信号区。对于脑实质血肿的亚急性期和慢性期，MR在探查血液代谢产物方面与CT相比具有更好的敏感性和特异性。但是，CT仍然是探查脑实质、脑室内和蛛网膜下腔急性出血的首选影像学方法。在AVM患儿中，一定要采用快速血管造影序列以了解血管结构、鉴别供血动脉和引流静脉、发现相关的动脉瘤或者静脉阻塞，它们可引起不良后果。

治疗

是否对有症状的AVM进行治疗，需要考虑疾病的自然病程并对治疗的危险与受益进行权衡后决定。对于自然病程的全面分析和目前治疗方面的选择超出了本书所涉及的范围，读者可参考有关治疗方面的更加全面的教材。简言之，治疗方法分为三类：手术切除、放射外科学治疗以及血管腔内栓塞。对于复杂血管畸形经常联合应用这几种技术。

随着显微神经外科技术的进展，即便是很大和很复杂的畸形也可被切除，且其发病率和死亡率较低。由于畸形血管巢或核心很少包含脑实质，所以沿病灶边缘进行手术切除，同时小心保护病变周围脑组织，通常可获得良好疗效。完整切除畸形病灶是手术的目标。以往研究表明，大部切除术和供血血管结扎术无助于预防继发出血。

放射治疗会引起血管壁增生改变；在一些选择性病例中AVM可完全消失。为了减少周围正常脑实质放射损伤的危险性，目前采用精确聚焦技术，例如Bragg峰质子束治疗或者层间束技术伽玛刀，或者LINAC（直线加速器）治疗设备。放疗对于小（<3cm）畸形病灶的疗效令人鼓舞。放射手术技术的主要缺点在于难于对付大病灶以及血管内膜增生和纤维化形成前存在1至2年的间隔期，在此期间患儿仍然存在出血和周边脑组织出现迟发放射性坏死的危险。

血管介入技术已经成为治疗症状性颅内血管畸形的第三种方法，且合并症较少。栓塞术后，大血管畸形在血管造影上完全消失少见，而小AVM则可完全消失。一些患儿的症状不允许进行更积极的治疗或者病灶大小或位置不适于进行其他传统形式治疗时，血管腔内栓塞术可使病情有所改善。这种方法被临床应用且合并症较少，使得随后外科手术切除更安全。表现为难治性偏头痛的患儿常可见硬膜血管成为畸形的供血血管；选择这些硬膜血管插管并栓塞，头痛可完全消失。畸形部分栓塞可使动脉窃血或静脉高压所致进行性神经功能缺失的临床表现得到改善。

绝大多数在我院进行的AVM栓塞是术前辅助治疗。通过闭塞深部或难以处理的供血血管，使手术切除畸形病灶更加容易。术前栓塞可减小血管巢体积和内部压力，降低手术切除难度，减少术中出血。在大血管畸形中，周围脑实质将失去自我调节能力；进行姑息栓塞可重建微循环的自我调节能力，防止出现正常灌注压过低的情况。为了缩小畸形的体积和分流量，可采用放射外科治疗以提高对AVM的闭塞率。

我们注意到在一组儿童期即发生出血或神经功能缺失的孤立动静脉畸形的患儿中（图12-2和图12-3），所有15个患儿均进行了经血管栓塞术治疗（在瘘道处留置白金弹簧圈或者球囊），其中14例完全治愈，第15例患儿顺利手术切除。

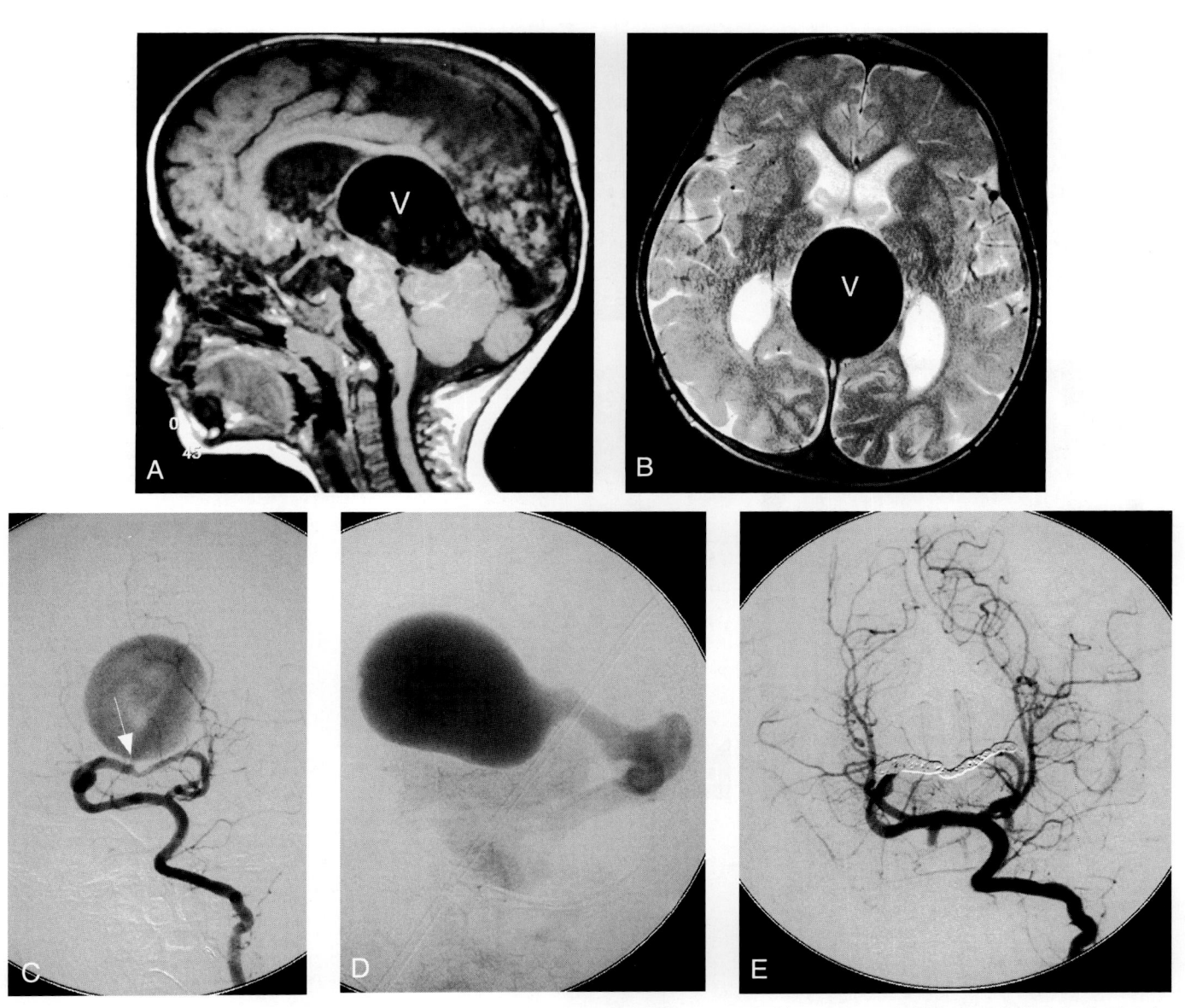

图 12-4 2岁男孩，表现为头围增大和帕利诺综合征（由于脑干顶盖受压引起上凝麻痹）。A 和 B：矢状位 T1 加权像和轴位 T2 加权像显示中央静脉结构（Markowski 中央前脑静脉扩张）显著扩张，中脑背侧和导水管受压引起脑积水。C：左侧椎动脉造影（动脉期前位）显示，壁型 Galen 静脉畸形由丘脑动脉经一个孔型瘘道供血（弯曲箭号）。D：左侧椎动脉造影（静脉后期侧位），Markowski 中央前脑静脉扩张并引流至残存的镰状窦。这些病例中，直窦通常阙如。也许正是由于直窦在宫内闭塞，才引起 Galen 静脉畸形。E：左侧椎动脉造影（动脉期前位），双侧丘脑动脉栓塞术后显示畸形完全被堵塞。患儿未再次复发且目前神经系统良好。

Galen 静脉（大脑大静脉）畸形

表现和病因

Galen 静脉畸形少见，为颅内动脉（通常是丘脑穿支动脉、脉络膜动脉以及大脑前动脉）与 Galen 静脉或其他位于中线的原始静脉间的先天性交通。这种交通可以是巨大的直接瘘道，也可为许多小交通支或二者的结合。形成这种交通的原因还不明了。一些研究者注意到，与静脉变异密切相关的一些合并症（如直窦阙如、残留大脑镰和枕窦），认为本病与宫内直窦血栓形成及再通有关。Raybaud 等人证明，扩张的原始静脉是胚胎时期中线 Markowski 前脑静脉的残留结构：他们认为，由于直窦早期闭塞，而静脉引流通路的需求导致原始静脉残留。此外，Galen 静脉畸形与某些心血管变异有关，在我们的经验中，最常见的有主动脉缩窄以及继发孔型房间隔缺损。

超过 90% 的 Galen 静脉曲张被归类为"脉络膜静脉"畸形。脉络膜静脉畸形是发生于前脑静脉前壁的动

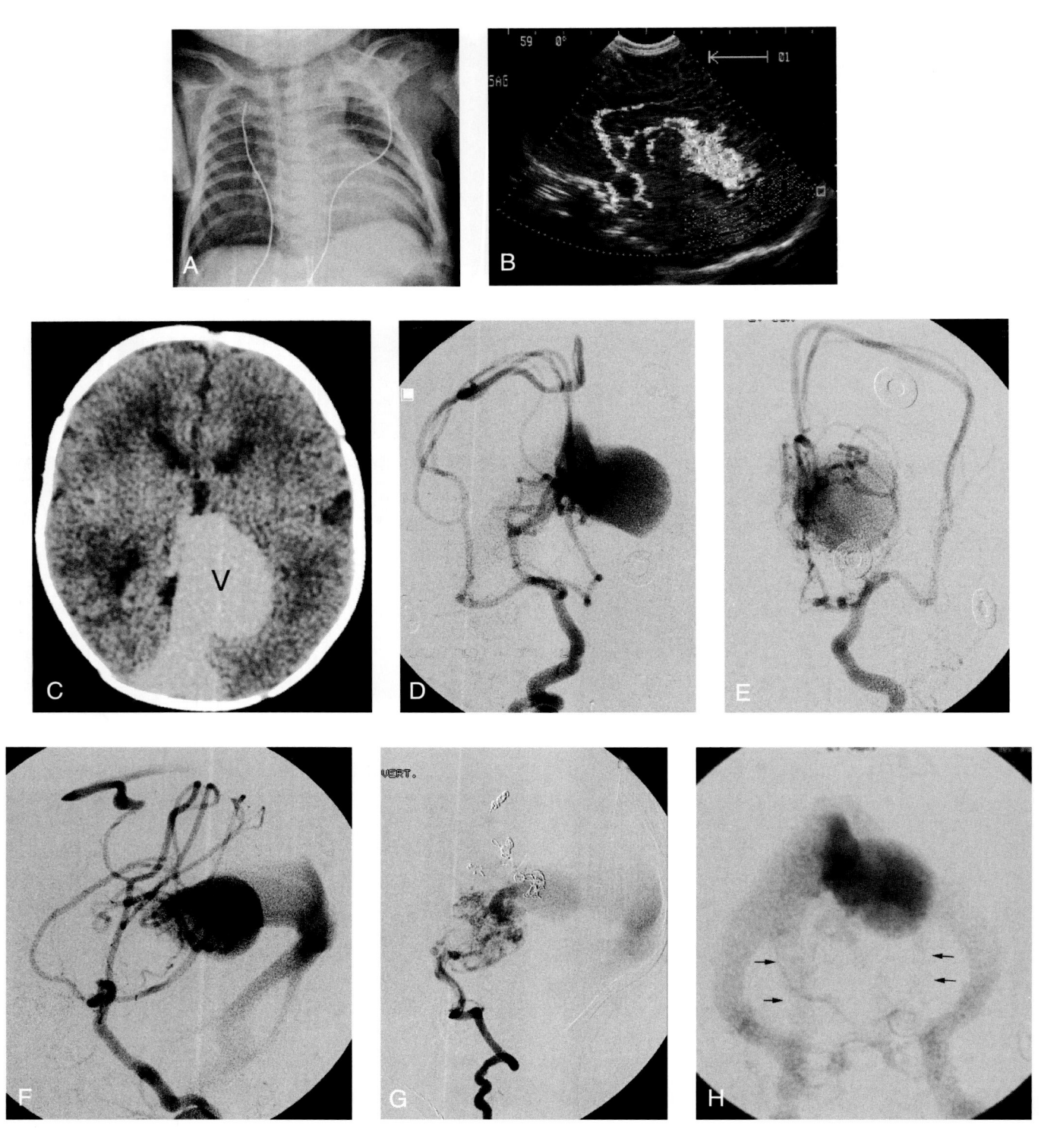

图 12-5 新生儿患有严重的难治性充血性心力衰竭。A：便携式胸部 X 光片显示心影增大，肺血管纹理增多，以及高输出量充血性心力衰竭引起的肺水肿。B：经颅彩色多普勒超声，矢状面显示大脑前动脉主干与一条扩张的深部中央静脉结构相延续。C：CT 平扫显示中央静脉结构显著扩张（V），脑发育正常，未见脑积水或出血。D 到 H：多位置的完整脑动脉造影显示，脉络膜型 Galen 静脉动脉瘤样畸形，由分布区的每条大血管供血。动静脉分流汇聚于扩张的 Markowski 中央前脑静脉，并与残存的镰状窦相延续。也许由于高血流的存在，静脉引流也包括残存的枕窦（箭号，H）。

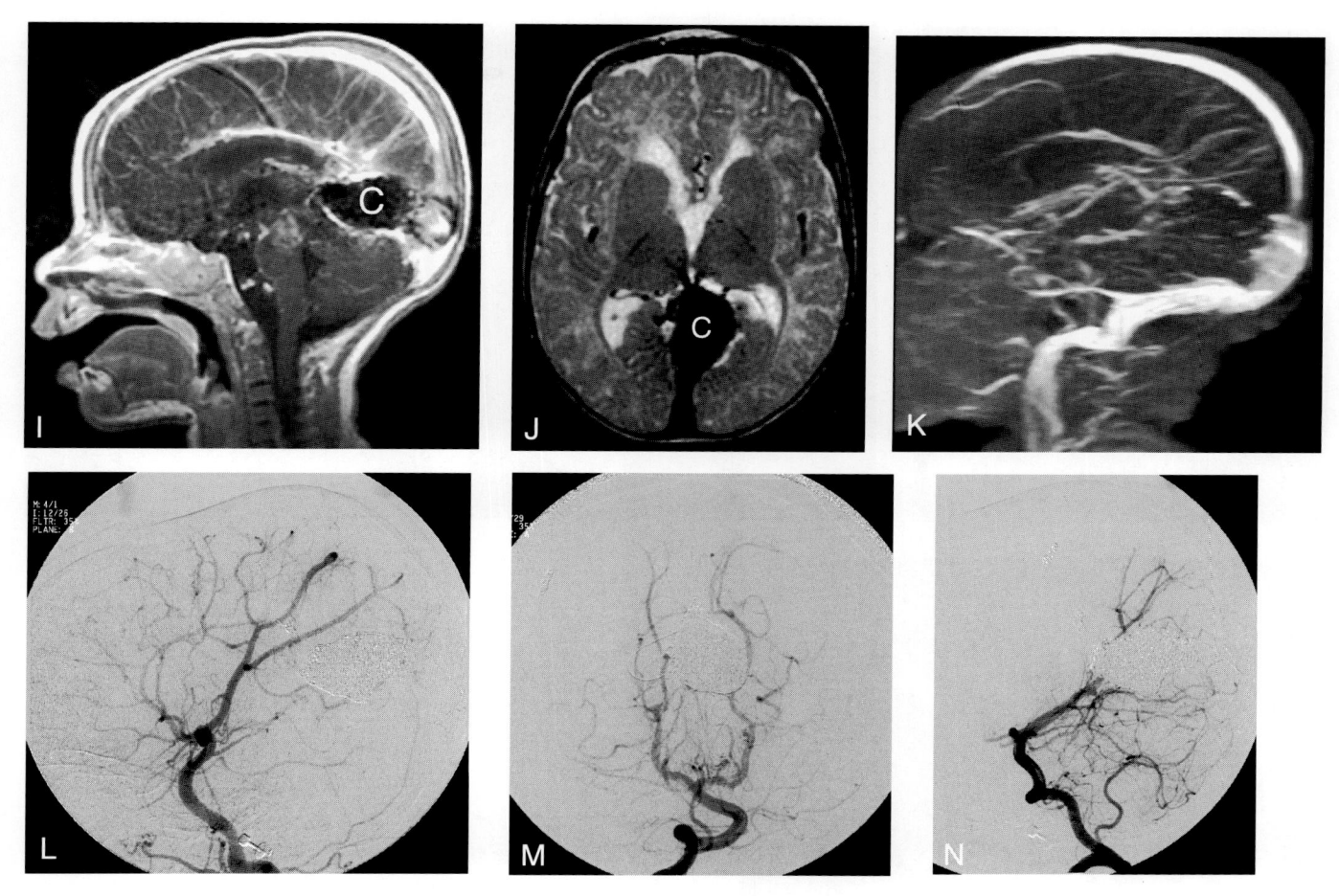

图 12-5 （接上页）I 到 K：治疗性畸形血管腔内栓塞术后。MR 扫描显示栓的金属圈图（C），正常血流通过成熟的脑静脉引流系统。未见脑梗塞和脑积水。2D TOF MRV 序列的最大信号投影图像显示，表浅静脉引流完整，源自线圈敏感性的伪影使深部静脉引流系统模糊。L 到 N：完整脑动脉造影，经动脉和静脉栓塞术后复查，动静脉分流完全消失及畸形栓类的硬膜窦闭塞。目前患儿已经 4 岁，神经系统检查正常、发育正常。血管内栓塞技术是当前治疗本病的最好方法。

静脉交通，前脑静脉则由多血管供应（通常是大量脉络膜血管、胼周血管以及丘脑穿支血管）。由于畸形中含有大量动静脉交通，患儿可出现典型的新生儿 CHF（慢性心力衰竭）症状。脉络膜静脉畸形预后极差，常未经治疗即死亡。其次，较少情况下，Galen 静脉畸形被归类为所谓"壁型"畸形；而壁型畸形特点为参与前脑静脉交通的血管数量少（通常 1~4 条）但管径大，脉络膜后动脉或丘脑动脉最常受累。壁型畸形患儿常表现为婴幼儿期发育迟缓，脑积水以及癫痫，但是无轻微或 CHF 症状。由于血管腔内治疗具有治愈率高且死亡率低的特点，目前已成为治疗这种畸形的首选方法。

临床症状和影像学表现

Galen 静脉畸形的临床症状可以分为三组：①新生儿期难治性 CHF 以及颅内响亮血管杂音；②婴儿期脑积水和/或癫痫；以及③大龄儿童或青年期脑出血。如前所述，第一组为脉络膜静脉畸形的典型表现，后两组为壁型畸形。

随着宫内超声检查质量的提高以及广泛应用，生前即可诊断许多 Galen 静脉畸形。宫内声像图显示中线水平上的低回声或轻度回声肿块，多普勒检查可见快速血流。如果发现这样的患儿，则需要进行介入神经放射学检查。如患儿出现新生儿难治性心衰，神经介入医生应该在生后或最初几天内对患儿进行治疗。

如 Galen 静脉畸形没有在出生前被诊断，生后神经影像学检查对正确诊断至关重要。在影像学检查中，Galen 静脉畸形表现为后切迹区巨大肿块，有时可见喙状扩张并向前挤压第三脑室（图 12-4）。在声像图上，二维图像中扩张瘤体表现为轻度回声，多普勒图像中可见血液湍流；显示畸形与直窦或残存的大脑镰窦相延续十分重要（图 12-5）。多普勒检查有助于定量分析

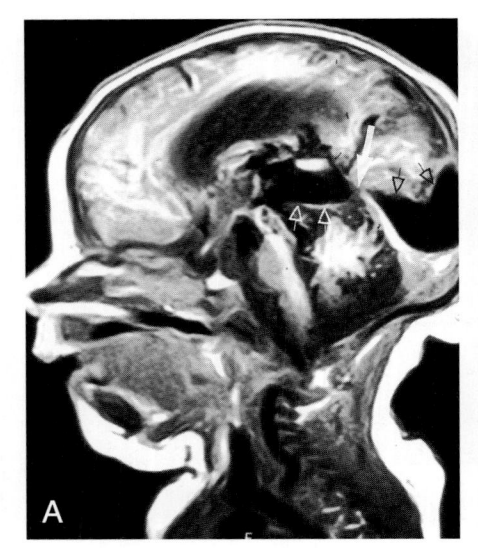

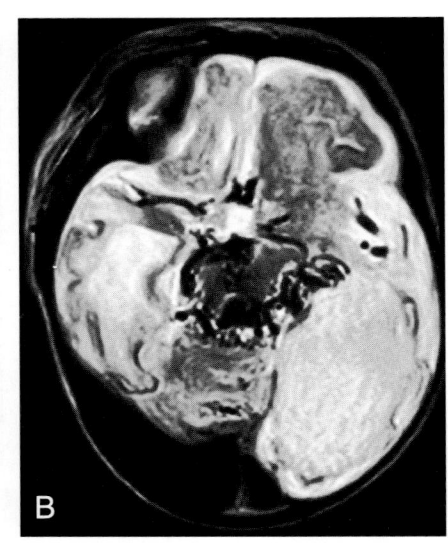

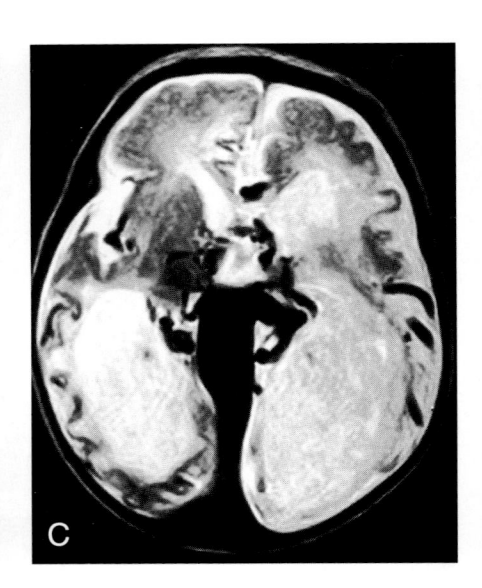

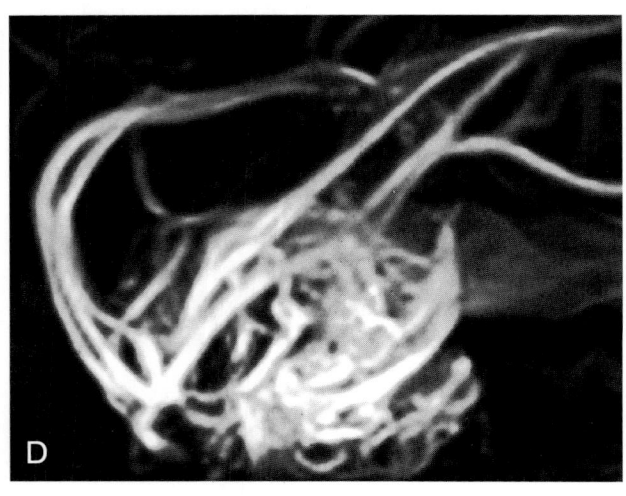

图 12-6 Galen 静脉畸形的脑损伤。该新生儿患有充血性心力衰竭。A：矢状位 SE 600/16 显示小脑萎缩以及后颅窝大量液体／血液聚集。B 和 C：轴位 SE 3000/120 显示中脑周围多发扩张的扭曲血管。另外，由于慢性静脉缺血，造成右侧半球体积明显缩小。D：MRA 显示为壁型 Galen 静脉畸形，大脑前、中动脉分支扩张，多发供血血管终止于畸形。

瘤体内的快速血流。在 CT 上，平扫时瘤体为等或高密度，如瘤体内有部分血栓形成可表现为混杂密度。脑实质中经常可见低密度区（继发于缺血的脑软化灶）以及高密度区（出血或营养不良性钙化）。治疗开始前需仔细分析脑损伤的范围，并向父母告知可能产生的神经系统和发育方面的后遗症。在 MR 上，瘤体可由于运动质子失相位而表现为低信号（见图 12-4），供血血管显示为与瘤体相通的细小、曲线状低信号影。急性血栓区域表现为 T1 加权序列等信号和 T2 加权序列低信号，而亚急性血栓表现为 T1w，T2w 均为高信号。不同时间的血栓通常呈线状分布于瘤壁上。脑损伤区域在新生儿 T2 加权像和 FLAIR 序列上很难发现（图 12-6），因为它们与周围正常的高信号脑白质混杂在一起。在脑髓鞘化之前，薄层 T1 加权像更适于显示病变。如果不治疗，瘘道将继续长大，吸收其他血供并诱发新瘘道形成。

治疗

Galen 静脉畸形合并心衰的药物治疗是手术或血管内介入治疗的有力补充，仅依靠药物治疗很难控制心衰。Johnston 关于新生儿 CHF 的综述提示死亡率为 95%，而非外科介入治疗的病例无一病情稳定。虽然有报道可以施行异常交通手术结扎，但结果很令人失望。在一组 60 例新生儿手术治疗的回顾中，仅 6 例存活；半数患儿遗留神经功能损伤。几组报道报告了血管介入治疗的有效性，它们可以作为一种姑息或最终治疗方法。在 20 世纪 80 年代早期，介入治疗主要采用游离微粒栓塞，虽然大部分栓子位于瘘口交通处，但因正常脑血管被误栓的危险性与瘘口血流量成反比，故绝大多数为姑息性治疗。随着新型微导管输送系统的发展以及白金弹簧圈、丝质缝线和液体粘合剂等栓塞物的应用，目前可进行对瘘口的超选择栓塞（见图 12-5 和图 12-7）。Mickle 等人开发了一种技术，手术开放窦

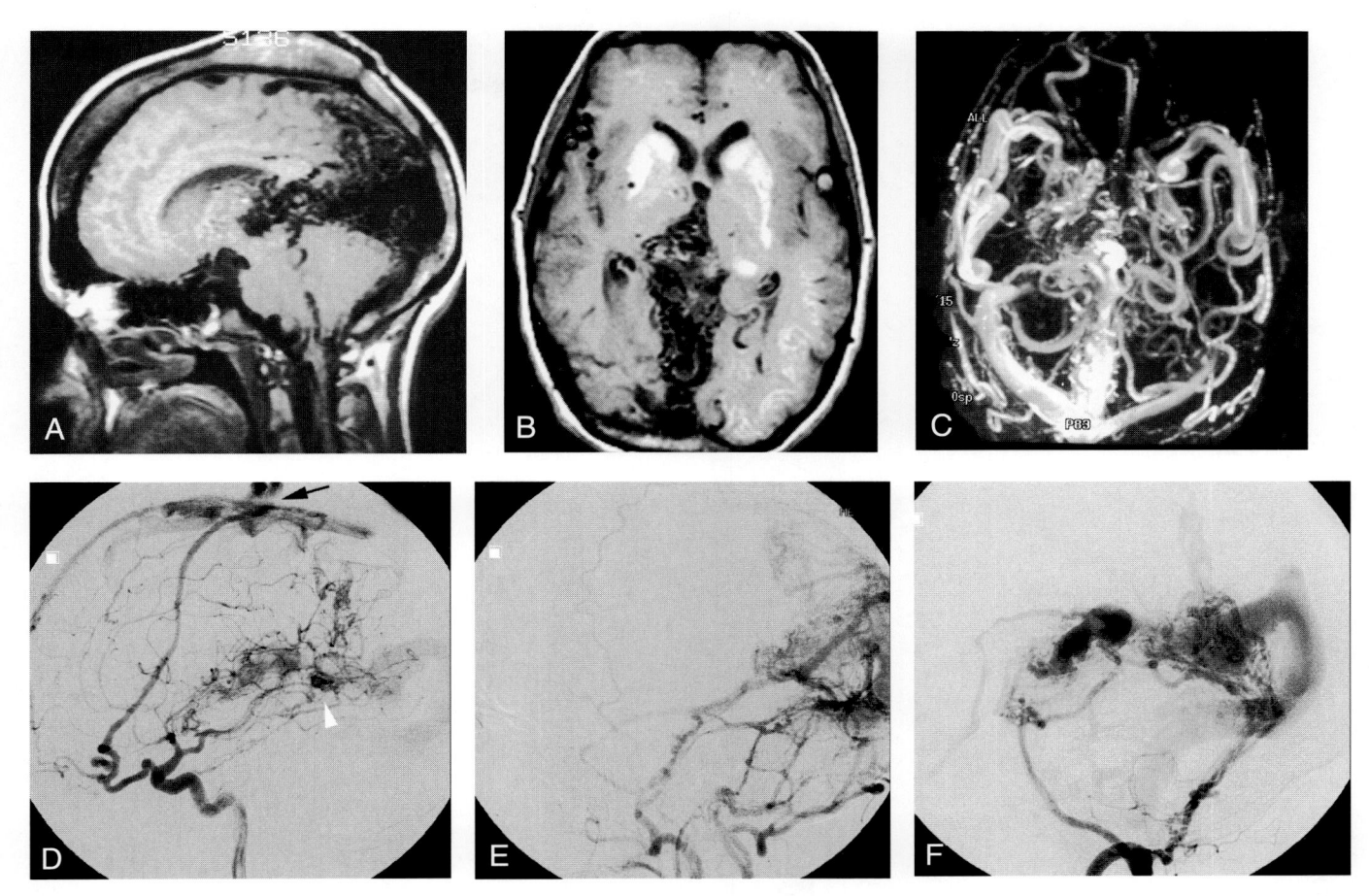

图12-7 32岁妇女患有Galen静脉畸形及早老性痴呆。A和B：正中矢状位T1加权像和轴位T2加权像可见长期使用抗癫痫药物引起的颅板重度增厚以及沿着大脑镰和小脑幕后部的流空影，环境原始中线前脑静脉和残存镰状窦。慢性静脉高血压引起的组织损伤或钙化可能是基底节高信号的原因。C：相位对比MRA三维成像显示，先天性Galen静脉畸形引起的颅内血管显著增粗，以及畸形吸收所有其他相邻血管的血液供应。D至F：左颈内动脉、颈外动脉和椎动脉造影，动脉期侧位像显示分布区内所有血管均向瘘道供血。慢性静脉高血压导致一些独立的、与上矢状窦（黑箭号）和大脑镰（白箭头）不相邻的瘘道形成。

汇，通过直窦或镰上窦置入小导管至受累的Galen静脉内，释放金属弹簧圈以消除动静脉分流。虽然经窦汇入路可在双侧硬膜发育不良或闭塞时有用，但是这种方法在横窦中并不经常采用，因为可经股静脉将栓塞剂置入横窦。

过去10年中，我们研究所治疗了31例Galen静脉畸形的儿童；26例伴有脉络膜改变和CHF表现。对前5例患儿施行开颅术并试图夹闭供血血管，所有5名患儿均在术中或术后不久死亡。随后的8名患儿接受了血管内栓塞治疗，其中6名存活，另外2例因非治疗原因死亡。存活者中，一例因误栓而发生严重中脑梗塞。另一例出现部分视野缺损，可能是继发于本病引起的局部缺血损伤。其余患儿治疗后瘘口血流明显减少，神经和发育正常。在长期随访中发现，61%存活者神经系统正常或仅出现轻度发育延迟。

由于技术和栓塞材料的进步，目前采用经动脉或经静脉介入方法可治疗Galen静脉畸形。这些新材料和方法大大提高了治疗成功率；事实上，我们近期治疗的患儿中，50%血管造影显示治愈，75%症状改善，甚至对那些高流量的脉络膜型畸形也有很好疗效。少见的壁型Galen静脉畸形，最常在婴儿晚期出现症状，表现为脑积水、癫痫以及生长落后，我们的治愈率为100%。

接下来介绍对于表现为严重CHF的Galen静脉畸形的现行治疗建议。如生前已作出诊断，应该在有条件进行血管介入治疗的医院分娩，从而延缓患儿难治性CHF的进展。严重的宫内心衰可引起羊水过多和胎儿水肿，是引产的适应证。产科、血管介入组、新生儿专家以及神经外科医生之间的密切合作对于制定周密的治疗方案非常重要，应采用彩色血流多普勒超声评价血管介入治疗的效果，它是观察血流基本方法。如果可

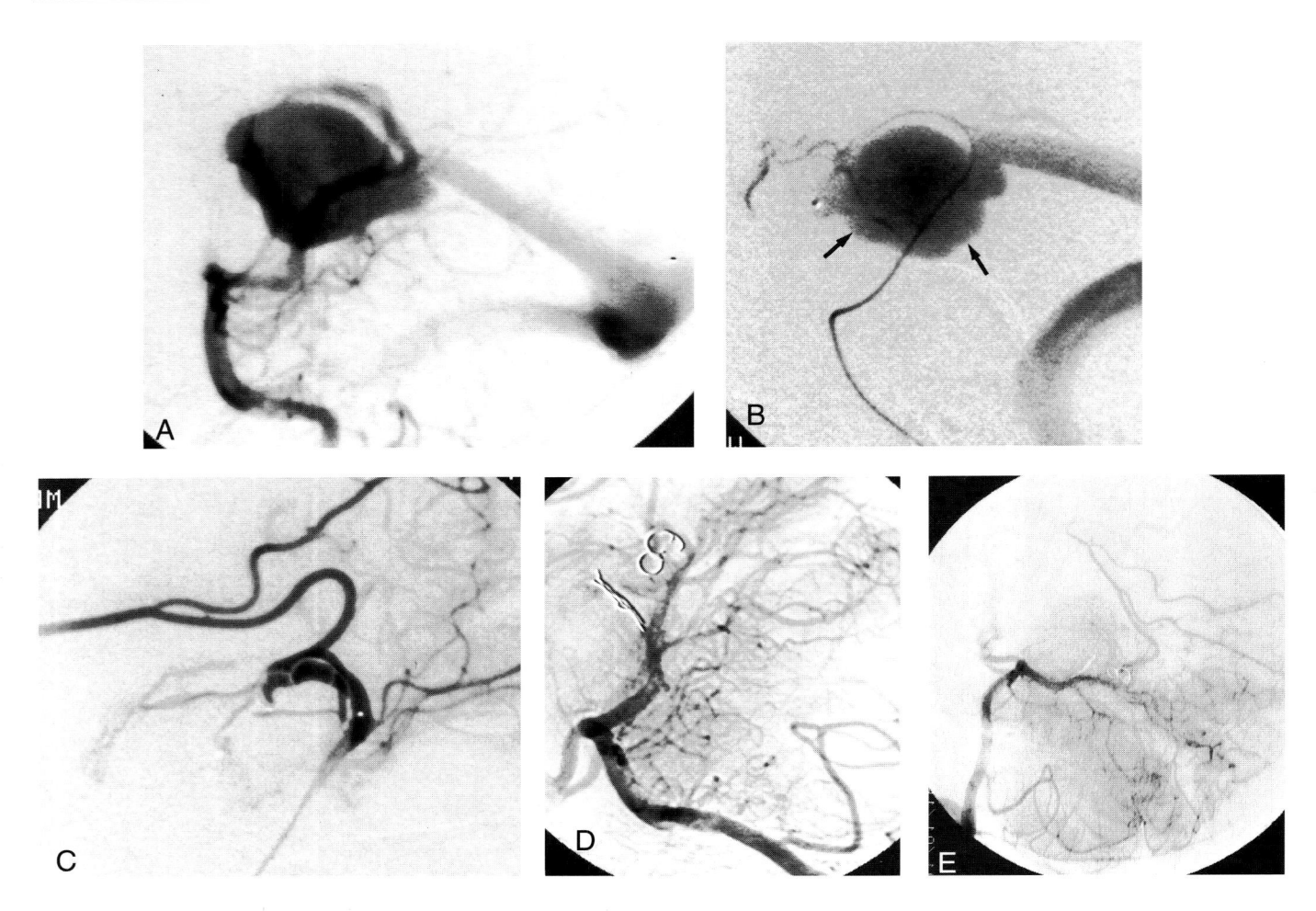

图12-8 3个月婴儿，表现为头围增大和帕利诺综合征（上凝麻痹）。A：左侧椎动脉造影，侧位显示壁型Galen静脉畸形有两个大管径交通血管。B：微导管置入瘘口位置并注入造影剂显示出引流的前脑静脉（箭号）。C、D和E：微圈栓塞术后的超选择性血管造影，瘘道完全闭塞。所有正常血管均得到保护，如脉络膜血管、顶枕分支以及与远端胼周动脉和压部动脉相通的分支。

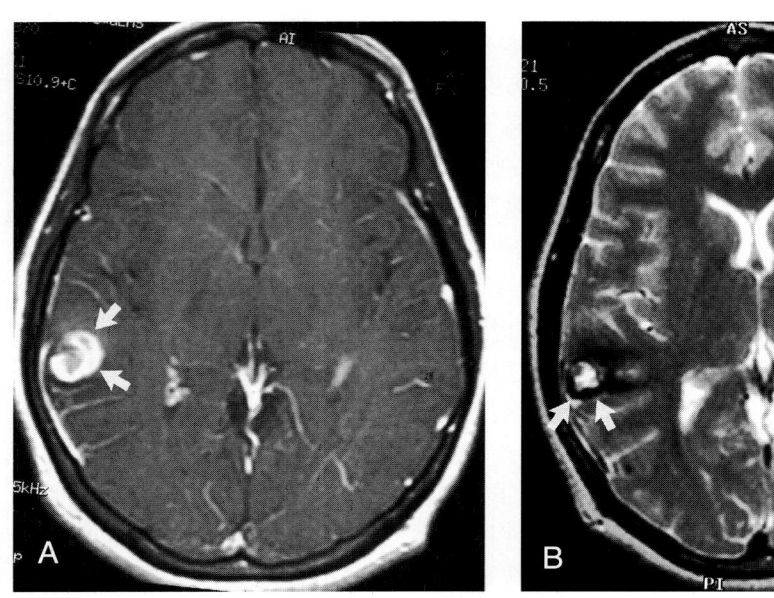

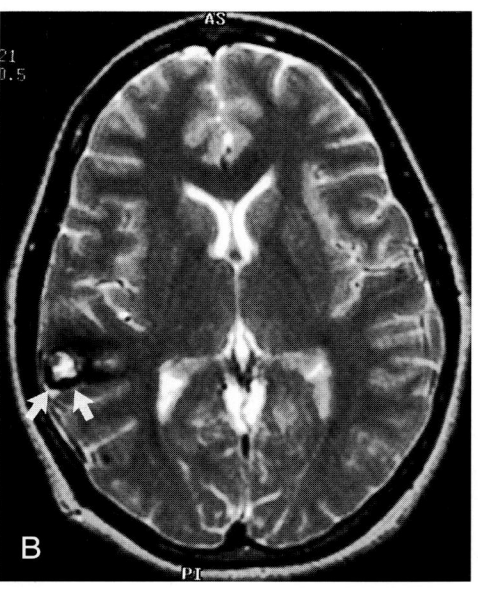

图12-9 海绵状血管畸形。A：轴位增强 SE 666/28 图像显示，右侧额叶后部混杂信号病灶，周围环绕低信号环。这是隐匿性血管畸形的典型表现，绝大多数为海绵状血管畸形。B：轴位 FSE 6000/88 图像显示，既往出血形成的含铁血黄素短T2信号环绕不规则的高信号中心。

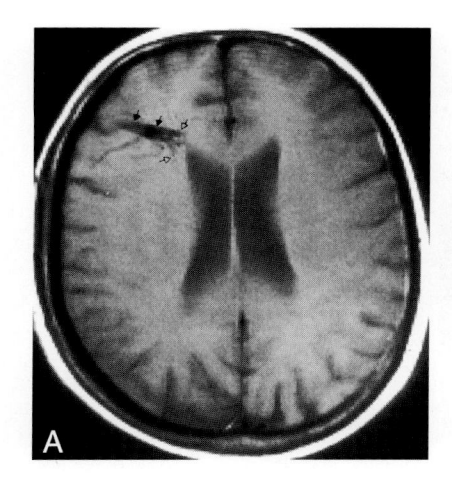

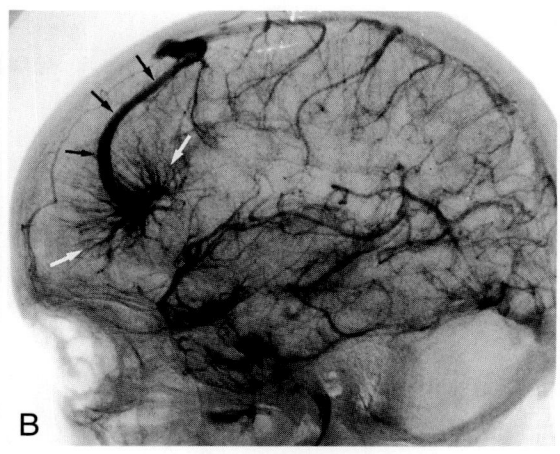

图12-10 静脉畸形。A：轴位SE图像（700/33）显示一簇血管（空心箭号）汇合入扭曲的血管通道（实心箭号）再引流入上矢状窦（在这张图像上没有显示）。这是静脉畸形的特征性表现。B：血管造影静脉期（侧位），右侧颈内动脉造影。可见一簇血管（白色箭号）汇合成扭曲的静脉通道（黑色箭号）后引流入上矢状窦。表现与MR所见符合。

能，应该留置脐动静脉导管作为进一步诊断和治疗的操作入径，这些留置的导管可避免对新生儿脆弱的股动脉进行反复穿刺。应该进行CT或MRI检查以了解先天性瘘所导致的脑实质损害，发现脑积水，以便进行脑室腹腔引流，这些应成为基本检查。

如果难治性CHF在侵入性药物干预后仍持续存在，应进行血管造影明确血管解剖结构；可同时进行姑息性动脉栓塞术，对每一枝供血血管进行超选择插管，以减少周围正常脑组织发生缺血损伤的危险性；如CHF持续存在，可再次进行栓塞术；如CHF继续存在，而进一步实施动脉栓塞有一定危险性，或技术上不能完成，则可进行经静脉栓塞术。进行动脉造影对引流静脉窦定位，如果引流静脉窦开放，可以选择经股或脐静脉进入曲张静脉；极少数情况下，横窦阙如或者发育不良，则有必要采用手术方法进入颅内静脉系统。在引流镰状窦和直窦上方钻取一个小孔（图12-4），用细针穿刺进入窦腔，然后将导管送入曲张静脉，留置白金弹簧圈。这些技术可以是根治性的或姑息性的；当作为姑息治疗时，可缓解CHF，使患儿正常发育直到最终进行手术或者放射治疗。在我们的经验中，MR扫描对于了解脑发育以及瘘口栓塞程度和脑积水缓慢进展情况十分必要。

海绵状血管畸形

定义和起因

海绵状血管畸形，也称为海绵状瘤（以前被称为海绵状血管瘤），为球形窦状（海绵状）血管间隙。多发海绵状血管瘤十分常见，且有家族发病倾向；与之相关的遗传位点位于染色体7q。50%以上多发型病例有家族史，仅13%为散发病例。海绵状瘤是一些扩张、肥大的毛细血管床，其中包含不同氧化期的凝固和未凝固血液，其循环速度非常缓慢，无动静脉交通，故供血动脉和引流静脉管径正常。静脉常伴发海绵状血管瘤畸形和毛细血管扩张症，因此形成了一个假说，即静脉畸形流出段梗阻造成静脉高压，而后者所引发的一系列改变导致了海绵状血管瘤的形成。

临床影像学表现

虽然海绵状血管瘤可引起癫痫，极少情况下还可出血，但多数病例都是偶然被发现的。重要的是，海绵状血管瘤在常规影像检查中经常可被发现，而不应将其误认为是肿瘤。CT平扫中，海绵状血管瘤表现为稍高密度团块伴轻度占位效应。增强扫描后显示轻度强化。因为生长缓慢的肿瘤可出现同样的CT征象，所以这种表现具有特征性，但非特异性。在MR中，特征性的表现为边缘锐利的分叶性肿块，周围无水肿。小叶信号特点不同，一些区域在T1和T2图像上呈高信号，其他区域T1高信号和T2低信号，还有一些区域呈T1中等信号而T2w信号可变（图12-8）。虽然极少数发生于成人的出血性肿瘤也可有类似表现，但这些征象在儿童中更具特异性，不需要进行增强扫描。MR平扫表现的特异性使其成为对疑似海绵状血管瘤的患儿进行影像学检查的首选方法。如进行增强扫描，则可发现邻近海绵状血管瘤的区域的静脉畸形，特别是发生于脑干部位的畸形。静脉畸形的诊断和定位对于制定手术方案十分有帮助。

有些作者曾经根据肿块分叶信号强度的不同，提出对海绵状血管畸形进行分级的方案。他们认为某些类型的海绵状血管瘤更易出血。但是，其他作者则认为

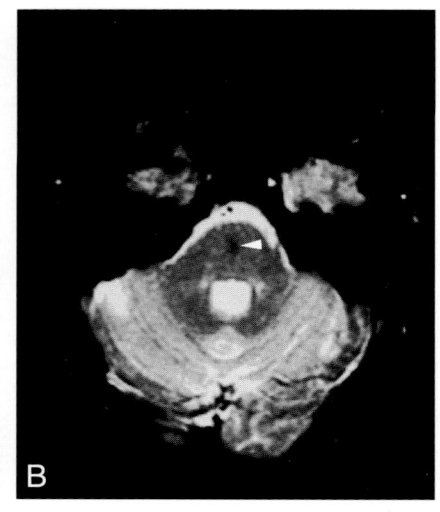

图12-11 毛细血管扩张症 A：轴位增强SE 600/11显示桥脑中间存在小强化病灶。B：梯度回波轴位GE 600/25显示，桥脑中心原强化区呈现低信号，提示慢性出血，建立毛细血管扩张症的诊断。

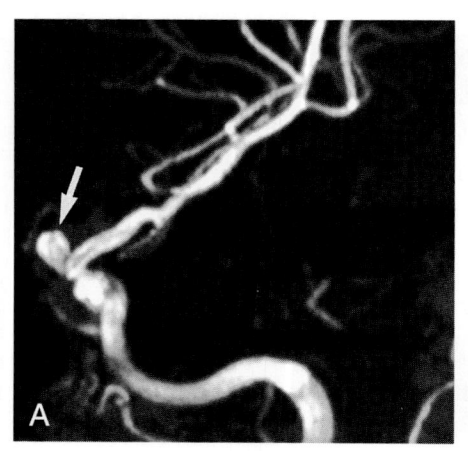

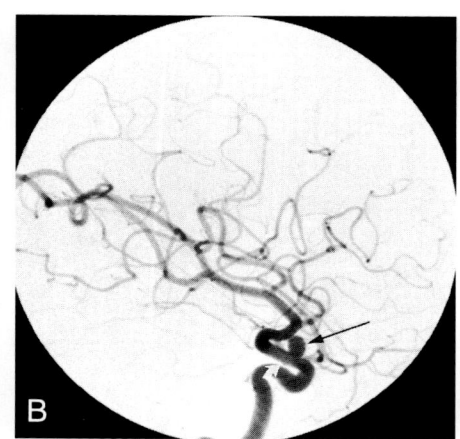

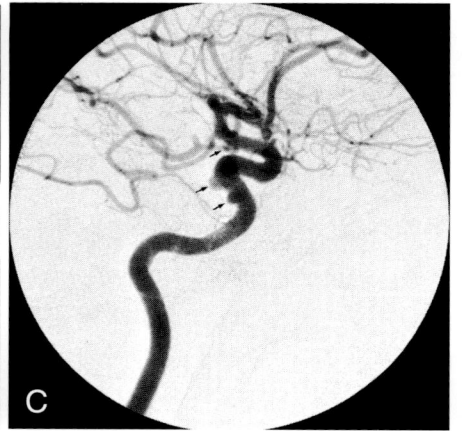

图12-12 PHACE综合征有关的面部血管瘤和脑血管畸形。A：3D TOF MRA显示动脉瘤（实心箭号）起自左侧颈内动脉鞍上段。B和C：分别从左侧（B）和右侧（C）颈内动脉进行动脉造影的侧位像（动脉期），显示多发的未破裂动脉瘤起自于颈内动脉（箭号）。最大的一个起自于左侧眼动脉起始部（细黑箭号）。根据该病变的大小，采用选择性血管内弹簧圈栓塞方法进行了成功治疗。

海绵状血管瘤的分级与出血发生率无关。

静脉畸形

静脉畸形由放射状分布的髓质或皮层下扩张静脉组成，中间为正常脑实质，引流至独立的扩张性静脉结构，无动静脉瘘存在。发生于大脑半球的静脉畸形很少引起症状，通常因其他原因进行检查而偶然被发现。极少情况下，静脉畸形可引起临床症状，多为头痛、局限性神经功能缺失或癫痫，可能是引流静脉在进入硬膜窦处发生狭窄所致。如果引流静脉发生血栓、出血，则狭窄可诱发静脉高压，而静脉高压长期存在可导致畸形引流区域的脑组织发生慢性静脉性缺血，在一些患儿中出现局灶性萎缩和钙化，这些表现在儿童中极为罕见。发生于脑干和小脑的静脉畸形的出血发生率有轻度增高。

儿童和成人的静脉畸形MR表现都具有特异性。一"簇"细小血管或者"水母头"（就像从神话人物美杜莎头顶上伸出翻滚的毒蛇一样）合并成为一个巨大的血管引流入静脉窦（图12-9）。这些血管在注射了顺磁性对比剂后表现为均匀强化。因为这些血管中血液流速相对缓慢，流动血液产生的信号与斜行血管有些相似，所以在低信号的扭曲血管旁可见伴行的高信号影。最好发部位为额叶（40%），临近侧脑室前角的畸形，引流入尾核纵静脉（longitudinal caudate vein）；后颅凹（20%）；临近四脑室的畸形，则引流入桥脑前静脉（anterior transpontine vein），桥脑旁静脉（lateral transpontine vein）或四脑室侧隐窝静脉。顶叶也是常见的发生部位，15%的静脉畸形发生在这里；颞叶和枕叶不是好发部位。如果发生长期静脉缺血，静脉畸形引流的脑区域将会发生萎缩和钙化。

毛细血管扩张症

毛细血管扩张症是由被正常脑实质分隔的扩张毛细血管集合而成。常见于桥脑，很少出血，通常在尸解中偶然发现。有时候可在常规MR成像中被发现。MR平扫可表现正常，也可显示为T1加权像上稍低信号或T2加权像上稍高信号；无占位效应。注射顺磁性对比剂后，可见毛刷样边缘轻度强化。梯度回波图像上的典型表现为显著低信号，可能是由于血管内血液流动缓慢和去氧化所导致。

需要介入治疗的硬膜外血管畸形和肿瘤

头颈部血管畸形可采用与颅内血管畸形相同的原则进行分类。但是也存在一些明显的不同。同样可根据异常血管的组织学特征（动静脉性、静脉性、毛细血管性、淋巴管性或毛细血管淋巴管混合性）与血管造影的血流特征（低或高）进行分类。只有在诊断遇到问题或准备进行介入治疗时才进行动脉造影。另外，某些可导致自发出血或需要切除前进行血管内栓塞的儿科肿瘤也会进行血管造影。儿科头颈部常见肿瘤的表现和影像学特征已在第七章详述，本节讨论的重点在于血管腔内治疗的作用。

血管瘤

血管瘤是一种良性内皮增生性肿瘤，1岁前的儿童发病率高达10%。出生后不久即可出现症状，表现为皮肤上进行性生长的红色分叶状团块。第一年内生长迅速。通过临床体检可作出诊断。通常采用内科治疗，包括类固醇和其他免疫分子和抗血管生长药物。血管瘤常于1岁后稳定，许多病变可在以后几年中逐渐吸收甚至消失。瘢痕也可随病变本身消退。进一步有创治疗的适应证包括功能障碍（侵犯眼睑、唇或口腔而导致视觉、进食或语言障碍）、出血、气道占位效应、血小板减少导致凝血障碍（Kasabach-Meritt综合征）或高输出量慢性心功能衰竭（CHF）。

血管瘤的影像学特点已在第七章中讲述。血管造影中，血管瘤是高流量毛细血管病变，边界清楚，染色延迟。供血动脉扩张并迅速引流入扩张的静脉。对于任何头颈部血管瘤患儿来讲，都要了解其颅内和眶内结构，因为在血管瘤的一个亚型中，患儿可表现出PHACES综合征，包括有后颅凹脑畸形（P）、血管瘤（H）、动脉异常（A）、心血管异常（C）、眼的异常（E）、及有时有胸骨裂（S）（图12-12）。当适合进行介入治疗时（见前文），手术切除、激光凝固和栓塞治疗都是可行的方法。在血小板减少症和有出血倾向时通常采用血管介入治疗，这样的病变常象血管内皮瘤一样具有较强组织侵袭性（图12-13）。

静脉淋巴管畸形

静脉淋巴管畸形由一群包含毛细血管和淋巴管结构的流速缓慢的异常组织构成。它们通常表现为可移动的、质软的、无痛性颈部肿块，生长缓慢。影像学表现在第七章详述。作为毛细血管和淋巴管的混合性组

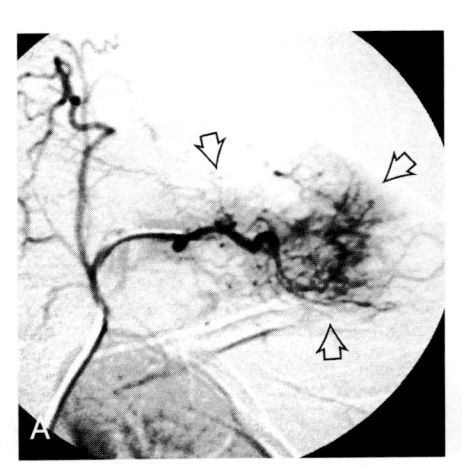

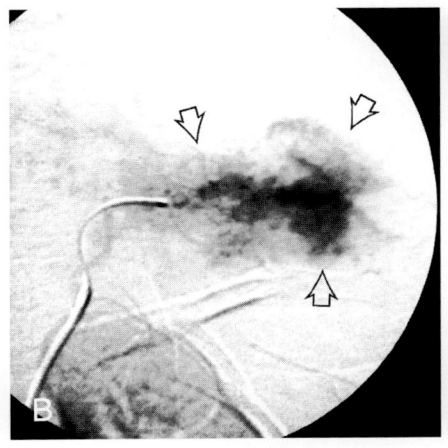

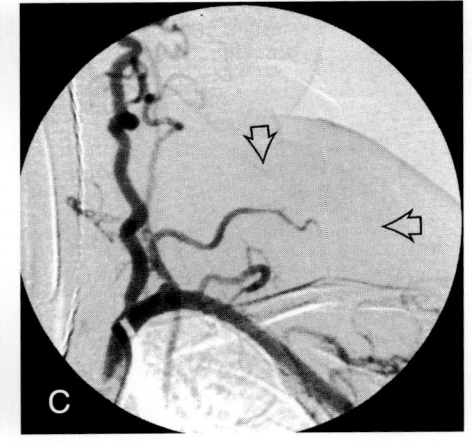

图12-13 新生儿肩胛骨背侧血管瘤伴有消耗性血小板减少（Kasabach-Meritt综合征的一种类型）和需要输血治疗的出血倾向。A：正位动脉造影（动脉期）和甲状颈干造影（动脉期），显示高密度、不规则直径8厘米血管瘤阴影（空心箭号），由甲状颈干、颈升动脉和肩胛骨上动脉供血。B：正位动脉造影（毛细血管期），从同一支左侧甲状颈干造影显示畸形内富血管造影剂染色（空心箭号）。C：栓塞后，左侧锁骨下动脉造影显示畸形的血供明显减少，操作后病变立即变成蓝色，触诊病变变得柔韧。患者血小板计数稳定并随后恢复到正常水平。

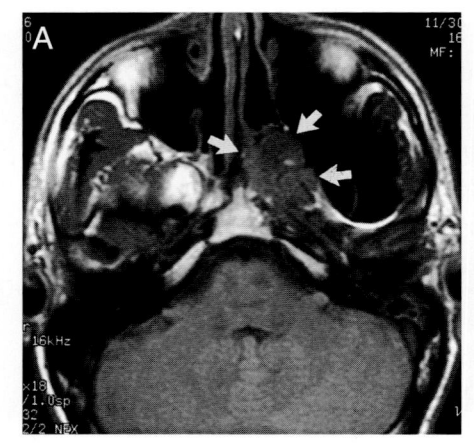

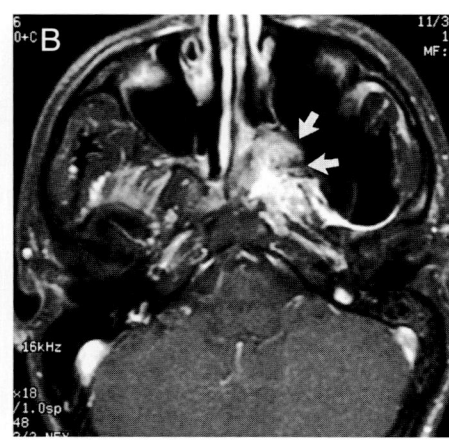

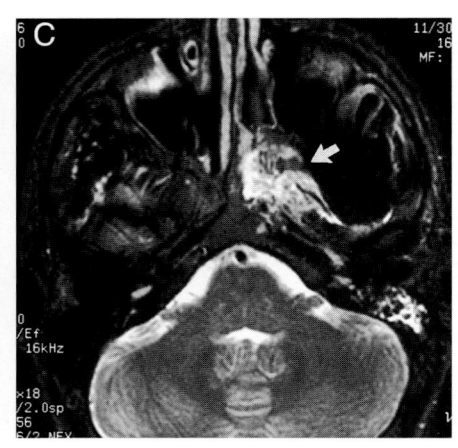

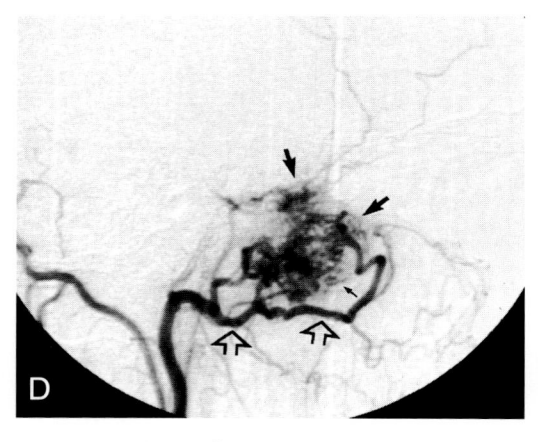

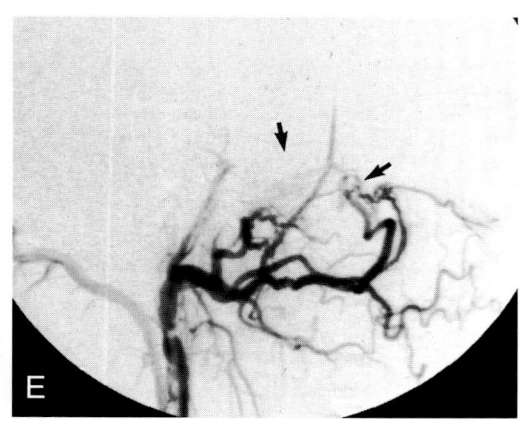

图 12-14 左鼻咽部肿块致鼻衄：青少年血管纤维瘤及术前栓塞。A 和 B：轴位 SE 图像，增强前 683/9（A）和增强后 500/200（B）扫描显示，左侧蝶腭窝强化肿块（箭号）。C：轴位 FSE 4350/105 Ef 显示病灶为 T2 高信号肿块和代表肿瘤血管的蜿行的流空（箭号）。D：左侧颈外动脉造影侧位像（动脉期），显示一个多血管肿块（实心箭号），主要由左侧颌内动脉（空心箭号）分支供血。E：经动脉聚乙烯醇微粒栓塞后，左侧颈外动脉造影侧位像显示，肿瘤的血管供应（箭号）明显减少，使病灶易于切除并减少术中失血。

织，血管造影表现多样。虽然可见小面积的动静脉瘘、扩张静脉结构内对比剂聚集并通过扩张的但仍可辨认的静脉结构引流，但总的来说，静脉畸形在动脉造影中显影不良。直接经皮穿刺可以获得最佳的不透光阴影。在任何治疗之前，必须对畸形与脑、面部以及感觉器官的重要静脉引流通路之间的交通作出评价。因为在低血流状态下，静脉造影后直接注射硬化剂可缩小甚至完全治愈某些病变。

面部动静脉畸形

与血管瘤相比，面部 AVM 由完整的血管通道组成而不伴有实质染色。虽然这些病变常采用保守治疗，但出血性并发症则需要在骨骼肌肉系统发育成熟前进行干预。有些面部动静脉畸形可大部分切除。浸润性病变、骨骼受累或急性出血病例则有必要进行血管介入治疗。在某些手术操作（例如拔牙）之前需进行栓塞术。由于存在日后再次栓塞的可能，为了防止通向畸形的血管被闭塞，我们首选聚乙烯醇微粒进行临时栓塞。

鼻衄和青少年血管纤维瘤

鼻出血或称鼻衄，是一种儿童常见的情况。大多数病例为特发性，不需要治疗即可自愈。其他一些原因包括外伤、肿瘤、感染、血液功能紊乱以及血管畸形。如果需要治疗，开始通常由耳鼻喉医生进行。虽然包扎和直接压迫对大多数鼻衄有效，在难治性自发出血和外伤病例中需要进行血管介入治疗。因其他原因进行手术的术后继发性鼻衄可以十分严重，如果不治疗则发病率和死亡率很高。咽升动脉和颌内动脉的分支是出血的常见供血动脉。但是，颈内动脉的海绵窦分支也可出血。由于咽升动脉可起自颈总动脉分叉水平，所以应检查颈总动脉、颈内动脉、颈外动脉以寻找出血部位的供血来源。

儿童血管肿瘤切除前应该进行术前栓塞。青少年血管纤维瘤是一种青春期男孩常见的鼻部肿瘤，已在第七

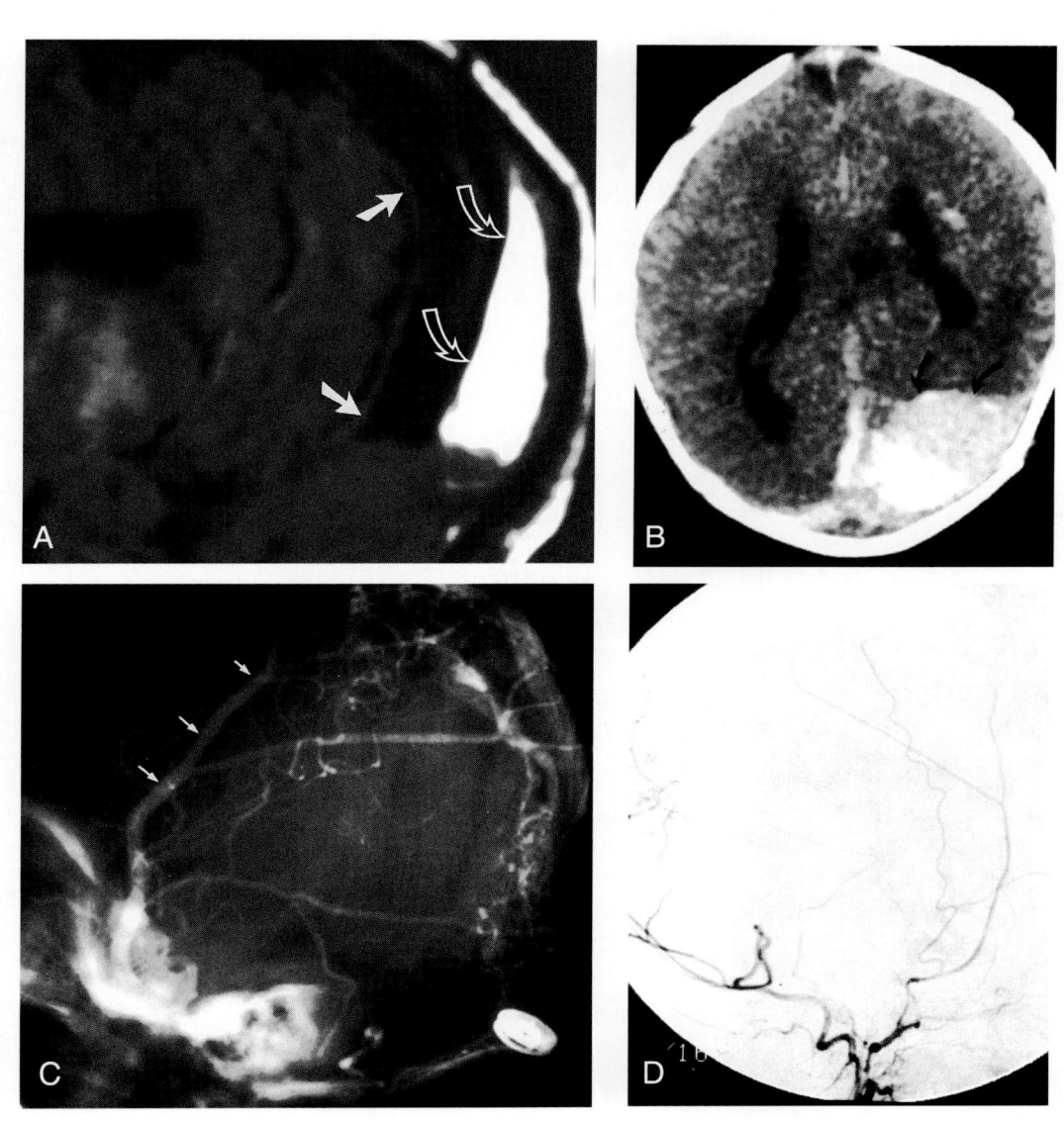

图12-15 新生儿癫痫。A和B：CT和MR图像显示硬膜外血肿（空心箭号）压迫上矢状窦（实心箭号）向前移位。C：左侧颈外动脉造影显示，巨大脑膜中动脉（箭号）与先天性硬膜窦瘘交通。D：4个月时采用液体粘合剂对脑膜中动脉栓塞。随访动脉造影（侧位）显示瘘口几乎全部闭塞。

章详述。这些血管性肿瘤在手术前通常需要进行栓塞治疗，阻断最大的供血动脉后易于切除。肿瘤的血供常来源于双侧颈外动脉，所以需要进行双侧动脉造影。最常见的动脉包括颌内动脉的蝶腭支，颈内动脉供血少见。虽然存在严重的潜在并发症，例如失明、颅内神经病变以及中风，适当的微粒栓塞仍然安全有效。图12-14显示一例复发性青少年血管纤维瘤术前栓塞前后的动脉造影表现。对于一个经验丰富的神经介入医生来讲，颈内动脉分支栓塞发生合并症的风险还是很低的。

动静脉瘘

硬膜动静脉瘘

成人和儿童的硬膜动静脉瘘可根据动静脉分流的部位、大小以及静脉引流不同，产生各种临床症状和体征。硬膜动静脉瘘的起因仍存在争议，但很可能是多因素造成。某些位于横窦和乙状窦区域的瘘是硬膜窦腔内血栓引起的，还发现某些基因突变所导致的高凝状态与一些部位硬膜瘘形成有关。部分儿童患有先天性硬膜动静脉畸形，这些先天性的瘘道与成人期（获得性的）类似病变相比，交通支较大且血流加快。先天性硬膜畸形的起因还不清楚。

表现

根据我们的经验，儿童硬膜畸形常发生于新生儿，提示某些特殊的病例是发育性的。它们的表现类似于Galen静脉畸形，包括头围增大、心脏杂音、心衰、头皮静脉扩张、颅内压升高、出血。同时出现头围增大、头皮静脉扩张和心衰时应该怀疑为颅内血管性疾病而进行神经影像学检查。

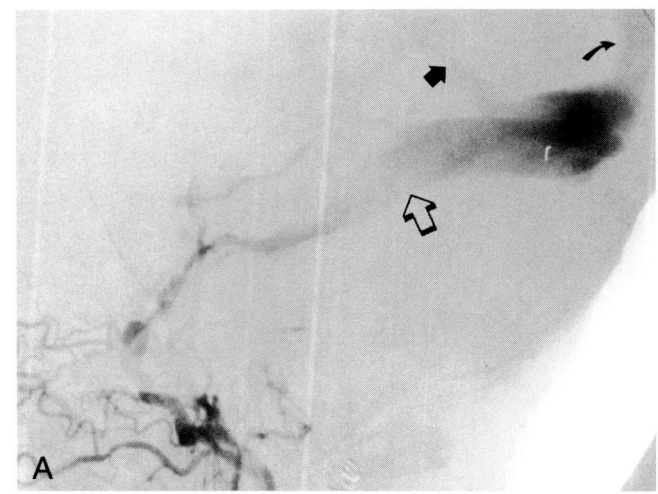

图12-16 13岁患者横窦硬膜瘘继发出血。A：颈外动脉造影（侧位），显示颈外动脉供应横窦（空心箭号），逆流入上矢状窦（弯箭号）和皮层静脉（直箭号）。B：左侧颈内动脉造影（侧位）显示，脑膜垂体干（箭号）和眼动脉脑膜返支（空心箭号）供应同一个瘘口。C：椎动脉造影（侧位）显示，扩张的脑膜后动脉（箭号）供应同一个瘘口。

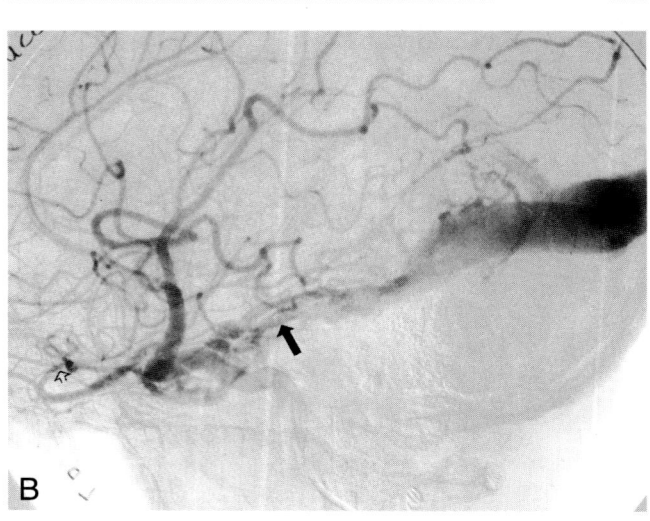

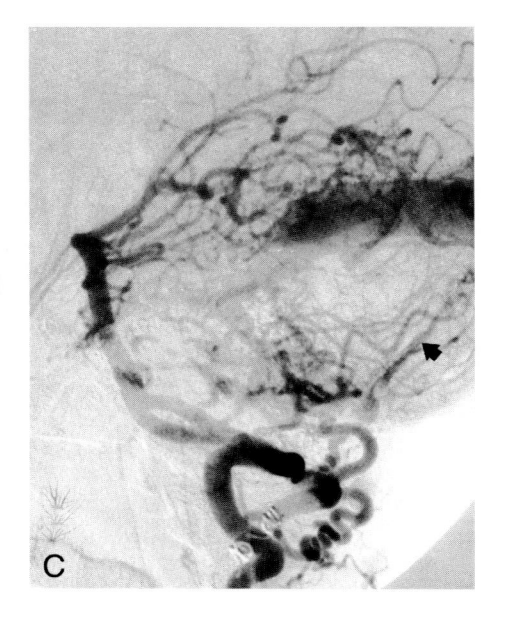

放射学

影像学检查通常首选经囟门二维灰阶多普勒超声，辅以MR检查。多数病例瘘道累及横窦－乙状窦或者窦汇，这些检查均显示窦腔极度扩张和血流显著加快（这种明显扩张提示为先天发育所致）。最初印象中，其表现类似Galen静脉畸形，但仔细观察就会发现脑血管大小正常或者仅有轻微扩张（图12-15和图12-16）。确诊需要进行颈内、颈外动脉，最好还有双侧椎动脉的动脉造影。动脉造影典型表现为多条增粗的脑膜动脉汇聚于窦汇、横窦和乙状窦。海绵窦先天硬膜瘘非常少见，在新生儿更为罕见，但曾经有5个月的婴儿患病的报道。影像学检查显示海绵窦扩张，常伴有眼静脉增粗、脱垂。脑血管造影显示供血动脉起自颈内动脉或颈外动脉的分支，海绵窦显影，它的引流通路包括眶上静脉、翼丛、蝶腭窦或者下岩窦。瘘常由发自脑膜动脉的单一短路组成。未见对于这类病变早期发育的特别描述。在成人中，动静脉瘘的正常静脉引流通路可发生狭窄（由于增生性静脉病），引起皮层静脉引流，使脑实质出血的危险性增加（图12-13）。皮层静脉引流不是先天性瘘的典型特征。

治疗

硬膜动静脉瘘的治疗包括经动脉栓塞、经静脉栓塞或手术切除。对于大的先天性硬膜畸形，目的是减少分流量治疗心衰。血管介入治疗是减慢血流的首选方法，当患儿年龄增大、病情稳定后可以选择血管介入治疗和手术治疗相结合的方法，大多数瘘对于血管介入治疗反应很好。不幸的是，窦汇瘘的治疗常因为存在多支巨大供血血管而影响疗效，使得治疗变得非常困难，而婴儿的预后极差。

直接的颈动脉－海绵窦瘘

与前面讲述的先天性瘘不同，外伤引起的颈内动

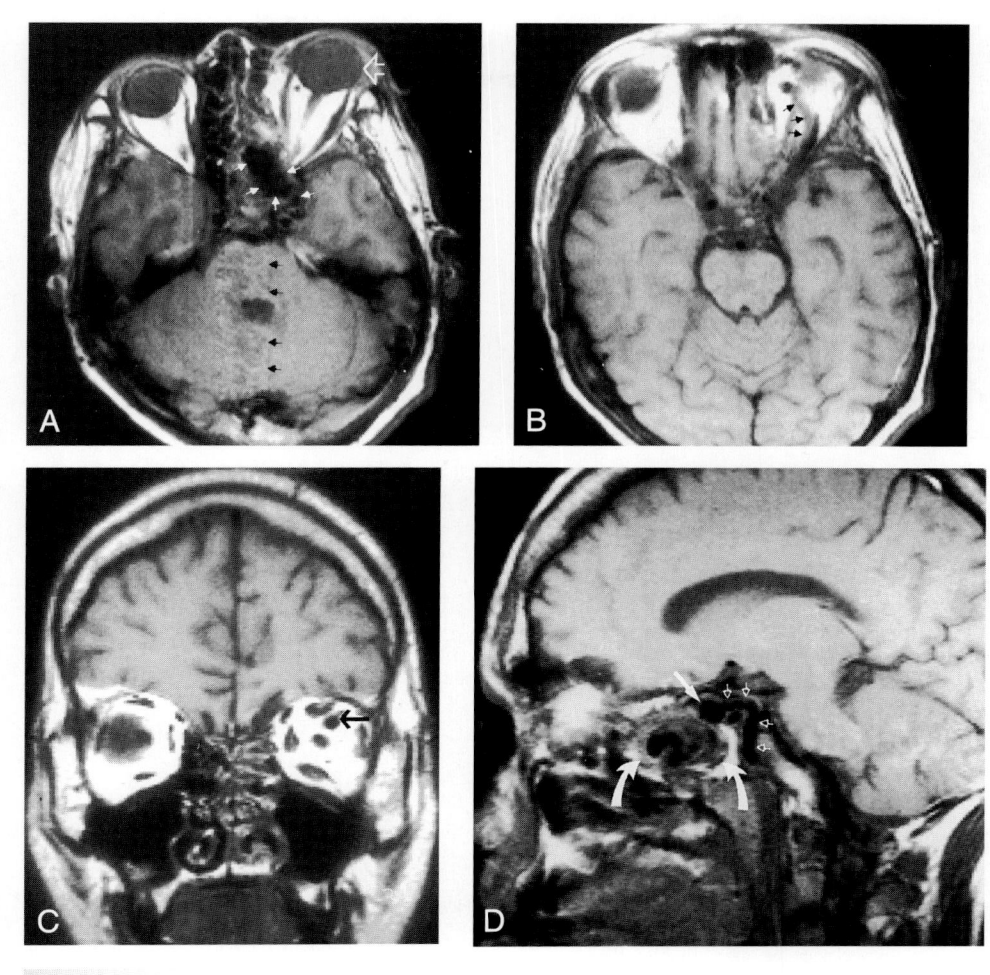

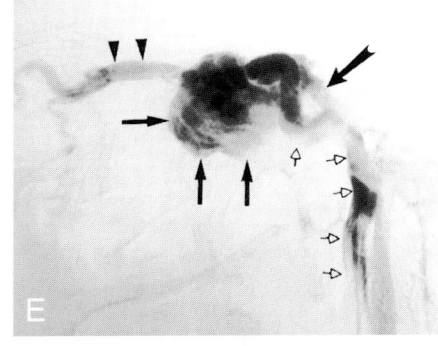

图 12-17 颈动脉海绵窦瘘。A：轴位 SE 700/25 图像显示一个大的、低信号肿块位于海绵窦区（白色箭号）。病变背侧远端（黑箭号）可见相位编码方向运动伪影，提示该结构内存在流动伪影。左侧眼球向前突出（开放箭号）。B：轴位 SE 700/25 图像显示左侧眼眶内扩张的眶上静脉（黑色箭号）。C：冠状位 SE 700/25 图像也显示左侧扩张的眶上静脉（箭号）。左侧眼外肌增粗。D：旁矢状位 SE 700/25 图像显示颈内动脉（空心箭号）在瘘口区域（直箭号）流空至海绵窦。扩张的海绵窦可见大片混杂信号（弯箭号）。E：颈内动脉造影侧位图像显示，颈内动脉（空心箭号）流空进入海绵窦（小的闭合箭号）。可见静脉血流过扩张的眶上静脉（箭号）及岩下窦（空箭号）。

脉和海绵窦之间的孤立交通十分常见，因颈内动脉海绵窦段硬膜支动脉壁撕裂，或者外伤后假性动脉瘤破入海绵窦腔所引起。颈动脉内的高压与海绵窦内的低压形成压力差，导致高流量的动静脉畸形。

表现

直接颈动脉-海绵窦瘘患儿的典型表现为杂音、头痛、眼球突出、球结膜水肿和复视。罕见脑积水、神经功能缺失、视野缺失、失明或继发出血。

神经影像学表现

颈动脉-海绵窦瘘的 CT 和 MR 表现包括受累海绵窦扩张和流入或流出静脉扩张，最常见于同侧眶上静脉和岩窦瘘（图 12-17）。经过窦间交通的血液流常可引起海绵窦和邻近静脉结构扩张。极少情况下，对侧静脉通路可因静脉系统压力升高而扩张。不同静脉引流特点，使突眼出现于同侧或对侧（图 12-17）。

治疗

外科套扎或结扎技术对于封闭瘘口通常无效，因

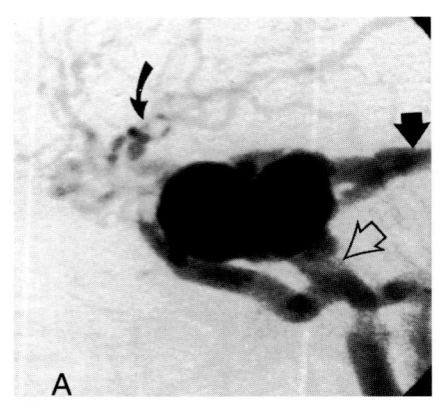

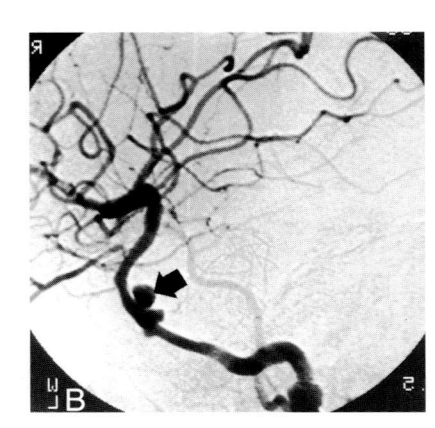

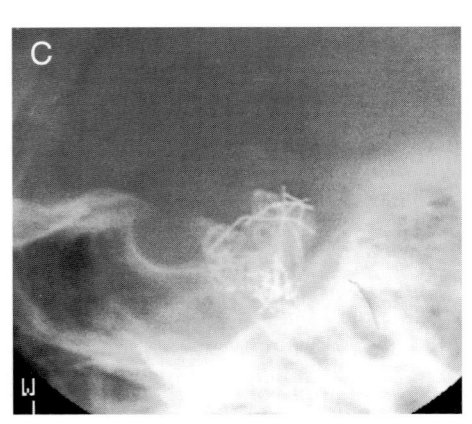

图12-18 18岁患儿车祸引起颅底骨折，渐进性响亮血管杂音、突眼、右侧偏盲。A：右侧颈内动脉造影（侧位像）显示，巨大颈动脉海绵窦瘘，静脉引流至皮层静脉（弯箭号）、岩上窦（粗箭号）以及岩下窦（空心箭号）。B：栓塞后同一部位造影的相同体位显示，瘘完全闭合，颅内血流重建。在标记的瘘位置（箭号）可见小假性动脉瘤（箭号）。C：头颅X线平片（侧位像），显示被用于封闭瘘的球囊和铂金弹簧圈。

而被近来采用的球囊栓塞技术广泛替代。以往，球囊可经颈动脉造影置入瘘口。在大多数病例中，球囊在海绵窦内扩张，阻断了瘘口，保护了上级动脉（图12-18）。通常采用可实变的介质例如HEMA（甲基丙烯酸-2-羟基乙酯）来充盈球囊，从而防止球囊体积减小和延缓假性动脉瘤形成。近来，美国生产厂商已自愿地不再继续使用仅经FDA认证的球囊进行这种治疗了。目前多采用经静脉的方法，安全地栓塞瘘道而无需穿过和侵犯受损的动脉。极少情况下，颈动脉近端发生闭塞，静脉通路无法进入，采用直接颈动脉穿刺或手术暴露海绵窦的方法，向窦腔内注入栓塞材料进行治疗。对于小瘘道，可通过间断压迫颈内动脉和颈静脉使瘘道内血栓形成，从而达到完全治疗的目的。有时外伤引起内膜损伤，采用颈动脉闭塞法可消除远端血栓形成的危险。治疗后，临床症状诸如杂音、头痛、突眼以及球结膜水肿可明显好转。而球囊的机械性压迫颅神经或急性静脉窦血栓形成可使复视暂时恶化，一到两个月后逐渐消失。

椎动脉瘘

椎动脉瘘通常是椎动脉与椎旁血管丛之间的孤立交通。虽然主要原因为穿通伤或钝器伤，但先天性椎动脉瘘也不少见。

表现

椎动脉瘘最常见表现是血管杂音和颈痛。少数情况下可由于椎动脉通过瘘道从颅内血管窃血引起神经功能缺失症状，多见于较大的先天性瘘。如静脉引流至硬膜外或髓静脉系统，患儿可分别出现神经根症状或蛛网膜下腔出血。一定要牢记，先天性瘘出现异常响亮的血管杂音，却完全不被儿童所发觉，因为他们认为这种脉冲样同步性噪音是正常的。这些异常只有经过血管造影检查才能被彻底发现。

治疗

据报道，许多外科方法可以治疗椎动脉瘘，包括近端结扎、套扎手术、直接外科修复。像在身体的其他部位一样，近端和远端的套扎常无法闭合瘘道；近端结扎则增加从脑血管中的窃血活动，加重神经功能缺失症状。直接手术虽可有效地消除瘘道，但是在保证起源椎动脉通畅的情况下，通过颈椎及动脉化椎静脉暴露手术视野十分困难。

椎动脉瘘血管介入治疗是一种可以选择的治疗手段，可在透视导引下使可释放的球囊通过受累椎动脉进入到瘘管内。当球囊处于瘘管内适合位置时，释放并充盈它。图12-19是使用可释放球囊通过血管内闭塞治疗外伤性椎动脉瘘的病例。在某些创伤性瘘中，椎动脉被完全横贯，因此需要在损伤的两侧同时放置球囊以保证瘘道闭合。很少情况下，在病程很长的先天性椎动脉瘘病例中，从脑引流到瘘的血流削弱了脑的自我调节功能。当这种瘘被突被封闭后，原本慢性缺血的脑组织恢复了正常灌注，可发生过度灌注并引起神经功能缺失或出血。这些长期存在的瘘需要逐渐地、分阶段地闭合以使自我调节功能逐步恢复。如球囊失败则需要使用弹簧圈进行栓塞。

颅内动脉瘤

囊状动脉瘤

颅内囊状动脉瘤在儿童人群中十分少见。在一项

6368例患儿的合作研究中，只有41例颅内动脉瘤和蛛网膜下腔出血（0.6%）发生在19岁以下。虽然儿童颅内动脉瘤多并发各种异常（表12-2），但在绝大多数患儿中没有发现全身性基础病变。儿童动脉瘤通常很大（巨型），与成人不同，常发生于Willis环的远端。在Willis环上的分布也与成人有轻微不同。大多数研究表明，颈内动脉分叉是儿童动脉瘤的最常见部位。另外，有30%~50%的儿童动脉瘤发生于后循环（成年人为5%~10%）。其他研究显示，儿童颈内动脉海绵窦段亦为高发病率部位。

表12-2
伴发儿童脑内动脉瘤的全身疾病

常染色体显性遗传多囊肾病
主动脉缩窄
结节硬化
Osler-Weber-Rendu病
α-葡萄糖苷酶缺乏
Klippel-Trenaunary-Weber综合征
3-M综合征
α1-抗胰岛素缺乏
Parry-Romberg综合征
囊性纤维化
颈动脉先天阙如

表现和诊断

患有颅内动脉瘤的年长儿和青少年常表现为蛛网膜下腔出血的体征和症状，包括严重头痛、呕吐、反应迟钝，可发展为昏迷。大约20%患儿出现反复发作性头痛。但是，头痛不是年幼患儿的常见症状。在一项研究中，5岁以下的患儿未见蛛网膜下腔出血的症状和体征。巨大动脉瘤（直径>2.5cm）在发病儿童中占20%~40%。巨大动脉瘤患儿可因动脉瘤囊体压迫周围脑组织而表现局灶性症状和体征。虽然CT和MR有时可发现动脉瘤，表现为来源于颅内主干血管的充满血液的囊状扩张病灶（图12-20），血管造影仍是显示解剖细节（动脉瘤颈的位置和大小，囊的大小和方位）以及其他动脉瘤的基本手段。

治疗

许多儿童动脉瘤可以通过手术夹闭动脉瘤颈来治疗。近来，动脉瘤血管内栓塞被证明较手术夹闭更有效，特别是对那些合并蛛网膜下腔出血的患儿。在一项国际蛛网膜下腔动脉瘤治疗试验中（ISAT），随机对照外科夹闭法与血管内栓塞法，后者的结果较前者好。在手术夹闭有不能接受的风险和颈部不明确时需要使用动脉瘤血管内栓塞的方法进行治疗。然而，美国60所大学的回顾分析显示血管内栓重现的神经功能恢复更好一些。铂金可脱解弹簧圈被置入动脉瘤内，通电后脱解闭塞肿瘤颈和瘤体。如果动脉瘤颈很宽，可以采用弹簧圈的颈部成形技术进行栓塞，在向动脉瘤内解脱弹簧圈时临时采用球囊闭塞横贯动脉瘤体的供血血管管腔。如果由于动脉瘤成梭形而不能采用球囊辅助弹簧圈技术，可以采用支架辅助弹簧圈术或手术旁路血管闭塞或重建。为了选择治疗方案，可进行供血血管球囊闭塞试验。闭塞试验一定要在清醒患儿中进行，以明确患儿可以耐受血管的闭塞。如果可耐受闭塞试验，供血动脉和动脉瘤就可使用弹簧圈或可脱解球囊进行永久闭塞。

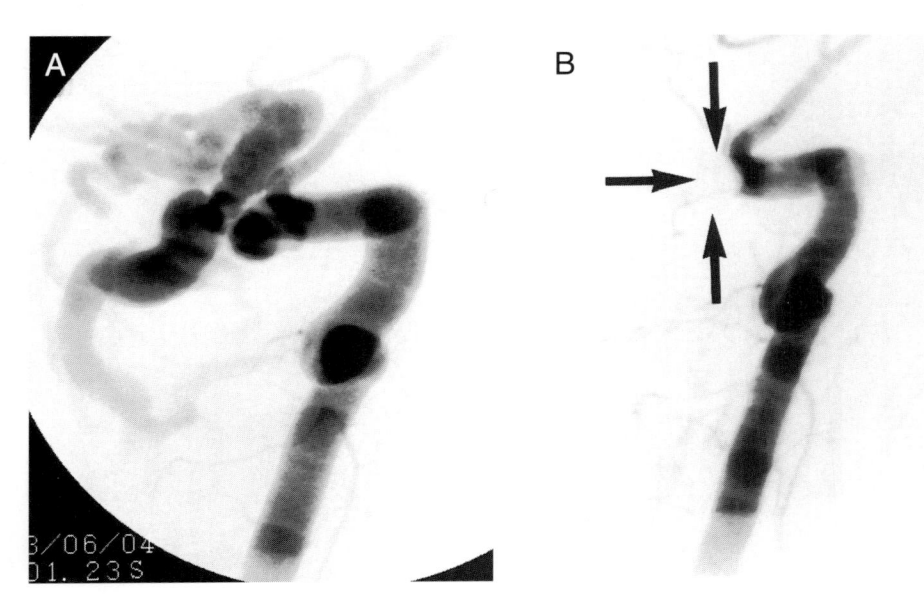

图12-19 13岁女孩，6岁时上颈椎钝器伤后出现渐进性响亮血管杂音及严重头痛。A：左侧椎动脉造影（侧位）显示，C2水平椎动脉瘘。注意，椎动脉接近瘘的部位极度扩张。B：使用一个可脱解球囊（箭号）栓塞后采用与A图同样的方法造影，相同体位显示，瘘完全被封堵，椎动脉被保留。瘘口闭塞后患儿头痛和血管杂音立即消失。

霉菌性动脉瘤

定义和临床表现

术语"霉菌性"动脉瘤指的是那些包括细菌、真菌以及原生物感染在内的任何感染引起的动脉瘤。最常见的霉菌性动脉瘤的原因为细菌性心内膜炎，感染栓子可引起颅内循环的栓塞。引起局部动脉炎栓子可伴弹力层和肌层破坏，导致梭形动脉瘤样扩张。霉菌性动脉瘤破裂经常是亚急性细菌性心内膜炎的体征。儿童人群中心内膜炎的高危人群包括那些先天性心脏病患儿（特别是左向右分流者）和风湿性心脏病患儿。另一个导致儿童霉菌性动脉瘤的重要原因是颅内血管被相邻的感染侵及，包括中耳/窦腔感染、脑膜炎、颅骨骨髓炎以及海绵窦血栓性静脉炎导致败血症。在这些患儿中，动脉外膜首先受累，继而是肌层，最后累及弹力层。

当霉菌性动脉瘤由细菌性心内膜炎引起时，最常见的症状是动脉瘤破裂引起的蛛网膜下腔和脑内血肿。少数情况下，脑缺血症状可转化为出血。海绵窦霉菌性动脉瘤患儿可表现为海绵窦血栓性静脉炎症状，包括发热、眶内水肿、静脉充盈、突眼、球结膜水肿以及眼肌麻痹。

影像学检查

计算机断层或 MR 成像通过显示病灶周围实质内血肿或直接显示病灶，有助于动脉瘤定位，特别是对海绵窦动脉瘤；也可见相关的脑炎、脓肿、水肿或梗塞。脑血管造影对于明确诊断十分必要。在脑血管造影中，霉菌性动脉瘤表现为受累血管梭形扩张，多发生于外周，大脑中动脉供血区最常见，这一点与好发于 Willis 环部位的囊状先天性动脉瘤不同。

治疗

合理使用抗生素治疗后，常采用血管腔内栓塞治疗。霉菌性动脉瘤的治疗时机由动脉瘤的大小和位置、临床表现、患儿病情及动脉瘤本身随时间推移的变化情况决定。因为霉菌性动脉瘤典型表现为梭形，对动脉瘤的治疗中需要对紧邻动脉瘤近端区域的受累血管节段进行必要的栓塞。动脉瘤远端脑实质灌注由侧支供应。旁路手术（单纯颅内或者从颅外向颅内）可保证动脉瘤近端的血管被手术截断后脑血管区域的充分灌注。

外伤性动脉瘤

外伤性动脉瘤在儿童常见，占儿童颅内动脉瘤的 39%。大多由穿通伤引起，钝器伤，甚至轻微冲击伤也可以导致头颈部血管的损伤。外伤性动脉瘤可发生在颅内或颅外，后者与过伸/过屈/旋转伤有关，这类损伤常发生于机动车祸或者挥鞭伤导致的颅底粉碎性骨折。许多作者把外伤性动脉瘤归类于假性动脉瘤，因为动脉壁的全层均被损坏；周围组织完整地包围着流动的血液。

临床表现的出现可以大大延迟于外伤的发生，发现这些病灶可在发生灾难性出血前提示临床保持高度怀疑。推荐即刻进行动脉造影检查，如果没有发现病灶，应在治疗结束后建议进行动脉造影复查。回顾看来，手术治疗十分困难，因为在血管被有效控制前，薄

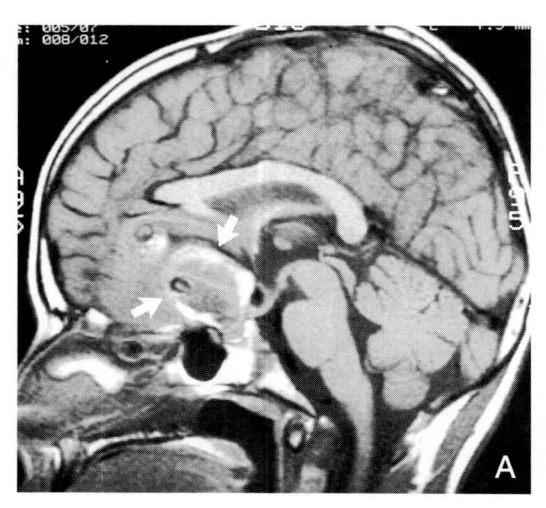

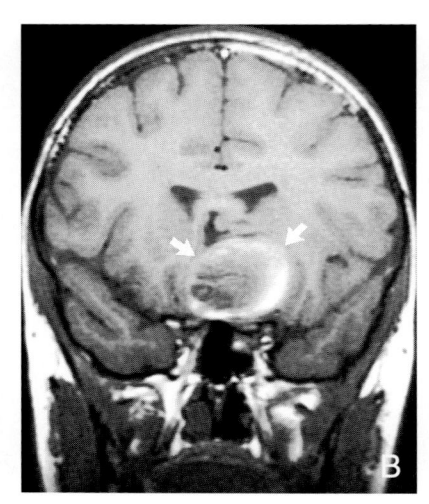

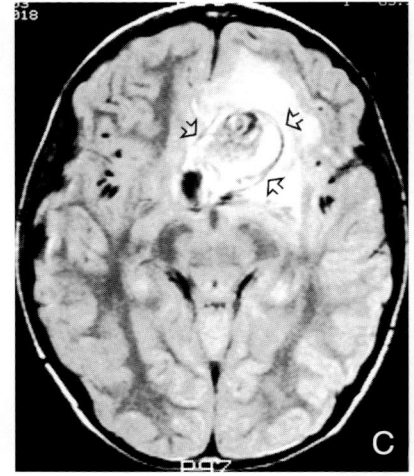

图 12-20　11 岁男孩，巨大大脑前动脉动脉瘤。A—C：矢状位和冠状位 SE 516/15，横轴位 FSE 2000/17 图像显示，一个巨大的动脉瘤（箭号）被亚急性期血栓部分充盈，病变向左侧突出引起左前额叶水肿（空心箭号）。

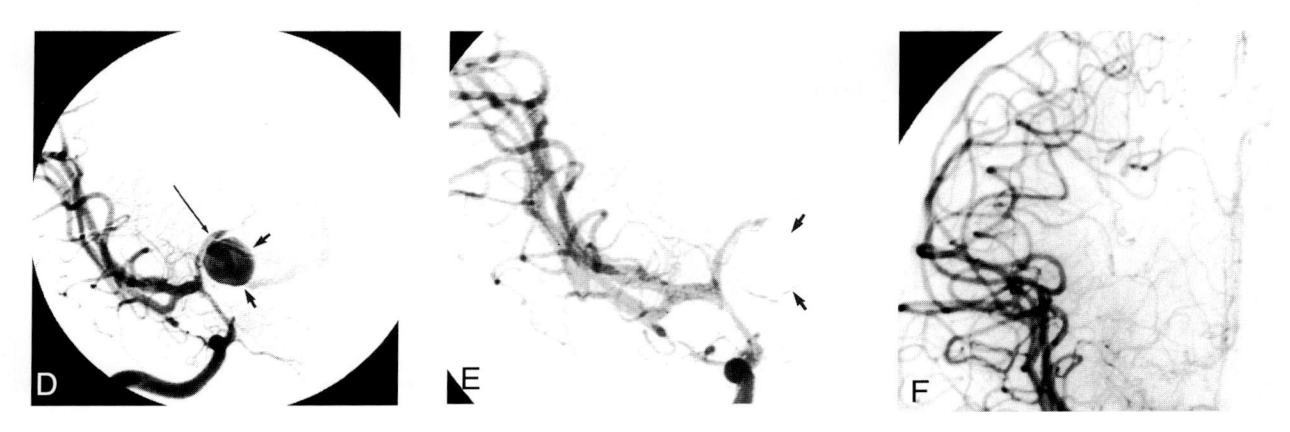

图 12-20 （接上页）D：右侧颈内动脉造影斜位像（动脉期）很好地显示起自于右侧大脑前动脉有部分血栓附着的动脉瘤（箭号）颈部（长箭号）。E 和 F：血管腔内弹簧圈栓塞后，动脉瘤（箭头）血栓完全形成。未引起任何医源性动脉闭塞。患者平安痊愈。

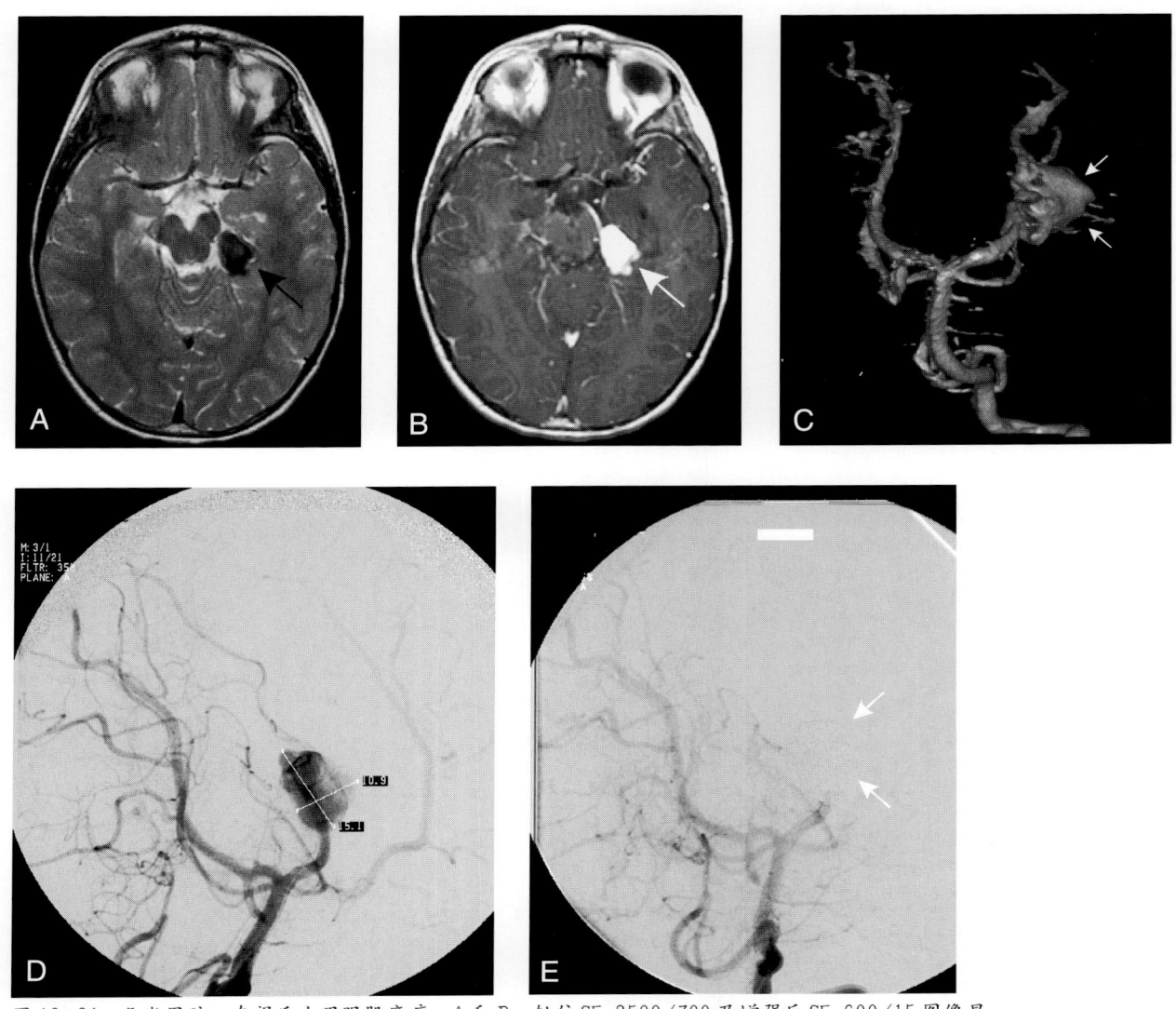

图 12-21 5 岁男孩，车祸后出现眼肌麻痹。A 和 B：轴位 SE 2500/700 及增强后 SE 600/15 图像显示，极短 T2 信号肿物均匀强化。C：CT 血管造影最大密度投影图像显示，左大脑后动脉的梭形动脉瘤。D 和 E：采用弹簧圈血管腔内栓塞术前(D)和后(E)的大脑后部循环动脉造影图像。

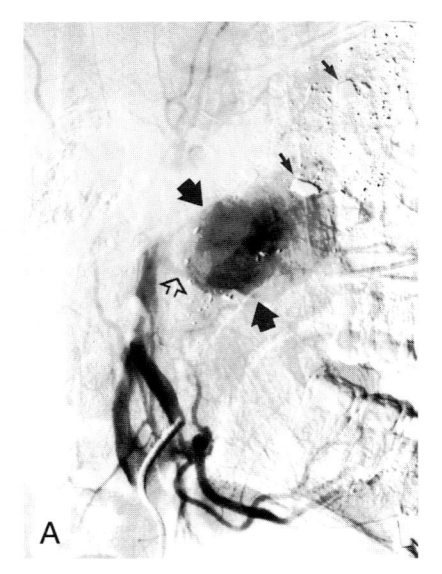

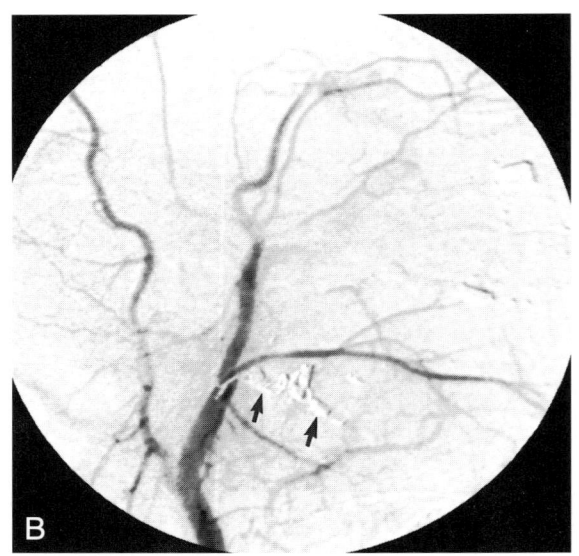

图12-22 17岁男孩，面部贯通枪伤，在试图进行下颌骨骨折复位时发现口咽部巨大血肿。A：右侧颈动脉造影常规动脉减影侧位图像显示，外伤后假性动脉瘤（大实心箭号）起自于颌内动脉近端（空心箭号）。注意，多个弹片（小实心箭号）横贯面部和颅底。B：右侧颈动脉数字减影动脉造影侧位像（动脉期）显示，假性动脉瘤弹簧圈（小箭号）栓塞后，动脉瘤完全闭塞。动脉瘤远端或对侧颈动脉分支没有再供血。

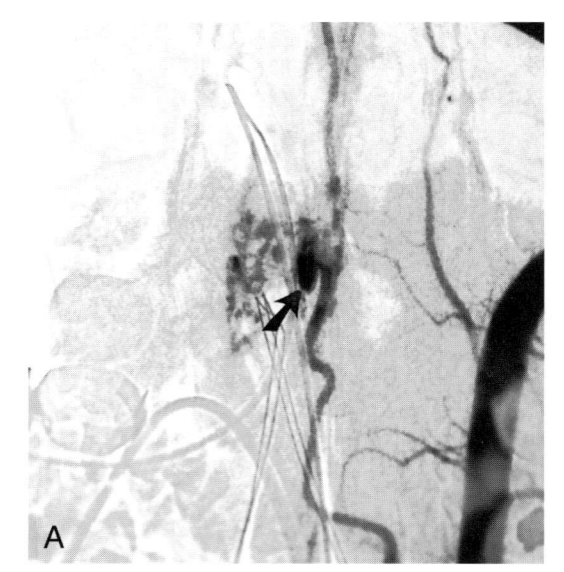

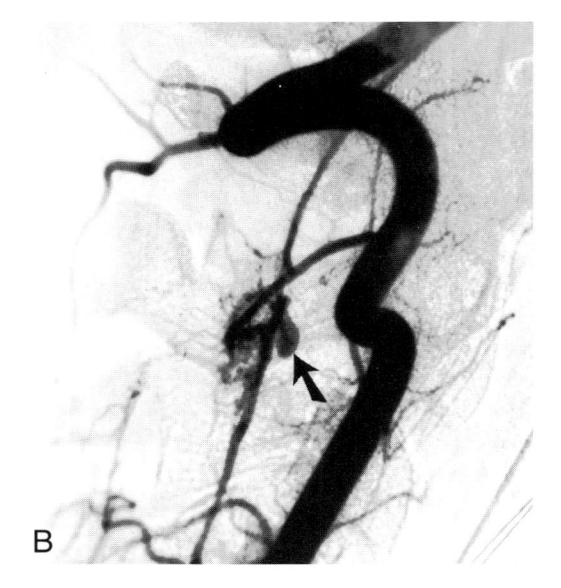

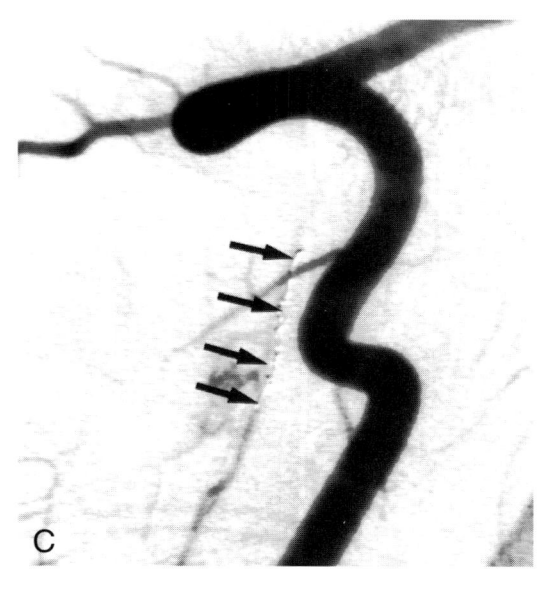

图12-23 13岁女孩表现为急性蛛网膜下腔出血。A和B：左侧椎动脉造影后前位（A）和侧位（B）显示，C2水平脊髓右前方的AVM。起自脊髓前中动脉的梭形假性动脉瘤位于脊髓前中动脉前方或者腹侧（斜箭号）。脊髓前动脉超选择插管对AVM进行栓塞，弹簧圈留置于动脉瘤区域。C：一个月后，椎动脉造影（侧位）显示，AVM血管明显减少，脊髓前动脉动脉瘤和假性动脉瘤被小铂金弹簧圈闭塞后不显影（短直箭号）。患者神经功能正常。

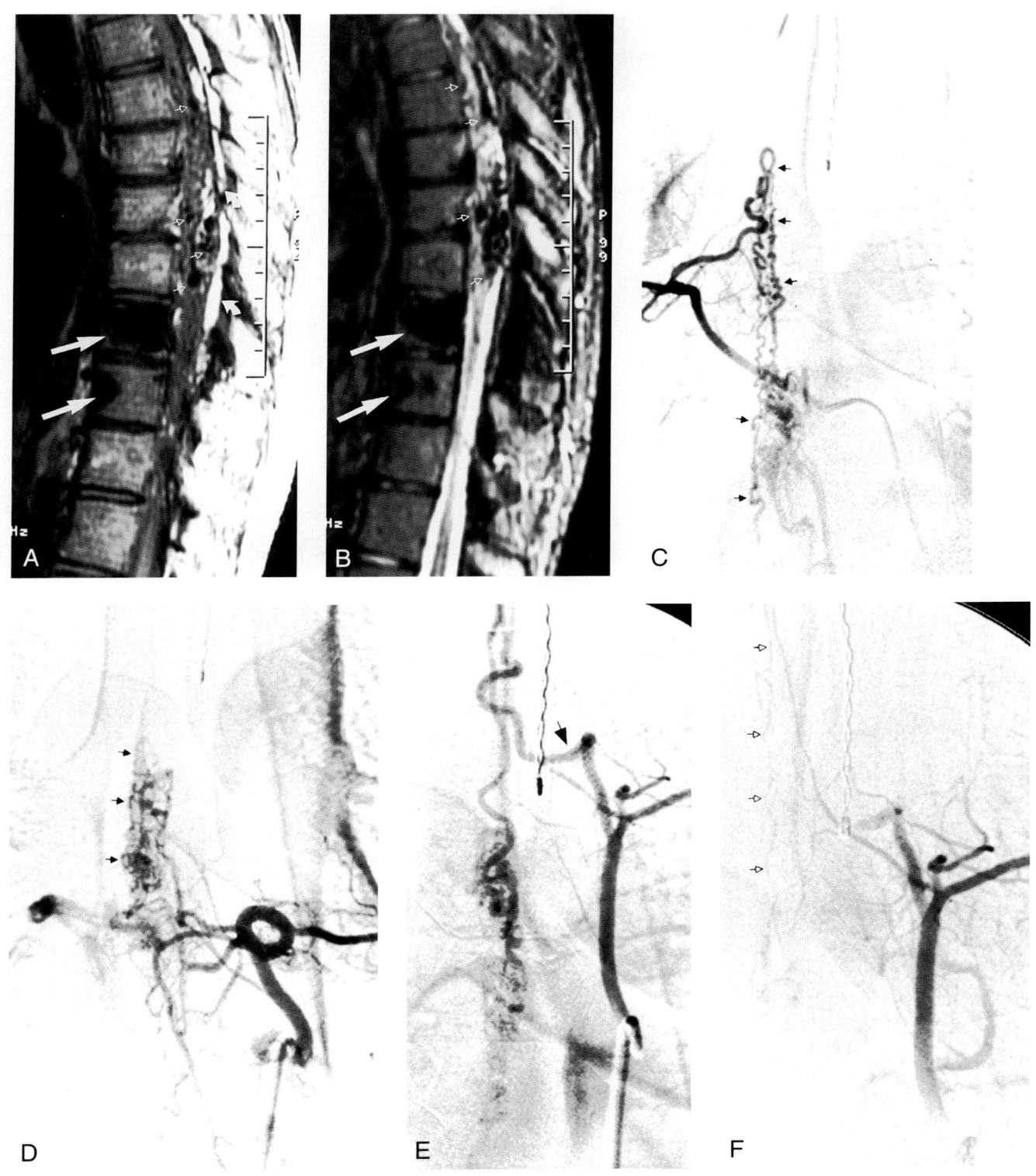

图 12-24 节段性（幼稚型）脊髓 AVM 畸形，亚急性双侧轻瘫。A 和 B：矢状位 FSE 700/15 和 3500/108 图像显示局部出血信号（小的弯箭号）位于中段胸段椎管后方，与不规则血管相邻，而血管位于椎管内压迫脊髓和髓周间隙。注意，T9 和 T10 椎体局部硬化，与陈旧骨折相符（大实心箭号）。C 和 D：几支肋间动脉根部造影，正位动脉造影图像（动脉期）提供图片，广泛的 AVM（小箭号）。从其他的肋间动脉发出多支血管（没有提供图片）供应畸形。E 和 F：栓塞前后供血的 T6 根髓动脉（大实心箭号）造影正位像显示，畸形入口闭塞，脊髓前动脉显影良好（小空心箭号）。患者力量随后恢复。因为髓质广泛受累而无法手术切除病灶。这样的病例所进行的栓塞是姑息性，自然病程仍很差。建议进行保守治疗。当患者症状进展时可能需要再次栓塞。

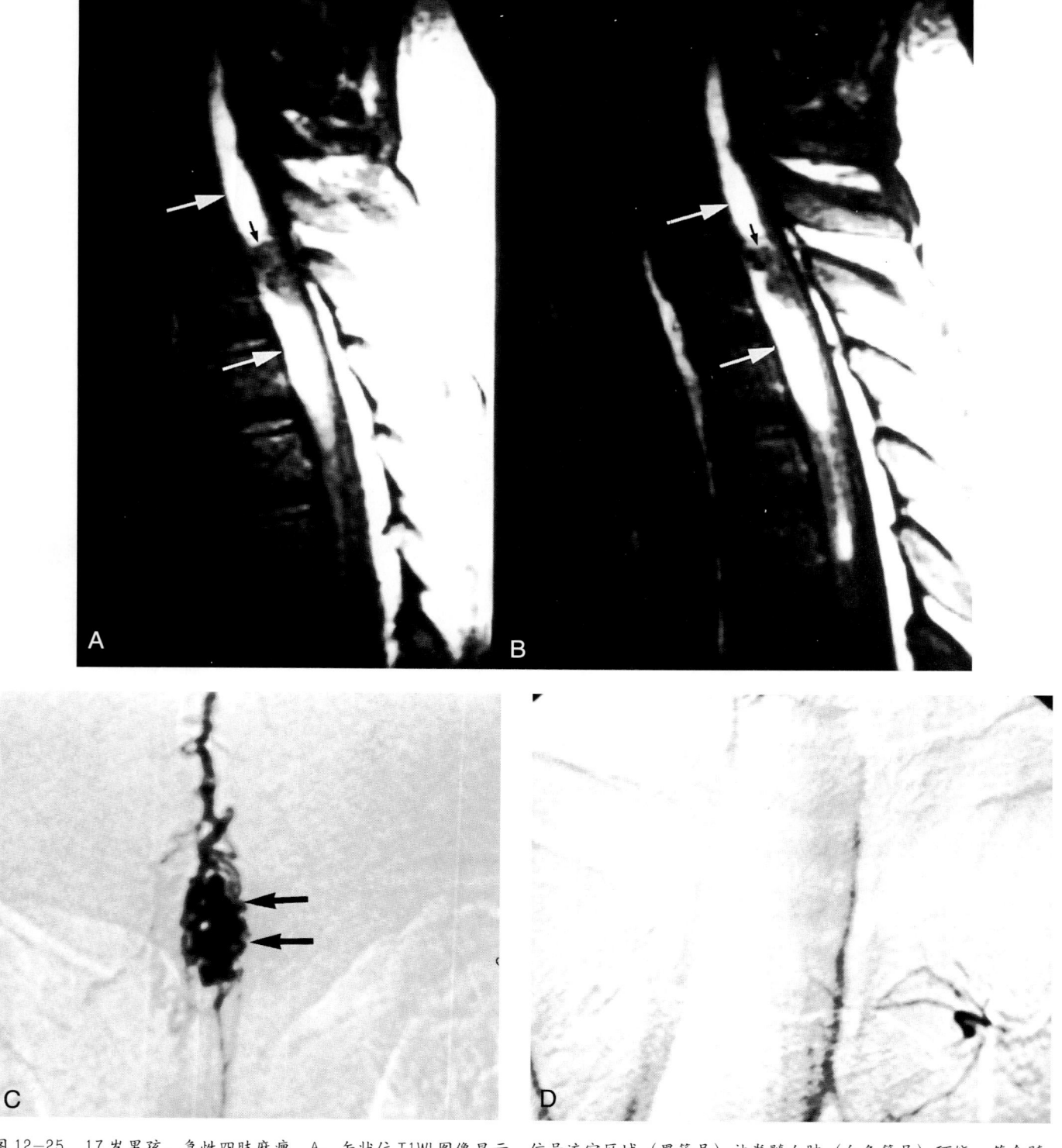

图 12-25 17岁男孩，急性四肢麻痹。A：矢状位T1WI图像显示，信号流空区域（黑箭号）被脊髓血肿（白色箭号）环绕，符合髓内AVM。B：左侧T4肋间动脉造影显示，血管球型AVM（箭号）位于脊髓后方。C：与B同样的造影、同样的位置显示，栓塞治疗后畸形完全消失。患者明显好转，只残留上臂轻度无力症状。

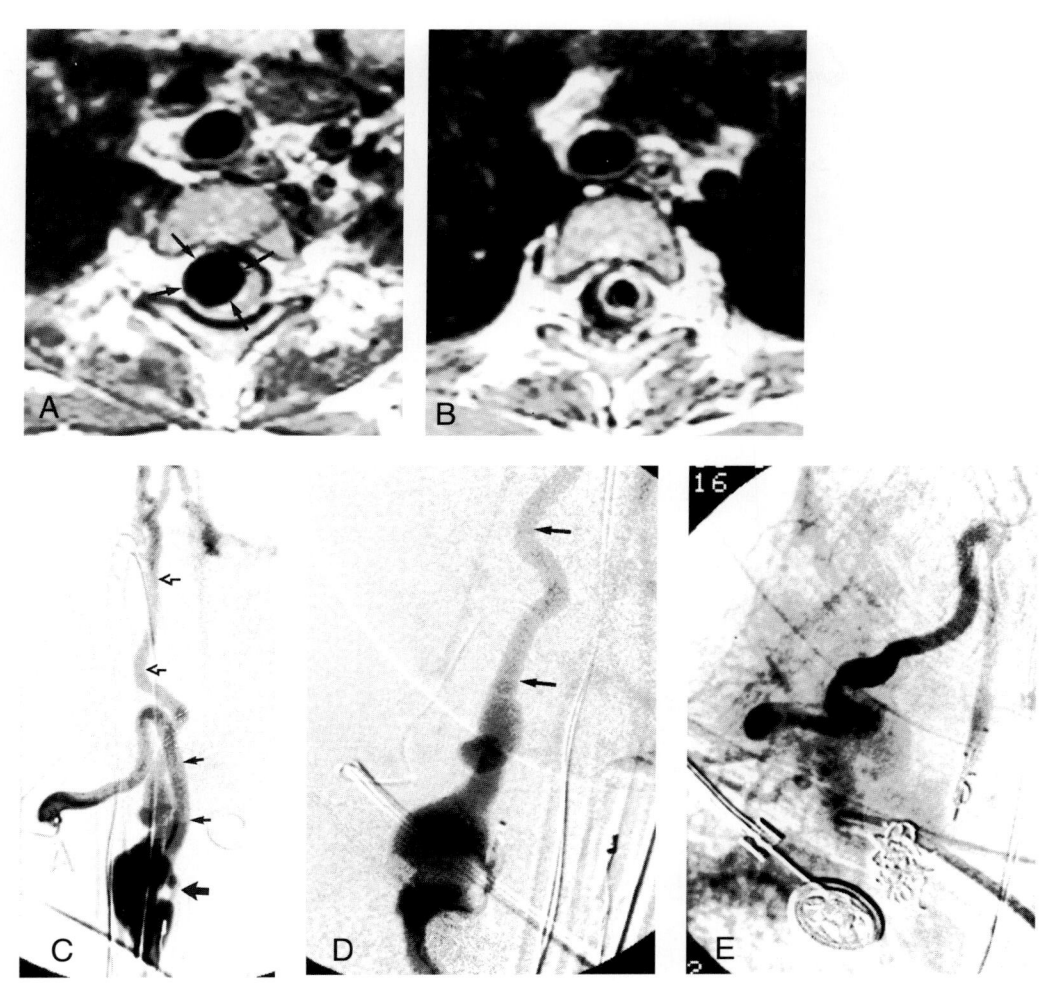

图 12-26 既往健康的 7 岁女孩，在两小时内出现急性发作性下肢轻瘫。A 和 B：颈胸椎交界处轴位 T1 加权图像（TR500，TE30）显示大的流空信号（箭号）压迫脊髓向右侧移位。在稍下层面（B）可见脊髓实质内流空信号。C：右侧肋颈动脉造影（前后位）显示，大的髓周瘘（大箭号），由脊髓前动脉供血（小箭号）。空心箭头指示为向上的引流静脉。D：微导管通过脊髓前动脉超选择至曲张静脉造影显示向上方引流的静脉（箭号）。在曲张静脉内和脊髓前动脉远端释放多个铂金弹簧圈。E：右侧肋颈动脉栓塞后造影（前后位）显示，流入曲张静脉的血流消失。治疗 3 个月后，患者显著恢复，左腿力量完全恢复，右腿力量恢复至足以配合踝部支配行动。体检结果与 Osler-Weber-Rendu 综合征相符。

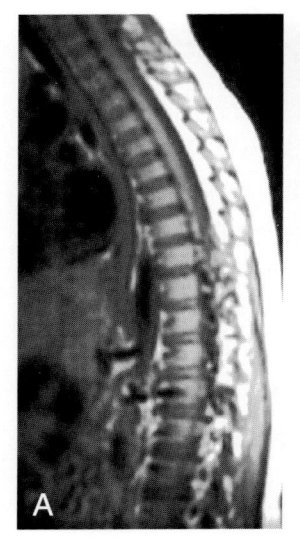

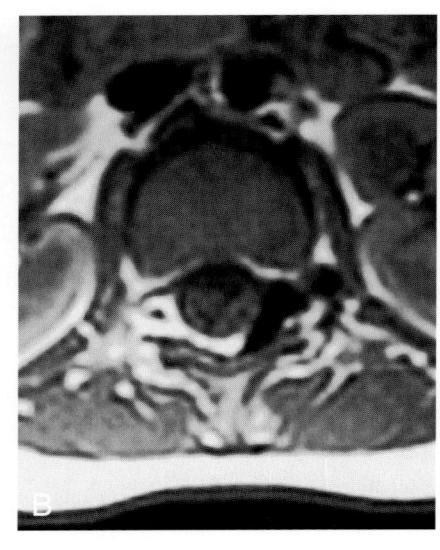

图 12-27 8 岁女孩，轻微下肢瘫及响亮的脊柱旁血管杂音。A 和 B：矢状位和横断位 T1 加权图像显示，左椎旁血管扩张及硬膜外流空现象（箭号）。

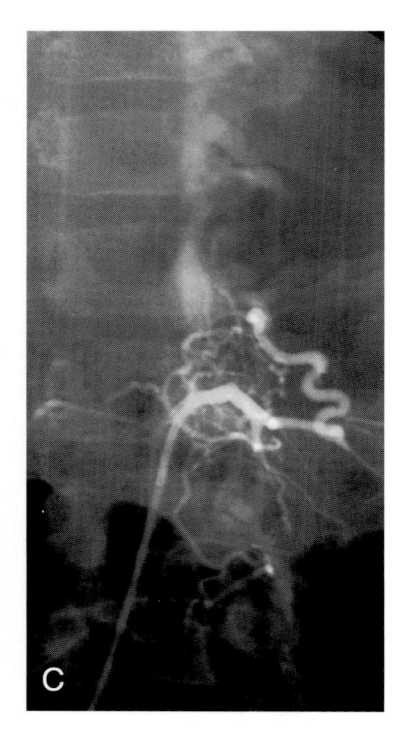

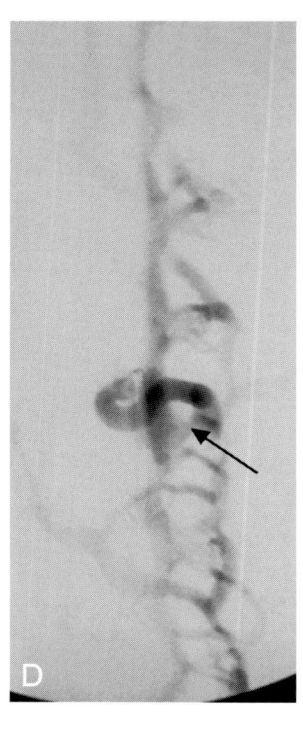

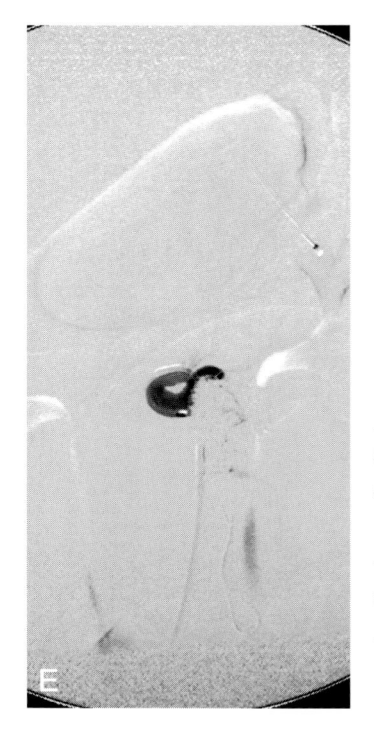

图 12-27 （接上页）C 和 D：左侧 L2 腰动脉 DSA 显示，腰动脉血流通过单一空洞迅速分流至左椎旁和硬膜外静脉丛（箭号）。E：弹簧圈栓塞术后行微导管动脉造影显示，通过瘘口的血流被完全阻断，正常循环未见受损。

弱的假壁的破裂可以引发大量出血。最近证实，供血血管的血管腔内栓塞或者动脉瘤流入流出道的血管腔内套扎是有效的治疗方法（图 12-19）。

脊髓动静脉畸形

儿童脊髓动静脉畸形很少表现出临床体征和症状。脊髓血管畸形可按部位和血流动力学特点进行分类。畸形可发生在脊髓实质、脊髓周围的脑脊液空间或容纳脊髓的硬膜腔。动静脉分流可通过孔状瘘口直接发生，或经过"血管球"或巢状紊乱交错的血管网而实现。

目前存在多种脊髓 AVM 的分型系统。虽然这些分类系统都具有不同的优点，但近来发布了一种与治疗相关的分类方法（表 12-3）。虽然本文提到多种有关脊髓 AVM 的分类系统，但只有两种在儿童中较为常用。

髓内动静脉畸形

髓内 AVM 是发生在脊髓实质内动静脉间杂乱的异常交通。儿童和青少年脊髓畸形的常见表现为出血及其引起的急性脊髓综合征，或者为蛛网膜下腔出血的体征和症状；对常规脑血管造影不能解释的蛛网膜下腔出血病例应进行脊髓检查。少数情况下，动静脉分流可导致静脉高压，从而使患儿出现隐袭性脊髓功能障碍。最常见的症状和体征包括轻瘫、感觉异常、肠管或膀胱功能异常。预后通常不好，反复出血（一个

月内有 10%，一年内有 40%）可引起脊髓功能丧失，甚至在青少年期或成人早期死亡（高达 17%）。

脊髓硬膜瘘可发生于任何年龄，但以中年人最常见。髓内病变在儿童更为常见，且好发于颈髓和胸髓。髓内血管畸形有两种类型：血管球型和幼稚型。两种类型的血供均来自脊髓前动脉和后动脉。

表 12-3

脊髓动静脉畸形分类

Ⅰ 型	硬脊膜动静脉瘘
Ⅱ 型	有血管巢的脊髓 AVM
Ⅲ 型	复杂性（"青少年型"）脊髓 AVM
Ⅳ 型	髓周直接动静脉瘘

动脉球型，动静脉交通被紧紧包绕在脊髓实质内，最常见表现为髓内出血（近期报告为 70%），可引起突发性神经功能缺失。AVM 血管巢可破入脊髓实质，引起急性脊髓病。AVM 供血动脉所形成的发育不良性动脉瘤破裂，则可引起脊髓蛛网膜下腔出血。图 12-23 显示表现为蛛网膜下腔出血的 13 岁女孩的动脉造影图像。最初的外院 CT 扫描检查提示基底池出血，随后进行的四支脑血管造影均显示正常。出院后一周再次发生蛛网膜下腔出血，在我院的复查则显示 C2 水平髓内动静脉畸形及其供血动脉（脊髓前动脉）形成发育不良性动脉瘤。通过椎动脉和根动脉导入微导管至动脉瘤部位，在

临近脊髓前动脉处放置小纤维铂金弹簧圈至动脉瘤内。同时进行了微粒栓塞，AVM 体积减小 80%，动脉瘤消失。患儿神经系统情况没有变化，随后行手术进一步切除血管畸形。

幼稚型脊髓 AVM 是一种椎管内畸形，可完全填满某一节段椎管而压迫脊髓，为更常见的脊髓髓内疾患。受累患儿出现脊髓血管杂音，渐进性或突发性运动和感觉症状，或髓内或蛛网膜下腔出血。最基本的检查应包括 MR 成像。AVM 内血管的血流可引起信号流空，并被相邻脊髓实质所衬托。MRI 可显示合并的实质出血，急性出血在 T1 加权像为等或高信号，T2 加权像为低信号（见第四章）。需行选择性脊髓动脉造影显示病变供血动脉和引流静脉，血管造影可见多支供血动脉和扩张的引流静脉。通常脊髓前动脉为血管畸形的主要供血血管；20% 以上的患儿出现与血流相关的发育不良改变，包括髓旁动脉瘤。节段性病变表现为一种复杂的脊髓 AVM，病变可累及脊髓、髓周间隙以及脊椎本身，甚至可能蔓延至胸部或者腹部周围的软组织（图 12-24）。平片和脊髓造影无助于这类病变的诊断。

脊髓 AVM 的治疗决定于畸形的症状和解剖。因为脊髓 AVM（特别是幼稚型 AVM）血管间隙中可见正常脊髓存在，故手术摘除十分困难。血管球型畸形则适于手术摘除，特别是当病变位于脊髓后方或表面时。图 12-25 显示一例血管球型畸形病例，患儿表现为脊髓出血，进行超选择栓塞治疗和手术切除。血管介入技术，特别是超选择动脉造影和术前栓塞，在髓内病变的治疗中占重要地位。特别是幼稚型畸形，在某些病例中供血动脉动脉瘤和畸形本身都可被闭塞；如不能完全闭塞，这些疑难病例仍可以通过姑息栓塞改善症状。

髓周动静脉瘘

髓周动静脉瘘指异常动静脉交通，有时也指从动脉到静脉的直接动静脉瘘而不伴有血管巢，通常位于脊髓表面，由髓动脉供血。接合口可能很小，仅引起供血髓动脉和静脉轻度扩张。有时也可很大，并伴有髓静脉团块样扩张。临床表现为进展性脊髓神经根症状；如未经治疗，可以逐渐发展为脊髓横断。少数情况下，可见脊髓蛛网膜下腔出血。扩张曲张的静脉机械性压迫脊髓可引发急性截瘫。图 12-26 病例显示 7 岁女孩，表现为快速进展性截瘫，血管内治疗栓塞瘘口，引起戏剧性的神经症状恢复。在我们的经验中，10 例巨大髓周瘘，半数为儿童。在这 5 例患儿中，2 例合并 Osler-Weber-Rendu 综合征，1 例合并 Cobb 综合征。大多数髓周瘘可通过脊柱 MR 成像发现，当疑诊髓周畸形时，MR 应该作为首选检查。仰卧位脊髓造影检查很少被用于发现较小的动-静脉瘘。小瘘口的最佳处理方式是外科结扎，大的和巨大的瘘常使用血管介入技术来治疗。

硬膜外瘘

硬膜外瘘是罕见的，位于鞘膜囊外的大口径瘘。因为其靠近脊髓，故可引流入髓静脉（图 12-27）。最常见的临床表现为蛛网膜下腔出血和进行性脊髓病变。

儿童脑血管病 Vasculopathy

中风是一种脑血管梗塞性疾病。儿童梗塞性中风的发生率远低于成人，低于 1/100,000。某些种族中风类疾病发生率则较高（例如在非裔美国人群中的镰刀细胞病患儿中），儿童时期中风的发生率因邻里、城市以及区域不同而异。脑缺血的原因和影像学表现在第四章已经叙述。

近十年来，急性中风的治疗取得了显著进展。几个多中心研究已显示了静脉内或动脉内给予溶栓剂对控制成人急性中风的效果。近来的数据显示，血管介入治疗进行动脉内溶栓在急性中风的处理中变得十分重要。介入神经放射学在急性儿童脑血管阻塞中的作用还有待证明；但是，已证实溶栓术在某些儿童中风亚型的治疗中的有效性。在这部分，我们讨论两类脑血管疾病，它们是儿童时期引起脑缺血损害的重要原因。

Moyamoya 综合征

定义和临床特点

Moyamoya 综合征是一种进行性血管疾病，以颅内主要动脉近端缓慢进行性狭窄为特点。侧支血管（最常见的是豆纹动脉和丘脑穿支动脉）代偿性扩张替代狭窄的大血管。这些扩张的侧支血管在血管造影上类似"喷出的烟雾"，故以这种表现命名此病。许多疾病和基因因素与 moyamoya 综合征发生有关（表 12-4）。大量细胞生长因子可诱导血管壁增生。由于在 Moyamoya 患儿中发现 EB 病毒 DNA 增加并出现抗体，故有人推测本病也与感染相关。当闭塞发生于单侧时，常可发现

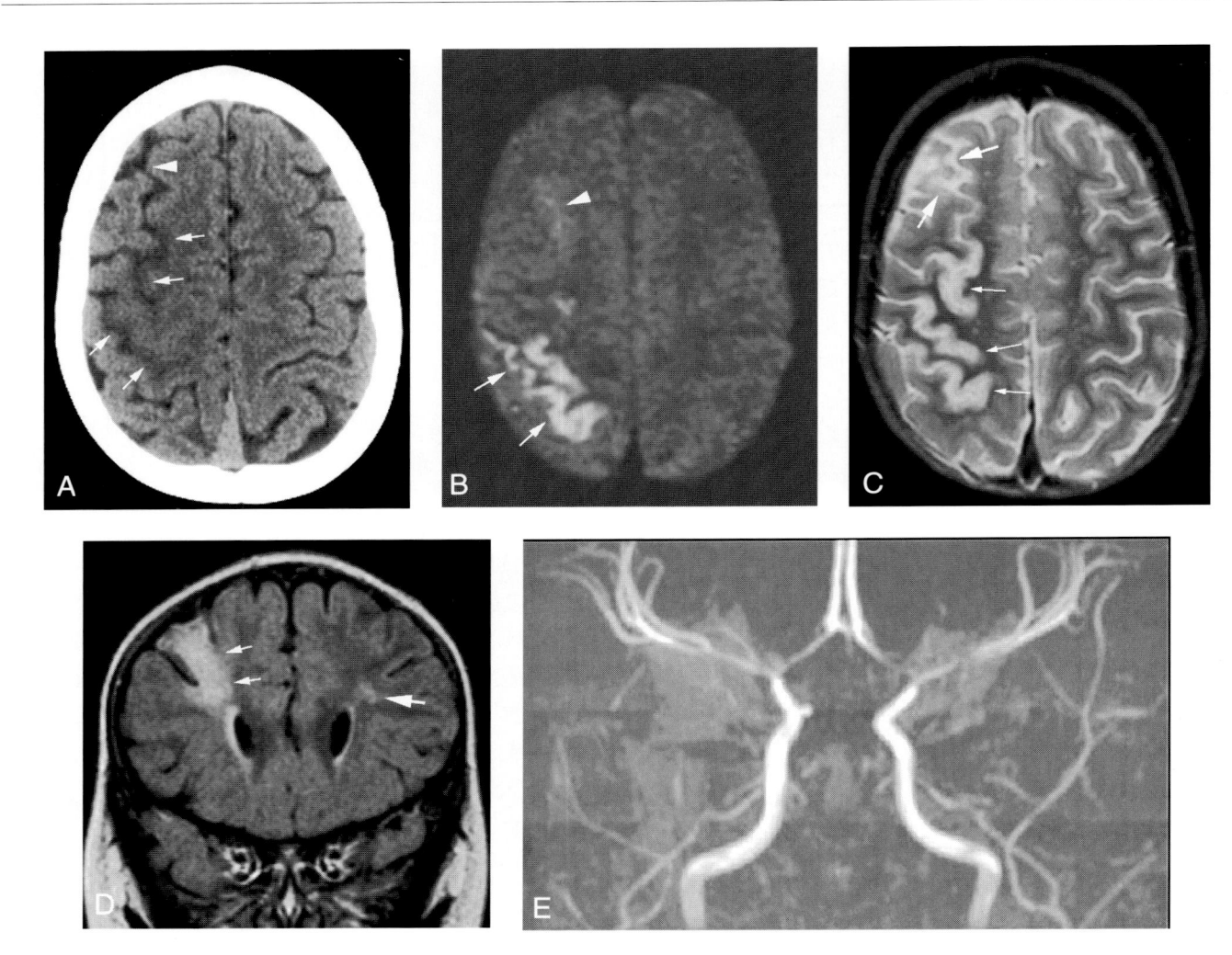

图 12-28　Moyamoya病。A：轴位CT显示有右额叶后部皮层低密度区(箭号)。注意额叶前部脑沟增宽(箭头)。B：轴位DWI显示右额叶后部皮层弥散下降(箭号)，前部由于T2效应(透光效应)所引起的稍高信号(箭号)。C：轴位T2w(2500/70)显示急性梗塞(小箭头号)，而在右侧额中凹区／分水岭区显示长T2信号和体积缩小(箭头号)。D：冠状位Flair像显示右侧额中凹／分水岭区高信号(小箭号)在左侧额叶深部的分水岭区有小片高信号区(大箭号)。这些改变支持亚急性到慢性期缺血损伤。E：3D-TOF最大信号绝度摄影(MIP)血管成像(MRA)，显示双侧额内动脉鞍上段的双侧大脉中动脉近端狭窄。

潜在的病因。如果不能发现病因，这种异常就被归类于moyamoya"病"。

虽然有报道显示，Moyamoya综合征有两个发病年龄高峰，但大多数患儿在儿童期就诊。已报告病例中约70%发生于20岁以下，50%为10岁以下的儿童。成人典型表现为发生于30~40岁间的蛛网膜下腔出血或脑实质内出血。与成人相比，儿童常表现为反复发作的短暂缺血，伴有渐进性神经功能损伤。局部和继发性全身癫痫在小儿中常见，在年长儿中则更常见反复发作性头痛。

影像学表现

CT和MR成像对于发现脑梗塞病变十分有效。CT和MR可清楚显示急性梗塞区域以及局部或广泛脑萎缩，这取决于血管狭窄的位置以及侧支血流是否充分(图12-26)。有时慢性贫血可引起颅骨增厚。MR在显示脑缺血和梗塞病变时比CT更加敏感，常可显示受累颅内动脉的狭窄情况（图12-28）或扩张的侧枝血管在基底节区引起的流空征象（图12-29）。液体抑制翻转恢复（FLAIR）序列对于探查缺血区有特殊作用（图12-28和图12-29），这些病变在T2加权像上与CSF信号相近而不易被发现。正如在第四章中所述，弥散加权像显示的弥散降低有助于急性梗塞（弥散降低）和亚急性及慢性梗塞（弥散增加）的鉴别。静脉注射对比剂后基底节显著强化，这是梗塞后血脑屏障损坏，或穿过基底节区的侧支血管显影所致（图12-29）。半卵圆中心层面可见从侧脑室向皮层放射状分布曲线条纹的强化，也许代表了深部髓静脉扩张（图12-30）。亦可见软脑膜线状强化，代表毛细血管扩张。使用SPECT或MR灌注成像可发现潜在发生梗塞危险的相关缺血区；对于评价治疗后灌注增加也有帮助。

影像学评价几乎总包括血管造影，它可明确病变范围以及侧支血流情况。血管造影的典型表现是颈内动脉鞍上段、大脑前动脉近端以及大脑中动脉近端狭窄（图12-28和图12-29）。除非病程晚期，否则后部循环很少受累。豆纹动脉和丘脑穿支动脉扩张对大血管狭窄起到代偿作用。在动脉造影中，要仔细检查相关的血管异常包括囊状动脉瘤、夹层动脉瘤和AVM。

在软脑膜贴合术（手术治疗的可选方案，把颈外动脉的分支与软脑膜和蛛网膜贴合在一起）后，可见颈外血管缓慢扩张，大脑中动脉开始逐渐被作为颈外动脉分支的颞浅动脉或脑膜中动脉侧支所充盈。虽然MR血管造影有时候可以显示这些血管，但这些侧支在数字减影血管造影中显示最佳（图12-29）。

表12-4
与moyamoya综合征发病有关的病变

神经纤维瘤病I型
Down综合征
镰状细胞病
反复发作梗塞
放疗改变
糖原累积症Ia型
遗传性球形红细胞增多症
结核性脑膜炎

镰刀细胞病

定义和临床特点

镰刀细胞病是一种慢性溶血性贫血，因血红蛋白β链的第六位氨基酸发生点突变（缬氨酸代替谷氨酸）所引起。这种替代导致血红蛋白S的形成，在脱氧时发生聚合。血红蛋白S聚合后，受累红细胞变僵硬，可阻塞小血管；血液淤滞导致血小板粘连和纤维蛋白沉积，最终引起缺血或梗塞。另外，受累红细胞可异常粘附于血管壁。患儿的血管损害可使脑血管的内膜、中间层和外膜发生纤维化，进而狭窄；狭窄血管易于闭塞。患儿可为异常基因的纯合子或杂合子。杂合子存在许多变异，杂合子的受累程度通常不如纯合子严重。

镰刀细胞病的神经系统改变主要分为三类：认知功能减低（也叫作"无症状中风"），局部性神经功能缺失急性发作（中风），以及蛛网膜下腔出血引起的严重头痛和脑膜炎。

影像学表现

影像学表现与神经系统症状有关。认知功能减低的患儿经颅多普勒检查常可见大脑血流减低，磁共振检查还可显示更多的缺血性脑损害，特别是脑软化伴局部或广泛脑萎缩（图12-31）。由于板障间隙内的生血反应，颅板常增厚（图12-31）。局部急性神经功能缺失患儿则出现典型的急性脑梗塞（图12-32，详细讨论见第四章）或急性颅内出血的神经影像学表现，轻微脑梗塞在CT上表现为灰质密度减低，灰白质界限不清；12~24小时内，受累区域的低密度边界变得清楚。磁共振自旋回波和FLAIR序列中，24小时内表现为长T1/T2。弥散成像则在5~7小时出现弥散减低；7~10天弥散正常，2~3周弥散增加。在慢性缺血性改变和萎缩的基础上常发生急性脑梗塞。

镰刀细胞病患儿通常不使用对比剂增强CT扫描，因为高渗性对比剂可促使细胞变形。小剂量的顺磁性对比剂在MR扫描中通常是安全的，但是很少有必要使用MR对比剂：除非有绝对必要，一般不使用。在检查前和检查过程中要给患儿充分输液。

磁共振血管造影对于显示主要脑动脉和Willis环有所帮助（图12-31和图12-32）。动脉导管造影仅限于那些有出血的患儿，应使用低渗对比剂，并在患儿输血或充分补液后进行（见下文），可发现血管狭窄、血管闭塞以及粗大侧支血管，前循环较后循环更易受累。在严重病例中，可以表现出烟雾征（见前文）。约20%镰刀细胞病相关性中风为出血性病变，其中大多数是由于作为侧支而扩张的穿支血管破裂所引起。急性出血在CT上为高密度，在磁共振T1加权自旋回波序列上为等-高信号，在T2和T2*加权像上为低信号，这已经在第四章中讨论。

少数情况下，镰刀细胞病患儿因蛛网膜下腔出血

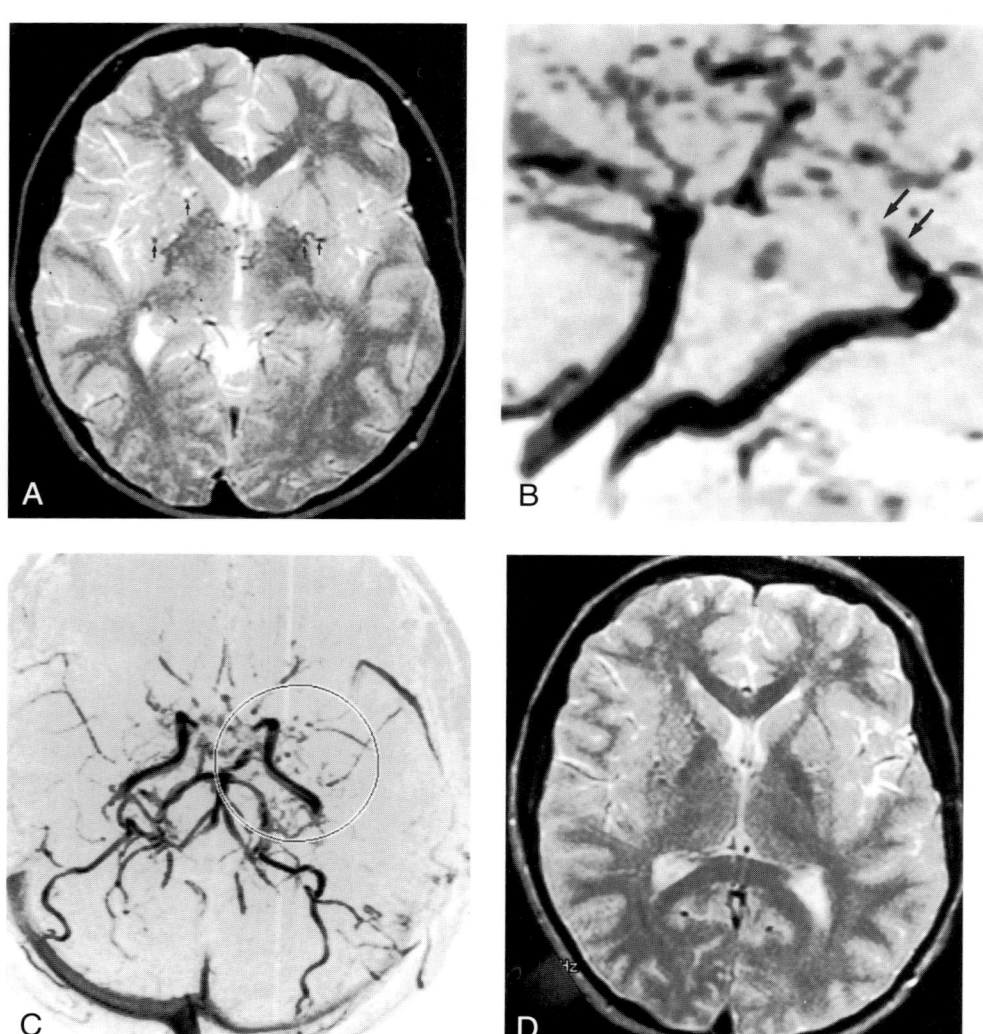

图 12-29 Moyamoya 病：手术治疗前后表现。A：轴位 SE 2800/80 图像显示，基底节区扩张的豆纹动脉呈扭曲线状流空信号。B：3D TOF MRA 最大信号投影图像显示，颈动脉鞍上段狭窄（箭号）及多支扩张的豆纹动脉侧支。C：3D TOF MRA 反转像环形显示 B 图中重建的区域。注意颞浅动脉没有显示。与 E 图对照。D：轴位 SE 2800/80 图像显示，术后豆纹血管明显回缩（与 A 图对照）。

而出现严重的头痛、脑膜炎、畏光。虽然蛛网膜下腔出血可因扩张的侧支血管破裂引起，但它最常见的原因还是动脉瘤破裂。镰状细胞病中动脉瘤的发生率增高，且可为多发（图 12-32）。这些动脉瘤的形成机制尚不清楚，但可能与血管壁被异常红细胞损伤有关。镰状细胞病和蛛网膜下腔出血的患儿，MR 血管造影应被作为血管影像学检查的首选，因为它可准确发现直径大于 3mm 的动脉瘤。如果未发现出血来源或患儿将接受手术或血管介入治疗，需进行动脉造影以确定动脉瘤的大小和位置及其与起源血管的关系。由于注入高渗性对比剂存在加速红细胞镰状化的危险，动脉导管造影只有在充分输液或输血之后才可进行；在满足诊断要求的前提下，应该尽可能降低对比剂渗透压低。输血的目的是为了使血红蛋白 S 的含量低于 20%。

这些影像学检查，特别是动脉导管造影，常在患儿全身麻醉状态下进行。保持正常通气十分必要，PCO_2 必须维持在正常水平。如果患儿过度通气，PCO_2 将降低，从而减少脑组织供血。患儿出现缺血性梗塞的危险度明显增高。

动脉夹层

定义、位置和病因

受损内膜受到血流冲击，将动脉壁掀起，造成壁内血肿，形成动脉夹层。在内膜和肌层之间形成的假腔可扩大并侵入真腔，从而引起血流减慢或受阻。患儿可表现为 Horner 综合征、一过性黑矇、颈痛、眼痛或头痛。此外，壁内血栓可栓塞血管并引起半球中风。动脉壁损伤可跨越肌层，血液破入外膜间隙导致假性动脉瘤形成。假性动脉瘤可随时间推延而扩大，产生占位效应或出血，成为引起血管远端栓塞的栓子来源。

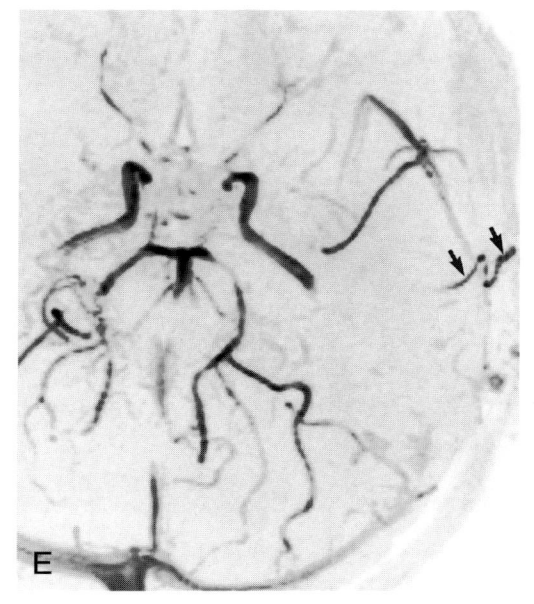

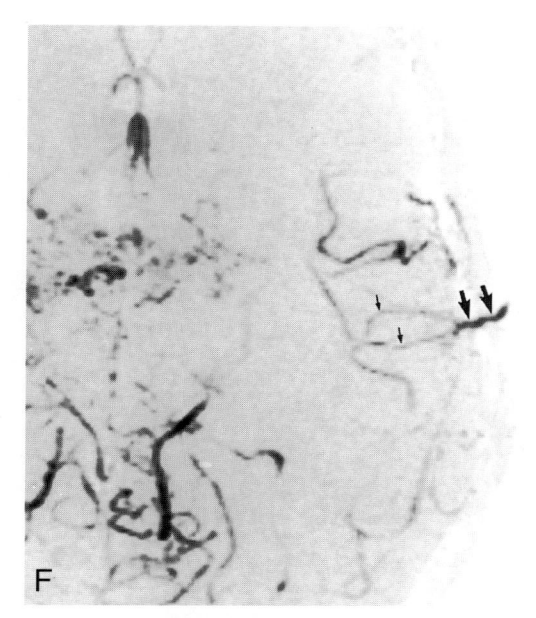

图12-29 E：3D TOF MRA反转像与术前C图相比较，颞浅动脉扩张（箭号）。F：向上层面的MRA反转像显示大脑中动脉（小箭号）由颞浅动脉（大箭号）供血。

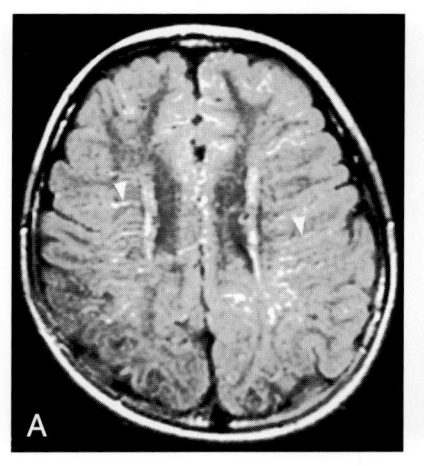

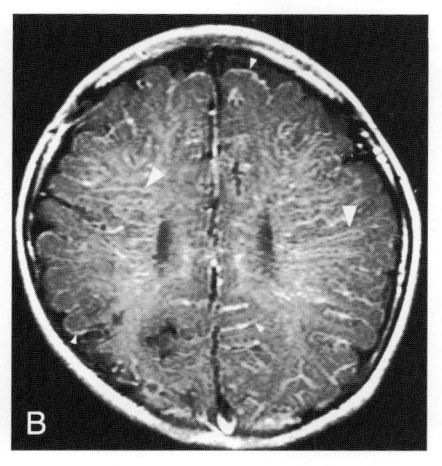

图12-30 Moyamoya病中扩张的髓质和软脑膜侧支血管。A：轴位FLAIR图像显示，脑白质中多发扩张的高信号血管影（箭头）。B：增强后轴位SE 600/11图像显示，扩张的髓质血管（大箭头）和软脑膜血管（小箭头）强化。

脑血管夹层可为自发性，也可因机械伤或他类型外伤所引起。患儿可表现正常或发生血管脆性异常综合征，例如肌纤维发育不良或Ehlers-Danlos综合征Ⅳ型。有血管夹层家族史的患儿或发生过夹层的患儿复发风险度高。外伤最常见颈动脉和椎动脉损伤，这些损伤看起来十分轻微或微不足道。口中含有异物时跌倒是儿童颈动脉损伤的常见原因。

颈内动脉夹层最常见部位是位于颅底正下方水平，在这里活动度很大的颈部与复杂的岩部孔洞区域相连。青春期男童外伤最常见的并发症为颈部椎动脉夹层。椎动脉夹层则最常见于C2和枕骨之间。颅内夹层最常见于后部循环；颅内颈动脉夹层最常见部位是鞍上段（原因不清）。

影像学表现

头颈部夹层的影像学检查首先是脑部检查。如患儿存在任何脑膜感染征象（颈项强直、畏光）则首先应进行CT平扫，它是发现蛛网膜下腔出血最敏感的方法。CT也可发现缺血性损害，提示血管病变。CT和MR轴位图像可显示血管壁上的新月形血肿，以此诊断夹层。从上颈部到颅底范围的T1加权像轴位脂肪抑制平扫最为敏感，因此是首选的检查序列。对可以配合和镇静后的患儿进行MR血管造影有助于评价血管狭窄和血流受阻的表现和范围。二维时间飞跃法MR血管造影已经被证实对颈动脉的敏感性为95%，而对椎动脉的敏感性仅为20%。当不存在壁内血肿时，传统血管造影仍然是显示内膜不规则的金标准。

创伤性夹层动脉造影的常见征象包括假性动脉瘤、内膜不规则或内膜瓣、血管狭窄伴血流受限，血管完全闭塞以及远端血栓栓塞。在进行血管造影时一定要小心，不要用导管或导丝触及夹层段，以防轻微狭窄变为

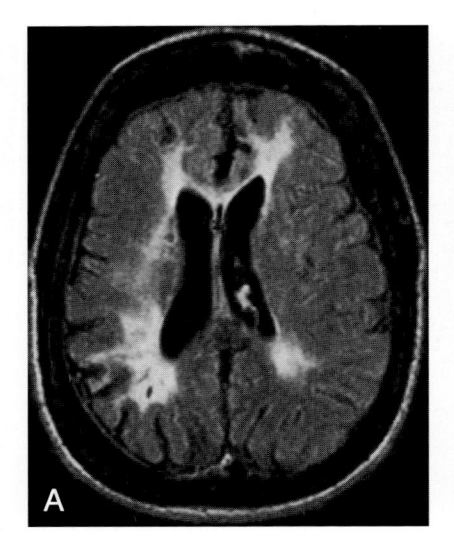

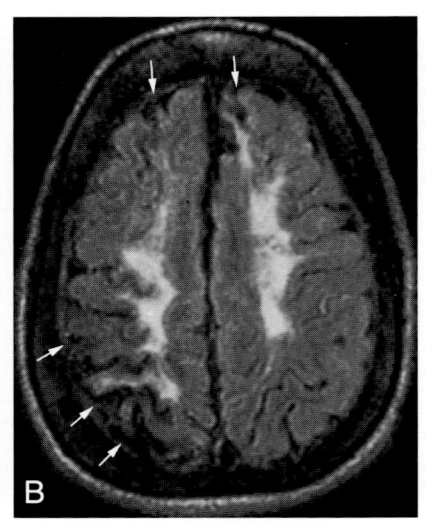

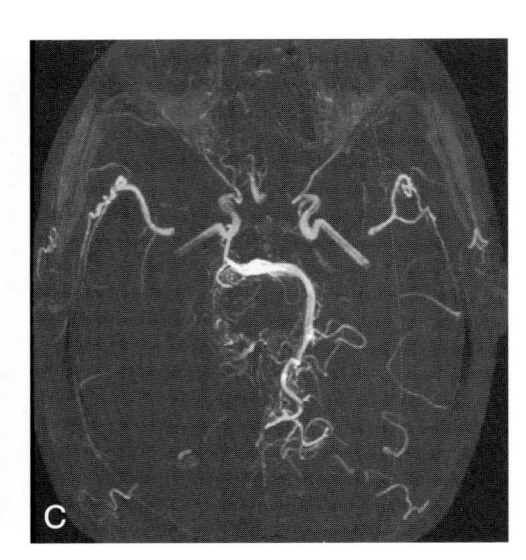

图12-31 13岁镰状细胞病患儿出现认知改变。A 和 B：轴位 FLAIR 图像显示，脑白质多发异常高信号。局限性脑皮质萎缩（箭号）。板障间隙内生血反应引起颅板增厚。C：TOF MRA 图像显示，双侧大脑前、中动脉及右侧大脑后动脉阻塞。颈外动脉分支及由左侧大脑后动脉供血的软脑膜侧支血管扩张。

图12-32 8岁镰状细胞病患儿，最近出现右侧肢体无力。A：轴位 SE 2500/70 显示，左侧脑白质深部多发长 T2 信号。B：轴位弥散加权图像（b=1000s/mm²）显示，代表急性损伤的弥散减低小病灶（箭号）。C：TOF MRA 最大强度投影三维重建图像显示，颈内动脉海绵窦段和大脑前动脉近段狭窄（箭号），前交通支动脉瘤（箭头）。

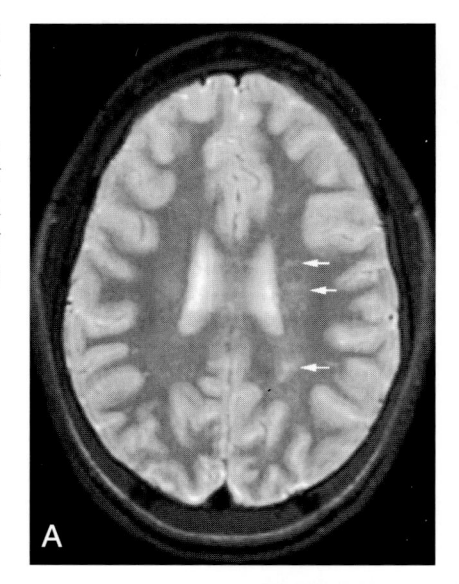

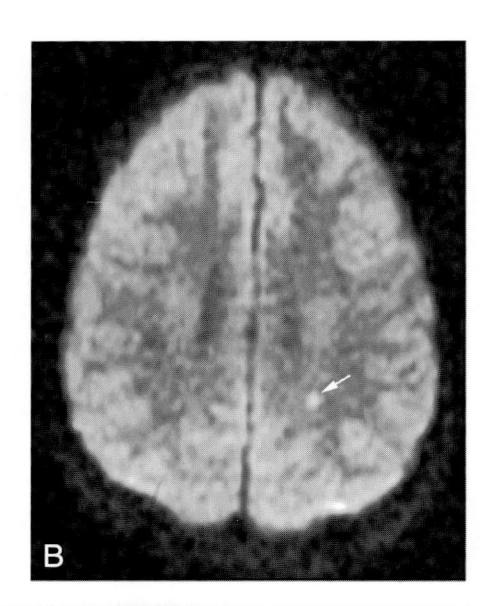

完全闭塞。在所有头颈部血管检查中都要注意这些问题，预防新的夹层形成以及侧支脑血流起源血管受损，而使本来已出现夹层的血管完全闭塞。

夹层的治疗是全身抗凝以预防栓塞及其引起的中风。如发生栓塞或蛛网膜下腔出血，则需进行手术或血管介入治疗。血管介入治疗包括球囊或弹簧圈栓塞或者结扎夹层段。在不损伤起源血管的前提下，假性动脉瘤可用弹簧圈进行栓塞；这种治疗减少了栓塞、动脉瘤扩大以及蛛网膜下腔出血的危险。目前，正在成人中探索使用血管内支架对夹层段血管进行成形治疗。

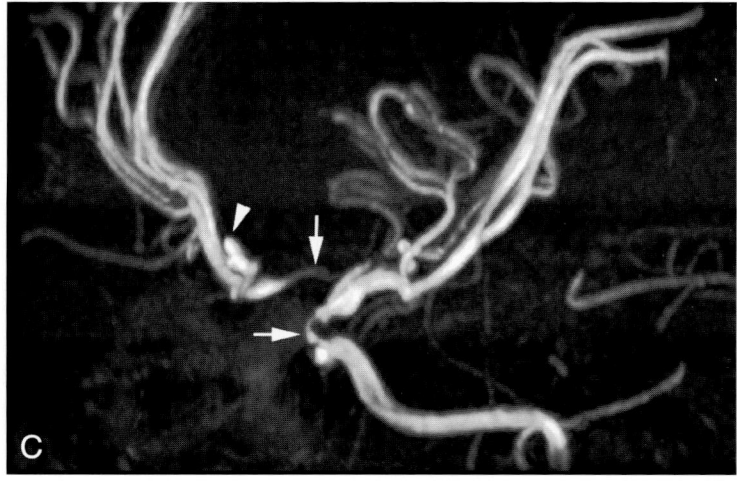

ISBN 978-7-5046-4891-4

定价：329.00元